PRACTICE OF
PEDIATRIC NURSING

PRACTICE OF PEDIATRIC NURSING

实用儿科护理学

- 主　编　　张琳琪　王天有
- 副主编　　刘丽丽
- 编　委（按姓氏笔画排序）

马秀芝	王旭梅	王晓军	叶天惠	曲　斌	刘丽丽
孙　静	花　芸	李　梅	杨军华	吴心怡	吴旭红
张大华	张凤云	张玉侠	张克玲	张琳琪	陆　红
陈朔晖	陈燕芬	范　玲	郑显兰	赵秀芳	赵海玲
谢鑑辉

人民卫生出版社

编　者
（按姓氏笔画排序）

于新颖	中国医科大学附属盛京医院
及春兰	首都医科大学附属北京儿童医院
马秀芝	首都儿科研究所附属儿童医院
王天有	首都医科大学附属北京儿童医院
王巧玲	武汉儿童医院
王旭梅	首都医科大学附属北京儿童医院
王　祎	重庆医科大学附属儿童医院
王春立	首都医科大学附属北京儿童医院
王晓军	首都医科大学附属北京儿童医院
王海勤	武汉儿童医院
王　锐	首都医科大学附属北京儿童医院
尹子福	首都医科大学附属北京儿童医院
尹娟鹉	湖南省儿童医院
左泽兰	重庆医科大学附属儿童医院
叶天惠	华中科技大学同济医学院附属同济医院
冯　升	上海交通大学医学院附属上海儿童医学中心
曲　斌	首都医科大学附属北京儿童医院
朱　丹	华中科技大学同济医学院附属同济医院
朱振云	华中科技大学同济医学院附属同济医院
朱馥荔	武汉儿童医院
任　寒	首都医科大学附属北京儿童医院
全晓杰	北京儿童医院
刘玉凤	湖南省儿童医院
刘丽丽	首都医科大学附属北京儿童医院
刘美华	湖南省儿童医院
刘　鹏	重庆医科大学附属儿童医院
孙　静	中国医学科学院北京协和医院
花　芸	武汉儿童医院
李广玉	首都医科大学附属北京儿童医院
李各芳	重庆医科大学附属儿童医院
李　梅	南京医科大学附属儿童医院
杨军华	首都医科大学附属北京儿童医院
吴心怡	首都医科大学附属北京儿童医院

吴旭红	首都医科大学附属北京儿童医院	范 玲	中国医科大学附属盛京医院
吴怡蓓	上海交通大学医学院附属上海儿童医学中心	郑 伟	首都医科大学附属北京儿童医院
吴荣艳	首都儿科研究所附属儿童医院	郑显兰	重庆医科大学附属儿童医院
何梦雪	上海交通大学医学院附属上海儿童医学中心	孟玉倩	重庆医科大学附属儿童医院
邹 洋	首都医科大学附属北京友谊医院	赵秀芳	四川大学华西第二医院
应 燕	浙江大学医学院附属儿童医院	赵海玲	首都医科大学附属北京儿童医院
沈南平	上海交通大学医学院附属上海儿童医学中心	胡 艳	浙江大学医学院附属儿童医院
迟 巍	首都医科大学附属北京儿童医院	柳学华	北京大学第六医院
张大华	北京中医药大学护理学院	战 玲	首都医科大学附属北京儿童医院
张凤云	首都医科大学附属北京儿童医院	姜 红	中国医科大学附属盛京医院
张玉侠	复旦大学附属中山医院	夏 军	复旦大学附属儿科医院
张克玲	首都医科大学附属北京儿童医院	顾 莺	复旦大学附属儿科医院
张琳琪	首都医科大学附属北京儿童医院	徐建仙	浙江大学医学院附属儿童医院
陆 红	上海交通大学医学院附属上海儿童医学中心	徐培红	复旦大学附属儿科医院
陈玉婷	上海交通大学医学院附属上海儿童医学中心	翁永林	重庆医科大学附属儿童医院
		凌 云	浙江大学医学院附属儿童医院
陈 欣	武汉儿童医院	唐 妍	上海交通大学医学院附属上海儿童医学中心
陈学兰	重庆医科大学附属儿童医院	彭文涛	四川大学华西第二医院
陈晓飞	浙江大学医学院附属儿童医院	蒋小平	重庆医科大学附属儿童医院
陈朔晖	浙江大学医学院附属儿童医院	谢爱玲	南京医科大学附属儿童医院
陈银花	南京市儿童医院	谢鑑辉	湖南省儿童医院
陈燕芬	首都儿科研究所附属儿童医院	管咏梅	上海交通大学医学院附属上海儿童医学中心
陈 霞	重庆医科大学附属儿童医院	廖 敏	重庆医科大学附属儿童医院
		翟士芬	首都医科大学附属北京儿童医院
		冀 琨	首都医科大学附属北京友谊医院

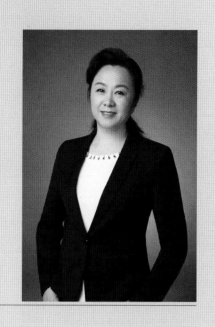

张琳琪 主　编

主任护师，国家儿童医学中心、首都医科大学附属北京儿童医院护理部主任；首都医科大学临床护理学院院务委员会常务委员、儿童学系主任；中华护理学会理事、中华护理学会儿科专业委员会副主任委员；中华医学会儿科分会护理学组副组长；北京护理学会副秘书长，北京护理学会儿科专业委员会主任委员；北京护理工作者协会常务理事；福棠儿童医学发展研究中心第一届护理专业委员会主任委员；中国医学救援协会儿科救援分会护理专业委员会副主任委员；中国医学装备协会护理装备与材料分会耗材管理专业委员会第一届副主任委员；中国医疗保健国际交流促进会护理分会常务委员；《材料管理》专刊副主编、《中华护理杂志》《中华现代护理杂志》《护理管理杂志》《中国护理管理》《护理研究》《护理学报》编委。国家临床重点专科（儿科护理）项目负责人。

自 1985 年在北京儿童医院工作以来，一直从事儿科临床护理、护理管理工作，曾在香港伊丽莎白医院、德国雅典娜学院、新加坡国际管理学院、北京大学光华管理学院学习。近 5 年主编或参编专业书籍 10 余部。2012 年在国内率先开展护理岗位垂直管理，并取得很好成效，2015 年被评为首届全国优秀护理部主任；2017 年荣获"敬佑生命、荣耀医者"公益评选"美丽天使奖"

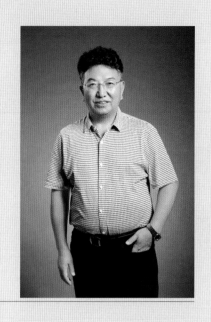

王天有 主 编

主任医师、教授、博士生导师，国家儿童医学中心（北京）、首都医科大学附属北京儿童医院党委书记。现任中华医学会理事、中华医学会儿科分会候任主任委员，中华医学会北京儿科分会主委，中华医学会儿科分会血液学组主委，中国小儿血液与肿瘤杂志主编，中华儿科杂志、中国小儿急救杂志、中国实用儿科杂志、中国小儿循证医学杂志、中国中西医结合儿科杂志、北京医学杂志等十余家杂志副主编、编委。

曾主持国家高技术研究发展计划（863 计划）、科技部攻关计划项目、北京市科技计划重点项目等项目 7 项，发表论文 150 余篇。曾荣获中华预防医学会科学技术奖二等奖、河北省科技成果奖等奖项。培养研究生 40 余名。曾获得中国儿科医师奖、国之名医、年度先进工作者、首都"迎奥运、讲文明、树新风"活动先进个人、2016 荣耀医者·科普影响力奖等荣誉称号。享受国务院特殊津贴。

序

　　儿科护理是儿科医疗的重要组成部分。百姓常说："三分治疗，七分护理"，可见护理在医疗工作中的重要地位已被广泛认识。实践证明，儿科护理质量直接关系到儿科疾病的临床治疗效果。随着全国二孩政策的实施，儿科医疗护理资源的供需矛盾日益突出，对儿科医疗护理的需求更为迫切，对儿科护理队伍建设的要求更高。该书从实用的角度系统讲述了儿科护理学的理论知识和专业技术，这对于提高儿科临床护理质量、推动儿科护理学发展必将产生深远影响。

　　北京儿童医院的护理工作有着悠久的历史和优良的传统。在我国现代儿科医学事业奠基人诸福棠教授的支持下，护理前辈王懿副院长为培养儿科护理人员、发展儿科临床护理、护理管理、护理教育等打下了扎实的基础。北京儿童医院护理团队秉承"公慈勤和"的院训精神，坚持"一切以患儿为中心"的服务理念，努力进取，锐意创新，在专业发展及管理模式上处于国内先进水平。2017 年 1 月，北京儿童医院获批国家儿童医学中心（北京），护理工作又迈上了新台阶。

　　2003 年北京儿童医院徐润华主编，集合全院各专业护理专家与经验丰富的主管护师编写完成《现代儿科护理学》，将儿童医院宝贵的工作经验得以总结记录，对儿科护理的发展做出了极大的贡献。此书出版至今已十余年，为适应当前医学科学、护理理念和护理技术日新月异的发展，北京儿童医院护理部为传承与发扬我院几代护理工作者对儿童健康梦想的憧憬，为赋予"公慈勤和"新的时代内涵，汇集全国儿科护理的领军人物，吸纳全国儿科护理专业领域最优的专家资源，以《诸福棠实用儿科学》（第 8 版）为蓝本组织编写了《实用儿科护理学》。此书紧跟国内外儿科护理领域的前沿动态与先进技术，博采各家丰富的临床经验，内容力求实用性与前瞻性兼备，希望能成为儿科护理人员经典的必备书籍。

　　在此对所有作者表示诚挚的谢意！感谢各位护理专家的努力与付出，同时也对人民卫生出版社的大力支持致以由衷的感谢！

国家儿童医学中心
首都医科大学附属北京儿童医院
2018 年 4 月

前 言

儿科护理学是护理学的重要组成部分，护理对象包括了 0～18 岁各年龄阶段的人群，涵盖了人生快速生长及发育的阶段。现有的儿科护理书籍，多以介绍儿内科常见疾病护理、儿科护理技术为主要内容，全面阐述儿童保健、儿科各专业各系统疾病护理及儿科护理理念的专著较少。

全国二孩政策的实施，为儿科护理提出新的挑战，儿科医学的发展，也对儿科护理人员提出更高要求。为满足从事儿科护理工作的同道对专业指导用书的渴望，北京儿童医院护理团队汇集上海复旦大学儿科医院、上海儿童医学中心、重庆医科大学儿童医院、浙江大学医学院附属儿童医院、湖南省儿童医院、南京儿童医院、首都儿科研究所附属儿童医院、北京协和医院、北京大学第一医院、盛京医院等全国 13 所具有较大专业影响的三级甲等儿童专科医院及综合医院儿科的护理学科带头人及 50 余位专家，以《诸福棠实用儿科学》（第 8 版）所涉及的疾病为蓝本，以整体护理为理念，以"实用"为主线，结合护理程序的思维框架，编写了这本《实用儿科护理学》。

全书共分三部分，49 章，480 节，全面阐述了小儿各阶段、各系统常见疾病的临床特点、治疗原则、护理评估、护理措施及健康教育要点；同时匹配工作中常见的基础及专科的护理技能操作。在疾病筛选方面兼顾全国不同层级医院儿科护理同仁对疾病护理知识的需求，深浅结合；技术操作部分将技术要点与操作步骤对照撰写，重点突出，层次清晰，采用图片对重点环节步骤进行示例，直观易懂，同时添加了知识拓展，将理论与实践紧密结合。全书内容以突出儿科临床护理工作中实际需要的理论知识、专业技术和思维方式为主导，遵循"深、精、新"的精神，形式上力求语言精练、逻辑性强、结构严谨，核心是体现儿童护理的连续性、整体性、系统性。

为使这部书成为内容涵盖广、学术水平高、出版精良、能传承的儿科护理学精品著作，本书特邀首都医科大学附属北京儿童医院王天有教授担任联合主编，编委会成员都有着丰富的专业经历、临床经验，了解儿科各专业的护理发展动态，并曾多次参加教材、论著、工具书等的编写工作。希望此书能成为全国儿科护士的护理参考书，同时对儿科护理教学、儿科护士培养起到积极的推动作用。

为使编写内容科学、严谨、全面、实用、先进，所有编者已尽全力，但由于内容涉及面甚广，错漏难免，真诚希望广大儿科护理同仁谅解并提出宝贵意见和建议。

值此出版之际，对全国儿科护理专家的大力支持表示衷心的感谢！

国家儿童医学中心
首都医科大学附属北京儿童医院护理部
2018 年 4 月

《实用儿科护理学》配套增值内容步骤说明

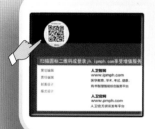

1. 打开激活网址

扫描封底圆形二维码或打开
激活平台 (jh.ipmph.com)

2. 激活增值服务

刮开封底激活码
激活图书增值服务

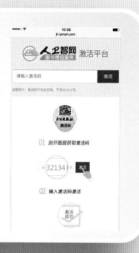

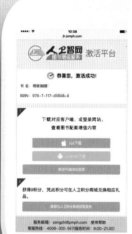

3. 下载客户端或登录网站

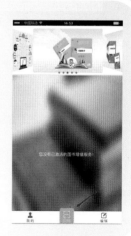

4. 扫码浏览资源

登录客户端
扫描书内二维码浏览资源

目录

1	第一章　绪论
1	第一节　儿科护理学的范围与任务
2	第二节　儿科护理学的特点
5	第三节　儿科护理人员角色与核心能力
7	第四节　儿科护理专业领域发展趋势
9	第二章　体格生长发育
9	第一节　体格生长发育规律及其影响因素
11	第二节　体格生长发育的特点及其评价
17	第三节　与生长发育有关的各系统发育
20	第四节　生长发育偏离
23	第三章　神经心理行为的发育与评价
23	第一节　神经系统的发育
25	第二节　心理行为的发展
27	第三节　神经心理行为的评价
35	第四节　心理行为异常
37	第四章　儿童保健
37	第一节　小儿各年龄分期
40	第二节　各年龄期特点及其保健要点
45	第三节　儿童营养及其评估
54	第四节　免疫规划
59	第五节　体格锻炼
63	第六节　早期教育及其开发
66	第七节　生活安排
69	第八节　定期体检的内容及其意义
74	第五章　儿童疼痛管理
74	第一节　疼痛评估
77	第二节　疼痛管理
84	第六章　用药特点及护理
84	第一节　用药特点
84	第二节　药物选用及护理
89	第三节　药物剂量计算
89	第四节　给药方法

91	**第七章 液体疗法及护理**
91	第一节 体液平衡的特点
92	第二节 常见水、电解质和酸碱平衡紊乱
96	第三节 液体疗法
100	**第八章 危重患儿营养支持**
100	第一节 危重患儿营养支持概述
103	第二节 营养液的组成与配制
104	第三节 肠内外营养支持监测
105	第四节 营养支持常见并发症护理
108	**第九章 住院患儿家庭支持**
108	第一节 住院患儿心理反应及护理
110	第二节 住院患儿家庭支持
112	第三节 与患儿及家长的沟通
113	第四节 患儿临终关怀与家庭情感支持
117	**第十章 循证护理**
117	第一节 循证护理概述
121	第二节 儿科循证护理实践
124	**第十一章 新生儿保健及新生儿疾病**
124	第一节 新生儿概述
128	第二节 正常新生儿特点及护理
130	第三节 早产儿特点及护理
132	第四节 新生儿窒息
134	第五节 新生儿黄疸
136	第六节 新生儿呼吸窘迫综合征
137	第七节 新生儿胎粪吸入综合征
138	第八节 新生儿感染性肺炎
140	第九节 新生儿肺出血
141	第十节 新生儿持续性肺动脉高压
143	第十一节 新生儿支气管肺发育不良
144	第十二节 新生儿感染性腹泻
146	第十三节 新生儿坏死性小肠结肠炎
147	第十四节 新生儿先天性食管闭锁
149	第十五节 新生儿先天性胆道闭锁
150	第十六节 新生儿先天性肠闭锁
152	第十七节 新生儿膈疝
154	第十八节 先天性肥厚性幽门狭窄
155	第十九节 新生儿溶血病

156 第二十节 新生儿出血症
157 第二十一节 新生儿缺氧缺血性脑病
159 第二十二节 新生儿颅内出血
160 第二十三节 新生儿血糖异常
162 第二十四节 新生儿低钙血症
163 第二十五节 新生儿寒冷损伤综合征
164 第二十六节 新生儿败血症
166 第二十七节 新生儿破伤风

169 第十二章 营养性疾病
169 第一节 营养性疾病患儿的护理
170 第二节 蛋白质-能量营养不良
175 第三节 维生素 A 缺乏病
177 第四节 维生素 D 缺乏病
182 第五节 儿童期单纯肥胖症
185 第六节 锌缺乏症

188 第十三章 小儿免疫缺陷病
188 第一节 免疫缺陷疾病的护理
190 第二节 X-连锁无丙种球蛋白血症
191 第三节 婴儿暂时性低丙种球蛋白血症
192 第四节 自身免疫性淋巴细胞增生综合征

195 第十四章 变态反应性疾病
195 第一节 变态反应性疾病护理
196 第二节 变应性鼻炎
197 第三节 支气管哮喘
199 第四节 湿疹
201 第五节 接触性皮炎
202 第六节 荨麻疹
203 第七节 药物性皮炎
204 第八节 血管神经性水肿

207 第十五章 风湿性疾病
207 第一节 风湿性疾病的护理
209 第二节 风湿热
210 第三节 幼年特发性关节炎
211 第四节 幼年强直性脊柱炎
213 第五节 瑞特综合征
214 第六节 系统性红斑狼疮
216 第七节 皮肌炎

217	第八节　硬皮病
218	第九节　过敏性紫癜
220	第十节　渗出性多形性红斑
221	第十一节　肺出血肾炎综合征
222	第十二节　多发性大动脉炎
223	第十三节　韦格纳肉芽肿
225	第十四节　白塞病
226	第十五节　干燥综合征
230	**第十六章　感染性疾病**
230	第一节　感染性疾病的护理
232	第二节　病毒感染性疾病
241	第三节　细菌感染性疾病
250	第四节　真菌感染性疾病
254	**第十七章　传染性疾病**
254	第一节　传染性疾病患儿的护理
255	第二节　病毒传染性疾病
278	第三节　细菌传染性疾病
288	第四节　小儿结核病
292	第五节　螺旋体病
295	**第十八章　寄生虫病**
295	第一节　寄生虫病的护理
298	第二节　蛔虫病
299	第三节　蛲虫病
300	第四节　疟疾
302	第五节　阿米巴病
304	第六节　小儿黑热病
306	第七节　巴贝西虫病
310	**第十九章　呼吸系统疾病**
310	第一节　呼吸系统疾病护理
312	第二节　急性上呼吸道感染
315	第三节　支气管炎
317	第四节　毛细支气管炎
320	第五节　细菌性肺炎
323	第六节　病毒性肺炎
325	第七节　真菌性肺炎
327	第八节　肺不张
328	第九节　肺气肿

330	第十节　支气管扩张
333	第十一节　肺栓塞
335	第十二节　肺脓肿
337	第十三节　特发性肺含铁血黄素沉着症
340	第十四节　闭塞性细支气管炎
341	第十五节　胸膜炎
344	第十六节　气胸
348	**第二十章　消化系统疾病**
348	第一节　消化系统疾病的护理
351	第二节　食管化学性烧伤
352	第三节　食管异物
353	第四节　胃食管反流和胃食管反流病
354	第五节　厌食症
355	第六节　呕吐
357	第七节　小儿腹泻病
358	第八节　胃炎
359	第九节　功能性消化不良
360	第十节　消化性溃疡病
362	第十一节　先天性肠旋转不良
363	第十二节　消化道重复畸形
364	第十三节　梅克尔憩室
366	第十四节　肠梗阻
367	第十五节　肠套叠
369	第十六节　炎症性肠病
371	第十七节　急性坏死性肠炎
372	第十八节　急性阑尾炎
374	第十九节　先天性巨结肠
375	第二十节　肠息肉
377	第二十一节　先天性直肠肛门畸形
378	第二十二节　肛门周围脓肿
379	第二十三节　肛瘘
380	第二十四节　急性腹膜炎
381	第二十五节　乳糜腹
382	第二十六节　腹股沟斜疝
383	第二十七节　脐疝
384	第二十八节　脐茸
385	第二十九节　肝硬化
386	第三十节　门静脉高压症
388	第三十一节　肝性脑病
389	第三十二节　先天性胆总管囊肿

391	第三十三节 环状胰腺
391	第三十四节 急性胰腺炎
395	**第二十一章 儿童循环系统疾病**
395	第一节 先天性心脏病护理总论
401	第二节 房间隔缺损
404	第三节 室间隔缺损
406	第四节 动脉导管未闭
408	第五节 完全性肺静脉异位引流
410	第六节 法洛四联症
413	第七节 完全性大动脉转位
415	第八节 主动脉缩窄
416	第九节 完全性房室间隔缺损
417	第十节 肺动脉狭窄
418	第十一节 肺动脉闭锁
420	第十二节 肺动脉吊带
421	第十三节 心律失常
424	第十四节 心力衰竭
426	第十五节 心源性休克
428	第十六节 感染性心内膜炎
430	第十七节 心肌炎
431	第十八节 心内膜弹力纤维增生症
432	第十九节 心肌病
434	第二十节 心脏肿瘤
435	第二十一节 缩窄性心包炎
436	第二十二节 川崎病
440	**第二十二章 泌尿生殖系统疾病**
440	第一节 泌尿生殖系统疾病的护理
442	第二节 血尿
443	第三节 蛋白尿
445	第四节 肾小球肾炎
446	第五节 肾病综合征
447	第六节 溶血尿毒综合征
448	第七节 泌尿系感染
449	第八节 生殖器感染
451	第九节 膀胱输尿管反流
452	第十节 肾衰竭
454	第十一节 肾脏替代疗法
456	第十二节 肾静脉血栓形成
457	第十三节 肾血管性高血压

458	第十四节　先天性肾盂输尿管连接部梗阻
461	第十五节　膀胱外翻
462	第十六节　尿道下裂
466	第十七节　尿道直肠瘘
467	第十八节　鞘膜积液
469	第十九节　隐睾
471	第二十节　小阴唇粘连
472	第二十一节　尿路结石症
474	第二十二节　包茎
475	第二十三节　神经源性膀胱
477	第二十四节　睾丸扭转
480	**第二十三章　血液系统疾病**
480	第一节　血液系统疾病的护理
482	第二节　缺铁性贫血
484	第三节　巨幼红细胞性贫血
486	第四节　骨髓生血低下性贫血
488	第五节　溶血性贫血
491	第六节　红细胞增多症
493	第七节　免疫性血小板减少症
496	第八节　血友病
498	第九节　弥散性血管内凝血
501	第十节　噬血细胞淋巴组织细胞增生症
503	第十一节　朗格汉斯细胞组织细胞增生症
506	第十二节　造血干细胞移植
514	**第二十四章　神经系统疾病**
514	第一节　神经系统疾病的护理
515	第二节　惊厥
518	第三节　癫痫
521	第四节　急性小脑性共济失调
522	第五节　肝豆状核变性
525	第六节　婴儿痉挛症
526	第七节　脑性瘫痪
528	第八节　自身免疫性脑炎
529	第九节　多发性硬化
531	第十节　吉兰-巴雷综合征
532	第十一节　脑损伤
534	第十二节　脊髓损伤
536	第十三节　脑白质病
537	第十四节　脑积水

538	第十五节 脑脊膜膨出
539	第十六节 硬脑膜下出血
540	第十七节 先天性皮毛窦
541	第十八节 脑震荡

544	**第二十五章 儿童和青少年期常见心理障碍**
544	第一节 儿童和青少年常见心理及行为障碍护理
545	第二节 儿童青少年常见的情绪障碍
548	第三节 注意缺陷多动障碍
549	第四节 儿童孤独症
551	第五节 儿童抽动障碍
552	第六节 进食障碍
554	第七节 儿童少年精神分裂症

558	**第二十六章 内分泌疾病**
558	第一节 内分泌疾病护理
559	第二节 性早熟
560	第三节 尿崩症
562	第四节 单纯性甲状腺肿
563	第五节 甲状腺功能减退
564	第六节 甲状腺功能亢进
565	第七节 甲状腺炎
566	第八节 甲状旁腺疾病
568	第九节 肾上腺皮质功能亢进症
569	第十节 儿童糖尿病
571	第十一节 低血糖
572	第十二节 先天性肾上腺皮质增生症
574	第十三节 性腺疾病

576	**第二十七章 先天代谢性疾病**
576	第一节 先天代谢性疾病的护理
577	第二节 糖原贮积症
578	第三节 苯丙酮尿症
579	第四节 线粒体脑肌病
580	第五节 甲基丙二酸血症
581	第六节 黏多糖储积症
582	第七节 肾小管酸中毒
584	第八节 眼脑肾综合征
585	第九节 Batter 综合征

| 587 | **第二十八章 肿瘤及瘤样病变** |

587	第一节	儿童实体瘤疾病的护理
589	第二节	急性淋巴细胞白血病
593	第三节	非霍奇金淋巴瘤
596	第四节	横纹肌肉瘤
598	第五节	血管瘤
600	第六节	淋巴管瘤
602	第七节	颅内肿瘤
605	第八节	视网膜母细胞瘤
606	第九节	甲状腺舌管囊肿及瘘管
608	第十节	舌根囊肿
609	第十一节	甲状腺肿物
611	第十二节	鳃裂囊肿与腮瘘
612	第十三节	肝母细胞瘤
614	第十四节	肾母细胞瘤
616	第十五节	神经母细胞瘤
618	第十六节	骶尾部畸胎瘤
622	**第二十九章**	**皮肤疾病**
622	第一节	皮肤性疾病的护理
624	第二节	脓疱疮
626	第三节	遗传性大疱性表皮松解症
628	第四节	葡萄球菌烫伤样皮肤综合征
630	第五节	儿童银屑病
632	第六节	血管瘤、血小板减少综合征
635	**第三十章**	**骨骼系统疾病**
635	第一节	骨骼系统疾病的护理
637	第二节	骨髓炎
638	第三节	先天性高肩胛症
640	第四节	漏斗胸
641	第五节	脊柱侧弯
643	第六节	马蹄内翻足
644	第七节	发育性髋脱位
646	第八节	成骨发育不全
647	第九节	先天性多指（趾）畸形
649	**第三十一章**	**肌肉系统疾病**
649	第一节	肌肉系统疾病的护理
650	第二节	斜颈
651	第三节	进行性肌营养不良
654	第四节	重症肌无力

657	**第三十二章　耳鼻咽喉科疾病**
657	第一节　耳鼻咽喉疾病护理
658	第二节　中耳乳突炎
660	第三节　感音神经性耳聋
661	第四节　人工耳蜗
663	第五节　鼻窦炎
664	第六节　急性颌骨骨髓炎
665	第七节　鼻出血
667	第八节　鼻腔异物
668	第九节　鼻部先天畸形
669	第十节　咽后脓肿
670	第十一节　扁桃体炎
672	第十二节　喉软骨软化症
673	第十三节　急性感染性喉炎
674	第十四节　气管、支气管异物
677	**第三十三章　眼科疾病**
677	第一节　眼科疾病的护理
678	第二节　细菌性结膜炎
679	第三节　角膜炎
681	第四节　角膜变性和营养不良
683	第五节　先天性白内障
685	第六节　原发性婴幼儿型青光眼
686	第七节　视神经炎
688	第八节　视神经萎缩
689	第九节　眼眶肿瘤
691	第十节　屈光不正
693	第十一节　斜视
695	第十二节　弱视
696	第十三节　眼部外伤
699	**第三十四章　口腔科疾病**
699	第一节　口腔科疾病的护理
701	第二节　龋齿
702	第三节　牙髓炎
704	第四节　细菌感染性口炎
705	第五节　鹅口疮
706	第六节　舌系带过短
707	第七节　语音训练

710	**第三十五章　中毒与意外伤害**
710	第一节　中毒与意外伤害的护理
712	第二节　食物中毒
714	第三节　农药中毒
715	第四节　药物中毒
717	第五节　金属中毒
718	第六节　烧烫伤
720	第七节　溺水
721	第八节　触电与雷击
723	第九节　毒蛇咬伤
726	**第三十六章　急危重症**
726	第一节　急危重症的护理
729	第二节　心搏呼吸骤停与心肺复苏
733	第三节　惊厥持续状态
735	第四节　感染性休克
738	第五节　急性呼吸衰竭
740	第六节　脑水肿与颅内高压综合征
743	第七节　消化道大出血
745	第八节　床旁血液滤过
748	第九节　体外膜肺
751	第十节　多器官功能障碍综合征
754	**第三十七章　手术室管理及手术配合**
754	第一节　手术室管理
758	第二节　常用小儿手术体位
760	第三节　常见小儿手术配合的护理
791	**第三十八章　儿科基础护理技术**
791	第一节　整理床单位技术
794	第二节　晨晚间护理技术
796	第三节　更换尿布技术
797	第四节　臀部护理技术
799	第五节　烤灯使用技术
800	第六节　会阴护理技术
801	第七节　床上使用便器技术
802	第八节　婴儿盆浴技术
804	第九节　床上擦浴技术
805	第十节　床上洗头技术
807	第十一节　协助患儿翻身技术
808	第十二节　协助患儿上下床技术

809	第十三节	协助患儿坐轮椅技术
810	第十四节	患儿搬运技术
812	第十五节	物理降温技术
813	第十六节	热水袋使用技术
814	第十七节	口腔护理技术
816	第十八节	肛周护理技术
817	第十九节	保护性约束技术

821	**第三十九章**	**常用检验标本的采集技术**
821	第一节	外周静脉采血技术
823	第二节	颈外静脉采血技术
824	第三节	股静脉采血技术
827	第四节	桡动脉采血技术
829	第五节	痰液标本采集术
830	第六节	尿液标本采集术
832	第七节	粪便标本采集术
833	第八节	血培养采血技术
834	第九节	导管培养标本采集技术
837	第十节	咽拭子培养标本采集技术
838	第十一节	骨髓标本采集护理配合技术
840	第十二节	脑脊液标本采集护理配合技术

843	**第四十章**	**测量技术**
843	第一节	身长(高)、坐高测量技术
845	第二节	体重测量技术
847	第三节	胸围的测量技术
848	第四节	头围的测量技术
848	第五节	生命体征测量技术
850	第六节	幼儿意识评估技术

852	**第四十一章**	**喂养技术**
852	第一节	配乳技术
854	第二节	母乳喂养技术
855	第三节	人工喂养技术
858	第四节	协助患儿进食技术
861	第五节	鼻(口)饲技术

865	**第四十二章**	**给药技术**
865	第一节	口服给药技术
867	第二节	皮内注射给药技术
869	第三节	皮下注射给药技术

871	第四节	肌内注射给药技术
873	第五节	静脉注射给药技术
875	第六节	密闭式静脉输液技术
877	第七节	密闭式静脉输血技术
880	**第四十三章**	**血管通路建立与维护技术**
880	第一节	头皮静脉穿刺技术
882	第二节	外周静脉短导管留置技术
885	第三节	外周静脉短导管维护技术
886	第四节	经外周中心静脉置管(PICC)技术
892	第五节	PICC 维护技术
895	第六节	中心静脉导管使用及维护技术
897	第七节	皮下植入式静脉输液港使用技术
903	**第四十四章**	**新生儿相关护理技术**
903	第一节	密闭式暖箱使用技术
904	第二节	开放式远红外辐射台使用技术
905	第三节	光照疗法
906	第四节	新生儿足跟采血
907	第五节	新生儿脐动静脉穿刺
909	第六节	新生儿袋鼠式护理
911	第七节	新生儿抚触
913	**第四十五章**	**呼吸系统疾病相关护理技术**
913	第一节	鼻导管吸氧技术(中心供氧)
914	第二节	氧气雾化泵使用技术
916	第三节	雾化吸入技术
918	第四节	吸入给药技术
921	第五节	胸部叩拍技术
922	第六节	体位引流技术
922	第七节	振动排痰仪使用技术
924	第八节	经口鼻腔吸痰技术
925	第九节	气管插管内吸痰技术
927	第十节	气道清除系统操作技术
929	第十一节	更换胸腔闭式引流瓶技术
931	第十二节	纤维支气管镜操作技术
933	**第四十六章**	**消化系统疾病相关护理技术**
933	第一节	直肠给药技术
934	第二节	保留灌肠技术
936	第三节	大量不保留灌肠技术

938	第四节　巨结肠洗肠技术
940	第五节　胃肠减压技术
942	第六节　洗胃技术
944	第七节　更换腹腔引流袋技术
947	**第四十七章　外科护理技术**
947	第一节　备皮技术
950	第二节　导尿术
953	第三节　留置导尿技术
956	第四节　膀胱冲洗技术
957	第五节　造口护理技术
959	第六节　轴线翻身技术
961	第七节　牵引术
963	第八节　负压封闭引流技术
966	**第四十八章　重症监护技术**
966	第一节　床边多功能监护仪操作技术
967	第二节　微量泵（推注泵）操作技术
969	第三节　输液泵操作技术
970	第四节　简易人工复苏气囊使用技术
972	第五节　儿童心肺复苏技术
975	第六节　心脏电击术
976	第七节　螺旋式鼻肠管放置技术
978	第八节　有创动脉血压监测技术
979	第九节　血浆置换技术
982	第十节　连续床旁静-静脉血液透析滤过技术
985	第十一节　儿童血液透析技术
987	第十二节　血液灌流技术
989	第十三节　医用物理控温仪操作技术
991	第十四节　腹膜透析护理技术
993	第十五节　压力性损伤的预防
995	第十六节　压力性损伤的护理
998	第十七节　呼吸机的应用
1003	**第四十九章　其他专科护理技术**
1003	第一节　眼部给药技术
1005	第二节　泪道冲洗技术
1007	第三节　耳部给药技术
1009	第四节　鼻部给药技术
1011	第五节　皮肤黏膜给药技术
1013	第六节　快速血糖监测技术

1016   第七节　胰岛素泵使用技术
1018   第八节　动态血糖监测系统使用技术

1020   **附录**
1020   　附录一　0～5 岁儿童头围/年龄标准差数值表
1028   　附录二　0～18 岁儿童身高体重百分位表
1030   　附录三　2006 年 WHO 儿童生长标准

1067   **中英文名词对照索引**

附：网络增值服务

第一章　绪论

第一节　儿科护理学的范围与任务

一、儿科护理学的任务

儿科护理学是研究小儿生长发育规律、卫生保健、疾病防治和临床护理的一门综合性医学学科。随着医学技术的迅速发展以及护理模式的转变,儿科护理学的任务、范围及护士的角色在不断更新和扩展,儿科护理学有了很大的发展,已从专科护理学变为包括社会学、心理学、教育学等的多门学科。

儿科护理的任务是根据小儿的生长发育、儿童保健、疾病防治的规律,按照护理程序,运用现代护理专业理论和技术,对小儿进行整体护理,以促进小儿身心健康的专科护理学。包括研究小儿生长发育及促进小儿身心健康的预防保健措施、儿科基础护理以及常见疾病患儿的护理等。其任务已从单纯的疾病护理向促进小儿身心全面健康成长的方向发展,提供"以小儿及其家庭为中心"的全方位整体护理,包括疾病护理、生活护理、安全护理、保健护理、心理护理等,从体格、智能、行为和社会等各方面来研究和保护儿童,对儿童提供综合性、广泛性的护理。其目的为增强儿童体质,减低小儿发病率和病死率,保障和促进小儿身心健康,促进其正常生长发育。

二、儿科护理学的范围

一切涉及小儿时期健康与卫生的问题都属于儿科护理学研究的范围,具体包括体格、精神方面的正常生长发育和偏离、身心健康的保障和促进、小儿疾病的防治与护理及社会适应能力的培养。儿科护理学服务的对象是身心处于不断生长发育阶段的儿童,从年龄范围来说,应从精卵细胞结合起至青少年时期(18岁以下)。儿科护理学是综合了自然科学和社会科学的一门应用学科,其范围甚广,涉及与儿童健康有关的生物、心理、社会知识,包括正常小儿身心保健、临床护理以及护理研究,同时工作的开展还需要得到父母、家庭、社会各方面的支持与关心。

由于小儿解剖、生理、心理、疾病演变及防治都有着与成人不同的特点,所以需要有不同于成人的护理。主要内容有:

(一) 临床护理工作

包括一般临床护理工作,对患病患儿给予疾病护理以及急、危、重症患儿的急救与监护工作等,并使生命垂危的患儿得到临终关怀。应体现对患儿的人文关怀,营造一个温馨、舒适、有利于患儿身心健康和发展的人文环境。其内容包括基础护理、专科护理及诊疗护理技术等。

1. 基础护理　基础护理是专科护理的基础。以护理学的基本理论、基本知识和基本技能为基础,结合患儿生理、心理特点和治疗康复的需求,以满足患儿的基本需要。

2. 专科护理　以护理学及相关学科理论为基础,结合各专科患儿的特点及诊疗要求,为患儿提供身心护理,如各专科患儿抢救、重症监护等的护理。应对患儿及时进行护理评估,根据护理诊断采取相应护理措施;对慢性病长期住院的患儿尤其要重视心理护理,使其树立战胜疾病的信心;对患儿及其家长进行健康教育,使患儿尽快恢复健康。

3. 诊疗护理技术　它包括基础护理操作技术,如消毒、灭菌、服药、注射、输血、导尿、灌肠等;专科护理操作技术,如各种引流管的护理、石膏和夹板的护理、呼吸机的使用、心脏除颤术、腹膜透析等。

(二) 儿童保健工作

儿科护士应在医院和社区(包括家庭、托幼机构、学校等地)积极传播科学育儿和疾病防治的知识,促进健康儿童的体格、智能、行为等方面的发展,以防治儿童在体格、精神、心理发育中可能遇到的障碍。

在社区,涉及散居儿童和集体儿童的预防保健;对不同年龄阶段的儿童进行预防保健指导、计划免疫和健康监测;开展科学育儿和护理知识的普及宣传;对慢性病和残障患儿进行家庭护理的指导。

(三) 儿童及家庭的健康教育工作

儿科护理学的服务对象为胎儿期至青春期的儿童。儿童的健康教育必须通过成人来实施,因此为保障和促进儿童健康成长,必须得到父母、家庭、学校和社会各个方面的广泛支持与大力配合。对儿童父母进行育儿指导;同时要针对儿童及家庭教养中的身心健康问题,进行多种形式的宣传教育,并适时给予指导和咨询,其目的是提高儿童的健康水平和家庭的生活质量。

(四) 护理管理工作

运用管理学的理论和方法,对儿科护理人员、技术、设备、时间、信息、财务等要素进行科学地计划、组织、指挥、协调和控制等系统管理,不断提高儿科护理工作的效率及质量。特别是很好地运用"护理敏感质量指标",建立有效的绩效指标考核体系,对临床护理单元及临床儿科护理人员实施科学精细管理,并依据临床和管理实践调整适合儿科指标的内容和考核的重点,促进护理质量的持续改进。

(五) 儿科护理的科研工作

儿科护理学的研究具有十分广阔的发展前景。随着医学科学技术的发展和护理科研工作的开展,儿科护理专业的服务范畴与服务内容都在不断深化和扩展的同时,也在不断丰富和完善。护理科研主要是回答和解决儿科护理领域的问题,并以人为研究对象,其方法有观察法、科学实验法、调查法、经验总结和理论分析法,作为一个儿科护理人员任重而道远。

实践证明,许多健康问题除了以护理专业理论为指导外,还需要与心理学、社会学、教育学等密切合作才能得以解决,所以儿科护理学要达到保障儿童健康成长的目的,需要多学科协作。

(杨军华　刘丽丽)

第二节　儿科护理学的特点

一、儿科护理学的特点

小儿最基本的生理特点是生长发育,这一特点决定了小儿在生理、心理及疾病等方面均有着与成人不同的特点,且各年龄期小儿也存在差异。儿科护士应根据这些特点为小儿提供最适当的护理。

(一) 机体特点

1. 解剖特点　随着小儿体格发育的进展,其外观不断变化,如体重、身长(高)、头围、胸围的增长,骨骼的发育、牙齿的萌出与换牙、囟门的闭合,身体各部分比例与成人有明显的不同;内脏器官如心、肝、肾等的位置、大小及神经、肌肉、皮肤等系统均随小儿年龄的增长而变化。因此,儿科护士须熟知小儿的正常发育规律,才能准确鉴别正常与疾病征象。

此外,小儿各器官在解剖结构方面的特殊性,对护理工作也提出了特殊的要求。如新生儿和小婴儿头部相对较重,而颈部肌肉和颈椎发育相对滞后。因此,抱起时应注意保护头部及颈部;小儿骨骼比较柔软并富于弹性,长期受外力影响时容易变形,应避免肢体过早负重或长期受压;小儿髋关节附近的韧带较松,容易发生脱臼,护理时动作应轻柔,避免损伤及脱臼。婴儿皮肤、黏膜表层薄而柔嫩,容易损伤和感染,故皮肤护理和口腔护理具有特别重要的意义。

2. 生理特点　小儿生长发育快,代谢旺盛,各组织器官发育尚未完善,小儿年龄越小,生长发育速度越快,对营养物质的需求量相对比成人多,但由于胃肠消化功能未发育成熟,故易出现腹泻、呕吐、营养缺乏等健康问题。又如婴儿代谢旺盛,而肝、肾功能不成熟,对药物的代谢及体液平衡的调节能力差,比成人容易发生药物中毒、水和电解质紊乱等。此外,不同年龄小儿的生理、生化正常值各自不同,如呼吸频率、心率、血压、血清和其他体液生化检验值等,也与成人有许多区别,应注意正确判断和处理。熟悉这些特点对护理评估有重要意义。

3. 免疫特点　小儿非特异性免疫不足,皮肤黏膜娇嫩,屏障功能差,胃酸杀菌力弱、白细胞的吞噬能力差,淋巴系统发育未成熟,体液免疫和细胞免疫功能均不健全。特异性免疫未成熟,产生抗体能力差,但新生儿可通过胎盘从母体获得 IgG(被动免疫),生后 6 个月内患某些传染病的机会较少,6 个月后,来自母体的 IgG 浓度下降,自行合成 IgG 的能力不足,一般要到 6~7 岁时才达到成人水平;母体 IgM 不能通过胎盘故新生儿血清 IgM 浓度低,易患革兰阴性细菌感染。婴幼儿期 SIgA 缺乏,易患呼吸道及消化道感染。其他体液因子如补体、趋化因子、调理素等活性和白细胞的吞噬能力也不足,护理中应特别注意消毒隔离。

4. 心理社会特点　小儿大脑的结构与功能不够成熟,故小儿的心理发育如感知觉、情绪、记忆、思维、意志和个性等方面的发展,与成人有不同的特点。小儿的生长、发育过程从不成熟到成熟,从不定型到定型,是可塑性最大的时期,也是接受教育最佳的时期。在护理工作中,应根据不同年龄阶段小儿的心理发展特征,采取相适应的护理措施。同时,要为小儿创设良好的生活环境,以促进小儿心理健康发展。

(1)心理发展离不开环境刺激:儿童是通过与成人交往,经过系统、有目的的学习,逐渐掌握知识、技能和积累社会经验,使身心不断得到发展。婴儿一出生就接受各种刺激,使其感觉、知觉、记忆、注意、情绪等基本心理活动得到发展,逐步发展思维、想象、意志、情感及社会行为等。在心理发展的过程中,始终受家庭、环境、教育等的影响,环境中的任何刺激包括愉快的和不愉快的,都会造成儿童不同的心理反应,进而影响以后的行为。

(2)心理发展不成熟:由于儿童神经系统发育尚未完善,心理发展也不成熟,对心理压力的应对能力较差。所以,对待儿童要多给予良性刺激,避免恶性刺激,特别是在住院期间,环境的不良刺激较多,特别需要心理关怀和照顾,减少不良刺激的影响。

(3)心理发展是连续不断的:儿童时期是心理行为发育和个性发展的重要时期,在此阶段儿童生活在充满刺激的环境中,心理无时无刻不在发展变化,不会因环境改变(如生病住院等)而停止。因此,住院患儿的心理护理不容忽视,应在实施护理时尽量考虑不同年龄患儿的心理需求,评估患儿不同的个性和气质特点,因势利导,培养儿童良好的个性和行为习惯。

(二)临床特点

1. 病理特点　小儿机体对病原体的反应因年龄不同而发生不同的病理改变。如维生素D缺乏时,婴儿易患佝偻病,而成人则表现为骨软化症;同为肺炎链球菌所致的肺部感染,婴儿常为支气管肺炎,而年长儿和成人则发生大叶性肺炎。

2. 疾病特点　小儿疾病种类及临床表现与成人有很大不同,如小儿心脏病中以先天性心脏病为多见,成人则以动脉粥样硬化性心脏病为常见;婴幼儿先天性、遗传性和急性感染性疾病较成人多见,且患病后临床表现与成人不同,如急性感染性疾病起病急、来势凶,表现不典型,病灶局限能力差,易发生败

血症及多器官衰竭等严重表现,伴有呼吸、循环衰竭和水、电解质紊乱;病情易反复波动,变化快,应密切观察、及时处理。

3. 诊治特点　不同年龄小儿患病有其独特的临床表现,诊断时应结合年龄特点。如小儿惊厥,新生儿期发生多考虑与窒息、产伤、颅内出血或先天异常有关;6个月以内者考虑是否为婴儿手足搐搦症或中枢神经系统感染;6个月~3岁者以高热惊厥、中枢神经系统感染可能性大;3岁以上年长儿的无热惊厥则以癫痫为多见。此外,年幼儿常不能自诉病情,除向家长详细询问病史外,应密切观察病情变化,及时掌握第一手资料,结合必要的实验室检查,早期正确诊断和处理,良好细致的护理也非常重要。

4. 预防特点　小儿许多疾病是可以预防的,如加强宣传和普及科学育儿知识,提倡科学合理喂养,使营养不良、腹泻、贫血、肺炎等常见病、多发病的发病率和死亡率可明显下降;生后尽早筛查,对某些先天性、代谢性与遗传性疾病及时作出判断,早期加以干预和矫治,可防止发展为严重伤残。开展计划免疫,加强传染病管理,使小儿许多传染病都能得到良好的控制,大大降低了发病率和死亡率。加强小儿时期肥胖的控制,可减少成人高血压、动脉粥样硬化性心脏病的发生。因此,做好小儿时期疾病的预防,不仅可以增强小儿体质,而且可以及时发现和治疗一些潜在疾病,从而保证成年期的健康。

5. 预后特点　小儿患病虽然起病急、来势凶猛,变化快,但治疗及时、有效,护理恰当,病情恢复也较快,各脏器组织修复和再生能力较成人强,后遗症较少,愈后大多较好。若患儿年幼体弱或治疗不及时,则患儿的病情变化迅速,死亡率较高。因而应严密监护,采取有效措施,积极抢救,使之度过危急期。

(三)护理特点

由于儿童处于不断的生长发育之中,无论在躯体(解剖、生理、免疫等)方面、心理社会方面,还是在疾病的发生、发展、转归和预防等方面都具有与成人不同的特征和特殊需要,因此,儿童护理具有自身的特点:

1. 护理评估难度大

(1)健康史采集较困难:婴幼儿不能描述自身的健康史,多由家长或其他照料小儿者代述,其可靠性与代述者的既往经验及与患儿接触的密切程度等有关;患儿的护理资料如生活环境、各种习惯、爱好及心理特点等,大多也由患儿家长或其他照料小儿者代述,患儿能否安心接受诊疗和护理受家长的影响颇深。因此,儿科护理工作必须得到患儿家长的

支持,才能获得准确的第一手资料。家长对患儿接受的护理措施的正确理解、配合与实施,有利于患儿得到安全有效的个体化整体护理。学龄前期的儿童虽然能够自己陈述健康史,但他们的时间和空间知觉尚未发育完善,陈述健康史的可靠性值得考虑;有的年长儿因害怕吃药、打针而隐瞒病情,有的儿童为逃避上学而假报或夸大病情,使健康史的可靠性受到干扰。

(2) 体格检查时患儿不配合,影响护理体检的进行,使体检结果不全面、不满意。

(3) 标本采集及其他检查较困难:如婴幼儿留取尿液标本、粪便标本、血液标本等,均较成人为难,进行其他辅助检查时患儿也多不配合。

2. 健康观察任务重 由于儿童不能及时、准确地反映自己的痛苦,健康出现问题时多数靠护理人员认真、细致的观察。患病儿童病情变化快,易恶化甚至死亡,但治疗及时、措施得当,好转也快。因此,儿科护士不仅要有高度责任感和敬业精神,更要具有扎实的医学知识和丰富的护理实践经验,敏锐的观察力。

3. 护理任务重且责任大 由于小儿生活自理能力较差,除实施基础护理、疾病护理外,还有大量的生活护理和教育、教养工作,如饮食、保暖、个人卫生、睡眠、排便等都需要护理人员帮助;同时,小儿好奇、好动、缺乏安全意识,容易发生各种意外,如中毒、烫伤、跌倒及坠床等,因此,儿童护理过程中加强安全管理,防止发生意外事故非常重要。

4. 护理操作难度大 由于小儿发育水平所限,在护理时多数不能配合,增加了操作难度。小儿躯体娇嫩,解剖结构显得精细,如周围静脉细小,有时还不易察觉。在头皮静脉穿刺时,由于小儿血管细小,配合程度差,其穿刺的难度较成人大得多;患儿多不愿意吃药,在应用口服药物时常需要护理人员喂服,喂服方法不当易引起呛咳、呕吐,甚至误吸或窒息等。同时,对护士的各种操作患儿往往不予合作,从而增加了儿科护士进行操作的难度,因而对儿科护士操作技能水平提出了更高的要求,要更加熟练地掌握操作技术。

5. 心理护理意义大 小儿处于不断的生长发育过程中,也是人格形成的重要阶段,具有很大的可塑性,生活中任何挫折如生病、住院等,对小儿的心理发展都会造成影响。患儿住院时有不同的身心反应,儿科护士要掌握这些特点和规律,采用适合其年龄特点的护理措施,如改善病房环境设置、多给予表扬和鼓励等,同时注意评估不同患儿特有的心理反应,并给予相应的护理,尽可能减少对患儿心理的负面影响,促进患儿心理健康发展。

6. 儿童教育是儿科护理的必要内容 小儿好奇心重、模仿性强,正处于获取知识、健全心理的时期。患儿住院后,医院的环境、所有医务人员言行举止都将成为影响患儿的因素。有些疾病因其转归的时间较长,如肾病综合征、小儿白血病等,使患儿住院时间相对较长。在此期间,儿科护士对患儿实施整体护理,要经常与患儿沟通,在患儿面前,儿科护士同时还要扮演家长、教师的角色,必须寓教育于儿科护理之中,做好对患儿的身心护理。同时,要注意培养患儿生活自理的能力及良好的卫生习惯。对于年长患儿,儿科护士还可使他们获得一些医学、自然科学等方面的知识,从而使其积极配合治疗,争取早日康复。

二、儿科护理的一般原则

(一) 以家庭为中心的护理

以家庭为中心的护理是建立在医护人员、病人及其家庭之间互利合作基础上的一种计划、提供和评价医疗护理的方法,其四个核心概念为尊重、分享信息、参与、合作。目前,以家庭为中心的护理已被广泛接受为儿科护理的理念和工作方法。实施以家庭为中心儿科护理能够提升患儿、家长及医护人员的满意度,减轻患儿及家长的焦虑,改善医护人员与患儿及家长之间的沟通,使医护人员对家庭的影响力有更多的理解,对患儿及家长的需求也有更多的回应和支持,营造一个相互支持的工作环境,更有效、更高效地利用医疗护理资源,减少医疗护理费用,缩短住院时间,减少法律诉讼案件的数量。

(二) 提供无创性照护的身心整体护理

无创性照护是促进小儿和家庭生理、心理健康的必要条件,通过场所选择、人员安排、干预措施设计等加以实施,尽可能减少创伤。

无创性照护的原则:

1. 防止或减少小儿与家庭分离。

2. 帮助小儿建立把握感和控制感。

3. 防止或减少身体的伤害和疼痛。

(三) 儿童风险管理

1. 通过风险管理,使卫生保健机构减少对患儿、护理人员及其他相关人员造成的伤害。

2. 通过质量保证,将护理过程、护理结果与护理标准进行对照,以监控护理质量。

3. 通过质量促进,检查护理服务的结构和过程,持续研究和改进护理过程和护理结果,以提高护理质量,满足患儿及家长需求并使他们满意。

（四）遵守法律和伦理道德规范

所以,儿科护理的重点不再是"我们为患儿及其

家长做什么?"而是"我们应该和患儿及其家长一起共同做什么?"

（杨军华　刘丽丽）

第三节　儿科护理人员角色与核心能力

一、儿科护士的角色

现代儿科护士的专业角色与其他专业有所不同,担负着保证儿童健康和提高儿童素质的使命,充当着直接护理者、病人的代言人、患儿与家长的教育者、康复与预防指导者、合作与协调者的角色。

（一）护理计划执行者

对患儿提供直接的护理是儿科护士的主要角色。护理程序给儿科临床护理提供了理论框架。对患儿其家属进行评估—作出护理诊断—制订并实施护理计划—进行护理评价。这一系列护理活动的目的是满足患儿及其家属生理、心理及社会需要。护士还有责任帮助患儿把他们机体及心理的痛苦减少到最小程度,给患儿及其家属提供支持是直接护理的一部分,对患儿常见的支持方式有倾听、触摸和陪伴,尤其后两项是最为有效的,因为儿童需要非语言沟通。

（二）患儿的代言人

护士需要知道患儿与家属的需求、家庭的资源情况以及他们可从医院及社区得到的健康服务保障。护士告知家长,关心并帮助患儿享用这些服务。

（三）患儿与家长的教育者

对患儿与家长的教育能提高治疗的效果。在儿科护理中护士不仅要对不同年龄、不同理解能力的患儿进行教育,还要通过教育改变患儿及其家属的某些行为,故此教育工作比较困难。作为儿科护士应该帮助患儿适应医院环境及接受各种治疗,教会家长观察患儿的病情及给患儿提供全面照顾和支持的方法,使患儿更舒适。同时还必须通过教育手段,让家长理解在患儿出院后他们的责任及掌握相应的照顾技巧。

（四）康复与预防的指导者

促进患儿恢复健康是护理人员的基本角色。康复是指促进健康和恢复健康两方面。健康照顾不仅包括治疗疾病、矫正残疾,还包括预防疾病和维持健康。护理人员的角色就是要制订出儿童生长发育的照顾计划。从事全面性的预防工作之前,必须评估有关患儿营养、免疫、安全、发育、社会影响以及教育

等问题。在发现问题之后,采取相应的护理措施。预防性护理的常用方法是做好卫生教育指导及咨询工作、指导父母有关养育子女的方法,以预防可能遇到或潜在的问题。其次还应注意促使孩子心理健康的发展。

（五）合作与协调者

护理工作应与其他专业人员合作或协调,护理人员必须有整体照顾的观念。护理人员与患儿、家庭以及其他健康专业人员密切合作,才能提供更优质、更全面的健康服务,更好地满足患儿的需要,包括协调患儿与医师的关系,患儿与营养师、康复师的关系,患儿与其他护理人员的关系等。

二、儿科护士核心能力

随着护理模式的转变及医、护、患三者之间关系的日益复杂,当代社会对护士的知识、技能、心理素质等提出了更高的要求。自我国加入世界贸易组织后,护理服务市场面临更激烈的竞争。21世纪初,我国护理管理者和教育者开始研究护士核心能力,认为其在护士个人职业能力结构中占有重要地位,是护士从事临床工作必须具备的综合能力。

（一）核心能力的概念

2003年国际护士会首次将护士核心能力定义为"以护理专业起点为基础,完成基本护理教育课程,并在国家相应法律法规许可范围内从事护理工作,有能力并能自主地在所有照顾病人机构中参与三级保健"。同年,美国医学研究所提出护士核心能力包括尊重病人的价值观、爱好及个人需求;运用多学科知识体系为病人服务;了解并期望获得循证医学实践知识;促进护理质量和安全;重视并运用信息减少医疗差错;知识信息管理能力及决策能力。2005年,国际组织从业护士学院提出从业护士核心能力包括促进健康,预防,管理疾病,护患关系,教育、指导能力,职业角色,对卫生保健系统的管理,监测和保证护理质量,跨文化护理。2003年12月,我国教育部办公厅和原卫生部办公厅在《三年制高等职业教育护理专业领域技能型紧缺人才培养指导方案》中首次提出中国护士核心能力概念。明确指出护士核心

能力为掌握规范的护理基本操作技术,对护理对象实施整体护理,对常见病、多发病病情和用药反应的观察,对急危重症病人进行应急处理和配合抢救,具备社区护理、老年护理等专业方面的能力。

(二)核心能力的意义

护士核心能力是一种能够适应岗位变化,顺利进行护理活动的可迁移的职业核心能力,具有普遍性、可迁移性和工具性的特点。核心能力是完成绩效所需的关键能力,虽然可能只占个人所有能力的20%,但却影响着80%的工作绩效。护士核心能力已成为考核护理工作绩效的主要依据,对护理专业发展具有重要意义。核心能力培养对优化护士能力结构,提高应激能力,增强职业成就感均有极大的促进作用。应用核心能力的优势,不仅有助于护士了解自身的工作职责,使护士的培训教育有据可依,还可以增加护士的角色认同感,为护士的绩效考核和护理人才的培养和选拔提供依据,有助于护士个人的成长及整个护理事业全面、可持续发展。

(三)儿科护士需具备的核心能力

儿科素来被称为"哑科"。护理对象大多数是不能表达或不能完全表达疾病痛苦的幼儿,且儿科疾病起病急、发展快、病死率高的特点,决定了儿科护士在护理、治疗等方面与成人科护士的巨大差异,这一差异也决定了对儿科护士核心能力要求也应与成人科有所不同。儿科护士需具备的核心能力,分别为专业实践能力、沟通协调能力、专业态度、评判性思维、专业发展能力、疾病信息管理能力。

1. 专业实践能力 儿科护士在专业实践能力方面要求有很高的期望值。Thomas 指出儿科病人较普通病人有更为特殊的心理和情感需求,因此对护士要求专业技术性更强。儿童因具有免疫系统发育不完善、语言表达能力差、病情变化快、自身防范意识不强等特点,加之小儿生病,家长情绪焦急等难以控制的心理,需要护理人员在面临各种压力时,具备较成人护理更为扎实的专业知识及精湛的护理技能,以随时应对突发状况,保障患儿安全,因此护理管理者应将儿科护士专业实践能力培养放在首位,以保证护理安全,使家长安心,患儿放心。

2. 沟通协调能力 护士与人合作、与人沟通的能力是必备的核心能力之一。护士这个职业是在社会上接触人的类别、年龄、性别和知识层次最广的职业,因此,与人合作沟通的能力就有着特别的意义。它可维护及增进护患的良好关系;可获得有关患儿健康的全面信息;可澄清及解决临床工作中发生的纠纷,并直接疏导病人情绪上的波动;可作为健康教育的准备等。此外,有效的沟通交流也是护士与其

他医务人员之间顺利开展工作的基础。沟通协调能力主要包括交流能力、合作协调能力、自我调节能力三方面。儿科病人语言发育尚不完善,表达能力差,加之患儿的突发情况多,家长陪同多,要求护士在进行护理操作时,需向患儿或家长做出更多解释和说明,解除家长疑虑,消除患儿紧张害怕情绪,善于用语言和非语言沟通技巧对患儿进行正面积极鼓励,安慰焦躁不安的患儿或家长,以取得配合,增加护患之间信任感;同时要求护士在工作中,除了有胜任岗位的工作技能之外,也需要具备情绪调节和自控的能力,避免将负面情绪带入工作中,影响工作状态,同时要协调好护患、医护之间关系,懂得与他人合作,使团体更有凝聚力,因此管理者应将培养儿科护士的沟通协调能力放在重要位置,它是有助于工作开展的重要条件。

3. 专业态度 儿科护士专业态度的要求,包括敬业精神、责任心和同情心、服务意识及工作态度四个方面。工作中,除了做到认真完成照护患儿外,还应做到真正的关心患儿,从生活、情绪等方面着手,解患儿之所需。端正积极的工作态度决定着护士护理患儿的行为和质量,而高质量护理服务除了有利于病情康复外,也有利于建立护患、医护之间合作平台和信任感,它是建立护患间良好沟通桥梁的保障,可以更好维护患儿、自身及团体利益,这是儿科护士应具备的基础能力,只有这样才能做到更好关心、呵护儿童。因此,护理管理者也应重视培养儿科护士专业态度的能力,着力为患儿提供优质化护理服务。

4. 评判性思维 护理中的评判性思维是指主观能动性思考临床护理问题,以科学的原理和方法作为基础,依据实际情况作出判断,有目的、有意义的调整判断过程。护理学作为一门独立的学科,非常强调护士的独立判断能力和独立决策能力。护理决策是专业护理实践中一个非常重要的组成部分,护理临床决策能力是影响护理质量的重要因素。主要包括临床观察及预见能力、应变能力、评估及评价能力、分析综合能力四大方面,它要求儿科护士在紧急情况下迅速做出反应,有效处理临床突发事件,能对异议医嘱提出质疑,对已存在的护理服务问题提出改进措施;在与患儿交流不便的情况下,经常巡视,及时发现病情变化,对病情进行了评估、分析,对疾病变化趋势做出预测,并提出有效干预防范措施。因此,评判性思维也是护理人员应当注重培养的思维方式,它也有利于激发护士人员工作中的创新性。提高儿科护士的护理临床决策能力不但有助于护理质量的提高,也有助于儿科护理学科的发展。

5. 专业发展能力 能够利用网络信息、讲座、图

书等自主学习,网络视频、远程授教等方式接受专业训练,适时转换新思维,不断提升自己临床专业水平,是逐渐成长为护理专家的必备条件。专业发展能力主要包括职业规划及自我学习能力、知识整合能力、科研及循证能力、教学能力。它需要护士能为个人职业发展做出规划,定期对专业知识进行整合、分析,提炼出更科学更合理的知识,能运用循证护理方法,检索、评价护理相关文献,利用网络、图书等途径培养科研方法、撰写论文,不断提高临床带教水平,能够组织教学,指导实习生、低年资护士的临床学习。

6. 疾病及信息管理能力　主要包括疾病管理能力和信息管理能力两方面内容,它要求儿科护士能够根据患儿病情轻重缓急,合理分配护理资源,根据患儿及家长需求实施健康教育,帮助其规范健康行为,同时能够熟练使用医用信息系统处理医嘱、办理出入院、疾病信息收集及上报,因此护理管理者应将培养儿科护士疾病信息管理能力放在不容忽视的地位,它既保证了医疗安全,也保证了病人个人信息及隐私的安全。

护士核心能力之间是相辅相成互相促进、互相影响的关系。一种能力的形成往往会影响其他能力的形成与发展。能力的培养源自于学校,但是,学校教育仅仅是教育过程的开始,核心能力的培养和发展需要一个长期的过程。护士进入医院后继续教育环境及社会环境对儿科护士核心能力的发展与提高有着深刻的影响。儿科护士需要通过提升学习方法、学习兴趣以及学习效果,不断增强自身的核心能力,更好地为临床患儿提供优质的护理服务。

（刘丽丽）

第四节　儿科护理专业领域发展趋势

经济发展全球化、社会发展信息化、科技发展快速化已成为社会生产力发展的特征。新技术浪潮的兴起,信息技术、生物技术和新材料技术迅猛发展,也带来了医学科学技术的飞跃发展。这些科学技术的发展也使得人类对疾病的认识不断深入。随着疾病谱的改变,人类健康观念和医学模式也在不断革新,医学科学的发展呈现出整合化、加速化、社会化的大趋势。我国儿科护理学科建设经过多年的发展和沉淀,已在护理服务模式、专科知识体系、学科人才队伍、关键护理技术、人文关怀文化等方面积累较多基础。国际护理学科迅速发展的大环境的驱动、国家政策及总体方针政策的支撑和引导,使儿科护理学科的建设与发展面临前所未有的机遇和挑战。

（一）专科知识体系的建立

儿科医学的发展不断拓宽和加深儿科护理的范畴,各专科疾病的诊治进展改变了临床护理规范和内涵。须探讨和研究新的护理知识、方法和技能,不断总结、凝练和推广,完善儿科各亚专科的知识体系。

（二）深入发展儿科优质护理

原卫生部2012年推广优质护理服务工作方案中明确指出,一段时间内优质护理服务工作原则与目标:坚持以改革护理服务模式为切入点,实施临床护士对病人的责任制整体护理,坚持以全面履行护理职责为落脚点,深化专业内涵建设,提升临床护理质量,坚持以加强科学管理为关键点,充分调动护士队伍积极性,建立推进优质护理服务的长效机制。按照"改模式、重临床、建机制"的工作原则,促进护理工作适应公立医院改革与发展的需要,适应人民群众健康需求日益增长的需要。儿科护理人员需要在本专业领域中,挖掘各项资源与优势,不断探索儿科优质护理服务的内涵,并实践验证,满足患儿及社会的需求。

（三）危重症护理和慢病管理

各种危重症救治新技术给儿科护理提出了新的挑战,须加强危重症救治技术的学习、熟练、精通和普及,不断提高儿科危重症的生存率,同时探讨和推行危重症护理中人文关怀、临终关怀的流程和方法。医学的进步也使很多重症患儿得以带病生存。如何将慢性病的照顾延伸到社区及家庭,需要医院护士与社区护士共同有计划、有策略地推进延伸护理服务,将慢病治疗由医院拓展到社区、家庭及学校,为患儿打造一个居家、就学、治疗均可兼顾的慢性病管理环境。

（四）护理队伍建设

护理队伍建设是护理专业发展的基础,《全国护理事业发展规划(2016—2020年)》中明确提出,护理队伍建设需要继续加强。落实相关法律法规,维护护士合法权益;增加注册护士总量,满足临床工作需求;建立护士培训机制,提升专业素质能力,通过严谨的科研方法建立基于临床核心能力的儿科护士职后教育分层体系,并借助信息化建设提供各种教学资源的可及性;建立护士分层级管理制度,明确护士职业发展路径;发展专科护士队伍,培养各专科高级护理实践护士,探讨高级护理实践的教育、聘任、岗位描述、岗位实践和评价的多维度管理机制,提高专科护士的能力、成就感和专业价值,提高专科护理水平。

(五) 专科护理质量体系的构建

护理敏感性质量指标可以使护理人员运用有效、可靠的护理数据,不仅能提供证据,评价护理人员工作的有效性,而且让护士了解、参与护理质量的测量、比较和改善,更重要的是提升护士作为安全、优质护理提供者的能力和价值。开发护理质量指标数据库,收集和跟踪资料,开展护理质量改善项目,进行循证管理,可以把护理数据转化为优质护理服务。2016 年 8 月国家卫生计生委医院管理研究所护理中心出版《护理敏感质量指标使用手册(2016版)》,详细阐述了 13 个指标涉及的护理过程中核心影响环节和监测方式。在国家普适性护理质量敏感性指标的基础上,建立儿科特殊亚专科如新生儿、危重症、肿瘤等专科护理质量体系,并探讨横断面的现况质量与病人结局和生命质量的内在关系,以指导临床护理管理者的管理思路和监测手段。

(六) 推广循证护理,以科学的方法改善临床实践

提供以循证护理为依据的护理实践是现代护理人不可推卸的责任和使命,在网络讯息及资讯丰富的时代,儿科护理人员更要秉持将利于病人的实践应用于临床的理念,促使依据研究结果改善临床实践这一目标变为现实。海量的资讯为循证护理的发展提供了坚实的基础。基于证据的临床实践已取得广泛共识。临床应与大学机构、循证中心密切合作,积极创造促进证据应用的临床管理环境,弥补证据和临床之间的鸿沟,促进临床循证护理实践。

循证护理问题源自临床工作实践活动,往往是该疾病最具特征、最关键的护理问题,如儿外科发育性髋关节脱位、寰枢椎骨折、腺样体肥大、先天性心脏病等的围术期护理,肾脏疾病如肾病综合征、急性肾炎等的健康教育,血液系统疾病的症状护理如口腔溃疡、化疗呕吐、化疗性静脉炎以及心理问题,神经系统疾病如癫痫和脑炎治疗依从性问题,糖尿病患儿的血糖控制等,是临床护理人员开展循证护理实践的常见主题。儿科领域的循证护理实践同样也涉及护理管理领域,如通过循证资源的查询,获取关于整体护理模式、手术安全管理、门诊输液安全管理、医院感染防控等方面的证据,结合护理人员临床经验、患儿及其家庭的意愿,制订循证护理计划。

国内儿科领域的循证实践大多缺乏科学、规范的循证护理实践程序,较少有人查询成熟的循证资源,如临床实践指南或最佳实践推荐,作为临床护理实践计划制订的依据。仍以非系统、全面的原始文献检索,未经过严格的质量评价和筛选的研究结果作为证据进行临床护理决策。如此不仅可能增加护理不良结局发生的风险、危害病人,而且将不正确的结论传递给读者。

总之,广大儿科护理同仁应紧紧抓住社会需求,接轨国际前沿趋势,与儿科其他专业通力合作,不断提高儿科护士水平,促进儿科学科发展。

(刘丽丽)

参 考 文 献

1. ICN. ICN frameworkofcompetenciesforthegeneralistnurse. Geneva:Switzerland,2003:1.

2. 郜浩,孙纽云.2009 年上海市某区医疗纠纷案例分布情况调查与分析.中国医院,2011,15(5):25.

3. 文静,尹华英,蒋小平,等.儿科护士核心能力评价指标体系的构建研究.护理研究,2014,28(12):4254-4257.

4. 徐少波,叶志弘.护士核心能力概念和构成要素的研究进展.中华护理杂志,2010,45(8):764-766.

5. 吕进,邓贝贝,刘佳帅.基于探索性因子分析儿科护士胜任力模型的构建.中华现代护理杂志,2016,22(9):1262-1265.

6. 李亚琴,王凌颖,冯静,等.我国患者安全文化研究现状的文献计量学分析.中华现代护理杂志,2016,22(26):3727-3731.

第二章　体格生长发育

第一节　体格生长发育规律及其影响因素

生长发育是指从受精卵到成人的整个成熟过程,包括体格发育、内脏器官系统发育、神经心理发育等,是儿童时期的基本生命现象,也是儿童与成人的最大区别。儿科临床上许多问题涉及生长发育,异常的生长发育可能是某些疾病重要临床表现。因此,生长发育是儿科的基础。儿童体格发育监测是儿童保健的基础工作,不仅反映儿童生长发育趋势和可能影响儿童生长发育的危险因素,还间接反映一个国家和地区的政治、经济、文化的发展情况。

生长(growth)是机体量的变化,即各器官、系统以及身体形态、大小的变化,可通过数量表示。发育(development)是机体质的变化,是细胞、组织、器官分化与功能成熟,包括情感-心理的发育成熟过程,在临床上通过发育里程碑来衡量。生长和发育紧密联系,生长过程伴有发育成熟,生长是发育的物质基础,生长的量的变化可在一定程度上反映身体器官、系统的成熟状况。两者共同体现机体的动态变化。

一、体格生长发育规律

由于生长是受先天遗传和后天环境因素综合影响的复杂生物学过程,因此,每个儿童的生长过程必然会有些差别,显示出自己的特点。但是每个儿童生长的过程大致是相同的,一般遵循以下规律:

（一）生长发育的连续性、非匀速性、阶段性

从受精卵到长大成人,儿童的生长不断进行,即体格生长是个连续的过程(continuous growth),各年龄期按顺序衔接,前一年龄期的生长发育为后一年龄发育期奠定基础,任何一期的发育都不能跳跃,任何一期的发育异常,都会影响后一阶段的发育。连续的生长过程中,随着人体质和量的变化,形成了不同的生长阶段(distinct growth)。不同年龄阶段生长速度不同。例如,体重和身长在生后第 1 年,尤其前 3 个月增加很快,第 1 年为生后的第一个生长高峰,第 2 年以后生长速度逐渐减慢,至青春期生长速度又加快,出现第二个生长高峰。

（二）生长发育的程序性

控制生长发育的基因在人类进化中起重要作用,使生长按一定的程序进行(program development)。在母体,胎儿形态发育首先是头部,然后为躯干,最后为四肢。因此,胎儿两个月时的头长占总身长的1/2,出生时头与身长的比例为1/4,成人头长仅占身高的1/8(图 2-1-1)。

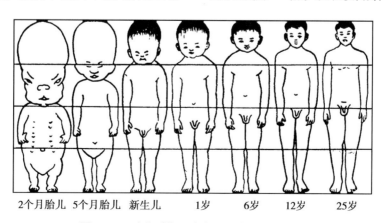

2个月胎儿　5个月胎儿　新生儿　　1岁　　6岁　　12岁　　25岁

图 2-1-1　胎儿时期至成人时期身躯的比较图

儿童时期,各器官系统发育先后、快慢不一,发育不均衡(different rates in different system)。例如,神经系统发育较早,生后2年内发育较快,2.5~3岁时脑重已达到成人脑重的75%左右;6~7岁时脑的重量已接近成人水平。儿童淋巴系统生长迅速,青春期前达顶峰,以后逐渐降至成人水平。生殖系统在青春期前处于静止状态,青春期迅速发育。其他系统,如呼吸、循环、消化、泌尿、肌肉及脂肪的发育与体格生长平行(图2-1-2)。

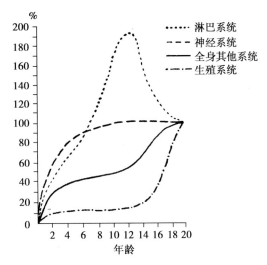

图2-1-2　不同系统的发育与年龄的关系图

(三) 生长发育的个体差异性

遗传和先天、后天环境的不同造成个体的生长发育状况存在个体差异(individual variation)。如同性别、同年龄的儿童群体中,每个儿童的生长水平、生长速度、体型特点等都不完全相同,即使在一对同卵双生子之间也存在着微小的差别。生长发育的这种差异一般符合生物学正态分布的特点。因此,连续性观察对于全面了解儿童的生长状况非常有帮助,应避免将"正常值"作为评价的依据,评价时需考虑个体差异才能作出正确判断。

二、影响体格生长发育的因素

生长发育受到遗传的调控和环境的影响。在发育过程中遗传基因决定着各种遗传性状,但这需要在一定环境条件下才能发挥作用,在某些环境条件的影响下可能发生变异。

(一) 遗传因素

1. 遗传　遗传决定正常儿童生长发育的特征、潜力和趋向,如皮肤头发的颜色、体型、性成熟早晚等。遗传性疾病,如代谢缺陷病、染色体畸变可直接影响儿童生长过程。一般情况下,在良好生活环境下成长的儿童,其最终身高和父母平均身高之间的相关系数为0.75。因此,儿童的成年身高可以根据当时的年龄、身高、父母身高及骨龄等参数进行预测。

2. 性别　性别也是影响儿童生长发育的一个因素。因此应分别按男、女标准评价儿童的生长发育。

(二) 环境因素

1. 营养　营养是儿童生长发育的物质基础,年龄越小受营养的影响越大。宫内或生后营养不良不仅影响体格生长发育,同时也可影响重要器官的发育。胎儿时期,若母亲严重营养不良,可致胎儿生长受限,导致早产、低出生体重、神经系统疾病等;婴幼儿时期营养不足,可严重影响体重、身长的增长及各器官的发育,特别是大脑和骨骼系统;儿童期长期营养低下,会影响骨的长度及骨皮质的厚度,并推迟青春期生长突增开始的年龄,造成体格矮小;青春期缺乏足够的营养和热量,可引起突增的幅度减小,或是开始突增的年龄推迟。

2. 疾病　任何影响生理功能的急、慢性疾病均可直接影响儿童的体格生长,如急性腹泻、肺炎可导致儿童体重下降;生长激素缺乏症、甲状腺功能减退等内分泌疾病及先天性心脏病可严重影响儿童体格生长。

3. 母亲情况　胎儿生长与母亲的生活环境、营养状况、疾病、情绪等密切相关。妊娠期母亲身体健康、营养丰富、心情愉快、环境舒适的胎儿发育良好。母亲孕前体重状态对男童BMI-Z值年龄轨迹有显著影响。妊娠早期感染风疹、带状疱疹、巨细胞病毒等易致胎儿先天畸形;妊娠期严重营养不良可引起流产、早产和胎儿体格生长以及脑的发育迟缓;妊娠期吸烟、酗酒等可致胎儿畸形、流产或先天性疾病。孕母接受药物、放射线辐射、环境毒物污染和精神创伤等,可使胎儿发育受阻。

4. 自然环境　良好的生态环境,如充足的阳光、新鲜的空气、清洁的水源等自然环境有利于儿童健康生长。

5. 社会环境　一般经济发达地区的儿童生长水平明显优于经济落后地区。医疗保健服务、教育等也是影响儿童生长发育的重要因素,完善的医疗保健服务,良好的教育体制对儿童的生长发育有积极作用。我国一项连续30年的4次调查结果显示中国儿童的生长水平呈现明显的地区差异,表现为"北高南低",这种地区差异虽有缩小的趋势,但农村儿童的生长发育水平仍然低于城市儿童,这与经济发展水平、医疗保健服务等息息相关。

6. 家庭环境 和睦的家庭氛围、父母稳定的婚姻关系、良好的亲子关系、父母正确的育儿观念等对儿童的生长发育起着不容忽视的促进作用。而压抑的生活环境不仅直接影响儿童的发育，还可导致激素分泌问题，从而影响生长。

可见，儿童生长发育水平与遗传、环境因素密切相关。遗传决定生长发育的可能性，环境决定生长发育的现实性。儿童的个体发育是在复杂的环境因素和先天因素相互作用中实现的。

（陈银花）

第二节 体格生长发育的特点及其评价

一、体格生长发育常用指标

常用的儿童体格生长指标有体重、身高（长）、坐高（顶臀长）、指距、头围、胸围、上臂围等，其中身高和体重是最基本的指标。

（一）体重

体重（weight）为各器官、系统、体液重量的总和。在一定程度上说明儿童的骨骼、肌肉、皮下脂肪和内脏重量增长的综合情况，是最易获得的反映儿童生长与营养状况的指标。

（二）身材

身长（高）、顶臀长（坐高）等均是反映身材的指标。

1. 身高（height） 指头部、脊柱与下肢长度的总和，即头顶至足底的垂直距离。3岁以下儿童仰卧位测量，称为身长（length）；3岁以上儿童立位测量身高。卧位与立位测量值相差约0.7～1cm。

2. 顶臀长（坐高） 坐高（sitting height）是头顶到坐骨结节的垂直距离，代表头颅与脊柱的发育。3岁以下儿童仰卧位测量为顶臀长（crown-rump length）。3岁以上儿童测坐高。

3. 指距 指距为两上肢左右平伸两中指间的距离，反映上肢长骨的增长。

（三）头围

头围（head circumference）即经眉弓上缘、枕后结节绕头一周的长度，是反映2岁以内儿童脑发育和颅骨生长的一个重要指标。

（四）胸围

胸围（chest circumference）为平乳头下缘经肩胛角下绕胸一周的长度，反映胸廓、胸背部肌肉、皮下脂肪和肺的发育。

（五）上臂围

上臂围（upper arm circumference）为沿肩峰与尺骨鹰嘴连线中点的水平绕上臂一周的长度，可反映上臂肌肉、骨骼、皮下脂肪和皮肤的发育水平。

二、各年龄段体格生长发育规律及特点

（一）出生至青春期前的生长发育规律

1. 体重的增长 新生儿出生体重与胎龄、性别以及妊娠期营养状况有关。一般早产儿体重轻于足月儿，女童轻于男童。

青春期前儿童体重的增长与年龄相关，随着年龄的增加增长速度逐渐减慢，是一非匀速的过程。生后第一年是体重增长最快的时期，为第一个生长高峰。1年后体重增长减慢，生后第二年全年体重增加约2.5～3.0kg。总而言之，与出生时体重相比，3个月时约为2倍，1周岁时约为3倍，2周岁时约为4倍，4周岁时约为5倍。

没有条件称量儿童体重时可依据以下公式粗略估计：

3～12月龄：体重（kg）＝［年龄（月）+9］/2

1～6岁：体重（kg）＝年龄（岁）×2+8

7～12岁：体重（kg）＝［年龄（岁）×7−5］/2

　　或体重（kg）＝年龄（岁）×3+2

2. 身材的增长

（1）身长（高）的增长：出生时平均身长约为50cm，身长的增长随着年龄增加逐渐减缓。3月龄时增长约11～13cm，身长约61～63cm；1岁时身长约为75～77cm。生后第1年是增长最快的时期，为第一个生长高峰，身长增加约25～27cm。第2年增长速度逐渐减慢，平均每年增长10～12cm，2岁时身长约85～87cm。2岁后至青春期前每年增长速度较稳定，约5～7cm。若2岁后每年身长（高）增长低于5cm，为生长速度缓慢。

2岁后身高估计公式：2～12岁：身高（cm）＝年龄（岁）×7+77

或选用公式：2～6岁：身高（cm）＝年龄（岁）×7+75

　　7～10岁：身高（cm）＝年龄（岁）×6+80

身长（高）的增长与遗传、种族、内分泌、营养、运动和疾病等因素有关，主要反映的是长期营养状况。

11

2

（2）指距的增长：出生时身长较指距长，至 12 岁左右两者约相等。正常儿童的指距比身长（高）小 1～2cm。

3. 头围的增长　胎儿期神经系统领先发育，新生儿出生时头围较大，平均为 34～35cm。1 岁时儿童头围约为 45～47cm；第 2 年头围增长约 2cm，2 岁时头围约为 47～49cm；5 岁时头围约为 50～51cm；15 岁时接近成人水平，约 53～54cm。头围的测量在 2 岁前最有价值。

4. 胸围的增长　生后第 1 年胸围增长最快，2～10 岁发育减慢，青春期又迅速出现性别差异。出生时胸围较头围略小 1～2cm，约 32～33cm；1 岁时胸围约等于头围，头、胸围生长曲线出现交叉；1 岁后胸围发育超过头围；1 岁至青春期前胸围应大于头围（约为头围＋年龄－1cm）。头、胸围生长曲线交叉年龄与儿童营养状况、胸廓发育情况有关。

5. 上臂围的增长　儿童 1 岁以内上臂围增长迅速，1～5 岁增长速度减慢，约 1～2cm。因此，WHO 建议在无条件测体重和身高的地方，可测量上臂围筛查 5 岁以下儿童营养状况：＞13.5cm 为营养良好；12.5～13.5cm 为营养中等；＜12.5cm 为营养不良。

（二）青春期的生长发育规律

青春期是儿童到成年的过渡期，这一时期儿童生长发育有自身的特点。受性激素等因素的影响，体格生长出现生后的第二个高峰，尤其是身高，称为身高增长高峰（peak height velocity，PHV）。男孩的身高增长高峰较女孩约晚 2 年，且每年身高的增长值大于女孩，因此男孩最终身高一般比女孩高。一般来说，男孩骨龄 15 岁、女孩骨龄 13 岁时，身高长度达最终身高的 95%。

儿童在青春期前的 1～2 年中生长速度略有减慢。女孩在乳房发育后（约 9～11 岁），男孩在睾丸增大后（11～13 岁）身高开始加速生长，1～2 年生长达 PHV。此时女孩年身高平均增加 6～11cm，整个突增期平均长高 25cm；男孩年身高平均增加 7～12cm，整个突增期平均长高 28cm。在第二生长高峰期，身高增加值约为最终身高的 15%。PHV 提前者，身高的停止增长较早。

青春期体重的增长与身高平行，同时内脏器官增长。女性耻骨与髋骨下部的生长与脂肪堆积，臀围加大。男性则有肩部增宽、下肢较长、肌肉增强的不同体形特点。

（三）早产儿体格生长的特点

早产儿由于各组织器官均未发育成熟，难以适应宫外环境，生活能力低，极易发生病理状况。了解早产儿体格生长的特点，才能正确地评估其宫外的生长状况；同时可有针对性地指导家长，以促进早产儿接近或赶上足月儿的生长。

1. 出生后早期早产儿的生长　出生后早产儿生理性体重下降可达出生体重的 10%～15%，甚至更多。胎龄越小、出生体重越低，恢复的时间越长，低体重早产儿需 2～3 周。早产儿生后住院早期若病情基本稳定、肠内营养合理的情况下，早产儿理想的生长应达到正常胎儿在宫内的生长速率，即 15～20g/（kg·d）。

2. 早产儿追赶生长　早产儿早期的生长常常偏离正常轨道，出现生长迟缓。去除不利因素后，早产儿可出现超过相应月龄的速度加快生长的现象，生长水平恢复到原有的轨道，称为追赶性生长。早产儿追赶性生长的最佳时期是生后第 1 年，尤其是前半年。第 1 年是早产儿脑发育的关键期，第 1 年的追赶性生长直接关系到神经预后。因此，追赶性生长预示良好的神经系统结局。如果出院后喂养得当、有充足均衡的营养摄入、无严重疾病因素的影响，多数适于胎龄的早产儿能在 2～3 年内达到追赶性生长，但部分超低出生体重儿可能所需时间较长。

三、体格生长发育监测及评价

儿童各阶段生长发育有着自己的规律、特点，同时又受遗传和环境因素综合影响，因而正确评价儿童生长发育状况，定期生长发育监测，有利于及早发现问题，给予适当的指导与干预，对促进儿童的健康生长十分重要。

（一）评价儿童体格发育的参照值（标准值）

2015 年《中华儿科杂志》编辑委员会中华医学会儿科学分会儿童保健学组撰写《中国儿童体格生长评价建议》，建议选择"中国儿童生长参照标准"（根据 2005 年中国九市儿童体格发育数据制定）或 2006 年 WHO 生长参考标准。

（二）体格发育的评价

1. 评价内容　正确评价儿童体格生长状况，必须采用准确的测量用具、统一的测量方法及适宜的参照标准，并进行定期纵向测量。评价包括发育水平、生长速度以及匀称程度三个方面。

（1）发育水平：将某一年龄时点所获得的某一项体格生长指标测量值与参考人群值比较，得到该儿童在同质人群中所处的位置，即为此儿童该项体格生长指标在此年龄的生长水平。评价结果通常以等级表示。生长水平包括所有单项体格生长指标，如体重、身长（高）、头围、胸围、上臂围等。

早产儿体格生长有一允许的"落后"年龄范围。进行生长水平评价时应矫正胎龄至 40 周胎龄（足月）后再评价。一般身长至 40 月龄、头围至 18 月龄、体重至 24 月龄后不再矫正。

（2）生长速度：是对某一单项体格生长指标定期连续测量（纵向观察），将获得的该项指标在某一年龄阶段的增长值与参照人群值比较，得到该儿童该项体格生长指标的生长速度。

纵向观察儿童生长速度可掌握个体儿童自身的生长轨迹，体现遗传、环境因素对生长的影响。以生长曲线图观察儿童生长速度最简单、直观，能早期发现生长的偏离情况。定期体检是生长速度评价的关键。建议常规测量的时间及频率：<6 月龄的婴儿最好每月一次，6~12 月龄每 2 个月一次，1~2 岁每 3 个月一次，3~6 岁每 6 个月一次，6 岁以上每年一次。高危儿童宜适当增加观察次数。

（3）匀称程度：

1）体型匀称度：表示体型（形态）生长的比例关系。实际工作中常选用体重/身高表示一定身高的相应体重增长范围，间接反映身体的密度与充实度。将实际测量与参照人群值比较，结果常以等级表示。

2）身材匀称度：以顶臀长（坐高）/身长（高）的比值反映下肢发育状况。按实际测算计算结果与参照人群值计算结果比较。结果以匀称、不匀称表示，可帮助诊断内分泌及骨骼发育异常疾病。

2. 评价方法

（1）均值离差法：适用于呈正态分布的数据，以均值（$\bar{x}$）±标准差（SD）来表示。

（2）百分位数法：当测量值呈偏正态分布时，百分位数法能更准确地反映所测数值的分布情况。一般采用第 3、第 10、第 25、第 50、第 75、第 90、第 97 百分位数。

（3）标准差的离差法：可进行不同质人群间比较，用偏离该年龄组标准差的程度来反映生长情况，结果表示也较精确。Z 积分可为正值，也可为负值。

（4）中位数法：当样本变量为正态分布时，中位数等于均数与第 50 百分位数。当样本变量分布不是完全正态时，选用中位数而不是算术平均数作为中间值。

（5）界值点的选择：通常以均值离差法 $\bar{X} \pm 2SD$ 为正常范围，包括样本的 95%；百分位数法以 $P_3 \sim P_{97}$ 为正常范围，包括总体的 94%，相当于 $\bar{X} \pm 2SD$；Z 积分以 ±2 以内为正常范围。

3. 评价结果表示

（1）等级划分：一般用均值加减标准差或直接用百分位数表进行分级，据细分要求的不同可分为三等、五等、六等级等。五等级划分方法见表 2-2-1。三等级划分法以 $>\bar{X}+2SD$ 为上，$\bar{X} \pm 1SD$ 为中，$<\bar{X}-2SD$ 为下。而六等级划分法则将测量数值分为上、中上、中高、中低、中下、下。

表 2-2-1　五等级划分法

等级	离差法	百分位数法
上（异常）	$>\bar{X}+2SD$	$>P_{97}$
中上	$\bar{X}+(1\sim2SD)$	$P_{75} \sim P_{97}$
中	$\bar{X}\pm1SD$	$P_{25} \sim P_{75}$
中下	$\bar{X}-(1\sim2SD)$	$P_3 \sim P_{25}$
下（异常）	$<\bar{X}-2SD$	$<P_3$

（2）生长曲线图法：是将不同年龄的体格生长标准值（参照值）按百分位数法或标准差单位的等级绘成曲线图（图 2-2-1~图 2-2-2）。其优点是能直观、快速地了解儿童的生长情况，通过连续追踪观察可以清楚地看到生长的趋势和变化情况，及时发现生长偏离的现象，以便及早发现原因并采取措施。迄今为止尚无"正常"早产儿的生长标准。目前国际上评价早产儿生长多采用 2003 年 Fenton 发表的早产儿生长曲线。见图 2-2-3。

（3）测量值计算：如用于定期纵向的测量值分析（生长速度的评价），即将两次连续测量值的差与参数中相同年龄的数值差比较；评价儿童身材匀称度时需计算坐高与身高的比值或 BMI。

（三）评价结果解释

体格测量的数据是客观的，但个体和群体的评价结果的解释是不同的。

1. 群体评价　对一个人群或亚人群的测量数据进行统计分析，具有重要的公共卫生意义。评价结果"不良"则提示该人群可能存在某些健康和营养问题。

2. 个体评价　生长存在明显的个体差异，因此生长参照标准的中位数（均数）不是每个儿童应达到的"目标"。需要强调的是：在临床实践中，人体测量值的评价是一种筛查工具，应结合临床表现、相关体格检查、实验室结果及遗传因素等综合评判。将生长水平、生长速度和匀称程度结合起来进行评价才能得出较准确的结论。见表 2-2-2。

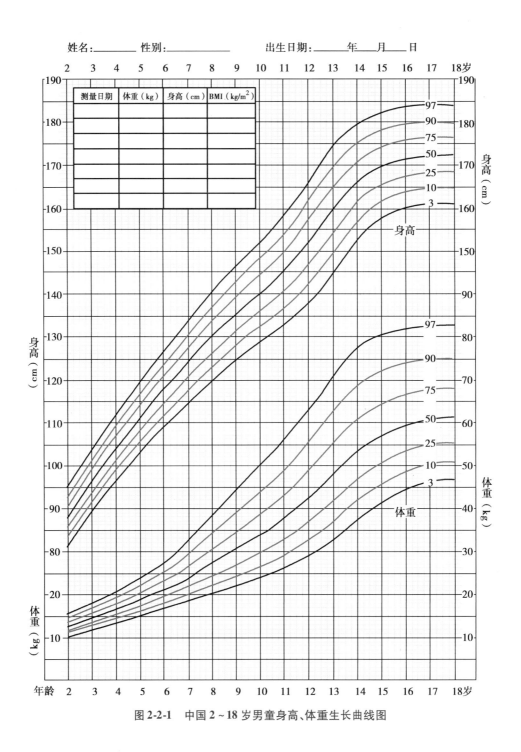

图 2-2-1　中国 2~18 岁男童身高、体重生长曲线图

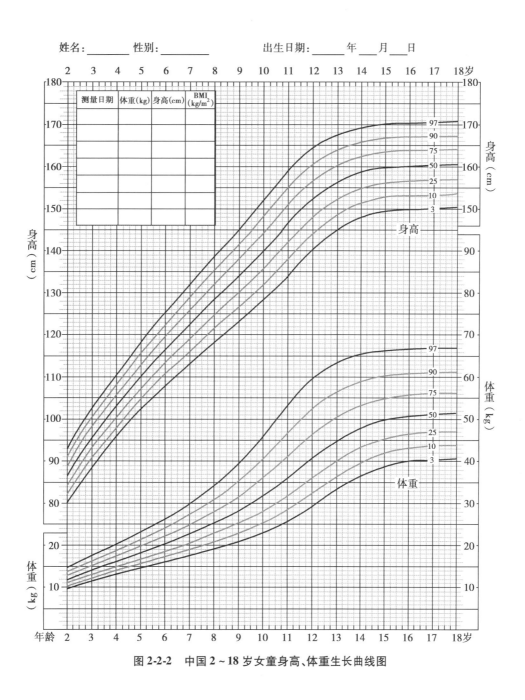

图 2-2-2　中国 2～18 岁女童身高、体重生长曲线图

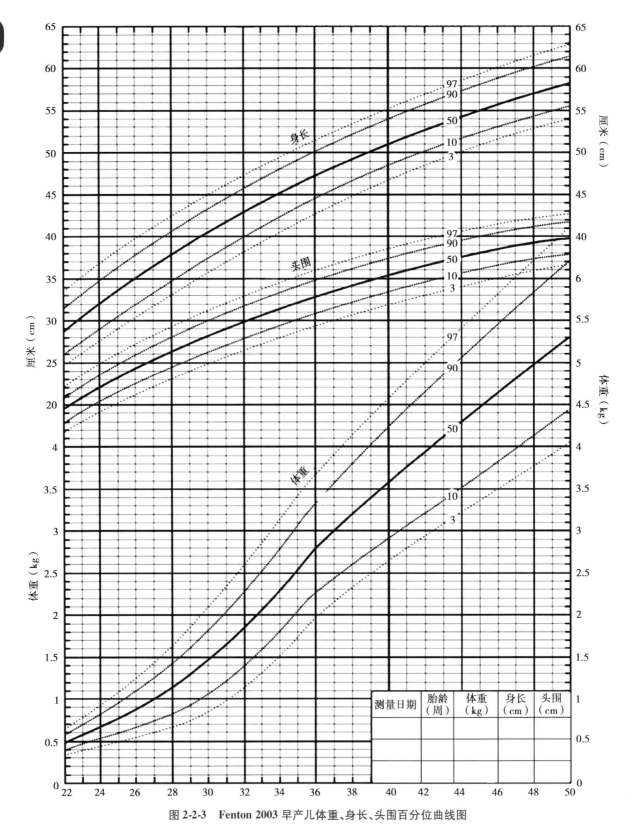

图 2-2-3　Fenton 2003 早产儿体重、身长、头围百分位曲线图

表 2-2-2　儿童体格测量结果的临床意义

测量指标	结果描述	过程描述	提示临床意义
身高/年龄<P_3,−2SD	矮小或生长迟缓	身高低于相应年龄或生长迟缓状态	描述性(不一定是病理状态);提示与年龄有关的营养问题或遗传、代谢、内分泌疾病
体重/身高(<2 岁)<P_3,−2SD 或体质指数(>2 岁)<P_5	消瘦	体重低于相应身高或消瘦状态	描述性;提示体重低(丢失或未增)
体重/身长(<2 岁)或体质指数(>2 岁)>P_{97},+2SD	超重	体重高于相应身长;体重增加过快,或相对身高的体重增长不足	描述性;提示高危肥胖
体重/年龄<P_3,−2SD	低体重	体重低于相应年龄;与相应年龄比,体重增长不足或体重丢失	描述性;提示生长迟缓和(或)消瘦
体重/年龄>P_{97},+2SD	过重	体重高于相应年龄;或体重增长过多	需结合身高分析
头围/年龄<P_3,−2SD	小头	头围增长缓慢	小头畸形;或遗传性
头围/年龄>P_{97},+2SD	大头	头围增长过速	颅内疾病;或遗传性

(陈银花)

第三节　与生长发育有关的各系统发育

一、骨骼的发育

(一)颅骨发育

头颅主要由枕骨、额骨、顶骨和颞骨组成,具有弹性的纤维组织将其连接。颅骨间小的缝隙称为骨缝,包括额缝、冠状缝、矢状缝和人字缝;大的缝隙称为囟门。出生的时候可以触及骨缝,额缝常在 2 岁内骨性闭合,其余骨缝多在 20 岁左右骨性闭合。后囟是由两块顶骨和枕骨形成的三角形间隙,6～8 周龄闭合。位于两块额骨与两块顶骨间形成的菱形间隙为前囟。见图 2-3-1。除头围外,囟门和骨缝可间接判断颅骨和大脑的发育。

分娩时婴儿头颅通过产道,故出生时骨缝稍有重叠。生后 2～3 月龄的婴儿颅骨重叠逐渐消失,前囟较出生时大,之后逐渐骨化缩小至闭合。出生时前囟约 1.5～2cm(对边中点连线的距离)。前囟是最后闭合的囟门。正常儿童前囟为 0.6～3.6cm。96% 的儿童在 2 岁时前囟均闭合,3 岁后闭合者为前囟闭合延迟。

前囟的大小、张力、闭合时间是一些疾病的特征之一,特别是前囟的张力是重要的临床体征。若前囟过小或闭合过早伴头围小、发育迟缓,提示脑发育

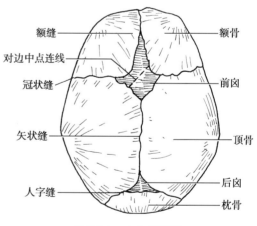

图 2-3-1　小儿囟门图

不良、小头畸形;前囟过大伴头围增长过快,应排除脑积水;闭合延迟伴发育迟缓、矮小则应考虑甲状腺功能减退症可能;前囟张力增高提示颅内压增高;严重脱水时前囟凹陷。出生时前囟比较大者,闭合年龄也就比较迟。前囟大小的临床意义应结合头围、行为发育等其他临床症状与体征进行鉴别。

颅骨发育先于面骨。1～2 岁后面部骨骼开始迅速发育,表现为面、鼻骨变长,下颌骨向前凸出,下颌角倾斜度减小。额面比例变化导致脸型改变,由婴儿时期圆胖脸型变成儿童期增长的脸型。

（二）脊柱的发育

脊柱由肌肉和韧带连接椎骨组成。脊柱的增长反映脊椎骨的生长。生后第一年脊柱生长快于四肢，以后四肢生长快于脊柱。脊柱的4个弯曲在胎儿时已形成最初的结构。婴儿3~4月龄左右抬头动作的发育使颈椎前凸，形成颈曲；6~7月龄婴儿能坐后，出现胸椎后凸，形成胸曲；1岁左右儿童开始行走后，出现腰椎前凸，形成腰曲。这样的脊椎自然弯曲至6~7岁才为韧带所固定。儿童不正确的坐、立、走姿势以及骨骼疾病均可影响脊柱的发育。

（三）长骨发育

长骨的生长是从胚胎早期间充质向骨原基分化起始，到成人期骨发育成熟即干骺端骨性融合后，长骨即停止生长。骨的发生有膜内成骨，如顶骨、额骨、部分锁骨形成；软骨内成骨，如四肢长骨、躯干骨及颅底骨。长骨的生长主要由长骨干骺端软骨骨化和骨膜下成骨作用，使长骨增长、增粗。

胎儿时期软骨雏形中段初级骨化中心形成；随年龄的增长，长骨干骺端的软骨次级骨化中心按一定顺序及骨解剖部位有规律地出现。骨化中心出现的多少可反映长骨的生长成熟程度。出生时腕部尚无骨化中心，仅股骨远端和胫骨近端出现次级骨化中心。出生后腕部骨化中心出现的次序为：头状骨、钩骨（4~6个月左右），三角骨（2~3岁），月状骨、舟状骨及大、小多角骨（4~5岁），桡骨远端的骨化中心多于12月龄出现，尺骨远端的则为6~8岁出现，9~13岁时出现豆状骨。临床上用X线检查测定不同年龄儿童次级骨化中心出现的时间、数目、形态的变化及融合时间，并将其标准化，即为骨龄（bone age）。如常用的Greulich-Pyle图谱采用左腕部X线骨片，计算腕骨、掌骨、指骨的次级骨化中心发育来推测骨龄。若临床上考虑婴、幼儿有骨发育延迟时应加摄膝部X线片。

骨生长与遗传基因表达、内分泌激素以及营养因素有关。骨龄在临床上有重要诊断价值，如甲状腺功能减退症、生长激素缺乏症骨龄明显延后；真性性早熟、先天性肾上腺皮质增生症骨龄超前。但正常骨化中心出现的年龄差异较大，诊断骨龄延迟时一定要慎重。

二、牙齿的发育

牙齿发育与骨骼有一定关系，但因胚胎来源不完全相同，牙齿与骨骼的生长不完全平行。牙齿的发育包括矿化、萌出和脱落。人的一生有两副牙齿，即乳牙和恒牙。

出生时乳牙已完全矿化，乳牙牙胚隐藏在颌骨中，被牙龈覆盖。大多数婴儿4~10月龄时乳牙开始萌出。乳牙共20颗，约在3岁内出齐。萌芽顺序为下颌先于上颌、由前向后进行，即下正中切牙、上正中切牙、上侧切牙、下侧切牙、第一乳磨牙、尖牙、第二乳磨牙（图2-3-2）。13月龄仍未萌牙称萌牙延迟，其原因可能是特发性的，也可能与遗传、疾病及食物性状有关。

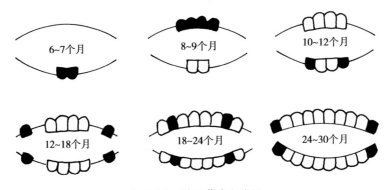

图 2-3-2　乳牙萌出顺序图

恒牙的矿化从胎儿后期开始。6岁左右开始出现第一恒磨牙即第一磨牙；7~8岁时乳牙一般开始脱落而代之以恒牙，换牙顺序与乳牙萌出顺序相同；12岁左右出第二恒磨牙，17~18岁以后出现第三恒磨牙（智齿），也有终生不出智齿者。恒牙共32颗，一般于20~30岁时出齐（表2-3-1）。第一乳磨牙对颌骨的形态发育及牙齿排列起重要作用，第二乳磨牙的存在则扶持前者的位置，故必须注意对乳磨牙的保护。

萌牙为生理现象，有时可伴有低热、流涎、烦躁及睡眠不安等症状。牙齿的健康生长与蛋白质、钙、磷、氟、维生素C、维生素D等营养素和甲状腺激素有关。咀嚼运动有利于牙齿的生长。牙齿发育异常时应考虑外胚层发育不良、甲状腺功能减退症等。

表 2-3-1　恒牙萌出时间及顺序

牙	出牙年龄（岁）	
	上颌	下颌
第一磨牙	6~7	6~7
中切牙	7~8	6~7
侧切牙	8~9	7~8
第一前磨牙	10~11	10~12
尖牙	11~12	9~11
第二前磨牙	10~12	11~13
第二磨牙	12~13	12~13
第三磨牙	17~22	17~22

三、肌肉和脂肪组织的发育

（一）肌肉系统的发育

儿童时期肌肉系统发育不成熟，其生长发育与体重增加平行。随年龄的增长肌肉占体重的百分比逐渐增高，新生儿肌肉的重量仅占体重的 20%~22%，到 17~18 岁时达到 44%。生后最初几年肌肉发育较缓慢，且因婴幼儿皮下脂肪发育旺盛，较难确定肌肉发育程度。5 岁后肌肉增长加快，青春期性成熟时肌肉发育迅速，尤其男性肌肉发达。

肌肉的发育程度与营养状况、生活方式及运动量有密切关系。因此应保证小儿均衡的营养，鼓励小儿多进行体操、球类、游泳等运动锻炼。目前肌肉力量、耐力和柔韧性已成为衡量青少年身体素质的内容之一。肌肉发育异常可见于重度营养不良、进行性肌营养不良及重症肌无力等。

（二）皮下脂肪发育

脂肪组织主要由大量的脂肪细胞、少量成纤维细胞和细胞间胶原物质组成。脂肪组织的发育表现为细胞数目增加及体积增大。人体脂肪细胞数目增加主要在出生前 3 个月、生后第一年和 11~13 岁三个阶段；通常在 1 岁末达高峰，2~15 岁时再增加 5 倍。脂肪细胞的体积从胎儿后期至出生时迅速增大，生后 3~6 个月增加速度减慢，到青春期时体积又再增加。全体脂肪组织占体重的比例：出生时为 16%，1 岁时为 22%，以后逐渐下降，5 岁时为 12%~15%。青春期脂肪占体重的比例出现明显的性别差异，女童平均为 24.6%，比男童高 2 倍。

脂肪组织是机体储存能量的主要场所。过多的脂肪储存可增加肥胖、高血脂及心血管疾病等慢性疾病的危险性。

人体脂肪的 50% 分布于皮下组织中，通过测量躯干、四肢不同区域的皮下脂肪厚度不仅可以反映全身脂肪量，还可间接判断体成分、体密度，有助于判断肥胖与营养不良的程度。

四、生殖系统发育

青春期发育是在下丘脑-垂体-性腺轴的调节下，促黄体激素释放因子分泌增加，垂体分泌促卵泡激素和促黄体生成素增多，伴随体格生长发育第二个高峰的同时，性器官迅速生长，第二性征发育。

（一）青春期分期

评价第二性征发育特点可以青春期性成熟分期表示。目前各国多采用 Tanner 性成熟五期分法（表 2-3-2）。

表 2-3-2　性发育过程的分期

分期	乳房	睾丸、阴茎	阴毛
I	婴儿型	婴儿型	无
II	出现硬结、乳头及乳晕稍增大	双侧睾丸和阴囊增大，阴囊皮肤变红、薄、起皱皮；阴茎稍增长	少数稀疏直毛，色浅
III	乳房及乳晕更增大，侧面呈半圆头	阴囊皮肤色泽变深；阴茎增长、增粗，龟头发育	变粗、毛色变深，见于耻骨联合处
IV	乳晕和乳头增大，侧面观突起于乳房	阴茎增长、增粗，龟头发育	如同成人，但分布面积少
V	呈成人型乳房	成人型	成人型

青春期持续 7~10 年，即：①青春前期（约 2~3 年）：女童 9~11 岁，男童 11~13 岁；体格生长加速，第二性征出现（性发育为 Tanner II~III 期）。②青春中期（约 2~3 年）：出现生长发育的第二个高峰，第

二性征全部出现(性发育为 TannerⅢ~Ⅳ期)。③青春后期(约3~4年):体格生长停止,生殖系统完全成熟(性发育 TannerⅤ期)。

青春期开始和持续时间受多种因素的影响,个体差异较大。女童在8岁前、男童在9岁前出现第二性征者为性早熟,即青春期提前。大部分性早熟为特发性,部分与肿瘤有关。若女童14岁、男童16岁后仍无第二性征出现,为发育迟缓,多与遗传及疾病有关。

(二) 性发育过程

1. 男性性征发育 包括男性第二性征及生殖器官的形态、功能的发育,顺序为睾丸、阴茎、阴囊、阴毛、腋毛、胡须、喉结、变声。男童出现排精标志性功能发育成熟。

(1) 生殖器官:男性生殖器官包括睾丸、附睾和阴茎。睾丸是男性重要的生殖器官和内分泌腺。青春期前睾丸仍保持婴儿状态,容积<3ml,长径<2ml;组织学上尚未分化、增殖,功能尚处于静止状态。10岁后睾丸开始发育,到12~15岁时增长加快。睾丸增大同时,生殖系统增殖、分化,附睾、精囊、前列腺伴随着睾丸发育并逐渐成熟。遗精是青春期男童的生理现象,较女童月经初潮约晚2年。青春中期睾丸体积达10ml,55.3%男童出现首次遗精,精子产生。出生到青春期前阴茎和阴囊增长缓慢,阴茎<5cm,青春期末可达12cm。青春期的阴囊皮肤泛红、变深、褶皱变多且松弛。青春期男童生殖器官从Ⅱ到Ⅴ期需要1~5年,平均3年。

(2) 第二性征:男性第二性征发育为阴毛、腋毛、胡须及喉结的出现。睾丸的增大是男童青春期发动的最初征象,但因不如女童乳房增大易被发现而常被忽略。阴毛的生长常会被注意,往往作为男童青春期发动的最初特征。喉结、胡须等其他第二性征随即出现。约2/3男童青春发育中期可有乳房增大,持续18~24个月后可自然消退,原因可能是青春期初雄激素分泌不足。部分男童在16~18岁时出现痤疮,提示雄激素水平较高。

2. 女性性征发育 包括女性第二性征及生殖器官的形态、功能的发育,顺序为乳房、阴毛、腋毛生长。月经初潮是女性生殖功能发育的主要标志。

(1) 生殖器官:包括卵巢和子宫。青春期前卵巢发育缓慢,青春期后开始迅速发育。子宫重量和长度在青春期前稍有增加,10岁后迅速增长,卵泡开始发育,16~20岁时达23g,5.5cm。成熟卵巢大小为4cm×3cm×1cm,重约10~16g。多数女童乳房发育2年左右或生长高峰后出现月经初潮。月经初潮是性功能发育的主要标志。

(2) 第二性征:包括乳房、阴毛、腋毛。乳房发育是第二性征的最早征象,发育年龄为9~14岁。阴毛、腋毛的出现时间与乳房发育时间接近。腋毛的生长可分为三个阶段,即青春前期,无腋毛生长,相当于 TannerⅠ~Ⅲ期;第二阶段相当于 TannerⅣ期,出现少量黑色短毛;第三阶段相当于 TannerⅣ~Ⅴ期,腋毛多,达成人阶段。

(陈银花)

第四节 生长发育偏离

在良好适宜的环境下,大多数儿童遵循一定的规律或轨道正常生长发育,但由于受体内外各种因素的影响,有些儿童在发展过程中可能出现偏离正常规律或轨道的现象,因此必须定期监测,早发现,早干预。

体格生长偏离(growth deviation)是指儿童体格生长偏离正常的轨道,是儿童生长发育过程中最常见的问题。体格生长发育偏离与营养、疾病、遗传、代谢、内分泌及神经心理因素有关,常出现头围、体重和身长(高)的异常,本节重点介绍身长(高)发育偏离。

一、身材矮小

身长(高)小于同年龄、同性别儿童正常均值减2

个标准差(<-2SD)或低于第3百分位以下者,称为身材矮小(short stature)。根据矮小原因,有以下疾病需要鉴别:

(一) 特发性矮小

病因不明的身材矮小,是儿童期身材矮小的最常见原因,包括家族性矮小和体质性发育延迟。

1. 家族性矮小 出生时身长体重正常,身高增长速度近似正常儿童或稍缓,常在第3百分位数左右。家族中父母身高均矮或有一个人矮(父亲身高≤156cm;母亲身高≤146cm),骨龄与年龄相称,智力和性发育正常,可以采用生长激素治疗。

2. 体质性发育延迟 正常生长发育的变异,伴或不伴青春期发育延迟。多有家族性,男童多见。出生时身高与体重正常,生后生长发育速度为正常的低限,骨龄落后1~2年,第二性征发育与身高发育一致,可出现延迟,最终身高仍在正常范围,无需特殊处理。

（二）小于胎龄儿

小于胎龄儿是指出生时体重和（或）身长低于同胎龄儿第 10 百分位数,或低于同胎龄儿的第 3 百分位或 2*SD*。大部分小于胎龄儿（small for gestational age,SGA）在 2 ~ 4 岁时能赶上正常儿童的身高水平,但也有少部分（8%）SGA 仍生长缓慢,在第 3 百分位以下。临床上多数 SGA 表现为身材匀称,体重、身长和头围成比例减少,消瘦,骨龄可能延迟,不伴畸形。少数 SGA 为 Russell Silver 综合征,除出现体重低、三角形脸和身材矮小外,还表现为肢体不对称如头部、躯干与四肢骨骼的左右不对称,其中以四肢最明显,伴有精神发育迟滞和多发畸形。

（三）严重营养不良

约有 2.5% ~ 3% 的儿童因为严重营养不良而导致矮小,因长期喂养不当、慢性疾病及严重畸形导致能量、蛋白质摄入明显不足。矮小水平一般在边缘值,骨龄可以落后。

（四）内分泌疾病

1. 生长激素缺乏症 男性多见,是由于垂体或下丘脑结构或功能障碍所致的部分或完全性生长激素缺乏。出生时身高和体重均正常,大多在 1 岁以后出现生长速度减慢,面容幼稚,脸圆胖,匀称性矮小,骨龄发育显著延迟,多数伴青春期发育延迟,智能发育正常,可以使用生长激素替代治疗。

2. 甲状腺功能减退症 生长缓慢,身材比例不正常,四肢短躯干长,黏液性水肿面容,眼距宽、鼻梁宽平、舌大而宽,表情淡漠,皮肤粗糙,骨龄发育严重延迟,智力低下。甲状腺功能检测可以确诊,用甲状腺素替代治疗。

（五）染色体异常

1. 先天性卵巢发育不全 又称 Turner 综合征,是最常见的性染色体畸变疾病,是女童矮小的最常见原因之一。主要表现是身体矮小,性发育呈幼稚状态及原发性闭经。体检可发现:脚蹼、肘外翻、发际低、盾状胸、乳头间距增宽、无第二性征;大部分先天性卵巢发育不全儿童智力正常。染色体检查可以确诊,生长激素治疗可以改善身高。

2. 21-三体综合征 又称为先天愚型、Down 综合征和唐氏综合征。患儿面容特殊,如眼距宽,小眼裂,双眼外上斜,鼻梁扁平,伸舌,生长迟缓,智力发育障碍,可伴有多发畸形。染色体检查可确诊,尚无特殊治疗方法。

3. Prader-Willi 综合征 主要表现为矮小、肥胖、性功能不全和智力发育障碍。

（六）基因异常

如 Laron 综合征多有生长激素受体（growth hormone receptor,GHR）基因突变所致,主要临床特征为生后严重的生长落后伴特殊面容。

（七）遗传代谢病

1. 黏多糖病 黏多糖病是一种以黏多糖代谢障碍为特点的遗传代谢病,按黏多糖代谢产物和临床表现共分为 8 型,其中 I 型最典型,其特点为身材矮小、头大、面容丑陋、两眼间距增宽、塌鼻梁、唇外翻、舌伸出、表情迟钝、角膜混浊、腹膨隆、肝脾大、脊柱后突、智力低下。

2. 糖原累积病 也可表现为生长迟缓。

（八）精神心理因素

精神、心理障碍性矮小儿童由于受挫如父母离异、被父母遗弃或虐待、遭遇突发事件等精神心理创伤导致生长激素暂时分泌不足,主要表现为生长迟缓、骨龄发育落后、第二性征发育延迟,伴有行为、情绪以及睡眠等问题。改善生活中的不利因素后可正常生长。

（九）骨骼发育异常

骨骼发育异常引起的矮小多为不匀称性矮小,包括软骨发育不全、成骨不全症及脊柱骨骺发育不良等。

（十）其他

心、肝、肾等慢性疾病等。

二、身材（长）高

身长（高）大于同年龄、同性别儿童正常均值加 2 个标准差（>+2*SD*）或超过第 97 百分位以上者,称为身材（长）高（tall stature）。主要包括家族性高身材、性早熟、染色体异常（如 Klinefelter 综合征）及基因异常（如马方综合征、巨人症、肢端肥大症）,此处仅介绍性早熟。

性发育启动年龄显著提前（较正常儿童平均年龄提前 2 个标准差以上）,即为性早熟（precocious puberty）。女童在 8 岁前、男童在 9 岁前出现第二性征临床征象可判断为性早熟,以女童多见。

（一）病因和分类

根据下丘脑-垂体-性腺轴功能是否提前发动,将性早熟分为中枢性和外周性两类。

1. 中枢性性早熟 又称真性或完全性性早熟,是由于下丘脑-垂体-性腺轴功能提前激活,导致性腺发育和功能成熟,有一定的生育能力。主要包括特发性和继发性性早熟两大类。

（1）特发性性早熟:又称体质性性早熟,是由于下丘脑对性激素的负反馈的敏感性下降,促使性腺激素释放激素过早分泌所致。女童多见,是中枢性性早熟最常见的病因。

（2）继发性性早熟:继发于中枢神经系统的器质性病变,包括下丘脑肿瘤或占位性病变、中枢神经系统感染、外伤、先天性发育异常等,男童多见。

2. 外周性性早熟 又称假性或部分性性早熟,是非受控于下丘脑-垂体-性腺轴功能所引起的性早熟,有性激素水平升高,并促使第二性征发育,无性腺发育及生育能力。包括:性腺肿瘤、肾上腺疾病、外源性药物或食物及肝胚细胞瘤等。

（二）临床表现

1. 中枢性性早熟 提前出现的性征发育与正常青春期发育程序相似,女孩首先表现为乳房增大,男孩首先表现为睾丸增大。在性发育的过程中,男、女孩皆有骨骼生长加速和骨龄提前,儿童早期身高虽较同龄儿高,但成年后反而较矮小。青春期成熟后,患儿身高矮于一般群体,其余均正常。

2. 外周性性早熟 男孩性早熟应注意睾丸的大小。若睾丸未增大,但男性化进行性发展,则提示外周性性早熟。

（三）辅助检查

1. 促性腺激素释放激素(gonadotropin-releasing hormone, GnRH)刺激试验 当血清黄体生成素(luteinizing hormone, LH)峰值>5.0IU/L,黄体生成素与卵泡刺激素比值(LH/FSH)的峰值>0.6,可以认为其性腺轴已启动。对鉴别中枢性和外周性性早熟具有重要意义。

2. 骨龄测定 根据手和腕部 X 线片评定骨龄,超过实际年龄 1 岁以上可视为提前,发育越早,骨龄提前越多。

3. 其他 根据需要选择盆腔 B 超、CT、MRI 检查等。

（四）治疗要点

1. 病因治疗 肿瘤引起者应手术或放、化疗;甲状腺功能减退者给予甲状腺素治疗,先天性肾上腺皮质增生者采用皮质激素治疗。

2. 药物治疗 应用促性腺激素释放激素类似物 GnRH-a(如曲普瑞林和亮丙瑞林)和性腺激素。

（陈银花）

参考文献

1. 江载芳,申昆玲,沈颖. 诸福棠实用儿科学. 第 8 版. 北京:人民卫生出版社,2015.
2. 郭苑.我国城市儿童0-2岁期间生长发育水平和体重指数 Z 值预测模型及轨迹研究.华中科技大学,2013.
3. 黎海芪.实用儿童保健学.北京:人民卫生出版社,2016.
4. 李辉,季成叶,宗心南,等.中国 0～18 岁儿童青少年身高、体重的标准化生长曲线.中华儿科杂志,2009,47:487-494.
5. 毛萌,李廷玉.儿童保健学.第 3 版.北京:人民卫生出版社,2014.
6. Fenton TR. A new growth chart for preterm babies:Babson and Becda's chart updated with recent data and a new format. BMC Pediatr,2003,3:13.
7. 《中华儿科杂志》编辑委员会,中华医学会儿科学分会儿童保健学组.中国儿童体格生长评价建议.中华儿科杂志,2015,53(12):887-892.
8. 崔焱.儿科护理学.第 5 版.北京:人民卫生出版社,2012.

第三章　神经心理行为的发育与评价

第一节　神经系统的发育

一、感知觉的发育

儿童神经心理发育主要是指感知、运动、语言的发育,以及记忆、思维、情感、性格等心理活动的发展。它与儿童的智力发育密切相关,是儿童健康成长的一个重要方面。

神经、心理发育以神经系统发育和成熟为物质基础。在胎儿期,神经系统发育领先于其他各系统,新生儿脑重已达成人脑重25%左右,此时神经细胞数目已与成人相同,但其树突与轴突少而短。出生后脑重量的增加主要是神经细胞体积的增大和树突的增多、加长,以及神经髓鞘的形成和发育。神经的髓鞘化约在4岁左右完成,在此之前,尤其在婴儿期,各种刺激引起的神经冲动传导速度较缓慢,且易于泛化,不易形成兴奋灶,易疲劳而进入睡眠状态。

1. 视感知发育　新生儿已有视觉感应功能,瞳孔有对光反应,但因视网膜视黄斑区发育不全和眼外肌协调较差,视觉不敏锐,只有在15~20cm范围内视觉才最清晰,在清醒和安静状态下可短暂注视和追随近处缓慢移动的物体;不少新生儿可出现一时性斜视和眼球震颤,3~4周内自动消失。新生儿期后视感知发育迅速,第2个月起可协调地注视物体,开始有头眼协调;3~4个月时喜看自己的手,头眼协调较好;6~7个月时目光可随上下移动的物体垂直方向转动,出现眼手协调动作,追随跌落的物体,开始认识母亲和常见物品如奶瓶,喜红色等鲜艳明亮的颜色;8~9个月时开始出现视深度的感觉,能看到小物体;18个月时能区别各种形状,喜看图画;2岁时两眼调节好,可区别垂直线和横线;5岁时能区别颜色;6岁时视深度充分发育。

2. 听感知发育　出生时因鼓室无空气,听力较差,但对强声可有瞬目、震颤等反应;出生3~7天后听力已良好,声音可引起呼吸节律改变;1个月时能分辨"吧"和"啪"的声音;3~4个月时头可转向声源(定向反应),听到悦耳声时会微笑;6个月时能区别父母声音,唤其名有应答表示;7~9个月时能确定声源,区别语言的意义;1岁时听懂自己名字;2岁时能区别不同高低的声音,听懂简单吩咐;4岁时听觉发育完善。

听感知发育与小儿的语言发育直接相关,听力障碍如不能在语言发育的关键期内或之前得到确诊和干预,则可因聋致哑。国外调查资料显示,新生儿听力障碍的发生率为1‰~3‰,重症监护病房的高危新生儿听力障碍发生率则可达2%~4%。新生儿听力筛查(neonatal hearing screening,NHS)是早期发现听力障碍的有效办法,我国正逐步将其纳入常规新生儿筛查内容。

3. 触觉发育　触觉是引起某些反射的基础,新生儿触觉已很灵敏,尤以眼、口周、手掌、足底等部位最为敏感,触之即有瞬眼、张口、缩回手足等反应,而前臂、大腿、躯干部触觉则较迟钝。

4. 味觉和嗅觉发育　出生时味觉发育已很完善。新生儿对不同味道如甜、酸、苦、咸等可产生不同的面部表情;4~5个月的婴儿对食物味道的轻微改变已很敏感,故应适时添加各类换乳期食物。出生时嗅觉中枢和神经末梢已发育成熟。生后1~2周的新生儿已可辨别母亲和其他人的气味,3~4个月时能区别愉快和不愉快的气味,7~8个月开始对芳香气味有反应。

二、大运动的发育

大运动又称大肌肉运动,是指涉及胳膊、腿、足部肌肉或全身的较大幅度的动作,如爬、跑、跳等。

1. 抬头　因为颈后肌发育先于颈前肌,所以新生儿俯卧位时能抬头 1～2 秒;3 个月时抬头较稳;4 个月时抬头很稳并能自由转动。

2. 翻身 出现翻身动作的先决条件是不对称颈紧张反射的消失。婴儿大约 7 个月时能有意识从仰卧位翻至俯卧位,然后从俯卧位翻至仰卧位。

3. 坐 新生儿腰肌无力,至 3 个月扶坐时腰仍呈弧形;6 个月时能双手向前撑住独坐;8 个月时坐稳并能左右转身;1 岁左右身体前倾时出现向后伸手的保护性反应。

4. 匍匐、爬 新生儿俯卧位时已有反射性的匍匐动作;2 个月时俯卧能交替踢腿;3～4 个月时可用手撑起上身数分钟;7～8 个月时已能用手支撑胸腹,可后退或在原地转动身体;8～9 个月时可用双上肢向前爬。学习爬的动作有助于胸部及智力的发育,并能提早接触周围环境(如手拿不到的东西,通过爬可以拿到),促进神经系统的发育。

5. 站、走、跳 新生儿直立时双下肢稍能负重,出现踏步反射和立足反射;5～6 个月扶立时双下肢可负重,并能上下跳动;8～9 个月时可扶站片刻;10 个月左右能扶走;2 岁时能并足跳;2.5 岁时能独足跳 1～2 次;3 岁时双足交替走下楼梯;5 岁时能跳绳。

三、婴幼儿运动和精细动作的发育特点

新生儿两手握拳很紧,3～4 个月时握持反射消失,开始有意识地取物;6～7 个月时能独自摇摆或玩弄小物体,出现物品换手及捏、敲等探索性动作;9～10 个月时可用拇、示指取物,喜撕纸;12～15 个月时学会用匙,乱涂画,能几页、几页地翻书;18 个月时叠 2～3 块方积木;2 岁时可叠 6～7 块方积木,一页一页翻书,能握杯喝水;3 岁时在别人的帮助下会穿衣服,临摹简单图形;4 岁时基本上能自己脱、穿简单衣服;5 岁时能学习写字。

四、语言的发育

语言为人类特有的高级神经活动,是儿童学习、社会交往、个性发展中的一个重要能力,与智能关系密切。儿童语言发育是儿童全面发育的标志。正常儿童天生具备发展语言技能的机制和潜能,但是环境必须提供适当的条件,如与周围人群进行语言交往,其语言能力才能得以发展。通过语言符号,儿童获得更丰富的概念,提高解决问题的能力,同时吸收社会文化中的信念、习俗及价值观。语言发育必须听觉、发音器官和大脑功能正常并须经过发音、理解和表达 3 个阶段。

1. 发音阶段 新生儿已会哭叫,并且饥饿、疼痛等不同刺激所反映出来的哭叫声在音响度、音调上有所区别。婴儿 3～4 个月咿呀发音,7～8 个月能发"爸爸"、"妈妈"等语音,8～9 个月时喜欢模仿成人的口唇动作练习发音。

2. 理解语言阶段 婴儿在发音的过程中逐渐理解语言。小儿通过视觉、触觉、体位觉等与听觉的联系,逐步理解一些日常用品,如奶瓶、电灯等的名称。6 个月时婴儿能听懂自己的名字,9 个月左右已能听懂简单的词意,如"再见"、"把手给我"等。亲人对婴儿发音及时、恰当的应答,多次的反复,可促进儿童逐渐理解这些语音的特定含义。10 个月左右的婴儿已能有意识地叫"爸爸"、"妈妈"。

3. 表达语言阶段 在理解的基础上,儿童学会表达语言。一般 12 月龄开始会说单字,如"白白"、"妈妈";18 个月时单字达 15～20 个,并指认、说出家庭主要成员的称谓;24 个月时能说出简单的人、物品和图片,会说 3～5 个字构成的短句;3 岁时能指认常见的物品、图画,会说短歌谣;4 岁时能讲述简单的故事情节。儿童说话的早晚与父母的教育、关注是分不开的。当婴儿说出第 1 个有意义的字时,意味着他真正开始用语言与人交往。语言发育的过程中,须注意下列现象:①乱语:又称隐语。1～2 岁的孩子,很想用语言表达自己的需求,但由于词汇有限,常常说出一些成人听不懂的话语即乱语。遇到此种情况要耐心分析,不要加以训斥,否则会影响说话及表达思维的积极性。②口吃:3～4 岁的孩子,词汇增多,但常常发音不准或句法不妥,如把老师发音为"老希",越是急于纠正越容易出现口吃。遇此情况不必急于纠正,一般情况下会逐渐转为发音正常。③自言自语:是儿童从出声的外部语言向不出声的内部语言(沉默思考时的语言)转化过程中的一种过渡形式,是幼儿语言发展过程中的必经阶段,为儿童进入小学、很快发展内部语言打下基础。一般 7 岁以后,儿童不会再出现自言自语,如继续存在,则应引起注意。

(王海勤 花芸)

第二节 心理行为的发展

一、心理活动的发展

1. 社会行为（social behavior） 2～3个月时婴儿出现社会性的笑，并能以笑、停止啼哭、发育等行为表示认识父母；7～8个月的婴儿可表现出认生、对发声玩具感兴趣等；9～12个月时是认生的高峰；12～13个月小儿喜欢玩变戏法和躲猫猫游戏；18个月的儿童逐渐有自我控制能力，成人在附近时可独自玩很久；2岁时不再认生，易与父母分开；3岁后可与小朋友做游戏，并能遵循游戏规则。

2. 注意（attention） 是人的心理活动集中于一定的人或物。注意可分无意注意和有意注意，前者为自然发生的，不需要任何努力；后者为自觉的、有目的的行为。新生儿已有非条件的定向反射，如大声说话可使其停止活动。婴儿期以无意注意为主，3个月开始能短暂地集中注意人脸和声音，强烈的刺激如鲜艳的色彩、较大的声音或需要的物品（奶瓶等）都能成为小儿无意注意的对象。随年龄的增长、活动范围的扩大、生活内容的丰富、动作语言的发育，儿童逐渐出现有意注意，但幼儿时期注意的稳定性差，易分散、转移；5～6岁后儿童才能较好地控制自己的注意力。

3. 记忆（memory） 是将所获得的信息"贮存"和"读出"的神经活动过程，可分为感觉、短暂记忆和长久记忆3个阶段。长久记忆又分为再认和重现两种，再认是以前感知的事物在眼前重现时能认识；重现则是以前感知的事物虽不在眼前出现，但可在脑中重现，即被想起。1岁内婴儿只有再认而无重现，随年龄增长，重现能力亦增强。婴幼儿时期的记忆特点是时间短、内容少，易记忆带有欢乐、愤怒、恐惧等情绪的事情，且以机械记忆为主，精确性差。随着年龄的增长和思维、理解、分析能力的发展，儿童有意识的逻辑记忆逐渐发展，记忆内容也越来越广泛、复杂，记忆的时间也越来越长。

4. 思维（thinking） 是人应用理解、记忆和综合分析能力来认识事物的本质和掌握其发展规律的一种精神活动，是心理活动的高级形式。1岁以后儿童开始产生思维。婴幼儿的思维为直觉活动思维，即思维与客观物体及行动分不开，不能脱离人物和行动来主动思考，如拿着玩具汽车边推边说"汽车来了"，如果将汽车拿走，活动则停止。学龄前期小儿则以具体形象思维为主，即凭具体形象引起的联想来进行思维，尚不能考虑事物间的逻辑关系和进行演绎推理，如在计算活动中，小儿知道3个苹果加3个苹果是6个苹果，但对3+3＝6的计算感到困难，必须经过实物的图形等多次计算后才能掌握。随着年龄增大，小儿逐渐学会综合、分析、分类、比较等抽象思维方式，使思维具有目的性、灵活性和判断性，在此基础上进一步发展独立思考的能力。

5. 想象（imagination） 是对感知过的事物进行思维加工、改组、创造出现实中从未有过的事物形象的思维活动，常常通过讲述、画图、写作、唱歌等表达出来。新生儿没有想象能力；1～2岁儿童由于生活经验少，语言尚未充分发育，仅有想象的萌芽，局限于模拟成人生活中的某些个别的动作，如模拟妈妈的动作给布娃娃喂饭；3岁后儿童想象内容稍多，但仍为片段、零星的；学龄前期儿童想象力有所发展，但以无意想象和再造想象为主，想象的主题易变；学龄期儿童有意想象和创造性想象迅速发展。

6. 情绪、情感的发展 情绪是个体生理或心理需要是否得到满足时的心理体验和表现。情感则是在情绪的基础上产生的对人、物的关系的体验，属较高级复杂的情绪。外界环境对情绪的影响甚大。新生儿因不适应宫外环境，常表现出不安、啼哭等消极情绪，而哺乳、抚摸、抱、摇等则可使其情绪愉快。6个月后儿童能辨认陌生人时逐渐产生对母亲的依恋及分离性焦虑，9～12个月时依恋达高峰，以后随着与别人交往的增多，逐渐产生比较复杂的情绪，如喜、怒和初步的爱、憎等，也会产生一些不良的情绪，如见人怕羞、怕黑、嫉妒、爱发脾气等。婴幼儿情绪表现特点为时间短暂，反应强烈，容易变化，外显而真实，易冲动，但反应不一致。随年龄增长和与周围人交往的增加，儿童对客观事物的认识逐步深化，对不愉快因素的耐受性逐渐增强，逐渐能有意识地控制自己的情绪，情绪反应渐趋稳定，情感也日益分化，产生信任感、安全感、荣誉感、责任感、道德感等。有规律的生活，融洽的家庭气氛，适度的社交活动和避免精神紧张与创伤，能使儿童维持良好、稳定的情绪和情感，有益于智能发展和优良品德的养成。

7. 个性和性格的发展 根据艾里克森的个性发展论，性格是在人的内动力和外环境产生和解决矛盾的过程中发展起来的，具有阶段性：婴儿期（信赖-不信赖），所有生理需要都仰赖成人，如果与成人无依恋关系，将产生不安全感和情绪问题；幼儿期（自主-怀疑),开始有自理能力,但仍需依赖成人,故依赖性和违拗性行为交替出现;学龄前期(主动-内疚),自理能力提高,有主动行为,但经常因失败而产生失望和内疚;学龄期(满足-自卑),因学习能力提高和某些行为得到认可而满足,又因经常失败而产生自卑;青春期(自我评价-自我意识混乱),发育接近成人,认知能力提高。心理适应能力增强但容易波动,在感情问题、伙伴问题、职业选择、道德评价和人生观等问题上处理不当易发生性格变化。性格的形成有遗传影响,但主要靠生活环境和教育,一旦形成即相对稳定。

二、社会行为的发展

儿童社会行为是各年龄阶段心理行为发展的综合表现,其发展受外界环境的影响,也与家庭、学校、社会对儿童的教育有密切关系,并受神经系统发育程度的制约。新生儿醒觉时间短,对周围环境反应少,但不舒服时会哭叫,抱起来即安静;2~3个月时能以笑、停止啼哭、发音等行为表示认识父母;3~4个月时开始出现社会反应性的大笑,对母亲声音表示愉快;7~8个月时表现出认生,对发声玩具感兴趣等;9~12个月是认生的高峰,会模仿别人的动作,呼其全名会转头;12~13个月喜欢玩变戏法和躲猫猫游戏;18个月时逐渐有自我控制能力,成人在附近时可独自玩很久;2岁时不再认生,爱表现自己,吸引别人注意,喜听故事、看动画片,能执行简单命令;3岁时人际交往更熟练,与人同玩游戏,能遵守游戏规则;此后,随着接触面的不断扩大,对周围人和环境的反应能力更趋完善(表3-2-1)。

表3-2-1 儿童神经精神发育进程

年龄	粗细动作	语言	适应周围人和物的能力及行为
新生儿	无规律,不协调动作,紧握拳	能哭叫	铃声使全身活动减少;或哭渐止,有握持发射
2个月	直立位及俯卧位时能抬头	发出和谐的喉音	能微笑,有面部表情,眼随物转动
3个月	仰卧位变为侧卧位,用手摸东西	咿呀发音	头可随看到的物品或听到的声音转动180°,注意自己的手
4个月	扶着髋部时能坐,或在俯卧位时用两手支持抬起胸部,手能握持玩具	笑出声	抓面前物体,自己玩手,见食物表示喜悦,较有意识地哭笑
5个月	扶腋下能站得直,两手各握一玩具	能喃喃地发出单调音节	伸手取物,能辨别人声,望镜中人笑
6个月	能独坐一会,用手摇玩具	能听懂自己的名字	能认识熟人和陌生人,自拉衣服,自握足玩
7个月	会翻身,自己独坐很久,将玩具从一手换入另一手	能发"爸爸"、"妈妈"等复音,但无意识	能听懂自己的名字,自握饼干吃
8个月	会爬,会自己坐起来、躺下去,会扶着栏杆站起来,会拍手	重复大人所发简单音节	注意观察大人的行动,开始认识物体,两手会传递玩具
9个月	试独站,会从抽屉中取出玩具	能懂几个较复杂的词句,如"再见"等	看见熟人会手伸出来要抱,或与人合作游戏
10~11个月	能独站片刻,扶椅或推车能走几步,拇、示指对指拿东西	开始用叠字,一个叠字表示很多意义	能模仿成人的动作,招手"再见",抱奶瓶自食
12个月	独走,弯腰拾东西,会将圆圈套在木棍上	能叫出物品名字,如灯、碗,指出自己的手、眼	对人和事物有喜憎之分,穿衣能合作,用杯喝水
15个月	走得好,能蹲着玩,能叠一块方木	能说5~10个单字和自己的名字	能表示同意、不同意
18个月	能爬台阶,有目标地扔皮球	能认识和指出身体各部分	会表示大、小便,懂命令,会自己进食
2岁	能双脚跳,手的动作更准确,会用勺子吃饭	会说3~5个字构成的句子	能完成简单的动作,如拾起地上的物品,能表达喜、怒、怕、懂

续表

年龄	粗细动作	语言	适应周围人和物的能力及行为
3岁	能跑,会骑三轮车,会洗手、洗脸,脱、穿简单衣服	能说短歌谣,数几个数	能认识画上的东西,认识男、女,自称"我",表现自尊心、同情心,怕羞
4岁	能爬梯子,会穿鞋	能唱歌,讲述简单故事情节	能画人像,初步思考问题,记忆力强,好发问
5岁	能单脚跳,会系鞋带	开始识字	能分辨颜色,数10个数,知物品用途及性能
6~7岁	参加简单劳动,如扫地、擦桌子、剪纸、泥塑、结绳等	能讲故事、开始写字	能数几十个数,可简单加减,喜独立自主,形成性格

3

（王海勤）

第三节　神经心理行为的评价

一、新生儿 20 项行为神经测查方法

（一）概述

新生儿20项行为神经测查方法(neonatal behavioral neurological assessment, NBNA)来自于布雷寿顿(Brazelton)新生儿行为估价评分(neonatal behavioral assessment scale, NBAS)。

布雷寿顿(Brazelton)新生儿行为估价评分是一种综合性行为和神经检查法。包括27个行为项目和20个神经反射。行为项目分4个方面:相互作用、运动能力、状态控制和生理应激反应。检查需持续20~30分钟,行为项目评分有9个分度。此方法能较好地了解新生儿行为特征,但正常和异常行为能力的区别无明显界线。由于测查项目多,需时间长,结果分析较复杂,在我国较难推广应用。

（二）新生儿 20 项行为神经测查法

1. 内容及结构　这是吸取美国布雷寿顿的新生儿行为估价评分和法国阿米尔-梯桑(Amiel-Tison)神经运动测定方法的优点,结合我们自己的经验,于1990年建立的我国新生儿20项行为神经测查方法。20项行为神经测查分为5个部分:即行为能力(6项)、被动肌张力(4项)、主动肌张力(4项)、原始反射(3项)、一般估价(3项)。每项评分为三个分度,即0分、1分和2分,满分为40分,35分以下为异常。

2. 适用范围　NBNA 方法只适用于足月新生儿,早产儿需要等胎龄满40周后测查,因为早产儿肌张力较低,NBNA 评分低下不能反映其正常与否。但早产儿可有视听反应。足月窒息儿可从生后3天开始测查,如果评分低于35分,第7天应重复,仍不正常者12~14天再测查,因为该日龄测查有评估预后的意义。

3. 测查环境和检查者的训练　测查者应在新生儿两次喂奶中间进行,检查环境宜安静、半暗。测查室温应为22~27℃。检查在10分钟内完成。

测查者不可能单靠阅读资料或看录像学会合格的 NBNA 检查方法。掌握此方法必须通过传授,亲自操作,并接受数次辅导,最后通过合格检验,才能达到测查合格标准。总分误差不应超过2分。

4. NBNA 评分正常值的建立和应用　1988年全国12城市25个单位协作研究,测查正常新生儿714人(男369人,女345人),对每个新生儿生后第2~3天,12~14天和26~28天测查3次。结果为90.4%总分在39~40分,97%在37分以上,无1人在35分以下,3次测查结果显示正常新生儿视听定向能力和颈的主动肌张力随日龄增长而增强。NBNA 在应用中有显著的稳定性和可靠性,地区差别对评分结果无明显影响。

1989年全国13个单位对 NBNA 预测窒息儿预后进行协作研究。研究结果显示,生后7天和12~14天 NBNA 评分对评估预后的敏感性和特异性分别为88.9%、82.6%和84.6%、97.4%。其评估预后的价值优于 Sarnat 分度(即 HIE 分度)、头颅 CT 和 B超。以后研究证明 NBNA 测查结果和高胆红素血症严重程度相关,并对其他围产高危儿预后也有评估价值。

NBNA 是一种信度和效度可靠的新生儿临床检

27

查方法,反复测查对新生儿无害。测查方法和评分易掌握,工具简便经济。易于在我国城乡推广,适合我国儿科医师和妇幼保健工作者在临床和科研工作中应用。

二、52项神经心理行为检查

0~1岁婴儿52项神经运动发育检查,其主要目的是以预防为主做好围产期保健,优生优育,减少出生因素引起的脑损伤,通过52项检查可对脑损伤婴儿做到早发现、早治疗、早干预。

0~1岁神经运动检查和脑瘫诊断主要根据法国Amil-Tison的方法结合我们近10年来应用的经验适当修改制定的。

0~1岁婴儿神经运动的成熟是从头向尾部发展的方向。婴儿,先有抬头,然后坐、爬、站和走。如果婴儿运动发育不符合这个规律,婴儿5~6个月时头竖不好,不能扶坐,但下肢站立很有力,这是异常现象。因此,增加了会伸手主动抓物、翻身和主动爬项目。被动肌张力的检查对于大多数脑瘫有重要意义,这种检查通过腘窝角、内收肌角、跟耳征等的角度大小作判断,此方法既客观,又容易操作,还容易被婴儿和家长接受。正常婴儿这些被动肌张力检查结果有一定的规律性,角度由小到大。对于足尖着地的婴儿,足背屈角是区别生理性还是病理性的重要标志。

0~1岁先天性反射的存在和消失时间,紧张性迷路反射消失和保护性反射出现的时间也是诊断脑瘫的重要依据。还吸取了Vojta脑瘫检查方法中的两项指标,即垂直抱和俯卧位抱时婴儿姿势,比较正常婴儿和脑瘫儿之间的差别。

0~1岁神经运动检查共52项。本检查法最大特点是用表格方式表示,每月检查一次,以体格检查程序进行,当问病史时完成头颅的检查,当婴儿安静地躺在检查台上可估计被动、主动肌张力,原始反射和腱反射,检查以姿势反应的估价作为结束。主动、被动肌张力和反射的每一项检查和正常发育作比较,并按每3个月的正常类型进行分组,任何异常的结果记录在表格内的暗区,对照正常的范围在表格中明区可即刻作出正常与否的评价,所有检查按纠正年龄,因此本检查按同样的标准估价足月儿和早产儿。要说明的是本检查并不是一种完全的神经学估价,它不包括脑神经、肌萎缩、肌纤颤和其他因素的估价,也不包括精神运动试验,因此也不能发现行为、社交或精神运动方面的异常。

三、DDST 筛查

丹佛发育筛查测验(denver developmental screening test,DDST):是测量儿童心理发育最常用的方法,适用于0~6岁儿童(最适年龄<4.5岁)。共104个项目(原著有105项),各以横条代表,分布于个人-社会、精细动作-适应性、语言、大运动4个能区(图3-3-1),检查时逐项检测并评定其及格或失败,最后评定结果为正常、可疑、异常、无法判断。对可疑或异常者应进一步作诊断性测验。

1. 检查对象 一般为6岁以下儿童。此法属筛查性,并非发育诊断方法,不能测智商,无法对儿童将来的发育起预测作用,也不能诊断和评价发育障碍名称和程度。检查者须受严格训练,并按照标准规定方法及物品进行检查。

2. 测验工具 ①红色绒线团1个(直径为10cm);②葡萄干或类似大小的糖丸若干粒;③细柄摇荡鼓1个;④8块每边2.5cm长的正方形木块(红色5块,蓝、黄、绿色各1块);⑤透明无色玻璃小瓶1个,口径为1.5cm;⑥小铃铛1只;⑦花皮球2只(直径分别为7cm及10cm);⑧红铅笔1支、白纸1张。

3. 测验项目 DDST(见图3-3-1)共有104个项目,分布于4个能区:个人-社会、精细动作-适应性、语言、大运动。图的顶边线及底边线画有年龄。104个项目各以横条代表,置于年龄线间的各能区内,每一横条上标有4个点,分别代表25%、50%、75%及90%的正常儿童能完成该项目的年龄刻度。横条内有"R"的项目,表示该项目允许向家长询问而得结果(report)。横条内注有"1、2……28"是注解,测试时按注解进行。

4. 测验前准备 测验的成功需要儿童的配合,因此必须使儿童安定舒适,双手能接触到检查工具。测验前检查者应向家长说明DDST为发育筛查性测验,并非测智商,测验项目并不要求儿童全部正确完成,并希望家长配合,对询问的项目要如实反映,不必紧张。每次测验前首先按小儿年龄(根据生日查明岁、月、天确切年龄;早产儿须矫正年龄,1岁后不再矫正)在测验图上从顶线至底线,经各能区画一条正确的年龄线,并在顶线点上写明检查日期。

5. 测验程序 一般按测验图排列的先后进行。每个能区先测年龄线左侧的项目,至少先做3个项目,再测右侧的项目,因右侧项目的难度渐高。或选儿童容易成功的项目先做,以树立其信心。每一项目可重复测试3次,再决定成败,提问时切忌暗示答案。各项目评分记在该项目横条的50%处,评分标

3

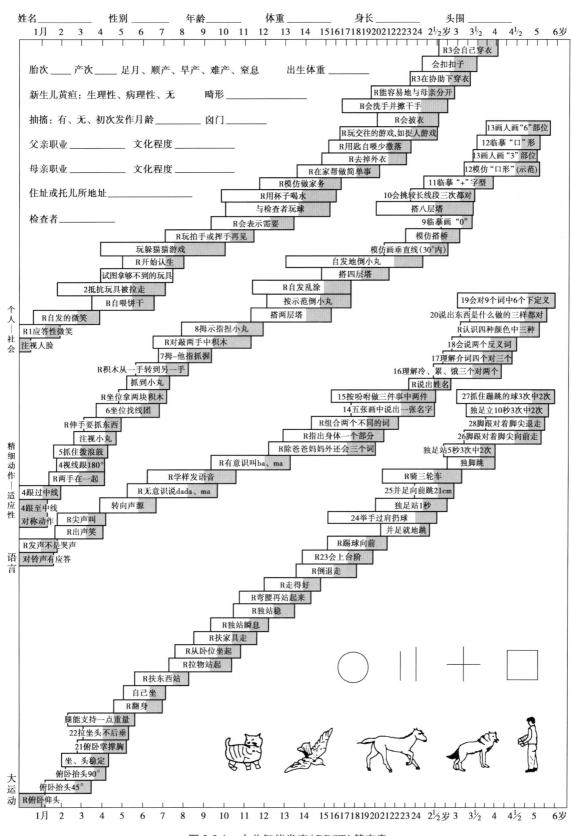

图 3-3-1　小儿智能发育（DDST）筛查表

记"P"表示通过,"F"为失败,"R"为儿童不合作,"NO"为儿童无机会或无条件完成,"NO"在计算总分时不予考虑。凡年龄线左侧项目失败者为发育延迟,切年龄线的项目失败者不算发育延迟。测验时检查者应同时观察小儿的行为、表情、注意力、自信心、语言表达情况、有无异常行为、与家长关系及与检查者配合等情况。

注解:

1. 检查者试逗引小儿笑。检查者自己向小儿微笑或交谈或挥手,但不要接触小儿,小儿作出微笑应答。

2. 当小儿正在高兴地玩着玩具时,检查者硬把玩具拿开,他若表示抗拒算及格。

3. 自己穿鞋时不要求系带,穿衣时不要求自己扣背部纽扣。

4. 以弧线方式将毛线球向左右交替移动,毛线球距离小儿面部 15cm,小儿视线跟随目标以中线为中央移动 90°,过中央线 180°算通过。

5. 把摇荡鼓接触小儿指端,小儿能握住它。

6. 小球从桌边滚下时,小儿视线会跟随它,好像在追逐它,直到小球不见或想看它究竟滚向哪里。检查者掷球时,应敏捷使球滚出,几乎不令小儿见到检查者手,掷球时勿挥臂。

7. 小儿用拇指和另一指摘小丸(平剪摘)。

8. 用示指、拇指指端摘小丸,摘时腕部离开桌面,从上面摘(垂指摘)。

9. 照样学画圈,不示范,不要说出式样。要求线的头尾连接成圈即可。

10. 先给看长、短两条线,然后问哪一条线长一些(不要问大一些),然后把纸旋转 180°,再问哪条长(3 试 3 成或 6 试 5 成)。

11. 能画十字便及格(两条线交叉),不要求指定角度,不示范,不要说出式样。

12. 先嘱小儿照样画,倘不能做,检查者便示范,不要说出式样。要求图案具有 4 个方角便及格。

13. 评分时对称部分每对算作一个单元(两臂、两腿、两眼等仅算作一个单元)。

14. 点画片嘱小儿说出名称(仅作声而未叫出名称,不通过)。

15. 检查者嘱小儿:"把积木给妈妈"、"把积木放在桌上"、"把积木放在地上",3 试 2 成。注意:检查者不要指点或用头、眼示意。

16. 检查者问小儿:①冷了怎么办?②饿了怎么办?③累了怎么办?3 问 2 答对。

17. 检查者嘱小儿:①把积木放在桌面上;②把积木放在桌子下;③把积木放在椅子前;④把积木放

在椅子后。注意:检查者不用手指点或用头、眼示意。4 试 3 成。

18. 检查者问以下问题,嘱小儿回答(填空):①火是热的,冰是_____;②妈妈是女的,爸爸是_____;③马是大的,老鼠是_____。3 题 2 对。

19. 嘱小儿解释下列 9 个字词的意义:球;湖(或河);桌子;房屋;香蕉(或其他水果);窗帘;天花板;篱笆(或围墙);人行道。能说出用途、结构、成分或分类都算及格(例如香蕉是水果,不只说颜色是黄的)。9 项中有 6 项答对算通过。

20. 检查者问小儿:"汤匙(勺)是什么做的?";"鞋是什么做的?";"门是什么做的?"不准问其他事物代替。3 试 3 成。

21. 小儿俯卧用双侧前臂和(或)用双手撑起胸部离开桌面。

22. 检查者握住小儿双手轻轻拉他,从仰卧位到坐位,这时小儿头不后仰为及格。

23. 小儿上楼梯时允许手扶墙壁或栏杆,但不准成人搀扶或爬行。

24. 小儿举手过肩掷球给 1m 外的检查者。

25. 能并足平地跳远约 21cm。

26. 嘱小儿向前步行,前后两脚间距离不超过 2.5cm。检查者可示范,要求小儿连续走 4 步,3 试 2 成。

27. 检查者在 90cm 外,把球拍给小儿,要求小儿能用手接球,不准用臂抱球。3 试 2 成。

28. 嘱小儿后退走,前后两足距离不超过 2.5cm。检查者可示范,要求小儿连续退 4 步,3 试 2 成。

测验结果评定:

DDST 最后结果评定可分为正常、可疑、异常、无法判断。

异常:2 个或更多能区,每个能区有 2 项或更多项目发育延迟。

异常:1 个能区具有 2 项或更多的项目发育延迟,加上 1 个能区或更多能区有 1 项发育延迟和该能区切年龄线的项目均为"F"。

可疑:1 个能区具有 2 项或更多项目发育延迟。

可疑:1 个或更多能区具有 1 项发育延迟和该能区切年龄线的项目均为"F"。

无法判断:由于儿童不合作,评为"NO"的项目太多,以至于结果无法评定。注意不能将不合作误评为失败。

正常:无上述情况。

第一天测验结果为异常、可疑或无法判断者,1 个月后应予复试。复试时应更为慎重,选择更为合适的时间和环境,如复试结果仍为异常、可疑或无法判断,家长认为检查结果与儿童日常表现一致,应进一步作诊断性测验,或转至有关专业人员(心理学、神经病学、视听觉学、发育儿科学等)处作进一步检查和评价。

1981 年,Frankenberg 对 DDST 再次修订,精简检测项目,即先测查年龄线左侧的 3 个项目,4 个能区共 12 个项目,缩短了筛查时间。如 12 个项目全部通过,评定结构为正常。若 12 个项目不是全部通过,则按照前述方法,切年龄线项目都要检查,再作出结果判定。

四、0~6 岁儿童神经心理行为量表

小儿神经心理发育检查在儿科范围内的应用主要为评价小儿神经心理发育是否正常或智能迟缓的程度,对一些神经系统疾患(如脑性瘫痪及癫痫)是否还伴有社会心理发育异常。

测查意义:小儿神经心理发育测试的意义是评价小儿的心理发育状况,可检出智能迟缓、情绪紊乱、行为异常等。对正常者,可根据测试情况,发现小儿特点,进行针对性地教育,提高教育质量;对异常者,查明原因,进行早期干预或治疗,有助于医师对某些疾病的诊断、鉴别和治疗效果的观察,有助于明确小儿智能发育程度、掌握发育特点,因材施教。

评估内容包括五个能区:①大运动:包括抬头、头的稳定、坐、翻身等的能力;②精细运动:包括用手和手指抓握、握紧和操纵物体的能力;③适应能力:包括小儿对物体和情景精细感知运动的调节、接近和玩弄物体时眼手协调的能力;④语言:检查对他人语言的模仿和理解;⑤社交行为:即婴儿对社会文化环境中个人反应的能力。

发育商的计算:

$DQ = DA/CA \times 100\%$

发育商用 DQ 表示

发育年龄用 DA 表示

实际年龄用 CA 表示

0~6 岁小儿神经心理发育检查表的分级标准:

高(优秀)DQ≥130

中上(良好)DQ 129~115

中等(正常)DQ 114~85

中下(偏低)DQ 84~70

低下 DQ<70

轻度:DQ 50~69

中度:DQ 35~49

重度:DQ 25~34

极重度:DQ<25

(一) 使用注意事项

1. 设备和场所要求　检查者应事先在测试的房间内安置好测查用具,房间的布置应简洁明了、安静,使孩子感到轻松愉快,桌椅高度适合儿童年龄,幼年儿童可以由母亲抱着坐。检查者最好不穿白大衣,以免引起小儿不愉快的联想。测试时,只需一名家长陪同,测试时,主试者要坐在孩子的左侧或对侧。

2. 测试的时间要求　应在小儿吃饱睡足,精神愉快的时候做测试,具体时间可依不同小儿的习惯而定。

3. 在测试过程中,检查者应始终对小儿有热情亲切的态度。检查者不要一开始就突然地与小儿接触,可先对小儿笑笑,问候一下,并在他旁边放一玩具(此玩具是测查过程中用不到的)让他玩,自己可暂时与小儿的母亲交谈,不让小儿感到他自己是被注意的中心,待小儿熟悉了环境或消除了陌生感以后再开始测试。测试过程中,小儿每次能正确地完成测试项目之后,可向小儿微笑、点头或赞许,这将有助于保持小儿测试时兴趣和良好反应。

4. 测试的程序　一般来说,保持同一姿势或体位的项目应集中在一起进行测查,以免频繁地变换体位。但当小儿对某一些测查项目丝毫不感兴趣时,可以暂不测查该项,而先改换某种小儿乐于接受的项目,有的小儿在规定的时间内,未能完成动作但在测查过程中的其他任何时候能显示某一能力时,也应给予记分。在测验时,应首先提供他感兴趣的项目玩具(比如带颜色的方木等),需要谈话或执行某种命令的测试项目应保留到小儿反应较为自如的时候再做。测查过程中各项所用的提问方式及对话都要严格按照指导语中所规定的执行,否则测试无效。每次测试最初和最后的项目应该是小儿能够通过的项目,使他高兴而来,高兴而去。

5. 测试内容不能外泄,测验者需经过严格培训。

6. 向家长解释测试结果要恰当,对发育落后的儿童重在指导。

(二) 量表编制的意义

婴儿出生后,不仅身高、体重不断地增长,而且行为、精神、心理也在不断发育。婴儿发育的速度却各不相同。如何判断婴幼儿行为、精神、心理的发育状况,既往都是采用国外的一些发育量表来评价,如贝利婴幼儿发育量表、Gesell 发育诊断法(GesellDevelopmental Schedule)等。为了制定出适合我国特

色、能客观评价婴幼儿智能发育程度的诊断量表，自1980年起，在我国老一辈儿童保健专家薛沁冰教授领导下，由首都儿科研究所薛红、张家健、高振敏、张春如、曹英等医师和中国科学院心理所茅于燕教授牵头，在全国按人口分布分层比率，选取12个城市组成协作组，历时10年，总结出我国婴幼儿神经、心理发育特点，完成"0～3岁儿童神经心理发育量表"的编制工作，该量表简称"儿心量表"。儿心量表是基于"以自己为主"的观点来尝试制定量表的。由于横查方法使小儿的行为表现不够充分，所以在编制量表时，以追踪测查小儿的精神发育智能为基础，以横查作验证的方法，制定了符合我国国情的儿心量表。该量表的编制与使用填补了我国既往使用国外移植发育量表、没有本土量表的空白，和儿童保健实际工作中急需有我国儿童特点的发育诊断量表。1985年量表延长至60月龄并经严格抽样并完成了全国的标准化。在1997年又将测查项目延长至84月龄，其量表适用范围涵盖儿童健康管理全部年龄段即0～6岁儿童，但延长部分的测试项目未进行标准化，量表的适用人群为我国0～6岁的儿童。

（三）儿心量表的制定的原则

儿心量表的制定的原则是以纵向为主，横断验证为原则。

1. 纵向观察 由首都儿科研究所牵头，自1980年起研发婴幼儿发育量表，最初选取无高危因素新生儿60名为研究对象，男29名，女31名。每例追踪测查21次，历时3.5年。纵向观察记录早期儿童神经心理发育情况，并依据中国婴幼儿发育规律和行为特征设计编制测验项目。

2. 横断面研究 再经0～4岁1275名儿童横断面的验证，完善测验项目，首次制定出我国第一个0～3岁儿童神经心理发育量表。随后用横断方法扩大样本量以制定全国常模量表。

（四）儿心量表标准化常模的制定

1. 抽样人群的代表性 于1985年在全国通过严格抽样，选出具有代表性的12省市（北京、天津、长春、兰州、包头、开封、郑州、武汉、昆明、贵阳、福州、上海）进行标准化常模的测试。抽样方法按地区、年龄、性别及教养环境4个变量在12个城市采取分层整群抽样，对象全部为健康、足月、单胎、无高危因素的小儿；男女性别按1：1比例抽样；教养条件按散居与集体儿童按比例抽样，婴儿以散居为主，幼儿散居集体各半；全国3岁以下儿童共测查13 868名，男童7026名，女童6842名。男：女比例最终为1.03：1。抽取的样本具有代表性。

随后又增加1185名4～5岁儿童样本，将全国常模量表的测验项目延长至5岁，形成涵盖177项针对0～4岁小儿神经心理发育的诊断量表。在1997年又将测查项目延长至84月龄，其量表适用范围涵盖儿童健康管理全部年龄段即0～6岁儿童，《中国儿童发育量表》（4～6岁部分）其信度和效度均达到了诊断量表的要求。

2. 测查时间 协作组举办培训班共8次，严格培训主测人员，可靠性测验99.1%。年龄按1岁内婴儿生日前后5天内测查，1～3岁幼儿生日前后15天内测查。

3. 常模的质量控制 在进行全国标准化常模时，协作组制订统一研究方案、统一测查表格及填表说明、统一制定测查工具及指导语。全国量表标准化过程进行严格质量控制，定期抽查保证每张测查表格合格。复审全部表格，删除不合格者，废卡率控制在2%以内。用计算机统计分析全部资料。

五、Gesell 智力测评

（一）概述

Gesell 发育诊断量表（Gesell Developmental Schedule，GDS）是评估诊断0～6岁儿童发育水平的心理测量工具，也是用于评定0～6岁儿童智力残疾的标准化方法之一。

阿诺德·格赛尔（1880-1961）是 Gesell 发育诊断量表创始人，于耶鲁大学退休后创办了耶鲁儿童研究中心。19世纪20年代研究中心培养的医师、护士、研究人员利用摄像技术对儿童发展进行了开创性的研究，记录了10 000名4周～5岁儿童的真实状态，并且专注于通过影像分析研究每名儿童的语言、运动、社会性、情绪和认知的发育变化，以更好地了解各年龄状态儿童的发育特点及与神经系统完整性、成熟性的关系。他的《婴幼儿行为图册》记录了3200名儿童发育的过程及资料，堪称不朽之作，为儿童发育诊断量表的诞生奠定了重要基础，因而，阿诺德·格赛尔被称为儿童发展量表之父。研究中心于1925年首次编制发表了格赛尔发育诊断量表（Gesell Developmental Schedule），之后于2008～2010年进行了修订，年龄扩大至9岁。2012年将评估年龄段扩大至16岁。由于版权关系，我国未再引进修订后的量表。

我国目前应用的 Gesell 发育诊断量表是20世纪70年代由林传鼎教授引入的1974年版本的 Gesell 量表，由林传家教授带领，以北京市儿童保健所作为主要修订单位完成了国内的标准化修订，并在临床实践中取得了良好的应用效果。量表的修订过程分为两个阶段：

第一阶段是对 0～3 岁部分的修订，即《婴幼儿发育监测量表》。原北京市儿童保健所（现北京妇幼保健院）和原北京医学院第一附属医院（现北京大学第一医院）保健科共同组成的"北京智能发育协作组"作为修订单位。预实验于 1981 年开始，对 884 名北京城区正常婴幼儿进行了横断面测查，并采用纵向系统观察法，完成 60 名儿童的 3 年追踪，于 1985 年完成北京城区正常婴幼儿发育进程数据。之后继续扩大样本量，完成了全国五省一市 2128 人次测查。并获得北京市卫生局鉴定的应用技术成果（成果年度编号 91213910，应用行业码 754，中图分类号 R175）。1986～1987 年将此国内修订的量表对全国 29 个省市 130 人进行了师资培训，推广使用该量表，期间测查 1377 人，获得较好的应用效果。1987 年 4 月由中国残疾人联合会组织专家论证，确定将其作为全国第一次残疾人调查 0～3 岁儿童智力残疾诊断工具，在全国 29 省、市 150 万人口的调查中使用。在应用过程中，其应用效果表明，量表诊断价值较高，具有客观性和有效性，并可与国际资料相比较。

第二阶段是量表 3.5～6 岁部分的修订。由原北京市儿童保健所（现北京妇幼保健院）、原北京医学院第一附属医院（现北京大学第一医院）预防保健科、首都医科大学附属北京儿童医院保健科于 1990～1992 年共同完成的修订工作。制定出 3.5～6 岁量表。并获得北京市原卫生局鉴定的应用技术成果（成果年度编号 99025389，应用行业码 754，中图分类号 B844.1）。经过补充修订后的量表，与 0～3 岁衔接成一体，既扩大了年龄范围，又具有了量表的连续性，也保持了原 Gesell 量表的基本特征。为儿童保健及儿科临床的发育诊断、儿童早期的发育干预以及与其有关的流行病学调研工作，提供了理想的标准化工具。

（二）量表的结构及评价标准

1. Gesell 发育诊断量表结构 量表以正常儿童的行为模式为标准，鉴定、评价观察到的行为模式，以发育年龄、发育商表示儿童的发育水平，作为判断小儿神经系统完善性和功能成熟度的手段。全量表分为 13 个关键年龄，即：4 周、16 周、28 周、40 周、52 周、18 月龄、24 月龄、36 月龄、42 月龄、48 月龄、54 月龄、60 月龄、72 月龄，共有 500 余个项目根据发育年龄的次序分布于各个年龄组中，根据发育的内容分布在 5 个能区中，即适应性行为（adaptive behavior）、大运动行为（gross motor）、精细动作行为（fine motor）、语言行为（language）、个人-社交行为（personal-social behavior）五部分。

（1）适应行为：是反映儿童发育整体状况的最重要能区，它涉及对刺激物的组织，相互关系的知觉，将刺激物的整体分解成它的组成部分，并将这些组成部分按有意义的方式再组成为整体。

（2）大运动行为：包括姿势反应、头的稳定、坐、站、爬、走等。

（3）精细动作行为：包括手和手指抓握、紧握和操纵物体。

（4）语言行为：包括对别人语言的模仿和理解。

（5）个人-社交行为：包括婴幼儿对他所居住的社会文化的个人反应。

量表测评时间约需 40～120 分钟，时间长短与儿童的年龄、测试状态、发育水平均有关系。每名儿童均需测查完成五个能区。

2. 计算方法与评价标准

（1）计算方法：发育商（DQ）= 发育年龄（DA）/实际年龄（CA）×100；发育年龄（DA）的计算，需根据儿童实际测查的发育年龄区间，采用不同的公式（共 4 类）进行分析并计算。

（2）发育商异常的评分标准：见表 3-3-1。

表 3-3-1 Gesell 发育诊断量表异常的评分标准

分度	发育商数（DQ）
轻度	75～56
中度	55～41
重度	40～25
极重度	<25

3. 量表的信度及效度研究 量表修订年代较早，多以常模人群中项目的通过率（75% 或 90%）考察行为模式的排列方式，在应用中考察量表的使用价值，并无相应的、目前制定量表所要求的信度、效度统计数据体现在文献中。

4. 量表的临床应用研究 由于 Gesell 发育诊断量表能够相对全面、连续、真实地反映个体发育情况，目前在我国儿科、儿童保健、康复、科研等领域得到广泛应用，是制定发育量表校标的选择之一。作为 0～6 岁儿童发育迟缓和儿童智力残疾诊断的重要依据，2006 年 1 月由中国残疾人联合会组织专家论证，确定将其作为全国第二次残疾人调查 0～6 岁儿童智力残疾诊断工具，在全国 29 省调查中使用；2013 年由中国残疾人联合会、中华人民共和国原卫生部确定为"0～6 岁儿童残疾筛查工作规范"中智力评定方法；2013 年，在北京市残疾人联合会、北京市教委、北京市财政局、北京市原卫生局联合下发的"北京市残疾儿童康复服务办法"中,被指定为儿童智力残疾评定方法。

5. 量表的特点及使用中的注意事项

(1) Gesell 量表具有较强的专业性,能够相对系统、准确地判断儿童发育水平。但其应用时,对测试人员要求较高,需要具备一定的儿科临床、儿童保健、儿童发育的经验或经历,且经过标准化培训并取得资格的医护完成。测评过程中要求态度和蔼,使用标准的测验用具,并严格按照指导语进行操作,针对结果,需结合养育行为进行标准化解释,以避免出现结果的主观偏倚和错误。测试人员必须遵守职业道德,遵守保密原则;不能将测验方法和评分标准公开宣传,影响其使用的标准性,以致失去测试意义;不能将测验内容作为教学或训练的内容,以避免给被试者带来损害。

(2) Gesell 发展诊断量表以适应性能区作为儿童发展水平的总体代表。但因五个能区的结果体现儿童行为发育的各个不同维度水平,故进行结果分析时,需针对每个维度的行为模式进行分析,而不能以计算的总和或平均值代表儿童的发育水平。

(3) 对于婴幼儿来说,不能将心理测评与神经病学检查截然分开。如果在婴儿期,行为发育完善、质量好、速度正常,证明大脑皮质发育是完整的。若没有损害事件发生,大脑皮质的完整性将继续保持。由于行为发育的结果受生物学因素、社会心理因素的同时作用,故在预测儿童未来发育水平,尤其智力方面,具有很大局限性,因此,不能认为测查分值越高,儿童智能发育越好,或者未来成就越高。

(4) 具有听觉障碍、肢体运动障碍或语言行为问题的儿童,易造成测验结果的偏倚,需结合儿童的具体行为方式分析结果的真实性、客观性及其影响因素。

(5) 发育诊断是根据儿童发育成熟程度分析儿童的发育状况,并不试图直接测试智力水平,而是结合临床表现估计智力潜力。

六、韦氏幼儿(儿童)智力测查、韦氏儿童智力测查

Wechsler 智力量表是国际公认的最权威、使用范围最广的诊断性智力测验。由美国心理学家 David Wechsler 编制,包括三套智力量表,即:幼儿智力量表(WPPSI,1967,适用于 4~6 岁);儿童智力量表(WISC,1949,适用于 6~16 岁);成人智力量表(WAIS,1955,适用于 16 岁以上)。韦氏智力测验问世后曾多次修订:WAIS-R(1981),WAIS-Ⅲ(1997),WAIS-Ⅳ(2008);WPPSI-R(1989),WPPSI-Ⅲ(2002);WISC-R(1974),WISC-Ⅲ(1991),WISC-Ⅳ(2003)。

韦氏智力量表分为言语和操作两个部分。每一部分由测量相同智力结构的若干分测验组成,题目根据难度从易到难的顺序排列。测验结果以离差智商表示,除了得出各分测验的量表分,最后计算出全量表的总智商外,还可以分别得出言语智商和操作智商。我国从 20 世纪 80 年代开始由北京师范大学林传鼎、张厚粲教授主持对韦氏智力测验(Wechsler Intelligence Scales)进行了修订和标准化。修订后的韦氏智力量表有较高的信度和较好的效度。在 20 世纪 90 年代,湖南医科大学湘雅医院龚耀先、戴晓阳、蔡太生教授等对韦氏智力测验亦进行了修订和标准化,其特点是除沿用韦氏智力测验的基本框架外,在测验内容上做了较大改动。以 WISC-R 为例,沿用项目仅占 9.4%,新编项目占 77.7%,并制定了城乡两套常模。韦氏智力测验在我国的引进和标准化,有力促进了智力测评在中国的规范性发展,为心理学和医学科研及教学实践提供了有效的测量工具。

随着认知心理学和神经心理学的发展,研究认为工作记忆是区分个体学习能力和流体推理(fluid reasoning)能力的重要指标,认为个体的工作记忆能力强,个体的注意力就更高,学习能力也能随之提高。与此同时,加工速度也被证明是认知功能很重要的一个指标,加工速度的提高往往预示着随年龄增长连接到中枢神经系统的突触间的联系增加,同时意味着髓鞘化的程度和功能的增长。认知心理学和神经心理学的研究认为工作记忆、加工速度和推理之间是一种动态影响的关系,快速的信息加工速度需要很强的推理能力为辅助,信息加工速度的提高可以减少儿童工作记忆的工作量。这些研究成果对韦氏智力量表的进一步修订发展提供了理论基础。韦氏智力测验前几次的修订,测试结果均以 3 种合成分数呈现,即言语智商、操作智商、总智商;2003 年起在北美正式发行和出版的 WISC-Ⅳ 有较大的改动,与 WISC-Ⅲ 相比,删除了三个分测验,新增了五个分测验。测试结果由五种合成分数表示,即言语理解指数、知觉推理指数、工作记忆指数、加工速度指数、总智商。

七、中国儿童气质量表全国常模

(一) 概念

中国儿童气质量表全国常模(Chinese Child Temperament Scale,CCTS)是 1996 年由西安交通大学第

二医院儿童行为及发育儿科研究室姚凯南教授带领团队根据美国 Carey 的气质量表编制的。

气质是人的个性心理特性之一,是指个人心理活动的稳定的动力特性,它主要表现在心理活动的强度、速度、稳定性、灵活性及指向性上。根据著名的 Thomas 和 Chess 气质调查量表由气质维度和气质类型组成的理论,Thomas 和 Chess 认为儿童气质是行为的表现方式。包括九个维度:活动水平、节律性、趋避性、适应性、反应强度、心境特点、持久性、注意分散、反应阈。评价儿童气质有助于儿童工作者和家长全面了解儿童的心理特征,对儿童的教育、行为问题的判断和指导很有意义。

（二）量表的结构及特点

1. 气质的结构　每个量表都是由九个气质维度组成,每个维度包含不同数量的题目。中国婴儿气质量表(CITS)、中国幼儿气质量表(CTTS)、中国学龄前儿童气质量表(CPTS)和中国学龄儿童气质量表(CSTS)所包含的题目分别是:95、97、100 和 100。

2. 气质类型　根据气质理论及 9 个气质维度的得分情况,儿童气质共分为 5 个类型:平易型;麻烦型;发动缓慢型;中间偏平易型;中间偏麻烦型。

八、儿童期孤独症评定量表

（一）概况

儿童期孤独症评定量表(Childhood Autism Rating Scale,CARS)由 Schoplen 等于 1988 年编制,卢建平、杨志伟等人修订。CARS 是临床医师用于孤独症儿童言语、行为、感知觉等方面的观察评定工具。

（二）应用评价

卢建平、杨志伟等应用报告,CARS 量表内部一致性信度 Cronbach's α 系数为 0.735。15 个项目与总分的相关系数在 0.569 ~ 0.935,15 个评定项目之间的相关系数在 0.278 ~ 0.808。总分与 ABC 量表 5 个因子分(感觉、交往、躯体运动、语言、生活自理)的相关系数分别为 0.449、0.420、0.178、0.328 和 0.360。CARS 量表总分与 ARS 量表总分的相关系数为 0.502。总分与 ATEC 量表的 4 个分量表相关系数为 0.514、0.412、0.517 和 0.245,与 ATEC 量表总分相关系数为 0.572。

根据量表作者提供的划界分,CARS 量表对临床确诊病例的阳性率为 97.7%,对临床疑似病例的阳性率为 84.6%。王喻等对临床诊断的 22 例孤独症进行 CARS 评定,阳性率为 95.5%。

（三）**CARS 的临床应用**

量表由 15 项内容组成,由检查者使用评定。该量表每项按 1 ~ 4 级评分,4 级为最重一级,每级评分意义依次为"与年龄相当的行为表现"、"轻度异常"、"中度异常"、"严重异常"。每一级评分又有具体的描述说明,使不同的评分者之间尽可能一致。量表最高分为 60 分。总分低于 30 分则评为非孤独症;总分等于或高于 36 分,并且至少有 5 项的评分高于 3 分,则评为重度孤独症;总分在 30 ~ 36 分,并且低于 3 分的项目不到 5 项,则评为轻-中度孤独症。

（王海勤　花芸）

第四节　心理行为异常

一、精神发育迟滞

精神发育迟滞(mental retardation,MR)又称智力低下,指小儿生长期内(18 岁以前)智能发育明显落后于同年龄平均水平同时伴有适应行为的缺陷。智力发育始终不能成熟。因此,在生活、学习、行为等方面,难以适应客观环境的要求。我国 0 ~ 4 岁小儿中 1.2% 患有本病。可为生物学因素和社会心理因素造成。

【诊断】

1. 临床表现

（1）精神发育迟滞可分为轻、中、重、极重四级,可见表 3-4-1。

表 3-4-1　智力低下的分型

型别	智商	接受教育能力	适应能力
轻型	70 ~ 50	可教育	经教育可独立适应
中型	49 ~ 35	可训练	简单技能,半独立生活
重型	34 ~ 20	难以训练	自理有限,需监护
极重型	<20	需全面照顾	不能自理,需监护

（2）详细病史、家庭史及高危因素分析,同时应有详细全面的神经系统检查和体格检查。

2. 辅助检查　神经影像学检查对脑结构异常者可有阳性发现。用神经生化、染色体和分子遗传学分析等方法。进行产前检查和新生儿筛查可早期发现和诊断染色体病、先天代谢病和神经系统畸形。必要时进行脑电图和脑干诱发电位检测。另外,采用儿童智力量表测试发育商(<3 岁)或智商(>3岁),采用儿童适应行为量表测试适应行为商,以判定智力低下程度。

【治疗】

精神发育迟滞的治疗主要从医学和心理、教育两方面进行,尽可能使患儿达到生活自理、增强独立性,学会与人交往和社会生活能力。

1. 特殊治疗 主要为先天性代谢病,宜早期诊断,早期治疗。甲状腺功能减退用甲状腺素片;苯丙酮尿症者限制饮食中苯丙氨酸;同型胱氨酸尿症应补充其辅酶(维生素 B_6、B_{12});肝豆状核变性需低铜饮食和排铜治疗,早期干预,可防止精神发育迟滞的进一步发展。

2. 症状治疗 纠正缺陷,纠正视、听障碍,控制癫痫发作。

3. 加强教育和训练极为重要 早期教育可使患儿增长技能和主动性,轻型智力低下的学龄儿童可在普通小学接受教育,中度智力低下需在特殊教育班级里学习,行为治疗应由专门人员进行。

4. 药物治疗 除了特殊病因外,其他神经细胞营养剂作用尚不明确,常用的有吡拉西坦、神经生长因子及脑活素等。

二、注意力缺陷多动障碍

注意力缺陷多动障碍(attention deficit hyperactivity disorder,ADHD)也称多动症,是指智力正常或基本正常的小儿,表现出与年龄不相称的注意力不集中,不分场合的过度活动,情绪冲动并可有认知障碍和学习困难的一组综合征。ADHD 是儿童、青少年最多见的精神行为问题之一。其患病率约为 3% ~ 5%,男孩明显比女孩多,男:女为(4 ~ 9):1。症状大多在学龄前出现,但 9 岁左右是症状最突出的年龄。病因及发病机制至今尚不十分清楚,多数研究认为,

该病是由多种因素如生物因素、社会心理因素等协同作用造成的一种综合征。为学龄儿童中常见的行为问题,主要表现为注意力不集中、多动、冲动行为,常伴有学习困难,但智能正常或接近正常。诊断主要依靠病史、体格检查以及心理评估。心理评估中包括智力测验、注意力评定(CPT)和问卷量表(Conners 量表)。药物治疗可选用哌甲酯、托莫西汀以及三环类抗抑郁药类。行为治疗与指导对ADHD 患儿的预后非常重要,需要家庭、医院及学校三方面配合。有关 ADHD 的预后尚缺乏流行病学资料。

(王海勤　花芸)

参 考 文 献

1. 薛辛东. 儿科学. 第 2 版. 北京:人民卫生出版社,2010.
2. 崔炎. 儿科护理学. 第 5 版. 北京:人民卫生出版社,2012.
3. 杨玉凤. 儿童发育行为心理评定量表. 北京:人民卫生出版社,2016.
4. 鲍秀兰. 0 ~ 3 岁儿童最佳的人生开端(高危儿卷). 北京:中国妇女出版社,2013:488-499.
5. 刘湘云,陈荣华,赵正高,等. 儿童保健学. 第 4 版. 江苏:江苏科学技术出版社,2011:47-48.
6. 梁爱民,陈雪辉,王凤芝,等. 0 ~ 3 岁儿童发育迟缓监测研究. 中国康复理论与实践究,2012,18(8):748-751.
7. 周文娟,梁爱民,王凤芝,等. 北京市四区/县 18 月龄儿童发育迟缓的流行病学研究. 北京大学学报:医学版,2013,45(2):211-216.
8. 曹洪建,周楠. 韦氏儿童智力量表与特殊儿童测查:挑战、改革与发展. 中国-特殊教育,2011,7(6):17-23.
9. 古桂雄,戴耀华. 儿童保健学. 北京:清华大学出版社,2011.
10. 吴光池. 儿童营养与生长发育. 北京:中国协和医科大学出版社,2010.
11. 李瑞莉,金春华,张丽丽.《中国儿童发育量表》(4 ~ 6 岁部分)信度和效度研究. 中国儿童保健杂志,2015,9(23):934-936.

第四章 儿童保健

第一节 小儿各年龄分期

儿童的生长发育是一个连续渐进的动态过程，生命活动的开始起源于胚胎，不同的年龄阶段解剖、生理、心理、功能活动等都有不同的特点和规律，随着年龄的增长，各功能系统逐渐成熟，根据解剖生理特点和心理发育的规律性，临床将小儿按年龄划分为七个时期。

一、胎儿期

从受精卵形成到胎儿娩出前，共40周（280天），称为胎儿期。

胎儿的周龄即为胎龄，根据胎儿的形成过程临床上将胎儿期划分为3个阶段：

（一）妊娠早期

指受精卵形成至妊娠12周。这一时期是胚胎组织器官形成的重要时期，受精卵第6~8天着床，着床后快速分化出外胚层、中胚层和内胚层，机体的所有器官组织均由三个胚层发育完成。外胚层发育成皮肤的表皮、毛发、指甲、牙齿、感觉器官和神经系统等；中胚层发育成皮肤的真皮、肌肉、骨骼、排泄系统和循环系统等；内胚层发育成消化系统、呼吸系统以及甲状腺和胸腺等。在5周出现肢体萌芽、眼睛、耳朵、肺、肝脏雏形出现，6周心脏开始跳动，7周手指、脚趾出现，8周末所有器官初具雏形，头占整个胎体1/2，9周后组织器官迅速生长功能逐渐成熟。8~12周胎儿出现反射活动，如吸吮反射、抓握反射和惊吓反射等，同时出现原始的面目表情。

这一时期护理重点是避免孕母受到感染，避免接触有毒有害物品如放射线、化学物质，不乱服药物，注意休息和营养，预防流产和畸形。

（二）妊娠中期

指妊娠13~28周。这一时期胎儿各器官系统迅速发育但功能不成熟。12周末外生殖器已发育，可

辨男女，16~20周胎动出现，头皮已长出头发，皮肤色红、光滑透明，20周时，身长是出生时1/2，体重只有1/10，全身有毳毛，有心跳、呼吸、排尿和吞咽功能，检查可听到胎心音。20~24周，大脑半球形成且有主要沟、回，神经系统首先发展，28周时，肺泡发育基本完善，具有气体交换功能，同时也形成了消化系统，肠管已有蠕动，可有吸收葡萄糖的能力。皮下脂肪开始沉积但不多，此时出生能啼哭，但生活能力很弱。

这一时期护理重点是定期孕检，均衡营养，心情愉快，劳逸结合，避免早产。

（三）妊娠后期

指妊娠29~40周。这一时期胎儿以组织器官迅速生长和功能渐趋成熟为主。体重增加迅速，皮下脂肪积聚，胎体逐渐丰满，肌肉增长快，中枢神经系统发育迅速。35周时胎儿的听力已充分发育，对外界的声音有表情上的反应，36周时身长已45cm，体重约2500g，皮下脂肪较多，指（趾）甲已达指（趾）尖，此时出生后能啼哭和吸吮，基本可以存活。38~40周时胎儿已足月，皮下脂肪丰满，皮肤粉红，指（趾）甲已超过指（趾）端。胎毛脱落，身长平均50cm，体重约3.20~3.30kg，胎头已入盆，随时准备降生。

这一时期护理重点是监测胎心胎动，按时产检，预防并发症，产前准备，心理疏导。

二、新生儿期

自胎儿娩出脐带结扎至生后28天，按年龄划分，包含婴儿期。胎儿脱离母体独立生存，其所处的内外环境有了根本变化，但其生理调节能力和适应能力不完善，如果分娩过程中有损伤或感染存在，发病率和死亡率均高，约占婴儿死亡率的1/3~1/2，尤以

新生儿早期为甚,是婴儿期中的一个特殊时期。

(一)围产期

国内定义为自胎龄满28周(体重≥1000g)至出生后7天。此期包括妊娠后期、分娩过程和新生儿早期三个阶段。妊娠晚期经分娩过程至新生儿早期,是生命中遭遇最大危险的时期,其中死胎、死产和活产新生儿死亡率都很高。围产期死亡率是衡量一个国家和地区医疗卫生水平的重要指标,也是衡量产科和新生儿科质量的重要标准。做好围产期的保健,是降低围产期死亡率的有效手段。

(二)新生儿根据分娩时的孕周分类

足月儿:胎龄满37~42周。

早产儿:胎龄满28周,不满37周。

过期产儿:胎龄超过42周以上。

(三)新生儿根据出生体重分类

正常体重儿:出生体重2500~4000g者。

低体重儿:出生体重<2500g者。

极低出生体重儿:出生体重<1000g者。

巨大儿:出生体重>4000g者。

(四)新生儿根据体重和胎龄的关系分类

适于胎龄儿:出生体重2500~4000g,胎龄在38~40周。

小于胎龄儿:出生体重<2500g,胎龄在38~40周。

大于胎龄儿:出生体重>4000g,胎龄在38~40周。

(五)新生儿的特点和能力

1. 新生儿出生体重 平均为3.20~3.30kg,平均身长为50cm,平均头围已达35cm。生理调节和适应能力不成熟,常见疾病有产伤、早产、低体重、先天畸形和溶血症等。

2. 新生儿具备多种原始反射 有觅食反射、吸吮反射、吞咽反射、握持反射、拥抱和眨眼反射、角膜反射和瞳孔对光反射等。有些反射在数周或数月后逐渐消失,若未消失仍持续出现,则为病理反射,如不对称紧张性颈反射。

3. 新生儿有6种状态 包括深睡、浅睡、瞌睡、安静觉醒、活动觉醒和哭。不同的状态有不同的行为能力,安静觉醒状态下新生儿对外界有较好的感受能力,对外界刺激容易产生反应,能够学习如何适应环境。

4. 新生儿具备一定的感知觉能力 会看:能对客观物体进行追视,喜欢看人脸和简单的几何图形,对红球和黑白相间的图案感兴趣。会听:在浅睡或瞌睡状态下,突然拍手会出现惊跳反射或闭目反射,觉醒状态下,会用眼睛寻找声源。嗅觉和味觉发育

良好:能区分母亲和其他乳母的奶垫,对甜、酸、苦味有不同的表情。触觉和温度觉发育良好,痛觉相对较差。

(六)新生儿期护理重点

应该强调围产期的保健宣教;新生儿访视;指导母乳喂养;新生儿护理及合理喂养;做好消毒隔离和清洁卫生;预防各种感染;做好疾病预防和治疗。

三、婴儿期

自胎儿娩出脐带结扎至1周岁,包括新生儿期。

此期为小儿生长发育最迅速的时期,是第一个生长发育高峰期。其中前6个月的生长发育速度最快,随着体格发育的迅速增长,脑和神经系统也迅速发展,婴儿学会了各种能力,由于各项功能不成熟,容易发生感染性和传染性疾病。

(一)婴儿的生长发育特点

1. 体重 婴儿在生后第3~4天虽有生理性体重下降,但喂养得当7~10天可恢复到出生体重。合理的喂养和护理使日后体重增长迅速,前6个月体重增长速度大于后6个月。1岁时的体重达到出生时的3倍。

1岁以内的婴儿体重计算公式是:

<6月龄婴儿体重(kg)=出生体重+月龄×0.7kg

7~12月龄婴儿体重(kg)=6+月龄×0.25kg

2. 身长 婴儿出生时身长平均约为50cm,前3个月身长增长约等于后9个月的身长增长。1岁时平均75cm,约是出生时的1.5倍。

3. 头围 出生时相对较大,约为32~34cm,生长速度与身高体重相似,前3个月的增长约等于后9个月的增长。1岁时平均为46cm。

4. 乳牙 多于生后6~8个月萌出,最早可于4个月萌出。

5. 生长发育迅速 由于每天需要的总热量和蛋白质相对较高,但其消化功能尚不完善,再加上6个月后从母体获得的被动免疫抗体逐渐消失,主动免疫功能发育不成熟,此期若护理不当极易发生消化功能紊乱和患感染性疾病,如佝偻病、缺铁性贫血、腹泻和上呼吸道感染等疾病。

(二)婴儿期的各种能力

婴儿的神经心理在外界环境刺激和影响下,通过学习和模仿具备了各种能力。4~6个月是吞咽和咀嚼的敏感期,婴儿期要经历食物转换,完成人类独特的饮食方式;运动方面从仰卧状态到俯卧抬头、趴、翻身、独坐、爬、扶站到学习独立走;精细动作

从不自主活动发展到能够随意运用自己的双手去触摸、摆弄和捏取物体;语言能力从咿呀发音到模仿发音,再到逐渐听懂语言、运用手势表达最简单的理解,会发单字并能简单交流等;认知方面从认识妈妈的脸到认识周围的亲人,再到认识外界的简单物品。这一切都标志着婴儿从一个自然的、生物的个体转向社会的实体,逐渐适应社会化的生活,成为独立的社会人。

(三) 护理重点

提倡母乳喂养,做好食物转换的指导,定期体格检查,早期教育,按时免疫规划,常见病、多发病的预防宣传。

四、幼儿期

自 1 岁至满 3 岁之前为幼儿期。

幼儿期营养的需求量仍然相对较高,且消化系统功能不完善,科学合理的喂养依然是保持正常生长发育的重要环节。体格的生长发育速度较婴儿期减慢,智力和神经心理发育速度加快,由于活动范围的扩大,发生意外伤害的风险加大。

(一) 体格生长发育

身高体重的增长速率较婴儿期缓慢,1～2 岁内体重增长约 2～2.5kg/年,第三年增长 2kg 左右;身高第二年增长约 12cm,第三年稳定增长 5～8cm 左右。1 岁时婴儿应出 6～8 颗乳牙,2 岁内乳牙数为月龄减 4～6,2 岁时乳牙出齐 20 颗,部分幼儿可延迟至 2.5 岁。

(二) 神经心理发育

中枢神经系统特别是大脑皮层的结构和功能不断成熟和发展,脑神经细胞的突触连接和分化增多,髓鞘化逐渐完善,神经传递速度加快,信息量不断加大,为幼儿的智力和心理发展提供了条件。运动能力从会走、会跑到会跳、会交替上下楼梯,使肌肉及骨骼得到发展;动手能力逐渐加强,会握笔划道、一页一页翻书、自己拿勺吃饭、穿、脱简单衣服等;语言方面表现在口语语言、词汇量、记忆及思维想象力、交往能力增强,会进行情感交流。幼儿期感知觉发育逐步完善,空间知觉、图形知觉和时间知觉得到发展。幼儿期儿童活动能力和范围的增大和接触外界环境相对增多,再加上好奇心强,好模仿,缺乏对危险事物的识别能力和自我保护能力,容易发生意外伤害和中毒。

(三) 护理重点

防止意外伤害;喂养指导;教会使用餐具的能力;培养良好的饮食习惯;注重性格习惯的培养;早期教育;传染病预防。

五、学龄前期

3～6 岁为学龄前期。

(一) 体格发育

学龄前期儿童体格生长发育速度处于稳步增长状态,体重每年增长 2kg 左右,身高每年增长 5～8cm 左右,身高的增长相对大于体重的增长,下肢的增长速度大于躯干的增长速度,坐高占身高的比例逐渐缩小。此期体格的生长发育受遗传和内分泌的影响。由于活动量大,热量消耗增加,皮下脂肪逐渐减少,肌肉量开始增加。眼功能发育基本完成,但结构和功能有一定的可塑性,听觉发育已完善。学龄前儿童每年应定期监测身高和体重。

(二) 神经心理发育

学龄前期儿童智能发育迅速,大脑结构和功能持续发育,表现在大脑重量的增加,脑神经纤维增长和髓鞘化接近完成。大脑皮层兴奋和抑制功能不断加强,睡眠时间逐渐缩短,注意力以无意注意为主,思维方式是具体形象思维。随着理解能力的加强,可用语言表达自己的思维和感情,认识和学习简单文字、看图说话及背诵歌谣。运动的平衡能力加强,会使用工具,如筷子、剪刀、画笔等。学龄前期儿童的生活场所以托幼园所为主,接触同龄儿童和社会的机会增多,自理能力和社交能力得到发展。这一阶段的儿童活泼好动,求知欲和好奇心强,通过游戏活动,发展想象力、创造力和协作能力。

(三) 护理重点

学龄前期儿童可塑性很强,培养道德规范和生活习惯,早期智力开发,眼和口腔保健,预防传染病和意外伤害是重点。

六、学龄期

6～12 岁青春期前为学龄期。

(一) 体格发育

学龄期是小学学习阶段,体重仍以每年 2kg 左右,身高每年 5～8cm 左右的速度稳步增长,除生殖器官外,其他各器官外形均与成人接近,骨骼处于生长发育阶段,长期不正确的坐、立、行走姿势,容易导致胸廓和脊柱畸形。

(二) 神经心理发育

智能发育更加成熟,自控力、理解力和分析能力、逻辑思维能力和推理能力及综合判断能力增强,运动能力的平衡性和技巧性增强,能够适应学校和社会的

4

环境变化,接受系统的科学文化知识的能力较快,书面语言得到发展,逐渐形成自己的思维方式。

(三)护理重点

保证营养均衡,加强体育锻炼,保证充足睡眠,防治龋齿和屈光不正,培养良好的心理素质,预防情绪、行为和精神方面的问题,传染病预防等是护理重点。

七、青春期

青春期是儿童发育到成人的过渡时期,是人体发育走向成熟的阶段。年龄范围由于受种族、性别、个体因素和环境因素的影响,存在很大差异。青春期的年龄范围一般定在10~20岁,青春期体格发育受性激素的影响出现第二次生长高峰,有明显的性别差异,女孩的青春期开始年龄和结束年龄都比男孩早2年左右。

(一)青春期进一步分期

1. 青春早期 指性器官和第二性征开始发育,体格形态开始加速发育的阶段,出现突增高峰,一般约持续2年。

2. 青春中期 即性器官和第二性征发育期,指从第二性征开始发育到性发育成熟的阶段,出现月经初潮或首次遗精,身高生长速度逐渐下降,通常持续约2~3年。

3. 青春后期 性器官和第二性征发育成熟达到成人水平,体格生长极其缓慢,但仍有增长直至骨骺完全融合。一般男孩骨龄15岁、女孩骨龄13岁时,身高发育达到最终身高的95%。

(二)青春期各部位发育顺序

青春期各部位发育有一定的顺序和速度,肢体早于躯干,上肢发育顺序为手-前臂-上臂,下肢发育顺序为脚-小腿-大腿,最后是躯干加速,称为青春期生长的向心律。体型有明显性别差异,男性肩宽、肌肉发达结实、声音变粗、长出胡须;女性骨盆变宽、声音变细、乳房发育、脂肪丰满。

伴随形态发育的同时,呼吸、循环、消化、代谢、免疫、运动等生理功能也有明显变化,一般以循环、呼吸功能及肌肉力量反映功能发育状况,常用的指标有心率、血压、呼吸频率、肺活量、血红蛋白和肌力等。

(三)青春期性发育

性发育包括生殖器官形态、生殖功能和第二性征发育,是青春期的重要表现。女性性器官包括卵巢、子宫、输卵管和阴道;男性性器官包括睾丸、附睾、精囊、前列腺、阴茎及阴囊。当性器官发育到一定程度时,女性出现月经,初潮年龄平均在12.5~15岁;男性出现遗精,首次遗精的年龄比女性初潮年龄晚1.5年,平均14.05岁。女性的第二性征主要是乳房、阴毛、腋毛;男性的第二性征主要是阴毛、腋毛、胡须、变音和喉结等。目前国内外都采用Tanner分期法将乳房、阴毛和腋毛的发育分为5期,便于临床适用测定和统计。

(四)青春期生理、心理和智力变化

青春期除了身体形态和生理功能的变化外,心理和智力发育变化巨大,随着年龄的增长,学习压力、社会环境和人际关系也发生重大变化,适应生理变化的同时会产生心理、行为、情绪、精神等方面的问题。由于认识事物有表面性和片面性,不能正确评价自己和别人,往往高估自己的能力,喜欢冒险,易于激动和冲动,感情色彩丰富,容易发生事故和伤害,要及时心理疏导。青春期自我意识和独立意识增强,神经内分泌不稳定,容易出现逆反心理,注重周围人对自己的评价,同时在经济、物质和生活中仍依附于父母,这种独立与依附的矛盾,容易出现偏离社会的行为。青春期的儿童性意识朦胧,对自身和异性的性发育有强烈的神秘感和好奇心,渴望与异性接触并对特定的异性产生爱慕,生理解剖和相关性知识缺乏,同时羞于询问,容易发生冲动性行为。智力上在抽象能力、记忆力、逻辑思维能力、组织性和创造性全面发展。

(五)护理要点

均衡营养,劳逸结合,体质锻炼的同时培养正确的人生观,加强思想道德观念教育,生理、心理卫生知识教育包括性知识教育和清洁卫生指导。

(及春兰)

第二节 各年龄期特点及其保健要点

一、胎儿期特点及其保健要点

(一)胎儿期特点

1. 生长发育迅速 这个时期胎儿生长发育迅速,胚胎细胞高度分化,器官组织迅速形成,完全依赖于母体而逐渐发育成熟。

2. 致畸敏感期 胎儿早期(3~8周)由于胚胎组织高度分化,对大部分致畸因子高度敏感,因此容易受不良因素的干扰而产生缺陷和畸形。

3. 受母体影响　胎儿期是完全依赖母体而生存,母亲的情绪、营养、睡眠等直接影响胎儿的发育和健康。

（二）保健要点

1. 预防先天性发育不全

（1）预防遗传代谢性疾病的发生:为了防止带有隐性基因的遗传性疾病遗传给下一代,父母婚前应做相应的检查和咨询,对有家族遗传病史或家族中连续发生不明原因的相同疾病、有与遗传和代谢性疾病有关的先天畸形儿出生、精神发育迟缓儿童的家庭都是监测的重点。严禁近亲结婚,对重点人群做好宣教,做好婚前和孕前的指导咨询,督促其做相应的检查,做好预防是减少遗传和代谢性疾病发生的最好方法。

（2）预防各种病毒及原虫的感染:风疹病毒、巨细胞病毒、单纯疱疹病毒、细小病毒、弓形虫等是常见的宫内感染病原体,感染后直接损害胎儿细胞,破坏免疫活性,使染色体结构改变,受感染的细胞分化受到抑制,可导致畸形、发育迟缓、早产、死产等。常见的畸形有小头畸形、先天性白内障、心脏畸形、听力障碍、脑积水、智力发育迟缓、免疫缺陷等。育龄妇女在接种麻疹、风疹、腮腺炎三联疫苗后须间隔6个月再受孕,其他疫苗接种前需要咨询保健接种的医师。

（3）避免接触放射线:胎儿早期对放射线敏感,可引起神经系统、眼和骨骼系统畸形,因此孕母应避免接触各类放射线,特别是保护好腹部。尽量减少电子产品的使用。

（4）避免接触有毒有害物品:重金属（铅、汞、苯）、有机磷农药、毒品等化学物质均可影响胎儿发育,重金属通过胎盘屏障在胎儿体内蓄积,影响胎儿脑细胞发育。

（5）慎用药物:药物对胎儿的影响与用药的孕周和药物种类有关。孕母在身体不适时不能自行服用药物,应及时就诊,咨询相关的医师,在医师指导下选择适宜的药物。如果孕母患有慢性疾病,如心脏病、糖尿病、高血压、甲状腺功能亢进或减退等,应在医师指导下合理用药治疗,并进行定期监测,防止并发症的发生,必要时终止妊娠。

2. 保证母亲充足的营养与安全　胎儿的发育与孕母的健康、营养状况、疾病、生活环境和精神状态密切相关,因此胎儿期的保健重点主要是保障母亲孕期营养与安全。

（1）合理营养:孕期充足的营养能够保证胎儿正常的生长发育并为产后哺乳做好储备。每天能量需要2500kcal,蛋白质60～70g,钙1.2g,铁18mg,维生素C 80～100mg,维生素A 6000IU,维生素D 600IU。膳食多样化,科学搭配,营养均衡,避免过多摄入,导致孕妇和胎儿营养过剩,整个孕期增重10～15kg为宜。

（2）重视心理卫生:孕期母亲应劳逸结合,保持良好的生活环境,生活规律,减少精神负担,保持心情愉悦,充足睡眠,避免流产的发生。

（3）注意安全:孕期母亲应远离烟酒,居室环境干净整洁,注意开窗通风,根据不同孕周和季节选择合适宽松的衣服,不宜穿高跟鞋,外出注意安全。孕晚期不宜做剧烈运动,按时产前检查,定期监测胎心、胎动,防止宫内缺氧和窒息,预防早产,防止妊娠并发症,保证生产过程的顺利进行,减少产伤和窒息的发生。高危、高龄产妇是重点监测对象。

二、新生儿期特点及其保健要点

（一）新生儿期特点

新生儿出生是从子宫到外界生活的开始,需要适应环境的变化,完成血液循环的改变和自主呼吸的建立,各器官系统发育不成熟,是发病率和死亡率较高的时期。

1. 体温调节中枢发育不成熟　新生儿体表面积较大,皮肤角化层薄,皮下脂肪薄,散热快,容易受环境温度影响,出现生理性体温下降。

2. 消化道面积相对大,肌层薄,口腔小,胃呈水平位,容量小,各种消化酶功能不成熟,肠道菌群不稳定,容易引起消化功能紊乱,肾脏浓缩和稀释功能也差。

3. 中枢神经系统发育尚不完善,易出现呼吸暂停;大脑皮质兴奋性低,易于疲劳,睡眠时间长。

4. 免疫功能发育不成熟,合成免疫球蛋白的能力低下,易发生败血症和感染性疾病。

5. 生长发育特点　新生儿期是婴儿期增长最快的阶段,足月新生儿满月后体重平均增长1～1.5kg,身长增长4～5cm。

（二）保健要点

出生时迅速清除口腔内分泌物,保持呼吸道通畅,断脐带严格无菌操作,用消毒纱布蘸温开水或植物油清理头部、耳后、面部、腋下皱褶处等皮肤上的血渍,称体重并记录,按脚印,包裹后送入病房。

1. 注意保暖　保持室内温湿度,一般温度在20～22℃,湿度以55%～60%为宜,随着季节和室外温度的变化而调节,室内配备温湿度计,随时调整,不能过高或过低,冬季避免新生儿寒冷综合征（新生儿硬肿症),室内定时通风换气,保持空气新鲜。谢绝过多亲友探望,避免交叉感染。

2. 皮肤的护理 预防皮肤感染是重点,护理前一定要洗手,剪指甲,摘掉首饰,避免划伤新生儿。

(1)脐带的护理:脐带未脱落前,残端应保持清洁干燥,每天1～2次用医用酒精消毒脐带根部,清理脐带分泌物,特别是洗澡后及时清理,直至脐带脱落。

(2)皮肤的清洁:新生儿皮肤娇嫩,防止皮肤破损,避免感染是重点。每天洗澡一次,脐带脱落前分段洗,脐带脱落后可放入盆中洗,特别是皮肤皱褶处如颈下、耳后、腋下、腹股沟处等,防止积存分泌物,清洗后保持干燥。大小便后及时清水冲洗,臀部涂以护臀霜,防止臀红的发生。用婴儿润肤油或植物油清理头垢,皮肤清洁剂选择婴儿专用产品。

(3)衣被的选择:衣被、尿布等用品,材质宜选择吸水性和透气性好的棉布;衣服应宽大,易穿脱;不宜使用装饰物或纽扣;棉被要柔软、保暖性好;四肢自由活动不宜捆绑;尿布及时更换,清洗后消毒备用。

3. 喂养 生后及时吸吮母亲乳头,促进乳汁分泌,鼓励母乳喂养。指导母亲正确的母乳喂养方法和姿势,树立母乳喂养的信心,按需哺乳。由于特殊原因不能母乳喂养的,采取混合或人工喂养方式,掌握好配方奶的冲调比例,做好奶具的清洗消毒。喂奶后拍背排气,右侧卧位。睡眠时经常变换体位,避免头型不对称。

4. 促进感知觉发育 新生儿会看、会听、会出声、会模仿,母亲可以通过抚触,促进感知觉的发育,同时多与他交流,增进感情,看鲜艳的玩具练习追视,听优美音乐,做一些表情让他模仿,两餐间可以俯卧训练抬头,双手不要放在衣被里或戴手套,应放在衣被外自由活动,触摸身边物体或给予一些摇铃等玩具练习抓握,利于智力发育。

5. 预防接种 新生儿出生后24小时内在左上臂接种卡介苗1剂,右上臂接种乙肝疫苗1剂。

早产低体重的新生儿,待体重达到2500g时补种疫苗。

6. 新生儿访视 地段保健人员对辖区内出院新生儿入户访视,了解新生儿和产妇情况,指导喂养和母婴护理。足月新生儿访视2次,一般在出院7天内和28～30天;高危儿在出院3天内首访,根据情况增加访视次数。一般3天、7天、14天和28天各一次。

7. 新生儿疾病筛查 出生后要进行听力筛查和遗传代谢性疾病的筛查。目前遗传代谢性疾病筛查包括苯丙酮尿症和先天性甲状腺功能减退两种。部分地区增加筛查项目有先天性肾上腺皮质增生症、半乳糖血症等,广州有红细胞葡萄糖-6-磷酸脱氢酶缺陷症的筛查。血样采集时间在出生72小时、7天内并充分哺乳8次后进行,方法采用足跟血。

三、婴儿期特点及其保健要点

(一)婴儿期特点

1. 生长发育特点 婴儿期是人生中的第一个生长发育高峰,身长和体重增长速度快,0～6个月体重增长平均600g/月,7～12个月体重平均增长300～500g/月,足月正常新生儿生后3个月时体重已达到出生体重的2倍,1岁时达到出生体重的3倍。身长前3个月平均每月增长4cm,1岁时身长平均75cm,1年平均增长25cm,是增长的高峰。3～12个月的体重计算公式(kg)=(月龄+9)/2。1岁头围平均约为46cm。

2. 各种营养素的需求量大,但消化功能发育不成熟。 由于生长速度快,对能量、微量元素、各种维生素和矿物质的需要量加大,来自母体的抗体逐渐减少,易发生营养和消化功能紊乱,导致营养缺乏性疾病和感染性疾病的发生。铁储备在生后4～6个月时消耗殆尽,若营养添加不足,容易引起铁和锌的缺乏,以缺铁性贫血最常见。

3. 生后4～6个月是婴儿味觉形成、学吃的关键期,也是婴儿锻炼胃肠道功能的最佳时期,科学合理地为婴儿进行食物转换十分重要。

4. 心理行为发育和感知觉的发育迅速 婴儿期是智力开发的关键期,及时发现发育偏离,早期科学指导与训练婴儿的认知能力、运动能力、语言及社会交往能力,对高危儿、早产儿及暂时发育迟缓婴儿的一生很重要。

5. 睡眠周期逐渐变短,14～18h/d,是培养睡眠习惯的关键期。

(二)保健要点

1. 合理喂养 鼓励坚持纯母乳喂养,按需哺乳,正确指导母乳喂养姿势和母乳的收集储藏方法。因各种原因部分母乳喂养或人工喂养者,提倡选择母乳化配方奶,3～4小时喂一次,5～6次/天。5～6个月逐渐进行食物转换,从添加强化铁的米粉开始,逐渐向流食、半流食、固体食物过渡。食物转换要科学合理,遵循添加原则,当引入一种新食物时,注意观察婴儿的消化道、呼吸道和皮肤的症状,是否有食物过敏现象的发生,若引入的食物反复引起皮疹、湿疹、腹泻等,应考虑食物过敏的可能,可去医院做相关检查。婴儿期的食物应以高能量和高蛋白的乳类为主,每天奶制品的摄入量应保持在700~800ml,供能不低于总能量的1/2。科学合理的膳食指导,减少营养性缺铁性贫血和维生素D缺乏性佝偻病的发生。

2. 定期健康体检　按时进行生长发育监测,检查时间一般安排在42天、3个月、6个月、9个月、12个月各检查一次。利用生长发育曲线图,监测身长和体重的增长情况并进行评价,发现生长发育偏离及时纠正。坚持户外活动,每天1~2次,1小时/次,开展多种形式的室内外运动,增强体质。

3. 早期教育　定期神经心理发育筛查,针对高危儿、早产儿等婴儿进行监测,早期发现发育迟缓的婴儿,有针对性的早期干预。根据婴儿神经心理发育的特点,利用生活中常见的有声、颜色鲜艳的玩具逗引婴儿对外界的反应和认知,让婴儿亲自触摸不同种类和质地的物品,促进感知觉的发展,训练俯卧抬头、趴、翻身、坐、爬、抓、拿、捏取、扶站、独站等运动能力,加强四肢肌肉的协调性,多与婴儿交流,创造适宜的语言环境,促进语言的发育,科学指导和训练,促进婴儿早期智力发展。

4. 免疫规划及疾病预防　根据各地免疫规划程序,及时、有计划地进行基础免疫接种。婴儿期接种的疫苗有乙肝疫苗2剂、脊髓灰质炎疫苗3剂、百白破三联疫苗3剂、麻风疫苗1剂、流脑A群疫苗2剂、乙脑疫苗1剂。做好婴儿期常见疾病的预防,如缺铁性贫血、维生素D缺乏性佝偻病、感染性疾病等。

四、幼儿期特点及其保健要点

(一)幼儿期特点

1. 生长发育特点　生长发育速度逐渐变缓,第二年体重增加2.5~3.5kg,平均每月增加体重200g,2岁时体重是出生时的4倍。每年身长增长约10cm,2岁时身长约为87cm,3岁时平均身长97cm。

2岁以后体重计算公式:体重(kg)=年龄(岁)×2+7(或8)

2岁以后身长计算公式:身长(cm)=年龄(岁)×5+80(cm)

2岁时乳牙出齐20颗,部分幼儿可延迟至2.5岁。前囟门闭合时间在1~1.5岁,部分可延至2岁。2岁头围约48cm。

2. 心理行为发育特点　中枢神经系统发育的第二个高峰期,由于运动能力发育迅速,手眼协调性逐

渐加强,会串珠子、搭积木、正确握笔,学习使用工具如勺子、筷子、剪刀等,会走、跑、跳、踢球、上下楼梯等,活动范围大,接触外界机会多,语言能力和认知能力发展迅速,会从说单字、3~5个字的句子、回答简单问题、短语、完整儿歌等,词汇量逐渐加大,是语言发育的关键期,可以认识一些物品并简单知道用途,认识红色和数量多少,自我意识形成,独立完成事件的愿望大,能控制大小便,是个性和习惯养成的关键期。喜欢与人交往,好奇心强,喜欢探索事物,注意持续时间短,一般在10~15分钟,容易分散,幼儿期也是意外伤害的高发期。

(二)保健要点

1. 喂养指导　科学合理膳食,各种营养素和功能应全面均衡,乳类不能低于总能量的1/3,约126kJ/kg(30kcal/kg),总能量为5460kJ/d,保证乳制品摄入500ml/d以上。鼓励和提倡幼儿独立进食,进餐时间规律,避免追着喂和强迫进食,不能用零食替代正餐,饮料替代饮水,杜绝挑食、偏食、厌食。

2. 早教指导　幼儿期是智力发展的关键期。随着幼儿活动范围及空间的加大,幼儿对周围事物的观察能力和分析能力加强,可以通过各种玩具和游戏与幼儿互动,多方位促进感知觉的发育,提高其运动、认知、精细动作、语言和社交能力的水平,在日常生活中不断强化,多与幼儿进行语言的交流,并多带幼儿进行户外活动,增强体质的同时社会适应能力也逐渐增强,自主性和独立性得到发展,识别危险的能力和自我保护能力加强,但安全教育不容忽视,避免意外伤害的发生仍是重点,如烫伤、烧伤、割伤、中毒、溺水、车祸等。早期教育的目的是及时发现发育迟缓的幼儿同时要做好康复训练指导。

3. 培养良好的行为习惯　幼儿期是培养各种行为习惯的关键期。幼儿期独立意识较强,可以培养自己吃饭,树立自己的事情自己做的概念,在与幼儿的交流与互动中培养独立的生活能力,生活规律,养成良好的卫生习惯,做好口腔保健,预防龋齿的发生。良好的生活习惯包括饮食、睡眠、排泄等,为下一阶段集体生活作准备。

4. 定期体格检查　时间安排在12个月、18个月、24个月、30个月、36个月各一次,内容包括监测生长发育和神经心理发育水平、听力、视力、营养状况、疾病筛查等,发现问题,及时纠正。

5. 免疫规划　按时完成相应的基础免疫和加强免疫。包括百白破三联疫苗、麻风腮疫苗、甲肝疫苗、乙脑疫苗、流脑疫苗、水痘疫苗等。

五、学龄前期儿童特点及其保健要点

（一）学龄前期特点

1. 生长发育特点 学龄前期生长发育处于平稳阶段，体重每年平均增加2kg，测量时采用立位身高，身长每年增长5~7cm，学龄前期的体格发育受遗传、营养和内分泌的因素影响较大，头围在5岁时约50cm。双眼视功能逐渐发育成熟，免疫系统功能逐渐发育成熟，感染性疾病的发病降低。5~6岁时开始乳牙脱落，恒牙依次萌出。

2. 心理行为发育特点 神经心理发育的第三个发育高峰，发育逐渐趋于成熟，动作的协调性和平衡能力加强，能独自交替上下楼梯、跳远、单脚站立、单脚跳，手眼协调性好，会画简单的几何图形，会使用筷子、剪刀等工具，语言理解和表达能力较好，词汇量增大，具有思维力和想象力，是个性形成的关键期，情绪、情感的发展符合社会规范，注意力持续时间较幼儿期延长，约20分钟。

（二）保健要点

1. 充足营养、均衡膳食仍是保健重点 学龄前期的儿童处于托幼园所集体生活中，托幼园所每周都要制定合理的食谱，经过营养计算符合学龄前期儿童能量需要，保证优质蛋白占总蛋白的1/2，乳类提供的热能占总热量的1/3，摄入足量的维生素和矿物质，其中铁12mg/d，锌12mg/d，钙800mg/d，保证骨骼和肌肉的发育，预防缺铁性贫血。

2. 培养良好的饮食习惯 膳食清淡少盐，不挑食偏食，不暴饮暴食，少喝或不喝含糖高的碳酸饮料，对肥胖的儿童适当控制摄入量。

3. 做好眼保健 学龄前期，眼的结构和功能有一定的可塑性，不能使眼睛过于疲劳，定期视力筛查，不玩或少玩电子产品，看电视时间少于30分钟，避免发生屈光不正。

4. 做好学前教育 重点是各种能力和习惯的培养，包括良好性格培养，道德规范和生活能力培养，与人交往和配合的能力，学习能力，发展注意力、想象力、思维力，学会情绪控制，同时对儿童进行安全教育，防止意外伤害。教育内容贯穿于儿童的日常生活或各种游戏中。

5. 定期查体 每年1~2次全面的体格检查，包括体格发育测评与评价，血红蛋白的测查，尿筛查，听力、视力的筛查，龋齿的筛查，4岁以上儿童应进行视力表的测查，发现弱视、听力障碍、龋齿者应尽早矫治。按时完成这一时期的免疫规划，做好常见传

染病的管理和防治。

六、学龄期儿童特点及其保健要点

（一）学龄期特点

1. 生长发育特点 除生殖系统外，其他各器官系统逐步发育完善，骨骼处于生长发育阶段，体格稳定增长，其中体重每年增长2~2.5kg，身高每年增长5~7cm，6岁左右开始出第一颗恒牙，开始恒牙替换乳牙，骨骼逐渐钙化，机体的抗病能力明显增强，发病率降低。

2. 心理行为发育特点 神经心理发育逐步成熟，智力接近成人，性别意识逐渐增强，独立性强，情感丰富，认知和逻辑思维能力发育迅速，求知欲强，情绪控制能力和社会交往能力显著发展，记忆力发展迅速，以有意记忆和理解记忆为主，思维从具体形象思维逐渐过渡到抽象思维。

（二）保健要点

1. 合理营养平衡膳食 关注学生的营养状况，注重早餐营养和质量，吃饱吃好，课间可以加餐一次，适宜选择优质蛋白和含钙量高的食物，如牛奶、豆制品等，有利于学生注意力集中，提高学习效率。

2. 学习能力的培养和素质教育 学习是学龄期儿童的主要任务，培养良好的学习兴趣和习惯是儿童获得自信和成功的因素之一。家校结合，正向鼓励，积极引导，树立正确的道德观念，培养良好的行为习惯，广泛阅读，注重素质教育，早期发现行为异常，及早干预治疗，如注意力缺陷多动障碍、学习困难等。

3. 加强体质锻炼 良好的身体素质为成人期打下基础。这一时期学习负荷和压力增加，生活学习要有规律，保证充足的睡眠，应该注意坐立行走姿势正确，注意看书写字的姿势和光线，调整适宜课桌椅高度，预防脊柱异常弯曲等畸形的发生。电子产品尽量少玩，增加室外活动的次数。

4. 定期体格检查 监测生长发育指标和生长速率，及时发现生长发育偏离，发现矮小或生长过速，要结合骨龄和激素水平等进行综合判断。至少保证每年一次体格、眼睛以及口腔的检查，及时窝沟封闭，预防营养不良、肥胖、屈光不正以及龋齿的发生。

5. 预防疾病和意外伤害 注重心理行为问题、性早熟、注意力缺陷多动障碍综合征、生长发育偏离的早期发现，按照国家免疫规划程序进行相关疫苗的接种，加强法制、交通安全规则、性知识的教

育,学会自我保护,防止车祸、溺水、中毒等意外伤害发生。

七、青春期儿童特点及其保健要点

(一) 青春期特点

1. 生长发育特点 青春期体格发育出现第二个生长高峰。生殖系统迅速发育,第二性征出现,体重增长 4~5kg/年,身高增长迅速,男童 7~9cm/年,最多 10~12cm,平均增长 28cm,女童 5~7cm/年,最多 9~10cm,平均增长 25cm。15 岁时头围接近成人,为 54~58cm,12 岁左右出第二颗恒牙,17~18 岁出第三颗恒牙,对能量和各种营养素的需要较高。

2. 心理行为发育特点 青春期儿童身体、心理各方面经历巨大变化,机体形态变化,代谢旺盛,激素分泌增加,性功能发育,而心理和社会能力发展相对滞后,形成青春期复杂的心理行为问题,容易产生情感困惑和心理冲突。

(二) 保健要点

1. 加强营养 青春期膳食中蛋白质、脂肪、碳水化合物比例 1.1 : 1.5 : 5 为宜,热量供给女童 2500kcal/d,男童 2600kcal/d,提供富含铁、钙、磷、锌、维生素 C 高的食物,满足身体需要。

2. 预防青春期心理行为问题 正确引导,树立正确的自我形象认识,避免厌食障碍,加强人生观和价值观的教育,培养积极向上乐观的个性,面临挫折和应激事件及时疏导和支持,避免青春期抑郁,对于青春期逆反心理和行为的盲从性,应采取尊重、鼓励、引导的方式,培养独立思考和判断的能力,促进社会能力的发展。

3. 健康教育 针对青春期常见的营养问题和性发育问题进行相关知识普及,如青春期疾病的预防、生殖器官的解剖生理、外阴部清洁与卫生、月经与遗精的生理机制、女性经期卫生、乳房保健、性自慰行为、怀孕避孕知识等进行生理心理和相关卫生知识的学习及性知识教育,预防性传播性疾病。

(及春兰)

第三节 儿童营养及其评估

一、能量与营养素的需要

能量是维持生命和活动的基础,营养是保证儿童正常的生长发育、身心健康的重要物质,儿童营养需要保证其不断生长发育所必需的各种营养素及能量。

(一) 能量

能量主要是由食物中的碳水化合物、脂肪、蛋白质在代谢过程中氧化所释放的热能提供,能量的单位是千焦耳(kilojoule,kJ),1g 碳水化合物产能 16.74kJ(4kcal),1g 蛋白质产能 16.74kJ(4kcal),1g 脂肪产能 37.66kJ(9kcal),营养素代谢所放出的能量,最终都以热的形式消散,热能的单位是千卡(kilocalorie,kcal),两者的换算关系为:

$$1kJ = 0.239kcal$$
$$1kcal = 4.18kJ$$

儿童的能量消耗包括五个方面:基础代谢、生长发育、活动、食物热效应和排泄消耗等。儿童能量的总需要量即为 5 部分能量消耗的总和,依据年龄、体重和生长发育速度来评估,年龄越小,总能量需求相对越多。1 岁以内婴儿约需能量 460.2kJ(110kcal)/

(kg·d),以后每增长 3 岁减 41.8kJ/(kg·d)(10kcal),至 15 岁时为 251kJ(60kcal)/(kg·d)。

1. 基础代谢所需 指人在清醒、安静、空腹情况下,18~25℃环境温度中维持生命基本活动所需的最低热量。基础代谢率是指人在单位时间内,每平方米体表面积基础代谢所需的热能。儿童基础代谢率比成人高 10%~15%,占总热能的 50%。基础代谢所需热能随年龄、性别、体表面积、生长发育、内分泌和神经活动等而变化。婴幼儿基础代谢所需能量占总能量(kcal)的 50%~60%,1 岁以内婴儿约需 230.1kJ/(kg·d)(55kcal)。7 岁 184kJ/(kg·d)(44kcal),12~13 岁 125.5kJ/(kg·d)(30kcal)。一般蛋白质占总能量的 12%~15%,脂肪供能 30%~35%,碳水化合物供能 50%~60%。

2. 生长发育所需 生长发育是儿童所特有,随着体格、器官的增大,功能的成熟,热量消耗逐渐加大,与生长速率成正比。婴儿用于生长发育的能量为 167.4~209.2kJ/(kg·d)(40~50kcal),占总能量的 20%~30%。每增加 1g 体重需能量 20.92kJ(5kcal)。1 岁时 62.8kJ(15kcal)。

3. 活动所需 这种能量消耗波动较大,与身体大小、活动强度、持续时间、活动类型等有关,一般婴儿每天所需 15~20kcal/kg,但多动好哭者可高出 2~

3 倍,安静少哭的婴儿消耗减低。

4. 食物特殊动力作用 因摄入食物引起热量代谢额外增高的现象。对食物中的营养素进行消化、吸收、代谢和转化,一般需要 6~8 小时。不同的食物热量消耗不同,蛋白质生热效应最大,占 20%~30%,脂肪 4%~6%,碳水化合物 5%~6%。婴儿蛋白质需要量高,占总能量所需 7%~8%。混合饮食占总热量的 5% 左右。

5. 排泄消耗的能量 食物中不能完全消化吸收的代谢产物排出体外所消耗的能量。热量丢失占总热量的 10%,约损失 33~46kJ/(kg·d)(8~11kcal),腹泻时热量丢失增加。

一般认为基础代谢所需占 50%,生长发育和活动所需占 35%~40%,食物特殊动力作用占 5%,排泄丢失 10%。

(二) 营养素

包括宏量营养素和微量营养素。宏量营养素有蛋白质、脂肪、碳水化合物;微量营养素有维生素和矿物质。

1. 蛋白质 蛋白质是身体保证所有细胞构成和功能的重要物质,是皮肤、肌肉、骨骼、牙齿、脏器等组织的成分之一,遗传信息的传递也离不开蛋白质。食物中的蛋白质主要用于身体的生长和组织修复,优质蛋白以含量和质量为标准。蛋白质经过消化和分解成多种氨基酸而被吸收利用。不同蛋白质具有不同的氨基酸配比,乳类和蛋类中的蛋白质具有最适合构成人体蛋白的氨基酸配比,其生理价值最高。儿童对蛋白质的需要量比成人高,母乳喂养的婴儿需要 2g/(kg·d),人工喂养儿需 2.5~4g/(kg·d)。儿童由蛋白质所供给的能量占每天总能量的 15%,随年龄的增长,需要量相对减少。蛋白质占总体重 16.8%~18%。

2. 脂肪 脂肪是主要供能营养素,具有储能、保暖、隔热和保护脏器、关节等组织的功能。脂肪由甘油和脂肪酸组成,脂肪酸包括饱和脂肪酸、单不饱和脂肪酸和多不饱和脂肪酸。有些多不饱和脂肪酸在人体内不能合成,需要从食物中获取,称为必需脂肪酸。如亚麻酸和亚油酸,其中二十二碳六烯酸(DHA)在海藻和海鱼类中含量最高。必需脂肪酸是婴幼儿生长发育的重要物质基础,特别是对中枢神经系统、视力发育、认知发育和维持细胞的完整性及前列腺素的合成起着重要作用。婴幼儿脂肪需要量 4~6g/(kg·d)。婴幼儿由脂类所供给的能量约占膳食总能量的 45%~50%,随着年龄增长比例逐渐下降。

3. 碳水化合物 是最重要、最经济的提供热能的营养素,主要由粮谷类、根茎类食物以及食糖供给。婴幼儿碳水化合物来自于乳汁中的乳糖,蔬菜和水果中含量较少。碳水化合物供给总能量的 35%~65%。1 岁内婴儿需 12g/(kg·d),2 岁后需 10g/(kg·d)。如果供应不足,机体动用脂肪产热,会产生酮体过多,若糖和脂肪均不足时,动用蛋白质提供热能,影响儿童的生长发育。碳水化合物除提供热能外,还可促进其他营养素的代谢,与蛋白质和脂肪组成糖蛋白和糖脂,组成抗体、酶、激素、细胞膜和神经组织。

4. 维生素 维生素虽不能提供热能,却能促进酶的活性成为辅酶之一,是人体必需的营养素。大多数维生素不能在体内合成,需要从食物中摄取。包括脂溶性维生素(A、D、E、K)及水溶性维生素(B 族和 C)。脂溶性维生素溶于脂肪和脂溶剂,不溶于水,主要作用是改变复合分子和细胞膜的结构,是高度分化组织发育所必需。水溶性维生素溶于水,不溶于脂肪和脂溶剂,主要参与辅酶的形成。

(1) 维生素 A:含量高的动植物有动物肝脏、蛋黄、奶油和鱼肝油、橙黄色或深绿色蔬菜水果(胡萝卜、木瓜、芒果)。维生素 A 缺乏引起眼干燥症、夜盲症、角膜溃疡和穿孔、生长发育迟缓等。长期摄入过多导致中毒,摄入胡萝卜素过多可发生胡萝卜素血症,出现皮肤发黄,以手掌和足底为甚。

(2) 维生素 D:是一组固醇类衍生物,经紫外线照射后衍生的维生素 D_2(麦角骨化醇)和维生素 D_3(胆骨化醇)均可发挥维生素 D 的作用。维生素 D 在肝、蛋黄、鱼肝油中含量最高。皮肤中 7-脱氢胆固醇经紫外线照射后变为维生素 D_3 前体,在一定条件下异构为维生素 D_3 被人体利用。维生素 D 缺乏可发生营养性佝偻病、骨骼生长受阻变形、手足搐搦和骨软化症。

(3) 维生素 E:是一种强力抗氧化剂,又称生育酚。维生素 E 存在于植物胚芽油、绿叶蔬菜、豆类、肉蛋类中,母乳中的初乳含量是成熟乳的 3 倍。新生早产儿缺乏时发生红细胞溶血性贫血及硬肿症。

(4) 维生素 K:其功能是促进凝血酶原合成。凝血因子 Ⅱ、Ⅶ、Ⅸ、Ⅹ 的作用有赖于维生素 K。缺乏时可见出血症状,早产儿及新生儿摄入过多可发生高胆红素血症。

(5) B 族维生素:是一组水溶性维生素,以 B_1(硫胺素)、B_2(核黄素)和烟酸(B_3、维生素 PP)最为重要,在糖类供能过程及蛋白质代谢中起辅酶的作用。B_{12} 和叶酸与造血功能有关,B_6 参与氨基酸及脂肪代谢。B_1 缺乏可发生脚气病;B_2 缺乏出现口角炎、唇干裂、舌面光滑、舌乳头增大、贫血等;烟酸缺乏引起皮炎、神经炎、腹泻等;B_6缺乏引起口腔炎、周围神经炎、烦躁、惊厥等;叶酸缺乏易发生巨幼红细胞贫血,母孕期缺乏导致胎儿神经管畸形;B_{12}缺乏导致巨幼红细胞贫血。B族维生素在粗粮中含量较高,建议日常饮食中要粗细搭配。

(6) 维生素C:强抗氧化剂,不稳定易氧化。参与体内组织氧化还原反应及免疫球蛋白和神经递质的合成,促进铁的吸收和叶酸代谢。缺乏时发生坏血病、牙龈出血等。

5. 矿物质 人体内除碳、氢、氧、氮以外的元素称矿物质,包括无机盐和微量元素。矿物质不能在体内生成,需由外界供给。主要功能为构建人体的物质和调节体内生理生化功能。

6. 水 婴儿体内水分占体重的70%～75%。水的需要量取决于机体的新陈代谢和能量的需要,婴幼儿代谢旺盛,需水量相对较多。1岁内婴儿每天需水量约为110～155ml/kg,以后每增长3岁,递减20～35ml/kg,一般成人需水量每天约为50～60ml/kg。人体水的来源主要为摄食的液体及固体食物中的水分及食物氧化、组织细胞代谢所产生的水分。婴幼儿摄取水量<60ml/(kg·d),易引起体内水平衡失调、脱水及电解质紊乱等。

二、母乳喂养

母乳喂养是指用母亲的乳汁来喂养婴儿的方式。母乳是婴儿的第一天然食品,它为婴幼儿提供了生长发育所需的能量和营养素,适合胃肠消化和吸收,母乳能满足婴儿6个月后50%以上的营养需要,并提供2岁内婴儿1/3的营养。母乳是婴儿生长发育过程中的理想食物,也是生殖过程的组成部分,对母婴的健康具有重要的影响。WHO建议婴儿出生的最初6个月应采取纯母乳喂养,6个月后及时添加泥糊状食品,并在此基础上持续母乳喂养至2岁或2岁以上。

(一) 母乳的分类及其成分

1. 母乳的分类

(1) 初乳:产后7天内所分泌的乳汁。初乳量少但浓度高,含有β胡萝卜素,蛋白质、脂溶性维生素、钠、锌比成熟乳多,乳糖、水溶性维生素和脂肪较少,色黄质稠,含免疫球蛋白分泌型IgA(SIgA)及各种酶和抗氧化剂。初乳具有防止感染和过敏;利于益生菌定植;促进胎便排出;减少黄疸发生的功能。

(2) 过渡乳:产后7～14天内分泌的乳汁。蛋白质含量逐渐减少,脂肪和乳糖含量逐渐增加,是初乳向成熟乳的过渡。

(3) 成熟乳:指产后14天后所分泌的乳汁。脂肪浓度较高,分前奶和后奶,其成分有所不同,前奶含有丰富的蛋白质、乳糖、维生素、无机盐、水,较稀,后奶脂肪含量多,水少,较黏稠。母乳中的脂肪是中链不饱和脂肪酸,利于大脑神经发育。母乳的钙磷比例利于钙的吸收,母乳中的铁70%被吸收利用。

2. 母乳的营养成分

(1) 蛋白质:母乳中的蛋白主要是乳清蛋白,包括α-乳清蛋白、乳铁蛋白、溶菌酶和分泌型免疫球蛋白等特有的免疫因子,母乳和牛乳中乳清蛋白与酪蛋白的比率不同,吸收不同。母乳中乳清蛋白占2/3以上,与酪蛋白的比例为2∶1,而牛乳的比例为1∶4.5。乳清蛋白促进糖的合成,遇胃酸后形成的凝块小,易于消化,促进胃排空。牛乳中大部分是酪蛋白,在酸性环境下溶解度低,易结成硬块,不易消化吸收。

(2) 糖类:母乳中的糖类主要是乳糖,从初乳到成熟乳含量逐渐增加,有保持粪便柔软性和持续性的作用,促进矿物质的吸收。低聚糖是一种碳水化合物聚合物,占母乳总碳水化合物的5%～10%,母乳中乳糖含量比牛羊乳高,对婴儿脑发育有促进作用,是婴儿6个月内热能的主要来源。母乳含的是乙型乳糖,有间接抑制大肠埃希菌生长和促进钙吸收的作用,而牛乳中的甲型乳糖,能间接促进大肠埃希菌的生长。

(3) 脂肪:母乳中的脂类是以长链不饱和脂肪酸(亚麻酸、亚油酸)为主,母乳中脂肪球少,且含多种消化酶,加上婴儿吸吮乳汁时舌咽分泌的舌脂酶,有助于脂肪的消化。对缺乏胰脂酶的新生儿和早产儿更为有利。此外,母乳中的不饱和脂肪酸对婴儿脑神经和视神经发育有益。

(4) 矿物质和微量元素:母乳矿物质含量为牛乳的1/3,其中钙磷的比例为2∶1(牛乳为1.2∶1),易于钙的吸收,对防治佝偻病有一定作用。母乳中铁、锌含量较少,但生物利用率和吸收率均高于牛乳,锌的吸收率为59.2%,铁的吸收率为45%～75%。母乳中的铜对婴儿心血管有保护作用。6个月以后母乳中的铁和锌等矿物质不能满足婴儿生长发育的需要,应通过辅食添加来获取,可以避免营养不良性疾病。

(5) 维生素:母乳中维生素D和维生素K、叶酸含量均低,维生素A、E、C较高,而维生素B_1、B_2、B_6、B_{12}含量较少,但能满足生理需要,所以要适当补充。

表 4-3-1　母乳与牛乳营养成分比较

成分（g/100g）	人初乳	人成熟乳	牛乳
水	87	88	88
蛋白质	2.7	0.9	3.3
酪蛋白	1.2	0.4	2.7
乳白蛋白	—	0.4	0.4
乳球蛋白	1.5	0.2	0.2
脂肪	2.9	3.8	3.8
不饱和脂肪酸	7.0	8.0	2.0
乳糖	5.3	7.0	4.8
矿物质（mg）	0.5	0.2	0.8
钙	30	34	117
磷	15	15	92
钠	135	15	58
钾	275	55	138
镁	4	4	12
铜	0.06	0.04	0.03
铁	0.01	0.05	0.05
锌	0.6	0.4	0.4
碘	0.012	0.003	0.005
维生素 A（IU）		1898	1025
维生素 D（IU）		22	14
维生素 C（mg）		43	11
维生素 E（mg）		2	0.4
维生素 K		15	60
维生素 B_1		160	440
维生素 B_2		360	1750
维生素 B_6		100	640
维生素 B_{12}		360	1750
烟酸		1470	940
叶酸		52	55
能量 kJ（kcal）		290（70）	290（70）
比重		1.028~1.033	1.028~1.033
pH		6.97	6.57

母乳的成分不仅为婴儿提供营养,还能够抵御病原菌入侵,母乳的成分会随着婴儿的需要而变化。

（二）母乳的分泌量

母乳的分泌量与种族、文化、营养和环境等多种因素有关,一般初乳量较少,随着婴儿吸吮刺激和月龄的增长,乳母血中的泌乳素逐渐增加及哺乳过程中情感的交流刺激泌乳反射,使泌乳量增加,在乳母营养充足无疾病的情况下,产后 6 个月内母乳日产量在 850~1000ml。泌乳量与乳房大小无关,与乳母情绪、营养、睡眠等有关。

表 4-3-2　健康母亲 6 个月内乳汁分泌量

出生后时间	哺乳量/次（ml）	哺乳量/天（ml）
第 1 周	18~45	250
第 2 周	30~90	400
第 4 周	45~140	550
第 6 周	60~150	700
第 3 个月	75~160	750
第 4 个月	90~180	800
第 6 个月	120~220	1000

（三）母乳中的免疫活性因子

包括免疫活性蛋白质:有乳铁蛋白、溶菌酶、sIgA、IgG、IgM 等;母乳中含有一种含氮的碳水化合物利于乳酸杆菌的生长;含有活性细胞,包括巨噬细胞、淋巴细胞、中性粒细胞和上皮细胞;同时还含有激素与生长因子。

（四）母乳喂养的优点

1. 营养成分合理,易于消化吸收,白蛋白、不饱和脂肪酸、乳糖、微量元素较多,铁吸收率高,钙磷比例适宜,适合同时期婴儿生长发育所需。

2. 母乳含热能营养素、矿物质、维生素、必需脂肪酸(牛磺酸、DHA)丰富,促进婴儿神经系统发育。

3. 母乳含有生命早期的免疫物质,提高婴儿免疫力,减少疾病的发生。

4. 泌乳量、温度及泌乳速度适宜,简便、安全、卫生、经济。

5. 刺激子宫收缩,利于乳母体型恢复,并有生育调节作用。增进母子感情,能随时观察婴儿的健康状况。

6. 母乳喂养可减少儿童成年后代谢性疾病的发生率,如高血压、高血脂、糖尿病及冠心病的发病率。

（五）母乳喂养技巧

1. 采取适宜的母乳喂养体位　通常母亲采取坐位或卧位,坐位时椅子高度适宜,腰背部放置软垫,可以采用摇篮式、橄榄球式、交叉式。抱婴儿时注意四个要点:婴儿的头和身体呈一条直线;婴儿脸贴近乳房,鼻子对着乳头;身体贴近母亲;新生儿要托住头部、肩部和臀部。

2. 保证正确的含接姿势 采用 C 字形托起乳房,用乳头刺激婴儿口周,建立泌乳反射,当婴儿嘴张得足够大时,将乳头和大部分乳晕送入婴儿口中。

3. 确保婴儿正确含接 其要点是:嘴张得足够大;下唇向外翻;舌头呈勺状环绕乳晕;面颊鼓起呈圆形;婴儿嘴上方有更多的乳晕;慢而深地吸吮;能看到吞咽或听到吞咽声。

4. 乳房护理 产前做好乳房保养,产后母婴同室,30 分钟内开奶,按需哺乳,每次哺乳 15 ~ 20 分钟。

三、混合喂养

混合喂养是指各种原因引起母乳量不足或因故不能哺喂婴儿,只能采用牛奶或羊奶等配方食品代替部分母乳的喂养方式。混合喂养有两种方法:

（一）补授法

适用于 6 个月以下母乳不足的婴儿。每次先喂母乳,待两侧乳房都吸空仍不能满足婴儿需要时再添加婴儿配方食品。先喂母乳有利于刺激母乳分泌,一旦泌乳量能满足婴儿需要,及时恢复纯母乳喂养。

（二）代授法

一次完全喂母乳,下一次完全用婴儿配方食品代替,母乳与婴儿配方食品交替喂养,适用于母乳量足因故不能按时喂哺者。乳母可将乳汁按时挤出,存放于储奶袋中,室温可保存 6 小时,冷藏保存 24 小时,冷冻可保存 3 个月,储奶袋上记录采集日期,按采集日期先后使用,温水热后喂哺婴儿。

两种方法母亲根据情况选择,混合喂养的喂哺次数与母乳喂养相同。同时根据不同的月龄进行补充食品的添加,合理摄入营养素满足婴儿生长发育的需要。

四、人工喂养

当母亲因各种原因不能喂哺婴儿时,可选用牛乳或羊乳等兽乳,或以大豆为基础的配方奶及其他代乳品喂养婴儿的方法。在没有母乳的情况下,采用母乳化的配方乳是较好的喂养选择。

（一）配方奶喂养

也称婴儿配方食品,参考婴儿营养需要和母乳成分研究资料,以牛奶、羊奶、大豆蛋白或谷类食物为基础原料,经过一定配方设计和工艺处理而生产,用于喂养不同生长发育阶段和不同健康状况的婴儿食品。

配方奶根据不同年龄段和特殊医学用途可配制成不同的配方食品,如婴儿配方食品、较大婴儿及幼儿配方食品、学龄前儿童配方乳等;特殊医疗用途的配方奶适用于生理上有特殊需要或患有代谢疾病的婴儿;针对早产儿、遗传代谢缺陷(苯丙酮尿症)、过敏体质等配制的奶粉有:早产儿奶粉、限制苯丙氨酸的奶粉、氨基酸奶粉、深度水解蛋白奶粉和部分水解蛋白奶粉、腹泻奶粉等。

（二）人工喂养技巧

1. 正确掌握调配方法 调配前一定要仔细阅读说明书,按说明要求的比例正确冲调,调配时应先加水,后加奶粉,避免过稀或过浓,水温不宜过高,40 ~ 60℃为宜。

2. 奶具的选择 奶瓶以直式、大口、玻璃制品为好,多准备几个不同型号,便于清洗消毒。奶头软硬合适,奶头孔大小按婴儿吸吮力而定,以倒置奶瓶时瓶内液体连续滴出为宜。喂哺前可将乳汁滴于喂哺者前臂内侧皮肤上测试,以感觉不烫为宜。喂哺时奶瓶斜度应使乳汁始终充满奶头,以免将空气吸入。哺乳完毕应竖抱婴儿进行拍气。喂哺量随月龄的增长逐渐增加,次数逐渐减少,一般间隔3.5 ~ 4 小时喂一次。

3. 奶具的消毒 每次喂哺后一切食具均应先洗刷干净后放入适宜的容器煮沸消毒,水要没过食具,水开后放奶头,煮沸时间 5 分钟左右,用专用夹子或筷子取出,奶瓶要倒置于有盖的容器备用,避免污染。

4. 配方乳的储存 应储存于干燥、通风、阴凉避光处,温度不宜超过 15℃。

五、婴儿食物转换

随着婴儿生长发育的逐渐成熟以及消化、吸收和代谢功能日趋完善,单纯的乳类食品不能完全满足 6 月龄后婴儿生长发育和营养的需求,婴儿饮食需要由纯乳类的液体食物向固体食物逐步转换,这个过程称为婴儿食物转换。

WHO 建议婴儿在 6 月龄时(180 天)开始接受除母乳之外的补充食物来提供足够的能量、蛋白质和微量营养素,满足儿童生长的营养需求,食物应当以安全的方式制备和喂养。

（一）食物转换的目的

4 ~ 6 个月是婴儿味觉发育的关键期,此年龄段进行食物转换可以扩大味觉发展,利于饮食向多元化过渡;6~12个月是咀嚼和吞咽技巧的关键期,食物转换过程可以增加婴儿进食兴趣,锻炼婴儿咀嚼和吞咽能力;培养良好的饮食习惯;避免偏食挑食;合理的食物转换可以补充铁、锌、钙等矿物质和微量元素,预防营养不良性疾病、缺铁性贫血、佝偻病等。

(二)食物转换原则

1. 从少至多 从一勺富含铁的米粉开始逐渐加量,有一个适应过程。

2. 由稀到稠 从流质到半流质、半固体到固体。

3. 由细到粗 从菜汁到菜泥、菜泥到碎菜。

4. 由一种到多种 每次只能添加一种食物,不能同时引入太多品种。

5. 少盐不甜 不主张添加任何调味品,应保持食物原汁原味。

6. 少油不腻 可以适当添加植物油。

7. 循序渐进 引入一种新的食物需适应2~3天后,如无不良反应才可添加另一种食物,逐步达到

食物多样化。

8. 科学膳食 食物转换食品应营养搭配合理,保持淡口味,淡口味可以减少挑食偏食的风险,减低儿童期及成人期的肥胖、糖尿病、高血压、心血管疾病的风险。

(三)食物转换食品的选择

泥糊状食品是婴儿生长发育过程中的必需食物和重要食物,根据家庭经济水平进行不同的选择。

1. 工业化生产 根据月龄大小可以选择工业化生产的婴儿泥糊状食品,由于生产工艺比较好,制作和配方有一定的优点,且方便快捷。但不能盲目听从广告宣传,要学会看标签内容,同时注意保质期,是否真空密闭,开启后冰箱放置不能超过48小时。

2. 家庭自制 用新鲜、优质、无污染的食材单独制作;食材选择新鲜饱满,成熟适度;制作成品稠稀适合月龄;食品应煮熟、煮透;及时食用并妥善保存;操作过程保持餐具和进餐环境清洁安全;避免食物污染。

(四)食物转换的方法与技巧

表4-3-3 不同月龄食物转换方法与技巧

名称	6月龄	7~9月龄	10~12月龄
食物性状	泥糊状	末状食物	碎块、丁块、指状食物
餐次	尝试性增加	逐渐加至一餐 4~5次奶	1~2餐其他食物 3~4次奶
乳类	纯母乳、部分母乳 配方乳 按需或定时哺乳(3~4小时) 逐渐减少夜间哺乳 5~6次/天 奶量800~1000ml/d	纯母乳、部分母乳 配方乳 5~6次/天 奶量800~900ml/d	部分母乳或配方乳 3~4次/天 奶量600~800ml/d
谷类	强化铁的米粉 从1勺开始 逐渐加量	强化铁的米粉 稠粥或面条 约30~50g/d	软饭或面食 约50~75g/d
蔬菜 水果类	蔬菜、瓜果、根茎类泥 1~2勺/天	碎菜25~50g/d 水果20~30g/d	碎菜50~100g/d 水果50g/d
肉类	尝试性添加	开始添加 肉泥、肝泥、动物血等	肝泥、动物血、鱼虾、鸡鸭肉、红肉(猪肉、牛肉、羊肉等) 25~50g/d
蛋类	暂不添加	1/4蛋黄开始逐渐全蛋	1个鸡蛋50g
技巧	用勺喂食	坐在固定餐椅上与成人同桌进餐 学习用手自我喂食 手拿"条、指状"食物 学习咀嚼	自己用勺进食 用杯子喝奶 与成人同桌进餐1~2次/天

注:可先食转换食物,再哺乳;逐渐形成一餐替代一顿奶;引入的食物不要影响总奶量;食物添加符合原则;不宜蜂蜜水或糖水调和;尽量不喝饮料性质的果汁

（五）适宜合理的食物转换的观察指标

1. 观察婴儿的粪便颜色和性状 纯母乳喂养的婴儿大便呈金黄色软便；人工喂养或混合喂养的婴儿大便浅黄色偏干；若食物添加量过多或不够软烂，大便不成形有奶瓣。

2. 营养状况的观察 包括皮肤颜色、光泽、皮下脂肪的厚度等。

3. 身高、体重增长情况 小于6个月婴儿体重增长每月不小于600～800g，大于6个月婴儿体重增长每月不低于500g。

乳类是婴幼儿的主要食品，1岁以内婴儿600～800ml/d，1岁以上幼儿500～600ml/d，科学合理喂养必须与婴幼儿的消化能力和生长发育相吻合。

六、幼儿期膳食安排

幼儿期胃肠道的消化吸收功能和咀嚼能力发育较成熟，乳牙也渐出齐，活动量较婴儿期加大，且正处于断奶后的饮食调整阶段，同时又是培养饮食习惯的重要时期，合理安排幼儿期膳食，是幼儿培养良好饮食习惯，促进健康成长的基础。

（一）幼儿膳食遵循的原则

1. 平衡膳食，食品多样 膳食所提供的营养素要满足每天需要量且比例要适宜。三种供能营养素蛋白质、脂肪、碳水化合物供给量的比例最好保持在1∶1.2∶4。优质蛋白质食物如奶、肉、蛋和大豆制品应占总蛋白摄入量的1/3～1/2，不饱和脂肪酸占总脂肪量的10%～15%以上，粮谷类的参考量为100～150g/d，乳类600～800ml/d。优质蛋白包括鱼、瘦肉、禽、乳、蛋或豆制品类交替使用，谷类粗细搭配，选择大米、小麦、小米、玉米、燕麦、紫米等，蔬菜选择新鲜、颜色丰富（绿、黄、红）、富含维生素A和C的叶类，水果类适宜选择应季类。坚果类食物最好碾碎食用，不宜独自咬嗑，避免气管异物的发生。平衡膳食，合理搭配是技巧，如粗细搭配、荤素搭配、谷类与豆类搭配、蔬菜五色搭配、干稀搭配，多样化制作，充分发挥各类食物营养成分的互补作用，达到均衡营养的目的。

2. 注意合理加工与烹调 幼儿的食物应单独加工制作，食材选择新鲜无污染，制作时注意色、香、味和形态有趣，增进幼儿食欲。烹调方法以清蒸、煲炖、清炒为主，口味清淡。刺激性调味品不宜添加，油腻、油炸、腌制品和香肠不适宜幼儿食用。成品要适宜幼儿的咀嚼能力，质地以细、软、碎、烂为主。食物烹调时间和方法以减少营养素的损失最少为好。

3. 合理安排进餐时间和次数 幼儿具有胃容量小、肝糖原储备少、活动量大、易饥饿的特点，因此进餐4～5次/天为宜，正餐为早、中、晚三次，上下午各安排一次加餐。每次进餐时间在20～30分钟。主食常用软饭、稠粥、面条、包子、馒头、饺子、馄饨等，辅以蔬菜和肉、蛋类搭配的炒菜，加餐可选点心、水果。

4. 培养良好的饮食习惯 自幼养成定时、定量、定场所的进食习惯，少吃或不吃零食，不挑食不偏食，形成良好的进食规律。进餐环境安静、舒适、秩序良好，进食气氛轻松愉快，坐在适宜的餐桌椅上，使专用餐具，专心进食，最好学会独自进餐，避免吃饭时看电视，分散注意力和影响胃液的分泌，减低食欲和食物消化功能。同时注意饮食卫生，做到餐前便后要洗手，不吃不洁和隔夜饭菜，少吃生冷，瓜果应洗净后食用，动物性食品应彻底煮熟煮透，从小培养良好的卫生习惯。

（二）幼儿食谱举例

表4-3-4 幼儿一日食谱举例

时间	食品	重量	蛋白质(g)	脂肪(g)	糖(g)	能量(kJ)
7:00	配方乳	250ml	8.7	8.6	11.5	661.9
	馒头	20g	1.2	—	10.0	187.4
	鸡蛋	50g	7.2	5.5	—	330.1
	维生素A、D制剂	1粒	—	—	—	—
9:00	苹果	100g	0.4	0.6	13.0	246.8
12:00	软饭	80g	6.0	—	64.0	1171.8
	碎肉	25g	4.1	7.2	—	339.6
	油	10g	—	10.0	—	376.5
15:00	配方乳	250ml	8.7	8.6	11.5	661.9
	甜饼干	10g	1.0	2.0	8.0	226.0

时间	食品	重量	蛋白质(g)	脂肪(g)	糖(g)	能量(kJ)
18:00	挂面	30g	3.0	—	22.0	418.4
	清蒸鱼	25g	4.1	0.5	—	88.6
	番茄	30g	—	—	—	—
	油	10g	—	10.0	—	376.5
			44.4	48.6	140.0	5085.5

七、学龄儿童膳食指导

（一）营养素和能量的需求

学龄期儿童分两个时期，7～9岁生长发育平稳，能量需要7100～8360kJ（1700～2000kcal），青春期生长加速，营养需求加大，10～12岁女生8360～10 040kJ（2000～2400kcal），男生8800～12 130kJ（2100～2900kcal）。对蛋白质、矿物质、微量元素、维生素的需要量加大，特别是要加强蛋白质和钙的摄入，但脂肪供给不宜过量，以免引起肥胖。

（二）膳食合理安排

学龄期儿童活动多，学习压力大，早餐需合理安排，保证有足够能量和优质蛋白。早餐占总能量的25%～30%，午餐30%～40%，晚餐30%～35%。早餐包括牛奶、鸡蛋、包子或面包、适量蔬菜和水果，保证足够能量和优质蛋白，保持充沛体力集中学习。除三餐外，上午或下午课间可加餐一次，最好提供一杯牛奶外加小点心。晚餐应清淡，不宜吃得过多过饱，影响睡眠，导致肥胖。

（三）营养摄取均衡

营养要均衡，食物品种多样化，做到粗细和干稀搭配、动植物蛋白交替、蔬菜、水果经常更换，每周至少食海鱼类一次，每天应摄入谷类350～500g，牛乳或豆浆250～500ml，蔬菜300～400g，水果150～300g，鱼肉蛋类100～150g。青春期钙的需要量1000～1200mg/d，铁的需要量在15～18mg/d，锌的需要量在15mg/d，同时适当增加维生素B族的摄入。

每周食入坚果类食物如核桃、芝麻、瓜子、松子、杏仁、腰果等的好处，既可补充矿物质和微量元素，还能摄入不饱和脂肪酸，有益于大脑和视力发育。教育儿童不吃零食，特别是街边或学校周边的小摊食品。饮水量在800～1200ml/d，以白开水为主，避免碳酸饮料，禁止饮酒。

八、营养计算及评估

儿童营养计算及评估是指运用科学手段对儿童膳食组成、营养素摄入质量与儿童生理需求是否合适进行评估，及时全面了解膳食结构、营养水平和健康状况，发现问题，及时调整并干预，使儿童营养满足正常的生长发育。

营养状况评估包括：临床评估、膳食调查、体格监测和实验室检查。

（一）临床评估

包括询问病史和症状体征、饮食史（食欲、食物种类、数量、次数、烹调方式、饮食习惯等）、患病史、抚养人带养情况、有无营养素缺乏性疾病的症状和体征如多汗、出牙迟、囟门早闭或延迟闭合、挑食偏食、口角炎等。

（二）体格监测

常用的指标为身高、体重、头围、胸围、皮下脂肪厚度等。定期测量和监测这些指标，参照全国或国际同龄同性别儿童的平均值作对照，来评估儿童的营养状况。最常用的是标准差法和百分位法。

（三）膳食调查

通过儿童每天进餐次数、摄入食物的种类和数量调查，再根据食物成分表（表4-3-5）计算出每人每天摄入的能量和各种营养素，与推荐供给标准进行比较，评估膳食质量，了解食物搭配和烹调方法，存在问题，及时改进。

膳食调查方法有称重法、询问法和记账法。

1. 称重法　通过称量每餐各种食物的食用量，计算每人每天各种营养素的平均摄入量。一般调查一周为宜，最短不少于3天。方法步骤包括：

（1）记录每餐各种食物及调味品名称。

（2）逐餐称取食物烹调前的重量，烹调后的重量和剩饭菜的重量。

（3）换算生熟比即生食物重量/熟食物重量。

（4）统计每餐用膳人数。

表4-3-5　常见谷类和杂豆类食物的营养成分含量（以100g可食部计）

食物名称	能量(kcal/kJ)	蛋白质(g)	脂肪(g)	碳水化合物(g)	膳食纤维(g)	维生素B₁(mg)	维生素B₂(mg)	尼克酸(mg)	维生素B₆(mg)	叶酸(μg)	钙(mg)	钾(mg)	铁(mg)	锌(mg)	硒(μg)
小麦面粉（标准粉）	354/1482	15.7	2.5	70.9	3.7	0.46	0.05	1.9	0.07	23.3	31	190	0.6	0.2	7.42
小麦粉（富强粉特一粉）	351/1467	10.3	1.1	75.2	0.6*	0.17	0.06	2	—	—	27	128	2.7	0.97	6.88
小麦胚粉	403/1687	36.4	10.1	44.5	5.6*	3.5	0.79	3.7	—	—	85	1523	0.6	23.4	65.2
稻米（均值）	347/1452	7.4	0.8	77.9	0.7*	0.11	0.05	1.9	—	—	13	103	2.3	1.7	2.23
粳米（小站稻米）	342/1429	6.9	0.7	79.2	2.3	0.04	0.02	0.8	—	8.7	3	111	0.3	1.94	10.1
籼米	328/1374	7.5	1.1	78	5.9	0.07	0.02	0.9	0.07	19.7	12	109	0.1	0.15	2.76
糯米（江米）均值	350/1464	7.3	1	78.3	0.8*	0.11	0.04	2.3	—	—	26	137	1.4	1.54	2.71
玉米（鲜）	112/469	4	1.2	22.8	2.9*	0.16	0.11	1.8	—	—	—	238	1.1	0.9	1.63
玉米面（黄）	339/1419	8.5	1.5	78.4	5.5	0.07	0.04	0.8	0.08	—	22	249	0.4	0.08	2.68
玉米糁（黄）	354/1480	7.9	3	75.6	3.6*	0.1	0.08	1.2	—	—	49	177	2.4	1.16	4.9
大麦（元麦）	327/1367	10.2	1.4	73.3	9.9*	0.43	0.14	3.9	—	—	66	49	6.4	4.36	9.8
青稞	342/1432	8.1	1.5	75	1.8*	0.34	0.11	6.7	—	—	113	644	40.7	2.38	4.6
小米（黄）	355/1485	8.9	3	77.7	4.6	0.32	0.06	1	—	22.4	8	33.5	1.6	2.81	2.72
黄米	351/1469	9.7	1.5	76.9	4.4*	0.09	0.13	1.3	—	—	—	—	—	2.07	—
高粱米	360/1505	10.4	3.1	74.7	4.3*	0.29	0.1	1.6	—	—	22	281	6.3	1.64	2.83
糜子（带皮）	336/1404	10.6	0.6	75.1	6.3*	0.45	0.18	1.2	—	—	99	148	5	2.07	12.01
裸燕麦（莜麦）	380/1589	13.7	8.6	67.7	5.8	0.2	0.09	3.5	—	23.4	40	255	3.8	2.18	2.9
薏米（薏米仁）	361/1512	12.8	3.3	71.1	2.0*	0.22	0.15	2	—	—	42	238	3.6	1.68	3.07
荞麦面	329/1377	11.3	2.8	70.2	5.5	0.26	0.1	3.5	—	29.1	71	304	7	1.94	2.16
马铃薯（洋芋）	79/329	2.6	0.2	17.8	1.2	0.1	0.02	—	0.27	12.4	7	347	0.4	0.3	0.47
红薯（山芋）	57/328	0.7	0.2	15.3	2.2	0.05	0.01	0.2	0.15	19.6	18	88	0.2	0.16	0.22
绿豆	329/1376	21.6	0.8	62	6.4*	0.25	0.11	2	—	—	81	787	6.5	2.18	4.28
红小豆	324/1357	20.2	0.6	63.4	7.7*	0.16	0.11	2	—	—	74	860	7.4	2.2	3.8
芸豆（红）	331/1384	21.4	1.3	62.5	8.3*	0.18	0.09	2	—	—	176	1215	5.4	2.07	4.61

注：1. 表中数据摘自《中国食物成分表》第2版（2009年）出版
2. 膳食纤维列中带*的数据是用中性洗涤法检测，不带*为酶重量法检测获得

（5）消耗的食物按品种分类综合,计算每人每天食物的消耗量。

（6）按食物成分表计算出每人每天各种营养素的摄入量。

称重法准确性高,但操作复杂,多用于托幼园所等集体单位。

2. 询问法 通过询问方式了解近一周内儿童膳食餐次、食物种类、具体数量等,计算出一天内平均能量和营养素的摄入量。虽操作简单,但准确性差,多用于门诊单个儿童营养调查。

3. 记账法 记录每天消耗的各类食材及每天用餐人数,计算出每个儿童各种营养素及能量摄入量。适用于集体单位的营养计算。

根据膳食调查结果来评估营养素和能量供给是否合理,评估内容包括:

（1）总能量供给。

（2）优质蛋白供给比例。

（3）三大产能营养的供给比例。

（4）一日三餐的搭配比例。

一般总能量达到推荐量的 80% 为正常,低于 70% 为不足,长期超量 50% 易导致肥胖。优质蛋白应占总蛋白的 50%,不低于 30%,必需脂肪酸不低于总脂肪量的 2% ~ 3%。

（四）实验室检查

包括实验室生化指标和生理功能测定。生理功能测定需要相应仪器设备,结果特异性差,临床不常用。一般采取测定血生化、血尿常规和微量元素等来了解营养缺乏情况。

（及春兰）

第四节 免 疫 规 划

免疫规划是指根据免疫学原理和人群免疫现状及国家传染病防治规划,按照国家或者省、自治区、直辖市确定的疫苗种类、免疫程序或者接种方案,有计划地对易感人群进行预防接种,以预防和控制最终消灭特定传染病的发生为目的。近年为了有效消除传染病,国家将免疫规划所涉及的疫苗种类和疾病病种范围进一步扩大,实施有计划地扩大免疫,增加覆盖面,整体提高人群免疫水平,降低相关传染病的发病率。

国家规定的儿童免疫规划疫苗全部免费,所有适龄儿童必须接种。免费接种的疫苗有 11 种:卡介苗、乙肝疫苗、脊髓灰质炎疫苗、无细胞百白破疫苗、麻风疫苗、A 群流脑疫苗、乙脑减毒活疫苗、麻腮风疫苗、A+C 群流脑疫苗、甲肝疫苗、白破疫苗,通过接种上述 11 种疫苗,预防结核病、乙型肝炎、脊髓灰质炎、百日咳、白喉、破伤风、麻疹、风疹、流行性脑脊髓膜炎（A 型和 C 型）、流行性乙型脑炎、流行性腮腺炎、甲型肝炎等 12 种传染病。部分疫苗只有在流行区才接种,如:钩端螺旋体疫苗、流行性出血热疫苗、炭疽疫苗等。

一、免疫方式及其常用免疫制剂

（一）主动免疫及常用制剂

1. 主动免疫 是将含有特异性抗原的生物制品接种于易感者,刺激机体产生特异性抗体,从而产生相应的免疫力。主动免疫制剂在接种后经过一定期限产生抗体,一般持续 1 ~ 5 年后逐渐降低,由于持续时间较短还需适时加强免疫,以巩固免疫效果。

2. 常用制剂

（1）菌苗和疫苗:菌苗用免疫原性好的细菌菌种培养繁殖制成;疫苗是用病毒或立克次体接种于动物、鸡胚或组织培养,经处理后制成,有死苗和活苗两种。死苗具有稳定安全、接种剂量大、免疫效果持续时间短、接种次数多的特点,如百白破、灭活乙脑疫苗等。活苗具有接种剂量小、接种次数少、免疫效果好、维持时间长的特点,如卡介苗、减毒脊髓灰质炎活疫苗、麻风疫苗等。

（2）类毒素:将细菌所产生的外毒素用适量的甲醛脱毒后,使其变成无毒性但仍保留抗原性的生物制品,如破伤风类毒素、白喉类毒素等。

（二）被动免疫及常用制剂

1. 被动免疫 用含有特异性抗体的免疫血清接种易感者,给予相应的抗体而立即获得保护性免疫力。使用被动免疫制剂起效快,免疫持续时间短,一般为 1 ~ 4 周,不适宜大面积预防接种,主要用于应急预防和治疗。

2. 常用制剂

（1）特异性免疫血清（抗毒素、抗菌血清、抗病毒血清）:如破伤风抗毒素、白喉抗毒素、抗狂犬病血清等。

（2）血液制品:如乙肝免疫球蛋白、丙种球蛋白、胎盘球蛋白等。

（三）免疫制剂的种类

免疫制剂根据制法不同和物理性状的不同有

液体和冻干制品、吸附和不吸附制品、单价和多联多价制品、全细胞和无细胞疫苗以及基因工程疫苗等。

冻干制品使用前用稀释液稀释,具有不怕冻结、耐热、易保存、效力稳定、有效期长、运输方便等特点,如麻疹疫苗;吸附制剂的制品吸收慢、刺激时间长,免疫效果好,如百白破疫苗;多联多价制品可以减少接种次数,减轻痛苦,如麻腮风疫苗、五联苗等;基因工程疫苗有基因重组乙肝疫苗等。

(四) 免疫制品的冷链管理

冷链是保证疫苗从疫苗生产企业到接种单位运转过程中的质量而装备的储存、运输冷藏设施、设备。疫苗在生产、储存、运输、分发和使用的各个环节的持续冷藏设备称为疫苗冷链系统。冷链系统的管理是保证疫苗质量的重要措施。

1. 冷链设备设施的管理、保养、维修、监测应由专人管理、专物专用,不得挪作他用。冷链设备要建档管理,包括品名、型号、数量、运转情况、温度监测、保养及故障维修记录等。

2. 冷链设备应放在干燥通风、避免阳光直射、远离热源的地方,后部要留有空间,底部要垫搁架,电源线路与插座应专线专用。

3. 疫苗保管专人负责,建立疫苗领发保管制度,疫苗名称、数量、生产厂家、批号、有效期、库存量、出入库时间、领发人、备注等。

4. 疫苗摆放应按品种、批号、有效期分类,疫苗与疫苗间应留有 1～2cm 空隙,并做好标识。每次接种门诊结束后核对疫苗库存。

5. 疫苗贮存严格按照疫苗要求的温度分别存放,保持在 2～8℃ 储存的疫苗有基因重组疫苗、吸附制剂疫苗、灭活疫苗、类毒素疫苗,如乙肝疫苗、百白破三联疫苗。-20℃ 冷冻室贮存的疫苗有脊髓灰质炎减毒活疫苗。

二、免疫程序

(一) 概念

1. 免疫程序　是指按照接种疫苗的种类及接种的先后次序与要求,对特定人群、特殊地区进行的疫苗接种的程序。

2. 免疫规划　要根据疫苗的免疫持久性及人群的免疫水平和疾病流行情况适时地进行接种,巩固免疫效果,达到预防疾病的目的。它包括两个程序:基础免疫和加强免疫。

3. 基础免疫　是指人体初次接受某种疫苗全程足量的预防接种,是打基础的有效免疫。基础免疫的次数和剂量由疫苗的品种和性质来决定。

4. 加强免疫　疫苗经过基础免疫后的一定时间,体内免疫力逐渐减弱或消失,为维持机体有效的免疫力,需根据不同疫苗的免疫特性再次适时接种。

5. 联合免疫　有两层含义:一种是采用两种以上抗原按适当的比例制成多联多价疫苗,同时一次注射使机体产生对抗几种传染病的能力;一种是不同途径、不同部位、不同疫苗同时接种。联合疫苗可以减少接种次数、减少儿童痛苦,实用性强,且安全有效。

6. 一类疫苗　也称计划内疫苗,为免费疫苗,国家纳入免疫规划,所有适龄儿童出生后必须全程接种。

7. 二类疫苗　也称计划外疫苗,是自费疫苗,根据适龄儿童自身情况、各地区不同状况及家庭经济状况而定。在不影响一类疫苗接种的情况下进行选择性免疫接种。

(二) 免疫程序

操作中严格按照免疫程序实施接种,充分发挥疫苗的免疫效果,使接种人群获得和维持高度免疫水平,逐渐建立完善的免疫屏障,有效控制相应传染病的流行。

1. 国家扩大免疫规划疫苗免疫程序(表4-4-1)

表 4-4-1　国家扩大免疫规划疫苗免疫程序表

疫苗名称	接种对象月(年)龄	接种剂次	接种部位	接种途径	接种剂量	备　注
卡介苗	出生时	1	上臂三角肌中部略下处	皮内注射	0.1ml	
乙肝疫苗	0、1、6 月龄	3	上臂三角肌	肌内注射	酵母苗 10μg/0.5ml	生后 24 小时内接种第 1 剂次,第 1、2 剂次间隔≥28 天
脊灰疫苗(IPV,bOPV)	2、3、4 月龄,4 周岁	4	IPV 大腿前外侧中段	肌内注射	0.5ml	第 1 剂次接种 IPV,其余接种 bOPV
			bOPV	口服	0.1ml (2 滴)	第 1、2 剂次,第 2、3 剂次间隔均≥28 天

4

疫苗名称	接种对象月(年)龄	接种剂次	接种部位	接种途径	接种剂量	备注
百白破疫苗	第3、4、5月龄,18~24月龄	4	上臂外侧三角肌	肌内注射	0.5ml	1、2剂次,第2、3剂次间隔均≥28天
麻风疫苗(麻疹疫苗)	8月龄	1	上臂外侧三角肌下缘附着处	皮下注射	0.5ml	
麻腮风疫苗(麻风疫苗、麻疹疫苗)	18~24月龄	1	上臂外侧三角肌下缘附着处	皮下注射	0.5ml	
乙脑减毒活疫苗	8月龄、2周岁	2	上臂外侧三角肌下缘附着处	皮下注射	0.5ml	
A群流脑疫苗	6~18月龄	2	上臂外侧三角肌附着处	皮下注射	30μg/0.5ml	第1、2剂次间隔3个月
A+C流脑疫苗	3周岁、6周岁	2	上臂外侧三角肌附着处	皮下注射	100μg/0.5ml	2剂次间隔≥3年;第1剂次与A群流脑疫苗第2剂次间隔≥12个月
乙脑灭活疫苗	8月龄(2剂次)、2周岁、6周岁	4	上臂外侧三角肌下缘附着处	皮下注射	0.5ml	第1、2剂次间隔7~10天
甲肝减毒活疫苗	18月龄	1	上臂外侧三角肌附着处	皮下注射	1.0ml	
甲肝灭活疫苗	18月龄,24~30月龄	2	上臂三角肌附着处	肌内注射	0.5ml	2剂次间隔≥6个月
白破	6周岁	1	上臂外侧三角肌附着处	肌内注射	0.5ml	

2. 北京市免疫规划疫苗免疫程序(一类疫苗)(表4-4-2)

表4-4-2 北京市免疫规划一类疫苗免疫程序表

接种年龄	卡介苗	乙肝疫苗	脊灰疫苗	无细胞百白破疫苗	麻风疫苗	麻疹疫苗	麻风腮疫苗	乙脑减毒活疫苗	流脑疫苗	甲肝疫苗
出生	√	√								
1月龄		√								
2月龄			√							
3月龄			√	√						
4月龄			√	√						
5月龄				√						
6月龄		√							√	
8月龄					√					
9月龄									√	

续表

接种年龄	卡介苗	乙肝疫苗	脊灰疫苗	无细胞百白破疫苗	麻风疫苗	麻疹疫苗	麻风腮疫苗	乙脑减毒活疫苗	流脑疫苗	甲肝疫苗
1岁								√		
18月龄				√			√			√
2岁								√		√
3岁									√ (A+C)	
4岁			√							
6岁				√ (白破)			√			
小学4年级									√ (A+C)	
初中一年级	√									
初中三年级				√ (白破)						
大一进京新生				√ (白破)		√				

3. 北京市免疫规划疫苗免疫程序（二类疫苗） 二类疫苗是自费疫苗，原则自愿，应根据家长的经济承受能力和儿童自身体质情况针对性地选择接种。

（1）脊髓灰质炎灭活疫苗：2、3、4月龄分别进行3次基础免疫，1~2岁加强1剂，接种部位大腿前外侧中段，肌内注射，0.5ml/支。

（2）吸附无细胞百白破灭活脊髓灰质炎和B型流感嗜血杆菌联合疫苗（简称五联苗）：2、3、4月龄或3、4、5月龄分别进行3次基础免疫，18月龄时再加强1剂。接种部位大腿前外侧中段，肌内注射，0.5ml/支。

（3）HIB疫苗（b型流感嗜血杆菌多糖疫苗）：<6月龄连续接种3剂，间隔1~2个月，18月龄加强1剂；6~12月龄接种2剂，间隔1~2个月，18月龄加强1剂；1~5岁接种1剂。接种部位大腿前外侧中段，肌内注射，0.5ml/支。

（4）乙脑灭活疫苗：>6月龄基础免疫2剂（2剂间隔7天），第2年加强1剂。皮下注射。

（5）23价肺炎球菌疫苗：2岁以上及高危人群适用，5年加强1剂。皮下或肌内注射。0.5ml/支。

（6）口服轮状病毒活疫苗：2个月~3岁每年口服一次，3.0ml/支。

（7）儿童型流感疫苗：6个月~3岁，2剂，两剂之间间隔1个月，根据情况一年接种一次，0.25ml/支。

（8）成人型流感疫苗：3周岁以上1剂，0.5ml/支，根据情况一年接种1剂。

（9）水痘疫苗：适用于1岁以上的水痘易感者。1岁初免1剂，4岁加强1剂。上臂外侧三角肌附着处，皮下注射，0.5ml/支。

三、免疫接种前后注意事项

预防接种证是儿童预防接种的记录凭证，国家对儿童实行预防接种证制度。婴儿出生后1个月内，父母应当到儿童居住地的管片社区医疗保健机构办理预防接种卡和证，同时告知父母要妥善保管好接种证，并按规定的免疫程序按时完成免疫规划，所有疫苗接种记录都要登记在册，每次进行预防接种时都要携带。

（一）疫苗接种的禁忌证

绝对禁忌证包括严重心、肝、肾疾病，活动型结核病、严重营养不良、严重过敏体质、先天性免疫缺陷、癫痫、婴儿痉挛症、以往接种疫苗出现严重的不良反应等。

暂时禁忌证包括正在患有发热或明显全身不适的急性疾病、皮炎、化脓性皮肤病、严重湿疹、应用免疫抑制剂等暂缓接种,待疾病痊愈后补种。

(二) 疫苗接种前的注意事项

1. 接种人员培训合格后持证上岗,执行无菌操作,三查七对。

2. 接种人员必须正确掌握免疫规划程序,要求剂量准确,严格掌握接种次数、接种部位、间隔时间和不同疫苗的联合免疫方案。

3. 正确掌握疫苗接种的禁忌证。

4. 接种前准备好冷链设备。

5. 接种时查验并核对预防接种卡证,作好登记。

6. 接种前仔细询问有无禁忌证,检查皮肤,确认可以接种时,家长要签署知情同意书。

7. 接种前核对疫苗名称、厂家、批号、剂次、间隔,接种部位,吸附制剂要摇匀后使用。

(三) 疫苗接种后的注意事项

1. 接种疫苗后用棉签按压针眼,不可揉搓接种部位,待3~5分钟接种部位无出血拿开棉签。

2. 叮嘱父母儿童需在接种现场观察15~30分钟,无不良反应方可离开。

3. 嘱父母儿童接种后要注意休息,避免剧烈活动,多喝水,注意保暖,饮食宜清淡。

4. 接种当天不宜洗澡,但要保证接种部位的清洁,防止局部感染。

5. 接种脊髓灰质炎疫苗前后30分钟内不能进食热水、热奶。

6. 注意观察接种后出现的不良反应,指导父母正确处理。

7. 交代下次接种前一晚给儿童洗澡,保持皮肤清洁,换上宽松柔软的开衫。

四、免疫接种反应及其处理原则

(一) 一般反应

免疫接种对人体是一种外来刺激,有些生物制品接种后会引起不同程度的一般反应,包括局部反应或全身反应。

1. 局部反应 接种疫苗后12~24小时,在接种部位出现红晕、浸润,并有轻度肿胀和疼痛。红晕直径一般<2.5cm,可伴有局部淋巴肿大。一般在2~3天内消退。接种卡介苗2周左右局部会出现红肿,以后局部化脓,偶有同侧腋下淋巴结肿大,一般要在2个月左右结痂,形成瘢痕。接种含有吸附剂的百白破疫苗,少数在接种部位出现硬结,局部有红肿、疼痛、发痒,硬结疼痛不必担心,一般不需特殊处理,1~2天内会自动消失。对较重的局部反应,第二天开始进行热敷、理疗以帮助硬结消退。注意卡介苗

的局部反应不能热敷。

2. 全身反应 少数儿童接种疫苗后出现轻微发热、食欲缺乏、烦躁、哭闹,体温低于38.5℃,发热持续1~2天,或接种麻疹或风疹疫苗5~7天左右有发热、一过性皮疹的现象。若体温超过38.5℃或伴有其他症状,应咨询医师,必要时医院就诊。全身反应一般都无需特殊处理,注意适当休息,多饮开水,注意保暖,发热采取物理降温,饮食清淡易消化,注意观察儿童的病情变化,防止继发其他疾病。对较重的全身反应,可采取对症治疗。

(二) 异常反应

与一般反应同时或先后发生,与疫苗接种有一定联系、程度比较严重需要诊治的综合征。这类反应的发生率极低,与疫苗的种类及被接种者个体的病理生理状态有密切联系。

1. 无菌性化脓 吸附制剂疫苗引起多见,多因注射过浅、剂量过大、疫苗使用前未充分摇匀所致。注射后2~3周在局部出现硬结、肿胀、疼痛,持续数周至数月不愈。轻者局部有波动,或从针眼流出粉色或带有血丝稀薄脓液,重者溃破,经久不愈。

处理方法:热敷理疗促进吸收。若已形成脓肿,未破溃前切忌切开排脓,可用注射器抽脓,以防止经久难愈合。如脓肿已破溃,或发生潜行性脓肿而有空腔,则需切开排脓,必要时清创,将坏死组织剔除。有继发感染时,应用抗生素治疗。

2. 晕厥 与精神过度紧张和恐惧有关。临床表现心慌、恶心、面色苍白、手足发冷、发麻、全身出汗等,经过短时间休息即可恢复正常。严重者,面色苍白、恶心、呕吐、出冷汗、四肢发冷、心跳缓慢、脉搏无力、血压略有下降,并失去知觉。数十秒钟至数分钟即可恢复清醒。

处理方法:保持安静和空气新鲜,轻者平卧,头部放低,解开衣扣,注意保暖,口服温开水,一般短时即可恢复。

3. 过敏性反应 包括各类皮疹、过敏性紫癜、血管性水肿,严重者可发生过敏性休克。

处理方法:对症处理。

4. 预防接种的偶合症 疫苗接种后偶合其他疾病,偶合症都能明显地查出原发疾病,与接种纯属巧合,不论接种与否,这种疾病都将发生,它与预防接种无明显因果关系。

处理方法:查找原因,针对治疗。

5. 群体性反应 指同一时间、同一地点、同一种疫苗发生的2例以上相同或类似的预防接种异常反应事件。

处理方法:心理疏导,尽量避免集体接种。

(三)预防不良反应的发生

1. 正确选择接种对象,按不同疫苗规定月龄接种。

2. 严格掌握禁忌证。

3. 正确选择接种部位、途径。

4. 接种剂量和接种次数准确。

5. 操作中三查七对,使用与剂型相同的疫苗稀释液。

6. 保证疫苗运输和贮存的冷链,使用时检查或摇匀使用。

7. 安全注射,使用一次性注射器。

8. 按时接种。

(及春兰)

第五节 体格锻炼

在生长发育十分迅速的婴幼儿期加强体格锻炼,可以培养良好的身体素质,为今后的健康体质打下良好的基础。体格锻炼可以促进婴幼儿大脑运动神经元的发育,提高运动的协调性、平衡性和反应速度,加强大小肌肉群的发育,利于心理健康发展,帮助婴幼儿建立自信和自立,通过抚触、被动操、游泳等运动游戏,增加情感交流,锻炼社会交往能力,利于成人后的良好性格和人际交往能力。

一、婴幼儿抚触

婴幼儿抚触是通过抚触者的双手,对婴幼儿的皮肤进行有次序的、有手法、有技巧的科学触摸,让大量温和良好的刺激通过皮肤感受器上传到中枢神经系统,以产生积极的生理效应,促进婴幼儿身心健康发育的一种科学方法。

人类最早的发育是通过触觉得以发展,而皮肤覆盖全身,是神经系统的外在感受器。外界刺激如温度、疼痛等都是通过皮肤触觉传入中枢神经系统,再经过大脑处理分析判断做出应答反应。皮肤是人类最大的感觉器官,它既是情商器官,也是社交器官,适度温和的触觉刺激不仅刺激感觉器官的发育,又可加强神经心理发育,增加婴幼儿的认知能力,有利于婴幼儿神经系统发育。

(一)抚触的好处

1. 是母子感情交流的最好方式 抚触不仅仅是皮肤的接触,而是视觉、听觉、触觉、运动觉、平衡觉的综合信息传递,抚触并不是一种简单的机械操作,而是爱的传递和享受,在抚触过程中操作者要保持微笑,与婴幼儿有眼神交流的同时配合,语言交流,用积极的心态影响婴幼儿。对婴幼儿来说,在皮肤密切接触和爱抚的过程中认识了父母,从中感受到幸福和安全感;对父母来说,给婴幼儿进行抚触的过程,是对新生命的呵护和爱的付出,是一种享受,同时利于亲子关系的建立。

2. 利于婴幼儿体格的发育 通过皮肤的适度触摸使婴幼儿的肌肉得以舒展,促使屈肌和伸肌得到平衡;保持皮肤的清洁和弹性;减轻疼痛和不适感觉;利于精神发育迟缓的婴幼儿的康复和治疗。

3. 促进食物消化与吸收 适度的按摩刺激可以提高迷走神经紧张度,增加胃泌素和胰岛素分泌,使食欲增加,婴幼儿体重增加,生长发育均衡发展;腹部的触摸可以促进肠蠕动,减轻腹胀,利于大便排出;增强5-羟色胺活性,调节糖皮质激素水平,刺激免疫系统;促进血液循环,提高免疫力和应激能力,减少患病率;消除鼻塞,保持呼吸通畅平稳。

4. 促进婴儿神经系统发育 适宜良好的刺激,可以促进脑神经细胞及神经系统的发育,按摩可以刺激神经末梢的感受器,引起神经冲动,经由脊髓传到脑部,产生松弛舒畅的感受,有助于稳定情绪,利于婴幼儿行为发育,提高智商和情商(IQ、EQ)。

5. 建立良好的睡眠周期,改善婴幼儿的睡眠质量 对于婴幼儿期特别是新生儿期睡眠周期不固定、容易夜惊、睡不实的情况,运用抚触的手法可以改善婴幼儿的睡眠状况。科学系统的抚触,可以有效地促进婴幼儿生理和情感发育,建立良好的睡眠周期,提高机体的免疫力。

(二)抚触前的准备

1. 创造舒适的室内环境

(1)室温保持在25℃左右,操作中可以播放舒缓柔和的音乐调节气氛,利于情绪放松。

(2)房间内备有一个高矮合适的操作台,便于操作。可以把大浴巾铺在床上,床边放置物品准备篮,这时母亲正处于产后恢复期,如果长时间的弯腰,会造成腰痛。

2. 物品的准备 大、小毛巾、尿不湿、婴儿润肤油、润肤乳液、爽身粉、更换的衣物等。

3. 操作者双手的准备 清洗双手,指甲剪短并磨平,光滑,无倒刺,保持温暖,摘掉首饰,用婴儿润肤油揉搓双手,起到润滑作用,以免划伤婴幼儿的皮肤。

（三）手法与技巧

1. 抚触的手法 可以采用多种方式，挤压、捏按、揉、搓、滚动、推拿、滑动和抚摸等，没有固定模式，手法运用灵活，操作过程中注意视听觉刺激和语言交流。

2. 抚触的力度 轻重要适宜，以婴幼儿感到舒适，皮肤微微发红为宜，避免重压和捶打，原则是由轻到重，逐渐适应。

（四）抚触的顺序与步骤

从前额开始→头部→下巴→胸部→腹部→上肢→手→手指→下肢→脚→脚趾→背部→臀部结束，每个动作做6个节拍。

1. 头面部的操作手法及其作用

（1）从前额正中开始，向上推至发髻，也可以用双手拇指沿眉弓轻轻往外推压至太阳穴。

（2）双手拇指从下颌往上往外推至耳前，做出微笑状。

（3）一只手托住婴幼儿的头部，另一只手从前额推向枕后至后颈部，依次向外推至耳后，双手交替进行。

（4）作用：舒缓脸部紧绷的肌肉。

2. 胸部的抚触

（1）手法：双手放在婴幼儿的两侧肋缘，先是右手向上滑向其左肩，复原，后换左手滑向右肩，形成一个交叉动作。注意抚触时应避开两侧的乳房。

（2）作用：促进呼吸系统的发育。

3. 腹部的抚触

（1）手法：腹部以顺时针方向按摩，从右下腹开始至左下腹结束，双手交替进行。需要注意的是脐痂未脱落前禁止腹部抚触。

（2）作用：加强排泄功能，有助排气，缓解便秘。

4. 上肢的抚触

（1）手法：一只手先握住婴幼儿的腕部，另一只手从上臂到手腕轻轻挤捏，再按摩手掌及每个手指，换手后方法同前。

（2）作用：增强手臂和手的灵活性，促进精细动作协调发展。

5. 下肢的抚触

（1）手法：一只手握住婴幼儿的踝部，另一只手从大腿开始轻轻挤捏至膝、小腿，然后按摩脚踝、足背及每个脚趾，注意千万不能用力揉搓或弹脚心。

（2）作用：增强腿和脚的灵活性，促进大运动能力平衡发展。

6. 背部的抚触

（1）手法：婴幼儿趴在床上，从颈椎到尾骨向下按摩，用双手指腹轻轻从脊柱两侧向外推，依次向下，最后揉推臀部。

（2）作用：舒缓背部肌肉，提高头部控制能力。

（五）抚触的注意事项

1. 操作者做抚触时，保持心情放松，选择婴幼儿清醒状态下进行，整个过程婴幼儿的情绪积极、安静、不烦躁，能与操作者很好地互动。

2. 操作时婴幼儿的体位要舒适，不宜在饥饿、疲劳、烦躁的状态下操作，时间最好选择在沐浴后或餐后30分钟进行。

3. 抚触的时间不宜过长，一般新生儿10~15分钟左右，婴幼儿15~20分钟左右，一天两次。

4. 润肤油宜选择婴儿专用产品、中性、清淡易吸收、不刺激皮肤，抚触前操作者将润肤油倒于手掌心，揉匀搓热后进行抚触，不要将润肤油直接涂抹在婴儿皮肤上。

5. 当婴幼儿出现情绪反应激烈、烦躁、困倦时应停止抚触。

（六）抚触的意义

婴幼儿抚触是在科学指导下，有效地对婴幼儿全身进行按摩，整个过程充满母子之间的情感交流，大量良好温和的刺激通过皮肤感受器传到婴幼儿大脑，使大脑神经细胞接受来自视觉、听觉、触觉、知觉、平衡觉的各种信息传递，促进身心发育。接受过抚触的婴幼儿感受到爱与被爱的满足，会有伴随一生的安全感和自信心，成人后有较强的幸福感和快乐感。

二、婴儿被动操

婴儿被动操是一种肢体的被动运动，锻炼肢体的肌肉和关节功能，利于婴儿发展运动功能，保持正确的运动姿势。婴儿被动操是婴儿体格锻炼的一种方式，通过操作者的协助，完成相应的动作，可以增强婴儿骨骼和肌肉的发育，促进新陈代谢，提高免疫力，增进亲子交流，促进智力发育。

适用于0~6月龄婴儿，共有八节，每节做两个八拍。做操之前先做一下热身活动，目的是使关节肌肉放松，使机体逐渐适应活动的需要，避免拉伤。热身活动时婴儿仰卧，操作者握住婴儿手腕，从手腕向上按摩至肩，双手交替进行；再从足踝按摩至大腿；自胸部由上向下、由里向外按摩至腹部。

（一）扩胸运动

婴儿仰卧，操作者双手握住婴儿的双手，拇指放在婴儿手掌内，婴儿握住操作者，把婴儿两臂在胸前交叉后再两臂外展与身体成90°打开，掌心向上，而后再交叉,再打开,反复交替做两个八拍。

（二）屈肘运动

婴儿仰卧,操作者双手握住婴儿的双手,拇指放在婴儿手掌内,婴儿握住操作者向上弯曲左臂肘关节,打开伸直;再向上弯曲右臂肘关节,再打开,反复交替进行,两个八拍。

（三）肩关节运动

握住婴儿左手由内向外作圆形的旋转肩关节动作,再握住婴儿右手做与左手相同的动作,反复交替,两个八拍。

（四）上肢运动

婴儿仰卧,操作者双手握住婴儿的双手,拇指放在婴儿手掌内,其余四指握住婴儿腕部,双臂放于婴儿身体两侧,然后双臂向外展平。双手前平举,掌心相对,距离与肩同宽,双手胸前交叉。双手向上举过头,掌心向上,还原。操作时动作轻柔。

（五）下肢运动

1. 伸屈运动 婴儿仰卧,双腿伸直,操作者双手握住婴儿脚踝部,把婴儿两腿同时弯曲到腹部,还原。或者交替伸屈左右膝关节,做蹬车样动作。

2. 举腿运动 婴儿仰卧,双腿伸直,操作者双手握住婴儿膝关节,将双下肢伸直上举90°,放平还原,重复进行,两个八拍。

（六）翻身运动

婴儿仰卧,双臂屈曲放于胸前,操作者一只手扶婴儿胸部,另一只手垫于婴儿背部。协助婴儿从仰卧转体为侧卧。或从俯卧再转为仰卧。

（七）俯卧抬头

婴儿俯卧,操作者双手从婴儿腋下托住胸部或婴儿双臂,帮助婴儿头部逐渐抬起。

（八）婴儿被动操的注意事项

1. 操作前温热水洗手,摘掉手表、戒指等饰物,保持双手温暖,声音轻柔,语调有节奏,面带微笑。

2. 操作时要动作轻柔、有节奏,避免过度牵拉,以免损伤婴儿关节、肌肉和韧带。

3. 操作前婴儿排尿,少穿衣服,时间选择在喂奶后30分钟。

4. 做操时配合轻柔音乐和语言抚慰,口号要有节奏。

5. 可打乱顺序或节选几节,1~2次/天,运动量要逐渐增加,循序渐进。

6. 患病、情绪反应激烈、饥饿、疲劳时不宜操作。

三、婴儿游泳

婴儿游泳是指0~1岁的婴儿在专业护理人员或经过培训的父母看护下,运用专业婴儿游泳器材进行的一项特定阶段性婴儿水中早期保健活动。分为有秩序、有部位、有技巧的婴儿被动游泳操和自主游泳两部分。

婴儿游泳是一项新型的护理服务,其原理是让婴儿在类似母体的羊水中做自主运动,利用水波轻柔的爱抚,促进婴儿的智力和体力发育。

（一）婴儿游泳的好处

婴儿游泳能有效地刺激婴儿神经系统、消化系统、呼吸系统、循环系统及肌肉和骨骼系统,促进婴儿大脑、骨骼和肌肉的发育,激发婴儿的早期潜能,提高智商、情商、体商的发育。

1. 神经系统

（1）促进大脑和神经系统的发育:0~1岁是神经系统发育的关键期,运动受神经系统支配和调节,婴儿在水中进行自由活动时,刺激大脑皮层神经发育,通过肌肉和关节的活动促使大脑对动作反应更加敏捷。

（2）刺激感觉细胞的敏感性:婴儿在游泳时身体直立于水中,比卧床的视野扩大,接收的信息量增大,通过对这些信号的接收、协调和组合,提高身体的感觉统合能力。在水温、静水压、浮力和水波冲击等共同作用下,刺激婴儿感知觉系统,视觉、听觉、触觉、平衡觉等综合信息传递,加强各器官协同完成各种运动。

（3）提高视听能力,加强空间想象力:音乐能刺激听觉发育,还能刺激负责处理空间、推理、语言、学习和记忆活动的区域,游泳时同步播放柔和舒缓的轻音乐,能让婴儿身心舒畅,精神愉悦,室内环境布置、泳圈周围黑白相间的格子吸引注意,这种视听结合,提高空间想象和逻辑思维能力。

（4）建立对新环境的安全感和信赖能力,利于自信心和适应能力的培养:缺乏安全感的环境中成长起来的婴儿,与他人交往中,缺乏机智和情感表达。婴儿游泳再造了子宫羊水环境,漂浮于失重的水中,逐步感觉能自由伸展肢体的安全和快乐,使婴儿适应不同的内外环境,消除因环境改变而产生的不安全感,树立自信心和适应能力。

2. 消化系统 婴儿游泳能促进食物消化吸收,建立规律睡眠习惯。婴儿游泳时身体不停地运动,水波的冲击和压力作用,使婴儿精神放松;提高胃泌素分泌,增加胃肠的蠕动,利于胎便早排;生理性黄疸早退;同时利于食物消化吸收。婴儿游泳消耗体力,游泳后食欲增加,营养摄取更全面,利于生理性体重下降早恢复。婴儿游泳使食欲和睡眠得到改善,有利于建立睡眠规律和周期,生长发育指标优于同龄儿。

3. 呼吸系统 婴儿游泳是自然、安全的运动,通过水对胸廓的压力,坚持一段时间以后,明显提高婴儿胸廓的良好发育,增加肺活量。

4. 循环系统 婴儿游泳时全身肌肉的耗氧量增加,由于水对外周静脉的压迫,有效促进了血液的循环,增强心肌收缩力,提高心脏功能。

5. 肌肉骨骼系统 游泳能使婴儿在宫内蜷曲已久的肌肉、关节、韧带和肌肉发育,促进身高体重的增长,增强骨骼、肌肉的灵活性和柔韧性。

（二）不适宜婴儿游泳的情况

1. 脐部感染、有皮肤破损、湿疹严重者、骨折、颅内出血等,待疾病痊愈后方可进行。

2. 有窒息史,Apgar≤8 分,NBNA≤36 分。

3. 早产低体重儿、体重<2000g,胎龄<34 周、体弱儿。

4. 某些先天性疾病(先心病、脑积水、髋关节脱位)。

5. 心肺功能发育不良。

6. 患其他严重疾病正在治疗。

7. 癫痫发作期。

8. 患上呼吸道感染、发热、腹泻等或传染性疾病及其他合并症者。

9. 预防接种后 24 小时内。

（三）游泳前的准备

1. 用具准备 泳缸(设计安全,材料环保)、各种型号婴儿专用游泳圈、打气筒、水温计、室内温湿度计、水中漂浮的玩具、塑料薄膜、专用浴巾、大小毛巾、婴儿洗发液、沐浴露、婴儿润肤油、爽身粉、更换的衣服、纸尿裤、脐带没有脱落需准备防水脐贴、75%酒精、消毒棉签。

2. 环境准备

（1）调节室内温湿度:关好门窗,湿度50% ~ 60%,新生儿期室温在26 ~ 28℃,水温34 ~ 37℃,婴儿期室温在24 ~ 26℃,水温33 ~ 35℃。

（2）刷洗和消毒游泳池:游泳池内置放一次性的塑料薄套,同时放好温度适宜的水,水深要求在30 ~ 40cm,充满泳缸2/3 以上,水温计测试水温合格后备用。

（3）游泳圈使用前进行安全检查:察看有无漏气或充气不足,充气在 90% 左右即可,不可充气过足,游泳圈的型号根据婴儿头围和颈围选择。

（4）室内播放轻柔舒缓的轻音乐:允许家属一人陪同,换拖鞋或套鞋套。

3. 操作者准备 最好两个人协同操作,用温水洗净双手,剪好指甲,摘掉饰物,穿好防滑拖鞋,最好穿便装。

（四）婴儿游泳的操作流程

1. 打开包被,检查婴儿皮肤是否异常,特别是颈部皮肤,四肢活动度,摘下尿不湿,脐带未脱落时贴防水护脐贴。

2. 戴上游泳圈,一人抱婴儿,一只手托着婴儿头、颈、背部,另一只手固定使头稍向后仰,另一人掰开泳圈开口,从婴儿颈前套入,扣紧泳圈安全扣。

3. 婴儿入水 前下颏部垫托在泳圈预设位置,操作者一只手托着婴儿头颈背部,另一手托着臀部,逐渐缓慢放入水中(让婴儿有一个适应的过程,完全放松)。

4. 放松运动 操作者双手在水里摆动,让水产生波浪,婴儿自由活动,游泳期可以同时在水中进行抚触,结合动作和语言与婴儿进行情感交流。

5. 游泳完毕后解开泳圈搭扣,取下泳圈,把婴儿放入沐浴架,用清水或浴液清洗后,用大毛巾包好婴儿放在床上。

6. 擦干水,涂抹润肤露后可以抚触,清理脐部和外耳道。换尿布,穿好衣服。

7. 游泳后的整理 取出泳池薄膜放水,用消毒液擦拭泳圈,再用清水冲洗干净,物归原处。

（五）婴儿游泳注意事项

1. 操作者必须是经过专门培训,严格按操作规程进行。

2. 为防止交叉感染,游泳池内套一次性塑料薄套,水深>60cm,必须以婴儿足不触及池底为标准。

3. 游泳期间必须一对一专人全程看护,看护者与婴儿的距离必须在一臂之内,确保婴儿的安全。

4. 婴儿体温调节中枢不完善,室温和水温不能过高或过低(月龄每增加一个月,水温下调1℃),注意观察婴儿的皮肤颜色及全身情况。

5. 时间选择在喂奶后 0.5 ~ 1 小时左右,2 ~ 3次/周,15 ~ 30 分钟/次,强度、次数、时间不宜太过,以不疲劳、快乐为原则。

6. 游泳圈使用前进行安全检查,型号是否匹配(泳圈内口直径稍大于或等于婴儿颈围直径),保险按扣是否安全,双气道充气均匀,是否漏气。

7. 婴儿套好游泳圈检查下颌部是否垫托在预设位置(双下颌角紧贴内圈,下巴置于其槽内)。

8. 游泳选择在心情愉快和安静觉醒状态下进行,瞌睡、不舒服、烦躁、吃饱后和饥饿时不宜。

9. 泳池和水的消毒采用臭氧消毒处理,不宜采用氯消毒,避免诱发婴儿过敏。

婴儿游泳是运动量很大的全身运动,能促进婴

儿身体各个功能系统的发育,其生长发育指标、智力发育水平均高于同龄儿,提倡科学合理的方法进行

婴儿游泳。

(及春兰)

第六节　早期教育及其开发

一、早教的重要性和可行性

早期教育是根据0~6岁儿童生理、心理以及敏感期的发育特点,按照生长发育规律,利用客观外界环境和教育训练方法而进行的有针对性的指导和培养,为儿童的智能、体能、个性、品德和行为习惯打下良好的基础,促进认知发育、运动能力、语言能力、与人的交往能力和社会适应力及情感交流的全面发展。早期教育核心是提供一个丰富的教育环境,充实儿童的生活,加速儿童智力的发展和人格成长,为成年后的健康发展打下坚实的基础。

（一）早期教育的重要性

1. 生命早期奠定一生的基础　生命的最初几年关系到儿童生存、成长和发展的最重要时期,是奠定一生的基础,其影响力可以延续到成年期,儿童的早期发展影响学习潜能的发挥。这一时期是儿童智力发展最快的时期,因此婴幼儿期的教育最为重要。儿童早期教育的发展有系统生物学、脑神经科学和发育儿科学等理论和循证基础的支持。

2. 脑部发育有时间性和发育关键期　0~6岁是大脑发育的黄金期,特别是0~3岁神经系统的发育发展最快。从大脑的重量来看,出生时为370g,占成人脑重的25%,6个月时为出生的2倍,占成人脑重的50%,1岁时占成人脑重的60%,2岁时大脑的重量是出生的3倍,占成人脑重的75%,3岁时接近成人脑重量,以后的发育速度变慢,3岁时智力水平已经发育至成人的50%左右,6~7岁时智力水平已发育至成人的70%~80%。儿童心理行为发展有其关键年龄和敏感期。在特定能力和行为发展的最佳时期,个体对形成这些能力和行为的环境特别敏感,如1岁是语言理解的关键期,2~3岁是学习口头语言的关键期,4~5岁是书写语言的关键期。如果错过了关键期再学语言很难,最著名的例子是"狼孩"。关键期适当的刺激和训练,使能力高效获得,反之,错过关键期,能力会退化或者封闭,日后即使花再多的时间与精力也难以开发。婴幼儿时期是身体、智能、个性、品德和行为习惯发展的关键期,也是开发大脑潜能的最佳阶段。此时给予科学训练,为日后的成才奠基,关键期理论是早期教育的重要依据。

3. 婴儿的早期经验决定大脑的效率　脑神经细胞大约有140亿个,有50万亿个突触连接,相当于成年人的1/10。3岁时,突触连接是成人的2倍,14岁时,突触连接数目和成人大致相当。使脑神经细胞体积增大、各神经元突触之间的连接更丰富、提高儿童的各种能力和智力的重要措施是早期教育。早期丰富的环境刺激和学习机会可以激发脑神经细胞的进一步发育,当经验越来越丰富时,脑部会通过突触筛选的过程来塑造自己。同时突触间存在竞争,一个突触被使用的机会越多,就越有可能被永久保留下来,否则脑神经细胞会受到抑制或消减,这个过程称为突触演变。经验决定突触演变的过程,通过突触演变,大脑处理信息时的效率高。早期教育可以促进大脑的潜能发育,特别是关键期的潜能开发,因此,开展早期教育关系到儿童一生的智力水平。

4. 幼儿期的言行、习惯、技能、思想、态度、情绪预示他们成年后的性格　父母的教养方式以及社会环境的变化对健全人格有一定的影响。早期教育不仅局限于婴幼儿智力开发,更重要的是性格和行为习惯的培养。通过早期教育,及时发现婴幼儿生长发育过程中的偏离和带养过程中出现的教育误区,并通过健康教育等形式得以指导和纠正。在与婴幼儿的亲子互动中,加强其能力的培养和锻炼,向带养人传授相关知识,使婴幼儿在良好的环境和教育下全面发展,父母和带养人是早期教育成功与否的关键。

（二）早期教育的可行性

1. 脑科学发展的依据证实早期教育是可行的　从大脑的发育和神经元的发育上来看,0~6岁所获得的经验决定其脑的发育。

2. 早期教育是促进儿童健康的发展趋势　随着国家生育政策的改变,人口结构和规模也在变化,孕产妇的增加使新生儿的出生率大幅增加,同时消费水平及观念也不断变化,家庭对教育的投入越来越多,人群受教育程度逐年提高,科学育儿理念也随之提升,国家对早期教育的关注和财政投入加大,立法推进,如国家卫计委投资大力开展儿童早期发展教育基地。

3. 儿童有天生模仿和学习的能力　丰富的经历和环境,不断影响大脑的构成,通过模仿儿童掌握和

学习技能,接触的新鲜事物越多,学习能力就越强。通过模仿,可以学会各种技能,了解周围世界,获得更多认知经验的同时得到许多愉悦的情绪感受。模仿是儿童学习技能、探索世界的最初方式。

4. 国内外早期教育的经验和案例证实成果显著 国际上将0～6岁儿童的早期生长和发育定义为"儿童早期发展",包括体格发育和心理行为发育。美国、日本、加拿大等发达国家将促进儿童早期教育和发展列为提高人口素质、加强国家综合实力和竞争力的战略措施。我国促进儿童早期发展的策略和措施包括国家的宏观政策上,总目标是儿童优先,让儿童享有最高标准的健康服务。总之,0～6岁儿童早期教育不仅重要,而且切实可行,重视儿童早期发展成为提高我国人口素质,促进社会经济文化和科学技术可持续发展的重要保障。

二、早教原则及注意事项

(一) 遵循发育规律的原则

早期教育一定要遵循婴幼儿的神经心理发育规律和运动发育规律,根据脑部发育的规律和特点,在发育的不同关键期,创造适宜的环境和适当的刺激训练,获得相应的学习机会和经验积累,使婴幼儿的潜能和智力得到开发,训练的同时注重培养婴幼儿的良好行为和个性品德。如果违背了发育规律,超前教育,拔苗助长,不但达不到训练效果,还耗费精力财力,错过最好的训练时机。如婴儿3个月头控差,但训练目标为翻身是不适宜的,应该训练俯卧抬头为目的,这遵循的是运动发育的头尾规律。

(二) 循序渐进的原则

早期教育和训练应根据婴幼儿自身的发育水平由浅入深,由简单到复杂,循序渐进,不能操之过急,不能超越婴幼儿的发育规律和实际能力,否则达不到训练效果。

(三) 针对性强的原则

智力发育是多元化的发展,受遗传因素、家庭环境、父母受教育程度等因素的影响。婴幼儿的神经心理发育水平包括认知水平、动作发展、语言和社交能力等,因个体差异、兴趣爱好、气质性格、能力发展而不同,所以应根据每个婴幼儿的特点,因材施教,采取一对一的训练计划,从兴趣出发,培养自信。针对发育落后的婴幼儿要善于发现他们的潜能和特长,从特长入手增强其自信心,引导和促进其智力的提高,不能急于求成,不能攀比,要与自身作对照看训练效果。

(四) 掌握适度的原则

过度教育是教育方式中危害最大的一种。带养人的过度保护和溺爱,动手能力的包办代替,剥夺了儿童学习和锻炼的权利和机会,限制运动能力和精细动作,甚至语言的发展,造成与同龄儿童的智力差距。适度的生活能力锻炼不但可以满足儿童的好奇心,而且培养了动手能力和创造力、想象力、独立性和自理能力,自信和适应能力是成年后心理健康的基础。反之,过度的保护造成儿童过分依赖、胆怯自私、逆反、适应能力和生活能力差、自卑、不能适应压力和挫折。保持教育观念的一致性,让儿童学会忍耐和等待,杜绝虚荣和攀比,培养自尊、自信和自立,懂得感恩和爱。

(五) 以日常生活为主的原则

日常生活中便于操作,经济实用,节省时间,同时感性认识强,容易坚持。从生活中寻找和利用安全性、趣味性、操作性强的活动材料,开展符合不同年龄特点的游戏活动,其内容要有创造性、知识性和角色性的特点,凡是在活动或游戏中自己能够独立完成的,带养人要拒绝帮助,充分调动儿童的各种能力如语言、思维、想象力、创造力和自理能力等,丰富认知度,积累生活经验,开发潜能,促进全面发展。

三、早教的主要方法与指导

(一) 观察法

1. 观察是一种有目的的感知觉活动,利用感知觉器官对周围事物特性进行反复观察和比较,发现事物中的相同点和不同点,确定事物之间的联系,从而获取直接经验,掌握对事物的整体形成和认识。利用实物或模型、室内或室外、短期或长期、自然和实践、专门或随意等多种形式,激发儿童的求知欲,培养儿童的条理性、敏锐性、思维性和对事物认识的深刻理解力。

2. 护理指导 观察时应从熟悉的日常生活事物开始,引发儿童的兴趣,形式可以多样化,内容循序渐进,并做好观察前的准备工作,如了解观察事物的相关知识,在观察中提出问题,不断巩固和强化所观察的事物,提高思维和思考能力。如西红柿,可按颜色、形状、大小、性状、味道、用途、分类等观察比较,得出红色、圆形、大的、软的、甜的、吃的、蔬菜等相关知识。通过综合比较、归类概括促进儿童观察问题和分析问题的能力,发展简单的判断能力和推理能力。

(二) 游戏法

1. 游戏是儿童认知活动的一个主要形式,利用模仿性游戏、建筑性游戏、智力游戏、互动性游戏等方式,充分发挥儿童的积极性、主动性和创造性,在不同的游戏中锻炼和发展动作的协调性,提高注意力、观察力、想象力、记忆力和理解力,同时培养儿童的交往合作能力、自我控制能力,懂得规矩规则,利于儿童良好的个性发展。

2. 护理指导 游戏制定符合儿童年龄和心理发育特点,游戏活动的场所和教具要安全,内容有趣健康,形式多样,选择的游戏包含多种训练目的和技巧,互动性强,游戏时间充足,陪伴时不能过多干预,以引导和启发为主。在游戏中尽量将物体特征进行分类、比较、概括并做简单的分析,参照生活中对应的物品进行强化,如比较物体的大小,可选择形状相同、大小差别显著的物体来区别。形状识别从简单开始,圆形、三角形、正方形,逐渐过渡到复杂不规则形,颜色从基本色红黄蓝绿开始。手工制作、模型拼插、角色扮演、讲故事、听音乐、找不同等都是培养想象和创造力的好游戏。一个好的游戏内容和形式最好是全面的包括发展手眼协调、运动、语言和社交、认知能力。

（三）示范法

1. 示范法 形象直观,通过儿童形象模仿和表演,提高和加深对事物的认识和理解。

2. 护理指导 示范时配合形体和语言,通过表演和操作,反复训练,可以提高和加深对知识的理解和掌握,提高语言发育水平。语言最好使用普通话和规范用语,语句简短,发音清晰,不宜过多使用儿语和叠字。方法从简单到复杂,示范动作要规范,形象生动,方法正确,便于记忆和理解。如为了加强语言的理解与表达,可以通过指认生活中的物品、身体器官、家庭成员等,配合使用表情和动作,逐步从认识-指认-说单字-说3～5个字-说句子,并学会使用表达动作的词如站、走、跑、跳等。

（四）提问和交流法

1. 提问是一种启发教育,在不断提问和交流的过程中,调动儿童的思维积极性。可以通过解答儿童提出的"为什么?"拓展儿童的知识面,引导儿童从多个角度发现问题,思考和解决问题。

2. 护理指导 提问时要目的明确,具体,有启发性,由浅入深,便于理解,难度不能超出目前的年龄范围。早期教育过程中必须重视婴幼儿语言的发展,把增加词汇量和提高语言的表达和理解作为重点。

（五）主动学习法

1. 在早教过程中,引导儿童主动探索规律,利用多种形式发现知识点,激发学习兴趣。在学习过程中经历的错误和挫折,通过自己努力得到纠正。

2. 护理要点 掌握学习技巧,形式多样,引导为主,鼓励儿童尝试,调动学习积极性,杜绝包办代替。

（六）反复练习法

1. 一项技能的掌握和习惯形成都需要反复练习才能得到巩固和发展,通过不断强化和鼓励正确的行为,激发积极性和自信心,排除外界的干扰,提高注意力、记忆力,养成良好行为习惯。

2. 护理指导 训练计划合理,依从性好,容易坚持。对训练内容经常强化,督促检查,鼓励坚持,随时纠偏。

（七）个体化训练

1. 主要针对发育迟缓的儿童,进行系统的有针对性的一对一的训练与指导,原则是早发现、早干预、早康复,其中早期干预包括对儿童的直接干预和对带养人的间接干预。

2. 护理指导 早期干预的方法包括评估-方案-实施-再评估。首先对儿童进行测评和评估,测评方法根据不同的年龄和不同的发育水平采用不同的测查方法,询问孕产史、生产过程和患病情况,找出问题所在,产生的原因和影响因素,了解儿童的实际发育水平,根据儿童目前情况制订干预和早教的方案和措施,包括早教训练的重点、内容和具体的措施计划,组织专业的康复治疗师或专业人员实施指导和训练,经过3～6个月的训练指导后再次进行评估,观察疗效,发现干预过程中存在的问题,及时改进。

早期教育的方法要根据婴幼儿不同的年龄发育特点和水平,遵循发育规律,采用不同的方法,利用不同的发育关键期制订相应的指导方案,对特殊儿童和发育迟缓的婴幼儿进行针对性较强的干预和指导。早教内容应涵盖认知训练、运动训练、语言训练、社交能力、生活自理能力的培养及喂养和护理指导等。在早教过程中,如发现发育迟缓的婴幼儿或带养过程中出现问题的要及时干预,并适时评估,评估的目的是衡量婴幼儿实际发育水平,检测发育过程中存在的问题和缺陷,发现产生问题的原因及相关因素,评价实施干预的效果,分析带养过程中出现的问题,进行健康教育,提高带养人的养育观念和技巧,取得带养人的信任与支持,纠正带养的误区,以养为主、教养结合、因材施教的方法有助于婴幼儿体格、情感、智能、人格、认知、社会交往及生活自理等能力的全面协调发展。

（及春兰）

第七节 生 活 安 排

一、良好习惯的培养

培养良好的习惯,是儿童素质教育的重要组成部分。利用儿童的模仿力和可塑性强的特点,正确引导和训练,容易形成良好的行为习惯,特别是在发育的关键期循循善诱,利于良好习惯的养成,一旦形成良好的习惯将使儿童终生受益。

(一)培养良好习惯的原则

总的原则是遵循儿童神经心理发育规律和生长发育规律。

1. 一致性原则 养成良好习惯的关键是家庭教育观点的一致性。父母与隔辈人对儿童的要求一致,若有分歧,不宜当着儿童的面争吵,应私下调解。家庭也要与学校密切配合保持一致,家庭、幼儿园、教师之间相互配合,利于良好习惯的养成。

2. 行为规范要以身作则 长辈的言行举止对儿童的行为习惯有着潜移默化的影响,监护人的言传身教在整个行为训练和习惯养成过程中是最直接、最具体、最形象的表率。

3. 巩固和坚持 规矩一旦制定要严格遵守,不断重复和坚持,不能轻易放弃。这种坚持同时也是毅力和自控力的培养,良好习惯的培养就是不断重复和坚持努力。

4. 自己动手亲身实践 亲身实践活动是养成良好习惯的关键,不能剥夺儿童学习的机会。有了体验和认识,在反复实践中得到强化,日久习惯成自然,这也为学习习惯和自理能力的培养打下基础。

(二)培养良好习惯的方法

1. 鼓励强化法 良好习惯培养在日常生活中可随时进行,采用正性强化的方法,正确的行为要奖励,错误的行为要制止,可用儿歌、歌曲等巩固并且反复坚持,形式多样化,及时发现儿童的潜力。

2. 正面引导法 自尊和自信是人的精神支柱,是成功的关键。及时发现儿童的特长和潜力,提供机会,适时表扬和鼓励,增加自信心。即使是能力稍差的幼儿,善于发挥他的长处,及时给予指导,让他内在的潜力发挥出来。同时应该尊重幼儿,特别是发现幼儿犯了错误,不能用暴力手段或恶言恶语来刺激他们,要注重培养儿童的自尊心和自信心。

3. 以身作则法 避免由于带养方式的错误造成儿童以自我为中心的不良性格和行为,监护人从日常生活中的小事入手,与同龄人多交往并友好相处,懂礼貌、知谦让,关心、友爱、共享,使良好习惯得到陶冶。学会分享,杜绝自私。

(三)生活习惯的培养

1. 排泄习惯的培养 15~24个月是排泄行为训练的关键期,此阶段膀胱肌肉层、弹力组织及储尿功能发育逐渐完善,神经系统对尿液的把控和调节能力逐渐具备,同时语言的理解能力也逐渐加强,儿童能够完成大人的指令,这一时期有意识地进行如厕训练利于培养良好的排便习惯,3岁时夜间控制小便的能力已具备。儿童排泄习惯的养成一般在4~4.5岁完成。

(1)训练方法:在排泄功能学习的敏感期,对儿童排泄信号及时做出反应,通过不断观察和总结,适时训练,建立良好的条件反射。训练过程循序渐进,不能急于求成,良好行为出现要及时鼓励,使习惯得到强化,避免强制和体罚造成心理压力。根据排便规律安排坐便盆的时间,以晨起最好。坐在便盆上时不能看书或玩玩具,时间不宜过长。每次坐盆时间5分钟左右,每天1~2次按时大便。不憋尿,定时大便,能用表情、语言或动作表示大小便时,要训练主动坐盆,知道大小便之前要脱裤子,并加以训练。便盆要放在固定的位置,每次用完洗净。婴儿坐盆需要专人照顾。

(2)训练要点:留意排便信号、掌握规律和时间、适时训练、选择合适的排便物品。

(3)训练物品:选择座式便盆,原则要安全、舒适,容易清洗,盆底宽阔,高度适中,款式简单,优质塑料制品为宜。

(4)训练时间:最好在夏季进行,衣物换洗方便,不易感冒。

2. 睡眠习惯的培养 7~12个月是形成睡眠习惯的关键期,良好的养育环境,可以促进睡眠习惯的建立,充足的睡眠时间利于儿童的生长发育,身高的增长与体内生长激素有关,而生长激素分泌具有一定的规律性,其分泌的高峰一般在21点以后,且深睡1小时左右生长激素分泌最旺盛。儿童每天睡眠时间的长短因年龄而异,新生儿睡眠时间20~22h/d,2月龄16~18h/d,4月龄15~16h/d,8月龄14~15h/d,1岁时13~14h/d,2~3岁时12~13h/d,学龄前儿童11~12h/d,7~13岁儿童9~10h/d。14岁以后至少要保证8h/d。

（1）训练方法：环境舒适,温湿度适宜,室内温度18~26℃左右,湿度50%~60%,光线要暗,不宜开顶灯,最好选择壁灯或地灯。避免噪音和刺眼的亮光,睡前不宜做兴奋性强的游戏,可进行规律性活动,营造睡觉前的固定睡眠程序,建立睡眠条件反射,如看书或讲故事等,时间不宜过长,时间为20~30分钟左右,睡前排尿,每天按时上床,独自入睡,避免哄睡、陪睡、抱睡、拍睡等坏习惯,保持正确的睡眠姿势,采取右侧卧位为宜,不要蒙头睡。6个月以后的婴儿夜间如果不醒,可不必喂奶。婴儿白天睡眠2~3次,每次2个小时左右,幼儿白天睡眠1~2次,每次1~2个小时。

（2）训练物品：被褥的选择以浅色柔软的棉布或绒布加棉花制作,不宜过厚。睡衣要宽松保暖,枕头不宜过高,一般2~3cm,睡觉时手脚不宜束缚,尤其是脚部要轻松,避免过热、过厚,蹬踹被子,引起着凉。4个月内的婴儿睡姿不要固定,注意经常更换,避免头型不对称。

3. 饮食习惯的培养　合理营养是健康的物质基础,膳食平衡是合理营养的途径,平衡膳食的基本原则是科学、合理、多样、均衡、适量和个体化。良好的饮食习惯是指把平衡膳食原则认真落实到日常的饮食行为中,并使这种饮食行为固化成为习惯。良好的饮食习惯是良好生活习惯的重要组成部分,饮食习惯的培养为成年后的身体健康打下良好的基础,可以避免龋齿、营养不良和肥胖及成年后多种慢性疾病的发生。

（1）训练方法：在食物转换的关键期给予各种味道的刺激,促进味觉发育完善,产生良好的食物适应性。在选材和营养配比上符合不同年龄段的要求；1岁以内不要添加盐和调味品；进餐的环境要安静、舒适,有固定进餐的地点及座位；培养进餐的正确姿势；正确使用餐具；进餐前避免过度兴奋或疲劳；进餐过程情绪愉快,专心进食；细嚼慢咽；杜绝边吃边玩；不挑食偏食；不吃或少吃零食；不吃剩饭菜；同时注意进餐前后及进餐时的卫生习惯。

（2）训练要点：按时喂哺；定量进餐；辅食添加时间合理。

（3）训练物品：小汤匙、小碗、杯子。

2岁左右可以逐步培养其正确使用餐具和独立进餐的能力。良好的饮食习惯包括营养的均衡摄取。饮食种类要丰富多样,过分单调易造成偏食。对挑食和偏食的儿童可以变换食物花样和造型,引发食欲和兴趣,告诉儿童食品的营养价值和对身体的好处,如不愿吃蔬菜,可将蔬菜与肉混合做成包子、馄饨等。不应迁就儿童或以零食代替。

4. 生活自理能力的培养

（1）清洁卫生习惯：养成每天洗澡的习惯,冬季也应坚持；大便后应冲洗臀部；定期修剪指（趾）甲；饭前便后洗手；2岁后开始培养睡前及晨起独立刷牙漱口,使用流动水和肥皂自己洗手；睡前勿进饮食,保持口腔卫生；衣服要勤洗、勤换,保持清洁；儿童的盥洗用具要专用,用毕放在固定的地方；毛巾及牙刷要定期更换；及时制止危险或不洁物品放入口中或人体器官。

（2）自理能力的培养：从点滴做起,逐渐培养婴幼儿在日常生活中的自理能力,从自己吃饭开始、穿脱袜子、穿脱鞋、穿脱衣服、协助做简单家务,如收拾玩具、餐具、打扫卫生等,养成生活规范,提高自理能力。教育儿童如何待人接物,培养良好的文明礼貌举止,同伴之间互帮互助、团结友爱、爱护公共设施。监护人应向儿童提出自我服务的要求,同时创造条件加以锻炼,如衣服的扣子可以大一点儿,方便解开和扣上；盥洗用具放在固定合适的位置,保证儿童方便拿取等。难度设置从低到高,避免遇到困难或失败时,因急躁而失去兴趣。当儿童有信心克服困难时,要加以鼓励。监护人应克服包办代替的做法,避免压制儿童自主活动的愿望。

二、服装的选择

（一）符合标准

根据儿童特定的生理特性和成长特点,对服装的安全、美观、舒适度等都有一定的要求,婴幼儿服装必须符合国标A类标准,其中pH、甲醛及色牢度的限值范围在国家强制性标准的范畴内,pH在4.0~7.5之间,甲醛质量分数必须≤20mg/kg,色牢度（耐水、耐唾液、耐汗渍、耐干摩擦）要求必须>4级。

（二）面料的选择

面料首选耐磨、耐洗涤,吸湿性、保暖性、透气性好,无任何刺激性,抗静电性强的柔软细腻的纯棉、丝类和麻类天然织物,且以浅色为主,以减少或降低染料对儿童皮肤的刺激,根据季节选择不同的薄厚面料。

（三）款式的选择

儿童服装款式安全、简洁、舒适、宽松,最好采用分身的衣裤,方便穿脱,利于活动,适宜运动和休闲款。不宜穿过于紧身的衣裤或裤子的松紧带太紧,以免压迫儿童胸腹部,不利于儿童骨骼和内脏器官的健康成长。配饰要安全,不用或少用花边、拉链、纽扣、别针等小附件,防止误吞或划伤皮肤。领口、帽边不宜使用绳带,成衣的绳带外露长度不能超过

14cm。儿童鞋宜选择弹性好、减震性高、防滑和耐磨的,鞋底不宜太厚或太薄,大小合适,以能保护脚踝的靴式粘扣为宜,禁忌穿脚后跟带声光的鞋。

(四) 正确的洗涤方法

儿童服装应单独洗涤,不宜与成人衣物混在一起洗。新衣服穿之前一定要先清洗。洗涤方法是:先在清水中浸泡15分钟,使用肥皂和中性洗涤剂,除去污垢和细菌,再用清水漂洗干净,在干燥通风处最好日光下晾晒。

(五) 正确的保存方法

应根据服装的颜色、功能、种类及所用材料,确定服装的收藏方式。通常按照同种颜色或颜色相近的服装、同功能的服装、同种类的服装、同一材料的服装分别进行保存。

三、玩具和图书的选择

玩具是把想象力、思维力和创造力等心理活动转变成行为和行动的媒介。是早期教育的工具,在儿童的成长过程中离不开玩具,在带来快乐的同时还能促进感知觉的发育,提高认知能力、动手能力、运动能力、创造力、想象力和社会技能,促进智能和身心发展。儿童在玩耍中学会交流、思考和解决问题的能力,锻炼了手眼协调和社交能力,提高认知技能和管理自我情绪,扩大眼界,培养观察力、注意力和思维能力,利于亲子关系的发展。

(一) 玩具的选择标准和注意事项

1. 玩具选择的标准和基本要素 玩具设计要适合不同年龄段发育特点和心理发育规律,玩具要结构安全、结实、实用和使用方法灵活、有吸引力和互动性,有教育意义。材料、造型安全无毒,易于清洁、消毒。尺寸和功能多,性价比高,颜色单纯、明快、柔和为主,对比强烈,有前瞻性,能适用年龄变化的不同玩法,最好生活中常见。

2. 注意事项 玩具避免小零件,防止被儿童误食;外观光滑,不应有锐边、锐角,防止扎伤刺伤;电动玩具不宜长时间玩,避免烫伤;带声响的玩具音量不宜太大和刺耳;玩具不宜选择涂油漆、掉色、塑化剂中添加香料的,因材料含砷、铅、汞、镉等重金属元素,防止重金属中毒。

(二) 不同年龄段的适宜玩具

1. 0~6个月婴儿的玩具选择 这个阶段需要提供丰富感官刺激的玩具,特别是视觉和听觉刺激的玩具,玩具选择要易于抓取、安全和易清洗。如黑白卡片、红球、图片、摇铃、积木、镜子、纸张等。

2. 6~12个月婴儿玩具的选择 这一阶段的婴儿喜爱敲打和扔、摔玩具,选择玩具时要满足活动和操纵的需要,结实耐用,且日常生活常见的用品等,如小木块、杯子、碗、勺子、摇铃、球、小汽车等。

3. 1~2岁幼儿玩具的选择 玩具选择根据幼儿的发展重点设计和选择玩具,以促进幼儿认知和运动平衡能力的发展。玩具尽量选择不同材质,适宜的玩具有纸、画笔、小豆子、小桶、三轮车、沙子、积木、小推车、娃娃家、串珠子、秋千、滑梯、蹦蹦床、大小球等。

4. 2~3岁幼儿玩具的选择 这个阶段幼儿活泼好动,喜欢模仿,提供的玩具要有助于各方面能力的发展。适宜的玩具有画笔、图书、小炊具、小家具、小医院、小桶、小铲子、小三轮车、足球等。

5. 4~6岁儿童玩具的选择 这一阶段提供的玩具应有利于激发想象力和创造力,如橡皮泥、建筑积木、能安装、拼接、组合的玩具,跳棋、五子棋、剪刀剪纸,利用手工制作玩具,跳绳、滑板车等。

(三) 图书的选择

选择图书是为了婴幼儿早期阅读。通过阅读培养读书兴趣和爱好,学习新方法、获得新经验来认识世界、解释世界、融入社会、发展自我的重要过程。阅读能够培养良好的学习习惯,培养儿童的注意力,激发学习的兴趣,扩大词汇量,丰富情感,丰富幼儿的想象力和创造力,婴幼儿凭色彩、图像和成人的言语以及文字来理解,最好选择以图画为主的书籍。

1. 选择图书的标准和注意事项

(1) 根据儿童的年龄段和心理发育特点选择,兼顾兴趣和个性特点。

(2) 内容简单明了、经典健康、趣味多元化,引导积极的情绪和行为。

(3) 图文比例合适、画面清晰干净、形象真实可爱、颜色鲜明,"以画为主"逐渐向"以字为主"过渡。

(4) 句子短小、句式简单、文笔流畅准确、接近日常生活。

(5) 良好的纸张和装订质量、印刷清晰。没有添加荧光剂的正版,经得起抓、拿、啃、咬、撕、压挤不变形的书。

2. 根据年龄段选择 1岁以内的婴儿宜选择颜色鲜艳的图片,如动物卡片、大幅图画的书,利用图片让婴儿认识一些眼前看不到的东西,指着图片上的物体,说出名称或父母说名称婴儿指认,可以模仿不同小动物的叫声来帮助婴儿学发音。1~3岁的幼儿可以选择有内容、有内涵、有动作和细节的故事书,图画书为主,画面简洁,色彩鲜艳明亮,句子短小有韵律,故事情节不复杂,容易复述和提问,有教育意义。种类适宜洗澡书、布书、玩偶书、硬壳书、纸板书、抽拉书、撕不烂的塑料图书等。4～6岁的儿童可以选择内容丰富、故事情节多的连环画或有虚构和拟人化的童话故事，可带有更多的文字和插图，增加词汇量和理解力。通过看书来了解现实生活中的人和事，了解世界，开阔眼界。

四、游戏的选择

游戏的制定要符合儿童心理特点和发育规律，配合不同的玩具，玩出不同的花样，能够促进儿童认知、运动、动手、语言和社交能力的游戏是最好的。

（一）0～6月龄婴儿的游戏

这个阶段的婴儿特点：喜欢用眼睛和耳朵、手和嘴巴感知世界，方式采取触摸、抓握、啃咬、敲打、扭转、摇晃、踢等。颜色偏好鲜艳对比强烈的，喜欢圆形和简单的几何图形。可以利用丰富感官刺激的玩具，让婴儿追视、寻找和抓取。如红球、摇铃、图片等，同时配合语言，告诉婴儿物品的名称。

（二）6～12月龄婴儿的游戏

这个阶段的婴儿特点：运动的灵活性加强，会拿、撕、捏、敲、放、找、坐、爬、站，对新鲜事物表现出浓厚的兴趣，会观察，会模仿，开始认识自己和周围的世界，模仿周围人的行为和发声，喜欢拍、扭转、摔、扔物体。游戏有照镜子、躲猫猫、撕纸、藏找物品等。

（三）1～2岁幼儿的游戏

这个阶段的幼儿能够记住人物、物体、游戏以及玩具的名称。喜欢玩简单的小游戏，喜欢到户外活动。运动的协调性有所发展，走、跑、跳、会踢球，双手的协调性逐渐发展，适宜的游戏有涂鸦、扔球、踢球、挖沙子、搬运小物品。练习骑小三轮车，用不同颜色的积木认识颜色、数量和形状。室外活动有秋千、滑梯、蹦蹦床等。

（四）2～3岁幼儿的游戏

这个阶段幼儿喜欢从高处往下跳，运动平衡能较好地控制，手眼的协调性提高，开始认识数字，对数量有概念，喜欢将物品配对、分类、排序，对文字、图形、色彩和音乐感兴趣。幼儿的游戏以想象、幻想、模仿为主，如画画、过家家、讲故事、搭积木等。

（五）4～6岁儿童的游戏

这个阶段的儿童身体运动灵活，喜欢冒险，会使用简单的工具。发展目标是进一步提高体能和运动技巧，促进想象力和创造力的发展。适宜的游戏有手工制作玩具、剪刀剪纸、粘贴画、拼图、绘画、穿衣比赛、筷子夹豆比赛、戏剧表演等。

（及春兰）

第八节　定期体检的内容及其意义

一、定期体检

（一）定义

是指儿童按照一定的时间间隔进行的身体健康检查，是生长发育监测的基础环节，也是儿童保健的重要内容。定期的健康查体可以观察和了解儿童的生长发育及营养状况，了解在喂养和护理中存在的问题，及时发现生长发育过程中的偏离和护理问题，制订早期治疗、早期干预和早期康复的计划。0～6岁是重点监测对象。

（二）定期体检的时间和次数

定期体检的时间和次数应根据儿童年龄大小而定，原则是年龄越小次数越多，每次按常规项目全面检查，并对儿童体检结果进行分析和评价，发现体检项目异常者，应及时制订干预治疗计划，指导家长按计划执行或去相应专科门诊复查，并做好随访。

1. 体检时间　<6月龄婴儿每1个月查一次；6月龄～1岁婴儿每2个月查一次；1～2岁幼儿每3个月查一次；2～3岁幼儿每6个月查一次；3～6岁学龄前儿童每年查一次。

2. 体检次数　一般最少保证1岁内婴儿4次/年；1～2岁幼儿2次/年；3岁以上儿童1次/年。年龄段最好安排在3月龄、6月龄、8月龄、12月龄、18月龄、24月龄、30月龄、36月龄、48月龄、60月龄和72月龄进行。

（三）定期体检的内容

1. 一般查体

（1）问诊：了解儿童的性别、年龄、出生体重、母孕产史、生产过程、喂养情况、疾病史、饮食习惯、带养人情况等。

（2）体格检查和测量：测身高、体重、头围、囟门、胸围，检查眼睛、口腔、牙齿（出牙情况、有无龋齿）、心肺、乳房、肝、脾、脊柱、四肢等，同时观察儿童的行为表现等。

2. 生长发育监测　利用儿童生长发育监测图，对儿童的体重和身高等体格生长指标进行连续性测量与评价。体重反映的是儿童近期营养状况，身高反映的是长期营养状况和生长速度。

（1）绘制生长发育监测图：儿童生长发育监测图是按照年龄、性别身高和体重指标绘制而成，简单、方便、直观。根据儿童的年龄将每次体重、身高测量的数值绘制在坐标纸上，与上一次测量的点连成线，形成一条生长曲线。

（2）评价生长发育情况：用年龄别体重和年龄别身高百分位曲线图做动态评价，观察与正常生长曲线走向是否一致。参考曲线有 5 条，分别为 P_{97}、P_{75}、P_{50}、P_{25}、P_3，体重、身高曲线在 P_{97} 以上或 P_3 以下者，需重点管理和监测。

生长发育呈持续、不均衡发展的规律，发育过程中受营养、疾病、遗传、家庭、环境等诸多因素影响，通过动态监测身高、体重等体格发育指标，可以观察个体生长发育的趋势和营养状况，及时发现生长偏离。

3. 营养与喂养的指导 不同时期的儿童营养需求不同，喂养方法也不同，存在的营养问题也不同。喂养与营养的指导包括营养素的摄入量、喂养行为、饮食安排、预防营养性疾病的发生等重要内容。儿童的早期营养决定了成人期的健康状况和生命质量，是儿童保健的重要内容之一。

4. 疾病的预防与护理指导

（1）缺铁性贫血：

1）6 个月~6 岁的儿童血红蛋白（Hb）低于 110g/L 为贫血。Hb 在 90~109g/L 为轻度贫血，Hb 在 60~89g/L 为中度贫血，Hb<60g/L 为重度贫血。

2）预防及护理指导：婴儿期食物转换时要及时合理地添加富含铁的食物；早产儿和低出生体重儿，满月后补充铁剂至 1 岁，剂量为元素铁 2mg/（kg·d）；饮食要均衡，及时纠正挑食偏食习惯；积极治疗胃肠道消化不良或感染性疾病等是护理指导的重点内容。对于已发生贫血的儿童，选择铁剂治疗，元素铁 1~2mg/（kg·d），总剂量不超过 30mg/d，同时口服维生素 C 促进铁剂吸收。铁剂治疗 1 个月后复查，正常后继续补充铁剂 2~3 个月，直到恢复机体铁储备水平。贫血筛查时间一般在 8 月龄、1 岁，以后每 6 个月查一次。

（2）维生素 D 缺乏性佝偻病：

1）由于体内维生素 D 不足而引起的钙、磷代谢异常，产生以骨骼病变为特征的一种常见的慢性营养性疾病。临床分为四期：活动早期、活动期、恢复期和后遗症期。主要体征有颅骨软化、方颅、串珠肋、鸡胸、漏斗胸、O 型腿、X 型腿、肋外翻、枕秃、囟门大、囟门晚闭等，临床表现夜惊、多汗、烦躁不安等。血清 25-（OH）D_3 降低，超声骨强度不足。

2）预防及护理指导：平衡膳食，增加室外活动和日光照射，保证室外活动时间在 1~2h/d，补充钙剂 300mg/d，维生素 D 400U/d，并指导服用方法。秋冬季出生的婴儿在条件允许的情况下，应多抱出室外活动。对出现临床症状或体征的婴儿及时就诊，结合临床症状，指导喂养并定期检测血清 25-（OH）D_3 和超声骨强度。

5. 儿童神经心理行为发育测评

（1）针对个体儿童进行定期的连续性的心理行为发育检查并给予评价的过程。目的是及时发现和诊断发育迟缓的儿童，早期制订干预和康复训练计划，降低智力残疾的发病率，提高人口素质水平。

（2）监测对象：正常健康儿童和高危儿童。高危儿童作为心理行为发育测评的重点监测对象，包括孕期、产时和新生儿期遭受某些高危因素影响的疾病、早产儿、低出生体重儿、缺血缺氧性脑病、有窒息史、颅内出血、脑积水、新生儿败血症、脑膜炎等病史的儿童或有遗传代谢性疾病的婴幼儿等。

（3）测查方法：

1）新生儿行为神经测评（NBNA）：共 20 项测评项目，包括行为项目和引出项目，判断从 0~2 分，越高越好。检查、观察及评分过程中强调新生儿的状态。测评目的为考察新生儿生后对环境变化的适应能力、调节能力及对环境变化的稳定性。适用于生后 1~42 天的婴儿。

2）1 岁内 52 项神经运动发育检查：主要检查 1 岁内婴儿被动、主动肌张力，原始反射和腱反射。通过被动肌张力的检查包括腘窝角、内收肌角和跟耳征等角度大小的判断，分析和判别有无脑瘫的发生。测查意义在于及早发现运动落后、反射、肌张力和姿势的异常，了解婴儿精神运动方面的能力发展水平，及早制订康复训练计划。

3）丹佛发育筛查试验（Denver developmental screen test，DDST）：测查项目共 104 项，分布于 4 个能区，即个人-社会、精细动作-适应性、语言和大运动。测查时按实际年龄在测试表上垂直划线，从年龄线左侧开始测查，然后向右，切年龄线上的所有项目均要测查。测试结果有正常、可疑、异常和无法解释 4 种。应用于基层婴幼儿发育监测筛查。

4）0~6 岁儿童神经心理发育量表（儿心量表）：适用于 0~6 岁，测查年龄范围 0~84m，新修订的中国儿童发育量表项目共 261 项，包括大运动、精细动作、适应能力、语言和社会行为 5 个能区。以发育商（DQ）的分值作为诊断标准，一般 85 分以上为正常。儿心量表科学实用，操作简单安全，适用于保健门诊常规的心理行为发育测评，可以初步筛查出发育偏离的婴幼儿。

5）盖塞尔（Gesell）发育量表：适用于出生 28 天～6 岁儿童。测试内容包括适应性、大运动、精细动作、语言和个人-社会 5 个能区。以发育商（DQ）来判断儿童的发育情况，结果根据发育商的不同数值来判断，有正常、可疑、轻度发育迟缓、中度发育迟缓、重度发育迟缓和极重度发育迟缓。通过发育评价来判断小儿神经系统的完整性和功能成熟的手段，特别适用于发育迟缓的儿童进行进一步发育评估，然后作出发育诊断。

6）中国-韦氏智力量表：包括幼儿韦氏（4～6 岁）和儿童韦氏（6～17 岁）两套量表，测试内容包括言语类和操作类两大项，共 10～11 项内容，分别计算言语量表智商、操作量表智商和全量表智商，用全量表智商（IQ）来评定结果。结果分为正常、高常、超常、极超常、低常、临界和智力缺陷。适用于学龄前儿童和学龄期儿童，有学习障碍或多动注意力缺陷障碍的儿童常用。

7）婴儿—初中生社会生活能力量表：适用于 6 个月～15 岁儿童。考察内容包括独立生活能力、运动能力、作业操作能力、交往能力、参加集体活动和自我管理能力。用粗分和标准分来评定，结果有正常、高常、优秀、非常优秀、边缘、轻度、中度、重度和极重度 9 个等级。通常结合智力测评结果综合判断儿童的适应能力和生活自理能力。

8）儿童孤独行为测查量表：通过问卷形式由家长根据实际情况填写后计算分值完成，是诊断孤独症及判断孤独症程度的重要参数之一。常用的有儿童孤独症克氏量表、ABC 量表和 M-CHAT 量表。适用于 6 个月以上儿童，根据分值和临床表现综合判定是否有孤独症行为。

（4）护理咨询与指导：通过神经心理行为发育的检查，掌握儿童智能发育程度、社会生活能力和适应能力。对可疑发育迟缓的儿童，有针对性地开展健康教育，改善生长环境，进行早期教育和训练；对确诊智力发育迟缓的儿童，抓住年龄的关键期，进行正规康复训练，降低智力残疾的发生程度；定期追踪和检测早期教育的效果；对于正常或超常的儿童因材施教，发掘潜能，培养自信能力和生活能力。

6. 仪器检查

（1）听力筛查：听力正常是儿童学习语言的前提，儿童学习语言的关键期是 0～3 岁，听力筛查可以早期发现听力障碍儿童，及时干预，降低听力障碍对语言发育水平的影响。

1）常用的筛查方法：耳声发射法（OAE）和脑干诱发电位法（AABR），操作简单，灵敏度高，可以早期发现听力障碍儿童。

2）筛查对象：适合所有儿童。特别是生后 48～72 小时内的新生儿、各级妇幼保健机构、首次健康查体儿童，建卡时要核查听力筛查情况，未做筛查的应补做听力筛查。

复查和监测对象：初次筛查不通过要进行复查，复查仍不通过者，去儿童听力诊断中心进行诊断性检查，要求在生后 3～6 个月内完成。具有高危因素的婴幼儿应定期进行听力检测。

3）听力筛查步骤及流程分三个阶段：

第一阶段：新生儿生后 48～72 小时在产科或妇幼保健院听力初筛，初筛未通过出院时复筛，出院仍未通过或新生儿漏筛的，42 天到妇幼保健机构或儿童体检中心进行听力复筛。

第二阶段：复筛仍未通过者，在生后 3～6 个月内，去上一级儿童听力诊断中心做听性脑干诱发电位、声阻抗等诊断性检查，明确听力损伤的程度和性质。

第三阶段：确诊患有听力障碍的儿童除积极治疗外，还需要去各级医疗保健康复中心进行听力、语言的康复训练和治疗。

（2）视力筛查：视觉发育的敏感期是 0～12 岁，3 岁前儿童是关键期。儿童视觉的形成容易受各种因素的干扰和破坏导致视力低下，常见的有远视、近视、斜视、弱视等。视力筛查的目的是及时检出视力发育异常儿童，定期进行适时随访和治疗，做好眼保健。

1）筛查对象：6 个月以上的儿童，一般 3～6 个月视力筛查一次。

2）筛查方法：选择便携式、高精度的视力筛查仪，通过波前传感器原理检测眼睛的屈光度，根据不同年龄和屈光参数来判断视力的一种方法。对有斜视、弱视和屈光不正家族史的婴幼儿或患有先天性上睑下垂、泪囊炎等高危儿童定期监测视力，发现异常及时干预是可以治疗和避免的。

（3）骨强度的测查：骨强度是骨骼质量的一个重要标志，可以反映骨质疏松程度，预测骨折风险性的重要依据。

1）测查对象：6 个月以上的儿童。

2）筛查方法：由于双能 X 射线法对儿童有一定的放射辐射性，现临床多选用超声骨强度的方法，其操作简便、无辐射、安全性好、无痛苦。超声骨强度根据年龄不同需选择不同测量部位，3 岁以下选择胫骨中段，3 岁以上选择桡骨远端。测查数据包括 SOS 值、Z 值和百分位。正常参考值和年龄、地区有关。

3）护理指导：对于测查结果不正常的儿童，指导喂养、户外活动、适量营养剂补充等，并定期进行复查。告诉家长骨强度测查目的是了解生长发育过程中骨矿物质含量吸收与摄取状况，儿童期需保持足够的骨量积累，可以预防成年后骨质疏松。

（4）人体成分测查：人体成分是组成人体各组织器官的总成分，人体成分的均衡发展是人体营养与健康的重要标志。

1）测查对象：3岁以上儿童。

2）测查方法：儿童多用于多频生物电阻抗法，方法简单、无创、快速，能直接测量人体多种成分，测量数据包括身高、体重、水分、蛋白质、肌肉、无机盐、脂肪、肌肉量、腹脂厚度、骨矿物质、体质数、腰臀比、基础代谢率等多个指标。

3）护理指导：根据测查结果及时发现生长发育偏离者如营养不良、肥胖、矮小等，针对性地进行营养指导。

（5）气质测评：适用于0～12岁的儿童。通过测评，能够早期了解儿童的气质特点和气质类型，预测儿童的行为问题，针对不同的气质特征，采取个性化教育方式，有助于监护人制订促进儿童发展的计划。

（6）注意力测评：适用于6岁以上智力正常的学龄儿童。是诊断儿童注意力缺陷多动障碍综合征的重要参考指标，通过测评及结合调查量表，可以判断儿童注意力缺陷多动障碍综合征的类型和程度，同时结合临床症状开展早期的训练指导。

7. 医学检验　通过实验室的方法测定儿童体液、排泄物或组织中的各种营养素和营养代谢产物或其他有关化学成分，了解饮食中的营养素被吸收和利用的情况。儿童保健中经常通过微量元素、25-（OH）D$_3$、维生素血药浓度、血常规和尿便常规等来了解儿童的营养状况。

二、定期体检的意义及指导

定期、连续地对儿童进行体格测评和全身检查，监测儿童生长发育趋势，了解喂养方式、睡眠情况、大小便情况、神经系统发育情况、生活习惯、营养状况等，筛查出生缺陷、遗传性疾病及其身体其他缺陷和疾病，全面掌握儿童发育状况，科学合理喂养，及时发现生长发育过程中出现的偏离，开展早期教育。

做到早发现、早治疗、早干预，减低儿童患病率和伤残率，提高儿童身体素质。

三、健康教育

健康教育是通过信息传播和行为干预，帮助人群掌握卫生保健知识，树立健康概念，自愿采取有利于健康的生活方式的一种手段。

1. 健康教育的对象　儿童的监护人及带养人或与儿童共同生活的成人。

2. 健康教育的内容　儿童生长发育过程中的营养、喂养、护理指导，以及针对体检项目中出现的问题和观察到的儿童行为问题、习惯问题等进行指导、常见病防治、早期教育、日常保健及生活护理等。

3. 健康教育的方式　一对一咨询、专题讲座、网络微信平台、相互讨论、健教处方、示范和宣传画册等多种形式。

（及春兰）

参 考 文 献

1. 江载芳,申昆玲,沈颖.诸福棠实用儿科学.第8版.北京:人民卫生出版社,2015.
2. 邱香,牛勇.胎儿期的神经发育.教育教学论坛,2014,41:85-86.
3. 中华医学会儿科学分会内分泌遗传代谢学组青春发育调查研究协作组.中国九大城市男孩睾丸发育、阴毛发育和首次遗精年龄调查.中华儿科杂志,2010,48(6):418-424.
4. 刘湘云,陈荣华,赵正言.儿童保健学.第6版.江苏:江苏科学技术出版社,2011.
5. 尚清华.孕期营养指导对胎儿发育及孕妇健康的影响.中国社区医师,2012,14(23):310.
6. 马宁,李丽华.胎儿期环境因素对脑发育的影响.中国儿童保健杂志,2015,23(8):821-823.
7. 王慧珊,曹彬.母乳喂养培训教程.北京:北京大学医学出版社,2014.
8. 中国营养学会.中国居民膳食指南.北京:人民卫生出版社,2016.
9. 卫生部.扩大国家免疫规划实施方案.中国疫苗和免疫,2008,14(2):183-186.
10. 庞星火,卢莉.北京市预防接种工作技术规范.北京:科学出版社,2014.
11. 谭吉宾,郭晓敏,李克莉,等.预防接种安全性及媒体宣传策略.中华流行性杂志,2016,37(3):434-438.
12. 常捷,侯志远,岳大海,等.0～3岁儿童二类疫苗接种情况及影响因素.中国公共卫生,2014,30(5):579-582.
13. 王敏,孙慧敏,阮娟.抚触对正常婴幼儿早期生长发育影响的Meta分析.解放军护理杂志,2015,32(24):1-4.
14. 刘燕.婴儿游泳与抚触必要性.中国保健营养,2012,8:498.
15. 林爱弟,何建勇,李望慧.被动操对婴儿早期发育的影响.中国乡村医药,2013,20(16):40-41.

16. 秦晓燕.婴幼儿体操在儿童生长发育中的重要性.母婴世界,2014,15:10-11.

17. 刘继红,李介民,蒋彦.婴儿抚触结合婴儿操对婴儿智能发育的影响.当代护士,2010,06:74-76.

18. 巴德年,胡仪吉,申昆玲,等.当代医学新理论新技术丛书儿科学.黑龙江:黑龙江科学技术出版社,2014.

19. 江利群,段毅敏.早期教育与婴幼儿体格发育及情绪控制的关系研究.中国妇幼保健,2015,30(10):1562-1564.

20. 李春燕.婴幼儿早期教育对智力发育的影响分析.世界最新医学信息文摘,2015,15(31):203.

21. 刘玉娟.婴幼儿早期教育参与情况及其对父母教养方式的影响.学前教育研究,2014,12:23-28.

22. 朱丽杰.儿童的生活安排与其他保健措施.医学前沿,2014,4:384.

23. 雍磊,李妙君,祝蕾.儿童玩具设计安全性研究,北方文学,2013,9:229-230.

24. 颜冬.我国现代儿童玩具设计中存在的问题与对策.河南工业大学学报,2013,9(3):132-135.

25. 张雯.面向健康成长需求的儿童玩具设计研究.包装工程,2016,37(24):242-247.

26. 郭乃盐.浅析儿童服装质量问题及解决方法.国际纺织导报,2014,42(2):70-72.

27. 周爱晖.绳带危害知多少.福建质量技术监督,2012,10:40.

28. 中华医学会儿科学分会编.儿童保健与发育行为诊疗规范.北京:人民卫生出版社,2015.

29. 韩优莉,黄丽辉,张巍,等,北京市三阶段新生儿听力筛查成本效果分析.中国流行病学杂志,2015,36(5):455-459.

30. 熊有弟.学龄前儿童应用韦伦视力筛查仪行视力筛查结果的分析.中国社区医师,2015,31(6):112-114.

31. 肖厚兰,陈振华,梁伟,等,超声骨密度测定对婴幼儿佝偻病早期诊断的价值研究.中国实用医药,2015,10(13):1-2.

32. 陈蓁蓁,钟世彪,董海鹏,等.3～12个月儿童超声骨密度测定结果分析,医学信息,2013,26(8):97-98.

4

第五章 儿童疼痛管理

5

第一节 疼 痛 评 估

一、儿童疼痛概述

疼痛评估是应用护理程序进行疼痛管理的关键要素,但是至今医护人员仍会低估儿童疼痛,其重要原因之一是缺乏理解疼痛是他人不能替代经历的个体体验。

(一) 疼痛定义

国际疼痛协会在1979年对疼痛的定义是一种不愉快的经历与情感上的感受,与实际的或潜在的组织损伤有关。最具操作性的疼痛定义就是经历个体表述其疼痛时即就出现的症状,此定义显示了对疼痛的重要认知态度;个体对疼痛的感觉是真实的经验,个体因疼痛而感受到不舒服、忧虑、生气或痛苦,正在承受疼痛的人对于疼痛的描述最具有发言权,即疼痛是被相信的,包括了语言表达和非语言表达。

(二) 疼痛类型

1. 按疼痛原因分类

(1) 伤害感受性疼痛:与组织损伤有关,例如躯体的损伤(疼痛或刺痛,容易局限),内膜损伤(钝痛,范围更广),黏膜炎,外科手术后等。

(2) 神经病理性疼痛:由神经损害引起,例如化疗或放疗,通常用烧灼感、电击和(或)刺痛感描述疼痛感。

(3) 两类混合性疼痛。

2. 按病程分

(1) 急性疼痛:病程<2个月。

(2) 慢性疼痛:病程≥2个月。

(三) 疼痛影响

1. 对生理的影响 导致肾上腺素和去甲肾上腺素分泌增加,蛋白质需求增加,对氧气需求增加,产生更多二氧化碳;白细胞的功能和活性降低等。

2. 对心理的影响 会产生习得性无助感、沮丧、

焦虑等。

(四) 儿童疼痛管理障碍

1. 原因 专业人员对疼痛概念和疼痛管理的误解;专业人员对未缓解疼痛危害的意识缺乏;疼痛评估的复杂性,尤其是以非语言表达为主的儿童;患儿、家庭和专业人员对医院总说"不"的环境的约定俗成;另外,因为不正确的儿童疼痛知识,仍有相当数量的误解盛行,即便已有研究和证据证实其是错误的,尤其是对成瘾和呼吸抑制的害怕。

2. 误解与事实

(1) 误解:婴儿不会感知疼痛。事实:胎儿在孕20周时就具备了传递有害刺激的神经机制,而婴儿通过行为,尤其是面部表情,以及生理(包括激素)指标显示疼痛。

(2) 误解:儿童比成人耐受疼痛。事实:儿童对疼痛的耐受是随着年龄而增长的,对操作相关性疼痛年幼儿童比年长儿童标示分值更高。

(3) 误解:儿童没有能力告知疼痛部位或程度。事实:4岁的儿童即能精确地在图画上标示出躯体疼痛的部位,3岁的儿童即能使用疼痛标示尺,例如FACE。

(4) 误解:儿童总能如实告知疼痛的事实。事实:儿童可能因为持续的疼痛而不能意识到受到的伤害有多少;自我为中心的认知期儿童可能相信他人知道他们的感受;儿童可能通过表达疼痛来避免注射。

(5) 误解:儿童已开始习惯疼痛和疼痛性操作。事实:对重复的疼痛性操作,儿童经常显示增加的不适行为表达。

(6) 误解:行为表达方式反映了疼痛强度。事实:儿童的发育水平,适应能力和性格,例如活动水平和对疼痛的反应,会影响疼痛行为表达。

(7) 误解:麻醉剂(鸦片)对儿童的危险比成人

大,包括成瘾和呼吸抑制。事实:麻醉剂对儿童的危险不比成人大,3~6个月的健康婴儿即能像其他儿童一样代谢鸦片,研究显示对治疗疼痛的鸦片的成瘾在儿童非常少见;儿童急性疼痛控制使用鸦片,在发育上未见增加的生理及心理依赖风险;发生在儿童的呼吸抑制的报道亦不常见;3个月(可能更小)婴儿鸦片造成的呼吸抑制不比成人多。

(8) 其他误解:给予某种止痛药某种剂量就会对疼痛起相应程度的作用,如果止痛药不起作用,则表示患儿并非真正处于疼痛之中;患儿期待治疗所产生的疼痛,并认为减少伤害和疼痛是不可能的;患儿想要成为"好"患儿。

二、儿童疼痛评估

(一)疼痛评估原则

1. 疼痛应作为"第五生命体征"被测量,以增加专业人员疼痛评估的意识。

2. 疼痛是感观和情绪的体验,需用多种评估策略进行定性和定量的疼痛评估。

3. 可使用QUESTT方式进行儿童疼痛评估

(二)疼痛评估方式-QUESTT

1. 询问儿童(question the child)

(1) 是否有疼痛:儿童语言表述是最可靠的疼痛指标,但是年幼儿童可能不知道"疼痛"的意思,因而需要帮助其用熟悉的当地语言描述疼痛,例如"哇哇"、"呜呜"等,有时可借助玩偶询问小孩这个"宝宝"的感受;年长儿童也需用简单语言描述疼痛。

(2) 疼痛部位:可以通过询问让儿童显示疼痛部位;年幼儿童可借助图画对疼痛部位进行标记或涂色,也可借助玩偶标识"宝宝"疼痛部位。

(3) 疼痛经历:询问父母,包括描述您孩子曾经经历的任何疼痛;您孩子通常对疼痛的反应;您孩子在受伤时是否会告知您或其他人;您如何知晓您孩子有疼痛;您孩子受伤时您是如何安抚其不适的;您孩子受伤时是如何缓解其疼痛的;哪个方法最有效减少或消除其疼痛;关于您孩子和疼痛,还有什么特别的要告知。询问儿童,包括告诉我什么是疼痛;告

诉我曾经经历过的受伤;受伤时你通常做什么;受伤时是否告知别人;受伤时希望别人为你做什么;什么最能帮助你消除疼痛;关于你受伤,还有什么特别的要告诉我。

(4) 询问时注意点:儿童可能否认疼痛,因为害怕注射止痛药或认为疼痛是犯错后的惩罚;儿童可能对陌生人否认疼痛,却对父母表达疼痛,这种行为会被认为是为了吸引父母注意,因而其疼痛表达可能会被否认。

2. 使用疼痛等级量表(use a pain rating scale) 疼痛等级量表是主观定量测评疼痛程度的工具,虽然有许多疼痛等级量表,但最具信效度的量表应适合儿童年龄、能力和喜好。使用量表时应注意:最好每次使用相同量表,避免患儿混乱;儿童应在疼痛发生前被告知量表是唯一让护士知道其感受的方式,并被教会使用量表;做疼痛评估时,一般不叫醒患儿,除非患儿或家长要求;尽可能与其他专业人员协调疼痛的评估和干预。

(1) Wong-Baker 脸谱疼痛等级量表(Wong-Baker FACES pain scale):该量表有6个卡通表情脸谱,每个脸谱分别对应指导性的文字叙述,从代表"不痛"的笑脸到代表"最糟糕痛"的痛苦面容,等级分值分别是0、1、2、3、4、5(为匹配10分的疼痛评分系统,也可使用0、2、4、6、8、10)。详见图5-1-1。使用时告知儿童文字对应的脸谱,让其选出表达其疼痛程度的脸谱,再用脸谱对弈等级分值。3岁的儿童就能使用。

Wong-Baker 脸谱疼痛等级量表有很好的信效度,容易使用,且最受各年龄段儿童、父母及医护人员喜欢,和其他工具间有高相关性,对止痛药物和非药物干预敏感。虽然曾经有学者担心此量表使用的是表情脸谱,儿童是否会认为是表达其"感情"而不是"疼痛"程度,例如当儿童没有疼痛但有焦虑时,是否会选择愁眉苦脸,而不是代表不痛的笑脸,但是研究显示以上假设不存在。为增加信度和简便度,建议使用配合简明词汇的 Wong-Baker 脸谱疼痛等级量。

(2) Oucher 量表:该量表有6张儿童脸部照片,是包括亚裔在内的不同民族的儿童真人照片,每个

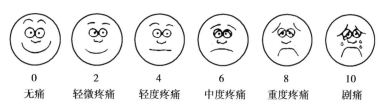

0	2	4	6	8	10
无痛	轻微疼痛	轻度疼痛	中度疼痛	重度疼痛	剧痛

图 5-1-1　Wong-Baker 脸谱疼痛等级量表

脸谱分别对应指导性的文字叙述，从代表"没有伤痛"到"受到过的最大伤痛"，垂直等级分值从0分到5分或10分(有数字认知能力可以从0分到100分)。详见图5-1-2。使用时告知儿童文字对应的照片，让其选出表达其疼痛程度的照片，再用照片对应等级分值。适用3～13岁儿童。使用何种版本的量表取决于儿童的民族特点。

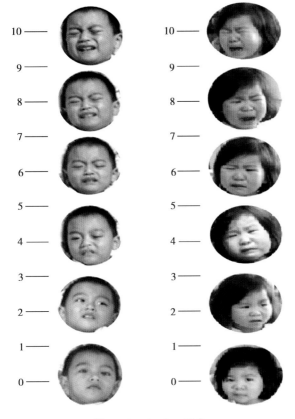

图5-1-2 Oucher量表

(3) 数字量表(numeric scale)：该量表是使用一根垂直或水平直线，两末端分别代表"无痛"和"可想象的最糟糕痛"，从0到5分或10分被均分。使用时需向儿童解释末端数字分别代表的文字意思，然后让其直接选出表达其疼痛程度的数字等级。5岁儿童就能使用，但仍要考虑其对数字的认知能力，例如对数字、数值的概念，能否数数等。

(4) 视觉模拟量表(visual analogue scale)：该量表类似数字量表，使用一根具有一定长度的垂直或水平直线，例如10cm，用于测量包括疼痛在内的主观症状。使用时需向儿童解释两端分别代表的文字意思，然后让其在线上标识表达其疼痛程度的点，使用厘米的测量尺，测量从"无痛"的一端到标记点的长度，作为其疼痛程度的数字等级。虽然5岁左右儿童也能使用，建议7岁及以上儿童使用。

3. 评价行为和生理改变(evaluate behavioral and physiologic changes)

(1) 行为改变：对不能用语言表达的儿童，行为改变是常见疼痛指标。如下所示，儿童对疼痛的反应随年龄和发育有所改变，但有些反应行为也可能在不同年龄段都会呈现。

年幼婴儿可出现全身强直或挥动反应，可能有刺激部位的局部反射性退缩；大声哭；疼痛脸部表情；刺激方法和继发疼痛无关联。年长婴儿可出现对刺激局部精细退缩的定位身体反应；大声哭；疼痛或愤怒的脸部表情；生理性反抗，尤其是推开刺激源。幼儿可出现大声哭，尖叫，语言表达；手臂和腿的挥动；试图推开刺激源；不合作，需要约束；要求停止操作；粘着父母、护士或其他相关人员；要求情感支持，例如拥抱或其他生理安抚；对持续疼痛可能表现为躁动和激惹；所有这些行为可在疼痛性操作的预期中出现。学龄期儿童可出现年幼儿的所有行为，尤其是在疼痛性操作，但在预期时间中有所减少；拖延时间；肌肉强直。青少年则出现声音抗拒减少；活动减少；语言表达增加；肌张力和身体控制增加。

一般正向情绪的儿童可能显示比实际疼痛分值低的疼痛表现；使用被动适应(不拒绝，合作)的儿童标识疼痛分值可能比主动适应(反抗，攻击)的儿童更高。但最近的研究显示性情似乎并不能有效预测疼痛反应，文化背景可能对儿童疼痛反应起一定作用，且文化和语言差异可能会影响疼痛评估，仅依靠行为判断疼痛可能会低估疼痛，并导致疼痛干预不足。

根据疼痛性质，儿童可通过行为表达显示定位疼痛，例如耳痛时会牵拉耳朵，腹痛时会侧躺屈腿，腿痛或足痛会跛行等。经历慢性和重复疼痛的儿童会发展有效的行为适应技巧，例如握拳、说话、数数、分散注意力等，一旦确立这些适应技巧有效，鼓励儿童当再经历疼痛时可使用。

如果行为和疼痛自我报告分值有差异，相信自我报告分值。

(2) 生理改变：显示急性疼痛的生理反应包括皮肤红、出汗、血压升高、心率增快、呼吸增快、氧饱和度下降、瞳孔放大，主要是因为疼痛刺激交感神经引起。以上生理指标存在个体差异性，并且也可由害怕、愤怒或焦虑引起。如果疼痛持续存在，机体开始适应，以上指标下降或平稳，仅依靠观察生理指标可能会低估疼痛。

(3) 行为和生理疼痛量表：对不能语言表达的儿童使用行为和生理指标的综合客观测评量表，量表中最常用的条目主要是脸部表情、哭吵、活动度、躯体移动、心率、呼吸频率、氧饱和度。例如 FLACC 量表。但是许多症状指标会受疼痛以外因素（例如焦虑、恐惧）影响。对发育或生理缺陷、昏迷、上呼吸机或药物性麻痹儿童的疼痛评估也仍存挑战和探索。使用止痛药后行为和生命体征的改变可作为疼痛的重要线索之一，例如激惹减少，哭吵停止，心率下降、呼吸频率下降、血压下降等，包括恢复正常生理功能，可作为疼痛及疼痛控制有效性的证据。

4. 确保父母参与（secure parents' involvement） 父母通常是获取孩子疼痛表达信息的基本资源，其在儿童疼痛评估中起到重要作用。父母对孩子的行为改变敏感，也知道如何在孩子疼痛时安抚自己的孩子，99% 孩子呈现疼痛时父母的陪伴能给予最大的安抚，因而父母希望介入孩子的疼痛控制。然而父母确认孩子疼痛的能力有所不同，父母可能会确认孩子的疼痛，但在评估程度上有困难，因而会低估孩子的疼痛，导致疼痛控制不足。

因而，为了更好地评估疼痛，护理人员应该在孩子疼痛前（例如入院时）就和父母沟通孩子先前的疼痛经历，让父母标示疼痛时，应询问孩子特殊的行为反应。让父母知道他们对孩子的了解在疼痛控制中的重要作用，指导父母儿童疼痛知识，例如行为表达，鼓励父母在他们认为孩子出现疼痛时通知医护人员。

5. 考虑疼痛原因（take cause of pain into account） 当儿童有疼痛的行为表达或其他线索，应调查其原因，病理或一些操作能提供疼痛程度和类型的线索，例如骨髓穿刺相关疼痛就要比静脉穿刺更痛，然而，认为一定病情或操作会产生一样的疼痛是错误的，因为只有儿童才能知道疼痛程度。

6. 干预并评价结果（take action and evaluate results） 疼痛评估就是为了缓解疼痛。药物性或非药物性干预目标就是彻底缓解疼痛，故无论何种干预都必须评价其效果。没有一种疼痛缓解技巧对所有儿童均有效，故疼痛评估记录就能监测干预措施的有效性，根据监测结果，药物方案的调整应以最大疼痛缓解效果，最小副作用为目标。父母能协同医护人员进行疼痛评估记录。

（沈南平）

第二节 疼 痛 管 理

一、非药物性疼痛干预

有效的疼痛管理需要医护人员尝试许多方法以取得最佳效果，包括非药物性干预和药物性干预，需要时两者可以一起用，但是非药物性干预不能替代止痛药。

疼痛通常和害怕、焦虑、压力有关联，一些非药物干预技巧（例如转移注意力、放松、引导式想象、皮肤刺激等）能通过提供适应性策略，可帮助降低疼痛感知，提高对疼痛的耐受，降低焦虑，增强止痛药药效或减少其需要剂量。同时，这些技巧亦减少了来自疼痛的感知威胁，提供控制感，强化舒适，并促进休息和睡眠。虽然没有太多研究证实这些措施的有效性，但是其仍然是安全、非创伤性、便宜且护理能独立干预。

如果孩子不能确认自身熟悉的适应技巧，护理人员应能描述这些技巧，帮助孩子选择对其最有吸引力的技巧。尝试适合孩子年龄、疼痛程度和能力的不同技巧能获得最有效的方式。父母应参与选择过程，他们可能熟知其孩子常用的适应技巧，且能帮助确认潜在的成功策略。父母的参与能鼓励其和孩子一起学习相关技巧，并能成为孩子学习技巧的教练。如果父母不能协助孩子，其他合适的人选包括祖父母、年长的兄弟姐妹或护理人员。

孩子应该在疼痛前或疼痛加剧前学习针对性技巧。为了减少孩子的学习负担，可将一些技巧（例如注意力转移法或放松法）制作成视频，在孩子舒适间隙进行播放。然而，即便孩子学习了相关技巧，在创伤性操作过程中仍经常需要帮助其使用这些技巧，促进其疼痛缓解、自控感和更有效地适应。

（一）常规措施

非药物干预并不能替代药物干预。其主要用于轻度疼痛以及使用止痛药进行了合理控制的疼痛。

1. 建立信任关系 和孩子及家庭建立一个互相信任的关系。对任何疼痛相关的报告表示关注，并积极寻找有效的疼痛管理策略。

2. 操作准备 帮助孩子准备潜在致痛性操作，但避免给孩子植入痛苦的想法，例如不说"这会是或可能是个疼痛的过程"，而使用"有时候有挤压、推、捏的感觉,有时候却没有难受感觉,告诉我你的感觉像什么";尽可能使用不包含"痛"的词语去做描述,例如使用"热的感觉"替代"烧灼痛",能避免描述疼痛,并让孩子能描述对于疼痛的反应,这将对孩子的感知觉产生影响;避免评价性陈述或描述,例如"这是个痛苦的操作"或"这个真得非常痛"。

3. 陪伴 在疼痛性操作过程中陪伴儿童。如果孩子和父母愿意可以让父母陪在孩子身边,鼓励父母温柔地与儿童说话并贴近孩子的头部;鼓励父母参与非药物干预策略,并在使用时支持到孩子。

4. 使用玩偶 在长时间疼痛控制中,可以给孩子一个玩偶代替患儿,对孩子进行的任何操作,孩子都可以用在玩偶身上;有时"洋娃娃在用药后感觉好多了!"可以强化疼痛控制效果。

5. 健康教育 对孩子和家庭进行相关操作的指导。尤其是当适当的解释可以缓解焦虑的时候(例如,术后可能出现疼痛,并不意味着出了什么问题,更不是孩子的错)。

(二) 特殊措施

1. 分散注意力 让父母和孩子确认能分散注意力的物品或事件;让孩子参与玩耍,可用收音机、录音机、CD 唱机或电脑游戏,让孩子唱歌,或有节律地呼吸;让孩子深吸气然后吐气直到被叫停;让孩子吹泡泡,告诉他们可以把疼痛吹走;告知孩子感到疼痛时可喊出声,以便让别人知道发生了什么;让孩子看万花筒,鼓励孩子集中注意力并询问有无发现不同的花型,使用幽默的方式,例如看卡通片,说笑话或搞笑的故事,和孩子一起演小丑;带孩子一起看书、玩游戏或去拜访其他朋友。

2. 放松 针对婴儿或年幼儿童,放置一个舒适、支撑良好的位置,例如竖抱着依靠在胸口或肩膀;放置于摇椅上有摆幅有节律地摇晃,或抱着前后晃动而不是抱着孩子跳来跳去;在孩子耳边轻柔地重复一些简单词,如"妈妈在这里"。

针对稍微年长儿童,告诉孩子做个深吸气,再像"碎布娃娃泄气"一样缓慢吐气,然后打个哈欠,如果需要进行演示;帮助孩子确认舒适体位(例如在脖子和膝盖下面垫枕头);启动渐进式放松,从脚趾开始,系统地指导孩子用"泄气"或"感觉重量"的方式放松身体每个部分;如果孩子放松困难,指导孩子收紧身体每个部分然后再放松;允许孩子睁眼,因为放松过程中睁眼效果可能比闭眼更好。

3. 引导想象 指导孩子确认一些真实或假装的非常愉快的经历;指导孩子通过尽可能多的感觉去描述事件的细节(例如感受凉风,看见美丽的颜色,听到动听的音乐);指导孩子记录或录音感知的一切;鼓励孩子当痛苦时将注意力集中在快乐事情上面,通过阅读或听录音找回具体细节来加强想象;可结合放松和节律性呼吸一起应用。

4. 积极的自语 指导孩子疼痛时使用积极的陈述(例如"我感觉很快会好起来","当我回家,我会好起来,然后我们可以一起吃冰淇淋")。

5. 思维停顿 识别疼痛事件中的积极因素(例如"这不会持续很久");识别可靠信息(例如"如果我想别的事情就不会这么疼");将积极、可靠的事实凝练至孩子的信念语句(如"短暂的过程,良好的静脉,一点点痛,友善的护士,回家"),指导孩子记住这些话,当经历痛苦的时候就回想这句话。

6. 皮肤刺激 简单有节律的揉捏;使用压力震颤或电子震颤;按摩时使用乳液、粉剂、薄荷霜;应用冷敷和热敷(例如注射前在相关区域使用冷喷雾),或在疼痛的对侧区域运用冷敷(如右膝疼痛,在左膝进行冰敷);一个较复杂的方法是使用经皮电神经刺激(transcutaneous electrical nerve stimulation,TENS),通过放置在皮肤表面的电极片将可控的低电流导入至躯体;另一个方法是缓解疼痛的治疗性电子膜(pain relief therapeutic electron membrane,PREM),通过放置在皮肤一个非纺织不会引起过敏的高科技的膜式蓄电池装置,以微电流脉冲形式释放储存的电子。

7. 行为契约 非正式的契约可用于 4~5 岁的孩子,用彩色贴纸或牌子作为奖励;给不配合或拖延的孩子(尤其在创伤性操作中)一个限定时间(使用可视的计时器)去完成操作;如果孩子依从性差可根据需求进行操作;如果在规定时间点内完成操作,可适当奖励以强化其配合。

正式的契约是使用知情同意书,包括可行的可评价的目标和期望的表现;可量化的行为(例如在操作中不打人);确认的奖励或后果;双方的承诺和折中(例如使用定时器过程中,护士就无需唠叨或催促孩子完成操作);所有涉及的同意者确认同意书内容、日期和签名

二、药物性疼痛干预

使用药物控制疼痛需要做到四个"正确":正确的药物、正确的剂量、正确的途径、正确的时间。虽然护理人员不开药物处方,但有关这些药物控制原

则的知识能促进合理的止痛药使用,并能促成和其他专业人士的商讨可能的策略,以提升疼痛控制效果。另外,观察药物副作用,并在给药时使用支持性措施,均是重要的护理干预。

（一）正确的药物

1. 非鸦片类药物　包括对乙酰氨基酚和非甾体类抗炎药(NSAIDS),适合轻度~中度疼痛。

2. 鸦片类药物　中度~重度疼痛需要使用鸦片类药物。

不同鸦片类药物作用不同。吗啡是控制严重疼痛的金标准,当不适合使用吗啡时,可用氢吗啡和芬太尼替代。

由于作用水平不同,非鸦片类药物主要作用于外周神经系统,而鸦片类药物主要作用于中枢神经系统,可混合使用两类止痛药。这种方法增加了止痛药,但不会增加并发症。

一些疼痛控制的辅助药物可以单独使用,也可以结合鸦片类药物使用。这些通常能缓解焦虑、镇静且能导致健忘的药物是地西泮或咪达唑仑,其他辅助药还包括用于神经病理性疼痛的三环类抗抑郁药和抗癫痫药,用于便秘和恶心/呕吐的粪便软化剂、泻药和止吐药,用于消炎和骨痛的类固醇,以及能应对止痛药剂量增加或镇静不足的右旋安非他命和咖啡因。

使用安慰剂以探测患儿是否有疼痛并不合适且存在伦理风险。欺骗性使用安慰剂并不能为探测是否有疼痛或疼痛程度提供有效信息,却会造成类似鸦片类药物的副作用,破坏患者对医护人员的信任,并增加严重的伦理和法律问题。美国疼痛管理护理学会在1998年就提出反对使用安慰剂的声明。

（二）正确的剂量

最佳的止痛药剂量应该是有效地控制疼痛且不造成严重的副作用,这通常需要使用滴定法,即通过逐步增加剂量以调整药物剂量达到最佳疼痛缓解却没有过度镇静的效果。儿童(除了小于3~6个月的婴儿)药物代谢快于成人,因而治疗效果和持续时间有所不同,年幼儿童可能需要更大的鸦片剂量达到止痛效果。儿童剂量通常根据体重进行计算,除非其体重超过50kg,根据体重计算剂量可能会超过成人用量,因而就使用成人推荐剂量。对于小于6个月且未使用呼吸机的婴儿的合理起始剂量是年长儿童推荐剂量的1/4~1/3,逐步滴定至有效,且应更密切观察其疼痛缓解相关症状和呼吸抑制。因为会很快出现耐受,持续严重疼痛可能需要更大剂量。

如果疼痛缓解不足,可增加起始剂量,中等疼痛可增加25%~50%,重度疼痛可增加50%~100%。缩短药物使用间隙可能达到更持续的疼痛缓解效果。非鸦片类和鸦片类药物之间主要区别是非鸦片类药物有天花板效应(使用剂量超过推荐剂量却不能进一步缓解疼痛),鸦片类则没有天花板效应,除非出现副作用,因而针对严重疼痛可以安全地加大给药剂量。

鸦片类药物的肠外和口服给药并不相同。因为首过效应,口服鸦片类药物会在肠道被快速吸收,并在进入中枢循环前在肝脏代谢掉了部分,因而口服需要更大剂量以补偿代谢丢失的止痛药,从而达到同效止痛。从IV或IM快速调整至口服同效用药可能会导致潜在的错误,例如剂量过高或过低,因而小剂量逐步调整能降低错误。

（三）正确的途径

止痛药可通过多种途径给药,但不应为了止痛而使用导致疼痛的给药途径(例如IM),因而应尽可能选择最大效果且最小创伤的给药途径。

1. 口服给药　应优先选择口服药,因为其使用便捷,价格优惠并有高生物利用度。高剂量的口服鸦片类药物需要等量于外周静脉用药。大多数止痛药的药效峰值在1.5~2小时后,当药物出现药效延迟对于需要快速控制剧烈疼痛或波动性疼痛是不利的。

2. 舌下含服/口腔贴片/经黏膜给药　将片剂或液体放在颊黏膜与牙龈间(口腔贴片)或舌下(舌下含服)。因为比口服起效快,所以也是非常可取的服药方式,且这种方式比口服给药更少通过肝脏代谢(除非将口腔贴片或舌下含服药物吞下,这种情况常发生于儿童),而肝脏代谢会减少鸦片类药物的镇痛效果。大部分药物可以使用贴片或舌下含服的方式。

能经口腔黏膜途径给药主要得益于疼痛控制新产品的出现,例如枸橼酸芬太尼棒棒硬糖可让患儿含服,主要用于术前或操作前镇静和镇痛;芬太尼黏膜制剂,配方和枸橼酸芬太尼类似,其仅适用于治疗癌性疼痛发作且已经耐受鸦片类药物的年长或青少年患儿,不适用急性疼痛控制。

3. 静脉给药(推注或单次点滴)　需要快速控制严重疼痛时推荐使用,能最快地起效,通常在5分钟之内。应用于急性疼痛、操作性疼痛、疼痛大发作时具有优势。对于初始剂量尚有争议,建议之一是推荐肌内注射剂量的1/2。持续控制疼痛时需要每

5

小时重复使用,所以优先考虑半衰期短的药物(吗啡,芬太尼,氢吗啡酮),避免药物累积毒性。

4. 静脉给药(持续性输注) 需要持续控制疼痛时,相比较单次给药或肌内注射,优先推荐静脉持续输注给药,因为其能提供稳定的血药浓度,且容易计算滴定剂量。首次剂量有争议,计算每小时输液速度的方法之一是用肌内注射剂量除以肌内注射预期可维持时间。峰值效应会延迟,需要快速缓解疼痛时,起始时可加用一剂静脉单次给药。

5. 皮下给药(持续性) 当口服和静脉途径不可用时使用,可达到持续静脉输注的血药浓度。建议初始剂量为 2 小时的静脉给药剂量,24 小时剂量则相当于 24 小时静脉或肌内注射给药剂量。

6. 皮内给药 皮内给药是局部注射止痛药至皮内,主要用于疼痛性操作的皮肤麻醉(例如腰椎穿刺、骨髓穿刺、动脉穿刺、皮肤活检)。局麻药(例如利多卡因)给药初始会引起刺痛、烧灼感等,为避免于此,用 1 份碳酸氢钠溶液(1mEq/ml)加入 10 份 1% 或 2% 利多卡因;加热利多卡因至 37℃ 也可起到同效。

7. 表皮/经皮给药

(1) 利多卡因和丙胺卡因共晶混合局部镇痛(eutectic mixture of local anesthetics,EMLA)乳膏或贴片,是一种局部麻醉药的共熔混合物(2.5% 利多卡因和 2.5% 普鲁卡因)。共熔混合物的熔点低于任何一个混合药物的单独熔点,故使得药物的有效浓度能渗透完整皮肤。能消除或减少大部分操作性疼痛包括皮肤穿刺。应用时必须在操作前将乳膏涂抹在穿刺部位并用密封敷料覆盖或使用贴片,等待至少 1 小时或更久。

(2) 利多卡因/肾上腺素/丁卡因或丁卡因/去氧肾上腺素:涂抹 15 分钟后起效。凝胶(优先)或液体可用于缝合伤口(非完整皮肤)。肾上腺素因为会引起血管收缩故不能用于远端小动脉(手指,脚趾,鼻尖,阴茎,耳垂)。而可卡因因为有全身吸收和毒性的风险,不能长期使用。

(3) 离子导入法:是通过电离子渗入(轻微电流)将药物(2% 利多卡因混合 1:100 000 肾上腺素)主动快速导入皮肤。使用一个小电池的供电装置通过电极导入电流,此电极带有导入药液和接地电极。最大设置时能在大约 10 分钟后大约 10mm 的局部真皮层产生止痛效果。可用于静脉置管、经外周静脉置入中央静脉导管(PICC)置管、静脉输液港插针、腰穿等操作。年幼孩子看见设备和感受到电流不舒适

的刺痛感时可能会害怕,因而使用前应向孩子做好充分解释,并让孩子熟悉相关仪器;离子导入过程中应密切观察孩子。

(4) 经皮芬太尼贴剂:可作为持续性癌症控制的补充,持续时间长达 72 小时的疼痛缓解。在 12 岁以下儿童中的安全性和效能尚未知晓。达到峰值需要较长时间间隙(12~24 小时),因而不适合用于急性疼痛的初始缓解。可用于罹患癌症或鸦片耐受的年长或青少年患者。为了快速缓解疼痛,必须加用药效释放迅速的鸦片类药物(药效释放快速的鸦片类药物的救援剂量可用于发作性疼痛,发作性疼痛是指在持续性疼痛治疗的常规给药间隙发作的严重疼痛)。若发生呼吸抑制的不良反应,可能需要数个剂量的纳洛酮解救。

(5) 冷喷剂:如果没有足够的时间准备诸如 EMLA 等局部药物时,可使用冷喷剂(例如氟甲烷或氯乙烷),在穿刺等疼痛性操作前快速喷在皮肤上。当对着皮肤喷射时,雾滴会气化,快速冷却局部从而达到止痛效果。有些孩子不喜欢冷,将冷却液喷于棉球上,再用于皮肤上,也许可以减少不适。而冰敷皮肤 30 秒则被认为是无效的方法。

8. 鼻内给药 咪达唑仑可用于喷鼻。尽管有效,但该途径对于孩子而言可能具有创伤性,建议 18 岁以上使用。不能应用于正在使用类吗啡类药物的患者,因为布托啡诺会有部分拮抗作用。

9. 直肠给药 口服或肠外给药的替代选择。许多药物可被制成直肠栓剂。吸收率有变数,且不被儿童喜欢。

10. 局部神经阻滞 使用长效镇痛剂(布鲁卡因或罗哌卡因)注射入神经阻断该区域的疼痛感知。可延长术后镇痛,例如腹股沟疝修补术后;有时候也可用于局麻,例如包皮环切术的阴茎背面神经阻滞或骨折复位术。

11. 吸入给药 使用诸如一氧化氮或氟烷等麻醉镇痛剂对操作性疼痛进行部分或完全的止痛作用。

12. 硬膜外/鞘内给药 近年来,此法用于儿童术后疼痛管理有所增多。其是将导管置入硬膜外、骶管或鞘内,可以是脊柱的任何水平位置,但主要置入于腰椎和尾椎水平,而胸椎水平主要是用于上腹部或胸部操作的年长儿童或青少年,例如肺移植患儿。通过此导管可单次、间歇性、连续输注或患儿自控式硬膜外镇痛(patient-controlled epidural analgesia,PCEA)注入鸦片类药物(通常是芬太尼、氢吗啡酮、

无防腐剂吗啡,混合长效局部麻醉药,例如布哌卡因或罗哌卡因),可单独给药,也可和其他长效镇痛剂一起给药(例如布鲁卡因或罗哌卡因)。药物直接作用于脊髓内而不是脑部的鸦片受体,因而很少发生呼吸抑制,即便发生也是缓慢或延迟发生,可能出现在给药后的6~8小时,其预防方法是在最初镇痛的24小时内每小时检查镇静水平、呼吸频率和深度,一旦出现过度镇静立刻减少剂量。轻度低血压、尿潴留、暂时运动性或感觉性障碍都是硬膜外麻醉镇痛的常见副作用,恶心、瘙痒和尿潴留则是硬膜外使用鸦片类药物的常见剂量相关副作用。护理过程中需要观察镇痛效果和不良反应,同时用密封的敷料固定导管能减少污染或导管意外移位的发生。

13. 肌内注射给药　不推荐作为疼痛控制。

因为其是疼痛性给药;一些药物(例如哌替啶)会导致组织损伤;肌肉吸收的药物血药浓度波动大;比口服给药的药效维持时间更短也更贵。

14. 自控镇痛

(1) 患者自控镇痛(patient-controlled analgesia,PCA):一般指药物的自我管理,而无需考虑药物途径,PCA在IV、皮下或硬膜外给予止痛药时具有显著优势。适用于手术、创伤、癌症等患儿。孩子只要生理上能按键(例如5~6岁以上儿童),并能理解"按键"意味着缓解疼痛,就可使用PCA。PCA通过特殊编程的输注泵,允许患者在现有剂量和时间间隙内(锁定的间隙是指每次给药之间的时间),让患者自己控制止痛药的量和频率,进行单次剂量的自我给药。吗啡是PCA常规选择的药物,其他药物还包括氢吗啡酮和芬太尼。当吗啡通过PCA给药时出现瘙痒和恶心等副作用时可选择氢吗啡酮。因为PCA主要是用于持续的扩散疼痛,所以不应使用哌替啶。PCA单次剂量给药可以结合鸦片类药物的初始单次剂量给药和连续静脉给药(基础性给药)。最佳锁定间隙时间目前未知,但必须不能短于药物起效时间;且能在患儿活动或操作中有效控制疼痛;锁定间隙时间越长,需要药物剂量越多。PCA输注装置有多种给药模式,可以单独亦可混合选择。无论何种镇痛计划,持续的疼痛缓解评估对发挥PCA最大效用是非常必要的。

(2) 家庭控制镇痛(family-controlled analgesia):主要照顾孩子的家庭成员(通常是双亲)或其他相关人员,可以负责对孩子进行初级疼痛管理,并操作PCA的按钮。为家庭自控镇痛提供指南,用以指导初级疼痛管理方案的选择,包括需要花时间和孩子

相处;愿意承担初级疼痛管理的责任;愿意接受并尊重患儿的疼痛报告(如果可以提供),将其作为了解孩子疼痛经历的最佳指标,并知道如何使用和解释疼痛评估量表;能理解患儿疼痛管理计划的目的和目标;能确认疼痛症状和鸦片类药物的不良反应。

(3) 护士主导镇痛(nurse-activated analgesia):作为初级疼痛管理者,儿科护士可以调节PCA按钮。用以指导初级疼痛管理方案选择的指南也可用于护士主导的剂量调整。护理人员治疗疼痛发作时可以在基本输注速率基础上提供一次单次剂量给药,给药后根据需要每30分钟评价患儿。护理人员在维持镇痛效果时也可以无需设定基础输注速率,而直接使用定时(around-the-clock,ATC)单次剂量给药。

护理人员或父母替孩子使用IV-PCA一直存有争议,护理人员能有效使用PCA从而减少备药和标识的次数,但是护理人员或父母使用自控式镇痛装置就忽略了患者自控的理念,且PCA原设的安全性可能会受影响。不过最新的研究仍然显示护理人员、父母或患儿使用PCA时均是安全和有效的。

(四) 正确的时间

给药的正确时间取决于不同类型的止痛药。对于诸如术后或癌性疼痛的持续镇痛,制定预防性的定时(around the clock,ATC)给药时刻表会很有效。ATC时刻表能避免药物血浆浓度降低导致的疼痛发作,而疼痛出现时再给药,例如使用按需给药或PRN医嘱,疼痛缓解可能需要好几个小时,且可能需要更大的剂量,进入用药不足和用药过度轮换的怪圈,并导致药物毒性。这个不稳定的疼痛控制怪圈可能会被误认为"上瘾"。护理人员能通过规律的间歇给药有效地执行PRN医嘱,因为此时的"按需"可以被理解为"预防疼痛的需要"。

持续静脉输注给药可达到最佳的预防性疼痛控制。如果使用间歇给药,给药之间的间隔时间不应超过预期的药效持续时间。如果需要用更少的给药时间达到延续的疼痛控制,可使用药效时间更长的药物,例如缓释吗啡、羟考酮、美沙酮等。

持续性镇痛也不总是合适的,因为不是所有的疼痛是持续性的。在一些择时操作前可应用临时的疼痛控制或意识镇静。当可以预测疼痛,药物的血药浓度达到峰值时间应和疼痛发生时间相匹配。例如静脉输注鸦片类药物其血药浓度到达峰值大约是30分钟,由于快速起效时间和到达峰值时间,故其能迅速穿越血-脑屏障而达到高效的疼痛控制;而口服非药片类药物则一般是2小时。

（五）药物副作用观察

非鸦片类和鸦片类药物均有副作用,但主要的担心是鸦片类药物的副作用。包括常规副作用(便秘、呼吸抑制、嗜睡、恶心和呕吐、激动、欣快、精神恍惚、幻觉、体位性低血压、瘙痒、荨麻疹、出汗、瞳孔缩小、过敏反应),耐受(疼痛缓解程度减少、疼痛缓解间隔时间缩短),生理依赖(戒断早期症状:流泪、流涕、哈欠、出汗;晚期症状:烦躁、激惹、震颤、食欲减退、瞳孔扩大、鸡皮疙瘩)。

1. 呼吸抑制 呼吸抑制最容易发生于镇静患儿,呼吸频率会逐步下降或可能突然停止。虽然没有设置儿童的最低警戒线,但任何明显的呼吸频率改变都应警惕。变慢的呼吸频率未必会降低动脉血氧饱和度,因为可能会通过增加通气深度进行弥补。如果发生呼吸抑制或停止,护理人员需要即刻进行干预。

2. 便秘 鸦片类药物最常见的副作用是便秘,因其能降低肠蠕动,增加肛门括约肌张力,有时会导致严重便秘。预防性使用大便软化剂和缓泻药比治疗已发生的便秘更有效。饮食治疗,例如增加食物纤维的进食通常不足以改善常规的肠道排空,但还是可以鼓励多进食液体和水果,同时鼓励活动。

3. 瘙痒 硬膜外和静脉镇痛引起的瘙痒可以静脉小剂量使用纳洛酮、纳布啡或苯海拉明。恶心、呕吐和镇静通常会在鸦片类药物给药后 2 天消退,但有时还是有必要使用口服或肛栓止吐剂。

4. 耐受和生理依赖 延长使用鸦片类药物会导致耐受和生理性依赖,通过增加药物剂量或缩短药物使用间隔时间可减少耐受;而通过几天逐步减少药物剂量预防戒断综合征(类似激素治疗时递减药物剂量)可以减少生理性依赖。

（六）支持性指导

对孩子的支持性态度能强化止痛效果。强调使用止痛药原因和效果,护理人员就能引导孩子期待疼痛缓解,提供相关方案可能也是有效的方法。虽然不应使用肌内注射,但必须使用时,需要向年长儿解释。但是,幼儿和学龄前期儿童的认知能力不能理解,他们会认为承认了疼痛反而招致了针头注射,所以要引起注意。

应用鸦片类药物可能会让父母或年长儿童担心上瘾。正视这些忧虑,并向父母和孩子解释其微乎其微的发生风险。可以尝试提问“如果没有疼痛,你会想用这些药吗”,总是“不”的回答能帮助强调药物

单纯的治疗属性,同时,应避免向家属表达“我们不希望你孩子习惯使用这些药物”或“目前你不应需要使用这些药物”,这些叙述会增加对成瘾的恐惧。

（沈南平）

参 考 文 献

1. 张玉侠,施媛媛,顾莺.情景游戏对住院儿童操作性疼痛和检查依从性的影响.中华护理杂志,2007,42(11):969-971.

2. 姚文艳,Petrini Marcia,邓文琳,等.不同葡萄糖喂服方式对减轻新生儿足跟采血所致疼痛的影响.中华护理杂志,2011,46(7):637-639.

3. 周佳丽.分散注意力缓解患儿操作性疼痛的研究进展.中华护理杂志,2012,47(11):1043-1045.

4. 林育敏,罗先武,别文情,等.糖水喂养对新生儿操作性疼痛效果影响的 meta 分析.护理研究,2013,27(11):3571-3573.

5. Lee GY,Yamada J,Kyololo O,et al. Pediatric clinical practice guidelines for acute procedural pain:a systematic review. Pediatrics,2014,133(3):500-515.

6. Ali S,Mcgrath T,Drendel A. An evidence-based approach to minimizing acute procedural pain in the emergency department and beyond. Pediatr Emerg Care,2016,32(1):36-42.

7. Flowers SR,Birnie KA. Procedural preparation and support as a standard of care in pediatric oncology. Pediatr Blood Cancer,2015,62(Suppl 5):694-723.

8. Ali S,Chambers AL,Johnson DW,et al. Paediatric pain management practice and policies across Alberta emergency departments. Paediatr Child Health,2014,19(4):190-194.

9. Eccleston C,Palermo T,Williams A,et al. Psychological therapies for the management of chronic and recurrent pain in children and adolescents. Cochrane database of systematic reviews,2014,5.

10. Riddell RP,Rachine N,Gennis H,et al. Non-pharmacological management of infant and young child procedural pain. Cochrane Database of Systematic Review,2015,12.

11. Harrison D,Yamada J,Adams-Webber T,et al. Sweet tasting solutions for reduction of needle-related procedural pain in children aged one to 16 years. Cochrane database of systematic review,2015,5.

12. Fisher E,Law E,Palermo T,et al. Psychological therapies(remotely delivered)for the management of chronic and recurrent pain in children and adolescents. Cochrane database of systematic review,2015,3.

13. 陈颉,张玉侠,顾莺,等.3～12 岁儿童术后疼痛评估的循证实践.护士进修杂志,2015,30(11):1020-1024.

14. Morrison RS, Ahronheim JC, Morrison GR, et al. Pain and discomfort associated with common hospital procedures and experiences. J Pain Symptom Manag, 1998, 15（2）: 91-101.

15. Wm H, R T, M B, et al. Assessment and management of chronic pain［R］. Institute for clinical systems improvement, 2011.

16. Best evidence statement（BESt）. Reducing pain for children and adolescent receiving injections. Cincinnati Children's Hospital Medical Center, 2013.

5

第六章 用药特点及护理

药物疗法是防治疾病综合措施中的一个重要组成部分,药物有杀灭致病微生物或抑制其生长的作用,但同时其对人体也会产生许多副作用。人体对药物的反应也各不相同,对同一药物的敏感性或耐受量也可以因体质及年龄的不同而各异。因此,使用药物时,要权衡疗效与副作用,考虑其适应证及不良反应等各方面因素,给婴幼儿用药时应更加审慎。以下就儿科用药特点、药物选用及护理、药物剂量计算方法及给药方法等分别叙述。

第一节 用药特点

（一）儿童肝肾功能发育不完善,对药物的代谢功能较差

儿童肝酶系统发育不成熟,延长了药物的半衰期,增加了药物的血浓度及毒性作用。如氯霉素在体内与肝内葡萄糖醛酸结合后排除,但新生儿和早产儿的肝葡萄糖醛酸含量较少,使体内呈游离状态的氯霉素较多而导致"灰婴综合征"。庆大霉素、巴比妥类药物也可因儿童肾功能不成熟,延长了药物的体内滞留时间,从而增加了药物的毒副作用。

（二）儿童血-脑脊液屏障功能不完善,药物易到达神经中枢

药物进入儿童体内后,与血浆蛋白结合较少,游离药物浓度较高,易通过血-脑屏障引起中枢神经症状,因此使用中枢神经系统药物应慎重。如儿童对吗啡类药物特别敏感,易产生呼吸中枢抑制,使用洛贝林可引起婴儿运动性烦躁或一时性呼吸暂停等。

（三）儿童年龄不同,对药物的反应不同

儿童在不同的年龄阶段,对药物的反应不一。3个月内的婴儿慎用退热药,其会使婴儿出现虚脱;8岁以内的儿童,特别是婴儿服用四环素容易引起黄斑牙;有些外用药如萘甲唑啉若用于治疗婴儿鼻炎,可引起昏迷、呼吸暂停。

（四）胎儿、乳儿可因母亲用药而受影响

孕妇用药时,药物通过胎盘屏障,进入胎儿体内循环。用药剂量越大,时间越长,越易通过胎盘的药物,对胎儿的影响越大。有些药物在乳汁中浓度相当高,可引起乳儿发生中毒反应,如苯巴比妥、阿托品、水杨酸盐等药物应慎用,而放射性药物、抗肿瘤药物、抗甲状腺激素药物等,哺乳期应禁用。

（五）儿童较易发生电解质紊乱

儿童体液占体重的比例较大,对水、电解质的调节功能较差,对影响水盐代谢和酸碱代谢的药物特别敏感,比成人更易中毒,因此儿童应用利尿剂后容易发生低钠或低钾血症。

（范玲　姜红）

第二节 药物选用及护理

儿童用药应慎重,应根据儿童的年龄、病种、病情以及儿童对药物的特殊反应和药物的远期影响,有针对性地选择药物。

一、抗生素的应用及护理

抗生素在治疗细菌感染性疾病方面有着重要意义,大大改善了许多疾病的预后,但是必须指出,由

于抗生素的滥用也带来了很多严重的不良后果,如细菌耐药性普遍增加,由菌群失调而引起的二重感染、毒性反应和过敏性反应等问题。

滥用抗生素常可延误正确的诊断和治疗,例如,有些医师不认真寻找高热患儿的发病原因,而先应用抗生素,以致掩盖了症状,婴儿化脓性脑膜炎常因此而延误诊断,造成严重后遗症。滥用抗生素所引起的过敏反应如皮疹、药物热、血管神经性水肿、哮喘或过敏性休克,不仅增加患儿不必要的痛苦,重者可导致死亡。滥用抗生素所带来的毒性反应往往也是很严重的,如氯霉素引起再生障碍性贫血,氨基糖苷类抗生素易损害肾组织而致肾功能不全,链霉素、庆大霉素、卡那霉素和新霉素等引起永久性耳聋等等,给患儿造成终生残疾,甚至死亡,必须引起警惕。同时也要注意这些致聋性抗生素可由妊娠期和哺乳期母亲不适当用药所引起,应尽量避免使用这类抗生素治疗感冒、气管炎等一般疾病。

细菌产生耐药性和用药过程中的二重感染问题也是滥用抗生素的严重后果。有些医务人员对于伤风、感冒一类病毒性上呼吸道感染常用抗生素治疗,这会促使细菌产生耐药性,大量长期使用广谱抗生素时,由于体内敏感细菌被抑制,未被抑制的菌种大量繁殖,发生菌群紊乱,因而常在用药过程中出现白色念珠菌、耐药性葡萄球菌或革兰阴性杆菌的二重感染。

因此必须严格掌握适应证,有针对性的使用,防止滥用抗生素。注意抗生素的毒副作用,如儿童应用链霉素、卡那霉素等药物时,应注意患儿有无听力或肾损害,且要注意用药剂量和疗程;婴儿长时间地滥用广谱抗生素,容易发生鹅口疮、肠道菌群失调和消化道功能紊乱等副作用。

（一）青霉素类抗生素

青霉素应用于临床已有半个多世纪,至今仍为一种最普遍应用的抗生素,其缺点是易致过敏,配成水溶液不稳定,遇酸、碱等易破坏,且不耐热,室温中24小时后抗菌效能大部消失,因此,配成水溶液后要及时使用。青霉素分为天然青霉素和半合成青霉素两类,天然青霉素包括青霉素G、普鲁卡因青霉素、苄星青霉素（长效青霉素）、青霉素V。

青霉素的不良反应以变态反应为最重。轻者仅发生红斑疹、荨麻疹、血管神经性水肿;中度者可见血清病型反应,如面部潮红、气喘、呼吸困难或晚发的过敏现象,如剥脱性皮炎;重者则可立即发生危及生命的过敏性休克。因此,在询问病史时,发现对此药物有过敏史的患儿,不必再作过敏试验,应改用其他药物治疗,避免在皮内试验期间发生危险。一般

在青霉素已停用3天后,如需继续使用,应再次进行皮内试验,阴性后方可给药。用药过程中调换药物批号时,应另作过敏试验。

过敏试验采取皮内注射法,以每毫升含200~500U的青霉素稀释液0.1ml注入前臂掌侧皮内,于20分钟后观察局部情况,如注射处稍隆起而周围不红肿为阴性反应,可以给药;如注射处丘疹变大周围红肿直径在1cm左右为弱阳性,应慎用或最好不用药;如红肿超过1cm。用手指尖触之有硬感则为阳性反应,绝对不能用药。皮试前应准备好肾上腺素及注射用具等,注射后20分钟不能让患儿离开,以防出现严重的过敏反应,如发生过敏性休克应立即皮下肌注1:1000肾上腺素0.2~0.5ml或每次0.02~0.03ml/kg,最大剂量不超过0.8ml,必要时10~15分钟后重复1次。如不见效或休克状态延续可用静注,同时应用葡萄糖盐水加氢化可的松、升压药及针灸、人工呼吸等。

（二）头孢菌素类

是以冠头孢菌培养而得的天然头孢菌素C为原料,经半合成制成的抗生素,常用者达30种,按其发明年代及抗菌性能差异分第一、二、三、四代。

1. 第一代头孢菌素（先锋霉素类）　其敏感的细菌主要有β溶血性链球菌、肺炎链球菌、葡萄球菌、嗜血流感杆菌、大肠埃希菌、克雷伯杆菌、沙门菌及志贺菌。临床常用的有:头孢噻吩（先锋霉素Ⅰ）、头孢氨苄（先锋霉素Ⅳ）、头孢唑啉（先锋Ⅴ）、头孢拉定、头孢羟氨苄、头孢克洛。

2. 第二代头孢菌素　对G⁺菌抗菌作用与第一代相近,对大肠埃希菌、嗜血流感杆菌、奈瑟菌等及耐第一代头孢菌素的菌株奏效。最常见的第二代头孢菌素有头孢呋辛（头孢呋肟）,其他还包括头孢羟唑（头孢孟多）、头孢替安、头孢丙烯等,其作用同头孢呋辛,但在临床应用较少。

3. 第三代头孢菌素　第三代头孢菌素对G⁺菌的抗菌作用低于第一代,而对G⁻菌的作用较第二代头孢菌素更强,副作用低,在临床上应用较多。第三代头孢菌素有:头孢噻肟、头孢曲松、头孢哌酮、头孢他啶、头孢唑肟、头孢甲肟、头孢克肟、头孢布烯、头孢地嗪等。

4. 第四代头孢菌素　20世纪90年代后期才逐渐应用于临床,包括头孢匹胺、头孢匹罗以及头孢吡肟。其对G⁺及G⁻菌的作用,均优于三代头孢,但因价格昂贵,目前还不能广泛应用。

头孢菌素类药物毒性较低,少数病例对肾脏有损害,对肝功能可有轻度影响,因此有肝、肾功能损害者应慎用,但多于停药后即可恢复。少数病例在

用药过程中出现轻度恶心、呕吐、食欲缺乏、皮疹等。此外,有个例报告鞘内给药后引起眼球震颤、幻觉及过敏性休克等,应予注意。静脉注射偶可出现血栓性静脉炎,个别发生皮疹、药物热等反应。在少数患儿中,头孢菌素可能与青霉素存在交叉过敏。

(三) 大环内酯类抗生素

大环内酯类是由链霉菌产生的一种弱碱类抗生素。主要有红霉素、罗红霉素、阿奇霉素等。

1. 红霉素 抗菌谱与青霉素 G 相似,对青霉素产生耐药性的菌株,大多对红霉素敏感。对革兰阳性细菌,如金葡菌、链球菌、肺炎链球菌、白喉杆菌、炭疽杆菌等均有较强的抑制作用。故此药主要用于对青霉素产生耐药或过敏的病例,红霉素除抗细菌作用外,对细胞内微生物如肺炎支原体、衣原体及军团菌等亦有一定的抑制作用。常用剂量为 $20 \sim 40mg/(kg \cdot d)$,分 3 ~ 4 次口服。静脉注射为 $15 \sim 30mg/(kg \cdot d)$,浓度为 $0.5 \sim 1.0mg/ml$,应缓慢注射,因其刺激性较大,不可用于胸腔或鞘内注射,也不宜单用。

红霉素毒性较小,红霉素碱口服会迅速被胃酸破坏,采用肠溶胶囊剂或与碳酸氢钠配伍可减少破坏,增加吸收。口服量过大时可有恶心、呕吐、上腹部疼痛及腹泻等。由于红霉素通过肝脏自胆汁排泄,大量长期口服可引起肝脏损害,应慎用。静脉注射如浓度过高,速度过快,可发生静脉内疼痛和静脉炎。注意不可与维生素 C、氯霉素、肝素等同时静脉注射,大剂量应用时亦可引起耳鸣及暂时性听觉障碍,故不宜与耳毒性药物联用。

2. 罗红霉素 为红霉素的第二代产品,属半合成制剂。抗菌谱同红霉素,耐酸、半衰期长,不良反应较少,主要为胃肠道反应,临床剂量 $10mg/(kg \cdot d)$,一天 2 次。

3. 阿奇霉素 抗菌谱同红霉素,可口服,对酸稳定,其优点是在组织内浓度高,半衰期长达 60 小时,故可减少给药次数和延长抗菌效果。每天剂量 $10mg/(kg \cdot d)$,一天一次,依从性好,其不良反应为偶见的胃肠道反应及转氨酶升高。

新一代的大环内酯类药物,扩大了抗菌谱,降低了不良反应,改善了药物依从性,应用范围日渐扩大。但近年来,由于对本类药物的过度应用,造成耐药菌株日益增多,故提倡合理应用十分重要。虽然新一代大环内酯类的不良反应已明显见少,但仍存在一定肝毒性和胃肠道反应。静脉给药可引起局部刺激,且可发生耳鸣和听觉障碍,并还有过敏反应,如药物热、皮疹及荨麻疹等。

(四) 氨基糖苷类抗生素

氨基糖苷类抗生素由于其水溶性好,性质稳定,抗菌谱广,价格较廉,已在临床广泛应用。其常用种类如下:

1. 链霉素 是治疗结核病的首选药物,但因链霉素毒性较大,且易使细菌发生耐药的特性,目前已渐为新的同类抗生素所代替。应用链霉素时,除慢性感染或结核感染外,一般以不超过 2 周为宜。

链霉素使用 4 ~ 5 天后即能使细菌产生耐药性,在抗结核治疗中,链霉素常与异烟肼或对氨水杨酸合用,可减少或延迟耐药性的产生。常用剂量为 $20 \sim 30mg/(kg \cdot d)$,每天 1 次肌注。对新生儿、早产儿和衰弱患儿,尤其有肾功能低下者,应慎重考虑,剂量以不超过 $10mg/(kg \cdot d)$ 为宜。

链霉素的不良反应:①神经损害:听觉易受双氢链霉素的影响,但疗程在 1 周以内者极少发生此种反应,如出现耳鸣即应停药。双氢链霉素的毒性较大,除神经性耳鸣、耳聋外,可致眩晕、头痛、震颤及共济失调性步态。耳蜗损害常在用药数月后或停药后发生,多不易完全恢复。②过敏反应:包括发痒、皮疹、剥脱性皮炎、药物热、血管神经性水肿、喘息、嗜酸性粒细胞增多,甚至过敏性休克及死亡,因此使用前必须详细询问过敏史。③其他反应:如恶心、呕吐、间歇性管型尿、粒性白细胞缺乏、全血细胞减少、心肌炎等。孕妇用药后亦有使胎儿耳蜗损害的可能。为此应考虑少用或不用链霉素以防先天性耳聋,一旦发觉听力障碍,应立即停药或减量。

2. 庆大霉素 为广谱抗生素之一,用于大肠埃希菌、铜绿假单胞菌、变形杆菌等革兰阴性杆菌感染,如败血症、肺炎、胆道感染、尿路感染、化脓性腹膜炎等,亦可用于耐药性金葡菌感染及其败血症。肠道感染时口服用药,剂量为 $10 \sim 15mg/(kg \cdot d)$。对全身感染用静滴或肌注,剂量为 $5mg/(kg \cdot d)$。亦可将粉剂配成每毫升 1000 ~ 2000U 的生理盐水溶液,用于脓腔、胸腔、腹腔内注入或作局部湿敷。

较长期注射用此药或用量过大,须高度警惕肾毒性,尿内可出现蛋白、红白细胞及管型,故应常规作尿检查。偶可引起恶心、呕吐、眩晕、手足麻木、耳鸣及耳聋等。特别对于 6 岁以下的患儿,更易出现严重性耳聋,需慎用。

3. 卡那霉素 为一种广谱抗生素,对于多种革兰阳性细菌、革兰阴性细菌及耐酸性杆菌均有抑制作用。临床多用于耐药性葡萄球菌感染和一些革兰阴性杆菌所引起的严重感染,如败血症、心内膜炎、肺部感染、胆道和尿路感染等。卡那霉素亦可用于耐药性的结核分枝杆菌感染。

对所有非胃肠道感染须注射应用，用量为 20 ~ 30mg/（kg·d），分 2 次肌注或静滴。用于抗结核治疗宜用 15mg/（kg·d）。口服仅能控制胃肠道感染。此外还可用于脓腔、胸腹腔、鞘内注射等。

卡那霉素的毒性反应主要是听力减退，对耳蜗毒性大于链霉素，对前庭损害较轻，且不多见，一旦发现耳鸣应立即停用。肾脏损害时出现管型尿、蛋白尿和血尿等，停药后常可消失。轻微反应有嗜酸细胞增多、斑丘疹及注射部位疼痛。由于卡那霉素具有一定毒性，不宜作为一般感染的首选药物。

关于氨基糖苷类的毒副作用已越来越引起人们的关注，大量临床药理研究证明，所有氨基糖苷类抗生素均能引起可逆或不可逆的前庭、耳蜗及肾脏毒性损害。

（五）抗真菌药物

1. 制霉菌素　对各类真菌如白色念珠菌、新型隐球菌、曲菌、荚膜组织胞浆菌以及阴道滴虫等均有抑制作用，对细菌则无效。主要用于口腔、胃肠道、泌尿生殖系等真菌感染，还可用于长期大量服用广谱抗生素时预防及治疗二重感染。可供口服及局部用，口服较大剂量可引起轻度恶心、呕吐、腹胀、腹泻等；注射可致严重毒性反应，不宜应用。

2. 氟康唑　为氟代三唑类抗真菌药，对新型隐球菌、白色念珠菌及黄曲菌、荚膜组织胞浆菌等有抑制作用。剂量在黏膜真菌感染常用 50 ~ 100mg/（kg·d），深部真菌病可用 100 ~ 200mg/（kg·d），常见不良反应有恶心、呕吐、腹痛、腹泻、胃肠胀气等，还有皮疹、头痛、肝肾功能异常等。

3. 咪康唑　对大部分真菌如芽生菌、组织胞浆菌、隐球菌、念珠菌及球孢子菌感染有效，口服吸收差，常用剂量 10 ~ 30mg/（kg·d），如隐球菌及球孢子菌感染可用 30 ~ 60mg/（kg·d）。不良反应有胃肠炎反应、皮疹、静脉用药可出现静脉炎、高脂血症，快速滴注可引起心律不齐等。

4. 克霉唑　为人工合成的广谱抗真菌药物，真菌对此药不易产生抗药性。临床用于各种真菌病的疗效较显著，如肺部、胃肠道、泌尿系等感染，以及脑膜炎、败血症等，对体癣、手足癣也有较好的作用，但对头癣无效。副作用较少，胃肠道反应可有恶心、胃部烧灼感等都较轻，还可发生头晕、头痛、失眠、皮疹等。偶见白细胞减少、谷丙转氨酶升高等。

（六）磺胺类药物

磺胺类药物是人工合成的抗菌药物。其优点为：抗菌谱广；口服后在小肠上部迅速吸收；能有效地渗入各组织及体液中；药效稳定，可储存多年而不变质；很少引起严重毒性反应及二重感染，细菌耐药

性及过敏反应较抗生素为少。磺胺类药物具有广谱抗菌作用，能抑制多种病原微生物，以溶血性链球菌、肺炎链球菌较敏感，其次为金葡菌和产气荚膜杆菌等，以及革兰阴性细菌，但对肠球菌、产碱杆菌和铜绿假单胞菌则多数耐药。

磺胺类药物常见的不良反应有：①肾脏损害：磺胺类药物在肝脏中乙酰化变为无效的乙酰磺胺，其溶解度低，易在肾小管中析出结晶造成血尿、尿闭、腰痛、尿少，甚至引起肾衰竭。②过敏反应：一般在用药后 1 周左右发生，有过敏素质者也可于 24 小时内发生，晚至数周后出现者，常表现为药物热及皮疹，皮疹呈多样化，如固定性红斑、结节性红斑、麻疹样、猩红热样或荨麻疹样斑，偶有瘀斑、大疱性或剥脱性皮炎等。③对造血系统的危害：白细胞减少较多见，常于用药后 3 ~ 7 天出现，大都伴有中性粒细胞绝对值减低。偶见溶血性贫血、再生障碍性贫血、血小板减少、变性血红蛋白血症等。较长期服药者应定期检查血象，如白细胞降至 3500 以下，中性粒细胞降至 1500 以下，均应立即停药观察。新生儿、未成熟儿及胎儿的肝功能尚未完善，使用磺胺类药物易引起或加重黄疸，甚至可出现胆红素脑病，因此新生儿不宜服用（包括孕妇）。④胃肠道反应：恶心、呕吐、食欲减退较多见，还可有腹痛、腹泻等。⑤中枢神经系统反应：有时可出现眩晕、头痛、精神不振、步态不稳、全身乏力等症状，但不多见。⑥其他：偶可见多汗、甲状腺肿大、甲状腺功能减退等。

由于磺胺药为抑菌剂，大多数细菌对其有耐药，且应用有较多的不良反应，故在儿科目前应用范围日益缩小。

二、镇静药的应用及护理

儿童发生高热、烦躁不安等情况时，使用镇静药可以使其得到休息，以利于病情的恢复。常用药物有苯巴比妥、地西泮、水合氯醛等，使用中应特别注意观察呼吸情况，以免发生呼吸抑制。婴儿禁止使用阿司匹林，以免发生 Reye 综合征。

三、镇咳祛痰药的应用及护理

婴幼儿支气管较窄，不会主动咳痰，炎症时易发生阻塞，引起呼吸困难。故婴幼儿一般不使用镇咳药，多用祛痰药或雾化吸入稀释分泌物，配合体位引流排痰，使之易于咳出。哮喘患儿应用平喘药时应注意观察有无精神兴奋、惊厥等，新生儿应慎用茶碱类药物。

6

四、止泻药和泻药的应用及护理

儿童腹泻一般不主张使用止泻药,多采用调节饮食和补液等方法,因使用止泻药后虽腹泻可暂时缓解,但加重了肠道毒素吸收甚至发生全身中毒症状,儿童便秘一般不使用泻药,多采用调整饮食和通便法。

五、退热药的应用及护理

儿童发热一般使用对乙酰氨基酚和布洛芬,但剂量不宜过大,可反复使用。用药后注意观察体温和出汗情况,及时补充液体。复方解热止痛片对胃有刺激性,可引起白细胞减少、再生障碍性贫血及过敏等不良反应,大量服用时会因出汗过多、体温骤降而导致虚脱,婴幼儿应禁用此类药物。

六、肾上腺皮质激素类药物的应用及护理

肾上腺皮质激素是由肾上腺皮质分泌的所有激素的总称,其化学结构与胆固醇相似,故又名皮质类固醇、类固醇或甾体类激素。按其对人体生理的影响可分为:①糖皮质类固醇:对糖代谢和间叶组织均有重要作用,能对抗炎性反应,以可的松和氢化可的松为代表;②盐皮质类固醇:具有调节盐类或电解质代谢的作用,以醛固酮为代表;③性激素。在儿科范围内主要应用的肾上腺皮质激素是糖皮质激素,因此以下对儿科应用糖皮质激素类药物的适应证及用药后的不良反应予以介绍。

(一)肾上腺皮质激素的适应证

1. 结缔组织病 活动性风湿热、类风湿病、过敏性紫癜、系统性红斑狼疮等。

2. 变态反应性疾病 如支气管哮喘急性发作或持续状态、嗜酸性粒细胞肺炎、严重的药物过敏症、血清病、过敏性喉水肿等。

3. 感染性疾病 限于已应用了特效抗生素治疗的严重感染,如脓毒败血症、结核性脑膜炎或胸膜炎及其他伴有明显中毒症状的感染。

4. 血液系统疾病 如急性白血病、自身免疫性溶血性贫血、原发性血小板减少性紫癜、再生障碍性贫血、输血反应等。

5. 消化系统疾病 急性暴发型肝炎昏迷前期及昏迷期、出血性坏死性肠炎等。泌尿系统疾病:肾病综合征,肾移植后排斥反应等。

6. 神经系统疾病 多发性神经根神经炎、急性脊髓炎、颅内高压症等。皮肤疾病:如湿疹、接触性皮炎、新生儿皮脂硬化症、剥脱性皮炎等。

7. 五官科疾病 如角膜炎、虹膜炎、视网膜炎、视神经炎等,但有角膜溃疡时禁用,以及各种原因引起的急性喉炎、过敏性喉炎等。

8. 抗休克 如中毒性、过敏性、心源性以及低血容量性休克等。

(二)肾上腺皮质激素的不良反应

1. 类肾上腺皮质功能亢进症 长期大量应用糖皮质激素可产生水、电解质、糖、蛋白及脂肪等代谢失常,表现为向心性肥胖、满月圆脸、痤疮、多毛、水肿、高血压、高血脂、低血钾、疲惫无力、糖尿、易受感染等。但此等症状可于停药后逐渐消失,约数月即恢复正常,一般不需特殊治疗。糖皮质激素可影响钙的吸收,长期应用还可致骨质疏松,甚至产生自发性骨折,在小儿时期更易发生,故须同时补充维生素D及钙盐。

2. 诱发或加重感染 糖皮质激素降低机体抵抗力,易产生继发感染或使体内潜在感染灶扩大或播散,尤其在患白血病、再生障碍性贫血、肾病综合征、肝病时以及抵抗力较弱的患儿更易发生。对某些病毒感染,尤以有皮肤病变的急性病毒性感染,易致病变扩散。例如水痘感染一般病情不严重,但往往在使用激素后常产生出血性水痘或继发细菌感染,多致死亡,故水痘为应用皮质激素的禁忌证。

3. 诱发或加重溃疡 糖皮质激素可增加胃酸及胃蛋白酶分泌,又减少胃黏液分泌,降低胃肠黏膜的抵抗力,易诱发或加重胃或十二指肠溃疡,甚至可致消化道出血或穿孔。

4. 引起神经精神症状 激素可发生兴奋、激动、失眠等症状,约1/10的病例则可出现欣快感,个别病例可诱发精神病或癫发作。小儿应用大剂量时,可引起惊厥。

5. 影响生长发育 糖皮质激素有对抗生长激素的作用,能抑制小儿骨骼成长及蛋白质合成。早期妊娠应用后可致流产或胎儿畸形,故应慎用。

6. 肾上腺皮质萎缩或功能不全 长期应用糖皮质激素或突然停药都可导致肾上腺功能不全或萎缩,或称肾上腺皮质危象,可出现倦怠、头昏、食欲缺乏、恶心、呕吐,有时可伴有腹痛、腹泻、发热等,继以低血压、低血糖甚至昏迷或休克,此危象可发生于停药后的1年内任何时间。

7. 反跳现象及撤药综合征 长期应用糖皮质激素后,如减量太快或突然停药,可迅速出现原有症状,甚至症状加重,称为反跳现象。有时还可出现一

些原来没有的症状,如肌痛、肌强直、关节痛等,称为戒断综合征或撤药综合征。

鉴于以上各种反应,必须在使用激素前后多作考虑,诊断未明确之前一般不用,以免掩盖病情,应详细了解病情,全面衡量应用激素对患儿的利弊;注意禁忌证;在应用激素的过程中,应密切观察副作用及并发症,特别要注意防止肾上腺皮质功能减退和感染;用药后不可随意减量或停药,防止出现反弹现象,经常注意激素维持量的调整,尽可能减至最小的有效量以及掌握适当用药时间,从逐渐减量以至停用。

(范玲 姜红)

第三节 药物剂量计算

由于小儿的年龄、体重逐年增加,体质各不相同,用药的适宜剂量也就有较大的差别,同一年龄也可因治疗目的或用药途径的不同而致剂量相差较大。因此小儿用药剂量一直是儿科治疗工作中既重要又复杂的问题,需谨慎计算、认真核对。

(一) 根据小儿体重计算

1. 根据药品说明书推荐的儿童剂量按儿童体重计算:

每天(次)剂量=患儿体重(kg×每天(次)每千克体重所需药量

此法是最常用、最基本的计算方法。多数药物已计算出每千克体重、每天或每次的用量,按已知的体重计算比较简便易行,已广泛推广使用。

2. 如只知道成人剂量而不知道每千克体重的用量时,可根据成人剂量按儿童体重计算:

儿童剂量=成人剂量×儿童体重/70kg

(二) 根据体表面积计算

此法计算药物剂量较其他方法更为准确,被认为科学性强,既适用于成人,又适用于各年龄小儿。

每天(次)剂量=患儿体表面积(m^2)×每天(次)每平方米体表面积所需药量

儿童体表面积可按下列公式计算:

体重≤30kg,儿童体表面积(m^2)=体重(kg)×0.035+0.1

体重>30kg,儿童体表面积(m^2)=[体重(kg)-30]×0.02+1.05

但应注意在婴幼儿时期按体表面积计算对某些药物的剂量较依体重计算有较大的悬殊,尤其是新生儿时期差异更甚。由于新生儿肾、肝功能的发育较差,因此,按体表面积计算药量并不适合于新生儿及小婴儿。

(三) 根据成人剂量折算

此方法仅用于未提供儿童剂量的药物,所得剂量一般偏小,故不常用。

儿童剂量=成人剂量×儿童体重(kg)/50

(四) 按儿童年龄计算

有时只能得到成人剂量参数,但不知每千克体重用量时,可采用以下方法计算给药剂量:

1. 1 岁以内剂量=0.01×(月龄+3)×成人剂量
1 岁以上剂量=0.05×(年龄+2)×成人剂量

2. Fried 公式 婴儿剂量=月龄×成人剂量/150

3. Young 公式 儿童剂量=年龄×成人剂量/(年龄+12)

此方法在临床中并不太实用,因此很少被儿科医师采用。但对于某些剂量不要求十分精确的药物,如止咳化痰药、助消化药,可根据年龄计算剂量,如复方甘草合剂,一般每次每岁用1ml,最多每次10ml。

以上的药物计算方法各有一定的缺点,因为年龄不同,对各种药物的吸收、代谢及排泄亦各不相同,所以很难用一个固定方式决定剂量。在实际应用时,可以这些计算方法作为参考。对某些药物还须斟酌具体情况及临床经验作出具体决定。

(范玲 姜红)

第四节 给 药 方 法

给药途径关系到药物的吸收分布以及发挥作用的快慢、持续时间,更重要的是关系到患儿对药品的依从性。因此应综合考虑患儿的年龄、疾病、病情,决定适当的给药途径。

(一) 胃肠道给药

为了患儿服药方便,可将药物制成水剂或乳剂,

89

也可将药片研成细小粉末,混在糖浆、果汁或其他甜香可口的液体中喂服。3~4岁以后的小儿即可训练其自动吞咽药片。如果患儿处于昏迷状态,不能咽食,或拒绝服药而又无法注射时,可由鼻饲胃管输入,也可由肛门、直肠灌入。对年长儿应用胃管输入法时,必须特别慎重,以防在反抗时药物入肺,尤其是油类药物(如液状石蜡)最易吸入肺内,应尽量避免。直肠注法大都用于较大儿童,在婴儿期注入药物容易排出,吸收不佳。

(二)胃肠道外给药

以下几种情况可用胃肠道外给药:①病情严重的患儿需要速效药物时;②昏迷或呕吐不能服药时;③患消化道疾病不易经胃肠道吸收药物时。

1. 注射给药法 注射途径有皮下、肌内、静脉、鞘内以及呼吸道给药等。抽取注射溶液前须反复查看标签是否为所需之药品,静脉或鞘内注射更要认真考虑所用药品是否合理,应慎重审查药物标签及核对剂量。注射法奏效快,但对儿童刺激较大,且肌内注射次数过多可造成臀肌挛缩,故非病情必需不宜采用。肌内注射一般选择臀大肌外上方,注射时应采取"三快"的注射技术,即进针、注药及拔针均快。静脉推注多用于抢救,在推注时速达要慢,并密切观察,防止药液外渗。静脉滴注不仅用于给药,还可用于补液和补充静脉营养等。

2. 外用法 以软膏类药物居多,也可有水剂、混悬剂、粉剂等。

3. 雾化吸入 也是胃肠道外给药的途径之一,适用于呼吸道疾患。首选适应证是阻塞性气道疾病,尤其是哮喘急性发作。但对于呼吸道刺激性较强的药物不宜雾化吸入,油性制剂也不能以吸入方式给药,以免引起脂质性肺炎。

儿童用药应合理选择给药途径:能口服给药的,不选用肌内注射给药;能肌内注射给药的,不选用静脉注射或滴注给药。另外,肌注较大量或刺激性强的药物,应注意注射部位,由臀大肌的外上方注入,必须注意使针头偏向外侧以免药物刺激坐骨神经或触及其边缘而发生感觉障碍、足下垂或更大范围的瘫痪。特别对瘦弱的婴儿更应警惕坐骨神经或触及其边缘而发生感觉障碍、足下垂或更大范围的瘫痪。

(范玲 姜红)

参 考 文 献

1. 江载芳,申昆玲,沈颖.诸福棠实用儿科学.第8版.北京:人民卫生出版社,2015.
2. 陈新谦,金有豫,汤光.新编药物学.第17版.北京:人民卫生出版社,2011.
3. 崔炎.儿科护理学.第5版.北京:人民卫生出版社,2012.
4. 王晓玲,张艳菊,郭春彦.我国儿童常用药品现状分析.中国执业药师,2013,10(5):20-24.
5. 邵肖梅,叶鸿瑁,邱小汕.实用新生儿学.第4版.北京:人民卫生出版社,2011.
6. 肖红玲.儿科护理学.郑州:郑州大学出版社,2015.
7. 张志清.儿童用药指导.北京:人民卫生出版社,2012.
8. 陈志武,李志毅.药理学.郑州:河南科学技术出版社,2013.
9. 杨解人.药理学.合肥:中国科学技术大学出版社,2012.
10. 杨红红,胡雁,周英凤,等.住院患儿用药差错护理预防策略研究进展.中华护理杂志,2014,40(8):877-981.
11. 李云峰.实用儿科护理.济南:山东科学技术出版社,2015.
12. 王琅,田杰.儿科护理.北京:人民卫生出版社,2015.
13. 万瑞香,刘涵云,韩志武.新编儿科药物学.第3版.北京:人民卫生出版社,2013.
14. 沈刚,李智平.新编实用儿科药物手册.第3版.北京:人民军医出版社,2013.
15. 李振芳.实用儿科药物剂量速查手册.北京:中国医学科技出版社,2010.
16. 胡亚美.儿科药物治疗学.北京:中国医学科技出版社,2011.

第七章 液体疗法及护理

第一节 体液平衡的特点

人体内所含液体称体液,体液是一种溶液,溶剂是水,溶质是葡萄糖、蛋白质及尿素等有机物及钠、钾、钙、镁、氯及 HCO_3^- 等无机物。体液是人体的重要组成部分,体液平衡是维持生命的重要条件。外环境变化及消化道、呼吸、肾及内分泌等疾病,均可影响体液平衡,当体液紊乱超过机体调节能力时,即可引起体液平衡失调,而体液平衡失调又可导致全身各器官功能的正常运行紊乱,此时常需进行液体疗法以纠正体液紊乱。正常情况下,体液中水、电解质等各项指标的动态平衡有赖于神经、内分泌、肺、肾等系统的正常调节功能。小儿尤其婴幼儿由于体液占体重比例较大、器官功能发育尚未成熟,新陈代谢旺盛,机体调节能力差,比成人更易引起体液平衡失调,如果处理不当或不及时,可危及生命。因此液体疗法是儿科治疗中的重要内容。

一、体液的总量和分布

体液的总量和分布与年龄有关,不同年龄小儿体液总量和分布也不同。年龄越小身体所含体液量相对越多,新生儿体液约占其体重的78%,婴儿期此百分比迅速下降,至1岁时,体液降至占体重的65%,已接近成人55%~60%的水平,此后这一比例维持相对稳定。青春期女童体液仅占体重的55%,而男童为60%,这是因为女童身体含脂肪量相对比男童高,而脂肪中几乎不含水,用包含脂肪的体重来计算体液所占的百分比,其值要低一些。同样道理各年龄的肥胖儿童,其体液占体重的百分比也比正常儿童略低。而青春期男童肌肉增加多,肌肉含水较少,体液仍维持在体重的60%。

体液可分为两部分:细胞内液及细胞外液。新生儿细胞外液相对较多,约占总体液的1/2,随着年龄增长,细胞外液所占比例逐渐下降,细胞内液相对

增加,至1岁以后这一比例趋于稳定,接近成人水平。细胞内液约占体重的35%~40%,细胞外液占20%~25%,细胞外液分布在两个区:血浆区,其体液占体重的5%,组织间液区(包括淋巴液)占15%~20%。另外尚有占体重8%的体液存在于骨、软骨及致密结缔组织中,由于其与总体液间的相互交换十分缓慢,在维持体液平衡中影响甚微,临床上常可忽略不计。占体重2%的液体存在于脑脊液、胸膜、腹膜、关节腔、眼球及消化道、泌尿道的分泌液中,在生理状态下,这部分液体量很少,且较稳定,并不影响体液平衡大局,但在病理情况下,如胸、腹腔大量积液时,腹泻或肠梗阻时肠腔积液较多时,均可明显影响体液平衡。

二、体液的电解质组成

体液由溶液组成,其溶剂是水,溶质主要为电解质,及少量非电解质。小儿体液的电解质组成与成人相似,唯有生后数天的新生儿血钾、氯、磷和乳酸偏高,血钠、钙和碳酸氢盐偏低。细胞内、外液所含溶质有很大差异,细胞内液主要成分为 K^+、Mg^{2+}、HPO_4^{2-} 等离子和蛋白质为主,其中 K^+ 占该区阳离子总量的78%,细胞内的有机阴离子分子量较大,不易通过细胞膜,使细胞内液溶质保持相对恒定;细胞外液以 Na^+、Cl^- 和 HCO_3^- 等离子为主,其中 Na^+ 含量占该区阳离子总量的90%以上,对维持细胞外液的渗透压起主要作用。

各部分体液的溶质量是保持其各自容量稳定的必要条件,Na^+ 是保持细胞外液容量、K^+ 是保持细胞内液容量、血浆蛋白是维持血浆容量的主要溶质。由于各部分体液的渗透压最终达平衡,因此测定血浆渗透压,即可反映全身体液的渗透压。Na^+ 是细胞外液的主要电解质,与其相应的阴离子 Cl^- 及 HCO_3^-

一起所形成的渗透浓度,可占血浆渗透浓度的90%以上,故根据血浆 Na^+ 浓度用以下公式可大致推算出体液的渗透压:

$$体液渗透压(mOsm/L) = [Na^+](mmol/L) \times 2 + 10$$

三、水代谢的特点

正常人体不断通过皮肤、呼吸蒸发水分,出汗及排尿和粪丢失一定量的水和电解质,为了维持体液水与电解质平衡,丢失必须及时予以补充。正常水的来源有两种,饮食中所含水及代谢食物或机体自身的糖、脂肪、蛋白所产生的水。皮肤、呼吸蒸发所失水分称为不显性丢失,不含电解质,对体液失衡不能起调节作用,是机体必不可少的丢失,失水量与体表面积成正比,早产儿体表面积较大,故不显性丢失比婴儿及儿童多,同理儿童丢失要多于成人。另外,体温、呼吸频率及环境温度、湿度、空气对流情况均可影响不显性丢失液量,这些因素在计划液体疗法时,均应估计在内。

(一) 小儿水的需要量大,交换率高

小儿由于新陈代谢旺盛,排泄水的速度也较成人快,年龄愈小,出入水量相对愈多,因此水的需要量相对愈大(表7-1-1)。成人每天水的交换量为细胞外液量的1/7,而婴儿为1/2,故婴儿体内水的交换率比成人快3～4倍。此外,正常情况下水通过肾脏排出体外,其次通过皮肤和肺脏的不显性失水排出,由于小儿体表面积相对较大,呼吸频率快,不显性失水较多(表7-1-2),因此对缺水的耐受力差,在病理情况如呕吐、腹泻时则容易出现脱水。

(二) 体液平衡调节功能不成熟

肾是调节体液平衡的重要器官,为了排泄每天

表7-1-1 小儿每天水的需要量

年龄	需水量(ml/kg)
~1 岁	120～160
1～3 岁	100～140
4～9 岁	70～110
10～14 岁	50～90

表7-1-2 不同年龄儿童的不显性失水量

不同年龄或体重	不显性失水量 [ml/(kg·d)]
早产儿或足月新生儿	—
750～1000g	82
1001～1250g	56
1251～1500g	46
>1500g	26
婴儿	19～24
幼儿	14～17
儿童	12～14

体内所产生废弃物,机体必须每天排出一定量的尿液。正常情况下,水分排出的多少主要靠肾浓缩和稀释功能调节,由于新生儿及婴儿尿浓缩能力差,排出同量溶质所需水量较成人对,当摄水量不足或失水量增加时,易发生代谢产物滞留和高渗性脱水;小儿肾功能不成熟,体液调节功能较差,因此易出现水、电解质代谢紊乱。由于肾对调节体液平衡具有重要作用,因此在进行液体疗法时,恢复肾循环应作为优先考虑的任务。

(范玲 于新颖)

第二节 常见水、电解质和酸碱平衡紊乱

当体液紊乱超过机体生理调节能力时,即可引起各种体液平衡失调,包括体液容量、渗透压、酸碱度及各种溶质浓度的平衡失调,影响全身各组织器官功能的正常进行,严重时,甚至可危及患儿生命,此时需及时对患儿的体液紊乱状况及其病因作出正确的判断,据此制订液体疗法的初步方案(包括采用液体的种类、用量、给药速度及途径等),并根据病情变化随时调整液体疗法的计划。采取液体疗法,以纠正体液平衡失调。

一、脱水

脱水又称失水,是指水分摄入不足或丢失过多所引起的体液总量,尤其是细胞外液量的减少,除失水外,尚有钠、钾等电解质的丢失。小儿比成人更容易发生脱水,尤其是婴幼儿,这是因为小儿新陈代谢旺盛,对水电平衡调节能力差。

脱水的原因有:①液体入量不足:如淡水供给不

足、因病饮食减少、频繁呕吐摄水困难、昏迷时渴感消失等。②体液丢失过多：以呕吐、腹泻、胃肠引流从消化道丢失最常见；其次是由肾丢失，见于利尿药、脱水药的应用等；大量出汗、大面积烧伤体液从皮肤丢失；环境气温高、湿度低或对流大时，呼吸过快均可使体内水分从皮肤、肺蒸发增多而引起脱水。

（一）脱水程度

临床一般用脱水占体重的百分数来评价脱水程度，主要根据患儿病后出入量病史及脱水时的体征来诊断，脱水时组织间液减少，可表现为前囟、眼窝下陷，皮肤弹力差；血液循环不足，组织灌注不良，可表现为脉搏增快、减弱，血压下降，尿量减少，肢端凉，精神萎靡、嗜睡；细胞内脱水表现为口黏膜干燥、泪减少、烦躁及肌张力增高等。根据脱水程度可将脱水分为轻、中、重三度，它们的临床表现见表 7-2-1。

表 7-2-1　不同程度脱水的临床表现

	轻度	中度	重度
失水占体重比例	<5% （30 ~ 50ml/kg）	5% ~ 10% （50 ~ 100ml/kg）	>10% （100 ~ 120ml/kg）
精神状态	稍差	萎靡或烦躁不安	昏睡或昏迷
皮肤弹性	稍差	差	极差或消失
口腔黏膜	稍干燥	干燥	极干燥或干裂
前囟和眼窝	稍凹陷	凹陷	明显凹陷
眼泪	有	少	无
尿量	稍少	明显减少	极少或无尿
休克症状	无	不明显	有

（二）脱水性质

脱水性质是指体液渗透压的改变，由于脱水患儿所丢失的液体，并不总是等渗液，及病后所摄入液体所含电解质各不相同，加上机体对渗透压的调节，最终均可影响体液的渗透压平衡。临床上根据血清钠及血浆渗透压水平将脱水分为等渗、低渗、高渗性脱水，当失钠及失水仍呈正常体液的比例时，即为等渗脱水；失钠多于失水时，为低渗性脱水；失水多于失钠时为高渗脱水（表 7-2-2）。临床以等渗性脱水最常见。其次是低渗性脱水，高渗性脱水少见。

表 7-2-2　不同性质脱水鉴别要点

	等渗性脱水	低渗性脱水	高渗性脱水
主要原因	呕吐、腹泻	营养不良伴腹泻	腹泻时补充含钠液过多
水、钠丢失比例	水和钠成比例丢失	钠丢失多于水	水丢失多于钠
血钠（mmol/L）	130 ~ 150	<130	>150
渗透压（mmol/L）	280 ~ 320	<280	>320
主要丧失液区	细胞外液	细胞外液	细胞内脱水
临床表现	一般脱水征	脱水征+循环衰竭	口渴、烦躁、高热和惊厥

1. 等渗性脱水　等渗性脱水即脱水时体液的渗透压仍保持在正常范围，血钠在 130 ~ 150mmol/L。因为机体能通过肾、渴感及抗利尿激素等的调节，尽量使体液仍保持在等渗状态，所以临床 80% 以上的脱水都属等渗性脱水，尤其脱水不十分严重时。

2. 低渗性脱水　脱水时体液渗透压低于正常，称为低渗性脱水，其血钠<130mmol/L。低渗性脱水多发生在所失液体含电解质较高，病程迁延（如腹泻日久），能饮水而又不吐的患儿，尤其是营养不良或 3 个月以下的婴儿。低渗脱水时的临床表现更具有以下特点：①细胞内水肿：以脑细胞水肿最突出，表现为精神萎靡、嗜睡、面色苍白、体温低于正常，严重时

可昏迷、惊厥,甚至发生脑疝。患儿脱水虽重,口黏膜却湿润,常无口渴。早期多尿,严重时变为无尿,此时机体已不能自行纠正低渗状态。②细胞外液脱水相对较严重:同样程度的脱水,低渗脱水时循环不良及组织间液脱水的体征更加突出。③神经肌肉应激性低下:血钠明显降低时,患儿可表现为肌张力低下,腱反射消失,心音低钝及腹胀。

3. 高渗性脱水 指脱水时体液渗透压高于正常,血钠>150mmol/L。下述情况较易引起高渗性脱水:①急性失水所致的较重脱水,尤其伴呕吐不能进水者,如急性腹泻只 1 ~ 2 天,即引起较重脱水者;②丢失较多含电解质较少的液体,如渗透性腹泻、病毒性肠炎、尿崩症、利尿剂或肾浓缩功能差所引起的大量利尿;③发热、环境温度较高或肺通气过度等不显性丢失增多,又不能及时补充水分者;④患儿因病不能饮水,不能表达渴感(如婴儿、智力障碍儿)或渴感丧失时(如昏迷)被忽略喂水;⑤治疗时给含钠液过多。

二、常见酸碱平衡紊乱

正常人体可保持体液的酸碱平衡,当体液酸过多或碱减少使 pH 有所下降(pH<7.4)的过程称为酸中毒,同样体液碱过多或酸减少使 pH 有所升高(pH>7.4)的过程称为碱中毒。酸中毒或碱中毒均可分别区分为代谢性及呼吸性两类,由于代谢因素引起的称为代谢性酸中毒或代谢性碱中毒,由于肺部排出 CO_2 或过多引起的称为呼吸性酸中毒或呼吸性碱中毒,临床具体患儿也可有同时存在酸、碱中毒的情况,称为混合性酸碱失衡。体液酸碱平衡失调,尤其是酸血症或碱血症时,可影响全身各组织器官的正常功能,甚至导致死亡,故临床需重视酸碱平衡的诊治。

(一)代谢性酸中毒

代谢性酸中毒是小儿最常见的酸碱平衡紊乱类型,因细胞外液中 H^+ 增加或丢失 HCO_3^- 所致。

1. 常见原因

(1) 呕吐、腹泻丢失大量碱性物质,或以其他形式丢失如小肠、胰、胆管引流等。

(2) 摄入热量不足引起体内脂肪分解增加,产生大量酮体,如进食不足。

(3) 血容量减少,血液浓缩,血流缓慢,使组织灌注不良、缺氧和乳酸堆积。

(4) 肾血流量不足,尿量减少,引起酸性代谢产物堆积体内等。因此,腹泻患儿常存在代谢性酸中毒,一般脱水越重,酸中毒也越重。

2. 临床表现 根据血 HCO_3^- 的测定结果,将酸中毒分为轻度(18 ~ 13mmol/L)、中度(13 ~ 9mmol/L)和重度(<9mmol/L)。轻度酸中毒本身轻症可无特异的临床症状,较重时,体液 pH 降低可刺激呼吸中枢,使患者呼吸加深、加快,有的可表现为频繁呕吐,机体可通过排出胃酸以减轻酸中毒。严重酸中毒,尤其酸血症时,可致精神萎靡、嗜睡甚至昏迷、惊厥等神经症状,也可降低心肌收缩力及周围血管阻力,引起低血压、心力衰竭、肺水肿,并容易诱发心室纤颤,危及生命。慢性代谢性酸中毒可引起厌食、生长停滞、肌肉张力低下及骨质疏松等。新生儿及小婴儿则表现为面色苍白、拒食、精神萎靡等,而呼吸改变并不典型。

3. 治疗要点 治疗重点应是纠正引起代谢酸中毒的原发病及尽早恢复肾循环,而不是单纯依靠供给碱性溶液。积极去除病因,治疗缺氧、组织灌注不足、腹泻等原发病。中、重度酸中毒或经补液后仍有酸中毒症状者,应补充碱性液体,一般主张 pH<7.2 时,才是应用碱性液的指征,使 pH 纠正到 7.2 ~ 7.3 为宜。首选 5% 碳酸氢钠溶液,临床应用时一般应加 5% 或 10% 葡萄糖液稀释 3.5 倍成等张液体(1.4% 碳酸氢钠),在抢救酸中毒时可不稀释而直接静脉注射,但不宜过多使用。酸中毒纠正后,血清钾降低,游离钙也减少,故应注意补钾、补钙。

(二)代谢性碱中毒

代谢性碱中毒主要是由于从胃黏膜或肾小管上皮丢失 H^+ 过多引起体内产生 HCO_3^- 过多,或从体外摄入 HCO_3^- 过多所致。

1. 常见原因 长期呕吐,如幽门肥大性狭窄,或鼻胃管引流,引起胃酸大量丢失;长时间或反复使用呋塞米或噻嗪类利尿药;静脉输入或口服过多碱性溶液;原发性醛固酮增多症,肾动脉狭窄,Batter 综合征(肾素分泌过多症),Cushing 综合征及服用甘草过量等造成盐皮质激素过多;先天性失氯性腹泻导致细胞外液丢失 Cl^- 过多,引起代谢性碱中毒;呼吸性酸中毒纠正过于迅速,使血 pCO_2 降至正常,而 HCO_3^- 增高尚未被纠正,也可引起代谢性碱中毒。

2. 临床表现 患儿可表现呼吸浅慢、头痛、烦躁、手足麻木、血清游离钙降低而导致手足搐搦、腱反射亢进。合并低钾血症时,可表现肌张力减低。患儿常伴有脱水,但原发与继发性醛固酮增多症所引起的代谢性碱中毒,多无脱水症状,且常伴有高血压。

3. 治疗要点 虽治疗原发病是治疗的根本,但与代谢性酸中毒不同,单治疗原发病常不能纠正代谢性碱中毒,需另予纠治。轻症可用 0.9% 氯化钠溶液,严重者可给予 0.9% 氯化铵 3ml/kg 治疗。生理盐水不敏感类代谢性碱中毒,如醛固酮增多症,用生理盐水治疗无效。在原发病暂不能根治前,为减轻病情,除适当补充氯化钾治疗外,可采用螺内酯或阿米洛利治疗。为防止发生高血钾,需监测血钾以指导治疗。盐酸、氯化铵或盐酸精氨酸等酸性药物,仅适用于重症代谢性碱中毒需快速纠正时,或伴有充血性心力衰竭或肾衰竭的患儿,但这些药副作用较多,一般不主张采用。必要时可用血透析治疗。

（三）呼吸性酸中毒

呼吸功能发生障碍,体内所产生的 CO_2 不能及时、充分被排出体外,H_2CO_3 增高,即可致呼吸性酸中毒。

1. 常见原因　中枢性呼吸衰竭(脑部炎症、外伤或药物抑制);呼吸道阻塞(气管异物、支气管痉挛、喉水肿、溺水等);肺部疾患(肺炎、肺水肿、气胸、新生儿肺透明膜病等);呼吸肌麻痹,胸廓创伤,吸入空气中的 CO_2 含量过高及呼吸机管理不善等。

2. 临床表现　患儿多有鼻翼扇动、三凹征等缺氧症状,皮肤潮红,颅内血流增多,头痛,偶致颅内压增高;pCO_2 中度增高时,可引起血压略升高,pCO_2 继续增高时,血压反可下降。呼吸性酸中毒持久且严重,可引起乏力、神志恍惚、烦躁、震颤、嗜睡、昏迷及视神经乳头、眼球结膜水肿,也可诱发心室纤颤,后者可突然发生,也可发生在呼吸性酸中毒被迅速纠正时。

3. 治疗要点　主要治疗原发病,改善通气和换气功能,解除呼吸道阻塞,恢复有效通气,必要时,可进行人工机械通气。患儿缺氧时,应给氧吸入。设法改善患儿的通、换气,排出体内蓄积的 CO_2 也是治疗慢性呼吸性酸中毒的主要措施,虽其原发病常难以完全恢复,但祛痰、解除支气管痉挛、应用呼吸兴奋药、控制肺部炎症及充血性心力衰竭等,常能使某些患儿情况有所改善。

（四）呼吸性碱中毒

各种原因所致的肺换气过度,使体内所产生的 CO_2 排出过多,H_2CO_3 下降,即可引起呼吸性碱中毒。

1. 常见原因　呼吸中枢受刺激引起呼吸深快:如缺氧、高热、疼痛、颅内病变及水杨酸制剂中毒等;肺炎因缺氧所致的呼气过度、哮喘早期、肺梗死、剧烈运动及心力衰竭肺水肿等;癔症性呼吸过度,患儿长时哭喊;人工呼吸机通气过度。

2. 临床表现　除原发病症状外,患儿可表现为口周、四肢发麻,肌肉痉挛疼痛,偶有耳鸣。低碳酸血症可引起脑血管痉挛,使脑血流减少,头晕、头痛、兴奋、幻觉、晕厥及脑电图缺氧改变。高碳酸血症可

引起血管扩张,颅内出血、颅内血流增加,致头痛及颅内压增高。

3. 治疗要点　主要是治疗引起通气过度的原发病。短期吸入含 3% 二氧化碳的气体可能有帮助,轻症急性通气过度也可重新吸入呼入纸袋中的气体,有时可使症状减轻。患儿发生手足搐搦时,可静脉缓慢注射葡萄糖酸钙。对伴有其他电解质紊乱者应采取相应措施,予以纠正。

（五）混合性酸碱平衡紊乱

同一患儿同时发生两种或两种以上酸碱紊乱分别作用于呼吸或代谢系统时称为混合性酸碱平衡失调。呼吸性酸中毒合并代谢性酸中毒是混合性酸中毒中较常见者,此时既有 HCO_3^- 降低,又有 CO_2 潴留,血 pH 明显下降。治疗时应积极去除病因,保持呼吸道通畅,必要时使用呼吸机加速 CO_2 的排出。

三、钾代谢异常

正常血清钾在 3.5~5mmol/L 范围内,血钾低于 3.5mmol/L 时称为低钾血症,一般血钾低于 3mmol/L 时才引起症状;血钾≥5.5mmol/L 称为高钾血症,但应注意排除由于标本溶血所造成的高钾误差。

（一）低钾血症

1. 常见原因

（1）钾摄入减少:长期禁食或进食减少可引起低钾,液体疗法是补钾不足。

（2）钾丢失过多:较长时间腹泻、呕吐、胃肠引流,导泻或肠瘘等均可引起钾丢失,原发性失钾性肾病(先天性肾上腺皮质增生症、醛固酮增多症)。

（3）钾分布异常:代谢性碱中毒时,胰岛素治疗可使钾进入细胞内,这些原因均可引起血钾降低。

2. 临床表现

（1）神经、肌肉生理功能障碍:轻症表现为四肢无力,腱反射减弱,严重时引起肢体瘫痪,腱反射消失;肠肌麻痹可致腹胀,功能性肠梗阻,肠鸣音消失。

（2）心脏损害:心肌收缩力减弱,心音低钝,可致低血压。心电图典型的改变是:ST 段下降,T 波低平、增宽,甚至双向或倒置;U 波明显,及 QT 间期延长。

（3）肾脏损害:肾浓缩及稀释功能发生障碍,引起患儿多尿、夜尿、口渴、多饮等。

3. 治疗要点　主要是消除低钾的原发病因及补充钾盐。补钾时,既要设法迅速消除低钾造成的危险,如呼吸肌麻痹、严重心律失常,又要求不快速将体内所缺的钾全部补足,以防发生高钾血症。钾是细胞内的主要电解质,钾进入细胞内需一定时间,短

时快速由静脉给钾,可致心搏骤停,必须绝对禁忌。患儿有尿后再补钾,有利于防止高钾血症的发生。轻、中度低钾可采用10%氯化钾溶液口服,每天剂量为200~250mg/kg,分4~6次,每4~6小时1次。只在患儿口服或吸收困难,或低钾症状严重时可采取静脉补钾,静脉补氯化钾时,其浓度不应超过0.3%,一般可用0.1%~0.2%浓度,缓慢静脉点滴,速度不宜超过每小时0.5mmol/kg。病情好转再改为口服。若欲采用较高氯化钾浓度或输入速度较快时,必须有心电图作监护。

（二）高钾血症

1. 常见原因

（1）钾摄入过多:如静脉输液注入钾过多过快,静脉输入大剂量青霉素钾盐或库存过久的全血。

（2）排钾减少:常是引起高钾血症的根本原因,如肾衰竭、长期使用潴钾利尿剂。

（3）钾分布异常:严重溶血、缺氧、休克、代偿性酸中毒和严重组织创伤等。

2. 临床表现

（1）神经、肌肉兴奋性降低:精神萎靡、嗜睡、反应低下、全身无力、腱反射减弱或消失,严重者呈迟缓性瘫痪。

（2）心脏损害:心动过缓、窦性停搏、房室传导阻滞、结或室性自律性心律,室性心动过速及室颤,心电图表现为T波高耸、变窄。

3. 治疗要点 立即停用含钾的食盐代用品或药物,供应足够的能量以防止内源性蛋白质分解释放钾,同时应用10%葡萄糖酸钙、5%碳酸氢钠、胰岛素、呋塞米等拮抗高钾。针对血钾很高、心电图改变明显或虽经治疗细胞内钾仍继续大量外渗的患儿,腹膜或血透析有良好的疗效。

四、低钙、低镁血症

腹泻、营养不良会有活动性佝偻病的患儿,当脱水和酸中毒被纠正时,大多发生钙缺乏,少数可有镁缺乏。表现为手足抽搐、惊厥,若经静脉注射10%葡萄糖酸钙后症状仍不缓解,应考虑合并低镁血症,应深部肌内注射25%硫酸镁。

（范玲 于新颖）

第三节 液 体 疗 法

一、常用溶液

1. 非电解质溶液 包括饮用水及5%~10%葡萄糖液,5%葡萄糖液为等渗液,10%葡萄糖液为高渗液。但葡萄糖输入体内后很快被氧化成二氧化碳和水,或转变为糖原而贮存在肝内,不能起到维持血浆渗透压的作用,主要用以补充水分和部分热量,故被视为无张力溶液。其药理效应是:补充由呼吸、皮肤所蒸发的水分(不显性丢失)及排尿丢失的水,纠正体液高渗状态。葡萄糖注射液是临床最常用的非电解质液,注射用水是禁忌直接从静脉输入的,因其无渗透张力,输入静脉可使红细胞膨胀、破裂,引起急性溶血。葡萄糖静脉输入速度应保持在每小时0.5~0.85g/kg,即每分钟8~14mg/kg,输入过快或溶液浓度过高,可引起高血糖及渗透性利尿。

2. 电解质溶液 主要用于补充损失的液体和所需的电解质,纠正体液的渗透压和酸碱平衡失调。常用电解质溶液包括氯化钠、氯化钾、乳酸钠、碳酸氢钠和氯化铵等,以及它们按不同比例配成的混合液。

（1）生理盐水(0.9%氯化钠溶液):为等渗液,含Na^+和Cl^-均为154mmol/L,Na^+接近于血浆浓度(142mmol/L),而Cl^-比血浆浓度(103mmol/L)高,故输入过多可使血氯过高,有造成高氯性酸中毒的危险。因此,临床常以2份生理盐水和1份1.4%碳酸氢钠混合,使其钠与氯之比为3:2,与血浆中钠氯之比相近。

（2）碱性溶液:用于快速纠正酸中毒。常用的有:①碳酸氢钠溶液:作用快速,是纠正酸中毒的首选药物。1.4%碳酸氢钠为等渗液;5%碳酸氢钠为高渗液,稀释3.5倍即为等渗液。②乳酸钠溶液:经肝脏代谢,显效缓慢,临床少用,尤肝功能不全、缺氧、休克、新生儿期以及乳酸潴留性酸中毒时不宜使用。1.87%乳酸钠为等渗液;11.2%乳酸钠为高渗液,稀释6倍即为等渗液。

（3）氯化钾溶液:用于纠正低钾血症,常用10%氯化钾溶液口服或静脉滴注。静脉滴注时严格遵循补钾原则。

3. 混合溶液 临床应用液体疗法时,常将几种溶液按一定比例配成不同的混合液,可以减少或弥补各自的缺点,满足患儿不同病情时输液的需要。以下是常用混合液的组成(表7-3-1)和配制(表7-3-2)。

表7-3-1 几种常用混合液的组成

混合溶液	0.9%氯化钠	5%或10%葡萄糖	1.4%碳酸氢钠
2:1液	2份	—	1份
1:1液	1份	1份	—
1:2液	1份	2份	—
1:4液*	1份	4份	—
2:3:1液	2份	3份	1份
4:3:2液	4份	3份	2份

* 注:1:4液1000ml+10%氯化钾15ml配成的液体即生理维持液

表7-3-2 几种常用混合液的配制

混合溶液	5%或10%葡萄糖(ml)	10%氯化钠(ml)	5%碳酸氢钠(ml)	渗透压或张力
2:1液	500	30	47	等张
1:1液	500	20	—	1/2张
1:2液	500	15	—	1/3张
1:4液	500	10	—	1/5张
2:3:1液	500	15	24	1/2张
4:3:2液	500	20	33	2/3张

注:为方便配制,加入液体量均为整数,配成的是近似的溶液

4. 口服补液盐 口服补液盐(oral rehydration salts,ORS)是世界卫生组织WHO推荐用以治疗急性腹泻合并脱水的一种溶液。目前有多种ORS配方,传统的配方是氯化钠3.5g,碳酸氢钠2.5g,氯化钾1.5g,葡萄糖20.0g,加水至1000ml配制而成。其电解质的渗透压为220mmol/L(2/3张),总钾浓度为0.15%,一般适用于腹泻时预防脱水或轻度、中度脱水无严重呕吐者。补充累计损失量时将ORS稀释,轻度脱水以50~80ml/kg,中度脱水以80~100ml/kg,于8~12小时内补足。脱水纠正后,可将ORS用等量水稀释按病情需要随时口服。以下情况不宜口服补液,如有明显腹胀、休克、心功能不全或其他严重并发症者及新生儿等。

通过近30年的临床研究,在口服补液盐Ⅰ、Ⅱ的基础上推出最佳ORS配方,于2006年推荐使用口服补液盐Ⅲ,配制方法是氯化钠0.65g,氯化钾0.375g,枸橼酸钠0.725g和无水葡萄糖3.375g,溶解于250ml温开水中,随时口服,患儿开始时50ml/kg,4小时内服完,以后根据患儿脱水程度调整剂量直至腹泻停止。与口服补液盐Ⅰ、Ⅱ相比,口服补液盐Ⅲ减少了钠和葡萄糖的含量,渗透压由311mOsm/L降至245mOsm/L,更适合婴幼儿预防脱水和轻中度无循环衰竭的脱水的液体补充。新配方可使溶液迅速吸收,减少静脉输液的必要性,并且能减少粪便量,具有补液和止泻双重作用,使用口服补液盐Ⅲ治疗腹泻是最为简单、有效和便宜的方法,尤其适合患儿腹泻的治疗,安全有效,无需住院。

二、液体疗法

液体疗法是儿科护理重要的组成部分,其目的是纠正水、电解质和酸碱平衡紊乱,维持或恢复正常的体液容量及成分,以保证机体的正常生理功能。补液时应做到三定、三先及两补的原则,定量、定性、定速,即确定补液的总量、种类和速度(表7-3-3),补液总量包括累积损失量、继续损失量及生理需要量三个方面;同时补液时应遵循三先即先盐后糖、先浓后淡(指电解质浓度)、先快后慢;两补即见尿补钾、抽搐补钙。

(一)累积损失量

指发病后至补液时所损失的水和电解质量。

1. 补液量 根据脱水程度而定。原则上轻度脱水30~50ml/kg,中度脱水50~100ml/kg,重度脱水100~120ml/kg。实际应用时一般先按上述量的2/3给予。

表 7-3-3　液体疗法的定量、定性与定时

		累积损失量	继续损失量	生理需要量
定量	轻度脱水	30～50ml/kg		
	中度脱水	50～100ml/kg	10～40ml/kg	60～80ml/kg
	重度脱水	100～120ml/kg	（30ml/kg）	
定性	低渗性脱水	2/3 张		
	等渗性脱水	1/2 张	1/3～1/2 张	1/4～1/5 张
	高渗性脱水	1/3 张		
定时		*于 8～12h 内输入 [8～10ml/（kg·h）]	在补完累积损失量后的 12～16h 内输入 [5ml/（kg·h）]	

*注：重度脱水时应先扩容

2. 补液种类　根据脱水性质而定。一般低渗性脱水给 2/3 张液体（4:3:2 液），等渗性脱水给 1/2 张液体（2:3:1 液），高渗性脱水给 1/5～1/3 张液体（1:2～1:4 液）。若临床判断脱水性质有困难，可先按等渗性脱水处理。

3. 补液速度　取决于脱水程度。累积损失量应在开始输液的 8～12 小时内补足。重度脱水、休克或伴有循环不良者，应先迅速扩充血容量，以改善血液循环及肾功能，开始应输入等渗含钠液，按 20ml/kg，总量不超过 300ml，于 30～60 分钟内静脉推注或快速滴入。

（二）继续损失量

在开始补充累计损失量后，因呕吐、腹泻、胃肠引流等，继续损失仍然存在，如不给予补充，又成为新的累积损失量。应按实际损失量补充，但腹泻患儿的大便量较难准确计算，一般按每天 10～40ml/kg 估计，适当增减。一般用 1/3 张～1/2 张液体，于补完累积损失量后 12～16 小时内均匀滴入，并应注意补充钾盐。

（三）生理需要量

指补充基础代谢所需的量，其需求取决于尿量、大便丢失及不显性失水，一般每天约为 60～80ml/kg。这部分液体应尽量口服补充，不能口服或口服不足者，可静脉滴注 1/5～1/4 张液体，生理需要量和继续损失量一同于补完累积损失量后 12～16 小时内均匀滴入。

综合以上三部分，第 1 天的补夜总量为：轻度脱水 90～120ml/kg，中度脱水 120～150ml/kg，重度脱水 150～180ml/kg。第 2 天以后的补液，一般只补继续损失量和生理需要量，于 12～24 小时内均匀输入，能口服者应尽量口服。

三、补液护理

（一）补液前的准备阶段

应全面了解患儿的病史、病情、体征、必要的化验结果、综合分析水电紊乱的程度和性质，了解补液目的及其注意事项，熟悉常用液体种类、成分和配制；应以高度责任心、迅速认真地做好补液的各项准备工作。做好家长的解释工作，以取得配合；同时也要做好患儿的解释和鼓励工作，以消除其恐惧心理，不合作患儿加以适当约束或给予镇静剂。

（二）输液过程中注意事项

1. 按医嘱要求全面安排 24 小时的液体总量，根据病情需要，对电解质、非电解质、药物、血液、胶体液等有计划安排输液顺序，并遵循"补液原则"，分期分批输入。

2. 严格掌握输液速度，明确每小时应输入量，计算出每分钟输液滴数，输液过程中随时巡视，防止输液速度过快引起心力衰竭或肺水肿，或过缓不能及时达到补液效果。有条件最好使用输液泵，以更精确地控制输液速度。

3. 密切观察病情

（1）观察生命体征及一般情况，包括体温、脉搏、血压、呼吸、精神状况等。若出现烦躁不安、脉率增快、呼吸加快等，应警惕是否有输液量过多或者输液速度太快、发生心力衰竭和肺水肿等情况。

（2）注意是否发生输液反应，若发现应及时与医师联系，并寻找原因和采取措施。

（3）观察静脉点滴是否通畅，有无堵塞、肿胀及漏出血管外等。

（4）观察脱水情况：注意患儿的神志状态，有无口渴，皮肤、黏膜干燥程度，眼窝及前囟陷程度，尿量多少，呕吐及腹泻次数及量等，比较治疗前后的变化，观察输液效果，判定脱水减轻或加重。

（5）观察酸中毒表现：患儿面色及呼吸改变，小婴儿有无精神萎靡。注意酸中毒纠正后，有无出现低钙惊厥。补充碱性液体时勿漏出血管外，以免引起局部组织坏死。

（6）观察低血钾表现：注意患儿面色及肌张力

改变,有无心音低钝或心律不齐,有无腹胀,有无腱反射减弱或消失等。并按照"见尿补钾"的原则,严格掌握补钾的浓度和速度,绝不可直接静脉推注,以免发生高血钾。

(7)观察低血钙表现:当酸中毒被纠正后,由于血浆稀释、离子钙降低,可出现低钙惊厥,补液中注意钙剂切勿露出血管外,引起局部组织坏死。

4. 计算并记录 24 小时液体出入量,这是液体疗法护理的重要工作内容,液体入量包括口服液体量、胃肠道外补液量和食物中含水量。液体出量包括尿量、呕吐和大便丢失的水量、不显性失水量。比如呼吸增快时、体温每升高时及体力活动增多时,均可增加不显性失水,而环境湿度大小也可分别减少或增加不显性失水。补液过程中,由于婴幼儿大小便不易收集,可用"秤尿布法"计算液体排出量。

(范玲 于新颖)

参 考 文 献

1. 江载芳,申昆玲,沈颖. 诸福棠实用儿科学. 第 8 版. 北京:人民卫生出版社,2015.

2. 刁玉巧,邵勤,武延秋. 小儿腹泻诊疗手册. 北京:人民军医出版社,2013.

3. 郑慧,黄华. 儿科学. 北京:人民卫生出版社,2014.

4. 张芳. 实用小儿消化系统疾病护理手册. 南京:东南大学出版社,2011.

5. 崔炎. 儿科护理学. 第 5 版. 北京:人民卫生出版社,2012.

6. 邵肖梅,叶鸿瑁,邱小汕. 实用新生儿学. 第 4 版. 北京:人民卫生出版社,2011.

7. 李洪运,汲书生,董向. 消化系统急症的诊断和处理. 天津:天津科学技术出版社,2011.

8. 张爱霞,王瑞春,赵华. 消化内科临床护理. 北京:军事医学科学出版社,2014.

9. 贾玫,王雪梅. 消化系统疾病. 北京:北京科学技术出版社,2014.

10. 龚家骏. 小儿消化系统常见病预防与诊治. 长春:吉林科学技术出版社,2012.

11. 李云峰. 实用儿科护理. 济南:山东科学技术出版社,2015.

12. 王琅,田杰. 儿科护理. 北京:人民卫生出版社,2015.

第八章 危重患儿营养支持

第一节 危重患儿营养支持概述

危重患儿临床营养支持包括肠内营养(enteral nutrition,EN)和肠外营养(parenteral nutrition,PN)。肠内营养开始于18世纪末,Hunter以鼻胃管喂养吞咽肌麻痹的患者获得成功。目前肠内营养制剂已有多种类型和剂型,满足了不同病人的需要。肠外营养的发展晚于肠内营养,是1952年法国外科医师Robert Aubaniac首先采用经患者锁骨下静脉置管从上腔静脉内输注高渗葡萄糖溶液,解决了肠外营养的途径问题。20世纪70年代后,随着技术的不断改进,肠外营养广泛地应用于临床。儿童患者处于生长发育阶段,每天营养摄入除维持生理需要外,还需满足生长发育的需要。随着产科和新生儿重症监护技术的发展,低出生体重儿和其他危重新生儿的存活率大大提高。营养是在治疗过程中所面临的主要问题之一,营养不仅仅是维持患儿住院期间的存活和生长,也是影响其生存质量的重要因素之一,故尽快改善营养状况是保证危重症患儿治疗成功的关键因素之一,一旦营养支持不当会使机体的抵抗力、修复力受到破坏,导致发病率和死亡率明显增加,因而,危重患儿的营养支持对于患儿的康复至关重要。

肠内和肠外营养各有其不同的优势,目前普遍认为,应根据患儿病情尽可能给予肠内营养,不足部分再由胃肠外营养补充。对于胃肠衰竭的患儿,一旦消化道功能有所恢复,应及早开始肠内营养,尽量缩短胃肠外营养的时间。

营养支持是抢救危重症患儿的治疗手段之一。虽然各种危重症患儿的病因及临床表现不同,但最终均会导致营养和代谢紊乱,从而引起营养不良,降低患儿对疾病的抵抗能力和自身修复能力。

1. 危重患儿(严重的创伤、感染、缺氧)机体处于严重应激状态,体内介质增多,导致糖、脂肪、蛋白质分解增加,临床表现为高耗氧、基础代谢率显著增高和尿中含氮排泄物增加的高代谢综合征。

2. 应激状态下三大营养物质的代谢改变

(1)糖代谢:分解激素分泌增加,糖原分解和糖异生作用增强,糖的生成可增加2~3倍;同时存在"胰岛素抵抗",糖利用下降,血糖升高,甚至出现"应激性糖尿病"。大多数危重患儿血糖升高的程度与病情的严重程度及预后呈正相关,可作为判断预后的指标。

(2)蛋白质代谢:分解速度加快,分解后的氨基酸一部分重新利用合成各种功能蛋白及急性期蛋白,另一部分通过糖异生供能。

(3)脂肪代谢:是重要的能源,酯解作用可减少糖异生,保存蛋白质。由于大量动员体内脂肪库,血浆游离脂肪酸和丙三醇增高,患儿体重下降,当体重急性下降35%~40%时,病死率将近100%。

3. 蛋白质-能量营养不良(protein energy malnutrition,PEM)诊断标准 体重低于相应身高的第5百分位;体重下降超过5%;人血白蛋白≤3.2g/L。PEM最终可导致特异性和非特异性免疫消耗,从而发生难以控制的感染和细胞功能损害甚至死亡。

临床营养支持的目的是维持机体代谢及提供生长发育所需营养素,提高对疾病的抵抗力与对治疗的反应,保证危重症治疗成功。

一、肠内外营养支持指征

(一)完全胃肠外营养

完全胃肠外营养(total parenteral nutrition,TPN),又称全静脉营养,是指完全由静脉输入各种人体所需的营养素来满足机体代谢及生长发育需要的营养支持。

1. 适应证

(1)患儿营养状况良好,但预计2周或更长时间内不能经口消化或吸收营养素。

（2）患儿营养状况差，并伴有以下情况:估计5天以上不能经胃肠进食;估计至少1周内每天经口提供的营养素不足人体需要的60%;估计3～5天内经口提供的营养素不足人体需要的80%。

（3）危重患儿不能从胃肠道得到足够的营养供应。

（4）新生儿经胃肠道摄入不能达到所需总热量70%或预计不能经肠道喂养3天以上。如先天性消化道畸形食管闭锁、肠闭锁等。

（5）患儿处于应激或高代谢状态。

2. 禁忌证

（1）肝肾功能不良，转氨酶显著增高或BUN明显增高超过正常值2倍以上。

（2）休克、严重水电解质紊乱、酸碱平衡失调未纠治时，禁用以营养支持为目的的补液。

（3）循环衰竭未扩容纠正前。

（4）当患儿有重度缺氧、严重感染、高胆红素血症（血总胆红素超过204μmol/L）以及血小板明显减少（低于$50×10^9$/L）时静脉营养中禁用脂肪乳，只用葡萄糖和氨基酸供能。

（二）小儿肠内营养

1. 适应证

（1）危重症时因器质性或功能性的（含心理的）原因不能经口摄取足够的营养物质，但仍有一定的胃肠功能。

（2）胃肠道严重疾病不能消化和吸收一般食物，或短肠综合征时没有足够的肠管消化和吸收营养时。

（3）家庭营养支持时为首选方式。

（4）危重症恢复期作为肠外营养和经口进食期间的过渡方式或补充。

2. 禁忌证

（1）腹膜炎。

（2）肠梗阻。

（3）顽固性呕吐。

（4）空肠瘘。

（5）严重吸收功能不良的患儿，需经过一段时间胃肠外营养后再考虑胃肠内营养。

二、肠内外营养支持方式

（一）肠外营养输注途径

1. 外周静脉

（1）优点:操作和护理相对简单容易，全身感染机会少，并发症少而轻。

（2）缺点:不能耐受高渗液体输注，葡萄糖浓度需≤12.5%;容易外渗，损伤皮肤和皮下组织;不易保留，反复穿刺对患儿刺激大;长期应用会引起静脉炎，对于低出生体重儿，外周通路往往受到很大限制。

2. 中心静脉导管（central venous catheter）　导管末端位于上腔或下腔静脉的导管，一般选用颈内静脉、锁骨下静脉、股静脉放置单腔或多腔中心静脉导管。

（1）优点:能输入高浓度葡萄糖（>12.5%）;单位时间内可提供较高的能量和较大量的液体。导管保留时间较长，液体外渗发生率低。可减少患儿反复穿刺的痛苦，节约护士时间。

（2）缺点:操作复杂，所需导管价格较高，存在全身感染和血栓的危险，并发症较多。

3. 经外周静脉置入中心静脉导管（peripherally inserted central catheters, PICC）　经上肢贵要静脉、肘正中静脉、头静脉、肱静脉、颈外静脉（新生儿还可通过下肢大隐静脉、头部颞静脉、耳后静脉等）穿刺置管，导管尖端位于上腔静脉或下腔静脉的导管。

（1）优点:由于是从外周静脉进行置管，操作相对简单，穿刺合并症的危险性小，易于护理;导管材质与人体组织相容性好，可长期保留，患儿体位变动和肢体活动均不受限，留置期间合并症少;中心静脉血管粗、血液流速快，可耐受较高浓度葡萄糖，不易发生液体外渗，是一种非常有效的长期静脉输液通路。

（2）缺点:价格相对较高，存在导管败血症的风险，护理不当可能引起导管阻塞、感染等并发症;新生儿使用的1.9Fr导管因管腔细小，输液速度过慢（<3.5ml/h）或暂停输液，易引起堵管。护理时应关注输液速度，暂停输液时应做好冲封管。

（3）注意:①需由经培训认证的护士进行;②置管后需摄X片定位;③接触导管应严格遵守无菌操作原则，并严格按照护理常规进行管路维护。

4. 脐静脉插管　适用于刚出生的新生儿，由脐静脉插管并留置进行输液。本法插管过深易造成心律失常，引起门静脉系统产生压力增高，影响血流，导致肠管缺血及坏死可能;注意:①插管需由经培训的医务人员进行操作，置管后需摄X片定位;②置管时间不超过10天。

（二）肠内营养

肠内营养的主要途径有经鼻管、经口和经造瘘管三种,管端位于胃或小肠。选择途径根据为:消化道的功能、肠内喂养持续时间、吸入的危险及外科手术的需要。

(1)经口滴管喂养:可用于早产儿,奶量少时。

(2)经鼻管途径:鼻管途径按管端位置分为鼻胃管、鼻十二指肠管和鼻空肠管。此途径适用于短期肠内喂养,通常不超过4~6周。鼻管放置的优点是容易放置、不需外科手术、费用低。缺点有鼻咽部刺激、鼻窦炎、中耳炎、反流、吸入性肺炎、管易脱出、管径细易阻塞等。

鼻胃置管用于短期肠内营养,只要患儿具有正常的胃排空能力,则应选择鼻胃管,但有发生反流及吸入性肺炎的危险时,应抬高床头30°。

鼻十二指肠管及鼻空肠管均为通过幽门的喂养途径,此途径对于胃内喂养可能有吸入危险的患儿是必需的。儿童放置通过幽门的喂养管更为困难,需在荧光屏监视下或经内镜引导下置入。经幽门喂养可因高渗膳食诱发倾倒综合征或因膳食与胰液及胆汁混合不全导致吸收不良。置管后经管抽吸液体经过 pH 检验可鉴别管端位于胃或小肠。

(3)经口胃管途径:早产儿和小婴儿更易耐受经口胃管喂养,这是由于经鼻管喂养阻塞了通气道,此外,此途径适用于后鼻孔闭锁或颅底骨折不能经口喂养的患儿。

(4)经造瘘管途径:可放置内径较粗的导管,该途径易于固定、阻塞率低,但损伤较大。

1)经胃造瘘管喂养是长期肠内营养普遍采用的方法。它可以避免对鼻咽部的刺激,且由于胃造瘘管直径大,管腔不易阻塞。胃造瘘管放置技术包括手术胃造瘘术、经皮内镜胃造瘘术及腹腔镜胃造瘘术。

2)空肠造瘘术:用于需长期经幽门喂养的患儿。由于空肠造瘘管细长,故容易发生阻塞。经过胃造瘘处插入的空肠造瘘管容易脱出。空肠喂养需通过输液泵持续灌注,此途径发生吸入的危险性较低。

(三)管饲喂养

1. 间歇输注法 为临床上最常用的方法,以经口插入较好,特别是对有呼吸困难但未进行气管插管的患儿。目前较为普遍的方法是通过重力作用输注,操作简单、费用低。每次喂奶前需检查残余奶量,确定胃管是否在胃内,同时了解胃肠功能。

2. 持续输注法 主要用于体重<1250g,不能耐受间歇输注,有严重呼吸系统疾病并伴有胃排空延迟的患儿,也可用于有喂养不耐受症状的患儿。此法需使用微量泵,可有营养的吸附损失及微生物感染机会增加的危险,因此不作为首选的喂养方法。在使用该方法时,必须保证胃管的正确位置,加强巡回观察,需每4小时更换奶液、每8小时更换奶瓶/注射器,每24小时更换输注管道系统,并检查胃残余情况。

三、营养制剂的选择

肠内营养制剂:已从早期的普通食物匀浆发展到多种配方制剂。目前的肠内营养制剂按蛋白质来源可分为要素型(氨基酸型和短肽型)和非要素型(整蛋白型)两类。

1. 要素型 氮源为游离氨基酸或蛋白质水解物短肽,以不需消化或极易消化的糖类、脂肪为能源,含有全面的矿物质、维生素和微量元素。其特点是营养成分全面,营养素极易消化,可被肠道完全吸收,因不含蛋白质和长肽,抗原性小,不易发生过敏反应。但要素膳口感欠佳,应尽量采用管饲。

氨基酸型以结晶氨基酸为氮源,几乎不需消化即可吸收,每100ml 可提供72kcal 热能,适用于严重消化功能紊乱的患儿以及对牛奶和多种食物蛋白过敏的婴儿。

短肽型以蛋白深度水解物为氮源,经少量消化过程便可吸收,儿科常用如预消化匀浆(1 岁以上使用)、乳蛋白深度水解配方(0~3 岁使用)、肠内营养混悬液(SP)、短肽型肠内营养剂等。以预消化匀浆为例,100ml 可提供100kcal,不含乳糖,含谷胺酰胺,添加牛磺酸,其脂肪成分中60%为中链脂肪酸,香草口味,适用于1 岁以上儿童的腹泻、术后消化道功能紊乱、胰腺炎等,又称预消化匀浆。

2. 非要素型 其氮源为整蛋白。优点是营养全,渗透压低,口感好,对肠黏膜屏障功能有较好的保护作用。用于胃肠功能相对较好的患者。常用如配方奶、匀浆和肠内营养制剂等。腹泻奶粉中为植物蛋白,不含乳糖配方,适用于腹泻或单纯牛奶蛋白过敏婴幼儿。厚奶为牛奶烧开加入3%~7%的淀粉或糕干粉、藕粉等,使牛奶变稠,适用于习惯性呕吐、胃食管反流和需要增加能量的儿童患者。

(吴旭红 李广玉)

第二节　营养液的组成与配制

（一）肠外营养液的组成

1. 葡萄糖　配制营养液时，除需考虑血管对糖浓度的耐受能力外，更重要的是要关注患儿对输入葡萄糖速度的耐受情况。在不同时输入胰岛素的情况下，葡萄糖输注速率一般可由 $3 \sim 4mg/(kg \cdot min)$ 开始，随输注时间延长和病情好转，患儿对葡萄糖耐受能力的增加，再逐渐提高至 $6 \sim 7mg/(kg \cdot min)$。应激状态下，小儿对葡萄糖的耐受能力降低，应适当降低葡萄糖的输注速率，以维持血糖正常，避免高血糖。加用小剂量胰岛素可改善组织对糖的利用，加快输注葡萄糖的速率。与成人相比，儿童更易出现低血糖，故应在密切监测血糖的条件下使用胰岛素治疗。

肠外营养使用葡萄糖应注意下列事项：①婴儿每天供给葡萄糖不应>18g/kg；②间断输入 PN 液时，葡萄糖最大输入速率不得超过 $20mg/(kg \cdot min)$；③开始或停止输入葡萄糖时，需逐渐增加或降低葡萄糖输入速率，以免高血糖或低血糖；④必须监测血糖。

2. 脂肪乳剂　是肠外营养液的组成成分之一，具有体积小、渗透压低、产热多等特点，并提供必需脂肪酸。脂肪乳剂提供的热量占非蛋白热量的 $25\% \sim 40\%$ 为宜。在肠外营养液中与葡萄糖一起提供非蛋白热量，可促进蛋白质利用，改善氮平衡，降低呼吸商。

目前脂肪乳剂按脂肪酸碳链长度有两大类：一类含长链脂肪酸，一类为中链和长链脂肪酸混合制剂，浓度多为10%或20%。中链脂肪酸可提供热量，但不能提供必需脂肪酸，其氧化不需卡尼汀参与。长链脂肪酸除提供热量外，还提供必需脂肪酸（如亚油酸），但其氧化必须有卡尼汀参与。危重患者常由于卡尼汀缺乏有不同程度的长链脂肪酸利用障碍，因此最好选用中、长链脂肪酸混合制剂。对足月新生儿和年长儿，亚油酸的供给量应不低于 $0.1g/(kg \cdot d)$。由于长链脂肪酸和间接胆红素竞争性与白蛋白结合，使游离间接胆红素浓度升高，增加胆红素脑病的风险，故生后 1 周内的早产儿、高胆红素血症的新生儿最好不用长链脂肪酸制剂，而选用中/长链脂肪酸制剂。近年已有含鱼油或橄榄油的脂肪乳剂，能降低接受肠外营养患儿的炎症反应，可根据病情选用。剂量从 $0.5 \sim 1.0g/(kg \cdot d)$ 开始，若患儿耐受良好，可每 $1 \sim 2$ 天增加 0.5g/kg，最大剂量不超过

$3.5g/(kg \cdot d)$。全天总量输入时间不短于 16 小时，最好 24 小时匀速输入。首次使用脂肪乳剂时，最初 $15 \sim 20$ 分钟应缓慢输入，观察患儿是否有过敏反应。10%和20%脂肪乳剂的试验输入速率分别为 $0.1ml/(kg \cdot min)$ 和 $0.05ml/(kg \cdot min)$。小儿最大耐受速率为 $1ml/(kg \cdot min)$。

3. 氨基酸　应选用适合小儿需要的氨基酸制剂，不可以成人用氨基酸代替小儿氨基酸制剂。小儿氨基酸溶液的基本要求包括：①氨基酸种类、比例必须适合小儿需要，种类要多于成人，目前一般含 $18 \sim 20$ 种氨基酸，且其必需氨基酸和总氮的比值应>3；②支链氨基酸、酪氨酸、半胱氨酸比例适当高于成人用氨基酸；③芳香氨基酸和硫化氨基酸的比例应适当降低；④应添加牛磺酸。

目前小儿氨基酸注射液有 10 种左右，均为左旋结晶氨基酸注射液，浓度多在 $5\% \sim 7\%$，含 $18 \sim 20$ 种氨基酸，不含电解质和葡萄糖。渗透压 $520 \sim 620mmol/L$，pH5.5 $\sim$ 7.0。首次用量为 $0.5 \sim 1.0g/(kg \cdot d)$，若患儿耐受良好，每天每千克体重增加 0.5g，最大剂量可达 $2.5 \sim 3.5g/(kg \cdot d)$。氨基酸应与葡萄糖和脂肪乳剂同时或混合输入。

4. 矿物质　小儿电解质的需要量如下：钠离子 $2 \sim 4mmol/(kg \cdot d)$，常用 0.9%或 3%氯化钠注射液提供；钾离子 $2 \sim 3mmol/(kg \cdot d)$，常用 10%或 15%氯化钾注射液提供；钙离子 $0.5 \sim 2mmol/(kg \cdot d)$，常用 10%氯化钙注射液或 10%葡萄糖酸钙注射液提供；镁离子 $0.25 \sim 0.5mmol/(kg \cdot d)$，常用 25%硫酸镁注射液提供；氯离子 $2 \sim 3mmol/(kg \cdot d)$，可由氯化钠和氯化钾注射液提供；磷酸根 $1 \sim 2mmol/(kg \cdot d)$，可用甘油磷酸钠提供。微量元素的补充可用微量元素制剂，剂量根据药品说明书决定。

5. 维生素　肠内营养时脂溶性维生素和水溶性维生素分别由特殊制剂提供，如维他利匹特、水乐维他等，剂量可参考药物说明书。

6. 特殊营养素　谷氨酰胺是人体最丰富的游离氨基酸，既可为蛋白质合成提供氮源，又可氧化提供热量，是肠黏膜细胞和免疫细胞的主要能量来源。谷氨酰胺的来源有内源性和外源性两种途径。正常情况下，以内源性途径为主，饮食中仅提供少量的外源性谷氨酰胺。危重患儿谷氨酰胺合成减少，需求增加，加之饮食减少使外源性摄入降低，导致肠黏膜能量不足，引起肠黏膜萎缩、屏障功能减退、细菌移

位而易致肠源性感染。但近年有多项荟萃分析显示,肠外营养液中加入谷氨酰胺并未能降低早产儿和严重胃肠疾病患儿的感染率和病死率,也不能降低手术后患儿的感染率。因此目前不推荐小儿肠外营养时常规加入谷氨酰胺。生长激素可促进蛋白质合成,有利于合成代谢,在成人中的应用已取得一定效果,但对小儿是否应用及如何应用尚无定论。

（二）营养液的配制与保存

营养液配制最好是在静脉药物配制中心(Pharmacy Intravenous Admixture Services,PIVAS)进行。操作者工作前须严格洗手,戴无菌手套、帽子、穿无菌衣。操作过程中按规定顺序逐步加入各种营养素。配制好的营养液应立即封闭,保存于4℃冰箱内,时间不超过24小时。

为保持溶液稳定性,营养液中一般不加其他药物。治疗所需药物可通过“Y”形管在营养液进入静脉前并入,同时要考虑药物与营养液之间的配伍禁忌。

（三）营养液的输入

营养液应在24小时内匀速输入。目前一般应用全合一(all-in-one)袋,即将所有营养液置于一个袋中,由一个输液泵控制输液速度。若水溶性、脂溶性液体分开输入,则需两台输液泵分别控制输液速度,并将两容器的延长管于近静脉导管处以“Y”形管并入混合,然后连接至静脉导管一起输注。

应逐渐增加输入种类和输入量。一般开始1~2天只给氨基酸、葡萄糖、电解质和水溶性维生素。在确定患儿已耐受氨基酸和葡萄糖后,即可开始加用脂肪乳剂。每种营养素用量要逐渐增加,一般经7~10天患儿可获得足够的热量和氮源。热量与液量的比例为每提供100kcal热量,供给100~150ml液体。非蛋白热量中,葡萄糖提供的热量比例应为60%~70%,脂肪乳剂为30%~40%。

（四）肠外营养的终止

若原发病好转,考虑恢复肠内营养时,需给予胃肠道充分的时间和条件“复苏”。可先经口、胃管等给予等渗葡萄糖溶液,常用5%葡萄糖,从每次1~2ml/kg开始,每天3次。若能够耐受,逐渐增加至每天8次。当24小时耐受量达20~30ml/kg时,再改为2∶1稀释奶或肠内营养制剂喂养。若耐受良好,可给1∶1稀释奶或肠内营养制剂,逐渐过渡到不稀释的奶或肠内营养制剂。增加肠内营养量的同时,注意相应减少肠外营养液的量。当经肠道喂养量>50ml/(kg·d)时,停用肠外营养。此过程约需1周左右。

（吴旭红　李广玉）

第三节　肠内外营养支持监测

一、肠内营养支持监测

肠内营养的监测:目的是观察是否达到营养支持的目标,及时发现并避免并发症。

（一）评估和观察要点

1. 评估患儿病情、意识状态、营养状况、合作程度。

2. 评估管饲通路情况、输注方式,有无误吸风险。

3. 评估营养液输注中及输注后的反应。

（二）操作要点

1. 核对医嘱、患儿及营养液制剂,准备营养液,温度以接近正常体温为宜。

2. 胃内喂养时,床头抬高30~45°。如病情允许,可协助患儿取半坐位。

3. 输注前,检查并确认喂养管位置,抽吸并评估胃内残留量,如有异常及时通知医师。

4. 每次输注的肠内营养制剂悬挂时间不得超过8小时。

5. 每天更换营养管(袋)及肠内营养容器;每次间歇输注后,根据患儿年龄及喂养管路型号以适量温开水冲洗肠内喂养管;因其他原因停输后,亦应以温开水冲管。

6. 输注完毕妥善固定喂养管。

7. 观察并记录输注量以及输注中、输注后的反应。

8. 病情允许输注后30分钟保持半卧位,避免搬动患儿或可能引起误吸的操作。

9. 监测体重,记录每天出入量。

（三）指导要点

1. 携带喂养管出院的患儿,告知患儿及家属妥善固定喂养管,输注营养液或特殊用药前后,应用温开水冲洗喂养管。

2. 告知患儿及家属喂养管应定期更换。

（四）注意事项

1. 营养液现配现用,粉剂应搅拌均匀,配好的营养液放置在冰箱冷藏,24小时内用完。

2. 长期留置鼻胃管或鼻肠管者,每天用油膏涂拭鼻腔黏膜,轻轻转动鼻胃管或鼻肠管,每天进行口腔护理,定期更换喂养管,对胃造口、空肠造口者,保持造口周围皮肤干燥、清洁。

3. 特殊用药前后用温水冲洗喂养管,药片或药丸经研碎、溶解后注入喂养管。

4. 避免空气入胃引起胀气。

5. 注意放置恰当的管路标识。

二、肠外营养支持监测

肠外营养的监测:及时准确的监测,可以了解患儿营养与代谢状况,及早发现和处理存在的问题,促进患儿尽快康复。

（一）评估和观察要点

1. 评估患儿病情、意识、合作程度、营养状况。

2. 评估输液通路情况、穿刺点及周围皮肤状况。

（二）操作要点

1. 核对医嘱、患儿及营养液制剂。

2. 输注时建议使用输液泵,严格控制输液速度,定时记录实际输入液量,在规定时间内匀速输完。

3. 妥善固定输注管道,避免过度牵拉。

4. 输注过程中注意观察患儿的反应。

5. 严格记录出入量,记录营养液使用的时间、量、滴速及输注过程中的反应。

6. 注意静脉导管的护理,严格无菌操作,避免感染。

（三）指导要点

1. 危重患儿输注过程中护士密切观察病情变化,如发现异常及时通知医师。

2. 告知清醒患儿翻身、活动时保护输注管路及穿刺点局部清洁干燥。

（四）注意事项

1. 营养液配制后若暂时不输注,冰箱冷藏,输注前室温下复温后再输,保存时间不超过 24 小时。

2. 若营养液未在规定时间内输完,不可在短时间内加快输液速度。

3. 尽量从中心静脉输入营养液,明确标识,注意管路维护。

4. 不宜从营养液输入的管路输血、采血。

（吴旭红 李广玉）

第四节 营养支持常见并发症护理

（一）肠内营养支持的并发症及护理

肠内营养相关并发症:可分为机械性、物理性和代谢性三类。

1. 机械性并发症

（1）喂养管位置不当:主要发生在鼻胃、鼻十二指肠或空肠置管患儿。

1）原因:插管时误将喂养管置入气管、支气管内。

2）护理:置管时严格执行操作流程,操作中密切观察患儿病情变化,输注营养液前判断导管位置是否正确、妥善固定,严格交接班。

（2）喂养管堵塞、脱出:喂养管堵塞最常见的原因是膳食残渣和粉碎不全的药物碎片黏附于管腔内,或是药物与膳食混合液凝固。

1）喂养管脱出的原因:喂养管留置时间过长,固定不牢,或患儿躁动、严重呕吐均可使喂养管脱出。

2）护理:肠内营养后用温开水冲洗管路,营养制剂与药物充分粉碎,需分开注入。一旦发生堵塞后可用温水、胰酶等冲洗,必要时可用导丝疏通管腔。成功置管后妥善固定、加强护理与密切观察,可减少此类并发症。

（3）鼻咽、食管、胃损伤:

1）原因:置管时机械性损伤,或长期留置导管压迫鼻咽、食管、胃黏膜引起。

2）护理:插管时选用质地软、口径细的导管,操作时仔细轻柔,遇有阻力查明原因,不可强行插入。

（4）误吸和反流:是肠内营养一种常见且严重的并发症,抢救不及时可导致患儿死亡。

1）原因:误吸最容易发生在胃内喂养患儿,喂养时体位或输注方式不当,喂养后即清理口鼻腔均容易发生误吸及反流,一旦发生,对支气管黏膜和肺组织将产生严重损害,须立即停用肠内营养,并尽量吸尽胃内容物。

2）护理:床头抬高 30° ~ 45°;尽量采用间歇性或连续性灌注而不用一次性灌注,输注前检查胃残液量,对胃蠕动功能欠佳、易发生误吸的高危患儿,应采用空肠造瘘置管行肠内营养,喂养后 30 分钟内避免用吸引器清理口鼻腔分泌物,防止呕吐误吸。

2. 并发症

（1）恶心、呕吐、腹胀:

1）原因:主要是输注速度过快、乳糖不耐受、膳食有异味、脂肪含量过多等原因所致。

2）护理:须针对病因采取相应措施,如减慢滴速、加入调味剂或更改膳食品种。

（2）腹泻:是肠内营养最常见的并发症。

1）原因：应用某些治疗性药物、低蛋白血症和营养不良、乳糖酶缺乏、肠腔内脂肪酶缺乏、高渗性膳食、细菌污染、营养液温度过低及输注速度太快。

2）护理：一旦发生腹泻应首先查明原因，营养液温度以接近正常体温为宜，匀速输注，每天更换喂养管及肠内营养容器，必要时可对症给予收敛和止泻剂。

（3）肠坏死：该并发症罕见但病死率极高，起病多在喂养开始后 3～15 天。

1）原因：与输入高渗性营养液与肠道细菌过度生长引起腹胀有关，导致肠壁缺血。

2）护理：一旦怀疑出现此并发症，应立即停止输入营养液，同时尽早明确原因，并予以相应处理，防止发生肠坏死。

3. 代谢性并发症　肠内营养代谢性并发症发生率远低于肠外营养。

（1）高糖血症和低糖血症：

1）原因：较长时间接受高热卡喂养的患儿，低血糖发生于长期应用肠内营养而突然停止治疗的患儿。

2）护理：监测尿糖和酮体是发现高血糖的有效方法。营养液遵医嘱匀速输入，停止肠内营养应逐渐进行，必要时可适当补充葡萄糖可有效预防低血糖的发生。

（2）高渗性非酮性昏迷：

1）原因：短时间内输注以糖为主要能源的膳食，甚为少见。

2）护理：输注以糖为主要能源的膳食时速率不宜过快，匀速输注，定期查血糖、尿糖和酮体，并补充足够的水分和电解质。

（3）再进食综合征：

1）原因：长时间禁食后开始营养支持的患儿，主要与饥饿导致的病理生理改变有关，常见为低钾血症、低镁血症、低磷血症。患者可有乏力、贫血，严重者可发生心力衰竭和呼吸衰竭而致死亡。

2）护理：开始营养支持前对患儿进行全面评估，主要是全面测定电解质的水平，如有异常予以纠正。开始营养支持时应从低热量开始，观察患儿耐受情况，逐渐增加。

（二）肠外营养支持的并发症及护理

肠外营养并发症较多，主要有导管相关性（机械性和感染性）与代谢性并发症两大类。严重者可危及生命。

1. 导管相关性并发症

（1）机械性插管损伤：

1）原因：多与插管技术不熟练或操作不当有关。可发生气胸、空气栓塞、血胸或皮下血肿、臂丛损伤、纵隔血肿、心脏压塞等。

2）护理：置管前充分评估患儿病情、血管、穿刺部位及周围皮肤状况，置管时严格按操作流程及无菌操作原则。留置静脉导管时，严格无菌操作，避免感染。

（2）导管感染：

1）原因：静脉导管置管及留置期间细菌微生物从静脉入口处感染，其中以败血症最严重，细菌微生物在导管内繁殖，使导管周围包裹的纤维蛋白和血液受到感染，常见病原菌为金黄色葡萄球菌、表皮葡萄球菌和白色念珠菌。

2）护理：置管时环境清洁，保障最大无菌区域，留置静脉导管期间，严格无菌操作，落实手卫生，避免感染。

2. 代谢性并发症

（1）糖代谢紊乱：

1）原因：葡萄糖或高渗溶液输注过多或过快，超越机体能耐受的限度，引发高渗性无酮高糖血症，严重者导致高渗性非酮性高血糖性昏迷；糖尿病患儿进行静脉营养治疗时，未及时给予足量的外源胰岛素；应用胃肠外营养治疗一段时间后，体内胰岛素分泌增加，机体对糖的耐受也增加，未及时停用或调整外源性胰岛素的用量；由于胰岛素的作用可维持数小时，静脉营养液静点速度过慢、静脉输注管道堵塞或突然停用含糖的静脉营养液，有可能导致血糖急剧下降，发生低血糖，严重者可导致昏迷甚至死亡。

2）临床表现：高血糖症早期或轻者没有特殊的临床表现，只是在监测血糖时发现异常，血糖通常大于 11.1mmol/L（200mg/dl），后期或症状较重者，出现大量尿糖、恶心、呕吐、腹泻、精神迟钝、意识障碍、头痛、嗜睡等；严重者出现抽搐、昏迷，甚至死亡。

高渗性非酮性高血糖性昏迷：如烦躁、嗜睡、定向力障碍甚至昏迷，脱水征明显，血压下降。

低血糖：肌肉无力、焦虑、心悸、饥饿、软弱、出汗、心动过速、收缩压升高、舒张压降低、震颤、一过性黑矇、意识障碍，甚至昏迷。血糖＜2.8mmol/L（50mg/dl）。

3）护理：所有静脉输注的高渗液体应在 24 小时内均匀输入，使用输液泵严格控制输液速度，输注过程中，严密观察静脉导管是否通畅，密切观察血糖变化。对糖尿病患儿，应及时给予足量的外源胰岛素，为避免输液袋及输液管道对胰岛素的吸附而致剂量偏差，胰岛素应以皮下注射为妥。密切观察病情变化，防止高血糖和高渗性非酮性高血糖性昏迷的发生,避免中枢神经系统发生不可逆的改变。

（2）代谢性酸中毒：

1）发生原因：静脉营养过程中,氨基酸用量过大,在体内代谢后释放的盐酸将导致代谢性酸中毒。

2）临床表现：患儿口唇呈樱桃红,可出现呼吸加深加快、心率较快、心音较弱、血压偏低、头痛、头晕、嗜睡等症状,严重者可发生昏迷。血气 pH 低于7.35,二氧化碳结合力降低,尿呈强酸性。

3）护理：根据患儿病情,合理配制营养液,输液过程中密切监测水、电解质及酸碱平衡情况,防止酸中毒的发生。密切观察病情变化及有效循环血量,改善组织血液灌注状况、改善肾功能。

（3）电解质紊乱：

1）原因：多由于需要量增加而供应量不足或过量导致,以低钾血症最常见。

2）临床表现：低钾血症表现为肌肉软弱无力、肠道功能减弱、心动过速、心悸、血压下降等。

3）护理：定期监测电解质、血糖、血微量元素的变化,注意配伍禁忌,因钙与磷混合易发生沉淀反应,故两者不可混在一起输入,准确记录 24 小时出入量。

（4）必需脂肪酸缺乏：

1）原因：全营养混合液配制不当,长期使用未加脂肪乳剂的静脉营养,造成必需脂肪酸摄入不足,持续输注大量葡萄糖而引起高胰岛素血症,发生肝内糖原和脂肪的蓄积过多,导致肝功损害及脂肪肝,同时抑制脂肪分解,阻碍脂肪组织中储存的必需脂肪酸释放入血。

2）临床表现：婴幼儿可见到皮肤脱屑、毛发稀疏、免疫力下降、血小板减少等症状。

3）护理：配制全营养混合液时注意处方中各成分配比,在静脉营养中需补充脂肪乳,配制后充分混匀。

●●● 附：配制静脉营养液注意事项

1. 必须严格遵守无菌操作规程,现配现用。

2. 输注营养液前,严格检查液体的质量,发现异常及时更换。

3. 做好静脉置管的护理。

4. 观察生命体征的变化,准确记录出入量,及时发现药物的不良反应做好基础护理,预防并发症。

5. 营养液输注通道,严禁输入其他药物,以免影响营养液的稳定性。

（吴旭红　李广玉）

参 考 文 献

1. 蒋朱明,吴蔚然. 肠内营养. 北京：人民卫生出版社,2004.

2. 中华人民共和国卫生部. 中国人民解放军总后勤部卫生部. 临床护理实践指南（2011 版）. 北京：人民军医出版社.

3. 申昆玲,易著文. 儿科临床技能. 北京：人民军医出版社,2010.

4. 中华医学会肠外肠内营养学分会儿科协作组. 中国儿科肠外肠内营养支持临床应用指南. 中华儿科杂志,2010,48（6）：436-441.

8

第九章　住院患儿家庭支持

第一节　住院患儿心理反应及护理

住院是儿童生长发育过程中必然会经历的,儿童所认知的医院场景以及其中的医护人员常常与"疼痛"、"受伤"、"哭闹声"、"陌生"以及"与父母分离"等关键词联系在一起,住院患儿为适应环境以及治疗过程,会产生各种心理反应与行为,不同年龄段儿童是有所差异的。如重症监护室住院患儿,因为与父母隔离,学龄前患儿通常会反应出强烈的分离焦虑,行为上表现为哭闹,拒绝吃饭、不配合治疗以及检查、失眠等;学龄期患儿通过护理人员的语言交流,理解隔离的原因,并认为如果表现好就能早点见到父母;而青少年高度关注身体完整性以及自我形象,他们的"成年人自我意识"会让其讨厌自己被像一个孩子一样对待。

1959 年,英国国家卫生服务委员会主席 Platt H 在《住院儿童福利》报告中,首次从儿童疾病病谱变化、住院经历对儿童成长的影响、儿科病房(门、急诊室)设施、入院(离院)过程、住院儿童的教育、娱乐、宗教、创伤性诊疗过程、家长探视等角度,全面阐释了住院儿童福利的现状与存在的问题。2004 年,英国卫生部正式发布《国家儿童卫生服务框架》,核心理念为:儿童在院期间,医院应从提供单纯的"生活性照料"转变为"发展性照料",以满足"完整儿童"的需求。例如在儿童为中心的医疗服务应当关注导致儿童过长时间离开学校,社会性功能受到影响。

传统护理观念会将患儿归为"迷你成年人",仅对医疗护理问题本身给予较多的重视。随着国内经济社会不断发展,人们对医疗服务的诉求越来越多元,传统生物医学模式转型为生物-心理-社会模式。2010 年,原卫生部在全国推进"优质服务示范工程",目的在于通过临床护理服务质量的改善和提高,旨在构建和谐医患关系。在儿科病房当中开始提出"以家庭为中心"的护理理念,开始逐渐注重患儿与"环境"的联系,住院患儿的心理护理等方面。然而,多方面的因素导致现有中国儿科护理人员在儿童心理学方面知识体系并不完善,在实际护理服务中,护理人员的入院评估、入院计划、住院护理虽然已包含患儿心理评估的内容和要求,但绝大多数护理人员难以把握评估的科学性与有效性,即使评估出心理反应与行为,也不知对策如何。

一、住院患儿常见的心理行为

住院患儿的信息管理可能是语言的,也可能是非语言的(如肢体语言、表情等)。患儿喜欢问各种问题,甚至有些问题在成年人看来很奇特;患儿还可能在一旁偷偷听医师或护士与父母的对话,会向探望他的同学分享他接触的医疗操作等经验……患儿用自我保护行为和想法来调节情绪。在成年人看来,"不听话"、"执拗"、"发脾气"的孩子可能是"不乖的孩子",但其实孩子是在用行动来表达强烈情绪,以让自己适应不舒服的状态或环境。举例来说,通常孩子会对延长住院表现出敌对行为,尤其是男孩。然而,这正是帮助孩子去适应长时间住院的方法与途径。激进的行为能帮助孩子减少紧张感。还有一种现象也十分常见,孩子们喜欢暂时把自己藏起来,重拾小时候的嗜好,如吮吸大拇指、绕辫子等,这是帮助他们寻找一种安全舒适的方式来应对住院。

总之,患儿在住院期间,会有各种情绪反应、行为表现以及心理活动,护理人员应该首先去理解我们看到的行为、情绪其实是患儿为了适应住院环境与生活而采取的应对策略,下面分别用表 9-1-1 来概述几种心理、行为应对策略。这张表中一些积极正向的行为方式和心理建设是需要被强化,一些负面的行为方式和心理反应也应该被接纳和同理。

表 9-1-1 住院患儿的心理行为应对策略

应对策略	具体的心理、行为表现	患儿自我表述举例
分散注意力	看电视或打游戏 散步、听音乐、深呼吸、做手工、聊天 想其他的事情	"当护士来打针我就躲在枕头底下拼命大叫,当时我所想的就是我叫得多大声,而不在意护士打针" "医师来的时候,我想想我家的小狗,就不那么害怕了"
寻找社会支持	希望父母陪伴、见朋友	"我想打电话给我的朋友" "我要一直牵着妈妈的手"
逃避;反抗	拒绝治疗、不说话、佯装休息、不思考	"那个手术太可怕了,我不要让他们在我身上动来动去" "我想睡觉""我不想它,这件事会快点过去"
服从,合作	配合成年人的指令而行动	"无论发生什么,我就让医师做任何他们觉得对治好我的病有帮助的事情"
独立性	做自己能做的	"我试着定时起床"、"我自己刷牙"
情感表达	哭、大叫	"在任何让我感到紧张的事发生之前,我要大哭""输液时我大哭大闹是因为我觉得那样疼痛好得快一些""我哭是因为我想念家里的姐姐了……"
语言表达	谈论别人的感受 谈论关注点	"每当哪里难受,我要找护士阿姨说,即使是一点点难受,我都要说出来"
信息支持	提问 熟悉治疗过程、规律、病房的工作人员,之前的经验	"我不明白,我要问护士阿姨,我要问医师" "我知道他们要做什么,他们如何做"
认知重建 保持积极性	想积极的方面,如身体好起来了,愿望成真等	"今天比昨天好受一些" "手术后,我能恢复和其他孩子一样,出院后就能上学了"
建立信任	相信医护人员拥有知识治疗疾病	"我知道医师、护士都在竭尽所能帮助我,让我健康起来"
忍耐力	超出患儿能承受的压力,失控状态或超出预期	做骨穿时,孩子说"我觉得可以,你继续进行下去吧"

二、护理应对策略

医院护理人员可以运用一些方法来应对以上患儿的心理行为反应,满足住院患儿的发展性需求。总体护理原则有:倾听孩子,真诚地与其谈话;提供必要的信息支持,如向孩子解释治疗或操作过程;允许孩子获得控制感;态度耐心、细心、积极;适当地运用幽默感;安排相对固定的护理人员照顾孩子;提供情绪支持;尊重患儿的隐私;尊重孩子作为一个独立个体的思想、感知以及价值;提供值得信任的照护;切勿用成人世界的规范与规则去过分限制患儿的行为。

叙事疗法、游戏疗法和表达性艺术都是可以通过一些实物媒介与患儿建立关系,评估患儿心理活动或进行心理辅导的专业方法。儿科住院病区可配备儿童绘本、玩具、绘画材料等物品,护理人员通过

学习并掌握叙事疗法、游戏治疗和表达性艺术的理论与技术,可提升在临床心理照护的成效。

(一)叙事疗法

讲故事是一种对孩子复杂性感知和情绪的同时具有探索和协助表达双重功效的应对机制。它能帮助我们捕捉到孩子在想什么,感受到什么,让孩子抓住故事中的直观信息,并应用到孩子现实生活中。

在讲故事时我们可以根据自己的或者他人推荐的经验,在故事中提供孩子许多建议,在故事最后提供相关资源。但是这些建议并不具有最后决定权,可能其他故事还会对孩子产生作用和帮助。讲故事作为一种应对机制,听者必须把自己置身于故事中,将故事的情节与自己的现实生活相联结。问问孩子相关感觉如何,让他用语言表达出来。

一位肿瘤科的护士告诉我们:

当孩子把自己看做故事主角时,能帮助孩子看见他们的力量。在阅读疗法中,家长和孩子在一起

阅读,将自己的想法和感受编进故事,学习了解有些事很正常,学到更多处理应对的方法,看到有些场景我们可以融入一些幽默感。故事提供我们一种帮助我们理解孩子的语言。经典的儿童故事讲述着寻常生活的故事,让孩子们从故事中学有所获。而一个关于癌症患儿的故事可能对正在癌症化疗中的住院患儿来讲,太接近生活,无法发挥他的想象力,难以把自己的事件或感受设计进故事中。

在挑选书籍之前,想一想住院患儿需要什么。一开始,不必加入有关疾病、治疗或医院经历等相关的虚构情节。之后故事中可包含克服恐惧、变得与众不同、保持希望以及控制愤怒等启示。

(二)游戏疗法

在游戏活动中,孩子能够获得掌控感、成就感、愉悦感,对于经验和能力形成是非常有帮助的。护理人员可以通过各种游戏激发孩子的力量。

国内已有小范围的情景游戏试点服务证明医院游戏对患儿发展的促进作用。数据表明参与游戏试点项目的患儿对静脉穿刺的配合程度为 63.84%(对照组为 31.64%)且观察组患儿一次穿刺成功率为 78.3%(对照组为 57.63%)。在华中科技大学同济医学院附属协和医院的小型案例则发现,兴趣游戏能够减轻学龄前患儿手术前的焦虑和恐惧,提高患儿麻醉诱导的配合程度,影响后续麻醉成功以及手术过程。

护理人员可以为住院做手术、进行一些有创操作的患儿设计医师角色扮演游戏,使患儿通过游戏进一步地了解手术或治疗过程,而且孩子也能在游戏中尽情地表达感受。

(三)表达性艺术疗法

有些儿童不善言辞,他们喜欢通过艺术或音乐或舞蹈来表达自己的感受。听音乐、演奏乐器、画画、写诗、写日记以及表演戏剧是比较有效的舒缓情绪的方式。许多人从这些活动中获得安慰。

患儿可能喜欢戴着耳塞听着音乐,对医院发生的一切不闻不问。婴儿和低龄患儿听到柔和的音乐会感到安全。演奏乐器也是表达个人心情、愤怒、失落、疲惫、开心或希望的途径。绘画创作、雕塑或诗歌创作的过程以及结果都具有治疗性。创造性艺术本身会带来身心愉悦的感觉。玩黏土可以帮助孩子发泄挫折感或愤怒(重敲、揉捏、塑形)。几年后再去通过这些作品,回顾创作者当时的想法和感受,确认易觉察到的经历。

(陈玉婷)

第二节　住院患儿家庭支持

由于患儿的语言表达受限,患儿主诉不能准确反馈足够的信息,护理沟通的重要对象是住院患儿的父母或其他主要成年照顾者(如祖父母)。从某种程度上来说,父母是自己孩子的"专家",与此同时,因为照顾生病住院的孩子,家庭成员的分工会发生变化,尤其遇到住院周期长、疾病威胁患儿生命的情况,对家庭而言这种经历可能是一次重大危机,固有的家庭文化、信仰、经济、沟通方式等因素会综合影响他们对于危机的应对策略、医患关系与疾病康复。因为适应不良,父母或成年照顾者的负面心理反应或行为表现,不仅给护理人员带来沟通的挑战,对患儿疾病治疗、家庭关系都会有复杂或消极的影响。因此住院患儿家庭支持显得尤为重要。

用原来的疾病视角、生物模式来解读住院患儿家庭需求已经过时,"以家庭为中心"、"生物-心理-社会"模式的兴起,临床护理人员需要掌握有效的概念模式,去帮助患儿提升生命质量,帮助家庭适应疾病或与之共存。由 Roland(1984)发展的"家庭系统-疾病模式"能让护理人员从优势视角出发,把家庭关系看做是一种资源,强调家庭除了承担责任和风险以外,还有自我恢复和成长的可能性(Walsh,1998)。

"家庭系统-疾病模式"涵盖了疾病的社会心理类型、疾病主要发展阶段、重要的家庭系统变量。该模式注重疾病在不同阶段的社会心理需求、强调家庭和个体生命周期、多代模式和信念系统(包括文化、种族、精神、性别等影响)的家庭系统动力。它也强调疾病过程中的社会心理需求与家庭优势、劣势之间的匹配性。

一、疾病的社会心理类型

(一)疾病的发生

疾病划分为两类,一是急性发作,如高热惊厥;二是慢性发作,如肌萎缩侧索硬化。对于前者,短时间内的剧烈变化会导致情感冲击,要求家庭迅速发挥他们处理危机的能力。那些善于处理强烈情绪问题、灵活转换角色、高效解决问题、善用外界资源的家庭在处理上是有优势的。

(二)病程

慢性病的病程分为:渐进、持续或复发。渐进型疾病,如肌萎缩侧索硬化,对于家庭而言就是要照顾一位终生伴有残障且病情逐渐恶化的患儿。家庭需要面对疾病发展过程中患儿逐渐失去社会功能的事实,照顾任务会越发繁重,以至于父母会觉得筋疲力尽。持续型疾病(如心肌炎)会使孩子有明显的生理缺陷。复发型疾病(如儿童哮喘),时而出现轻度症状,时而病情加重,危机和非危机交替的频率,以及再度复发的不确定性,都会使家庭处于紧张状态。

（三）结果

疾病究竟会导致死亡还是缩短儿童的寿命,结果本身带有深远的社会心理影响,关键在于疾病诊断初期家庭是否能预先知道结果。有些疾病不会缩短寿命,如过敏或关节炎;有些明显是威胁生命的,

如癌症;还有介于两者之间的、更加不可预测的,如心脏病和那些会造成猝死的疾病(如血友病)。

（四）失能

疾病可能伴随认知障碍、感觉障碍、行动障碍、体能丧失、外形损毁以及背负着社会歧视等。

二、疾病主要发展阶段

疾病是会随着时间的推进而动态演进的。阶段的概念让护理人员和家庭能够纵向地考虑和理解,慢性疾病是有标志性的进行过程,有过程的转换和需求的变化等,每一阶段都有特别的社会心理需求和发展任务,见表9-2-1。

表 9-2-1　疾病阶段的家庭发展任务

阶段	家庭发展任务
危机阶段	家庭在系统中理解自己 疾病的社会心理层面的认知 家庭成员善用发展观(个人、家庭、疾病生命周期)
危机重组	创造提升家庭控制权和能力的意义 挑战应该是"我们"一起面对 接受与疾病或残疾常伴的事实 在罹患慢性疾病前识别出家庭的哀伤 满怀希望的同时应认识到更多丧失可能发生 适应和满足不断发展的疾病社会心理需求 学着与疾病症状相处 适应治疗和医疗机构 与医疗机构专业服务人员建立功能性的合作关系
慢性阶段	将所有受到疾病限制的家庭成员的自主权最大化 平衡联络与分离之间的关系 将关系的不对称性最小化 注意对家庭以及个人生命周期的现阶段和将来发展阶段可能产生的影响
终末阶段	完成处理预期悲伤和未解决的家庭事务 支持疾病终末期的家庭成员 在剩余时间里尽可能帮助幸存者与临终患者充分地相处 开始进入家庭重组阶段

资料来源:Rollan JS. Families, Illness, and Disability:An Integrative Treatment Model. New York:Basic Book,1994a

"家庭系统—疾病模式"提供给临床评估与干预的框架。护理人员在照顾住院患儿时,先要了解他们疾病的社会心理类型,再在疾病发展时间轴中判断家庭所需要的社会支持是什么,给予适当的专业意见与建议。当疾病来袭,家庭首要的发展性挑战是在疾病过程中建立疾病经验的意义,提升应对能力和信心。护理人员能够做的包括:

1. 增强健康信念　护理人员应成为协助患儿及家庭对抗疾病的重要资源。通过专业知识的指导与支持,帮助家庭提升照顾住院患儿的能力,从而树立健康的信念。护理人员也可以通过开展家庭支持小组,让患儿家庭分享经验与观点,并以积极乐观的视角关注家庭的力量去积极应对疾病、解决问题。

2. 鼓励患儿及其家庭用积极的态度对待治疗、强调身心统一性 提升家庭对于疾病的控制感。尊重患儿及其家庭的宗教、文化信念。如藏族患儿对饮食、服饰、仪式均有特殊要求。

3. 协调患儿、家庭成员与专业人员之间观念的差异 例如，当患儿已经处于终末期，患儿非常希望回家，而医师们希望患儿从医院转到其他临终关怀机构。又例如，照顾住院患儿的工作大多被认为应

该是母亲的角色，母亲在这方面负担过重，抱怨父亲很少出现在医院，而父亲也因为承担家庭经济来源的重要责任，疲于在外奔波，认为母亲不理解自己，夫妻关系因为各种情绪而紧张、恶化。护理人员如能协助家庭坦诚沟通，先通过家庭会议协商达成共识，然后再将此共识传达给医疗团队，引导医疗团队尊重家庭决策。

（陈玉婷）

第三节 与患儿及家长的沟通

在住院期间，护理人员与患儿及其家长的沟通是最频繁的、最密切的，除了执行医师医嘱，给药、输液、伤口护理等常规操作时需要向患儿及其家长有言语交流，患儿及其家长还会向护理人员提出许多住院日常生活照护、人际关系、医院设施与资源等各种问题。

在面对患儿这样相对弱势、缺乏自主能力的患儿，往往成年照护者容易忽视其权利、尊严。生命伦理原则告诉我们，患儿作为一个鲜活的生命，也应该得到足够的尊重。

一、生命伦理原则

生命伦理四原则是 1979 年美国 Tom L. Beauchamp 以及 James F. Childress 提出的，分别是：尊重自主原则（the principle of respect for autonomy）、不伤害原则（nonmaleficence）、行善原则（beneficence）及正义原则（justice）。

所谓"尊重自主原则"，尊重一个有自主能力的个体所作的自主性选择，也就是承认个体拥有基于个人价值而持有的看法、作出选择并采取行动的权利。"不伤害原则"指医师应维持本身有胜任的临床技术和知识、谨慎地执业以达到适当的照顾标准（standard of due care），并避免让患儿承担任何不当的、受伤害的风险。"行善原则"指医护人员要更进一步关心并致力于他们的福祉，这是所要求的重要精神。而"正义原则"，指基于正义与公道，以公平合理的处事态度对待患儿与有关第三者，该第三者包括其他患儿、患儿家属以及直接或间接受影响的社会大众。"正义原则"应用到医疗照护伦理时涉及三个层次：公平地分配不同的不足资源（分配性正义），尊重人的权利（权利正义），尊重道德允许的法律（法

律正义），简而言之，有能力作决定的患儿应当享有权利选择、决定他所喜爱的医疗照顾方式，医护人员应该有相对义务尊重患儿的决定，而对缺乏自主能力的患儿应当提供保障。

二、沟通技巧

同理、倾听、澄清与接纳等专业沟通技巧可以帮助护理人员与患者及其家属建立专业信任关系。

（一）同理

"同理"是指进入并了解服务对象的内心世界，并将这种了解传达给服务对象的一种技术与能力。同理包括情绪同理和角色同理两个层面的内容。情绪同理简单而言就是感同身受，感受他人的感受。角色同理是指在了解对方所处的情境、参考架构及观点的能力。角色同理对于建立专业关系、发展亲和力、协助确认问题及协助患者探索自我与困扰都有很大帮助。

同理心作为一种会谈技巧，由三个层面的要素组成：一是感知的能力，包括被感动和理解能力。护理人员需要培养自己对事物的敏感性，其次是对患儿及其家庭成员专注地倾听。二是语言表达能力，包括口头表达和肢体语言能力。同理心的表达一般用陈述句和征询式、不确定式的语气效果比较好，例如"我知道你感到害怕，因为这里很陌生，爸爸妈妈又没陪在你身边"；"孩子插上呼吸机后，越来越虚弱，你非常担心以至于难以入眠"。三是传达的及时性。什么是传达的最好时机需要护理人员察言观色，自行把握。

护理人员培养同理心的要点是：一是给自己思考的时间，不要急于表达，有时巧妙地争取思考的机会，例如"让我想一想，我是不是明白你的感

受……";二是恰当反应;三是把握自己的情绪,使之与患者或其家长情绪相协调。不要患者家属发火的时候,你也压制不住自身的愤怒。

（二）倾听

"倾听"就是凭借听觉器官接受言语信息并通过思维活动达到认知/理解的全过程,倾听是有效沟通的必要组成部分。

护理人员积极主动地运用倾听搜集患者及其家属的信息,包括经验部分、行为部分和情感部分。例如"我这么漂亮聪明的孩子,竟然得了白血病,好像天要塌下来",患儿被诊断为癌症,家长不敢相信,处于对疾病的否认期,表达无助的感受。"我孩子如果死了,我也不想活了"家长伤心欲绝,通常朋友会安慰"你千万不要这么想",但是受过专业训练的护理人员、心理咨询师或社工可以先运用同理,再引导父母继续表达对孩子惋惜、愧疚、痛苦等多种想法和感受,并倾听言语中三部分的内容。

观察患者及其家属的肢体语言信息。肢体语言包括表情、手势、动作,身体语言往往对有声语言起到辅助和强调作用。双手紧握的动作可以知道患儿内心的紧张和不安。身体语言还可以起到揭开语言伪装的作用,有时,患者家属会目光闪烁或故意回避,就知道他们可能对某些事情有所隐瞒。

护理人员在倾听时应该做到"不走神、快记忆、速思维、巧回应",警惕选择性的倾听、批判性的倾听、过滤性的倾听、同情性的倾听以及急于回应或打断性的倾听等。

（三）澄清

"澄清"是指引导服务对象对模糊不清的陈述作更详细、清楚的解说,使之成为具体化的信息。在沟通过程中,护理人员要准确掌握患儿及其家属所表达的信息。运用澄清需要注意以下几点:多用开放式的提问引发患儿或者家属作更多的表达,例如"你的不舒服是?"适当地运用封闭性的提问澄清具体的信息,例如"你的孩子刚刚诊断为 1 型糖尿病,需要住院做检查与治疗,你还想了解哪些信息?"邀请服务对象作举例说明是较好的澄清方式,例如"你不喜欢你的床位护士,可以具体说说不喜欢的情况,比如……"澄清可以帮助沟通双方避免误会,及时分析患者或家属的疑惑。

（四）接纳

"接纳"就是接受个人的优缺点和言行举止,不批评或怀疑。接纳是一种非批判的态度,能给人温暖、自由和安全感,它有助于服务对象的自我开放和自我探索。

接纳的原则要求承认服务对象有自由表达情感（包括负面情感）的权利,护理人员应投入地倾听,既不阻止,也不责备。接纳是一种容忍的了解,护理人员应包容患者及其家属的感受、想法和看法,包括其优缺点、积极和消极、建设性和破坏性的态度及行为。接纳并不等于护理人员对服务对象的意愿和价值判断持赞同态度,而是不采用否定、责备、斥责的态度。接纳的态度有助于一种和谐自由的沟通氛围。护理人员所遇到的患儿可能来自不同文化背景、社会背景的家庭,他们的生活经验与护理人员本身有非常大的差异性,但在专业关系中,切忌把个人的价值观加入,带着有色眼光看待所服务的患者及其家属,应该使用接纳的技术去尽可能理解和帮助患者及其家庭。

（陈玉婷）

第四节　患儿临终关怀与家庭情感支持

虽然每年儿童死亡人数与成人相比看上去可能很小,但是在情感层面对社会和家庭的影响却是格外得大。一个孩子的死亡对其父母、兄弟姐妹、亲戚、老师、医护工作人员都会造成极大的痛苦和悲伤。特别是在临终的过程中,患儿和他们的家庭会经历生活质量的下降、经济的损失、临终服务的不可及性以及死亡地点的抉择困扰,这些因素皆会使得患儿及其家庭陷入困境和压力之中。

临终关怀服务开始于 20 世纪 70 年代,专注于在患者将要逝世前的几周甚至几个月的时间内,减轻其疾病的症状、延缓疾病发展,提高临终病患和家庭的选择能力,减轻身心痛苦,确保优质的生活保障。儿童临终关怀是通过积极的、全面的方法来照顾正在经历死亡威胁的患儿及家庭,旨在为临终患儿和家庭提供最优的舒适性,保证生活质量,维持希望和家庭的紧密性,缓解临终患儿和家庭在身体、社会、心理和精神层面的问题和痛苦。儿童临终关怀肯定生命,视死亡是一个对临终患儿和家庭都具有深刻个人体验的过程。儿童临终关怀以临终患儿和家庭为中心,基于共同决策和家庭文化、信仰、精神敏感性,通过多学科合作提供计划性的服务。

一、儿童临终关怀的特征

儿童临终关怀与成人临终关怀基于同样的原则,然而当患儿遭受疾病和死亡的威胁时,其自身及家庭所面临的问题和存在的需求又会有所不同。儿童和青少年正处于生理、情感、认知和精神的发展过程,他们对疾病、死亡的理解也取决于自身认知的发展程度;并且任何宗教、文化、信仰以及生病经历、以往的死亡经历等因素都会影响一个患儿对死亡的理解。

儿童是家庭、社区和学校等众多社会团体中的重要成员,这些社会团体的持续作用应纳入临终患儿垂死的旅程。比如,学校是临终患儿生命进程中必不可少的一个组成部分,学校应是患儿临终关怀服务支持的重要一环。

患儿对疾病和药物有着不同的反应。他们对乏力、恶心、呕吐、呼吸困难等不适症状以及抑郁和焦虑的情绪,有着不同于成人的表达,低龄患儿往往不能为自己主张个性化治疗的照顾,需经常依靠家庭成员作出决定。

患儿父母背负沉重的责任。病患儿童的家庭往往是年轻的家庭,这意味着患儿父母一般情况下缺少丰富的应对生活灾难的经验,缺乏相对充裕的经济条件及其他支持资源。

二、儿童临终关怀心理护理

儿童临终关怀提升患儿和家庭的心理健康,并考虑到疾病、家庭成员个人特质、应对策略和过去的经历对情绪、认知和行为的影响;儿童临终关怀依赖于整体合作的方式,以提供精神、社会、文化和心理照顾。

（一）心理护理实践规范

1. 患儿和家人的情绪健康也应被评估,临终关怀团队应询问患儿和家人的具体想法、感觉、希望、愿望、恐惧和记忆,培养患儿和家庭的心理期望和需求以及个性、情绪状态、应对策略、文化信仰,以及任何存在的心理状况。

2. 照顾计划应满足心理需要,提供情感支持和治疗,提升患儿和家庭的应对技能和积极的调整能力,支持他们实现个人目标,并实现生活质量最优化。

3. 根据患儿心智发展状况和家庭文化信仰,处理他们的焦虑、抑郁、愤怒、预期悲伤、无助和绝望;同时考虑到发展患儿的认知水平和家庭的文化信仰。

4. 患儿发展出的独立性和控制能力应被支持;临终关怀团队应考虑患儿的发展阶段和家庭的文化信仰,支持患儿和家庭对亲密、隐私、连接和身体接触的渴望。

5. 临终关怀团队应考虑到患儿自身发展阶段和家庭的文化信仰,缓解患儿的恐惧感、负担感,以及患儿和家庭悲伤的感情(如孤独、未解决的罪恶感、愤怒、绝望)。

6. 正式护理人员努力确保患儿和家庭有机会举办个人的成长会、欢乐和庆祝活动,照顾计划包括教育、游戏,并与家人和同伴的互动,以及其适当性、发展性的活动。

7. 患儿和家庭的尊严应得以维持。

8. 临终关怀团队在家庭的哀伤期间应提供心理照顾服务,如果家属要求或需要悲伤辅导,应提供社区资源转介。

（二）发展性关怀

儿童和青少年正处于生理、情感、认知和精神的发展过程中,根据他们的发育阶段,他们有不同的技能、不同的情绪以及身体和发育问题或需求;由于儿童和青少年的不同的沟通方式,对疾病认识、死亡的理解取决于其发展阶段及死亡经验(例如宠物、亲人的死亡),他们的疾病和死亡的概念会随着时间不断演进;学习在患儿的生活中是一个重要的、不可分割的组成部分,如果他们对学习存在愿望,教育机会可纳入他们的死亡的旅程;当患儿准备在家里临终,患儿和他的同胞可能会存在高于或低于其年龄、发展阶段和疾病状况的行为问题,儿童临终关怀提供关怀和支持,应是适应患儿的成长要求的。

发展性关怀实践规范包括:

1. 临终患儿及其同胞的发展需求的评估应囊括在"以家庭为中心"的照顾机会中,并得以解决和满足。

2. 临终关怀团队应根据患儿的发展特性适时地调整照顾计划。

3. 若有条件应提供临终患儿及同胞学校受教育的可能,以提供与同龄人交往的机会。

4. 为家长提供亲子教育相关的教育机会。

5. 如果患儿存在沟通困难,临终关怀团队应根据临终患儿认知发展水平和沟通风格,与临终患儿确定采用恰当的语言、非语言、象征性方法进行沟通。

（三）死亡准备

死亡准备是儿童临终关怀的一个组成部分,应考虑到每个患儿和家庭独特的需求。这一阶段的照顾计划是帮助患儿及家庭准备死亡和管理患儿生命的最后阶段;生命最后阶段的症状、生理心理的改变等议题应采用恰当的方式与临终患儿和家庭探讨,并通过此评估他们应对信息的能力,以进行有效的管理;关于进一步的照顾计划,包括可能的尸检,都应和家庭明确阐述和探讨;临终关怀团队提供有关器官捐赠的资料,并根据家属的要求,进行讨论相关议题;鼓励临终患儿和家庭通过探讨葬礼、遗赠或其他有意义的活动来准备死亡;如果患儿和家庭需要的情况下,临终关怀团队可提供葬礼、生命纪念或其他有意义活动的援助或建议;提供哀伤辅导,以帮助患儿和家庭准备死亡;患儿的死亡是确定的,可被记录和传达的,是符合法律法规的;患儿的身体应被尊重,并按照患儿和家庭的意愿、有尊严地处理,应允许家庭拥有足够的时间与已死亡的患儿相处。

（四）悲伤、丧亲辅导

死亡,即使是孩子的死亡,也是生活中一个正常的部分,且哀伤也是对逝去的生命的一个正常反应。儿童临终关怀的重点是:确定家庭的优势;动员个人、家庭、社会和社区资源,为经历悲伤和丧亲之痛的人员提供情绪、活动、社会和精神(非治疗性)的支持。通过调整积极的心态和情绪状态促进福祉。

悲伤、丧亲辅导包括:富有同情心地确认患儿的死亡、根据家庭的优势资源和需求制订丧亲辅导计划、提供情绪和实际的支持、帮助获取其他社区资源。

家庭和临终关怀团队建立的关系与家庭对疾病的经历,这两者对他们以后的死亡经历和丧亲之痛有着深刻影响。家庭的悲伤过程会持续好几个月甚至是几年。家庭成员可能会经历一系列的悲伤反应,他们需要得到适当的支持,以满足他们的需求。将他们转介咨询哀伤辅导专家、接受适当的治疗或是替代治疗对他们会有所帮助。

儿童临终关怀支持家庭举行某种仪式,这些仪式会经历疾病、死亡和丧亲的人员带来特别的个人意义,也是对家庭文化和喜好的一种尊重。

实践规范包括:

1. 提供临终患儿家庭向医院或社区获取具有悲伤、丧亲专业辅导的机会,这些专业人员在疾病的任何阶段都可以联系到,且这些服务应是建立在家庭的喜好和需要之上。

2. 继一个患儿的死亡,为家属提供的哀伤辅导,包括:信息、同伴支持、获得经过培训的志愿者的支持、支持小组、专业人员的哀伤辅导。基于评估家庭优势和需求,并与家庭探讨制订哀伤辅导计划。

3. 在悲伤期间,临终关怀团队人员应支持家属,例如,与家人保持联系,并确认患儿的生日或孩子的忌日。

4. 临终关怀团队为家庭提供一系列的支持和资源,以应对持续性与丧亲和哀伤相关联的生理、情绪和精神等层面的需要,其包括但不限于:帮助筹备殡仪服务、丧葬仪式、其他文化上适当的仪式;哀伤辅导;转介到社区的丧亲服务;协助获得其在医院、家庭或社区设施中获得悲伤和丧亲辅导的资源(例如,支持团体、同伴的支持和经过培训的志愿者的支持)。

5. 社区有威望的人士可被要求参与到丧亲、悲痛和哀伤的辅导中。

6. 为家庭提供的丧亲辅导、联系至少持续1年。临终关怀团队在确认患儿死亡2~3天后应向家庭发送吊唁,并在患儿死亡2~4周内电联或写信联系家属,在患儿死亡的1年内保持适当的支持和信息沟通。

7. 团队成员应获得督导的机会,帮助他们提供适当地、及时地、循证跟进家属接触。

8. 临终关怀团队接受教育和支持,以帮助他们:发展的知识、技能和培养态度,以提供优质的丧亲辅导;评估家庭的需要;和确定谁需要更多的支持。

（陈玉婷）

参 考 文 献

1. 桑标. 当代儿童发展心理学. 上海:上海教育出版社,2010.

2. 孟馥,王彤. 医疗社会工作与医院志愿者服务实用指南. 上海:文汇出版社,2011.

3. 温信学. 医务社会工作. 第3版. 台北市:洪叶文化,2014.

4. Sarah Gehlert,Teri Arthur Browne. 健康社会工作手册. 季庆英,译. 北京:北京大学医学出版社,2012.

5. 伍廷平. 儿科"以家庭为中心"的护理模式的研究现状. 重庆医学,2013,42(30):3709-3711.

6. 周丽萍,强荧艳. 情景游戏用于特需病房患儿静脉输液效果观察. 护理学杂志,2012,27(11):35-36.

7. 高兴莲,刘英,田莳,等. 兴趣游戏用于降低学龄前患儿数千焦虑的效果研究. 中华护理杂志,2013,48（1）：27-28.

8. 郑桂琼,李小梅,毛晓群.白血病住院患儿行为问题调查分析.齐鲁护理杂志,2012,18(34):63-64.

9. 卢敏,董莉,彭惠诗.儿科护理中家长心理反应及进行心理干预的探讨.中外医学研究,2011,9(14):87-89.

10. 徐华,范宇君.儿童临终关怀与社会工作.社会工作,2014,5:49-54.

11. Leigh A Woznick,Carol D Goodheart. Living With Childhood Cancer. United States of America：American Psychological Association,2010.

12. Leigh A Woznick,Carol D Goodheart. Living With Childhood Cancer. United States of America：American Psychological Association,2010.

9

第十章　循证护理

第一节　循证护理概述

一、循证护理的概念及发展

随着循证医学对全球卫生保健的深远影响,在医疗卫生领域提出了开展"循证实践"(evidence-based practice,EBP),其核心思想为实践活动应以客观的科学研究结果为决策依据。循证护理(evidence-based nursing,EBN)由加拿大 McMaster 大学 Alba DiCenso 教授于 1991 年首次提出,意为"遵循证据的护理学"。循证护理作为一个专有名词出现在MEDLINE 中是在 1996 年,其最初的含义为借鉴循证医学的原理和方法,利用当前最佳的证据为患者提供护理保健服务。此后,循证护理的观点得到了普遍的关注和研究,众多学者也对循证护理的概念进行了探索,指出循证护理主要是强调护士的实践行为应该基于证据和主要的研究成果;是一个根据证据并结合临床经验和患者期望来制订护理计划,同时接受自评和同伴评价的过程;较护理科研而言,循证护理是一个聚焦于知识应用过程。Pearson 教授指出,循证护理是运用当前可利用的最有效以及最相关的信息做出临床决策的过程,是一个基于研究(research-based)的过程。而目前,国内学者较普遍认可的循证护理的概念为护理人员在计划其护理活动过程中,审慎地、明确地、明智地(conscientious,explicit,and judicious)将科研结论、临床经验以及患儿愿望相结合,获取证据,作为临床护理决策依据的过程。

循证护理实践(evidence-based nursing practice,EBNP)被定义为一种促进证据在护理实践过程中转化的概念性的指导框架。2012 年国际护士会(international council of nurses,ICN)发布了"循证护理实践:缩短证据与实践之间的差距(closing the gap:from evidence to action)"的白皮书,提出鼓励临床护理人员将循证护理的理念运用于实践,从深刻认识循证实践、证据来源、从证据到实践、开展基于循证的护理变革、护理专业组织在促进循证护理实践中的作用这 5 个方面强调了循证护理实践的重要性和迫切性。由此可见,循证护理实践强调证据应用于临床实践的过程,而在实施中需要概念框架或理论模式的指导。

二、循证护理实践的概念框架及模式

现今国外主要的循证实践模式有 JBI 循证卫生保健中心的"证据的临床应用模式"、知识-行动转化模式(KTA)、渥太华证据转化模式(OMRU)、健康服务领域研究成果应用的行动促进框架(PARIHS)。其他涉及证据应用的概念框架还有 Stetler 研究应用模式及 Lowa 的循证实践模式。国内复旦大学 JBI 循证护理合作中心在 2015 年提出了本土化的证据应用流程图"循证护理实践路径图"。

(一)JBI 循证卫生保健中心的"证据的临床应用"模式

在 JBI 循证卫生保健中心 Alan Pearson 教授于 2005 年提出的 JBI 循证卫生保健模式(JBI model of evidence-based healthcare)中,在"证据应用阶段"提出了"证据的临床应用模式",主要包括 3 个环节:即引入证据、应用证据和效果评价。①引入证据:应充分考虑所在医院、病房的特点,评估证据的有效性、可行性、适宜性和临床意义,将证据引入系统中,有针对性地筛选出适合于该情景的、有用的证据,制定循证的护理措施、护理流程、护理计划。②应用证据:依据证据制定护理措施、流程、计划,开展护理实践,进行护理质量管理。JBI 循证卫生保健中心的临床证据实践应用系统(practical application of clinical evidence system,PACES),是一种在线临床质量管理工具,可协助卫生保健人员和卫生保健机构将最佳证据应用到实践中指导实践活动,以获得最有利于患儿的最佳效果。③效果评价:通过动态评审的方法,评价应用证据对卫生保健系统、护理过程、护理效果的作用,并在持续质量改进过程中巩固期应用,并不断更新证据,进入新的循环。

(二) 知识-行动转化模式

2006 年加拿大 Iran Graham 教授团队提出知识-行动转化模式(knowledge-to-action process framework,KTA),该模式由两个部分组成,即知识创造(knowledge creation)和实践(action),两者没有明确的界限,相互影响,是一个动态发展的过程。①知识创造:主要包括三个部分:知识检索、知识整合及知识工具。知识创造的过程被形象地比喻为一个倒置的漏斗,是一个筛选最佳证据的过程。②实践循环:是指证据应用一个动态循环的过程。该循环主要包括了确定问题、调整知识以适应环境、评估证据应用的障碍因素、选择干预措施、监测实施过程、评估结局指标、维持证据应用,如此循环往复,使证据应用过程成为一个随环境的变化不断调整以达到质量的持续改进的过程。该模式融合了知识创造的过程,但并没有提供在证据应用的过程中其他详细信息。

(三) 渥太华证据转化模式

渥太华证据转化模式(The Ottawa model of research use,OMRU)由 Logan 和 Graham 于 1998 年提出,在后期对其核心内容进行了发展。该模式将研究成果的应用分为评价阻碍和支持的因素(assessment)、监测干预措施和成果使用(monitoring)、运用研究成果功效的评价(evaluation)三个环节,这三个部分相互关联、相互反馈,并处于动态变化中。渥太华模式最初是为政策制定者以及进行卫生研究的实践者及将研究整合于实践的研究人员使用,后期随着该模式的发展,研究者、政策制定者、管理者、教育者、知识转化的实践者也属于该模式证据转化过程中促进者角色的范畴。渥太华证据转化模式主要侧重于研究成果的使用,其在评价环节提出的 12 个阻碍或促成研究成果利用的潜在影响因素对促进知识成果转化有重要的指导意义。

(四) 健康服务领域研究成果应用的行动促进框架

健康服务领域研究成果应用的行动促进框架(promoting action on research implementation in health services framework,PARIHS)由伦敦皇家护理学院研究所的 Kitson 教授及其核心团队于 1998 年提出,该模式中整体框架为 $SI = f(E,C,F)$ 的等式,SI(successful implementation)即为研究结果的成功应用,E(evidence)指证据,C(context)指证据实施时的组织环境,F(facilitation)指证据应用过程中的促进因素,f(function of)指证据、环境以及促进因素三者之间关系的功能状态。该理论框架核心观点为循证实践行动的成功与否取决于证据水平及性质、证据应用的组织环境和证据转化为实践的保障促进措施三大元素,且强调三者均处于同等重要的地位。PARIHS 模式没有具体的流程图,但详细阐释了各元素在实践中相互促进或阻碍的复杂关系,前瞻性地预测了证据应用过程中各元素的作用。

(五) 循证护理实践路径图

复旦大学 JBI 循证护理合作中心根据历年来开展的证据综合、证据传播、证据应用的研究与实践,形成了"循证护理实践路径图(pathway for evidence-based nursing practice)"。该路径图提出循证护理实践包括证据生成、证据综合、证据传播、证据应用四个环节,同时循证护理实践与开展原始研究密切关联,相互促进。在证据综合环节中,首先从临床情景分析出发,结构化地提出护理问题,再通过检索、质量评价、系统评价等判定研究结果是否是严谨的证据。在证据传播环节中,通过有效的方法在机构层面和个人层面传播证据,证据传播的对象是临床实践中的利益关联人群。证据应用环节包括在证据应用的场所,由利益关联人在证据应用前对证据、情景因素、促进因素进行综合评价,该阶段应充分结合临床情景、患者意愿、专业判断以及成本考量。对具备应用条件的证据,应推荐开展转化,应进一步构建本土化的试点方案,分析在制度建设、流程优化、人力物力财力资源配套上的要求,正式应用该证据,并进行试点的后效评价。该阶段尤其重要的是,在强有力的领导力促进和激励下,通过系统的培训、流程化、构建评估和评价工具等方式,才能真正实现证据的转化,并通过后效评价,分析该证据对患儿结局及护士的知识、态度、行为带来的改变,评价护理系统发生的变革,并可最终将证据植入到护理系统中(embeding),实现系统的良性运转和可持续发展。

以上众多的模式都以自己独特的方式促进循证护理实践的实施,强调了研究的应用与循证实践的结合,如 K-T-A 模式包含了从知识创造到知识推广、使用及效果评价的全过程,其描述较系统全面,但在行动环节,并未提供更多详细的内容;PARIHS 模式考虑了证据应用过程多因素的作用,强调团队决策,对医疗机构推进循证护理的开展较为适合。

三、循证护理实践中证据应用面临的促进因素及障碍因素

Joanna Briggs 循证卫生保健中心 Pearson 教授于2005 年提出的"JBI 循证卫生保健模式"提出循证实践过程包括以下四个步骤:证据生成,证据综合,证据传播,证据应用。其中,证据应用(evidence utilization,EU)作为循证护理实践的最后一个环节,是指将证据引入护理实践活动,以期实践活动或系统发生变革,主要包括 3 个步骤:通过系统/组织变革引入证据;改变系统中实践活动的方式;评价应用证据对卫生保健系统、护理过程、护理效果的作用。证据可以来自指南、专家共识、系统评价、原始研究等,但都需要经过严格的质量评价,并结合临床工作者的实践经验以及患者个人主观意愿才能应用于临床。证据应用到临床实质上就是临床护理质量持续改进的过程,其最终的目标是实现系统的变革,且在实施过程中,可能遭到来自个体或机构层面的各种因素的影响,使得其成为循证护理实践中最具有挑战性的一个环节。

(一) 障碍因素

证据应用过程中所面临的因素主要包括 3 个方面:①需要应用的研究本身的因素:研究的特征和设计的质量;②护士因素:护士的循证意识;③组织因素:是否获得机构上级管理者和领导者的支持,并为证据应用创造氛围和环境条件。证据在应用过程当中主要受到护士个人层面及系统层面的影响,就个人层面而言,护理人员是否愿意改变观念、敢于打破传统的实践方式、是否愿意接受知识和技能的再培训及对自我角色的定位和护理专业信念等都影响着证据的应用。证据应用是以实践活动或系统发生变革为标志,故系统层面的变革尤为重要,系统层面因素如领导的支持、资源、实践支持、人际关系、系统的文化及氛围等,这些都将对护理实践过程产生重大影响。在不同的环境中,证据应用面临不同的障碍因素。比如有学者提出,在循证实践中最大的障碍因素是无法判断应用证据的质量,但护理人员对循证实践相关概念的认知、护士缺乏对循证实践证据应用的潜在责任感、对待实践变革的态度以及自我效能技巧都是影响证据应用的重要因素。

(二) 促进因素

促进因素包括促使证据应用的方法,包括改变护理人员的态度、习惯、技能、思维方式和工作方法等。其中,领导者的领导特征、角色表现、职位影响力以及领导风格显得尤为重要。领导者开放式的风格、支持性的行为、探究式的思维方法,以及可靠的、自信的、非评判性的作风是成功的促进者的特征。循证护理实践的成功与否,有效的沟通和激励起到重要的作用。正确地理解证据的内涵,掌握所处环境的特点,采用适当的促进措施能促进循证护理实践的成功实施。有研究在社区健康机构实施综合治疗方案的循证实践研究中发现,财政资源和强大的领导能力是机构开展循证实践及培训实践者的重要保障,当变革机构处于低工作氛围及高员工离职率时,变革信心来源于外部的财政支持,但同时在弱势社区中财政资源缺如,并不总是能靠变革机构强大的领导力来弥补。此外,在实施循证实践过程中,合适的概念框架对指导证据实施也很重要。

四、循证护理实践的步骤

(一) 寻找临床实践中的问题,并将其特定化和结构化

临床护理人员在日常工作中会遇到很多问题。简明、准确、具体的临床问题可帮助检索者获得明确的检索目标。在构建循证的问题时,可采用国际上常用的 PICO 格式。P 为特定的人群(population),I 为干预或暴露(intervention/exposure),C 为对照组或另一种可用于比较的干预措施(control/comparator),O 为结局(outcome)。

(二) 根据所提出的问题进行系统的文献查询,以寻求科学实证

收集研究证据是循证护理实践不可缺少的重要组成部分,往往十分耗时。其目的是通过系统的文献检索,获取最新最佳证据。为了更有效地获取所需信息并应用于临床实践,应首先检索经过评价的证据资源,包括临床实践指南、最佳实践推荐、证据总结、系统评价;如果不能找到证据资源,则检索原始研究,但必须进行严格的文献质量评价。

(三) 对科研实证的科学性、有效性、实用性进行严格评价

该环节是循证护理实践过程中至关重要的环节,要求对文献检索所获得的研究结论进行筛选和严格的质量评价。该环节往往是临床护理人员开展循证实践最大的障碍,其原因在于该过程需要耗费大量的精力和时间,并要求具备全面系统的临床流行病学、医学统计学等理论知识。因此,容易导致临床护理人员将该过程简化或省略或进入误区。

(四) 将所获得的实证与临床专业知识和经验、患者需求结合作出护理计划

该过程中需要考虑:①循证护理实践人群是否

10

与证据所指人群一致,如患者的生物学特征、病情的严重程度等;②应用证据所带来的利弊风险,权衡对个体造成的益处或是弊端;③考虑并尊重患者的意愿,因不同的个体有不同的价值观,如有些注重生存质量,有些注重生存时间;④权衡成本效益,考虑循证实践过程所需要花费的人、财、物。

(五)实施该护理计划,并通过动态评审的方法检测效果

循证护理实践的后效评价即评价应用证据后对卫生保健系统、护理过程、护理效果的作用。与干预性的实验研究所不同的是,循证护理实践的效果评价更多地关注护理过程及护理行为的改变以及局部卫生保健系统的改变。成功的循证护理实践是以实践活动或系统发生变革为标志。目前儿科领域的循证护理实践活动大多仍以实验性研究设计的方法,以研究对象如患儿疾病相关结局指标或医疗服务满意度作为后效评价。应将护理人员循证行为依从性、制度及流程改变作为评价指标来评价循证护理实践活动的效果。

五、循证护理实践的意义

(一)循证护理实践促进护理学科的发展

1. 促进科学的临床护理实践活动 护理研究是提高护理服务质量的途径。寻找证据,做出科学的临床护理决策时循证护理的关键。尽管目前世界上许多护理研究成果在不同期刊上发表,但临床一线的护理人员往往觉得很难将科学研究的结果运用到临床实践中,其原因包括护理人员缺乏寻找及评价这些研究结论的能力,且现行的护理常规或制度中也未纳入最新最佳的研究结论。而循证护理实践则通过系统查询、严格评价、统计分析等规范的过程,对科研结论进行综合后形成系统评价,再将系统评价结果制作成摘要或"临床实践指南(clinical practice guideline,CPG),帮助临床护理人员迅速地获取最佳最新的科学证据,并结合自身的专业知识和经验、患者的意愿和需求,形成科学、有效、使用、可行的临床干预手段。从这一过程看出,循证护理实践充分利用科学研究成果,同时促进了科研成果的推广和应用。通过这一过程,促使护理人员建立严谨的、科学的专业态度和培养其评判性思维方式,促进科学的护理实践活动。

循证护理实践强调护理人员的知识和经验在寻求科学证据过程中的价值,并与临床实际问题相结合,因此,循证护理促进理论和实践的有效结合,弥补理论与实践之间的"鸿沟"。这对护理学科的发展有良好的促进作用。

2. 循证护理实践促进有效的护理实践活动 有效的护理活动是指能够提高或保持患者的健康水平,并保证最大限度地运用现有卫生资源的护理实践活动。循证护理实践改变了护理人员以往按习惯或经验开展护理实践活动的方式,强调护理人员在作出临床判断和护理决策时,需要遵循来自研究结论的、有效的、科学的证据,并结合专业实践经验和患者的意愿和需求。可见,通过循证护理实践可提高护理行为的专业性和科学性,是护理专业向高标准发展的途径。

(二)循证护理实践促进卫生资源的有效利用

Archie Cochrane 指出,在卫生资源有限的情况下,应该对现有的卫生资源进行综合评价、有效利用。在卫生资源有限、护理人力资源短缺、社会人口老龄化问题日益突出以及疾病谱转变的当今社会,消费者对卫生保健的需求日益增加,有限的卫生资源与昂贵的医疗消费之间的矛盾使人们更期望高质量、高效率的卫生保健服务。尽管在卫生保健领域有海量的研究结果,但临床医护人员往往因工作繁忙无法及时获取最新研究成果和学科进展信息;同时部分研究质量不高,需要进行筛选、评价和分析。而"循证实践"从临床问题出发,通过对现有所有相关研究进行系统评价、归纳总结、指导临床变革并进行监测和评价。因此,循证护理实践可以充分利用现有的研究资源,避免重复研究,减少资源浪费,并加快研究成果的临床转化,推进新技术和新知识的临床应用,以满足人群的卫生保健需求。

(三)循证护理实践帮助临床护理人员科学决策

卫生保健决策包括关于群体的宏观决策和基于个体的微观决策。决策的科学与否是卫生保健服务质量和效益的关键。宏观决策如国家卫生部门的政策制定,微观决策如护理人员对住院新生儿喂养策略的制定,包括喂养的制剂、途径及方法的选择等。从循证护理的概念上分析,应属于一种决策程序和工作方法。随着医疗卫生资源紧缺压力的增加,全球的卫生决策模式正在由传统的经验式决策向新的循证决策模式转变。社会呼吁和期待卫生决策的透明度和科学性。无论宏观或是微观决策者,都必须对决策所依据的研究证据进行明确的阐述。可见,循证护理实践有助于形成科学的临床护理决策。

(顾 莺)

第二节　儿科循证护理实践

一、国内儿科循证护理实践现状

循证护理问题源自于临床实践活动,要求护理人员熟练掌握专科护理理论知识和技能,从患者的实际需要和临床需求出发;善于观察,勤于思考,具有评判性思维能力。目前儿科循证护理实践已涉及了专科疾病护理、常见症状护理、专科护理技术、护理管理及临床护理教学等几乎所有的领域。

(一) 专科专病护理

1. 以疾病的系统护理或症状护理为主题的循证护理实践　哮喘患儿的护理管理一直以来为国内外学者所关注。早在 2004 年,加拿大指南网即出版了《促进儿童哮喘管理》的护理最佳实践指南,从症状评估、用药管理、自我管理(运动计划)、健康教育、随访管理、医疗机构保障及资源获取等主题全面系统地总结了儿童哮喘管理的最佳证据。国内在该领域的循证实践内容包括哮喘患儿吸入治疗、患儿情绪管理及照顾者的管理。肺炎是儿科的常见病和多发病,国内学者关注循证护理对改善治疗效果、生活质量及体质的效果,尤其多见在肺炎合并心力衰竭以及难治性肺炎的患儿中开展循证护理实践。2007～2008 年间手足口病在儿科患者中的流行出现高峰,重症患儿的护理、合并脑炎患儿的护理、并发症观察、早期预警以及院感防控等护理问题受到临床儿科护理人员的关注。循证护理问题源自临床工作实践活动,往往是该疾病最特征、最关键的护理问题,比如儿科外科疾病如发育性髋关节脱位、寰枢椎骨骨折、腺样体肥大、先天性心脏病等的围术期护理,肾脏疾病如肾病综合征、急性肾炎等的健康教育,血液系统疾病的症状护理如口腔溃疡、化疗呕吐、化疗性静脉炎以及心理问题,神经系统疾病如癫痫和脑炎治疗依从性问题,糖尿病患儿的血糖控制等,是临床护理人员开展循证护理实践的常见主题。乙脑高热、病毒性肠炎的饮食护理是专科疾病护理过程中更为聚焦的护理问题。

2. 以罕见或疑难护理问题为主题的个案循证护理实践　护理人员在面临无法解决的疑难护理问题,或很少或从未接触过的罕见病例的护理时,能秉承着循证护理理念、运用循证护理的方法,寻找相关科研结果作为制订临床护理计划的依据。如临床护士在塑型支气管炎、大疱性表皮松解症、血友病 B 椎

管内出血、重症脓疱型银屑病等疾病的护理过程中,遭遇诸多难点、疑点甚至未知,在无法获得常规依赖的规范或流程的指导时,反而较常见病的护理更容易促使临床护士遵循循证的方法学进行实践活动。

(二) 儿科护理技术

血管通路的建立及护理向来是最受关注的儿科临床护理技术之一。临床护理人员关注外周静脉穿刺技术、外周静脉留置针封管技术、日常维护技术,经外周中心静脉置管(PICC)维护技术、静脉外渗的处理技术等。此外,压疮的循证护理亦可见零星报道。

(三) 儿科护理管理领域

儿科领域的循证护理实践同样也涉及护理管理领域,如通过循证资源的查询,获取关于整体护理模式、传染病预检流程、手术安全管理、门诊输液安全管理、院内感染防控、儿科病房的健康教育等方面的证据,结合护理人员临床经验、患儿及其家庭的意愿,制订循证护理计划。

(四) 儿科护理教学领域

儿科护理教学活动的循证实践对象包括护士学生及在职护理人员;教学活动包括理论教学、临床实践带教、护理教学查房、联合 PBL 教学等;循证实践过程可概括为提出教学问题即临床问题(如在职护理人员的"儿童静脉输液"培训中,提出"不同年龄如何选择穿刺部位"等问题)、查询研究结果,主动获取相关知识并在实践中应用知识。学者们认为基于循证护理实践的教学活动可增强受训人员的循证实践意识、主动参与能力、获取信息能力、评判性思维能力。

二、促进儿科循证护理实践的策略

缺乏科学、规范的循证护理实践过程,不仅可能增加护理不良结局发生的风险、危害患者,而且将不正确的结论传递给读者。目前,已有遵循澳大利亚 JBI 循证护理中心临床证据实践应用系统(practical application of clinical evidence system, PACES)的标准程序,将证据应用于临床实践的项目已在儿科疼痛管理、跌倒/坠床预防、外周静脉留置针维护中开展,可为儿科临床循证实践者提供正确的方法学。应采取有效的策略,推动儿科领域循证护理实践的发展。

10

（一） 普及循证护理知识

由于临床护理人员对循证护理了解不深，遵循证据的科学观念尚未被广大护理人员接受。首先有必要在各级护理院校中增设循证护理课程，使护生在成为临床工作者之前就了解并掌握有关循证护理的概念及相关知识。在职的临床护理人员缺乏循证护理相关的理论知识是普遍的现象，可以通过专项的继续教育项目、讲座或书面的阅读资料，普及循证护理的相关知识，使其熟悉更多循证护理知识及实践方法。不同学历、职称及职务的临床护理人员对循证护理的知晓度和接受度不同。本科及以上的护理人员受过系统的护理科研或流行病学的教育，高职称及高职务的护理人员接受继续教育培训的机会较多，因此，针对不同的对象进行循证护理知识的普及性教育、实践性操作技能培训以及开展循证实践所必备的领导力的培训。

（二） 循证护理核心团队的培养

与西方发达国家相比，由于我国的护理队伍学历层次较低；临床护理人力的缺乏也影响一线护理工作者开展循证护理实践的热情。因此，挑选并培养循证护理实践的先行者，组建循证护理核心团队，帮助、支持在不同医疗机构的环境中，带领教育背景的临床护理人员开展循证护理实践。

（三） 院校研究机构与临床联合

从儿科护理领域开展的循证实践案例中可以看出，临床一线护士开展循证实践的能力仍然有较大的不足，护理研究及相关学科如流行病学的理论、方法与技能、批判性思维能力无法通过短期的培训快速地提高；临床护理人力无法在短期内赶上发达国家水平。这些不足集中表现为循证护理实践过程中的证据生成或证据综合环节发生问题，如文献检索的不全面、研究结果的评价缺乏或不规范、没有形成明确的推荐意见等；直接导致循证护理实践的重大缺陷甚至错误。解决该问题的关键在于，擅长循证实践1～3环节（证据生成、证据综合、证据传播）的研究机构如大学院系、循证资源中心应与循证护理的最终实践者即临床护理人员进行积极联合，实现"上游"证据输出，"下游"证据应用的有效衔接，各司其职，共同推动循证护理实践。

（四） 全面客观地评估循证护理实践过程

目前最佳实践推荐的传播和最佳证据的应用较零星，其原因在于循证实践是复杂、多方面的过程。循证实践行动的成功与否取决于证据水平及性质、证据应用的组织环境和证据转化为实践的保障促进措施三大元素。临床护理人员缺乏对循证实践过程中涉及到多元素的正确理解，缺乏对循证实践过程全面、客观、有效的评估。组织变革准备度的评估和测量不仅可在资源投入之前预测成功变革的可能性，且可以通过发现并克服变革面临的障碍而促使循证实践的成功。国外已有学者发展了组织变革准备度评价工具（organizational readiness to change assessment，ORCA），用于衡量临床循证变革实施前组织准备度并诊断性识别证据应用的需求或条件，促进循证实践变革的成功。

（五） 将证据植入护理决策系统

循证护理实践的主要目标是护理过程能持续改善、循证行为能够持续维持。在循证实践过程中，系统发生的改变包括制度建设、流程再造、评估或评价工具研发或引入、人力配置优化、资源配套重组等，其目的是为了促进护理人员的实践行为的改善。当这些基于证据的改变植入（embeding）临床护理系统时，才能从决策层面保证循证护理行为的可持续性。临床护理系统可包括护理人力资源调配系统、护理质量管理系统、护理教育培训系统、护理信息系统、医院后勤保障系统等。在医疗机构大力推进多学科团队医疗模式的当今，证据植入的过程需要联合医疗、护理、保健、康复等专业人员以及行政、信息、后勤等职能部门的共同参与。

（顾　莺）

参 考 文 献

1. Pearson A，Wiechula R，Court A，et al. The JBI model of evidence-based healthcare. Int J Evid Based Healthc，2005，3(8):207-215.

2. 胡雁. 循证护理学. 北京:人民卫生出版社，2012.

3. 张宏，朱光君. 循证护理实践研究进展. 中华护理杂志，2003，38(01):43-45.

4. Simpson B. Evidence-based nursing practice:the state of the art. Can Nurse，1996，92(10):22-25.

5. Roberts KL. Evidence-based practice:an idea whose time has come. Collegian，1998，5(3):24-27.

6. Flemming K. Asking Answerable Questions. Blackwell Publishing Ltd，2008.

7. Ingersoll GL. Evidence-based nursing:What it is and what it isn't. Nursing Outlook，2000，48(4):151-152.

8. Ingersoll GL. Evidence-based nursing:What it is and what it isn't. Nursing Outlook，2000，48(4):151-152.

9. Sackett DL，Rosenberg WM，Gray JA，et al. Evidence based medicine:what it is and what it isn't. BMJ，1996，312(3):71-72.

10. Pipe TB，Wellik KE，Buchda VL，et al. Implementing evidence-based nursing practice. MEDSURG Nursing，2005，14(3):179-184.

10

11. ICN. Closing the gap:from evidence to action. 2012.

12. 胡雁. 循证护理实践:护理学科发展的必然趋势. 中国护理管理,2013,13(01):3-5.

13. 胡雁,周英凤,朱政,等. 通过循证护理实践促进护理知识转化. 护士进修杂志,2015,11:961-963.

14. Graham LD,Logan J,Harrison MB,et al. Lost in Knowledge Translation:Time for a Map. Journal of Continuing Education in the Health Professions,2006,26(1):13-24.

15. Logan J,Graham ID. Toward a Comprehensive Interdisciplinary Model of Health Care Research Use. Science Communication,1998,20(2):227-246.

16. Kitson A,Harvey G,McCormack B. Enabling the implementation of evidence based practice:a conceptual framework. Qual Health Care,1998,7(3):149-158.

17. CT. P L D B. Essentials of Nursing Research:Methods, Appraisal, and Utilization. 8th edition. Philadelphia:Lippincott Williams & Wilkins,2013.

18. Jennifer OC,Lisa C,Julie DC,et al. Nursing Best Practice Guideline:Promoting asthma control in children. Registered Nurses Association of Ontario,2004,Aug.

19. Graham ID,Logan J. Innovations in knowledge transfer and continuity of care. Can J Nurs Res,2004,36(2):89-103.

20. Malone JR,Bucknall T. Models and Frameworks for Implementing Evidence-Based Practice:Linking Evidence to Action. Wiley-Blackwell,2010.

21. 魏艳,陈英耀,刘文彬,等. 影响卫生技术评估研究成果决策转化因素的作用机制研究. 中国卫生资源,2015, 04:278-282.

22. Hannes K,Vandersmissen J,Blaeser LD,et al. Barriers to evidence-based nursing:a focus group study. Journal of Advanced Nursing,2007,60(2):162,171.

23. Bonham CA,Sommerfeld D,Willging C,et al. Organizational Factors Influencing Implementation of Evidence-Based Practices for Integrated Treatment in Behavioral Health Agencies. Psychiatry Journal,2014,2014:1-9.

24. Harvey G,Kitson A. Implementing Evidence-Based Practice in Healthcare:A Facilitation Guide. Routledge,2015.

10

第十一章 新生儿保健及新生儿疾病

第一节 新生儿概述

一、新生儿分类与概念

新生儿期(neonate period)是指脐带结扎至出生后28天这一间期,此期的小儿称为新生儿。新生儿分类方法有以下几种:

(一) 根据胎龄分类

按出生时胎龄可分为足月儿(full-term infant)、早产儿(pre-term infant)和过期产儿(post-term infant)。足月儿是指出生时胎龄满37周至不满42周者(259~293天);早产儿为胎龄不满37周者(≤259天者),其中胎龄小于28周者称为极早早产儿或超未成熟儿;过期产儿是指胎龄满42周以上者(≥294天)(表11-1-1)。

表11-1-1 根据胎龄分类

分类	出生时胎龄
足月儿	≥37周~<42周
早产儿	≥28周~<37周
极早早产儿	≥22周~<28周
过期产儿	≥42周

(二) 根据出生体重分类

按出生时体重分为正常出生体重儿(normal birth weight)、低出生体重儿(low birth weight,LBW)、极低出生体重儿(very low birth weight,VLBW)、超低出生体重儿(extremely low birth weight,ELBW)和巨大儿(macrosomia)(表11-1-2)。

(三) 根据出生体重与胎龄的关系

分为适于胎龄儿(appropriate for gestational age,AGA)、小于胎龄儿(small for gestational age,SGA)和大于胎龄儿(large for gestational age,LGA)(表11-1-3)。

表11-1-2 根据出生体重分类

分类	出生体重(g)
正常出生体重儿	2500~3999
低出生体重儿	1500~2499
极低出生体重儿	1000~1499
超低出生体重儿	<1000
巨大儿	≥4000

表11-1-3 根据出生体重与胎龄的关系分类

分类	出生体重与胎龄
适于胎龄儿	出生体重在同龄平均出生体重第10~90百分位
小于胎龄儿	出生体重在同龄平均出生体重第10百分位以下
足月小样儿	胎龄已足月,出生体重<2500g
大于胎龄儿	出生体重在同龄平均出生体重第90百分位以上

(四) 根据出生后周龄分类

1. 早期新生儿(early newborn) 指出生后1周以内的新生儿,亦是围产期的最后阶段。

2. 晚期新生儿(late newborn) 指出生后第2~4周的新生儿。

(五) 高危儿

高危儿(high risk infant)指已发生或可能发生危重疾病需要密切特殊监护的新生儿,一般包括以下几种情况的高危因素:

1. 母亲存在的高危因素

(1) 妊娠前高危因素:①孕母的年龄>40岁或<

16 岁;②母亲患有严重的心、肺、肝、肾疾病,糖尿病、高血压、血液、内分泌系统疾病,遗传性疾病,结核等感染性疾病;③母亲的血型为 Rh 阴性血型,过去有死胎、死产、严重损伤或性传播疾病;④有药物滥用、吸烟、吸毒、酗酒史。

（2）妊娠期高危因素:①妊娠期并发高血压、糖尿病、心肺疾病、贫血、血小板减少症等;②羊水过多或过少;③胎盘早剥出血;④羊膜早破和感染。

2. 分娩过程中的高危因素　如提前分娩或过期产、急产或滞产、胎位不正、先露部位异常、胎粪污染羊水、脐带过长(>70cm)或过短(<30cm)、剖宫产、产钳助产,分娩过程中镇静、止痛剂的使用等都会对新生儿造成危害。

3. 胎儿及新生儿高危因素　如多胎、胎儿心率、心律异常、严重的先天畸形;宫内感染;窒息;除满足足月、正常出生体重、适于胎龄儿条件外,其他类型新生儿都存在高危因素;需外科手术新生儿。

二、新生儿病房管理

（一）新生儿病房的分级

按照中国医师学会新生儿专业委员会颁布的《新生儿病房分级建设与管理指南(建议案)》,新生儿病房依据新生儿病情复杂程度、危险程度对诊疗护理水平的需求,以及与之相适应的资源配置、组织管理、诊疗技术等方面的条件和能力水平,可以分为 Ⅰ 级、Ⅱ 级和 Ⅲ 级。Ⅰ 级为新生儿观察病房;Ⅱ 级为新生儿普通病房,根据其是否具有短时间辅助通气的技术条件和能力分为 Ⅱ 级 a 等(简称 Ⅱ a)和 Ⅱ 级 b 等(简称 Ⅱ b);Ⅲ 级为新生儿重症监护病房(neonatal intensive care unit,NICU),根据其是否具有常规儿童外科等专业支撑,以及高级体外生命支持的技术条件和能力分为 Ⅲ 级 a 等(简称 Ⅲ a)、Ⅲ 级 b 等(简称 Ⅲ b)和 Ⅲ 级 c 等(简称 Ⅲ c)。具体分级标准参见表 11-1-4。

表 11-1-4　新生儿病房分级

Ⅰ级新生儿病房(新生儿观察病房)具备下列能力和条件:
(1) 新生儿复苏
(2) 健康新生儿评估及出院后护理
(3) 生命体征平稳的轻度外观畸形或高危因素的足月新生儿的护理和医学观察
(4) 需要转运的病理新生儿离院前稳定病情
Ⅱ级新生儿病房(新生儿普通病房)(本级分为 2 等):
a 等:具备 Ⅰ 级新生儿病房的能力和条件以及下列能力和条件:
(1) 生命体征稳定的出生体重≥2000g 的新生儿或胎龄≥35 周的早产儿的医疗护理
(2) 生命体征稳定的病理新生儿的内科常规医疗护理
(3) Ⅰ 级新生儿病房治疗后恢复期婴儿的医疗护理
b 等:具备 Ⅱ a 新生儿病房的能力和条件以及下列能力和条件:
(1) 生命体征稳定的出生体重≥1500g 的低出生体重儿或胎龄≥32 周的早产儿的医疗护理
(2) 生命体征异常但预计不会发展到脏器功能衰竭的病理新生儿的医疗护理
(3) 头颅 B 超床边监测
(4) 不超过 72 小时的连续呼吸道正压通气(CPAP)或不超过 24 小时的机械通气
Ⅲ级新生儿病房(NICU)(本级分为 3 等):
基本要求:具备普通新生儿病房的能力和条件以及下列特殊能力和条件
(1) 呼吸、心率、血压、凝血、电解质、血气等重要生理功能持续监测
(2) 长时间辅助通气
(3) 主要病原学诊断
(4) 超声心动图检查
a 等:具备下列特殊能力和条件
(1) 出生体质量≥1000g 的低出生质量新生儿或胎龄≥28 周的早产儿的医疗护理
(2) 严重脓毒症和各种脏器功能衰竭内科医疗护理
(3) 持久提供常规机械通气
(4) 计算机 X 线断层扫描术(CT)
(5) 实施脐动、静脉置管和血液置换术等特殊诊疗护理技术
b 等:具备 Ⅲ a 等新生儿病房的能力和条件以及下列特殊能力和条件
(1) 出生体质量<1000g 的低出生体质量新生儿或胎龄<28 周的早产儿的全面医疗护理
(2) 磁共振成像(MRI)检查
(3) 高频通气和 NO 吸入治疗
(4) 儿科各亚专业的诊断治疗,包括脑功能监护、支气管镜、胃镜、连续血液净化、早产儿视网膜病治疗、亚低温治疗等
(5) 实施中、大型外科手术
c 等:具备 Ⅲ 级 a、b 等新生儿病房的能力和条件以及下列特殊能力和条件
(1) 实施有创循环监护
(2) 实施体外循环支持的严重先天性心脏病修补术
(3) 实施体外膜氧合(ECMO)治疗

11

原则上,设产科的医疗机构均应设有新生儿病房,县(市、旗)区域内至少应有1家医疗机构设有不低于Ⅱb的新生儿病房;地(市、州、盟)区域内至少应有1家医疗机构设有不低于Ⅲa的新生儿病房;省(市、自治区)区域内至少应有1家医疗机构设有不低于Ⅲb的新生儿病房;国家级各区域中心城市至少应有1家医疗机构设有Ⅲc的新生儿病房。

各级新生儿病房应当严格按照其相应功能任务,提供医疗护理服务,并开展规范的新生儿转运工作,以保证每个新生儿能够获得适宜的医疗服务。

(二) 新生儿病房的收治指征

1. Ⅰ级新生儿病房(新生儿观察病房)收治的指征

(1) 生命体征平稳的轻度外观畸形或有高危因素的足月新生儿;如 G-6-PD 缺乏症患儿、乙型肝炎患儿或病毒携带者母亲所生新生儿、糖尿病母亲所生新生儿、发热母亲所生新生儿、胎膜早破新生儿、轻度胎粪污染新生儿等。

(2) 生命体征平稳的轻度外观畸形的足月新生儿,如多指、耳前赘、睾丸鞘膜积液或疝气等。生命体征平稳的有高危因素的足月新生儿。

2. Ⅱ级新生儿病房(新生儿普通病房)(本级分为2等)收治的指征

a 等:

(1) 生命体征稳定的出生体重≥2000g 的新生儿或胎龄≥35 周的早产儿。

(2) 生命体征稳定的病理新生儿,如:生后 5 分钟 Apgar 评分 4~6 分和(或)需要任何形式复苏的新生儿;需要静脉滴注葡萄糖、电解质溶液以及抗生素的新生儿;需要鼻饲喂养的新生儿;需要隔离护理的新生儿;需要面罩或头罩给氧的新生儿;需要特殊护理的患有先天畸形新生儿;需要接受光疗的新生儿;过期产儿;足月小样儿或巨大儿等。

(3) 生命体征异常但预计不可能发展到脏器功能衰竭的病理新生儿。

b 等:

(1) 生命体征稳定的出生体重≥1500g 的低出生体重儿或胎龄≥32 周的早产儿。

(2) 生命体征异常但预计不会发展到脏器功能衰竭的病理新生儿的医疗护理,如呼吸系统疾病、循环系统疾病或感染性疾病出现呼吸、心率、血压、体温等异常,但预计不会发展到呼吸、心脏、微循环等脏器功能衰竭。这类患儿需要持续脏器功能监测,但预计不需要应用机械通气、连续血液净化、手术治疗等进一步治疗。

(3) 收治生命体征异常但预计不会发生呼吸、心脏、微循环等脏器功能衰竭,预计不超过72小时的连续呼吸道正压通气(CPAP)或不超过24小时的机械通气的新生儿。

3. Ⅲ级新生儿病房(NICU)(本级分为3等)的收治指征 NICU 专门收治需要密切监护或抢救治疗的患儿,患儿可直接来自产房、门诊或由下级医院观察过程中病情恶化转运而来,主要包括:①母亲高危妊娠或分娩过程有并发症的新生儿。②宫内窒迫持续时间较长或生后重度窒息需监护者。③早产儿、极低或超低出生体重儿、小于或大于胎龄儿等需要严密监护者。④缺氧缺血性脑病、颅内出血及中枢神经系统感染者。⑤反复惊厥发作者。⑥因各种原因引起急、慢性呼吸衰竭,频繁呼吸暂停,需行氧疗、气管插管及机械通气等需要进行呼吸管理的新生儿。⑦重症感染、各种原因所致休克者。⑧有单个或多个脏器功能衰竭者。⑨外科手术前、后需监护的患儿,如食管气管瘘、先天性心脏病等;严重畸形儿需监护者。⑩严重心律失常、心功能不全者。⑪溶血病患儿或其他原因所致胆红素水平较高需换血者。⑫糖尿病母亲婴儿血糖不稳定者。⑬严重酸碱、水电解质平衡紊乱者。⑭需要进行特殊治疗者,如亚低温、胸腔引流等。⑮其他各种需要监护的危重病患儿。

三、高危新生儿的转运

为了适应急诊医学及新生儿重症监护医学的发展,高危新生儿的转运应运而生。其概念是指将危重新生儿从基层医院转往三级医院 NICU 内做进一步监护、诊断及治疗的过程。转运工作主要分3个环节:转运前期准备工作;转运中期监护措施;转运后期病区接收危重新生儿以及对转运工作的评价。如何将基层医院危重新生儿安全地转到三级医院监护中心,如何提高转运成功率,已经成为医护人员共同关心、亟需解决的问题。而转运中护理 STABLE (sugar, temperature, assisted breathing, blood pressure, labworks, emotional support) 原则的提出,是转运经验的总结,是系统地应用各项操作及监测技术来维持患儿在转运全程中的生理稳定,为转运成功及患儿今后的康复提供有力保证。

(一) 转运前保证患儿病情的稳定

转运前患儿病情的稳定与预后密切相关,转运前采取救护措施使患儿病情稳定,可大大降低转运病死率。转运小组到达基层医院后,不宜急于转运,应详细询问患儿病史,作全面体检,应用新生儿危重评分法评估患儿状况,同时采取 STABLE 救护模式使患儿病情达到稳定,然后再考虑转运的适宜性与安全性。

STABLE 模式

（1） S(sugar)指维持患儿血糖的稳定和安全护理,确保患儿的血糖维持在 2.5～7.0mmol/L。到达当地医院后,运用微量血糖仪监测患儿足跟血糖,确保患儿血糖维持在正常范围,必要时用葡萄糖液静脉维持,并根据血糖值调节输液速度。患儿由于缺乏成熟、正常的生理系统,无能力去应付宫外生活的过渡,应提供安全的护理,促进生理和行为的稳定。因此,操作时动作应轻柔,尽可能集中治疗和护理,使四肢呈屈曲位,给予非营养性吸吮,减少噪音和光的刺激。

（2） T(temperature)指保持患儿体温的稳定,保持早产儿体温正常,可以增加早产儿成活率,寒冷可导致低血糖和严重的呼吸窘迫。因此,应密切监测体温,确保患儿体温保持在 36.5～37.5℃,做各项操作及抢救时注意保暖,如患儿体温不升,可予患儿戴绒布帽,提前预热转运暖箱,并根据患儿胎龄、日龄及体重调节暖箱温度。

（3） A(assisted breathing)指保持患儿呼吸道的通畅,清除患儿呼吸道的分泌物,确保呼吸道通畅,必要时协助医师进行气管插管,维持有效通气。放置吸痰管时动作要轻柔、准确,减少对气管的刺激。如有呕吐及胃食管反流严重者,予插胃管抽净胃内容物并给予右侧卧位。

（4） B(blood pressure)指维持患儿血压的稳定,连接心电监护仪监测血压、心率及血氧饱和度,必要时予外周动脉置管行持续血压监测,血压偏低时遵医嘱应用多巴胺和多巴酚丁胺静脉维持。

（5） L(labworks)指确保患儿各项实验室指标处于正常范围,应用便携式血气分析仪监测患儿的各项指标,确保患儿水、电解质及酸碱平衡,并根据结果予纠正酸中毒或静脉补液等相应的处理。

（6） E(emotional support)指情感支持,转运人员应尽可能提供支持和援助,帮助家庭应对这场危机。转运人员在转运前要认真进行风险评估,由医师向患儿的法定监护人讲明目前患儿的病情及转运过程中可能发生的各种意外情况,在征得其理解和支持并履行风险法律文书签字同意后及时转运。

（二）**转运途中恰当的处理与救护**

1. 保持安静,保证安全 在转运过程中声音和震动会影响患儿的心率,可以给患儿戴上耳罩,以减少声音的刺激。患儿置转运暖箱后,以安全带缚好患儿身体,松紧适宜,身下垫水垫,身体四周与暖箱侧壁之间用棉褥子填充,以增加安全感并减少震动,

保持患儿安静。将转运暖箱与救护车的纵轴方向相同,锁定箱轮,以减少途中颠簸对患儿脑部血流的影响,颅内出血患儿车速要平稳。

2. 保持呼吸道通畅 患儿颈部垫软枕,头偏向一侧或侧卧位,防止呕吐。尽管转运前已常规清理呼吸道,但在转运途中对部分患儿(如食管闭锁、先天性喉软骨发育不良等)而言,仍有必要再次甚至多次清理呼吸道,以确保呼吸道通畅并保证氧气的供给。

3. 保暖 转运途中适宜的环境温度及有效的保暖措施十分重要,转运途中尽量减少开箱门的次数,暖箱侧门安装袖套,一切操作尽量从侧门内进行,以保证转运途中新生儿体温维持正常,有效地减少低体温的发生。新生儿体表面积相对较大,皮肤颇薄,血管较多,易于散热,加之体温调节中枢发育不完善,以至调节功能不全。当环境温度较低、保温措施不全或热量摄入不足时极易使患儿发生低体温。低体温不仅可引起患儿皮肤硬肿,还可使其体内各重要脏器组织损伤,甚至死亡,因此应将暖箱温度控制在 32～35℃。在冬季,对于出生体重<2500g,尤其体重<1000g 的早产患儿应给予棉布包裹,头戴小棉帽再放入暖箱中防止散热;也可用塑料薄膜包裹。其他患儿可根据体温、体重、胎龄和日龄调节暖箱温度。

4. 保持静脉通路通畅 为了确保血糖稳定及药物及时供给,应选择外周静脉留置针建立静脉通道,接上三通管并采用微量输液泵输入,以做到方便、快捷、牢固、准确。在转运途中,由于路途颠簸、车速较快可能会出现针头移位或其他输液故障,因此要求转运医护人员必须具备良好的心理素质和高超的穿刺技术,密切观察并保持转运途中静脉通道的畅通,因此有条件应尽量建立两条静脉通路。

5. 病情观察 严密观察患儿病情,监护血压、心率、呼吸、血氧饱和度、意识及肌张力等,做好记录。并根据病情变化及时纠正低血压、酸中毒,降低颅内压,控制惊厥等。

（三）**转运后的衔接护理**

1. 绿色通道转运危重症 患儿转运至目的地后无障碍地通过绿色通道直接收入 NICU,对提高危重新生儿的抢救成功率具有重大意义,转运途中随时用移动电话与 NICU 保持联系,以便做好接诊的充分准备。

2. 严格交接班 到达 NICU 后,转运小组向主管医师和护士汇报患儿病情,转运途中抢救、治疗、用药情况等,填写转运记录,小结转运工作,补充急救药品及物品,消毒擦拭转运暖箱并充电,使之处于备

11

用状态。主管医师和护士应用 STABLE 模式评价患儿病情,为后续治疗和护理提供依据,与患儿法定监护人谈话,取得配合。

危重新生儿及时、有效地转运是保证其生命及预后的关键。在 STABLE 救护模式的应用下,危重新生儿的转运是一种有预见性的、积极的转运,是一连续的监护治疗过程,在了解患儿的生命体征,给予生命支持的同时,还考虑到患儿今后可能出现的后遗症,并在转运开始积极采取措施来预防后遗症的发生。在危重新生儿的转运中运用 STABLE 模式,可以提高患儿的安全系数和改善预后,为危重新生儿的救护提供了强有力的保障,在降低危重新生儿的病死率与致残率上发挥了强大的作用。

(张玉侠)

第二节　正常新生儿特点及护理

正常新生儿(normal term infant)是指出生胎龄满 37~42 周,体重在 2500g 以上,身长在 47cm 以上,没有任何畸形和疾病的活产婴儿。

（一）外观特点

正常足月儿肤色红润、皮下脂肪丰满;胎毛少、头发分条清楚;头占全身比例 1/4,耳壳软骨发育好,耳舟成型;乳腺结节 >4mm、平均 7mm;足纹遍及足底;指、趾甲到达或超过指、趾端;男婴睾丸已降至阴囊内,女婴大阴唇遮盖住小阴唇。

（二）解剖生理特点

1. 呼吸系统　胎儿经产道娩出时受到挤压,约有 1/3 肺液由口鼻挤出,其余是在呼吸建立后由肺泡毛细血管和淋巴管吸收。新生儿在娩出后的数秒钟内即建立呼吸,由于其胸腔小、肋间肌弱、胸廓运动较浅、主要依靠膈肌升降运动而呈腹式呼吸状态。呼吸中枢发育的不完善使呼吸节律不规则,频率为 40~60 次/分。新生儿胸壁柔软,肋骨处于水平位,与脊柱几乎成直角,胸廓的前后径与横径相当,使胸廓呈圆柱形;加之胸部的呼吸肌不发达,膈肌呈横位、倾斜度小等特点使新生儿在用力吸气时在肋间、胸骨上、下和肋下缘均可引起内陷。

2. 循环系统　新生儿自娩出、自主呼吸建立,血液循环动力学即发生重大改变。①脐带结扎后,胎盘-脐循环终止;②呼吸建立,肺的膨胀、通气使肺循环阻力降低,肺血流量增加,左心房压力增高;③当左心房压力超过右心房的压力时,致卵圆孔功能性关闭,解剖上关闭的时间是在生后的 5~7 个月。出生的最初几天在心前区可闻及心脏杂音,可能与动脉导管未闭有关。新生儿的心脏为横位,2 岁以后逐渐转为斜位。正常足月新生儿心率安静时为 120~140 次/分,一过性的心率过快无临床意义,血压在 50/30~80/50mmHg 范围。

3. 消化系统　新生儿的胃呈水平位,食管下端括约肌松弛而幽门括约肌发达,故新生儿易出现溢奶、吐奶情况。新生儿消化道面积大、管壁薄、通透性高,有利于母乳中免疫球蛋白吸收的同时也可使肠腔内毒素及一些消化不全的产物通过,从而带来肠道感染甚至坏死性小肠炎的可能。一般来说,新生儿生后 12~24 小时排胎粪,2~3 天排完。胎粪为墨绿色、黏稠状,由胎儿期肠道分泌物、胆汁及咽下的羊水浓缩而成,出生 3~4 天转为过渡性大便,若 24 小时未排胎粪应积极查明原因,排除肛门闭锁、巨结肠等消化道畸形。

4. 泌尿系统　新生儿出生时肾单位数量与成人相当,但其生理功能尚不完善,表现为肾小球滤过率(glomerular filtration rate,GFR)低,浓缩功能差,不能迅速排出过多的溶质,易出现水肿或脱水症状;肾小管对钠的耐受程度低,易出现钠潴留和水肿;处理负荷碱的能力不足,易出现代谢性酸中毒;排磷能力亦差,牛奶喂养的新生儿血磷偏高,使血钙降低,出现低钙血症;肾小管对糖的回吸收能力亦低,尿糖可呈阳性。

女婴尿道短仅 1cm,且接近肛门,易发生细菌感染;男婴尿道长,多有包茎、积垢后也可引起上行感染,此外泌尿系统的异常都可导致尿路感染的发生。早产儿的发病率要高于足月儿,男婴发病率高于女婴。

新生儿出生后 24 小时内开始排尿,正常尿量为每小时 1~3ml/kg,尿量每小时 <1.0ml/kg 为少尿,每小时 <0.5ml/kg 为无尿。出生后前几天的尿放置可有褐色沉淀是由于尿中含尿酸盐较多所致,新生儿尿渗透压平均为 240mmol/L,相对密度为 1.006~1.008。

5. 血液系统　新生儿血容量约占体重的 10%,80~100ml/kg。出生时红细胞可达(6~7)×10^9/L;血红蛋白(hemoglobin,Hb)140~200g/L,其中胎儿血红蛋白占 70%,以后逐渐被成人型血红蛋白替代;生后 6~12 小时因进食较少和不显性失水,红细胞数和血红蛋白量会比出生时高,随后因生理性溶血,至出生后 10 天左右红细胞数和血红蛋白量比出生时减少约20%。

出生第1天的白细胞计数可达 $18\times10^9/L$，第3天开始明显下降，1周时平均水平为 $12\times10^9/L$。白细胞分类计数的变化特点主要体现在中性粒细胞与淋巴细胞比例上，出生时中性粒细胞约占 0.65，淋巴细胞占 0.30；随着白细胞总数的下降，中性粒细胞比例也相应下降，于生后 4~6 天出现中性粒细胞与淋巴细胞的占比第 1 次交叉（两者比例基本相等）；之后淋巴细胞约占 0.60，中性粒细胞约占 0.35。之后中性粒细胞比例又逐步上升，淋巴细胞比例下降，至 4~6 岁时出现第二次交叉。由于新生儿生后 1 周内凝血因子不足、活性低，易发生出血症，新生儿娩出后即给予维生素 K_1 1mg 肌内注射进行预防。

6. 神经系统 新生儿脑相对较大，占体重的 10%~12%，头围能反映脑的容量。脊髓相对较长，其末端位于第 3、4 腰椎下缘。足月儿大脑皮质兴奋性低，睡眠时间长，每天 20~22 小时。新生儿已具备的原始反射包括觅食反射、吸吮反射、握持反射、拥抱反射和交叉伸腿反射。由于锥体束发育不成熟，腹壁反射、提睾反射可呈阴性，而巴氏征呈阳性。

7. 能量代谢 胎儿糖原的储备较少，在娩出后的 12 小时内若未及时补充，容易出现低血糖，此时机体必须动用脂肪和蛋白质来提供能量。新生儿基础热能的消耗量为 50~70kcal/kg（209.2~313.8kJ/kg），随后每天热能增至 100~120kcal/kg（418~502kJ/kg）。

8. 免疫系统 新生儿的特异性免疫和非特异性免疫功能均不成熟，唯有免疫球蛋白 IgG 可以通过胎盘由母体获得，使新生儿对一些传染病具有免疫力。IgA 和 IgM 不易透过胎盘，因此新生儿易感染且感染易扩散，多以革兰阴性菌为主。

9. 常见的生理状态

（1）生理性体重下降：新生儿出生后 2~4 天由于摄入量少、不显性失水及胎粪排出等原因可使体重下降 6%~9%，但一般不超过 10%，10 天左右恢复至出生体重。

（2）生理性黄疸：生理性黄疸是新生儿早期由于胆红素代谢的特点所致，除外各种病理因素，血清未结合胆红素增高到一定范围内的新生儿黄疸，是新生儿正常发育过程中发生的一过性胆红素血症，一般不需要特殊治疗，多可自行消退。但是值得注意的是一些新生儿血清总胆红素数值即使在"生理性黄疸"所定义的值以下也出现了神经系统后遗症，因此临床的实际病情观察至关重要。

（3）"马牙"和"螳螂嘴"："马牙"或称"板牙"，是指在新生儿上颚中线和齿龈部位有散在黄白色、米粒大小隆起，系上皮细胞堆积或黏液腺分泌物所致，数周或数月后可自然消退，不能挑破，以免感染；"螳螂嘴"是指口腔两侧的颊部各有一个隆起的脂肪垫利于吸吮。

（4）乳腺肿大、假月经：男女新生儿均可发生乳腺肿大，在出生后的 3~5 天可能出现乳腺肿大如蚕豆至鸽蛋大小，多在 2~3 周后自行消退，切忌挤压或挑破；假月经发生于女婴，部分女婴在出生后 5~7 天出现类似月经样的流血，一般不做处理，1 周后可自然消失。主要受出生后母亲雌激素突然中断的影响所致。

（5）粟粒疹及红斑：出生后 1~2 天，新生儿头部、躯干和四肢出现大小不等的红色斑丘疹，为"新生儿红斑"，1~2 天可自然消退；鼻尖、鼻翼、颜面部可见米粒大小的黄白色皮疹，称为"粟粒疹"，为皮脂腺堆积所致，亦可自然消退。

（三）护理

1. 正常新生儿护理要求

（1）呼吸道管理：新生儿娩出后即将头偏向一侧，清除口、鼻黏液和羊水，防止吸入性肺炎。取新生儿舒适体位，仰卧位时避免其颈部过度后仰或前屈；俯卧位时使患儿头面部偏向一侧，避免遮住口鼻。及时清除口鼻分泌物，保持呼吸道通畅。

（2）环境与保暖：新生儿娩出后立即采取保暖措施，根据评估结果设定所需的中性温度，以维持正常体温。相应的保暖措施有头部戴帽、母亲"袋鼠式"怀抱、暖箱和远红外辐射床等。新生儿室内应阳光充足、空气流通（避免对流风）、有条件可设置层流病室。对于足月新生儿在穿衣盖被的情况下，室温维持在 22~24℃，相对湿度在 55%~65%，床间距在 1m 以上。

（3）预防感染：建立新生儿室消毒隔离制度，并严格执行。工作人员入工作室前必须先洗手，并更换室内衣、鞋，操作过程中严格执行手消毒规范。感染与非感染新生儿分区域安置和护理，工作人员患感染性疾病时应隔离，以防止交叉感染。按要求定期做好空气、手、物体表面、仪器设备、咽拭子培养等监控工作。

（4）合理喂养：正常足月儿在生后 30 分钟即可抱给母亲喂乳，以促进乳汁分泌，并鼓励按需哺乳。无法母乳喂养根据医嘱选择适宜配方奶，按时按量哺喂。哺乳时要注意奶头、奶孔大小的选择，避免呛奶发生。对吸吮能力、吞咽能力差者可用鼻饲法。每次喂奶后将新生儿竖抱，伏于护理者肩头，轻拍其背部，排出咽下的空气，然后取右侧卧位，以防溢奶而引起窒息。

（5）皮肤、脐带护理:刚娩出的新生儿皮肤皱褶处多有胎脂,对婴儿有一定的保护作用,不必急于去除,沐浴的频次可视新生儿的具体情况而定。保持脐部清洁、干燥,勿被尿粪污染,脐带在结扎后 3 ~ 7 天脱落,观察脐部有无渗液、渗血,若有可用 0.2% ~ 0.5% 碘伏或 75% 的酒精由脐根部向外擦洗,根据具体情况决定频次。

2. 母婴同室 母婴同室作为医院一种新的管理制度的建立,使新生儿护理工作由传统的母婴分离、封闭式的集中护理转变为开放性护理方式。新生儿可以在家长的直视下接受医师和护士的治疗与护理,同时根据家长不同的教育文化背景、心理特点等接受母婴相关的专业知识和基本技能的指导和宣教,使家长们也参与其中。这样既可缓解产妇紧张、焦虑心情,亦可增进母婴之间的交流,使新生儿得到舒适、安全的护理,满足其生理和心理的需要,促进身心发展,体现家庭在新生儿护理中的作用。

（张玉侠）

第三节　早产儿特点及护理

近年来早产儿的发生有增加的趋势,美国 2005 年早产儿的发生率为 12.7%,要高于 1990 年的 10.6%。我国早产儿的发生率为 7.8%,不同地区发生的差异性较大。早产儿的生活能力低下,早产病死率占新生儿病死率的 36.5%,其死亡的风险是足月的 3 倍。造成早产儿死亡的主要原因是低体重、缺氧、颅内出血、先天畸形、呼吸窘迫综合征、肺出血、寒冷损伤综合征、各种感染、低血糖、胆红素脑病。国外报道早产儿总病死率 8% ~ 10%。

与足月儿相比,早产儿所需的护理更为细致,胎龄越小要求也就越高,体温管理、正确喂养、维持正常呼吸、预防感染、密切观察病情、预防并发症的发生等都是早产儿护理的要点。

（一）外观特点

正常早产儿的皮肤绛红、皮下脂肪薄、胎毛多,水肿、发亮;身长多小于 47cm;头占全身比例 1/3;头发细而乱,如绒线头;耳壳软、缺乏软骨、耳舟未成形;乳腺无结节或小于 4mm;足底纹理少;指、趾甲未达指、趾端;男婴睾丸未降至阴囊内,女婴大阴唇不能覆盖小阴唇。

（二）解剖生理特点

1. 呼吸系统 早产儿呼吸中枢发育不成熟、呼吸控制系统不稳定或受到抑制,快速动眼睡眠期（rapid eye movement sleep period,REM）占优势,同时低氧情况使早产儿对化学感受器反应性更低,以及咽部刺激或咽反射、颈部的屈曲等因素使早产儿易出现呼吸暂停（呼吸暂停时间>20 秒,心率<100 次/分或发绀）。呼吸暂停的发作随胎龄下降其发生率上升。肺必须发育到小管末期相当于胎龄 24 周的早产儿才有可能存活,磷脂酰甘油值（PG）是肺成熟的重要标志。肺泡表面活性物质（pulmonary surfactant,PS）是决定早产儿能否存活的主要因素之一,PS 缺乏可能会导致呼吸窘迫综合征（neonatal respiratory distress syndrome,RDS）,也称新生儿肺透明膜病（hyaline membrane disease of the newborn,HMD）,生后不久患儿即可出现呼吸急促、三凹征、鼻扇、呻吟和发绀等症状,其胸片典型表现为肺透亮度降低、不同程度肺萎陷和支气管充气征。

2. 循环系统 早产儿动脉导管（patent ductus arteriosus,PDA）开放较为常见,但与足月儿有所不同的是 PDA 的持续存在与早产儿许多其他并发症密切相关,易引起肺水肿、呼吸衰竭、喂养不耐受、心力衰竭等。早产儿血压偏低,与出生体重相关,收缩压一般在 45 ~ 65mmHg,平均动脉压应高于孕周数值。心电图右室占优势。

3. 消化系统 早产儿在缺氧、喂养不当、胎龄等单因素或多因素作用下可导致坏死性小肠结肠炎（necrotizing enterocolitis,NEC）,多发生在经口喂养的第 7 ~ 14 天。胎龄愈小吸吮能力愈弱,吞咽能力亦差,必要时可通过鼻饲完成肠内营养,但亦须注意吸吮能力的锻炼。非营养性吸吮可促进早产儿胃肠道激素的增加使早产儿的消化能力逐步增强。早产儿胃肠道动力弱,易发生呛咳、呕吐、胃食管反流、喂养不耐受等情况。肝脏的不成熟,葡萄糖醛酸转移酶不足,对胆红素代谢能力的不足,故与足月儿相比早产儿黄疸持续的时间更长、程度更重,易发生核黄疸;肝功能的不完善、维生素 K 缺乏及凝血因子合成少,易发生出血;此外,由于肝糖原存储不足、蛋白质合成能力差,易出现低血糖和低蛋白血症。

4. 神经系统 早产儿神经系统发育的成熟度与胎龄密切相关,胎龄愈小原始反射愈不完全,如拥抱反射不明显,四肢肌张力低,咳嗽、吸吮、吞咽反射均差。其对皮层下中枢抑制弱、神经兴奋性高,易出现惊跳和抖动。此外,由于早产儿的脑室管膜下存在丰富的胚胎生发层,易发生脑室周围-脑室内出血。

5. 体温调节 早产儿体表面积相对较大,体表面积(M²)与体重(kg)的比例成人为25.0,早产儿为87.0,极低出生体重儿高达140.0,早产儿头部面积占整体面积20%,因此散热快,同时肺呼吸、心输出量和氧摄取的代偿能力有限,皮下脂肪薄,特别是棕色脂肪少,脂肪和碳水化合物储备少,造成产热不足,这些因素均易使早产儿出现体温不升。同时因汗腺发育不成熟,当外界环境温度过高时亦可发生体温过高。

6. 免疫系统　早产儿皮肤薄嫩易损伤,免疫球蛋白IgG在母亲孕32周后才能传递给胎儿,所以早产儿通过胎盘从母体获得的IgG含量很少,加上自身抗体合成不足、补体系统内C_3浓度低、细胞的吞噬功能不成熟使早产儿对各种感染的抵抗非常弱,易发生败血症、NEC、感染性肺炎等。

7. 血液系统　早产儿的血容量85~110ml/kg。体重越小,生后生理性贫血出现越早、程度越重、持续时间越长,6周后的血红蛋白可降至70~100g/L。血小板数值亦低,易发生出血。维生素D储备亦低,易发生佝偻病。

8. 泌尿系统　早产儿肾的浓缩功能较差,排钠增多,容易出现低钠血症;葡萄糖的阈值较低,容易出现糖尿;肾脏排氯、磷酸盐、氢离子和产氨能力差,HCO_3^-重吸收和生成差,故易发生酸中毒。

(三)护理

早产儿各器官系统发育不成熟,对外界环境适应能力差,需要得到系统而规范的管理和照护来提高其生存质量。

1. 呼吸管理　早产儿易发生缺氧、呼吸暂停、呼吸窘迫综合征等并发症。早产儿取仰卧位时,肩下垫软枕,避免颈部屈曲或仰伸过度以降低气道阻塞危险,利于呼吸。研究表明俯卧位可以改善动脉氧分压和肺顺应性,增加潮气量,降低能量消耗,增加胸廓的协调性。有缺氧症状时,可给予吸氧,吸氧浓度和时间根据缺氧的程度和用氧的方式来定,维持血氧饱和度(SpO_2)在88%~93%,不能超过95%,并根据监测结果和病情及时调整吸氧浓度,避免发生早产儿视网膜病(retinopathy of prematurity,ROP)。呼吸暂停者即给予弹足底、托背刺激恢复自主呼吸,必要时吸氧、面罩球囊加压给氧处理,如呼吸暂停频繁发作(>2~3次/时)应考虑持续气道正压通气(continuous positive airway pressure,CPAP)、气管插管辅助呼吸,并注意有无感染发生。

2. 环境与保暖　避免环境温度的波动。早产儿的体温调节中枢发育不完善,棕色脂肪少,四肢常呈伸展状态,与足月儿相比暴露的体表面积更大,易于散热,同时汗腺发育不成熟、缺乏寒冷发抖反应,其

体温容易随环境温度的变化而变化,而且常因寒冷发生硬肿症,严重时可发生肺出血。根据患儿的胎龄、日龄、体重和病情选择合适的保暖措施,在对早产儿进行暴露性操作时需在远红外辐射台上进行。早产儿的室温一般控制在24~26℃,相对湿度55%~65%。

3. 合理喂养　早产儿的吸吮-呼吸-吞咽不协调,有效的吸吮和吞咽34~36周才能成熟,经口喂养时经常会出现口唇发绀、SpO_2下降等情况,此时应暂停喂奶休息片刻,待患儿充分呼吸、面色转红、SpO_2恢复后再继续哺喂。注意观察有无频繁呕吐、胃潴留、奶量不增或减少、腹胀(24小时腹围增加>1.5cm)等喂养不耐受情况发生,警惕急性坏死性小肠炎的发生。喂养方式最好为经口喂养,喂奶时不宜过快,喂奶时和奶后采取斜坡卧位和右侧卧位,以免发生误吸和胃食管反流。极低、超低出生体重儿可采用微量喂养的方式。吸吮能力差和吞咽不协调者可用鼻饲喂养,每次鼻饲前要抽取胃内容物,观察残余奶的量、颜色、性质,如果出现含绿色胆汁样物质,应暂停喂养并考虑有无外科问题,如出现咖啡样物质,应考虑有无胃肠道黏膜损伤或吞咽血性羊水等问题的发生。

4. 预防感染　早产儿因其体液免疫和细胞免疫发育不成熟,来自母亲的抗体少,且皮肤的屏障功能不成熟,长期住院接受频繁的侵入性操作和广谱抗生素的应用,可发生感染性肺炎、败血症、坏死性小肠结肠炎等。近年真菌感染亦有增高趋势。院内感染的控制以预防为主,在严格执行新生儿科消毒隔离制度的基础上重视工作人员手卫生、早产儿皮肤黏膜微小病灶的处置、感染症状早期的非特异表现、血常规的监测等。

5. 脑损伤的防治　脑损伤的早期常无明显的临床表现而易被忽视,除依赖影像学检查外,需加强病情观察。通过避免环境温度的波动、保持患儿安静和体温稳定,维持血压和血气分析在正常范围内,操作集中进行、尽量减少创伤性操作,控制输液速度和输入量、避免血渗透压升高等措施维持其内外环境的稳定,改善脑循环,保证正常脑血流动力学,减少颅内出血和对脑白质的损伤。

6. 早产儿视网膜病(ROP)的预防　引起ROP的根本原因是视网膜发育不成熟,发生率与胎龄和出生体重成反比。防止早产儿ROP的关键在于合理用氧,尽量降低吸氧浓度、缩短吸氧的时间,吸入氧浓度>40%者ROP的发病率明显增加,使用空氧混合仪可以精确调节吸入氧浓度并减少纯氧的吸入。在生后4周或矫正胎龄32周即可开始进行ROP筛查。

7. 听力筛查 早产儿容易出现各种并发症,这会影响早产儿听力,应在生后的 3 天、30 天常规应用耳声发射进行听力筛查,如果筛查未通过,需做脑干诱发电位检查,做到早发现、早治疗。

8. 发育支持护理 是指以患儿和家长为中心,由专业医师、护理人员、营养师、治疗师等共同参与的医护行为,旨在通过减少医疗环境因素对神经系统发育的不良影响,促进患儿疾病恢复、生长发育、自我协调能力,从而改善患儿的最终预后。具体内容可能是单一措施或多种措施的综合,包括控制病房光线、减少噪音刺激、为患儿提供舒适和正确的体位、减少疼痛刺激、合理安排操作和护理、鼓励父母参与照顾患儿、协助建立亲子关系等。

(张玉侠)

第四节　新生儿窒息

【概述】

新生儿窒息(asphyxia of newborn)是指胎儿因缺氧发生宫内窘迫或娩出过程中引起的呼吸、循环障碍;或者指新生儿娩出 1 分钟内无呼吸或仅有不规则、间歇性、浅表呼吸者,是新生儿最常见的症状,也是新生儿死亡和致残的主要原因。根据世界卫生组织的统计数字表明,每年 400 万新生儿死亡中约有 100 万死于新生儿窒息,即新生儿窒息导致的死亡已经占到了新生儿死亡的 1/4。

【临床特点】

凡能使胎儿或新生儿血氧浓度降低的任何因素都可引起窒息,发病机制主要为母体与胎儿间血液循环和气体交换障碍,导致新生儿呼吸衰竭继而引起循环、中枢神经、消化系统和代谢方面的改变。常见病因见表 11-4-1。

早期有胎动增加,胎儿心率增快,≥160 次/分;晚期胎动减少甚至消失,胎心率变慢或不规则,<100 次/分,羊水被胎粪污染呈黄绿或墨绿色,应考虑胎儿宫内窒息。

新生儿 Apgar 评分(Apgar score)用以判断有无新生儿窒息及窒息的严重程度,是以出生后一分钟内的心率、呼吸、肌张力、喉反射及皮肤颜色 5 项体征为依据。每项 0~2 分,满分 10 分,属正常新生儿。临床上根据生后 1 分钟的 Apgar 评分(表 11-4-2)将窒息分为轻、重两类:

表 11-4-1　引起新生儿窒息的常见因素

分类	常见因素
母亲因素	孕母缺氧:呼吸功能不全、严重贫血、CO 中毒等 胎盘-脐带循环障碍:充血性心脏病、妊娠期高血压疾病、特发性高血压、慢性肾炎、低血压、糖尿病、过期妊娠等 孕母年龄>35 周岁,吸毒、吸烟或被动吸烟史
分娩因素	脐带并发症:脐带脱垂、脐带打结、绕颈等 难产:各种手术助产,如产钳、臀位、胎头吸引不顺利、剖宫产、滞产、急产、产程延长 分娩时不恰当使用镇静剂、镇痛剂使新生儿呼吸中枢受抑制
胎儿因素	早产、胎儿生长受限;呼吸道梗阻;呼吸中枢受抑;各种畸形;羊水或胎粪吸入;宫内感染或宫内失血所致神经系统受损

表 11-4-2　Apgar 评分法

体征	0	1	2
心率	无	小于 100 次/分	大于 100 次/分
呼吸	无	慢,不规则	规则,啼哭
肌张力	瘫软	四肢略屈曲	活动活跃
反射	无反应	皱眉	哭声响亮
皮肤颜色	青紫、苍白	躯干红润、四肢青紫	全身红润

1. 轻度窒息 出生时 Apgar 评分 4~7 分,抢救好转后和出生后 5 分钟再评,有利于估计疗效和预后。

2. 重度窒息 出生时 Apgar 评分 0~3 分,抢救好转后和出生后 5 分钟再评,如 5 分钟评分仍低于 6 分者,新生儿神经系统受损的风险较大。

【治疗原则】

按照 A、B、C、D、E 步骤进行及时复苏:

1. A=畅通气道(air way) 新生儿生后即放在辐射保暖台上,快速擦干头部及全身,摆好体位,使颈部轻微仰伸,立即吸尽口、咽、鼻黏液。

2. B=建立呼吸(breathing) 触觉刺激,拍打足底或摩擦背部来促进新生儿呼吸出现。触觉刺激后如出现正常呼吸,心率>100 次/分钟,肤色红润或仅手足青紫可予观察。如无自主呼吸建立或心率<100 次/分钟,应立即用复苏气囊进行面罩正压给氧,面罩应密闭遮盖口鼻,通气频率 40~60 次/分钟,压力以可见胸部起伏和听诊呼吸音正常为宜。15~30 秒后再评估,如心率>100 次/分钟,出现自主呼吸可予观察;如无规律性呼吸或心率<100 次/分钟,需进行气管插管正压通气。

3. C=维持循环(circulation) 气管插管正压通气 30 秒后,心率<60 次/分钟或心率 60~80 次/分钟不再增加,应继续正压通气并同时行胸外心脏按压。可采用双拇指法或中、示指法(图 11-4-1),按压部位见图 11-4-2。按压频率每分钟 120 个动作(即 90 次心脏按压,30 次正压通气),按压深度为胸廓前后径的 1/3。

4. D=药物(drug) 药物包括肾上腺素、血容量扩充剂和碳酸氢钠。

5. E=评价(evaluation) 评价贯穿新生儿窒息复苏整个过程,通过呼吸、心率、肤色的不断评估,采取相应的处理措施。

【护理评估】

1. 评估患儿心率、呼吸,有无喘息状呼吸,有无呼吸暂停的发生,心律是否规则,有无心率次数<60 次/分。观察患儿对外界刺激的反应,是否有肌张力松弛的表现。面部皮肤是青紫还是苍白,口唇有无暗紫。在复苏过程中评估患儿的上述症状有无好转的趋势。

2. 了解实验室检查尤其是血气分析结果,根据 PaO_2、$PaCO_2$ 以及 pH 来指导临床治疗护理。

3. 评估家长对本病各项护理知识的了解程度及需求。

【护理措施】

1. 复苏时的护理配合 新生儿窒息的复苏应由

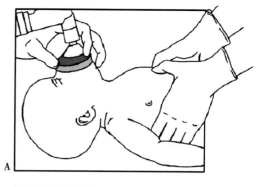

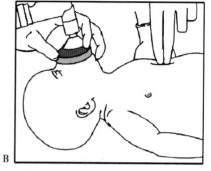

图 11-4-1 胸外心脏按压手图

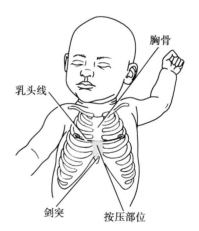

图 11-4-2 按压部位图

产科及新生儿科医师、护士共同合作进行。估计胎儿娩出后有窒息危险时,应充分作好准备工作,包括人员、仪器、物品等。严格按照 A→B→C→D→E 步骤进行,顺序不能颠倒。复苏过程中严密进行心电监护。

2. 温度管理

(1)保温:根据情况因地制宜使用提高室温、袋鼠式保暖、预热包被、辐射保温台等保暖措施。对于孕周<28 周或体重<1500g 的新生儿,生后不擦干,颈部以下放入塑料袋或用塑料包裹,放于辐射保温台并进行复苏或观察。对孕周<28 周的早产儿,产房的温度应保持至少 26℃。

(2)避免高温:缺血时及缺血后高体温与脑损

伤有关,需要复苏的新生儿应以达到体温正常为目的,避免医源性体温过高。

3. 用氧护理 足月儿出生后复苏用正压通气时,开始用空气而不是100%氧。如果在有效通气的情况下心率不增加或氧饱和度增加不满意,再考虑应用高浓度氧。<32周的早产儿用空气复苏不能达到要求的氧饱和度,应用空氧混合仪并在氧饱和度的指导下进行调节,开始用低浓度的氧,然后根据氧饱和度调整氧浓度。避免用氧过高对早产儿视网膜的损害。

4. 病情监测 持续进行氧饱和度、心率、血压、血细胞比容、血糖、血气分析及血电解质等指标的监测。复苏后尤其要定时监测血糖,维持血糖60~80mg/dl,防止低血糖脑损伤。

【健康教育】

窒息新生儿可能有多器官功能损害的危险,应及时对脑、心、肺、肾及胃肠等器官功能进行监测,早期发现异常并适当干预,告知患儿家长可能的并发症,定期进行随访治疗,以减少窒息后的死亡率和伤残率。

(张玉侠)

第五节　新生儿黄疸

【概述】

新生儿黄疸(neonataljaundice)是胆红素(大部分为未结合胆红素)在体内积聚而引起,其原因很多,有生理性和病理性之分。它可以是新生儿正常发育过程中出现的症状,也可以是某些疾病的表现,严重者可致中枢神经系统受损,产生胆红素脑病,引起死亡或严重后遗症。因此,新生儿出现黄疸,应辨别是生理性黄疸还是病理性黄疸,尽快找出原因,及时治疗,加强护理。

【临床特点】

1. 新生儿胆红素代谢特点

(1)胆红素生成较多:新生儿每天生成胆红素约8~10mg/kg,而成人仅为3.8mg/kg。其原因是:①胎儿期处于氧分压偏低的环境,故生成的红细胞数较多,出生后环境氧分压提高,红细胞相对过多、破坏亦多;②胎儿血红蛋白半衰期短,新生儿红细胞寿命比成人短20~40天,形成胆红素的周期缩短;③其他来源的胆红素生成较多,如来自肝脏等器官的血红素蛋白(过氧化氢酶、细胞色素P450等)和骨髓中无效造血(红细胞成熟过程中有少量被破坏)的胆红素前体较多。

(2)运转胆红素的能力不足:刚娩出的新生儿常有不同程度的酸中毒,影响血中胆红素与白蛋白的联结,早产儿白蛋白的数量较足月儿低,使运送胆红素的能力不足。

(3)肝功能发育未完善:①新生儿肝细胞内摄取胆红素必需的Y、Z蛋白含量低,5~10天后才达成人水平。②形成结合胆红素的功能差,即肝细胞内脲苷二磷酸葡萄糖醛酸基转移酶(UDPGT)的含量低且活力不足(仅为正常的0~30%),不能有效地将脂溶性未结合胆红素(间接胆红素)与葡萄糖醛酸结合成水溶性结合胆红素(直接胆红素);此酶活性在一周后逐渐正常。③排泄结合胆红素的能力差,易致胆汁淤积。

(4)肠肝循环的特性:初生婴儿的肠道内细菌量少,不能将肠道内的胆红素还原成粪胆原、尿胆原;肠腔内葡萄糖醛酸酶活性较高,能将结合胆红素水解成葡萄糖醛酸及未结合胆红素,后者又被肠吸收经门脉而达肝脏。

由于上述特点,新生儿摄取、结合、排泄胆红素的能力仅为成人的1%~2%,因此极易出现黄疸,尤其当新生儿处于饥饿、缺氧、胎粪排出延迟、脱水、酸中毒、头颅血肿或颅内出血等状态时黄疸加重。

2. 新生儿黄疸的分类

(1)生理性黄疸:由于新生儿胆红素代谢特点,约50%~60%的足月儿和>80%的早产儿于生后2~3天内出现黄疸,4~5天达高峰;一般情况良好,足月儿在2周内消退,早产儿可延到3~4周。实验室检查血清胆红素主要是未结合胆红素增高,足月儿24小时内<102.6μmol/L(6mg/dl),48小时内<153.9μmol/L(9mg/dl),72小时内<220.6μmol/L(12.9mg/dl)。早产儿24小时内<136.8μmol/L(8mg/dl),48小时内<205.2μmol/L(12mg/dl),72小时内<256.5μmol/L(15mg/dl),红细胞、血红蛋白、网织细胞都在正常范围。尿中无胆红素或过多的尿胆原,肝功能正常。

(2)病理性黄疸:常有以下特点:①黄疸在出生后24小时内出现;②黄疸程度重,血清胆红素>205.2~256.5μmol/L(12~15mg/dl),或每天上升超过85μmol/L(5mg/dl);③黄疸持续时间长(足月儿>2周,早产儿>4周);④黄疸退而复现;⑤血清结合胆红素>26μmol/L(1.5mg/dl)。对病理性黄疸应积极查找病因,引起病理性黄疸的主要原因有:

1)感染性:

①新生儿肝炎：大多为胎儿在宫内由病毒感染所致，以巨细胞病毒最常见，其他为乙型肝炎、风疹、单纯疱疹、梅毒螺旋体、弓形虫等。感染可经胎盘传给胎儿或在通过产道分娩时被感染。常在生后 1～3 周或更晚出现黄疸，病重时粪便色浅或灰白，尿色深黄，患儿可有厌食、呕吐、肝轻～中度增大。

②新生儿败血症及其他感染：由于细菌毒素的侵入加快红细胞破坏、损坏干细胞所致。

2）非感染性：

①新生儿溶血症。

②胆道闭锁：目前已证实本症多数是由于宫内病毒感染所导致的生后进行性胆管炎、胆管纤维化和胆管闭锁。多在出生后 2 周始显黄疸并呈进行性加重；粪色由浅黄转为白色，肝进行性增大，边硬而光滑，肝功改变以结合胆红素增高为主。3 个月后可逐渐发展为肝硬化。

③母乳性黄疸：大约 1% 母乳喂养的婴儿可发生母乳性黄疸，其特点是非溶血性未结合胆红素增高，常与生理性黄疸重叠且持续不退，血清胆红素可高达 342μmol/L（20mg/dl），婴儿一般状态良好，黄疸于 4～12 周后下降，无引起黄疸的其他病因可发现。停止母乳喂养后 3 天，如黄疸下降即可确定诊断。目前认为是因为此种母乳内 β-葡萄糖醛酸酶活性过高，使胆红素在肠道内重吸收增加而引起黄疸；也有学者认为是此种母乳喂养患儿肠道内能使胆红素转变为尿、粪胆原的细菌过少所造成。

④遗传性疾病：红细胞 6-磷酸葡萄糖脱氢酶（G-6-PD）缺陷在我国南方多见，核黄疸发生率较高；其他如红细胞丙酮酸激酶缺陷病、球形红细胞增多症、半乳糖血症、$α_1$-抗胰蛋白酶缺乏症、囊性纤维病等。

⑤药物性黄疸：如由维生素 K_3、K_4、新生霉素等药物引起者。

【治疗原则】

1. 找出引起病理性黄疸的原因，采取相应的措施，治疗基础疾病。

2. 降低血清胆红素，给予蓝光疗法或换血疗法；提早喂养诱导正常菌群的建立，减少肠肝循环；保持大便通畅，减少肠壁对胆红素的再吸收。

3. 保护肝脏，不用对肝脏有损害及可能引起溶血、黄疸的药物。

4. 控制感染、注意保暖、供给营养、及时纠正酸中毒和缺氧。

5. 适当用酶诱导剂、输血浆和白蛋白，降低游离胆红素。

【护理评估】

1. 了解患儿胎龄、分娩方式、Apgar 评分、母婴血型、体重、喂养及保暖情况；询问患儿体温变化及大便颜色、药物服用情况、有无诱发物接触等。观察患儿的反应、精神状态、吸吮力、肌张力等情况，监测体温、呼吸、患儿皮肤黄染的部位和范围，注意有无感染灶、有无抽搐等。了解胆红素变化。

2. 了解实验室检查如血清胆红素等。

3. 心理社会状况　了解患儿家长心理状况，对本病病因、性质、护理、预后的认识程度，尤其是胆红素脑病患儿家长的心理状况和有无焦虑。

【护理措施】

1. 喂养护理　黄疸期间常表现为吸吮无力、食欲缺乏，应耐心喂养，按需调整喂养方式如少量多次、间歇喂养等，保证奶量摄入。

2. 光疗的护理　光疗时注意保护患儿安全。光疗前给患儿佩戴合适的眼罩，避免光疗对患儿视网膜产生毒性作用。注意观察患儿的全身情况，有无抽搐、呼吸暂停等现象的发生；观察患儿的皮肤情况，如出现大面积的光疗皮疹或青铜症，应通知医师考虑暂停光疗。光疗分解物经肠道排出时刺激肠壁引起肠道蠕动增加，因此光疗患儿大便次数增加，应做好臀部护理，预防红臀的发生。

3. 换血的护理　严格按照新生儿换血指征进行新生儿换血。术前核对换血知情同意书，并有家长签字。选择合适的血源。术前停奶一次，并抽出胃内容物以防止呕吐。选择合适的静动脉通路。换血过程中记录换血量，保证输入量和输出量的一致，注意观察患儿有无抽搐、呼吸暂停、呼吸急促等表现。换血后进行血生化的监测，观察黄疸程度和黄疸症状。

4. 病情观察　注意皮肤黏膜、巩膜的色泽，根据患儿皮肤黄染的部位和范围，估计血清胆红素的近似值，评价进展情况。注意神经系统的表现，如患儿出现拒食、嗜睡、肌张力减退等胆红素脑病的早期表现，立即通知医师，做好抢救准备。观察大小便次数、量及性质，如存在胎粪延迟排出，应予灌肠处理，促进粪便及胆红素排出。

5. 用药护理

（1）遵医嘱给予白蛋白和酶诱导剂。纠正酸中毒，以利于胆红素和白蛋白的结合，减少胆红素脑病的发生。

（2）合理安排补液计划，根据不同补液内容调节相应的速度，切忌快速输入高渗性药物，以免血-脑屏障暂时开放，使已与白蛋白联结的胆红素也进入脑组织。

【健康教育】

1. 使家长了解病情，取得家长的配合。

11

2. 若为母乳性黄疸,嘱可继续母乳喂养,如吃母乳后仍出现黄疸,可改为隔次母乳喂养逐步过渡到正常母乳喂养。若黄疸严重,患儿一般情况差,可考虑暂停母乳喂养,黄疸消退后再恢复母乳喂养。

3. 若为红细胞 G-6-PD 缺陷者,需忌食蚕豆及其制品,患儿衣物保管时勿放樟脑丸,并注意药物的选用,以免诱发溶血。

4. 发生胆红素脑病者,注意后遗症的出现,教育家长定期随访,给予康复治疗和护理。

(张玉侠)

第六节 新生儿呼吸窘迫综合征

【概述】

新生儿呼吸窘迫综合征(respiratory distress syndrome, RDS)又称新生儿肺透明膜病(hyaline membrane disease, HMD),系因肺表面活性物质不足以及胸廓发育不成熟导致,主要见于早产儿,也可能见于多胎妊娠、糖尿病母亲婴儿、剖宫产后、窒息等。肺外导致 RDS 的原因包括感染、心脏缺陷(结构或功能)、冷刺激、气道梗阻(闭锁)、低血糖、颅内出血、代谢性酸中毒、急性失血以及某些药物导致。新生儿期肺炎通常是因为细菌或病毒引起的呼吸窘迫,可以单发也可以合并 RDS。

【临床特点】

本病的发生主要是因为早产儿的肺还未发育成为足以完成气体交换功能的器官,早产儿肺结构和功能上的不成熟是 RDS 发生的主要原因。从功能上说,胎儿肺缺乏肺表面活性物质(pulmonary surfactant, PS)。PS 主要为 II 型上皮细胞产生,主要成分为卵磷脂和磷脂酰甘油等。胎儿在胎龄 22～24 周时产生,量不多,随着胎龄增长,逐渐产生增多,但是 II 型上皮细胞直到孕 36 周时才完全成熟。肺表面活性物质可以降低液体表面张力,保证肺泡和气道通畅,保证肺以较低的肺泡内压力保持均匀地张开。该物质缺乏时,吸气时肺泡充盈不均匀,呼气时肺泡不同程度塌陷。随着每次呼吸做功的增加,新生儿逐渐疲劳,每次呼吸时能够张开的肺泡越来越少,无法保证肺扩张,从而导致大面积的肺不张发生。随着肺逐渐不张,肺血管阻力增加,肺动脉高压,导致动脉导管和卵圆孔开放,右向左分流,缺氧严重,肺毛细血管通透性增高,血浆纤维蛋白渗出,形成肺透明膜,使缺氧酸中毒更加严重,造成恶性循环。

临床多见于早产儿,生后 4～6 小时内出现逐渐加重的呼吸困难,呼吸逐渐增快(>60 次/分)。婴儿表现出吸气凹陷-胸骨上、胸骨下、肋上缘、肋下缘、肋间隙,随后几小时,呼吸频率继续增快(到 80～120 次/分)。患儿伴有呻吟及鼻翼扇动。右向左分流时出现面色青紫,供氧也不能缓解。缺氧严重时四肢肌张力低下。听诊肺部呼吸音减低,吸气时可闻及细湿啰音。

本病 X 线有特征性表现。早期两侧肺野透亮度普遍减低,可见均匀分布的细小颗粒和网状阴影;支气管有充气征,严重时肺不张扩大至整个肺,肺野呈毛玻璃样,支气管充气征明显,肺野呈"白肺"(图 11-6-1)。血气分析显示 PaO_2 下降,$PaCO_2$ 升高,pH 降低。

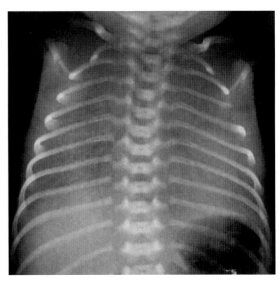

图 11-6-1 新生儿呼吸窘迫综合征 X 线变化:两肺野密度增高,呈"白肺",见支气管充气征,心脏及膈肌边缘不清

【治疗原则】

RDS 的治疗包括了早产儿需要的一切处理。相关处理措施包括:①外源性 PS 治疗;②保持足够的通气,保证氧合,可使用 CPAP(continuous positive airway pressure, CPAP)、头罩或呼吸机给氧;③保持酸碱平衡;④保持适中性温度环境;⑤保持足够的液体量摄入。

【护理评估】

1. 评估患儿是否有呼吸急促、呼气性呻吟、三凹征等呼吸困难的表现。观察患儿面色,有无口唇青紫等发绀的表现,是周围性青紫还是中央性青紫。

2. 了解 X 线检查及血气分析结果,评估患儿的疾病严重程度。

3. 评估家长对本病各项护理知识的了解程度及需求。

【护理措施】

1. 保持呼吸道通畅　气道内分泌物会影响气体流速，也可能堵塞管道，所以需要及时清除呼吸道分泌物，按需吸痰。吸痰时需要进行患儿的评估，有条件的情况下尽可能使用密闭式吸痰管，尤其对于吸痰时血氧、血压、心率容易波动的患儿，密闭式吸痰可以有效地稳定患儿的血氧饱和度，改善缺氧状态，增加患儿对吸痰的耐受性。吸痰的目的是保持气道通畅而不是保持支气管通畅，故吸痰管不应插入过深，当吸痰管超过气管插管末端时极易损伤气管隆突。应采用测量法预先确定吸痰管应插入的深度。吸痰时按照"由浅至深，先口后鼻"的原则。吸痰时间不超过 15 秒/次，吸引负压不应超过 100mmHg。吸痰前后提高氧浓度 10% ~ 15%，吸入 1 ~ 2 分钟，观察患儿面色及 SaO_2，防止发生缺氧。吸痰后安抚患儿至安静。

2. 体位护理　有利于患儿开放气道的体位是侧卧位或仰卧位，肩下垫毛巾卷使颈部轻微拉伸，使头部处于鼻吸气的位置，颈部过度拉伸或过度屈曲时都会导致气道直径变小。同时可以给患儿使用水床。

3. 持续气道正压通气（CPAP）的护理　放置鼻塞时，先清除呼吸道及口腔分泌物，清洁鼻腔。鼻部采用"工"型人工皮保护鼻部皮肤和鼻中隔。在 CPAP 氧疗期间，经常检查装置各连接处是否严密、有无漏气。吸痰时取下鼻塞，检查鼻部有无压迫引起皮肤坏死或鼻中隔破损等。每小时观察 CPAP 的压力和氧浓度，压力 4 ~ 8cmH_2O，氧浓度根据患儿情况逐步下调，当压力<4cmH_2O，氧浓度接近 21% 时，需考虑是否试停 CPAP。

4. 气管插管的护理　采用经口或经鼻插管法，妥善固定气管插管以避免脱管，每班测量并记录置管长度，检查接头有无松脱漏气、管道有无扭转受压。湿化器内盛蒸馏水至标准线刻度处，吸入气体用注射用水加温湿化，使吸入气体温度在 36 ~ 37℃，以保护呼吸道黏膜、稀释分泌物有利于分泌物排出。每次吸痰操作前后注意导管位置固定是否正确，听诊肺部呼吸音是否对称，记录吸痰时间、痰量、性状和颜色，必要时送检做痰培养。

5. 使用 PS 的护理　通常于出生后 24 小时内给药，用药前彻底清除口、鼻腔及气道内的分泌物，摆好患儿体位，再将 PS 放置暖箱内溶解、滴入，滴完后予复苏气囊加压通气，充分弥散，然后接呼吸机辅助通气，并严密监测血氧饱和度、心率、呼吸和血压变化。若患儿出现呼吸暂停、PaO_2 及心率下降应暂停注药，迅速予复苏囊加压给氧，注意压力不可过大以免发生气胸，使药液快速注入肺内，直至恢复稳定状。重新注药时须确定气管插管位置正确后再操作，使用后需记录 PS 批号。呼吸机辅助通气的患儿使用 PS 后需将呼吸机参数适当调整。

6. 保证营养和热量供给　按医嘱予以静脉全营养液治疗。采用 PICC 或者 UVC 输入，微量注射泵控制输入速度。加强巡视，防止 TPN 渗出而引起皮肤坏死。

7. 做好口腔护理　可采用无菌水进行口腔内清洁。严格执行消毒隔离规范，严格无菌操作。

【健康教育】

1. 向家长解释病情，缓解其紧张焦虑情绪。

2. NRDS 多发生在早产儿，护士应该在住院期间就教会家长早产儿喂奶、换尿布等基本的照护技能及注意事项，从而促进早产儿家庭照护的顺利过渡。

（张玉侠）

第七节　新生儿胎粪吸入综合征

【概述】

胎粪吸入综合征（meconium aspiration syndrome, MAS）是产前或产时发生的最常见的吸入性肺炎，病理改变为呼吸道的机械性阻塞和化学性炎症，同时伴有其他脏器损伤，多见于足月儿和过期产儿。产科处理及时可能可以减少 MAS 的整体发生率，但是尽管母婴照护水平不断提升，MAS 仍然是导致死亡或明显的短期和长期后遗症的危险因素。

【临床特点】

胎儿在宫内或分娩过程中吸入胎粪造成缺氧，肠道与皮肤血流量减少，迷走神经兴奋，致使肠壁缺血痉挛，肠蠕动增加，肛门括约肌松弛而排出胎粪。同时，缺氧使胎儿产生呼吸运动（喘息），将胎粪吸入气管内或肺内，或在胎儿娩出建立有效呼吸后，使其吸入肺内。

由于胎粪的机械性阻塞可导致部分肺泡因其小气道被较大胎粪颗粒完全阻塞，其远端肺泡内气体吸收,引起肺不张,使肺内分流增加,导致低氧血症;黏稠胎粪颗粒不完全阻塞部分肺泡的小气道,形成"活瓣",吸气时小气道扩张,使气体能进入肺泡,呼气时因小气道阻塞,气体不能完全呼出,导致肺气肿,肺泡通气量下降,引起 CO_2 潴留;如肺泡破裂则发生肺间质气肿、纵隔气肿或气胸。部分小气道内无胎粪,其肺泡的通换气功能代偿性增强。胎粪(主要成分是胆盐)可刺激局部引起化学性炎症,加重通-换气功能障碍。肺动脉高压严重缺氧和混合性酸中毒使肺动脉痉挛或其肌层增生(长期低氧血症),使肺动脉阻力增高,右心压力增加,导致卵圆孔水平的右向左分流;同时又可使处于功能性关闭或未闭的动脉导管重新或保持开放,导致导管水平的右向左分流,使低氧血症和混合性酸中毒进一步加重,形成恶性循环,即新生儿持续肺动脉高压。

羊水混胎粪是诊断 MAS 的前提。吸入少量和混合均匀的羊水者,可无症状或症状较轻;吸入大量黏稠胎粪者,可致死胎或生后不久死亡。一般常于生后开始出现呼吸急促(>60 次/分)、发绀、鼻翼扇动和吸气性三凹征等呼吸窘迫表现,少数患儿也可出现呼气性呻吟。

胸部 X 线片表现为肺斑片影伴肺气肿,由于过度充气而使横膈平坦;重症者可出现大片肺不张、继发性肺损伤或继发性 PS 缺乏所致的肺萎陷表现;可并发纵隔气肿、气胸等。动脉血气分析显示有低氧血症、高碳酸血症和代谢性或混合型中毒。

【治疗原则】

对病情较重、肌张力低且生后不久的 MAS 患儿,可气管插管进行吸引,以减轻 MAS 的严重程度和预防新生儿持续性肺动脉高压。根据缺氧程度选用鼻导管、面罩或机械通气等给氧方式。及时纠正缺氧,改善循环,以预防和纠正代谢性酸中毒。对有继发细菌感染者,根据血、气管内吸引物细菌培养及药敏结果应用抗生素,不主张预防性应用抗生素。如发生气胸,应紧急胸腔穿刺抽气。

【护理评估】

1. 评估患儿有无发绀、呻吟、鼻翼扇动、三凹征和明显的气促,呼吸浅而快等呼吸困难的表现,听诊是否可闻及啰音,评估患儿的指甲、皮肤或者是脐带

有无被胎粪污染而发黄的表现。评估患儿有无四肢末梢灌注不足、尿量减少等循环不足的表现。

2. 了解患儿的 X 线片表现及血气分析等辅助检查结果。

3. 评估患儿家长对本病各项护理知识的了解程度及需求。

【护理措施】

1. 清理呼吸道　患儿入院后必须首先彻底清理呼吸道。先吸尽口鼻腔的污染羊水和黏液,然后经口气管插管,吸出气管内的污染羊水,再通过气管插管从气管内注入 37℃ 无菌生理盐水 0.5～1ml,加压给氧 30 秒,变换体位进行背部叩击振动肺部,用吸引器吸出冲洗液,如此反复至冲洗干净。如果尚未清除呼吸道,尽量不予气道加压通气,因为胎粪吸入后先停留在大气道,如果先予正压通气,胎粪会进入小气道,引起气道阻塞及肺内化学性炎症。

2. 机械通气过程的气道护理　掌握正确的翻身、叩背、吸痰方法。翻身、叩背、吸痰时 2 人同时进行操作配合,注意各管道连接,防止出现导管脱管、移位、打折、堵塞等现象。翻身时动作轻柔,保持头、颈和肩在一条直线上活动,使气道通畅。吸痰前先叩背 2～5 分钟,叩背时用软面罩叩击,叩背同时一手固定患儿头颈部,以减少头部晃动。

3. 病情观察　使用多功能心电监护仪,监测患儿心率、呼吸、血压、 SaO_2 变化。密切观察患儿呼吸频率、节律、深浅度、胸廓起伏状态,自主呼吸与呼吸机是否同步。MAS 合并新生儿持续性肺动脉高压患儿由于严重缺氧、酸中毒和正压通气等综合因素使心肌功能受损,易发生低血压甚至休克,因此,除每小时监测生命体征外,需密切观察足背动脉搏动、四肢末梢灌注、尿量等循环系统症状。注意保暖,将患儿放置辐射床上,使体温稳定于 36.3～37.2℃,防止体温波动过大,加重心血管功能紊乱。

【健康教育】

1. 向患儿家长解释病情,缓解其紧张焦虑情绪。

2. 教会患儿家长护理新生儿的方法,促进亲子关系的建立。

(张玉侠)

第八节　新生儿感染性肺炎

【概述】

感染性肺炎(infectious pneumonia)是新生儿常见疾病,也是引起新生儿死亡的重要病因,据统计,

围产期病死率可达 5%～20%,可发生于宫内、分娩过程中或出生后,可由细菌、病毒或霉菌等不同病原体引起。

【临床特点】

宫内感染性肺炎(先天性肺炎)是一个严重疾病,系通过羊水或血行传播发病,其病理变化广泛,临床表现与出生后肺炎不同,常与产科因素密切相关。宫内感染的途径包括吸入污染的羊水,羊膜早破24小时以上或绒毛膜羊膜炎污染羊水。孕母阴道内的细菌(如李斯特菌、B族链球菌、金黄色葡萄球菌等)和真菌、病毒、支原体、衣原体等上行感染羊膜,胎儿吸入污染的羊水而产生肺炎。产时感染性肺炎系胎儿在分娩过程中吸入孕母阴道内被病原体污染的分泌物而发生肺炎,或因断脐引发血行感染。产后感染性肺炎发生率最高,通过接触、血行、医源性传播,病原体可以是细菌,以金黄色葡萄球菌、大肠埃希菌为多见。病毒以呼吸道合胞病毒、腺病毒感染多见,见于晚期新生儿。

肺炎时,由于气体交换面接触减少和病原体的作用,可发生不同程度的缺氧和感染中毒症状,如低体温、反应差、昏迷、抽搐以及呼吸、循环衰竭。可由毒素、炎症细胞因子、缺氧及代谢紊乱、免疫功能失调引起。产前感染性肺炎新生儿出生时常有窒息史,复苏后呼吸快,常伴呻吟、憋气,呼吸暂停,体温不稳,黄疸等,约半数可有啰音,呼吸音粗糙或减低。严重病例出现发绀、呼吸衰竭。分娩时的感染须经过一定潜伏期才发病。产后感染性肺炎可以有发热、少吃、反应低下等全身症状。呼吸系统表现有咳嗽、气促或呼吸不规则、鼻翼扇动、发绀、三凹征、湿啰音、呼吸音降低等。

X线常见表现为:①两肺广泛点状浸润影;②片状、大小不一、不对称的浸润影,常伴有肺气肿、肺不张;③两肺弥漫性模糊影,阴影密度深浅不一,以细菌性感染较多见;④两肺门旁及内带肺野间质索条影,可伴散在的肺部浸润及明显肺气肿及纵隔疝,以病毒性肺炎较多见。细菌培养、病毒分离和荧光抗体、血清特异性抗体检查有助于病原学诊断。

【治疗原则】

1. 氧气疗法　维持 PaO_2 在 6.65 ～ 10.7kPa (50 ～ 80mmHg),用氧需先加温、湿化后供给。当肺炎伴Ⅰ型呼吸衰竭用持续呼气末正压给氧(CPAP),病情严重或Ⅱ型呼吸衰竭作气管插管和机械通气。雾化吸入、定期翻身拍背,及时吸净口鼻分泌物,保持呼吸道通畅。

2. 胸部物理治疗　包括体位引流、胸部叩击/震动。体位引流:根据重力作用的原理,通过改变体位的方法,促使肺部分泌物从小支气管向大的支气管方向引流。体位引流适用于呼吸道分泌物多及肺不张的患儿,每2小时更换体位一次。俯卧位有利于肺

扩张及分泌物引流,改善氧合。胸部叩击是应用无创性的叩击器或医护人员的手指手掌紧贴患儿胸壁(手指方向与肋间平行)。在新生儿呼气时,通过上肢和肩部肌肉有节奏的紧缩,引起手掌的震动,促使分泌物排出,创伤比叩击小,效果相似。

3. 抗病原体治疗　细菌性肺炎可参照败血症选用抗生素,静脉给药疗效较佳。原则上选敏感药物,但肺炎的致病菌一时不易确定,因此多采用青霉素类和头孢菌素。

4. 供给足够的营养及液体　喂奶以少量多次为宜。供应热量不足,可予静脉营养。输液勿过多过快,以防心力衰竭、肺水肿。

5. 对症治疗　脓气胸时立即抽气排脓或胸腔闭式引流。

【护理评估】

1. 了解患儿出生时有无窒息史,评估患儿生后有无呻吟、憋气,呼吸暂停等呼吸系统不良表现,听诊肺部有无啰音,评估患儿的精神状态,有无反应低下的表现,评估患儿的体温,有无低体温或高热的出现。

2. 了解X线结果以及药敏实验结果。

3. 评估家长对本病各项护理知识的了解程度及需求。

【护理措施】

1. 保暖　保持室温在 24 ～ 26℃,相对湿度在 55% ～ 65%。保证患儿体温处于正常范围。

2. 保持呼吸道通畅　使患儿采取侧卧位,头偏向一侧,利于呼吸道分泌物的排出。肺炎患儿呼吸道黏膜充血、渗出,加之新生儿气管狭窄、血管丰富,很容易被分泌物阻塞,引起窒息。吸痰时动作要轻柔,以免损伤呼吸道黏膜,吸痰时如果患儿痰液黏稠,不易吸出,可轻轻叩背,通过振动,促进痰液排出。叩击应在喂养或吸痰前30 ～ 45 分钟改变体位后进行,操作时可适当提高 FiO_2 10% ～ 15%,持续时间不超过 10 分钟。叩击器边缘均要接触胸壁,以免漏气。叩击速度为 100 ～ 120 次/分,每次提起叩击器 2.5 ～ 5cm,每次叩击 1 ～ 2 分钟,每部位反复6 ～ 7 次。当叩击震动治疗出现呼吸困难、发绀、呼吸暂停、心动过缓时应停止叩击,予吸痰、吸氧,待症状消失后再予叩击。但下列情况下不宜进行:①机械通气的前48 ～ 72 小时内及极低出生体重儿;②应用呼吸机高氧、高通气时,此操作会影响通气效果;③胃管喂养后30 分钟内。

3. 雾化吸入的护理　对新生儿肺炎的患儿行雾化吸入,在雾化液中加入支气管扩张剂及相应的抗生素,使药随吸气吸到较深的终末支气管及肺泡,对

消炎、止咳化痰、湿润气道有较好的效果,并可解除支气管痉挛,改善通气功能,起到较好的治疗作用,有利于痰液吸出。

4. 吸氧的护理 患儿出现呼吸急促或呼吸困难,偶有呼吸暂停、面色发绀或苍白,立即给予氧气吸入,随时观察缺氧改善情况,如呼吸、面色及口唇情况。

5. 输液的护理 按治疗方案有次序地输入液体,液体量要准确。输液要采用输液泵控制速度,不可过快或过慢,过快易造成肺炎患儿循环血量突然扩大,而导致心力衰竭和肺水肿,过慢液体量不能保证。

6. 合理喂养 新生儿热量储备低,在病理情况下,反射及反应低下,食欲及胃纳功能低下,进乳少,同时,病理情况下的机体热量消耗很快,易造成患儿低血糖及低蛋白血症。为了供给足量营养和水分,增强机体抵抗力,可根据情况采用经口喂养,口服时注意呛咳和溢奶情况,如病情严重、吞咽反射差、拒乳或呛咳严重,应给予管饲,逐渐增加奶量,到恢复期,每次喂奶可30~50ml,每3小时1次,喂奶后轻轻叩背,使胃中空气排出,以免发生溢奶。

7. 用药护理 重症肺炎心力衰竭使用洋地黄制剂时,心率<100次/分时应停止使用,每次服药前应听诊心率做好记录,注意观察洋地黄制剂的不良反应,包括对小便量的观察,有无呕吐、心律失常等。其他保护心肌的药物(如磷酸肌酸钠)等应按时使用,且宜采用微泵缓慢输入。

8. 对症护理 要做好各项护理,如脐部和臀部护理、口腔护理、皮肤护理,并注意预防并发症。肺炎患儿反应低下,应经常给患儿更换体位,以免肺不张。常用温水洗臀部及受压部位,保持皮肤清洁。每天洗澡后,用乙醇棉球擦洗脐部,预防感染,长期使用抗生素,患儿易出现鹅口疮,需用制霉菌素甘油涂口腔,每天4~6次,直至愈合。

【健康教育】

1. 教育家长实行良好的手卫生,预防交叉感染。做好婴儿的日常生活护理。

2. 清洁婴儿的床单位、玩具、经常玩耍的区域;婴儿的个人物品不被共享(如被子、瓶子、奶嘴)等。

3. 适当限制家庭的拜访者,避免去人群密集地。

（张玉侠）

第九节　新生儿肺出血

【概述】

新生儿肺出血(pulmonary haemorrhage)指肺的大量出血,至少影响2个肺叶,常发生在一些严重疾病的晚期。临床明显的肺出血每1000例活产儿中发生1~12例。高危人群例如早产儿以及小样儿发生率较高,每1000例中发生50例,有研究报道尸体解剖发现肺出血可达到68%,生后第1周死亡的患儿中19%是重度肺出血,大部分发生于生后2~4天。

【临床特点】

肺出血发生机制尚未阐明,是多种原因综合作用的结果。可能与缺氧、感染、寒冷损伤以及早产等因素有关。

30%~50%患儿出生有窒息史,很多伴有宫内窘迫史。症状体征根据原发性疾病的不同而异,肺出血的表现基本相似,肺部出现湿啰音时发生肺出血的可能性大,50%患儿从鼻孔或口腔流出或喷出血性分泌物,或于气管插管内发现泡沫样血性液,患儿体温大多不升。

X线可见广泛分布的斑片状阴影,密度均匀,大小不一;肺血管淤血影,肺门血管影增宽,有时肺呈较粗的网状影,大量出血时两肺可呈白肺;心脏增大,左心室增大明显;肺部如有原发性疾病可表现出

不同的影像。实验室检查主要包括:①周围血象:出血前可能出现红细胞增加,血小板计数大多低于100×10⁹/L;②血气分析:常见混合性酸中毒,单纯呼吸性酸中毒较少,可出现PaO_2下降及$PaCO_2$上升;③怀疑感染时应进行血培养、痰培养等检查。

【治疗原则】

预防原发性疾病是有效的方法。治疗肺出血应及早,有发生肺出血的危险时应严密观察呼吸频率,听诊肺部情况。

1. 正压通气同时气管内使用止血药物 肺出血时应于清除气道分泌物后滴入巴曲酶0.2U,复苏囊加压给氧30秒促使药物弥散,同时以巴曲酶0.5U静注。提高呼吸机参数,FiO_2提高到60%~80%,呼吸频率40次/分,吸气峰压(PIP)提高到25~30cmH_2O,呼气末正压(PEEP)提高到5~7cmH_2O,无改善可提高至8~9cmH_2O,常频呼吸机使用下无改善需改用高频通气,根据血气分析结果以及患儿的临床表现调整平均气道压(MAP),当PaO_2稳定在50mmHg以上时逐渐降低呼吸机参数。气管插管内不见血性分泌物、肺部啰音消失、X线摄片肺部情况好转,可逐渐撤离呼吸机过渡到CPAP。

2. 补充血容量 采用容量复苏来纠正血流动力

学方面的不稳定,出血致贫血者可输注新鲜血,每次 10ml/kg,维持血细胞比容 0.45 以上。

3. 纠正酸中毒　改善通气及扩容之后,可采用碳酸氢钠进行纠酸,2~4ml/kg 通常维持 4 小时。

4. 心脏超声检查　可确定心室功能、是否需要使用血管活性药物、有无 PDA 存在、考虑是否需要使用药物或外科手术关闭 PDA。

5. 原发疾病的治疗　如感染引起的肺出血,应加强抗生素治疗,同时辅以免疫治疗,输注丙种球蛋白等。

【护理评估】

1. 评估患儿有无缺氧、感染、硬肿或早产等病史,评估患儿反应,是否有面色苍白、发绀、四肢冷等全身症状,评估患儿有无呼吸困难、呻吟、三凹征、呼吸暂停等呼吸系统表现,评估患儿的经皮氧饱和度的水平,听诊肺部有无粗湿啰音,观察气管插管内有无血性液体吸出,口鼻腔内有无流出血性液体,观察患儿皮肤有无出血点或瘀斑,注射部位有无出血。

2. 了解患儿的 X 线检查及实验室检查结果。

3. 评估家长对本病各项护理知识的了解程度及需求。

【护理措施】

1. 保暖　低体温是肺出血的原因之一,应从各

方面做好患儿的保暖工作,患儿使用的床单、鸟巢等都需要预热。不常规对危重患儿沐浴,保持皮肤清洁即可。及时更换潮湿的床单、鸟巢等。摄片时应将 X 线板用床单包裹。测量体重尽量使用暖箱上的体重模块进行称重,暖箱外称体重需预热物品。

2. 用药护理　患儿气道内有血性分泌物,吸引清理呼吸道后使用 1:10 000 肾上腺素或巴曲酶气管内滴入并用简易呼吸器加压给氧 30 秒,若出血未停止可重复使用。使用止血药后不宜频繁吸痰,使用镇静镇痛药,以保证机械通气效果,减轻患儿的痛苦。

3. 维持酸碱平衡,控制液体摄入　根据出生日龄给予相应补液量,精确计算每小时补液速度,使用输液泵进行严格控制,防止输液过快引起心力衰竭、肺水肿,从而诱发肺出血。注意患儿的血管情况、有无外渗,计算每小时纠酸速度,观察血气分析结果。

4. 消毒隔离　接触患儿前后用快速手消毒液消毒手,接触患儿体液及污染物后应采用流动水洗手,避免交叉感染。

【健康教育】

1. 向患儿家长解释病情,缓解其紧张焦虑情绪。

2. 鼓励家长进入病房,促进亲子关系的建立。

(张玉侠)

第十节　新生儿持续性肺动脉高压

【概述】

新生儿持续性肺动脉高压(PPHN)指多种病因引起的新生儿出生后肺循环压力和阻力正常下降障碍,动脉导管和(或)卵圆孔水平的右向左分流持续存在所致的一种新生儿持续缺氧和发绀的病理状态。以生后不久即出现严重低氧血症、肺动脉压显著增高、血管反应异常、动脉导管和(或)卵圆孔水平右向左分流不伴有发绀性先天性心脏病(但可以并存)为特征。是新生儿临床常见危重症,其发生率在活产婴儿中占 1:1000,既往死亡率高达 40%~50%,近年来由于多普勒超声心动图的应用而使本病得到早期诊断,以及 NO 吸入、新型机械通气和 ECMO 等治疗措施的进展,其病死率已经明显下降。

【临床特点】

一旦脐带结扎,胎血循环停止,新生儿充足的氧合取决于肺部的充气,胎血循环停止,肺血流量减少(第一次呼吸增加 8~10 倍)。正常情况下,肺血管阻力随生后第一次呼吸降低。当肺动脉压力持续高的时候,就会影响胎儿血液循环转变为新生儿血液

循环。新生儿表现为持续性肺动脉高压,高肺血管阻力和肺动脉高压阻碍肺血流量。增加的肺血管阻力引起低氧血症、酸血症、高碳酸血症,最终导致酸中毒。引起肺小动脉收缩,进一步促进血流量减少,从而形成恶性循环。因此新生儿 PPHN 是多种原因导致出生后肺血管阻力增加、肺动脉压力增高、肺血流下降、体循环回流的静脉血部分经动脉导管和卵圆孔形成右向左分流,不能够在肺循环完成有效气血交换,导致全身性持续性低氧血症。

最初的临床表现通常发生在晚期(34 周或较大胎龄)的早产儿,生后 24 小时内有青紫逐渐加重的足月或过期产儿。常见有呼吸急促伴随吸凹,表明肺顺应性下降。青紫可能出生时就非常明显或与右向左的分流增加有关而逐渐恶化。尽管增加给氧浓度,新生儿动脉血氧分压因为右向左分流的原因而持续性低下(低氧血症)。轻度持续肺动脉高压的特征是轻度气促和青紫,常与哭闹和喂养时应激有关。重症患儿的特征是明显青紫,呼吸急促,体循环血压低和末梢灌注差。同时肺动脉压力增高具有以下体

征:①肺动脉收缩期喷射性杂音;②单一响亮的第二心音;③左下胸骨边界即可见或可触及右心室搏动;④肺部可闻及柔软的收缩期杂音。

动脉血气分析显示存在酸中毒、缺氧和动脉血二氧化碳分压增高。最常见的胸部 X 线检查结果包括以下几点:①突出主肺动脉段;②轻度~中度心脏肥大;③肺血管变异(增加、减少或正常);④左心室功能不全的迹象,包括肺淤血和心脏肥大。心电图通常正常,但可能显示右心室肥厚,证明肺动脉高压和心肌缺血的迹象。

【治疗原则】

1. 支持治疗 尽量减少对患儿刺激,减少气道插管吸引,不可进行胸部理疗。使用抗生素预防感染,使用多巴胺和多巴酚丁胺提升循环系统血压。

2. 呼吸支持 对于低氧血症合并 PPHN,应根据血气分析的结果选择气管插管和间歇正压通气,当常频呼吸机效果很差时考虑高频震荡通气(HFO)。

3. 药物

(1)吸入 NO:目前唯一的一种选择性治疗 PPHN 的药物,气道吸入能够作用于肺部,降低肺动脉压力,而不会对体循环血流血压产生影响。

(2)非特异性的血管扩张药:包括前列环素、精氨酸、妥拉唑啉、硝普钠、西地那非等。

【护理评估】

1. 评估患儿病史,有无产前或产时窒迫,是否有复苏抢救史,是否有严重青紫和呼吸急促的表现,病情是否在出生后 1~2 天内加重,评估患儿的缺氧表现是否随着氧气的吸入而有所改善。体格检查是否有收缩期杂音等。

2. 了解患儿胸片和彩色多普勒超声心动图检查的结果。

3. 评估家长对本病各项护理知识的了解程度及需求。

【护理措施】

1. 做好基础护理。 保持患儿处于适中温度,置舒适体位,做好皮肤护理。

2. 尽量集中操作, 非必要情况不打扰患儿。常规的护理操作比如更换床单,称体重、生命体征的监测等都有可能引起患病新生儿动脉血氧分压下降。

3. 高频通气的护理

(1)参数观察:严密关注高频通气的参数,如平均气道压、通气频率和振幅等。由于 HFO 可以有效提高肺泡通气,在很短的时间内可以很容易降低 $PaCO_2$。因此密切监测 $PaCO_2$ 是非常重要的,尤其在使用 HFV 或通气模式改变时。

密切观察胸廓是否对称及胸部振荡的幅度。振荡幅度以胸廓至腹股沟应见微小的振荡为度。如胸廓不对称,考虑气管导管脱出,应及时重插导管。如胸廓隆起,提示平均气道压过高。注意观察呼吸机运转情况,如有报警立即查找原因及时处理。

(2)气道的湿化:高频通气的湿化一定要适宜,若湿化不当会造成坏死性气管炎。高频通气的偏置气流较大,对气体加温湿化的要求比常频机械通气更高,吸入气体的温度控制在 36~37℃,气道湿化效果最佳。

(3)维持呼吸道通畅:PPHN 急性期尽可能保持患儿安静,不宜过多气道吸引以及翻身拍背。无须常规吸痰,当在存在患儿气道堵塞情况下,应注意是否有痰液集聚的问题,一旦发现要及时做好呼吸道清理。

(4)清除管路积水:如有积水会使阻力增加,影响通气,需及时给予排除。

4. NO 吸入护理 一氧化氮(nitric oxide,NO)是一种亲脂性自由基气体,进入肺血管后很快与血红蛋白结合而失活,达到选择性降低肺血管阻力,而全身血压则不受到影响。

(1)正确实施 NO 吸入治疗:安装连接患儿之前进行全面检查,正确连接管路。区分 NO 钢瓶的开关方向。Y 形管应连接于呼吸机供气管道的末端,位置向上,以减少进入的积水。连续冲洗管路 2~3 次,以冲洗管道内的 O_2 减少 NO_2 的生成。彻底检查呼吸机,正确连接呼吸机管道,保证各接头连接紧密,不漏气。呼吸模式设置为正压通气并正确设置参数。将呼吸机的呼出气管道连接到中央负压吸引上,并且将流量调节到 25~30L/min,保证接头连接紧密。将 NO 气瓶与呼吸机相连。保证 NO 在连接呼吸机以前,气瓶的阀门是关紧的;在打开气瓶阀门前应保证所有的接头连接很紧密。校正 NO 和 NO_2 监测仪上的"零点"。严格按照操作手册上的步骤进行校零。患儿在吸入 NO 3 分钟后,监测肺动脉压及动脉血气。在 NO 吸入期间应严密地进行心率、心律、呼吸、动脉血压、血氧饱和度的动态监测。NO 吸入后每隔 30 分钟监测及记录 1 次 NO、NO_2 浓度、心率、血压、血氧饱和度、呼吸机参数,根据血氧饱和度、血气分析结果及患者病情及时调整呼吸机参数。整个管路保持密闭状态,连接好密闭式吸痰管,采用密闭式吸痰法,防止 NO 的外泄。

(2)及时发现潜在的并发症:NO 与氧接触后会快速生成毒性很强的 NO_2,当 NO_2 超过一定浓度便可引发患儿严重的急性肺水肿,并且作为一种氮氧化物还能令人体的细胞受损或死亡。所以一定要根据患儿具体情况尽可能降低吸入氧浓度,并且要将 NO

从气管插管末端给入以减少 NO 与氧气的接触时间，减少 NO_2 的生成。持续监测记录 NO_2 浓度，如达到或超过 3～5ppm 应及时报告，观察患儿是否出现 NO_2 中毒的征象。定期监测血液高铁血红蛋白浓度，一般于开始治疗前、开始治疗后 1 小时和 6 小时，各监测一次，以后每天监测一次，当改变 NO 吸入浓度时需再次监测。如超过 3% 及时报告。治疗前和治疗中监测患儿血小板计数，尤其对于有出血倾向的患儿。

5. 心理护理 新生儿持续性肺动脉高压患儿一般病情较重，而且大多需要接受高频治疗和 NO 吸入，甚至需要接受 ECMO，治疗费用昂贵，患儿家长容易产生焦虑抑郁情绪，因此护士应该向患儿家长解释病情以及可能采取的措施，缓解其不良情绪。

【健康教育】
1. 向家长解释 NO 的使用目的，缓解其紧张焦虑情绪。
2. 向家长提供照顾新生儿的居家护理知识和技巧的培训，促进其向家庭的回归。

（张玉侠）

第十一节 新生儿支气管肺发育不良

【概述】

支气管肺发育不良（bronchopulmonary dysplasia，BPD）是一种慢性肺疾病（chronic lung disease，CLD），指早产儿在校正胎龄 36 周时仍需依赖氧气。轻度 BPD 不再需要额外的氧气，中度 BPD 需要的氧气浓度<30%，重度 BPD 需要的氧浓度≥30% 和（或）需要使用 CPAP 或呼吸机支持。近年来，随着早产儿存活率的提高，BPD 发生率也有逐年增加的趋势，并成为 NICU 最为棘手的问题之一。

【临床特点】

BPD 由多种因素引起，其本质是在遗传易感性的基础上，氧中度、气压伤或容量伤以及感染或炎症等各种不利因素对发育不成熟的肺导致的损伤，以及损伤后肺组织异常修复。其中肺发育不成熟、急性肺损伤、损伤后异常修复是引起 BPD 的 3 个关键环节。主要见于早产儿，尤其是胎龄<28 周、出生体重<1000g 者。胎龄越小、体重愈轻，发病率愈高。

临床症状和体征随疾病的严重性而明显不同。早期症状与原发疾病难以区别，通常在机械通气过程中出现呼吸机依赖或停氧困难超过 10～14 天，提示可能已发生急性肺损伤。小早产儿早期仅有轻度或无呼吸系统疾病，仅需要低浓度氧或无需用氧，而在出生后数天或数周后逐渐出现进行性呼吸困难、喘憋、发绀、三凹征、肺部干湿啰音、呼吸功能不全症状和体征以及氧依赖。病程通常数月或数年之久。由于慢性缺氧、能量消耗增加，进食困难，患儿常有营养不良。

在 PS 应用前时代，BPD 的主要病理特征是肺实质慢性炎症和纤维化，气道平滑肌肥厚、鳞状上皮化生，因此经典 BPD 的 X 线主要表现为肺充气过度、肺不张、囊泡形成及间质气肿影。而在 PS 应用后时代，上述病理和 X 线表现仅见于少数严重疾病，新型

BPD 的病理改变以肺泡和肺微血管发育不良为主要特征，随着 BPD 病理改变和临床表现形式的变化，某些患儿的 X 线表现特征性不强，仅表现为肺过度充气和肺纹理轮廓模糊。肺功能监测显示支气管高反应性，呼吸功增加、肺顺应性降低，残气量增加。

【治疗原则】

治疗目标是减少进一步的肺损伤（压力伤、容量伤、氧中毒、感染），补充营养，减少氧气的使用。包括呼吸支持治疗、营养支持、限制液体、肾上腺糖皮质激素、外源性肺表面活性物质、支气管扩张剂等。

【护理评估】

1. 了解患儿母亲的年龄、孕产史、孕期健康状况；了解患儿的胎龄、出生体重，有无窒息史、用氧史。评估患儿体温、心率等生命体征，有无呼吸困难、憋喘、发绀、三凹征，肺部干湿啰音、呼吸功能不全症状以及氧依赖。

2. 了解实验室检查 如血气分析等。

3. 评估患儿家属的心理、社会情况。

【护理措施】

1. 合理氧疗 避免过多高浓度氧以减少 BPD 的发生危险，应尽可能给予低流量氧气吸入。在有血氧饱和度仪监测及血气分析监测下，一般早产儿经皮测血氧维持在 88%～93% 即可。为避免患儿对氧产生依赖，可采取低流量间断吸氧法，过渡到停止吸氧。在患儿肺部感染得到控制时，可采取空氧混合仪低流量吸氧。患儿在此期间如能维持正常血氧饱和度且无发绀、气促表现，可逐渐撤氧。因吃奶时用力较大，体能消耗大，早产儿肺部发育不良，肺换气功能受阻而引起缺氧症状，故吃奶时予以低流量吸氧并采用间歇喂养法（pacing）达到缓解缺氧症状的目的，此期如能适应则能顺利停氧。

2. 早期喂养 为预防 BPD 的发生，对早期的

11

BPD 患儿实施营养支持是必需的,对喂养困难的患儿应早期予微量喂养。所谓早期喂养就是对早产儿生后 24 小时内即可开始开奶,有条件者尽量使用母乳喂养。母乳缺乏者选择适宜早产儿的配方奶,根据小儿胃肠耐受情况逐渐加奶,一般每天每次所加奶量不超过 20ml/(kg·d)。选择合适的喂养方式,患儿纠正胎龄<32 周时可完全管饲喂养。纠正胎龄达到 32 周时应开始训练吸吮力。从全管饲改为部分管饲,逐步过渡到自行经口吸吮。

3. 呼吸管理 BPD 的发生与肺部感染及呼吸机使用密切相关,因此加强呼吸道管理是预防 BPD 行之有效的办法,正确的体位和恰当的吸痰是保持呼吸道通畅的重要环节。通过临床实践,早产儿多取俯卧位有助于减轻心脏对肺的压迫而缓解肺的局部受压,改善通气与血流情况,还有利于肺内分泌物的引流。如患儿听诊肺部有痰鸣音时应给予拍背排痰,拍背时力度要轻柔,以不引起背部摆动为宜,拍背时间要短,拍背时观察患儿面色、呼吸等情况。吸痰时压力为 80~100mmHg,时间不宜过长(不超过 15秒),不要反复多次吸引,吸痰管前端宜刚超过气管导管前端,避免导致气道损伤。积极改善通气,纠正低氧,做好呼吸道管理,及时清除呼吸道分泌物,解除气道梗阻,降低通气阻力,可缩短呼吸机的使用时间,从而减少 BPD 发生的风险。

4. 基础护理 BPD 患儿早期出现并发症较多,加强基础护理尤显重要,按照早产儿的护理进行。

【健康教育】

BPD 一般发生于早产儿,住院时间长,易出现喂养困难及各种并发症。同时住院费用高,家长担忧患儿预后,承受着经济与精神的双重压力。因此应评估患儿家庭功能状况并给予照护者心理支持。如患儿病情稳定,可采用母婴同室,让家长与护士共同护理患儿,护士以言传身教的方法让家长树立信心。指导家长学习基础护理,如体温测量、喂养技巧、新生儿抚触及相关疾病知识。

(张玉侠)

第十二节 新生儿感染性腹泻

【概述】

感染性腹泻(infectious diarrhea)又称肠炎(enteritis),由于新生儿免疫功能不成熟,肠道缺乏能中和大肠埃希菌的分泌型 IgA,防御感染的功能低下,使新生儿易患感染性腹泻。可由细菌(大肠埃希杆菌最常见,其他如鼠伤寒沙门菌)、病毒(轮状病毒)、真菌(以白色念珠菌为多,多发生于使用抗生素后继发)及寄生虫引起,感染源可由孕母阴道或经被污染的乳品、水、乳头、食具等直接进入消化道,也可由其他器官的感染经血行、淋巴组织直接蔓延进入肠道。

【临床特点】

病原体进入肠道后主要通过以下机制造成腹泻:①侵犯肠黏膜,在黏膜细胞内复制或侵犯黏膜下层;②产生细胞毒素,影响细胞功能;③产生多肽类肠毒素,致使细胞水盐失衡;④黏附于细胞表面,致使细胞丧失功能。病情表现和严重程度由于病原不同而不同。

1. 致病性大肠埃希菌性肠炎 最为多见,起病缓慢,很少发热,大便为蛋花汤样或有较多黏液,偶见血丝,有腥臭味。

2. 产毒性大肠埃希菌性肠炎 大便以稀便或稀水样便为主。

3. 侵袭性大肠埃希杆菌肠炎 大便呈痢疾状,有黏液,有时可见肉眼脓血。量少,有腥臭味。

4. 鼠伤寒沙门菌感染性肠炎 常为暴发感染,早产儿发病多于足月儿。潜伏期 2~4 天。偶有发热,大便多样性,可呈黑绿色黏稠便、浅灰色、白色、胶冻样或稀水样等多种变化。腥臭味明显,脱水、酸中毒、腹胀多见。

5. 轮状病毒性肠炎 有明显的季节性,北方多集中于 10~12 月份发病,潜伏期约为 48 小时,起病急,发热明显,常在 38℃ 以上,起病后 1 天排出水样便,色淡,如米汤样。量多无黏液,腥臭味不明显。体温多于 3~4 天下降,腹泻多在 5~7 天自愈,偶有迁延至 10 天以上者。重症可并发脱水、电解质失衡和酸中毒。

6. 真菌性肠炎 多继发于久治不愈的其他感染性腹泻或长期应用抗生素后,大便呈黄色或绿色稀水样,有时呈豆腐渣样、泡沫和黏液多,镜检可见真菌孢子和菌丝。

轻型表现为一般消化道症状,腹泻一天数次至 10 次左右,可伴有低热、食欲缺乏、呕吐、精神萎靡、轻度腹胀等;可出现轻度脱水和酸中毒。重型病例或急性起重病,也可由轻型发展而成,全身症状重,可有明显的发热或体温不升、拒食、呕吐、腹胀、少尿、嗜睡、四肢发凉、皮肤发花等,可于短时间内出现脱水、酸中毒及电解质紊乱。感染性腹泻常与其他感染并存,如尿布疹、鹅口疮、泌尿道感染、营养不良、低钾血症、低钙低镁血症、维生素缺乏、贫血等。大便常规和大便培养早期培养阳性率较高。

【治疗原则】

1. 饮食与营养维持　腹泻急性期,新生儿多不能耐受奶汁,需禁食8~12小时,使胃肠道适当的休息以利于恢复消化功能。然后开始喂奶,遵循逐步增加奶量和浓度的原则。禁食或入量不足期间,由肠道外补充液体和营养。

2. 纠正水和电解质紊乱　补充累积损失量、生理需要量和继续损失量。累积损失量根据脱水程度而定,轻度脱水丢失体重的5%;中度脱水丢失体重的5%~10%;重度脱水丢失体重的10%以上。等渗性脱水给1/2张含钠液,低渗性脱水和高渗性脱水分别给2/3和1/3张含钠液。

3. 控制感染　70%的感染性腹泻为病毒引起,不需要应用抗生素,只有在细菌性痢疾、沙门菌肠炎、其他侵入性细菌所致腹泻、非侵入性细菌所致重症腹泻时才需要应用抗菌药物。

4. 微生态调节制剂　补充肠道益生菌,恢复微生态平衡。如酪酸梭菌二联活菌散、双歧杆菌等。

5. 肠黏膜保护剂　吸附病原体和毒素,维持肠细胞的吸收和分泌功能,常用药物如蒙脱石散。

【护理评估】

1. 了解患儿腹泻的次数、大便的性状以及气味。了解患儿有无呕吐的发生,评估呕吐内容物性状。评估患儿是否有发热,了解发热患儿的热型、热度、有无寒战、高热惊厥,评估患儿的精神状况,有无嗜睡、精神萎靡的现象,评估患儿有无囟门眼窝下陷、皮肤弹性差等脱水的表现。

2. 了解实验室检查如大便常规、大便培养、血常规等检查结果。

3. 评估患儿家长对本病护理知识的了解程度和需求。

【护理措施】

1. 严格消毒隔离　腹泻患儿如有条件可放于隔离病室,防止感染腹泻的传播。严格执行手卫生制度,做好床旁隔离。大多院内感染性腹泻的暴发,源于消毒隔离不到位。医务人员的手往往是最大的传染源,因此提高手卫生依从性是最重要的感染控制环节。新生儿免疫系统发育不完善,抵抗力弱,对于喂养所需的奶具、奶头必须严格消毒隔离,尽量使用一次性奶瓶。

2. 根据病情,保证液体的正确供给　建立静脉通路,根据补液计划与顺序,正确补液。尤其对于中重度脱水,扩容阶段应30~60分钟内静脉滴注,以迅速增加血容量,改善循环和肾功能。按照先盐后糖、先浓后淡、先快后慢、见尿补钾的原则。按照规定的速度进行补液输注。

3. 严密观察病情变化　密切观察患儿的面色、皮肤弹性、囟门张力、眼泪以判断患儿的脱水状况;观察大小便性状、频率、颜色等;观察呕吐的性质、颜色、频率、量并严格记录出入量,根据医嘱测量体重。给予心电监护,密切观察心率、呼吸、血氧饱和度的变化。如有异常及时给予处理。

4. 营养护理　严格按照医嘱喂养,选用正确的奶制品,逐渐增加浓度和剂量,不可盲目加量。禁食期间宜给予非营养性吸吮,减少哭闹。对于乳糖不耐受患儿应遵医嘱选择免乳糖配方奶。严重腹泻时为增加喂养耐受,可遵医嘱从稀释奶或水解蛋白奶、氨基酸奶进行喂养,逐步过渡到正常配方奶。对轮状病毒患儿,母乳喂养仍是最佳选择。

5. 基础护理　预防臀红的发生,及时更换尿布,可预防性应用鞣酸软膏或液体敷料等保护皮肤,保持皮肤清洁干燥。包裹不宜太紧,尽量增加臀部皮肤的透气性。对中~重度尿布疹患儿,1%的氢化可的松的短期应用,每天两次可以具有良好的效果。严重脱水患儿,可能出现眼睑不能完全闭合,出现露睛现象,可应用生理盐水纱布覆盖,或遵医嘱应用红霉素眼膏预防感染。

【健康教育】

指导家长选择合适的乳制品,尽量选择母乳喂养。细菌型腹泻容易发生在春夏季节,病毒性腹泻容易发生在秋冬季节,教育家长识别患儿大便的特殊性状或气味,如有异常及时就诊。腹泻患儿容易发生红臀,因此教育家长及时更换尿布,大便后用湿纸巾或温水擦干臀部,预防红臀的发生。对感染轮状病毒的婴幼儿患者,没有特效药物快速治疗,临床治疗只能改善症状,减少并发症的发生,因此接种轮状病毒疫苗是预防婴幼儿轮状病毒感染性腹泻,尤其是重症腹泻的最经济和最有效的手段。家长们可以在春夏季时带孩子接种轮状病毒疫苗来预防该疾病的发生。

(张玉侠)

第十三节 新生儿坏死性小肠结肠炎

【概述】

坏死性小肠结肠炎(necrotizing enterocolitis,NEC)是新生儿期的严重胃肠道急症,临床上以腹胀、呕吐、腹泻、便血、严重者发生休克及多系统器官功能衰竭为主要临床表现,腹部 X 线检查以肠壁囊样积气为特征。NEC 的发病率和死亡率随胎龄和体重的增加而减少。目前,国内本病的病死率为 10% ~50%,美国本病在体重<1500g 的早产儿,其发病率为 2% ~5%,病死率足月儿为 5%,而体重<1000g 的早产儿,其病死率仍可高达 50%。

【临床特点】

NEC 的病因和发病机制并未完全明了。目前认为早产、感染、摄食、缺血、氧合不足、损伤、血管内置管、免疫因素等多种因素通过影响肠黏膜血液供应、肠黏膜局部缺血,致使肠蠕动减弱,食物淤积,影响肠道功能并导致细菌繁殖,产生大量炎症介质,最终引起肠壁损伤甚至坏死、穿孔和全身性炎症反应甚至休克、多器官衰竭。

NEC 的临床表现既可表现为全身非特异性败血症症状,也可表现为典型的胃肠道症状如腹胀、呕吐、腹泻或便血三联症。腹胀一般最早出现,先出现胃潴留,最后全腹膨胀、肠鸣音减弱;呕吐物最先可是奶液,逐渐可出现胆汁样或咖啡样物;腹泻或便血出现较晚。其他可有呼吸暂停、心动过缓、嗜睡、休克等感染中毒症状。

临床上目前多采用修正 Bell-NEC 分级标准(表 11-13-1)。

表 11-13-1　NEC 修正 Bell 分期标准

分期	全身症状	胃肠道症状	影像学检查	治疗
ⅠA 疑似 NEC	体温不稳定、呼吸暂停、心动过缓和嗜睡	胃潴留、轻度腹胀、大便潜血阳性	正常或肠管扩张,轻度肠梗阻	绝对禁食,胃肠减压,抗生素治疗 3 天,等候病原结果
ⅠB 疑似 NEC	同ⅠA	直肠内鲜血	同ⅠA	同ⅠA
ⅡA 确诊 NEC(轻度)	同ⅠA	除以上症状外肠鸣音消失,和(或)腹部触痛	肠管扩张、梗阻、肠壁积气征	同ⅠA 绝对禁食,如 24 ~48 小时培养无异常,应用抗生素 7 ~10 天
ⅡB 确诊 NEC(中度)	除ⅡA 症状外,轻度代谢性酸中毒,轻度血小板减少	同ⅡA,肠鸣音消失,腹部触痛明显和(或)腹壁蜂窝组织炎或右下腹包块	同ⅡA,门静脉积气和(或)腹水	同ⅡA,绝对禁食,补充血容量,治疗酸中毒,应用抗生素 14 天
ⅢANEC 进展(重度,肠壁完整)	除ⅡB 症状外,低血压、心动过缓、严重呼吸暂停,混合性酸中毒,中性粒细胞减少,无尿	同ⅡB,弥漫性腹膜炎、腹胀和触痛明显,腹壁红肿	同ⅡB,腹水	同ⅡB,补液 200ml/kg,应用血管活性药物,机械通气,腹腔穿刺,保守治疗 24 ~48 小时无效,手术
ⅢBNEC 进展(重度,肠壁穿孔)	除ⅢA 症状外,病情突然恶化	同ⅢA 腹胀突然加重	同ⅡB,腹腔积气	同ⅢA,手术

X 线检查为诊断 NEC 的确诊依据,通过腹部平片(正位、侧位或水平侧位)可以明确诊断。肠壁间积气、黏膜下气泡征、门静脉积气(疾病严重)、气腹征(肠坏死穿孔)为确诊意义的表现。

【治疗原则】

1. 内科治疗　治疗原则为使肠道休息,纠正酸

碱失衡、电解质紊乱,降低炎症反应。Ⅰ期 NEC 患儿需绝对禁食 72 小时,给予胃肠减压,针对菌群选择敏感抗生素静脉治疗;Ⅱ期 NEC 患儿若生命体征稳定,胃肠道症状迅速改善,同Ⅰ期相同的治疗可持续 7 ~10 天,若生命体征不稳定,有酸中毒或腹膜炎体征至少需要治疗 14 天;Ⅲ期 NEC 除以上治疗外应持续进

行腹部 X 线检查,观察有无气腹征以及时发现肠穿孔,并连续监测血气、凝血功能、电解质等。同时需监测心、肺、血流功能,对症治疗,避免重要脏器供血不足。心血管功能状态不稳定及出现呼吸暂停、高碳酸血症或低氧血症的患儿都需要气管插管或机械通气。

2. 外科治疗　符合手术指征的患儿应及时进行手术。

【护理评估】

1. 评估患儿腹部情况,有无腹胀以及腹胀的程度,每天定时测量腹围进行评估,评估患儿喂养状况,每次喂奶前进行胃潴留的评估,是否有潴留量的增多,评估胃潴留的颜色以及性状,评估患儿呕吐物及排泄物的次数、性状、颜色及量,呕吐物及排泄物是否有咖啡色、果酱样、血性性状等,评估患儿有无皮肤弹性、前囟凹陷程度及尿量改变等脱水的表现。

2. 了解 X 线结果,了解患儿血常规、C 反应蛋白、血气、血生化等实验室检查结果,评估患儿的疾病严重程度。

3. 评估家长对本病各项护理知识的了解程度及需求。

【护理措施】

1. 胃肠减压的护理　在 NEC 患儿一旦疑诊,应先禁食,进行胃肠减压,以减轻腹胀,使肠道休息,防止肠黏膜的进一步损伤。应用 8 ~ 10 号胃管,常规固定,连接负压引流器。新生儿胃肠减压在有效的负压吸引值(−7 ~ −5kPa)下进行,可避免因负压过大致胃肠黏膜损伤而出血,也可避免负压过小而导致引流不畅或呕吐。保证管路通畅及良好的固定,及时准确地记录引流液体的颜色及性状。出现鲜血性引流物时应警惕是否压力过大或术后出血。4 ~ 6 小时无引流液体时应警惕是否堵管。

2. 胃肠外营养的护理　胃肠道禁食或不能完全满足营养需求时,需输注氨基酸、脂肪乳等营养液进行静脉治疗。由于 NEC 患儿禁食时间较长,给予静脉治疗时宜选用 PICC,能够减少反复穿刺对患儿造成的痛苦。使用 PICC 时严格无菌操作。

3. 喂养的护理　严格按照医嘱进行禁食及喂养,禁食期间做好标识,给予非营养性吸吮。待患儿状况好转,允许进食时,应严格遵照循序渐进的原则进行喂养,严禁过快过多或高渗透压配方奶喂养,避免病情反复及加重。

4. 加强基础护理　做好口腔护理、臀部护理、脐部护理及皮肤护理。长期禁食及抗生素的使用,容易合并鹅口疮及维生素缺乏性皮炎,出现鹅口疮时,应及时给予制霉菌素溶液擦拭;对于皮炎应在做好消毒隔离的同时,勤更换体位,保持皮肤清洁、干燥。

5. 加强消毒隔离　感染是 NEC 的病因,因此病房应加强环境通风,严格遵守手卫生制度,避免交叉感染。

6. 心理护理　NEC 多发生于早产儿,尤其是极低出生体重儿,发病日龄一般在生后 3 ~ 4 周,在这之前患儿已经经历过长时间的治疗,病情可能在一定程度上有所好转,家长对患儿的康复抱着较大的希望,但是 NEC 尤其是严重 NEC 的发生往往起病比较急,患儿病情在短时间内迅速恶化,需要禁食甚至机械通气进行治疗。因此患儿家属会容易出现不理解、焦虑、抑郁等情绪,因此护理人员应该做好家长的宣教,让其了解本病发生的可能原因以及医疗团队采取的治疗措施和可能的后果,缓解其不良情绪。

【健康教育】

1. 指导患儿家属合理喂养　母乳中含有多种免疫保护因子,推荐使用母乳喂哺以降低 NEC 的发病率。喂奶时应循序渐进,不可加奶过快过多。

2. 教会家长相应的知识和技能　学会观察患儿的表现,如有无腹胀的发生,大便颜色是否正常,有无血便,患儿有无精神萎靡、拒奶等现象的发生,如有异常应及时就诊,预防 NEC 的复发。

3. NEC Ⅰ期和Ⅱ期 NEC 患儿的长期预后良好　内科治疗治愈者存活率 80%,手术治疗存活率约 50%,25% 有胃肠道的长期后遗症,如胃酸分泌过多、短肠综合征、肠管狭窄、神经发育异常等。因此应该指导家长做好出院后的居家护理。

短肠综合征患儿容易出现维生素以及微量元素如锌、镁的缺乏,应该及时补充。

(张玉侠)

第十四节　新生儿先天性食管闭锁

【概述】

先天性食管闭锁(congenital esophageal atresia)是新生儿严重的先天畸形之一。国外发病率约为 1/3000 ~ 1/2500,国内发病率约为 1/4000,男女比例为 1.4:1。本病多见于早产未成熟儿,患儿常伴有心血管系统、泌尿系统、骨关节或其他消化道畸形。食管闭锁手术被广泛认为是新生儿外科学中具有里程碑意义的一项手术。随着新生儿重症监护的水平提高,生存率达到了95%。

【临床特点】

临床上可分为5型:①Ⅰ型:食管上段及下段均闭锁,食管不通入气管,无食管气管瘘。此型约占6%。②Ⅱ型:食管上段通入气管后壁,形成食管气管瘘,食管下段为盲端。此型少见,约占2%。③Ⅲ型:食管上段为盲端,食管下段均通入气管后壁,形成食管气管瘘。此型最常见,占85%。食管上段与下段距离超过2cm者称为ⅢA型,食管上段与下段距离小于2cm者称为ⅢB型。④Ⅳ型:食管上段、下段均通入气管后壁,形成两处食管气管瘘。此型亦很少见,占1%。⑤Ⅴ型:食管腔无闭锁,但食管前壁与气管后壁相同,形成单纯性食管气管瘘,占6%。

临床表现有口涎外溢、呛咳、呕吐(呕吐物常为食入的奶水)、呼吸困难、发绀、严重脱水及并发吸入性肺炎。绝大多数病例在产前未能诊断,但影像学检查可提供诊断依据,在30周以后发现羊水过多以食管闭锁等消化道畸形多见。凡新生儿口吐白沫、生后每次喂奶均发生呛咳、青紫等现象,再加上母亲有羊水过多史或伴发其他先天畸形,即应该考虑食管闭锁的可能。为进一步明确诊断,可从鼻部插入6~8号胃管,插到8~10cm时,常因受阻而折回,屡次从口腔翻出,吸出液体为碱性而非酸性。根据导管插入长度,也可预测瘘管位置。X线胸腹平片可观察导管插入时受阻情况,同时了解盲端高度,一般在胸椎4~5水平,1型、2型胃肠不充气,3、4、5型胃肠均充气,肠道内充气可证实存在食管气管瘘。

【治疗原则】

唯一的治疗方法是手术治疗,一经确诊,应早期手术。手术以矫正畸形,重新建立消化道通路并且消除患儿气管食管瘘为原则。

【护理评估】

1. 了解患儿母亲的年龄、孕产史、孕期健康状况。评估患儿有无口涎外溢、喂奶呛咳、呕吐等表现。评估患儿有无呼吸困难、发绀、青紫等呼吸系统表现。评估患儿有无皮肤弹性、前囟凹陷程度等脱水的表现及并发其他类型的先天性疾病。评估患儿的经皮氧饱和度的水平,听诊肺部有无粗湿啰音或痰鸣音

2. 了解患儿的X线检查、食管造影及实验室检查结果。

3. 评估家长对本病各项护理知识的了解程度及需求。

【护理措施】

1. 术前护理

(1) 术前严格禁食,置胃管。

(2) 患儿取半卧位或侧卧位,床头抬高30°左右,为防止患儿下滑,可在膝关节处垫以柔软物,经常更换体位及拍背,防止胃内容物反流入气管。

(3) 观察患儿的唾液从口鼻腔溢出的情况。胃管连接5ml空针,每隔15分钟吸引一次,吸引近端盲端内的唾液及口腔、咽喉部痰液,防止吸入,以减轻肺部合并症,也为患儿耐受术后气管内插管和开胸手术作准备。

2. 术后护理

(1) 导管护理:加强对各导管评估,给予恰当固定措施,防止导管脱落。保持导管的通畅,观察各导管内液体的颜色、性质及量,并做好记录。

1) 胃管的护理:患儿术中均需置胃管,一方面对吻合口的愈合起支撑作用,另一方面可引流胃液,术后保护好胃管,妥善固定,防止胃管因移动、脱落、牵拉摩擦引起食管黏膜损伤而致吻合口破裂。导管滑脱后不可再置入。术中置好胃管后可用红色标签纸做好标记,与普通胃管进行区分,胃管的固定选择黏合度高、防水性强的胶布。每班需要口头和书面交班。

2) 胸腔引流管:除妥善固定防脱出、准确记录每天引流量外,还应保持引流管通路的无菌、密闭。搬运或移动患儿,需要用两把卵圆钳夹闭引流管。

(2) 呼吸道管理:加强呼吸道管理,及时吸痰,注意吸痰深度不可超过吻合口水平,一般是<8cm。

(3) 饮食与营养:患儿禁食禁饮至胃管拔除后,禁食期间,遵医嘱应用静脉营养支持,应用输液泵严格控制输入量和输液速度。评估静脉营养时间,超过7天不能经肠内营养的患儿,建议留置PICC导管或中心静脉导管。待患儿呼吸平稳,床头胸片未见气胸影像。遵医嘱行消化道造影,显示食管通畅、无吻合口瘘及狭窄层即可经口喂养,注意逐渐加奶。

(4) 并发症的护理:术后常见的并发症有肺炎、肺不张、吻合口瘘、吻合口狭窄等,应加强观察,一旦发现面色青紫、脉搏细数、反应欠佳等应立即进行初步处理并及时汇报医师。

(5) 胃造瘘患儿的护理:

1) 新置胃造瘘管术后护理:术后禁食;开奶前每6小时用20ml无菌水冲管,保持通畅;观察置管部位有无出血、感染、炎症、溃疡、渗液等,每天用生理盐水清洁置管部位周围的皮肤,由内向外清洁,保持干燥,伤口愈合前可以用单片纱布覆盖瘘口;每天检查胃造瘘管的深度标记,保持皮肤固定盘的定位;发现皮肤固定盘/管移位或过紧,及时报告医师。

2) 置管2周后:检查胃造瘘管的位置是否固

定;瘘口愈合后,可以按清洁标准护理瘘管及周围皮肤(用肥皂和清水),并彻底干燥。

3) 喂养管理:按医嘱喂养;喂养过程中,除非禁忌,确保患儿保持至少30°以上的卧位;喂养前需回抽,检查是否有胃潴留;使用注射器管喂时应注意压力不宜过大。

4) 预防胃造瘘并发症的发生:为避免造瘘管的滑脱,应进行妥善固定。如果发生瘘管堵塞,及时用注射器抽吸温水或碳酸饮料,运用温和的推拉注射器的方法冲洗导管;如果堵塞仍然存在,用胰酶和碳酸氢钠混合溶液冲管,并保留几小时来溶解堵塞物。日常瘘口清洁采用肥皂和清水,保持造瘘部位干燥,当发现局部有感染征象,局部可以使用抗生素或抗真菌软膏;如果存在全身性感染或真菌感染的迹象,可能需要口服抗生素或抗真菌药物。用含有氧化锌的软膏保护造瘘口周围的皮肤,或采用敷料进行保护,预防造瘘口渗透。

【健康教育】

对于先天性食管闭锁患儿,早期诊断是治疗成功的关键,因此新生儿出生后出现唾液增多,不断从口腔外溢,频吐白沫的表现时应该引起家长注意,并及时送至医院就诊。术后先天性食管闭锁的患儿生存率提高,但是术后频繁出现哮喘发作及支气管炎、食管功能障碍、胃食管反流在后期持续存在,甚至可持续至成年。相比正常人群,患儿成年后在学习、情感交流、行为上存在较大困难,尤其在高危险人群中,如合并其他重要先天畸形或新生儿期需要长时间的机械通气者,其认知性能明显受损。因此应该告知家长患儿可能的并发症,做到早期发现,早期干预。在日常照护中尤其注意喂养,尽量少量多次,减少胃食管反流的发生。

（张玉侠）

第十五节　新生儿先天性胆道闭锁

【概述】

胆道闭锁(biliary atresia,BA)是儿童最常见的严重肝脏疾病,是新生儿期阻塞性黄疸的主要病因之一,以肝内和肝外胆管进行性炎症和纤维性梗阻为特征,从而导致胆汁淤积以及进行性的肝纤维化和肝硬化,如果不经过治疗,最终进展为终末期肝硬化,并可能在生命最初的 12 ~ 18 个月内死亡。其发病率亚洲高于西方国家。

【临床特点】

根据近端肝外胆道闭塞的水平把胆道闭锁分成3 种类型:①Ⅰ型:胆总管闭锁(10%),又称为可治型,表现为胆总管发生梗阻,胆囊内含胆汁;②Ⅱ型:肝总管闭锁(2%),又称为不能吻合型,阻塞部位在肝总管,胆囊内不含胆汁,近端胆管腔内含胆汁;③Ⅲ型:肝门部闭锁(88%),也称为不可治型,肝门部胆管阻塞,近端肝管腔内也无胆汁。

进行性加重的不可逆性黄疸是胆道闭锁最明显的特征,同时伴有陶土色大便,深色小便(胆红素尿)。腹部触诊可能摸到肿大的肝脾,由软变硬,晚期患儿可出现大量腹水,腹壁静脉曲张。早期营养状况无明显变化,3 个月以后发育开始迟缓,由于脂肪吸收障碍,出生后体重不长。随着疾病的发展,患儿可出现消瘦、肝功能障碍、肝昏迷等,最后危及生命。

血液生化检查显示血清胆红素水平持续不变或进行性上升,特别是当直接胆红素占总胆红素 50%

以上时,是诊断胆道闭锁最重要的实验室检查项目。腹部 B 超对胆总管闭锁伴囊性扩张具有诊断价值,但对于绝大多数Ⅲ型肝门部闭塞的诊断意义有限。

【治疗原则】

手术治疗为唯一的治疗方式。应在胆道完全闭塞前进行,原则为解除胆道梗阻,重建胆肠引流。包括 Kasai 肝门空肠吻合术、肝管或胆总管空肠 Roux-Y 吻合术和肝移植。

【护理评估】

1. 评估并记录患儿的黄疸程度及部位,观察患儿有无出血倾向,如有无皮下出血点等。评估患儿大小便颜色有无异常,评估患儿有无神志淡漠,警惕肝性脑病的发生。评估患儿腹部体征,有无腹胀,有腹水的患儿记录 24 小时出入量,每天测量腹围并记录。

2. 了解实验室检查　如血清胆红素等。

3. 评估患儿及家长对本病各项护理知识的了解程度及需求。

【护理措施】

1. 术前护理

(1) 皮肤护理:保持患儿皮肤清洁、干燥。患儿及家长修剪指甲,避免搔抓皮肤,瘙痒明显者,必要时遵医嘱使用炉甘石洗剂。

(2) 保肝治疗:按医嘱静脉输注和口服保肝和退黄的药物。

(3) 饮食与营养:尽量选择母乳喂养,人工喂养者选择中链脂肪酸的配方奶。

（4）术前准备：纠正凝血功能障碍。术前3天口服肠道抑菌剂（庆大霉素和甲硝唑），术前晚遵医嘱温盐水清洁灌肠。术日晨遵医嘱带入胃管进手术室。

2. 术后护理

（1）病情观察：持续心电监护，监测患儿血氧饱和度、心率、呼吸变化至病情平稳。应关注患儿肠蠕动恢复情况。观察患儿腹部体征，有无腹胀、腹肌紧张。观察患儿黄疸消退情况，比较大小便性状较术前有无改变。

（2）饮食与营养：手术后需2~4天的胃肠减压。禁食期间，保证患儿营养物质的需求，观察有无低蛋白水肿，遵医嘱输入人血白蛋白或给予全肠外营养支持，增强患儿抵抗力，促进伤口愈合。所有的患儿均需补充脂溶性维生素（通过肠内和肠外）。术后当胃肠功能恢复时可以喂养，鼓励以含中链脂肪酸的奶粉进行喂养。

（3）用药护理：对于这些具有潜在严重肝病的新生儿来说，药物管理十分复杂，要求也很苛刻。

1）手术建立了一定的胆汁流之后，应该用药物促进胆汁分泌，如熊去氧胆酸等。对手术前或肝门空肠吻合术后，胆汁未充分引流者，要给予中链甘油三酯，采用鼻胃管滴注，微量泵控制持续滴入。

2）给予患儿脂溶性维生素包括维生素A、D、E、K等及水溶性维生素B_1、B_6、C。适当补充铁剂。由于患儿吸收减少、白蛋白降低，可适当补充锌。因脂肪吸收障碍，与钙结合成钙皂排出，故在给维生素D同时补充钙。

3）胆-肠通道中的肠道微生物的迁移及长期用激素使患儿免疫力下降，增加胆管炎的发生风险，术后预防性应用抗生素。

（4）导管护理：

1）T管：留置者通常于术后2周左右拔除，拔管前可试夹管1~2天，观察患儿有无恶心、呕吐、上腹痛、发热、黄疸等不良反应。

2）负压球：留置于吻合口旁，多为淡血性和血浆样液体。注意保持负压状态，每天观察引流液的颜色、性质和量，放液时要注意无菌操作。出现血性液体需立即通知医师。留置时间根据引流情况决定。

（5）并发症的观察与护理：

1）胆管炎：胆管炎是胆道闭锁Kasai术后常见的严重并发症，其特征为发热（>38.5℃）、无胆汁便和血培养阳性，发生率为40%~93%。手术后胆管炎的反复发作直接影响胆流量的维持和肝纤维化的程度，因此是影响预后的重要指标。高级别抗生素的静脉应用是唯一有肯定疗效的手段，治疗一般不少于一周。

2）门脉高压：Kasai手术时婴儿最主要的风险是门静脉高压（portal hypertension，PHT），但是它会不会持续发展可能取决于胆流恢复的程度以及其他动力因素。胃食管静脉曲张需要一段时间的发展，对于那些出血的患儿，应该一开始就进行内镜下的干预，硬化治疗或者套扎都可以。

3）漏胆汁：为术后常见并发症，表现为高热、腹痛、伤口周围大量黄色渗液。发生后应密切观察患儿腹部体征的变化，保持腹腔引流管的通畅，营养支持，用于抗生素等治疗措施。多数患儿可自愈。如果引流无效则需再次手术。

【健康教育】

1. 加强疾病的宣传，避免患儿错过最佳手术时机，早诊断、早治疗。教会家长识别本病的特征性表现，如果发现持续性的黄疸不退，应该及时到医院就诊。术后患儿如发生黄疸不退或退而复现，应该考虑再次手术。

2. 提倡母乳喂养，人工喂养者选择中链脂肪酸的配方奶。向家长解释术后需要补充氨基酸的原因。患儿手术后某些氨基酸如苯丙氨酸、酪氨酸水平较低，年龄越小，肝功能越差者越明显，因此要保证能量、必需脂肪酸和必需氨基酸的摄入。指导家长正确添加维生素以及微量元素，按医嘱正确、按时服药。

（张玉侠）

第十六节　新生儿先天性肠闭锁

【概述】

先天性肠闭锁（congenital intestinal atresia）是一种较常见的先天性消化道畸形，是指从十二指肠到结肠间发生的肠道先天性闭塞，也是新生儿期肠梗阻的常见病因，约占新生儿肠梗阻的1/3。发病率为每2500~4000个新生儿中有1例，男性略多于女性。

【临床特点】

肠道的任何部位都可以发生闭锁，肠闭锁多发生于回肠，其次常发生于空肠和十二指肠，结肠闭锁较少见。因是完全性肠梗阻，以呕吐、腹胀、无胎粪排出为主要症状。

1. 腹胀、呕吐　肠闭锁或严重肠狭窄的新生儿表现为肠梗阻,出生第一、二天开始出现胆汁性呕吐。通常梗阻位置越高,呕吐出现越早、越频繁。相反,低位肠梗阻呕吐出现时间相对晚。梗阻常可伴有腹胀,远端回肠闭锁表现为全腹膨隆,近端高位小肠闭锁则腹胀局限在上腹部,胃肠减压可明显缓解。新生儿结肠闭锁表现为低位肠梗阻。通常出生时患儿就表现出腹胀,并在随后的24~48小时,腹胀进行性加重。胆汁性呕吐为常见症状,但通常不是最早出现的症状。结肠闭锁患儿常可合并腹壁缺损,例如脐膨出、腹裂、小肠膀胱裂;合并畸形使诊治变得困难、复杂。

2. 排便异常　出生后患儿无正常胎便排出或仅排出少量灰白色或青灰色黏液样粪便。

3. 全身情况　生后几小时患儿很快出现躁动不安,不吃奶或吸吮无力,出现脱水及中毒症状,且常常伴有吸入性肺炎,全身情况迅速恶化。

生后即有持续性呕吐,24~36小时内尚无正常胎粪排出,并有进行性腹胀,即应考虑本病。腹部平片显示扩张的胃及十二指肠,以及特征性"双泡征",胃及近端十二指肠充气,十二指肠远端肠道无气体充盈。

【治疗原则】

肠闭锁一经明确诊断,手术是唯一有效治疗方法。肠闭锁是相对急诊,在确保患儿血流动力学和水电解质平衡稳定之前,不应急于手术。在病史询问和体格检查过程中,患儿无呼吸窘迫表现,可以择期进行手术。

【护理评估】

1. 评估患儿呕吐情况,了解呕吐的次数、呕吐的时间、呕吐物性质等,评估患儿有无腹肌紧张、腹胀的表现,叩诊是否有鼓音,呕吐后腹胀有无减轻,评估患儿大便情况,包括大便的次数及大便的颜色情况等,评估患儿的精神状态,有无哭声细小、小便量少等脱水的表现。

2. 了解腹部X线片及钡灌肠等检查结果。

3. 评估家长对本病各项护理知识的了解程度及需求。

【护理措施】

（一）术前护理

1. 密切观察患儿生命体征、精神状态、反应、有无发热、体温不升、面色苍白、哭声细小、小便量少等现象。观察患儿呕吐物性质,保持呼吸道通畅,防止患儿误吸。观察患儿有无腹胀、腹肌紧张等消化道症状和体征。对于极低出生体重儿、合并呼吸窘迫

综合征或严重先天心脏畸形等的肠梗阻患儿,需要心肺复苏或机械通气等相关特殊准备。

2. 禁食、胃肠减压　遵医嘱留置胃管,持续有效胃肠减压,减少患儿胃肠积气、积液,降低患儿肠腔内压力,观察引流液的颜色、性质及量,并记录。

3. 液体管理　持续呕吐会导致低钾、低氯代谢性碱中毒,因此需积极采血行电解质检查,并纠正电解质紊乱。维持体液平衡,补足丢失/额外丢失的液体,合理安排补液速度及补液顺序。准确记录出入液量,观察患儿脱水情况。

4. 保暖　由于很多肠闭锁的患儿是早产儿或低出生体重儿,因此所有操作过程均应注意保暖,并避免低血糖发生,必要时入暖箱。

5. 心理护理　新生儿肠造口手术前父母会十分焦虑,同时父母得知自己的孩子有先天性疾病,可能感到非常内疚,不能接受此事实。造口治疗师或护士应耐心解释和指导,帮助父母渡过难关。同时,要让父母彻底明白小儿要行造口手术的原因和重要性、疾病的性质、今后的治疗等,使他们接受患儿的造口手术治疗及配合各方面的治疗。

（二）术后护理

1. 保暖　肠吻合术后,患儿应置于暖箱,根据体重和成熟度设置暖箱温度。

2. 液体与肠外营养管理　术后禁食过程中应持续补液,给予静脉营养支持。根据临床表现、胃肠减压量和水电解质水平,调整液体和电解质的摄入量。

3. 胃肠减压　术后胃肠减压3~4天。高位空肠闭锁适当延长胃肠减压时间。十二指肠吻合术后,由于扩张十二指肠不能有效蠕动,加之空肠营养管有一定的蠕动阻碍作用,在术后早期很长一段时间内胃肠减压管会引流出胆汁性液体。

4. 饮食　直到患儿胃肠减压引流物不含胆汁、腹部不胀、排出胎粪后方可给予经口喂养。对于留置跨吻合口营养管的患儿,术后24小时开始从营养管持续喂养。逐步给予高能量饮食,并在耐受范围内逐步加量。等待近端肠功能恢复后可给予经口喂养。可能为数天或1~2周甚至更长。一旦胃肠减压管引流量减少,便可拔除空肠营养管,开始经口喂养。

5. 造口护理　在首次肠吻合后,新生儿通常需要数天时间才能恢复自主排便。对于肠造口的患儿,应指导其家长进行造口护理。通常在患儿2~3个月大时予造口关闭术。

6. 并发症观察与护理

（1）吻合口瘘:征象包括病情恶化、腹胀、呕吐,腹部平片提示腹腔游离气体,如果术后已经超过24

小时,即意味着吻合口瘘或穿孔可能,需要立即通知医师,再次剖腹探查。

(2) 短肠综合征:肠功能紊乱程度的预测主要依赖已知的残留小肠长度。如果丢失70%的小肠长度或者术后剩余小肠长度少于70cm,可以考虑短肠综合征诊断。对于残留小肠小于75cm尤其回盲瓣切除的患儿,可能出现排便次数增多及过多体液丢失的问题。对于肠道手术后5天内不能建立肠内营养的患儿,需给予肠外营养。3天内逐渐增加碳水化合物、氨基酸、脂肪用量。短期全胃肠外营养(TPN)选择外周静脉通路,对于长期静脉营养(超过10天者),首选中心静脉通路。一旦肠道功能恢复,逐步由肠外营养过渡到肠内营养。由于每个患儿耐受阈值不同,需给予精细的膳食调理。末端回肠切除的患儿,常规给予维生素 B_{12} 和叶酸,防止发生巨幼细胞性贫血。

(3) 其他术后并发症:包括缺血导致的坏死、后期出现的肠狭窄、粘连性肠梗阻、跨吻合口营养管造成的肠穿孔。护士需密切观察患儿的腹部体征、有无呕吐发热等症状,及时通知医师。HIV患儿或感染患儿的预后较差,吻合口裂开及伤口化脓、感染裂开的几率增加。

【健康教育】

出院后,患儿的造口护理均由父母帮助。因此,造口治疗师或护士应耐心指导患儿父母学习造口袋护理知识及日常生活护理常识。提供宣教手册和视频,定期开展培训和示教回复,有助于家长早日认可造口,接受造口,提高照护能力。

1. 造口袋护理知识 教会家长观察和认识造口,选用合适的造口用品,包括小儿造口袋、防漏膏、皮肤保护膜、造口护肤粉、水胶敷料等。教会家长正确的更换造口袋方法。注意保护造口旁伤口,防止污染伤口。造口袋底盘开口应大于造口黏膜直径1~2mm,过大粪便易刺激皮肤引起皮炎,过小底盘边缘与造口黏膜摩擦将会导致患儿不适甚至黏膜出血。注意新生儿对底盘过敏现象,如出现过敏,注意更换造口袋品牌。粘贴造口袋后,护理者以手掌空心按压底盘10分钟。造口袋有 1/3~1/2 满时便要排放。更换造口袋的次数视粪便的性质而定,一般3天更换。小肠造口易渗漏,发现渗漏及时更换。

2. 日常生活护理知识

(1) 沐浴:新生儿的手术切口愈合后便可以沐浴。造口本身是肠的一部分,无痛觉,沐浴对造口不会有影响。不用担心造口会感染或水分会流入肠腔内。佩戴造口袋时或撕除造口袋露出造口时均可以进行沐浴。可以使用沐浴露给新生儿进行沐浴,但不宜使用沐浴油,以免影响造口底盘的粘贴。同时,造口周围皮肤不宜使用爽身粉。

(2) 饮食:结肠造口新生儿的饮食与其他婴儿完全无分别。正常均衡饮食对新生儿的生长发育及成长非常重要。当添加辅食时尝试新食物时一次不可过多。小肠造口患儿的饮食最好在外科医师或营养师的指导下选择饮食及补充电解质。进食注意少量多餐,短肠综合征的患儿可能需要持续输注肠内营养。回肠造口婴儿应多喝水、果汁。父母居家照护时要随时为患儿预备补充电解质的饮品,以备不时之需。

(3) 衣服:新生儿尿片不可将造口袋包得过紧,可以用腹带包裹腹部,建议穿着连体衣服。应避免裤子腰带压迫造口。

(4) 活动:新生儿虽然有造口,但一般不会影响婴儿的身体及智能发展。小肠造口新生儿可能会引起营养水平的低下,造成体重偏轻或营养不良。一般小儿学习翻身、爬行、学步时,造口袋渗漏的机会增加,但不应限制小儿的发展,需在此时注意造口保护。应避免剧烈的撞击活动。除此之外,一般社交、活动并无影响。

(张玉侠)

第十七节　新生儿膈疝

【概述】

胚胎第10周时原始肠深入脐索,后形成消化道的各部分,同时完成肠旋转过程,固定于腹腔内,如膈肌闭合不全,胎儿及新生儿的胸、腹腔压力不平衡,腹腔脏器容易进入胸腔,即形成膈疝(diaphragmatic hernia)。国外报道膈疝发生率为1/2500活产婴儿,膈疝80%以上发生于左侧,患儿以男性较多。

【临床特点】

膈疝婴儿出生后,因肺功能不足和肺血流动力学的改变,可立即影响生命的安危。由于腹腔脏器的压迫和肺发育不良以致引起患侧肺萎缩,同时心脏向对侧移位,压迫对侧肺或伴有对侧肺的发育不良,因此产生明显的气体交换不足。临床表现发绀和呼吸窘迫。低氧血症和酸中毒造成肺小动脉收缩,动脉导管关闭延迟,由于肺小血管阻力增高,出现右向左的导管分流,如导管已闭而存在肺动脉高压,则可发生经卵圆孔的右向左分流,造成大量不饱和氧的血进入体循环引起组织严重缺氧。另外,由于纵隔心脏的移位,静脉回心血量减少,又加重了组织缺氧和代谢性酸中毒,形成恶性循环,可加速新生儿的死亡。有疝囊的病例因突入胸腔的脏器较少,病理生理紊乱较轻。右侧膈疝因有肝胆相阻,中肠进入胸腔较少,肺发育较好,病情也就较轻。

胎儿期孕妇羊水过多,羊水检测可发现卵磷脂和鞘磷脂低于正常。产前诊断主要依靠超声诊断,如能证实腹腔脏器位于胸腔内则可确定诊断。早期诊断是提高先天性膈疝新生儿生存率的关键。

【治疗原则】

1. 宫内治疗　胎儿诊断膈疝者,应由产科超声专家及胎儿超声心动图专家检查有无其他畸形和心脏异常,是否合并染色体异常,特别是 18-三体综合征。须经围产医学专家讨论,决定是否终止妊娠、胎儿手术或待出生后再手术。

2. 手术治疗　手术目的是迅速还纳疝内容物、修补疝孔及促使患侧肺膨胀。

【护理评估】

1. 评估患儿生后有无呼吸困难、发绀,而且在吸吮、哭闹时加重,观察患儿的呼吸困难和发绀与体位改变是否有关,评估患儿有无反复出现不明原因的呕吐,呕吐物是否为咖啡色液体,有无黑便的发生,评估患儿是否有肺部感染征象,体格检查评估患儿是否有吸气三凹征,是否存在心音位置异常、舟状腹等;听诊胸部是否闻及肠鸣音或气过水声等。

2. 了解患儿影像学检查及 B 超、CT 或钡餐检查,了解患儿血气分析等实验室检查结果。

3. 评估患儿及家长对本病各项护理知识的了解程度及需求。

【护理措施】

1. 一般护理　严密监测呼吸、心率、血压、体温、肌张力、哭声、刺激反应、面色等指标,注意呼吸节律、频率、胸廓运动、两肺呼吸音及经皮氧饱和度等的变化,并及时作详细记录。抬高床头,使膈肌适当下降,增加胸腔空间,对呼吸困难起到一定的缓解作用。有利于呼吸及胸腔引流,减少反流,防止误吸。

2. 胃管护理　先天性膈疝患儿常伴呕吐、腹胀,予以插胃管防止胃内容物反流、误吸加重呼吸困难,定期抽吸以保持通畅。严密观测引流物的性质、量,准确记录,以便及时补回丢失量。

3. 加强保暖　新生儿特别是早产儿常体温不升。若不采取有效保暖措施,易加重病情或发生硬肿症。暖箱水槽中加灭菌蒸馏水且每天更换。暖箱每周用消毒液消毒。

4. 保持内环境的平衡和改善营养状况　先天性膈疝患儿因呕吐、进食困难,加上置暖箱增加了无形失水,因此补液至关重要。补充水分、葡萄糖、脂肪乳、氨基酸或血浆,同时注意补充维生素、微量元素及电解质;根据血气分析、血钾、血钠、血氯等,随时调整输入液体的量和质,保持体内水、电解质、酸碱平衡。采用微量注射泵控制输液速度。输液时严密监测患儿体重、心率、血压、尿量等变化。

5. 循环监测　先天性膈疝患儿因肺发育不良、肺受压造成缺氧,纵隔移位以及贫血等综合因素导致心功能不良。应严密监测心率、血压、呼吸、尿量等变化。重视补液,充分供氧,及时纠正贫血。根据情况予以多巴胺改善循环,并予利尿,减轻心脏负荷,改善心肺功能。

6. 呼吸道管理　保持呼吸道通畅,新生儿气管狭小,咳嗽反射不灵敏,易发生痰液阻塞,气管插管时易发生插管扭曲、滑脱,应定时拍背、拍胸,促进呼吸道内的分泌物及时排除,妥善固定气管插管。吸痰动作应轻柔,应避免吸痰时间过长、负压过大造成气管黏膜损伤和缺氧,并要严格无菌操作。根据情况适当湿化气道,新生儿呼吸道黏液腺分泌不足,使用呼吸机时呼吸道更易干燥,分泌物干涸成痂阻塞而影响通气换气,应保持湿化器温度 36.5～37℃,以维持呼吸道纤毛正常功能。进行动态血气分析,根据病情及时调整呼吸机的工作参数,患儿病情好转后逐步脱机。

7. 供氧吸痰　由于肺受压,呼吸困难是膈疝患儿最突出表现,护理中供氧吸痰十分重要,但吸氧必须控制好气压,切忌采用加压、面罩给氧,因为压力过大反而增加了心肺压力,加剧患儿呼吸困难。

【健康教育】

1. 向患儿家长解释病情,缓解其紧张焦虑情绪。
2. 教会家长患儿呼吸道管理的方法。

（张玉侠）

第十八节　先天性肥厚性幽门狭窄

【概述】

先天性肥厚性幽门狭窄(hypertrophic pyloric stenosis,HPS)是婴儿期常见的消化道畸形。其主要特征是幽门环肌层肥厚、幽门管狭窄和胃排空延迟。肥厚性幽门狭窄的发病率约1/1000～3/1000,存在地域、季节和种族差异。男女发病比例约为(4～5):1。

【临床特点】

先天性肥厚性幽门狭窄主要病理改变是幽门肌层纤维增生、肥厚、排列紊乱,以环肌为主。呕吐为主要症状。一般在出生后2～4周发生,少数于生后1周内发病,也有迟至生后3～4个月发病的。开始为溢乳,逐日加重并呈喷射性呕吐,几乎每次喂奶后30分钟左右即吐,自口鼻涌出。呕吐物为黏液或带凝块的奶汁,不含胆汁,少数患儿因呕吐频繁使胃黏膜毛细血管破裂出血,呕吐物可含咖啡样物或带血。呕吐之后,患儿仍食欲旺盛,能用力吸吮,但喂奶后又出现呕吐。

未成熟儿的症状常不典型,喷射性呕吐并不显著。因反复呕吐、营养物质及水摄入不足,患儿初起体重不增,继而迅速下降,尿量减少,大便减少,患儿逐渐出现营养不良、消瘦,皮肤松弛有皱纹,皮下脂肪少,精神萎靡。腹部检查时可见胃型及蠕动波。蠕动波从左季肋下向右上腹部移动,到幽门部即消失,在喂奶时或呕吐前容易见到。大多数患儿在右上腹肋缘下腹直肌外缘处可触到橄榄形、光滑质硬的幽门肿块,约1～2cm大小。呕吐之后,胃空瘪且腹肌暂时松弛时易于扪及。腹肌不松弛或胃扩张明显时肿块不易扪及。

依据典型的呕吐表现、肉眼可见胃蠕动波、腹部扪及幽门肿块诊断即可确定。其中最可靠的诊断依据是触及幽门肿块。如未能触及肿块,则可进行超声检查或上消造影检查以帮助明确诊断。

【治疗原则】

诊断明确后应积极行术前准备,限期手术治疗。尽快纠正脱水、电解质紊乱、碱中毒、贫血、低蛋白血症。应根据患儿的脱水程度给予相应补充。术前应停止经口喂养。

【护理评估】

1. 评估患儿呕吐次数、性质、量及呕吐方式,评估患儿腹部特征,有无蠕动波或胃型的出现,触诊有无肿块,评估患儿有无眼眶凹陷、皮肤出现皱褶、尿量减少、精神萎靡等脱水的表现。

2. 了解超声检查或上消化道造影检查的结果。

3. 评估患儿及家长对本病各项护理知识的了解程度及需求。

【护理措施】

1. 术前护理

(1) 病情观察:观察患儿呕吐情况,注意保持呼吸道通畅。遵医嘱及时采血标本,合理安排补液顺序及速度,纠正患儿的水电解质紊乱。记录24小时出入量。

(2) 饮食与营养:呕吐频繁、剧烈的患儿立即禁食禁饮,留置胃肠减压,补液支持或全肠外营养。

(3) 钡餐GI检查后,术前予温盐水洗胃,以抽出胃内钡剂,减轻胃黏膜水肿。

2. 术后护理

(1) 观察患儿呕吐情况:术前症状和体征是否缓解或消失,一般术后2～3天内仍有呕吐现象,无需特殊处理,应继续观察呕吐的性质、量和次数;如呕吐频繁,应及时通知医师。观察腹部体征变化,观察是否排气排便。

(2) 饮食与营养:手术当天禁食、胃肠减压。术后第一天可喂糖水,由少到多,2～3天奶量加至足量。术后呕吐与幽门部水肿或饮食增加太快有关,应减量后再逐渐增加。

(3) 并发症的观察:手术后仍有少数患儿呕吐,经对症处理大多数3～5天消失。如果患儿出现呼吸急促、呼吸困难、青紫、鼻翼扇动、三凹症等情况,考虑吸入性肺炎的发生,应立即通知医师处理。

【健康教育】

1. 向患儿家长解释病情,缓解其紧张焦虑情绪。

2. 先天性肥厚性幽门狭窄患儿的喂养十分重要,因此要让家长注意合理喂养。

(张玉侠)

第十九节 新生儿溶血病

【概述】

新生儿溶血病(hemolytic disease of the newborn,HDN)是因母婴血型不合引起的同族血型免疫性疾病,临床上以胎儿水肿和(或)黄疸、贫血为主要表现,严重者可致死或遗留严重后遗症。人类血型系统有40多种,但以ABO和Rh血型系统母婴不合引起溶血者较为多见,其他如MNS、Kell、Duffy、Kidd等血型系统不合引起的溶血病极为少见。我国新生儿以ABO血型不合引起的溶血最常见。

【临床特点】

其发病机制是胎儿由父亲方面遗传来的血型显性抗原恰为母亲所缺少,在妊娠后期,胎儿血因某种原因进入母体,母体被致敏产生相应的IgM抗体。如母亲再次怀孕,胎儿血再次进入母体,母体发生次发免疫反应,产生大量IgG抗体,通过胎盘进入胎儿,使胎儿新生儿发生溶血。只要0.1~0.2ml的胎儿红细胞进入母体循环就足以使母亲致敏,特别是反复的胎母输血。

新生儿溶血病的临床表现轻重不一,取决于抗原性的强弱、个体的免疫反应、胎儿的代偿能力和产前的干预措施等因素。Rh溶血病临床表现较为严重,进展快,而ABO溶血病的临床表现多数较轻。Rh溶血病一般不发生在第一胎,而ABO溶血病可发生在第一胎。主要表现有胎儿水肿、黄疸、贫血、肝脾大、胆红素脑病,其他如低血糖、出血倾向。对疑有新生儿溶血病者应立即定血型,做血常规、血清胆红素以及抗人球蛋白试验等实验室检查帮助诊断。

【治疗原则】

1. 光疗 如怀疑溶血病,首先给予积极光疗,并随访评价病情。

2. 药物治疗 静脉丙种球蛋白或静脉白蛋白输注。

3. 换血疗法 如病情继续发展,尤其是确诊为Rh溶血病,需进行换血疗法,防止发生核黄疸,减少血型抗体。

【护理评估】

1. 评估患儿的黄疸程度,观察患儿有无出现食欲缺乏、嗜睡、呕吐、哭声低、拥抱反射低、强制性肌张力增高等核黄疸的表现,评估患儿有无头部血肿,有无瘀斑、出血点或紫癜等全身出血表现,评估患儿的大小便情况,包括大小便次数、量及性质,有无胎粪栓塞或其他外科疾病,评估患儿皮肤有无破损及感染灶,脐部是否有分泌物等感染症状。

2. 了解经皮胆红素血清胆红素或抗人球蛋白等检查结果。

3. 评估患儿及家长对本病各项护理知识的了解程度及需求。

【护理措施】

1. 胎儿水肿的护理 患儿由于软组织的水肿会出现全身肿胀,大量的液体聚集在胸膜、心包和腹膜空间,由于心肌缺氧表现出呼吸困难,护士应配合尽早机械通气改善通气不足,实时监测血气分析,及时纠正代谢性酸中毒。

2. 喂养护理 黄疸期间常表现为吸吮无力、食欲缺乏,护理人员应耐心喂养,按需调整喂养方式如少量、多次、间歇喂养等,保证奶量的摄入。

3. 补液管理 合理安排补液计划,及时纠正酸中毒。根据不同补液内容调节相应的速度,切忌快速输入高渗性药物,以免血-脑屏障暂时开放,使已与白蛋白联结的胆红素进入脑组织。

4. 用药护理 高胆红素血症药物的使用,可以加快正常代谢途径,清除胆红素,抑制胆红素的肝肠循环,干扰胆红素形成。输注白蛋白可加速胆红素的排出,丙种球蛋白可以降低胆红素上升的速度,特别是血清胆红素接近于换血指标时降低同族免疫性溶血的换血需要。剂量为0.5~1g/kg,静脉维持2~4小时,必要时12小时后重复使用一次。输注血制品时,应双人核对,单独一路静脉使用,输入20%的人血白蛋白时,为减少对外周血管的损伤应与等渗液体1:1稀释。

5. 皮肤护理 胎儿水肿或头部血肿的患儿应使用安全剔发器剔除头部毛发,头部安放水枕,给予必要的缓冲,减轻头部与床单位产生的压力,全身水肿明显的患儿可以在身体下放置水袋,减少局部皮肤的受压,并每隔2~4小时翻身检查皮肤情况并更换体位。血肿的患儿,每班观察记录血肿的大小,翻身时防止压迫。

6. 光照疗法的护理 参见本章第五节。

7. 换血疗法的护理 参见本章第五节。

【健康教育】

1. 向患儿家长解释溶血的原因及告知必要的治疗与检查,使家长了解病情,取得家长的配合。

2. 对于新生儿溶血症,作好产前咨询及孕妇预防性服药。

3. 发生胆红素脑病者,应该给予康复治疗和护理,指导家长定期随访。

(张玉侠)

第二十节 新生儿出血症

【概述】

人体凝血系统包括凝血和抗凝血两个方面,两者间的动态平衡是正常机体维持体内血液流动状态和防止血液丢失的关键。机体的正常止凝血,主要依赖于完整的血管壁结构和功能,有效的血小板质量和数量,正常的血浆凝血因子活性。新生儿出血较年长儿多见,是由于新生儿因肝脏与骨髓发育不全,不能生产凝血因子与血小板,从而纤维蛋白原与血小板减少,其他凝血因子活性减低,出现明显的出血倾向,如在感染、低温、酸中毒等危险因子存在下,出血即可发生。

【临床特点】

1. 维生素 K 缺乏性出血症 维生素 K 缺乏性出血症(vitamin K deficiency bleeding,VKDB)是指由于维生素 K 缺乏,体内维生素 K 依赖凝血因子(Ⅱ、Ⅶ、Ⅸ、Ⅹ)活性低下所致的出血性疾病。VKDB 的发生原因包括:①维生素 K 不易通过胎盘;②母乳中维生素 K 含量低;③新生儿肠道菌群未正常建立;④胆道疾病;⑤母孕期用药。临床特点为婴儿突然出血,如头颅血肿、颅内出血、脐带或胃肠道出血等,其他方面正常,无严重的潜在疾病。实验室检查维生素 K 依赖因子(Ⅱ、Ⅶ、Ⅸ、Ⅹ)活性下降,凝血酶原时间(PT)、APTT 延长,而凝血酶时间(TT)、纤维蛋白原(Fg)及血小板计数正常。维生素 K 治疗有效。活产新生儿出生后立即使用维生素 K 是预防 VKDB 的根本措施。

2. 血小板减少症 血小板减少症分为原发性和继发性两类。早期血小板减少原因是血小板生成障碍、胎儿生长受限或母亲高血压的患儿,特别是早产儿好发,一般为轻~中度,呈自限性,多数无出血表现。出生 72 小时内重度血小板减少的最常见原因是同族免疫性血小板减少性紫癜(neonatal alloimmune thrombocytopenic purpura,NAIT),特别是当新生儿一般状况良好而母亲又无免疫性血小板减少病史时,应考虑此诊断。出生 72 小时后出现的重度血小板减少症需注意败血症、坏死性小肠结肠炎、宫内感染或患儿的可能。如查体发现患儿存在某些先天缺陷或外观异常,要考虑一些遗传性疾病引起的血小板减少症。排除上述常见原因,还应考虑药物引起的血小板减少、血栓症等。

3. 血友病 血友病 A 和 B 是最常见的遗传性出血性疾病,血友病 A 缺乏凝血因子Ⅷ,而血友病 B 缺乏凝血因子Ⅸ。血友病患儿的主要症状为出血,多为医源性出血,如在静脉取血或肌注维生素 K 的部位出现渗血或血肿,有时也可见到颅内或颅外较大量出血。因此,对任何出血新生儿均应考虑到血友病的诊断。

4. 其他遗传性疾病 皮肤黏膜出血是许多遗传性血液系统疾病的重要特征,对于未预料到的新生儿期出血患儿应注意家族史,特别是注意询问近亲婚配史。血管性血友病(von Willebrand's disease,vWD)可见于新生儿,并且是西方人群中遗传性出血性疾病最常见的类型。

【治疗原则】

1. 新生儿出血的预防 新生儿出生后常规肌内注射维生素 K_1。

2. 病因治疗 新生儿出血性疾病治疗主要是针对原发病的治疗和对症支持治疗,有些局部大出血还需要外科治疗。

3. 药物应用 根据出血病因选择针对性强的药物。

4. 替代治疗 包括新鲜冰冻血浆、冷沉淀、血小板等。

【护理评估】

1. 评估患儿病史,包括家族出血史、母亲患病史(感染、特发性血小板减少性紫癜、红斑狼疮)、母亲既往妊娠出血史、母亲及新生儿用药史(抗惊厥药、抗凝血药、阿司匹林等)。评估患儿出血是局限性还是弥散性,评估出血位置、频率和程度,出血持续时间及所需的停止时间,评估患儿是否有激惹、尖叫、吐奶、前囟饱满、张力高等颅内出血的表现,评估患儿是否有恶心呕吐等消化系统出血的表现,评估患儿是否有呼吸困难等肺出血的表现,评估患儿是否有肤色苍白、呼吸急促、心率加快、血压下降、皮肤花斑纹、肢端凉等失血性休克的早期表现。

2. 了解血小板计数、凝血酶原时间、部分凝血活酶时间等实验室检查结果。

3. 评估患儿及家长对本病各项护理知识的了解程度及需求。

【护理措施】

1. 严密观察各种出血症状及紧急处理

（1）消化系统症状：若患儿出现烦躁、哭闹、恶心、腹胀等呕吐的先兆，应尽早留置胃管，胃管插入深度要适当，插管动作要轻快，确认插到胃内。检查胃液颜色、性质、量，抽吸胃液速度缓慢，禁止强行回抽，使用10ml以上针筒进行回抽，避免压力过大引起损伤。从胃管内抽出咖啡色液体，提示有消化道出血的可能，及时送检胃液，及时做大便潜血试验，并予生理盐水洗胃。

（2）神经系统症状：若患儿出现激惹、尖叫、吐奶、前囟饱满、张力高等临床体征则提示可能合并颅内出血，予止血、镇静、降低颅内压等治疗，严密观察瞳孔大小及对光反射，注意有无双眼凝视、肢体抖动、惊跳及肌张力变化等神经系统症状。各项治疗护理有计划地集中进行，保持患儿安静，避免头皮静脉穿刺，减少头部活动，严格控制输液速度，抬高头肩20~30cm，右侧卧位，防止呕吐，保持气道通畅。

（3）呼吸系统症状：早期发现患儿肺部突发密集水泡音，X线片检查两肺纹理示较粗网状影，分布均匀而广泛。患儿反应差，肤色发绀，呼吸困难，三凹征阳性，气道内吸出血性液体，血氧饱和度出现波动时，应立即通知医师，配合予气管插管，持续正压通气，气管内滴入肾上腺素等处理。

（4）休克症状：如患儿出现肤色苍白、呼吸急促、心率加快、血压下降、皮肤花斑纹、肢端凉等失血性休克的早期征象，应立即通知医师并配合抢救处置，做好输液、输血准备。严密监测生命体征和血氧饱和度，尽早建立有创动脉血压监测。

2. 保暖　新生儿由于体温调节中枢功能不完善，体温易随环境温度改变而改变，且由于失血，可引起体温不升，应给予保暖。

3. 加强基础护理，预防感染　保持病室内温度适宜（22~24℃），湿度适宜（55%~66%），空气清新、清洁，定时消毒，开窗通风，限制探视人数及次数。保持床单清洁平整，保持皮肤清洁，使用棉质的衣物和包被，避免患儿皮肤摩擦及肢体受压。修剪患儿指甲，必要时给予手套，以免抓伤皮肤。用清水擦浴，及时处理渗出的血液及分泌物。经常检查皮肤出血点与瘀斑。加强新生儿口腔、脐部、臀部护理。新生儿的防御机制尚未发育成熟，且发生本病后免疫功能更差，故执行各项操作时，应严格遵守消毒隔离规范，加强手卫生消毒，防止交叉感染，严格无菌操作，必要时实行保护性隔离。

4. 集中操作，减少出血　护理操作集中进行，动作轻柔，减少刺激。减少不必要的穿刺等侵入性操作，尽量避免肌内注射、深部组织穿刺，静脉穿刺、抽血后延长按压时间。尽量避免手术，如需手术，应在术前、术中、术后补充所缺乏的凝血因子。使患儿保持安静，避免剧烈哭吵。

【健康教育】

1. 对家长进行宣教，使家长对疾病有所了解，减轻家长的焦虑情绪，积极配合治疗。对于特殊遗传性疾病，指导家长作好优生优育及产前咨询工作。

2. 选择宽松棉制衣被，减少对患儿皮肤的刺激，避免哭吵，预防皮肤抓伤。加强对患儿的日常护理，可适当活动，注意避免碰伤、跌倒跌落等外伤的发生，一旦发现有出血的现象，要及时处置。

3. 指导家长对患儿病情的观察，包括精神状态、皮肤颜色、生命体征、出血部位、出血程度，如有异常，及时就医。

4. 遵医嘱按时正确服药，同时避免服用使血小板聚集受抑制的药物：如阿司匹林、吲哚美辛等。

5. 加强洗手，限制人员探视，避免家中交叉感染。出院后，应定期随访，血液科继续治疗。

（张玉侠）

第二十一节　新生儿缺氧缺血性脑病

【概述】

新生儿缺氧缺血性脑病（hypoxic-ischemic encephalopathy，HIE）是由于各种围产期因素引起的缺氧和脑血流减少或暂停而导致胎儿和新生儿的脑损伤，是新生儿窒息后的严重并发症，病情重，病死率高，少数幸存者可产生永久性神经功能缺陷如智力障碍、癫痫、脑性瘫痪等。据统计，我国新生儿HIE的发生率约为活产儿的3‰~6‰，其中15%~20%在新生儿期死亡，存活者中25%~30%可能留有不同类型和程度的远期后遗症，成为危害我国儿童生活质量的重要疾病之一。

【临床特点】

缺氧是HIE发病的核心，缺血缺氧性损伤可以发生在围产期各个阶段。缺氧后一系列病理生理过程发生，多种发病机制交互作用，逐渐导致不可逆的脑损伤。主要表现为意识改变及肌张力变化，严重者可伴有脑干功能障碍。根据病情不同可分为轻、中、重3度。

1. 轻度 主要表现为兴奋、激惹，肢体及下颌可出现颤动，吸吮反射正常，拥抱反射活跃，肌张力正常，呼吸平稳，前囟平，一般不出现惊厥。上述症状一般在生后 24 小时内明显，3 天内逐渐消失。预后良好。

2. 中度 表现为嗜睡、反应迟钝，肌张力减低，肢体自发动作减少，可出现惊厥。前囟张力正常或稍高，拥抱反射和吸吮反射减弱，瞳孔缩小，对光反应迟钝。症状在生后 72 小时内明显，病情恶化者嗜睡程度加深甚至昏迷，反复抽搐，可留有后遗症。脑电图检查可见癫痫样波或电压改变，诊断常发现异常。

3. 重度 意识不清，常处于昏迷状态，肌张力低下，肢体自发动作消失，惊厥频繁，反复呼吸暂停，前囟张力高，拥抱反射、吸吮反射消失，瞳孔不等大或瞳孔放大，对光反应差，心率减慢。脑电图及影像学诊断明显异常。脑干诱发电位也异常。重度患儿死亡率高，存活者多数留有后遗症。

【治疗原则】

1. 支持疗法 包括供氧、纠正酸中毒、维持血压、维持血糖及补液等。

2. 控制惊厥 首选苯巴比妥钠，其次可选地西泮。

3. 治疗脑水肿 出现颅内高压症状可先用呋塞米静脉推注，也可用甘露醇。

4. 亚低温治疗 其可能的机制是降低脑组织耗氧量，保护血-脑屏障，抑制乙酰胆碱、儿茶酚胺以及兴奋性氨基酸等内源性毒性物质对脑细胞的损害作用，加强炎性介质的聚集，从而起到保护脑细胞的作用。

【护理评估】

1. 评估患儿有无易激惹、肢体颤抖、睁眼时间长、凝视等神经系统过度兴奋的表现，有无嗜睡、昏迷等神经系统过度抑制的表现，评估患儿有无肢体的过度屈曲，有无被动活动阻力增高，有无头竖立差、四肢松软等肌张力减弱的表现，评估患儿的吸吮、拥抱等原始反射有无减弱或消失，评估患儿是否发生惊厥以及惊厥的形式、频率，评估患儿有无呼吸异常、呼吸节律不整、呼吸暂停、瞳孔对光反射迟钝或消失等脑干症状。

2. 了解患儿代谢等化验检查，了解患儿脑电生理检查以及 B 超、CT、MRI 等脑影像学检查结果。

3. 评估患儿及家长对本病各项护理知识的了解程度及需求。

【护理措施】

1. 用氧护理 及时清除呼吸道分泌物，保持呼吸道通畅。选择合适的给氧方式，根据患儿缺氧情况，可给予鼻导管吸氧或头罩吸氧，如缺氧严重，可考虑气管插管及机械辅助通气。

2. 亚低温治疗的护理

（1）降温：亚低温治疗时采用循环水冷却法进行选择性头部降温，起始水温保持 10～15℃，直至体温降至 35.5℃时开启体部保暖，头部采用覆盖铝箔的塑料板反射热量。脑温下降至 34℃时间应控制在 30～90 分钟，否则将影响效果。

（2）维持：亚低温治疗是使头颅温度维持在 34～35℃，由于头部的降温，体温亦会相应的下降，易引起新生儿硬肿症等并发症，因此在亚低温治疗的同时必须注意保暖，可给予远红外或热水袋保暖。远红外保暖时，肤温控制设定在 35～35.5℃，肤温探头放置于腹部。热水袋保暖时，使热水袋的水温维持在 50℃左右，冷却后及时更换，防止发生烫伤。在保暖的同时要保证亚低温的温度要求。患儿给予持续的肛温监测，以了解患儿体温波动情况，维持体温在 35.5℃左右。

（3）复温：亚低温治疗结束后，必须给予复温。复温宜缓慢，时间>5 小时，保证体温上升速度不高于 0.5℃/h，避免快速复温引起的低血压，因此复温的过程中仍须肛温监测。体温恢复正常后，须每 4 小时测体温 1 次。

（4）监测：在进行亚低温治疗的过程中，给予持续的动态心电监护、肛温监测、SpO_2 监测、呼吸监测及每小时测量血压，同时观察患儿的面色、反应、末梢循环情况，总结 24 小时的出入液量，并作好详细记录。在护理过程中应注意心率的变化，如出现心率过缓或心律失常，及时与医师联系是否停止亚低温的治疗。

3. 早期康复干预 对疑有功能障碍者，将其肢体固定于功能位。早期给予患儿动作训练和感知刺激的干预措施，促进脑功能的恢复。

4. 心理护理 新生儿缺血缺氧性脑病患儿远期后遗症发生率较高，家属容易产生紧张焦虑情绪，因此护士应该向患儿家长耐心细致地解答病情，缓解其不良情绪。

【健康教育】

向患儿家长解释病情以及亚低温治疗的原因及注意事项，缓解其紧张焦虑情绪。指导家长掌握康复干预的措施，以得到家长最佳的配合并坚持定期随访。

（张玉侠）

第二十二节　新生儿颅内出血

【概述】

颅内出血(intracranial hemorrhage, ICH)是新生儿期常见病,与这一阶段自身的解剖生理特点和多种围产高危因素有关,严重者可有神经系统后遗症。根据不同的病因,可发生不同部位的颅内出血,主要出血类型为脑室周-脑室内出血(periventricular-intraventricular hemorrhage, PIVH)、硬脑膜下出血、蛛网膜下出血、脑实质出血,小脑及丘脑、基底核等部位也可发生出血。近年来,围产新生儿医学技术不断提高,但因早产儿增加,孕周、出生体重呈降低趋势,因此高危儿相应增多,新生儿颅内出血的发生率并无大幅度降低。国内有报道,早产儿脑室周围-脑室内出血发生率仍在40%～70%之间。

【临床特点】

1. 早产儿脑室周围-脑室内出血　PIVH是早产儿最常见的颅内出血,至少占新生儿颅内出血的80%以上,胎龄越小发病率越高。早产儿IVH的临床表现虽不特异,但若患儿突然出现病情恶化、血压下降、代谢性酸中毒需立即完善头颅B超明确有无颅内出血,其最终诊断主要依赖床旁头颅B超,根据超声严重度可将其分为四期,Ⅰ期局限于生发层基质的出血,Ⅱ期出现脑室内出血但不伴脑室扩张,Ⅲ期脑室内出血>50%伴脑室扩张,随着颅内出血的进展致静脉回流受阻,继而使白质出现Ⅳ期改变即出血性脑实质梗死(HPI)。

2. 蛛网膜下腔出血　蛛网膜是位于硬脑膜下的无血管区,与其下的软脑膜一起统称为脑膜。蛛网膜和软脑膜间隙内小动脉、静脉和毛细血管的原发性破裂使得血液积聚,即称为蛛网膜下腔出血(subarachnoid hemorrhage, SAH),也可继发于大脑其他部位的大量出血或梗死使过多的血液迁移积聚至蛛网膜下腔。诊断主要依靠头颅CT和MRI。少量的SAH在早产儿和足月儿中较常见,多为自限性、预后较好,临床往往缺乏特异性症状。少量的出血可无临床表现,尤其是在足月儿中缺乏特异性表现。出血严重时,足月儿可在生后2～3天出现激惹或反应差,继而出现惊厥,但很少会进行性恶化或危及生命;但早产儿若合并严重的围产期窒息则会危及生命。

3. 硬脑膜下出血　硬膜下出血(subdural hemorrhage, SDH)主要是分娩时的产伤使横跨硬膜下腔的动静脉窦撕裂、出血所致。偶可伴有颅骨骨折。硬

脑膜下的出血可以自行缓慢吸收,因此临床症状不多见。若有严重的产伤且出血量较多时,因血液的积聚可以引起急性颅内压增高的临床表现,患儿可较早表现为反应低下、激惹、喂养不耐受、局灶性抽搐、前囟隆起、头围增大、出血部位对侧肢体肌张力减低、出血部位同侧的第Ⅲ对脑神经(动眼神经)功能受限;少量的出血可形成蛛网膜下腔血肿,引起蛛网膜下腔的渗出,继而逐渐出现颅内压增高的表现。

4. 大脑出血　大脑出血多指脑室周围出血梗死,多为静脉源性,具体的机制并未明确。早产儿多为双侧病变,可表现为皮层下和脑室周围白质的出血性静脉梗死,引起脑室周围白质软化、形成多个小的囊性病变。足月儿多为单侧病变,可表现为皮层下出血和表层梗死,形成单一、较大的脑穿通性囊肿。临床症状较重,神经系统受累表现为主,同重症的PIVH、SDH、SAH的临床表现相类似。

【治疗原则】

对颅内出血的新生儿,常规采用止血药物,有惊厥时可给予苯巴比妥等对症治疗,按需给予不同形式的氧疗,及时纠正缺氧和酸中毒。对于严重威胁生命的较大血肿,需由神经外科紧急处理。

【护理评估】

1. 评估患儿有无烦躁不安、易激惹、脑性尖叫、肌震颤、惊厥等神经系统兴奋性的表现,评估患儿有无神志异常、四肢肌张力低下、运动减少、呼吸异常等皮质抑制症状。

2. 了解B超、CT、MRI等影像学检查的结果。

3. 评估患儿及家长对本病各项护理知识的了解程度及需求。

【护理措施】

1. 一般护理　室内温度保持在24～26℃,湿度保持在55%～65%,体位适宜,抬高肩部,头偏向一侧,避免分泌物或呕吐物吸入呼吸道造成窒息和吸入性肺炎,对抽搐、分泌物多的患儿应及时吸痰,保持呼吸道通畅。保持皮肤口腔的清洁,静脉输液速度宜慢,以防快速扩容加重出血。

2. 防止噪音及镇静　保持患儿绝对安静,换尿布、喂奶等动作要轻,治疗和护理操作集中进行,尽量少搬动患儿头部,避免引起患儿烦躁,加重出血,必要时按医嘱给予镇静剂,用药时要记录用药的时间、剂量及效果。

3. 病情观察

（1）意识和精神状态的观察：注意观察有无烦躁不安、反应迟钝、嗜睡或昏迷现象，患儿出血量较少或小脑幕出血为主者，早期常表现为兴奋状态，不易入睡，哭躁不安，如病情继续发展，则出现抑制状态、嗜睡、反应低下甚至昏迷，因此需要动态观察，及时发现细微的意识变化，报告医师并作好记录，给予相应的处理。

（2）观察瞳孔和各种反射：瞳孔大小不等、边缘不规则表示颅内压增高；双侧瞳孔扩大，对光反应和各种反射均消失，表示病情危重。

（3）囟门的观察：前囟饱满紧张提示颅内压增高，颅内出血量大，应及时报告医师采取处理措施，以免引起脑疝。

（4）生命体征的观察：应密切观察体温、呼吸等变化，及时给予心脑监护。观察呼吸节律、频率变化。呼吸不规则、屏气、暂停均表示病情危重，要立即报告医师，遵医嘱予以氧气吸入，以提高患儿血氧浓度，减轻脑水肿，改善脑细胞缺氧。注意有无皮肤苍白、青紫、黄染等，如颜面皮肤苍白或青紫，提示内出血量较大，病情较严重。皮肤黄染则会增加治愈的难度，早期发现可协助治疗。注意体温变化，如有体温不升或高热，表示病情危重。及时报告医师，积极配合抢救。

（5）观察患儿喂养中的反应：出血早期禁止直接哺乳，以防因吸奶用力或呕吐而加重出血。可用奶瓶喂养，当患儿出现恶心、呕吐则提示颅内压增高。注意观察患儿的吃奶情况。因患儿常有呕吐及拒食，甚至吸吮反射、吞咽反射消失，故应观察患儿热量及液体摄入情况，以保证机体生理需要。脱水治疗时应密切观察患儿精神状态、囟门、皮肤弹性、尿量及颜色变化，以防脱水过度导致水电解质平衡失调。

【健康教育】

住院时向家属讲解颅内出血的严重性以及可能会出现的后遗症。给予安慰，以减轻家属不良情绪。临床一旦发现患儿有脑损伤时，应尽早指导家属早期功能训练和智能开发，并鼓励家属坚持长期治疗和随访，以提升患儿生存质量。

（张玉侠）

第二十三节 新生儿血糖异常

一、低血糖

【概述】

新生儿低血糖（neonatal hypoglycemia）是指新生儿血糖值低于正常新生儿的最低血糖值。健康足月儿低血糖的发生率为 1%～5%，早产儿和小于胎龄儿低血糖的发生率为 15%～25%。近年来，随着高危新生儿存活率的增加，血糖检测水平的提高，新生儿低血糖的发病率呈上升趋势。发生严重低血糖者可造成神经系统急性及远期功能障碍。因此严密监测血糖、早诊断、早干预，可有效地预防低血糖发生和降低后遗症。

目前低血糖的定义仍存在争议，大多数医师可接受的定义是血浆葡萄糖 ≤2.6mmol/L。严重低血糖定义为：血浆葡萄糖<1.4mmol/L 或静脉输注葡萄糖>10mg/（kg·min），血糖仍<2.6mmol/L。对于持续或反复低血糖的定义仍存在争议，目前存在两种观点：3 次以上的血糖<2.6mmol/L 或 72 小时后仍存在血糖<2.6mmol/L。

【临床特点】

新生儿低血糖常见原因是：①糖原和脂肪贮存不足；②耗糖过多；③高胰岛素血症；④内分泌和代谢性疾病；⑤遗传代谢或其他疾病。新生儿低血糖发生后大多无临床症状，部分呈现非特异性症状和体征。临床上可表现为反应差、少吃少哭少动、低体温、喂养困难、面色苍白、出汗等全身症状，呼吸暂停、呼吸窘迫、呼吸节律改变等异常呼吸致阵发性发绀，严重者出现嗜睡、肌张力低下、易惊、尖叫、抖动、烦躁不安、昏迷及惊厥发作等神经系统功能障碍。大部分非特异性症状及体征经及时干预，随着葡萄糖供给和血糖恢复正常易快速纠正。而严重、持续或反复低血糖常致惊厥发作或昏迷等，即使低血糖纠正，临床恢复较难且慢，甚至可引起远期神经系统不可逆性损伤。当血糖 ≤1.0mmol/L（或低血糖反复发作）持续 1～2 小时以上可致急性神经系统障碍，是脑损伤最大的风险。

临床诊断症状性低血糖必须符合 Whipple 三联症：①经准确方法测得低血糖值；②出现低血糖的症状与体征；③低血糖纠正后，症状和体征消失。顽固性或反复性低血糖病因复杂，需要进行相关的检查才能确诊。

【治疗原则】

尽早开奶或人工喂养是预防低血糖发生和治疗

无症状性低血糖的首要策略。治疗的血糖目标是达到2.5mmol/L,任何婴儿存在低血糖导致的惊厥都应该立即给予静脉输注葡萄糖治疗。

【护理评估】

1. 评估患儿病史,母亲是否由糖尿病史、妊娠高血压史,了解患儿是否患有红细胞增多症、ABO溶血或Rh血型不合溶血病,是否存在开奶晚、摄入量不足等情况。评估患儿有无反应差、阵发性发绀、呼吸暂停、嗜睡、拒食等低血糖症状。

2. 了解患儿血糖测定结果、血型、血红细胞、血钙等其他生化检查结果。

3. 评估患儿及家长对本病各项护理知识的了解程度及需求。

【护理措施】

新生儿入院时和随后的血糖监测是护士的重要责任,每一个护士都应该掌握,可以避免血糖不稳定导致的不良事件。因此理解并掌握新生儿血糖平衡机制及如何维持血糖平衡对新生儿护士非常重要。

1. 高危人群的护理与管理策略　经过正常孕周及分娩的健康足月儿不需要常规筛查和监测血糖,高危新生儿及有低血糖临床表现的患儿均应及时进行血糖监测。下列情况应进行筛查:①存在低血糖高危因素;②患病新生儿;③不能解释的异常症状和体征,可能与低血糖有关。存在高危因素的健康新生儿血糖监测时间仍存在争议,可以在生后1、2和4小时监测,随后4~6小时监测一次,直至血糖正常后24小时停止监测。患病新生儿伴或不伴临床症状即刻监测血糖,随后6小时监测一次,直至血糖正常后24小时。注意:纸片法血糖结果应静脉血检查证实(血气分析或化验室生化检查),但是应首先给予治疗。对低血糖高危新生儿进行密切监测,早期识别,给予预防措施防止低血糖发生,仍是目前最好的管理策略。对于大多数新生儿,早期喂养或经静脉给予10%葡萄糖3ml/(kg·h)[5mg/(kg·min)],可以维持血糖正常。WHO推荐,高危新生儿应在出生后1小时内开始喂养,早产儿和小于胎龄儿应每2~3小时喂养一次,出生后最初24小时应在每次喂养前及喂养后30分钟检测血糖,按需哺乳无需严格限定时间间隔。

2. 低血糖输液策略

(1) 监测血糖:生后1小时开始床旁监测,如果母亲确诊为胰岛素依赖型糖尿病或者患儿为SGA/LGA,床旁血糖仪监测如下:最少Q1h;如果连续3次Q1h测血糖>2.2mmol/L,可改为Q2h;如果连续3次Q2h测血糖>2.2mmol/L,可改为Q3~6h和prn测量

直到第一个24小时结束;如果母亲的妊娠合并糖尿病经饮食控制,床旁血糖仪监测如下:Q2h;如果连续4次Q2h测血糖>2.2mmol/L,可改为Q4h和prn测量直到第一个24h结束;遵医嘱测量血清葡萄糖(送检实验室)。一旦患儿血清血糖<2.6mmol/L,则需立即进行临床干预。

(2) 建立血管通路:血管通路能否有效地建立是纠正低血糖的关键。临床医务人员应根据低血糖的严重程度,疾病病情进展情况及时选择合适的输液工具。尤其当患儿需要输注高浓度葡萄糖才能维持血糖水平时(葡萄糖浓度>12.5%),则必须建立中心静脉通路,以防止液体渗透压过高、静脉输注速度过快而导致血管损伤外渗,造成机体局部皮下组织坏死、瘢痕形成。在静脉输液过程中,需密切观察输注部位有无肿胀、输液泵走速是否精准,杜绝一切医源性低血糖的发生。

(3) 遵医嘱用药:无症状者静脉滴注10%葡萄糖6~8mg/(kg·min),用后15~30分钟床旁血糖仪监测;无效可增至8~10mg/(kg·min)。有症状者静脉推注10%葡萄糖2ml/kg,继之以6~8mg/(kg·min)静脉滴注;无效可增加葡萄糖滴速,每次增加2mg/(kg·min),最大至12mg/(kg·min)。葡萄糖输注应在症状消失和血糖恢复正常后24~48小时停用。若血糖仍不能维持正常水平,可加用肾上腺皮质激素,顽固性低血糖则可加用胰高血糖素治疗,临床护理人员在使用胰高血糖素时,需与常规补液分开且必须使用横泵匀速输注,以免胰高血糖素浓度不稳而造成的血糖波动。

3. 病情观察　症状性低血糖临床表现尚无特异性,主要以呼吸、神经系统症状为主,且低血糖症状的出现与血糖的数值无显著相关。临床出现烦躁、激惹、抽搐、萎靡、肌张力降低、喂养不耐受、哭声无力或高调、呼吸增快、发绀、呼吸暂停、心率增快等症状时需监测血糖。任何时候床旁血糖<2.6mmol/L都应及时通知医师,积极处理。

4. 家属情感支持　对有高危因素的患儿家属应积极告知父母低血糖发生的原因及预后,以配合治疗。新生儿低血糖的预后与低血糖持续时间、发作次数、严重程度及潜在病因有关。有症状的、持续的、发生在高危新生儿中的低血糖易引起脑损伤,通常表现为脑瘫、智力低下、视觉障碍、惊厥、小头畸形等。因此要告知患儿家长可能的后果以及目前采取的治疗措施,缓解其紧张焦虑情绪。

【健康教育】

教会家长识别患儿低血糖的表现,及时就诊。

二、高血糖

【概述】

新生儿高血糖(neonatal hyperglycemia)发病率较低血糖低。新生儿糖尿病发病率为 1/400 000 活产婴儿,在 NICU 积极管理的超低出生体重儿,暂时性糖尿病的发病率更高,这反映出这些超低出生体重儿血糖调节机制不成熟,如对胰岛素的反应降低和较高的葡萄糖负荷。

【临床特点】

高血糖症的主要原因包括:①新生儿血糖调节功能不成熟,对糖耐受力低;②窒息、感染等疾病影像;③医源性高血糖;④新生儿暂时性糖尿病。高血糖大多无临床症状,血糖增高显著或持续时间长的患儿可发生高渗血症、高渗性利尿,出现脱水、烦渴、多尿等。呈特有面貌,眼闭合不严,伴惊恐状。体重下降,血浆渗透压增高。血糖<12mmol/L 大多不发生渗透性利尿。新生儿因颅内血管壁发育较差,出现严重高渗血症时,颅内血管扩张,甚至发生颅内出血。

证实存在高血糖,至少监测两次,血气分析内值优于静脉血葡萄糖。纸片法测定的血糖仅供参考。足月儿血糖>7mmol/l,早产儿>8mmol/l。诊断的数值不代表需要干预。目前对于导致不良预后以及需要治疗的高血糖值仍不统一。健康足月儿血糖很少超过 7mmol/L,因此多数人将血糖超过 7mmol/L 定义为高血糖,干预值也不确定,多数为 10~12mmol/L。

【治疗原则】

大多数新生儿高血糖通过减少葡萄糖输注量可以将血糖降低到正常水平。如果通过降低葡萄糖的输注血糖仍高,可以应用胰岛素治疗。

【护理评估】

1. 评估患儿有无脱水、烦渴、多尿等高渗血症、高渗性利尿的表现,评估患儿是否有眼闭合不全的特有面貌。

2. 了解患儿血糖和尿糖检查结果。

3. 评估患儿及家长对本病各项护理知识的了解程度及需求。

【护理措施】

1. 胰岛素治疗的护理　如果通过调节糖的输注不能控制高血糖,应给予胰岛素。一般两次血糖均超过 12mmol/L(间隔 4 小时)即可应用,目的是维持 TBG 4~10mmol/L,同时避免低血糖。胰岛素通过持续静脉输入给药。通过针筒和延长管给药,减少胰岛素黏附在静脉输液袋和输液管边上。

(1) 输注前准备:①延伸管充满胰岛素溶液;②放置 10 分钟;③冲洗管道;④连接新生儿静脉通路,开始输注。

(2) 胰岛素输注期间血糖监测:①开始输注胰岛素后 1 小时首次监测;②胰岛素输注调节后 1~2 小时监测血糖;③根据血糖监测和下降速度 2~4 小时监测一次。

(3) 胰岛素停用后:①1 小时监测血糖;②如果 2 小时后再次监测仍正常,随后 4~6 小时监测;③如果血糖再次升高,1~2 小时监测一次。

2. 家属情感支持　积极告知家属病情,以缓解不良情绪。

【健康教育】

需要长期胰岛素治疗的患儿需要教导家长胰岛素使用的护理。

(张玉侠)

第二十四节　新生儿低钙血症

【概述】

血清总钙<1.8mmol/L(7.0mg/dl)或血清游离钙<0.9mmol/l(3.5mg/dl)定义为低钙血症(hypocalcemia)。血清游离钙是衡量低钙血症的最佳指标,是钙的活性成分,取决于总钙和人血白蛋白的相互作用。但血清游离钙测定较为困难,不能常规开展。血气分析中测定的游离钙不是体内真正的游离钙,存在一定误差,可作为参考。

【临床特点】

低钙血症发生的时间不同,病因也有所差别。早发性低钙血多在生后 2 天内出现,多见于早产儿,患颅内出血、窒息、RDS、败血症、糖尿病母亲患儿等。晚发性低钙血症指生后 4 天~3 周时发病者,多发生于足月儿。主要发生于应用未改良乳制品喂养的人工喂养儿,或母妊娠时维生素 D 摄入不足以及用碳酸氢钠治疗新生儿代谢性酸中毒,或换血时用枸橼酸钠作抗凝剂,均可使游离钙降低。

突然发作的低钙血症症状轻重不同,轻症可以无临床表现;严重者主要表现为神经肌肉的兴奋性增高。慢性低钙血症的临床表现常有维生素 D 缺乏病,呼吸暂停,佝偻病的临床表现、骨矿化不全、碱性磷酸酶增加、肋骨长骨骨折等表现心电图:QT 间隔延长。

【治疗原则】

静脉补钙可能会造成不良反应,包括肾结石、心律不齐、心搏骤停,皮下钙沉积可导致皮肤坏死。因此对早期表现的低钙血症或无症状的低钙血症可以等待观察而不是干预治疗。有严重症状的低钙血症才需要静脉补钙。最好通过中心静脉进行补钙。

【护理评估】

评估患儿是否有惊跳、手足搐搦、震颤、惊厥等神经、肌肉兴奋性增高的表现,评估患儿抽搐发作时有无呼吸改变、心率增快或发绀的表现,评估患儿是否有严重呕吐、便血等胃肠道平滑肌痉挛的症状,评估患儿是否有喉痉挛或呼吸暂停的表现。了解患儿的心电图表现。

【护理措施】

1. 监测血钙　生后 24～36 小时测血钙;患儿出现低血钙症状时测血钙。治疗低血钙期间每天测血钙。

2. 遵医嘱补钙　临床在输注葡萄糖酸钙时,建议使用中心静脉输注或大血管。选择单独一路通畅外周静脉连接开放瓶滴入;观察静脉滴入情况;静滴完用生理盐水冲管确保无药液外渗;注意毒副作用。

钙剂静脉滴注过快可导致心脏停搏而致死,如心率<100 次/分钟应暂停注射;钙剂外渗可造成组织坏死;有甲状旁腺功能不全的患儿除补钙外遵医嘱予口服维生素 D_3;低钙血症伴低镁血症时,单纯补钙惊厥不易控制,甚至使血镁更低,应遵医嘱同时补镁;在记录单上描述静脉滴入情况,双人核对有无钙剂外渗,确认后签名。有症状者补钙 q8h,症状控制后补钙 qd 并持续 3 天。

3. 钙剂外渗处理　一旦钙剂外渗,应即刻停止静脉滴入,同时使用透明质酸酶对症处理。处理越早,则预后越好。具体方法如下:取透明质酸酶 1 支(1500U)加生理盐水 10ml,稀释至 1ml = 150U,使用 1ml 空针抽吸 0.1ml 再次稀释,最终配制浓度为 1ml = 15U。在拔除留置针针眼处皮下注射 0.2ml、在外渗部位向四个方向做皮下注射,每次 0.2ml,共 1ml。跟踪观察外渗进展并每班记录,如出现钙盐沉积,通知医师及时处理,遵医嘱予理疗(一般为 25% $MgSO_4$ 温湿敷)与激光治疗。

【健康教育】

教会家长识别低血钙的早期表现,根据医嘱及时补充钙剂。

（张玉侠）

第二十五节　新生儿寒冷损伤综合征

【概述】

新生儿寒冷损伤综合征(neonatal cold injury syndrome)也称新生儿硬肿症(scleredema neonatorum),是由于寒冷损伤、感染、早产和窒息等多种原因引起的,以皮肤、皮下脂肪变硬,伴有水肿为特点的一组综合征。常伴有低体温,可继发肺出血、休克、多脏器功能衰竭,是新生儿期的危重急症。主要发生在冬春寒冷季节,与产后环境温度有关,早产儿发病率高。

【临床特点】

可由多种原因引起,寒冷、早产、低体重、窒息、重症感染是本病的致病原因。胎龄小,体重轻,产房温度低,产时对新生儿的保暖措施不当,或合并窒息等均为新生儿硬肿症发病的高危因素,其中以早产儿及低出生体重与发病关联性最强,呈明显负相关。主要发生在冬春寒冷季节或重症感染时。多发生于生后一周内新生儿,以早产儿多见。主要表现为低体温和硬肿。

1. 低体温　全身及肢端冰凉,体温<35℃,轻症 30～35℃,重症<30℃,低体温时常伴有心率减慢。

2. 硬肿　皮肤紧贴皮下组织,不易提起,按之似橡皮样感,严重时肢体僵硬不能活动。皮肤先深红色后转为暗红色,严重者呈青紫色,伴水肿者有指压凹陷,硬肿呈对称性。

结合病史及临床表现可确诊。

【治疗原则】

复温是治疗低体温患儿的关键措施,低体温持续时间过长,病情易于恶化。正确复温防止复温后休克及肺出血。合理供给液量及热卡,积极去除病因,合理用药,维持脏器功能,积极纠正器官功能紊乱。

【护理评估】

1. 评估患儿皮肤情况,有无硬肿以及硬肿的部位及范围,皮肤颜色有无改变,评估患儿皮肤有无水肿以及水肿的部位及范围,评估患儿有无面色苍白、四肢凉、皮肤呈花纹状等休克的表现,评估患儿有无呼吸困难、发绀突然加重等肺出血的表现。

2. 了解患儿体温以及体温的变化,了解出血倾向、血凝时间、血小板计数等实验室检查的结果。

3. 评估患儿及家长对本病各项护理知识的了解

程度及需求。

【护理措施】

1. 遵循正确的复温原则 复温是护理低出生体重儿的关键措施,以高于体温的 1～2℃ 的暖箱温度复温。入院后用低温计测量肛温,做好记录,然后根据不同体温进行处理。复温过程中用体温计测量肛温,每 2 小时一次,体温恢复正常 6 小时后改为 4 小时一次,并做好记录。暖箱的温度要定时监测,操作尽量在暖箱内进行,避免打开暖箱门,而影响箱内温度的恒定。

2. 合理喂养 除了恢复体温外还要及时补充热量,喂养困难者可采用部分或完全静脉营养,早产儿吸吮力弱或硬肿吞咽困难者,可予滴管或鼻饲喂养。喂养时要耐心、细致、少量多次,间歇喂养,以保证足够的营养和热量的摄入。病情好转后,逐渐增加奶量。喂养过程中要严密观察患儿的面色,以免呕吐引起窒息。重症患儿可用全静脉营养,待肠道功能恢复后开始喂养。

3. 预防感染 严格遵守无菌操作原则,接触患儿前后要洗手,硬肿症患儿易发生严重感染,做好消毒隔离工作,感染者和非感染者分开放置。保持室内空气新鲜,患儿的衣服和包被消毒后使用,加强口腔、皮肤、脐部护理。保持皮肤的完整性,经常更换体位,操作时动作轻柔,防止损伤皮肤而引起感染。

4. 病情观察 ①严密观察体温、脉搏、呼吸、硬肿范围与程度的动态变化,观察暖箱的温度与湿度,及时调整并做好记录。②观察尿量:尿量有无和多少是估计预后的重要指标。认真记录尿量,每小时小于 1ml/kg 应及时报告,尽早处理,防止肾衰竭。③观察患儿皮肤颜色和循环状况,随着体温的恢复,皮肤颜色可由青紫转为红润,肢端温度凉转为温暖。④观察有无出血倾向:肺出血是硬肿症患儿死亡的重要原因。如突然面色青紫,呼吸增快,肺部湿啰音增多,呼吸道内吸出血性液体,提示有肺出血,及时报告医师并做好抢救准备。

5. 合理用氧 硬肿症患儿多为早产儿,呼吸中枢不健全,易发生缺氧和呼吸暂停,对有窒息史、感染合并缺氧及休克的患儿给予氧气吸入,合理控制用氧浓度,防止氧中毒。并密切观察用氧疗效,及时调整用氧浓度。

6. 并发症的护理 发生肺出血呼吸衰竭者给予气管插管正压呼吸,并及时清理呼吸道分泌物,保持呼吸道通畅。休克时及时补充血容量,改善微循环,并严格控制补液速度和液体量,防止补液过快而引起肺水肿和心力衰竭。合并患儿时,应在实验室检查监测下于早期高凝状态时慎用肝素治疗,有出血倾向或已有出血者可应用止血药物,如维生素 K_1、酚磺乙胺等。

【健康教育】

教育家长要对新生儿进行保温保暖措施,教导其正确使用体温计的方法,使新生儿体温维持在一个恒定的范围内。

(张玉侠)

第二十六节 新生儿败血症

【概述】

新生儿败血症(neonatal septicemia)指病原体侵入新生儿血液循环,并在其中生长繁殖,产生毒素所造成的全身性感染。其发病率及病死率均较高,尤其是早产儿和长期住院者。

新生儿败血症有早发型与晚发型之分,早发新生儿败血症主要强调细菌来源于宫内和产时,致病菌谱比较集中。新生儿晚发型败血症以出生后感染为主,皮肤黏膜感染、脐部感染、肺部感染、消化系统感染是晚期晚发型败血症的主要原因。对早发型败血症的时间界定目前尚没有定论:澳大利亚界定值在生后 48 小时内;美国定在生后 72 小时内;也有定在 5 天的,而多数国家定在 7 天,国内目前采用的标准是以 7 天为界。

【临床特点】

国外病原菌以革兰阳性菌为主,国内以肺炎克雷伯杆菌及大肠埃希菌等革兰阴性菌为主,但近年来革兰阳性菌及真菌感染增加。早发型败血症与晚发型败血症临床表现相似,无特异性。

1. 全身表现

(1) 体温改变:足月儿常发热,早产儿和低出生体重儿常体温不升。

(2) 一般状况:患儿常表现为精神欠佳、食欲缺乏、哭声减弱、体温不稳定、体重不增等。患儿病情发展较快,如不及时治疗很快即可不吃、不哭、不动、面色不好、精神萎靡、嗜睡。

(3) 黄疸:有时是败血症唯一的表现,常为生理性黄疸延迟消退,或生后一周开始出现黄疸,黄疸迅速加重或退而复现,严重时可发展为胆红素脑病。

(4) 休克表现:患儿面色苍白,皮肤出现大理石样花纹,脉细速,尿少、尿闭,肌张力低下,血压降低。

2. 各系统表现

（1）皮肤、黏膜：硬肿症，皮下坏疽，脓疱疮，脐周或其他部位蜂窝织炎，甲床感染，皮肤烧灼伤，瘀斑、瘀点。抽血针孔处渗血，甚至弥散性血管内凝血（患儿）。

（1）消化系统：食欲缺乏、腹胀、呕吐、腹泻，严重时可出现中毒性肠麻痹或新生儿坏死性小肠结肠炎。

（3）呼吸系统：气促、发绀、呼吸不规则或呼吸暂停。

（4）中枢神经系统：易合并化脓性脑膜炎，表现为嗜睡、激惹、惊厥、前囟张力及四肢肌张力增高等。

（5）血液系统：可合并血小板减少，出血倾向，抽血针孔处渗血，呕血、便血、血尿、肺出血。贫血迅速加重提示有溶血或出血。

（6）其他：泌尿系统感染、骨关节化脓性炎症及深部脓肿等。

血培养是诊断败血症的"金标准"。培养一旦见有细菌生长时，随即做药敏实验。除血液外必要时可取清洁尿、脑脊液、感染的脐部分泌物、浆膜腔液以及所有拔除的导管头端等送培养。

【治疗原则】

1. 抗菌治疗 对病原菌不明的败血症常用青霉素类加氨基糖苷类，一旦有药敏结果，尽量选用一种针对性强的抗生素。

2. 对症支持治疗 及时纠正酸中毒、电解质紊乱，休克患儿可用血浆和白蛋白扩容。纠酸扩容后无改善可静滴多巴胺和多巴酚丁胺。纠正缺氧。黄疸较重者及时予以蓝光光疗防止胆红素脑病。有抽搐时用镇静、止痉药，有脑水肿及时给予降颅压处理。

3. 其他治疗 可少量多次输血或输血浆以增加机体抵抗力等。

【护理评估】

1. 评估患儿有无发热或体温不升等体温异常改变，评估患儿是否有精神食欲欠佳、嗜睡的表现，评估患儿的皮肤有无黄疸的表现，评估患儿有无皮肤黏膜感染症状，评估患儿有无腹胀、呕吐等消化系统症状，评估患儿有无气促、发绀、呼吸暂停等呼吸系统不良表现，评估患儿有无瘀点、瘀斑等出血倾向。

2. 了解患儿的血培养结果及病原菌抗原及 DNA 监测的结果，了解患儿白细胞计数、C 反应蛋白、血清降钙素原等其他实验室检查的结果。

3. 评估患儿及家长对本病各项护理知识的了解程度及需求。

【护理措施】

1. 产时护理 孕妇分娩过程中和脐带结扎应严格执行无菌技术操作，对胎膜早破、产程延长的新生儿应进行预防性治疗，对有感染及发热的母亲应用广谱、能通过胎盘屏障的抗生素，复苏窒息的新生儿尽量减少交叉感染的机会。复苏用 T-组合器（或简易呼吸器）、面罩、喉镜、听诊器、辐射台等用物一人一用一消毒，复苏环境空气、地面、台面常规消毒。

2. 加强新生儿基础护理

（1）皮肤护理：新生儿皮肤黏膜娇嫩，很多眼睛看不到的小破损常会成为细菌入侵的门户，做好皮肤护理至关重要。应选择面料柔软、吸汗及透气性强的衣服和包被。保持皮肤清洁、干燥，每天行沐浴或床上擦浴，动作轻柔，注意颈下、腋下、腹股沟等皮肤褶皱部位的清洁，洗头时注意不能让水进入外耳道。勤换尿不湿，防止尿布皮炎发生。

（2）口腔护理：新生儿口腔黏膜不能擦伤，切记不能挑"马牙"。口腔清洁可用无菌棉签蘸生理盐水轻轻擦拭内颊部、上颚、牙龈、舌上下等，对气管插管患儿可采用 1% 碳酸氢钠漱口水进行擦拭，每 4 小时 1 次。

（3）脐部护理：保持脐部皮肤清洁、干燥，不需要特殊处理。如脐部渗血、渗液可用 0.2% ~ 0.5% 碘伏或 75% 的酒精由脐根部向外擦洗，根据具体情况决定频次。尿布不能遮盖脐部，防止尿液污染导致脐部感染。

3. 保证环境清洁安全

（1）新生儿室空气、地面、物体表面定时消毒。新生儿所用物品包括听诊器、小毛巾等均一人一用一消毒，不能混用。最好选择一次性奶瓶和口服药杯，防止交叉感染。

（2）医护人员身体健康，病室人员相对固定，接触患儿必须戴手套，认真执行手卫生。减少亲友及外来人员进入病室。

（3）医疗废物和生活垃圾均有专用垃圾桶，最好加盖，定时清理，不能长时间滞留病室。

4. 严格无菌技术操作

（1）静脉用药液必须专人配制，尤其是静脉营养液，严格执行无菌技术操作，防止医源性感染。

（2）各种留置导管必须专人护理，定时观察和记录，发现局部异常（红、肿、热等）及时拔除导管，并送导管头端行培养。

（3）应在使用抗生素前采集患儿血液行血培养。血培养无菌技术要求极高，采血时应两人配合，最好不从股静脉采血，易被会阴部肠道菌污染，也有穿过髋关节囊的危险。

11

5. 病情观察 加强巡视,密切注意患儿生命体征,观察有无黄疸、休克或各系统的异常表现,发现问题及时通知医师,积极处理。

【健康教育】

1. 教导家长测量体温的正确方法,维持体温恒定。当体温不升或低体温时,及时予以保暖措施;当体温过高时,予以松开包被、温水擦浴或沐浴等物理降温措施,新生儿一般不予药物降温。

2. 教育家长及时发现局部感染灶,如脐炎、鹅口疮、脓疱疮、皮肤破损等,尽快到医院就诊,防止感染继续蔓延扩大。

3. 尽量母乳喂养,提高患儿抵抗力,保证营养供给。

4. 向家属讲解新生儿败血症相关知识,指导家属如何居家照顾新生儿,教会家属识别新生儿败血症异常表现,告知家属随访时间和注意事项等,按时随访。

(张玉侠)

第二十七节　新生儿破伤风

【概述】

新生儿破伤风(neonatal tetanus)是因破伤风梭状杆菌经脐部侵入引起的一种急性严重感染,常在生后七天左右发病。临床上以全身骨骼肌强直性痉挛和牙关紧闭为特征,故有"脐风"、"七日风"、"锁口风"之称。出生体重与预后不良有关,早期诊治(出生一周内)能够改善预后。

【临床特点】

接生时用未消毒的剪刀、线绳来断脐,结扎或包裹脐端时消毒不严,使破伤风杆菌侵入脐部。此毒素沿神经轴逆行至脊髓前角细胞和脑干运动神经核,也可经淋巴、血液至中枢神经系统,与神经苷脂结合,使后者不能释放甘氨酸等抑制性传递介质,导致全身肌肉强烈痉挛。活动频繁的咀嚼肌首先受累,使牙关紧闭而呈苦笑面容;腹背肌肉痉挛,因背肌较强呈角弓反张。此外,毒素可兴奋交感神经,导致心动过速、高血压、出汗等。潜伏期大多为4~8天(3~14天),发病越早,发作期越短,预后越差。起病时,患儿神志清醒,往往哭吵不安,因咀嚼肌首先受累,患儿口张不大,吸吮困难,随后牙关紧闭、面肌痉挛,出现苦笑面容;双拳紧握、上肢过度屈曲、下肢伸直,呈角弓反张。

【治疗原则】

1. 中和毒素 破伤风抗毒素1万U立即肌注或静滴,中和未与神经组织结合的毒素。

2. 控制痉挛 常需较大剂量药物始能生效。首选地西泮,其次苯巴比妥、10%水合氯醛等。各药可以交替、联合使用。

3. 控制感染 选用青霉素、甲硝唑等能杀灭破伤风杆菌的抗生素。

4. 保证营养 根据病情予静脉营养和鼻饲喂养。

5. 对症治疗 处理脐部、给氧等。

【护理评估】

1. 评估患儿有无消毒不严接生史,评估患儿是否有牙关紧闭,是否存在苦笑面容,是否出现痉挛发作以及发作的诱因、持续时间等。评估患儿是否出现全身反复痉挛导致的发热。

2. 了解实验室检查 破伤风患儿的实验室检查一般无特异性发现,如继发肺部感染时,白细胞计数可明显增高。

3. 评估患儿及家长对本病各项护理知识的了解程度及需求。

【护理措施】

1. 控制痉挛,保持呼吸道通畅

(1) 药物应用:遵医嘱注射破伤风抗毒素(用前须做皮试)、镇静剂等。

(2) 建立静脉通路:尽可能应用留置针,避免反复穿刺给患儿造成不良刺激,保证止痉药物顺利进入体内。

(3) 病室环境:患儿应单独安置、专人看护。病室要求避光、隔音。给患儿戴避光眼镜,减少不必要的刺激;必要的操作最好在使用止痉剂后有条理地集中完成。

(4) 用氧:有缺氧、发绀者间歇用氧,但避免鼻导管给氧(鼻导管的插入和氧气直接刺激鼻黏膜可使患儿不断受到不良刺激,加剧骨骼肌痉挛),可选用头罩给氧,氧流量至少5L/min,避免流量过低引起头罩内CO_2潴留。当病情好转,缺氧改善后应及时停止用氧,避免氧疗并发症。

(5) 密切观察病情变化:除专人护理外,应加强监护;详细记录病情变化,尤其是用止痉药后第一次抽搐发生时间、强度、持续时间和间隔时间,抽搐发生时患儿面色、心率、呼吸及氧饱和度改变,一旦发现异常,及时组织抢救。

2. 脐部护理

(1) 用消毒剪刀剪去残留脐带的远端并重新结

扎,使用氧化消毒剂(3%过氧化氢溶液)清洗脐部,再涂含碘消毒液消灭脐部残留细菌。保持脐部清洁、干燥。

(2)遵医嘱用破伤风抗毒素3000U做脐周封闭,以中和未进入血流的游离毒素。

3. 保证营养 早期予静脉营养以保证能量供给。病情允许情况下,给予鼻饲喂养。病情好转后,以奶瓶喂养来训练患儿吸吮力及吞咽功能,最后撤离鼻饲。

4. 防止继发感染和损伤

(1)口腔护理:患儿唾液未能吞咽而外溢,病情需要处于禁食或鼻饲管喂养期,肌肉痉挛产热增加致体温升高,这些因素都可能使患儿口唇干裂易破,应及时清除分泌物,做好口腔清洁,涂液体石蜡等保护口唇。

(2)皮肤护理:由于患儿处于骨骼肌痉挛状态,易发热出汗,因此应适当松包降温、及时擦干汗渍保持患儿皮肤干燥。可在患儿手心放一纱布卷,既可保护掌心皮肤不受损伤,又可保持掌心干燥。定时翻身,预防坠积性肺炎。

【健康教育】

对患儿家长讲授有关育儿知识,指导家长做好脐部护理。

(张玉侠)

参考文献

1. 邵肖梅,叶鸿瑁,丘小汕.实用新生儿学.第4版.北京:人民卫生出版社,2013.

2. 张玉侠.实用新生儿护理学.北京:人民卫生出版社,2016.

3. 中国医师协会新生儿专业委员会.中国新生儿病房分级建设与管理指南(建议案).中国实用儿科临床杂志,2013,28(3):231-237.

4. 李秋平,封志纯.我国的新生儿重症监护—还有多少路要走.中国围产医学杂志,2012,15(5):257-263.

5. 祝益民.儿科危重症监护与护理.北京:人民卫生出版社,2014:289.

6. Kendall AB, Scott PA, Karlsen KA. The S. T. A. B. L. E. Program. J Periapt Neonatal Nurs,2012,26(2):190-193.

7. 陈运彬.新生儿转运的现状和挑战.中国新生儿科杂志,2011,26(1):10-13.

8. 余志碧,朱小瑜,叶鸿瑁,等.喉罩在新生儿复苏应用中的循证医学研究进展.中华围产医学杂志,2015,18(1):67-68.

9. Goldstein RF. Developmental care for premature infants:a state of mind. Pediatrics,2012,129(5):e1322-e1323.

10. Mccall EM, Alderdice FA, Halliday HL, et al. Interven-

tions to prevent hypothermia at birth in preterm and/or low birthweight infants. Cochrane Database of Systematic Reviews,2006,1(1):287-324.

11. The BOOST II United Kingdom, Australia, and New Zealand Collaborative Groups. Oxygen Saturation and Outcomes in Preterm Infants. New England Journal of Medicine,2013,386(22):2094-2104.

12. Veena Manja, Satyan L, Deborah JC. Oxygen Saturation Target Range for Extremely Preterm Infants:A Systematic Review and Meta-analysis. JAMA Pediatrics, 2015, 169(4):332-340.

13. Carole K, Judy WL. Comprehensive Neonatal Nursing Care. New York:Springer Publishing Company,2014.

14. 中华医学会儿科学分会新生儿学组.新生儿机械通气常规.中华儿科杂志,2015,53(5):327-330.

15. Schmolzer GM, Kamlin OF, Dawson JA, et al. Respiratory monitoring of neonatal resuscitation. Arch Dis Child Fetal Neonatal Ed,2010,95(4):F295-F303.

16. 董梅,王丹华.重视新生儿感染性腹泻的防治.中国新生儿科杂志,2011,26(2):73-75.

17. Ganguli K, Walker WA. Probiotics in the prevention of necrotizing enterocolitis. J Clin Gast Roenterol, 2011, 45(Suppl):S133-S138.

18. Tudehope DI. Human milk and the nutrional needs of preterm infants. J Pediatr,2013,162(3 Suppl):s17-s25.

19. 郑珊.实用新生儿外科学.北京:人民卫生出版社,2013.

20. Christine A Gleason,Sherin U Devaskar. Avery's Diseases of the newborn. Ninth Edition,2012:973-989.

21. 王家祥,郑珊,刘文英.小儿外科围术期管理.郑州:郑州大学出版社,2013,10:22-24.

22. Linda B, Donna W, Greta GC. Enterostomal Therapy Nursing in the Canadian Home Care Sector. J Wound Ostomy Continence Nurs,2010,37(1):53-64.

23. 中华医学会肠外肠内营养学会儿科学组,中华医学会儿科学分会新生儿学组,中华医学会小儿外科学分会新生儿学组.中国新生儿营养支持临床应用指南.中华小儿外科杂志,2013,34(10):782-787.

24. Mhyses HE, Hohnson MJ, Leaf AA, et al. Early parenteral nutrition and growth outcomes in preterm infants:a systematic review and meta-analysis. Am J Clin Nutr,2013,97:816-826.

25. Morgan J, Young L, McGuire W. Slow advancement of enteral feed volumes to prevent necrotising enterocolitis in very low birth weight infants. Cochrane Database Syst Rev,2013,3:CD001241.

26. Lauer BJ,Spector ND. Hyperbilirubinemia in the newborn. Pediatr Rev,2011,32(8):341-349.

27. Olusanya BO,Ogunlesi TA,Kumar P, et al. Management of

late-preterm and term infants with hyperbilirubinaemia in resource-constrained settings. BMC Pediatr,2015,15(1): 39.

28. Jancelewicz T,Barmherzig R,Chung CT,et al. A screening algorithm for the efficient exclusion of biliary atresia in infants with cholestatic jaundice. Journal of Pediatric Surgery, 2015,50(3):363-370.

29. olisetty S,Dhawan A,Abdel-Latif M,et al. Intraventricular hemorrhage and neurodevelopmental outcomes in extreme preterm infants. Pediatrics,2014,133:55-62.

30. Shankaran S,Pappas A,Mcdonald SA,et al. Childhood Outcomes after Hypothermia for Neonatal Encephalopathy—NEJM. New England Journal of Medicine,2012,366

(22):2085-2092.

31. 邵肖梅,周文浩,程国强,等.选择性头部低温治疗新生儿缺氧缺血性脑病安全性临床多中心研究.中国循证儿科医学杂志,2006,1(1):20-25.

32. 曾超美.重视新生儿出血性疾病的诊治.中国新生儿科杂志,2011,26(4):221-223.

33. Tuchman S. Disorders of mineral metabolism in the newborn. Curr Pediatr Rev,2014,10:133-141.

34. Boardman JP,Wusthoff CJ,Cowan FM. Hypoglycaemia and neonatal brain injury. Arch Dis Child Educ Pract Ed, 2013,98:2-6.

35. 田明娟,陈贻骥.新生儿低血糖及低血糖脑损伤的研究进展.中华实用儿科临床杂志,2014,29(12):948-950.

11

第十二章 营养性疾病

第一节 营养性疾病患儿的护理

【概述】

儿童营养性疾病(nutritional disease)是指由于营养素的缺乏、过剩、偏离或与营养素有关的遗传代谢异常等导致的各种全身的、各系统组织的急性或慢性疾病。该病是影响儿童生长发育的主要疾病,临床上大致可以分为:①营养不良(malnutrition)或营养缺乏病(nutritional deficiency),如蛋白质/能量缺乏、维生素和矿物质缺乏、不饱和脂肪酸缺乏或不平衡等。营养缺乏病是由于营养素不足而在临床上引起各种表现的疾病,大多发生在发展中国家,而营养不良是营养素缺乏、过多或不平衡的总称。②营养素过量引起的危害和中毒。③肥胖病及代谢综合征:脂肪或能量/蛋白质摄入超过消耗、糖尿病、高血脂、高血压等。④食物过敏:如牛奶蛋白或其他营养素过敏等。⑤与营养素有关的遗传代谢异常,如酶缺乏、代谢产物堆积、代谢物质缺乏等。儿童常见营养性疾病有营养不良、佝偻病、贫血、肥胖及食物过敏等。

【临床特点】

营养性疾病涉及全身多个系统,表现多种多样,以生长发育迟缓、新陈代谢异常、免疫功能下降为主要特征,可影响儿童的智力、认知和行为,部分疾病甚至危及生命。

【护理评估】

1. 健康史 评估患儿既往的体格测量数据、既往疾病史、疫苗接种史、药物和营养保健品使用情况;了解其母妊娠史、患儿出生情况;了解家庭居住环境、家庭经济状况、家庭文化背景、患儿父母和家庭成员的疾病史。食物摄入史对于评估营养状况非常重要,不仅可获得摄入食物的量和质,同时可了解进食类型和习惯。分析儿童的饮食类型可估计营养素缺乏情况。

2. 现病史 评估患儿发病时间、诱因、发病缓急等。评估营养性疾病的各种临床表现,如皮肤颜色、弹性、损伤、皮下脂肪、水肿、头发弹性、颜色、脆性、头、颈、鼻、眼、口腔、面部有无异常,肌肉、骨骼、关节有无异常改变,血压、心率、心律有无异常,有无腹胀、便秘、腹泻,意识、认知、行为、神经反射有无异常表现。

3. 治疗经过 评估患儿所接受的检查及结果,如血红蛋白、血清铁、血清总蛋白、转铁蛋白、胆固醇、白蛋白、甘油三酯、血糖、电解质、维生素和微量元素、骨骼 X 线检查、脑电图等,以及治疗方法、疗效、不良反应等。

4. 心理社会状况 了解患儿及家长有无焦虑、恐惧、悲哀、绝望等不良心理反应;了解患儿家庭成员对疾病相关知识的认识程度、对疾病及饮食的态度,评估家庭经济状况、居住环境、宗教信仰、文化程度、社会文化等。

【主要护理问题】

1. 营养失调——低于机体需要量 与能量、营养素等摄入不足,消耗过多、需求增加等有关。

2. 营养失调——高于机体需要量 与摄入过多、运动过少、代谢紊乱等有关。

3. 生长发育延迟 与营养物质缺乏、不能满足生长发育需要有关。

4. 有感染的危险 与机体免疫功能低下有关。

5. 知识缺乏 患儿家长缺乏喂养知识及相关护理知识。

【护理措施】

1. 营养支持 提供均衡的营养摄入,设计个性化食谱。根据膳食营养素参考摄入量(dietary reference intakes,DRIs)计算每天热卡并合理分配餐次。鼓励母乳喂养,6 个月以内的婴儿首选纯母乳喂养。选择适合患儿消化能力和符合营养需要的食物,调整饮食结构,优化食物加工制作,改善就餐环境。必要时给予鼻饲或静脉营养。注意监测营养状况、喂养耐受性等。评价儿童营养状况包括"A"(人体测量,anthropometric measurement)、"B"(实验室或生化检查,

12

biochemical or laboratory tests)、"C"(临床表现, clinical indicators)、"D"(膳食分析, dietary assessment)或概括为"ABCD"。膳食调查方法包括膳食回顾法、膳食史法、食物频率问卷法、膳食记录法等,膳食调查结果可查《中国食物成分表》。膳食调查结果评价示例见图 12-1-1。目前也有采用儿童膳食营养分析系统进行个体营养分析与膳食营养改善,根据 0~18 岁儿童/少年当前身体状况、近期营养摄入情况做出个体营养状况分析,提供膳食营养个性化的定制方案。国际常见的住院患儿营养风险筛查工具有简易儿科营养风险评分(PNYS)、儿科主观整体营养评价(SGNA)、Yorkhill 儿科营养不良筛查(PYMS)、儿科营养不良评估筛查工具(STAMP)、营养风险及发育不良筛查工具(STRONGkid)。

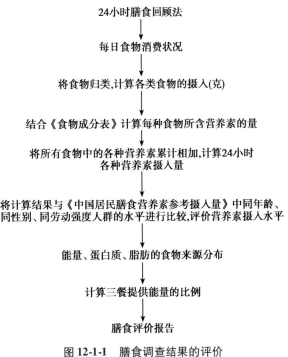

24小时膳食回顾法

每日食物消费状况

将食物归类,计算各类食物的摄入(克)

结合《食物成分表》计算每种食物所含营养素的量

将所有食物中的各种营养素累计相加,计算24小时各种营养素摄入量

将计算结果与《中国居民膳食营养素参考摄入量》中同年龄、同性别、同劳动强度人群的水平进行比较,评价营养素摄入水平

能量、蛋白质、脂肪的食物来源分布

计算三餐提供能量的比例

膳食评价报告

图 12-1-1 膳食调查结果的评价

2. 促进生长发育 评估患儿生长发育状况,做好人体学测量(如体重、身高、头围、上臂围、皮褶厚度)。准确测量身高和体重并绘制生长曲线。积极查找并去除阻碍生长发育的因素。提供舒适环境,鼓励适当活动,促进生长发育。

3. 预防感染 保持病室整洁,空气新鲜,温湿度适宜。严格执行消毒隔离制度及无菌操作原则。积极预防呼吸道、消化道、皮肤感染等的发生,观察感染征象并及时处理。加强口腔及皮肤护理。做好饮食及餐具卫生管理。培养良好个人卫生习惯,正确执行手卫生。

4. 并发症的观察与护理 观察生命体征变化,监测消化道、神经、运动、心理行为等方面的症状及体征。注意营养相关并发症的发生,若发生贫血、低血糖、惊厥、电解质紊乱等并发症参照相关疾病章节。注意观察药物的疗效及不良反应。

【健康教育】

讲解疾病相关知识及营养治疗的目的与措施。鼓励母乳喂养,及时添加辅食。合理安排膳食,保持均衡营养。养成良好饮食习惯,纠正偏食、挑食等不良习惯。指导腹部按摩,促进胃肠蠕动,增强消化功能。培养良好生活作息,保证充足睡眠时间。远离污染环境,养成良好卫生习惯,保持居住环境的清洁。加强体格锻炼,适当户外活动,每天 1~2 小时。定期随访营养监测和体格发育评估。积极治疗各种慢性疾病及感染性疾病。按时预防接种,积极防治传染病。

【护理评价】

经过治疗和护理,患儿能否摄入足够营养,生长发育恢复正常小儿水平,有无感染、低血糖、贫血等并发症发生。患儿家长是否掌握喂养知识并正确运用。

(彭文涛)

第二节 蛋白质-能量营养不良

【概述】

蛋白质-能量营养不良(protein-energy malnutrition,PEM)是指由于多种原因引起能量和(或)蛋白质缺乏所致的一种营养缺乏症。多见于 3 岁以下婴幼儿,临床表现为低体重、生长迟缓、消瘦等不同形式的营养低下(undernutrition),常伴有全身各系统功能紊乱、免疫力低下等。根据 WHO 的报告,发展中国家儿童营养不良问题严重,呈现显著地区差异。5 岁以下儿童营养不良不仅会造成儿童当前身体和智力发育迟缓,同时还会增加成年期患肥胖、高血压、糖尿病等慢性疾病的危险。由于蛋白质-能量营养不良过于简单化营养不良的多种复杂原因,近年国外开始使用急性严重营养不良(severe acute malnutrition,SAM)替代 PEM。

【临床特点】

(一)病因

1. 摄入不足 喂养不当为婴幼儿营养不良的重要原因。较大儿童营养不良多因不良饮食习惯引起。此外,因食物短缺长期处于饥饿状态也可导致营养不良。

2. 吸收障碍　消化系统疾病和先天畸形可引起吸收障碍,妨碍蛋白质等营养素的吸收与利用。

3. 消耗增多　大量蛋白尿、发热性疾病、烧伤、甲状腺功能亢进、恶性肿瘤等疾病可使蛋白质和能量消耗量增加而致营养不良。

4. 需求增加　急慢性传染病恢复期、生长发育快速阶段等可因需要量增多而造成营养相对缺乏。先天不足和生理功能低下,如低出生体重儿、多胎、早产儿等可因追赶生长而致需要量增加。

（二）病理生理

1. 新陈代谢异常　蛋白质摄入不足或丢失过多使机体蛋白质代谢处于负氮平衡,血清总蛋白浓度<40g/L、白蛋白<20g/L 时可发生低蛋白水肿。体内脂肪大量消耗致血清胆固醇浓度降低,脂肪消耗过多超过肝脏代偿能力可导致肝脏脂肪浸润及变性。摄入不足和消耗增多可致体内糖原不足、血糖偏低,轻者症状不明显,重者可引起昏迷甚至猝死。脂肪大量消耗和低蛋白血症致细胞外液容量增加。ATP 合成减少可影响细胞膜上钠-钾-ATP 酶的运转,引起细胞内钠潴留、低渗性脱水、酸中毒、低血钾、低血钙、低血镁等。热能摄入不足、皮下脂肪菲薄、血糖降低、氧耗量低及脉率和周围血液循环量减少等可引起体温偏低。

2. 各系统功能低下　消化系统受累最突出,消化功能低下,易发生腹泻。心肌收缩力减弱,心搏出量减少,血压偏低,脉细弱。肾小管混浊肿胀、脂肪变性、重吸收功能下降致尿比重下降。脑体积变小、重量减轻,脑细胞数量减少、成分改变,如营养不良发生在脑发育关键期可导致不可逆的改变。免疫功能降低易并发各种感染。

（三）临床表现

1. 体重/身高改变　早期表现为体重不增,随营养不良加重则体重下降、身高低于正常。

2. 皮下脂肪消减　首先是腹部,其次为躯干、臀部、四肢,最后为面颊部。

3. 严重急性营养不良　可分为:①消瘦型(marasmus):能量缺乏为主,主要表现为消瘦(图 12-2-1)。患儿外观呈"皮包骨样",皮下脂肪减少,皮肤干皱无弹性,肌肉萎缩,肌张力低下。头发干细、稀疏、无光泽,体弱乏力、精神萎靡。②水肿型:又称恶性营养不良或 kwashiorkor,蛋白质缺乏为主,水肿为其特征(图12-2-2)。皮下脂肪减少不明显,皮肤干燥萎缩、色素沉着,头发脆弱易断和脱落。严重时下肢或全身出现凹陷性水肿。多数患儿体重下降,身高正常。肌肉萎

缩、肌张力低而不能站立或行走。③混合型(marasmic-kwashiorkor):兼有以上两型特征,体重明显下降且伴水肿。因缺乏维生素而出现各种感染。皮下脂肪减少或消失,下肢凹陷性水肿,肝大。

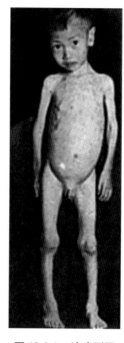

图 12-2-1　消瘦型图

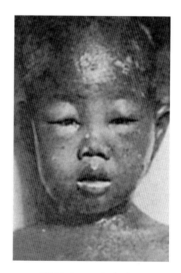

图 12-2-2　水肿型图

4. 并发症　以营养性贫血最常见,其中以营养性缺铁性贫血多见。此外,还可出现维生素和微量元素缺乏、自发性低血糖、各种感染等。

5. 儿童营养不良的分型及分度

（1）根据 WHO 营养不良评价标准,采用标准差法对 5 岁以下儿童营养不良进行分型和分度:①体重低下(underweight):儿童体重低于同年龄、同性别参照人群值的正常变异范围。低于均值(或中位数)

减 2 个标准差,但高于或等于均值(或中位数)减 3 个标准差为中度。低于均值(或中位数)减 3 个标准差为重度。主要反映急性或慢性营养不良。②生长迟缓(stunting):身长(高)低于同年龄、同性别参照人群值的正常变异范围。低于均值(或中位数)减 2 个标准差,但高于或等于均值(或中位数)减 3 个标准差为中度。低于均值(或中位数)减 3 个标准差为重度。主要反映慢性长期营养不良。③消瘦(wasting):儿童体重低于同性别、同身高参照人群值的正常变异范围。低于均值(或中位数)减 2 个标准差,但高于或等于均值(或中位数)减 3 个标准差为中度。低于均值(或中位数)减 3 个标准差为重度。主要反映近期急性营养不良。

(2)美国儿科学会(2009)营养不良分级标准见表 12-2-1。

（四）辅助检查

营养不良的早期往往缺乏特异、敏感的诊断指标。血浆白蛋白浓度降低(<35g/L 为其特征性改变),但其半衰期较长而不够灵敏。前白蛋白和视黄醇结合蛋白较敏感。胰岛素样生长因子(IGF-1)反应灵敏且受其他因素影响较小,被认为是早期诊断营养不良的较好指标。血清淀粉酶、脂肪酶、转氨酶、碱性磷酸酶等多种酶活性降低,血清锌、铁、铜、镁等微量元素含量降低。

【治疗原则】

PEM 的治疗主要包括营养支持、促进消化功能、治疗原发性疾病、合并症及并发症。营养支持应注意补充蛋白质和能量,纠正维生素和矿物质缺乏。严重急性营养不良的治疗分为两个阶段 10 个步骤,见表 12-2-2。

表 12-2-1　三种评价指标的营养不良分级标准(中位数百分比)

分级	年龄别体重	年龄别身高	身高别体重
正常	90 ~ 110	>95	>90
轻度营养不良	75 ~ 89	90 ~ 94	80 ~ 90
中度营养不良	60 ~ 74	85 ~ 89	70 ~ 79
重度营养不良	<60	<85	<70

表 12-2-2　严重急性营养不良的治疗时间表

	稳定期 (stabilization phase)		恢复期 (rehabilitation phase)
	第 1 ~ 2 天	3 ~ 7 天	2 ~ 6 周
1. 预防/治疗低血糖	→		
2. 预防/治疗低体温	→		
3. 治疗/预防脱水	→		
4. 纠正电解质紊乱	→		
5. 抗感染	→		
6. 纠正微量元素缺乏	无铁		补铁
7. 初始喂养	→		
8. 重建被消耗的组织(追赶生长)	→		
9. 提供关爱护理和游戏	→		
10. 随访准备	→		

注:铁剂的补充应在进入恢复期后开始,过早补铁会干扰蛋白的防御机制,还会加剧组织细胞的氧化损伤

【护理评估】

1. 体格测量指标及变化可较好地反映机体的营养状况。近 1 个月或 3 个月生长速度是否偏离正常生长趋势可反映既往营养状况的稳定性,常用参考标准有中国 0 ~ 18 岁儿童、青少年身高、体重的标准化生长曲线、2006 年 WHO 生长发育标准曲线。评估患儿有无贫血、肌肉萎缩、运动障碍、水肿,有无咀嚼吞咽困难、消化不良、排便异常、食欲下降,皮肤和毛发有无异常等。

2. 了解实验室检查,如血浆白蛋白、前白蛋白、血生化、微量元素等。

3. 评估患儿父母对营养不良发生原因及营养知识的认识程度,了解其心理反应、经济状况、社会文化、宗教信仰等。

【护理措施】

1. 营养支持

（1）遵循由少到多、由稀到稠、循序渐进、逐步补充的原则，直到小儿恢复正常饮食及营养改善为止。根据营养不良的程度、消化功能及对食物的耐受力逐步调整饮食种类和量。

（2）制订个性化营养方案。进行喂养咨询和膳食分析，近期膳食摄入不仅可反映患儿目前的营养状况，还可预测今后营养状况的发展趋势，膳食调查通常采用 24 小时问卷或者连续 3 天膳食回顾，记录食物种类和数量、进食频次和时间、有无进食困难等。

（3）提供足量的能量和蛋白质极为重要，计算热能和蛋白质需要时应按相应年龄的平均体重计算而非小儿的实际体重。静脉营养液成分和量以维持儿童的液体需要为基础。注意监测血糖以防高血糖。控制液体入量以防心力衰竭。每周监测肝功能。经消化道供给应少量多餐，选择适合患儿消化能力和符合营养需要的食物，如乳制品、动物蛋白质、新鲜蔬菜及水果等。

（4）严重急性营养不良：①稳定期：初始阶段的能量供给可在患儿近期摄入能量基础上增加 20% 左右。如果对患儿近期饮食摄入量无法判断，能量供给可控制在推荐摄入量的 50%～75%。WHO 推荐治疗性配方奶 F75、F100，成分为脱脂奶粉、面粉、糖、植物油、维生素和矿物质混合物，其能量分别为 75kcal/100ml、100kcal/100ml。商品 F100 成分见表 12-2-3，目前国内尚无商品 F75。②恢复期：能量供给以每天 10%～20% 的速度增加。3 岁以内婴幼儿能量供给应在标准身高体重需要能量的 100%～120%。

表 12-2-3　商品 F100 的成分

营养成分平均含量	每 100ml 奶液（参考值）	每 100g 配方奶
能量（kcal）	100	467
蛋白质（g）	3.05	13.9
乳清蛋白含量（%）	50	50
脂肪（g）	4	18.3
中链脂肪酸含量（%）	20	20
碳水化合物（g）	13.7	66.2
维生素 A（IU）	165	750
维生素 D（IU）	42	190
维生素 E（IU）	≥1.5	≥7
维生素 K_1（µg）	4.1	19
维生素 C（mg）	10	45
维生素 B_1（mg）	0.08	0.39
维生素 B_2（mg）	≥0.07	≥0.3
维生素 B_6（mg）	0.12	0.56
维生素 B_{12}（µg）	1.7	≥8
烟酸（mg）	0.7	3.2
叶酸（µg）	23	105
泛酸（mg）	0.35	1.6
牛磺酸（mg）	6.6	≥30
L-肉碱（mg）	1.32	≥6
生物素（µg）	2	9
钠（mg）	49	222
钾（mg）	114	520
氯（mg）	81	370
钙（mg）	66	≥300
磷（mg）	61	278
镁（mg）	12	53
锰（µg）	≥22	≥100
铁（mg）	1.1	5
碘（µg）	6.6～33	30～150
铜（µg）	≥79	≥360
锌（mg）	≥0.88	≥4

12

（5）严密监测电解质、心脏功能及喂养耐受性，注意避免再喂养综合征的发生。再喂养综合征（refeeding syndrome，RFS）是指机体经过长期饥饿或营养不良，重新摄入营养物质后导致的以低磷血症为特征的电解质代谢紊乱及由此产生的一系列临床表现和并发症。RFS 多发生于营养治疗的 4~6 天，认识和识别高危患儿是预防再喂养综合征的关键，重新开始喂养时应根据患儿状况逐步增加营养素摄入。

2. 口腔护理　营养不良患儿口腔比较干燥，易发生口疮或口腔溃疡，需加强口腔护理，饮食后注意清洁口腔，适当增加饮水量，若发生口疮或口腔溃疡应遵医嘱给予口腔局部涂药控制炎症。

3. 皮肤护理　营养不良患儿皮下脂肪薄、皮肤弹性差，皮肤不同程度水肿，易发生感染或压疮，需加强皮肤护理。保持皮肤清洁干燥，长期卧床者注意定时翻身，避免局部长时间受压发生压疮。

4. 促进生长发育　见本章第一节营养性疾病患儿的护理。

5. 预防感染　见本章第一节营养性疾病患儿的护理。

6. 并发症的观察与护理　自发性低血糖易在夜间或早晨出现，若患儿出现体温不升、面色灰白、神志不清、脉搏缓慢甚至呼吸暂停等表现，需立即静脉注射 25%~50% 葡萄糖溶液，否则可因呼吸暂停而死亡。腹泻、呕吐患儿由于酸性物质丢失过多易引起代谢性酸中毒。及早发现贫血的早期征兆，遵医嘱根据贫血类型和程度酌情补充造血原料、输成分血。

【健康教育】

1. 疾病知识　评估患儿家属营养知识知晓情况。讲解 PEM 疾病相关知识，提高患儿家属对营养不良的重视度和认知度，减少相关诱发因素。

2. 营养指导　协助患儿家属制订合理膳食计划，根据患儿年龄不同进行科学喂养。鼓励母乳喂养，让患儿家属了解母乳喂养的重要性并熟练掌握辅食添加的原则、种类和时间。鼓励患儿家属帮助患儿建立良好饮食习惯，增加患儿食欲及促进消化功能恢复。提供均衡充足的营养摄入，保证足够的热量供应，中国居民膳食能量及蛋白质推荐摄入量见表 12-2-4。

表 12-2-4　能量和蛋白质的 RNIs 及脂肪供能比

年龄	能量		蛋白质		脂肪		
	RNI/MJ		RNI/kcal		RNI/g		占能量百分比（%）
	男	女	男	女	男	女	
0~	0.4MJ/kg		95kcal/kg		1.5~3g/（kg·d）		45~60
0.5							35~40
1~	4.60	4.40	1100	1050	35	35	
2~	5.02	4.81	1200	1150	40	40	30~35
3~	5.64	5.43	1350	1300	45	45	
4~	6.06	5.83	1450	1400	50	50	
5~	6.70	6.27	1600	1500	55	55	
6~	7.10	6.67	1700	1600	55	55	
7~	7.53	7.10	1800	1700	60	60	25~30
8~	7.94	7.53	1900	1800	65	65	
9~	8.36	7.94	2000	1900	65	65	
10~	8.80	8.36	2100	2000	70	65	
11~	10.04	9.20	2400	2200	75	75	
14~	12.00	9.62	2900	2400	85	80	25~30
18							20~30

3. 预防疾病　加强体格锻炼及户外活动。做好皮肤和口腔清洁,加强食具消毒及手卫生,预防肠道传染病。做好传染病预防接种,积极治疗原发疾病。

4. 用药指导　由于小儿肝肾和肠胃功能尚在发育之中,药物使用不合理会产生较为严重的副作用,应指导患儿正确服药的方法及注意事项。营养不良患儿常用药物有胃蛋白酶、胰酶、胰岛素等,根据药物性质和作用合理安排饭前或饭后用药。

（彭文涛）

第三节　维生素 A 缺乏病

【概述】

维生素 A 缺乏(vitamin A deficiency)是指体内维生素 A 缺乏引起眼睛、生长、免疫、胚胎等多系统损害的全身性疾病。按照缺乏的程度和阶段分为临床型维生素 A 缺乏、亚临床型维生素 A 缺乏、可疑亚临床型维生素 A 缺乏。目前全球学龄前儿童维生素 A 缺乏发生率大约有 1.9 亿,大部分来自亚洲和东南亚等发展中国家。我国学龄前儿童维生素 A 缺乏为 9%～11%,可疑亚临床型维生素 A 缺乏为 30%～40%。孕妇、婴幼儿和儿童是维生素 A 缺乏的易感人群。临床型维生素 A 缺乏、亚临床型维生素 A 缺乏、可疑亚临床型维生素 A 缺乏。目前全球学龄前儿童维生素 A 缺乏发生率大约有 1.9 亿,大部分来自亚洲和东南亚等发展中国家。我国学龄前儿童维生素 A 缺乏为 9%～11%,可疑亚临床型维生素 A 缺乏为 30%～40%。孕妇、婴幼儿和儿童是维生素 A 缺乏的易感人群。维生素 A 的主要功能是在视网膜的视杆细胞内合成视紫质,这是暗光下视物的必需物质。此外,维生素 A 对于维护上皮组织细胞的健康、促进免疫球蛋白的合成、维持骨骼正常生长发育、促进生长与生殖、抑制肿瘤生长等也具有重要作用。

【临床特点】

（一）病因

1. 摄入不足　喂养不当、食物短缺、长期素食等因素可造成维生素 A 摄入不足而致维生素 A 缺乏。

2. 吸收不良　消化道疾病如慢性腹泻、慢性肝炎、胆道梗阻、钩虫病等可影响维生素 A 的吸收。甲状腺疾病、胰腺囊性纤维变性及蛋白质-能量营养不良等可造成血浆中视黄醇结合蛋白代谢异常,导致维生素 A 缺乏。

3. 消耗增加　急慢性消耗性疾病及传染病、肿瘤等均可使机体对维生素 A 的消耗增加,造成维生素 A 相对缺乏。

4. 需求增加　早产儿因肝内维生素 A 贮存不足,兼之生长发育迅速,易发生维生素 A 缺乏。

（二）吸收与代谢

维生素 A 是指具有全反式视黄醇生物活性的一组类视黄醇物质,包括视黄醇、视黄醛、视黄酯及视黄酸。维生素 A 有两大来源:

1. 动物性食物来源的维生素 A_1（全反式视黄醇）和 A_2（3,4-双脱氢视黄醇）,维生素 A_1 主要存在于海产鱼肝脏中,维生素 A_2 主要存在于淡水鱼中。

2. 植物类食物来源的维生素 A 原或类胡萝卜素。植物中的胡萝卜素具有与维生素 A 相似的化学结构,能在体内转化为维生素 A。维生素 A 经小肠细胞吸收,与乳糜微粒结合,通过淋巴系统入血,转运到肝脏再酯化为棕榈酸酯储存于星状细胞。当靶组织需要维生素 A 时,肝脏中的视黄酯经酯酶水解为视黄醇,与视黄醇结合蛋白结合,再与前白蛋白结合形成复合体离开肝脏,经血液流入靶组织。视黄醇通过氧化转变为维生素 A 酸,主要经由尿液及大便排泄。

（三）临床表现

1. 临床型维生素 A 缺乏　主要为眼和皮肤的临床表现。夜盲症是最早出现的临床表现,患儿夜间视力减退,暗适应能力下降,以年长儿多见。维生素 A 持续缺乏,尤其是营养不良的婴幼儿,可产生眼干燥症,可见结膜近角膜边缘处干燥起皱褶、角化上皮堆积形成泡沫状白斑,即结膜干燥斑或毕脱斑(Bitot's spots)。继而出现角膜干燥、混浊、软化,自觉畏光、眼痛,严重者可发生角膜溃疡、坏死、穿孔,虹膜、晶状体脱出,导致失明。皮肤症状多见于年长儿,主要变化为毛囊角化与皮肤干燥,两者可单独发生或同时并存。如果维生素 A 长期摄入不足,皮肤变得干而粗糙,毛囊角化过度,皮肤形似"鸡皮",触摸皮肤有粗砂样感觉,以四肢为明显。皮损首先见于四肢伸侧,以后累及其他部位。毛囊角化引起毛发干燥、失去光泽、易脱落,指（趾）甲变脆易折、多纹。患儿体格和智能发育轻度落后,常伴营养不良、贫血和其他维生素缺乏症,牙釉质发育不良。维生素 A 缺乏的早期表现还有口腔、咽喉、呼吸道及泌尿道生殖道黏膜萎缩、干燥、纤毛脱落,使其抵抗力降

12

低,表现为反复的呼吸道、消化道感染及泌尿道感染。

2. 亚临床型维生素 A 缺乏 血浆维生素 A 低于正常水平,有生理生化改变,容易发生呼吸道及消化道感染、贫血等,但尚未出现传统维生素 A 缺乏引起的眼部和皮肤临床表现。

3. 可疑亚临床型维生素 A 缺乏 无上述临床表现,但实验室检测血清维生素 A 低于正常水平,肝储维生素 A 接近或已耗竭。

（四）辅助检查

1. 血清视黄醇 是评价维生素 A 营养状况常用指标,常采用反相高效液相色谱法检测。正常值为 $0.7 \sim 2.56\mu mol/L$, $0.7 \sim 1.05\mu mol/L$ 为可疑亚临床维生素 A 缺乏,亚临床型缺乏为 $0.35 \sim 0.70\mu mol/L$, $<0.7\mu mol/L$ 诊断维生素 A 缺乏。临床型缺乏则多低于 $0.35\mu mol/L$,伴眼干燥症和皮肤临床表现。

2. 相对剂量反应试验 目前认为相对剂量反应试验(relative dose response test,RDR test)可反映肝脏维生素 A 储备状况,更能反映维生素 A 缺乏情况。在高度怀疑亚临床型或边缘型维生素 A 缺乏时可用此法进一步确定。晨起测空腹血清维生素 A 浓度(A0),口服维生素 A $450\mu g(16\mu mol/L)$,早餐进低维生素 A 饮食,5 小时后午餐前复查血清维生素 A 浓度(A5),根据公式 $RDR(\%) = (A5 - A0)/A5 \times 100\%$ 计算 RDR 值,如 RDR 值大于 20% 为阳性,提示存在亚临床型维生素 A 缺乏。

3. 血清视黄醇结合蛋白浓度 RBP 水平在维生素 A 缺乏时与血清视黄醇水平有较好相关性,若低于 23.1mg/L 则有维生素 A 缺乏的可能。但在感染、蛋白质-能量营养不良时亦可降低,可同时检查 C 反应蛋白(CRP)。

4. 暗适应检查 可用于评估早期维生素 A 缺乏,需排除其他疾病影响因素,此法不适用于婴幼儿。用暗适应计和视网膜电流变化检查,如发现暗光视觉异常有助于诊断。

【治疗原则】

治疗原则主要包括祛除病因、调整饮食、补充维生素 A。维生素 A 制剂治疗见表 12-3-1。

表 12-3-1 常规与年龄相适宜的预防与治疗性维生素 A 大剂量补充建议

年龄	治疗性	预防性	频率
<6 月龄	50 000IU	50 000IU	在 10 周龄、14 周龄和 16 周龄接种及脊髓灰质炎疫苗接种时
6 ~ 11 月龄	100 000IU	100 000IU	每 4 ~ 6 个月 1 次
>1 岁	200 000IU	200 000IU	每 4 ~ 6 个月 1 次

备注:同年龄段人群,眼干燥症确诊后立即给予单剂量,24 小时后再给予 1 次,2 周后再给予 1 次;确诊为麻疹者立即给予单剂量,24 小时后再给予 1 次;蛋白质-能量营养不良确诊时给予单剂量,此后每天补充维持需要量的补充量。1 视黄醇当量 = 1μg 视黄醇 = 3.3IU 维生素 A

【护理评估】

1. 评估维生素 A 缺乏的原因,了解患儿喂养史及膳食维生素 A 摄入情况,有无消化系统疾病及代谢障碍。评估患儿有无夜盲症、眼干燥症、皮肤干燥即毛囊角化等,有无反复呼吸道、消化道及泌尿道感染及贫血等。

2. 了解实验室检查,如血清视黄醇水平、血浆 RBP 水平、RDR 试验和暗适应测定等。

3. 评估患儿及其父母对维生素 A 缺乏症发生原因及营养知识的认识程度,了解其心理反应、经济状况、社会文化、宗教信仰等。

【护理措施】

1. 营养支持 选择富含维生素 A 的动物性食物和深色蔬菜及水果,给予高蛋白饮食。WHO 建议每天供给机体的维生素 A 至少应有 40% 直接来自动物性食物。鼓励母乳喂养,及时添加辅食。进行膳食调查了解膳食摄入情况。

2. 预防感染 见本章第一节营养性疾病患儿的护理。

3. 眼部护理 给予抗生素眼药水或眼膏预防结膜和角膜继发感染。出现角膜软化和溃疡可采用抗生素眼药水和消毒鱼肝油交替滴眼,每小时 1 次,每天不少于 20 次。

4. 用药护理 正确服用维生素 A 制剂,注意观察维生素 A 中毒的发生,小儿一次剂量超过 30 万 IU 即可能发生维生素 A 急性中毒,主要表现为颅内高压症状。每天摄入 5 万 ~ 10 万 IU 维生素 A,连续服用 6 个月以上可发生慢性中毒,早期可有烦躁、食欲减退、多汗、脱发等,以后出现骨痛呈转移性疼痛,以长骨及四肢骨多见,还可见皮肤瘙痒、脱屑、皮疹、毛发干枯、腹痛、出血等。维生素 A 中毒症骨骼改变 X 线表现见图 12-3-1、图 12-3-2。

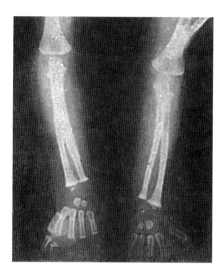

图 12-3-1 维生素 A 中毒症长骨表现

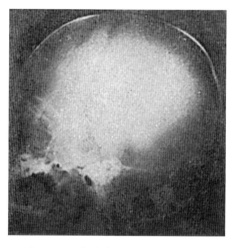

图 12-3-2 维生素 A 中毒症颅骨表现

【健康教育】

1. 营养指导 注意膳食平衡,保证各种营养素的均衡吸收。鼓励母乳喂养,对母乳不足或无母乳的婴儿予以配方奶喂养。婴儿出生后及时补充维生素 AD 制剂,1 岁以内婴儿推荐剂量为维生素 A 1500IU,维生素 D 500IU,1 ~ 3 岁幼儿推荐剂量为维生素 A 2000IU,维生素 D 700IU。在食物多样的基础上选择富含维生素 A 或胡萝卜素的食物,如动物肝脏、蛋类、未脱脂乳及乳制品、绿色和红黄色蔬菜等。在食物供给短缺季节或食物维生素 A 含量不足时适当选用膳食补充剂或强化食品,增加摄入量以预防缺乏。孕妇和乳母应适当增加进食富含维生素 A 的食物,保证婴儿有充足的维生素 A 摄入,中国居民膳食维生素 A 推荐摄入量:0 ~ 6 月龄 300μg RAE/d(AI),7 ~ 12 月龄 350μg RAE/d(AI),1 ~ 3 岁 310μg RAE/d,4 ~ 6 岁 360μg RAE/d,7 ~ 10 岁 500μg RAE/d,11 ~ 13 岁(男)670μg RAE/d, 11 ~ 13 岁(女)630μg RAE/d,14 ~ 17 岁(男)820μg RAE/d,14 ~ 17 岁(女)630μg RAE/d。《中国居民膳食营养素参考摄入量》建议儿童维生素 A 的可耐受最高摄入量为:0 ~ 6 个月 600μg/d,1 ~ 3 岁 700μg/d,4 ~ 6 岁 900μg/d,7 ~ 10 岁 1500μg/d,11 ~ 13 岁 2100μg/d,14 ~ 17 岁 2700μg/d。

2. 用药指导 观察维生素 A 缺乏症表现。指导维生素 A 用药注意事项及观察中毒反应。

3. 预防疾病 加强体格锻炼,按时预防接种。注意公共卫生及环境卫生,避免传染病及寄生虫病等的发生。

（彭文涛）

第四节 维生素 D 缺乏病

一、维生素 D 缺乏性佝偻病患儿的护理

【概述】

维生素 D 缺乏性佝偻病(rickets of vitamin D deficiency)简称佝偻病,是由于缺乏维生素 D 导致体内钙磷代谢异常,使生长期的骨组织矿化不全,产生以骨骼病变为特征的全身性慢性营养性疾病。佝偻病多见于婴幼儿,与不良生活方式密切相关,严重影响儿童骨骼发育和身体健康。2005 ~ 2012 年我国 27 省市 3 岁以内儿童佝偻病调查显示,我国儿童佝偻病发病率为 20.3% ,在幼儿特别是低龄幼儿中仍广泛流行,人工喂养小儿佝偻病发病率高于混合喂养和母乳喂养者。

【临床特点】

（一）病因

1. 围产期维生素 D 不足 母亲妊娠期尤其妊娠后期维生素 D 营养不足可使婴儿体内维生素 D 储存不足。

2. 日照不足 紫外线不能通过普通玻璃窗、婴幼儿缺乏户外活动、大城市高大建筑阻挡日光照射,大气污染如烟雾、尘埃可吸收部分紫外线,均可使内源性维生素 D 生成不足。此外,气候的影响如冬季日照短、紫外线较弱亦可影响内源性维生素 D 的生成。

12

3. 摄入不足 天然食物及母乳中维生素 D 含量少,不能满足儿童生长发育的需要,如日光照射不足或未添加鱼肝油易患佝偻病。

4. 需求增加 骨骼生长速度与维生素 D 和钙的需要量成正比。早产、双胎、多胎婴儿体内维生素 D 贮存不足,生后生长发育快,如不及时补充易发生佝偻病。婴儿早期生长速度较快,维生素 D 需要量增加,也易发生佝偻病。

5. 疾病影响 胃肠道或肝胆疾病影响维生素 D 和钙磷的吸收、利用,如婴儿肝炎综合征、脂肪泻、慢性腹泻等。肝、肾严重损害可致维生素 D 羟化障碍,$1,25\text{-}(OH)_2D_3$ 生成不足而引起佝偻病。长期服用抗惊厥药物可使体内维生素 D 不足,如苯巴比妥、苯妥英钠可刺激肝细胞微粒体的氧化酶系统活性增加,使维生素 D 加速分解为无活性的代谢产物。糖皮质激素可对抗维生素 D 对钙的转运。

(二) 维生素 D 的生理功能和代谢

维生素 D 包括维生素 D_2 和维生素 D_3,前者存在于植物中,后者由人体或动物皮肤中的 7-脱氢胆固醇经日光紫外线的光化学作用转变而成,皮肤光照合成是人类维生素 D 的主要来源。食物中的维生素 D_2 在小肠刷状缘经淋巴管吸收。皮肤合成的维生素 D_3 直接吸收入血。两者在人体内都没有生物活性,被摄入血液循环后与血浆中的维生素 D 结合蛋白(DBP)结合后转运到肝脏,经肝细胞中的 25-羟化酶作用发生第一次羟化,生成 25-羟维生素 $D_3[25\text{-}(OH)D_3]$。$25\text{-}(OH)D_3$ 是循环中维生素 D 的主要形式,可作为评估个体维生素 D 营养状况的检测指标,有一定的生物活性。循环中的 $25\text{-}(OH)D_3$ 与 α-球蛋白相结合被运载至肾脏,在近端肾小管上皮细胞线粒体中的 1-α 羟化酶的作用下发生第二次羟化,生成 1,25-二羟维生素 $D_3[1,25\text{-}(OH)_2D_3]$,具有很强的抗佝偻病活性。正常情况下,维生素 D 的合成与分泌是根据机体需要由血液中 $25\text{-}(OH)D_3$ 的浓度自行调节。此外,肾脏生成 $1,25\text{-}(OH)_2D_3$ 间接受到血钙浓度的调节。

(三) 发病机制

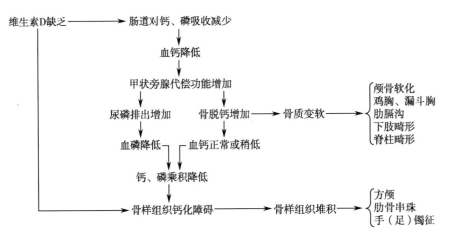

图 12-4-1 维生素 D 缺乏性佝偻病的发病机制

(四) 临床表现

根据病情演变可将维生素 D 缺乏性佝偻病分为四期:

1. 初期(早期) 多见于 6 个月以内尤其是 3 个月以内的小婴儿。可有易激惹、烦躁、夜惊、与室温季节无关的多汗等非特异性神经精神症状,头部多汗刺激小儿摇头擦枕形成枕秃(图 12-4-2)。此期无骨骼病变,血钙、血磷正常或稍低,碱性磷酸酶(AKP)正常或稍高,血清 $25\text{-}(OH)D_3$ 降低。骨骼 X 线长骨干骺端无异常或见临时钙化带模糊变薄、干骺端稍增宽。

2. 活动期(激期) 除初期症状外可出现骨骼改变:①头部:6 个月以内的婴儿可见颅骨软化(craniotabes),用双手固定婴儿头部,指尖稍用力压迫枕骨或顶骨后部有乒乓球样感觉。6 月龄以后,额骨和顶骨中心部分逐渐增厚,7~8 个月时变成"方盒样"头型即方颅(从上向下看),见图 12-4-3。头围较正常增大,前囟增大或闭合延迟。出牙延迟,可至 1 岁以后出牙,严重者牙齿排列不齐,釉质发育不良。②胸部:胸廓畸形多见于 1 岁左右儿童。沿肋骨方向于肋骨与肋软骨交界处扪及圆形隆起,从上至下如串珠样突起,以第 7~10 肋最明显,称为佝偻病串珠(rachitic rosary)。胸骨和邻近的软骨向前突出呈鸡胸。膈肌附着处的肋骨受牵拉内陷于胸廓下缘形成一水平凹陷,即肋膈沟或郝氏沟(Harrison groove),见图 12-4-4。③四肢:6 月龄后手腕、足踝部呈钝圆形环状隆起形成手、足镯征(图 12-4-5)。由于骨质软化与肌肉关节松弛,小儿开始站立与行走后双下肢负重,出现股骨、胫骨、腓骨弯曲,形成严重膝内翻("O"形)或膝外翻("X"形),见图12-4-6、图12-4-7。④脊柱:小儿在会坐和站立后,因韧带松弛可致脊柱畸形,出现脊柱侧弯或后突。

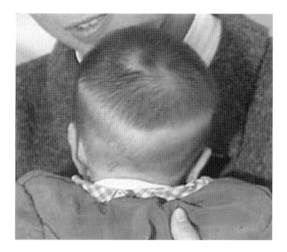

图12-4-2　枕秃

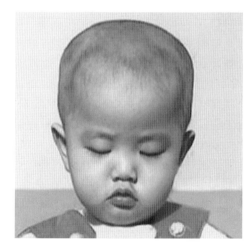

图12-4-3　方颅

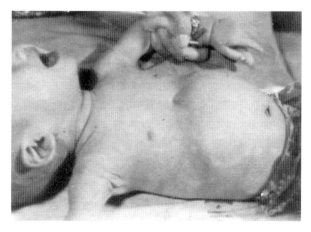

图12-4-4　肋膈沟

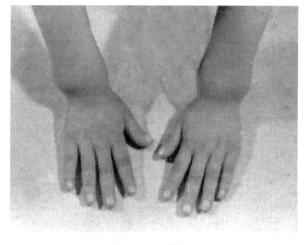

图12-4-5　手镯征

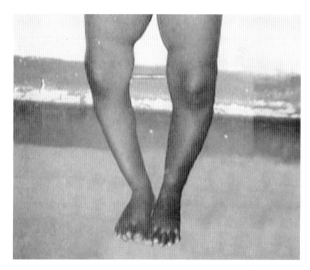

图12-4-6　"O"形腿

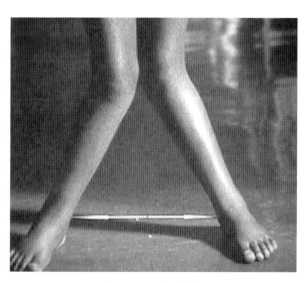

图12-4-7　"X"形腿

3. 恢复期 以上各期经治疗及日光照射后临床症状和体征逐渐减轻或消失。

4. 后遗症期 多见于3岁以后的儿童。因婴幼儿期严重佝偻病残留不同程度的骨骼畸形和运动功能障碍。

佝偻病除骨骼病变外还可影响其他组织器官，出现运动功能发育迟缓如肌肉松弛、肌张力和肌力降低，免疫功能下降导致反复感染。重症患儿脑发育受累，可出现情感、动作及语言发育落后。

（五）辅助检查

1. 实验室检查 以血清25-(OH)D水平评价维生素D营养状况是最佳指标，是维生素D缺乏和维生素D缺乏性佝偻病早期诊断的主要依据。疾病初期，血清25-(OH)D_3下降，PTH升高，血钙下降，血磷降低，碱性磷酸酶正常或稍高。活动期，各项生化指标除血清钙稍低外，其余指标改变更加显著。进入恢复期后，各项指标逐渐恢复正常，碱性磷酸酶约需1~2个月降至正常水平。2008年美国儿科学会、2011年美国医师协会及2010年儿童微量营养素缺乏防治建议中提出儿童25-(OH)D小于37.5nmol/L(15ng/ml)为维生素D缺乏。

2. 影像学检查 佝偻病初期骨骼X线正常或钙化带稍模糊。活动期X线显示长骨钙化带消失，干骺端呈毛刷样、杯口状改变，骨骺软骨盘增宽(>2mm)，骨质稀疏，骨皮质变薄，可有骨干弯曲畸形或青枝骨折。进入恢复期，骨骼X线改变有所改善，出现不规则钙化线，以后钙化带致密增厚，骨骺软骨盘<2mm，逐渐恢复正常。至后遗症期，骨骼干骺端病变消失。

【治疗原则】

治疗目的旨在控制活动期，防止骨骼畸形。重点是补充维生素D制剂。维生素D制剂选择、剂量大小、疗程长短、单次或多次、途径(口服或肌注)应根据患儿具体情况而定，强调个体化给药。通常以口服为主，剂量为每天50~100μg(2000~4000IU)，持续1个月。随后1岁以内婴儿改为400IU/d，大于1岁婴儿改为600IU/d，同时给予多种维生素制剂。口服困难或腹泻等影响吸收时，可采用大剂量突击疗法，维生素D 15万~30万 IU(3.75~7.5mg)/次，肌内注射，1~3个月后再以维生素D 400IU/d(10μg/d)维持。

治疗1个月后复查效果，如临床表现、血生化及骨骼X线改变无恢复，应与抗维生素D佝偻病鉴别，同时应避免高钙血症、高钙尿症及维生素D过量。如有低血钙、严重佝偻病和营养不足则需补充钙剂。

【护理评估】

1. 评估患儿有无多汗、夜惊、易激惹等非特异性症状，有无颅骨软化、方颅、肋串珠、鸡胸、"O"型腿等骨骼病变。

2. 了解实验室检查如血钙、血磷、AKP等，了解骨骼X线检查有无异常。

3. 评估孕母妊娠期是否补充维生素D和钙剂。了解患儿喂养史，有无摄入维生素D和钙。有无服用影响钙磷吸收和降解维生素D的药物。有无影响维生素D吸收的疾病。了解患儿户外活动情况及其居住生活地区。评估家长对佝偻病相关知识的认识程度、家长和患儿对佝偻病骨骼改变的心理反应。

【护理措施】

1. 营养支持 鼓励母乳喂养，及时添加辅食。进食富含维生素D及钙磷的食物，如牛奶、蛋黄、肝、肉类等。

2. 户外活动 保证每天1~2小时户外活动时间。让儿童直接接受日光照射，尽量暴露小儿身体部位如头面部、手足等。研究表明，1cm²皮肤中等强度阳光照射10分钟可产生1IU的维生素D。母乳喂养的婴儿每周户外活动2小时，仅暴露面部和手部即可维持婴儿血25-(OH)D浓度在正常范围的低值，若15%的体表面积暴露于1个最小红斑量的日照可产生维生素D 1500~3750IU。夏季阳光充足，可在上午和傍晚户外活动，注意避免太阳直射以防皮肤灼伤或中暑。冬季如在室内活动应开窗，使紫外线能够直接射入室内。

3. 预防骨骼畸形和骨折 避免早坐、久坐，以防脊柱畸形。避免早站、久站、早行走，以防下肢负重形成"O"型或"X"型腿。护理操作时动作轻柔，不可用力过大或过猛，以防发生骨折。对已有骨骼畸形患儿可采取主动和被动运动的方法矫正。胸廓畸形可作俯卧位抬头展胸运动；下肢畸形可施行肌肉按摩，"O"型腿按摩外侧肌，"X"型腿按摩内侧肌，增加肌张力，有利于矫正畸形。

4. 用药护理 遵医嘱补充维生素D制剂，用药过程中严格掌握剂量，观察有无维生素D中毒表现。维生素D中毒早期表现可有低热、烦躁、厌食、恶心、呕吐、腹泻、便秘、口渴、无力等，重者或晚期可出现高热、多尿、少尿、脱水、嗜睡、昏迷、抽搐等症状，严重者可因高钙血症导致软组织沉着和肾功能衰竭而致死。实验室检查可见血清25-(OH)D大于375nmol/L(150ng/L)，同时出现血钙、尿钙增加，尿蛋白或血尿素氮增加，X线表现长骨临时钙化带过度钙化，密度增高，骨皮质增厚，其他组织器官可出现异位钙化灶。发生维生素 D 中毒应立即停用维生素 D 和钙剂，处理高钙血症。遵医嘱给予利尿剂加速钙的排泄，同时应用泼尼松抑制肠道对钙的吸收，降钙素抑制骨钙释出。

【健康教育】

1. 维生素 D 缺乏性佝偻病的预防 ①围产期：鼓励孕母多进行户外活动，食用富含钙、磷、维生素 D 及其他营养素的食物。孕后期适量补充维生素 D 800～1000IU/d，有益于胎儿贮存维生素 D 以满足出生后的需要。②婴幼儿期：预防的关键在于日光照射和适当补充维生素 D。婴儿出生 1 个月后可逐渐户外活动，每天 1～2 小时，6 个月以内的婴儿应避开正午时间，避免日光直射，以免皮肤损伤。早产儿、低出生体重儿、双胎儿生后即应补充维生素 D 800～1000IU/d，连用 3 个月后改为 400～800IU/d）。足月儿生后开始补充维生素 D 400～800IU/d，可以根据北方或南方、冬季或夏季等不同情况选择 400IU/d 或 800IU/d。夏季阳光充足、户外活动多，可暂停或减量服用维生素 D。

2. 营养指导 合理喂养，平衡膳食，改变偏食等不良习惯。中国营养学会推荐儿童每天钙摄入量为 0～6 个月 200mg，7～12 个月 250mg，1～3 岁 600mg，4～6 岁 800mg，7～10 岁 1000mg，11～13 岁 1200mg，14～18 岁 1000mg。推荐孕妇每天钙摄入量为 1000mg。《中国居民膳食营养素参考摄入量》建议儿童维生素 D 的可耐受最大摄入量为：0～3 岁 20μg/d，4～6 岁 30μg/d，7～10 岁 45μg/d，11～18 岁 50μg/d。

3. 用药指导 指导维生素 D 用药注意事项，严格掌握剂量和时间，注意观察维生素 D 中毒的表现。

4. 防治疾病 对患儿家长讲解维生素 D 缺乏性佝偻病相关知识。做好生长发育监测，定期进行预防接种，预防和早期治疗小儿常见病，反复发生腹泻可影响维生素 D 的吸收，肝肾疾病可出现维生素 D 活化障碍，应及早治疗。

二、维生素 D 缺乏性手足搐搦症患儿的护理

【概述】

维生素 D 缺乏性手足搐搦症（tetany of vitamin D deficiency）又称佝偻病性低钙惊厥，是由于维生素 D 缺乏、血钙降低而引起神经肌肉兴奋性增高，出现惊厥、手足搐搦等症状。该症为维生素 D 缺乏性佝偻病的伴发症状之一，多见于 6 个月以内的小婴儿。目前因广泛开展预防维生素 D 缺乏，该病已很少发生。

【临床特点】

（一）病因

此病的病因与维生素 D 缺乏性佝偻病相同，主要是维生素 D 摄入和皮肤合成不足、羟化障碍等。有些患儿出现感染、饥饿、代谢紊乱、酸碱失衡等情况时即可发病。

（二）发病机制

维生素 D 缺乏时，血钙下降而甲状旁腺不能代偿性分泌增加，若血清总钙浓度低于 1.75～1.88mmol/L（7～7.5mg/dl）或钙离子低于 1mmol/l（4mg/dl），失去钙离子对神经-肌肉接头处的抑制作用，引起神经肌肉兴奋性增高，可出现手足搐搦、喉痉挛甚至全身性惊厥。维生素 D 缺乏时机体出现甲状旁腺功能低下的原因尚未阐明，可能与维生素 D 缺乏早期甲状旁腺急剧代偿分泌增加及后期甲状旁腺功能因反应过度而耗竭有关。

（三）临床表现

小婴儿主要表现为惊厥、喉痉挛，较大婴幼儿多表现为手足抽搐。患儿可有佝偻病的症状和体征。

1. 典型症状

（1）惊厥：最常见。一般为无热惊厥，突然发作，出现四肢抽动、两眼上翻、面肌颤动、意识丧失。发作停止后多入睡，醒后活泼如常。每天发作次数不等，每次持续数秒或长达数分钟以上。发作轻时仅有短暂的眼球上窜和面肌抽动，神志清楚。

（2）手足痉挛：双手腕屈曲，手指僵直，拇指内收贴紧掌心（图 12-4-8）。足踝关节僵直，足趾弯曲向下，足底呈弓状（图 12-4-9）。发作时意识清楚，停止后活动自如。

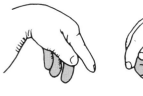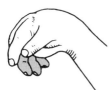

图 12-4-8 手搐搦

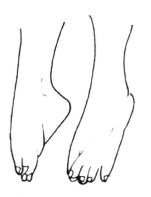

图 12-4-9 芭蕾舞足

（3）喉痉挛：喉部肌肉和声门突发痉挛引起吸气性呼吸困难和喉鸣。如果喉痉挛严重，可出现发绀甚至窒息死亡。6 个月以内的小婴儿有时可表现为无热阵发性青紫。

2. 隐性体征 血清钙多在 1.75～1.88mmol/L，症状不明显，但可通过刺激神经肌肉而引出以下体征：①面神经征（Chvostek sign）：用手指尖或叩诊锤轻击患儿颧弓与口角间的面颊部（第Ⅶ对脑神经孔处），引起眼睑和口角抽动为阳性；②手痉挛征（Trousseau sign）：以血压计袖带包裹上臂，使血压维持在收缩压和舒张压之间，5 分钟内该手出现痉挛症状为陶瑟征阳性；③腓反射（peroneal sign）：以叩诊锤骤然叩击膝盖下侧腓骨小头上腓神经处，引起足向外侧收缩者为阳性。

（四）辅助检查

血清总钙量低于 1.75～1.88mmol/L（7～7.5mg/dl），钙离子低于 1mmol/L，血磷正常或升高。

【治疗原则】

治疗原则主要是迅速控制惊厥、解除喉痉挛、补充钙剂，急性期后给予维生素 D 治疗。

1. 急救处理 保持呼吸道通畅，给予氧气吸入。迅速控制惊厥及喉痉挛，可给予地西泮每次 0.1～0.3mg/kg 肌内注射或缓慢静脉注射，或 10% 水合氯醛 40～50mg/kg 保留灌肠。喉痉挛时将舌拉出口外，予人工呼吸或加压给氧，必要时行气管插管。

2. 钙剂治疗 10% 葡萄糖酸钙 5～10ml 加 10% 葡萄糖溶液 5～20ml 静脉输注或静脉缓推（10 分钟以上）。惊厥停止后改为口服钙剂。

3. 维生素 D 治疗 急诊情况控制后按照维生素 D 缺乏性佝偻病给予维生素 D 治疗。

【护理评估】

1. 评估惊厥发生的时间、类型、伴随症状等，有无佝偻病症状及体征。

2. 了解实验室检查如血钙、血磷等。

3. 了解患儿喂养史，有无摄入维生素 D 和钙。有无服用影响钙磷吸收和降解维生素 D 的药物，有否接受维生素 D 治疗。了解患儿户外活动情况及其居住生活地区。了解患儿家长对本病的认知程度及心理反应。评估家庭经济及环境状况。

【护理措施】

1. 预防窒息 惊厥发作时患儿平卧，解开衣领。惊厥停止后侧卧，清除气道分泌物及呕吐物。喉痉挛发作时将患儿舌体拉出口外。备好气管插管、吸引器及氧气等物品。观察呼吸状况、惊厥发作类型及持续时间等。

2. 预防受伤 惊厥发作时就地抢救，不可移动患儿、强按及约束患儿肢体。移开周围可能伤害患儿的物品。勿将物品塞入患儿口中，或强力撬开紧闭的牙关。注意观察惊厥、手足搐搦、喉痉挛等发作的时间、症状及体征等。

3. 用药护理 遵医嘱给予镇静、止痉剂，地西泮缓慢静脉推注，以免抑制呼吸引起呼吸骤停。使用钙剂时静脉滴注或缓慢静脉注射（10 分钟以上），以防血钙骤升发生心脏骤停，注意监测患儿心率。钙剂不能采用肌肉或皮下给药，避免使用头皮静脉，应选择大血管静脉注射，防止外渗致局部坏死。

【健康教育】

向患儿家长讲解维生素 D 缺乏的相关知识，告知患儿抽搐时的急救方法。指导正确补充维生素 D 和钙剂。鼓励母乳喂养，正确添加含维生素 D 及钙磷较多的食物如肝、蛋黄、新鲜蔬菜及水果等。加强体格锻炼，坚持户外活动，让患儿多晒太阳。

（彭文涛）

第五节　儿童期单纯肥胖症

【概述】

儿童单纯性肥胖（obesity）是由于长期能量摄入超过人体的消耗，使体内脂肪过度积聚、体重超过参考范围的一种营养障碍性疾病。以营养过剩、消耗不足和生长发育异常，造成全身脂肪组织过度积聚为特征，与生活方式密切相关。儿童肥胖约 95% 以上为单纯性肥胖。肥胖可发生于任何年龄，但最常见于婴儿期、5～6 岁和青春期。自 20 世纪 90 年代以来，我国儿童肥胖率增长快速，由 8.1% 增长至 18.0%，男童超重、肥胖率高于女童，城市儿童肥胖率高于农村儿童。2005 年，城市和农村 5 岁以下儿童的超重和肥胖发生率分别为 5.3% 和 3.9%，2010 年城市和农村分别升至 8.5% 和 6.5%。

【临床特点】

（一）病因

肥胖是由遗传和环境因素相互作用所致的多基因复杂性疾病：①遗传因素：肥胖的发生是许多具有微效基因作用相加的结果，已发现 600 余种基因位点与肥胖有关。②饮食因素：食欲旺盛、饮食过量是肥胖最主要的原因。③生活方式：活动过少和缺乏适当的体育锻炼是发生单纯性肥胖的重要因素。不参加活动的儿童其肥胖发生风险高于参加活动者。④环境因素：儿童的膳食和生活方式受家庭模式的影响，抚养人的喂养观念和行为对儿童肥胖的发生有极大影响。食品加工业的发展、户外运动场地的减少、电视节目和电子产品的吸引等也可影响儿童形成不良的饮食和行为习惯。

（二）病理生理

肥胖的主要病理生理改变为脂肪细胞数目增多或体积增大。人体脂肪细胞数量的增多主要在出生前3个月、生后第1年和11～13岁三个阶段。若肥胖发生在这三个阶段，即可引起脂肪细胞增多性肥胖，治疗较困难且易复发；而不在此脂肪细胞增殖时期发生的肥胖，脂肪细胞体积增大但数目正常，治疗较易奏效。

肥胖患儿可有下列代谢及内分泌改变：

1. 体温调节与能量代谢　肥胖患儿对外界体温变化反应不太敏感，用于产热的能量消耗较正常儿少，故肥胖患儿有低体温倾向。

2. 脂类代谢　常伴有血浆甘油三酯、胆固醇、极低密度脂蛋白及游离脂肪酸增加，且程度与肥胖程度相关，但高密度脂蛋白减少。故以后易发生动脉硬化、冠心病、高血压、胆石症等疾病。

3. 蛋白质代谢　肥胖患儿嘌呤代谢异常，血尿酸水平增高，易发生痛风症。

4. 内分泌代谢　肥胖患儿 T_3 受体减少，被认为是产热减少的原因；血清 PTH 水平升高，25-(OH) D_3 及 24,25-(OH)$_2 D_3$ 水平也增高，可能与肥胖的骨质病变有关；血浆生长激素减少；睡眠时生长激素分泌高峰消失，但 IGF-1 分泌正常，胰岛素分泌增加，对生长

激素的减少起到代偿作用，故患儿无明显生长发育障碍；女性患儿雌激素水平增高，男性患儿雄激素水平下降、雌激素水平增高；肥胖患儿有高胰岛素血症的同时又存在胰岛素抵抗，可出现糖耐量减低或糖尿病。

（三）临床表现

患儿食欲旺盛且喜吃甜食和高脂肪食物。常因行动不便或有疲劳感而不喜活动，致活动量少，明显肥胖者用力时易出现气短或腿痛。极度肥胖者由于脂肪的过度堆积限制了胸廓和膈肌运动，使肺通气量不足、呼吸浅快，故肺泡换气量减少，造成低氧血症、气急、发绀、红细胞增多、心脏扩大或出现充血性心力衰竭甚至死亡，称肥胖-换氧不良综合征(Pickwickian syndrome)。

皮下脂肪丰满而分布均匀，腹部膨隆下垂。严重肥胖者可因皮下脂肪过多，使腹、臀及大腿皮肤出现白纹或紫纹。因体重过重，走路时两下肢负荷过重可致膝外翻或扁平足。女孩胸部脂肪堆积应与乳房发育相鉴别，后者可触到乳腺组织硬结。男孩因大腿和会阴部脂肪堆积，阴茎可隐匿在阴阜脂肪垫中而被误诊为阴茎发育不良。患儿体格生长发育往往较正常儿迅速。骨龄、性发育正常或较早。

WHO 认为身高别体重是评价 10 岁以下儿童超重和肥胖的最好指标，超过该标准体重的10% ～19% 为超重，20% ～29% 为轻度肥胖，30% ～49% 为中度肥胖，50%以上为重度肥胖。对于 10 ～24 岁青少年超重和肥胖，由于青少年的生长突增，而且有明显的年龄和性别差异，故建议采用年龄-性别-BMI 评价，见表 12-5-1。

表 12-5-1　中国学龄儿童青少年超重、肥胖筛查体重指数(BMI) 分类标准

年龄(岁)	男		女	
	超重	肥胖	超重	肥胖
6	16. 6	18. 1	16. 3	17. 9
7	17. 4	19. 2	17. 2	18. 9
8	18. 1	20. 3	18. 1	19. 9
9	18. 9	21. 4	19. 0	21. 0
10	19. 6	22. 5	20. 0	22. 1
11	20. 3	23. 6	21. 1	23. 3
12	21. 0	24. 7	21. 1	24. 5

（四）辅助检查

1. 实验室检查　血甘油三酯、胆固醇增高；常有

高胰岛素血症；血生长激素水平减低，生长激素刺激试验较低。

12

2. 影像学检查　肝脏 B 超检查常有脂肪肝。

【治疗原则】

任何治疗首先不应妨碍儿童的正常生长发育，故成人使用的手术去脂、药物减肥、饥饿疗法等不宜儿童使用。理想的治疗应改善肥胖儿童生理和心理方面的异常，纠正不良饮食和运动行为，建立并保持新的健康的行为模式。目前国内外公认儿童肥胖的治疗方法采用行为矫正、饮食和运动的综合治疗。

【护理评估】

1. 评估患儿体重、身高、皮下脂肪等，有无肾功能、肺功能异常。

2. 了解实验室检查如血甘油三酯、胆固醇、生长激素等，了解 B 超检查有无脂肪肝。

3. 询问患儿饮食习惯、饮食量、每天运动量和时间、近期治疗史及其效果，以及有无肥胖家族史。了解患儿有无引起肥胖的内分泌疾病和遗传综合征。了解患儿家长对肥胖病因及其危害的认知程度。评估外形变化对患儿心理的影响，有无自卑、低自尊、抑郁、焦虑、孤僻、社交能力下降等。

【护理措施】

1. 营养支持　开始控制饮食时不能使体重急剧下降，应以体重不增加为目标，再根据体重情况逐渐减少热量摄入，每天膳食热量比以前减少约 15% ~ 20% 为宜。推荐低脂肪、低碳水化合物、高蛋白、高微量营养素、适量纤维素食谱。每天三餐，两餐间隔 4 ~ 5 小时。三餐能量占全天总能量的比例：早餐 30%、午餐 40%、晚餐 30%。蛋白质、脂肪、碳水化合物供能比例分别为 12% ~ 14%、25% ~ 30%、55% ~ 65%。低脂饮食引起机体消耗自身脂肪储备的同时也可导致蛋白质分解，故应加强供应优质蛋白质，占蛋白质供应食物 50% 以上。鼓励多吃豆类、蔬菜等体积大、热能低、饱腹感强的食物。制订个性化膳食干预方案，少食多餐，饮食多样化，与口味相适应，避免煎炸、熏烤等烹饪方式。采用"交通灯饮食"（traffic light diet）将食物分为进食不限制（绿色）、中度限制（黄色）和严格限制（红色）三个类别，见表 12-5-2。

表 12-5-2　交通灯饮食计划

特点	绿灯食物	黄灯食物	红灯食物
质量	低热量、高纤维素、低脂、营养素丰富	营养素丰富，较高热卡和脂肪	高热量、高糖、高脂
食物种类	蔬菜、水果	奶、淀粉、谷类、瘦肉	肥肉、糖、高糖饮料、煎炸食品
数量	不受限制	限制	少吃或不吃

2. 适度运动

（1）运动方式：注意兼顾减少脂肪的有效性、儿童长期坚持的可行性和乐于参加的趣味性。运动方式包括有氧运动、力量训练、日常活动的增加和减少静坐行为。可选择全身肌肉参加且需要移动身体的项目，如散步、爬山、游泳、健身操、骑自行车和娱乐性比赛。

（2）运动强度和时间：肥胖儿童由于自身体重大、心肺功能差，运动强度不宜过大。运动量可循序渐进，由小运动量开始，每天运动 30 分钟，待适应后再逐步增加至所应达到的目标。活动量以运动后轻松愉快、不感到疲劳为原则，运动时心率维持在各年龄最大心率的 60% ~ 80%。每天 30 ~ 60 分钟甚至更多时间的活动，不要求一定是连续的，每次运动的总时间可以累加，但每次活动时间最好不少于 10 分钟。适当的运动频率可使患儿不至于对运动产生厌恶或害怕而中止，一般每周锻炼 3 ~ 5 次为宜。

3. 心理行为干预

（1）行为干预：是肥胖症治疗成功的关键，尤其饮食和生活行为的调整极为重要。进食定时定量，减慢进食速度。进餐时注意力集中，情绪稳定，抵制环境刺激。生活方式调整则要改变小儿不爱运动的习惯。让患儿参与制订饮食控制和运动计划，建立减肥日记记录进食和运动情况，提高其坚持控制饮食和运动锻炼的兴趣。做好进食及运动行为的自我监测，确定应改变或强化的行为。

（2）心理护理：鼓励患儿表达个人感受，引导患儿正视自我。培养开朗自信、积极向上的品格，适应正常生活和人际关系的改变。鼓励患儿参加力所能及的活动，及时表扬患儿的进步，使其由被动到主动参与社交活动。

【健康教育】

向患儿及家长讲解肥胖相关知识及科学的营养知识，提高自我保健意识，养成自觉行为。婴儿期提倡母乳喂养，避免过度喂养，不过早添加固体食物。

帮助患儿树立信心,启发自我观察、自我发现不科学的饮食方式,合理控制膳食,养成良好进食习惯。父母可帮助患儿评价治疗情况和建立良好饮食及行为习惯,并制订奖励标准,但不可将食物作为奖励。指导家长对患儿进行生长发育监测。

(彭文涛)

第六节　锌 缺 乏 症

【概述】

锌缺乏症(zinc deficiency)是由于锌摄入不足或代谢障碍导致体内锌缺乏,引起食欲减退、生长发育迟缓、皮炎和异食癖等临床表现的营养素缺乏性疾病。锌为人体必需微量元素之一,其体内含量仅次于铁,主要存在于骨、牙齿、毛发、皮肤、肝脏和肌肉中,与小儿体格生长、智力发育、免疫功能等密切相关。1991~2009年中国九省区膳食营养素摄入状况及变化趋势调查表明,我国儿童青少年普遍存在锌摄入不足。处于辅食添加期的6~24个月的婴幼儿因生长快速,对锌的需要量相对较高,是锌缺乏的高危人群。

【临床特点】

(一) 病因

1. 摄入不足　长期摄入不足是导致锌缺乏的主要原因。动物性食物的锌含量及生物利用率均高于植物性食物。牛肉、瘦猪肉、肝脏等红肉是最佳的膳食锌来源。母初乳的锌含量高,但随后逐步下降。4~6月龄后的婴儿其母乳锌已无法满足需要,必须从辅助食品中获得足量的锌,长期单纯母乳喂养的婴儿易发生锌缺乏症。

2. 吸收障碍　影响肠道锌吸收的主要膳食因素是植酸,存在于植物性食物中,如豆类、全谷类。高植酸摄入干扰肠道正常锌吸收,使膳食锌的生物利用率显著降低。腹泻时不仅肠道锌吸收减少,同时肠道锌丢失增加,而锌缺乏使肠道受损黏膜恢复缓慢,腹泻迁延不愈形成恶性循环。由于牛乳锌的吸收率(39%)远低于母乳锌(65%),故长期纯牛乳喂养更易缺锌。

3. 需求增加　婴幼儿因生长快速,对锌的需要量相对较高,是锌缺乏的高危人群。早产儿/低出生体重儿由于出生时体内锌储备不足及出生后的追赶性生长,对锌的需要量高于正常足月儿,可能在出生早期就存在锌缺乏。

4. 丢失过多　反复腹泻、感染、发热、溶血、大面积烧伤、慢性肾脏疾病、长期透析、蛋白尿以及长期服用青霉胺等金属螯合剂均可因锌丢失过多而导致锌缺乏。

(二) 发病机制

1. 蛋白质合成障碍　锌参与各种蛋白质核算合成和分解代谢的活性和构成。缺锌会引起生长迟缓,影响细胞分裂再生。

2. 免疫功能受损　锌能促进免疫功能,缺锌会导致免疫受损。研究表明,锌摄入量减少可引起动物胸腺萎缩,T细胞功能下降。锌可改善营养不良儿童的各项免疫指标。

3. 食欲减退　锌能促进食欲,缺锌的小儿出现食欲减退、厌食,可能的机制是味觉功能下降。

4. 内分泌功能　锌极易与胰岛素形成复合物,延迟或延长其降血糖作用。在细胞水平上,锌可能与胰岛素的释放有关。研究发现,缺锌动物性腺发育不良,可能与垂体促性腺激素的分泌减少或睾酮生成障碍有关,其他激素如雌激素、甲状旁腺素等分泌的改变均可对血锌浓度产生影响。

(三) 临床表现

1. 消化功能减退　缺锌影响味蕾细胞更新和唾液磷酸酶的活性,使舌黏膜增生、角化不全,以致味觉敏感度下降,出现食欲缺乏、厌食和异嗜癖等。

2. 生长发育落后　缺锌可妨碍生长激素轴功能及性腺轴的成熟,出现线性生长下降、生长发育迟缓、体格矮小、性发育延迟。

3. 智能发育延迟　缺锌可使脑DNA和蛋白质合成障碍,脑内谷氨酸浓度降低,从而引起智能发育迟缓。

4. 免疫功能降低　缺锌影响T淋巴细胞功能、自然杀伤细胞活性、免疫调节因子分泌等诸多环节,引起机体免疫功能降低而易发生感染。锌缺乏的小儿易患各种感染性疾病如腹泻、肺炎等。

5. 其他　如脱发、皮炎、地图舌、反复口腔溃疡、伤口愈合延迟、夜盲等。

(四) 辅助检查

1. 血清(浆)锌　可部分反映人体锌营养状况,但该指标缺乏敏感性,轻度锌缺乏时往往无变化。清晨空腹血清锌低于 $10.71\mu mol/L(70\mu g/dl)$ 或非空腹血清锌低于 $9.95\mu mol/L(65\mu g/dl)$ 为锌缺乏。目前也有建议10岁以下儿童的血清锌水平正常值下限为 $10.07\mu mol/L(65\mu g/dl)$。

12

2. 餐后血清锌浓度反应试验（PICR） 测空腹血清锌浓度（A_0）作为基础水平，然后给予标准饮食（按全天总热量的 20% 计算，其中蛋白质 10% ~ 15%，脂肪 30% ~ 35%，碳水化合物 50% ~60%），2 小时后复查血清锌（A_2），按公式 PICR =（A_0-A_2）/A_0 ×100% 计算，若 PICR>15% 提示缺锌。

3. 发锌 可作为慢性缺锌的参考指标。发锌易受头发生长速度、环境污染、洗涤方法及采集部位等多种条件影响，且与血浆锌无密切相关，并非诊断锌的可靠指标。一般认为发锌低于 70μg/g 可作为缺锌的佐证，如果介于 70 ~ 110μg/g 可能有锌缺乏，发锌>110μg/g 不排除缺锌的可能。

【治疗原则】

积极治疗原发病，进食富含锌的食物。补充锌剂以口服锌剂为首选，疗程根据病情及症状而定。硫酸锌、葡萄糖酸锌、醋酸锌是临床常用的口服锌制剂，目前也有推荐蛋白锌为最佳选择，蛋白锌活性高、吸收利用率好。临床应用时需注意不同锌制剂中实际的元素锌含量。常规推荐治疗剂量为元素锌 0.5 ~ 1.5mg/（kg·d），或按推荐的每天锌元素参考摄入量加倍给予，最大量每天 20mg，疗程 3 个月，轻症可较短。采用静脉营养者的锌剂量：早产儿 300μg/（kg·d），婴幼儿 100μg/（kg·d），儿童 50μg/（kg·d），必要时根据患儿通过肠道及皮肤丢失锌的估计量增加补充。有严重缺锌表现时可静脉给锌 0.3 ~ 0.5mg/（kg·d），直至皮肤病变消失，血浆锌正常。

【护理评估】

1. 评估患儿体重、身高、毛发、皮肤情况，有无食欲减退、异食癖等。

2. 了解血清锌、铜、铁检查结果。

3. 询问疾病史，了解患儿饮食习惯、食物种类、喂养史等。了解患儿家长对疾病的病因和预防知识的了解程度。了解患儿家庭经济状况，家长有无恐惧、焦虑等不良心理反应。

【护理措施】

1. 促进恰当营养 鼓励母乳喂养，尤其初乳含锌丰富，母乳不足或无法母乳喂养时应选择强化锌的配方奶。婴儿 6 月龄后应及时添加辅食。进食富含锌的动物性食物。强化锌的食品有助于增加锌摄入。

2. 促进生长发育 见第一节营养性疾病患儿的护理。

3. 用药护理 遵医嘱给予锌制剂，严格掌握剂量避免锌中毒的发生。为了利于锌的吸收，最好在饭前 1 ~ 2 小时口服锌剂。用药过程中应注意观察：

①疗效：各项临床症状和体征有无好转，血清学指标有无改善；②中毒反应：过量口服锌可造成铜锌超氧化物歧化酶活性降低。目前 WHO 对儿童口服锌的最大可耐受剂量设定为元素锌 23mg/d。锌剂量过大也可引起胃部不适、恶心、呕吐、腹泻等消化道刺激症状，甚至脱水和电解质紊乱。锌中毒可干扰铜代谢，引起低铜血症、贫血、中性粒细胞减少、肝细胞中细胞色素氧化酶活力降低等中毒表现。

4. 预防感染 见第一节营养性疾病患儿的护理。

【健康教育】

讲解锌缺乏症的相关知识。提倡母乳喂养，母乳中含锌量较高。选择含锌高且易吸收的食物如瘦肉、动物内脏、海产品等，水果、蔬菜含锌较低。评估食物中锌的营养时不仅要看其含量而且还要考虑机体实际利用的可能性，一般食物中的锌吸收率为40%。注意钙、纤维素、植酸、草酸盐、鞣酸、铁等可抑制锌的吸收。中国居民膳食矿物质推荐锌摄入量：0 ~ 6 月龄 2mg/d，7 ~ 12 月龄 3.5mg/d，2 ~ 3 岁 4.0mg/d，4 ~ 6 岁 5.5mg/d，7 ~ 10 岁 7.0mg/d，11 ~ 13 岁（男）10mg/d，11 ~ 13 岁（女）9.0mg/d，14 ~ 17 岁（男）11.5mg/d，14 ~ 17 岁（女）8.5mg/d。根据 WHO 公布数据，中等生物利用水平时，儿童锌的膳食推荐量分别为：7 个月 ~ 3 岁 4.1mg/d，4 ~ 6 岁 4.8mg/d，7 ~ 9 岁 5.6mg/d。

（彭文涛）

参 考 文 献

1. 盛晓阳. 儿童锌缺乏的识别、干预和治疗. 实用儿科临床杂志,2011,23(26):1842-1844.

2. 中华医学会儿科学分会儿童保健学组. 儿童微量营养素缺乏防治建议. 中华儿科杂志,2010,48(7):502-504.

3. 张继国,张兵,王惠君,等.1991-2009 年中国九省区膳食营养素摄入状况及变化趋势. 营养学报,2013,35(2):131-133.

4. 中华人民共和国卫生部. 儿童营养性疾病管理技术规范（卫办妇社发[2012]49 号）. 中国儿童保健杂志,2012,20(11):1052-1054.

5. 中国营养学会. 中国居民膳食营养素参考摄入量速查手册(2013 版). 北京:中国标准出版社,2014.

6. 王卫平. 儿科学. 第 8 版. 北京:人民卫生出版社,2013.

7. 江载芳,申昆玲,沈颖. 诸福棠实用儿科学. 第 8 版. 北京:人民卫生出版社,2015.

8. 黎海芪. 儿童营养状况评估研究进展. 中国当代儿科杂志,2014,16(1):5-10.

9. 中华医学会肠外肠内营养分会儿科协作组. 中国儿科肠内肠外支持临床应用指南. 中华儿科杂志,2010,48

（6）:436-440.

10. 崔焱.儿科护理学.第 5 版.北京:人民卫生出版社,
    2013.

11. 郭俊斐,何更生.中国儿童营养不良干预措施和实施经
    验.中国儿童保健杂志,2015,23(7):724-726.

12. 邓小明.浅析维生素 A 缺乏病及其膳食预防和治疗.
    重庆工贸职业技术学院学报,2014,2:83-85.

13. 李廷玉.维生素 A 缺乏的诊断、治疗及预防.中华实用
    儿科临床杂志,2013,28(19):1519-1520.

14. 曹艳梅,刘华清,冯亚红,等.2005-2012 年我国 27 省市
    3 岁以内儿童佝偻病流行病学特征分析.中国儿童保
    健杂志,2012,20(11):1008-1010.

15. 仰署芬,吴光驰.维生素 D 缺乏及维生素 D 缺乏性佝
    偻病防治建议解读.中国儿童保健杂志,2015,23(7):
    680-682.

16. 中华儿科杂志,中华医学会儿科学会分会儿童保健学
    组,全国佝偻病防治科研协作组.维生素 D 缺乏性佝
    偻病防治建议.中华儿科杂志,2008,46(3):190-192.

17. 高凤,张宝琴.儿科护理学.第 3 版.北京:人民卫生出
    版社,2015.

18. 苏宜香.《中国居民膳食营养素参考摄入量,2013 版》
    儿童相关 DRIs 修订要点解读.中国儿童保健杂志,

19. 刘嫚,席波,王希娟,等.1993-2009 年 7 ~ 18 岁中国学
    龄儿童超重肥胖和腹型肥胖率变化趋势.中国儿童保
    健杂志,2012,20(2):117-119.

20. 陈春明.中国学龄儿童少年超重和肥胖预防与控制指
    南(试行).北京:人民卫生出版社,2007.

21. 李春枝,卫海燕,古建平,等.儿童肥胖症的致病因素及
    干预方法研究.中国当代医药,2013,20(7):16-17.

22. 申昆玲.儿童营养学.第 7 版.北京:人民卫生出版社,
    2015.

23. 中华人民共和国卫生部.中国 0-6 岁儿童营养发展报
    告(2012).2012.

24. Colin Rudolph, AbrahamRudolph, GeorgeLister, et al. Rudolph's pediatrics. 22th ed. McGraw-Hill Education/Medical. 2011.

25. Kliegman MR. Nelson Textbook ofPediatrics. 20th ed. Amsterdam:Elsevier,2015.

26. Hockenberry MJ,Wilson D. Wong's essencials of pediatric nursing. 9th ed. Missouri:Elsevier/Mosby,2013.

27. Robert MKliegman,Bonita FStanton,Joseph WSt Geme Ⅲ, et al. Nelson textbook of pediatrics. 20th ed. Philadelphia:Elsevier,2016.

12

第十三章 小儿免疫缺陷病

第一节 免疫缺陷疾病的护理

【概述】

免疫缺陷病(immunodeficiency, ID)是指因免疫细胞(淋巴细胞、吞噬细胞和中性粒细胞)和免疫分子(可溶性因子,如白细胞介素、补体、免疫球蛋白等)发生缺陷引起的机体免疫功能紊乱的一组临床综合征。免疫缺陷病可为遗传性,即由不同基因缺陷导致免疫系统功能损害的疾病,称为原发性免疫缺陷病(primary immuno deficiency, PID);也可为出生后环境因素影响免疫系统,如感染、营养紊乱和某些疾病状态所致,称为继发性免疫缺陷病(secondary immunodeficiency, SID),因其程度较轻,又称为免疫功能低下(immuno-compromise)。由人类免疫缺陷病毒(human immunode-ficiency virus, HIV)感染所致者,称为获得性免疫缺陷综合征(acquired immunodeficiency syndrome, AIDS)。

【临床特点】

免疫系统疾病发病机制复杂,临床表现多样。

PID的主要特征是由于抗感染功能低下而发生反复、严重的感染,同时伴有免疫监视和免疫稳定功能异常,继而发生自身免疫性疾病、过敏性疾病和恶性肿瘤。因免疫功能缺陷不同,临床表现差异很大,如湿疹、血小板减少伴免疫缺陷综合征(Wiskott-Aldrich syndrome, WAS)的湿疹和出血倾向,胸腺发育不全的特殊面容、先天性心脏病和难以控制的低钙惊厥等。本病有遗传倾向,多数在婴幼儿和儿童期发病。

SID多为暂时性,原发疾病治愈或致病因素消除后,免疫功能即可恢复正常,其发病率高于PID,且为可逆性。大多数SID由其他疾病引起,故具有相应疾病的临床表现,共同特点是反复感染,且多为机会感染,包括反复上呼吸道感染、支气管炎和肺炎,亦有胃肠道感染,一般症状较轻,但反复发作。胃肠道的反复感染容易形成"营养不良-免疫功能下降-感染-加重营养不良"的恶性循环,构成了儿童时期重要的疾病谱。

儿童HIV感染临床表现差异很大,出生前感染者发病较早,发展较快;出生后感染者,发病较晚,发展较慢。小儿患病自成人传播而来,患儿症状和体征的发生、发展与免疫系统受损程度及患儿机体器官功能状态相关。

【护理评估】

1. 健康史 评估患儿年(月)龄、生长发育水平、饮食习惯、传染病史、用药史、过敏史、疫苗接种史等情况;了解其母孕产期状况,是否为早产、多胎;了解家族疾病史、家庭经济状况、家庭居住环境。

2. 现病史 评估患儿主要的症状、体征,发病时间、诱因、发病缓急,已经接受的治疗措施及治疗效果。

3. 辅助检查结果 评估患儿的实验室检查、影像学检查结果,如血清免疫球蛋白的测定、基因突变分析、胸部X线片等。

4. 心理社会状况 了解患儿及家长的心理状况,有无恐惧、焦虑等情绪反应;患儿家庭成员对疾病相关知识的认识程度、对疾病和患儿的态度、关心程度,评估患儿家庭的社会支持系统是否健全等。

【主要护理问题】

1. 有反复和严重感染的危险 与免疫功能缺陷或原发疾病导致免疫功能下降有关。

2. 营养失调 低于机体需要量,与疾病消耗和感染有关。

3. 皮肤完整性受损 与血小板减少、皮肤感染、腹泻等有关。

4. 焦虑 与反复感染、预后较差有关。

5. 知识缺乏 患儿和家长缺乏疾病相关知识。

6. 潜在并发症 多器官功能衰竭、出血、血源性相关感染、排斥反应、移植物抗宿主病等。

【护理措施】

1. 感染的预防与控制 住院患儿应住单间,并

13

给予保护性隔离,可为患儿床单位配备保护性隔离箱,箱内放置患儿、家属及医务人员常用物品,包括一次性手套、一次性口罩、一次性帽子、一次性中单、鞋套、免洗手液、个人专用听诊器、体温计等;不与感染性疾病患儿接触;患儿的食具、用具作好消毒处理;工作人员严格执行手卫生,操作前应洗手、戴口罩;禁止呼吸道感染或皮肤感染人员进入隔离区。病室定期消毒,定时通风,保持空气新鲜,应注意避免患儿受凉、感冒。加强基础护理,保持患儿口腔、皮肤的清洁、无异常破损。出现感染症状时,遵医嘱用药,使用抗生素清除或控制细菌感染。

2. 饮食护理　注意膳食结构的合理搭配,给予患儿高蛋白、高维生素、多纤维素适合小儿口味的饮食。改善哺乳母亲的营养,及时添加辅食,纠正不良饮食习惯,保证能量及营养素的摄入。避免摄入导致疾病发生及加重的食物,根据个体情况提供治疗性饮食。

3. 加强基础护理　嘱患儿家属勤为患儿擦洗,穿棉质衣服,勤换衣服,保持皮肤清洁干燥。每次大小便后都要用质地柔软的毛巾擦洗肛周及会阴,保持其清洁干燥。嘱患儿家属多喂水,进食前后及睡前、晨起用生理盐水擦洗口腔,避免霉菌、真菌感染。同时积极观察患儿口腔黏膜有无感染征象,及时发现,尽早处理。口腔黏膜有白膜或患有白色念珠菌感染的,予3%碳酸氢钠和制霉菌素涂擦口腔。

4. 心理护理　年长儿由于自幼多病、反复感染,易产生孤独、焦虑、沮丧、恐惧心理,应经常和患儿和家长交谈,及时给予心理支持。帮助其克服困难,减轻负性情绪,以利于疾病的康复。此外,要评估家长对疾病的认识程度,向他们介绍疾病治疗的相关新进展,以减轻其心理负担。

5. 病情观察与护理　严密观察病情变化,随时备好抢救药品及物品,配合医师进行抢救。及时发现患儿有无其他器官、系统的异常表现。有病情异常变化时及时通知医师,持续监测患儿血压、脉搏、呼吸、体温、意识等生命体征并详细记录,维持有效的静脉通路,合理安排和调整药物顺序及速度,必要时详细记录患儿出入量。

6. 特殊用药护理

(1) 糖皮质激素:仅用于伴有严重过敏性疾病、炎症和自身免疫性疾病的患儿。严格遵医嘱给药,发放口服激素时应确保患儿服下,防止患儿藏匿或丢弃药品。出院后继续服药时应详细告知患儿及家长服药时间及剂量,嘱其严格遵照医嘱要求逐渐减量至停药。注意观察副作用,如高血压、消化性溃疡、骨质疏松等。服用激素期间同时补充钙剂,注意

安全,避免剧烈的活动,防止骨折;避免到人流多的公共场所,预防呼吸道感染。

(2) 静脉输注丙种球蛋白(IVIG):是抗体缺陷病最常用替代性治疗。操作前,应检查药物有效期,瓶身有无裂痕,药液有无混浊、沉淀及异物。严格无菌操作,使用单独的静脉通道,使用专用精密输液器,控制输注速度。初始速度应慢,若无不良反应,15分钟后逐渐调节滴速。因丙种球蛋白属于血液制品,使用过程中注意观察患儿有无不良反应的发生,个别患儿出现一过性头痛、心慌、恶心等不良反应,大多数发生在输注开始一小时内,因此建议在输注的全过程定期观察患儿的一般情况和生命体征,可能与输注速度过快或个体差异有关,可减慢输注速度或暂停输注,个别患儿可在输注结束后发生上述反应,一般在24小时内均可自行恢复。

7. 造血干细胞移植的护理

(1) 造血干细胞移植(hematopoietic stem cell transplantation,HSCT)前的护理:将患儿安置在单人间,保持适宜温湿度,限制探视人员,床单位悬挂保护性隔离标识。医务人员进入病房需穿专用隔离衣,戴口罩、帽子和鞋套。体温计、听诊器个人专用,定期消毒。建立安全有效的静脉通路,如中心静脉置管、外周静脉穿刺中心静脉置管,并加强置管的护理。移植前严格无菌饮食,皮肤消毒,预防和控制感染。使用免疫抑制剂等进行预处理,其目的是杀灭受者的免疫活性细胞,使之失去排斥外来细胞的能力,从而允许供者的造血干细胞植入而使造血功能重建。执行预处理方案时,应密切观察患儿病情变化,保证足够的液体入量并鼓励患儿多饮水,防止尿酸性肾病的发生。

(2) 移植中的护理:使用百级层流病房,入住前对层流病房净化舱进行清洁、消毒。各种物品、药品均需经严格消毒灭菌后才可进入层流病房。监测生命体征的变化,并注意观察患儿有无胸闷、气促等情况,配合医师做好相应处理。

(3) 移植后的护理:及时发现并处理感染、出血、排斥反应、移植物抗宿主病(graft versus host disease,GVHD)等并发症。给予高蛋白、高热量、高维生素、易消化的无菌饮食,根据患儿口味调节烹饪方法,以增进食欲。保证充足的休息与睡眠,病情允许可指导患儿适当地进行室内活动,注意安全。

【健康教育】

1. 及时进行护患沟通　向家长介绍疾病病因、预防感染的卫生知识、疫苗接种的注意事项、主要治疗方法及护理方法,帮助其树立战胜疾病的信心。有免疫缺陷的患儿禁忌接种活疫苗,以防发生严重

的疫苗性感染。根据免疫功能状态,可使用灭活疫苗。T 细胞免疫缺陷的患儿不宜输注新鲜血制品,以防发生移植物抗宿主反应。患儿一般不做扁桃体和淋巴结切除术,脾切除术为禁忌,免疫抑制类药物应慎用。

2. 指导家长合理安排膳食,培养良好饮食习惯,保证能量及营养物质的摄入。讲解所用药物的用法、用量、副作用及注意事项,指导患儿遵医嘱服药,不得擅自减量停药,定期门诊随诊,门诊就诊、检查时戴口罩。鼓励患儿循序渐进地进行体格锻炼、增强抗病能力。教育家长营造清洁、安全、温馨的家庭环境,指导患儿进行自我保护,养成良好的生活习惯,经常检查口腔、肛门、皮肤等处有无破损,避免感染发生。

3. 作好遗传咨询,检出致病基因携带者。对曾生育过免疫缺陷病患儿的孕妇应做羊水检查,以确定是否终止妊娠。有免疫缺陷病史的母亲,需在医师的指导下妊娠,可通过基因诊断进行产前干预。

4. 安排出院后护理事项,建立患者所在社区的护理网络,制订患儿的随访方案。

【护理评价】

患儿的感染症状和体征是否消失;营养状况是否改善;患儿及家长是否掌握疾病的防治、护理知识,其紧张、焦虑情绪是否得到缓解,是否能够积极配合各项治疗和护理工作,是否能得到所在社区基础医护机构的帮助。

(陈学兰　郑显兰)

第二节　X-连锁无丙种球蛋白血症

【概述】

X-连锁无丙种球蛋白血症(X-linked agammaglobulinemia,XLA)是由于人类 *Btk* 基因突变,使 B 细胞系列发育障碍引起的原发性免疫缺陷病,为原发性 B 细胞缺陷的典型代表。1952 年 Bruton 首先报道本病,故又称为 Bruton 病。XLA 的临床特征为自幼发现反复严重的细菌感染和血清免疫球蛋白(Ig)显著减少或测不出,外周血 B 淋巴细胞一般<2%或缺如。

【临床特点】

该病仅见于男孩,约有近半数患儿可询问到家族史。由于母体 IgG 可通过胎盘进入胎儿血液循环,故患儿一般在出生后数月内可不出现任何症状。随着母体 IgG 的不断分解代谢而逐渐减少,患儿多于生后 6~12 个月开始出现感染症状。

1. 细菌性感染　XLA 患儿最突出的临床表现是反复严重的细菌性感染,尤以荚膜化脓性细菌(如溶血性链球菌、嗜血性流感杆菌)、金黄色葡萄球菌和假单胞菌属感染最为常见。临床疾病包括上、下呼吸道感染、肺炎、骨髓炎、败血症、化脓性脑膜炎、化脓性关节炎等。对革兰阴性杆菌如致病性大肠埃希菌、铜绿假单胞菌、变形杆菌、沙雷菌等的易感性也明显增高,从而易发生各种急慢性肠道感染、消化不良、腹泻等。

2. 病毒性感染　XLA 患儿对一些常见的病毒感染如水痘、带状疱疹和麻疹的易感性不比正常儿童增高,感染后的疾病过程也大致与正常儿童相似;但对某些肠道病毒,如埃可病毒、柯萨奇病毒及脊髓灰质炎病毒的抵抗能力甚差。应注意口服脊髓灰质炎活疫苗可引起患儿肢体瘫痪。XLA 患儿合并上述病毒感染者,也可发生皮肌炎样综合征,临床表现为四肢皮肤呈棕色伴软组织水肿,可有红色斑丘疹;也有报道并发卡氏肺囊虫感染者。

3. 其他表现　可发生过敏性、风湿性和自身免疫性疾病。包括自身免疫性溶血性贫血、类风湿关节炎、免疫性中性粒细胞减少、脱发、蛋白质丢失性肠病、吸收不良综合征和淀粉样变性。约 1/3 的 XLA 患儿合并关节炎,受累关节多属较大的关节,如膝关节和肘关节,患部肿胀,运动受限,关节面骨质破坏不明显,血沉正常,类风湿因子和抗核抗体阴性,IVIG 治疗可使关节炎症状得到控制。

4. 体格检查　反复感染引起慢性消耗性体质、苍白、贫血、精神萎靡。扁桃体很小或缺如,浅表淋巴结不能触及,鼻咽部侧位 X 线检查可见腺样体阴影缺乏或变小。

XLA 诊断:①生后 6 个月起病的反复感染,生长发育及营养落后;②阳性家族史;③血清 IgG、IgA 和 IgM 水平均明显下降或缺如;④外周血 B 淋巴细胞相对计数<2%。

XLA 的鉴别诊断:根据临床表现和实验室结果,不难对 XLA 作出诊断,但应与其他原因引起的低 IgG 血症相鉴别。①婴儿生理性低丙种球蛋白血状态:一般情况下,血清 IgG 不低于 350mg/dl,IgM 和 IgA

13

含量超过 20mg/dl,3 个月后血清 IgG、IgM 和 IgA 明显上升,可排除 XLA。②婴儿暂时性丙种球蛋白缺乏症:本病血清总 Ig 水平不低于 350mg/dl,IgG 不低于 200mg/dl,一般生后 18 ~ 30 个月时自然恢复正常。③严重联合免疫缺陷病(SCID):发病年龄较 XLA 更早,多于出生后不久即开始发病,病程严重,外周血 T 细胞和 B 细胞数量均显著减低,三种 Ig 均甚低或检测不到。T 细胞功能发生严重缺陷,全身淋巴组织发育不良,胸腺甚小,多低于 2g,且缺乏胸腺小体。预后较 XLA 更差。④慢性吸收不良综合征和重度营养不良:患儿同时存在血浆低蛋白血症和低白蛋白血症,而低免疫球蛋白血症的程度较轻,达不到 XLA 的程度,故较易相互区别。

【治疗原则】

IVIG 替代疗法可控制大多数 XLA 患儿的感染症状、全身状况迅速改善,伴发症状如关节炎、吸收不良和贫血等也明显缓解。IVIG 治疗对预防和治疗肠道病毒感染,如急性或慢性柯萨奇和埃可病毒尤为重要。

使用 IVIG 治疗 XLA 的总原则是:①早用比晚用效果好,如果 IVIG 治疗开始太晚,感染所致的器质性损害将是不可逆的。②持续规则的治疗方案,200 ~ 400mg/(kg·次),每 3 ~ 4 周一次,用量应个体化,以无感染症状为原则,一般情况下,血清 IgG 浓度上升到 1000mg/dl 为度。少数病例 IVIG 治疗效果很不理想,其原因可能是:治疗太晚、疗程不规则、剂量不足和 IVIG 的抗体谱有关。

除 IVIG 替代性治疗外,尚需各种支持疗法,包括营养、生活及卫生条件的改善,预防感染的发生,适当的体育锻炼,良好的心理状态的维护,对各种并发症的预防和治疗等。

【护理评估】

1. 评估患儿是否有感染病史,感染发生的年龄、部位、频率、严重程度、感染控制的效果;评估患儿的关节炎病史,有无关节肿痛、活动障碍、畸形等。

2. 了解病原学和免疫学实验室检查,如血清球蛋白较正常同龄儿童水平显著降低,提示免疫球蛋白缺乏。必要时采集痰液、血液、关节液等标本进行细菌培养。如有水样腹泻、脑膜炎或软瘫表现者,应采集大便标本进行肠道病毒病原检测。呼吸道感染时应注意寻找支原体感染证据。了解血清免疫球蛋白水平、外周血淋巴细胞亚群,尤其是 B 淋巴细胞计数。

3. 评估患儿及家长对疾病知识的了解程度及需求,家长和年长儿的心理状态和需求,以及患儿家庭的经济状况。

【护理措施】

1. 感染的预防与控制 见本章第一节免疫缺陷疾病的护理。

2. 饮食护理 见本章第一节免疫缺陷疾病的护理。

3. 心理护理 见本章第一节免疫缺陷疾病的护理。

4. IVIG 用药护理 见本章第一节免疫缺陷疾病的护理。

5. 疼痛护理 观察患儿关节疼痛及肿胀程度,协助患肢采取功能位。根据病情给予热敷,教会患儿和家长通过放松、转移注意力、娱乐等方式减轻疼痛。必要时遵医嘱予药物干预,缓解疼痛,如使用非甾醇类抗炎药物缓解症状。急性期过后进行关节康复训练,严重关节畸形影响功能者可择期手术。

6. 指导功能锻炼 合并关节炎的患儿,应指导其进行关节锻炼。每天早晚练习做关节操,动作以舒展运动为主,不宜做剧烈运动及身体对抗性运动。有关节肿胀变形者,可先用温水热敷之后,再行关节功能锻炼。活动量由小变大,有计划循序渐进,鼓励患儿和家长不可因关节疼痛而放弃功能锻炼。

【健康教育】

见本章第一节免疫缺陷疾病的护理。

(陈学兰 郑显兰)

第三节 婴儿暂时性低丙种球蛋白血症

【概述】

婴儿暂时性低丙种球蛋白血症(transient hypogammaglobulinemia of infancy,THI)属原发性抗体缺陷病的一种,是指一种或多种免疫球蛋白浓度暂时性降低,随着年龄的增长可达到或接近正常范围的自限性疾病。THI 由 Gitlin 和 Janeway 在 1956 年最早报道,发病率尚不明确。Tiller 和 Buckley 在 10 000 例血清标本中发现 11 例 THI,推测 THI 为罕见病;而日本的一项全国性调查显示在所有原发性免疫缺陷患儿中,THI 为 19%。

【临床特点】

IgG 能通过胎盘主动转运，因而新生儿血清 IgG 水平与母亲相当。出生后随着母体来源 IgG 迅速下降，加之婴儿自身合成 IgG 的能力低下，婴儿在 4~6 个月时血清 IgG 水平达到最低点，成为"生理性"低丙种球蛋白血症。在某些情况下，婴儿免疫球蛋白合成低下的状况一直持续到 18~36 个月，即 THI。部分 THI 患儿无明显临床症状，一部分患儿表现为反复感染。THI 病因及发病机制尚不完全清楚，可能与正常同龄儿产生免疫球蛋白的能力存在个体差异有关。患儿往往因反复感染而就诊，如中耳炎、鼻炎、鼻窦炎和支气管炎等不威胁生命的感染，偶尔会发生黏膜念珠菌病。破伤风和白喉外毒素免疫机体可诱导机体产生抗体反应。实验室检查 B、T 细胞数和 T 细胞增殖反应正常。THI 预后大多良好，2~3 岁后，患儿免疫球蛋白达到正常水平。

THI 临床表现并无特异性，也无特征性检测标志，其诊断主要依靠排除其他免疫缺陷病等进行回顾性诊断，故 THI 易被漏诊或误诊。

THI 诊断及鉴别诊断：一种或多种免疫球蛋白低于相同年龄组水平 2~3 个标准差或血清 IgG 少于 2.5g/L，B 细胞和 T 细胞数目正常。大多为中耳炎、鼻炎、鼻窦炎或者支气管炎等不威胁生命的感染。一旦发生机会感染或严重感染提示不是本病。2~3 岁以后即使免疫球蛋白水平尚未达到正常，通常不再反复感染。

【治疗原则】

治疗的原则是支持治疗和适当的抗生素治疗。

一旦发现感染灶，应及时予以治疗，有时抗感染药物需长期预防性给药，如苄星青霉素肌内注射、口服抗生素、口服细菌溶解产物等。通常并不提倡采用免疫球蛋白替代治疗，如果发生严重感染或对一般治疗无效，可考虑使用免疫球蛋白治疗，在这种情况下，最重要的是与其他严重免疫球蛋白缺陷相鉴别。

【护理评估】

1. 评估患儿的感染病史，感染发生的年龄、部位、频率、严重程度、感染控制的效果。

2. 了解实验室检查、免疫学检查结果，尤其是血清免疫球蛋白检测结果、淋巴细胞亚群分析结果。

3. 评估患儿及家长对疾病知识的了解程度及需求，家长和年长儿的心理状态和需求，以及患儿家庭的经济状况。

【护理措施】

1. 感染的预防与控制 见本章第一节免疫缺陷疾病的护理。

2. 饮食护理 见本章第一节免疫缺陷疾病的护理。

3. 心理护理 见本章第一节免疫缺陷疾病的护理。

4. IVIG 用药护理 见本章第一节免疫缺陷疾病的护理。

【健康教育】

见本章第一节免疫缺陷疾病的护理。

（陈学兰　郑显兰）

第四节　自身免疫性淋巴细胞增生综合征

【概述】

自身免疫性淋巴细胞增生综合征（autoimmune lympho proliferative syndrome，ALPS）为一种遗传性淋巴细胞凋亡障碍性疾病，通常有三种突出表现，即非恶性淋巴细胞的慢性聚集，CD4⁻CD8⁻ αβT（DNT）细胞明显增高和淋巴细胞体外凋亡障碍。活化淋巴细胞的凋亡障碍导致其对机体组织产生自身免疫反应，因而出现淋巴结、脾脏肿大、自身免疫性血细胞减少、关节炎和血清多种自身抗体阳性等表现。自身免疫因机体免疫系统耐受被打破而发生。

【临床特点】

FAS 基因突变外显度受多种因素影响，生后环境因素亦可决定个体是否出现 ALPS 及病情严重程度。ALPS 患儿可能具有不同程度淋巴结肿大、脾大、自身免疫等家族史（表 13-4-1），是诊断的重要线索。

表 13-4-1　ALPS 的临床特征

表现	出现频率（%）
淋巴结肿大	96
脾脏肿大	95
肝大	72
脾切除	49
自身免疫性溶血性贫血	29
免疫性血小板减少性紫癜	23
中性粒细胞减少	19
肾小球肾炎	1
肝功能异常	5
浸润性肺损害	4
眼疾	0.7

参考：中华医学会儿科分会. 儿科免疫系统疾病诊疗规范. 北京：人民卫生出版社，2016

首先及首要出现的临床表现为慢性淋巴结和（或）脾大。常于儿童时期出现多系血细胞下降，对各种药物治疗应答不佳，至青春期或青年期上述表现有自然缓解趋势。贫血可导致疲乏、面色苍白，血小板减少可致皮肤黏膜出血，白细胞减少可致细菌感染等情况。多系统自身免疫性疾病及淋巴增殖导致的器官损害如葡萄膜炎、肝炎、肾炎、浸润性肺部损害、脑炎等常在多年后才出现。不同基因突变所致的不同类型 ALPS 表现亦有所不同。临床上应与淋巴瘤、淋巴结结核相鉴别。

儿童时期出现全身淋巴结肿大、脾脏肿大、自身免疫性多系血细胞下降可疑诊 ALPS。1999 年，美国 NIH 牵头制定了 ALPS 诊断标准；2009 年，通过全球合作收集了超过 500 例 ALPS 患儿资料，并对 ALPS 诊断标准进行了修订。表 13-4-2 为修订后的诊断标准。

表 13-4-2　2009 年修订的 ALPS 诊断标准

必备条件

1. 慢性（>6 个月）、非恶性非感染性淋巴结肿大和（或）脾脏肿大

2. 在淋巴细胞总数正常或增高时，$CD3^+TCR\alpha\beta^+CD4^-CD8^-$双阴性 T 细胞（DNT）增高（>淋巴细胞的 1.5% 或>$CD3^+$T 细胞的 2.5%）

附加条件

首要

1. 两次独立的实验证实淋巴细胞凋亡缺陷

2. FAS、FASL 或 Caspase10 的生殖细胞水平突变或体细胞突变

次要

1. 血浆可溶性 FAS 水平升高（>200pg/ml），IL-10 水平升高（>20pg/ml），血清或血浆维生素 B_{12} 水平升高（>1500ng/ml），血浆 IL-18 水平升高（>500pg/ml）

2. 典型的免疫组化发现

3. 自身免疫性血细胞减少（溶血性贫血、血小板减少及中性粒细胞减少），同时 IgG 水平升高

4. 非恶性非感染性淋巴结肿大家族史，有或没有自身免疫表现

确定诊断：两条必备条件+一条附加条件里的首要条件

可能诊断：两条必要条件+一条附加条件里的次要条件

【治疗原则】

1. 遗传咨询　ALPS 为常染色体显性遗传，确诊先证者后常于同一家系发现多名 *FAS* 基因突变携带者，根据其外显度不同，基因突变者可有或无症状。无临床症状者 DNT、血清维生素 B_{12} 和 IL-10 常可正常，但应长期随访其全身症状、血细胞水平、淋巴结和脾脏大小。

2. 淋巴瘤监测　短期内出现淋巴结肿大者应注意有无淋巴瘤可能，可采用影像学或功能影像学手段评估肿物的侵袭性，必要时进行淋巴结活检或其他病理学检查。

3. 淋巴结和脾脏肿大　淋巴结肿大通常可不做处理。部分患儿因淋巴结异常肿大导致头颈歪斜，可致患儿心理问题。脾脏肿大需防止外伤导致脾破裂。大多数药物对淋巴结和脾脏肿大无效，最近研发的生物制剂可能有一定效果，但仍需在血细胞明显减少时应用。

4. 脾脏切除及切除后处理　由于脾脏肿大或同时伴有多系血细胞减少，众多 ALPS 患儿接受脾切除，大部分在明确 ALPS 诊断前即已接受脾切除术。研究证实，脾切除术后相当数量患儿血细胞减少症复发，且约 30% 在术后发生一次或多次菌血症，有时可发生致死性脓毒症，已成为本病主要死因之一。ALPS 患儿外周血缺乏 $CD27^+$ 的记忆性 B 细胞，致使其对具有荚膜的细菌如肺炎链球菌易感。因此，脾切除的 ALPS 患儿必须长期使用青霉素类药物或喹诺酮类药物如左氧氟沙星预防感染。

5. 顽固性血细胞减少症的处理　包括自身免疫性溶血性贫血、血小板减少症和中性粒细胞减少症。慢性或持续性血小板减少症治疗可参照最近美国血液学会更新的免疫性血小板减少症治疗指南。多系血细胞减少症治疗还需要长期随访和权衡利弊后确定。值得注意的是，多数患儿随年龄增大，各种症状（包括血细胞减少症）可自行缓解，可逐步脱离免疫

13

抑制治疗。

6. 造血干细胞移植 ALPS 总体预后良好,仅有不足 5% 的患儿在长期随访中死亡。死因主要包括脾切除后脓毒症和进展为恶性疾病,仅个别因严重溶血性贫血和药物毒性死亡。因此,一般不必行造血干细胞移植。已接受造血干细胞移植的患儿预后亦不甚理想,仍可进展为恶性肿瘤,或因减强度预处理植入不佳,有的发生机会感染。携带同样基因突变的无症状同胞兄妹,不宜作为干细胞供者;配型的无关供者移植效果也欠佳。但是,部分具有纯合子突变,病情严重,预计需要终生免疫抑制治疗,或短期内可能因淋巴细胞浸润导致脏器功能衰竭的患儿可考虑造血干细胞移植。

【护理评估】

1. 评估患儿基本生命体征,有无淋巴结肿大、脾脏肿大,是否有感染症状、贫血貌等。

2. 了解实验室检查、免疫学检查结果。

3. 评估患儿及家长对疾病知识的了解程度及需求,家长和年长儿的心理状态和需求,以及患儿家庭的经济状况。

【护理措施】

1. 感染的预防与控制 见本章第一节免疫缺陷疾病的护理。

2. 饮食护理 见本章第一节免疫缺陷疾病的护理。

3. 心理护理 见本章第一节免疫缺陷疾病的护理。

4. 造血干细胞移植的护理 见本章第一节免疫缺陷疾病的护理。

【健康教育】

见本章第一节免疫缺陷疾病的护理。

(陈学兰 郑显兰)

参 考 文 献

1. 江载芳,申昆玲,沈颖.诸福棠实用儿科学.第 8 版.北京:人民卫生出版社,2015.

2. 沈晓明,王卫平.儿科学.第 7 版.北京:人民卫生出版社,2010.

3. 崔焱.儿科护理学.第 5 版.北京:人民卫生出版社,2012.

4. 李秋.儿科临床手册.北京:人民卫生出版社,2014.

5. 郑显兰,符州.新编儿科护理常规.北京:人民卫生出版社,2010.

6. 中华医学会儿科分会.儿科免疫系统疾病诊疗规范.北京:人民卫生出版社,2016.

13

第十四章 变态反应性疾病

第一节 变态反应性疾病护理

【概述】

变态反应性疾病医学上也称"过敏性疾病",一般指的是Ⅰ型超敏反应。变态反应的基础是免疫反应,免疫反应是机体保护自身的一种生理反应。它识别、排除和消灭各种属于非自身的具抗原性的物质。流行病学研究发现,婴儿或儿童早期出现某种变态反应症状常常预示着未来其他变态反应性疾病的发生,这种现象被称为变态反应性疾病的自然进程。随着社会经济的发展、饮食结构的改变及环境因素、遗传因素等的影响,在全球范围内婴儿期过敏性疾病的发病率越来越高,严重影响婴幼儿的生活质量,危害其健康。变态反应性疾病是常见的慢性疾病之一,据流行病学调查显示在世界范围内发病率已达20%~30%,目前正以每10年升高2~3倍的速度发展。

【临床特点】

儿童变态反应性疾病是一种临床综合征,包括湿疹、变应性鼻炎、变应性结膜炎、哮喘和变应性胃肠炎等。这类疾病彼此之间关系密切,可以同时存在或先后发病,患者年龄不同、接触的变应原不同,临床表现也不相同,具有鲜明的年龄特征。湿疹、食物过敏通常是变应性疾病临床模式的首发表现。在婴幼儿期,过敏性疾病对其生活造成严重影响,表现为反复的皮肤损害(如湿疹)、瘙痒、呼吸系统症状(如哮喘、鼻炎、流涕等)、胃肠道症状(如腹泻、便秘、便血等)及睡眠障碍等。婴幼儿期的变态反应性疾病如特应性皮炎、胃肠道变态反应和荨麻疹常由食物致敏引起,而牛奶蛋白是最常见的病因,母乳中的一些成分如低聚糖可有效降低婴幼儿变态反应性疾病的发病风险。学龄前和学龄期儿童以空气变应原致敏作用为主,室内常年存在的变应原如尘螨、室内真菌和宠物是主要来源。室外变应原主要有花粉、孢子,其播散有一定季节性。此外,细菌、肺炎衣原

体和支原体感染是变态反应性疾病恶化的常见病因。治疗应重视早期干预、避免接触变应原,选择合适的药物治疗以及变应原特异性免疫治疗。

【护理评估】

1. 健康史 评估患儿年龄、生长发育状况、饮食习惯(婴幼儿喂养方式)、既往健康情况、传染病史、用药史、药物过敏史、疫苗接种史;了解其母孕产期状况;了解家庭居住环境、有无遗传病史或亲属中有无类似疾病。

2. 现病史 评估患儿主要的症状、体征,发病时间、诱因、发病缓急。

3. 治疗经过 评估患儿所接受的检查及结果,如过敏原检测等,治疗方法、疗效及不良反应等情况。

4. 心理社会状况 了解患儿及其家长的心理状况,有无焦虑等不良心理反应;了解患儿家庭成员对疾病相关知识的认识程度、对疾病的态度、关心程度,评估家庭支持系统是否健全等。

【主要护理问题】

1. 变态反应性皮肤疾病的主要护理诊断

(1)皮肤完整性受损:与致病因素侵袭机体引起皮肤瘙痒反复搔抓有关。

(2)睡眠形态紊乱:与局部瘙痒有关。

(3)有感染的危险:与药物进入体内致敏导致机体免疫功能下降有关。

(4)体温过高:与致敏药物残存体内有关。

(5)知识缺乏:患儿及其家长缺乏预防变态反应性疾病复发方面的知识。

(6)焦虑:家长担心应用含激素药物所致的不良反应。

(7)疼痛:与皮损广泛所致神经性水肿有关。

(8)营养失调低于机体需要量:与致敏药物进入机体累及消化道有关。

14

（9）潜在并发症:过敏性休克。

2. 变应性鼻炎主要护理诊断

（1）焦虑:家长担心应用含激素喷鼻剂所致的不良反应有关。

（2）皮肤完整性受损的危险:与鼻部瘙痒反复搔抓有关。

（3）知识缺乏:家长缺乏预防变应性鼻炎复发相关的知识。

3. 支气管哮喘主要护理诊断

（1）低效性呼吸形态:与气道高反应致气道管腔狭窄和气道阻力增加有关。

（2）清理呼吸道无效:与气道慢性炎症黏液滞留不易排出有关。

（3）焦虑:与哮喘反复发作有关。

（4）知识缺乏:家长缺乏哮喘用药及监测方面的相关知识。

【护理措施】

1. 皮肤护理 评估皮疹的部位、大小、形态及范围,评估皮疹进展情况有无其他器官受累的情况;评估患儿的感觉,如皮肤瘙痒、疼痛等表现。保持局部皮肤清洁,保持水疱局部干燥,必要时可采取局部冷湿敷;及时给尿布皮炎患儿更换尿布;给舌舔皮炎患儿的口唇及其周围皮肤使用保湿膏、霜,保持局部舒适;定期为患儿修剪指甲避免抓伤皮肤。皮损创面形成痂皮时,嘱咐患儿切勿强行撕脱,用消毒液体石蜡外涂,使痂皮松软后,用消毒剪刀剪除,切忌撕拉皮肤,以免出血。

2. 预防感染护理 保持室内通风、定时紫外线空气消毒。注意保暖,保持床单位清洁,保持内衣清洁干燥并及时更换,避免皮肤受到潮湿、摩擦刺激,

少出入公共场所,特别是公共浴池,以免发生感染。

3. 止痒护理 皮肤瘙痒处,可使用炉甘石洗剂涂抹,不能使用酒精、碘酒等刺激性药液止痒。

4. 用药护理 用通俗易懂的语言提醒患儿及其家长遵循医嘱给予外用及内服药物。根据皮疹发生的时间确定给药时间。如荨麻疹晨起皮疹较多者,临睡前给予较大剂量;皮疹控制后,可持续服药数月余,然后逐渐减量。维生素 C 及钙剂可降低血管通透性,与抗组胺药物有着协同作用。

【健康教育】

变态反应性疾病在生后不久就已出现,因此,其预防应尽早开始。早期预防包括母亲妊娠期和母乳喂养期的合理营养,预防妊娠和出生并发症。对易发生变态反应性疾病的婴儿进行饮食控制,即母乳喂养至 6 ~ 12 个月,延迟给予固体食物(5 个月后给予),不能哺喂母乳者给予补充低致敏的水解配方奶,消除家庭吸烟,减少变态反应性疾病的发生。

【护理评价】

患儿皮疹是否消失;瘙痒症状能否正确处理;是否出现感染等并发症,是否能被及时发现并得到有效处理;能否关注并发现诱发小儿变态反应性皮肤损伤的因素,并主动避免再次接触。患儿鼻塞症状是否得到有效控制,每天睡醒后是否根据乏力;患儿及家长能否掌握鼻喷剂的正确使用方法、是否知晓变应性鼻炎的防治、护理知识及技能。患儿哮喘是否得到有效控制;是否出现感染等并发症,是否能被及时发现并得到有效处理;患儿及家长是否掌握变态反应性疾病的防治、护理知识及技能。

（吴荣艳）

第二节 变应性鼻炎

【概述】

变应性鼻炎(allergic rhinitis, AR)是机体暴露于变应原后主要由特异性 IgE 介导的鼻黏膜非感染性炎性慢性炎性疾病。国内外大量的流行病学调查显示,近年来 AR 的患病率明显上升,患者人数占全世界人口的 10% ~ 20% ,在我国 11 个大中型城市 AR 的患病率达到8.7% ~ 24.1% ,市区 AR 患病率城市明显高于乡村,变应性鼻炎有可能发展为哮喘或呼吸道高反应,我国变应性鼻炎的发病率不断上升,其中儿童患者的增长趋势更为明显,随之引发的一系列健康问题日益明显,需要重视。

【临床特点】

变应性鼻炎是一类最为常见的变应性疾病,普遍认为,遗传和环境因素之间的相互复杂作用才是 AR 发生的根本原因。发病呈季节性或常年性。环境因素通过表观遗传机制加重 AR 的发生,不仅是在大气污染,还包括人类生活方式等诸多方面造成的外在影响。市区 AR 患病率城市明显高于乡村,反映出市区的空气污染、饮食习惯、室内外卫生状况等与农村有所不同。

AR 的典型症状为阵发性喷嚏、清水样涕、鼻痒和鼻塞。可伴有眼部症状,包括眼痒、流泪、眼红和灼热感等,多见于花粉过敏患者。儿童 AR 患者可出

现某些特殊体征:①"变应性敬礼"(allergic salute):指患儿为缓解鼻痒和使鼻腔通畅而用手掌或手指向上揉鼻的动作;②"变应性暗影"(allergic shiner):指患儿下眼睑肿胀导致静脉回流障碍而出现的下睑暗影;③"变应性皱褶"(allergic crease):指患儿经常向上揉搓鼻尖而在外鼻皮肤表面出现的横行皱纹。

【治疗原则】

AR 的治疗原则包括环境控制、药物治疗、免疫治疗和健康教育,概括地形容为"防治结合,四位一体"。变应性鼻炎重在预防,护理人员的健康教育起着重要的作用。健康教育作为整体护理的重要组成部分,对于普及变应性鼻炎相关知识,促进儿童青少年避免有害健康的危险因素,采纳健康生活方式,预防疾病有着重要作用。

【护理评估】

1. 评估患儿年龄、生长发育状况、饮食习惯、既往健康情况、药物过敏史;有无遗传病史或亲属中有无类似疾病。了解家庭居住环境,探寻变应原,如屋尘螨、宠物、蟑螂、花粉、霉菌等,家中或亲属家长是否豢养宠物等。评估患儿主要的症状、体征,发病时间、诱因、发病缓急。评估患儿有无流涕、鼻痒、鼻塞、喷嚏症状。有无眼睛发红、瘙痒或流泪等症状。是否可见特定动作,即患儿经常用手用力揉搓鼻或眼等现象。

2. 评估患儿所接受的检查及结果,如鼻部检查、鼻分泌物细胞学检查、变应原皮肤试验、变应原血清特异性 IgE 检测、眼结膜和鼻黏膜的继发试验等,了解治疗方法、疗效及不良反应等情况。

3. 了解患儿及家长的心理状况,有无焦虑、不安等不良心理反应;了解患儿家庭成员对变应性鼻炎疾病相关知识的认识程度、对疾病的态度、关心程度,评估社会支持系统是否健全等。

【护理措施】

1. 睡眠形态紊乱的护理

(1)评估患儿睡眠质量,为患儿提供安全的生活环境。

(2)评估患儿鼻塞情况,遵照医嘱按时给药,必要时给予缓解鼻塞症状的鼻喷剂。

2. 鼻用糖皮质激素的护理指导 患儿及其家长正确使用鼻喷药的方法,用药后注意保持鼻周围皮肤清洁。

3. 物理治疗的护理 规范完成蒸汽吸入和盐水喷雾或吸入操作,可使鼻充血暂时减轻和增加气流。每天高渗盐水鼻腔冲洗或者生理盐水鼻腔冲洗对于治疗儿童变应性鼻炎是一种安全有效且耐受良好的方法,能够明显改善 3~8 岁变应性鼻炎患儿的临床症状。

4. 鼻部护理 清理鼻腔分泌物时避免局部皮肤损伤,用手指按压的方法解除鼻部痒症,减少手指与局部皮肤的摩擦动作。

【健康教育】

1. 预防知识指导 使患儿避免与过敏原接触,向家长讲解该病的发作因素和临床特点,以及对学习能力、生活质量及下呼吸道的影响(尤其是可诱发哮喘),从而增强治疗依从性。清除室内的尘螨,混血动物的皮屑、毛发、唾液和尿,禽类的羽毛和食物。在易发病季节,出门戴口罩,避免接触变应原。幼儿食入牛奶、鸡蛋时需要密切观察有无鼻炎症状或其他器官系统症状,如荨麻疹、哮喘等。花粉是引起 4、5 岁以后小儿发生变态反应性疾病的主要因素。对于尘螨过敏的患者,教育其(患儿监护人)保持室内清洁,空气流通,勤晒被褥,空调过滤网定期清洗,远离毛绒玩具,不用地毯,季节交替时橱柜内的衣物应晾晒后再穿着等。可采取控制室内湿度和花卉种植品种、定期清洗床品、使用空气过滤系统、控制吸烟等措施。

2. 鼻用糖皮质激素用药指导 糖皮质激素是 AR 的一线治疗药物。对 AR 患者的所有鼻部症状包括喷嚏、流涕、鼻痒和鼻塞均有显著改善作用,是目前治疗 AR 最有效的药物。掌握正确的鼻腔喷药方法可以减少鼻出血的发生,应指导患者避免朝向鼻中隔喷药。让患儿及其家长知晓,鼻用糖皮质激素具有显著的局部抗炎作用,对鼻部症状(鼻塞、流涕、喷嚏和鼻痒),甚至包括眼部症状均有改善作用,其疗效已得到充分肯定。由于鼻内局部使用后药物聚集在鼻黏膜受体部位,很少发生全身反应,儿童耐受性良好。在正确掌握喷药方法的情况下,鼻用糖皮质激素的不良反应也不常见,且症状多属于轻度。

(吴荣艳)

第三节 支气管哮喘

【概述】

支气管哮喘(bronchial asthma)简称"哮喘",是一种以慢性气道炎症和气道高反应性为特征的异质性疾病,以反复发作的喘息、咳嗽、气促、胸闷为主要临床表现,常在夜间和(或)凌晨发作或加剧。呼吸道症状的具体表现形式和严重程度具有随时间而变化的特点,多数患儿可经治疗缓解或自行缓解。

【临床特点】

1. 病因 支气管哮喘病因复杂,与遗传和环境因素有关。患儿多有过敏体质(特异性反应性体质),多数患儿有婴儿湿疹、过敏性鼻炎、药物或食物过敏史,部分患儿伴有轻度免疫缺陷。本病大多为多基因遗传病,20% 的患儿有家族史。发病常与环境因素有关,如呼吸道感染、过敏原吸入、气候变化等。

2. 临床表现 典型症状是咳嗽、胸闷、喘息及呼吸困难,呈阵发性发作,以夜间和晨起为重。婴幼儿起病较缓,发病前 1 ~ 2 天常有上呼吸道感染;年长儿大多起病较急,多在夜间发作。发作前常有刺激性干咳、打喷嚏、流泪、胸闷等先兆症状,随后出现咳嗽、喘息,接着咳大量白黏痰,伴有呼气性呼吸困难和喘鸣声,重者烦躁不安、口唇及指甲发绀、呼吸困难甚至大汗淋漓,被迫采取端坐位。体检可见桶状胸、三凹征、颈静脉怒张,叩诊鼓音,听诊双肺布满哮鸣音。若哮喘急剧严重发作,经合理应用拟交感神经药物,仍不能在 24 小时内缓解,称为哮喘持续状态。此时由于通气量减少,两肺几乎听不到呼吸音,称"闭锁肺",是支气管哮喘最危险体征。随着病情变化,患儿由呼吸困难挣扎状态转变为软弱无力,甚至死于急性呼吸衰竭。病情反复发作者,常伴营养障碍和生长发育落后。

3. 诊断标准

(1) 儿童哮喘诊断标准:依据中华医学会 2016 年修订的儿童哮喘诊断标准。

(2) 咳嗽变异性哮喘(CVA)诊断标准:CVA 是儿童慢性咳嗽最常见原因之一,以咳嗽为唯一或主要表现。诊断依据中华医学会 2016 年修订的咳嗽变异性哮喘诊断标准。

4. 辅助检查

(1) 肺功能测定:适应于 5 岁以上儿童,1 秒用力呼气容积占用力肺活量(FEV_1/FVC)比值及呼气峰流速(PEF)值均降低,FEV_1/FVC 正常值:成人 > 75%,儿童 > 85%。FEV_1/FVC 小于 70% ~ 75% 提示气流受限,比值越低受限程度越重。若 FEV_1/FVC 测定有气流受限,吸入支气管扩张剂 15 ~ 20 分钟后 FEV_1/FVC 增加 12% 或更多,表明可逆性气流受限,是诊断支气管哮喘的有利依据。

(2) 外周血检查:嗜酸性粒细胞增高(> 300 × 10^6/L)。

(3) 胸部 X 线检查:急性期胸片可正常或间质性改变,可有肺气肿或肺不张。

(4) 变态反应状态测试:用变应原做皮肤试验有助于明确过敏原,血清特异性 IgE 测定可了解患儿过敏状态。痰或鼻分泌物找嗜酸细胞可作为哮喘气道炎症指标。

【治疗原则】

应坚持长期、持续、规范、个体化的治疗原则。

1. 祛除病因 避免接触过敏原,去除各种诱发因素,积极治疗和清除感染病灶。

2. 急性发作期治疗 解痉和抗炎治疗,用药物缓解支气管痉挛,减轻气道黏膜水肿和炎症,减轻减少黏痰分泌。常用药物:①糖皮质激素;②支气管扩张剂(β_2 受体激动剂、茶碱类药物、抗胆碱类药物);③抗生素。

3. 哮喘持续状态治疗 ①吸氧、补液、纠正酸中毒;②静脉滴注糖皮质激素;③应用支气管扩张剂;④静脉滴注异丙肾上腺素;⑤给予镇静剂;⑥必要时采用机械呼吸。

4. 哮喘慢性持续期治疗 ①吸入型糖皮质激素:吸入治疗是首选的药物治疗方法;②白三烯受体拮抗剂:具有舒张支气管平滑肌,预防和减轻黏膜炎性细胞浸润等作用;③缓释茶碱;④长效 β_2 受体激动剂;⑤肥大细胞膜稳定剂;⑥全身性糖皮质激素,可短期使用。

5. 预防复发 ①避免接触过敏原,积极治疗和清除感染灶,去除各种诱发因素;②吸入维持量糖皮质激素,控制气道反应性炎症;③特异性免疫治疗,如脱敏疗法;④加强体格锻炼,增强患儿体质。

【护理评估】

1. 评估患儿发作时间、诱发原因,既往健康情况,有无反复发作史,湿疹、过敏史,发病后治疗效果。评估体温、脉搏、呼吸、血压,观察呼吸情况,有无端坐呼吸,气促、发绀、喘鸣音,咳嗽形状,痰液黏稠度,有无营养不良、胸部畸形等,听诊肺部有无哮鸣音、呼吸音减弱、啰音分布情况及性质。

2. 实验室检查结果 了解肺功能测定、外周血检查、胸部 X 线检查、血气分析、变态反应状态测试结果等情况。

3. 评估患儿家长对该病了解程度;护理知识掌握程度及需求;了解患儿及家长心理状况。

【护理措施】

1. 环境与休息 提供给患儿安静、舒适的环境,以利于患儿休息。避免患儿情绪激动及紧张的活动。

2. 心理护理 哮喘发作时守护并安抚患儿,缓

14

解其恐惧心理,满足其合理要求,促使患儿放松。指导家长以正确的态度对待患儿,充分发挥患儿的主观能动性,使其学会自我管理、预防复发,鼓励其树立战胜疾病的信心。

3. 维持气道通畅,缓解呼吸困难　取舒适坐位或半坐位,以利于患儿呼吸,采用体位引流以协助患儿排痰;遵医嘱给予患儿氧气吸入,浓度以40%为宜,根据情况给予鼻导管或面罩吸氧。定时进行血气分析,及时调整氧流量,使 PaO_2 保持在 70~90mmHg(9.3~12.0kPa)。给予雾化吸入,以促进分泌物的排出,采用体位引流以协助患儿排痰,对痰多无力咳出者,及时吸痰。监测患儿生命体征,注意患儿有无呼吸困难及呼吸衰竭的表现,并做好气管插管的准备;遵医嘱给予支气管扩张剂和肾上腺糖皮质激素,并注意观察疗效和副作用。保证患儿摄入足够的水分,以降低分泌物的黏稠度。

4. 密切观察病情　当患儿出现烦躁不安、发绀、大汗淋漓、气喘加剧、心率加快、血压下降、呼吸音减弱、肝脏在短时间内急剧增大等情况,立即报告医师并积极配合抢救。警惕患儿发生持续哮喘,若发生应立即给患儿吸氧并给予半坐卧位,配合医师共同抢救。

5. 用药护理

(1) 使用吸入药物治疗时应嘱患儿在按压喷药于咽部的同时深吸气,然后闭口屏气10秒,吸药后清水漱口可减轻局部不良反应。

(2) 氨茶碱的有效浓度与中毒浓度很接近,长期用药的需做药物浓度监测,其有效浓度以 10~20μg/ml 为宜。注意观察有无胃部不适、恶心、呕吐、头晕、头痛、心悸及心律不齐等氨茶碱的副作用。

(3) 应注意观察患儿有无心动过速、血压升高、虚弱、恶心、变态反应等。

(4) 肾上腺素糖皮质激素长期使用可产生二重感染、肥胖等副作用,当患儿出现身体形象改变时要做好其心理护理。

【健康教育】

1. 指导呼吸运动　在执行呼吸运动前,应先清除患儿呼吸道的分泌物。

(1) 腹部呼吸运动:平躺,双手平放在身体两侧,膝弯曲,脚平放地板;用鼻连续吸气并放松上腹部,但胸廓不扩张;缩紧双唇,慢慢吐气直到吐完;重复以上动作10次。

(2) 向前弯曲运动:坐在椅上,背伸直,头向前向下低至膝部,使腹肌收缩;慢慢上升躯干并由鼻吸气,扩张上腹部;胸部保持直立不动,由口将气慢慢吹出。

(3) 胸部扩张运动:坐在椅上,将手掌放在左右两侧的最下肋骨上;吸气,扩张下肋骨,然后由口吐气,收缩上胸部和下肋骨;用手掌下压肋骨,可将肺底部的空气排出;重复以上动作10次。

2. 用药指导　①向患儿和家长解释所用药物的目的、作用原理、使用用法,介绍长期用药的副作用及注意事项,注意遵医嘱用药。②吸入治疗是目前缓解期哮喘治疗的重要方法,根据病情、年龄指导患儿正确使用定量吸入器(MDI),使其掌握正确吸入技术,以保证药物的使用疗效。

3. 介绍有关防护知识　①增强患儿体质,预防呼吸道感染;②协助患儿及家长确认哮喘发作的原因,避免患儿接触过敏原,去除各种诱发因素。

4. 出院指导　①提供患儿出院后使用药物资料如:药名、剂量、用法、疗效及副作用等。②教会家长选用长期预防及快速缓解的药物,并做到正确、安全用药。③教会患儿和家长,能辨认哮喘发作的早期征象、症状及适当的处理方法;找出每次哮喘发作诱因及规律。避免接触过敏原,去除各种诱发因素,预防哮喘发作。④如患儿发生哮喘发作、喘憋应及时就医。⑤指导家长给患儿增加营养,多进行户外活动,多晒太阳,增强体质,预防呼吸系统感染。⑥教会患儿自我护理技能,预防哮喘复发。

(马秀芝)

第四节　湿　疹

【概述】

湿疹(eczema)是由多种内外因素引起的一种具有渗出倾向的皮肤炎症反应。是一种真皮浅层及表皮炎症。临床上以瘙痒显著,对称性分布,急性期以丘疱疹为主,有渗出倾向,慢性期以苔藓样变及反复发作为其特征。

儿童湿疹是临床常见皮肤病,目前认为其发病机制与免疫系统、皮肤屏障功能、遗传因素有关,是内因外因共同作用引发的变态反应性疾病,是环境因素与遗传因素相互作用的结果。近年来,儿童湿疹发病率呈现逐年上升趋势,回避变应原防治儿童湿疹的重要手段。据 WHO 统计,过敏性疾病已跃居全球疾病的第 6 位,其发病率仍呈逐年上升趋势,全球约 30% 的 2 岁以下儿童患有或曾发生过湿疹。蛋类、鱼类、牛奶为儿童湿疹较常见的变应原。有资料显示,20%～50% 的婴儿湿疹患儿后来发生了哮喘,45% 的婴儿湿疹患儿后来发生了过敏性鼻炎,即大多数婴儿湿疹的患儿,在皮肤症状消退后,又发生了呼吸道过敏的反应。6 岁以下儿童湿疹患儿的变应原以食入性为主,6 岁以上儿童湿疹患儿变应原以吸入性为主。婴幼儿湿疹患儿尽早进行过敏原检测,根据过敏原检测结果,针对性回避致敏物,在疾病早期诊断、干预及治疗中具有十分重要的意义。

【临床特点】

小儿湿疹因年龄不同,临床表现也有所不同。婴儿湿疹皮疹多见于头面部、双颊、头顶部,以后逐渐蔓延至颈部。初期为散发或群集小红丘疹或红斑,逐渐增多,可见小水疱、黄白色鳞屑及痂皮,可有渗出、糜烂及继发感染。因瘙痒患儿烦躁不安,夜间哭闹,影响睡眠。大约 20% 的婴儿会对奶蛋白产生不同程度的不耐受现象,常表现为不同程度的湿疹。由于湿疹的病变在表皮,愈后不留瘢痕。

儿童湿疹多数属于干性,可由婴儿湿疹迁延、转化而来,也可在儿童期首次发病。皮疹较大、较隆起的棕红色丘疹,表面粗糙,好发部位常不在面部而在四肢屈侧和皱褶部,如腋窝、肘窝、颈部两侧、腕部、背部及腹股沟等处。儿童湿疹常伴有剧烈瘙痒,经过搔抓,常有少许渗液、表皮剥脱及抓痕。患儿脾气急躁、性格孤僻、任性。轻的(干性)只有红斑、丘疹;重的(湿性)则有水疱、糜烂、渗水、结痂。一般在 3～4 岁后逐渐痊愈,少部分人会反复发作。

【治疗原则】

本病需要详细询问病史,查找诱发因素,给予积极纠正,同时需要采取全身、局部中西医结合的方法进行治疗。

1. 饮食管理 保证患儿正常消化,避免过量饮食。避免喂食疑似过敏的食物。如疑似患儿对鸡蛋过敏,可单喂食蛋黄,或从少量蛋白开始,逐渐加量。喂母乳的母亲需要酌情忌食患儿可疑过敏的食物,如鸡蛋、牛羊肉等。

2. 药物应用

(1)全身用药:小儿发生湿疹,应到正规医院皮肤科就诊,在专业医师的指导下应用药物治疗。2 岁以下婴幼儿宜选用氯苯那敏、异丙嗪、苯海拉明等抗组胺药物,单一或轮流口服,有较好的止痒和抗过敏效果。2 岁以上患儿宜选用氯雷他定等无镇静作用的第二代抗组胺药物。

(2)局部用药:先用双簧祛湿洗剂涂擦在湿疹局部,再用肤乐霜与艾洛松(0.1% 糠酸莫米松软膏)或尤卓尔(0.1% 丁酸氢化可的松霜)调配后涂抹局部。对发生炎症的局部选用莫匹罗星软膏局部涂抹。

【护理评估】

1. 评估患儿年龄、生长发育状况、饮食习惯、既往健康情况、感染病史、用药史、药物过敏史、疫苗接种史;了解家庭居住环境、有无遗传病史或亲属中有无类似疾病。评估患儿出疹的症状、体征,发病时间、诱因、发病缓急。评估患儿皮疹的形态、范围、出现的部位等情况和疾病发展过程;评估患儿的感觉,如皮肤瘙痒、疼痛等表现。

2. 治疗经过 评估患儿所接受的检查及结果,如皮肤过敏试验等,治疗方法、疗效及不良反应等情况。

3. 心理社会状况 了解患儿及家长的心理状况,有无焦虑等不良心理反应;了解患儿家庭成员对湿疹疾病相关知识的认识程度、对疾病的态度、关心程度,评估家庭支持系统是否健全等。

【护理措施】

1. 皮肤护理 定期为患儿修剪指甲避免抓伤皮肤。避免皮肤搔抓、摩擦,肥皂洗、热水烫、用药不当等外源性刺激。对脂溢型湿疹只需经常涂一些植物油,使痂皮逐渐软化,然后去掉。患儿沐浴不能肥皂,用儿肤康少许(可不用浴液)加入洗澡水中给患儿盆浴,洗完不需用清水冲洗。头部湿疹较多的患儿,洗头时,将头发沾湿,使用皮肤康洗液作为洗发香波用,轻轻揉搓后,冲洗干净。

2. 预防感染护理 明确观察患儿有无发热、皮肤红肿加重、流出黄色脓性分泌物或淋巴结肿大等湿疹感染的征象。保持皮肤清洁,穿着舒适宽松的纯棉质内衣、裤。

3. 饮食护理 向患儿及其家长讲解合理饮食的重要性,饮食要清淡、富有营养。鼓励进食富含高蛋白、高维生素、高糖、无刺激性、易消化的饮食。有异种蛋白过敏者忌食鱼类、虾类等海产品,哺乳期母亲要忌食易引起小儿发生湿疹的食物。

4. 心理护理 湿疹患儿因病程长、反复发作,患儿家长的心理负担重,对治疗缺乏信心,剧烈的瘙痒致小儿啼哭,家长烦躁,因此,耐心解释湿疹的有关因素,做好心理安慰,耐心疏导,鼓励其表达自己的愿望,帮助树立信心,以良好稳定的心态接受治疗。

【健康教育】

1. 指导患儿合理饮食 婴儿期无论是否对牛奶过敏,都应以乳制品为主食。对牛奶过敏儿,应大力提倡母乳喂养,特别是对有牛奶过敏家族史者;给予

14

足够的营养和合适的热量在疾病转归过程中至关重要。避免再次接触、食入和吸入过敏物质。饮食清淡、营养均衡,满足小儿生长发育需求。饮食给予高热量、高蛋白、高维生素、易消化饮食为主,促进机体代偿功能,促进患儿康复,忌食牛羊肉、海鲜类异性蛋白食物。

2. 皮肤护理指导　注意保养皮肤,减少对皮肤的搔抓及过度擦拭,洗澡不要过勤,洗澡后涂润肤油,保持皮肤处于良好状态以抵御感染因素的侵袭。

3. 预防复发指导　婴幼儿湿疹极易复发,指导家长保持患儿皮肤清洁、干燥,防止局部感染,给小儿选择纯棉制品内衣、裤,哺乳期的母亲避免进食鱼虾。鼓励母乳喂养,特别是饮用牛乳过敏的小儿,减少疾病复发。积极治疗蛲虫感染,以免发生肛门周围湿疹。

（吴荣艳）

第五节　接触性皮炎

【概述】

接触性皮炎(contact dermatitis)是皮肤或黏膜单次或多次接触外源性物质后,在接触部位甚至以外的部位发生的炎症性反应,表现为红斑、肿胀、水疱,甚至大疱。本病有明确的接触史,去除病因后可自行痊愈。

【临床特点】

接触性皮炎主要是由于皮肤、黏膜接触了某些刺激物或过敏物后,在接触部位所发生的皮肤炎症反应,起病急骤,一般在接触的部位出现边界清晰的水肿性红斑、丘疹,疱壁相对紧绷,初期疱内的液体相对澄清,感染后则形成脓疱。发生破裂后就会形成糜烂,甚至出现组织坏死。儿童皮肤娇嫩,角质层薄,皮脂分泌少,易受损害和感染,角质层毛细血管网丰富,内皮含水及氯化物较多,容易发生变态反应。机体发生接触性皮炎就会处于高度敏感状态,破损不仅局限在接触部位,范围会扩展至全身,严重者出现全身反应性发热、恶心呕吐等。接触性皮炎诊断标准,皮损轻微可见面部红肿、红斑、丘疹、脱屑,严重的可见红斑肿胀、瘙痒明显,伴有糜烂、渗出。

小儿常见的接触性皮炎有以下四种:

1. 尿布皮炎　尿布皮炎是婴儿最常见的刺激性接触性皮炎,与多种因素有关,皮损局部在尿布部位,呈急性或亚急性表现。

2. 舌舔皮炎　多发于干燥季节,小儿经常用舌舔口唇及口周围皮肤所致,表现为口周出现一圈红斑、脱皮机放射状小裂口。

3. 芒果皮炎　多为儿童口周接触芒果汁刺激所致,表现为吃芒果后在口周出现红斑、丘疹及脱皮,伴有瘙痒或轻度疼痛。番茄汁、菜汤及口水等也可以引起类似的表现。

4. 医疗用物相关接触性皮炎　如静脉输液用贴膜、心电监护电极片等,表现为膜下及膜周局部皮肤出现红斑、丘疹及脱皮,伴有瘙痒或轻度疼痛。斑贴试验是诊断变态反应性接触性皮炎的简单易行的方法。

【治疗原则】

本病治疗原则是寻找病因、迅速脱离接触物并积极对症处理。治愈后尽可能避免再次接触致敏原,以免复发。

1. 及时更换尿布　尿布皮炎患儿应保持尿布区域皮肤清洁、干燥,局部外涂鞣酸软膏、氧化锌油,宝婴药膏。

2. 外用药物治疗　局部红肿明显,外涂炉甘石洗剂;渗出多时用3%硼酸溶液冷湿敷;有感染时外用抗生素。慢性可用有抗炎作用的霜剂或软膏。

3. 内用药物治疗　抗组胺药物、糖皮质激素及中药均可用于本病的治疗。

【护理评估】

1. 评估患儿年龄、生长发育状况、饮食习惯、既往健康情况、变应原接触史、了解有无遗传及家族史、询问有无药物过敏史;了解家庭居住环境、近期接触物。评估患儿主要的症状、体征,发病时间、诱因、发病缓急。评估患儿服药史,评估皮疹大小、形态、范围、皮疹的部位等情况和疾病发展过程;评估是否有其他器官受累的情况;评估患儿的感觉,如皮肤瘙痒、疼痛等表现。

2. 治疗经过　评估患儿所接受的检查及结果,如斑贴试验等,治疗方法、疗效及不良反应等情况。

3. 心理社会状况　了解患儿及家长的心理状况,有无焦虑等不良心理反应;了解患儿家庭成员对药物性皮疹疾病相关知识的认识程度、对疾病的态度、关心程度,评估社会支持系统是否健全等。

【护理措施】

1. 评估患儿皮肤状况及时了解接触物附着皮肤局部的状况,发现异常情况及时遵医嘱给予相应处理。

2. 静脉输液贴膜所致接触性皮炎,有研究显示

14

使用碘伏局部处理后联合使用莫匹罗星局部涂抹收到较好的效果。生物成膜消毒剂在预防儿童留置针接触性皮炎的发生率方面具有积极有效的作用。

3. 皮肤瘙痒护理 瘙痒会给患者带来一定的痛苦,特别是皮肤敏感者更加容易出现不适,指导患儿及家长通过听音乐、看视频等方法转移注意力,必要时遵医嘱给予镇静药物。

4. 饮食管理 指导患者饮食清淡,多食用维生素C含量高食物,忌食辛辣、刺激食物,鼓励患者多饮水。

【健康教育】

1. 指导患儿合理饮食 给予足够的营养和合适的热量在疾病转归过程中至关重要。饮食清淡、营养均衡,满足小儿生长发育需求。

2. 皮肤护理指导 避免再次接触过敏物质。注意保养皮肤,减少对皮肤的搔抓及过度洗拭,洗澡不要过勤,洗澡后涂润肤油,保持皮肤处于良好状态以抵御感染因素的侵袭。

3. 预防复发指导 指导家长保持患儿皮肤清洁、干燥,防止局部感染,给小儿选择纯棉制品内衣、裤。尿布皮炎患儿及时更换尿布,必要时更换其他品牌的尿布。

(吴荣艳)

第六节 荨 麻 疹

【概述】

荨麻疹(urticaria)俗称风疹块,是由于皮肤、黏膜小血管扩张及渗透性增加而出现的一种限局性水肿反应。是一种常见的瘙痒性过敏性皮肤病。其发病与吸入过敏物、药物、感染、日光、温度、压力、精神紧张等因素有关,临床表现为皮肤红斑、水肿性反应伴有瘙痒,影响患儿正常生活和学习。春、夏季是症状加重的高发季节,夜晚及凌晨是皮疹发作的高发时间;荨麻疹具有病程长、易反复发作、迁延难愈等特点,虽不会危及生命安全,但影响皮肤美观,给患者带来巨大的痛苦。有研究表明,给食物不耐受相关的患者进行食物特异性 IgG 抗体检测可以了解其是否对某些事物产生了不耐受,并以此为根据调整饮食,减轻荨麻疹症状,对预防和治疗荨麻疹具有重要的价值。

【临床特点】

儿童荨麻疹多是过敏反应所致,其主要常见的病因首先是食物,其次是感染。吸入物、昆虫叮咬、系统性疾病及机械刺激、冷热、日光等物理因素、精神紧张、情绪波动和内分泌改变也是引起荨麻疹的因素。临床表现常先出现皮肤瘙痒,随即出现风团。皮损反复发作,时起时落,以傍晚发作者多。如果消化道受累,可出现恶心、呕吐、腹痛及腹泻等症状。支气管及喉头受累,则出现咽喉发堵、胸闷、气促、呼吸困难,甚至窒息。有些患儿还合并手足、眼睑甚至整个面部水肿。一般超过6周者称为慢性。

【治疗原则】

1. 病因治疗 尽量通过详细询问病史和进行全面系统检查,寻找和清除病因,如不能除去则应尽量避免各种诱发加重的因素。

2. 外用药治疗 炉甘石洗剂、止痒液、锌痒液等。冬季可以用苯海拉明霜止痒。

3. 内用药治疗

(1)抗组胺药物:第二代抗组胺药,对组胺 H$_1$ 受体的亲和力有较大的提高,无中枢镇静作用或镇静作用较低,如氯雷他定、地氯雷他定、依巴斯汀、西替利嗪和左旋西替利嗪、非索非那定等,为治疗荨麻疹的一线药物。

(2)抗生素:有明显感染者使用抗生素控制感染。

【护理评估】

1. 评估患儿主要的症状、体征,发病时间、诱因、发病缓急。评估患儿服药史,评估皮疹大小、形态、范围、皮疹的部位等情况和疾病发展过程;评估有无恶心、呕吐、腹痛及腹泻等消化道受累的症状;有无咽喉发堵、胸闷、气促、呼吸困难甚至窒息等支气管及喉头受累的症状;有无合并手足、眼睑及面部水肿等临床表现。评估患儿年龄、生长发育状况、饮食习惯、既往健康情况、传染病史、用药史、药物过敏史、疫苗接种史;了解有无昆虫叮咬、冷、热及日光刺激等因素。

2. 评估患儿所接受的检查及结果,评估治疗方法、疗效及不良反应等情况。

3. 了解患儿及家长的心理状况,有无焦虑等不良心理反应;了解患儿家庭成员对荨麻疹疾病相关知识的认识程度、对疾病的态度、关心程度,评估社会支持系统是否健全等。

【护理措施】

1. 皮肤护理 皮肤瘙痒处,可使用炉甘石洗剂涂抹,不能使用酒精、碘酒等刺激性药液止痒。定期为患儿修剪指甲避免抓伤皮肤。

2. 饮食管理 向患儿及其家长讲解合理饮食

的重要性,鼓励进食富含高蛋白、高维生素、高糖、无刺激性、易消化的饮食。进食时食物温度不宜过高。

3. 用药护理 症状明显患儿,必要时可以遵照医嘱给予抗组胺药物。对慢性荨麻疹患儿,要根据风团发生的时间确定给药时间。晨起风团较多者,临睡前给予较大剂量;临睡时风团多,则晚饭后给予较大剂量。风团控制后,可持续服药数月余,然后逐渐减量。维生素C及钙剂可降低血管通透性,与抗组胺药物有着协同作用;如有腹痛,可适当给予解痉药物。

4. 心理护理 皮肤瘙痒患儿常易激惹,家长为此往往表现为紧张、焦躁不安,因此,指导其保持平静良好的心态,耐心解释荨麻疹疾病相关的知识,帮助其放松心情,规律生活,有助于病情逐渐稳定。

【健康教育】

1. 自我护理指导 告诉患儿及其家长勿用热水及肥皂洗澡,勿在阳光下暴晒。皮肤瘙痒难忍时,用手掌按压、拍打或按摩代替抓痒,请给患儿修剪指甲避免抓伤皮肤。

2. 用药指导 对慢性荨麻疹者,用通俗易懂的语言提醒患儿及其家长遵循医嘱,按照风团出现的时间合理用药,不能随意停药。

3. 饮食指导 可引发荨麻疹的原因多与牛奶及奶制品的添加剂有关,因而,婴儿鼓励母乳喂养;婴儿添加辅食要逐步添加,确定可以安全食用后,再添加另一种。

(吴荣艳)

第七节 药物性皮炎

【概述】

药物性皮炎(drug dermatitis)又称药疹(drug eruption)是指药物通过各种途径(如注射、口服、吸入、外用等)进入人体后引起的皮肤黏膜急性炎症性反应。药物性皮炎根据临床表现分为轻症和重症药疹。轻症的药疹,主要包括荨麻疹型、麻疹或猩红热样发疹型药疹以及固定红斑型;重症药疹即严重皮肤不良反应(severe cutaneous adverse reactions, SCAR),指皮损广泛、伴有系统损害的皮肤药物不良反应,过敏性休克、重症渗出性多形红斑(SJS)、中毒性表皮坏死松解症(TEN)、药物超敏综合征(DHS)、伴嗜酸性粒细胞增多和系统症状的药疹(DRESS),最近急性泛发性发疹性脓疱病(AGEP)也被归于SCAR之列。重者伴有内脏损害。伴随社会不断进步发展,越来越多的新型药物被研发成功,药物性皮炎已经越来越普遍,逐渐呈上升趋势体现。常引起药物性皮炎的药物有解热镇痛药、磺胺类、抗生素、镇静安眠及抗癫痫类药物。

【临床特点】

药物性皮炎的发生多数为药物变态反应,也可由非变态反应机制引发。药物变态反应指以药物为变应原而引发的变态反应。药物性变态反应不属于药物的药理作用,与剂量和毒性反应无关,只发生于少数易感人群。

药物性皮炎的临床表现多种多样,同一药物在不同的个体可发生不同类型的临床表现,而同一临床表现又可由完全不同的药物引起。但其共同的特点是起病突然,皮损分布除固定红斑外为全身对称性,皮损的颜色较鲜红,伴有全身症状,停用致敏药物后,皮损迅速好转,一般于2~4周痊愈。药物性皮炎病情严重与病毒感染密切相关。

【治疗原则】

1. 停用可疑药物,同时避免使用与其结构相似的药物。

2. 药物治疗

(1)过敏性休克治疗:立即注射1:1000肾上腺素,并静脉输入葡萄糖液及氢化可的松,必要时加用地塞米松。

(2)轻型药疹:口服抗组胺类药物、维生素C和钙剂,必要时可少量短期口服泼尼松1mg/(kg·d)

(3)重型药疹:应早期给予激素静脉滴注治疗,如氢化可的松6~10mg/(kg·d)或地塞米松0.3~0.5mg/(kg·d)。皮损好转后改为口服泼尼松,并逐渐减量,一般用药7~10天。应适当给予氯化钾、高张葡萄糖液及高能量饮食。不能进食者,给予静脉输液,但要注意电解质平衡。必要时间断输入血浆、氨基酸,以支持治疗。

(4)病情危重者:进行激素联合丙种球蛋白的冲击治疗,可给予甲泼尼龙10~20mg/(kg·d),连续冲击3~5天,同时给予静脉丙种球蛋白冲击1g/(kg·d),连续2~3天,对冲击治疗仍不能控制病情者,可采取血浆置换治疗。

3. 外用药物 无明显渗出的创面:炉甘石洗剂或含薄荷的洗剂止痒。

4. 皮损创面的处理 生理盐水溶液外洗或湿敷,脱痂时用消毒液状石蜡外涂,使痂皮松软后,用消毒剪刀剪除,切忌撕脱,以免出血。

【护理评估】

1. 评估患儿药物过敏史、近期药物接触史;了解用药途径,评估患儿服药史,评估皮疹大小、形态、范围、皮疹的部位等情况和疾病发展过程;评估有无面色苍白发绀、头晕、憋气、胸闷、四肢麻木、全身皮肤潮红或出冷汗、血压下降、神志不清甚至昏迷等过敏性休克的临床表现。出疹时是否伴有发热、腹痛、胸闷呕吐、食欲缺乏等全身症状。评估是否有多器官受累的情况,如口、眼、外阴部位;评估患儿的感觉,如皮肤瘙痒、疼痛等表现。

2. 评估患儿所接受的检查及结果,如皮肤划痕试验、皮内注射试验、斑贴试验及淋巴细胞转换试验等,治疗方法、疗效及不良反应等情况。

3. 了解患儿及家长的心理状况,有无焦虑等不良心理反应;了解患儿家庭成员对药物性皮疹疾病相关知识的认识程度、对疾病的态度、关心程度,评估社会支持系统是否健全等。

【护理措施】

1. 皮肤护理

(1) 各种治疗前要洗手、戴口罩、清理创面及更换衣被时动作要轻,防止擦破皮肤使皮损扩大。重症药疹大面积糜烂渗液时,经清理创面后,换无菌床单、衣服。

(2) 定期为患儿修剪指甲避免抓伤皮肤。皮损创面形成痂皮时,嘱咐患儿切勿强行撕脱,用消毒液状石蜡外涂,使痂皮松软后,用消毒剪刀剪除,切忌强行撕脱,以免出血。

(3) 督促、必要时协助患儿翻身,防止压疮发生,忌在皮损处按摩,更换卧位时动作勿过猛,减少皮肤损伤。

(4) 中毒性表皮坏死松解症和重症渗出性多形红斑:保证入量、温水浴、湿敷、清洁创面,使用消毒尿布,更换各种不同体位,床边隔离。

(5) 体温超过 39℃ 时给予物理降温。如有大面积糜烂渗液,不能酒精擦浴,可采用冰敷降温。

2. 预防感染

(1) 预防皮肤创面感染:床单、被套进行无菌消毒后使用,每天更换。用消毒大纱布覆盖创面以预防继发感染。单独房间或进行床边隔离;注意保暖,保持室内通风、定时紫外线空气消毒。

(2) 预防全身及其他感染:鼓励患儿多饮水,加速有毒物质排出,多吃新鲜水果、蔬菜。向患儿及其家长讲解合理饮食的重要性,饮食要清淡、富有营养。鼓励进食富含高蛋白、高维生素、高糖、无刺激性、易消化的流质、半流质饮食。对于口腔黏膜受累的患儿,使用淡盐水漱口,或用盐水棉球清洁,每天 3 次,并在局部涂抹冰硼散及金霉素鱼肝油。

3. 眼部护理 对于眼部受累的患儿,每天用生理盐水或 3% 硼酸水清洗眼部分泌物。白天用 0.25% 氯霉素眼药水及醋酸可的松滴眼液交替点眼,每隔 1~2 小时点眼一次,夜间用金霉素眼药膏治疗。

4. 心理护理 由于患儿是应用药物引起的意外伤害,患儿及其家长对再次用药感到极度恐慌,甚至拒绝用药,加之身心备受病痛折磨,往往表现为紧张、焦躁不安和过度敏感,因此,做好心理安慰,耐心疏导,鼓励患儿表达自己的愿望,耐心解释疾病知识,帮助树立大多数药疹是可以治愈的信心,使其积极配合治疗。

【健康教育】

1. 自我护理指导 告诉患儿及其家长,患儿病愈初期仍需要注意休息,加强营养,预防感染,在新生的皮肤上近期勿用热水及肥皂洗,勿在阳光下暴晒,以免刺激新生的上皮,并告知皮痂刚刚脱落,皮肤薄嫩,抵抗力低,要给患儿穿着质地松软的纯棉内衣。保持内衣清洁干燥,避免皮肤受到潮湿、摩擦刺激,少出入公共场所,特别是公共浴池,以免发生感染。

2. 用药指导 用通俗易懂的语言说明本病为药物过敏所致,药疹患儿处于高敏状态,今后不能随便用药。对已明确的致敏药物,嘱咐患儿及家长牢记药物名称,以后绝对禁用致敏的药物,对可疑致敏的药物要尽量避免应用。以后无论在使用何种药物过程中,出现不明原因的皮肤异常,都要有意识地考虑是否存在药物过敏的可能,须及时就医。向患儿及家属解释治疗方案,消除顾虑,得到他们的理解与支持。

(吴荣艳)

第八节 血管神经性水肿

【概述】

血管神经性水肿(angioneurotic edema)又称血管性水肿或巨大荨麻疹。血管神经性水肿是由于血管扩张和体液外渗所致的真皮、结缔组织或黏膜的水肿,多发生于用药后的第一周,常发生于眼睑、口唇、舌等部位,若发生上呼吸道可致严重的呼吸窒息,可因气道的阻塞而致死。血管神经性水肿的水肿发生在真皮深层,消退缓慢。

【临床特点】

血管神经性水肿主要是血管扩张、渗透性增高导致的真皮深部和皮下组织的局限性水肿。分为获得性和遗传两种。遗传性血管神经性水肿（Quincke 水肿）是一种常染色体显性遗传病；获得性血管神经性水肿常发生在有过敏性质的个体，药物、食物、粉尘、吸入物等物理因素为最常见诱因，这些过敏原进入机体后作用于浆细胞，产生 IgE，附着于肥大细胞，使之脱颗粒，释放组胺、缓激肽等生物活性物质，引起小血管及毛细血管扩张及通透性增加，使组织迅速肿胀。多发生在夜间，在眼睑、口唇、包皮及肢端等组织疏松处突然发生局部组织水肿，也可累及头皮、耳廓、口腔黏膜、舌、喉部等。水肿处皮肤紧张发亮，边界不清，压之无凹陷，呈淡红色、正常皮肤色或苍白色。可伴有轻度瘙痒、麻木或胀痛感。水肿一般持续 2~3 天，也有更持久的，消退后不留痕迹。常与荨麻疹伴发，也可单独发生。咽喉受累时可出现胸闷、喉部不适、声嘶、呼吸困难，甚至窒息。一般不伴发热、乏力等全身症状。

【治疗原则】

去除可疑病因，避免再接触是本病治疗的第一要务。获得性血管性水肿的治疗与荨麻疹相同，抗组胺药物有效，如氯苯那敏、苯海拉明、氯雷他定或西替利嗪等。局部外用止痒剂，如炉甘石洗剂，或用 3% 硼酸水冷敷局部。水肿严重时可酌情全身应用糖皮质激素。出现喉水肿症状时，应立即给予吸氧及拟交感神经药物，如 1:10 000 肾上腺素。有窒息危险时，立即做气管切开术。

【护理评估】

1. 评估患儿年龄、生长发育状况、饮食习惯、既往健康情况、传染病史、用药史、药物过敏史、疫苗接种史；了解有无致敏物质接触史。评估患儿服药史，文献报道血管神经性水肿常见的致病药物有造影剂、阿司匹林、吲哚美辛、利多卡因及血管紧张素转换酶抑制药如贝那普利、卡托普利、丙泊酚等。评估患儿皮肤水肿的部位、程度，水肿部位皮肤色泽，患处皮肤或黏膜有无瘙痒、灼热痛、肿胀等表现，评估患儿有无流涕、胸闷、喉部不适、声音嘶哑、呼吸困难表现。

2. 评估患儿所接受的检查及结果，评估治疗方法、疗效及不良反应等情况。

3. 了解患儿及家长的心理状况，有无焦虑等不良心理反应；了解患儿家庭成员对血管神经性水肿疾病相关知识的认识程度、对疾病的态度、关心程度，评估家庭支持系统是否健全等。

【护理措施】

1. 严密观察有无其他系统受累的表现 如有无流涕、胸闷、喉部不适、声音嘶哑、呼吸困难表现等呼吸系统受累的症状。

2. 用药护理 给药前详细询问药物过敏史，避免使用与过敏药物或疑似过敏药物同一类的药物是预防其发生的关键。遵照医嘱按时、准确剂量给予治疗药物。

3. 皮肤护理 注意保持皮肤清洁，特别是水肿部位皮肤，避免受到外力持续压迫，保持皮肤完整性。皮肤瘙痒处，可使用炉甘石洗剂涂抹，不能使用酒精、碘酒等刺激性药液止痒。定期为患儿修剪指甲避免抓伤皮肤。

4. 饮食管理 向患儿及其家长讲解合理饮食的重要性，鼓励进食富含高蛋白、高维生素、高糖、无刺激性、易消化的饮食。进食时食物温度不宜过高。

5. 心理护理 皮肤瘙痒患儿常易激惹，家长为此往往表现为紧张、焦躁不安，因此，指导其保持平静良好的心态，耐心解释血管神经性水肿疾病相关的知识，帮助其放松心情，规律生活，有助于病情逐渐稳定。护士根据患儿及家长的接受能力进行疾病用药、日常生活照料等方面的宣教，满足家长及患儿的需求，促使他们积极主动地配合医疗工作。帮助家长及年长儿客观认识疾病，对年幼儿通过亲切、和蔼的态度和关心去建立感情，取得信任。

【健康教育】

1. 自我护理指导 告诉患儿及其家长保持皮肤清洁，特别是注意水肿部位皮肤清洁，防止外力压迫，维持皮肤完整性。

2. 用药指导 请患儿家长牢记过敏药物的名称，用药物前要确认是否过敏。用通俗易懂的语言提醒患儿及其家长遵循医嘱用药，不能随意停药。注意饮食卫生，食具可每天应用消毒柜或热水煮沸的方式进行消毒。

3. 饮食指导 主动避免疑似引发本病的食物、药物等。饮食要富含营养，均衡膳食，易消化，满足患儿生长发育及疾病康复的需求。

（吴荣艳）

参 考 文 献

1. 江载芳，申昆玲，沈颖. 诸福棠实用儿科学. 第 8 版. 北京：人民卫生出版社，2015.

2. 中华耳鼻咽喉头颈外科杂志编辑委员会鼻科组，中华医学会耳鼻咽喉头颈外科学分会鼻科学组. 变应性鼻炎诊断和治疗指南. 中华耳鼻喉头颈外科杂志，2016，51（1）：6-24.

14

3. 欧阳恒,杨志波.实用皮肤病诊疗手册.第4版.北京:人民军医卫生出版社,2013.

4. McGowan EC,Keet CA. Prevalence of self-reported food allergy in the National Health and Nutrition Examination Survey (NHANES) 2007-2010. J Allergy Clin Immunol, 2013,132(5):1216-1219.

5. Mehl A,Niggemann B,Keil T,et al. Skin prick test and specific serum IgE in the diagnostic evaluation of suspected cow's milk and hen's egg allergy in children:Dose one replace the other. Clin Exp Allergy, 2012,42(8):1266-1272.

6. Zheng T,Yu J,Oh MH,et al. The atopic March:Progression from atopic dermatitis to allergic rhinitis and asthma. Allergy Asthma Immunol Res,2011,3(2):67-73.

7. 欧秀红.儿童湿疹的变应原分析.中国医药指南,2015,13(12):147-148.

8. 张跃斌.炉甘石散治疗小儿湿疹皮炎的临床研究.中医药信息,2015,32(6):47-49.

9. Dharmage SC,Lowe AJ,Matheson MC,et al. Atopic dermatitis and the atopic march revisited. Allergy,2014,69(1):17-27.

10. Anastassakis KK,Chatzimichail A,Androulakis I,et al. Skinprick test reactivity to common aeroallergens and aria classification of allergic rhinitis in patients of central Greece. Eur Arch Otorhinolaryngol,2010,267:75-85.

11. Dyer AA,Cupta R. Epidemiology of childhood food allergy. Pediatr Ann,2013,42(6):91-95.

12. 张玉兰.儿科护理学.第3版.北京:人民卫生出版社,2014.

13. Wheatley LM,Togias A. Clinical practice. Allergic rhinitis. N Eng J Med,2015,372(5):456-463.

14. Seidman MD,Gurgel RK,Lin SY,et al. Clinical practice guideline:Allergic rhinitis. Otolaryngol Head Neck Surg,2015,152(1 Suppl):S1-43.

15. Roberts G,Xatzipsalti M,Borrego LM,et al. Paediatric rhinitis:Position paper of the European Academy of Allergy and clinical Immunology. Allergy, 2013, 69(9):1102-1116.

16. 崔炎.儿科护理学.第5版.北京:人民卫生出版社,2013.

17. 王卫平.儿科学.第8版.北京:人民卫生出版社,2015.

18. 顾希茜,段红梅.儿童哮喘教育管理研究进展.中国护理管理,2013,13(11):78-80.

19. 李莉.复方黄柏液治疗儿童接触性皮炎的疗效观察.实用药物与临床,2012,15(4):252.

20. 陶艳,李杰,易宏.碘伏联合百多邦治疗留置针敷贴致小儿接触性皮炎的效果观察.当代护士,2012,8:63-64.

21. 宋静雯.生物成膜消毒剂预防儿童留置针接触性皮炎的效果.护理学杂志,2014,29(5):8-9.

22. 吴超,刘铁军等.药物不良反应的流行病学和发病机制研究进展.中华皮肤杂志,2014,47(7):521-524.

23. 孟宪芙,漆军,等.药物性皮炎与病毒感染的情况调查.国际病毒学杂志,2015,22(2):83-85.

24. 刘小芸,曾燕,邓全敏.饮食干预对儿童变态反应性疾病的预防作用和对生长发育的影响.中华妇幼临床医学杂志(电子版),2015,11(5):617-620.

25. 黄津芳.住院患儿健康教育指南.第2版.北京:人民军医出版社,2011.

26. 杨萍,刘彬彬.1例新生儿接种卡介苗及乙肝疫苗后引起血管神经性水肿.医学信息,2015,28(17):342.

27. 陈琼.160例慢性自发性荨麻疹临床特点分析.临床医学,2013,36:40-41.

28. 余凤妹.荨麻疹发病因素与食物特异性IgG抗体的相关性分析.中国医药指南,2013,11(2):447-448.

29. 夏路化,卓智等.全面护理干预对小儿荨麻疹患儿治疗效果的影响.医疗装备,2016,29(19):149-150.

14

第十五章 风湿性疾病

第一节 风湿性疾病的护理

【概述】

传统意义的风湿性疾病是指一大类以关节为主侵犯全身结缔组织系统的疾病,涉及所有骨关节、肌肉以及结缔组织的(疼痛性)疾病。现代含义的风湿性疾病泛指影响骨、软骨、关节及其周围软组织、肌肉、滑囊、肌腱、筋膜等的一组疾病,概括了风湿病(如风湿热、幼年类风湿性关节炎等)、自身免疫病(如系统性红斑狼疮、动脉炎、肺出血肾炎综合征等)、结缔组织病(如幼年特发性关节炎、混合性结缔组织病、硬皮病等)、代谢性疾病(如抗磷脂综合征)、遗传性疾病(如瑞特综合征)以及感染(如皮肤黏膜淋巴结综合征、白塞病)等多种疾病。

【临床特点】

风湿性疾病作为一组病因不明的自身免疫性疾病,可累及全身各脏器和系统,有时以某一脏器受累的表现为首发症状,疾病晚期可并发多脏器的受累,严重者会危及生命。风湿性疾病常以发热、皮疹、关节肿痛、关节变形、功能障碍、肌肉疼痛和感觉异常为临床表现,易反复发作,迁延不愈、病程漫长,严重影响患儿的生长发育及身心健康。

【护理评估】

1. 健康史 评估患儿的生长发育状况、既往健康情况、有无传染病史、手术外伤史、药物过敏史、疫苗接种史等;了解患儿的个人史,是否为早产、多胎,有无窒息抢救史;了解家族有无遗传病史或亲属中有无类似疾病。

2. 现病史 评估患儿的主要症状与体征,发病时间、病程、诱因、发病缓急及复发情况;评估患儿有无发热、热型及特点,有无伴发皮疹,体温变化与皮疹的出现有无关联;观察关节有无红、肿、热、痛,有无活动受限或关节僵硬的表现;评估患儿有无肝脾淋巴结肿大等其他风湿性疾病的症状及体征;有无伴随其他器官受累的表现,如胸闷、胸痛、心悸、心音低钝等。

3. 治疗经过 评估患儿的各项实验室检查及结果,炎症相关指标如血沉、C反应蛋白、抗链球菌溶血素O(ASO)、类风湿因子等有无升高,动态评估治疗前后实验室检查结果以评价治疗效果。评估其他辅助检查结果,如心电图、B超、眼底检查、X线检查结果等。

4. 心理社会状况 了解患儿及家长的心理状况,尤其要关注患儿有无焦虑、恐惧、自卑、抑郁等负性心理反应;了解患儿家长对疾病相关知识的认识程度、对疾病的态度、关心程度,评估社会支持系统是否健全等。

【主要护理问题】

1. 关节疼痛与肿胀 与关节的炎性病变有关。

2. 体温过高 与非化脓性炎症或感染后体内病原体毒素释放有关。

3. 有皮肤完整性受损的危险 与皮疹、关节疼痛所致的活动受限或使用辅助器具有关。

4. 有感染的危险 与机体的异常免疫反应或药物的副作用有关。

5. 潜在并发症 心肌炎、心力衰竭、肾功能不全、血栓、肺动脉高压等。

6. 知识缺乏 患儿及家长缺乏风湿性疾病相关的疾病知识及照护要点。

【护理措施】

1. 关节疼痛与肿胀的护理

(1) 一般护理:急性期关节肿胀明显伴有体温升高时,应卧床休息,协助患儿取舒适体位,尽量保持关节的功能位,以免因长期姿势不正确导致关节屈曲挛缩影响功能,必要时可用石膏托、支架予以制动,减轻疼痛。

(2) 减轻疼痛:避免内、外环境的不良刺激,如寒冷、潮湿、情绪激动、外伤,忌刺激性食物,以免诱

15

发或加重关节疼痛。局部物理疗法如超短波理疗、热敷、温水浴等可以改善血液循环，缓解痉挛与疼痛。晨起后可用温水泡脚，不仅可以缓解疼痛，也有助于减轻晨僵。

（3）保证患儿安全：由于关节疼痛或肿胀，患儿的活动能力受限，需协助患儿洗漱、进食、大小便等基础生活护理，告知患儿及家长注意安全行走，避免受伤。

（4）关节功能锻炼：急性期后，应该鼓励患儿及时下床活动，加强关节的功能锻炼，可由被动向主动逐渐进行，以不感到疼痛疲劳为度，进行全关节活动锻炼及肌肉力量训练。

（5）心理护理：鼓励患儿说出自身感受，及时发现患儿及家长因病情反复及长期治疗而出现的悲观消极情绪，关心、体贴患儿，帮助患儿及家长树立战胜疾病的信心。年幼患儿可转移其注意力，年长患儿要教会其自我放松的方法，如缓慢深呼吸、听音乐、全身肌肉放松等方法，减轻患儿的焦虑情绪。

2. 体温过高的护理 监测患儿的体温变化，并准确记录，观察体温升高时有无伴发皮疹等症状或体征；嘱患儿卧床休息，衣被不可过厚，以免影响机体散热；禁用酒精擦浴，防止皮疹或血管炎症状加重或诱发皮肤瘀斑；给予清淡的高热量、高维生素、高蛋白的流质或半流质饮食；降温过程中要注意观察患儿有无脱水表现，严重者遵医嘱给予静脉补液，避免体温骤降引起虚脱；体温超过38.5℃时，遵医嘱给予药物降温。

3. 皮肤的护理

（1）观察皮疹的形态、颜色、数量及分布特点，每天详细记录皮疹的变化情况。

（2）保持皮肤清洁，避免擦伤或搔抓，如有破溃需及时处理，防止出血和感染。

（3）衣着宽松、柔软，保持清洁、干燥；避免接触可能诱发或加重皮疹的各种致敏原。

（4）对于需使用辅助器具的患儿，应重点观察局部受压处的皮肤情况，保持内衬的平整、干燥，间歇性解除对局部组织的压迫，以免发生压疮。

4. 预防感染 保持室内空气清新，定时通风；温湿度适宜，按气温变化及时加减衣物，避免因受凉而诱发感染。注意保护性隔离，以免发生交叉感染。监测患儿体温、血象改变，及时发现异常，尽早处理。医护人员接触患儿之前要严格执行手卫生，进行有创操作时应严格执行无菌技术操作。加强基础护理，教育患儿及家长注意个人卫生，保持皮肤的清洁

干燥。加强饮食及餐具的卫生管理。

5. 并发症的观察与护理 严密观察患儿的病情变化，如监测有无心率加快、心律不齐、呼吸困难、血尿、蛋白尿等，同时注意患儿实验室检查指标的动态改变，以及时发现患儿有无伴随其他器官、系统的异常，及时通知医师并积极配合治疗。

发生心肌炎、心力衰竭、肾功能不全、血栓等并发症参照相关疾病章节。

6. 常用药物护理 治疗时应遵医嘱，按时准确给药，指导患儿及家长正确的用药方法、告知药物可能发生的副作用及预防措施。用药后与患儿及家长共同评估药物疗效及症状缓解的情况。

（1）糖皮质激素：长期应用糖皮质激素不良反应较为严重，如库欣综合征、高血压、骨质疏松、消化性溃疡、易感染以及精神神经症状等，停药时还可引起疾病复发，因此应告知患儿及家长坚持按时、按量服药的重要性，不能擅自更改药物剂量和突然停药，以免引起病情加重或反复。指导患儿于饭后服用激素，以减轻消化道的不良反应，长期服用激素者应该补充适量的钙剂及维生素D。

（2）免疫抑制剂：常用药物有甲氨蝶呤、环孢素、环磷酰胺等，此类药物的不良反应主要有胃肠道反应，如恶心、呕吐、食欲减退等，口服药物饭后服用，有助于减轻消化道反应；骨髓抑制作用，可引起白细胞、血小板减少；也可导致黏膜溃疡、皮疹、脱发、出血性膀胱炎；对肝肾等也有毒性作用。用药期间应定期监测血尿常规、肝肾功能，鼓励患儿多饮水，促进药物代谢产物的排泄。

【健康教育】

向患儿及家长讲解疾病的相关知识，指导其掌握正确的护理方法和技能；指导家长合理安排膳食，避免食用辛辣刺激性及海鲜类等易引起过敏的食物。消除各种可能导致病情复发或加重的因素，避免过度劳累及低温刺激导致患儿关节疼痛加重，指导患儿及家长学会肢体活动康复训练的方法。向患儿及家长讲解所用药物的用法、用量、副作用及注意事项，指导患儿遵医嘱服药，不得擅自减量停药，强调按时按量规律服药的重要性。指导患儿家长进行自我评估，观察患儿的病情变化，学会识别疾病复发或加重的征象，以利于及时就诊，及早处理。

【护理评价】

患儿的关节疼痛及肿胀有无减轻，关节活动度是否恢复正常；皮疹有无消失，皮肤有无破溃或损伤；体温是否下降、恢复正常；药物应用后的治疗效

果如何,有无出现满月脸、肥胖、高血压、骨质疏松、高血脂、骨髓抑制等副作用;是否继发感染;是否出现心肌炎、心力衰竭、肾功能不全、血栓等并发症,有无及时发现并得到有效处理;患儿及家长是否掌握风湿性疾病的防治、护理知识及技能。

（孙　静）

第二节　风　湿　热

【概述】

风湿热(rheumatic fever,RF)是继发于 A 族 β 溶血性链球菌性咽峡炎的迟发性免疫性炎性疾病,主要特征是累及心脏、关节、中枢神经系统、皮肤及皮下组织等各器官,其中以心脏的非化脓性炎症最严重且多见。本病的发病年龄多在 5～15 岁,8～9 岁达高峰,3 岁以下较少见。不同种族、不同区域及不同经济状况之间,发病率存在差异。目前就世界范围而言,5～15 岁儿童中,风湿热的发病率为(5～51)/1 000 000。

【临床特点】

风湿热的发生与以下 3 个因素有关:①A 族溶血性链球菌及其产物的抗原性;②易感组织器官的免疫反应;③宿主的免疫遗传易感性。机体感染链球菌后产生抗链球菌抗体,抗体在清除链球菌发挥保护作用的同时可与人体组织产生免疫交叉反应导致器官损害,同时抗原抗体复合物还可以形成循环免疫复合物在人体关节滑膜、心脏、心瓣膜等部位沉积,导致补体成分激活而产生炎症病变。

风湿热的临床表现轻重不一,取决于疾病侵犯的部位和程度。多呈急性起病,亦可为隐匿性病程。一般症状包括不规则发热、头痛、精神不振、乏力、食欲减退、面色苍白、多汗、鼻出血、腹痛等;其特征性的临床表现主要有心肌炎(以心肌炎和心内膜炎最为多见)、瓣膜病(如二尖瓣关闭不全、二尖瓣狭窄等)、关节炎(为游走性多关节炎,主要累及膝、踝、肘、腕等大关节)、舞蹈症(多见于女孩)、皮肤症状(包括皮下结节和环形红斑)。

实验室检查可发现 A 族链球菌感染的证据,咽培养 A 族溶血性链球菌阳性,血清抗链球菌溶血素O(ASO)升高或链激酶/抗脱氧核糖核酸 B 升高。炎症相关的检查项目显示血沉加快、C 反应蛋白阳性、心电图一度房室传导阻滞等。

【治疗原则】

风湿热治疗的原则为早期诊断、合理治疗、预防复发、监测药物副作用。运用大剂量青霉素(480 万～960 万 U/d)静脉滴注控制链球菌感染;抗风湿治疗,伴有心肌炎时宜早期使用糖皮质激素治疗;关节炎患儿可使用水杨酸制剂,常用药物为阿司匹林,用药期间给予低盐饮食,预防感染;对症治疗,有充血性心力衰竭时应加用洋地黄,舞蹈症患儿应给予巴比妥类或氯丙嗪等镇静剂。

【护理评估】

1. 询问患儿发病前 1～4 周有无上呼吸道感染的表现,有无发热、关节疼痛、皮疹,有无精神异常或不自主的活动表现,既往有无关节炎病史或心脏病史。

2. 测量患儿的生命体征,注意心率加速与体温升高是否成比例,听诊有无心音减弱、奔马律及心脏杂音;检查四肢的大、小关节有无红、肿、热、痛的表现,有无活动受限或功能障碍;有无皮下结节,尤其是肘、腕、膝、踝等关节伸侧的骨质隆起或肌腱附着处,质地柔软或坚硬,活动度是否良好,有无压痛等。

3. 观察心电图是否有 ST 段的改变、实验室检查有无抗链球菌抗体阳性、血沉加快、C 反应蛋白、黏蛋白升高以及有无贫血、白细胞计数增高等改变。

4. 评估患儿家长对疾病的预后、护理、药物不良反应、复发预防等方面的认知程度及需求。

【护理措施】

1. 体温过高的护理　见本章第一节风湿性疾病的护理。

2. 关节疼痛的护理　见本章第一节风湿性疾病的护理。

3. 并发症的观察与护理　防止发生严重的心功能损害或心力衰竭。

(1) 病情观察:注意患儿面色及口唇有无苍白或发绀,有无呼吸困难、心率加快、心律不齐及心音低钝等改变,如有心力衰竭的表现,应通知医师并及时处理。

(2) 限制活动:急性期卧床休息 2 周,有心肌炎时轻者绝对卧床 4 周,重者 6～12 周,至急性症状完全消失、血沉接近正常时方可下床活动,伴心力衰竭者待心功能恢复后再卧床 3～4 周,活动量要依据心率、心音、呼吸、有无疲劳而调节。一般恢复至正常活动量所需时间是:无心脏受累者 1 个月,轻度心脏受累者 2～3 个月,严重心肌炎伴心力衰竭者 6 个月。

(3) 加强饮食管理:给予易消化、营养丰富的食物,少量多餐,有心力衰竭者适当地限制盐和水的入

15

量,详细记录出入量并保持大便通畅。

（4）遵医嘱抗风湿治疗:有心力衰竭者加用洋地黄制剂,同时配合吸氧、利尿、维持水电解质平衡等治疗。

4. 用药护理

（1）青霉素:控制链球菌感染需选用大剂量青霉素静脉滴注,持续 2～3 周,用药前必须皮试,阳性者可选用红霉素。用药过程中观察药物的疗效及不良反应。

（2）阿司匹林:关节炎患儿需使用水杨酸制剂,以阿司匹林最为常用。注意观察有无胃肠道反应、肝功能损害及出血。可饭后服药以减轻对胃肠道的刺激,并遵医嘱加用维生素 K 防止出血。

（3）糖皮质激素:见本章第一节风湿性疾病的护理。

（4）洋地黄:发生心肌炎时机体对洋地黄敏感且易出现中毒,用药期间注意观察有无恶心、呕吐、心律不齐、心动过缓等副作用。如果患儿同时合并肾功能不全、尿量减少、洋地黄排泄少时,应警惕洋地黄中毒的发生。

5. 心理护理 关心爱护患儿,以其能接受的方式耐心解释各项检查、治疗、护理措施的意义,争取合作。及时解除各种不适感,如发热、出汗、疼痛等,以利于缓解其焦虑情绪,增强其战胜疾病的信心。

【健康教育】

1. 预防感染 积极锻炼身体,增强体质,预防上呼吸道感染;告知家长尽量减少带患儿去公共场所;尽量避免接触患有呼吸道感染的患儿,做好保护性隔离;发生链球菌感染时应及时给予治疗。

2. 休息与活动 合理安排患儿的日常生活,避免剧烈运动,适当休息。急性期应严格卧床休息,待疾病缓解后可逐渐增加活动量及强度,有不适感应立即停止。

3. 定期复查 出院后应定期到医院复查,对疾病进行评估,预防复发,同时对长期用药的不良反应进行监测。

（孙　静）

第三节　幼年特发性关节炎

【概述】

幼年特发性关节炎(juvenile idiopathic arthritis,JIA)是儿童时期常见的结缔组织病,以慢性关节炎为其主要特征,并伴有全身多系统受累。除关节炎症和畸形外,常有不规则发热、皮疹、肝脾及淋巴结肿大、胸膜炎及心包炎等全身症状和内脏损害。国际风湿病联盟将儿童期不明原因的关节肿胀并持续 6 周以上的关节炎定义为幼年特发性关节炎,可分为七个亚型。JIA 于 16 岁以前发病,1～3 岁幼儿高发,女童更多见,其发病率约为平均发病率的 2 倍,男童发病年龄跨度大,发病高峰在 8～10 岁,全身型 JIA 男女发病率比为 1:1(图 15-3-1)。

【临床特点】

该疾病的病因尚未完全明确,可能与免疫遗传易感性和外源性因素有关,外源性因素可能有感染、外伤或环境因素。JIA 是一组异质性疾病,不同亚型其临床特点也不一致:①全身型 JIA:起病多急骤,表现为典型的弛张热,伴有明显的全身症状,于 5 岁之前起病者多见。②少关节型 JIA:JIA 最常见的亚型,发病最初 1～4 个关节受累,多为膝、踝、肘、腕等大关节,常为非对称性,很少致残。③多关节型 JIA(RF因子阴性):受累关节≥5 个,多为对称性,大小关节均可受累,以颈椎及下颌关节最为常见。实验室检

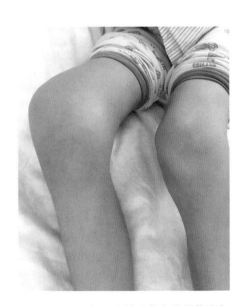

图 15-3-1　幼年特发性关节炎的关节特点

查约有 50%～70% 的患儿可出现抗核抗体阳性。④多关节型(RF 因子阳性):表现为渐进性、对称性的多关节受累,以手部的小关节为主,如近端指间关节、掌指关节。本型关节症状较重,约半数以上可发生关节强直变形而影响关节功能。实验室检查发现类风湿因子阳性、急性期反应物增加及正细胞正色

素性贫血。⑤银屑病性关节炎:指兼有关节炎和银屑病,关节炎的特点为多非对称性分布,大小关节均可受累。⑥与附着点炎症相关的关节炎:6 岁以上男孩多发,以骶髂关节、脊柱和四肢大关节的慢性炎症为主,其典型特点是附着点炎,髌骨下韧带、跟骨肌腱、插入跟骨的跖腱膜是最常受累的部位。⑦未分化关节炎:指不完全符合任何一型关节炎的诊断标准或剔除标准,或同时符合一型以上关节炎诊断标准的关节炎。

【治疗原则】

JIA 的治疗原则为控制病变的活动度、减轻或消除关节疼痛和肿胀、预防感染和关节炎症的加重、预防关节功能不全和残疾以及恢复关节功能及生活与劳动能力。药物治疗多采用非甾体抗炎药来控制炎性反应,以肠溶阿司匹林最为常用,同时需加用缓解病情的抗风湿病药,如羟氯喹、柳氮磺胺嘧啶等。对于同时使用上述两种药物仍不能控制疾病者可使用肾上腺皮质激素类药物,由于此类药物副作用较大,使用时应严格掌握指征。全身炎症反应较重的患儿可选用托珠单抗生物制剂抑制免疫炎性反应,多与甲氨蝶呤联合应用。

【护理评估】

1. 评估患儿的身体状况 有无发热和皮疹,了解患儿发热的热型、热峰,是否伴发寒战、高热惊厥等。观察皮疹的特点及部位,有无融合成片,是否会随着体温的升降而出现或消退。评估患儿关节受累的个数及特点,有无关节痛、活动受限或功能障碍等表现,关节痛是否为对称性,是否会在发热时加剧、热退后减轻。

2. 了解实验室检查 如类风湿因子、抗核抗体、血沉、C 反应蛋白、血白细胞及中性粒细胞、血红蛋白等的检查结果,X 线检查有无关节骨膜炎、骨质疏松甚至是关节面骨破坏等。

3. 评估家长的焦虑程度,对疾病的预后、护理、药物不良反应、复发预防等方面的了解程度及其知识需求。

【护理措施】

1. 发热的护理 见本章第一节体温过高的护理。

2. 疼痛的护理 减轻关节疼痛,维护关节的正常功能,见本章第一节疼痛及肿胀的护理。

3. 用药护理

(1) 对于糖皮质激素以及其他抗风湿病药物的用药护理见本章第一节风湿性疾病的护理。

(2) 生物制剂:最常用的是托珠单抗,用药前应评估患儿有无呼吸道感染、近期有无预防接种、药物过敏史并排除结核感染。药物配制时应注意现配现用,不可用力摇晃,以免产生气泡。输注过程中应严格控制输注速度,输注时间大于 1 小时,输注完毕后用生理盐水冲封管,防止药液残留刺激局部组织。输注过程中有专人护理,全程心电监护,输注前测量生命体征,输注中每 30 分钟应监测血压和体温 1 次,若 BP≥140/90mmHg 及时通知医师,同时密切观察患儿有无头痛、皮肤瘙痒、皮疹等不适反应等。

4. 心理护理 关心患儿,多与患儿及家长沟通,了解患儿及家长的个性心理特点与生活背景,进行有针对性的心理支持,以积极向上的心态面对疾病。指导患儿及家长做好受损关节的功能锻炼,帮助患儿克服因慢性病或残疾造成的自卑心理。

【健康教育】

1. 指导家长不要过度保护患儿,多让患儿接触社会,鼓励患儿参加正常的活动和学习,促进其身心健康发展。

2. 根据患儿家长的文化程度、对疾病的认知,采取个别教育法,发放健康宣教手册并向患儿家长详细解释疾病的发展与转归情况,告知其避免引发本病的诱因。

3. 指导患儿及家长有关疾病的观察、药物的使用及受损关节的功能锻炼,使其有效应对疾病。

（孙　静）

15

第四节　幼年强直性脊柱炎

【概述】

幼年强直性脊柱炎(juvenile ankylosing spondylitis,JAS)是指 16 岁以前起病,以骶髂和脊柱等关节的慢性炎症为特征的结缔组织病。临床表现为腰背部疼痛和进展性脊柱僵直。约半数患儿发生外周关节的短暂性急性关节炎。

【临床特点】

病因至今未明,研究表明遗传、环境和免疫因素在本病中共同发挥作用。

骶髂关节炎症和骶髂、脊柱关节强直是本病的典型病理变化。初期病理表现以肌腱、韧带和关节囊水肿为主,后出现附着点侵蚀,继发肉芽组织形成,受累部位钙化、纤维化,最终导致新骨形成。

临床表现分关节症状和关节外症状两部分,四肢关节炎常为首发症状,下肢大关节如髋、膝、踝关节受累最多见,表现为关节肿、痛和活动受限。骶髂关节病变可于起病时发生,但多数于起病后数月至数年才出现。典型症状为下腰部疼痛,初为间歇性后转为持续性,疼痛可放射至臀部,甚至大腿。儿童常只有骶髂关节炎的 X 线改变,而无症状和体征。严重者病变可波及胸椎和颈椎,使整个脊柱呈强直状态,当胸椎受累时胸廓扩展受限。关节外症状可有反复发作的急性虹膜睫状体炎和足跟及足掌疼痛。全身症状可有低热、乏力、食欲低下、消瘦和发育障碍。

骶髂关节炎的 X 线征象为本病的早期表现,最初表现为骶髂关节边缘模糊,骨质破坏,以后出现骶髂关节两侧硬化。关节腔狭窄,严重者骨质融合,关节腔消失。CT 检查适用于骶髂关节炎的早期诊断,MRI 是目前最敏感的检查方法。脊柱 X 线:早期仅表现骨质疏松,以后出现骨质破坏,后期椎间盘间隙钙化、骨化,相邻的椎体连合呈竹节样改变。

【治疗原则】

本病至今尚缺乏满意治疗。治疗目的在于控制炎症,缓解疼痛,保持良好的姿势和关节功能。

常用的药物为:非甾体类抗炎药,用于消炎止痛和缓解晨僵;缓解病情的药物包括:柳氮磺胺吡啶、甲氨蝶呤以及肾上腺皮质激素。目前国内外已将生物制剂用于治疗活动性或对其他药物治疗无效的成人强直性脊柱炎,在幼年强直性脊柱炎患儿中也尝试应用。

【护理评估】

1. 评估患儿腰部活动度 Schober 试验,在髂后上棘连线的中点与垂直向上 10cm 处与向下 5cm 处各作一标记,测定腰部前屈时两个标记之间的距离。正常人前屈时此两点距离可延长至 20cm 以上(增加 5cm 以上),严重者只增加 1~2cm。

2. 评估患儿四肢关节炎情况,尤其注意髋、膝、踝关节有无肿、痛和活动受限;评估患儿全身症状,有无发热、食欲、生长发育情况。

3. 了解脊柱和骶髂关节的影像学改变情况,以及血常规、血沉、类风湿因子是否正常等。

4. 评估患儿及家长对本病各项护理知识的了解程度及需求。

【护理措施】

1. 一般护理 告知患儿睡硬板床并取仰卧位,枕头不宜过高。行走、坐姿采取正确的姿势以减少脊柱的活动度。避免使背部肌肉紧张的活动,如屈伸或弯腰。坐位宜使用直背靠椅,看书学习时保持视线与书本垂直,预防颈部前倾或后仰过久。

2. 运动锻炼 运动疗法能够有效减轻疼痛。运动应以主动运动为主,他人帮助或被动运动为辅。患儿病情稳定后,可以根据患儿爱好选择运动类型。注意运动量、时间、方式的合理性,必要时在医师的指导下进行。

3. 用药护理 服用过程中观察药物疗效,如使用非甾体类抗炎药后疼痛及晨僵有无缓解。严密监测服用药物后不良反应的发生情况,尤其是柳氮磺胺吡啶、甲氨蝶呤等药物,注意观察有无骨髓抑制,以及有无发热、咳嗽等感染症状。服药期间要注意做好防护,避免交叉感染。

4. 心理护理 本病目前无法治愈,病程迁延。活动、缓解交替进行。由于疼痛及功能障碍等可影响生活与学习,患儿容易产生孤僻的性格。向患儿以及家长介绍本病知识,告知此疾病并非不治之症,只要经过积极正确的治疗,大多数患儿可以控制症状,延缓病情,使患儿以及家长保持乐观向上的心态。

【健康教育】

1. 指导患儿合理饮食 本病是一种慢性炎性疾病,患儿机体长期处于消耗状态,宜进食营养丰富的高蛋白、高维生素、富含钙的食物,饮食应多样化,均衡营养,以提高自身抵抗力。同时应注意饮食卫生,忌生冷酸辣等刺激性食物。

2. 运动方法 根据患儿情况选择适宜的锻炼方法。急性期主要是床上运动,缓解期可参加低强度有氧运动如散步、慢跑、游泳等。采用深呼吸和扩胸运动维持胸廓活动度等。

3. 用药指导 根据医嘱按时按量用药,不可私自减量或者停用。

4. 出院指导

(1)教会家长相应的知识及技能,用药方法以及副作用观察,日常起居注意事项、正确身体姿势、家庭饮食护理等。

(2)向患儿及家长详细说明坚持长期药物治疗的必要性。指导家长为患儿提供一个安全、清洁的家庭环境,预防及避免感染。

(3)按医嘱定期复诊,患儿出现异常情况及时就诊。

(孙 静)

第五节 瑞特综合征

【概述】

瑞特综合征（Reitersyndrome，RS）也称尿道、眼、关节综合征，特点为无菌性尿道炎、结膜炎和关节炎。多见于男性年长儿，男女比为（10～20）：1。本病多呈自限性经过，大部分患儿预后良好，但有复发倾向。少数病例可发展为强直性脊柱炎，另一部分患儿可有反复发作的外周关节炎或结膜炎及尿道炎。

【临床特点】

瑞特综合征的病因至今尚不明确，感染和遗传因素与本病的发病有很强的相关性。引起瑞特综合征的细菌有两类：肠道感染细菌，常见的有福氏志贺菌、沙门菌、弯曲杆菌和耶尔森菌；另一类为衣原体。此外，链球菌、螺旋体、支原体、沙眼衣原体等感染也可引起本病。

90%患儿在前驱感染后3～30天发病，多数在2周内。首发症状以尿道炎居多，其次为结膜炎和关节炎。患儿有中高度发热，持续10～40天自行缓解，热退后多伴有关节炎消退。最突出的临床症状为关节症状，表现为突发的关节疼痛和肿胀，一般为非对称少关节受累（少于3个），好发于膝关节和踝关节，也可见于手指、足趾、腕、髋、脊柱关节。泌尿生殖系统的表现最常见的是尿道炎，也可见龟头炎。眼部症状最常见的是眼结合膜炎，轻者可无症状，中度结膜炎患儿眼内有沙砾感并有稀薄浆液性分泌物，重度患儿有眼痛、畏光等症状以及球结膜水肿，此外尚可见到角膜炎、巩膜炎、虹膜炎等。

患儿存在尿道炎、结膜炎、关节炎三联症时即可诊断本病，HLA-B27检查阳性有重要参考价值。外周血白细胞数正常或轻度增高，有轻度贫血，血沉增快。X线骨关节检查无特殊意义。

【治疗原则】

急性期应卧床休息。非甾体类抗炎药（布洛芬、萘普生、吲哚美辛）是治疗本病的首选，用于减轻关节的疼痛和肿胀。非甾体类抗炎药不能有效缓解症状，可使用糖皮质激素关节注射或全身应用。也有应用柳氮磺胺吡啶、硫唑嘌呤、甲氨蝶呤等治疗成功的案例，眼部病变可使用类固醇类滴眼剂。不建议对本病患儿常规使用抗生素治疗。

【护理评估】

1. 评估患儿是否有前驱或共存感染状况，如有无发热、腹泻、泌尿生殖系统感染。评估受累关节部位、表现、肿胀、疼痛程度以及活动受限情况；全身的皮肤情况。

2. 了解实验室检查如血常规、血沉、HLA-B27、免疫复合物等；了解患儿前驱或共存感染的微生物检查结果。

3. 评估患儿及家长对本病各项护理知识的了解程度及需求。

【护理措施】

1. 共存感染的护理 若患儿存在活动性腹泻或者衣原体导致的泌尿生殖系统感染，加强共存感染的护理。评估患儿腹泻次数、大便性质、肛周皮肤情况以及致病微生物，预防交叉感染。给予易消化、清淡、富有营养的饮食，补充流质食物防止患儿脱水，避免食生、冷、多纤维、刺激性强的食物。

评估患儿排尿次数、是否有烧灼感、疼痛、尿液性质、会阴部皮肤情况，遵医嘱按时应用药物治疗。

2. 关节护理 评估关节局部红肿及活动程度，以及时判断病情进展和治疗效果。卧床休息时保持关节功能位。指导患儿关节局部热敷、按摩，以促进局部血液循环，减轻疼痛。鼓励患儿在可以耐受的范围内积极进行主动或被动锻炼，活动度以次日不感到疲劳为标准，以保持关节的活动功能，加强肌肉的力量和耐力。

3. 尿道炎护理 保持会阴部清洁，用温开水清洗会阴部，及时清除包皮下的污垢、分泌物，保持会阴部清洁。每天更换内裤，保持皮肤、床铺清洁、干燥，减少细菌感染的机会。保证水的入量，鼓励患儿多饮水，勤排尿。

4. 眼部护理 注意保持眼睛清洁卫生，毛巾要专人专用，嘱勿用手揉眼。解释滴眼药的重要性及配合方法。眼部分泌物多时可用生理盐水冲洗双眼，去除分泌物后滴眼药。

5. 特殊用药护理

（1）糖皮质激素：糖皮质激素有两种应用方式：关节腔内注射和全身应用。关节内可给予曲安奈德注射，可缓解症状，从而避免应用其他免疫抑制剂。对于关节局部注射糖皮质激素未能取得预期疗效的患儿，可使用低～中等剂量的口服糖皮质激素治疗，并逐渐减少到控制症状所需的最低剂量。

（2）其他用药请参见本章第一节。

15

6. 心理护理 本病为少见病，起病症状不明显，误诊率较高，给患儿和家长带来较大的心理压力。应向患儿及家长讲述此疾病的相关知识、各项检查和治疗目的，尤其是预后，告知本病多呈自限性经过，使其对自身疾病有正确的认识，赢得患儿及家长的积极配合。

【健康教育】

1. 饮食护理 腹泻时给予易消化、清淡、富有营养的饮食，补充流质食物防止患儿脱水，避免食生、冷、多纤维、刺激性强的食物。

2. 注意卫生，预防感染 做好手卫生，预防肠道感染，餐具做好消毒工作，生吃的瓜果蔬菜洗净。毛巾专人专用，每周煮沸消毒，预防眼部感染以及沙眼衣原体的传播。注意会阴部卫生，每天用清水清洗会阴部。

3. 休息与活动 当患儿有明显的功能障碍时，要重点保持洗漱、吃饭、步行、如厕等能力。无明显关节活动障碍时，尽量从事力所能及的日常生活事情。鼓励患儿在可以耐受的范围内积极进行主动或被动锻炼，以保持关节的活动功能，加强肌肉的力量和耐力。

4. 用药指导 向患儿和家长解释常用药的方法、目的、意义以及副作用。注意遵医嘱用药。要警惕年长儿藏匿丢弃药物。

5. 出院指导

（1）教会家长相应的知识及技能，用药方法以及副作用观察，眼睛、肛周护理方法及家庭饮食护理等。

（2）指导家长为患儿提供一个安全、清洁的家庭环境，预防及避免感染及各种安全意外。加强个人卫生，勤洗澡更衣。

（3）按医嘱定期复诊，患儿出现异常情况及时就诊。

（孙　静）

第六节　系统性红斑狼疮

【概述】

系统性红斑狼疮（systemic lupus erythematosus，SLE）是一种以多系统损害和血清中出现多种自身抗体为特征的自身免疫性疾病，是儿童常见风湿性疾病之一，可导致严重并发症甚至死亡。儿童系统性红斑狼疮的患病率尚不清楚，在我国，本病的发病率逐渐增加，仅次于儿童类风湿关节炎，居小儿全身性结缔组织病中的第二位。

【临床特点】

本病病因至今未明，大量研究证明是在遗传易感素质的基础上，外界环境作用激发机体免疫功能紊乱及免疫调节障碍而引起的自身免疫性疾病。系统性红斑狼疮的临床特点为多器官、多脏器损害，临床表现多样，首发症状各异。60%～85%患儿中可见到皮疹，典型的皮疹为面部蝶形红斑（图15-6-1），位于两颊和鼻梁，为鲜红色的红斑，边缘清晰，伴有轻度水肿，很少累及上眼睑，有时可伴毛细血管扩张、鳞片状脱屑，红斑消退后一般不留瘢痕，但有时可留有棕色色素沉着。背部狼疮样皮疹见图15-6-2。此外，超过1/3的患儿存在光过敏。80%患儿发生关节症状，表现为关节痛、关节炎，可累及大小关节，多为对称性。狼疮性肾炎占患儿总数50%～75%，最常见症状是蛋白尿，其次为镜下血尿、高血压和肾功能不全，可进展为终末期肾衰

竭。血液系统可表现为贫血、白细胞减少、血小板减少等，贫血最为常见。65%患儿发展成精神神经狼疮，最常见症状为头痛。心血管系统中心包炎最常见，其次可表现为心肌炎、心瓣膜异常、心律失常和传导阻滞等。50%患儿会合并肺部受累。20%～40%患儿会出现消化系统表现，如腹痛、食欲减退、恶心呕吐、腹胀、腹泻、假性肠梗阻等。患儿还可能出现内分泌系统异常，如甲状腺功能亢进或减退、月经异常或青春期延迟等。

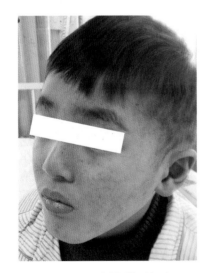

图15-6-1　面部蝶形红斑

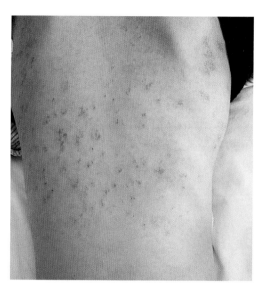

图 15-6-2 背部狼疮样皮疹

实验室改变与成人患儿相同,尿检和血象异常、血沉增快、C反应蛋白阳性、γ球蛋白增高以及血清补体降低。抗体检查中,抗核抗体(ANA)阳性对本病有重要诊断意义,抗双链DNA抗体对本病有高度特异性,并与疾病活动度密切相关。此外,肾脏活检对确定肾脏病变的病理类型以及确定患儿的治疗方案很重要。

【治疗原则】

目前SLE尚无特效治疗方法,药物控制狼疮活动是主要治疗方法。治疗原则为积极控制狼疮活动、改善和阻止脏器损害、消除感染及其诱因以及促使免疫调节功能的恢复。

常用药物有:肾上腺皮质激素,是治疗本病的主要药物;非甾体类抗炎药,对狼疮患儿的发热以及疼痛有效;羟氯喹,对控制皮肤损害、光敏感及关节症状有较好效果;免疫抑制剂,常用药物为环磷酰胺、硫唑嘌呤、甲氨蝶呤、环孢素、吗替麦考酚酯等。近来也有生物制剂应用于狼疮患儿的报道。

【护理评估】

1. 评估患儿病情 观察患儿体温、皮疹情况,有无口腔溃疡、关节疼痛以及活动受限,肢端有无坏疽,有无水肿,观察尿液颜色、有无泡沫,观察患儿有无性格改变、头痛、精神症状,有无呼吸困难,腹痛、腹泻等情况。

2. 评估药物副作用 评估患儿的身高、体重、有无皮肤紫纹,血压、血糖、眼压情况;评估患儿视力和视野,及时发现药物副作用。

3. 评估患儿实验室检查结果 抗体检测、血尿常规、补体情况、肝肾功能、血沉等。

4. 评估患儿及家长对本病各项护理知识的了解程度及需求。

【护理措施】

1. 皮肤护理 指导保持皮肤清洁、干燥,避免搔抓皮肤,使用清水清洁皮肤,忌用碱性肥皂、化妆品,避免接触刺激性的物品。穿棉质宽松内衣。

2. 发热的护理 定期测量体温,注意观察体温的变化及热型,必要时遵医嘱使用物理降温以及药物降温。

3. 疼痛的护理 急性期多卧床休息,多注意保暖,缓解疼痛。避免引起疼痛的各种诱因如寒冷、潮湿、感染、吹风,注意肢体保暖。通过游戏、讲故事等方法分散患儿注意力,以缓解焦虑和疼痛。

4. 预防感染 平时应注意尽量避免到人多的公共场所;稳定期患儿可进行预防接种(活动期患儿不宜进行),平时应注意个人清洁卫生。

5. 用药护理

(1)糖皮质激素的用药护理:见本章第一节。

(2)抗疟药:用药期间严密观察药物疗效及其不良反应。应定期进行眼部检查,如果患儿出现视敏度、视野或视网膜黄斑区出现异常迹象,应立即停药,并密切观察病情变化。此外,除眼部不良反应外,还会有皮肤反应,如脱发、色素沉着、皮疹等,用药期间注意观察,必要时与医师联系给予相应处理。

(3)免疫抑制剂:日常生活中应注意预防感染;遵医嘱进行肝肾功能的监测;使用环孢素时注意监测血药浓度在 $120 \sim 200 \mu g/ml$ 之间;使用环磷酰胺时注意药物对肝肾功能的损害以及引起的骨髓抑制情况。

6. 心理护理 系统性红斑狼疮病情重、病程长、易反复,需要长期治疗。给患儿和家长带来了沉重的精神压力及经济负担。加强与患儿及其家属沟通交流,介绍成功的病例及新的治疗方案,帮助患儿及家长克服恐惧、焦虑、消极等心理,树立战胜疾病的信心,以积极的心态配合治疗。

【健康教育】

1. 饮食指导 根据患儿病情变化调整饮食。有水肿、高血压者控制钠盐的摄入,每天不超过 $2 \sim 3g$;肾功能损害严重、大量蛋白尿者,给予优质蛋白饮食,如牛奶、鸡蛋、瘦肉、鱼等;使用激素药物期间,适当控制食量,少吃含糖高脂的食物。需要避免紫花苜蓿(alfalfa),有报道说紫花苜蓿制成的营养补充剂可以引起狼疮复发或狼疮样综合征。

2. 活动与休息 患儿应进行适宜的运动锻炼,如快步走、游泳、骑自行车、瑜伽、拉伸运动等。日常生活中应该几种运动方式相结合,协同锻炼不同肌

15

群,维持全身肌肉力量。

当关节肿胀和肌肉疼痛时,应该避免或减少运动量,避免大运动量的有氧运动以免伤害关节功能;当尿中有蛋白时,也应适当较少运动量。

适量的休息十分重要,身体的各种不适和损伤都需要充足的休息来修复。对于睡眠的需要量有个体差异,睡眠的时间为 8～10 小时。中午最好保证 30 分钟午休。

3. 防晒 过度的日光暴露可以引起复发,应做好防晒措施。

防晒霜:可以使用防晒霜,并且推荐户外活动时使用防晒霜。SPF 值至少为 30,并且能防护 UVA 和 UVB。户外活动之前,将暴露部位涂抹防晒霜,尤其注意颈部、太阳穴、耳朵等部位的涂抹。

推荐穿长袖上衣、长裤,佩戴宽沿帽。一旦户外活动中时间较长,应穿防晒衣物,撑防晒伞。

紫外线 UVB 在上午 10 点～下午 4 点时最强,为了避免过度暴露,户外活动时间选择在早晨 10am 以前或者下午 4pm 以后,也可以选择在晚上进行。

(孙　静)

第七节　皮　肌　炎

【概述】

幼年型皮肌炎(juvenile dermatomyositis,JDM)是一种以免疫介导的以横纹肌和皮肤急性和慢性非化脓性炎症为特征的多系统受累的疾病。本病早期存在各种不同程度的血管炎性病变,后期易发生钙质沉着。各年龄均可发病,发病年龄高峰为 10～14 岁,2 岁以前发病者很少。女孩发病较男孩为多,男女之比 1:2。

【临床特点】

本病病因和发病机制不明,其发病与感染和免疫功能紊乱有关。广泛血管炎是儿童皮肌炎的主要病理变化,小动脉、小静脉和毛细血管可见血管变性、栓塞、多发性梗死。这种血管改变可见于皮肤、肌肉、皮下组织、胃肠道、中枢神经系统和内脏的包膜。胃肠道血管损害可形成溃疡、出血和穿孔。

儿童皮肌炎起病多缓慢,症状逐渐明显而引起家长注意。一般症状可有全身不适、食欲减退、体重减轻、易倦乏力、腹痛、关节痛、低热或体温正常。约 1/3 患儿呈急性起病,伴高热和广泛多系统损伤。

1. 肌肉症状 本病常累及横纹肌,任何部位的肌肉皆可受累。呈对称性肌无力、疼痛和压痛。

2. 皮肤症状 皮疹常在肌肉症状发生后数周,偶有皮疹为皮肌炎的首发症状。典型的皮肤改变为上眼睑的紫红色斑伴轻度水肿,皮疹的严重程度及持续时间不等,皮疹消退后可留有色素沉着;另一特征性皮肤改变为高春征,皮疹呈红色或紫红色,为米粒至绿豆大小成多角形、扁平或尖顶丘疹,可溶合成斑块,伴有细小鳞屑或出现皮肤萎缩及色素减退,见于掌指关节和指间关节伸面及跖趾关节和趾关节伸面,也可出现在肘、膝和踝关节伸侧。

3. 钙质沉着 钙质沉着是小儿皮肌炎的特殊表现,表现为皮下小硬块或结节、关节附近成团块状沉着、肌肉筋膜面片状钙化等。可引起肢体疼痛、关节挛缩和功能障碍,最早可发生于病后 6 个月,也可发生于起病后 10～20 年。

4. 其他系统症状 食管和胃肠是最长受累的器官,有时 X 线检查有异常而临床可无症状。

【治疗原则】

肾上腺皮质激素是本病首选药物,早期、足量使用是治疗本病的关键。皮疹严重时,羟氯奎可与激素同用。激素治疗 2～4 个月无效者可加用免疫抑制剂如甲氨蝶呤,每周一次口服。对危重病例可使用大剂量丙种球蛋白静脉注射,咽下肌受累伴吞咽困难时给以鼻饲,呼吸肌受累时应用人工呼吸机。

【护理评估】

1. 评估患儿皮肤情况;病变侵犯横纹肌,可导致心肌、呼吸肌等肌无力、吞咽反射减退,进食困难,声音嘶哑,护理人员需要评估患儿心脏功能、自理能力,有无呼吸困难和吞咽困难,从而给予相应的护理措施

2. 评估患儿及家长的心理,对本病的病程、治疗方案及护理相关知识。

【护理措施】

本病的护理要点是协助患儿的基础生活护理,保证营养供给,预防压疮;护士应加强安全护理、预防跌倒、吞咽时呛咳引起呼吸道感染等的发生;情绪低落给予心理护理,并积极预防及监测激素的副作用。

1. 生活护理 急性期应卧床休息,加强基础生活护理,协助患儿在床上进餐、洗漱、解大小便等,以减少体力消耗;病情允许者鼓励其适当活动,期间注意观察患儿有无腹胀、肌无力等低钾表现。

2. 皮肤护理 对于病情危重活动受限的患儿,每 2 小时翻身 1 次,预防压疮;观察患儿皮疹情况,结

痂处不可揭掉痂皮,防止皮肤再破溃感染;给予营养支持以增强体质;注意保持皮肤清洁,避免和消除不必要的刺激,每天用温水清洗皮肤、保持床单清洁。

3. 吞咽困难的护理 可经口进食的患儿,应少量多餐,多食高蛋白、高热量、高维生素饮食;进食困难者,应给予流质或半流质饮食,进食时应循序渐进,避免发生呛咳;无法自行进食、进水者,应给予鼻饲;必要时需静脉输入营养物质,如小儿脂肪乳、小儿氨基酸等,以促进机体蛋白合成,加强肌力恢复。

4. 心功能不全及呼吸困难的护理 心脏受累时给予心电监护,指导患儿卧床休息,避免剧烈运动,密切观察有无心力衰竭症状的发生。监测生命体征,遵医嘱应用利尿剂、洋地黄制剂和血管扩张剂等,严密观察有无药物不良反应发生。注意观察呼吸频率、节律的变化,急性呼吸困难发作时,护士应遵医嘱给予氧气吸入,必要时备抢救仪器及用物于床旁,如呼吸机、抢救用药等。

5. 心理护理 随着生活自理能力的降低和自我形象的紊乱,患儿容易出现焦虑、恐惧、自卑心理。应多与患儿和家长进行交流,生活上给予更多的照顾和关心,详细解答患儿和家长的问题,解除思想顾虑,保持乐观情绪,树立长期治疗的信心。

6. 预防跌倒 患儿肌力低下,为跌倒高危人群,做好患儿及家长的安全教育,讲明跌倒的危险及危害。床旁悬挂警示标识,并每班交接。对于能下地的患儿尤其要加强保护,反复宣教。护士将评估情况和医师沟通,医护共同做好患儿的安全教育。

【健康教育】

1. 预防肌肉萎缩及肌力的锻炼 急性期卧床休息,可做简单的关节和肌肉的被动活动,以防组织萎缩,但不鼓励做主动活动。恢复期可适量轻度活动,但动作不宜过快,幅度不宜过大。根据肌力恢复程度,逐渐增加活动量,功能锻炼应避免过度疲劳。病情缓解时,运动锻炼要适量,以小量、适度、持久、随意的运动为宜。

2. 预防感染 各种慢性和急性感染如不能及时控制,易引发皮肌炎再次发生或加重。

3. 保持排便通畅 嘱患儿适当进食富含植物纤维的食物,必要时遵医嘱给予通便药物。

4. 观察激素及免疫抑制剂的作用及不良反应,及时反馈给医师,并告知患儿用药注意事项。出院后严格遵医嘱服药,尤其激素不可自行加减剂量,按时门诊复查。

（孙　静）

第八节　硬　皮　病

【概述】

硬皮病(scleroderma)是一种原因不明的以皮肤、血管和内脏器官(包括胃肠道、肺、心、肾等)的纤维化为特征的结缔组织病。它可分为局限性硬皮病和系统性硬化症,儿童时期发病以局限性硬皮病占多数。国外报道儿童时期10岁以下发病仅占硬皮病的1%~2%,10岁以上可达10%左右。

【临床特点】

目前病因不明,主要的发病学说有遗传基础、自身免疫学说、血管异常学说和结缔组织代谢异常学说,局限性硬皮病可能与外伤或感染有关。其发病机制的核心为各种病理途径激活了成纤维细胞,从而合成过多胶原,导致皮肤和内脏器官的纤维化。局限性硬皮病以皮肤病变为主,部分可引起脏器损伤及局部生长障碍或活动受限,甚至致残。系统性硬化症不但可引起广泛的皮肤改变,还会导致重要脏器受累,甚至危及生命。

1. 局限性硬皮病 皮肤改变可分为水肿期、硬化期及萎缩期。基本病变可分为斑块型和线型或带状两种。

2. 系统性硬化症 起病较缓,皮肤异常多在早期即出现,其病变发展亦分为三期。此外,也可先有血管炎表现如雷诺现象。内脏病变多在病程中相继出现,以心脏受累较常见,由于心肌纤维化可致严重心律失常及心力衰竭而引起猝死,也可由食管、小肠、肺部等脏器受累。

【治疗原则】

目前尚无有效疗法。一般治疗包括注意保暖、避免创伤、避免过度日光照射。注意皮肤保湿,适当活动等。在急性水肿期应用糖皮质激素有助于控制皮下组织炎症,但不能改变本病的基本临床过程,联合免疫抑制剂可提高疗效。

【护理评估】

1. 评估患儿皮肤、关节硬化、肌肉疼痛情况;评估患儿有无雷诺现象及指端皮温;评估有无咳嗽、呼吸困难、水肿等肺部情况。

2. 消化道受累时可致吞咽和吸收障碍,评估患儿的咀嚼、吞咽功能和营养状况。

3. 长期、慢性病程导致机体功能及形象的改变,评估患儿和家长的心理状况及对病情相关护理知识

15

的了解。

【护理措施】

1. 皮肤护理

（1）观察患儿皮肤损伤的范围,皮肤弹性的变化,选择舒适、柔软的内衣。

（2）雷诺现象护理:手足避免接触冷水,必要时以棉手套、厚袜子保护,禁止用热水烫洗。

（3）硬化皮损的护理:按医嘱使用血管活化剂、结缔组织形成抑制剂。有皮肤干燥、瘙痒者,洗浴后用滋润皮肤、温和润滑剂止痒,避免搔抓、擦破皮肤。洗澡时水温要适宜,避免日晒,防止外伤,勤按摩局部皮肤。

2. 药物不良反应的观察及护理

（1）服用青霉胺期间应密切观察不良反应,如皮疹、肝肾损害、骨髓抑制等。

（2）服用卡托普利、依那普利前注意监测血压。

（3）应用大剂量激素和免疫抑制剂时应注意继发感染和水电解质失调。

3. 静脉穿刺的护理 患儿由于皮肤及血管的纤维化,皮肤和血管增厚,管腔变窄,血管壁弹性减低,导致静脉穿刺困难,穿刺前先热敷或按摩穿刺部位,但要注意热敷的温度,避免烫伤。治疗要有计划性、集中性,减少静脉穿刺的次数以合理保护静脉。

4. 日常生活护理 患儿张口困难、活动受限,自理能力差,应协助患儿基本生活护理并加强护理安全。对已有关节僵硬者予按摩、热浴或辅以物理治疗增加组织的软化。

5. 呼吸道护理 肺部受累是死亡的首要原因。预防呼吸道感染．密切观察病情,特别是呼吸的频率、节律、深浅度。出现呼吸困难及时畅通呼吸道,改善通气,严密观察缺氧改善情况,及时调节氧浓度及氧流量,做好气管插管或气管切开的准备工作。

6. 心理护理 了解患儿思想动态,指导如何主动配合治疗,及时有效地处理治疗引起的各种不良反应,建立良好的护患关系,树立战胜疾病的信心。同时与家长进行交流,将患儿的治疗进展及时告知,以取得家长的配合和支持。同时嘱咐家长不要在患儿面前流露悲伤情绪,避免给患儿以暗示。

【健康教育】

1. 皮肤护理 避免频繁洗澡,避免接触刺激性较强的洗涤剂,减轻皮肤干燥。冬季注意保暖,外出时戴手套和口罩,不使用凉水洗手,同时避免情绪激动,保持乐观心态,避免雷诺现象的发生;夏季时室内温度不宜过高,多饮水,避免外出暴晒。患儿血运差,愈合慢,应注意避免外伤。

2. 饮食护理 饮食易细嚼慢咽、少食多餐,避免辛辣、过冷、过烫的食物,以细软易消化为宜。吃固体食物时多饮水,片状药物可研成粉末和水冲服。症状缓解后,予普通饮食。进食后半坐卧位或稍走动再躺下,以防食物反流。

3. 关节功能锻炼 以主动运动为主,在无痛范围内进行,如屈伸肘、双臂、膝及抬腿等活动,以促进肌肉关节血液循环。强度应循序渐进,注意安全。如确认无关节破坏和明显骨质疏松,训练时要达到全部可能范围,并包括关节所有运动方向。在关节周围进行按摩,有助于解除挛缩。任何运动疗法都会出现轻度疼痛和疲乏感,若1～2小时后症状不减轻,要减少运动量;若次日晨起这些症状未消失或反而加重,则应暂停运动。

（孙 静）

第九节 过敏性紫癜

15

【概述】

过敏性紫癜(anaphylactoid purpura)是儿童时期常见的毛细血管变态反应性疾病,以广泛的小血管炎症为病理基础,以非血小板减少性的皮肤紫癜、关节肿胀、消化道黏膜出血及肾炎为主要临床表现。本病多发于学龄前和学龄期儿童,男孩发病率高于女孩。一年四季均可发病,以春秋季居多,常发病年龄为7～14岁,在我国男性略多于女性。发病有明显季节性,以冬春季发病较多,夏季较少。

【临床特点】

病因尚不完全清楚,可能是在某些外源性或内源性抗原作用下,机体产生变态反应所致。感染、食物、昆虫叮咬、疫苗接种、花粉及药物等都可以作为致敏因素,主要病理变化为全身性小血管炎,除毛细血管外,也可累及微动脉和微静脉。

30%～50%患儿在发病前1～3周有上呼吸道感染史,其中以链球菌感染多见。发病多急骤,早期可表现为不规则发热、乏力、食欲减退、头痛、腹痛及关节疼痛等非特异性表现。

1. 皮肤 一般以皮肤紫癜为首发症状,多见于下肢远端、踝关节周围密集;紫癜呈紫红色,稍高出皮面,压之不褪色;一般1～2周内消退,不留痕迹。足部及踝部的皮肤紫癜见图15-9-1。

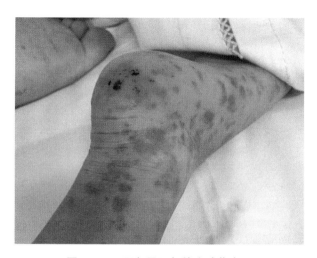

图 15-9-1 足部及踝部的皮肤紫癜图

2. 消化道 症状一般在皮疹发生 1 周以内,常表现为腹痛,多为阵发性剧烈绞痛,约半数患儿大便潜血阳性。

3. 关节 以膝、踝、肘、腕等关节多见,可呈多发性、游走性关节痛或关节炎。主要是关节周围病变,可反复发作,不遗留关节畸形。

4. 肾脏症状 可发生于病程的任何时期,多数于紫癜后 2～4 周出现。半数以上患儿的肾脏损害可以临床自行痊愈。以单一的血尿和(或)蛋白尿为主,伴有尿中管型、血压升高及水肿,称为紫癜性肾炎。

以上四型可单独存在,两种以上合并存在时称为混合型。

本病无特异性实验室检查,咽培养可见 β 型溶血性链球菌,约半数患儿的毛细血管脆性试验阳性。肾脏受累时可出现镜下血尿及肉眼血尿。肾组织活检可确定肾脏受累程度及肾炎病变性质,对治疗和预后的判定有指导意义。

【治疗原则】

目前无特效疗法,主要采取支持和对症治疗。

急性期需卧床休息,消化道出血时应予禁食、肾上腺皮质激素治疗,西咪替丁可抑制胃酸、保护胃黏膜;临床病情进展较快者予甲泼尼龙冲击治疗;有血管神经性水肿时,应用大剂量维生素 C,可以改善血管通透性。

【护理评估】

1. 评估患儿皮疹和水肿情况;有无消化道出血;关节疼痛的部位、程度;尿液的颜色及性状。

2. 了解实验室检查如血常规、凝血功能、大便潜血等。

3. 评估患儿及家长心理状态、对本病各项护理知识的了解程度及需求。

【护理措施】

1. 皮肤的护理 见本章第一节皮肤的护理。

2. 疼痛的护理

(1)对关节型患儿应观察关节疼痛和肿胀部位及程度,协助患儿选用舒适体位以减轻疼痛。做好日常生活护理,满足患儿生活需要;可以通过讲故事等方法转移注意力,分散患儿注意力。

(2)对腹痛的患儿,观察患儿腹痛部位、性质、程度、持续时间以及有无呕吐、血便;禁食的患儿,给予静脉营养;禁止腹部热敷,以防加重肠出血;记录呕吐的次数、呕吐物的形状及量。有血便者应详细记录大便次数及性状,留取大便标本及时送检。

3. 紫癜性肾炎的护理

(1)病情观察:每天评估患儿水肿的部位和程度;详细记录出入量,观察尿量、尿色,定期送检尿常规;监测生命体征,观察血压,每天定期测血压或作血压监测。若突然出现血压升高、剧烈头痛、呕吐等,应立即配合医师救治。

(2)注意休息:严重水肿和高血压时应卧床休息,待水肿消退、血压降至正常、肉眼血尿消失,可下床,至逐渐恢复正常活动。

4. 心理护理 本病发作时疼痛较剧,患儿常伴恶心、呕吐等较严重胃肠道反应且病情常反复,患儿较难忍受,家长常表现出不安和焦虑。护理人员应向家长详细介绍本病的特点、治疗方法及预后,鼓励家长树立信心,同时注意分散患儿对腹痛、饥饿的注意力。

【健康教育】

1. 饮食护理

(1)护士应向患儿及家长做好耐心细致的解释工作,讲明禁食、饮食治疗的重要性及不严格执行饮食管理的后果。

(2)饮食不当是本病反复发作的原因之一,需合理调配患儿饮食。添加动物蛋白要以逐样少量为原则,切勿过急,以免引起复发。食物宜清淡易消化,多吃富含维生素 C、维生素 K 的食物。维生素 C 是保护血管和降低血管通透性的必要物质,如新鲜蔬菜、水果等。勿食致敏性食物和辛辣刺激性食物,如鱼、虾、辣椒、大蒜等。

(3)发病后 3 个月内避免食用辛辣食品,忌食粗糙、坚硬和对胃肠道有机械性刺激的食物。增加蔬菜或水果,应循序渐进,由一种到多种、由少量开始逐渐增加,同时也要注意饮食卫生,饭前便后洗手,预防肠道寄生虫感染。

2. 皮肤护理 保持皮肤清洁,剪短指甲,防抓伤、擦伤,用温水清洗皮疹部位皮肤,忌用碱性肥皂。衣着宜宽松、柔软,选用棉质布料,避免穿化纤类衣服,新买的衣裤鞋袜一律清洗后穿,减少对皮肤的刺激。

3. 行为指导 指导患儿适当参加体育锻炼,增强体质,保持心情轻松愉快,预防上呼吸道感染。在花粉季节,过敏体质的患儿宜减少外出,外出时戴口罩。不可滥用药物,用药前仔细阅读说明书,对有引起过敏反应的药物应避免使用。

(孙 静)

第十节 渗出性多形性红斑

【概述】

渗出性多形性红斑(erythemamultiforme exudativum,EME)是以皮肤黏膜多样化损害为特征的急性非化脓性炎症,与儿童免疫功能有关的,属于变态反应性疾病。根据皮肤黏膜损伤程度,全身症状轻重和内脏受累情况,可分为轻型与重型,前者临床预后良好,后者多起病急,病情进展迅速。

【临床特点】

本病的病因尚未完全明确,大多学者认为是由于变态反应引起的皮肤病,易发生于有过敏体质的患儿,已明确的致病原因有:感染(如病毒、细菌、真菌等)、药物或食物过敏、物理因素(如寒冷、日光、放射线)等。临床表现因疾病的严重程度不同而有所差异:①轻型可见低热或中等度发热,初起皮疹为不规则红斑、左右对称,直径 2mm ~ 2cm 不等,可散在或呈融合,以手足背、臂及下肢的伸侧、颜面和颈部多见;皮疹从四肢远心端向近心端发展,约 1 ~ 2 周后消退。②重型皮肤病变严重,红斑较大,疱疹多,躯干部多见;黏膜也常有广泛而严重的损害,比如口唇、舌、颊、结膜等多处;发热及全身症状严重,可以伴有肺炎、出血、心肌炎等多脏器的损害。本病的眼损害是最严重的,发生率高,可表现为角膜炎、角膜溃疡等,形成瘢痕后可影响视力。

【治疗原则】

治疗原则是对症处理和预防继发感染。对于出现皮肤、黏膜、眼部破损的患儿给予对症处理。重症病例可在应用抗生素控制感染的基础上可加用糖皮质激素,疗程一般不超过一周。治疗原发病的同时也要注意处理心、肺并发症,如伴有肾功能障碍者,应限制输入的液体量并控制输液速度。

【护理评估】

1. 评估患儿皮疹的严重程度,包括皮疹形态、性状、大小,有无大疱的形成和表皮脱落,有无新增皮疹,有无感染等,是否伴有发热。了解患儿黏膜的受损程度,有无口唇黏膜溃疡、角膜炎或角膜溃疡等,是否出现视力下降的表现;有无继发肺炎、心肌炎、肝肾功能受损的表现等。

2. 了解实验室检查如血常规、血沉、尿常规以及继发感染者脓性分泌物细菌培养的结果。

3. 评估患儿及家长对本病各项护理知识的了解程度及照护需求,重点关注重型患儿及其家长的心理需求。

【护理措施】

1. 病情观察 观察皮疹形态、性状、大小,有无感染等;注意患儿体温及热型改变;观察患儿用药后反应,不能使用可疑致敏的药物,将致敏药物名称记录在病历和床头卡醒目位置,杜绝药物过敏的发生。

2. 预防和控制感染 采取保护性隔离,每天定时开门窗通风,保持室温在 24 ~ 26℃,使患儿保持一种无汗或少汗状态。用含氯消毒液擦拭病室地面及床单位,体温表、血压计等物用物固定使用,严格控制陪伴人数和探视次数。一切治疗、检查和护理操作前后,医护人员应及时洗手并消毒。

3. 皮肤的护理 有效的皮肤护理能预防感染、促进皮损尽快康复,是保证治疗效果的关键。具体措施如下:

(1)密切观察:评估皮疹的进展情况、分布及性质,并及时处理。

(2)环境:保持适宜的温湿度,每天更换床单、被褥。

(3)避免皮肤损伤:保持褶皱处皮肤的清洁干燥,定时翻身,防止皮肤受压。修剪患儿指甲,幼儿可用手套或纱布将手包住,以免抓伤皮肤。

(4)对症处理:皮肤瘙痒的患儿,可涂炉甘石洗剂止痒;皮肤黏膜如有破损、糜烂、渗液者,可用硼酸液湿敷;有大疱者抽吸疱内渗液后外用抗生素软膏(莫匹罗星)保护。为防止痂下化脓损伤真皮,及时清除痂皮并用凡士林纱布覆盖创面。

4. 眼部护理 采用生理盐水棉签清除眼部分泌物和脱落的痂皮,遵医嘱给予药膏涂眼,用药时注意动作轻柔,对结膜充血、畏光者,保持病室光线稍暗,白天光线强烈时可拉上窗帘。

5. 口腔护理 口腔黏膜受损、口角水疱糜烂渗出、口腔溃疡可出现严重血痂,致晨起张口困难,影响言语及进食,此时勿让患儿强行张口,应充分湿润口唇后,嘱患儿慢慢张口,以免引起血痂处出血裂开加剧疼痛;5 岁及以上的患儿可用5%碳酸氢钠液漱口,5 岁以下的患儿可用棉签蘸取碳酸氢钠液或漱口液后彻底清除口腔分泌物,以防鹅口疮发生。

6. 心理护理　给年龄较大的患儿讲解本病发生的原因、病情发展及预后,让其参与制订整个治疗方案,帮助其树立信心,配合治疗和护理;婴幼儿由于沟通困难,主要对家长进行心理安慰,消除其紧张情绪,耐心讲解本病的特点和预后,让家长主动配合和协助治疗、护理,从而促进患儿康复。

【健康指导】

1. 饮食指导　保证足够的营养供给,鼓励患儿进食高热量、高蛋白、高维生素、易消化的流质或半流质饮食,如豆浆、果汁等。禁食刺激性食物以免刺激口腔溃疡;禁用鱼、虾、牛奶等易过敏的食物,以防发生再过敏而诱发皮疹。

2. 用药指导　向患儿及家长讲解并示范涂抹药物的方法,以减轻患儿疼痛。观察药物的不良反应,如激素应用后是否出现高血压、肥胖或溃疡等。

3. 出院指导

(1) 教会患儿及家长疾病相关的知识与技能,如减少疾病的诱因,避免使用易致敏的药物,尽量使用无致敏性食物。

(2) 向患儿家长讲解消毒隔离、医院感染知识,指导家长为患儿提供一个整洁、干净的环境,注意个人卫生,尤其注意皮肤的保护,以免诱发感染。

(3) 规律复诊,检查皮肤、黏膜的受累情况有无好转或痊愈。如出现不明原因的皮肤瘙痒、皮疹,应及时到医院就诊。

（孙　静）

第十一节　肺出血肾炎综合征

【概述】

肺出血肾炎综合征(goodpasture syndrome,GPS)是一种原因不明,由Ⅱ型变态反应引起的罕见疾病,临床表现主要为反复的肺出血、贫血和肾脏病变,咯血常为疾病最早表现。病情进展迅速,预后差,因急性肺出血或肾衰竭而导致病死率高。可发生于任何年龄,但发病高峰为30~50岁之间,16岁以下患病少见。尤以青年男性多见,男女比例为9∶1。

【临床特点】

本病病因不明,可能与环境因素(病毒感染、化学物质等)相关,受遗传因素的影响。主要的病理改变为肺弥漫性出血以及新月体型肾炎,相应的临床表现有:①肺部表现:以咯血最常见,轻者仅痰带血丝,重者可有大量鲜血。反复出血的晚期病例,胸部X线检查可见肺间质纤维化。②肾脏表现:新月体肾炎患儿临床呈现急进性肾炎特点,出现蛋白尿、血尿、水肿及高血压,肾功能急剧恶化甚至是尿毒症。

诊断主要依据反复咯血、血尿的临床特点和痰中含铁血黄素细胞阳性以及血清内存在抗基底膜抗体,但仍需与系统性红斑狼疮、结节性多动脉炎等继发肺部症状如呼吸困难和肺水肿相鉴别。

【治疗原则】

本病病情发展迅速,一旦明确诊断,应立即采取综合治疗,包括应用大剂量肾上腺皮质激素如甲泼尼龙冲击,以及免疫抑制剂如环磷酰胺或环孢素A等。近年来试用血浆置换,可去除循环中的抗基底膜抗体,使肺出血停止和肾功能改善。重症病例应尽早进行透析或肾移植。

【护理评估】

1. 评估患儿有无胸闷、气促、发绀、精神紧张、面色苍白等的咯血征象,是否出现心率加快或心律不齐、血压下降,患儿有无出现蛋白尿、血尿、管型尿、水肿以及高血压的表现。

2. 了解患儿的实验室检查结果,评估是否出现贫血、氮质血症、蛋白尿或管型等,血清学检查抗基底膜抗体是否升高。

3. 评估患儿及家长的知识与心理需求,是否出现焦虑、抑郁等精神状态的改变。

【护理措施】

1. 病情观察　定时监测患儿生命体征,嘱患儿安静,避免急剧的体位变换。严密观察患儿有无咯血征象,如发现患儿胸闷、气促、发绀、血压下降、面色苍白及脉搏细速等,立即通知医师,清除气道内的分泌物、呕吐物或血液,保持呼吸道通畅,低流量吸氧,同时备好抢救物品,备好呼吸机,准确实施输血、输液、止血等抢救措施,观察治疗效果及不良反应。

2. 预防感染　每天定时开窗通风,勤换衣物,温水擦拭全身皮肤。加强对患儿的卫生指导,定期协助患儿剪短指甲、头发,定时更换体位,预防压疮。尽量减少探视人数、时间及次数,避免交叉感染和继发感染,并与呼吸道传染病患儿隔离。

3. 饮食护理　合理的饮食是治疗GPS的重要环

节,定制合理的低盐低脂,优质蛋白饮食。给予优质蛋白(鸡蛋、牛奶、鱼、肉类等)、富含维生素的饮食。尽量使食物品种多样化,可口美观,以增进患儿食欲。限制水的摄入量。

4. 出血的护理 为患儿及家属做好健康宣教,嘱患儿活动时加强防护,避免磕碰,使用软毛牙刷,避免过硬、粗糙食物及鱼、虾、海鲜、家禽等易过敏、难消化和辛辣刺激性食物,避免饮用浓茶、咖啡等对胃有刺激的饮料,进食时要细嚼慢咽,消除饮食因素,注意观察患儿有无牙龈出血、皮肤淤青出血和大便颜色异常,警惕消化道出血。

5. 咯血的护理 GPS 患儿咯血极常见(90%以上),首先为患儿及家属做好相关的知识宣教,消除患儿因咯血所致的恐慌心理,咯血时协助患儿卧床,头偏向一侧,指导患儿将血慢慢咳出,防止形成血痂阻塞支气管,并且严密观察患儿生命体征变化,记录患儿的咯血量、颜色和次数,密切注意观察咯血次数是否逐渐减少、颜色是否变淡,同时向患儿及家属介绍咯血窒息的早期征象与自我保护方法,并做好大咯血窒息抢救药品的准备,发生紧急情况,配合医师抢救。病情加重时要有专人陪护,咯血后及时擦净患儿口唇等处血迹,用生理盐水或冷开水漱口。

6. 用药护理
(1) 激素用药护理见本章第一节。

(2) 使用免疫抑制剂(环磷酰胺)治疗时,注意白细胞数下降、脱发、胃肠道反应及出血性膀胱炎等。嘱患儿多饮水、勤排尿,以减少对膀胱的刺激,必要时据情况调整药量。用药过程中注意询问患儿有无头发脱落,并向患儿说明脱发的可逆性,减轻其心理负担,坚持治疗。

7. 心理护理 建立良好护患关系,与患儿成为朋友,对其进行心理诱导,关心患儿,引导患儿诉说内心的感受。对家长及患儿进行疾病知识宣教,同时指导家长多给患儿心理支持,使其保持良好情绪,积极配合治疗。

【健康教育】
1. 饮食与生活指导 给予患儿低盐低脂饮食,优质蛋白饮食,规律作息,避免受凉、劳累、感染,保持口腔清洁卫生。

2. 用药指导 讲解激素及免疫抑制剂对本病治疗的重要性,使患儿及家长主动配合与坚持按计划用药。

3. 出院指导 嘱患儿家长定期复查,避免磕碰,警惕出血倾向。出院后继续口服激素、免疫抑制剂治疗原发病,激素规律减量,定期复查血常规、肝肾功、电解质,监测体温,警惕感染及其他药物不良反应;肾内科门诊随诊,出现病情变化或不适及时就诊。

(孙　静)

第十二节　多发性大动脉炎

【概述】

多发性大动脉炎(takayasu arteritis,TA)是一种较少见的慢性进行性非特异性炎性疾病,多累及主动脉及其主要分支,如无名动脉、锁骨下动脉、颈脉及肾动脉等。根据病变部位不同,可分为四种类型:头臂动脉型(主动脉弓综合征);胸、腹主动脉型;广泛型和肺动脉型。多发性大动脉炎在亚洲多见,欧美罕见,好发于青年女性。

【临床特点】

病因目前尚未完全清楚,认为与免疫机制有关,可能是感染损伤了动脉壁,使之产生自身抗体,引起大动脉壁的免疫病理改变所致。所涉及的病变部位广泛,依受累血管不同,其临床表现差异也较大。起病可急可缓,部分患儿在局部症状或体征出现前数周,可有全身不适、易疲劳、发热、食欲缺乏、恶心等症状;急性起病者,以高血压甚至高血压脑病来就诊。按受累血管不同,有不同器官缺血的症状和体征,取决于大动脉缩窄的部位,颈动脉受累时可出现颈动脉搏动减弱或消失,由于脑缺血也可出现中枢神经症状,如头痛、头晕、晕厥、卒中、视力减退、四肢间歇性活动疲劳等;胸主动脉狭窄时,可见上肢高血压,而下肢脉搏弱或消失,有时胸部下方可听到血管杂音;累及肾动脉,会出现严重肾动脉性高血压,下肢无力,肢冷,甚至出现跛行等。

【治疗原则】

目前尚缺乏特异治疗,可首先判断疾病是否处于活动期,根据病情轻重选择用药。对于活动期的病例可给予糖皮质激素和免疫抑制剂,如果病情仍不能控制,反复活动如高热不退、动脉阻塞症状加重者则给予甲泼尼龙及环磷酰胺冲击治疗。对于抗免疫治疗的同时应控制感染,出现高血压、心力衰竭者给予扩血管减轻心脏负荷,必要时强心利尿等治疗,部分患儿给予抗凝或溶栓对症治疗。慢性静止期、阻塞症状严重影响功能者可行外科手术治疗。此外,随着生物制剂的广泛问世,生物制剂应用于 TA 的治疗已经得到越来越多研究者的认可。

【护理评估】

1. 评估患儿动脉受累部位,是否出现颈动脉受累导致的头痛、头晕或视力减退的表现,有无四肢动脉受累后出现高血压、四肢间歇性活动疲劳等改变,是否出现肾脏血管受累后的肾型高血压。同时了解患儿是否存在全身不适、乏力、发热等全身非特异性表现。

2. 了解患儿辅助检查结果如胸部平片、动脉造影、心电图检查、静脉肾盂造影以及 B 超的检查结果。

3. 评估患儿及家长对该疾病的知识需求与心理需要。

【护理措施】

1. **病情观察**　由于病变部位不同导致肢体血压不对称,脉搏搏动也不对称,血压表现为患肢的血压降低或测不出,正常肢体的血压升高,为了能准确了解病情,每天要定时间、定部位、定血压计测量四肢的血压,并记录。观察颞、颈动脉,足背动脉的强弱及频率、节律变化。同时注意观察皮肤的湿度、颜色有无改变,防止动脉血栓的发生。

2. **用药护理**　药物治疗的主要目的是控制血管炎症,主要是采用肾上腺皮质激素、免疫抑制剂、抗凝、扩血管、抗炎药等药物,用药期间严密观察病情变化及药物的不良反应。抗凝治疗时注意观察患儿有无牙龈及鼻出血、血便、血尿,皮下注射部位有无瘀斑等。

3. **活动与休息**　活动期、有脑部缺血症状及严重高血压者应绝对卧床休息,保持环境安静,每天开窗通风,注意保暖,预防交叉感染。恢复期患儿可逐渐增加活动量,不宜进行剧烈活动,以免血压突然升高而加重心脏负担。根据患儿的体力、病情、心功能情况量力而行,适当锻炼可促进血液循环,提高机体抗病能力。

4. 预防感染

（1）稳定期的大动脉炎患儿,可进行预防接种,如每年一次的流感病毒和肺炎球菌的预防接种,但是对于活动期大动脉炎患儿以及过敏体质者不宜进行。

（2）大动脉炎患儿平时应注意勤漱口,保持口腔卫生,定期更换牙刷,预防口腔感染。

（3）注意皮肤卫生,不挤压痤疮或身体任何部位的疖肿。

（4）注意适时添减衣物,避免受凉、感冒。

（5）适当运动和锻炼身体,保持乐观积极的心态,增强机体抵抗能力。

（6）如出现各种感染时,要及时就医,积极治疗,避免和预防大动脉炎病情反复或加重。

5. **心理护理**　大动脉炎病程较长,严重时,肢体疼痛,行动不便,治疗效果不明显,死亡率较高,且病情易反复,家庭经济负担加重,使得患儿产生焦虑、恐惧、悲观绝望等情绪。正向积极的情绪有助于调整患儿的免疫系统,护理人员应积极主动与患儿建立相互信赖的关系,从生活上多关心,从病情上多解释,取得患儿与家长的信任,耐心倾听他们的感受。

【健康教育】

1. **休息与活动**　嘱患儿出院后保证充足的休息与睡眠,循序渐进增加运动量,以不感到劳累为宜。避免受风寒刺激,尽量避免到人群集中的公共场所。

2. **饮食指导**　指导患儿养成合理的饮食习惯,定时就餐。注意饮食卫生及食物烹调时的色、香、味,根据患儿口味调节饮食花样,并鼓励患儿多饮水,多吃水果蔬菜,预防便秘。选择富含维生素、钾、镁的食品,避免刺激性强的食物,并限制钠盐摄入。少量多餐,避免过饱而增加心脏负担。

3. **出院指导**　教会患儿家长基本的病情观察技能,如血压的正确监测方法。告知患儿及家属药物的治疗方案,及按要求服药的重要性,切不可随意自行调整用药剂量或者随意停药。如有不适及时就诊。

（孙　静）

第十三节　韦格纳肉芽肿

【概述】

韦格纳肉芽肿(Wegener granulomatosis, WG)是以上、下呼吸道坏死性肉芽肿性血管炎、肾小球肾炎和其他器官的血管炎为主要特征的全身性疾病。临床上常表现为鼻炎和副鼻窦炎、肺病变及

进行性肾衰竭。本病与抗中性粒细胞胞质抗体(antineutrophil cytoplasmic antibodies, ANCA)密切相关。调查显示,WG 患病率无性别差异,儿童和青少年罕见。日本的一项全国性横断面研究估计,WG 的患病率为 17.8/1 000 000。

15

【临床特点】

病因不明,可能与自身免疫和对不明抗原的过敏反应有关。由于本病的病理为血管炎和非感染性肉芽肿,目前已证实活动期患儿存在抗中性粒细胞胞质抗体,其中细胞质染色型 ANCA,即抗蛋白酶 3(antiprotease 3,PR3)抗体对本病有高度特异性(90% ~97%),与病情活动有关。

韦格纳肉芽肿临床表现多样,可累及多系统。本病的特征为副鼻窦炎、肺部浸润及肾脏病变三联症。

欧洲风湿病联盟及欧洲儿科风湿病学会于2008年制定了关于儿童韦格纳肉芽肿的诊断标准,符合下列 6 条标准中的至少 3 条可诊断 WG:①组织病理学:动脉管壁、血管周围或血管外有肉芽肿性炎症;②上呼吸道受累表现:慢性化脓性或血性鼻分泌物、反复鼻出血、鼻中隔穿孔或鞍鼻畸形、慢性或复发性鼻窦炎;③喉-气管-支气管狭窄;④肺部受累;⑤ANCA阳性;⑥肾脏受累:晨尿检测尿蛋白/肌酐值大于 30mmol/mg,血尿或红细胞管型(每高倍镜下大于 5 个红细胞或尿沉渣有红细胞管型)。

【治疗原则】

可用肾上腺皮质激素口服,待病情控制后,可逐渐减量维持,严重病例需用甲泼尼龙冲击治疗。口服泼尼松同时加用环磷酰胺,待疾病缓解 1 年后如无复发,可逐渐将环磷酰胺减量。长期使用环磷酰胺副作用大,也可用甲氨蝶呤维持治疗。

【护理评估】

1. 评估患儿是否有皮肤黏膜病变,如下肢可触性紫癜、多形红斑、斑疹、瘀点(斑)、丘疹、皮下结节、坏死性溃疡形成等;是否有口腔黏膜损伤、鼻出血、血性鼻分泌物。

2. 评估患儿是否有咳嗽、咳痰、肺部啰音;评估尿量、是否有血尿等。

3. 了解实验室检查如血常规、肾功能、24 小时尿蛋白、肌酐、ANCA、免疫功能、基因检测结果、组织病理学改变及其他辅助检查结果。

4. 评估患儿及家长对本病各项护理知识的了解程度及需求。

【护理措施】

1. 皮肤护理 保持皮肤清洁干燥,避免使用肥皂等碱性洗涤用品,若出现皮肤瘙痒,切忌抓挠、压迫。有渗出性皮炎时暴露局部,并外涂具有收敛、保护作用的炉甘石洗剂。

2. 口腔护理 保持口腔清洁,嘱患儿进餐前后漱口,不使用牙签,避免口腔黏膜损伤。由于患儿长期应用激素和免疫抑制剂,可用 1% ~4% 碳酸氢钠漱口,预防真菌感染。

3. 鼻腔护理 嘱患儿保持鼻腔清洁通畅,不用力擤鼻涕。若鼻腔出血或局部感染鼻腔内充满血痂,切忌用手挖鼻,可用 1% 薄荷液状石蜡滴鼻软化血痂,促进干痂自然脱落。鼻出血时用棉球填塞,适当抬高头部,偏向一侧,局部冷敷。

4. 眼部护理 WG 眼睛受累的最高比例可至50% 以上,可累及眼睛的任何区域,可表现为眼球突出、视神经及眼肌损伤、结膜炎、角膜溃疡、巩膜外层炎、视力障碍等。嘱患儿保持眼部清洁、预防感染,定期复查视力。

5. 肺部受累的护理 病变可累及肺间质,患儿易发生呼吸衰竭,尤其以 I 型呼吸衰竭较为常见。护理上应注意:①保持气道通畅:每 1~2 小时给予翻身、拍背,鼓励患儿用力咳嗽,并指导正确咳痰方法。吸痰时严格执行无菌操作,动作要轻。②氧疗护理:I 型呼吸衰竭,给予 50% 以上浓度的氧或纯氧吸入,以避免缺氧加重,但时间不宜过长,避免氧中毒。注意监测血气,了解缺氧改善情况,以便及时调节氧浓度。

6. 并发症的观察与护理

(1) 严格记录 24 小时出入量,特别是尿量,并注意观察尿色。

(2) 保护性隔离:尽量将患儿安置在单间病房,保持病室适宜的温、湿度,每天开窗通风 2 次,减少探视,保持床单位的清洁、干燥及舒适。医护人员做好手卫生,严格无菌操作。保证饮食、餐具清洁卫生。

7. 心理护理 WG 患儿病情迁延、症状反复,甚至会出现形象的改变,如突眼、鞍鼻等,护士应根据患儿及家长的接受能力进行疾病、用药知识、护理技能、预后转归等方面的宣教,满足家长及患儿的需求,促使他们积极主动地配合医疗工作。对年长儿通过安慰、解释和鼓励,对年幼儿通过亲切、和蔼的态度和关心去建立感情,取得信任。

【健康教育】

1. 指导患儿合理饮食 给予高维生素及钙质丰富适合患儿口味的饮食,如禽蛋、奶类、鱼虾、瘦肉、豆浆等,多吃蔬菜和水果,忌食过辣、过热及生冷刺激性食物,以免对口腔黏膜、胃黏膜造成不良刺激。

2. 休息与活动 嘱患儿出院后保持良好的生活方式,注意生活规律、劳逸结合,加强体育锻炼,合理饮食,避免到人多、空气闭塞的地方,避免与患有感染性疾病的人接触,避免强烈阳光照射及过度疲劳。

3. 出院指导

(1) 教会患儿和家长相应的知识及技能,如激素类药物正确的减停方法、药物不良反应的观察、口

15

腔、鼻腔、眼部和皮肤护理方法及家庭饮食护理等。

（2）指导家长为患儿提供一个安全、清洁的家庭环境，预防和避免感染及各种安全意外。加强个人卫生，勤洗澡更衣，经常检查口腔、鼻腔、眼部及皮肤等处有无感染。

（3）如患儿出现发热，体温大于38℃，皮肤出现出血点、瘀斑、红疹，精神萎靡等异常情况应及时就诊。

（4）定期复诊。

（孙　静）

第十四节　白　塞　病

【概述】

白塞病（Betch's disease，BD）是一种累及多系统、多器官的全身性疾病，基本病理改变为血管炎。近年来又称为眼、口、生殖器综合征。除上述三联症外，还可出现皮肤、关节、胃肠道、神经系统和血管等病变。该症在儿童少见。在成人，以男性多发，男女之比为2:1，而儿童患儿，性别之比大致相同。

【临床特点】

白塞病病因尚不明确，遗传、免疫、感染因素可能与本病发病有关。

本病多为慢性起病，病程较长。皮肤黏膜症状较为常见，眼、血管和神经系统受累的患儿症状较严重。①口腔溃疡：几乎所有患儿都有复发性、疼痛性口腔溃疡，多数患儿以此征为首发症状（图15-14-1）。②生殖器溃疡：男性常见于阴囊部位，女性大小阴唇均可受累。溃疡较深，疼痛明显。③皮肤病变：面部、上胸部、背部及四肢可出现结节样红斑样皮疹或痤疮样皮疹。④眼部症状：表现为葡萄膜炎、视网膜血管炎、眼前房积脓、继发性青光眼、白内障、视觉减退及虹膜粘连。⑤关节症状：典型关节炎为非破坏性、对称或非对称型关节炎，最常受累的关节依次是：膝、腕、肘、踝关节。⑥神经系统症状：表现为脑

干受累或脑实质受累症状。⑦心血管系统症状：可有静脉血栓形成，动脉和心脏受累相对少见。⑧消化系统症状：可表现为食欲减退、恶心、消化不良、腹泻和腹痛、黑便。

本病的诊断主要根据临床症状，目前多采用国际白塞病研究小组于1990年制定的标准，包括以下一条主要表现和两条以上附加表现可确诊：复发性口腔溃疡，1年内反复发作至少3次。以下标准中符合2条：①反复外阴溃疡；②眼病变；③皮肤病变；④针刺试验阳性。

【治疗原则】

治疗目的为控制现有症状，防治重要脏器损害，减缓疾病进展。治疗原则是根据系统受累的程度选择用药。急性活动期应卧床休息，发作间歇期注意预防和复发。口腔溃疡、生殖器溃疡及眼炎可局部治疗，避免感染。可用非甾体抗炎药消炎镇痛，肾上腺糖皮质激素用于严重的口腔及生殖器溃疡、急性发作的眼部病变、神经系统受累、严重的血管炎及严重的关节病变。也可应用免疫抑制剂、生物制剂、中药进行对症治疗。

【护理评估】

1. 评估患儿是否有口腔、生殖器溃疡；皮肤是否出现结节样红斑样皮疹或痤疮样皮疹；是否有关节疼痛和关节活动障碍。

2. 观察患儿是否有头痛或行为异常等神经精神症状；是否有食欲减退、恶心、消化不良、腹泻和腹痛、黑便。

3. 了解针刺试验及其他辅助检查结果。

4. 评估患儿及家长对本病各项护理知识的了解程度及需求。

【护理措施】

1. 口腔护理　口腔评估是非常重要的一个环节，有助于及时发现口腔黏膜的动态变化，包括疼痛、黏膜色泽、溃疡的数量、大小、清洁度、气味等，根据溃疡的轻重程度采取不同的护理措施。对于口腔损害较轻的患儿每天予口腔护理，并嘱饭后漱口，以保持口腔清洁，促进口腔溃疡的愈合。对于较严重

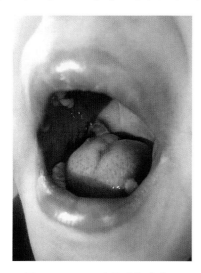

图15-14-1　口腔及舌部溃疡图

者适当增加口腔护理次数。对于合并霉菌感染者予5%碳酸氢钠加制霉菌素溶液漱口。

2. 皮肤护理 加强对患儿皮肤的观察、评估与护理,保持患儿皮肤清洁、干爽,做到勤洗澡、勤换衣,尽量穿透气、棉质服装,保持皮肤清洁干燥,定期为患儿修剪指甲避免抓伤皮肤。避免紫外线及阳光直射。每天用温水清洁皮肤,忌用碱性肥皂等刺激性物质。对于皮肤损伤患儿局部可用0.5%碘伏消毒后外涂莫匹罗星,促进炎症消散、吸收,切忌挤压。针刺试验阳性患儿要尽量减少注射次数,尽量使用静脉留置针或深静脉通路进行静脉输液。要严密观察进针处皮肤有无感染,加强针眼处消毒,严格无菌操作,对注射后皮肤发生的脓疱疹要及时做好处理,避免引起感染。注意患儿会阴部的清洁,便后及时清洗肛周。对长期卧床者,保持床单位平整,定时更换体位、预防压疮发生。

3. 心理护理 患儿心情愉悦能够让免疫功能与内环境达到最佳状态,有利于病情好转。护士应主动与患儿及家长沟通,根据患儿及家长的接受能力进行疾病、用药知识,护理技能、预后转归等方面的宣教,满足家长及患儿的需求,帮助他们接受现实,解除他们的心理顾虑,使他们对疾病有正确的认识,促使他们积极主动地配合医疗工作。

【健康教育】

1. 饮食 白塞病患儿的饮食以高蛋白质、高热量为宜,少食辛辣、海鲜等食物。口腔溃疡可影响进食,应根据患儿口腔溃疡程度给予半流或流质饮食。随着溃疡逐渐愈合可给予普食,平时不宜进食过硬或温度过高的食物,以免损伤口腔黏膜。针对严重口腔溃疡引起的疼痛难忍而影响进食者,可先予2%利多卡因加生理盐水溶液漱口后再进食,能有效地减轻患儿的疼痛。

2. 休息与活动 急性期需卧床休息,病情好转后逐渐增加活动量。保持良好的生活方式,生活规律。尽量少去人多、空气不流通的地方,避免感染。

3. 用药指导 参见本章第一节风湿性疾病的护理。

4. 出院指导

(1) 教会家长相应的知识及技能,如激素类药物应遵医嘱减停,药物不良反应的观察,口腔、肛周护理方法及家庭饮食护理等。

(2) 指导家长为患儿提供一个安全、清洁的家庭环境,预防和避免感染及各种安全意外。加强个人卫生,勤洗澡更衣,经常检查口腔、肛门、皮肤等处有无感染。

(3) 如患儿出现发热,体温大于38℃,皮肤出现出血点、瘀斑、红疹等异常情况应及时就诊、复查。

(4) 治疗期间每1~2周门诊复诊,复查血常规、肝肾功能、出院时明确告知门诊复诊的时间。

(5) 门诊就诊、检查时戴口罩,避免感染。

(孙 静)

第十五节 干燥综合征

【概述】

干燥综合征(Sjögren's syndrome,SS)是一种自身免疫性外分泌腺体慢性炎症性疾病。病变可同时累及其他器官,造成多种多样的临床表现,但以眼干燥和口腔干燥为主要症状。干燥综合征可单独存在,成为原发性干燥综合征,此类型在儿童时期较为少见;也可与其他自身免疫性疾病并存,如特发性关节炎、系统性红斑狼疮、系统性硬化症等成为继发性干燥综合征。儿童时期多继发于系统性红斑狼疮或混合结缔组织病。SS是一种较常见的自身免疫性疾病,患病率约为0.5%~5%,90%以上患儿为女性,发病年龄大部分为30~50岁,但可发生于任何年龄,包括儿童和老人等。

【临床特点】

SS的病因与遗传因素、EB病毒感染和免疫学异常有关。SS在上述多种因素的侵袭下,引起机体免疫异常。异常的细胞和体液免疫反应产生各种介质,造成患儿的组织炎症和破坏性病变。本病的主要特征性病理改变是外分泌腺体间有大量淋巴细胞、浆细胞以及单核细胞浸润。SS多起病缓慢,开始症状不明显,很多患儿常由于关节痛、皮疹或发热等来就诊。临床表现包括:口干,眼干,其他部分外分泌腺受累症状,皮肤黏膜可出现紫癜样皮疹、结节性红斑、鱼鳞样变,引起瘙痒和表皮脱落,其他脏器病变包括甲状腺炎、血管炎、下肢麻痹、感觉障碍、癫痫样发作、精神异常或脑神经病变等,以及关节肌肉症状如关节痛、一过性滑膜炎和肌炎的表现。

SS缺乏特异性的临床表现及实验室项目来作诊断。目前儿童SS的诊断虽以成人诊断标准为依据,但更依赖自身抗体、唇腺组织活检和腮腺造影等检查。以下3个基本点是本病的诊断依据:①唾液的流率下降(正常值为每分钟平均≥0.6ml);②腮腺造影:在腮腺有病变时,其导管及小腺体有破坏现象;③唇黏膜活检:其腺体组织中可见淋巴细胞浸润,≥50 个淋巴细胞团聚或成堆者称为灶,≥1 个灶性淋巴细胞浸润为异常;④放射性核素造影:唾液腺功能低下时其摄取及分泌均低于正常;⑤凡上述 4 项试验中有两项异常者可诊断为口干燥症。

【治疗原则】

SS 目前尚无根治方法,主要是替代或局部治疗和全身治疗。局部治疗主要针对干燥症状的治疗。全身治疗主要用于内脏损害如肾脏、神经系统受累以及血管炎者,可用肾上腺皮质激素。可联合应用免疫抑制剂,如甲氨蝶呤、硫唑嘌呤或环磷酰胺等。

【护理评估】

1. 评估患儿是否有发热、关节痛或皮疹,口干、眼干。

2. 观察 24 小时出入量及脉搏、呼吸、血压等生命体征及神经精神状态。

3. 了解实验室检查如血象、血沉、肝肾功能、尿蛋白情况等。

4. 评估患儿及家长对本病各项护理知识的了解程度及需求。

【护理措施】

1. 发热的护理　体温大于 38.5℃,可遵医嘱予患儿药物降温,用药后注意观察体温变化,嘱患儿多饮水。

2. 皮肤护理　患儿皮脂腺分泌减少,皮肤易出现干燥、瘙痒等症状,嘱患儿不可用手抓伤皮肤,防止皮肤出血和感染;穿柔软、透气性良好、宽松的棉质内衣,并经常更换;避免使用碱性肥皂,勤剪指甲。

3. 口腔护理　患儿唾液分泌减少,易发生口腔溃疡、感染或龋齿等疾病。嘱患儿多饮水,保持口腔黏膜湿润,预防口腔感染的发生;每天刷牙两次,饭后及时漱口,定期更换牙刷;避免使用抑制唾液腺分泌的抗胆碱作用的药物,如阿托品、山莨菪碱等。

4. 眼部护理　对患有干燥性角膜炎者,可用人造泪液滴眼,以缓解眼干症状,保护眼结膜和角膜不受损伤。外出戴墨镜,在夜间睡前可使用润滑药膏涂抹眼角。

5. 呼吸道护理　病室内空气要清新,维持室内适宜的温湿度。室温过高,湿度下降,可使患儿呼吸道黏膜干燥。对痰黏稠难以咳出的患儿,可做雾化以促进排痰。

6. 心理护理　SS 是一种全身性慢性疾病,应使患儿及家长了解所患疾病的长期性、复发性、难治性,同时加强沟通,关心他们,帮助患儿树立长期与疾病作斗争的勇气和信心,使其积极主动配合医护人员共同治疗疾病。

【健康教育】

1. 指导患儿合理饮食　给予清淡、易消化、营养丰富、富含维生素的饮食。可进食含维生素及微量元素丰富的蔬菜、水果、杂粮等,忌食辛辣、刺激性食物和海鲜等。给予优质蛋白饮食,如鱼、肉、蛋、奶以及大豆蛋白质。进食时嘱患儿细嚼慢咽,以免发生吞咽困难或窒息。

2. 休息与活动　SS 患儿可有乏力、四肢肌张力减低,容易发生跌倒、坠床,应加强看护、预防跌到、使用床挡。合理安排患儿的作息时间,保证足够的睡眠时间,注意劳逸结合,进行力所能及的体育运动,增强机体的抵抗力。

3. 用药指导　参见本章第一节风湿性疾病的护理。

4. 出院指导

（1）教会家长相应的知识及技能,如激素类药物应遵医嘱减停,药物不良反应的观察,口腔、皮肤护理方法及家庭饮食护理等。

（2）指导家长为患儿提供一个安全、清洁的家庭环境,预防及避免感染及各种安全意外。

（3）注意及时增减衣物,避免受凉,尽量避免到人多的公共场所,预防上呼吸道感染。

（4）出院后定期复查血常规、肝肾功能,按时门诊复诊。

（孙　静）

参考文献

1. 江载芳,申昆玲,沈颖. 诸福棠实用儿科学. 第 8 版. 北京:人民卫生出版社,2015.

2. 薛辛东,独立中,毛萌. 儿科学. 第 2 版. 北京:人民卫生出版社,2014.

3. 崔焱. 儿科护理学. 第 5 版. 北京:人民卫生出版社,2012.

4. 卢慧玲. 常见儿童风湿性疾病的心血管损害. 中华实用儿科临床杂志,2015,30(1):10-13.

5. 中华医学会风湿病学分会. 风湿热诊断和治疗指南. 中华风湿病学杂志,2011,15(7):483-486.

6. 关超. 风湿性疾病常见症状的临床护理分析. 中国卫生标准管理,2015,5:157-158.

7. 董云华. 风湿性疾病和关节疾病的症状护理. 中国卫生标准管理,2015,6(9):47-48.

8. 李虹. 风湿性疾病患者的心理健康状况和护理对策. 中

15

国医药指南,2013,11(9):667.

9. 蒋小梅,曾小燕,丁艳.托珠单抗治疗儿童难治性全身型幼年特发性关节炎的护理.中国实用护理杂志,2015(z2):88-89.

10. 宋红梅.幼年特发性关节炎的诊断.临床儿科杂志,2011,29(1):18-21.

11. 鲁珊,王雪梅,汤亚南.幼年特发性关节炎糖皮质激素长期治疗多种并发症1例报告.临床儿科杂志,2013,31(03):270-271.

12. 刘宁宁,张改连,梁美娥,等.12岁幼年特发性关节炎合并痛风患者一例.中华风湿病学杂志,2015,19(11):772-773.

13. 王捷,薛海燕.1例幼年特发性关节炎全身型合并巨噬细胞活化综合征患儿的护理.护理研究,2011,25(35):3304-3305.

14. 唐利华,杨春红,杨少丽,等.以家庭为中心的护理在幼年特发性关节炎患儿的应用.广西医科大学学报,2015,32(05):860-861.

15. 徐沪济,刘彧.强直性脊柱炎发病机制的研究.内科急危重症杂志,2011,17(6):325-327.

16. 张秀梅,崔亚洲,韩金祥.强直性脊柱炎致病机制研究进展.国际骨科学杂志,2011,32(3):170-172.

17. 刘忆光.应用生物制剂治疗幼年强直性脊柱炎的观察及护理.中国实用护理杂志,2013,29(12):25-26.

18. 宋楠,林春花,赵佩瑚.功能锻炼在强直性脊柱炎护理中的应用.护士进修杂志,2011,26(19):1791-1792.

19. 杜日兰.护理干预对幼年强直性脊柱炎患儿生活质量的影响.护理研究,2014,28(11):4183-4185.

20. 徐有志.反应性关节炎86例临床分析.黔南民族医专学报,2010,23(1):24-26.

21. 刘小萍,储兰芳.反应性关节炎的中西医结合护理.现代中西医结合杂志,2011,20(34):4444-4445.

22. 曾梅凤,邹敏.赖特综合征患儿六例的护理体会.解放军护理杂志,2011,28(22):57-58.

23. 中华医学会儿科分会免疫学组.儿童SLE诊疗建议.中华儿科杂志,2011,49(7):506-516.

24. Sylvia K,Silverman ED. Prevalence and burden of pediatric-onset systemic lupus erythematosus. Nature Reviews Rheumatology,2010,6(9):538-546.

25. Pons Estel GJ,Alarcon GL,Reinlib L,et al. Understanding the epidemiology and progression of systemic lupus erythematosus. Seminars in Arthritis & Rheumatism,2010,39(4):257-268.

26. Levy DM,Sylvia K. Systemic lupus erythematosus in children and adolescents. Pediatric Clinics of North America,2012,59(2):345-364.

27. 宋红梅."儿童系统性红斑狼疮诊疗建议"解读(续).

28. 王卫平.儿科学.第8版.北京:人民卫生出版社,2013.

29. 葛均波,徐勇健.内科学.第8版.北京:人民卫生出版社,2013.

30. 张奕星,袁斌.儿童过敏性紫癜性肾炎的治疗进展.医学综述,2014,20(8):1418-1421.

31. 袁芳,金燕樑.儿童过敏性紫癜治疗研究进展.临床儿科杂志,2013,31(3):676-680.

32. 何艳燕,潘伟,宋红梅,等.肝素预防过敏性紫癜性肾炎肾损害的临床随机对照研究.中华儿科杂志,2002,40(2):99-102.

33. 赵志华,胡学强.儿童多发性硬化.全国免疫学学术大会,2014.

34. 李丰,曾华松.儿童皮肌炎的诊断与治疗.中华实用儿科临床杂志,2012,27(21):1694-1696.

35. 李冉,任立红.儿童渗出性多形性红斑的诊治进展.2015,22(10):722-724.

36. 杨翠芳.斯-琼综合征患儿的循证护理.实用临床医药杂志,2012,16(24):155-156.

37. 翟晋慧,李文晴,董建英,等.支气管肺炎合并重型渗出性多形性红斑患儿的护理.中国实用护理杂志,2013,29(18):46-47.

38. 刘丽平,岳晓燕,袁艳.儿童渗出性多形红斑的护理.中国实用护理杂志,2006,22(11):38-51.

39. 金惠超,周寅,左玲燕.1例肺出血-肾炎综合征患者的护理.中国实用护理杂志,2014,30(14):51-52.

40. 彭莲梅,肖玲琴.肾炎肺出血患者的观察和护理.现代护理,2012,10(20):98-99.

41. 朱碧芬.一例肺出血-肾炎综合征的护理.护士进修杂志,2011,26(3):288.

42. 马文,周艳.激素联合环磷酰胺治疗难治性肾病综合征副作用观察及护理.宁夏医学杂志,2013,35(3):281.

43. 任晓碧,谢敏叶,吴碎春,等.血浆置换治疗儿童溶血性尿毒综合征的护理.护士进修杂志,2013,28(20):1865.

44. 封芳,廖茹.大动脉炎的心理护理.心理医师(下半月版),2012,4:291-292.

45. 李金花.多发性大动脉炎患者的临床护理.中国医药指南,2012,10(24):638-639.

46. 李亚男,李善玉,刘丽.儿童多发性大动脉炎25例回顾性分析.临床儿科杂志,2011,29(12):1149-1151.

47. 孔芳,王莹,王立,等.多发性大动脉炎57例临床分析.中华医学杂志,2011,91(15):1155-1057.

48. 中华医学会风湿病学分会.韦格纳肉芽肿病诊断和治疗指南.中华风湿病学杂志,2011,15(3):194-196.

49. 陈立春,缪滔,林海燕.1例韦格纳肉芽肿患者的护理.中华护理杂志,2007,42(4):24-25.

中华儿科杂志,2013,51(3):189-193.

50. 洪丽霞,华平,吴惠文.重症白塞病患者行心脏瓣膜置换术的术后护理.中华护理杂志,2013,48（3）:203-204.

51. 徐桂梅,蔡春雷,徐广懿,等.1例白塞病患者应用超短波治疗仪治疗生殖器溃疡的护理.中国实用护理杂志,2013,29（36）:25-26.

52. 邱娅莉.1例儿童原发性干燥症合征合并肾小管酸中毒的护理.中国实用护理杂志,2014,30（30）:35-36.

53. 吴燕.干燥综合征的临床护理.护士进修杂志,2012,27（14）:1283-1284

15

第十六章 感染性疾病

第一节 感染性疾病的护理

【概述】

当病原微生物或条件致病菌性微生物侵入宿主后,进行生长繁殖,并释放毒素或导致机体内微生态平衡失调等病理生理过程称为感染(infection)。感染即为病原体与宿主之间相互作用的过程。儿科领域的各个专业都会存在感染的问题,致病微生物感染人体后引起各系统及各器官疾病不同程度临床表现。广义的感染性疾病包括所有病原微生物感染导致的疾病。病原有病毒、细菌、寄生虫等,感染性疾病都具有传染性,只有强弱不同。通常说传染性疾病是感染性疾病中可以引起暴发流行的传染性较强的几种感染。本章主要介绍病毒、细菌及真菌感染的疾病。其传播方式有水平传播和垂直传播两类。病原体的入侵方式和途径常常决定感染的发生和发展。传播途径由呼吸道传播、消化道传播、皮肤传播、性传播、血液传播和接触传播。

【临床特点】

感染性疾病涉及全身许多器官、组织,表现多种多样,常以上呼吸道感染症状、消化道症状、中枢神经系统症状、泌尿系统、内分泌系统等系统症状,全身皮肤受损等,感染出现严重疾病者危及生命。免疫缺陷者、艾滋病、新生儿及婴幼儿等人群是易感者。小儿常见感染性疾病有小儿肺炎、小儿肠炎、泌尿系感染、小儿结核病、小儿传染病及性病和宫内感染疾病。临床特点起病急、来势凶,机体缺乏局限性,新生儿常不伴发热,可出现黄疸;常见临床表现有发热、惊厥、消化不良、皮肤出现不同性质的皮疹,易出现并发症。

【护理评估】

1. 健康史 了解患儿发病年龄、感染史、患儿饮食习惯、既往健康情况、传染病史、药物过敏史、疫苗接种史;了解其母孕产期状况,是否为早产、多胎,胎儿期有无感染;了解家庭居住环境、家庭经济状况、父母职业及文化程度、有无遗传病史或亲属中有无类似疾病。

2. 现病史 评估患儿主要的症状、体征,发病时间、诱因、发病缓急;评估患儿发热及热型;评估患儿有无全身各系统、各器官疾病的症状及体征;了解患儿耳、鼻、眼部位有无异常,口腔黏膜有无受损、全身皮疹部位和性质及其受损程度、关节活动受限及其疼痛,智力及运动障碍情况;评估患儿有无惊厥、昏迷、休克等伴随症状。

3. 治疗经过 评估患儿所接受的检查及结果,如血常规、血液生化、血培养、血清学、放射线检查等;了解治疗方法、疗效及药物不良反应等情况。

4. 心理社会状况 了解患儿及家长的心理状况,有无恐惧、焦虑、恐惧、自卑等不良心理反应;了解患儿家庭成员对疾病相关知识的认识程度、对疾病的关心程度;评估社会支持系统是否健全等。

【主要护理问题】

1. 急性意识障碍 由致病菌进入机体引起中枢神经系统感染所致。

2. 体温过高 由致病菌进入机体后引起全身炎症反应所致。

3. 营养失调 由低于机体需要量,与慢性发热有关。

4. 有体液不足危险 由致病菌进入机体引起消化道症状所致。

5. 有传播感染的危险 由机体免疫功能低下者或暴露创面再感染所致。

6. 疼痛 由致病菌进入机体感染各器官组织引起的疼痛所致。

7. 皮肤完整性受损 由致病菌进入机体引起口腔黏膜及全身皮肤各处受损所致。

8. 低效型呼吸形态 由致病菌进入机体引起呼吸系统症状及体征异常所致。

9. 有外伤的危险 由出现的神经系统症状如眩晕、抽风及惊厥等所致。

10. 潜在并发症 有心力衰竭、呼吸衰竭、脑膜炎、脑疝、脓血症及败血症、肾衰竭等。

11. 恐惧、焦虑等 患儿及家长表现异常情绪，家长担心疾病预后。

12. 知识缺乏 缺乏感染性疾病的防治、护理知识和技能。

【护理措施】

1. 预防再感染 关注管理传染源、切断传播途径、保护易感人群。

2. 发热的护理 监测患儿体温变化，发热时及时采取降温措施，常用的降温方法为温湿敷、温水浴、冰袋降温及药物降温，新生儿避免使用酒精擦浴。对心功能正常的高热患儿嘱其多饮水，对发汗较多的患儿应与医师沟通酌情补液。体温超过38.5℃时，遵医嘱抽取双份做血培养，并于服药后30分钟复测体温直至降至正常。口服或静脉给予退热药0.5～1小时内应停止冰袋及冷敷等物理降温，降温过程中要注意观察患儿全身的表现，避免体温骤降引起虚脱。出汗后及时更换衣服，注意保暖。衣服和盖被要适中，避免影响机体散热。

3. 营养失调护理 注意膳食结构的合理搭配，给予患儿高蛋白、高维生素、多纤维素适合小儿口味的饮食。忌食过辣、过热及生冷刺激性食物。改善哺乳母亲的营养，及时添加辅食，纠正不良饮食习惯，保证能量及营养素的摄入。避免食用不洁的食物，根据个体情况提供治疗性饮食。

4. 体液不足的护理 观察患儿呕吐、腹泻次数及其性质，同时观察患儿的精神及面色；观察脱水程度及皮肤弹性；遵医嘱给予合理口服及静脉补液，准确记录出入量。

5. 疼痛护理 创造舒适、安静的环境；系统评估患儿疼痛部位、性质、程度、持续时间、伴随症状以及疼痛加重、缓解因素，了解患儿及家长评价疼痛及应对疼痛的方式。一旦发生突然、剧烈的疼痛及时报告医师，适当更换体位；遵医嘱口服、肌内注射或静脉途径给予镇痛药时，需注意滴速和注射部位；密切监测生命体征及用药后的效果及不良反应，如恶心、呕吐、瘙痒等；尽可能地让父母陪伴、抚摸患儿，降低疼痛感觉，给予鼓励和心理支持；指导患儿采用放松、转移注意力的方式来减轻疼痛、焦虑紧张情绪，例如有规律的呼吸、唱歌、听音乐、看电视、做游戏等；某些部位可应用热敷缓解疼痛，鼓励患儿及家长表达内心感受，给予情感支持及心理疏导。

6. 皮肤护理 对于退热后出汗较多的患儿应勤换内衣裤；对乏力的患儿应防止压疮发生；皮肤受损处，嘱患儿切勿用手抓挠，避免再感染。患儿应使用专用的用物，贴身衣物用后消毒处理，并保持清洁干燥。

7. 呼吸系统症状的护理 观察患儿有无咳嗽、痰液黏稠及呼吸困难，遵医嘱给予超声雾化后，拍背吸痰等措施，有缺氧症状予以氧疗等。

8. 口腔护理 因发热致唾液分泌减少，口腔黏膜干燥，口内食物残渣易发酵致口腔溃疡，口腔护理2～3次；另外，患儿口腔黏膜出现疱疹等，遵医嘱涂抹针对性药物及一般清洁护理，并忌食辛辣和刺激食物。

9. 并发症的观察与护理 严密观察病情变化，随时备好抢救药品及物品，配合医师进行抢救。及时发现患儿有无其他器官、系统的异常表现。持续监测患儿血压、脉搏、呼吸、体温、瞳孔、肌张力、意识等生命体征并详细记录；观察皮肤弹性及皮肤受损情况；观察眼、耳、鼻及口腔异常现象；维持有效的静脉通路，合理安排和调整药物顺序及速度，详细记录患儿出入量。

10. 常用药物护理 更昔洛韦对血管的刺激性较大，而婴幼儿皮肤幼嫩，血管通透性高，因此，配制注射液时充分摇匀。应用更昔洛韦静脉治疗时，首先选四肢粗直的血管，注射更昔洛韦前用5%葡萄糖冲管，每次静滴时间1小时以上，并注意观察注射部位是否发红、肿胀、液体外渗等；定期监测肝功能；观察更昔洛韦常引起不良反应，当患儿出现呕吐、食欲缺乏等胃肠道反应时，提醒家长应少食多餐，按需喂养婴儿；出现皮肤瘙痒、皮疹等过敏反应时，可外涂炉甘石洗剂；转氨酶增高时，指导家长多给患儿服温开水增加排尿。

11. 心理护理 及时了解评估患儿及家长发生的异常情绪变化及各种需求，耐心安慰患儿及家长，及时讲解病情变化、各种治疗、各项检查结果及疾病预后等家长最常关注的问题；适时讲解疾病发生原因和治疗目的、药物作用、不良反应以及护理方法等；指导患儿及家长相关检查的配合。

12. 知识缺乏的宣教 讲解疾病相关知识，指导其掌握基本护理方式和技能；告知所用药物的用法、用量、副作用及注意事项；指导患儿遵医嘱服药。

13. 预防意外事件发生措施 高热出现谵妄、惊厥、抽风等意识障碍症状时，应及时使用床挡，适当约束患儿，口腔内放入牙垫，以防意外发生；出现昏迷时，按昏迷患儿护理常规护理。

【健康教育】

1. 讲解所用药物的用法、用量、副作用及注意

16

事项,指导患儿及家长遵医嘱服药,按时服药和外涂药物,不得擅自减量停药和乱用非医嘱处方药物。

2. 发热时指导患儿卧床休息,保持环境整洁,空气新鲜,经常通风换气,患儿宜穿透气、棉质衣服,避免衣服过厚影响散热。

3. 指导家长合理安排膳食,培养良好饮食习惯,保证能量及营养物质的摄入,每天摄入足够的水分,给予高热量、高维生素营养丰富的流质或半流质饮食,如牛奶、鸡蛋汤、菜粥等,忌食辛辣、刺激食品及饮料。

4. 指导患儿及家长进行自我评估,记录症状、体征出现的时间及伴随症状,以帮助医师作出准确判断,学会识别异常、危险征象,一旦发现立即就诊。

5. 鼓励患儿循序渐进地进行体格锻炼、增强抗病能力。

6. 预防再发感染 教育家长营造清洁、安全、温馨的家庭环境,指导患儿进行自我保护,养成良好的生活习惯,避免诱发因素、再次感染及损伤的发生。感染性疾病更重要是指导患儿和家长养成良好个人卫生习惯,饭前便后要洗手,同时关注家庭环境卫生的管理,加强饮食及餐具的卫生管理;不要带患儿去卫生差和人群密集的地方游玩。

7. 定期儿科门诊随诊。

【护理评价】

患儿是否发生颅内压高症状及脑疝;体温是否下降、恢复正常;疼痛是否减轻、缓解;营养状况是否改善;患儿是否发生脱水症状,未发生严重水电解紊乱;皮肤受损处是否发生感染;口腔黏膜是否有继发感染;未发生患儿意外受伤事件;患儿及家长焦虑、恐惧等异常情绪有缓解改善;及时发现出现心力衰竭、呼吸衰竭、肾衰竭等并发症,同时得到及时治疗;患儿及家长基本掌握并能复述感染性疾病的防治、护理知识及技能;基本掌握相关隔离方法和卫生管理要求。

(陈燕芬)

第二节 病毒感染性疾病

一、风疹

【概述】

风疹(rubella,german measles)是由风疹病毒引起的一种常见急性传染病。其临床特征为上呼吸道轻度炎症、发热、特殊的斑丘疹,耳后、枕部及颈后淋巴结肿大,病情较轻,预后良好。多见于学龄前和学龄儿,在发生流行时各年龄段儿童均可发病,传染性强。母亲在怀孕早期感染风疹,其婴儿有可能患先天性白内障和先天性心脏病,后果严重。

【临床特点】

1. 病因与发病机制 风疹病毒为 RNA 病毒,该病毒不耐热,易被干燥或高热灭活,低温 -60℃可以保存。可通过患病儿童的口鼻及眼分泌物直接传染给被接触者,大多数通过呼吸道飞沫散播传染。出疹后,血液内很快出现中和抗体,至 30 天~1 个月达高峰。母亲妊娠中或生产时感染风疹可以发病或隐性感染,波及胎儿后,病原体可在新生儿咽部持续生存,由大小便排出,可长达 6 个月或更久。病毒直接损害血管内皮细胞引起皮疹,近年来认为抗原抗体复合物与真皮上层的毛细血管充血和轻微炎性渗液引起皮疹相关,呼吸道有轻度炎症及淋巴结肿胀。并发脑炎时,可致脑组织水肿、血管周围炎及神经细胞变性。退疹后有细小脱屑。

2. 临床表现 潜伏期长短不一,一般为 2~3 周。前驱期为 1~2 天,全身症状比较轻,发病初期可有感冒症状,常见咳嗽、喷嚏、流涕、咽痛、嘶哑、头痛、结膜炎、食欲缺乏及发热等。部分患儿可在软腭及咽部附近见到玫瑰色或出血性斑疹,大小如针头或稍大。发热 1~2 天内即可出疹,一般由面部蔓延至躯干和四肢。第 1 天即布满全身,但手掌、足心大都无皮疹。皮疹呈浅红色,稍隆起,大小为 2mm 左右,分布均匀,躯干部皮疹较稀疏,面部及四肢往往融合,皮疹于第 1~4 天隐退。发热即出疹,热退疹也是风疹的典型特点,常伴有耳后、枕部、颈部淋巴结肿大。

3. 并发症 偶见扁桃体炎、中耳炎和支气管炎。风疹后数周偶见出血性肾小球肾炎、关节炎、血小板减少或不减少性紫癜。出疹后 1~6 天,偶见并发脑炎,发病率低,大部分可痊愈。

4. 辅助检查

(1) 白细胞总数降低,中性粒细胞降低,淋巴细胞增高。得病 1 周后血沉增快。

(2) 血清抗体测定,风疹病毒的特异性 IgM 抗体阳性。特异性 IgM 抗体出现最早,但维持阳性时间比较短,IgG 抗体出疹后 2~3 天可升高,2~4 周达高峰,以后渐下降,因此特异性 IgM 抗体增高或双份血清 IgG 抗体滴度≥4 倍升高可诊断风疹急性期。新生儿特异性 IgM 抗体增高提示经胎盘感染了风疹。

（3）取患儿鼻咽部部分分泌物做组织培养,可分离出风疹病毒。

【治疗原则】

1. 给予清热解毒的中药治疗。

2. 对症处理咳嗽用祛痰止咳剂,头痛、咽痛等对症处理,高热时可给予药物或物理降温。

【护理评估】

1. 评估患儿有无风疹的接触史及接触方式,出疹前有无发热、咳嗽流涕、咽痛、头痛及软腭和咽部有无改变等;询问出疹的顺序及皮疹的性状,发热与皮疹的关系,评估患儿的生命体征,如体温、脉搏、呼吸、神志等;观察皮疹的性质、分布、颜色及疹间皮肤是否正常;淋巴结是否肿胀;有无扁桃体炎、中耳炎和支气管炎、脑炎等并发症表现。

2. 分析血常规化验有无白细胞总数减少,淋巴细胞相对增多;有无检测到风疹特异性 IgM 抗体增高,或分离出风疹病毒等。

3. 评估患儿及家长的心理状况,对该病了解程度及应对方式;护理知识掌握程度及需求。

【护理措施】

1. 生活护理　卧床休息至皮疹消退、体温正常。保持室内空气新鲜,温湿度适宜,衣被清洁、干燥、合适。给予清淡、易消化、营养丰富的流质、半流质饮食,少量多餐。鼓励多饮水,以利于排毒、退热,恢复期可给予高蛋白、高热量及高维生素饮食。

2. 降低体温　体温高时可遵医嘱给予物理(温水擦浴)或药物降温,温水浴后及时擦干身体,避免受凉。

3. 皮肤黏膜护理　勤换内衣,保持皮肤清洁、干燥,剪短指甲,避免患儿抓伤皮肤引起继发感染。保持口腔、眼、耳、鼻部的清洁,每天用生理盐水漱口,眼、耳、鼻分泌物可用生理盐水棉签轻轻擦拭。

4. 并发症观察与护理　观察有无高热、咳嗽加剧;有无关节疼痛,尿颜色及性质,观察有无头痛及颅压增高表现。

5. 预防感染传播

（1）管理传染源:患儿隔离至皮疹出现后 5 天,妊娠早期妇女不论以前是否患过风疹或曾接种过风疹疫苗,都尽可能避免与风疹患儿接触,以防胎儿畸形。妊娠早期妇女如风疹 IgG 抗体阴性,又与风疹患儿有接触,建议做人工流产,如无条件流产,可肌注高价免疫球蛋白 20～30ml,以防胎儿感染风疹。

（2）切断传播途径:房间注意通风,患儿衣物在阳光下暴晒或用紫外线消毒,医护人员接触患儿前后要洗手。

（3）保护易感儿:流行期间易感者避免去公共场所;按时接种风疹减毒活疫苗。

【健康教育】

1. 告知家长预防风疹感染的相关知识与方法。

2. 介绍该病发生原因、主要临床表现、常见并发症;风疹流行季节不带儿童到人群集中的地方;告知家长保持室内空气新鲜、温湿度适宜重要性。

3. 给予患儿易消化及富有营养的流质或半流质饮食,以补充高热消耗的营养及水分,鼓励高热的患儿多饮水,有利于退热。

4. 告知该病预防措施　可采取主动免疫措施,注射风疹减毒活疫苗。我国已研制成风疹疫苗及风疹、麻疹、腮腺炎三联疫苗,一般在 1.5 岁时皮下注射 0.5ml,未接种者可在上小学时补种。

5. 加强儿童体质锻炼　经常进行或户外活动,以提高儿童的自身免疫力。

●● **附:先天性风疹综合征**

【概述】

孕妇在妊娠早期若患风疹,风疹病毒可以通过胎盘感染胎儿,引起先天性风疹或称先天性风疹综合征。

【临床特点】

1. 发病机制　孕妇感染风疹,在出疹前 1 周已有病毒血症,病毒可通过胎盘感染胎儿,风疹病毒可造成特殊胎儿畸形,原因是病毒所致的炎性病变及胚胎细胞生长发育受影响,使胎儿生长受限,分化受限,受累的细胞有丝分裂受抑制,从而影响核酸的复制,阻碍细胞的增殖及发育中器官及组织的正常分化。

2. 临床表现　先天感染风疹后可以发生早产、流产、死产、有形的活产或完全正常的新生儿,也可隐性感染。胎儿几乎所有器官都可发生暂时的、进行性的或永久的病变。出生时可有低体重、身高、头围、胸围等指标也都低于正常,有先天性白内障、耳聋及小脑畸形等,预后恶劣。也可造成心脏畸形,耳聋、眼睛损伤、发育障碍及神经系统畸形。智力行为和运动方面的发育障碍是风疹脑炎所致,可造成永久性损害而智力迟钝,是先天性风疹一大特点。

【治疗原则】

1. 无特殊治疗,仅限于对症治疗。

2. 应单独隔离,并有风疹抗体的人担任护理,出院后还应禁忌与孕妇接触。

16

【护理评估】

同风疹

【护理措施】

同风疹

【健康教育】

1. 告知家长预防先天性风疹的方法,对接种过风疹疫苗的人少数仍可发生再感染,对非妊娠患者风疹再感染大多无症状,只引起体内抗体升高。但在孕妇感染后,可致病毒在体内扩散,影响胎儿,而发生先天性风疹综合征。告知孕妇即使接种过风疹疫苗,也要避免与风疹患儿接触。

2. 介绍保持室内空气新鲜、温湿度适宜重要性。指导家长做好消毒隔离,皮肤护理,防止继发感染。

3. 介绍该病发生原因、并发症、主要临床表现;流行季节易感者不到人群集中的地方。

二、幼儿急疹的护理

【概述】

幼儿急疹(exanthem subitum, roseolainfantum)是一种病毒引起的发疹性轻型传染病,多见于6~18个月的婴儿,四季均可发生,多见于春秋季节,感染后获得终生免疫。其特征为发热3~5天,热退后周身出现红疹,并很快消退。由于皮疹出现前高热持续不退,全身症状较轻,不易明确诊断,直到热退疹出后,才能确诊,预后良好。

【临床特点】

1. 病因与发病机制 人类疱疹病毒(human herpesvirus, HHV)6、7、8是近十年发现的疱疹病毒,HHV-6、7是引起本病的病原病毒。HHV-6原发感染后,其核酸可长期潜伏于体内外周血单核细胞、唾液腺、肾及支气管的腺体内,在一定的条件下,HHV-6被激活引起感染,引起以发热、皮疹为特点的临床症状。

2. 临床表现 高热、皮疹,无前驱症状,体温多为39~41℃,一般持续3~4天后自然骤降。大多数患儿情况一般良好,无典型症状与体征,可伴有恶心、呕吐、咽炎、鼻炎、结膜炎等症状,偶见高热惊厥。热退后出诊,皮疹为红色斑丘疹,直径为2~3mm,周围有浅色红晕,压之褪色;皮疹多呈分散性,也可融合一处,开始出现于颈部和躯干,很快波及全身,腰部及臀部最多,面部及肘、膝以下极少,于1~3天内全部退尽,不留色斑,无脱屑。

3. 辅助检查

(1) 白细胞总数降低,中性粒细胞降低,淋巴细胞增高。

(2) 外周血病毒分离,可用间接免疫荧光法或中和试验监测血清特异抗体;用PCR技术检测外周血或组织中特异性病毒DNA(用于诊断困难及出现重症并发症病例)。

【治疗原则】

1. 给予抗病毒制剂。

2. 对症治疗高热时给予物理及药物退热,惊厥时给予镇静剂。

【护理评估】

1. 评估患儿出疹前有无发热、流涕、咽痛等表现;询问出疹的顺序及皮疹的性状,发热与皮疹的关系,询问患儿的营养状况及既往史。评估患儿的生命体征,如体温、脉搏、呼吸、神志等;观察皮疹的性质、颜色及疹间皮肤是否正常;有无高热惊厥表现。

2. 分析血常规化验有无白细胞总数减少,淋巴细胞相对增多;血清抗体测定或分离出HHV-6、7病毒等,病毒抗原阳性结果可作为诊断依据。

3. 评估患儿及家长的心理状况,对该病了解程度及应对方式;护理知识掌握程度及需求。

【护理措施】

1. 生活护理 卧床休息至皮疹消退、体温正常。保持室内空气新鲜,温湿度适宜,衣被清洁、干燥、合适。保持口腔清洁,每天用生理盐水漱口。

2. 饮食护理 给予清淡、易消化、营养丰富的流质、半流质饮食,少量多餐。如牛奶、蛋羹、稀粥等;鼓励多饮水,以利于排毒、退热。

3. 降低体温 体温高时可遵医嘱给予物理(温水擦浴)或药物降温,温水浴后及时擦干身体,避免受凉。

4. 皮肤护理 勤换内衣,保持皮肤清洁、干燥,剪短指甲,避免患儿抓伤皮肤引起继发感染。

5. 病情观察 观察有无高热;有无惊厥表现,如有高热惊厥时遵医嘱给予镇静剂。

【健康教育】

1. 向患儿及家长介绍本病发生的原因、主要临床表现、并发症和预后,消除家长恐惧心理。

2. 告知患儿及家长对无并发症轻型患儿可在家隔离,保持室内空气新鲜、温湿度适宜,流行季节不到人群集中的地方。

3. 告知该病预防方法,指导家长做好消毒隔离、皮肤护理等,防止继发感染。

4. 加强儿童体质锻炼,以提高儿童自身免疫力。

三、细小病毒B19感染

【概述】

人类细小病毒B19(human parvovirus B19),以下称B19,是一种小DNA病毒,是唯一人类疾病的细小

16

病毒。该病毒引起的典型疾病是传染性红斑和急性关节炎。但该病毒在一些血液病和免疫受损患者，可以引起再生障碍危象；传染性红斑和再生障碍危象多见于学龄前儿童；在妊娠妇女可引起胎儿水肿乃至死胎。其中70%为5~15岁儿童。B19可通过呼吸道（如飞沫、气溶胶等）传播，也可通过被污染的血制品传播及垂直感染。易感人群对B19普遍易感，尤以儿童及孕妇多见。肝功能异常儿童中，B19感染在7~14岁年龄段较高。该病毒在一些血液病和免疫受损者可引起短暂性再生障碍危象；在妊娠妇女可以起胎儿水肿、先天畸形乃至死胎。B19感染呈全球分布，全年均可发生。尤以冬春季常见，主要在学校暴发，暴发流行时，有20%~60%儿童有症状，但有许多儿童是无症状感染。

【临床特点】

多数B19感染为亚临床型感染，儿童B19感染主要表现为传染性红斑。B19可引发多种疾病，不同患者可有以下不同临床表现：

1. 传染性红斑 是B19感染常见的表现，并主要出现于儿童，又称第5号病，潜伏期为4~28天（平均16~17天）。前驱期症状较轻，包括低热、头痛和上呼吸道感染。皮疹典型的表现是面部首先出现皮疹，一般经历三期，初期可见患儿颜面部出现对称性红斑，伴口周苍白，颇似打耳光所致；进入第二期患儿表现为躯干及四肢出现大范围红色斑丘疹，呈对称分布，可相互融合；第三期斑丘疹在1周逐渐消退，但亦可在原部位复发。症状可因外界环境如阳光、温度等改变及情绪波动等而发生明显变化。一般出现红斑时，患儿传染性已不高。

2. 关节病 在成人和大龄儿童可见急性关节痛和关节炎，可伴有皮疹。典型关节炎呈对称性，多累及手指、腕、膝关节，关节炎症状也是自限性的，不具备有破坏。一般在2~4周左右消退，部分患儿症状可持续几个月。

3. 短暂性再生障碍危象 当患儿感染B19的同时存在其他红细胞减少疾病，如缺铁性贫血、镰状红细胞性贫血、地中海贫血、遗传性球形红细胞增多症等，B19诱发的再生障碍危象还可发生于急性出血。患儿表现为虚弱、嗜睡、苍白、严重贫血等，可危及生命。

4. 慢性贫血 免疫功能缺陷或免疫功能不全患儿感染B19后，由于机体不能及时清除病毒，使B19病毒对红系前体细胞持续破坏，造成慢性贫血。

5. 胚胎及先天性感染 母亲的B19感染可对胎儿发生不良影响，胎儿水肿及宫内死亡。

6. 心肌炎 B19感染可致胎儿、婴幼儿和儿童心肌炎损伤，严重者发生致命性心肌炎。

【治疗原则】

无特异性抗病毒治疗B19感染。对传染性红斑通常不需治疗；对一般关节炎患儿也不需治疗。部分患儿可予对症治疗，对严重关节炎患儿，特别是慢性症状的，可用非皮质类固醇类抗炎药治疗；短暂性再生障碍贫血给予输血；免疫功能缺陷或免疫功能不全患儿予静脉输注B19 IgG抗体的免疫球蛋白，可改善贫血；对应用免疫抑制剂患儿，可考虑暂停免疫抑制剂；确诊为B19感染的妊娠期妇女则应每周进行超声检查及监测胎儿状况；若发生胎儿贫血或胎儿水肿，应给予宫内红细胞输注进行治疗，可明显降低胎儿病死率，一般输注一次已足够，几周后水肿症状方可消失。

【护理评估】

1. 评估患儿是否有接触史；有上呼吸道前驱症状，发热、咳嗽、头痛等；评估全身的皮疹情况；评估患儿是否有贫血、出血症状，如患儿面色苍白、乏力、嗜睡等；评估患儿手指、腕、膝、踝部小关节有无异常表现，评估患儿心率及节律有无异常等。评估用药的治疗效果和不良反应。

2. 评估周围血象、血清中特异性IgM检测、形态学检查及影像学检测等检查结果。

3. 评估患儿及家长对疾病相关护理知识的认知度及需求。评估患儿及家长的焦虑等异常情绪。

【护理措施】

1. 一般护理 安置隔离病室；管理传染源：发生短暂性再生障碍贫血或B19持续感染的患儿其传染性较高，需隔离治疗。减少探视；切断传播途径，进食前及接触被B19污染的物品后应洗手；做好基础护理。

2. 病情观察及对症护理 有发热时，定时检测患儿体温变化，如有高热遵医嘱给予物理和药物降温，观察用药后的效果；关注患儿各小关节有无疼痛，指导患儿舒适体位；观察患儿有无再生障碍危象如急性出血、嗜睡、苍白等，发现有此现象及时通知医师，嘱患儿绝对卧床休息，监测血压、心率变化。监测血象情况。

3. 皮肤护理 观察面部及全身出现皮疹部位及性质，嘱患儿不要抓挠患处。

4. 用药指导 告知患儿及家长用药目的、药物作用和不良反应等，观察用药效果及药物不良反应。

5. 心理护理 患儿可能会出现恐惧，患儿家长担心病情与预后，责任护士多关注患儿心理变化，在给患儿治疗护理之前，安慰的语言与患儿交流，同时多倾听家长诉说，了解家长的所需，耐心解答病情和

16

各种化验结果,讲解相关疾病的知识和护理方法。

6. 饮食指导 给予患儿高蛋白、高维生素等营养食物,提高患儿免疫力。

【健康教育】

1. 住院指导 给患儿及家长讲明疾病的基本治疗方式,家长讲解相关疾病的护理知识及用药注意事项;各项护理操作告知;随时解答患儿家长问题及病情变化与预后。

2. 出院指导 出院用药服药方法及剂量、注意事项;教会家长营养饮食的调整;根据患儿恢复情况,加强体格锻炼、肢体的康复锻炼;指导在家如何观察病情,记录症状、体征出现的时间及伴随症状,以帮助医师作出准确判断,发现异常及时就医;告知定期复查意义、内容和时间。定期监测血常规和肝功能等。

3. 告知家长此病管理传染源、切断传播途的重要性,教育患儿在任何场所注意个人卫生,进食前、便后、接触污染物勤洗手。

四、单纯疱疹病毒感染

【概述】

单纯疱疹病毒(herpes simplex virus,HSV)属疱疹病毒科,是一种双链 DNA 病毒。HSV 感染可引起一系列临床表现,可累及皮肤、口腔黏膜、眼睛、生殖道和中枢神经系统等;在新生儿和免疫缺陷的患儿,更易发生严重的全身性疾病,危及生命。人是单纯疱疹病毒唯一的自然宿主,此病毒存在于患儿水疱液、唾液及粪便中,传播方式主要是直接接触传染,亦可通过被唾液污染的餐具而间接传。HSV 感染有 2 个亚型,即 HSV-1 和 HSV-2。HSV 感染是呈全球性分布,并且与人们的社会经济地位各所处环境有关。HSV-1 感染主要通过人们聚集、密切接触和皮肤黏膜创伤传播;HSV-2 感染与性活动有关,感染多见于青春期以后。儿童可从家庭或遭性虐待而感染 HSV-2。

【临床特点】

HSV 感染有 3 种情况:原发感染、非原发性首次感染、复发感染。原发感染指易感个体首次感染,在新生儿、免疫缺陷儿童和重症营养不良患儿可发生没有表浅病变的严重全身性感染;非原发性首次感染,是指对某一型 HSV 有免疫的个体,又感染了另一型(HSV-2);复发感染指潜伏感染状态的 HSV 发生再激活,一起病毒复制,包括有症状的复发感染和无症状复发感染。

1. HSV 感染引起皮肤、黏膜病变 皮肤病变在红色皮肤基础上聚集几个薄壁水疱。如病变前可有轻度不适或烧灼感和神经痛;免疫缺陷患儿有时可见全身性水疱。皮肤创伤或烧伤时可继发 HSV 感染。

2. 急性疱疹性龈口炎 1～3 岁幼儿最常见感染急性疱疹性龈口炎。也可见于其他年龄段小儿,患儿可突起口痛、流咽、口臭、拒食、发热,体温可高达 40℃,常伴有颏下淋巴结炎。龈口炎全病程 4～9 天,在溃疡愈合前疼痛就可消失。

3. 复发性口腔炎及唇疱疹 常伴有局部疼痛刺痛或痒,持续 3～7 天。

4. 疱疹性湿疹 是创伤性疱疹中最严重的表现,是在皮肤湿疹基础上的 HSV 广泛感染,病情轻重不一,病程中高热常见,由于脱水、水电解紊乱、蛋白质丢失引起体内严重平衡失调;病毒播散至脑部和其他器官;葡萄球菌或链球菌继发感染等并发症可造成患儿死亡。

5. 结膜炎和角膜炎 原发和复发感染时可发生眼部结膜炎和角膜炎,伴有耳前淋巴结肿大和有压痛。若角膜感染反复发作,则可导致角膜瘢痕和视力障碍。

6. 生殖器疱疹 此疱疹可由 HSV-2 和 HSV-1 感染引起。患儿常诉排尿困难,会阴红肿,出现 2～4mm 直径大小的痛性浅白色溃疡,约 2 周左右非黏膜面病变结痂,第 3 周末愈合,不留瘢痕。

7. 中枢神经系统感染 HSV 是儿童和成人散发脑炎的主要病原,典型临床表现为发热、意识障碍、头痛、人格改变、抽搐、吞咽困难和局部神经症状;围产期感染若不及时治疗死亡率高。新生儿 HSV 脑炎一般在生后 8～17 天发病,若不及时治疗,病死率达 50%。

【治疗原则】

主要是一般和对症治疗:抗病毒、减少疼痛、预防继发感染、缩短病程为原则。伐昔洛韦、泛昔洛韦是治疗 HSV 感染的主要药物。阿昔洛韦对口腔和生殖器疱疹可局部使用;所有对疑似或证实的新生儿期后的 HSV 感染患儿给予高剂量阿昔洛韦抗病毒治疗,治疗连续 14～21 天。免疫缺陷或慢性复发可用阿昔洛韦预防;继发感染者用抗生素。

【护理评估】

1. 评估患儿全身皮肤、耳鼻、口腔黏膜及各处的疱疹面积、性质;评估患儿口痛、流咽、口臭、拒食现象;评估患儿全身症状、意识状态,有无发热,患儿有无口腔疼痛感及程度;评估用药的效果及不良反应。

2. 评估病毒培养结果、细胞学的检查、血清学 HSV-IgM 型抗体检测结果。

3. 评估患儿的心理状况及患儿家长焦虑等异常心理变化；评估患儿及家长对此疾病相关知识的认识程度及需求。

【护理措施】

1. 一般护理 最好放置单病室；减少过多的家长探视，定时通风，保持室内空气清新。

2. 皮肤护理 遵医嘱正确外涂药物；嘱患儿及家长切记不要手抓患处，穿清洁柔软的棉制内衣，以减轻摩擦。使用的清洗用物要洁净，每次更换消毒为宜。

3. 疼痛护理 治疗期间应卧床休息，评估疼痛程度，疼痛影响睡眠，须遵医嘱可适当服些镇静止痛药，同时给予相应的心理护理。

4. 口腔护理 保持口腔清洁，每天用生理盐水漱口；遵医嘱给患儿口腔局部外涂阿昔洛韦（图16-2-1）。

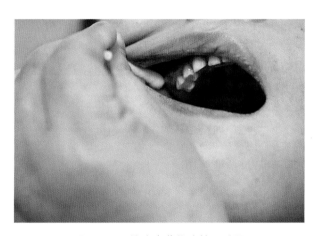

图16-2-1 抗病毒药物涂抹口腔图

5. 保证患儿入量 观察患儿因高热、进食困难会使患儿脱水，继而导致水电解质紊乱，及时通知医师，遵医嘱给予补液，观察静脉输液情况，并记录患儿出入量。

6. 并发症观察与护理 病情生命体征的观察，了解患儿意识情况，发现肝、肺、肾及中枢神经系统发生异常变化，及时报告医师，遵医嘱执行治疗和护理措施。

7. 用药护理 治疗药物有外涂药物、口服、静脉途径，在用药之前耐心告知患儿及家长，取得配合；观察各种药物的效果和不良反应；同时指导患儿家长外涂药物的注意事项。

8. 饮食指导 口腔有疱疹，有疼痛感，易进食消化流食和半流食等。

9. 心理护理 患儿痛苦而恐惧，家长因而焦虑，护士多陪伴和安慰患儿，随时解答家长的疑惑，讲解有关疾病知识、病情和各项检查结果。

【健康教育】

1. 住院指导 给家长讲解本疾病相关知识、治疗方案、护理方法。病程长，配合治疗，避免因治疗药物疗程不足而复发感染。

2. 出院指导

（1）回家继续用药的使用方法、用量及注意事项等。

（2）给家长进行预防此病的知识教育，嘱咐家长注意自身的防护，不要随地吐痰，给患儿使用专用的餐具。

（3）清洁口腔卫生；嘱咐患儿不要抓挠皮肤，避免皮肤、黏膜创面暴露，以免造成再次感染。

（4）讲述有关知识，以促进患儿彻底治愈，出院后避免过度劳累，增加营养膳食。

（5）根据患儿恢复情况，制订体格锻炼的计划；指导如何提高患儿自我照顾能力和信心。

（6）告诉家长不要把女婴放到不安全的地方，防止遭性虐待；嘱咐家长尽量避免带体质虚弱的患儿去人群密集、空气不洁的公共场所，以防感染。

（7）指导在家如何观察病情，记录症状、体征出现的时间及伴随症状，以帮助医师作出准确判断，学会识别异常、危险征象，一旦发现立即就诊；告知定期复查意义、内容和时间。

五、巨细胞病毒感染

【概述】

人巨细胞病毒（human cytomegalovirus，HCMV）正式命名为疱疹病毒5型。属疱疹病毒类。HCMV在全世界任何人群均可感染。在发展中的国家80%在3岁前的儿童感染，至成人期感染率几乎100%，我国感染状况与之相仿。是引起先天性缺陷主要病因之一。感染者是唯一的传染源，可存在于感染者的鼻咽分泌物，尿、宫颈及阴道分泌物，乳汁、精液、眼泪和血等各种体液中。在HCMV感染高发区人群中始终存在相当数量的传染源。传播途径有母婴传播、水平传播、医院性传播。HCMV是一种不稳定的病毒，易被脂溶剂、低pH（<5）、热（37℃ 1小时或56℃ 0.5小时）、紫外线照射（5分钟）灭活。HCMV感染后可致肝功能、呼吸系统、血液系统及神经系统不同程度受损；大多数人感染后无症状，但在免疫力低下如胎儿和新生儿、先天性免疫缺陷病、器官移植和艾滋病患者则可发生危及生命的疾病。

【临床特点】

HCMV感染的临床表现与个体免疫功能和年龄

有关。不论从垂直感染、平行传播或医源性感染所出现的症状与体征都是多种多样的。由巨细胞病毒引起的先天性或后天性感染，临床表现一般轻重不等，全身性巨细胞病毒感染主要发生于新生儿和幼婴期，发现黄疸、肝脾大、皮肤瘀点、小头畸形颅内钙化等。先天性感染，妊娠3个月以内的孕妇感染后，使胎儿患先天性感染，可表现为隐性感染，也可致死胎、流产、早产及先天性畸形。新生儿被感染后，出生3个月内出现肺炎、肝炎、淋巴结肿大和皮疹等。儿童和成人被感染后，多数为隐性感染。免疫缺陷及器官移植患儿的 HCMV 感染，可表现全身各器官感染、病重、病死率高；中枢神经系统损伤主要见于宫内感染，在其他年龄段即使是新生儿也极少见到，免疫缺陷和艾滋病患者亦可发生，主要表现为脑膜炎、头小畸形、脑瘫、智力发育障碍和癫痫等；神经损伤常不可逆。25%～50%有症状的和10%～15%无症状者的先天性感染患婴可发生感音神经性耳聋，其中至少有2/3的孩子至学龄前期时，耳聋可继续恶化加重，可持续至学龄儿童和成人期，可见听力障碍在我国患婴中也不少；单核细胞增多综合征在小儿有时可见到；未成熟儿从输血传播获得的单核细胞增多综合征，病情重，出现肝脾大、肺炎、血小板减少、肾衰竭和休克。HCMV 感染的自然史很复杂，在原发性感染后排毒，往往持续数周、数月甚至数年，然后感染转为潜伏。常有复发感染伴重新排毒。甚至在原发感染后很多年，潜伏病毒再激活，也可能有不同抗原性病毒株的再感染。

【治疗原则】

以对症和支持疗法为主。巨细胞病毒感染可按治疗病毒性肝炎的一般原则使用护肝药物，肝炎时降酶、退黄、护肝治疗；肺炎有呼吸困难时给予氧疗；注意防止二重感染。免疫功能健全患儿经过有效对症处理，常可使疾病恢复。即使是婴幼儿也少有例外，对先天型缺陷恢复有困难。在抗 HCMV 治疗药物中更昔洛韦是目前首选常用静脉给药的药物；膦甲酸钠静脉给药，由于药物的肾毒性和沉着于骨骼，故很少用于儿科患者。可以通过减少人群中 CMV 感染的传播、筛选血液制品、被动免疫、主动免疫来预防。

【护理评估】

1. 评估其母孕健康状况、新生儿出生时的健康状况；评估患儿是否母乳喂养；了解家庭居住环境。评估患儿意识状态、呼吸、听力等有无异常；评估患儿头围大小及听力变化；评估患儿有无皮肤黄疸、皮疹等；评估患儿智力及四肢运动情况等。评估药物治疗方法、效果及药物不良反应等情况。

2. 评估患儿的实验室血液检查结果，如病毒学、血清学的检查等。

3. 评估患儿及家长有无焦虑等异常心理变化。评估患儿及家长对疾病相关知识的认知程度与需求。

【护理措施】

1. **预防传播** 避免暴露，手卫生是预防的主要措施；阻断母婴传播，如易感孕妇避免接触已知排病毒者分泌物，遵守标准预防措施。带病毒母乳处理后，易感染的婴儿可继续母乳喂养。

2. **一般护理** 给患儿安置单间病室，告知家长进行隔离性保护的必要性，减少探视，防止交叉感染。每天对病室空气、地面和床单进行消毒。严格无菌操作，接触患儿前后均洗手。保持患儿的皮肤清洁，勤洗澡、换尿布，清除汗液和粪便。

3. **病情观察** 观察患儿有无意识异常、呼吸困难及心衰症状、胃肠道症状、是否出现听力和视力下降、肝脾大、皮肤黄疸、皮疹及皮肤瘀点；观察患儿有无智力及四肢运动障碍等情况，观察四肢末端是否温暖及面部表情等，轻轻抚摸患儿身体、呼唤患儿姓名等行为来判定其精神状况。如发现异常症状，及时通知医师，执行医嘱给予治疗与相应的护理措施。

4. **用药护理** 更昔洛韦护理见本章第一节感染性疾病的护理。

5. **心理护理** HCMV 治疗时间较长，家长缺乏心理准备。病情确诊后，护士要针对家长存在的不良情绪给予相应的心理疏导，介绍 HCMV 相关知识、用药知识、预后以及坚持治疗的重要性，缓解家长的不良情绪，取得其有效配合。

【健康教育】

1. **指导患儿合理饮食** 指导家长手卫生；新生儿的母乳喂养及接受带病毒母乳处理冰箱放置方法；对于处于肝脏功能异常的患儿需减少脂肪及动物蛋白的摄入，以防止肝性脑病的发生；调整患儿的营养饮食，同时注意饮食卫生。

2. **休息与活动** 有乏力、贫血、血小板减少时需卧床休息，病情好转后逐渐增加活动量。保持良好的生活方式。

3. **用药指导** 向患儿和家长讲明住院期间用药治疗的目的，指导家长调整患儿及自己的心态、如何预防感染。

4. **出院指导** 指导出院后继续用药方法、用量及注意事项；母乳喂养方法及储存母乳的方法及婴幼儿营养饮食指导；病情好转后逐渐增加活动量；教会患儿家长如何判断患儿的异常症状和体征，在出院期间如发现患儿出现异常表现，立即到医院就诊；

16

告知复诊时间及复诊内容。

六、EB 病毒感染

【概述】

EB 病毒（Epstein-Barrvirus，EBV）为疱疹病毒科。EBV 是一种 DNA 病毒，为 95% 以上的成人所携带。人是 EBV 感染的宿主，病毒主要通过唾液传播，也可经输血和性传播。与 EBV 感染有关的疾病主要有传染性单核细胞增多症、非洲儿童恶性淋巴瘤和鼻咽癌。本节简介以传染性单核细胞增多症（infectious mononucleosis，IM）为代表的疾病。EB 病毒在我国极为普遍，多发生于儿童期，并且易通过母婴传播使新生儿得到感染。

【临床特点】

IM 主要见于儿童和青少年，6 岁以下儿童得病后多表现为隐性或轻型感染，15 岁以上感染者多呈典型症状。全年均有发病，以秋末初春为多。潜伏期一般为 5~15 天。大多数患儿可出现发热、伴有咳嗽、咽峡炎、咽痛、鼻塞、食欲减退、恶心、呕吐及腹泻、扁桃体不同程度肿大、全身淋巴结肿大、肝脾大及皮疹等。本病有多样并发症，其发生率虽不高，但对预后影响很大。可并发血液系统如自身免疫性溶血性贫血；并发呼吸系统如胸膜炎或胸腔积液和间质性肺炎；重症患儿可并发神经系统疾病，如吉兰-巴雷综合征、脑膜脑炎或周围神经炎；在急性期可发生心包炎和心肌炎，并发泌尿系统如肾炎和肾病综合征等。

【治疗原则】

本病无特效治疗，以对症及支持治疗为主，疾病大多能自愈。一般护理在患儿急性期需要卧床休息，脾大患儿应注意防止脾破裂；对症治疗退热、止痛、镇静、止咳及保肝等措施。IM 患儿应尽量少用阿司匹林降温，因其可能诱发脾破裂及血小板减少；重症患儿发生咽喉严重病变或水肿者、有神经系统并发症及心肌炎、溶血性贫血、持续高热不退、血小板减少性紫癜应用糖皮质激素可明显减轻症状；对于感染严重、川崎病患儿给予丙种球蛋白治疗；抗病毒药物可以抑制 EBV 复制，首选用更昔洛韦治疗；抗生素应用对本病无效，只用于伴发细菌感染时；而 EB 疫苗仅对特定人群有益。

【护理评估】

1. 评估患儿是否有发热、呼吸道、消化道、神经系统的症状等；是否皮肤出现皮疹；有无肝脾大体征。评估住院期间用药效果和不良反应。评估患儿生活自理缺陷程度。

2. 评估实验室血常规检查、血和咽拭子培养、血清抗 IgM 抗体结果，若抗早期蛋白 IgA 效价增加则极大地增加了患儿患鼻咽癌的危险性。

3. 评估患儿家长焦虑等异常心理变化。评估患儿家长对疾病相关知识的认知程度及需求。

【护理措施】

1. **一般护理**　最好给患儿安置在单间。嘱患儿卧床休息，脾大患儿应注意防止脾破裂，协助并指导家长做好患儿的生活护理。

2. **对症护理**　观察患儿体温变化，高热时给予物理降温，遵医嘱药物降温，并观察降温效果，给予患儿多饮水；患儿主诉有咽痛，可能会影响吞咽，遵医嘱给予药物治疗，同时嘱咐患儿不食辛辣及刺激食物；患儿有腹泻时，观察腹泻次数及性质，观察有无脱水现象，遵医嘱给口服和输液治疗；观察有呼吸系统症状，咳嗽及呼吸困难，遵医嘱给予止咳药和氧疗。

3. **并发症的观察与护理**　观察患儿有无出血现象、皮肤有无紫癜等；有无脑炎症状；双下肢瘫痪情况及尿潴留等现象。发现异常及时通知医师，同时遵医嘱治疗与抢救。

4. **药物观察**　更昔洛韦护理见本章第一节感染性疾病的护理。

5. **皮肤护理**　观察全身各部位的皮疹情况，嘱咐患儿勿抓挠。患儿的衣服清洁干燥。

6. **心理护理**　给患儿及家长讲明疾病原因、治疗及护理方法等，缓解家长焦虑程度。

【健康教育】

1. **住院指导**　给患儿家长疾病护理知识及方法，各种治疗用药的目的，病情、各种化验结果等。

2. **出院指导**　以预防为主，由于 EBV 主要是通过唾液传播，保持室内卫生和养成良好的个人卫生习惯，不能随地吐痰；家长不要口对口喂饲婴儿；预防接种 EB 病毒疫苗；建议患儿家长可以在日常饮食当中选取清热解毒、润肺止咳的食物来调理好患儿的身体；告知出院后用药方法、剂量及注意事项；指导正确喂养及营养饮食的调整；避免感冒，加强体格锻炼；教会家长如何观察和判断患儿的异常表现和体征，发现异常及时就医；告知复查时间及内容。

七、病毒性脑炎

【概述】

病毒性脑炎（viral encephalitis，VE）是由病毒引起的中枢神经系统感染性疾病，小儿病毒性脑炎多由肠道病毒、虫媒病毒、常见传染病病毒以及单纯疱

16

疹病毒所致。不同病毒导致的脑膜炎有通过不同的发病季节、地理、接触动物史等特点,如肠道病毒感染多发生在夏季,在人与人之间传播,人类虫媒病毒是通过携带病毒的蚊、虱等叮咬而致病,常有季节流行性。病毒性脑炎是儿科中枢神经系统感染常见疾病,病情进展迅速,病死率、致残率高,因此早期明确诊断,及时治疗尤为重要。病情轻重不等,儿童急性病毒性脑炎是病毒直接侵犯脑实质而引起的原发性脑炎。临床上主要表现为脑实质损害的症状和颅内高压征,如发热、头痛、呕吐、抽搐,严重者出现昏迷;危重者呈急进性过程,可导致死亡及后遗症。

【临床特点】

病毒性脑炎系各种病毒引起的一组以精神和意识障碍为突出表现的中枢神经系统感染性疾病。急性脑炎通常持续数天至 2～3 周,但恢复可能较慢;数周至数月才能恢复功能至最大限度。临床上主要表现为脑实质损害的症状和颅内高压征,如发热、头痛、呕吐、抽搐;重症患儿的临床表现有持续高热、反复惊厥发作、抽搐、不同程度意识障碍、精神情绪异常、病理征阳性、颅内高压甚至脑疝形成,导致呼吸衰竭而危及患儿生命。少数重症患儿易发生急性期死亡或遗留后遗症,致残率和病死率高。

【治疗原则】

主要是对症治疗、支持治疗和防治并发症,如降温、止惊、降低颅内压、改善脑微循环、抢救呼吸和循环衰竭。对 HSV 脑炎及由 EB 病毒或 VZV 引起的严重脑炎用阿昔洛韦治疗,提高生存质量、减少后遗症的发生;对 CMV 引起的中枢神经系统感染,可用更昔洛韦和膦甲酸钠治疗,更昔洛韦可用于治疗有中枢神经系统症状的 CMV 感染新生儿,以预防听力损害。急性期可采用地塞米松静脉滴入;输注营养脑细胞药物,促进脑功能恢复;对症治疗如头痛严重者可用止痛药,脑水肿可适当应用甘露醇。

【护理评估】

1. 评估患儿的接触史;观察患儿精神及意识状态,评估有无发热、头痛、呕吐及性质、抽搐、颈项强直、脑膜刺激征等症状和体征;有无全身不适症状、咽痛、肌痛、腹痛等;评估患儿皮肤有无皮疹等;评估患儿肌力有无异常体征。评估患儿用药后的效果及其不良反应等。

2. 评估患儿的各种检查结果,如周围血白细胞计数及分类检验、脑脊液检查、颅脑 CT 检查、颅脑 MRI 检查、脑电图检查结果。

3. 评估患儿及家长的焦虑、恐惧等心理,患儿的合作程度等。评估患儿及家长对疾病的相关知识的认识程度和需求。

【护理措施】

1. 基础护理 最好安置患儿在单间病室,各项操作治疗和护理尽量集中进行,减少对患儿的刺激;保持患儿皮肤及口腔清洁。留置胃管鼻饲患儿,按常规护理。尿失禁患儿,保持会阴清洁,留置尿管者保持尿管引流通畅,定时更换尿管及贮尿袋。用碘伏清洗尿道口每天 2 次。保持臀部皮肤清洁干燥。重症患儿定期翻身,防止压疮发生。

2. 体温的观察与护理 密切监测体温热型及伴随症状。体温超过 38.5℃ 以上者,可用物理或药物降温方法,降低大脑耗氧量。大血管暴露处可放置冰袋降温和低温 2℃ 的温水擦浴,四肢给予保暖,用亚低温治疗重症患儿疗效明显,应将患儿的体温控制在 32～34℃。高热期要保证患儿足够营养和液体量摄入。

3. 惊厥和频繁抽搐的护理 患儿发生惊厥,去枕平卧,头偏一侧,清理呼吸道内痰液,保持呼吸道通畅,防窒息;置压舌板与两齿之间;适当约束患儿肢体,防止坠床及其他意外伤害。患儿惊厥频繁时遵医嘱应用镇静剂。应观察患儿抽搐时的神志、瞳孔、抽搐发生的时间、频率、持续时间、抽搐时有无大小便失禁等。

4. 频繁呕吐的预防及护理 频繁呕吐提示颅内压增高,给予抬高床头、遵医嘱脱水剂、给氧等降低颅内压的措施。如果是食物引起的呕吐应查明原因,更换易消化的食物。记录呕吐物的量、颜色、频率、方式;评估患儿体液丢失情况,及时给予补充;呕吐过频繁者,遵医嘱给予止吐药物,必要时静脉补充营养物质。

5. 高颅压的观察与护理 患儿出现头痛、恶心或喷射性呕吐、尖叫、抽搐、前囟紧张饱满、瞳孔散大、对光反射消失、血压持续升高、呼吸变慢,要立即报告医师,及时处理。每次输注脱水剂时均应评估患儿穿刺部位的皮肤及血管状况,合理使用静脉。出现脑疝时,患儿表现为昏迷、瞳孔缩小、中枢性呼吸衰竭可开辟两条静脉通道,以备紧急抢救和抗感染同时进行;治疗期间使患儿维持在轻度脱水状态,至症状及体征消失为止。

6. 昏迷的护理 去枕平卧,勤翻身及按摩皮肤,以防压疮的发生(图 16-2-2)。患儿如果是眼睑不能闭合或角膜外露者,用生理盐水纱布遮盖双眼,防角膜干燥及受损。

7. 呼吸道的护理 密切注意呼吸频率、节律、深浅度的改变,及时发现低氧血症。保持呼吸道通畅,痰液黏稠者可配合雾化吸入,叩击背部促进痰液排出;持续吸氧是防止呼吸衰竭的关键。

16

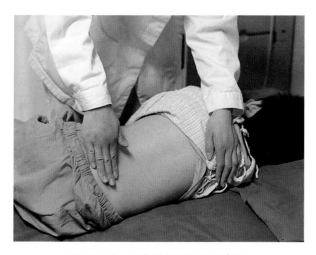

图16-2-2　翻身做骨突部位按摩图

8. 观察水电解质平衡状况　高热、昏迷、呕吐、抽搐均可造成血容量不足，导致循环衰竭，遵医嘱及时补充血容量，保证液体量；严密监测水、电解质、血气分析及其他生化指标；在使用降颅内压药物时，注意防止过度脱水致低钾、低钠、低氯等电解质紊乱，准确记录24小时出入量。

9. 用药护理　更昔洛韦护理见本章第一节感染性疾病的护理。

10. 饮食护理　重症病毒性脑炎的患儿处于应激状态，处于高代谢、高分解、高消耗状态，易导致营养不良及多种维生素缺乏等多种并发症。根据患儿吞咽与咀嚼能力，急性期可选用流质或半流质饮食，病情好转后逐渐改为软食或普食，鼓励患儿多食蔬菜、水果，多饮水；昏迷患儿，做好鼻饲管的护理。

11. 心理护理　重症病毒性脑炎的患儿病情较重，病程长，少数患儿可存在瘫痪、失语、吞咽困难等症状，患儿及家属受到沉重的精神打击，因此做好心理护理是治疗成功的基础和保证。护士应以亲切、温和、诚恳的语言与家长交流，使患儿和家属树立战胜疾病的信心；清醒的患儿应使其尽快熟悉病室的环境，消除陌生紧张心理，安心接受治疗；昏迷患儿的心理护理同样很重要。为了促进患儿意识恢复，从开始采用呼唤式护理方法，即在做任何治疗和护理操作时，首先要呼唤其姓名，解释操作目的及注意事项；鼻饲、擦浴、大小便都要先与患儿交流，像对待清醒的患儿一样与其不断交流，播放患儿喜爱的音乐，实现对神经系统的有效刺激，加速神经功能的恢复，促进患儿早日清醒。

12. 康复指导　早期干预运动疗法能明显改善肢体运动障碍患儿的运动功能恢复，降低肌张力，提高肢体的运动能力。在急性期主要是做好患儿的基础护理，待患儿生命体征稳定，神经症状不再发展后，48小时即可开始早期康复训练。方法可以多样，要适应儿童心理，必须与药物、运动疗法、作业治疗、语言治疗、理疗、针灸、高压氧、中频疗法等治疗相结合；有针对性对患儿制订个体化的综合康复措施及各阶段的康复方案，通过游戏与音乐，寓教于乐。同时提高患儿的语言认知能力，要求家长参与。指导家长康复的手法，为日后家庭康复奠定基础。

【健康教育】

1. 住院指导　给患儿及家长讲明疾病的基本治疗方式，家长讲解相关疾病的护理知识及用药注意事项；各项护理操作告知；随时解答患儿家长问题及病情的发展。

2. 出院指导　出院用药服药方法及剂量、注意事项；教会家长营养饮食的调整；根据患儿恢复情况，制订肢体康复计划；指导如何提高患儿自我照顾能力和信心；指导在家如何观察病情，记录症状、体征出现的时间及伴随症状，以帮助医师作出准确判断，学会识别异常、危险征象，出现异常精神及意识等异常现象及时就医；告知定期复查意义、内容和时间。

3. 告知家长疫苗接种的重要性；按时接种麻疹、风疹、腮腺炎等疫苗；告知灭蚊、防蚊、预防接种乙型脑炎疫苗。

（马秀芝　陈燕芬）

16

第三节　细菌感染性疾病

一、细菌性痢疾

【概述】

细菌性痢疾（bacillary dysentery，shigellosis），简称菌痢，是由志贺菌属引起的肠道传染病。临床上以发热、腹痛、腹泻及黏液、脓血便为主要表现，本病全年均可发生，但多流行于夏秋季。各年龄小儿均易感，多见于2~7岁体格健壮的儿童。本病分为急性菌痢、慢性菌痢及中毒性菌痢（简称毒痢）。中毒型细菌性痢疾是急性细菌性痢疾的危重型，起病急骤，以高热、反复惊厥、嗜睡、昏迷，迅速发生休克及昏迷为特征,病死率高。

【临床特点】

1. 病因 本病的病原体为痢疾杆菌,属肠杆菌的志贺菌属,志贺菌属分为 A、B、C、D 四群(痢疾志贺菌、福氏志贺菌、鲍氏志贺菌、宋内志贺菌),我国以福氏志贺菌感染多见。痢疾杆菌对外界环境抵抗力较强,在阴暗潮湿的地方,可存活几个月。

2. 发病机制 痢疾杆菌经口进入胃肠道后,依靠自己的侵袭力直接侵入肠黏膜上皮细胞并在其内繁殖。然后进入固有层继续繁殖,并引起结肠的炎症反应。除结肠组织的炎症外,尚可引起固有层微循环障碍,使上皮细胞变性、坏死,形成浅表性溃疡,因而产生腹痛、腹泻、里急后重、黏液和脓血便等。也可产生大量内毒素,形成内毒素血症,引起周身和(或)脑的急性微循环障碍,产生休克和(或)脑病。抽搐的发生与神经毒素有关。中毒性痢疾患儿全身毒血症症状重,而肠道炎症反应轻,可能与儿童的神经系统发育不完善、特异性体质对细菌毒素的反应过于强烈有关。血中儿茶酚胺等血管活性物质的增加致使全身小血管痉挛,引起急性循环障碍、弥散性血管内凝血(患儿)、重要脏器衰竭、脑水肿和脑疝。

3. 流行病学特点

(1) 传染源:患儿和带菌者,非典型患儿症状较轻,但痢疾的传播上关系重大;小儿慢性菌痢大多数呈潜隐,容易在集体儿童中诱发流行。

(2) 传播途径:经粪-口途径传播。本病病原菌随患儿粪便排出,污染食物、水、生活用品或手,通过消化道传播,亦可通过苍蝇、蟑螂等污染食物而传播。

(3) 易感人群:普遍易感,儿童及青壮年多见。由于人感染后所产生的免疫力短暂且不稳定,因此易重复感染或复发。

(4) 流行特点:全年发病,以夏、秋季为高峰,此季节适宜细菌繁殖和苍蝇滋生,感染者中儿童及中青年较多,这与其生活特点以及接触病原菌机会多有关。

4. 临床表现 自数小时至 8 天不等,潜伏期多数为 1～3 天。

(1) 急性细菌性痢疾:起病急、发热、腹泻,大便每天 10～30 次,粪便带黏液及脓血,有恶心、呕吐阵发性腹痛。腹部有轻压痛。肠鸣音亢进,便后有里急后重下坠感。患儿可全身乏力,食欲减退。

(2) 慢性细菌性痢疾:病程超过 2 周成迁延性痢疾,超过 2 个月则称慢性痢疾,因病程日久,渐消瘦,粪便含大量黏液,不一定带脓血,或黏液便与脓血便交替出现。粪便仍可培养出痢疾杆菌,但阳性

率显著低于急性痢疾。慢性痢疾患儿如合并营养不良,往往容易发生危象,可引起电解质紊乱(低钠、低钾、低钙),严重心肌损害而意外死亡。

(3) 中毒性菌痢:患儿起病急骤,高热甚至超高热,反复惊厥,伴有严重的毒血症状、精神萎靡、嗜睡、昏迷及抽搐,迅速出现呼吸衰竭和循环衰竭。由于全身各脏器微循环障碍程度不同,临床上可以表现不同类型:

1) 脑型:又称脑循环障碍型。因脑缺氧、水肿而发生反复惊厥、昏迷和呼吸衰竭,初起患儿烦躁或萎靡、嗜睡,严重者出现惊厥。惊厥可反复发作,神志不清,继而转入谵妄昏迷,严重者颅压增高、脑疝为主。此型患儿无肠道症状而突然起病,早期即出现嗜睡、面色苍白、反复惊厥、血压正常或稍高,很快昏迷,继之呼吸节律不整、瞳孔大小不等、对光反射迟钝或消失。此型较严重,病死率高。

2) 休克型:又称周围循环衰竭型,主要表现为感染性休克。初起面色灰白、四肢厥冷、脉搏细速、心率增快,后期血压下降、唇指发绀、皮肤花纹,可伴有心功能不全、少尿或无尿及不同程度的意识障碍。重者青紫严重,心率减慢,心音微弱,血压测不出,可同时伴心、肺、血液及肾脏等多器官功能不全的表现。肺循环障碍时,突然呼吸加深加快,呈进行性呼吸困难,直至呼吸衰竭。

3) 肺循环障碍型:又称呼吸窘迫综合征,以肺部微循环障碍为主,常在脑型或休克型基础上发展而来,病情危重,病死率高。

4) 混合型:以上两型或三型同时或先后出现。兼有上述的表现,是最凶险的类型,死亡率很高。

5. 辅助检查

(1) 周围血白细胞总数和中性粒细胞增加,发热仅数小时的患儿白细胞可不高。

(2) 大便黏液脓血样,镜检可见大量脓细胞、红细胞及吞噬细胞。

(3) 从粪便标本中培养出志贺菌属痢疾杆菌是确诊的最直接的证据。

(4) 免疫学检测:可快速早期诊断,但易出现假阳性;可采用荧光抗体染色法、免疫染色法或玻片固相抗体吸附免疫荧光技术等快速诊断。

(5) 特异性核酸检测:采用核酸杂交或聚合酶链反应可直接检查粪便中的痢疾杆菌核酸,具有灵敏度高、特异性强、快捷方便等优点。

【治疗原则】

1. 降温止惊 可采用物理和药物降温或亚冬眠疗法。持续惊厥者,可用地西泮肌内注射或静脉注射;或用水合氯醛保留灌肠;或苯巴比妥钠肌内

注射。

2. 控制感染 选用两种痢疾杆菌敏感的抗生素静脉治疗。

3. 抗休克治疗 扩充血容量,纠正酸中毒,维持水、电解质酸碱平衡;在充分扩容的基础上应用血管活性物质,如多巴胺、酚妥拉明等,以改善微循环。

4. 防治脑水肿及呼吸衰竭 保持呼吸道通畅,吸氧。首选 20% 甘露醇降低颅内压,剂量为每次 0.5~1g/kg,静脉滴注。每 6~8 小时一次,疗程 3~5 天,或与利尿剂交替使用,可短期静脉滴注地塞米松。若出现呼吸衰竭应及早使用呼吸兴奋剂或辅以机械通气等。

【护理评估】

1. 健康史 本次发病前有无不洁饮食史、与腹泻患儿接触史,有无高热、惊厥的表现。既往健康情况,有无脱水、电解质紊乱,发病后治疗效果;了解患儿既往身体状况;评估患儿的生命体征,如体温、脉搏、呼吸、血压、神志等;有无周围循环衰竭表现,如面色苍白、四肢厥冷、脉搏细速、血压下降、唇指发绀、皮肤花纹,心功能不全、少尿或无尿及不同程度的意识障碍;有无肺循环障碍,如突然呼吸加深加快,呈进行性呼吸困难;有无脑水肿、颅压增高、脑疝的表现。如早期出现嗜睡、面色苍白、反复惊厥、昏迷,呼吸节律不整、双瞳孔不等大、对光反射迟钝或消失等症状。

2. 了解外周血检查,大便镜检、便培养情况,免疫学检测、特异性核酸检测。

3. 评估患儿及家长的心理状况 对该病了解程度,应对方式;护理知识掌握程度及需求;了解患儿家庭居住条件、卫生习惯及经济状况。

【护理措施】

1. 生活护理 卧床休息,保持室内空气流通,温湿度适宜。

2. 高热的护理 监测体温,综合使用物理降温、温水浴、冰袋、冷敷或冷盐水灌肠等方法,必要时遵医嘱给予药物降温或亚冬眠疗法。防高热惊厥致脑缺氧、脑水肿加重。

3. 保证营养 供给,给予营养丰富、易消化的流质或半流质饮食,多饮水,促进毒素的排出。禁食易引起胀气的食物及多渣等刺激性食物。

4. 维持有效血液循环 患儿取平卧位,注意保暖,严密监测生命体征、神志、面色、肢端温度、密切监测病情。建立有效的静脉通路,保持输液通畅,注意输液速度,观察尿量,并严格记录出入量。出现休克症状时,遵医嘱进行抗休克治疗。

5. 密切观察病情变化 防止脑水肿和呼吸衰竭,保持室内安静,减少刺激,遵医嘱使用镇静剂、脱水剂、利尿剂等。控制惊厥,降低颅内压。抽搐患儿注意安全、防止外伤。保持呼吸道通畅,予以氧气吸入,做好人工呼吸,气管插管、气管切开的准备,必要时遵医嘱使用呼吸机治疗。

6. 腹泻的护理 观察大便次数、性状及量并记录。不能进食者静脉补充营养。勤换尿布,便后及时清洗臀部,以防臀红发生。及时采集大便标本送检,必要时用取便器或肛门拭子采取标本。

7. 预防感染传播 对患儿采取消化道隔离。对患儿食具煮沸消毒 15 分钟,粪便用 1% 含氯石灰澄清液浸泡消毒后才能倾入下水道或粪池,做好给患儿使用一次性尿裤,患儿贴身衣物需煮过或用消毒液浸泡后再洗。

【健康教育】

1. 向患儿及家长讲解疾病的防治知识,该病的主要临床表现、传播方式、如何预防及预后等。

2. 向家长介绍患儿病情、治疗进展,消除其紧张、焦虑情绪,取得患儿家长信任,从而积极配合治疗和护理。

3. 餐具的使用 指导家长对患儿的餐具单独使用,用后煮沸消毒,玩具及用物定期在阳光下暴晒,直到隔离期结束。指导家长注意饮食卫生,培养患儿良好的卫生习惯,如饭前便后洗手,不饮生水,不吃不洁的变质食物等,养成饭前、便后洗手的良好习惯。

4. 对饮食行业及托幼机构的工作人员应定期做大便培养,及早发现带菌者并积极治疗。搞好环境卫生,加强饮水、饮食、粪便的管理及灭蝇、灭蟑螂。

二、布氏杆菌病

【概述】

布氏杆菌病(brucellosis)是由布氏杆菌引起的急性或慢性病,属自然疫源性人兽共患疾病。布氏杆菌系革兰阴性小球杆菌,分为 6 个生物种和 19 个生物型,即羊种菌、牛种菌、猪种菌等。感染人群的主要有羊、牛和猪种菌。该菌在体外生活能力较强,对阳光、热及常用消毒剂均很敏感。国内主要传染源是病羊,其次是牛和猪,人与人传染的可能性极少;可经皮肤黏膜、消化道和呼吸道传播,牧民或兽医接羔为主要传播途径;人群对布氏杆菌普遍易感,国内患病年龄最小者为 6 个月,农牧民感染率最高。发病与羊羔季节有关,以春末夏初为多。由于儿童患者临床症状不典型,常常误诊、漏诊。此病以长期发热、出汗、关节炎、睾丸、肝脾大和淋巴结大等为常见症状。

【临床特点】

本病临床表现各异,轻重不一,一般牛型较轻,羊型和猪型大多较重,饮用羊奶而致病者,病情较轻,并发症少。小儿感染本病病程为 2~3 个月,长者可达 7 年以上,有的未经治疗的羊型布氏杆菌病,自然病程也可短至 1 个月。

1. 潜伏期 一般 1~3 周,个别可至 1 年以上。

2. 小儿布氏杆菌病的特点 无症状型 15%~25%,临床表现多种多样。小儿发病比成人急,体温迅速上升,病情较轻,病程也较短。

(1)急性期:全身不适、乏力、食欲减退、头痛、肌肉关节酸痛、嗜睡、发热。羊型感染体温高达 39~40℃左右;牛型感染体温无热或低热。波浪热型为本病典型体温曲线,但较少见。小儿常有腹痛、腹泻、淋巴结肿大、肝脾大。大关节炎及关节痛常见。年长儿男童可见睾丸炎、女性卵巢炎。

(2)慢性期:有低热或无热,症状多种多样,有疲乏无力、身体虚弱、肌肉关节酸痛、关节周围炎及脊椎炎。年长儿可出现神经官能症样表现。病程长,易发生营养不良,并影响发育。

【治疗原则】

1. 一般对症治疗 急性期卧床休息;高热、出汗应补充足量液体,注意电解质平衡;适当给予镇痛剂和解热镇痛剂,补充 B 族维生素和维生素 C;补充高热量、易消化饮食。

2. 抗菌治疗

(1)急性期:主张长疗程,联合用药可改善预后和防止复发。8 岁以下采用复方新诺明(SMZ 和 TMP)每天 50mg/kg 口服,联合链霉素每天 25mg/kg 肌内注射;世界卫生组织推荐采用利福平每天 10~12mg/kg 顿服;喹诺酮类药、氨苄西林、红霉素等亦有相当疗效。

(2)慢性期:抗菌药物疗程应延长至 6 周以上。

1)中药治疗:中医中药治疗对慢性期的关节炎有较好的疗效。

2)其他治疗:中毒症状重者加用泼尼松每天 1mg/kg 口服,连服 3~5 天;骨髓炎应予彻底清创,辅以长期抗菌治疗;关节炎患儿需做滑膜切除术。

【护理评估】

1. 评估患儿有无羊、牛、猪接触史以及饮用过生乳和食用过未煮熟的病畜肉类等;患儿是否有发热、肝脾淋巴结肿大;了解发热患儿的热型及热度;了解患儿有无全身不适及食欲降低表现;评估患儿有无烦躁不安、抽搐等表现;是否有全身各关节疼痛情况;评估患儿乏力程度和睡眠状况等;评估患儿营养

状况;评估各种用药的效果及不良反应。

2. 评估血常规、血清学和血、骨髓细菌培养等其他辅助检查的结果。

3. 评估患儿及家长焦虑、恐惧等心理异常表现。评估患儿及家长对疾病相关知识的认知程度及需求。

【护理措施】

1. 环境护理 将患儿尽量安排在单间内居住,并予以严格消毒和隔离,防止出现交叉感染情况,并重视保持清洁、安静的病室环境。

2. 体温的观察与护理 密切观察患儿的体温变化,体温达 38.5℃时,遵医嘱及时给予药物和物理降温;必要时可采用退热剂退热,同时观察降温效果,并监测患儿体温、血压以及脉搏。

3. 疼痛的观察与护理 关节受累的患儿,嘱咐患儿卧床休息,待病情稳定后指导患儿逐量活动;关节疼痛时可用支架将被子支起,减少对患处的压力,以维持关节的正常活动;也可热水外敷;还可与患儿做些喜欢的游戏,以缓解疼痛;遵医嘱给予药物止痛,观察药物效果及反应;由于疼痛而影响睡眠质量,可以遵医嘱口服镇静药物。

4. 基础护理 由于高热、多汗、病程较长,患儿会有乏力感、全身软弱。做好患儿的基础护理,指导并协助家长进食、如厕等,病情逐步恢复,指导患儿生活照顾自理能力。

5. 保证患儿营养饮食和液体入量 病情长,机体消耗较多,及时补充营养和液体,给予高热量、高蛋白、高维生素的流质或半流质饮食,鼓励少食多餐;患儿无论发热与不发热亦有出汗,夜间出汗明显增多,观察有无虚脱现象。患儿出现大汗淋漓的情况,报告医师后予以及时补液处理,并擦干患儿身体,更换干爽衣物,为防止降温时大量出汗引起虚脱,鼓励患儿多饮水,必要时按医嘱给予静脉补液以维持体内水和电解质的平衡。

6. 心理护理 病程长,病情反复,往往患儿及家长出现焦虑、悲观等不良情绪。在患儿住院过程中多耐心交流,了解患儿及家长的心理需求,讲清楚疾病一般病程、其病情变化和治疗效果;鼓励患儿及家长,以增强其治疗的自信,提升其治疗的总有效率。

7. 并发症的观察与护理 亚急性期尚可并发各处化脓性病灶,如:化脓性关节炎、骨髓炎、心内膜炎、脑膜炎等。密切观察病情变化,发现关节处有包块、心率异常、听诊有心脏杂音、意识出现异常表现,及时通知医师,遵医嘱执行对症治疗和护理。

8. 父母知识缺乏的宣教 充分了解家长对此病的认知度和需求的知识点,逐步适时地讲解,特别是

此病病程较长,需要与全家的家属们进行沟通告知,解除各种疑虑和困惑。

【健康教育】

1. 住院指导 给家长讲解本疾病相关知识、治疗方案、护理方法。病程长,配合治疗,避免因治疗药物疗程不足而复发感染。

2. 出院指导 首先给家长进行预防此病的知识教育,讲述管理传染源及切断传播途径的措施,特别嘱咐家长注意自身的防护,家长有做兽医、放牧员、饲养员、屠宰工、挤奶工及乳肉加工人员,在工作时需要戴手套宰杀羊或者为羊接生,并对所有奶类及其制品,必须经消毒处理后才能食用;嘱咐患儿家长尽量不与来路不明的牲畜接触;讲述有关知识,以促进患儿彻底治愈,嘱咐患儿出院后避免过度劳累,增加营养膳食;根据患儿恢复情况,制订体格锻炼的计划;指导如何提高患儿自我照顾能力和信心;指导在家如何观察病情,记录症状、体征出现的时间及伴随症状,以帮助医师作出准确判断,学会识别异常、危险征象,一旦发现立即就诊。告知定期复查意义、内容和时间。

3. 对社会检疫部门和职业人员的要求 对牧民、兽医、有关职业人员、实验室工作人员及受威胁的高危人群均应进行布氏杆菌疫苗预防接种,有效期为 1 年,所以每年需加强接种 1 次;加强对牲畜的检疫、免疫力度,发现病畜要及时彻底淘汰,对健康的幼畜要接种疫苗。出现此病应按传染病管理法规定的乙类传染病 24 小时内按程序报告。

三、细菌性脑膜炎

【概述】

我国儿科医师常常将细菌性脑膜炎(bacterial meningitis,BM)机械分为脑膜炎奈瑟菌引起的流行性脑脊髓膜炎(流脑)和其他细菌引起的化脓性脑膜炎,前者属于传染病范畴,与国外统称细菌性脑膜炎一致,也可称为化脓性脑膜炎。细菌性脑膜炎在婴幼儿中常见,因致残率较高,神经系统后遗症发生率占存活儿的 1/3,因此仍是小儿严重感染性疾病之一。目前化脓性脑膜炎总体预后不容乐观,存活者中常常发生各种后遗症,如精神发育迟缓、运动障碍、视力损害及感应神经性耳聋、脑积水和癫痫等,随着年龄的增长,许多患儿出现学习和行为方面的问题。

【临床特点】

各种细菌所致化脓性脑膜炎的临床表现大致相仿,可归纳为感染、颅压增高及脑膜刺激症状,婴幼儿症状一般隐匿或不典型。主要临床表现为发热、颈项强直、意识改变和惊厥。婴儿早期阶段的症状会出现嗜睡、发热、呕吐、拒绝饮食、啼哭增加、高声尖叫、囟门紧张甚至凸出、脑脊液循环受阻可致颅腔扩大(脑积水)、睡不安稳;较大的患儿还可能出现严重头痛、讨厌强光和巨大声音,特别是颈部肌肉僵硬。各年龄段的病例中,一般是出现初始症状后就会发生进行性嗜睡,偶尔也可能会出现昏迷或惊厥等症状。有些患儿也可能会出现充血性皮疹、瘀斑、紫癜等;严重者可出现弥散性血管内凝血、休克和多脏器功能损害等表现。

【治疗原则】

一般治疗需要安静卧床,注意消毒隔离,保持呼吸道通畅,给氧,吸痰。细菌性脑膜炎的治疗主要是根据脑脊液涂片和培养找到细菌,根据药物敏感试验选择有效的抗生素,及时治疗,争取减少后遗症的发生;还要对症处理高热,控制惊厥,减低颅内压,减轻脑水肿,还要使用激素减少颅内炎症粘连;防止椎管阻塞对脑脊液浓稠或治疗较晚者,可静脉给予氢化可的松或地塞米松;对延误诊治的婴儿晚期化脓性脑膜炎,脑脊液外观有脓块形成或细菌对抗生素耐药时,可采用鞘内注射抗生素提高疗效。

【护理评估】

1. 评估患儿的病史;新生儿期有无原发病如败血症或神经系统先天性缺陷;评估婴儿和儿童的呼吸道感染史。评估患儿神经系统的症状,如发热、头痛、呕吐、易激惹现象、拒奶、精神萎靡、惊厥、嗜睡等意识异常;评估新生儿有无呼吸频率及不规则或呼吸困难、发绀等现象;评估外耳道及皮肤异常如溢脓、瘀斑、瘀点;评估治疗药物的效果及不良反应。

2. 评估血常规白细胞计数、脑脊液和血培养的结果。

3. 评估患儿及家长焦虑和恐惧等异常心理变化;评估家长对疾病知识认知程度和需求。

【护理措施】

1. 基础护理 病室光线要暗,医护治疗、查体尽量集中,减少对患儿的应激刺激;根据患儿病情和生活自理能力实施级别的生活护理;患儿有烦躁不安时适当约束;对昏迷的较大患儿在床上放气垫,定期翻身防压疮。

2. 意识的观察与护理 昏迷、持续惊厥或休克患儿,应专人守护。监护呼吸、脉搏、体温、血压及病情变化,记录大小便次数及出入量;发现惊厥、昏迷或病情骤变时,及时报告医师处理,及时做好抢救记录。

3. 体温观察与护理 高热给予物理和药物退

热,并观察退热效果;记录体温变化。

4. 防误吸的护理 保持呼吸道通畅,呕吐时头侧向一方,及时清除鼻咽部分泌物及呕吐物,以防吸入性窒息;给予口腔护理。清醒患儿的饮食应少量多餐,食后少动,避免呕吐,若病情许可,可竖直抱起或适当抬高床头;吞咽困难和昏迷患儿可用鼻饲。

5. 呼吸的观察与护理 特别观察新生儿呼吸频率和节律、有无发绀等缺氧现象,给予吸氧。遵医嘱给予超声雾化,拍背吸痰,保持呼吸道通畅。

6. 静脉用药观察与护理 观察各种用药效果及不良反应,静脉推注甘露醇要选择四肢粗直的血管,以免药物渗漏致穿刺周围皮下坏死,有条件最好选择 PICC 穿刺。遵医嘱应给予充足的液体,记录患儿的 24 小时出入量。

7. 心理护理 给患儿做各种治疗前,给予清醒患儿耐心安慰,动作要轻,患儿家长讲明确治疗目的,取得他们的合作与配合;耐心介绍病情与相关知识,减少家长的忧虑。

【健康教育】

1. 住院指导 向患儿和家长主动介绍疾病简单知识和病情,提供保护性看护和日常生活护理知识,同时提高患儿自理生活能力。告知各种药物治疗作用及其注意事项等。

2. 出院指导

(1)首先给家长做预防的宣教,告知早期发现,应就地隔离治疗。

(2)流行期间做好卫生宣传,应尽量避免参加大型集会及集体活动,不要携带儿童到公共场所,外出应戴口罩。

(3)指导用药服用方法、用量、副作用及注意事项。

(4)指导在家如何观察病情,记录症状、体征出现的时间及伴随症状,以帮助医师作出准确判断,学会识别异常、危险征象,一旦发现立即就诊。

(5)指导家长给患儿调理营养饮食;根据患儿恢复情况,制订体格锻炼的计划;指导如何提高患儿自我照顾能力和信心。

四、链球菌感染

【概述】

链球菌(Streptococcus)为革兰阳性球菌,在液体培养基生长时,细菌排列成长短各异的链状而得名。可将链球菌分为三类:甲型(α)溶血性链球菌、乙型(β)溶血性链球菌、丙型(γ)链球菌。β 溶血性链球菌按细胞壁的多糖抗原性的不同,将其分为 A ~ H 和

K ~ V 共 20 族,90% 具有致病性的 β 溶血性链球菌属 A 族,B 族可致新生儿感染。A 族链球菌又称化脓性链球菌,是儿童细菌性感染的重要病原菌之一。主要引起咽、扁桃腺炎、猩红热及皮肤软组织感染,偶可引起肺炎、心内膜炎、化脓性关节炎、骨髓炎、脑膜炎及败血症。链球菌属细菌侵入人体引起的疾病,分为感染性疾病和变态反应性疾病。未经治疗的急性期患儿是主要传染源;通过鼻咽部分泌物飞沫传播或直接密切接触传染,也可通过病菌污染玩具、用具、手及食物等间接经口传染,病菌也可皮肤损伤处入侵;普遍易感。婴儿可通过胎盘获得被动免疫。

【临床特点】

1. A 族链球菌可引起多种疾病,以咽、扁桃腺炎最常见,其次是皮肤感染(脓疱疹、皮下感染、丹毒),偶可引起败血症等。

(1)主要引起急性咽、扁桃腺炎:6 个月 ~ 3 岁的婴幼儿表现低热等;3 岁以上儿童发病急,常伴有全身不适、乏力、头痛、呕吐等症状。

(2)猩红热:多见于 3 岁以上儿童,常在冬末春初流行,潜伏期 1 ~ 7 天,除上述扁桃腺炎症状外,发病 24 小时内出现皮疹,皮疹始见于耳后、颈及上胸部,1 天内蔓延至全身。典型皮疹是猩红色弥漫细小斑丘疹,皮疹严重者四肢、手掌、足底可引起片样脱皮。

(3)皮肤感染:一般表现无全身症状,皮损初起为红斑,迅速形成脓疱疹,皮疹多发生于颜面及四肢,自觉瘙痒,可以通过抓挠可将脓疱疹传播到其他部位,本病常是引起急性肾小球肾炎的病因。皮下感染多因叮咬、抓破及烫伤等皮肤伤口处入侵,表现为蜂窝组织炎,免疫力低下和营养不良常是引起发病的原因。

(4)A 组链球菌引起青春期前外阴炎及肛周蜂窝炎;侵袭性 A 族链球菌感染,表现为高热、虚脱、低血压,继而引起多脏器衰竭,呼吸窘迫综合征、肾衰竭、凝血障碍及肝功能异常等及其他局部的感染和系统的 A 族链球菌感染,如菌血症、脑膜炎、肺炎、骨髓炎及化脓性关节炎。

2. B 族链球菌主要引起产后感染和新生儿肺炎、败血症、脑膜炎等,早发 B 族链球菌约占新生儿感染的 80% ,也是常以肺炎、败血症或脑膜炎为临床特征。

【治疗原则】

控制感染、消除症状、预防合并症及减少传播为主要原则。急性期卧床休息,给予易消化、低盐饮食,水肿时限制饮水量,必要时予以输液、利尿消肿、

降压、预防心脑并发症等对症治疗。最重要的是立即给予早期和足疗程的抗菌药物,可有效地防止风湿热及急性肾小球肾炎的发生,可选青霉素,对青霉素过敏者可改用红霉素、林可霉素,如不能满足口服疗程,可选用青霉素 G 肌内注射;对新生儿脑膜炎患儿,大剂量青霉素或氨苄西林应用疗效均较好。无论选用哪种药物,疗程不应少于 10 天;配合中医中药治疗;出现严重肾衰竭可做透析治疗。重症患儿严密监护,维持水电解质平衡,必要时静脉输入丙种球蛋白;有坏死组织及脓肿的病例需行外科切除或引流;有脓疱病时,用局部莫匹罗星软膏治疗。

【护理评估】

1. 评估患儿全身表现如乏力、高热;呼吸系统症状,如呼吸频率、发绀及缺氧现象;评估心率及节律;消化系统的症状,如食欲状况、呕吐性质及量;评估患儿的意识,有无头痛等;评估全身水肿程度、尿色、尿量、血压;评估患儿面部、皮肤皮疹性质及有无感染部位;评估女患儿有无行走和排尿不适等症状。有无皮肤等出血现象等;评估治疗用药效果和药物的不良反应。

2. 评估血常规、病原学的检查,分泌物及血液的细菌培养、血清学及尿化验结果、肾脏 B 超等结果。

3. 评估患儿及家长焦虑等异常心理变化程度;评估患儿及家长对疾病知识的认知程度及需求。

【护理措施】

1. **基础护理**　最好给患儿安置在独立病室,猩红热、咽和扁桃腺炎应隔离 6 天,至咽培养阴性;根据患儿的年龄、生活自理能力和乏力程度给予相应的生活护理,帮助并指导家长完成患儿的生活护理。

2. **体温的观察与护理**　适当物理和药物退热处理,同时观察退热处理的效果,适量饮水。

3. **呼吸的观察与护理**　观察患儿有无咽部疼痛感、红肿等症状和体征,嘱患儿多饮水,不食刺激食物;观察呼吸有无异常及缺氧现象等,遵医嘱超声雾化、拍背吸痰,保持呼吸道通畅。

4. **皮肤的观察与护理**　观察全身各部位的皮疹性质,询问患儿有无瘙痒,嘱患儿切勿抓挠,避免皮肤受损后易继而使致病菌传播到其他部位。衣物、被褥随时保持清洁干燥。遵医嘱涂抹外用药,同时告知陪护家长用药作用和注意事项;有脓疱病时,在局部涂抹莫匹罗星软膏,告知陪护家长注意事项。

5. **全身水肿的观察与护理**　根据患儿水肿部位和程度,给予低盐饮食,嘱咐患儿适当少量饮水;遵医嘱给予利尿,并观察用药后的效果及反应,严格 24小时出入量;同时关注水肿部位的皮肤状况,避免破损防止继发感染。观察尿色及尿量,做好记录。

6. **并发症的观察与护理**　易发生的并发症有鼻窦炎、中耳炎、肺炎、风湿热、肾小球肾炎、关节炎等,严重感染引起有心衰、脑病、肾衰等并发症。嘱患儿绝对卧床休息,减少活动,密切观察病情至关重要,遵医嘱对症治疗与抢救。做好病情记录。

7. **用药观察与护理**　给患儿及家长讲明各种用药的目的及不良反应;观察用药的效果及反应。

8. **心理护理**　及时给予患儿家长心理安慰,各项护理操作耐心沟通与告知,适时讲解相关疾病的基本知识,舒缓患儿及家长的焦虑程度。

9. **营养饮食指导**　指导患儿家长给予易消化的营养餐,特别是营养不良和免疫力低的患儿,指导合理营养膳食,提高抗病能力。

10. **复查**　遵医嘱定期复查咽培养,关注咽培养的结果。

【健康教育】

1. **住院指导**　教育患儿及家长积极配合治疗原发病,讲解疾病相关知识,指导其掌握基本护理方式和技能;指导家长合理喂养和安排膳食,保证能量及营养物质的摄入。

2. **出院指导**

（1）指导用药服用方法、用量、副作用及注意事项。

（2）出院后患儿的皮肤疱疹若未痊愈,嘱患儿勿抓挠,使用毛巾、衣物等要保持清洁,同时注意皮肤卫生。

（3）指导在家如何观察病情,记录症状、体征出现的时间及伴随症状,以帮助医师作出准确判断,学会识别异常、危险征象,一旦发现立即就诊。

（4）根据患儿恢复情况,制订体格锻炼的计划。

五、败血症

【概述】

败血症(septicemia)是指细菌进入血液循环,并在其中生长繁殖、产生毒素而引起的全身性严重感染。儿童期败血症多见,与小儿机体免疫功能有关。仅少数情况病原菌侵入血液发生败血症。发生败血症后,病情加重,常有高热、寒战、全身无力等毒血症表现;重者可发生中毒性休克、患儿或迁徙炎症;严重者可发生多脏器功能衰竭。当败血症伴有多发性脓肿时称为脓毒败血症。1935 年以前,败血症的病原菌主要是化脓性链球菌(A 族链球菌)、肺炎链球菌、金黄色葡萄球菌,因缺乏高效抗生素而难以控制,病死率极高。后来出现耐药菌株而不断增加和问世新的抗生素得到了控制而减少。近十余年来,肺炎链球菌耐青霉素菌株不断增多,应该重视的是其所引起的败血症有增多趋势。目前更需重视儿童菌血症和(或)败血症主要病原菌及耐药状况。

【临床特点】

临床表现随致病菌的种类、数量、毒力以及患儿年龄和抵抗力的强弱不同而异。轻者仅有一般感染症状;重者可发生感染性休克、患儿、多器官功能衰竭等。小儿败血症多数起病急、热势高,表现为突然高热,或先寒战,继之高热,体温多在 39℃ 以上,呈持续高热或不规则高热,热退时出汗较多。个别体弱或营养不良的婴儿可无发热,但精神欠佳。

1. 感染中毒 症状大多起病急骤,先有畏寒或寒战,继之高热,热型不定,弛张热或稽留热。体弱、重症营养不良和小婴儿可无发热,甚至体温低于正常。精神萎靡或烦躁不安;严重者可出现面色苍白、神志不清、四肢末梢厥冷,呼吸急促,心率加快,血压下降,婴幼儿还可出现黄疸。

2. 皮肤损伤 部分患儿可见各种皮肤损伤,以瘀点、瘀斑、猩红热样皮疹、荨麻疹样皮疹常见。皮疹常见于四肢、躯干皮肤或口腔黏膜等处。由于小儿时期皮肤黏膜柔嫩、易受损伤。脑膜炎双球菌败血症可见大小不等的瘀点或瘀斑。

3. 胃肠道症状 常有呕吐、腹泻、腹痛,甚至呕血、便血;严重者可出现中毒性肠麻痹或脱水、酸中毒。

4. 关节症状 部分患儿可有关节肿痛、活动障碍或关节腔积液,多见大关节。

5. 肝脾大 以婴、幼儿多见,轻度或中度肿大;部分患儿可并发中毒性肝炎;金黄色葡萄球菌迁徙性损害引起肝脏脓肿时,肝脏压痛明显。

6. 其他症状 重症患儿常伴有心肌炎、心力衰竭、意识模糊、嗜睡、昏迷、少尿或无尿等实质器官受累症状。金黄色葡萄球菌败血症常见多处迁徙性病灶;革兰阴性菌败血症常并发休克和患儿。

【治疗原则】

彻底清除原发病灶和迁徙性损伤,以杜绝病原菌的来源;合理使用有效抗生素,以尽快消灭血液中所有细菌;提高机体抵抗力,加强支持疗法,身体虚弱、迁徙性病灶多,病势严重者,多次给予输血、血浆、白蛋白或丙种球蛋白,保证足够的热量、液体及营养需要;对症治疗,体温过高时给予适当退热处理,发生惊厥时给予镇静剂,必要时给予冬眠疗法,周密细致的护理;合并感染性休克或患儿,应及时抢救。抗生素的合理使用至关重要,感染中毒症状严重者可在足量应用有效抗生素的同时给予肾上腺皮质激素短程治疗。及早发现原发或迁徙病灶,必要

时进行外科治疗。积极控制、治疗白血病、糖尿病、慢性肝病等各种易导致感染的慢性病。

【护理评估】

1. 评估患儿的精神状态和意识状态、发热程度;有无呼吸困难、心衰;全身皮肤损伤如有瘀点、瘀斑等;评估尿量、腹泻次数及腹胀性质;评估患儿的营养状况;评估关节活动度及疼痛;评估有无肝区疼痛等;评估治疗用药的治疗效果及药物反应。

2. 评估血常规和血培养等化验检查结果。

3. 评估患儿及家长有无焦虑、恐惧等心理变化及其程度;评估患儿家长对疾病护理知识认知水平及需求。

【护理措施】

1. 消毒隔离工作 做好医院各病房的消毒隔离工作,防止致病菌及条件致病菌在医院内的交叉感染。

2. 密切观察病情变化 密切监测患儿意识状态、生命体征,发生异常时,及时通知医师,同时及时记录,执行医嘱给予对症治疗和抢救。

3. 高热观察与护理 物理和药物降温,并观察退热效果;对新生儿和体弱的患儿体温不升,给予合理保暖。

4. 意识障碍观察与护理 发现患儿有惊厥、昏睡等现象,及时通知医师,口腔放置牙垫和适当约束患儿等安全措施。

5. 患儿有呼吸困难时,通知医师,检查有无胸水存在,配合医师胸腔穿刺。同时观察患儿的呼吸情况及缺氧程度,遵医嘱氧疗。

6. 关节护理 患儿关节有活动障碍时,做好患儿基础护理;有关节疼痛时遵医嘱适当给予止痛药,观察药物后的效果,同时给患儿舒适的体位。病情严重定时翻身,防压疮发生。

7. 皮肤、口腔的观察与护理 患儿口腔黏膜和皮肤有无皮疹和瘀斑、瘀点,首先辨别皮疹性质和部位,警惕有无脑征现象;皮肤出现皮肤疖、疮处切忌针挑或剂压,及时发现和处理感染病灶,避免外伤及伤口感染,保护皮肤及黏膜的完整与清洁,嘱患儿勿抓破,各种诊疗操作严格执行无菌要求;口腔护理,防治口腔炎。

8. 药物的观察 严格医嘱用药,严格输血制品查对内容和流程,观察患儿有无输血反应等症状。迁延性炎症脓肿不能引流或引流不畅者抗生素药物观察。

9. 严格无菌技术操作 在进行各种手术、器械检查、静脉穿刺、留置导管等技术操作时,应严密消毒,严格无菌操作。

10. 心理护理 患儿急性发病，患儿易产生恐惧，家长易产生焦虑。护士了解患儿和家长异常心理变化的主要原因，做针对性心理疏导。

11. 父母知识缺乏的宣教 了解对疾病知识认知程度与渴望的程度，逐步给家长做健康宣教。

12. 保证患儿的营养 给予高蛋白、高热量、高维生素饮食。遵医嘱静脉给予丙种球蛋白或少量多次输入血浆、全血或白蛋白。

【健康教育】

1. 住院指导 教育患儿及家长积极配合治疗原发病，讲解疾病相关知识，指导家长掌握基本护理方式和技能；指导家长合理喂养和调整膳食，保证能量及营养物质的摄入。

2. 出院指导 指导用药服用方法、用量、副作用及注意事项；指导如何喂养婴儿及调整儿童营养膳食，提高机体免疫力；家里要有清洁卫生的良好环境，让患儿养成清洁卫生的好习惯；指导在家如何观察病情，记录症状、体征出现的时间及伴随症状，以帮助医师作出准确判断，学会识别异常、危险征象，一旦发现立即就诊。

六、李斯特菌病

【概述】

李斯特菌病（Listeriosis），是李氏单胞菌所致感染。李斯特菌有三个菌种，仅单核细胞增多性李斯特菌可引起人类感染。多见于新生儿及免疫缺陷儿童。为革兰阳性短杆菌，本菌从水、土壤、下水道、鱼类、鸟类及哺乳动物甲壳动物中均能检出，是哺乳动物脑炎及流产的常见病因。人类被感染主要是通过进食染菌的肉类、牛奶、生菜或奶酪引起，并通过口腔、粪便途径和密切接触进行传播，是最致命的食源性病原体之一。易感者为新生儿、老年人、孕妇和慢性病患者等免疫力较差的人群。本病呈散发，但发病率有增加趋势。本病多发生于夏季。

【临床特点】

新生儿病例可分为早发型和晚发型。早发型出现于出生 7 天之后，以败血症和肺炎多见，主要是通过染疫母亲的胎盘传染而来。皮肤常出现广泛性脓疱疹，同时可出现发热、嗜睡、腹泻及呼吸困难。大多数早产儿在出生 48 小时内发病，主要感染类型是败血症（63%）、中枢神经系统感染（26%）、局灶感染（11%）；晚发型多见于足月儿，90% 以上表现为脑膜炎，几项重点症状如下：

1. 李斯特菌脑膜炎 主要见于婴儿及新生儿。临床表现与其他细菌性脑膜炎相似，血和脑脊液可分离到本菌。本病病情严重，有全身抽搐和昏迷者病死率高，后遗症可有肢体瘫痪、共济失调、失语、眼肌麻痹、面肌麻痹等。

2. 妊娠感染 发生于妊娠的任何时期，更多发生在后 3 个月。严重时可造成流产、死胎、早产或新生儿感染。

3. 新生儿败血症肉芽肿病 新生儿在胎内获得感染，分娩后发病，表现为肝、脾、肺、肾、脑等脏器内播散性脓肿或肉芽肿。常伴有结膜炎、咽炎，躯干及肢端皮肤红丘疹。患儿可出现呼吸或循环衰竭，病死率高。早期大量抗生素治疗可提高存活率。

4. 败血症 免疫缺陷者和新生儿均可患病。

5. 局部感染 心内膜炎、关节炎、脊髓炎、骨髓炎、胆囊炎、脑脓肿，实验室人员亦可直接接触感染而出现局部淋巴结炎。

【治疗原则】

多数抗菌药对李斯特菌具有抗菌作用，本病对青霉素 G、氨苄西林、氯霉素、庆大霉素、链霉素及红霉素均敏感，但对磺胺、杆菌肽不敏感，所有头孢菌素都无效。其中氨苄西林与青霉素疗效最佳。

【护理评估】

1. 评估近期患儿病史及接触史。评估患儿意识状态及生命体征有无异常，如意识异常是否有嗜睡、激惹或烦躁不安、惊厥；有无发热、呼吸困难、心率加快、恶心、呕吐及腹泻症状；评估新生儿患儿有无眼结膜炎；评估皮肤皮疹现象；评估治疗用药效果及药物反应。

2. 评估实验室病原学血液和脑脊液此菌培养阳性结果，是李斯特菌感染早期诊断的重要依据。

3. 评估家长对疾病知识及护理方法的认知度和需求。评估患儿及家长有无焦虑、恐惧等心理。

【护理措施】

1. 意识的观察与护理 特别是严密观察新生儿意识变化，是否嗜睡、激惹或烦躁不安，有无尖叫、前囟饱满等。如出现恶心、呕吐、尖叫则提示颅内高压，立即报告医师，遵医嘱给予镇静止痉、降低颅内压等治疗；惊厥的患儿加大吸氧流量，按医嘱给予镇静剂。患儿绝对静卧，取头高足低位，抬高床头，不要搬动患儿头部，治疗和护理集中进行，减少刺激。

2. 体温的监测与护理 高热患儿给予物理降温，头部冷敷或温水擦浴，必要时药物降温。同时要注意观察患儿皮肤弹性及尿量等情况，对早产儿、低体重患儿应注重保暖，低体温可影响患儿机体代谢和血液循环，导致代谢性酸中毒、低血糖，诱发肺炎和硬肿症等并发症。

16

3. 呼吸的观察与护理 观察患儿呼吸频率和节律,判断有无缺氧症状,出现发绀及呼吸困难时,及时给予有效的呼吸支持。重度低氧血症患儿,给予间歇式头罩吸氧,避免高浓度长时间持续吸氧,待缺氧症状改善和病情平稳后即停止;早产儿及低体重儿易出现呼吸暂停和肺透明膜病,使用呼吸机辅助呼吸。

4. 排便异常的观察与护理 观察患儿尿的颜色、量、性质,注意有无少尿、无尿、血尿、蛋白尿等情况发生。记录24小时出入量,每天监测体重变化,观察患儿皮肤弹性及有无水肿情况。可根据病情确定患儿喂奶量或进行静脉补液;患儿出现大便次数增多,粪质与水分开则为消化不良表现;若大便稀、带黏液、脓性、次数多时可考虑为肠道感染;若排胎便后连续2天无大便或呈绿色稀便,提示进食不足;患儿腹胀时大便干结。发现大小便异常通知医师予以治疗,同时做好记录。

5. 皮肤的观察与护理 患儿因气管插管、胃管等侵入性操作及大量抗生素使用等因素,易引起真菌性口腔炎,给予口腔护理以防止感染发生,观察患儿口腔黏膜情况;保持眼部清洁、湿润,如角膜反射消失,眼罩保护眼睛;若患儿眼部出现较多脓性分泌物时,留取分泌物进行细菌培养,警惕淋病奈瑟菌感染,并予以对症处理。保持患儿皮肤清洁、干燥,每

1~2小时翻身1次,并轻轻按摩受压皮肤,皮肤发生破损时及时对症处理。详细记录患儿皮肤情况。关注新生儿脐部护理。

6. 出院指导 出院后延伸追踪服务,减少并发症发生。

【健康教育】

1. 住院指导 讲解疾病相关知识,指导家长掌握基本护理方式和技能,指导家长如何观察患儿的病情变化;教育患儿及家长不洁食品所带来的危害;指导家长合理喂养和调整膳食,保证营养物质的摄入。

2. 出院指导 指导用药服用方法、用量、副作用及注意事项;指导父母如何喂养婴儿,儿童调整营养膳食,提高机体免疫力;让患儿食用清洁卫生食品;指导在家如何观察病情,记录症状、体征出现的时间及伴随症状,以帮助医师作出准确判断,学会识别异常、危险征象,一旦发现立即就诊。

3. 控制预防至关重要 给广大家长宣传李斯特菌可防可控,不可怕,要防范感染必须要做到:不喝生水,吃熟食,饭前便后勤洗手;冰箱食品热后再食用;发现污染食物立即扔掉;家里冰箱等卫生死角勤消毒;一定食用新鲜保质的食品;一旦发现患儿感染要立即就医。

(陈燕芬)

第四节 真菌感染性疾病

一、癣

【概述】

癣是浅部真菌病,由致病的浅部真菌所引起,是目前常见的传染性疾病。主要侵犯表皮,亦可侵入毛发、指(趾)甲。根据致病菌病种和发病部位不同,可分为头癣、体癣、股癣、手足癣等。头癣主要侵犯儿童,传染性大。主要是通过理发用具、帽子、枕巾等间接接触传染,或通过患儿接触猫狗等动物而传染。头癣可分为黄癣、白癣、黑点癣及脓癣四型。体癣(tineacorporis)是发生在平滑皮肤上的浅层真菌感染,体癣又称"环癣"或"钱癣",是由毛发癣菌、小芽孢菌或表皮癣菌引起,其传染来源主要直接接触或接触污染的澡盆、浴巾等引起,体癣可由患儿原有的手癣、足癣、股癣、甲癣、头癣等蔓延而来。有糖尿病等及免疫力低下者易于发病体癣,常在春夏季发作,秋冬季静止或消退。股癣(tineacruris)是由致病菌侵

犯腹股沟、会阴部和肛门周围环状或半环状的皮肤损害。在温暖、炎热潮湿的季节和地区发病率尤高。手足癣是致病性皮肤丝状真菌在手足部位引起皮肤病,好发部位为手癣及足癣,成人足癣是真菌中发病率最高,高达50%~60%。足癣是手癣的重要传染来源。

【临床特点】

1. 头癣 可分为黄癣、白癣(图16-4-1)、黑点癣及脓癣四型。黄癣俗称"秃疮"或"癞痢头"。典型皮损为盘状黄豆大小的黄癣痂,中心有毛发贯穿,除去黄痂,其下为鲜红湿润糜烂面或浅溃疡,愈后形成萎缩性瘢痕,遗留永久性秃发。黄痂较厚处常易发生细菌继发感染,有特殊臭味,自觉剧痒。黄癣菌可侵犯头皮外其他组织,引起甲黄癣、体黄癣等。白癣多为儿童期起病,青春期后可自愈;初起为白色鳞屑性局限斑片,头发周围可以出现卫星样小鳞屑斑片。此病原菌引起疱疹样、湿疹样或糠疹样损害。黑癣皮损主要表现为白色鳞屑斑片,病程长,进展缓慢,

可直至成年尚未愈合,毛囊可被破坏形成瘢痕。后两种头癣有时可并发脓癣,患处的毛囊常可化脓,用力挤压可流出少量浆液或半透明的脓液。局部病愈合后形成瘢痕,而在局部留有永久性脱发。

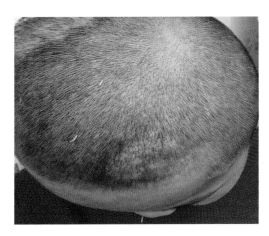

图 16-4-1　头癣

2. 体癣　是发生于面、颈、躯干及四肢等部位的癣。古医籍称之为圆癣、钱癣。本病西医也称为体癣。初发时为小的丘疹,逐渐向外扩大,中心有自行愈合的倾向,呈圆形或多环形,在四周有丘疹、水疱、结痂或鳞屑组成的高出于皮面的环状边缘,境界清楚,多发生于面、颈、躯干和四肢等处,自觉搔痒。

3. 股癣　常发生于腹股沟、大腿皮肤,会阴或肛门周围。有时尚可波及阴囊、阴茎根部等处。初于股上部内侧出现小片红斑,无中心痊愈,外围播散现象,边缘处也无丘疹、疱疹。中央部位可自愈,有色素沉着或脱屑,久之则于局部皮肤发生浸润增厚呈苔藓化,常伴痒感。

4. 手足癣　根据损伤形态,有丘疹鳞屑型、水疱型、趾间糜烂型、体癣型(此型剧痒)。

【治疗原则】

1. 头癣治疗　各种头癣大致相同。外用药可配合抗菌疗法或拔发后应用。

以外用药物为主、抗菌治疗、拔发疗法的原则。头癣以外用药物治疗为主,常用药物有 10% 冰醋酸、5% 硫磺软膏、3% ~ 5% 碘酊、3% ~ 5% 克霉唑霜,交替使用,每天两次,不得中断;抗菌疗法的常用药物有灰黄霉素和酮康唑口服。

2. 体癣治疗　也以外用药涂抹为主,有 1% 盐酸特比萘芬乳膏、2% 硝酸咪康唑霜、1% 联苯苄唑溶液等;对全身性泛发性体癣,尤其是红色毛癣菌所致者,除外用药外,可适当内服短程灰黄霉素或酮康唑。

3. 股癣治疗　与体癣同,应注意不要用过度刺激外用药物,常用复方间苯二酚溶剂为宜。

4. 手足癣的治疗　根据不同型用药不同,指趾间糜烂型先用枯矾粉或脚气粉洗;水疱型用复方水杨酸酊剂等;丘疹鳞屑型宜用癣药膏或 1% 克霉唑霜。应注意用药不得中断。

【护理评估】

1. 评估患儿病史;评估全身各部位的皮疹性质、患儿是否有痛痒感;皮损处是否有破溃糜烂;评估患儿及家长个人卫生情况。评估外涂药物的效果及其用药后反应。

2. 评估皮损处真菌涂片结果。

3. 评估患儿的痛苦、家长的焦虑等异常情绪;评估患儿及家长对疾病知识认知度及需求。

【护理措施】

1. 一般护理　病室通风、清洁干净,给患儿提供专用洗漱用具。

2. 皮肤护理　皮损处正确外涂药物;嘱患儿及家长切勿抓挠患处,注意勤洗手;患儿所穿衣服和鞋袜要宽大透气,经常更换,尤其是有足癣者穿过的鞋袜,最好用开水烫过或在阳光下曝晒。有条件的还可将贴身内衣裤煮沸灭菌。

3. 预防再次感染　避免发生再感染,患处有痒感时,嘱患儿不可用手抓挠,以免抓破后并发感染和引起自身传染;手接触患处后不可在身体其他处再接触;同时嘱注意个人卫生,使用浴盆、拖鞋、毛巾及内衣等用物后,不要给予其他人使用。患儿使用的所有用物要单独消毒处理。保持患儿使用日用衣物和被服清洁干燥。

4. 心理护理　患儿因皮损处有痒感,很痛苦,护士们耐心安慰,做一些患儿喜欢的游戏等,相对分散患儿注意力;遵医嘱按时正确用药。给家长讲解疾病的相关知识和护理方法,解除家长对疾病预后的顾虑等。

5. 用药护理　仔细给家长讲解用药的目的、方法及其注意事项,同时观察用药后的效果及其反应。患儿出现异常病情变化,及时通知医师,予以对症处理和护理。常用的如灰黄霉素、酮康唑等,这些药物有一定的副作用,如肝肾损害等,应在医师指导下服药,治疗期间定期查肝功能等。足癣瘙痒忌用热水烫。

6. 饮食护理　免疫力低的患儿更易于受感染,给予高蛋白、高维生素,多吃新鲜的水果、蔬菜、易消化清淡的饮食,忌海鲜、忌辛辣食物;体癣患儿忌吃如生姜、大头菜、香椿、尖椒,忌喝茶水、绿豆汤等。

【健康教育】

1. 指导出院后用药的方法、剂量及注意事项,如湿疹、接触性皮炎、神经性皮炎等,如混用激素类外用药不但不能杀灭真菌,相反能促进其生长和繁殖,使癣病发展得更快、更严重,所以外用药也不能随意滥用;教会家长观察皮肤变化及病情观察,发生异常及时就医;告知复诊时间及内容。

2. 预防为主,切记不使用未消毒的公共用物。注意个人卫生,夏季常保持皮肤干燥。在幼儿园及学校的孩子要严格遵守集体卫生制度,不与患有此病孩子密切接触。不使用患儿的毛巾、浴盆等用物。

3. 养成良好的卫生习惯,不穿他人的鞋袜,不用他人的毛巾、浴巾,不与他人共用面盆、脚盆。经常清洗手脚,保持手足清洁和合适的湿度。避免用手搔抓患部。有条件的家庭,应尽可能地提倡卫生洁具、所用被褥单独使用,一人一套。有足癣者,夏天尽量不穿胶鞋、旅游鞋,多穿布鞋或凉鞋。因为潮湿是霉菌生长的合适环境,夏天气温高,脚部出汗多,最易使足癣加重和复发,故应以使脚部干燥通风为佳。患癣者去浴室洗澡最好用淋浴,同时夏天也不要去游泳池游泳,以免将霉菌传给别人感染癣病。

4. 避免进食辛辣刺激性食物和发物,戒烟酒,饮食以清淡为宜,多食新鲜蔬菜和水果。

5. 在幼儿园、托儿所、小学校等集体单位发现头癣时,应立即隔离治疗,以免蔓延。

6. 头癣病患儿的衣物、用具禁止与健康人混放在一起或混用。理发工具应该专用,待头癣逐渐好转时,要及时加以严格消毒。剪下的头发必须烧掉,病好后也不要使用过去自己用过的梳子、帽子、枕巾等,以防再发。

7. 避免让孩子与患癣的狗、猫接触。

二、隐球菌病

【概述】

隐球菌病(cryptococcosis,torulosis)致病菌主要是新生隐球菌,属酵母菌。在脑脊液、痰液、病灶组织中。该菌广泛分布于自然界,鸽类是最主要的传染源,分离出本菌的动物还有马、奶牛、狗、猫、猪、鼠,也存在于土壤、水果、牛奶及正常皮肤和粪便中,在干燥环境中可生存达一年之久。近年来免疫功能正常儿童发生隐球菌病例增多。感染途径吸入空气中的孢子、创伤性皮肤接种、摄入带菌的食物。新生儿一旦受到感染可侵犯中枢神经系统而致脑膜炎。

【临床特点】

1. 中枢神经隐球菌病 易引起慢性脑膜炎及脑膜脑炎,起病缓,症状多为阵发性头痛,可反复,伴有恶心、呕吐、眩晕及不同程度发热,数周、数月可出现颅内压增高症状,不及时治疗,多在3个月至半年趋于恶化,出现一系列运动障碍、精神错乱、抽风,最后多因呼吸衰竭死亡。新生儿病程较短,预后恶劣。

2. 肺隐球菌病 可单独发生,或继发于肺结核、支气管扩张、慢性支气管炎发生等,常与中枢神经隐球菌病共发,低热、咳嗽、黏液痰、胸痛、倦怠、体重减轻等。少数患儿急性肺炎表现为高热、呼吸困难等。

3. 皮肤黏膜隐球菌病 常为全身性隐球菌病的局部表现,表现为面部痤疮样皮疹、硬结或随病变扩大向中心坏死,形成溃疡,自觉症状不严重,病程较长。

4. 骨隐球菌病 侵犯颅骨和脊柱,有肿胀及疼痛症状。

5. 播散性隐球菌病 两个不相邻器官同时发生隐球菌病。心、睾丸、前列腺、眼部等常可波及肾、肝、脾及淋巴结等部位也可发生。儿童肺隐球菌病多与其他部位的隐球菌病同时发生。近年来发现此病可侵犯肝脾和腹腔淋巴结。

【治疗原则】

除支持疗法外,主要采取抗真菌药物疗法。抗真菌治疗。

1. 免疫健全宿主、非脑膜炎、轻症局限性肺隐球菌病,用氟康唑治疗8周～6个月;严重病例用两性霉素,病情控制后换成氟康唑8～10周或伊曲康唑口服溶液,病程6～12个月。

2. 免疫健全宿主、中枢神经系统或播散性隐球菌病,用两性霉素+/-氟胞嘧啶,直到患儿热退,培养阴性,换用氟康唑治疗8～10周或更长。

3. 免疫抑制宿主、中枢神经系统或播散性隐球菌病,在中枢隐球菌病的治疗中,两性霉素+氟胞嘧啶联合或转阴后的维持治疗。

4. 手术疗法指征是限局性病灶,如皮肤、胸部肉芽肿及脓肿,或肺部肉芽肿及空洞等,但未合并中枢神经系统隐球菌病。

【护理评估】

1. 评估患儿病史、接触史;评估是否有神经系统、呼吸系统等异常症状;评估患儿有皮肤黏膜受损处及程度;患儿有无主诉背痛、头痛及腹部包块等;评估发热程度等;评估有无并发症,如肾盂肾炎症状等;评估用药效果及不良反应。

2. 评估血清学、痰液涂片、脑脊液、活组织及真菌培养、X线检查结果等。

3. 评估患儿是否有恐惧、家长焦虑等异常心理变化。

4. 评估患儿及家长对疾病认识度和需求。

【护理措施】

1. 环境护理　给患儿安置相对安静的房间,生活护理和治疗尽量集中,减少对患儿刺激。

2. 皮肤护理　面部等皮肤处出现痤疮样皮疹时,嘱患儿勿手抓挠,患儿衣物、毛巾等清洁干燥,避免继发感染。

3. 发热护理　高热时给予物理与药物降温,嘱患儿多饮水,观察退热效果。

4. 呼吸道护理　患儿有呼吸困难遵医嘱氧疗;痰液黏稠时,遵医嘱给予超声雾化后拍背吸痰等措施。

5. 疼痛护理　患儿有背痛、头痛、胸痛感时,采取舒适体位,同时耐心安慰患儿,做分散患儿注意力的游戏等;遵照医嘱给予止痛药物等。

6. 安全护理　患儿出现眩晕、运动障碍及精神错乱等症状,适当约束患儿,避免外伤。

7. 用药护理　用药之前耐心告知患儿和家长,取得合作,遵医嘱按时正确执行用药方法,观察药物的效果及出现不良反应。

8. 心理护理　随时观察患儿及家长心理变化,及时与家长交流病情变化和检查结果,安慰患儿及家长焦虑心情,适时讲解疾病的相关知识和护理方法等。

【健康教育】

1. 患儿在住院期间,给患儿和家长讲解相关疾病知识和护理技能;特别是已逐渐恢复的皮肤受损处,告诉患儿及家长仍不可用手抓挠,严格按照医师出院用药要求。

2. 给患儿和家长讲解用药目的、作用及其注意事项等。

3. 指导如何养成良好的个人卫生习惯,给患儿专用的毛巾等洗漱用物,患儿的衣物、被褥保持清洁;禁止食用不洁的食品和饮料;不接触来路不明的各种动物。因鸽类、马、奶牛、狗、猫、猪、鼠、土壤、水果、牛奶是传染源,所以禁止食用不洁的食品和饮料;不接触来路不明的各种动物。

4. 教会家长会观察并记录患儿发生异常现象;养成良好的个人卫生生活习惯。

5. 饮食指导 注意多服用清淡富于营养食物,注意膳食平衡。忌辛辣刺激食物。多吃新鲜的蔬菜、水果及提高免疫力的食物,以提高机体抗病能力。

(陈燕芬)

参 考 文 献

1. 江载芳,申昆玲,沈颖.诸福棠实用儿科学.第8版.北京:人民卫生出版社,2015.

2. 崔炎.儿科护理.第5版.北京:人民卫生出版社,2014.

3. 叶春香.儿科护理.第2版.北京:人民卫生出版社,2008:97-102.

4. 王卫平.儿科学.第8版.北京:人民卫生出版社,2015.

5. 赵辨.临床皮肤病学.南京:江苏科学技术出版社,2011:577-579.

6. 程丽萍,张莉.更昔洛韦巨细胞病毒感染患儿疗效及临床护理.西南国防医药,2015,25(3):289-290.

7. 赖香菊.更昔洛韦注射液治疗婴儿巨细胞病毒感染36例的不良反应观察及护理.中国药业,2013,22(9):79-80.

8. 谢正德.儿童EB病毒传染性单核细胞增多症临床特征及诊断标准.实用儿科临床杂志,2007,22:1759-1760.

9. 杨小利,殷亚楠,孟凡超.小儿病毒性脑炎50例临床分析.中国实用神经疾病杂志,2013,16(1):54-55.

10. 曾庆贺,李玉香,孟艳,等.儿童布氏杆菌病临床回顾分析.中国妇幼保健,2014,29(11):1710-1713.

11. 杨梅,卓晓,封志纯,等.李斯特菌败血症患儿临床观察与护理.现代临床护理,2014,13(6):66-67.

12. 周为民,谭心怡,李亚敏,等.不明原因肝功能异常患儿人群血清中HHVs和B19病毒感染的研究.中华实验和临床病毒学杂志,2015,29(4):296-299.

13. 李平,温海.隐球菌病的诊疗进展.中国真菌学杂志,2011,6(3):186-189.

14. 桂永浩,申昆玲,毛萌,等.小儿内科学高级教程.北京:人民军医出版社,2011.

15. 崔云,张育才,王斐.重症EB病毒感染患儿肺损害的临床特征.中华儿科杂志,2015,53(8):587-589.

16

第十七章　传染性疾病

第一节　传染性疾病患儿的护理

【概述】

传染性疾病(infectious disease)是许多种疾病的总称,它是由病原体引起的,能在人与人、动物与动物或人与动物之间相互传染的疾病。《中华人民共和国传染病防治法》规定的传染病分为甲类、乙类和丙类:

1. 甲类　鼠疫、霍乱。

2. 乙类　传染性非典型肺炎、艾滋病、病毒性肝炎、脊髓灰质炎、人感染高致病性禽流感、麻疹、流行性出血热、狂犬病、流行性乙型脑炎、登革热、炭疽、细菌性和阿米巴性痢疾、肺结核、伤寒和副伤寒、流行性脑脊髓膜炎、百日咳、白喉、新生儿破伤风、猩红热、布鲁菌病、淋病、梅毒、钩端螺旋体病、血吸虫病、疟疾。

3. 丙类　流行性感冒、流行性腮腺炎、风疹、急性出血性结膜炎、麻风病、流行性和地方性斑疹伤寒、黑热病、包虫病、丝虫病,除霍乱、细菌性和阿米巴性痢疾、伤寒和副伤寒以外的感染性腹泻病。

上述规定以外的其他传染病,根据其暴发、流行情况和危害程度,需要列入乙类、丙类传染的,由国务院卫生行政部门决定并予以公布。

【临床特点】

1. 有病原体　每一种传染病都有其特定的病原体,包括病毒、细菌、立克次体、螺旋体、真菌、原虫和蠕虫等。这些病原体及其所致的疾病均各具特征。

2. 具有传染性　病原体可以经过一定的途径从一个人传染给另一个人。每种传染病都有比较固定的传染期,在这个期间患者会排出病原体,污染环境,传染他人,导致发病。某些传染病具有特定的流行季节性。

3. 有特定的感染链　感染链是指生物体播散并侵入一个新的宿主而致病的方法,由病原体、宿主、出口、传播途径、侵入门户和易感宿主组成。任何一个环节不可能独立存在而致传染。

4. 具有一定的疾病过程

(1) 潜伏期:是指从病原体入侵到发病的时间。潜伏期的长短依不同的病原体而不同,通常 7 ~ 10 天,也可以更长或更短,数小时至数年或数十年。此期患儿通常无任何症状。

(2) 前驱期:是指从非特异性症状开始到特异性症状出现之间的一段时间。非特异性症状包括不适、乏力、低热和嗜睡等。由于此期患儿症状不明显,常被忽略而易导致疾病传播,所以,此期患儿更具有传染性。前驱期通常较短,从数小时到数天不等。

(3) 疾病期:出现明显的特异性症状,包括局部和全身症状。由于儿童时期的传染病常伴有皮肤或黏膜皮疹,故此期也常称为出疹期。

(4) 恢复期/后遗症期:症状、体征开始消退到完全康复。某些疾病恢复期很长,甚至遗留后遗症而成为后遗症期。

5. 可以预防　每一个传染病的流行必须同时具备三个特征:传染源、传播途径和易感人群。通过控制传染源、切断传播途径、保护易感者等措施可预防传染病的发生和传播。

6. 有免疫性　大多数患儿在疾病痊愈后,都会产生不同的免疫力。

【护理评估】

1. 健康史　评估患儿年龄、疫苗接种史、传染病接触史、既往健康情况(包括传染病史)、用药史、药物过敏史等情况;了解家庭居住环境、经济状况等。

2. 现病史　评估患儿本次发病经过,包括主要的症状、体征,发病时间、诱因、发病缓急。评估患儿有无相关并发症症状和体征。

3. 治疗经过　评估患儿所接受的检查及结果,包括特定的病原学检查如病毒或细菌的分离、培养

17

和特异性抗体检测,血常规、大便常规、体液或分泌物检查,以及必要的影像学检查结果等。评估治疗方法、疗效及不良反应等情况。

4. 心理社会状况　了解患儿及家长的心理状况,有无恐惧、焦虑、自卑、自责等不良心理反应;了解患儿家庭成员对疾病相关知识的认知程度、对患儿及疾病的态度,评估其社会支持系统是否健全等。

【主要护理问题】

1. 体温过高　与病原体侵入所致炎症反应和(或)毒性反应有关。

2. 皮肤黏膜完整性受损　与病原体所致皮疹有关。

3. 舒适改变　与疾病所致的各种反应有关。

4. 潜在的并发症　如肺炎、脑炎、心肌炎、休克等。

5. 有传播感染的危险　与患者排出病原体导致易感者感染有关。

【护理措施】

1. 体温过高的护理　监测患儿体温变化,观察热度、热型。高热时及时采取降温措施,包括物理降温和药物降温,但是要注意特定疾病和儿童降温时的某些禁忌,防止降温过快或虚脱,必要时保暖。嘱患儿多饮水,酌情遵医嘱补液。及时更换汗湿的衣服、被子,衣服和盖被要适中,防止受凉。

2. 皮肤黏膜护理　保持清洁干燥,有皮疹者防止挠抓、破溃导致细菌感染,剪短指甲或戴手套等防止挠抓。保持呼吸道通畅,保持眼部的清洁必要时应用滴眼液。

3. 舒适护理　出疹性儿童传染病常伴有痒感,可局部应用止痒剂;疼痛明显者采取相应措施减轻或控制疼痛。

4. 病情观察　密切观察患儿的生命体征、神志、皮疹变化及病情变化;及时发现并发症并通知医师处理,采取相应的护理措施,观察疗效及其副作用。病情危重者,应备好各种急救药物和器械。

5. 预防感染传播

（1）隔离传染源:采取特定的隔离措施(如空气隔离、飞沫隔离、接触隔离),并保证隔离时间;密切接触者应进行检疫观察。限制探视。

（2）切断传播途径:保持房间空气清新,定时通风换气,必要时空气消毒;患儿的分泌物、排泄物和用物等需经消毒处理;接触患儿前后洗手或进行手消毒。流行季节易感者勿到人多拥挤场所,外出戴口罩,托幼机构应做好晨检。

（3）保护易感者:预防接种是预防儿童传染病的有效措施,应按计划免疫要求及时接种各种疫苗;对年幼、体弱、密切接触者等在接触后可予以免疫球蛋白或抗毒血清,以减少、免于发病或减轻症状。

【健康教育】

1. 讲解传染性疾病相关知识　讲解传染病的传播方式、预防措施、消毒隔离方法等;指导患儿及家长正确的护理方法;指导患儿及家长识别危重和并发症的表现并及时就医;养成良好的卫生习惯。

2. 指导正确用药　讲解所用药物的用法、用量、副作用及注意事项,指导患儿遵医嘱服药和门诊随诊,有后遗症者加强康复训练。

3. 讲解预防接种的重要性　严格执行预防接种,保留好接种记录。

【护理评价】

患儿体温是否维持在正常范围;皮肤黏膜有无破溃或继发感染;不适有无及时缓解;并发症等有无及时发现并得到及时、正确的处理;感染得以控制,未传播给他人。

（赵秀芳）

第二节　病毒传染性疾病

一、病毒性肝炎

【概述】

病毒性肝炎(viral hepatitis)是由肝炎病毒所致的、以肝脏炎症和肝细胞坏死病变为特点的一组传染性疾病,经消化道、血液或体液传播。临床分型为:无症状或亚临床型隐性感染、急性无黄疸型和黄疸型肝炎、慢性肝炎、重型肝炎、肝衰竭。按病原分类,目前已确定的肝炎病毒有 5 型:甲型肝炎病毒(hepatitis A virus,HAV)、乙型肝炎病毒(hepatitis B virus,HBV)、丙型肝炎病毒(hepatitis C virus,HCV)、丁型肝炎病毒(hepatitis D virus,HDV)、戊型肝炎病毒(hepatitis E virus,HEV);其中甲型和戊型主要表现为急性肝炎,另外三型主要表现为慢性肝炎,并可发展为肝硬化及导致肝细胞癌。其他病毒,如巨细胞病毒、EB 病毒、风疹病毒、单纯疱疹病毒、肠道病毒和黄热病毒等,也可引起肝脏炎症,但主要引起肝脏以外的临床表现,且各具特点,故不属本病范畴。本节重点介绍甲型和乙型肝炎。

17

【临床特点】

（一）甲型病毒性肝炎

甲型病毒性肝炎(viral hepatitis A)，简称甲肝，是由 HAV 引起的以黄疸和肝脏损害为主的急性传染病，主要经消化道传播，儿童易感，发病率高，易致暴发流行，病程短，绝大多数预后好。

1. 病原学 HAV 属肠道病毒 72 型，常温下可存活 30 天，极易通过日常生活接触传播，贝壳类水产品如毛蚶、牡蛎等有浓缩 HAV 的能力。HAV 耐酸、耐碱、耐乙醚、耐热，对紫外线尚敏感，对 2%～5% 来苏水、有机氯有抵抗力。

2. 流行病学 本病属于全球性传染病，但与各国的社会、经济状况和卫生水平相关。我国发病率已从 1990 年的 55/10 万下降至 2011 年的 2/10 万。其传染源是甲型肝炎患者和亚临床感染者，潜伏期后期和黄疸出现后 1 周传染性最强，起病后 2 周仍可能排毒；主要经粪-口途径传播，食物和水源严重污染可致暴发流行；人群普遍易感，初次接触 HAV 的成人和儿童易感性强，学龄前和学龄儿童发病率最高；四季均可见发病，以第一季度多见。

3. 发病机制及病理 目前尚未充分阐明，各种研究和实验室检查提示甲肝时肝细胞的损伤可能通过细胞免疫，主要是免疫病理损害作用而发生。轻者肝细胞水肿变性，呈单细胞或灶性坏死，常有肝细胞再生，肿胀的肝细胞间毛细胆管瘀胆。重症者严重的弥漫性肝细胞肿胀，明显瘀胆现象，肝小叶结构紊乱，片状坏死，肝窦瘀血，有粒细胞和大量吞噬细胞浸润。

4. 临床表现 潜伏期 14～45 天，平均 30 天。临床分为急性黄疸型、急性无黄疸型、瘀胆型和亚临床型。

（1）急性黄疸型肝炎：①黄疸前期（持续 3～7 天）：起病急，畏寒发热，体温 38～39℃，常有上呼吸道感染症状，继之恶心、呕吐、食欲缺乏、乏力，年幼儿多有腹泻，尿色黄；②黄疸期（持续 2～6 周）：上感和腹泻症状缓解，皮肤、巩膜不同程度黄染，尿色进一步加深，年长儿诉上腹不适，肝区隐痛，乏力和食欲缺乏继续，肝脏肿大，有压痛和叩痛；③恢复期（持续 4～8 周）：症状逐渐消失，黄疸渐退，肝功能恢复正常，肝脏渐回缩至正常。

（2）急性无黄疸型肝炎：起病较急性黄疸型缓，无黄疸，临床症状和体征同黄疸型，但较轻，1～2 个月内恢复。

（3）亚临床型肝炎：无明显临床症状和体征，多因有流行病学接触史，体检时发现肝脏轻度肿大，肝功能轻度异常，血清 HAV 感染标志阳性。

（4）瘀胆型肝炎：黄疸较深，持续超过 3 周；粪便颜色变浅，皮肤瘙痒；全身症状和消化道症状较轻；丙氨酸转氨酶(alanine transaminase, ALT)轻-中度升高。

（5）重症型肝炎：患儿可持续高热，极度乏力，厌食、呕吐，黄疸迅速加深，肿大的肝脏迅速回缩、腹胀、水肿、出血倾向等，很快出现烦躁不安、嗜睡、神志恍惚甚至昏迷。血清胆红素 >170μmol/L，肝功能严重异常，凝血酶原时间明显延长。起病后 10 天内出现以上情况，且可排除其他原因者，称为急性重型肝炎，又称暴发型肝炎。重型肝炎病死率高，病程较长，完全恢复常需 3 个月以上。10 天以后呈现为重型者称亚急性重型肝炎。

5. 辅助检查

（1）血常规：白细胞计数一般正常或降低，淋巴细胞或单核细胞比例增高。

（2）尿常规：尿色黄，尿胆原和尿胆红素阳性。

（3）肝功能检查：血清总胆红素和直接胆红素升高，ALT 和天冬氨酸转氨酶(AST)明显升高；瘀胆型患儿血清胆汁酸和碱性磷酸酶(ALP)增高；血清白蛋白降低和凝血酶原时间延长。

（4）血清学检查：特异性 IgM 和 IgG 增高。

（5）病毒 RNA 检测：可检测粪便中的 HAV RNA。

（二）乙型病毒性肝炎

乙型病毒性肝炎(viral hepatitis B)，简称乙肝，是由 HBV 引起的以肝脏损害为主的全身性传染病。主要经输血、血液制品、未严格消毒的注射器具、母婴传播和生活上的密切接触传播。可发展为慢性肝炎，少数发展为肝硬化、肝癌。全球 HBV 携带者至少 3.5 亿人以上，我国是高感染区，随着乙肝疫苗被正式列入计划免疫和母婴传播阻断等措施的实施，我国儿童感染率已显著降低。

1. 病原学 HBV 为有包膜的双链 DNA 病毒，主要在肝细胞内复制。抵抗力很强，对热、低温、干燥、紫外线和一般消毒剂均能耐受，在 -20℃ 活性可保持 20 年，56℃ 尚可存活 6 小时，100℃ 需 10 分钟才能灭活，高压蒸汽灭菌、0.5% 过氧乙酸、3% 漂白粉、0.2% 苯扎溴铵和戊二醛使其可灭活。

2. 流行病学

（1）传染源：是急性、慢性乙肝患者和无症状慢性 HBV 携带者，尤其 HBV 携带者是重要的传染源。

（2）传播途径：①母婴传播：是 HBV 极其重要的传播途径，以产程、产后传播为主，部分可发生宫内感染；②输血传播：可通过输血、血浆、血制品、换血和血液透析等感染；③生活上的密切接触：患者和携带者的唾液、汗液、阴道分泌物、月经、精液、羊水、初乳中均可检测到 HBV,故 HBV 感染常呈家属集聚性,也属于性传播疾病;④医源性传播:医疗用具和器械消毒灭菌处理不严,而通过医疗护理操作导致的传播。

(3) 易感人群:普遍易感。儿童由于母婴传播,于生后 6 个月发病率升高,4 ~ 6 岁为高峰年龄。常呈散发,无明显季节性。

3. 发病机制及病理 发病机制极其复杂,至今仍未充分阐明。目前已证实肝细胞表面有 HBV 受体,HBV 通过此受体直接与肝细胞结合,再侵入肝细胞。HBV 对肝细胞无直接治病作用,主要由于细胞免疫反应所致肝细胞受损,最终肝细胞死亡。基本病理改变包括肝细胞水肿、变性、坏死、凋亡、炎症细胞浸润,肝细胞再生,库普弗(Kupffer)细胞增生,小胆管和纤维组织增生。

4. 临床表现 潜伏期 30 ~ 180 天,平均 60 ~ 90 天,可发生急性肝炎,少数为慢性肝炎,极少数发生重症肝炎。

(1) 急性乙型肝炎:儿童较多见。起病较甲肝隐匿,多无发热,前驱期部分患儿可有皮疹、荨麻疹,急性期症状同甲肝,但黄疸型较少。ALT 和 AST 的上升和恢复比甲肝慢,病程一般 2 ~ 4 个月。

(2) 慢性乙型肝炎:急性或隐匿性乙肝病程超过 6 个月以上者。患儿症状多较轻,无黄疸或轻微黄疸,肝脏轻度肿大,质偏韧,脾可触及,ALT 异常。症状较重者可有乏力、食欲缺乏、腹胀、肝区压痛等,可有出血倾向,ALT 持续或反复升高,血浆球蛋白升高、白蛋白降低和白/球蛋白比值降低等。

(3) 重症乙型肝炎:儿童多见亚急性重症肝炎。起病后 14 天内迅速出现深度黄疸、严重胃肠道反应、频繁恶心、呕吐、极度乏力,可伴持续高热、行为异常、意识障碍甚至昏迷。血清胆红素>171 μmol/L、凝血酶原时间明显延长、ALT 显著升高呈酶胆分离、血浆白蛋白显著降低。此为急性重型乙肝。若起病后15 天以上出现上述表现者为亚急性重型肝炎。儿童易出现水肿、重度腹胀、腹水、出血倾向和合并溶血。慢性乙肝出现前述表现则为慢性重症乙肝。

(4) 瘀胆型肝炎:常起病于急性黄疸型乙肝,但症状较轻,黄疸明显(持续 3 周以上),皮肤见瘙痒而见抓痕,肝大,血清胆红素明显升高,以直接胆红素为主;碱性磷酸酶(ALP)、γ-谷氨酰转肽酶(GGT)、胆固醇均升高。

5. 辅助检查

(1) 常规检查:白细胞计数正常或减少,淋巴细胞增多。黄疸患儿尿胆原和尿胆红素阳性。

(2) 肝功能检查:急性期 ALT、AST 增高,持续增高或反复增高转入慢性期 AST/ALT 比值>1。血清胆红素升高,白蛋白降低甚至白/球蛋白比例倒置。

(3) 血清学检查:可做 HBV 的血清标志物、DNA 和基因分型检测。

(4) 肝组织学检查:可了解炎症及纤维化程度,协助诊断、药物选择、疗效和预后的判定。

(5) 超声检查:可动态观察肝脾的大小、形态、肝内血管直径和结构变化,有助于估价肝硬化。

【治疗原则】

1. 甲型病毒性肝炎 为自限性疾病,注意休息和营养,可适当选用保护肝脏的西药和清退利胆的中药治疗。重症患儿应隔离治疗,绝对卧床休息,加强监护,并采取综合治疗措施,如防止肝细胞继续坏死,促进再生,降低胆红素,改善肝脏微循环,预防和治疗并发症等。

2. 乙型病毒性肝炎

(1) 一般治疗:充分休息,适当营养,提供必要的支持疗法。

(2) 药物治疗:

1) 急性肝炎:多为自限性,给予 2 ~ 3 种保肝利胆药物可恢复正常。

2) 慢性肝炎:①抗病毒治疗:在免疫活动期应开始,首选干扰素(IFN),但需注意个体化治疗和不良反应的处理;不能使用干扰素者可选用核苷和核苷酸类药物(NAs)。②保肝利胆药物:如复方甘草酸苷、还原型谷胱甘肽、维生素 C、促肝细胞生长素、熊去氧胆酸等。

3) 重症肝炎:限制蛋白质的摄入,维持水、电解质和酸碱平衡,促进肝细胞再生,补充维生素,防治出血和感染,减少肠道产生氨,必要时予以人工肝支持系统治疗或肝移植。

【护理评估】

1. 评估患儿肝炎的预防接种史、饮食史等;有无肝炎患者的接触史,家庭中有无肝炎患者,新生儿及婴幼儿母亲是否乙肝患者或携带者;是否接受过拔牙、外科手术、针灸、输血(血制品)、血液透析治疗等。

2. 评估患儿起病缓急,是否有发热及热型、热度;评估肝脏大小、质地等;有无黄疸及其部位、程度;有无皮肤瘙痒;是否有出血倾向或出血的表现,有无皮疹表现;有无消化道症状如恶心、呕吐、腹泻、腹痛等,有无腹胀、腹水。患儿的精神状态及意识等。

3. 了解实验室检查如血常规、小便常规、肝功能检查、血清学检查、凝血功能、病毒检测及特异抗体

17

检查结果,了解肝组织检查和超声检查结果。

4. 评估患儿及家长对本病各项知识的了解程度及需求、患儿及家长的心理状态。

【护理措施】

1. 休息与活动 一般患儿应适当休息,避免剧烈活动。发热、呕吐、乏力者应卧床休息。急性期患儿应充分卧床休息,黄疸消退、症状减轻后可逐渐增加活动;症状消失、肝功能恢复正常后应继续休息2~3个月;病情稳定后可回校学习,但应随访观察1年。慢性肝炎活动期应适当休息,有黄疸者应卧床休息;稳定期可参加学习,但避免剧烈运动和过度劳累。

2. 保证营养 根据患儿需要合理饮食,饮食应易于消化,富含碳水化合物、蛋白质和维生素,适量摄入脂肪,重症患儿应限制蛋白质的摄入量,昏迷者禁食蛋白质。保证水、电解质和酸碱平衡,重症患儿应记录24小时出入量,尤其是有水肿、腹水和液体潴留者,维持出入量的平衡,保证有效循环血量。

3. 用药护理 遵医嘱正确、及时用药,了解各种药物的药理作用和使用注意事项,观察其疗效和毒、副作用并通知医师及时处理。

4. 病情观察 严密观察患儿的生命体征、意识,皮肤黏膜有无黄染,消化道的症状和体征,有无出血的倾向和出血表现,及时发现重症病例和并发症并告知医师及时治疗。必要时备齐急救药品和器械,配合抢救。

5. 预防感染的传播

(1) 甲型肝炎:

1) 隔离传染源:隔离患儿自发病日起共3周。托幼机构若发现甲型肝炎,除隔离患儿外,接触者应医学观察至少40天。

2) 切断传播途径:注意个人和集体卫生,共用餐具应严格消毒,最好分食制。加强水源、饮食、粪便的管理,严禁销售和进食HAV污染的贝壳类水产品。患儿的食具、用物、剩余食物、呕吐物、大便等均应消毒处理,居住和主要活动区域应尽早终末消毒。

3) 保护易感者:甲肝疫苗预防接种已被纳入我国计划免疫,是减少甚至消灭本病的重要措施。感染后2周内肌内注射人丙种球蛋白的保护率可达90%。

(2) 乙型肝炎:

1) 隔离传染源:应采取综合措施,如严格消毒隔离制度,加强HBV的筛查,对饮食行业、保育人员、托幼机构的儿童和从业人员应加强筛查,发现患者和携带者应加强管理。

2) 切断传播途径:主要是防止通过血液和体液

传播,应严格管理血制品,严格掌握适应证;严格管理医用一次性物品,一人一用一丢弃;需重复使用的医疗器械应严格灭菌处理;医务人员接触血液或体液时应做好防护,注意防止锐器伤;被血液污染的物品应严格消毒灭菌处理,生活用具各人专用。对携带 HBsAg 孕妇:产前3个月每月注射一针乙肝免疫球蛋白200~400IU可降低出生新生儿的宫内感染率;产房应设专床分娩,所有器械、物品严格消毒处理;新生儿出生即刻予以主动和被动免疫联合,以阻断母婴传播。

3) 保护易感者:①主动免疫:接种乙肝疫苗是预防慢性 HBV 感染和相关肝细胞肝癌的有效手段。1992 年我国已将乙肝疫苗接种列入儿童计划免疫,分别于0、1、6个月时接种共3次,所产生的特异性抗体可持续10~15年,当抗体滴度低于 10mIU/ml 需加强注射一次。②被动免疫:意外暴露的高危者应在 7 天内肌内注射 HBIG 200U,成人200U~400U,必要时 1 个月后追加一次。

【健康教育】

1. 讲解病毒性肝炎的相关知识,包括传播途径和预防方法。养成良好的个人卫生习惯,注意饮食卫生,不生食贝类水产品,不饮生水,食物应煮熟食用。防止接触乙肝患者的血液和体液。

2. 指导休息与活动(见护理措施)。

3. 指导用药方法与剂量,告知毒、副作用,坚持用药,保护肝脏。

4. 指导定期随访,观察疗效,检测肝功能恢复情况。

(赵秀芳)

二、脊髓灰质炎

【概述】

脊髓灰质炎(poliomyelitis),简称脊灰,又称小儿麻痹症,是由脊髓灰质炎病毒(poliovirus)引起的急性传染病,临床表现为发热、咽痛、肢体疼痛,少数病例出现弛缓性瘫痪。由于我国大力实施强化免疫,已连续数年无本土病毒株引起的病例报告,已达到消灭本病的目标。

患者和隐性感染者是主要的传染源,整个病程均具有传染性,以潜伏期末和瘫痪前期传染性最强。主要的传播方式为粪-口途径,包括密切接触传播,也可通过飞沫传播。易感人群是儿童,以5岁以下、4月龄以上儿童最易感。感染后可获得同型持久免疫力。为全球性疾病,终年可见,以夏秋季多见。

【临床特点】

1. 病原学　脊髓灰质炎病毒属于微小核糖核酸病毒科的肠道病毒,可分为Ⅰ、Ⅱ、Ⅲ型,各型间无交叉免疫。以Ⅰ型发病多,且易致瘫痪。该病毒外界生存力强,在普通冷冻温度下可无限期保存,在粪便中可存活6个月,污水中存活3~4个月,奶制品或食品中存活2~3个月;对乙醚、乙醇有抵抗;但加热很快失去活性(>56℃),甲醛、2%碘酊、氯化消毒剂和氧化剂均能迅速灭活。

2. 发病机制　病毒经口进入人体后,在咽部、肠道植入并复制,同时向外排出病毒,若病毒被全部清除,为隐性感染。病毒进入淋巴组织出现第一次病毒血症(较轻),若病毒停止复制,出现型特异抗体,为顿挫型。少数患儿,病毒大量繁殖再次入血引起较重的病毒血症,侵犯中枢神经系统,引起无瘫痪型或瘫痪型。

病变主要累及运动和自主神经元,主要部位是脊髓前角灰质、脑桥和延髓的运动神经核、中脑和小脑幕神经核、大脑中央前回。主要病理改变为细胞坏死溶解、胶质细胞增生,伴有多形核白细胞、淋巴细胞和巨噬细胞浸润。临床症状取决于病变和严重程度。劳累、剧烈运动、肌内注射、扁桃体摘除术等为引起瘫痪的高危因素。

3. 临床表现　潜伏期9~12天,可短至5天,长至35天。从暴露到出现瘫痪的时间多在11~17(8~36)天。根据临床表现不同可将脊灰分为顿挫型、脊髓瘫痪型、延髓瘫痪(脑干型)型和脑炎型等。

(1)顿挫型:约占所有受感染者的4%~8%。患儿可有发热、头痛、咽痛、倦息、食欲缺乏、呕吐、腹痛等。病程短,数小时至2~3天。

(2)脊髓瘫痪型:仅0.1%的感染者发生明显的瘫痪。

1)前驱期:症状与顿挫型相似,1~4天热退,症状消失。

2)瘫痪前期:前驱期后经历2~5天的无症状期或静止期。突然重新发热,体温可达39℃及以上。常伴寒战、呕吐、颈强直。此期主要表现有肌肉疼痛、显著无力、头痛、感觉过敏、肌肉痉挛或用力时震颤和颈背强直,脑膜刺激征阳性及脑脊液改变。此期持续2~3天。

3)瘫痪期:轻者出现单个肌肉瘫痪,重者可致四肢完全瘫痪。瘫痪为弛缓性、不对称分布,远端较近端更易受累,下肢比上肢易于受累,手部大肌群比小肌群更易受累,肢体受累的顺序和组合可不同。瘫痪发生时,腹壁反射先行消失,腱反射减弱进而消失。肋间肌也可发生瘫痪,患儿只有腹式呼吸。一般不伴感觉障碍。一般持续1~2周。

4)恢复期:瘫痪肌肉功能逐渐恢复,一般从肢体远端开始恢复。瘫痪轻者持续1~3个月恢复,重者可经数月或更长时间才能恢复。

5)后遗症期:发病后1年以上,瘫痪肌肉功能仍不能恢复者进入此期,而出现肌肉萎缩、肢体或躯干畸形、脊柱弯曲、马蹄内翻或足外翻等。

(3)脑干型:主要是脑神经和呼吸、循环中枢受损的表现。脑神经受损时出现相应的神经麻痹症状和体征,延髓麻痹导致语言困难、鼻音发声、呼吸困难;第9、10对脑神经常受累,吞咽困难、分泌物吸入等。呼吸、循环中枢受损时,可因呼吸、循环衰竭而死亡。

(4)脑炎型:主要表现为精神错乱、意识障碍、惊厥和痉挛性瘫痪。多出现于婴儿。表现与其他病毒性脑炎相似。

4. 辅助检查　外周血白细胞正常或升高。脑脊液检查似其他病毒性脑炎,但很难分离出脊灰病毒。发病1周内可从咽部分离出病毒,发病数周内可从粪便中分离出病毒。血清和(或)脑脊液中检测特异性IgM抗体、IgG抗体或中和抗体滴度显著升高。

【治疗原则】

尚无特异性抗病毒药物,主要是支持和对症治疗。

1. 前驱期和瘫痪前期　卧床休息,维持水、电解质平衡,适度镇静,减轻肢体疼痛。

2. 瘫痪期　卧床休息,减轻疼痛,防止足下垂,呼吸肌麻痹时及时清除分泌物,保持气道通畅,必要时气管插管或气管切开、呼吸机辅助呼吸。

3. 恢复期和后遗症期　采取综合康复治疗措施,包括功能练习、理疗、针灸、推拿等,促进康复。

【护理评估】

1. 评估患儿体温变化,热度、热型,有无退而复升。呼吸道和消化道症状,有无肌肉疼痛、无力、痉挛或用力时震颤,有无感觉过敏、颈背强直,脑膜刺激征等。了解有无颈背部肌肉强直的特殊体征。评估有无脑神经受损、脊髓麻痹的症状和体征。有无咳嗽(无力)、气促、呼吸困难等呼吸系统的表现。评估患儿的意识状态、肌力,有无瘫痪发生。

2. 了解实验室检查如血常规、脑脊液检查结果。了解咽部分泌物、血清、脑脊液、粪便等的病毒分离、培养结果,特异性抗体滴度检测结果等。

3. 评估患儿及家长的心理状态、对本病各项护理知识的了解程度及需求。

【护理措施】

1. 休息与活动　卧床休息可防止瘫痪进展或扩

17

展。自前驱期开始绝对卧床休息至热退、瘫痪停止为止。长期卧床者,保持皮肤清洁,勤换体位,防止压疮。

2. 高热的护理 观察热度、热型,必要时遵医嘱予以降温处理。

3. 减轻疼痛 疼痛的肢体可局部湿热敷,可适当镇静、镇痛,年长儿可在床垫下垫木板以减轻背部肌肉痉挛缩回的疼痛。保持环境安静,保证患儿的休息。

4. 饮食护理 高热者给予营养丰富的流质或半流质饮食,热退后改为普食;有吞咽困难者,应防止窒息。保证水分和电解质的摄入。

5. 避免不必要的刺激 如肌内注射、反复查体等,防止促发或加重瘫痪。病情严重者可遵医嘱给糖皮质激素和维生素 C,减轻中毒症状,防止瘫痪进展。

6. 病情观察与并发症的处理 严密观察患儿的体温变化、呼吸频率、节律、动度、肌力和活动度等,及时发现病情变化。

(1) 呼吸系统并发症:是最主要的并发症。呼吸肌麻痹者表现为呼吸快但表浅。肋间肌瘫痪时胸廓部分或完全无运动,辅助呼吸肌仍运动。膈肌麻痹者不能用打喷嚏。咽部肌肉瘫痪者,咳嗽无力,呼吸时痰鸣音明显。呼吸肌瘫痪、脑神经受损常致呼吸道梗阻和呼吸中枢受损等均可致呼吸衰竭,表现为呼吸节律异常、呼吸变浅,病情进展可出现陈-施呼吸,伴有精神错乱、谵妄、昏迷甚至死亡。保持呼吸道通畅,采取头低位,头偏向一侧,以免吸入唾液、食物、呕吐物,或用吸引器清除口咽部分泌物,必要时气管插管、气管切开或人工辅助通气。准备好急救用物和器械。

(2) 循环衰竭:血管运动中枢受累所致。心律失常以窦性心动过速常见,脉率改变。皮肤血管收缩表现为皮肤湿冷、发绀。

(3) 尿潴留和便秘:观察大小便情况,及时处理尿潴留和便秘,保持会阴部的清洁干燥。

7. 促进瘫痪的康复 减少对已瘫痪肢体的刺激与受压,床勿太软(褥下可垫木板)。采取舒适的体位防止骨骼畸形,可用脚板或支架防止足下垂或外翻。疼痛消失后,尽早开始主动或被动的功能锻炼,结合理疗、针灸和推拿等,遵医嘱应用维生素 B₁、B₁₂及能量合剂,改善神经代谢,促进神经功能恢复。

8. 心理护理 及时解除不适,满足日常生活需要,鼓励患儿树立战胜疾病的信心。

9. 预防感染的传播

(1) 隔离传染源:发现可疑病例及时隔离,病初

1 周采取消化道和呼吸道隔离,其后进行消化道隔离,隔离期自发病日计 40 天。密切接触者应医学观察 20 天,若出现发热、呼吸道或消化道症状应隔离至症状消失后 1 周。

(2) 切断传播途径:加强个人卫生,处理好粪便,严格管理食物和饮水卫生。患儿的分泌物、排泄物应消毒处理后倒掉,用具及地面等应用消毒剂消毒。

(3) 保护易感者:普遍、严格的疫苗接种是预防和消灭本病的主要措施。我国现行方案是:2、3、4 月龄时各口服 1 次减毒脊灰活疫苗,4 岁时强化服苗 1 次。疫苗强调冷链管理,服用后 2 小时内不能喝热开水或饮料。密切接触者应连续观察 20 天,或肌内注射丙种球蛋白。

【健康教育】

教会家长家庭护理,包括:指导家长协助患儿进行瘫痪肢体的功能锻炼,有条件者可进行理疗,做好日常生活护理,典型症状和并发症的观察等。对有后遗症的患儿做好自我保健指导,鼓励人际交往。

三、甲型流行性感冒

【概述】

甲型流行性感冒(influenza A),简称甲型流感,是由甲型流感病毒所致的急性呼吸道传染病。感染早期症状与普通流感相似。主要表现为突发高热、头痛、全身酸痛、乏力、咳嗽、咽痛等呼吸道症状,也会出现腹泻或呕吐、肌肉痛或疲倦、眼睛发红等。本病为自限性,婴幼儿、体弱者易发生并发症。

20 世纪以来,甲型流感病毒引发了 4 次人类流感大流行,包括 1918 年西班牙的 H1N1 流感大流行、1957 年的亚洲流感(H2N2)、1968 年的中国香港流感(H3N2)和 2009 年的猪流感(pH1N1,后称新型甲型 H1N1 流感)。我国已将人感染高致病禽流感纳入传染病防治法规定管理的乙类传染病,并采取甲类传染病的预防、控制措施。

患者和隐性感染者是主要的传染源。主要经呼吸道飞沫传播,也可经直接或间接接触黏膜、分泌物、体液和污染的物品传播。从潜伏期末至急性期都具有传染性,病初 2～3 天传染性最强。人群普遍易感,以学龄儿童和学龄前儿童发病率最高。感染后有一定免疫力,但是各型和亚型间无交叉免疫。四季均可发生,我国北方流行高峰一般在冬春季,南方全年流行,高峰多在夏季和冬季。

【临床特点】

1. 病原学 流感病毒属正黏液病毒,为单股负

链 RNA 病毒。根据抗原性分为甲(A)、乙(B)和丙(C)三型。甲和乙型流感病毒可致流行。甲型流感病毒自然宿主广泛,包括人类、哺乳动物及禽类;易发生抗原变异,根据表面抗原血凝素(HA)和神经氨酸酶(NA)特异性,可分为 16 个 HA 亚型(H1~H16)及 9 个 NA 亚型(N1~N9)。新型甲型 H1N1 流感病毒是由人流感、禽流感和猪流感病毒的基因在猪体内重组而成。H7N9 禽流感病毒为新型重配病毒,对禽类无致病力,但是该病毒侵入人体发生突变后,对哺乳动物的致病力和水平传播能力明显增强。

流感病毒不耐热和酸(加热 56℃ 30 分钟,100℃ 1 分钟,pH 3.0 时即灭活),对酒精、苯酚、漂白粉及紫外线敏感。禽流感病毒对低温抵抗力较强,在低温粪便中可存活 1 周,在 4℃ 水中可存活 1 个月;对酸有一定抵抗力。对热敏感,加热 65℃ 30 分钟或煮沸 2 分钟以上可灭活。

2. 发病机制 病毒侵入呼吸道上皮细胞,反复繁殖复制导致细胞死亡脱落,并释放大量病毒,使呼吸道发生炎症病变。排毒 1~2 天后,鼻分泌物和血清中干扰素上升,4~5 天达高峰,随即症状改善,排毒停止。严重病例病毒可经淋巴和血流侵犯其他组织器官,但一般较少发生病毒血症。

3. 临床表现 潜伏期一般 1~7 天,多数 2~4 天。年长儿多表现为普通流感型,急骤起病,高热、畏寒、头痛、背痛、四肢酸痛、乏力等,继之咽痛、咳嗽、流涕、结膜充血、畏光、流泪,局部淋巴结肿大,肺部体征常不明显,部分患儿可闻及湿啰音或有肺部实变体征等;可伴有呕吐、腹泻、腹痛、腹胀等。婴幼儿表现较难与其他呼吸道病毒感染区分,炎症可涉及上呼吸道和下呼吸道及肺部,病情较重,较易发生呼吸道梗阻。新生儿常表现为拒食、嗜睡和呼吸暂停,婴儿易激惹、喂养困难。部分患儿病情可迅速进展,突然高热超过 39℃,甚至继发严重肺炎、急性呼吸窘迫综合征、肺出血、胸腔积液、全血细胞减少、肾衰竭、败血症、休克及 Reye 综合征、呼吸衰竭及多器官功能障碍,导致死亡。

4. 辅助检查 外周血白细胞总数多减少,中性粒细胞数减少显著,淋巴细胞相对增多,大单核细胞也可增加。可以采取鼻咽腔洗液、分泌物、痰液、肺泡灌洗液、鼻拭子、咽拭子等做病毒分离、病毒抗原、核酸和抗体等病原学检测。

【治疗原则】

1. 抗病毒治疗 在发病 36~48 小时内尽早开始抗病毒药物治疗。

2. 并发症的防治 继发细菌感染者结合病原学结果选择抗生素。重症病例除积极治疗原发病外,

进行有效的器官功能支持。

3. 对症治疗 如高热、惊厥、烦躁等处理。

【护理评估】

1. 评估是否是流行季节,当地有无流行情报,起病缓急、有无发热、畏寒、头痛、四肢酸痛、疲乏等,有无呼吸道炎卡他症状和体征。评估患儿的生命体征、意识等及有无并发症表现。

2. 了解外周血常规结果和病原学检测结果。

3. 评估患儿及家长对本病的护理知识了解程度及需求、心理状态等。

【护理措施】

1. 一般护理 应卧床休息,饮食清淡、易消化,多饮水。

2. 高热护理 观察体温变化,高热时可物理降温或口服对乙酰氨基酚或布洛芬等退热剂,避免使用阿司匹林,注意观察降温效果,防止降温过快。

3. 用药护理 遵医嘱应用抗病毒药,严密观察疗效及副作用。常见的不良反应包括胃肠道症状、咳嗽、支气管炎、头晕、疲乏及头痛、失眠、眩晕等神经系统症状;偶有皮疹、过敏反应和肝胆系统异常。烦躁不安或惊厥者适当应用镇静剂,观察患儿的惊厥发生情况、呼吸等。

4. 病情观察和并发症的处理 观察生命体征、意识、有无肌肉酸痛等。及时发现并发症的表现并予以处理。

(1)呼吸道并发症:包括中耳炎、鼻窦炎、细支气管炎、喉气管支气管炎和肺炎,婴幼儿多见。高热持续不退,伴有严重喘息、发绀,或热退后仍气喘,X线见肺内斑片状、多叶段渗出性病变或实变,严重者发生呼吸衰竭和急性呼吸窘迫综合征。应注意观察患儿的呼吸频率和型态、面色等,保持气道通畅,必要时予以氧气吸入。

(2)其他:如肌炎、心肌炎、心包炎;神经系统损害等(见相应章节表现及护理)。

5. 预防感染传播

(1)发现并隔离患者:严密监测,及早发现患者和及时报告疫情,采取呼吸道隔离,无并发症者可在家隔离治疗。

(2)切断传播途径:保持室内空气流通,流行高峰期避免去人群密集处,咳嗽、喷嚏时应使用纸巾,经常彻底洗手,避免用脏手接触口、眼、鼻。托幼机构和学校发生暴发流行时停课甚至班级关闭。各种分泌物、用物、玩具甚至家具、地面等进行消毒处理。医护人员、养育人员应戴口罩,进出病房换衣服和鞋,勤洗手或进行手消毒。

(3)保护易感者:接种流感疫苗是最有效的预

17

防措施。流感暴露后预防性服用抗病毒药物。对于有流感疫苗接种禁忌证或不能及时接种疫苗并且易发生重症流感的个体,在流行季节可酌情持续使用抗病毒药物预防。

【健康教育】

宣传防止传染的方法,讲解流感的护理方法,居家隔离者告知消毒隔离措施及具体方法,讲解重症病例的临床表现,发现异常或病情变化及时就医。

四、麻疹

【概述】

麻疹(measles)是由麻疹病毒引起的具有高度传染性的急性出疹性呼吸道传染病。主要表现为发热、结合膜炎、上呼吸道炎、麻疹黏膜斑、全身斑丘疹和退疹后米糠样脱屑并留有色素沉着。自麻疹减毒活疫苗应用近 50 年来,麻疹流行已经得到很好的控制。

患者是唯一的传染源,从潜伏期末至出疹前后 5 天内在患儿的结膜和呼吸道分泌物、血和尿中,特别是白细胞内均可分离出麻疹病毒,具有传染性。主要通过呼吸道飞沫和直接接触传播。未患本病也未接种麻疹疫苗者对本病易感,目前我国小年龄儿童发病率较高,以<1 岁为最高,病后可获得持久免疫。四季皆可发病,高峰多在春季后期。

【临床特点】

1. 病原学　麻疹病毒属副黏液病毒,呈球形颗粒状,直径 100~250nm;含有 6 种结构蛋白质。该病毒对热、强光、酸、干燥和一般消毒剂敏感,在流通空气中很快失去活性,但在空气飞沫中存在几小时仍有感染性。

2. 发病机制　麻疹病毒侵入呼吸道上皮细胞,并经血流播散到单核-吞噬细胞系统,并从而感染各类白细胞,造成皮肤、呼吸道和其他器官的损伤,出现病毒血症。肠黏膜和结膜也受累。在毛细血管周围有浆液性渗出、单核细胞增殖及少量的中性粒细胞浸润。呼吸道和淋巴样组织中有核内和胞质内包涵体的多核巨细胞。麻疹黏膜斑和皮疹是由真皮毛细血管内皮细胞对病毒的免疫反应所致。

3. 临床表现　典型麻疹分为 4 期:①潜伏期:通常为 9~14 天。②前驱期:持续 2~4 天,表现为中度以上发热,热型不一;上呼吸道感染症状如咳嗽、喷嚏、流涕、咽部充血;结膜充血、眼睑水肿、畏光、流泪等;麻疹黏膜斑(Koplik spots,柯氏斑):是麻疹早期特征性体征,在出疹前 1~2 天,于第二磨牙对应的颊黏膜上出现约 0.5~1mm 的灰白色小点,周围有红

晕,并迅速增多,可累及整个颊黏膜,皮疹出现后迅速消失;可伴有全身不适、食欲缺乏、呕吐、腹泻等。③出疹期:皮疹始于耳后、发际,后渐延及面、颈、上肢和上胸部、躯干、下肢,最后到手掌、足底。呈红色斑丘疹,压之褪色,伴痒感,疹间皮肤正常。皮疹由稀疏不规则至融合成片,色逐渐加深(图 17-2-1)。患儿高热、咳嗽、呼吸急促、嗜睡等表现。④恢复期:出疹后 3~5 天,体温开始下降,皮疹开始按出疹顺序消退,伴有米糠样脱屑及褐色色素沉着,全身症状也随之好转。整个病程大约 10 天。

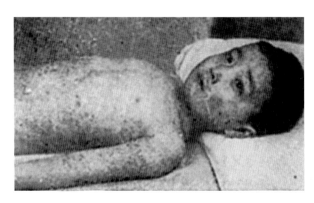

图 17-2-1　麻疹皮疹图

麻疹患儿出疹期的典型病态:①面部、躯干及四肢均有红色斑丘疹,部分较密集;②眼睑微肿,结膜及前鼻孔均见充血,分泌物多

常见并发症:包括肺炎、喉炎、脑炎、亚急性硬化性全脑炎、心肌炎、营养不良和维生素 A 缺乏等,而出现相应的临床表现,并可使原有的结核病恶化。

4. 辅助检查　外周血白细胞常减少,淋巴细胞减少更多。可取患儿的鼻、咽、眼分泌物涂片检测麻疹病毒抗原。发热期从患儿的血、尿或鼻咽分泌物中分离病毒。做病毒特异性 IgM 抗体检测和麻疹 IgG 抗体滴度检测。

【治疗原则】

尚无特异性抗病毒药物,主要采取对症、中医药及并发症治疗,需补充维生素 A。如无并发症可在家治疗,加强消毒隔离。

【护理评估】

1. 了解患儿的麻疹接种史,有无麻疹患者的接触史。评估患儿的发病情况、热型、热度、持续时间;上呼吸道症状,有无麻疹黏膜斑;皮疹的特点包括出疹的时间、顺序、分布等;皮疹消退的时间及特点,有无肺炎、脑炎等并发症的表现。

2. 了解实验室检查如麻疹病毒分离,特异性 IgM、IgG 抗体检测等结果。

3. 评估患儿的心理状态,患儿及家长对发热、皮

肤黏膜护理的了解程度及是否掌握消毒隔离措施。

【护理措施】

1. 维持正常体温　保持室内空气新鲜,温湿度适宜。衣被合适、清洁、干燥。卧床休息至皮疹消退、体温正常为止。监测体温,观察热型。高热时可用温水浴降温,禁用酒精浴和冷敷;慎用退热剂,必要时遵医嘱应用对乙酰氨基酚或布洛芬退热;观察降温效果,注意保证充足的液体摄入量。

2. 保持皮肤黏膜的完整性

(1) 保持床单元和皮肤清洁干燥,每天沐浴更衣(忌用肥皂)。剪短指甲,避免抓伤皮肤继发感染。及时评估出疹情况,透疹不畅时,可用中药促进血液循环,帮助透疹。

(2) 多喂白开水,常用生理盐水洗漱口腔。保持呼吸道通畅。室内光线柔和,用温盐水清洁双眼,再滴入抗生素眼液或眼膏,可加服鱼肝油防眼干燥症。防止呕吐物或眼泪流入耳道而导致中耳炎。

3. 保证营养摄入　给予清淡、易消化、营养丰富的流质或半流质饮食,少食多餐。多喂开水及热汤,利于排毒、退热、透疹。恢复期应添加高热能、高蛋白、高维生素的食物。

4. 病情观察　密切观察患儿生命体征、神志和肺部体征等,及时发现并发症表现(肺炎、脑炎、心肌炎、喉炎表现见相应章节),并通知医师处理。

5. 预防感染传播

(1) 管理传染源:呼吸道隔离患儿至出疹后5天,有并发症者延长至疹后10天;接触的易感儿应隔离观察3周。

(2) 切断传播途径:病室每天通风换气并行空气消毒。患儿的衣被、玩具阳光下曝晒。医务人员接触患儿应洗手,更换隔离衣。

(3) 保护易感儿:限制易感儿探视。流行期间易感儿避免到公共场所。8个月以上未患过麻疹者应接种麻疹减毒活疫苗,7岁时复种一次。易感儿接触后及早注射人丙种球蛋白。

【健康教育】

向家长介绍麻疹的传播方式,强调隔离的重要性,教会患儿及家长呼吸道隔离的方法,在家中隔离者,教会家长消毒隔离方法、护理方法等,指导患儿合理饮食,出现并发症及时就诊。

五、轮状病毒感染

【概述】

腹泻是世界各地婴幼儿最常见的疾病之一。轮状病毒(rotavirus)是全世界婴幼儿重症腹泻最重要的病原,估计每年有百万名儿童死于轮状病毒腹泻。我国每年秋冬季均有一个婴幼儿腹泻的发病高峰(曾称"秋季腹泻"),且研究证明40%～60%以上是由轮状病毒引起的。

轮状病毒主要引起2岁以下婴幼儿腹泻,也可致成人感染。经粪-口途径传播,也可通过与患儿接触或与亚临床感染的亲属接触而感染;在腹泻发生前和停止后都可在粪便中检测出轮状病毒,可造成医院内感染。轮状病毒腹泻有明显的季节性,通常发生在较寒冷的季节,每年的10月至次年2月高发,7～10月份很少能检测到。

【临床特点】

1. 病原学　轮状病毒是呼肠弧病毒科中的一个属,病毒颗粒形似车轮,分为A～G 7个组,每组又有不同的血清型,其中A、B、C三组既感染人类也感染动物,A组轮状病毒在世界范围内引起婴幼儿和新生动物的重症腹泻,B组曾在中国引起成人腹泻的大流行,C组则引起散发腹泻。病毒的感染性相对稳定,pH 3～9范围内稳定,对温度也较稳定,可以被酚、甲醛和氯灭活;但反复冻融会破坏感染性和血凝素活性。

2. 发病机制与病理改变　腹泻的发病机制尚不十分清楚,一般认为与消化吸收功能障碍、分泌增加有关;另外,小肠黏膜双糖酶降低可引起渗透性腹泻;近年的研究表明与病毒的非结构蛋白NSP4的内毒素样作用有关。一般认为人轮状病毒感染限于小肠。患儿小肠绒毛变短、萎缩,黏膜固有层单核细胞浸润,内质网池膨胀,线粒体肿胀,微绒毛稀少;在扩大的内质网池和柱状上皮细胞的溶酶体内可见病毒颗粒。

3. 临床表现　潜伏期24～48小时。轻者仅表现为腹泻。重者突然发病,腹泻水样便,如蛋花汤样,黄色或淡黄色,无腥臭味,每天3～10余次;病初常伴呕吐,或先有呕吐;一般中度发热,也可高达39～40℃。多伴有上呼吸道感染症状。呕吐、腹泻等可致脱水、酸中毒和电解质紊乱。自然病程3～8天,平均5天左右,预后好,但脱水严重、治疗未及时也可致死亡。轮状病毒可使免疫缺陷的儿童发生慢性腹泻或严重的疾病。

4. 辅助检查　大便常规检查偶有少量白细胞。电镜技术是进行病毒检测最准确、可靠、快速的方法。也可进行轮状病毒抗原和基因检测以及病毒分离。

【治疗原则】

无特异治疗方法。主要是对症治疗和纠正水、电解质和酸碱平衡紊乱,轻者可采用口服补液盐

（ORS）预防或纠正脱水，重者需静脉补液（参阅第七章）。

【护理评估】

1. 评估患儿是否有发热、呕吐，腹泻的次数、量和大便的性状。有无伴上呼吸道感染症状。有无脱水及其程度和性质，有无酸中毒和电解质紊乱的表现。

2. 了解大便常规检查及病毒检测结果。

3. 评估患儿家长对本病护理知识的了解程度及需求。

【护理措施】

1. 饮食调整　母乳喂养者继续母乳喂养，减少哺喂次数和每次哺乳时间，暂停添加辅食。人工喂养者可喂稀释奶、米汤或腹泻奶粉，少量多餐，腹泻停止后逐步过渡到正常饮食。

2. 留取大便标本送检　症状出现第1～4天是收集标本检测轮状病毒的最理想时间。留取标本后及时送检。

3. 控制感染　严格执行消毒隔离，与其他患儿分室居住，护理或接触患儿前后认真洗手，患儿的用物、玩具、尿布等应分类消毒，大便需经消毒处理。目前已有口服轮状病毒活疫苗，目标是预防2岁以下婴儿患严重轮状病毒肠炎。

**4. 皮肤护理，病情观察，维持水、电解质和酸碱平衡等详见第二十章第七节小儿腹泻病。

【健康教育】

1. 指导注意饮食卫生，养成良好的卫生习惯。患儿合理饮食。

2. 告知家长轮状病毒肠炎（腹泻）的流行季节、传播途径，做好预防工作。

3. 指导家长正确的洗手方法和消毒隔离方法，防止交叉感染。没有并发症者可在家观察治疗，但是，要注意观察患儿的大便次数、量和性状，观察患儿的尿量、皮肤弹性、精神状态、有无眼泪及口渴等表现，及时发现脱水征象。出现任何异常及时就医。

六、水痘-带状疱疹病毒感染

【概述】

水痘-带状疱疹病毒（varicella-zoster virus，VZV）引起两种截然不同的临床疾病：水痘和带状疱疹。水痘（chickenpox，varicella）是由VZV原发感染所致的一种传染性极强的急性出疹性疾病，临床特点为皮肤黏膜相继出现和同时存在斑疹、丘疹、疱疹和结痂；带状疱疹（herpes zoster）是潜伏感染的VZV再度激活后所致的疾病，水疱样皮疹常伴有严重的疼痛；两种疾病一般临床经过良好，呈自限性，但在免疫受损的个体可致严重的甚至致命的疾病。

人是VZV唯一的贮存宿主。水痘患者是本病传染源。出疹前1～2天到疱疹全部结痂均具有极强传染性。主要通过飞沫传播，但疱液内病毒含量高，也可通过接触疱液或污染的用具而感染。人群普遍易感，无种族和性别明显差异，5～9岁儿童最敏感。全年皆可发病，以冬春季高发。病后可获得持久免疫力，但在青少年或成人可因各种原因诱发而致带状疱疹。

【临床特点】

1. 病原学　VZV属于疱疹病毒科，是一种双链DNA病毒。此病毒只有带囊膜者才有感染性，其囊膜对去垢剂、乙醚和干燥空气敏感。对热、酸和各种有机溶剂敏感，在痂皮中不能生存。原发感染的VZV可潜伏在脊髓背神经节或三叉神经节内，后期被激活可致带状疱疹。

2. 发病机制　病毒经呼吸道侵入机体，首先在鼻咽部复制，并进入单核-吞噬细胞系统，导致病毒血症。此时出现弥漫性、成簇的皮肤损害。引起带状疱疹的VZV的再激活机制尚不清楚。

3. 临床表现

（1）水痘：潜伏期为10～21天。临床表现轻重不一。典型病例有前驱期（1～2天），表现为发热、头痛、不适、厌食等，偶有轻微腹痛。然后进入出疹期，皮疹特点：①首发于头皮、面及躯干，继而四肢，以躯干为主，呈向心性分布。②皮疹最初为强烈瘙痒的红色斑疹或丘疹，迅速发展为清亮、椭圆形水疱，周围有红晕，易破溃；1～2天内疱液变浑浊，出现脐凹现象，然后干燥结痂。③分批出现，疾病高峰期可见斑疹、丘疹、疱疹和结痂同时存在。④黏膜皮疹可出现在口腔、结膜和生殖器等部位，易破溃形成浅溃疡。本病为自限性疾病，10天左右痊愈。如无合并感染，皮疹结痂后不留瘢痕。

（2）进展型（progressive）水痘：是原发感染的一种严重并发症。常伴有内脏器官受累、凝血障碍、严重出血和持续发生皮肤水疱。免疫受损的儿童和新生儿、有恶性肿瘤特别是潜伏期内接受化疗的患儿和器官移植后的儿童，发生进展型水痘的危险性最大。

（3）新生儿水痘（neonatal varicella）：妊娠妇女在分娩前或后1周患水痘时，其新生儿常患水痘，病情重，病死率较高。

（4）先天性水痘综合征（congenital varicella syndrome）：是由于胎儿在孕早期暴露于VZV所致。主要影响皮肤、肢体、眼和脑。皮肤锯齿形瘢痕形成，肢体短且发育不良、白内障、大脑广泛发育不全等，还可见低出生体重、关节挛缩、先天性髋关节脱位、角膜混浊等。

（5）带状疱疹：皮疹只累及一个皮区，常见于躯干或脑神经皮区。皮疹不越过中线。水疱样皮疹呈密集分布，常可融合，经 7～10 天后结痂。儿童带状疱疹后神经痛少见。

VZV 感染常见并发症包括继发感染、脑炎、小脑共济失调、肺炎、心肌炎、肾炎和关节炎等。

4. 辅助检查 白细胞总数正常或稍低，合并细菌感染时可升高。疱疹刮片和疱液涂片可见多核巨细胞和核内包涵体。疱液、咽部分泌物或血液可进行病毒检测。水痘特异性抗体 IgM 检测可助早期诊断。

【治疗原则】

主要是对症治疗，如止痒镇痛、降温等。抗病毒药物首选阿昔洛韦，应尽早使用，根据病情口服或静脉给药。继发感染者加用抗生素。皮质激素有导致病毒播散的可能，不宜使用。

【护理评估】

1. 评估患儿水痘的接种史、有无水痘患者的接触史，是否有发热，出疹的时间、皮疹的特点与分布等，有无其他合并症的表现。

2. 了解血常规及病原学检查结果。

3. 评估患儿及家长对护理知识的了解程度及需求。

【护理措施】

1. 发热护理 卧床休息至热退、症状减轻。保持室内温湿度适宜，衣被穿盖合适。高热者可适当降温，但忌用阿司匹林，防止可能发生的 Reye 综合征。

2. 皮肤护理 衣被穿盖合适，保持皮肤清洁干燥，勤换内衣，以免增加的痒感；瘙痒明显者可局部应用炉甘石洗剂，必要时可遵医嘱应用少量镇静剂。防止挠抓皮疹，以免继发感染和遗留瘢痕。

3. 病情观察 水痘患儿一般症状较轻，个别患儿可并发肺炎、心肌炎、脑炎等，并发症的表现参见相应章节，应注意观察及时发现并予以相应的治疗护理。

4. 预防感染传播

（1）隔离传染源：病初采取呼吸道隔离，有疱疹者还应接触隔离，隔离至所有皮疹全部结痂为止。易感儿接触后应隔离观察 3 周。

（2）切断传播途径：保持室内空气清新，做好消毒工作，托幼机构应做好晨检，及时筛出患儿。

（3）保护易感儿：所有易感儿接种水痘减毒活

疫苗，具有良好的有效性和安全性。对于免疫受损者、妊娠、接受免疫抑制剂治疗者，在接触水痘患者后 3 天内注射水痘-带状疱疹免疫球蛋白（VZIG），或在暴露后 8 天或 9 天内开始用阿昔洛韦，持续 7 天。

【健康教育】

指导保持正常的体温，减少皮肤瘙痒的方法和防止抓挠，告知消毒隔离方法和并发症的表现，及时预防接种。

七、流行性腮腺炎

【概述】

流行性腮腺炎（mumps）是由流行性腮腺炎病毒引起的急性呼吸道传染病，是以腮腺肿胀和疼痛为特点的急性非化脓性炎症，全身其他腺体也常受累。目前我国已将腮腺炎减毒活疫苗接种列入国家免疫规划。我国大陆 2010～2012 年流行性腮腺炎报告发病率分别为 22.3963/10 万。

本病的传染源为患者和隐性感染者，在腮腺肿大前 7 天到肿胀出现后 9 天均具有传染性。主要经呼吸道飞沫传播，也可经唾液污染物传播。人群普遍易感，主要见于年长儿。感染后可获得终生免疫。全年均可发病，以冬春季多见。

【临床特点】

1. 病原学 流行性腮腺炎病毒为单股 RNA 副黏液病毒，只有一个血清型，有 A～L 共 12 个基因型，我国流行的主要是 F 基因型。本病毒乙醇、甲醛、1% 来苏液中数分钟即被灭活，紫外线照射可迅速死亡；在冷冻条件下可生存较久。

2. 发病机制 病毒经口、鼻侵入机体，在局部黏膜大量增殖后入血引起病毒血症，随之经血流至全身各器官，最常累及唾液腺如腮腺、舌下腺、下颌下腺，也可侵犯胰腺、生殖腺、神经系统和其他器官而致炎症病变。

3. 临床表现 潜伏期 2～3 周，平均 18 天。前驱期很短或无，常有发热、食欲缺乏、无力、头疼、呕吐等。腮腺肿大常为首发症状，先一侧再波及对侧，或仅有一侧。肿大以耳垂为中心，边缘不清，表面发热不发红，触之有弹性感及触痛，腮腺管口可见红肿。局部胀痛和感觉过敏，张口、咀嚼或吃酸性食物时疼痛加剧。下颌下腺和舌下腺可肿大。患儿可有不同程度的发热，多为中度；持续时间不一，短则 1～2 天，多数 5～7 天，部分患儿体温始终正常。

并发症较多，常有脑膜脑炎、睾丸炎和卵巢炎、急性胰腺炎等，也可发生耳聋、心肌炎、肾炎等。合并并发症时，病情重，也可能导致严重后果。

17

（1）脑膜脑炎：最常见，可在腮腺肿前后2周出现，表现为发热、头痛、呕吐、嗜睡、颈强直，患儿可有惊厥、昏迷，脑脊液似病毒性脑炎改变。

（2）睾丸炎：多见于青少年和成人，儿童少见。与腮腺肿后3~13天，单侧多见，除一般表现外，局部疼痛，阴囊肿胀，皮肤发红。部分患儿可发生萎缩致不孕症。

（3）卵巢炎：发生率较睾丸炎少。表现为腰部酸痛、下腹部压痛、月经失调等。

（4）急性胰腺炎：多见于年长儿，于腮腺肿后3~5天至1周出现。体温骤然升高、反复呕吐、上腹部剧烈疼痛、腹泻、腹胀或便秘、上腹部压痛、局部肌紧张，B超可见胰腺肿大；血清和尿淀粉酶升高，血清脂肪酶升高。

4. 辅助检查 外周血白细胞多正常或稍高，以淋巴细胞相对较高。血清和尿淀粉酶升高，血清脂肪酶升高。病原学检测可做血清特异性抗体检测，也可取唾液、尿液、血液、脑脊液等进行病毒分离。

【治疗原则】

主要是对症和支持治疗，如降温、止痛、局部处理和理疗。出现并发症时予以相应的治疗。

【护理评估】

1. 评估患儿预防接种史、有无接触史。了解患儿的热型、热度及持续时间，腮腺肿大的特征、局部有无发红和分泌物、有无下颌腺和舌下腺肿大等，其他腺体有无受累等。

2. 了解实验室检查如血常规、血和尿淀粉酶、血清脂肪酶结果，了解病原学检测结果。

3. 评估患儿及家长对高热护理、肿大的腮腺的护理及如何减轻疼痛等护理知识的了解程度，有何护理需求。

【护理措施】

1. 卧床休息 至腮腺肿大完全消退为止。

2. 观察体温 高热卧床休息，并予以物理或药物降温，监测体温变化。

3. 减轻腮腺肿痛 保持口腔清洁，可用生理盐水或复方硼酸溶液漱口，多饮水。进食流质或半流质饮食，减少咀嚼；忌食酸、辣、硬等食物。肿胀局部可用中药湿敷或冷敷，以减轻疼痛；也可用透热、红外线局部理疗。

4. 病情观察 及时发现并发症并予以相应的处理。发生病毒性脑炎时参照相关章节护理措施。并发睾丸炎时可用丁字带托起阴囊，局部间歇冷敷，减轻疼痛。出现急性胰腺炎时，患儿应禁食、注意补液，详见急性胰腺炎护理。

5. 预防感染传播

（1）管理传染源：患儿应隔离至腮腺肿大完全消失为止。易感儿接触后应逐日检查，出现可疑症状应隔离观察；集体儿童机构应检疫3周。

（2）保护易感儿：腮腺炎减毒活疫苗接种安全有效，目前采用的是麻疹、风疹、腮腺炎三联疫苗，但免疫缺陷者、鸡蛋过敏儿宜忌用。在流行期间应加强托幼机构晨检。

【健康教育】

无并发症的患儿可在家合理治疗，指导家长做好消毒隔离措施，告知发热时护理方法，指导饮食、用药及保持口腔卫生等护理方法，告知并发症的表现，病情变化及时送医院就诊。指导家长正确的减轻疼痛和止痛方法，关注患儿及家长的心理状态。

八、流行性乙型脑炎

【概述】

流行性乙型脑炎（epidemic encephalitis B or Japanese encephalitis, JE），简称乙脑，是由乙脑病毒（JEV）引起的一种急性中枢神经系统传染病。主要特征为高热、惊厥、意识障碍、呼吸衰竭。此病病情重、病死率高、后遗症多。

乙脑是人兽共患的自然疫源性疾病。猪是主要传染源和最重要的中间宿主，蚊虫是主要的传播媒介。大多数人和动物被带毒蚊叮咬后不发病（隐性感染），少数患脑炎。流行区儿童为易感人群，非流行区任何年龄人群均易感，好发于2~6岁，感染后可获得持久免疫力。夏秋季多见，在南方为6~8月，北方为7~9月。主要在亚洲及东南亚热带和亚热带地区的一些国家流行。

【临床特点】

1. 病原学 乙脑病毒为虫媒病毒黄病毒科，仅一个血清型。JEV对低温、干燥的抵抗力强，对常用消毒剂（如乙醚、酸、乙醇、甲醛、氯仿等）敏感，加热56℃ 30分钟即可灭活。

2. 发病机制 带毒蚊虫叮咬人后，病毒经皮肤入血，发病与否取决于病毒的毒力、数量，更取决于人体的免疫力及防御机制。病毒经血液循环通过大脑屏障进入中枢神经系统，在神经细胞内复制，引起一系列脑炎症状。

3. 临床表现 潜伏期一般6~16天。

（1）前驱期：1~3天，骤起高热，伴头痛、呕吐、易激惹、倦怠和嗜睡。

（2）极期：7天左右。表现为：①高热：体温可达40℃以上，持续7~10天，可伴寒战；②意识障碍：程度不等,可有昏迷;③反复或频繁抽搐;④有锥体束征、锥体外束征、颅内高压征、脑膜刺激征甚至发生脑疝;⑤浅反射减弱或消失,深反射先亢进后减退或消失。重症患儿可出现中枢性呼吸衰竭和(或)循环衰竭。

(3)恢复期:病程的第 8 ~ 11 天体温开始逐渐下降至正常,神经、精神症状逐渐好转、消失。重症病例需 1 ~ 6 个月逐渐恢复。

(4)后遗症期:少数神经、精神症状 6 个月后仍继续存在,如痴呆、失语、瘫痪、扭转痉挛等。

乙脑临床分型:①轻型:体温不超过 39℃,神志清楚或嗜睡,可有惊厥但体温降低后惊厥停止;②中型:体温可达 40℃,烦躁、惊厥、昏睡甚至昏迷,可有颅内压升高表现;③重型:体温达 40℃ 以上,昏迷、躁动,反复或持续惊厥,浅反射甚至深反射消失,瞳孔缩小,对光反应存在;④极重型:体温迅速升高达 40℃ 以上,甚至 41℃ 以上,深昏迷,可出现呼吸衰竭和(或)循环衰竭,瞳孔对光反应消失,吞咽及咳嗽反射也消失,或脑疝的表现。

4. 辅助检查

(1)血常规:白细胞计数多(10 ~ 20)×10^9/L,以中性粒细胞为主(80% 以上),嗜酸性粒细胞减少。

(2)脑脊液检查:外观无色透明或微混;压力增高;白细胞计数(50 ~ 500)×10^6/L,分类在疾病早期以中性粒细胞为主,以后以淋巴细胞为主;蛋白质稍高,糖正常或略高,氯化物正常。

(3)血清学检查:乙脑特异性 IgM 抗体一般在病后 3 ~ 7 天出现,可维持 3 个月,有利于早期诊断。IgG 抗体恢复期较急性期第 4 倍及以上增高,或急性期阴性、恢复期阳性者有诊断意义。

(4)影像检查:脑 CT 显示脑组织低密度区,MRI 检查可见丘脑、脑干部异常信号。

【治疗原则】

本病无特效治疗,以对症支持治疗和防治并发症为主。

1. 降温 一般退热剂效果欠佳,可结合物理和药物降温。

2. 控制惊厥 常用的抗惊厥药物有地西泮、苯巴比妥、氯丙嗪、水合氯醛等,同时应降低颅内压、氧气吸入、保护脑组织等。

3. 防治呼吸衰竭 呼吸衰竭是乙脑患儿最常见的死亡原因。积极脱水治疗、降低颅内压,减轻脑水肿,改善微循环。已经发生呼吸衰竭者应气管插管、人工辅助呼吸等,必要时使用呼吸兴奋剂等。

【护理评估】

1. 评估患儿发热的热度、热型,生命体征变化情况,有无惊厥及其抽搐的类型、持续时间等,有无烦躁不安、神志变化,有无颅内压增高表现,有无脑疝、呼吸衰竭、循环衰竭的表现等。

2. 了解实验室检查如血常规、脑脊液检查结果及血清学检查结果。

3. 评估患儿及家长的心理状态,了解其对本病护理知识的了解程度及需求。

【护理措施】

1. 降低体温 在患儿的头、颈、腋窝、腹股沟等处置冰袋,冰块融化后及时更换,并注意防止冻伤。在物理降温的同时,遵医嘱亚冬眠疗法(氯丙嗪+异丙嗪各 0.5 ~ 1mg/kg 肌内注射或静脉注射,每 4 ~ 6 小时一次),以减少脑组织耗氧,保护脑组织。亚冬眠疗法期间注意观察患儿生命体征尤其是呼吸,保持呼吸道通畅。及时更换衣物,保持皮肤清洁干燥。

2. 控制惊厥 观察患儿病情,及早发现惊厥先兆表现,如烦躁不安、肌张力增高、双眼凝视、指(趾)抽动等。病情变化及时通知医师处理。

(1)遵医嘱应用镇静药:及时、正确应用止惊药,用药时注意速度要缓慢,观察患儿呼吸、惊厥是否停止等。

(2)保持呼吸道通畅:仰卧位头偏向一侧,松解衣领口和衣服,及时清除口、鼻分泌物和呕吐物,防止舌后坠。协助翻身、拍背,呼吸道分泌物多时予以雾化吸入,必要时吸引器吸痰。

(3)防止外伤:有人守护,拉起床栏防坠床,防止舌咬伤,握拳的患儿可在手心放一软物,抽搐时勿强行按压患儿的肢体和躯干。

3. 病情观察 严密观察患儿的生命体征、意识、瞳孔变化,注意惊厥的表现,及时发现病情变化并通知医师处理。及时应用脱水剂、利尿剂,氧气吸入减少或防止脑水肿,保持呼吸道通畅。昏迷、卧床的患儿应防止发生压疮。备好急救药品和器械。

4. 用药护理

(1)镇静药应用:遵医嘱执行,应用速度缓慢,观察呼吸防止呼吸骤停,观察惊厥是否停止。

(2)脱水剂、利尿剂应用:应用脱水剂时应防止渗漏,快速输入。观察患儿的尿量及有无脱水的征象,防止虚脱。

5. 心理护理 加强与患儿及家长的沟通,提供支持,增加安全感。询问其需求,提供帮助。及时告知患儿的病情及治疗进展,减轻疑虑和恐惧。鼓励家长参与患儿护理,恢复期患儿鼓励自护,增强自控感。

【健康教育】

1. 指导合理喂养 患儿病重,意识障碍甚至昏

17

267

迷,可伴有浅反射甚至深反射消失,喂食应耐心、少量多次,防止呛咳窒息等。必要时予以鼻饲喂养或静脉补充以保障营养的摄入。

2. 配合医疗护理 听从医师、护士的指导,协助患儿护理。

3. 出院指导 遵从出院医嘱,坚持治疗和用药,定期随访。

4. 康复护理 有后遗症的患儿应坚持康复治疗和训练,包括肢体功能锻炼、语言训练等,促进早期康复。

九、狂犬病

【概述】

狂犬病(rabies)是由狂犬病病毒引起的急性传染病,属于人兽共患性疾病,主要表现为高度兴奋、不安、痉挛、瘫痪。发病率虽低,但是,一旦发病,病死率极高。

主要还是一种动物的传染病。绝大多数野生动物都可感染狂犬病病毒,造成人和其他动物狂犬病的传播动物90%以上是狗。在我国,主要的传染源是病犬,其他动物如猫、兔、鼠也可称为传染源。传播途径主要是人受到病犬咬伤或抓伤后,病毒经伤口进入人体内。实验研究证实病毒可经结膜或其他部位黏膜暴露而传播感染。未接种过狂犬病疫苗的人普遍易感,但暴露后发病与否,除与个体内易感性有关外,还与被咬伤的部位、伤口的深浅及是否进行恰当的处理等有关;一般而言,伤口在头面部、颈部、上肢,且伤口深,未进行恰当处理者,发病率高,潜伏期短,病情重。

【临床特点】

1. 病原学 狂犬病病毒属弹状病毒科,形似子弹,有6个血清型,第Ⅰ型为经典狂犬病病毒。具有高度嗜神经性。

2. 发病机制 病毒进入人体后,吸附于细胞主要是肌肉细胞,病毒复制达到一定量时,通过肌肉神经突触进入神经系统。病毒在中枢神经系统中传播很快,快速进展为脑炎,此后并离心性向全身各器官组织播散,突出地包括向唾液腺播散。目前对其复杂而独特的神经系统功能障碍的发病机制尚有争议。

3. 临床表现

(1)潜伏期:通常20~90天,国内报告儿童病例有短至12天者。除伤口局部症状外,无其他不适。

(2)前驱期:通常2~10天。表现无特异性,常表现为发热、寒战、咽痛、头痛、不适、嗜睡、食欲减退、恶心、呕吐、腹痛或腹泻等,乏力,被咬伤部位疼痛和感觉异常(特异性症状之一)。

(3)急性期:与前驱期无十分明显界限,开始于出现神经系统受累的体征,如焦虑、烦躁、易激惹、紧张、失眠、精神障碍或抑郁等。分两型:①狂躁型:恐水、恐风、恐光、恐声、躁动不安、定向力障碍、幻觉以及古怪行为(摔打、奔跑、啃咬或其他行为),每1~5分钟发作后可有一段平静时间;发热、心动过速、血压高、唾液分泌过多;躁动可自发出现,也可在各种刺激后出现;饮水时引发咽、喉和膈肌痉挛,也可在见水、听水声甚至向面部吹气时引发;还可出现过度通气、局部或全身性痉挛。②麻痹型:约20%患儿会出现瘫痪,以被咬伤的肢体瘫痪最严重,也可是弥漫性、对称性的,呈上升性进展;从精神错乱发展到定向力障碍、意识丧失、昏迷。

(4)昏迷期:出现症状后10天左右发展为昏迷,持续数小时至数月。

4. 辅助检查 外周血白细胞轻度升高。病毒特异性检测如特异性抗体检测、病毒抗原检测、病毒分离及病毒核酸的检测等。

【治疗原则】

尚无治疗本病的特效药,主要是全面支持治疗、对症治疗和监护。

【护理评估】

1. 评估患儿有无(病)犬咬伤史,精神状态、情绪等,发病情况,有无典型的恐水、恐风、恐光、恐声、躁动不安、定向力障碍、幻觉以及古怪行为(摔打、奔跑、啃咬或其他行为)等症状,有无瘫痪及患儿的意识状态。

2. 了解实验室检查如血常规、狂犬病病毒特异性检查结果。

3. 评估患儿及家长,尤其是家长的心理状态,对各项护理知识的了解程度。

【护理措施】

1. 控制惊厥 保持环境安静,减少任何类型的刺激,包括各项治疗护理操作的集中进行,避免声、光、风的刺激,避免在病房内倒水、谈论水等;烦躁、惊厥等遵医嘱予以镇静,必要时可在严密监护下行静脉麻醉药控制及防止痉挛发作。

2. 保持呼吸道通畅 减少刺激,防止咽、喉及膈肌痉挛;抽搐者平卧、头偏向一侧,松解衣物和领口,遵医嘱应用镇静剂;及时清除口鼻分泌物和呕吐物,防止反流和误吸。

3. 保证营养的摄入 有咽、喉和膈肌痉挛,或恐水现象者可经静脉补充液体和能量,维持水、电解质的平衡。

4. 病情观察 观察患儿生命体征、情绪、意识及有无异常行为,观察有无颅内压增高表现,观察患儿的尿量、血压、心律,及时发现心律失常、颅内压增高、脑疝及呼吸功能的异常,并通知医师予以相应的处理。

5. 局部伤口的处理 及时、彻底处理伤口,可用20%的肥皂水较长时间冲洗,也可用1% ~4%的苯扎溴铵溶液或1%西曲溴铵处理伤口,也可用75%的酒精,伤口不能缝合。防止继发细菌感染。

6. 家长的心理支持 一旦出现症状体征,患儿的生存率极小,但也有治疗成功的先例。应做好家长的心理工作,安抚、安慰家长,充分告知患儿的病情及预后,使其既有心理准备,又充分信任医务人员,同时取得他们的配合。

7. 预防感染传播 隔离患儿,防止被患儿咬伤,有伤口者防止接触患儿的唾液等。暴露后尽快接种人二倍体细胞培养疫苗(human diploid cells culture vaccines,HDCV)和注射人高效价狂犬病免疫球蛋白。

【健康教育】

1. 狂犬病的预防 首先是控制、管理和消灭传染源:消灭可能患病的野犬,对家养犬、猫及其他可能传染本病的动物加强管理,建立顶级、检疫制度并予以疫苗接种;远离野狗、勿逗惹野狗。被狗、猫等咬伤要及时处理伤口。对有可能接触狂犬病病毒的实验室工作人员、野外工作者、动物管理员、兽医、专门治疗护理狂犬病患者的医务人员应做暴露前接种。

2. 防止各种类型的刺激 房间光线柔和,避免制造各种声音,不在病人房间谈论水,避免风直接吹到患儿身上等等。

3. 护理指导 告知家长正确的护理方法及注意事项,并防止暴露。

十、流行性出血热

【概述】

流行性出血热(epidemic hemorrhagic fever,EHF)是一种自然疫源性急性传染病,是病毒性出血热的一种,主要表现为发热、出血现象和肾脏损害。在我国,主要以黑线姬鼠为主要传染源的野鼠型出血热和以家鼠为主要传染源的家鼠型出血热,分别由汉坦病毒和汉城病毒引起。

本病主要的宿主动物和传染源是啮齿动物,患者作为传染源的可能性不大。呈多途径、多样性传播:①呼吸道传播:是主要途径,吸入被带病毒的鼠排泄物污染的尘埃形成的气溶胶而致;②伤口传播:由破损的皮肤黏膜侵入;③消化道传播:进食被病毒污染的水和食物而感染;④虫媒传播:革螨、恙螨叮咬传播;⑤垂直传播:孕妇可通过胎盘传给胎儿。人群普遍易感,主要侵犯青壮年,男性多于女性,年龄和性别差异与接触传染源和受感染的机会多少有关。感染后绝大多数发病,病后可获得持久免疫力。大多数野鼠型发病季节为 10 月至次年 1 月和 4 ~6 月,即冬季和春季。家鼠型发病高峰为 4 ~6 月。

【临床特点】

1. 病原学 汉坦病毒(hantavirus,HV)是布尼亚病毒科的一属,在我国还存在另一血清型病毒,即汉城病毒。一般有机溶剂和消毒剂均能将其灭活;加热 60℃ 10 分钟、100℃ 1 分钟可灭活;紫外线也可使其灭活。

2. 发病机制 尚未完全阐明,主要认为:①病毒直接引起感染脏器和细胞的损害和功能障碍;②感染后激发机体的免疫应答,导致免疫功能紊乱和免疫损伤;③神经内分泌系统变化、炎症介质及血管活性物质的释放、严重内环境紊乱均是导致复杂病理生理改变的因素。

3. 临床表现 潜伏期 4 ~46 天,一般 7 ~14 天。表现差异较大,典型病例:

(1) 发热期:突然起病,发冷、发热,体温 39 ~40℃,多为稽留热或弛张热,持续 3 ~7 天。热退后病情反而加重为本病的特征之一。常伴有头痛、眼眶痛、腰痛(三痛症)。约半数有消化道症状,腹痛剧烈者可有急腹症表现。面、颈、胸部皮肤充血、潮红(三红症),呈醉酒貌;球结膜及软腭出血,腋下及胸背部瘀点或条索状出血,也可有鼻出血、咯血、尿血、便血等。可有尿少、血尿、蛋白尿,蛋白尿为本病早期最常见的症状之一。

(2) 低血压期:多在病程 4 ~6 天发生低血压休克,持续 1 ~3 天。出血和肾损害加重,尿量减少。

(3) 少尿期:发生于病程 5 ~8 天,持续 2 ~5 天。主要表现为尿毒症、酸中毒、电解质紊乱、高血容量等症状。也可持续烦躁、谵妄、嗜睡或昏迷、抽搐等。极易合并肠道大出血、心力衰竭、肺水肿、继发感染和中枢神经系统合并症。

(4) 多尿期:多出现在病程 8 ~12 天,持续 7 ~14 天。尿量逐渐增加,症状逐渐好转。此期可因失水和电解质而发生继发性休克。

(5) 恢复期:症状逐渐消失,体力恢复,尿常规和血液生化改变恢复正常。一般需 1 ~3 个月。

根据发热、出血现象、血压变化、肾损害及有无合并症,临床分为四型(表 17-2-1)。

17

表 17-2-1 流行性出血热的临床分型

分型	体温	血压	出血	肾损害	中毒症状
轻型	39℃以下	基本正常	皮肤黏膜出血点	尿蛋白+~++尿量基本正常	轻
中型	39~40℃	收缩压<90mmHg 或脉压<25mmHg	皮肤黏膜及其他部位明显出血	尿蛋白+++,明显尿少	较重,球结膜明显水肿
重型	>40℃	收缩压<65mmHg 或脉压<20mmHg,临床休克	皮肤瘀斑、腔道出血	少尿或无尿	重,渗出现象严重,中毒性精神症状
以上三型,各具备 2 项或 2 项以上者,方可诊断					
危重型	在重型基础上,出现以下任何严重症状者:难治性休克;出血严重,有重要脏器出血;肾损害极为严重,少尿>5 天或无尿>2 天或尿素氮>42.84mmol/L;心力衰竭、肺水肿;中枢神经系统合并症如脑水肿、脑出血、脑疝等;严重继发感染;其他严重合并症				

4. 辅助检查

（1）血常规:病初多正常。以后白细胞数多在（15~30）×10⁹/L,以中性粒细胞增多明显,有核左移,可出现幼稚细胞（类白血病样反应）,异常淋巴细胞;红细胞数增高,血红蛋白增高;血小板降低,重症<50×10⁹/L。

（2）尿常规:蛋白尿,发病当天即可出现,多为+++~++++;可见红细胞、白细胞、管型,可有肉眼血尿。

（3）血液生化:肾功能障碍、电解质紊乱和酸中毒表现。

（4）免疫功能:补体下降,CD3⁺细胞增高,CD4与 CD8 比例倒置。

（5）病毒检测:从早期患儿血清、外周血淋巴细胞中检测。

【治疗原则】

1. 治疗原则 早发现、早休息、早治疗和就近治疗。

2. 体液疗法 防治休克、出血、急性肾衰竭。

3. 抗病毒治疗 应早期进行,可用干扰素、利巴韦林等。

【护理评估】

1. 评估患儿是否有发热,热型、热度,有无发冷、"三痛症"、"三红症",评估患儿血压、尿量变化情况,了解有无皮肤、黏膜出血及内脏出血症状,了解肾功能变化情况,评估呼吸、心律变化及有无肺水肿和（或）心力衰竭表现。评估患儿的精神状态、神志及神经系统症状。

2. 了解实验室检查如血常规、尿常规、血生化、免疫功能检测及病毒结果。

3. 评估患儿及家长的心理状态及对本病的了解

程度及护理需求。

【护理措施】

1. 卧床休息 及早卧床休息。

2. 饮食护理 给予高热量、高维生素、易消化的饮食。

3. 高热的护理 观察体温及热型,高热者可予以物理降温,必要时遵医嘱药物降温,观察降温效果并做好记录。保持皮肤清洁干燥,及时更换汗湿的衣被,注意补充水分和观察尿量。

4. 维持水、电解质和酸碱平衡 遵医嘱液体疗法,早期补液预防低血压休克的发生;低血压休克期快速、适量补液,维持血压稳定;少尿期应限制液体入量,限制钠、钾的摄入,进行血液净化治疗,维持机体内环境的稳定。

5. 出血的护理 观察有无出血现象,如皮肤黏膜出血点或瘀斑、有无内脏出血,记录出血量,及时发现颅内出血的表现如突然惊厥、意识障碍甚至昏迷等。出血严重者应用止血剂,必要时可输血小板、新鲜血浆或凝血酶原复合物等。

6. 病情观察和并发症的处理

（1）休克:早期、快速、适量补液,采取必要的保暖措施,吸氧。

（2）急性肾衰竭:观察尿量,了解肾功能检查结果,及时发现肾衰竭表现,并予以相应护理。

（3）肺水肿、心衰:观察患儿的心率、心律、呼吸,有无咳嗽或可分泌红泡沫痰等。予以镇静、半坐卧位或坐位,氧气吸入,减慢输液速度,遵医嘱强心、利尿等,并观察其疗效及毒副作用。

（4）中枢神经系统并发症:观察有无烦躁,神志、瞳孔变化,呼吸的频率及节律变化,有无颅内高压症状和体征,遵医嘱予以降低颅内压,控制脑水肿,防治脑疝等处理。

（5）感染：少尿期至多尿期患儿易合并肺炎、尿路感染、败血症及真菌感染等,除观察患儿的体温变化外,观察有无感染灶,予以保护性隔离。合并感染者,遵医嘱予以抗生素治疗。

【健康教育】

1. 告知卧床休息的重要性,指导合理饮食和各期正确的护理方法。

2. 指导本病的预防方法 采取综合性预防措施,以防鼠、灭鼠为中心,做好防螨、灭螨和食品卫生监督管理工作,做好食具消毒和食物保藏,加强个人防护。对患者的血、尿和宿主动物的排泄物、尸体等应消毒处理。预防接种是预防本病最有效的方法。

十一、登革热

【概述】

登革热(dengue fever,DF)又称波尔加热、五天热等。是由登革病毒引起的一种急性发热性疾病,其特征为发热、头痛、关节痛、肌肉痛、皮疹、淋巴结肿大和白细胞减少。2005～2012 年我国共报告 3044 例,以广东省病例数最多。

登革病毒的自然宿主是人、低等灵长类动物和蚊。在丛林型疫源地区,猴类是主要的传染源和宿主;在城市型疫源地区,隐性感染者和患者是主要的传染源和宿主。在发病前 1 天和发病后 5 天内传染性最强。埃及伊蚊(城市型)和白纹伊蚊(丛林型和农村地区)是主要的传播媒介,被感染后的蚊可终生保持传播登革病毒的能力,并能经卵传给子代。通过改换叮咬对象传播病毒。人群普遍易感,并与暴露机会有关。流行时有明显的家庭聚集性。

【临床特点】

1. 病原学 登革病毒属于黄病毒科黄病毒属,球形颗粒状。目前分为 4 种血清型(1～4 型),各型间具有特异性抗原。易受各种理化因子的影响,对乙醚和酸敏感,紫外线照射、甲醛溶液、高锰酸钾、离子型或非离子型去污剂以及 56℃ 30 分钟、100℃ 2 分钟都可灭活病毒。

2. 发病机制 登革病毒经伊蚊叮咬进入人体后在毛细血管内皮细胞和单核-吞噬细胞系统内复制,然后进入血液循环,形成第一次病毒血症。定位于单核-吞噬细胞系统和淋巴组织中的登革病毒继续进行复制,再次释入血流形成第二次病毒血症,并引起临床症状与体征。机体产生的抗登革病毒抗体与登革病毒形成免疫复合物,激活补体系统,导致血管的通透性增加,亦可导致血管水肿和破裂。登革病毒

的复制可抑制骨髓中白细胞和血小板的再生,导致白细胞、血小板减少和出血倾向。

3. 临床表现 变化很大,与个体的年龄、性别、免疫和营养状态有关。成人和年长儿易患典型登革热,婴幼儿以上呼吸道感染症状为主。感染后大多为隐性感染。

潜伏期4～7 天,发病时主要表现为发热、分散的斑疹和丘疹。一般很快恢复。较重者,体温迅速升高达 39～40℃,持续 4～5 天下降,症状减轻约 1～3 天后再次出现高热(双峰热);患儿常有头痛、肌痛、关节痛、眼眶后痛,一部分患儿会出现背痛、咽喉痛、腹痛等;突然出现皮疹,先在躯干两侧出现麻疹样红斑,逐渐向四肢发展,以前臂屈侧为多,呈猩红热样皮疹,向颜面、四肢扩展。有的病例在手足、掌跖、踝及小腿可见紫癜样斑丘疹,伴瘙痒,消退后有脱屑。患儿昏睡,伴厌食、恶心、肝大、浅表淋巴结肿大。本病是一种具自限性倾向的传染病,无并发症者病程约为 10 天。

4. 辅助检查

（1）血常规和血液学检查:外周血全血细胞减少,凝血时间延长,血块收缩不良;血清蛋白降低,转氨酶和尿素氮可升高。

（2）血清学检查:两种以上方法检测血清抗体阳性,且双份血清抗体效价 4 倍增高有诊断意义。

（3）病毒分离和分子生物学方法:可从患儿的血液、血浆或白细胞中分离病毒;或应用聚合酶链式反应(PCR)及 PCR 相关技术进行检测。

【治疗原则】

尚无特效药物治疗,主要是尽早诊断,予以基础支持治疗、对症治疗等。

【护理评估】

1. 评估患儿是否有接触史,了解患儿的热型、热度及持续时间,评估有无头痛、肌痛、关节痛、眼眶后痛、背痛、咽喉痛、腹痛等。有皮疹者评估的部位、性质,有无肝大、浅表淋巴结肿大,有无出血倾向及出血的表现。

2. 了解实验室检查如血常规、凝血时间、肝功能结果,了解病原学检测结果如特异性血清抗体及病毒分离结果。

3. 评估患儿及家长对本病各项护理知识的了解程度及需求。

【护理措施】

1. 卧床休息 避免劳累。

2. 饮食护理 多饮水,进食菜汤、果汁等流质或半流质饮食,保持大小便通畅。多汗、腹泻者应先口服补液,必要时静脉补液,维持水电解质的平衡。

3. 皮肤黏膜护理 保持皮肤清洁、干燥,加强口腔护理,防止继发感染。

4. 高热护理 观察体温及热型,高热者宜先用物理降温,慎用止痛退热药物,禁用阿司匹林等,以免增加出血的危险。对高热不退及毒血症状严重者,可短期(3天)应用小剂量肾上腺皮质激素,如口服泼尼松 5mg,3 次/天,减少体温中枢对致热原的反应。

5. 病情观察 观察有无脱水征和电解质紊乱的表现,观察生命体征变化、有无颅内压增高表现及其他严重并发症的征象,并通知医师及时予以处理。

6. 预防感染传播 做好疫情监测,争取早发现、早诊断、及时隔离。

(1) 隔离传染源:采取防蚊隔离措施,可疑病例应尽快进行特异性实验室检查,识别轻型患儿。

(2) 切断传播途径:防蚊、灭蚊是预防本病的根本措施。改善卫生环境,消灭伊蚊滋生地,清理积水。喷洒杀蚊剂消灭成蚊。

(3) 提高人群的抗病力:注意饮食均衡营养,劳逸结合,适当锻炼,增强体质。登革疫苗仍处于研制、试验阶段。

【健康教育】

指导合理饮食和维持水、电解质平衡,指导并协助高热时的护理及降温方法,告知并发症的表现,以便及时发现和处理。指导防蚊灭蚊措施、预防感染和隔离方法。

十二、手足口病

【概述】

手足口病(hand-foot-mouth disease,HFMD),是由肠道病毒引起的急性传染病。其病毒以肠道病毒71型(EV71)、柯萨奇 A 组 16 型(CoxA16)多见,重症病例多由 EV71 感染引起。主要表现为手、足、口腔等部位的斑丘疹、疱疹,少数病例可出现严重并发症,主要的死亡原因为脑干脑炎和神经源性肺水肿。

1957 年新西兰首次报道该病,1959 年根据疾病典型症状提出了 HFMD 的命名。1981 年上海报道了中国大陆首例 HFMD,其后全国多省市自治区均有报道。2008 年发生全国性的 HFMD 大暴发,始发地为安徽阜阳。我国原卫生部于 2008 年 5 月 2 日将 HFMD 列入《中华人民共和国传染病防治法》规定的丙类传染病进行管理,并进行网络直报。

本病的传染源为患者和隐性感染者。传播途径主要为粪-口传播,也可经飞沫传播或密切接触传播。多见于学龄前儿童,尤以 5 岁以下发病率最高,重症

及死亡病例集中在 3 岁以下婴幼儿,男性发病率高于女性。四季皆可发病,以夏秋季多见。

【临床特点】

1. 病原学 肠道病毒适合在湿热环境中生存,不易被胃酸和胆汁灭活;有较强的外界生活力,在 4℃下可存活 1 年;不耐碱、对紫外线和干燥敏感;高锰酸钾、漂白粉、甲醛和碘酒可使其灭活。

2. 发病机制 病毒侵入人体后,在局部黏膜或淋巴组织中居留和增殖,发生初次病毒血症,并进一步扩散至远端淋巴结、血流致再次病毒血症,播散至全身各器官组织(皮肤、黏膜、神经系统、心脏、肺、肝、胰、肌肉等),引起炎症病变。

3. 临床表现 潜伏期一般 2~10 天,平均 3~5 天。多数无前驱症状。通常急性起病。发热,热型不一,可伴有咳嗽、流涕、食欲缺乏等。于手、足和臀部出现斑丘疹、疱疹,疱内液体少,呈离心性分布,皮疹通常不痛不痒,部分有痒感。疹退后不留色素沉着或瘢痕。口腔内(舌、颊黏膜、咽峡、硬腭等处)出现散在疱疹或浅溃疡,因疼痛明显可致拒食、流涎。部分病例仅表现为皮疹或疱疹性咽峡炎。多数预后良好,多于 1 周左右痊愈。

少数病例病情进展迅速,于发病 1~5 天左右出现脑膜炎、脑炎、脑脊髓炎、肺水肿、心肺功能衰竭等为重型病例,极少数病情危重可致死亡。

(1) 危重病例提示:①持续高热不退;②精神差、呕吐、易惊、肢体抖动、无力;③呼吸、心率增快;④出冷汗,末梢循环不良;⑤高血压;⑥外周血白细胞计数和血小板计数明显增高;⑦高血糖。

(2) 神经系统表现:持续高热、精神萎靡、嗜睡会激惹、易惊、头痛、恶心、呕吐、谵妄甚至昏迷;肢体抖动、肌阵挛、眼球震颤、共济失调、眼球运动障碍等;肌无力、弛缓性瘫痪、惊厥等;脑膜刺激征、腱反射减弱或消失。

(3) 呼吸系统表现:呼吸浅快、呼吸困难或节律改变、发绀、咳粉红色或血性泡沫痰,肺部闻及湿啰音或痰鸣音。

(4) 循环系统:心率增快或减慢、面色苍白、皮肤花纹、四肢凉、出冷汗、指趾端发绀、血压下降等。

4. 辅助检查 外周学白细胞计数多正常或降低,危重者可明显升高。血中 ALT、AST、肌酸磷化酶-同工酶(CK-MB)升高。血清特异性抗体 4 倍以上升高,鼻咽拭子、气道分泌物、疱疹液或大便中分离出 CoxA16 和 EV71 可确诊。重型病例可能出现血气分析异常、脑脊液改变,肺纹理增多、网络状或斑片状阴影等。

【治疗原则】

目前尚无特效抗病毒药物和特异性治疗手段，主要是对症治疗。重型病例应控制颅内压，应用糖皮质激素、免疫球蛋白等，并注意降温、镇静、止惊，维持呼吸、循环功能，保护重要脏器功能；恢复期促进功能恢复。

【护理评估】

1. 评估患儿是否有接触史。了解患儿的热型、热度，有无手、足、口和臀部皮疹。

2. 了解实验室检查如血常规、血生化、血清学检查结果，病情危重者了解其他实验室检查如血气分析、脑脊液检查、肺部和脑部等的影像学检查结果。

3. 评估患儿家长对本病各项护理知识的了解程度及需求。

【护理措施】

1. 一般护理　适当休息，高热者卧床休息。予以清淡、易消化的饮食，避免刺激性食物，保证营养和水分的摄入。进食前后温水或淡盐水漱口，保持口腔清洁。

2. 皮肤黏膜护理　保持皮肤清洁，防止挠抓致破溃、合并感染。瘙痒明显者局部应用止痒剂。口腔疱疹者，食物温凉、清淡，减少刺激；有溃疡者可应用溃疡药剂及促进黏膜修复的药物。保持臀部的清洁干燥，及时清理大小便。

3. 病情观察　观察患儿的体温、心率、呼吸、血压、意识，观察有无易惊、抖动等，及时发现危重先兆及并发症，并通知医师处理，及时准确用药，配合抢救。

4. 预防感染传播　隔离患儿，保持病房空气清新，患儿的用物、玩具应消毒处理，接触患儿前后洗手、消毒手，防止易感儿探视和接触。目前 EV71 病毒灭活疫苗的研制已完成临床试验。

【健康教育】

介绍手足口病的流行特点、临床表现和预防方法，指导患儿和家长皮肤护理、黏膜护理方法，告知病情危重的表现，指导消毒、隔离方法。流行期间不带患儿到公共场所，养成良好的卫生习惯，加强锻炼，提供身体素质。

十三、传染性非典型肺炎

【概述】

传染性非典型肺炎（infectious atypicalPneumonia），也称非典，世界卫生组织将其命名为严重急性呼吸综合征（severe acute respiratory syndrome，SARS），是一种由 SARS 相关冠状病毒（SARS-as-sociated coronavirus，SARS-CoV）引起的急性呼吸道传染病，传染性极强，临床特征为发热、干咳、气促，并迅速发展至呼吸窘迫，外周血白细胞计数正常或降低，胸部 X 线呈弥漫性间质性病变。2003 年 7 月 5 日，世界卫生组织宣布已经成功控制 SARS。

SARS 患者为主要的传染源，传染性随病程而逐渐增强，发病第 2 周传染性最强，退热后及恢复期传染性迅速下降。近距离呼吸道飞沫传播是最重要的传播方式；气溶胶传播也是经空气传播的另一种方式，是被高度怀疑为严重流行疫区的医院和个别社区暴发的传播途径之一；与患者及其分泌物密切接触也可致传播。人群普遍易感，但儿童感染率较低，医护人员、患者家属及亲友在治疗、护理、陪护患者时防护不当很容易感染。

【临床特点】

1. 病原学　SARS-CoV 形似王冠，为一新型的冠状病毒。室温 24℃ 下病毒在尿液里至少可存活 10 天，在腹泻患儿的痰液和粪便里能存活 5 天以上，在血液里存活约 15 天，在塑料、玻璃、布料、金属等多种物体表面可存活 2~3 天。对温度敏感，37℃ 可存活 4 天，56℃ 加热 90 分钟、75℃ 加热 30 分钟、紫外线照射 60 分钟可杀死病毒，对有机溶剂敏感，易被乙醚、氯仿、乙醇、甲醛和紫外线灭活。

2. 发病机制　确切的发病机制尚不清楚。SARS-CoV 通过呼吸道进入，在上皮细胞内复制，造成细胞病变和损伤，并引起病毒血症。此外，细胞免疫损伤亦为发病重要机制，外周血淋巴细胞计数和 $CD3^+$、$CD4^+$、$CD8^+$ 降低。病毒还可引起自身免疫反应，导致炎症细胞聚集，炎症介质和细胞因子释放，引起肺间质和肺泡炎性水肿、充血、透明膜形成、水肿纤维化等一系列病理改变，临床过程和结局与 ARDS 相似。

3. 临床表现　潜伏期约 2 周左右，WHO 确定为 10 天。起病急。三大症状：①发热及全身症状：发热为最常见的首发和主要症状，>38℃，常持续高热，可伴畏寒、寒战、头痛、全身肌肉关节酸痛、明显乏力等，早期退热药有效，病情进展后退热药无效。但老年、体弱、有慢性基础疾病或近期手术者，不以发热为首发症状。②呼吸系统症状：早期表现为干咳，或少许白痰，偶见痰血。逐渐出现胸闷、气促，甚至明显呼吸窘迫，吸氧无法缓解。一般无上呼吸道卡他症状。③其他症状：部分患儿有腹泻、恶心、呕吐等。

体征：肺部体征不明显，部分患儿可闻少许湿性啰音，或肺实变体征。

17

4. 辅助检查

（1）外周血：白细胞数和中性粒细胞数正常或降低，淋巴细胞数降低，部分患儿血小板数降低。CD3、CD4 及 CD8T 细胞明显降低。

（2）生化检查：ALT、AST、LDH 和 CK-MB 升高。亦见血尿素氮升高。

（3）血气分析：可帮助判断病情严重程度及病情演变。血氧饱和度降低。

（4）病原学检查：对患儿血液、呼吸道分泌物、粪、尿或组织切片进行 SARS 病毒基因片段测定，迅速且特异性强，但敏感性待提高。也可进行 SARS 病毒核酸检测和血清特异性 IgM、IgG 检测。

（5）影像学检查：如胸部 X 线和 CT 检查，对临床诊断、疗效观察、判断转归有十分重要价值。早期就有胸部 X 线检查异常（与肺部体征不相一致），表现为两肺广泛性、斑片云雾状阴影或呈典型的磨砂玻璃样表现，以双下肺外周多见。

【治疗原则】

目前尚无特效治疗，主要是早发现、早隔离、早休息、早治疗，根据病情采取激素、呼吸机为主的综合性措施。

1. 对症支持治疗 休息、降温、镇咳祛痰、氧气吸入、营养和心理支持。

2. 糖皮质激素治疗 早期应用，应用指征：①有严重中毒症状，高热 3 天持续不退；②48 小时内肺部阴影进展超过 50%；③出现 ALI 或 ARDS。体温恢复正常后逐渐减量停药。

3. 抗病毒治疗 利巴韦林和干扰素的应用。

4. 机械通气治疗 是重要的治疗手段。

【护理评估】

1. 评估患儿 2 周前有无到过或居住于疫区史，有无密切接触史，如与 SARS 病人共同生活，照顾 SARS 病人，治疗和护理 SARS 病人，接触 SARS 病人的排泄物，或有传染给他人的病史，尤有多人聚集性发病的证据。了解患儿有无发热、畏寒、寒战、头痛、全身肌肉关节酸痛、明显乏力等。评估患儿有无咳嗽、干咳、胸闷、气促或呼吸窘迫等表现，听诊呼吸音等。

2. 了解实验室检查如血常规、血生化、血气分析结果，肺部 X 线和 CT 检查结果，特异性病原检查如 SARS-CoV 特异性 IgG 和 IgM 抗体检测与 SARS-CoV 分离等结果。

3. 评估患儿及家长的心理状态，对本病护理知识的了解程度及需求。

【护理措施】

1. 一般护理 卧床休息，避免用力活动。饮食

要有规律，不暴饮暴食，冷热适中，不吃野生动物。

2. 高热护理 观察体温变化、热型等，保持适宜的温湿度和空气清新。超过 38℃者可作物理降温如冰敷等或应用解热镇痛药（儿童忌用阿司匹林）；出汗多者注意补充液量，防止脱水；及时更换汗湿的衣被。

3. 维持有效的氧合 剧烈干咳者可遵医嘱适当应用镇咳剂；痰多者予以雾化、稀化痰液促进排出；气促者应尽早氧疗，可持续鼻导管或面罩吸氧；当鼻导管或面罩吸氧治疗无效，$PaO_2 < 60mmHg$，$SaO_2 < 93\%$，呼吸频率≥30 次/分，胸片示肺部病灶恶化时予以无创持续气道正压通气，使 SaO_2 维持在 93% 以上；监测血气分析结果，及时调整用氧；保证氧气的供给。加强呼吸监护，观察患儿的呼吸频率、SpO_2、气促、呼吸窘迫、缺氧等症状有无改善。监测心、肝、肾功能变化。

4. 保证足够的营养 饮食清淡，合理搭配。可经肠内或全肠外营养给予。保障能量和各种营养素的摄入，并注意补充脂溶性和水溶性维生素。患儿出现 ARDS 时，应注意水、电解质平衡，结合血流动力学监测，合理输液，严格控制补液量（25ml/kg），要求液体出入量呈轻度负平衡，补液以晶体液为主。

5. 用药护理 遵医嘱及时、准确用药，观察疗效及副作用。

（1）糖皮质激素：遵医嘱早期应用，用药期间观察患儿的体温、血压变化，呼吸困难等中毒症状的改善情况，注意有无消化道出血、电解质紊乱和合并三重感染等征象。同时补充维生素 D，防止骨质疏松。

（2）利巴韦林：主要不良反应有骨髓抑制、溶血性贫血、皮疹和中枢神经系统症状，应注意观察并予以及时处理。

（3）干扰素：常见的不良反应包括头痛、发热、倦怠、嗜睡、血压下降和白细胞数降低等。

6. 心理护理 患儿因受单独隔离，且病情重，常易出现孤独感和焦虑、恐慌等心理障碍或烦躁不安、情绪低落等，需要对其热情、关心，并有针对性地进行心理疏导治疗。

7. 预防感染传播

（1）隔离：严格隔离患儿，密切接触者应医学观察 15～20 天。

（2）注意个人防护：严格戴防护口罩，讲究个人卫生，勤洗手、漱口等。医护人员必须做好个人防护，每次接触患儿后应立即进行卫生手的消毒。

（3）病区管理：进行空气消毒，保持通风。可用 0.1% 过氧乙酸拖地或 0.2%～0.5% 过氧乙酸喷洒，亦可用有效溴为 500～1000ml/L 的二溴海因溶液或

有效氯为 1000 ~ 2000mg/L 的含氯消毒剂喷洒或拖地,消毒剂的用量不得少于 100ml/m²;拖把应专用,不得混用;使用后,用上述消毒液浸泡 30 分钟,再用水清洗干净,悬挂晾干备用。

桌子、椅子、凳子、床头柜、门把手、病历夹等可用 0.2% ~ 0.5% 过氧乙酸喷洒或用有效溴为 500 ~ 1000ml/L 的二溴海因溶液或有效氯为 1000 ~ 2000ml/L 的含氯消毒剂喷洒、擦拭,消毒作用 10 ~ 15 分钟。

病房门口、病区出入口可放置用有效溴为 1000mg/L 的二溴海因溶液或有效氯为 2000mg/L 含消毒剂溶液浸湿的脚垫,并不定时补充喷洒消毒液,保持脚垫湿润。

(4)患儿用物、分泌物、排泄物等均应严格消毒处理。生活垃圾要放入双层垃圾袋并及时进行无害化处理。

(5)医疗用物的处理:运载病人的交通工具和用具用有效溴为 1000mg/L 的二溴海因或 0.5% 过氧乙酸喷洒消毒,作用 30 分钟。用一次性呼吸机管道,用后进行消毒处理。听诊器、体温计、血压计应专用,每次用后严格消毒处理。

(6)目前尚未制备预防疫苗。

【健康教育】

1. 宣传预防控制措施　保持生活、工作场所通风;保持环境清洁。不与非典型肺炎患者或疑似患者接触。注意个人卫生,用肥皂和流动水洗手。流行季节在人群密度高或不通风的场所和交通工具内应戴防护口罩。均衡饮食,加强体育锻炼,增强自身抵抗疾病能力。避免接触可疑的动物、禽鸟类,不吃野生动物等。

2. 讲解急性非典型肺炎的疾病相关知识、治疗、护理措施,指导患儿配合医疗护理工作。

3. 指导消毒隔离方法,尤其消毒灭菌处理措施。

十四、获得性免疫缺陷综合征

【概述】

获得性免疫缺陷综合征(acquired immunodeficiency syndrome,AIDS),即艾滋病,是由人类免疫缺陷病毒(human immunodeficiency virus,HIV)引起的慢性传染病。已在全球流行,据联合国艾滋病规划署报告,到 2011 年底,全世界存活的 HIV 感染者和艾滋病患者约 3400 万,14 岁以下儿童感染者 33 万;至 2012 年 10 月底,我国累计报告 HIV 感染和患者 492 191 例,存活患者为 383 285 例,已有儿童 HIV 感染者和艾滋病病例报告。预

后不良,病死率高,目前尚无根治办法。

传染源是已受 HIV 感染、出现或未出现艾滋病临床表现的患者,患有 AIDS 或携带 HIV 的孕妇及哺乳期妇女是胎儿、新生儿和婴儿重要的传染源。传播途径主要有三种:性传播、血液传播、母婴传播;目前儿童主要的感染途径已由输血传播转向母婴垂直传播,母婴传播可发生在妊娠期(宫内感染)、分娩时和生后哺乳期。高危人群包括:男性同性恋者、性乱者、以注射方式吸毒者、多次/长期接受输血(血液制品)者、HIV 感染者的配偶或性伙伴、HIV 感染者的婴儿。

【临床特点】

1. 病因　HIV 属于 RNA 病毒,为"反转录"病毒。有两型:HIV-1 和 HIV-2,世界各地的艾滋病几乎都由 HIV-1 引起,HIV-2 仅在西非国家呈地方性流行。HIV 主要存在受感染者的血液、生殖道分泌物和乳汁中,其他体液中也可能含有 HIV,但浓度较低。HIV 对理化因素的抵抗力不强,加热 56℃ 30 分钟可灭活,但是干燥蛋白质制品者的 HIV 加热 68℃ 需经 72 小时才能彻底将其消除;一般消毒剂如 0.2% 次氯酸钠、10% 漂白粉、0.5% 煤酚皂液、50% 乙醇和 0.3% 过氧化氢等 10 分钟可使其灭活;HIV 对紫外线不敏感。

2. 发病机制　HIV 感染人体后主要引起辅助 T 淋巴细胞(CD4⁺ T)的损伤和减少,同时导致其他免疫功能损伤,使机体的免疫功能严重受损甚至衰竭,引起各种机会性感染和肿瘤,最终导致患者死亡。

3. 临床表现　成人潜伏期长、病程相对长、病情复杂。儿童,特别是婴幼儿则潜伏期相对短、病情进展快。垂直传播者主要表现为生长停滞、淋巴结肿大、慢性咳嗽、发热、反复肺部感染以及持续腹泻等。新生儿期缺乏典型的临床表现,可见早产、低出生体重、畸形。生后常见表现有:生长发育迟缓或停滞,体重明显下降 20% ~ 40%,间歇或持续性发热,不明原因全身淋巴结肿大,肝脏肿大,不明原因脾大持续 2 个月以上,肺炎,反复细菌感染,不明原因的反复发作的慢性腹泻,神经系统损害如脑病的表现,原因不明的血小板减少,皮肤黏膜反复感染,恶性肿瘤如淋巴瘤等。

儿童 HIV 感染还应根据临床表现进行临床分期(Ⅰ、Ⅱ、Ⅲ和Ⅳ期)和分级(无症状、轻度症状、中度症状和严重症状),根据免疫学状态分为无抑制、中度抑制和重度抑制三类。

4. 辅助检查　PCR 法检测 HIV DNA 或 RNA 是最敏感而特异的方法,也可用病毒分离法从血浆、单个核细胞或脑脊液者进行 HIV 分离。其他检查如免

疫功能检测等。

【治疗原则】

治疗目的是减少病毒载量,改善患儿免疫状态及防止机会性感染。

1. 抗病毒治疗 抗 HIV 病毒药有三大类:核苷类反转录酶抑制剂、非核苷类反转录酶抑制剂和蛋白酶抑制剂。同时使用两种或两种以上抗反转录病毒药疗效优于单一药物治疗。

2. 机会性感染的防治 患儿常并发各种机会性感染,如卡氏肺囊虫肺炎、弓形虫病、隐孢子虫病、结核病、念珠菌病、巨细胞病毒感染以及反复呼吸道感染和肠道感染等。应积极防治。

【护理评估】

1. 评估患儿是否有 HIV 暴露史,如新生儿或婴儿母亲是否 HIV 感染者,有无输血(血制品)史、手术史等。评估患儿的生长发育状况,是否间歇或持续发热、不明原因淋巴结肿大、肝脾大、血小板减少,是否有反复细菌感染、肺炎、皮肤黏膜反复感染等等。

2. 了解各种实验室检查如血常规、免疫功能、特异性 HIV 检测及其他辅助检查结果。

3. 评估患儿及家长的心理状态,对本病各项护理知识的了解程度及需求。

【护理措施】

1. 病情观察 监测患儿的生长发育状况,观察患儿生命体征,及时发现各种感染征象。

2. 防止各种机会性感染 避免与猫、狗等可能携带弓形虫的动物接触或接触后彻底洗手,避免生食肉、蛋及进食未熟透的肉食,防止弓形虫感染。注意饮食卫生,饭前便后洗手,加强人、畜粪便管理,防止污染食物和水源。对结核菌素试验阳性或有活动性结核接触史,而未找到结核病病灶者,应定期检查,及早发现结核,并进行预防性治疗;一旦发现患有结核病,应采用 4 联抗结核药治疗至少 1 年。

3. 用药护理 抗病毒药物由于不能根治,需坚持终生持续用药。遵医嘱用药,保证剂量、疗程和方案,观察疗效及其毒副作用。常见的毒副作用包括胃肠道反应、粒细胞减少、周围神经炎、贫血及转氨酶升高等,用药过程中注意观察并定期复查血常规、肝功能等等。

4. 保证营养摄入 患儿常营养不良、消瘦,根据患儿的临床分期及分级采取各种方法保证营养素的摄入,必要时肠外营养。维持水、电解质和酸碱平衡。

5. 预防感染传播 采取血液/体液隔离,接触或可能接触患儿的血液、体液或被其污染的物品时应戴手套,所有污染物和患儿的分泌物、排泄物应严格消毒处理。目前疫苗的预防作用并不理想,并未广泛应用,但仍在努力研究中。

6. 提供支持 关心艾滋病患儿,无歧视,提供心理和社会支持。

【健康教育】

1. 指导患儿休息,减少机体的消耗。保证合理饮食,长期慢性腹泻婴儿少食多餐、牛奶可稀化,并注意臀部皮肤护理。

2. 用药指导 坚持正确、终生抗病毒治疗,观察疗效及毒副作用。

3. 指导预防各种机会性感染的措施,如注意个人卫生、养成良好的卫生习惯、加强锻炼等。

4. 进行预防 HIV 感染宣传教育 对所有妊娠妇女普遍进行有关 HIV 的咨询以及自愿的 HIV 检测,有助于早期发现围产期 HIV 感染,也有助于对妊娠妇女本身的早期治疗和围产期感染的防治。儿童艾滋病的预防重点在于阻断母婴传播,还应防止输血和血液制品以及医源性传播。HIV 感染的孕妇应采取抗病毒药阻断+产科干预+人工喂养等综合干预措施阻断母婴传播;产科干预包括孕期干预(终止妊娠、孕期保健)和产时干预(选择性剖宫产、阴道分娩应避免有创性助产技术、缩短产程);生后婴儿避免母乳喂养、提倡人工喂养、杜绝混合喂养。

十五、埃博拉出血热

【概述】

埃博拉出血热(Ebola hemorrhagic fever, EBHF)是一种丝状病毒感染导致的急性出血性、动物源性传染病。因该病始发于扎伊尔北部的埃博拉河流,并在该区域严重流行,故命名为埃博拉病毒(Ebola virus)。该病主要表现为突起发热、出血和多脏器损害,病死率高。本病于 1976 年在非洲首次发现,呈现地方性流行,局限在中非热带雨林和东南非洲热带大草原,如苏丹、刚果、乌干达、加蓬、科特迪瓦、南非、几内亚、利比里亚、塞拉利昂、尼日利亚等。非洲以外地区偶有病例报道,均属于输入性或实验室意外感染。

患本病的患者,而且是在疾病极期的患者为本病传染源。最主要的传播途径是密切接触传播,通过接触患者和被感染动物的血液、体液、分泌物、排泄物及其污染物也可感染;医护人员在治疗、护理病人或处理病人尸体过程中,如果没有严格的防护措施,容易受到感染;医院内传播是导致埃博拉出血热暴发流行的重要因素。未患过此病的人普遍易感,发病主要集中在成年人,这和暴露或接触机会多有关。

【临床特点】

1. 病原学 埃博拉病毒属于丝状病毒科,是一种负链 RNA 病毒,呈细丝状,含有 7 种结构蛋白。埃博拉病毒对热、紫外线、γ 射线及一般消毒剂敏感。

2. 发病机制 埃博拉病毒是一种泛嗜性的病毒,可侵犯各系统器官,尤以肝、脾损害为重。本病的发生与机体的免疫应答水平有关。患者血清中 IL-2、IL-10、TNF-α、IFN-γ 和 IFN-α 水平明显升高。单核-吞噬细胞系统尤其是吞噬细胞是首先被病毒攻击的靶细胞,随后成纤维细胞和内皮细胞均被感染,血管通透性增加,纤维蛋白沉着。感染后 2 天病毒首先在肺中检出,4 天后在肝、脾等组织中检出,6 天后全身组织均可检出。

主要病理改变是皮肤、黏膜、脏器的出血,多器官可以见到灶性坏死。肝细胞点样、灶样坏死是本病的典型特点,可见小包涵体和凋亡小体。

3. 临床表现 因人而异,主要影响肝、脾和肾。潜伏期 2～21 天,一般 7～14 天。患者急性起病,发热并快速进展至高热,伴乏力、头痛、肌痛、咽痛等;并可出现恶心、呕吐、腹痛、腹泻、皮疹等。病程第 3～4 天后可进入极期,出现持续高热,感染中毒症状及消化道症状加重,有不同程度的出血,包括皮肤黏膜出血、呕血、咯血、便血、血尿等;严重者可出现意识障碍、休克及多脏器受累,多在发病后 2 周内死于出血、多脏器功能障碍等。在病程的第 5～7 天,可出现麻疹样皮疹,以肩部、手心和脚掌多见,数天后消退并脱屑,部分患者可长期留有皮肤改变。非重症患者,发病后 2 周逐渐恢复,大多数患者出现非对称性关节痛,可呈游走性,以累及大关节为主,部分患者出现肌痛、乏力、化脓性腮腺炎、听力丧失或耳鸣、眼结膜炎、单眼失明、葡萄膜炎等迟发损害。另外,还可因病毒持续存在于精液中,引起睾丸炎、睾丸萎缩等。急性期并发症有心肌炎、肺炎等。

其他症状包括低血压、低血容量、心悸、器官严重受损(尤其是肾、脾和肝)并引致弥散性全身坏死及蛋白尿。

4. 辅助检查

(1)血液检查:白细胞计数及血小板数减少,凝血酶原时间延长和肝功能异常,血清淀粉酶常升高。

(2)尿液检查:可出现蛋白尿。

(3)病原学检查:是确立诊断的依据,必须在专门的实验设施内进行病毒的分离与鉴定。①病毒特异性抗体检测:血清特异性 IgM、IgG 抗体可于病程 10 天左右出现,IgM 抗体可持续存在 3 个月,是近期感染的标志,IgG 抗体可持续存在很长时间,主要用于血清流行病学调查;②病毒特异性抗原和核酸检查:用双抗夹心法检测病毒抗原和 PCR 技术检测病毒核酸,敏感度和一致率高。

【治疗原则】

目前尚无特效治疗方法,主要是支持和对症治疗,包括维持水、电解质平衡,维持有效血容量,预防和控制出血,控制继发感染,维持血氧含量,治疗肝肾衰竭、DIC 等。

【护理评估】

1. 评估是否为高风险人员医务人员、与患者有密切接触的家庭成员或其他人、在葬礼过程中直接接触死者尸体的人员、在雨林地区接触了森林中死亡动物的人。评估是否有发热、乏力、肌肉疼痛、头痛、头晕等;有无肝、脾大及肝功能、肾功能变化;评估患儿的意识变化;评估出血倾向及出血的部位、性质和量,是否有出血点、瘀斑、鼻出血、穿刺部位血肿或渗血、内脏出血的表现;评估患儿的呼吸、心律、心率、血压等,有无咳嗽、气促、呼吸困难等呼吸系统的表现,有无心率加快、心律失常等;有无皮疹、脱屑等。

2. 了解实验室检查如血常规、血生化、凝血功能、肝肾功能检查结果,了解病原学检测结果。

3. 评估患儿及家长对本病相关知识的了解程度及护理需求。

【护理措施】

1. 发热护理 观察并记录体温变化,必要时予以降温处理;保持液体的供给。

2. 疼痛护理 患儿可出现头晕、剧烈头痛、肌肉关节酸痛、咽痛、腹痛、和后期的关节痛等,应卧床休息,饮食少纤维、易消化,进行疼痛评估并予以相应的镇痛措施。

3. 饮食护理 以易于吞咽和消化的半流质食物为主,食物应含粗纤维少,如稀烂面条、粥、菜泥、肉泥等。忌油煎、含粗纤维多的蔬菜或刺激性调味品,应注意补充各种维生素和无机盐。

4. 病情观察 观察患儿的生命体征、意识变化,观察有无皮肤黏膜和脏器出血,观察疼痛的程度和部位,观察肝、脾、肾功能的变化。

5. 并发症的观察与护理 常并发心肌炎、肺炎,加强病情观察,及时发现并发症的表现,并通知医师予以相应的治疗和护理。

(1)心肌炎:常表现为疲乏、发热、胸闷、心悸、气短、头晕,严重者可出现心功能不全或心源性休克;心率增快,与体温升高不成比例(相对缓脉);心界扩大、杂音改变、心律失常等。

(2)肺炎:以发热、咳嗽、痰多、喘憋等为特征。

17

277

6. 控制感染传播

（1）隔离传染源：严格隔离患儿至其血液和体液中不再检测出埃博拉病毒，住负压病房。对密切接触者进行追踪和医学观察自最后一次暴露之日起 21 天，医学观察期间一旦出现发热、乏力、咽痛等临床症状时，要立即进行隔离，并采集标本进行检测。

（2）切断传播途径：对患儿的分泌物、排泄物和使用过的物品要彻底消毒；具有传染性的医疗污物（污染的针头、注射器等）可用焚烧或高压蒸汽消毒处理；人的皮肤暴露于可疑埃博拉出血热病人的体液、分泌物或排泄物时，应立即用清水或肥皂水彻底清洗，或用 0.5% 碘伏消毒液、75% 酒精氯己定擦拭消毒，使用清水或肥皂水彻底清洗；黏膜应用大量清水冲洗或 0.05% 碘伏冲洗。禁止共享针头，在严格消毒情况下也不能重复使用针头，医务人员必须严格执行防护措施，在任何情况下都要依照严格的规程，使用一次性口罩、手套、护目镜和防护服，保证医院的卫生环境，防止对医护人员造成威胁和导致暴发大规模流行。加强实验室的生物安全管理，病毒的分离和培养应在 P4 级安全实验室中进行。

（3）保护易感者：本病疫苗尚在研究中。

【健康教育】

1. 积极宣传埃博拉出血热的防治知识，提高公众自我防护意识。及时回应社会关切。介绍疾病的相关知识，了解疾病性质、传播方式及如何防止其进一步扩散的知识；讲解本病并发症的表现及重症的先兆，及时发现病情变化；指导患儿合理饮食和休息，指导防护方法和消毒隔离措施，防止感染的传播。

2. 对部分遗留关节疼痛、肌痛、乏力、化脓性腮腺炎、听力丧失或耳鸣、眼结膜炎、单眼失明、葡萄膜炎等迟发损害患儿应指导相应的治疗和康复。

（赵秀芳）

第三节　细菌传染性疾病

一、伤寒

【概述】

伤寒（typhoid）是由伤寒杆菌引起的急性消化道传染病，主要表现为持续高热、全身中毒症状、玫瑰疹、肝脾大、白细胞减少和相对缓脉。严重者可出现肠出血、肠穿孔等并发症。

传染源是患儿和慢性带菌者。细菌从粪便中排出，排菌从潜伏期末开始，病程 2～4 周内传染性最强，恢复期后 2 周内约半数仍排菌，约 2%～5% 患儿可持续排菌达 3 个月以上（慢性带菌者）。主要通过粪便污染的水源和食物而传播，也可因密切接触或通过苍蝇、蟑螂污染食物传播。人群普遍易感，以青壮年为主，各年龄儿童均可感染，1 岁以下患病较少，新生儿罕见。感染后可获得终生免疫。世界各地都有，多见于夏秋季节。

【临床特点】

1. 病原学　伤寒杆菌属沙门菌属的 D 群，革兰阴性杆菌，有鞭毛，无芽胞和荚膜。在自然界中生存力较强，在地面水中可存活 1～3 周，在粪便和污水中可存活 1～2 个月，在牛奶、肉、蛋中可存活数月。对阳光、加热和干燥抵抗力弱，煮沸可立即杀灭，56～60℃ 10 分钟可杀灭，一般消毒剂可灭活。

2. 发病机制　伤寒杆菌经口入胃，如未被胃酸杀灭，即进入小肠，经肠黏膜侵入集合淋巴结、孤立淋巴滤泡，并在淋巴结中繁殖，经门静脉或胸导管入血流，形成菌血症。如果机体免疫力弱，细菌则散布至骨髓、肝、脾及淋巴结中大量繁殖，再次大量入血而致第二次菌血症，开始出现发热、皮疹、肝脾大等表现。细菌使肠壁淋巴组织广泛受染，发生剧烈的迟发型变态反应，淋巴结增生、坏死，坏死组织脱落形成溃疡，破溃后伤寒菌进入肠道从粪便中排出。约 4～5 周时患儿免疫力增强，症状消失，组织修复。

3. 临床表现　潜伏期平均 7～14 天，起病较急。体温逐渐升高，第 5 天左右达高峰（39～41℃），持续不退，一般持续 10～14 天左右；并有畏寒、头痛、食欲减退、呕吐、腹痛、腹胀等。婴儿常有腹泻，或见于起病时，或贯穿于全病程。脉搏增快，但与体温升高不成比例（相对缓脉），仅见于年龄较大的儿童。约半数患儿出现呼吸道感染症状，患儿有脾大或肝脾大。少数患儿在腹部、胸腰和背部出现玫瑰疹，偶见丘疹、瘀点或荨麻疹。儿童大多病情较轻，病程较短，总病程约 2～4 周。

本病常见的并发症有：伤寒肝炎、肾损害、肠出血、肠穿孔、心肌炎及胆道感染或胆囊穿孔等。

4. 辅助检查

（1）血常规：白细胞数减少，粒细胞核左移现象，继发性贫血。

（2）肥达反应：第 1 周内阳性率仅 50% 左右，第

2 周起逐渐增高至第 4 周可达 90%，少数始终不高。

（3）病原菌培养：是最可靠的确诊依据。起病 1 周内血培养阳性率可达 85%，以后渐降低。2～3 周起粪便培养阳性率可达 80%。

（4）其他：如尿中伤寒抗原检测、特异性抗体 IgM 等检测。

【治疗原则】

1. 一般治疗 注意休息，饮食调整等。

2. 支持对症治疗 保证营养，纠正贫血、休克，适当镇静、降温等。

3. 抗生素治疗 常用药物有氯霉素、复方磺胺甲噁唑、氨苄西林、阿莫西林、安美汀、头孢菌素类、喹诺酮类药等。

4. 肾上腺皮质激素 仅用于中毒症状严重者，在抗生素使用的基础上酌情应用，一般不超过 3～4 天。

【护理评估】

1. 评估患儿是否在伤寒流行地区、是否流行季节，有无伤寒患者接触史，了解有无持续发热、热型、热度，有无玫瑰疹、肝脾大等。

2. 了解实验室检查如血常规、肥达反应、血培养、大便培养及其他检查结果。

3. 评估患儿及家长对本病相关知识的了解程度及对护理的需求。

【护理措施】

1. 休息 卧床休息至体温恢复正常、临床症状消失为止。在药物应用情况下，热退后也应至少休息 2 周。合并并发症者应延长卧床时间。

2. 饮食护理 根据患儿的年龄、消化能力、食欲、腹部情况及大便情况，随时调整饮食。一般以少渣不产气、不刺激、易消化的半流质饮食为主，少食多餐。高热时予以米汤、藕粉、豆浆等流质饮食；腹泻时不任意多给食物，先注意水、盐供给；腹胀者应减少牛奶和糖类食物；疑似肠出血或肠穿孔时应禁食，予以肠外营养。根据病情逐渐过渡、恢复饮食。保证液体量的摄入，维持水电解质和酸碱平衡。

3. 高热的护理 观察患儿的体温变化、热型、热度和持续时间，高热时可予以物理降温如冰枕、额部冷敷等，也可遵医嘱适当应用退热剂，如对乙酰氨基酚等。保持皮肤和口腔的清洁，防止继发感染。

4. 消化道护理 观察患儿有无腹痛、腹泻或便秘，协助并指导留取大便标本，便秘患儿不可用泻药，可予以生理盐水低压灌肠。腹泻者应保持会阴部及肛周皮肤的清洁干燥。

5. 病情观察 观察患儿的生命体征，尤其是体温、脉搏或心率，观察有无惊厥、呼吸道症状、消化道症状等，皮疹的特点、部位等。观察大便的颜色、量，腹痛的性质、部位及伴随症状。及时发现并发症并予以相应处理。

（1）肠出血：多见于病程第 2～3 周和 5 岁以上儿童，出血前常表现为腹泻、脉搏增快，同时大便潜血等，甚至出现大量出血、休克等。某些患儿表现为体温突然下降伴冷汗。

（2）肠穿孔：多见于病程第 3 周，5 岁以上儿童。穿孔前常呕吐、腹泻、极度腹胀，穿孔时突然右下腹腹痛，一般情况剧变，体温下降、脉率增快、焦躁、眼窝下陷，烦躁不安或神志不清，右下腹触痛、肌紧张，肝浊音界消失等。X 线示腹腔内有游离气体和肠腔内液平面。白细胞数增高，中性粒细胞增高。

（3）心肌炎、肝炎和肾损害：见相应章节表现。

6. 预防感染的传播

（1）隔离患儿：对保育员、饮食从业人员、集体机构炊事员定期体检，早期发现并治疗、隔离带菌者、患儿。采用消化道隔离，隔离应彻底。出院条件为临床症状消失后，抗生素停药 1 周后间隔 5 天大便培养连续 2 次阴性。恢复期带菌者防疫部门应加强随访观察、治疗。

（2）切断传播途径：对患儿的粪便、便器、食具、痰杯、衣服、被褥以及床单元等都应消毒。尽量饮用自来水，在无自来水的地区应注意保护水源，勿饮生水，加强粪便的管理。改善食品制作工艺，加强防蝇、灭蟑。教育孩子不吃生冷、不洁食物，养成良好卫生习惯，注意个人卫生。

（3）保护易感者：预防接种伤寒、副伤寒（甲、乙）菌苗是最有效的措施。

【健康教育】

1. 介绍伤寒的预防控制措施。

2. 指导正确护理患儿，包括休息、降温、饮食、病情观察等。

3. 对患儿早诊断、早治疗、早隔离。流行季节、疫区可预防接种。

二、白喉

【概述】

白喉（diphtheria）是由产毒白喉棒状杆菌引起的急性传染病，主要特征是咽、喉部假膜形成及全身中毒症状，严重者可并发心肌、神经和其他脏器的损害。

白喉患者和带菌者是本病的传染源，传染期一般 1～2 周。人类是白喉杆菌唯一的贮存宿主。主要通过飞沫传播，也可经污染的手、玩具、食具等物品或尘埃传播,也可在牛奶中繁殖而致暴发流行。人群普遍易感,以 2~5 岁居多。多发于秋冬季节。

【临床特点】

1. 病原学 白喉棒状杆菌为革兰阳性菌,有重型、中间型和轻型三型,均可致白喉。对冷冻、干燥抵抗力强,对化学消毒剂敏感,58℃ 10 分钟可灭活。

2. 发病机制 白喉杆菌侵入上呼吸道(通常为咽部),在黏膜表层组织或体表皮肤内繁殖,分泌外毒素,外毒素渗入局部及周围组织,引起组织坏死和急性假膜性炎症,从血管渗出的液体中含有易凝固的纤维蛋白,将炎性细胞、黏膜坏死组织和白喉杆菌凝固在一起而形成假膜;少数患儿病变可侵入深层组织而形成溃疡面,喉、气管及支气管黏膜上皮具有纤毛,形成的假膜和黏膜粘连不紧,易从气管切口处喷出。外毒素吸收后经淋巴和血液散布于全身各组织,与细胞结合引起病变,以心肌、末梢神经最敏感,肾脏和肾上腺皮质等处病变也较显著。

3. 临床表现 白喉可分为四种类型,其发生率依次为咽白喉、喉白喉、鼻白喉和其他部位的白喉。成人和年长儿以咽白喉居多,其他类型的白喉较多见于幼儿。

(1) 咽白喉:指病灶局限于扁桃体及咽部周围组织,约占白喉患儿的 80%。①轻型:发病缓慢,发热可达 39℃,年长儿诉喉痛、疲乏、恶心、厌食、头痛;扁桃体充血,其上有薄膜样白色渗出物,很快形成整片假膜,不易拭去,若用力拭去易致出血,7~10 天内全部脱落恢复。②重型:病变起于扁桃体,常累及鼻、咽并侵入喉、气管。体温不一定很高,与快速脉搏不成比例;面色灰白、四肢发凉,常有呕吐,随病情进展可见心肌受损、肌麻痹、肝大、肺部啰音等。③极重型:病损部位广泛,毒血症状迅速出现,精神萎靡、烦躁不安、呼吸急促、面色苍白、呕吐、拒食;脉搏快弱、心音低钝,甚至出现奔马律、血压下降、心脏显著增大等。颈和下颌淋巴结极度肿大形成"公牛颈"。

(2) 鼻白喉和鼻咽白喉:少见。可单独存在,或与喉白喉、咽白喉同时存在,多见于婴幼儿,原发于鼻部者较多,病变范围小,全身症状轻微,主要表现为浆液血性鼻涕,以后转为厚脓涕,有时可伴鼻出血,常为单侧性,鼻孔周围皮肤发红、糜烂及结痂,鼻前庭或中隔上可见白色假膜,未经治疗者常迁延不愈。

(3) 喉白喉:多由咽白喉直接蔓延所致,亦可为原发性。多见于 2~5 岁小儿,逐渐起病,主要表现为体温增高、脉搏增快、声音嘶哑、呼吸促,伴哮吼性咳嗽或出现呼吸困难;喉部假膜、水肿和痉挛致呼吸

阻塞症状,吸气时可有蝉鸣音,严重者可见"三凹征"、惊惶不安和发绀。病变可向下呼吸道蔓延至小支气管或肺泡。喉镜检查可见喉部红肿和假膜,假膜有时可伸展至气管和支气管,严重者细支气管内亦有假膜形成。

(4) 皮肤或伤口白喉:不多见,是由皮肤或黏膜直接或间接感染而得,症状轻,但病程迁延,且易于传播白喉。

(5) 其他:外阴、脐、食管、中耳、眼结膜等处偶尔可发生白喉,局部有炎症和假膜,常伴继发感染,全身症状轻。

4. 辅助检查 血白细胞总数一般在 $(10~20)\times 10^9/L$,中性粒细胞为主。鼻、咽等拭子培养及涂片检查可找到白喉杆菌,毒力试验呈阳性。

【治疗原则】

1. 抗生素治疗 首选青霉素,用至症状消失和白喉杆菌培养连续 3 次阴性为止。青霉素过敏者或应用 1 周后培养仍是阳性者,可改用红霉素,疗程同上。也可用阿莫西林、阿奇霉素。

2. 抗毒素治疗 可以中和游离的白喉外毒素,但不能中和已结合的外毒素。应早期、足量注射。剂量决定于假膜的范围、部位、中毒轻重和病程长短。

3. 并发症的治疗 包括心肌炎、神经麻痹、喉梗阻等。

【护理评估】

1. 评估患儿是否接种过白喉疫苗,有无白喉患者接触史,有无呼吸道假膜,是否不易和黏膜下组织分离。了解是否有发热、水肿,评估心率、心律、血压、尿量等,有无神经炎如麻痹、感觉障碍等,评估有无发绀、面色苍白、声音嘶哑、呼吸困难等。

2. 了解实验室检查如血常规、鼻咽拭子涂片和培养结果,了解白喉杆菌毒力试验结果等。

3. 评估患儿及家长对本病相关知识的了解程度及对护理需求。

【护理措施】

1. 休息 患儿应注意休息避免劳累。发热者绝对卧床休息,休息一般不少于 3 周,假膜广泛者延长至 4~6 周。烦躁者遵医嘱予以镇静。

2. 饮食护理 禁鱼腥、辛辣等刺激性食物。宜进高热量、高蛋白、高营养的食物,并多食米汤、青菜、豆腐等清淡、容易消化的食物。吞咽困难者可鼻饲喂养。

3. 黏膜护理 注意鼻部和口腔卫生,勤漱口。密切观察病情进展及假膜状况,保持呼吸道通畅,及时发现喉梗阻表现。发生喉梗阻应早行气管插管术

或气管切开术,并按相应护理常规予以护理。

4. 病情观察　白喉患儿常合并并发症,应注意观察,并及时遵医嘱治疗。

(1)心肌炎:一般于病程第2周出现,表现为乏力、面色苍白、呼吸困难、心脏扩大、心音低弱、心动过速或过缓、心律不齐、肝脏肿大等,心电图常示低电压,ST段和T波变化、束支及房室传导阻滞或其他心律紊乱,可因心力衰竭而死亡。

(2)周围循环衰竭:表现为恶心、呕吐、面色苍白、四肢厥冷、脉搏细弱、血压下降等。

(3)周围神经麻痹:多发生在病程的3~4周,表现为弛张性瘫痪,以软腭瘫痪最常见,语言呈轻微鼻音,吞咽困难或呛咳;其次为眼肌瘫痪,出现斜视、眼睑下垂、瞳孔扩大等;亦可发生面神经瘫痪,四肢随意肌瘫痪。

(4)中毒性肾病:很少见,主要表现为尿量减少,尿中有白细胞和管型。

5. 用药护理　应用青霉素类、抗毒素等前应询问过敏史,并做皮肤过敏试验。应用红霉素者应观察胃肠道反应,严重者可予以维生素 B_6 和止吐剂。应用利福平者观察尿色,并观察肝肾功能等。抗毒素皮肤过敏试验阴性者可应用,阳性者按脱敏法给药。并发症治疗时严格执行医嘱,并观察疗效及毒副作用。

抗毒素的应用:将抗毒血清稀释于100~200ml葡萄糖液缓慢滴注(1小时),滴注后应注意防止剥落的假膜阻塞气管导致窒息。过敏试验阳性者应采取脱敏注射(表17-3-1),并密切观察变态反应,防治过敏性休克。

表 17-3-1　白喉抗毒素脱敏注射程序与方法

注射针次	稀释度	抗毒素量	注射方法
第一针	1:20	0.05ml	皮内
第二针	1:10	0.05ml	皮下
第三针	不稀释	0.1ml	皮下
第四针	不稀释	0.2ml	皮下
第五针	不稀释	0.15ml	肌内注射
第六针	不稀释	1.0ml	肌内注射
第七针	不稀释	余量	肌内注射

6. 预防感染传播　①隔离传染源:隔离患儿至全身及局部症状消失,鼻咽或其他病灶拭子培养每天一次,连续3次阴性为止;接触者应留察7天,并作鼻咽拭子培养和白喉杆菌毒素试验;带菌者毒力试验阳性者应隔离,并予以主动免疫和抗生素治疗7~10天,并至病灶拭子培养每天一次连续3次阴性为止。②切断传播途径:患儿的呼吸道分泌物及所用物品应进行焚毁或消毒,出院患儿病房严格消毒处理。注意个人卫生,勤洗手。③保护易感者:主动免疫是控制白喉的根本措施。按我国儿童计划免疫程序,白百破多抗原混合制剂(DPT)预防接种可产生良好和较持久的免疫力;应急免疫:在白喉流行期间,应施行应急措施控制流行。

【健康教育】

告知休息的重要,指导正确休息;指导患儿合理饮食和喂养,指导保持鼻部和口腔清洁,保持呼吸道通畅,告知并发症的表现和消毒隔离方法,指导正确护理患儿。

三、破伤风

【概述】

破伤风(tetanus)是由破伤风杆菌侵入人体伤口后,在厌氧环境下生长繁殖,产生嗜神经外毒素而引起全身肌肉强直性痉挛为特点的急性传染病。新生儿破伤风常由脐部感染所致,死亡率高。虽然WHO积极推行了全球免疫计划,但全世界每年仍约有近百万破伤风病例,数十万新生儿死于破伤风。新生儿破伤风见第十一章第二十节。

【临床特点】

1. 病原学　破伤风杆菌为革兰阳性产芽胞厌氧杆菌,有繁殖体和芽胞两种形态。繁殖体有鞭毛,无荚膜,极易死亡;在不适宜生长环境中则形成带鼓槌样芽胞,对热有较强抵抗力,在2%过氧化氢中24小时,5%苯酚中10~15小时,1%升汞中2~3小时可灭活;在日光和空气中可生存18天,如无日光直接照射,在土壤中可生存数年。破伤风梭菌在厌氧环境下繁殖,形成繁殖体并产生毒素,但易被消毒剂及煮沸杀死。

2. 发病机制　破伤风梭菌侵入人体伤口后,在厌氧环境下生长繁殖,可产生3种毒素,包括破伤风痉挛毒素、破伤风溶血毒素和破伤风溶纤维素。痉挛毒素,毒力很强,对神经组织有很强的亲和力,侵犯神经末梢运动神经板,并沿神经轴传至脊髓前角细胞,循全身神经通路到达中枢,而在临床上出现肌痉挛和强直征象;痉挛毒素最终都作用于脊髓前角细胞和运动神经的终末器,引起全身骨骼肌持续性收缩或阵发性痉挛。溶血毒素可引起溶血和局部组织坏死,并损害心肌。毒素也可使交感神经过度兴奋而出现大汗、体温升高、血压升高和心率加快。

3. 临床表现　绝大多数患儿均有外伤史,一般伤口较深,常有异物及坏死组织残留;部分患儿伤口较小而隐蔽,常被忽视而延误诊断和治疗,而造成严重后果。伤口多先有或合并化脓性感染。

(1)潜伏期:通常4~14天,可短至1~2天或长至数月,新生儿为4~7天。

(2)痉挛期:多在48小时内出现典型症状。早期烦躁不安,年长儿可诉头痛、肌肉痛、肌张力逐渐增加。继之,吸吮困难、咀嚼吞咽困难,最终牙关紧闭,身体其他部位可同时发生强直性肌肉痉挛。痉挛初期为间歇性,有明显的松弛期;随着病情加重,发作次数增加,持续时间延长,松弛期缩短。患儿神志清楚,十分痛苦或惊恐,常面红耳赤、大汗淋漓、口角白沫;喉肌和呼吸肌痉挛可出呛咳、呼吸困难、发绀,甚至窒息;也可发生尿潴留、便秘、大小便失禁;声光刺激、触摸、饮水、针刺等微小刺激即引起痉挛发作。发病早期可出现心动过速、心律不齐、血压升高及组织水肿等。患儿可有高热及肺部感染,或因频繁抽搐缺氧而发生脑水肿。严重者发生昏迷,最终死于呼吸衰竭和全身衰竭。

(3)恢复期:多数经过1~4周积极治疗后逐渐好转,痉挛发作逐渐减少至消失,牙关紧闭一般最后消失。有时可出现精神症状,如幻觉、行动错乱等,多能自行恢复。

(4)临床分型:根据潜伏期长短、痉挛出血时间及临床表现分为轻型、中型、重型和特殊型。

1)轻型:潜伏期14天以上。只有牙关紧闭或局部肌痉挛,继而缓慢扩展至全身,每天痉挛不超过3次;或仅有局限而无全身肌痉挛,无吞咽困难。1周内逐渐减轻至消失。

2)中型:潜伏期7~14天,发病48小时后才出现痉挛,牙关紧闭、吞咽困难、全身肌痉挛,并出现阵发性肌痉挛,每天3次以上。无呼吸困难和明显发绀。

3)重型:潜伏期7天内,发病48小时内出现痉挛,几乎每分钟均有发作,且不易控制;呼吸困难、发绀、高热、多汗、肢端发凉、心动过速。常因喉痉挛而窒息死亡。

4)特殊型:如局部破伤风、头面部破伤风、新生儿破伤风以及手术后破伤风、耳道破伤风等。

4. 辅助检查　一般无特异性发现。临床上不要求常规做细菌学证据检查。

【治疗原则】

包括迅速、正确、彻底处理伤口,尽早应用破伤风抗毒素和破伤风免疫球蛋白中和毒素,青霉素杀灭伤口中的破伤风杆菌及同时侵入的需氧化脓菌,

适当应用镇静剂和肌肉松弛剂抗痉挛治疗,有效地控制肺部感染等。

【护理评估】

1. 评估患儿是否有受伤史、伤口状况及处理情况,评估早期有无不适、肌肉酸痛、张口困难等,评估肌张力、有无全身持续性肌张力增高、阵发性强直肌痉挛等。评估有无发热、肺部感染征象以及颅内压增高表现。评估患儿的生命体征、意识、瞳孔等变化。

2. 了解相关实验室检查结果。

3. 评估患儿及家长的心理状态,对护理知识的了解程度及需求。

【护理措施】

1. 伤口处理　伤口情况直接与患儿的病情发展和预后有关。认真检查伤口,彻底清除异物和坏死组织。特别是表面已结痂甚至愈合的伤口,常因深部异物及感染的存在,使病情不易控制或继续发展。故应果断重新切开探查和引流,伤口应敞开而不宜包扎,最好用3%过氧化氢溶液或1:4000高锰酸钾溶液浸泡或反复冲洗以消除厌氧环境。较深、较大、感染严重的伤口,周围可用破伤风抗毒血清作环形浸润阻滞,以中和不断产生的外毒素,阻止其进一步与神经结合。对于严重复杂伤口,难于彻底引流者,如开放性骨折,严重的子宫腔内感染,在短期观察治疗下病情仍进展明显时,可及时进行外科手术切除病灶甚至截肢。

2. 破伤风抗毒素(TAT)应用　用前应先做皮试,以避免异种血清过敏反应。如皮试阳性,则进行脱敏注射法:以抗血清1:20稀释开始,0.1ml皮下注射,以后每次注射间隔20分钟,抗血清稀释及注射方法依次为1:10稀释0.1ml皮下注射;1:1稀释0.1ml皮下注射;不稀释0.2ml肌内注射;不稀释0.5ml肌注;最后一次将余量全部注射,共6次注射完毕。注意观察过敏反应。

3. 避免刺激,减少痉挛发展　患儿置于独立清静暗室。避免各种刺激,如声音、强光、吹风及不必要的检查;各种治疗护理操作简化、集中,并在肌肉松弛剂和镇静剂应用后进行。

4. 病情观察与护理　观察并记录患儿的生命体征、意识、肌张力、抽搐发生情况,观察局部伤口状况,并注意观察有无并发症出现。破伤风常见的并发症主要是肺炎、肺不张、肺水肿;其他可有脊椎压缩性骨折,肌肉持续收缩而致的运动功能障碍,也可发生压疮、败血症等。镇静控制惊厥治疗时注意观察有无呼吸抑制,防止窒息;病情进展迅速,危重者可进行气管切开以预防和处理喉痉挛,防止窒息。

做好抢救的准备。痉挛严重者注意防止坠床等意外发生。

5. 保证营养 患儿常强直痉挛而影响进食,急性发作期应禁食,予以静脉补充营养、水和电解质,病情许可情况下可鼻饲,病情好转后逐渐经口进食,保证营养素和能量供给。

【健康教育】

1. 宣传破伤风的发病原因和预防方法 加强儿童安全防范教育,受伤后用清水及时冲洗伤口,不用不洁布条包扎伤口;较深的、污染较重的伤口应到就近医疗单位彻底清创、消毒,并注射破伤风类毒素和(或)人体抗破伤风免疫球蛋白。科学接生预防新生儿破伤风。

(1) 主动免疫:破伤风类毒素注射可刺激机体产生破伤风抗毒素,是世界公认的最有效的预防方法。儿童按计划免疫程序接种百白破三联疫苗,也可单用破伤风类毒素进行免疫。

(2) 被动免疫:用于未进行破伤风自动免疫的下列受伤者:伤口污染明显,伤口未及时清创或处理不当者,严重的开放性损伤,组织破坏广泛、伤口深大或伤口内继续出血或有残留异物等。应于受伤后24 小时内注射破伤风抗毒素(破伤风抗毒血清、人体破伤风免疫球蛋白)。

2. 指导家长正确的护理方法 保持安静,减少和避免不必要的刺激,防止外伤和窒息等意外。

四、百日咳

【概述】

百日咳(whooping cough,pertussis)是百日咳杆菌所致的急性呼吸道传染病。传染性极强。主要表现为阵发性痉挛性咳嗽伴有深长的"鸡鸣"样吸气性吼声。病程可迁延数月。从广泛施行百日咳疫苗接种以来,发病率已明显降低。

患儿是唯一的传染源,发病前 1~2 天至病后 6 周均有传染性;少见带菌者。主要通过飞沫传播。人群普遍易感,新生儿也不例外。遍布全球,多见于寒带和温带,冬春季高发。

【临床特点】

1. 病原学 百日咳杆菌是革兰阴性短小杆菌,不能移动,易变异,分为 Ⅰ~Ⅳ 相,Ⅰ 相菌毒力强。外界生存力较弱,不耐干燥,加热 $60℃$ 15 分钟即死亡,对紫外线和常用消毒剂十分敏感。

2. 发病机制 百日咳杆菌由呼吸道吸入人体,黏附于呼吸道黏膜上皮细胞的纤毛上,不断繁殖并释放毒素,使黏膜上皮细胞纤毛麻痹,大量黏稠分泌物和细菌积聚于气管、支气管,刺激呼吸道末梢神经,引起痉挛性咳嗽直至分泌物排出。分泌物的重新聚积使阵咳再现。长期剧烈咳嗽刺激咳嗽中枢形成持久兴奋灶,其他刺激如饮水、进食、咽部检查或烟尘、蒸汽等可诱发痉挛性咳嗽。

3. 临床表现 潜伏期 2~21 天,通常 7~14 天。

(1) 卡他期:1~2 周。以上呼吸道感染症状为主,可伴有低热。卡他症状好转,但咳嗽日渐加重。

(2) 痉咳期:2~6 周。阵发性剧烈痉咳,夜间发作更重。成串、接连不断的痉咳后伴一次深长吸气,由于大量空气极速通过狭窄的声门而发出特殊、高音调的鸡鸣样吸气性吼声,如此反复发作。痉咳时,患儿常面红唇绀、双目圆睁、舌向外伸、流涎、流泪、躯体弯曲、颈静脉怒张,非常痛苦。常伴呕吐。频繁痉咳可致颜面水肿、眼结膜出血或颅内出血;可使脑部缺氧、充血、水肿而并发百日咳脑病;也可使肺泡破裂而致纵隔气肿和皮下气肿。分泌物排出不净可导致肺不张、肺气肿、支气管扩张或肺炎。新生儿及小婴儿常无典型痉咳,但易发生呼吸暂停、发绀、窒息等。

(3) 恢复期:2~3 周。痉咳逐渐缓解直至停止。合并其他病症可迁延数月。

4. 辅助检查 在卡他期末和痉咳期,外周血白细胞总数升高,可达 $(20~50)×10^9/L$,以淋巴细胞为主。疾病早期采用鼻咽拭子培养有一定阳性率。血清特异性抗体检测可作早期诊断。PCR 检测鼻咽分泌物百日咳杆菌 DNA 可快速诊断。

【治疗原则】

目的是减少痉咳发作次数,观察咳嗽的严重程度,必要时提供帮助,增进营养、休息,促进康复,避免后遗症。

1. 抗菌治疗 首选红霉素,疗程 14 天,早期应用效果好。不能耐受者可用氨苄西林、复方磺胺甲噁唑等。

2. 支持治疗 卧床休息,保证液体和营养摄入,避免诱发因素。

3. 对症治疗 稀化痰液,镇静,必要时吸痰和氧气吸入,但动作轻柔。必要时可用 $β_2$-受体激动剂如沙丁胺醇解除支气管痉挛以减轻症状。

4. 并发症治疗 针对不同并发症予以相应治疗。

【护理评估】

1. 评估患儿有无患者接触史、百日咳的预防接种史,评估是否有发热、上呼吸道卡他症状。了解咳嗽的特点、持续时间,是否典型的痉咳,有无黏稠痰液,咳嗽有无诱发因素,有无缺氧表现。

17

2. 了解实验室检查如血常规、咽拭子培养及特异性抗体检查结果。

3. 评估患儿及家长的心理状态,对相关知识的了解程度及护理需求。

【护理措施】

1. 保持呼吸道通畅

(1) 保持室内空气流通,温度适宜,提供安静、舒适、光线较暗的环境;避免各种诱发痉咳的因素,如烟、尘、寒冷等,各种护理操作尽量集中进行,减少过多刺激;白天多安排活动,分散患儿的注意力,保持患儿心情舒畅,减少痉咳发作。

(2) 痉咳发作时,协助侧卧、坐起或抱起患儿,轻拍背部,助痰排出,并清除口鼻分泌物。痉咳频繁伴窒息或抽搐的婴幼儿,应专人守护,适时吸痰,给氧,床旁准备好抢救药物和用品。

(3) 保证休息,必要时可遵医嘱给镇静药,减少恐惧、烦躁和忧虑。

(4) 保证湿度,痰黏稠者可用雾化吸入,必要时予以负压吸引。

(5) 遵医嘱早期给抗生素,严重病例可用激素治疗。

2. 密切观察病情 严密监测呼吸和氧饱和度,若出现持续高热、气促或呼吸困难而阵发性痉咳停止、肺部啰音、中性粒细胞绝对值增加等则预示并发肺炎;出现反复惊厥、意识障碍、呼吸和瞳孔改变为并发百日咳脑病表现,应积极治疗。

3. 保证营养供给 痉咳后常伴呕吐,进食也可诱发痉咳、呕吐,患儿往往害怕进食。食物应营养丰富、易消化、无刺激性、较黏稠。耐心喂养,少量多餐,吐后片刻再喂,防止反流误吸。鼓励患儿多饮水,口服不能耐受时,静脉补充。

4. 预防感染传播 ①隔离传染源:采用飞沫隔离患儿从发病之日起40天或痉咳出现后30天;有接触史的易感儿应隔离检疫21天,然后予以预防接种。②切断传播途径:患儿呼吸道分泌物、呕吐物及其污染物品随时消毒,衣被曝晒。③保护易感者:百日咳菌苗普遍预防接种是预防儿童百日咳的有效措施,目前我国普遍使用的是含百日咳毒素和丝状血凝素的无细胞百-白-破疫苗(diphtheria, tetanus, acellular pertussis combined vaccines, DTaP),具有较好的安全性和预防效果。接触者预防性口服红霉素或复方新诺明,可注射含抗毒素免疫球蛋白预防。

【健康教育】

告知患儿及家长保障休息,避免各种诱发痉咳的因素,保持心情轻松愉快。痉咳时保持呼吸道通畅,保证氧气供给。保证液体量的摄入,防止痰液黏稠。指导进食和消毒隔离方法。

五、炭疽病

【概述】

炭疽(anthrax)是炭疽杆菌引起的人兽共患的急性传染病。主要表现为皮肤溃疡、焦痂、周围广泛水肿及毒血症,也可发生肺炭疽、肠炭疽或脑膜炭疽,均可并发败血症。病死率较高。由于经济的发展和卫生条件的改善,自然发生的炭疽病例已有明显降低,而美国"9.11"事件后,炭疽杆菌曾被列为生物武器,易被恐怖分子利用而引起各国关注。

传染源主要是患病的动物如牛、马、骆驼、猪、狗等。这些动物的血液、分泌物、排泄物、污染物都含有炭疽杆菌,人直接或间接接触后感染。传播途径包括经皮肤黏膜、呼吸道和消化道传播。任何民族、年龄均是易感者,病后免疫力较持久。

【临床特点】

1. 病原学 炭疽杆菌为革兰阳性的粗大杆菌,无鞭毛,不运动。繁殖体抵抗力不强,易被一般消毒剂杀灭。芽胞抵抗力强,在干燥的室温环境中可存活20年以上,在皮毛中可存活数年,煮沸40分钟、140℃干热3小时、高压蒸汽10分钟、10%甲醛溶液15分钟、5%苯酚溶液和20%含氯制剂数天以上,才能杀灭;对碘特别敏感。

2. 发病机制 炭疽杆菌进入人体后,先在局部繁殖,产生毒素而致组织及脏器发生出血性浸润、坏死和高度水肿,形成原发性皮肤炭疽、肠炭疽、肺炭疽等。当机体抵抗力降低时,致病菌即迅速沿淋巴管及血管向全身扩散,形成败血症和继发性脑膜炎等。

3. 临床表现 潜伏期2～3天,短至1小时,长至2周,肺炭疽1～5天。根据感染部位不同,临床至少可分为以下4型:

(1) 皮肤炭疽(cutaneous anthrax):约占98%,多见于外露部位,如手、上肢及面颈部。开始于病原侵袭部位,出现红斑,1～2天内形成丘疹,无痛。继而形成水疱,疱液先清后变浊发暗,最后破溃成溃疡,上盖有黑如焦炭的出血性焦痂;第2～4天中心呈出血性坏死,结成黑而硬的焦痂,周围皮肤浸润及较大范围的水肿。由于局部末梢神经受压而无疼痛(炭疽的特点)。同时伴发热,体温可达38～40℃,有头痛、关节痛及全身不适等。局部淋巴结肿大。体温持续5～6天下降,皮肤水肿、浸润逐渐消退,至第2、3周末焦痂脱落形成瘢痕。80%可痊愈,少数重者可致转移性病灶及败血症而死亡。

（2）肺炭疽（pulmonary anthrax）：已少见。多为原发性，急性起病，一般先有呼吸道卡他症状，轻者感胸闷、胸痛、全身不适、发热、干咳或咳黏液痰带血，重者可以寒战、高热起病。可因淋巴结肿大、出血压迫支气管引起气促、呼吸困难、咳嗽、喘鸣、发绀、血样痰等，X线见纵隔增宽或有胸腔渗出液。常并发败血症或感染性休克，可发生心血管功能迅速减弱出现虚脱。肺内毛细血管被芽胞栓塞可导致呼吸衰竭而死亡，死亡率可达90%。

（3）肠炭疽（intestinal anthrax）：潜伏期12~18小时，同食者相继发病，似食物中毒。轻重不一，起病时全身不适、发热、恶心、呕吐（吐出物带血丝及胆汁）、水样腹泻或便血、腹痛明显、腹胀等，有时似急腹症。严重者并发败血症或感染性休克而死亡，死亡率25%~75%。

（4）脑膜炭疽（anthrax bacillus meningitis）：约占3%~5%，多继发于各种炭疽而有败血症者。起病时表现为严重全身中毒症状，病情发展快，常继发循环衰竭。有呕吐、惊厥、昏迷和脑膜刺激征，有时大脑皮质出血及脑脊髓膜炎，脑脊液多为血性或脓性，培养常得病原菌。多死于第2~4天，死亡率极高。

4. 辅助检查 外周血白细胞明显升高，一般$(10~20)×10^9/L$，甚至高达$(60~80)×10^9/L$，中性粒细胞显著增高。病灶渗出物、分泌物、血和脑脊液等涂片或培养查炭疽杆菌可确诊。

【治疗原则】

1. 局部处理 皮肤炭疽严禁抚摸、挤压及手术切开，可用2%过氧化氢或0.05%高锰酸钾液洗涤后，敷以青霉素或磺胺软膏。患肢可予以固定和抬高。

2. 对症和支持疗法 有吐泻者补液。出血者可酌情应用止血剂。呼吸困难者吸氧，并保持呼吸道通畅。高热、惊厥或严重病例可给镇静剂和氢化可的松。

3. 抗菌治疗 首选青霉素。伴有败血症或为肺炭疽、肠炭疽则应加大青霉素剂量，延长疗程。还可加用链霉素或氯霉素或磺胺嘧啶，必要时可用庆大霉素或卡那霉素、红霉素等。脑膜炭疽用氨苄西林或第三代头孢菌素。

【护理评估】

1. 评估患儿2周内是否到过疫区、接触过炭疽杆菌污染的皮毛、进食污染的食物、吸入污染的尘埃或与恐怖事件相关的具有相似呼吸道症状的患者聚集史。有无发热及热度。评估皮肤损坏的特点，有无咳嗽、胸痛、胸闷、呼吸困难等，有无消化道症状、惊厥、脑膜刺激征，评估患儿的意识状态。评估有无

休克、败血症等表现。

2. 了解血常规结果及炭疽杆菌检查结果。

3. 评估患儿及家长对本病各项护理知识的了解程度及需求。

【护理措施】

1. 发热护理 观察体温变化，保持病室适宜的温湿度，高热者予以物理降温，必要时药物降温。保持皮肤清洁。

2. 饮食护理 保证液体摄入量，饮食清淡、规律。

3. 皮肤护理 见治疗原则的"局部处理"。

4. 用药护理 严格执行医嘱，保证用药效果。注意观察药物的副作用，尤其是在应用链霉素或氯霉素或庆大霉素/卡那霉素等药物时。

5. 病情观察与并发症的处理 观察患儿的皮损进展、生命体征、出血倾向及全身症状情况。及时发现败血症、脑膜炎、感染性休克或呼吸循环衰竭等，准备好各种急救用物。

6. 保证氧气供给 采取各种措施保证呼吸道通畅，气促、呼吸困难者予以氧气吸入，必要时予以机械辅助呼吸。

7. 预防感染传播

（1）管理传染源：对可疑患儿要隔离，尤其是肺炭疽患儿要及时、就地隔离并报告。分泌物、排泄物及患儿用过的敷料、剩余的食物、病室内垃圾均应烧毁。尸体火化。对可疑病畜、死畜必须同样处理。来自疫区或从疫区运出的牲畜均要隔离5天，严把牧畜收购、调运、屠宰和畜产品加工各环节的兽医监督关。

（2）切断传播途径：对污染的皮毛原料应认真先消毒后再加工。目前最有效的消毒药有碘、漂白粉、环氧乙烷及过氧乙酸等。废水也要定期消毒，废毛要集中处理，严禁乱扔。病死牲畜及其皮毛污染的场所都应消毒。皮毛畜产加工厂应设在村镇外面，下风向，远离水源，避开人畜集中和频繁来往。屠宰场要有兽医监督。

（3）保护易感者：从事畜牧业和畜产加工的工人及诊治病畜和患者的卫生人员要熟知本病的预防方法。工作时要有保护工作服、帽、口罩等，严禁吸烟及进食，下班时要清洗、消毒、更衣。皮肤受伤后立即用2%碘酊消毒。密切接触者（尤与肺炭疽）及带菌者可用抗生素预防。

（4）预防接种：我国使用的是"人用炭疽减毒活疫苗"，皮上划痕接种，严禁注射。接种后2天可产生免疫力，可维持1年，在发生疫情时应进行应急接种。应用A16R株炭疽芽胞菌气雾免疫也是安全有

17

效的,吸入量为 1 亿个菌/人次,血清阳转率为 80% 以上。最好的预防措施是在流行区接种动物。

【健康教育】

1. 指导预防措施 教育民众远离动物疫区,禁食来源不明的肉制品,患者尸体或死亡动物应焚化,余详见预防感染传播。

2. 指导正确护理 正确处理皮肤伤口,维持体温正常,告知危重及并发症的表现,及时发现病情变化。

六、鼠疫

【概述】

鼠疫(plague)是鼠疫杆菌所致,流行于啮齿动物中的自然疫源性传染病。传染性很强,属于我国法定甲类传染病。临床主要表现为发热、中毒症状重、出血倾向、淋巴结肿痛及肺炎等。

多种啮齿动物是鼠疫杆菌的主要传染源和储存宿主,以黄鼠和旱獭最重要。肺鼠疫以患者为主要传染源。鼠-蚤-人是腺型鼠疫的主要传播方式,含菌飞沫经呼吸道传播是肺鼠疫的传播途径。人群普遍易感,感染取决于人与动物鼠疫接触的机会,病后有持久免疫力。腺鼠疫多见于夏秋季,肺鼠疫多见于冬季。

【临床特点】

1. 病原学 鼠疫杆菌为革兰阴性菌,在脓、痰、血液及干燥蚤粪中能存活数月至 1 年以上。日光下 4 ~ 5 小时,加热 55℃ 16 分钟或 100℃ 1 分钟,5% 甲酚皂液、10% 石灰乳剂等 20 分钟可使其灭活。

2. 发病机制 鼠疫杆菌侵入人体后,经淋巴管到达局部淋巴结,引起原发性淋巴结炎及周围组织炎症,淋巴结内大量病菌和毒素进入血流导致全身感染、败血症和严重毒血症状。病变局限在淋巴结不发展即为腺鼠疫,经血流侵入肺组织产生继发性肺鼠疫,由呼吸道吸入传染可致原发型肺鼠疫,各型鼠疫均可发生败血症型鼠疫。

3. 临床表现 潜伏期:腺鼠疫 2 ~ 6 天;肺鼠疫短者 1 ~ 2 小时,长者 2 ~ 3 天;曾预防接种者 9 ~ 12 天。

(1)轻型:不规则低热、全身症状轻微,局部淋巴结肿痛,偶可化脓,多见于流行初、末期及预防接种者。

(2)腺型:最多,常见于流行初期。起病急,寒战、高热、头痛、乏力、全身酸痛,偶有恶心、呕吐、烦躁、皮肤瘀斑、出血。蚤叮咬处淋巴结肿痛,2 ~ 4 天达高峰,多见于腹股沟、腋下、颈部及下颌下。患儿

常强迫体位。如不及时治疗,淋巴结迅速化脓、破溃,于 3 ~ 4 天内因严重毒血症继发肺炎或败血症死亡。

(3)肺型:多见于流行高峰。发展迅猛,全身中毒症状重,急起高热、数小时后出现胸痛、咳嗽、咳痰、痰迅速由少量转为大量鲜红色血痰。发绀、呼吸困难迅速加重,肺部可闻湿啰音、呼吸音减弱,体征与症状不相称,多于 2 ~ 3 天内死于心力衰竭或休克。临终前患儿高度发绀、皮肤呈黑紫色,故有"黑死病"之称。

(4)败血症型:发展极速,全身中毒症状、中枢神经系统症状、出血现象严重。迅速进入神志不清,皮下及黏膜出血、呕血、便血、休克和心力衰竭等而于 1 ~ 3 天内死亡。

4. 辅助检查 外周血白细胞总数及中性粒细胞增多,红细胞及血红蛋白减少,血小板可减少。取血、脓、痰、脑脊液、淋巴液送检分离细菌,也可进行血清学检测。

【治疗原则】

1. 抗菌治疗 早期、足量选用有效抗生素。氨基糖苷类药均有效,常用链霉素,过敏者可用四环素或氯霉素,也可用庆大霉素。但应注意耳毒性、肾毒性。

2. 对症支持治疗 休息、降温、镇静、缓解中毒症状及合并症治疗如出血、败血症、休克、呼吸循环衰竭等的治疗。

【护理评估】

1. 评估是否疫区、流行季等,评估患儿有无蚤叮咬或接触鼠疫患者,有无发热,淋巴结肿大、化脓或破溃,全身中毒症状,出血倾向等,评估患儿有无咳嗽、咳痰及痰性质,有无发绀和呼吸困难,肺部体征,评估患儿的神志、血压等。

2. 了解实验室检查如血常规和病原学检查结果及其他相关并发症检查结果。

3. 评估患儿及家长心理状态,对本病各项护理知识的了解程度及需求。

【护理措施】

1. 休息 急性期绝对卧床休息,体温降至正常、临床症状消失后逐渐活动。烦躁不安者遵医嘱适当镇静,保证休息。

2. 高热护理 监测体温,高热者积极降温,按需补液防止虚脱或脱水。

3. 病情观察

(1)出血倾向:观察有无皮肤瘀点、皮下出血、黏膜出血等,注意有无咯血、呕血、便血等,遵医嘱止血,便血者暂禁食。

（2）呼吸系统症状：发绀和呼吸困难等，及时清除呼吸道分泌物，保持通畅，予以吸氧，呼吸衰竭者给予机械通气。

（3）休克的观察与处理：严格观察患儿的血压、尿量、皮肤颜色和温度，及时发现并纠正休克，遵医嘱扩容和应用血管活性药物等，注意保暖。

4. 心理护理 鼠疫病情进展迅速、中毒症状重，病死率高。应做好家属的沟通工作，及时尽力抢救，为患儿及家长提供各项支持，减轻患儿痛苦，取得理解与配合。

5. 预防感染传播 对疑似或确诊患儿即予以分别严密隔离，并于2小时内向卫生防疫机构报告，接触者检疫6天。肺鼠疫隔离至痰培养6次阴性，腺鼠疫隔离至淋巴结肿完全消散后再观察一周。病区严格执行防鼠、灭蚤措施；患儿的分泌物、排泄物和各种用物彻底消毒或焚毁，疫区封锁至少9天。进入疫区的工作人员应穿衣裤相连的隔离衣帽，戴口罩、护目镜，橡胶手套及长筒靴。接触患儿或病鼠后预防性用药（四环素或链霉素）。目前虽已有儿童免疫制剂，但免疫效果欠理想，故接种对象为疫区、周围人群和防疫人员。

【健康教育】

向大众宣传鼠疫的预防和控制措施，加强国际检疫，防止从国外传入，对确诊或疑似病例除隔离外应向卫生防疫部门报告（2小时内）。指导患儿及家长消毒隔离方法。

七、霍乱

【概述】

霍乱（cholera）是霍乱弧菌引起的烈性肠道传染病，主要表现为起病急骤、剧烈吐泻、排泄大量米泔水样肠内容物、脱水、肌痉挛、少尿和无尿，严重者可因休克、尿毒症或酸中毒、多器官功能衰竭（MOF）而死亡。是WHO国际卫生检疫传染病之一，也是我国强制管理的甲类传染病之一。

传染源是患者和带菌者。可经水、食物、日常生活接触和苍蝇等途径传播，水源传播是最重要的途径。人群普遍易感，病后可获得一定免疫力，但持续时间短暂。以沿海地区为主，我国发病高峰季节为7～10月。

【临床特点】

1. 病原学 霍乱弧菌是一种能运动的弯曲呈弧形的革兰阴性菌。根据细胞壁表面抗原成分，该病原菌被分成155个血清群，其中仅O_1与O_{139}可致霍乱流行。WHO腹泻控制中心根据弧菌的生化性状、O抗原的特异性和致病性不同，将霍乱弧菌分为三群：O_1群、非O_1群和不典型O_1群。对温热干燥抵抗力不强，耐碱不耐酸，在正常胃酸中仅存活4分钟，0.5%苯酚中数分钟灭活，1%漂白粉中10分钟灭活。

2. 发病机制 霍乱弧菌进入人体后，黏附并定居于小肠中，分泌外毒素引起特征性水样腹泻，导致脱水和代谢性酸中毒。

3. 临床表现 潜伏期3小时～7天，平均5天。

（1）临床分期：典型经过3期：①泻吐期：持续数小时至2天。先剧烈腹泻、继之呕吐；大便先为黄色稀水便，后为米泔样，个别为血水样便；数次至十数次或数不清；喷射性呕吐，先为胃内容物，后同大便性状。②脱水期：持续数小时至2～3天。因腹泻、呕吐丢失大量体液而脱水，甚至低血容量性休克而死亡；电解质紊乱而致腹肌痉挛、腓肠肌痉挛等，也可有低钾血症表现。③恢复期：上述症状逐渐减轻、恢复，多数几天内完全恢复。

（2）病情分型：四型：①轻型：仅有腹泻症状，大便一般少于10次，为软便、稀便或黄水样便，无脱水表现；②中型：每天腹泻10～20次，轻-中度脱水表现；③重型：腹泻每天20次以上，重度脱水表现，极度烦躁或昏迷、明显发绀、脉微弱或无脉、严重肌肉痉挛、血压<50mmHg甚至测不到、每天尿量<50ml或无尿；④中毒型：罕见，可无泻吐或较轻，无脱水或轻度脱水，而迅速进入休克或严重循环衰竭，病死率极高。

4. 辅助检查

（1）常规检查：大便常规可见多数上皮细胞及少量红细胞或白细胞。尿中有蛋白或细胞与管型，比重1.010～1.025。外周血因血液浓缩而致RBC、WBC、Hb升高。血pH降低，血钾、血钠和血氯正常或降低。尿素氮（BUN）、肌酐多升高。

（2）血清凝集试验：抗体效价增高4倍或以上。

（3）病原学检查：培养、分离霍乱弧菌。

【治疗原则】

及早应用抗生素杀灭霍乱弧菌，消除肠毒素的来源；迅速补液，恢复和维持循环功能；稳定内环境及重要脏器功能。

【护理评估】

1. 评估患儿是否生活在疫区，5天前到过流行区或5天内有饮用生水或进食海（水）产品或其他不洁食物和饮料史；有无霍乱患者或带菌者的密切接触史或共同暴露史。了解大便的次数、性状，有无呕吐及呕吐物的性状，了解病情进展，评估有无脱水及其程度，有无酸中毒及电解质紊乱和（或）循环衰竭表现。

2. 了解实验室检查如血常规、尿常规、大便常规及血生化和电解质检查结果了解血清学及病原学检查结果。

3. 评估患儿及家长对心理状态、本病各项护理知识的了解程度及需求。

【护理措施】

1. 遵医嘱迅速补液　迅速建立静脉通道，根据患儿脱水程度及个体情况，及时、快速、适量补液，观察尿量，见尿补钾。维持水、电解质及酸碱平衡。

2. 遵医嘱合理应用抗生素　敏感抗生素、足量、足疗程。口服为最佳。同时辅以肠黏膜保护剂。

3. 皮肤黏膜护理　加强臀部护理，及时清除大便，保持肛周及会阴部清洁。详见"小儿腹泻病"相关部分。

4. 病情观察　观察大便的次数、性状、量。观察患儿精神状态、皮肤弹性、哭时有无眼泪、皮肤黏膜的湿润度、脉搏、血压、尿量、眼窝是否凹陷、小婴儿前囟等，及时发现脱水及其程度并注意有无低血容量性休克；观察肌张力、肠鸣音、心率和心律、呼吸频率、型态、发绀等，及时发现电解质和酸碱平衡紊乱。病情变化及时通知医师处理，积极配合抢救工作并做好记录。

5. 心理护理　病情进展迅速、凶险，做好家属的沟通工作，及时告知患儿病情及治疗效果，关心安慰家长，提供心理支持，取得家长的理解与支持。

6. 控制感染的传播　早发现、早诊断、早报告、早隔离、早治疗，并及时处理疫源地。

（1）隔离传染源：就地隔离并治疗患儿及带菌者至停用抗生素后每天一次大便培养连续 3 次阴性为止，接触者应登记、检疫至连续 3 次粪便培养阴性或自最后接触日起已超过 5 天未发病。

（2）切断传播途径：防蝇灭蝇，各类物品和场所应彻底消毒。封锁疫源地，在彻底消毒和隔离患者与带菌者情况下，5 天后未有新发病例、可疑病例或带菌者时，方可解除封锁。流行期勿到流行区，做好个人防护。

（3）提高人群免疫力：至今尚无理想的霍乱疫苗，主要采取综合预防措施。

【健康教育】

1. 开展经常性综合预防控制措施　开展多种形式的大众卫生宣传教育，讲解预防知识，提高防病自觉性。开展"三管一灭"，即管理好水、粪便和饮食，做好灭蝇工作，把好病从口入关。加强疫情监测，做好卫生检疫工作。夏秋季管理好肠道门诊，及时发现和隔离患者。

2. 宣传隔离和封锁的重要性，严格强制执行消毒隔离及综合性预防控制措施。发生疫情的紧急处理原则是防疫时间要早、范围要小、措施要严、落在实处。

3. 指导家长正确的护理方法，及时通报病情等。

（赵秀芳）

第四节　小儿结核病

一、概述

结核病（tuberculosis）是由结核分枝杆菌引起的慢性感染性疾病。全身各个脏器均可受累，但以肺结核最常见。自 20 世纪 80 年代中期，结核病的发病率又呈上升趋势，目前全世界约有 1/3（20 亿）人感染了结核菌。2010 年，全球有 900 万人罹患结核病，140 万人死亡，其中 90% 在发展中国家；全球大约有 130 万结核病儿童，每年约 40 万～50 万小儿死于结核病。2010 年全国结核病流行病学抽样调查报告中缺乏儿童结核病数据，2000 年的调查结果显示，我国结核病患儿近 30 万，痰结核分枝杆菌阳性患儿 3 万～4 万例，儿童结核病的防治不容乐观。

【病原学】

结核分枝杆菌属于分枝杆菌，革兰染色阳性，具抗酸性，分裂繁殖慢。对人致病的主要是人型和牛型，其中人型为人类结核病的主要病原体。结核分枝杆菌在外界环境中可长期存活并保持活力；紫外线照射需 10～20 分钟，湿热 68℃20 分钟，干热 100℃ 20 分钟以上可灭活，70% 酒精 2 分钟可杀灭；痰液中的结核分枝杆菌以 5% 苯酚或 20% 漂白粉须经 24 小时处理才被杀灭。结核分枝杆菌耐药性已成为现代化疗取得成效的重要障碍。

【流行病学】

开放性肺结核患者是主要的传染源。主要经呼吸道传播，少数经消化道传播。生活贫困、居住拥挤、营养不良、社会经济落后等是人群结核病高发的原因。

【发病机制与病理变化】

结核菌是否引起人体发病不仅取决于细菌的毒力和数量，更取决于机体的免疫力，尤其是细胞免疫力强弱有关。机体感染结核分枝杆菌后,在产生免疫力的同时,也产生变态反应,均为致敏 T 细胞介导,是同一细胞免疫过程的两种不同表现。机体感染结核菌后可获得免疫力,90% 可终生不发病,5% 因免疫力低而发病(原发性肺结核),另 5% 仅于日后免疫力降低时才发病,称为继发性肺结核,是成人结核的主要类型。初次感染的结核分枝杆菌除隐匿于胸部淋巴结内,也可随感染初期菌血症转到其他脏器,并长期潜伏,成为肺外结核发病的来源。

结核病是一慢性炎症,具有增殖、渗出和变性三种基本病理变化。渗出性病变:血管通透性增高,炎性细胞和蛋白质渗出血管外,浆液渗出、中性粒细胞和淋巴细胞浸润,继之出现巨噬细胞,纤维蛋白渗出。典型的结核结节形成为增殖性变化,渗出和增殖均可发生坏死,形如干酪(干酪性坏死)。三种病变常同时出现,在不同状态下可以一种为主。

【辅助检查】

1. 结核菌素试验(tuberculin skin testing , TST) 可测定受试者是否感染过结核分枝杆菌。目前采用纯结核蛋白衍生物(PPD)试验代替。

(1) 试验方法:常用 5U(0.1ml) PPD 在左前臂内侧中、下 1/3 交界处皮内注射,形成一个 6～10mm 皮丘,于 48～72 小时观测反应结果。

(2) 结果判断:测定硬结的大小,取横、纵径的平均值来判定。以毫米数而不是以符号记录反映大小。判定标准见表 17-4-1。

表 17-4-1　结核菌素试验结果判定标准

反应	符号	硬结大小及表现
阴性	(−)	无硬结或硬结<5mm
阳性	(+)	硬结 5～9mm
中度阳性	(++)	硬结 10～19mm
强阳性	(+++)	硬结≥20mm
极强阳性	(++++)	除局部硬结外,还有水疱、破溃、淋巴管炎及双圈反应

(3) 临床意义:

1) 阳性反应:①曾接种过卡介苗;②年长儿无明显症状而呈阳性反应,表示感染过结核;③3 岁以下,尤其 1 岁内小儿未接种过卡介苗的阳性反应多表示体内有新的结核病灶,年龄愈小,活动性结核可能性愈大;④阳性反应表示体内有活动性结核病;⑤2 年内由阴转阳,或反应强度从原来的<10mm 增至>10mm,且增幅>6mm 以上者,表示有新近感染。

2) 阴性反应:①未受过感染;②初次感染后 4～8 周内;③因机体的免疫反应受抑制而呈假阴性,如急性传染病:麻疹、腮腺炎、水痘、猩红热,重症结核病,原发或继发免疫缺陷病和应用肾上腺皮质激素和(或)免疫抑制剂治疗;④技术误差或结核菌素效价不足。

2. T-SPOT 试验 检测 CD4$^+$T 细胞分泌的 γ-干扰素水平来判断是否存在结核分枝杆菌感染。

3. 结核菌检测 清晨空腹胃液、痰液或其他分泌物直接涂片或进行结核菌培养。也可进行其他快速诊断方法如免疫学或分子生物学诊断技术。

4. 影像学检查 包括 X 线检查、CT,能指出结核病的范围、性质、类型、病灶的活动度或进展情况。

5. 血液检查 可出现继发性贫血、血沉增快、C 反应蛋白(CRP)阳性等。

6. 其他 如支气管镜检查、活组织检查等。

【预防】

早期发现、合理治疗和隔离结核菌涂片阳性患者是预防小儿结核病的根本措施。卡介苗接种是预防小儿结核病的有效措施,我国要求在全国城乡普及新生儿卡介苗(BCG)接种。

BCG 接种后,接种部位淋巴结有一定程度的组织反应,表现为轻度肿胀,一般直径不超过 1cm,约 1～2 个月消退。部分可出现异常反应,如局部脓肿或溃疡大于 6 个月不愈,淋巴结的超强反应;肿大淋巴结可局部热敷,必要时加用抗结核药;脓肿有破溃趋势时,可切开引流,破溃后可用涂敷抗结核软膏或粉剂。个别儿童接种后发生严重的播散性卡介苗病。

卡介苗接种的禁忌证:先天性胸腺发育不良或严重联合免疫缺陷病患儿,急性传染病恢复期,注射局部有湿疹或患全身性皮肤病,结核菌素试验阳性者。

预防性服药:对密切接触家庭内开放性肺结核;结核菌素试验阳性伴有:①3 岁以下婴幼儿未接种卡介苗;②新近由阴性转阳性;③伴结核中毒症状;④新近患麻疹、百日咳等急性传染病;⑤需较长时间用肾上腺皮质激素或其他免疫抑制剂者。可预防性服用异烟肼或异烟肼联合利福平。

【治疗】

抗结核治疗,治疗原则为早期、联合、全程、规律、适量和分段治疗(强化阶段和巩固阶段)。常用药物有异烟肼(INH 或 H)、利福平(REP 或 R)、链霉素(SM 或 S)、吡嗪酰胺(PZA 或 Z)、乙胺丁醇(EMB 或 E)、乙硫异烟胺(ETH)等。耐药结核的治疗常联合阿米卡星、对氨基水杨酸钠异烟肼、丙硫异烟胺、氟喹诺酮类等药物。

目前常用短程化疗,疗程通常 6～9 个月,肺外结

17

289

核需 9 ~ 12 个月。该疗法具有疗效高、毒性小、费用少,且可防止耐药菌株的发生等特点。

二、原发型肺结核

【概述】

原发型肺结核(primary pulmonary tuberculosis)是结核菌初次侵入肺部后发生的原发感染,是小儿肺结核的主要类型,包括原发综合征和支气管淋巴结结核。

【临床特点】

1. 发病机制及病理 结核分枝杆菌经呼吸道进入肺部后,在局部引起炎症即原发灶,再由淋巴管引流至局部气管或支气管旁淋巴结,形成原发综合征。肺部原发灶多位于胸膜下、肺上叶底部和下叶上部,右侧多见。基本病变为渗出、增殖、坏死。渗出性病变以炎症细胞、单核细胞和纤维蛋白为主要成分;增殖性病变以结核结节和结核性肉芽肿为主;坏死则为干酪样病变,常出现于渗出病变中。原发型肺结核多吸收好转或钙化,亦可进展形成空洞、干酪样肺炎、结核性胸膜炎或血行播散致急性粟粒性肺结核或结核性脑膜炎。

2. 临床表现 轻症无特殊症状。一般起病缓慢,伴有低热、盗汗、食欲下降、疲乏等结核中毒症状,以大龄儿童多见。重症可骤起高热,2 ~ 3 周后转为低热,干咳和呼吸困难最常见,并伴有结核中毒症状。婴幼儿可伴有体重不增或生长发育障碍。部分患儿可出现疱疹性结膜炎、结节性红斑和(或)多发性一过性关节炎等。当支气管淋巴结高度肿大时,可出现百日咳样痉咳、喘鸣、声音嘶哑或颈静脉怒张等压迫症状。周围淋巴结不同程度肿大。但肺部体征不明显,与肺内病变不一致。

3. 辅助检查

(1)胸部 X 线或 CT 检查:是诊断小儿肺结核的重要方法。原发综合征典型的哑铃样"双极影"(肺部原发灶、肿大的淋巴结和两者相连的发炎淋巴管)。若因肺内原发灶小或被纵隔掩盖,X 线不能查出,或原发灶已吸收,仅遗留局部肿大的淋巴结,故临床诊断支气管淋巴结结核多见。

(2)支气管镜检查:可观察支气管内膜病变、受压情况,也可取肉芽、分泌物或坏死物做检查。

(3)病原学检查:PPD 阳性或由阴性转为阳性。抗酸染色或结核分枝杆菌培养。

【治疗原则】

联合异烟肼和利福平,6 ~ 9 个月;或联合异烟肼、利福平、吡嗪酰胺或(和)乙胺丁醇 2 ~ 3 个月,再应用异烟肼和利福平 3 ~ 6 个月。一般化疗方案为 2HRZE/4HR。

【护理评估】

1. 评估患儿是否有结核病患者接触史,有无发热、盗汗、食欲下降、疲乏等结核中毒症状。小婴儿有无体重不增、生长发育障碍等,有无咳嗽、咳痰、呼吸困难等,评估肺部体征。

2. 了解胸部 X 线、CT,支气管镜检查和 PPD 试验结果。

3. 评估患儿及家长对本病各项护理知识的了解程度及需求。

【护理措施】

1. 保证营养供给 食物应以高能量、高蛋白、高维生素、富含钙质为宜。尽量提供患儿喜爱的食品,注意食物的制作以增进食欲。

2. 建立合理的生活制度 保持室内空气新鲜,阳光充足。保证足够的睡眠,适当户外活动。避免受凉致上呼吸道感染。患儿出汗多,应加强皮肤护理。

3. 用药护理 遵医嘱及时、正确抗结核治疗,教会家长及患儿正确的用药方法,观察药物的疗效及毒副作用如肝、肾功能损害,外周神经炎症状等;口服利福平后会出现泪液及尿液呈橘红色,属正常现象,不必停药。

4. 预防感染传播 避免继续与开放性结核病人接触,以免重复感染。积极防治各种急性传染病如麻疹、百日咳等,防止病情恶化。对活动期结核病患儿进行呼吸道隔离,注意居室通风,必要时进行房间空气消毒。对患儿的分泌物、痰杯和食具进行消毒处理。指导年长儿注意个人卫生,严禁随地吐痰,不得面对他人咳嗽或打喷嚏;咳嗽时要用手或纸巾遮盖口鼻;将痰液吐在加盖的容器内;对患儿的呼吸道分泌物、痰杯、餐具等进行消毒处理。

【健康教育】

1. 指导隔离方法、日常生活和饮食护理。

2. 指导用药 向患儿及家长讲解抗结核治疗的原则,指导抗结核药物的服用方法,坚持化疗是治愈结核的关键。

3. 随访观察 定期查肝肾功能、尿常规,若服药过程中出现手足发麻、震颤、关节痛、视物模糊、听力下降等可能为药物副作用,需及时复诊调整用药。

三、结核性脑膜炎

【概述】

结核性脑膜炎(tuberculous meningitis)简称结

17

脑,是小儿结核病中最严重的类型,病死率及后遗症率高。常在原发感染后 1 年内尤其是 3~6 个月内发生,多见于 3 岁以下婴幼儿。

【临床特点】

1. 发病机制与病理　常由原发感染灶的结核菌经血行播散所致,少数由脑内结核病灶直接蔓延所致,极少数经脊柱、中耳或乳突结核病灶蔓延而致。软脑膜呈弥漫性充血、水肿、炎性渗出,并形成许多结核结节;蛛网膜下腔大量炎性渗出物,尤以脑底部明显;易致脑神经(Ⅶ、Ⅲ、Ⅳ、Ⅵ、Ⅱ)损害,常致脑积水。脑实质充血、水肿、结核结节及结核瘤形成;严重者脑组织缺血软化,髓鞘脱失。脑血管呈炎性改变。也可累及脊髓和脊髓膜。

2. 临床表现　多起病缓慢,婴儿可骤起高热、惊厥。典型病例可分为 3 期:

(1) 早期(前驱期):1~2 周。主要是性情改变,易激惹或嗜睡、精神呆滞、懒动等;可伴低热、食欲缺乏、盗汗、呕吐、便秘、消瘦等,年长儿可述头痛。

(2) 中期(脑膜刺激期):约 1~2 周。因颅内压增高致剧烈头痛、喷射性呕吐、嗜睡、惊厥。可见脑膜刺激征,婴幼儿表现为前囟张力增高。可出现面瘫、凝视等。部分患儿可出现定向障碍、运动障碍或语言障碍等。

(3) 晚期(昏迷期):1~3 周。意识蒙眬甚至昏迷;频繁阵挛或强直性抽搐,甚至角弓反张、去大脑强直。患儿极度消瘦,伴水、电解质紊乱。可因脑疝和呼吸及血管运动中枢麻痹而死亡。

3. 辅助检查

(1) 脑脊液检查:压力增高。外观透明或呈毛玻璃样,静置后可有蛛网状薄膜形成。白细胞总数(50~500)×10⁶/L,以淋巴细胞为主。糖、氯化物同时降低(典型改变);蛋白含量明显增高,有脑积水和梗阻时更高(蛋白细胞分离现象)。也可测定免疫球蛋白和抗结核抗体,或涂片作抗酸染色查结核菌。

(2) 影像学检查:约 85% 结脑患儿胸片可见结核病变,其中 90% 为活动性病变,对结核性脑膜炎的确诊很有意义。脑 CT 或 MRI 可见结核瘤、基底池渗出物和脑实质粟粒状结核灶及脑水肿、脑积水和脑梗死等。

(3) 其他:PPD 试验约 50% 可呈阴性,血沉、CRP 可升高。

【治疗原则】

重点是抗结核治疗和降低颅内高压。包括:

1. 抗结核治疗　联合应用易透过血-脑屏障的抗结核杀菌药,分阶段治疗。总疗程不少于 12 个月,或待脑脊液恢复正常后继续治疗 6 个月。

2. 降低颅内压　应用脱水剂、利尿剂,必要时行侧脑室穿刺引流、腰椎穿刺减压及鞘内注药、分流手术等。

3. 糖皮质激素应用　可抑制炎症渗出,降低颅内压,减轻中毒症状和脑膜刺激症状,减少粘连,减轻或防治脑积水的发生。早期使用效果好。一般用泼尼松,疗程 8~12 周。

4. 对症治疗　控制惊厥,纠正并维持水、电解质平衡。

【护理评估】

1. 评估患儿是否有结核病患者接触史、结核病史,是否易激惹、淡漠等,有无发热、盗汗、食欲下降、疲乏等结核中毒症状。评估患儿意识状态,有无颅内高压、惊厥等表现,评估患儿的呼吸频率、节律、型态、心率、心律、血压等,评估营养状态及水、电解质平衡情况。

2. 了解相关辅助检查如胸部 X 线、CT、脑脊液及血沉、PPD 试验结果等。

3. 评估患儿及家长的心理状态,对护理知识的了解程度及需求等。

【护理措施】

1. 密切观察病情变化,维持正常生命体征

(1) 观察体温、脉搏、呼吸、血压、神志、双瞳孔大小及对光反应及惊厥状况,早期发现颅内高压或脑疝,积极采取抢救措施。

(2) 对卧床休息,保持室内安静,减少对患儿的刺激。

(3) 惊厥发作时,应采取措施防止舌咬伤或跌伤;保持呼吸道通畅,吸氧,必要时吸痰或行人工辅助呼吸。

(4) 遵医嘱合理应用抗结核药,并观察药物副作用。

2. 保证营养摄入,维持水、电解质平衡　评估患儿的进食及营养状况,为患儿提供足够的热量、蛋白质及维生素。少食多餐,耐心喂养。昏迷不能进食者,可鼻饲或静脉补充。

3. 保持皮肤黏膜的完整性　保持床单整洁干燥,及时更换尿布,保持会阴部清洁干燥,及时清除呕吐物。昏迷或瘫痪者,预防压疮。昏迷不能闭眼者,涂以眼膏或以纱布覆盖,保护角膜。保持口腔卫生。

4. 用药护理　遵医嘱及时、准确用药,降低颅内压,减少炎性渗出,控制惊厥等。正确应用抗结核药,保证治疗效果。观察各种药物的用药效果及毒副作用,及时予以处理。

5. 有肺部结核病灶者护理　应予以呼吸道

隔离。

6. 心理护理 关怀体贴患儿及家长,及时解除患儿的不适,满足日常生活需要。耐心解释病情进展,提供心理支持,减轻焦虑情绪。

【健康教育】

1. 指导患儿合理饮食和喂养,必要时鼻饲喂养,防止呛咳和误吸。

2. 昏迷卧床者指导翻身、拍背,防止压疮等皮肤损伤。加强口腔护理,防止口臭,并保护口腔黏膜。

3. 用药指导 坚持治疗、正确服用并保证剂量和疗程,不要随意减量或停药,以免影响疗效及产生耐药性。告知患儿及家长可能的毒副作用,注意观察并咨询医师。

4. 随访观察 停药后随访观察 3 ~ 5 年,凡临床症状消失、脑脊液正常、疗程结束后 2 年无复发者,方可认为治愈。定期复查肝、肾功能,有后遗症的患儿,应指导康复治疗和训练,促进早期康复。

（赵秀芳）

第五节 螺 旋 体 病

螺旋体(spirochete)是一类细长、螺旋形的单细胞微生物,其生物学特性介于细菌和原虫之间。对人致病的螺旋体有三类:密螺旋体、疏螺旋体和钩端螺旋体,分别导致不同疾病。本节仅介绍先天性梅毒。

【概述】

梅毒(syphilis)是由苍白密螺旋体(梅毒螺旋体)所致的慢性全身性传染病,特点是活动性疾病与潜伏状态交替出现。先天性梅毒是患有梅毒的孕妇,梅毒螺旋体经胎盘感染胎儿,使婴儿出生后一定时期出现皮肤黏膜及内脏受损的临床表现。近十来年,梅毒重新出现,先天性梅毒有明显增多趋势。WHO 估计,全球每年先天性梅毒的发病数约为 152.76 万。国内先天性梅毒的数据不多。

传染源是梅毒患者。传播途径除先天性梅毒外,几乎是经性接触传播。偶经输血传播。梅毒患者的尿液、唾液、乳汁和精液中均含有梅毒螺旋体。

【临床特点】

1. 病原学 苍白密螺旋体是一种螺旋体状单细胞生物,其胞质围有三层细胞质膜,其外又包有精细的肽聚糖层。目前还不能在体外培养密螺旋体。

2. 发病机制 梅毒螺旋体可在妊娠任何时期穿过胎盘,胎儿梅毒一般发生在妊娠第 4 个月后,母亲的感染未经治疗,可引起流产、死胎、死产、早产,也可致新生儿死亡、新生儿先天性梅毒。典型的病理改变为动、静脉周围炎及内膜炎,血管内皮和成纤维细胞增生增厚,导致血管阻塞。

3. 临床表现 根据出现时间分为:①早期表现:生后 2 年内出现,通常 2 ~ 10 周龄出现。有传染性,似成人二期梅毒,低热、食欲减退、皮肤黏膜梅毒疹、脱发等。②迟发表现:2 岁后出现,无传染性。③晚期表现:4 岁后发病,相当于晚期梅毒,表现为发育不良、智力低下、有 Hatchinson 牙齿、基质性角膜炎、“军

刀腿”和神经性耳聋等。

先天性梅毒最早出现的症状是鼻炎,很快出现其他黏膜、皮肤损害,包括大水疱(梅毒性天疱疮)、小囊疱、表皮脱落、出血点、斑疹、斑丘疹和扁平湿疣。还有骨软骨炎、骨炎、骨周围炎等。肝脾大、淋巴结肿大、贫血、黄疸、血小板减少及白细胞增多。新生儿先天性梅毒多无症状。未经治疗的先天性梅毒,无临床症状,仅梅毒血清反应阳性者为隐形先天性梅毒。

4. 辅助检查 皮肤黏膜病损的新鲜渗出物或刮取物可查见密螺旋体。可做血清学抗原试验检查。影像学检查示骨骼改变。

【治疗原则】

首选青霉素治疗,首剂量应减少,防止发生贾-赫反应(Jarisch-Herxheimer reaction:即大剂量用药使体内血药浓度迅速升高,致使大量病原菌死亡,释放出大量毒素,导致病情明显加剧的反应),疗程 10 ~ 14 天。治疗结束后应定期随访检查至少 1 年。

【护理评估】

1. 评估患儿母亲病史及治疗史、评估有无先天性梅毒的典型症状和体征(见临床表现)。

2. 了解特异性实验室检查结果。

3. 评估患儿家长对本病的认识及护理需求。

【护理措施】

1. 皮肤护理 新生儿先天性梅毒患儿全身裸露,置暖箱或辐射保暖台,皮肤糜烂处用红外线灯照射及氧疗,局部涂抹抗生素软膏,有干裂时涂鱼肝油软膏予以保护。

2. 黏膜护理 眼睛分泌物多者,用生理盐水棉球拭去眼部分泌物,再滴抗生素眼液;室内光线宜暗,减少眼部刺激。保持呼吸道通畅;保持口腔清洁,进食困难者予以管喂。

3. 肝脾大护理 注意观察患儿腹部情况,肝脾

17

大程度、质地,黄疸程度、部位、出现及持续时间等,并做好记录;按医嘱定时采血检验肝功能、血常规及血清胆红素浓度,以便了解肝损害程度,并按医嘱使用护肝药。

4. 防止关节脱位及骨折　了解 X 线四肢长骨情况,将患儿肢体置于功能位,进行各种操作时动作轻柔,避免强硬牵拉。哭闹、烦躁不安者,应检查全身情况,发现异常及时处理。

5. 用药护理　应用青霉素治疗后,要注意观察有无发生赫氏反应:如高热、寒战、心率增快、烦躁、呕吐、腹胀、皮损加重等症状,随着治疗的继续上述反应消失、缓解。

6. 观察病情　观察患儿哭声、面色、体温、水肿、皮肤黏膜出血等情况。观察患儿的黄疸、肝脾大、淋巴结肿大、皮疹、骨炎、骨软骨炎和骨周围炎改变以及神经梅毒表现。

7. 控制感染传播　隔离患儿。所有物品用后需消毒液浸泡 30 分钟后再处理;棉被等可置阳光下曝晒或紫外线照射消毒。医护人员接触患儿应穿隔离衣、戴手套等,并严格洗手和手消毒。病室每天开窗通风至少 2 次,进行空气消毒。用含氯消毒剂拖地和擦抹床单元。限制探视防止交叉感染。

8. 心理护理　多数患儿父母对本病认识不足,一旦确诊,心态可能较为复杂。应做好与家属的沟通交流,尊重家属的隐私;做患儿父母双方的思想工作,避免相互抱怨、产生怀疑,逃避现实等,以正确的态度对待,共同治疗。

【健康教育】

1. 提高对梅毒的认识,充分了解梅毒的传播途径及治疗、预后情况,掌握梅毒的消毒隔离措施。

2. 告知家长坚持正规治疗及定期复查,梅毒是可治愈的;治疗结束后遵医嘱定期追踪观察血清学试验。

3. 生活中洁身自爱,做好防护措施。

4. 产前第一次就诊时进行非密螺旋体试验检查,对患梅毒的妊娠妇女应进行充分治疗,降低先天性梅毒的发病率。

（赵秀芳）

参 考 文 献

1. 方峰,俞蕙. 小儿传染病学. 第 4 版. 北京:人民卫生出版社,2014.

2. 江载芳,申昆玲,沈颖. 诸福棠实用儿科学. 第 8 版. 北京:人民卫生出版社,2015.

3. 中华人民共和国国家卫生和计划生育委员会. 加强我国肝炎防治工作,实现"十二五"规划目标. 2013.

4. 中华医学会肝病分会,中华医学会感染病学分会. 慢性乙型肝炎防治指南(2015 年更新版). 临床肝胆病杂志,2015,31(12):1941-1960.

5. 郭素娟,李娟,李智伟. 132 例家族聚集性慢性乙型肝炎毒感染者影响自然病程进展的相关因素分析. 实用肝脏病杂志,2016,19(1):41-44.

6. 严丽波,唐红. 慢性乙型肝炎诊治进展和展望. 实用医院临床杂志,2016,13(2):5-9.

7. 康娟,吴建国,胡鹏. 慢性乙型肝炎母婴垂直传播的阻断. 实用医院临床杂志,2016,13(2):9-13.

8. 张鸿飞. 儿童慢性乙型肝炎的抗病毒治疗. 中华肝脏病杂志,2010,18:495-497.

9. 张鸿飞,朱世殊. 儿童慢性乙型肝炎的抗病毒治疗. 中华实用儿科杂志,2015,30(5):325-328.

10. 朱世殊,张鸿飞. 儿童慢性乙型肝炎的抗病毒治疗. 临床肝胆病杂志,2015,31(8):1211-1214.

11. 王卫平. 儿科学. 第 8 版. 北京:人民卫生出版社,2013.

12. 樊春祥,温宁,汪海波,等. 中国 2012 年急性弛缓性麻痹病例监测系统运转情况. 中国疫苗与免疫,2013,19(5):379-401,450.

13. 林志强,吴瑞红,吴江南,等. 福建省 2008~2011 年疫苗相关麻痹型脊髓灰质炎发病率及其影响因素研究. 中华流行病学杂志,2013,34(4):413-414.

14. 崔焱. 儿科护理学. 第 5 版. 北京:人民卫生出版社,2012.

15. 王志勇,肖奇友,李放军,等. 国产冻干水痘减毒活疫苗安全性和免疫效果研究. 中国疫苗和免疫,2011,17(6):531-532.

16. 胡咏梅,郝利新,王华庆. 中国 2010~2012 年流行性腮腺炎流行病学特征分析. 中国疫苗与免疫,2014,20(2):127-131.

17. 吴丹,宁桂军,尹遵栋,等. 中国 2011~2013 年流行性乙型脑炎流行病学特征分析. 中国疫苗与免疫,2015,21(5):486-490.

18. 张云智,张海林. 汉坦病毒及相关疾病流行病学研究进展. 国际病毒学杂志,2011,18(5):157-160.

19. 于明月. 流行性出血热的预防和控制措施. 中国卫生产业,2015,12(12):16-17.

20. 谷大魏. 流行性出血热的预防. 中国卫生产业,2011,8(35):157.

21. 张顺先,王英,闫磊,等. 我国 2005~2012 年登革热流行特征分析. 中国医药指南,2013,11:401-402.

22. 中华人民共和国国家卫生和计划生育委员会. 肠道病毒 71 型(EV71)感染重症病例临床救治专家共识(2011 年版). 2011.

23. 中华人民共和国国家卫生和计划生育委员会. 手足口病诊疗指南(2013 年版). 2013.

24. 赵奇,朱俊萍. 中国手足口病的流行状况及病原谱变化分析. 病毒学报,2015,31(5):554-559.

17

25. Zhang Y, Zhu Z, Yang W, et al. An emerging recombinant human enterovirus 71 responsible for the 2008 outbreak of hand, foot, and mouth disease in Fuyang city of China. Virol J, 2010, 7(1):94-102.

26. 郭青, 张春曦, 王晓凤, 等. 2008～2009 年中国大陆手足口病流行特征分析. 疾病监测, 2011, 29(11):852-856.

27. 候文郁, 陈海龙, 李焱, 等. 手足口病 16 964 例流行病学及病原学分析. 陕西医学杂志, 2014, (05):626-628.

28. 靳妍, 张静, 孙军玲, 等. 2011 年中国大陆手足口病流行特征分析. 疾病监测, 2012, 27(09):676-679.

29. 祁旺, 王华庆. 手足口病爆发的流行病学特征的系统评价. 中国疫苗与免疫, 2013, 19(5):424-430.

30. Robert MKliegman. NelsonTEXTBOOK of PEDIATRICS. 20th Ed. Philadelphia: Elsevier, Inc. 2016.

31. George K, Edward H, Mark J. Abzug, et al. Guidelines for the prevention and treatment of opportunistic infections in HIV-exposed and HIV-infected children. Pediatric Infectious Diseases Journal, Novenber 6, 2013.

32. 中华人民共和国国家卫生和计划生育委员会. 埃博拉出血热防控方案(第 2 版). 2014.

33. 张涛, 冯志勇, 李丽, 等. 鼠疫研究进展. 中国人畜共患病学报, 2011, 27(7):663-667.

34. 杜国义, 杨建明, 王海峰, 等. 中国鼠疫自然疫源地宿主多样性研究进展. 中国媒介生物学及控制杂志, 2012, 23(03):273-274.

35. 周利君, 卢水华. 儿童结核病的特点与诊治进展. 医药导报, 2016, 35(3):253-256.

36. Frieden TR, Brudney KF, Harries AD. Global tuberculosis-perspectives, prospects, and priorities. JAMA, 2014, 312:1393-1394.

37. Starke JR, Cruz AT. The global nature of childhood tuberculosis. Pediatrics, 2014, 133:e725-e727.

38. Newman L. Global estimates of syphilis in pregnancy and associated adverse outcomes: analysis of multinational antenatal surveillance data. PLoS Med, 2013, 10(2):e1001396.

17

第十八章 寄生虫病

第一节 寄生虫病的护理

【概述】

寄生虫病是寄生虫侵入人体而引起的疾病,小儿时期较常见。寄生虫在人体内掠夺机体营养,造成机械性或化学性损伤,直接影响儿童的正常发育和健康。寄生虫病种类多、分布广,因虫种和寄生部位不同,引起的病理变化和临床表现各异。接触疫源及免疫力较低的儿童易感染,女性高于男性,5～14岁儿童为多种寄生虫高发人群。

【临床特点】

寄生虫病发病的过程是宿主与虫体相互斗争的结果,侵入体内的寄生虫数量愈多、毒力愈强,发病的机会就愈多,病情也较重。

慢性感染是寄生虫病的临床特点之一。人体感染寄生虫后多无明显的症状和体征,但可传播病原体。通常人体感染寄生虫比较轻,或少量多次感染,在临床上出现一些症状后,不经治疗逐步转入慢性持续感染,故寄生虫病发病缓慢,持续时间较长。

隐性感染是人体感染寄生虫后,既没有临床表现,又不易用常规方法检出病原体的一种寄生现象。当机体抵抗力下降或免疫功能不全时,寄生虫的增殖力和致病力大大增强,出现明显的临床症状和体征,严重的可致死。

根据各种寄生虫幼虫侵入患儿的部位及症状不同,临床可出现两个类型的幼虫移行症。一是以皮肤损害为主的皮肤幼虫移行症,如皮肤出现线性红疹,或皮肤深部出现游走性的结节或肿块。二是以有关脏器损害为主的内脏幼虫移行症。有的寄生虫还可同时引起皮肤及内脏的幼虫移行症,出现明显的症状和体征,伴有明显的变态反应。

【护理评估】

1. 健康史 评估患儿年龄、生长发育状况、生活饮食习惯、既往健康状况、传染及寄生虫病史、用药史、药物过敏史等,了解家庭居住环境、家庭经济状况等。

2. 现病史 评估患儿主要的症状、体征,发病时间、原因、发病缓急。评估患儿有无发热、抽搐、心悸、气短、恶心、呕吐;有无腹痛,肝大、压痛,肝功能异常;有无干咳、黏液痰、血痰、哮喘,呼吸困难、发绀;有无食欲减退、厌食、偏食、异嗜癖、脐周隐痛,营养不良、贫血、消瘦,甚至生长发育迟缓。有无精神萎靡、焦虑不安、烦躁易怒、注意力不集中、咬指甲、智力低下等。有无突发夜惊,哭闹、遗尿、磨牙等。有无发冷(寒战)与发热(38～41℃)交替出现,伴头痛、面红耳赤、口渴多饮、全身酸痛等症状,有无急性腹泻、腹痛、里急后重、褐果酱状脓血黏液便、腹胀、脱水与电解质紊乱及休克等伴随症状。

3. 治疗经过 评估患儿所接受的检查及结果,如血常规及生化检查;嗜酸性粒细胞检查;疟原虫检查;骨髓细胞学检查;血清学检查;荧光染色法;PCR检测法;脑脊液常规生化检查;痰、粪便或肛周查找虫卵及其他辅助检查结果。了解胸部和腹部的X线检查结果、治疗方法、疗效及不良反应等。

4. 心理社会状况 了解患儿的心理个性发育情况,家庭亲子关系,家庭经济状况;评估家长的育儿知识水平、对寄生虫病的心理反应及认识程度、喂养和护理知识的了解程度及需求等。

【主要护理问题】

1. 体温过高 由寄生虫病感染、大量致热原释放入血所致。

2. 活动无耐力 由原发疾病、贫血造成组织器官缺氧所致。

3. 营养失调 低于机体需要量,由营养物摄入不足、肠功能紊乱、寄生虫夺取宿主营养、吸收不良、长期慢性失血、腹泻丢失过多和需要量增加所致。

18

4. 腹泻 由肠道病变所致。

5. 腹痛 由寄生虫寄生于体内引起各器官病变、寄生虫部分或完全阻塞肠道,造成梗阻及感染所致。

6. 有继发感染的危险 由机体抵抗力下降、肺脓肿或脓胸所致。

7. 有受伤的危险 由脑型疟疾反复抽搐所致。

8. 潜在并发症 心力衰竭、颅压增高、脑疝、肝功能损害、肾功能损害、感染、肺炎、支气管炎、肠出血、肠穿孔、阑尾炎、肝脓肿、血红蛋白尿、儿童生长发育障碍。

9. 知识缺乏 缺乏儿童寄生虫病防治及护理知识。

【护理措施】

1. 一般护理

(1) 保持病室环境安静、整齐。保证患儿充分休息和睡眠。根据患儿体力情况制订活动、休息、睡眠计划,并让患儿及家长参与取得合作。

(2) 指导患儿合理饮食,培养良好的饮食、生活及卫生习惯。

2. 对症护理

(1) 吸氧:重度贫血患儿遵医嘱给予吸氧。

(2) 输血:严重贫血患儿遵医嘱反复输血,输血时严格按操作规程执行,密切观察患儿有无输血反应。

(3) 保护性护理:加强抵抗力低下患儿口腔、皮肤、呼吸道的护理,防止继发感染。

(4) 用药护理:责任护士熟知常用药物的作用原理、剂型、剂量,并向患儿及家长告知药物的服用时间、方法及副作用。

3. 体温过高的护理 监测患儿体温变化,观察发热程度、频次、持续时间及伴随症状,做好高热降温处理。

(1) 物理降温:温湿敷、温水浴、冰袋降温、酒精擦浴等。

(2) 药物降温:遵医嘱给予药物降温,并于服药后30分钟复测体温直至降至正常。口服、肌肉或静脉给予退热药1~2小时内停止冰袋及冷敷等物理降温措施,降温持续过程中注意观察患儿病情变化,避免引起虚脱、血压下降等情况出现。及时记录降温效果。知晓各种药物的配伍禁忌、适应证及副作用,严格掌握药物的剂量、静脉输液的速度和无菌操作规范。

(3) 心功能正常的高热患儿,帮助其多饮水;出汗多时与医师沟通遵医嘱补液治疗;患儿体温超过38.5℃时,可遵医嘱抽取血培养。

(4) 降温后出汗较多的患儿,注意及时更换衣裤、床单及被褥,并注意保暖。衣服和盖被厚度适中,以免影响机体散热。

4. 活动无耐力的护理

(1) 评估患儿活动的耐受性,为患儿提供安全的生活环境。

(2) 轻度贫血的患儿可以适当间断下地活动,活动间歇充分休息,保证足够睡眠,避免蹦跳、跑步等剧烈运动,病情好转后可逐渐增加运动量。严重贫血、乏力的患儿定时监测心率、血压,观察患儿有无心悸、呼吸困难等症状。限制患儿下地活动,卧床休息,减轻氧耗及心脏负担,必要时遵医嘱给予患儿吸氧、输血,并观察治疗效果及有无副作用出现。

(3) 指导家长正确喂养,提供均衡营养饮食,保证能量及营养素的正常摄入。

(4) 保证患儿安全,增加床挡保护,专人看护,防止跌倒、坠床等意外发生。

5. 营养失调的护理

(1) 注意膳食结构的合理搭配,给予患儿提供足够的能量和水分,给予高蛋白、高维生素、多纤维素等,少食多餐,细心喂养。

(2) 忌食过辣、过热及生冷刺激性食物。

(3) 评估患儿的营养状况,及时给患儿添加辅食,纠正不良饮食习惯,保证患儿各种营养素的及时摄入,根据疾病发展及个体需求提供治疗性饮食。对吸吮困难、吞咽缓慢的患儿耐心喂养,提供充足的进餐时间,避免因摄入不足导致病情加重。

(4) 禁食期间以鼻饲或静脉补充营养物质,维持能量及水电解质平衡。

(5) 增加哺乳母亲的营养,提高母乳质量。

6. 腹痛、腹泻的护理

(1) 全面评估患儿腹痛部位、性质、程度、持续时间、伴随症状及进展情况;评估患儿体重、前囟、眼窝、皮肤黏膜、循环情况和尿量等;评估脱水程度、肛周皮肤有无发红、糜烂、破损等;了解血、便常规及致病菌培养,血生化检验结果等;了解患儿及家长应对腹痛、腹泻的方式及感受。密切监测生命体征变化。

(2) 创造舒适环境,分散患儿注意力,缓解疼痛及焦虑紧张情绪,给予情感和心理支持。①采用非营养性吸吮的方法,如给予新生儿安慰性奶嘴分散注意力。②尽量让父母陪伴,把孩子抱在怀中,贴在胸前进行直接的皮肤接触及抚触按摩。年龄较小的

18

患儿可给予拥抱、摇晃和轻拍；幼儿和学龄前儿童可以唱歌、听音乐、讲故事、看电视等。

（3）用药护理：遵医嘱严格执行给药剂量和途径；评估、监测并记录患儿用药后不良反应；保证药物治疗的有效性及安全性。

（4）做好口腔及皮肤护理。每天用温水清洗会阴及肛周，便后及时清洁，保持皮肤干燥，必要时肛周涂抹润滑油保护皮肤，防止臀红。

7. 预防感染的护理　向患儿及家长简介预防感染的重要性，避免带患儿到人多拥挤的公共场所。

（1）实施保护性隔离：尽可能与其他病种患儿分室居住，病房每天消毒，限制探视及陪住人数，接触患儿前后认真洗手，防止交叉感染。

（2）注意患儿个人卫生：教会家长及年长患儿洗手时机和正确洗手方法；保持口腔清洁，进食前后温水漱口；勤换洗衣裤，便后温水清洁会阴及肛周，定时沐浴。

（3）观察感染早期征象：遵医嘱监测体温及血象结果，观察有无牙龈肿痛、咽痛，皮肤有无破损、红肿，肛周、外阴有无异常。发现感染先兆，及时遵医嘱给予抗感染治疗。

（4）保持室内空气新鲜、阳光充足，室内温度保持在 18～22℃ 之间。环境及床单位清洁整齐。指导患儿及家长保持个人卫生，加强饮食、餐具及大小便的卫生管理。

（5）进行有创操作注意必须遵守无菌操作原则。各种管路、伤口定时换药，避免医源性感染发生。

8. 防止患儿意外受伤的护理

（1）减少活动，避免刺激。护理操作动作轻柔，尽量集中进行。向家长讲解抽搐、惊厥发生的病因和诱因，指导家长掌握预防抽搐及惊厥的措施。

（2）密切观察患儿生命体征、意识及瞳孔变化。遵医嘱给予止惊药物，抽搐、惊厥时间持续较长的患儿给予吸氧进行缓解。紧急情况可针刺人中、合谷等穴位止惊。

（3）防止误吸或窒息。患儿呕吐时应使其头偏向一侧，及时清除呕吐物，保持呼吸道通畅。

（4）专人看护，防止受伤。患儿抽搐、惊厥发作时取侧卧位，适当约束，将软质的棉制物放在患儿手中和腋下，防止皮肤摩擦受损。对已出牙的患儿上下臼齿之间垫用纱布包裹的压舌板或牙垫，防止舌咬伤。患儿牙关紧闭时，不要用力撬开，以避免损伤

牙齿。患儿床上勿放硬质物品，拉上床挡并覆盖棉制品，防止患儿抽搐时意外碰伤及坠床。患儿突发倒地时，立即就地抢救，不要强力按压或牵拉患儿的肢体，以免脱臼或骨折等意外伤害发生。

（5）协助患儿洗漱、大小便及个人卫生等生活护理。保持口腔清洁，便后及时清洁会阴部及肛周皮肤，防止皮肤损伤及压疮发生。

9. 并发症的观察和护理

（1）严密观察病情变化，持续监测患儿生命体征、意识及瞳孔变化并记录。有异常及时通知医师进行处理。

（2）备齐抢救物品及药品，维持有效的静脉通路，合理安排和调整药物顺序及速度，记录出入量，配合医师进行抢救。

（3）发生心力衰竭、颅压增高、肝功能损害、肾功能损害、肺炎、支气管炎、肠出血、肠穿孔、阑尾炎等并发症参照相关疾病章节所述内容。

10. 知识缺乏的护理　热情帮助、关心患儿及家长，让年长患儿及家长认识疾病，了解治疗护理方法及进展，各项诊疗护理操作前告知患儿及家长操作目的、过程及可能出现的各种不适，讲解药物作用和毒副作用，教会家长配合治疗及护理措施落实的方法。

【健康教育】

开展预防寄生虫病的卫生宣传工作。向患儿及家长解释寄生虫病的感染过程，加强粪便管理和个人防护，避免赤足行走，不吃生菜。有症状患儿及早就医，及早发现，及时诊治。向患儿和家属介绍寄生虫病的相关知识、临床经过、治疗和预防方法。指导患儿及家属配合服药等治疗。在家治疗的患儿，家长应帮助患儿按时、按量服药。加强营养，保证休息。按医嘱要求定时复诊。

【护理评价】

患儿体温是否下降、维持正常范围；意识、精神状态是否恢复；乏力是否消失，活动耐力是否增强；疼痛是否减轻、缓解；所需能量、水分及其他营养物质是否得到满足、体重是否维持在正常范围、营养状况是否改善；脑型疟发生时有无外伤发生；是否出现心力衰竭、颅压增高、脑疝、肝功能损害、肾功能损害、肺炎等并发症，是否能及时发现并有效处理；患儿及家长能否正确对待疾病、焦虑心情能否得到改善、能否掌握寄生虫病的防治、护理知识及技能、能否积极配合诊疗和护理。

（冀琨　邹洋）

18

第二节 蛔 虫 病

【概述】

蛔虫病(ascariasis)是小儿时期常见的肠道寄生虫病。其成虫寄生于人体小肠,引起蛔虫病。幼虫在人体内移行,引起内脏幼虫移行症或眼幼虫移行症。儿童由于食入感染期虫卵而被感染。虽然轻者多无明显症状,但异位寄生常可导致胆道蛔虫病、肠梗阻等严重的并发症。

【临床特点】

蛔虫感染呈世界性分布,在温带、亚热带及热带地区较为广泛,尤其在条件差的地区和人群更为普遍,儿童高于成人,尤以学龄前和学龄期儿童感染率为高,男女感染率相近。儿童感染程度较成人严重,居国内寄生虫病首位。粪内含有受精蛔虫卵的人是蛔虫感染的传染源。经口吞入感染期卵,生吃未经洗净且附有感染型虫卵的食物或用感染的手取食是儿童感染的主要途径。春、夏季为主,有家庭集聚性感染的特点。

人感染蛔虫后,大多数无明显临床症状,称为带虫者或蛔虫感染。儿童和体弱患者,出现症状较多。蛔虫的幼虫、成虫均为致病因素,其中成虫的危害性最大。

通常幼虫移行到肝,可出现右上腹痛、肝大、压痛,肝功能异常;幼虫移行到肺,出现干咳、哮喘、发热。肺部有哮鸣音,肺野有点、絮状或片状阴影,血细胞总数增多。肺部炎性细胞浸润及血中嗜酸性粒细胞增多,临床上称为肺蛔虫症。短期内吞食大量感染期卵出现咳嗽、哮喘、呼吸困难、发绀等"暴发性蛔虫性哮喘"症状,并有黏液痰或血痰,体温升高,嗜酸性粒细胞显著增多,可达70%以上。如继发肺脓肿或脓胸时不及时治疗,可危及患儿生命。幼虫移行到其他器官还可引起脑膜炎、癫痫、视网膜炎、眼睑肿胀及尿的改变等相应的症状。

成虫引起的症状以消化道、神经系统及过敏症状为主。消化道症状的轻重与蛔虫的数量及寄生部位有关。常见食欲不佳、厌食、偏食、异嗜癖(喜吃炉渣、土块),脐周隐痛,营养不良、夜间磨牙、贫血、消瘦甚至生长发育迟缓。

神经系统以精神萎靡、兴奋不安、烦躁易怒、惊厥,智力低下等为主。还有荨麻疹、皮肤瘙痒、血管神经性水肿、结膜炎、嗜酸性粒细胞增多等。

常见并发症为蛔虫型肠梗阻、蛔虫性肝脓肿、蛔虫性阑尾炎、蛔虫性腹膜炎及因蛔虫的刁钻习性而钻入开口于肠壁上的各种腔道引起的严重临床后果。

小儿有吐虫或排虫史,经常脐周一过性隐痛,或厌食、偏食、异嗜癖、磨牙、消瘦等高度提示蛔虫感染,实验室检查粪便查出虫卵,即可确诊。

【治疗原则】

1. 驱虫治疗 可用广谱杀虫药阿苯哒唑(丙硫咪唑、肠虫清)、甲苯达唑(甲苯咪唑、安乐士);广谱驱虫药噻嘧啶(噻咪唑、抗虫灵、驱虫灵);驱钩蛔药左旋咪唑(左咪唑);枸橼酸哌嗪(驱蛔灵);广谱驱肠虫药奥苯哒唑(丙氧咪唑)等。

2. 并发症的治疗 胆道蛔虫病的治疗原则以镇痛、解痉、驱蛔和控制感染等内科治疗为主,必要时实施手术。不完全性梗阻可给予胃肠减压或低压饱和盐水灌肠、禁食,纠正水、电解质紊乱和酸碱失衡,解痉止痛。腹痛缓解后可行驱虫治疗。完全性肠梗阻、蛔虫性阑尾炎、肠穿孔、腹膜炎应及时进行外科手术治疗。出现全身过敏症状时,用脱敏药物;有腹痛时可用颠茄或阿托品等。

【护理评估】

1. 评估小儿饮食、卫生是否有不良习惯 是否有喜在地上爬玩、用嘴含东西、吮指、饭前便后不洗手的不良习惯,此时虫卵很易带入口中,沾在手指、指甲缝及身上而致感染。

2. 评估患儿是否有吐虫和排虫史 是否出现咳嗽、哮喘、呼吸困难、发绀、黏液痰或血痰、体温升高,了解发热患儿的热型、热度。评估患儿有无寒战、惊厥;有无一过性腹痛;是否伴有厌食、偏食、异嗜癖、夜间磨牙、营养不良、贫血、消瘦等。评估患儿是否出现精神萎靡、兴奋不安、烦躁易怒、智力低下,有无肝脏肿大、压痛,肝功能异常等。

3. 了解实验室检查 血常规、血生化、嗜酸性粒细胞检查;痰或粪便中查虫卵等检验结果。了解胸部和腹部的X线检查结果。了解患儿驱虫药物诊断性治疗效果。

【护理措施】

1. 腹痛的护理 见本章第一节寄生虫病的护理。

2. 营养失调的护理 见本章第一节寄生虫病的

3. 用药护理 服药期间注意观察药物副作用,如阿苯哒唑副作用轻微,少数有口干、乏力、头晕、头痛、食欲减退、恶心、腹痛、腹胀等,一般可自行缓解。噻嘧啶副作用轻而短,偶有恶心、呕吐、腹痛、腹胀、谷草转氨酶升高,对急性肝炎、肾炎、严重心脏病者慎用。

4. 密切观察 病情变化及时发现并发症的症状和体征,配合医师积极处理。

【健康教育】

1. 向患儿及家长讲解蛔虫病的危害及防治知识。

2. 加强粪便管理,减少感染机会。

3. 指导家长搞好饮食卫生及环境卫生,培养小儿养成良好的个人卫生习惯,做到不随地大小便,饭前便后洗手,不吸吮手指,勤剪指甲,不食不清洁的瓜果、蔬菜等,不饮生水,防止食入虫卵,减少感染机会。

4. 指导患儿和家长定期门诊复诊,首次服药3～6个月后要再次服药,以防重复感染。

(冀琨 邹洋)

第三节 蛲 虫 病

【概述】

蛲虫病(enterobisis, pinworm infection)是由于蛲虫(enterobius vermicularis)寄生于人体的小肠末端、盲肠和结肠所引起的一种幼儿时期的常见寄生虫病。其流行广泛,分布无明显的地域性,儿童感染常见。蛲虫卵抵抗力强,在室内和儿童指甲缝内能存活2～3周,幼儿园的玩具、桌椅及图书均可能被虫卵污染,儿童间互相接触,也可互相传染,故感染率较高,与患儿接触密切的工作人员和家庭成员的感染率也相对较高。故此病易在家庭、幼儿园及小学校等集体儿童机构中发生流行。蛲虫是患者唯一的传染源,感染率一般城市高于居住分散的农村,儿童高于成人。

【临床特点】

蛲虫病临床上以夜间阴部和肛门附近瘙痒为主要特征。蛲虫为乳白色小线虫,雌雄异体,成虫寄生在人体的小肠下段、回盲部、结肠及直肠。成虫交配后雄虫死亡,雌虫于夜间移行至肛周、会阴部皮肤皱褶处排卵后死亡。虫卵在肛周6小时发育成感染性卵,被幼儿用手接触虫卵污染过的衣物、食品、玩具等后经口而致感染,虫卵也可以随室内尘埃被吸入后咽下感染。大多数患儿无明显症状,仅在雌虫移行至肛周排卵时引起肛门和会阴部皮肤剧烈瘙痒,以夜间为重,奇痒时影响患儿睡眠,突发夜惊、哭闹、遗尿、磨牙等。睡眠不足可使患儿出现烦躁、焦虑不安,食欲减退,注意力不集中、咬指甲、易激动、心情乖僻等心理行为偏异。还可因局部皮肤被搔破而致皮炎和继发感染。蛲虫在肠内寄生的机械性刺激及有时能钻入肠黏膜,而出现恶心、呕吐、食欲缺乏、腹部不适等症状。偶有蛲虫钻入阑尾,引起急、慢性阑尾炎,甚至发生穿孔。雌虫爬入女性阴道、尿道,而产生相应的局部炎症,若侵入腹腔,则可引起腹膜炎,甚至形成脓肿或肉芽肿。幼儿用手指抓挠会阴肛门沾染虫卵,当吸吮手指或进食时,虫卵经口食入,称之为肛门-手-口感染方式,这是自体感染的最主要途径,也是难以防治的重要原因。

小儿夜间哭闹不安,或主诉肛门周围瘙痒应考虑蛲虫病,尤其是托幼机构的同班和家中有类似患儿,有助于诊断,在肛周查到虫卵即可确诊。如显微镜检查未见虫卵,再重复检查,一般应查3次。

【治疗原则】

1. 驱虫药物治疗首选药物为恩波吡维铵,还可选用甲苯达唑、阿苯达唑、噻嘧啶、复方阿苯达唑等驱虫药。

2. 局部治疗每晚睡前及便后温水清洗肛周和会阴部后,肛周皮肤涂抹2%氧化氨基汞软膏或10%氧化锌软膏,也可将蛲虫软膏通过细管挤入肛门或用噻嘧啶栓剂塞肛,止痒及减少自身感染。

【护理评估】

1. 评估小儿是否有不健康的卫生习惯:喜在地上爬玩、随地大小便、用手抓挠会阴肛门处、用嘴含东西、吮吸手指、饭前便后不洗手等。

2. 评估患儿是否有夜间阴部和肛门处瘙痒的症状。是否夜间突发夜惊,哭闹、遗尿、磨牙等,评估患儿有无出现烦躁、焦虑不安,食欲减退,注意力不集中、咬指甲、易激动、心情乖僻等心理行为偏异,是否因局部皮肤被搔破而发生皮炎和继发感染。评估患儿是否出现恶心、呕吐、食欲缺乏、腹部不适等症状。了解夜间哭闹不安或主诉肛门周围瘙痒的患儿其托幼机构的同班和家中是否有类似患儿。

3. 了解实验室检查 血常规、血生化检查;显微镜下查看的肛周虫卵等检验结果。了解胸部和腹部的X线检查结果。了解患儿驱虫药物和局部治疗效果。

18

【护理措施】

1. 皮肤护理 减轻和消除肛周和会阴部皮肤的瘙痒。每次排便后、每晚睡前、均用温水清洁肛周及会阴部,遵医嘱局部涂抹蛲虫膏或栓剂塞肛,连用3~5天。

2. 病情观察 密切观察患儿病情变化、用药后反应,加强巡视,发现患儿搔抓立刻制止。观察有无内脏移行症发生,若发生腹痛、腹泻等消化系统症状,立即通知医师,检查是否发生蛲虫内脏移行并发症。

3. 每天监测体温 预防感染的发生。

4. 心理护理

(1)患儿心理护理:因长期睡眠不安,部分患者可出现焦虑不安、失眠、夜惊、易激惹、注意力不集中等症状,护士在护理患儿时说话要柔和,尽力安抚患儿,以取得患儿配合治疗。

(2)家长心理护理:理解家长关心患儿的迫切心理,话语轻柔,耐心讲解相关知识,告知患者家属此病的易治性,使患者家属放心以取得治疗的配合。

【健康教育】

1. 指导患儿家长进行病情观察。夜间患儿入睡后2~3小时,拨开臀部,仔细检查肛周皮肤皱襞处,查看有无乳白色线头样小虫在爬动,即为蛲虫的雌虫,如不能肯定,可用透明胶纸或蘸过生理盐水的棉花获取虫卵送医院化验室鉴定确诊。

2. 向患儿和家长讲解蛲虫病的传播方式和防病知识,强调在药物治疗的同时必须与防治相结合,否则难以彻底治愈。

(1)培养患儿良好的卫生习惯。不随地大小便,饭前便后洗手,勤剪指甲,勤洗会阴及肛门部,纠正儿童吸吮手指的不良习惯。提倡儿童穿满裆裤玩耍,指导患儿睡觉时穿睡裤、戴手套。床单和内裤勤换洗,煮沸消毒或开水浸泡,并阳光暴晒等,连续10天,可彻底消灭虫卵。

(2)改善环境卫生,对玩具、图书、用具要经常清洁和消毒。

(3)对感染者进行彻底治疗,家庭成员和集体机构中的成员应同时进行治疗,治疗期间充分清理环境,清洗衣物。

(冀琨 邹洋)

第四节 疟 疾

【概述】

疟疾(malaria)是经蚊虫叮咬,传播、感染疟原虫所引起的寄生虫病。临床以反复发作的间歇性寒战、周期性发热,继之大汗淋漓后缓解、贫血和脾大为特点,可发生轻重不同的并发症。目前传播较为少见,大多数病例是在国外热带及亚热带地域感染所造成的输入性感染。

【临床特点】

疟疾有五种:间日疟、三日疟、恶性疟、卵形疟和诺性虐。最常见和最重要的是恶性疟和间日疟。恶性疟发作时间无明显规律性,间日疟隔日发作,三日疟隔两日发作。卵形疟少见,临床表现与间日疟相似,诺性虐目前病例较少,但表现较重,似恶性疟。恶性疟的潜伏期最短,为8~15天。间日疟为12~20天。

疟疾典型的临床表现有:发冷(寒战),约10分钟后发热(38~41℃),伴头痛、全身酸痛等症状,面红耳赤,口渴多饮,持续数小时至十余小时后大汗淋漓,出汗后退热,患儿可有乏力、嗜睡。这一过程在间日疟每隔一日发作一次,恶性疟发作则无规律,随着病情的进展,患儿可出现贫血及脾大。如果是间日疟未经治疗可在发作数次后病情自行缓解,但以后可能复发。如果是恶性疟未经治疗,病情会越来越重,直至病危,甚至死亡。

疟疾不典型的表现可有:黄疸、肝功能异常,酷似肝炎;肾功能受损,甚至肾衰;还可出现急性肠胃炎;少数人表现重度贫血、心肌炎;极少数人表现为黑尿热,有一定的危险性。最严重的是脑型疟,病情危重,患儿可出现昏迷,甚至死亡。

如果在疟疾高发地区居留时间超过疟疾的潜伏期,出现寒战、发热、出汗等典型表现或其他表现时,应高度怀疑疟疾,尽快就诊。如果在血涂片中找到疟原虫,或血液化验阳性,即可确诊。

【治疗原则】

1. 一般治疗 发作时卧床休息,供给营养丰富,多含维生素,又易于消化的饮食。对贫血者给铁剂、维生素 B_{12} 及叶酸。严重贫血时酌情输血,提高抵抗力。

2. 对症及支持治疗 退热、止痛、输液。脑水肿与昏迷患儿可给予脱水治疗;高热患儿适当使用糖皮质激素、抗疟药及解热镇痛药可加快退热;抽搐可以镇静治疗。

3. 抗疟原虫治疗 应用抗疟药物针对疟原虫的各个发育阶段,迅速控制发作,防止复发与传播。根

18

据抗疟药的性能和防治作用,大致分为三类:

(1) 用于控制临床症状,如氯喹、奎宁、青蒿素等,是杀灭滋养体及裂殖体的有效药物。近期国内研制的新药有咯萘啶、羟基哌喹、青蒿素及其衍生物蒿甲醚;国外研制的有哌喹和甲氟喹等。

(2) 用于控制复发和传播,如伯氨喹或帕马喹,是杀灭肝内的潜隐子(红细胞外期)及配子体的特效药。

(3) 用于预防疟疾的感染,如乙胺嘧啶是孢子增殖杀灭剂,对红细胞内裂殖体有抑制作用。此类药往往与其他药物联合使用,与氯喹或伯氨喹联合治疗。

(4) 两种用药方案:①蒿甲醚注射液+双氢青蒿素哌喹片;②蒿甲醚注射液+磷酸萘酚喹片。

4. 脑型疟疾的救治 强调对疟疾的早诊断、早治疗以防止脑型疟的发生。抢救危重患儿时,尽快采用杀灭滋养体及裂殖体的特效药,以青蒿素类药为首选。同时设法控制高热和惊厥,排除咽喉分泌物。

【护理评估】

1. 评估患儿是否有发热、寒战。了解发热患儿的热型、热度、持续及间歇时间;有无寒战、高热惊厥;评估患儿有无谵妄、昏迷、抽搐、呼吸衰竭、烦躁不安、前囟膨胀、头痛、腹痛、全身酸痛、疲乏无力;有无高热后大汗,随之体温迅速下降至正常等情况。评估患儿有无贫血,肝、脾大。

2. 了解实验室检查 如血常规、血生化、疟原虫检查、骨髓细胞学检查、血清学检查、荧光染色法、PCR检测法(检测特异性DNA)、脑脊液常规生化结果及其他辅助检查结果。

【护理措施】

1. 维持正常体温

(1) 寒战期护理:此期患儿全身发冷,面色和嘴唇苍白,肌肉强烈收缩,甚至出现低氧血症、乳酸中毒等。加强对患儿的巡视,给予患儿保暖措施,饮用温开水。适度提高环境温度,保持室内温度22~24℃。

(2) 发热期护理:寒战期后体温迅速升高至发热期,遵医嘱给予患儿物理降温或药物降温。①物理降温时用32~34℃温水擦拭患儿腋窝、腹股沟等大血管处,暴露肢体于空气中,头部持续冰帽降温。给患儿多饮水,出汗后及时更换衣服及床单,防止着凉。患儿情绪烦躁不安时,保障其安全。②药物降温:遵医嘱给予药物降温,维持水、电解质平衡。注意观察并记录降温效果,及时告知医师给予对症处理。

2. 专人看护患儿,保障安全

(1) 严密观察患儿意识变化,有无躁动、抽搐症状,频繁抽搐,提示脑部受损,保证卧床休息,躁动时给予约束及床档保护。

(2) 密切观察生命体征变化,早期每小时测量一次,注意呼吸频率、深度等变化,预防呼吸困难引起低氧血症加重肝脏损害。

(3) 观察瞳孔大小、形状、是否对称,警惕脑疝的发生。用20%甘露醇降颅压治疗,专人看护加压输液,保证液体速度,观察有无渗液。

3. 密切观察病情变化 观察患儿小便性质、颜色、量,有无酱油样小便及腰痛。观察患儿有无皮肤黏膜黄疸、肝功能及肝性脑病前期行为改变,观察有无溶血性贫血、出血症状。

4. 肝功能损害护理 观察患儿皮肤、尿色,有无黄疸。叮嘱患儿卧床休息,保持饮食清淡。保护肝功能,给予保肝、促胆红素等排泄类药物,避免使用对肝脏损害的药物。

5. 肾功能损害护理 排除结石等肾前性因素,如果患儿出现水肿症状,需严格控制患儿的摄水量。如果患儿出现肾衰竭,给予患儿适当的利尿药物,必要时给予透析治疗,以排除水和代谢产物等。

6. 饮食护理 疟疾发作期给予患儿清淡易消化、低脂、低嘌呤、高维生素、高热量营养丰富的流质饮食,鼓励患儿多饮水。发作控制后给高热量、适量蛋白、高维生素普食。肝功能失代偿期,限制蛋白质摄入量,以植物性蛋白质为主,禁食动物蛋白,减轻肝脏负担。肝功能好转增加蛋白质入量,禁食含钾高的食物。

7. 心理护理 患儿病情危急,家长对该病的认识不全面,出现过度的焦虑和恐惧情绪,单间隔离让患儿内心产生担忧和恐惧等都加重了患儿和家长的心理负担。责任护士和主管医师主动与患儿及家长沟通交流,多陪伴、鼓励和安慰,争取最大程度地得到患儿和家长的信任和配合,减少焦虑和恐惧。患儿病情相对稳定后,允许患儿父母陪伴,增强患儿战胜疾病的信心。

8. 用药护理

(1) 静脉滴注氯喹,可引起血压下降及心脏传导阻滞,严重出现心搏骤停,用药过程控制液体浓度及速度,密切观察患儿血压、心率、心律变化,严重反应报告医师停药。

(2) 口服氯喹可引起食欲缺乏、恶心、腹泻、头晕等,嘱患儿饭后服用。出现毒性反应,多饮水或静脉补液,促进药物排泄。

18

301

9. 预防疟疾的关键措施是防止蚊虫叮咬。

（1）室内要设立四道防蚊屏障：①住房要安装纱门、纱窗；②睡前室内使用蚊香或驱蚊剂；③卧室使用蚊帐；④暴露部位皮肤涂抹防蚊剂。

（2）室外防蚊叮咬：①晚间尽量减少在室外的停留时间；②采用可行的防蚊、驱蚊措施：如穿长袖汗衫、连裤袜，或在暴露部位皮肤涂抹驱蚊剂，用扇子驱蚊等。

【健康教育】

1. 向患儿及家长宣传预防疟疾的知识

（1）防蚊、灭蚊是最有效的措施。如消除积水、根除按蚊孳生场所。夜间睡眠给儿童蚊帐防蚊。外出时涂上防蚊水，避免过多暴露皮肤。

（2）对高发区人群及流行区外来的人群，进行预防性药物治疗以防止发生疟疾，如乙胺嘧啶、氯喹等。

（3）带儿童到安徽、河南、云南、海南、湖北、江苏等高发地区时，要重点防护。带儿童前往东南亚、非洲等疟疾高发国家和地区要预防性服用抗疟药，如氯喹、甲氟喹、乙胺嘧啶以及多西环素等。

2. 宣传疟疾相关治疗知识 现症患儿要坚持服药，以求彻底治愈。出院后仍应避免劳累，定期复诊。如有寒战、发热、大汗反复发作者，应速到医院就诊。

3. 出院指导

（1）必须按医嘱服药，不得随意更改服药剂量和服药周期。注意有较重的肝、肾疾病的患儿不宜服用抗疟药。

（2）注意保持身心健康，饮食营养均衡，生活作息规律，防止患儿抵抗力下降。

（3）每3个月复诊一次，直至2年内无复发为止。

4. 预防复发 对近期有疟疾发作史及血中查到疟原虫者，在春季或流行高峰前1个月，应到医院行抗复发治疗，以根治带虫者。

（冀琨 邹洋）

第五节 阿米巴病

【概述】

阿米巴病（amoebiasis）是由溶组织内阿米巴（entamoebahistolytica）所致的疾病。在人体最常见的是侵袭结肠黏膜，引起阿米巴痢疾。本病易于复发，迁延不愈；也可侵袭肠外，引起肠外阿米巴病，以肝脏脓肿为多。

【临床特点】

表现变化较多，症状隐显无常。潜伏期一般为1~2周，短者4天，长者数月。

1. 无症状型 此类型约占90%以上，绝大多数系复合体中非侵袭性的感染。粪便常规检查时多数能发现阿米巴包囊，但感染者不出现症状。

2. 有症状型

（1）肠阿米巴病：典型的阿米巴痢疾，急性腹泻常伴有腹痛，如累及直肠时可出现里急后重，脓血黏液便，呈褐果酱状，奇臭，日排便10次左右，有的可达数十次。典型的痢疾已不多见，大多表现为亚急性或慢性迁延性肠炎。较少见的暴发性流行，多见于体弱和营养不良者。起病急骤，中毒症状明显，重病容，有高热及极度衰竭。患儿有不同程度脱水与电解质紊乱，有时可出现休克。病程转为慢性，腹泻可反复发作，或与便秘交替出现。间歇期间可无症状，久病者可伴有腹胀、消瘦、贫血、乏力等。

（2）肠外阿米巴病：①阿米巴肝脓肿：在临床上最为常见，好发于肝右叶（约80%），尤以右叶顶部居多。有不规则发热、盗汗等症状，肝区疼痛为本病重要症状。②其他部位脓肿：肺脓肿及脑脓肿，偶见于血行播散的患儿，多在病程的终末期或见于幼婴自母亲传染，病情可迅速恶化。

【治疗原则】

1. 一般及对症治疗 症状明显时应卧床休息，流质、半流质、少渣饮食。重症患儿应及时补液纠正水、电解质紊乱，酌情输血。慢性患者应加强营养，增强体质。

2. 药物治疗

（1）甲硝唑（metronidazole）：对各个部位、各型阿米巴原虫都有较强的杀灭作用，是目前治疗肠内、外各型阿米巴病的首选药物。经肝代谢，肝功能不足者药物可蓄积，应酌情减量；患儿每天30~50mg/kg，分3次饭后服用，连服7~10天。危重病例可按此剂量用0.5%水溶液静脉滴注。本药疗效高，毒性小，吸收快，副作用轻。

（2）替硝唑（tinidazole）：较甲硝唑毒性更小、耐受性更好、口服吸收完全，安全性更高。治疗急性阿米巴病时，患儿每天服用一次，50~60mg/kg，连服3天，肝阿米巴病时，需服用5天。

（3）喹碘方（yatren）：对阿米巴滋养体有作用，可用于治疗无症状或慢性阿米巴病。患儿每次5～10mg/kg，1天3次，连用7～10天。对肠外阿米巴病无效。

3. 其他治疗 对阿米巴肝脓肿较大者，应用药物治疗时，必要时可进行穿刺引流。由本病引起的肠穿孔者应考虑手术引流和修复。混合细菌感染时应用抗生素。

【护理评估】

1. 评估患儿是否有腹痛、腹泻或发热、盗汗等症状。了解腹泻患儿的排便次数，粪便颜色、性质，有无腹泻与便秘交替，评估患儿有无发热、肝区疼痛。

2. 了解实验室检查如血常规、粪便检查、血清学检查，必要时行乙状结肠镜或纤维肠镜检查及其他辅助检查结果。

【护理措施】

1. 一般护理

（1）隔离和消毒：以消化道隔离至连续3次粪便检查未查出滋养体或包囊为止。餐具、便器单独使用并消毒。粪便以20%漂白乳剂消毒。衣被阳光下曝晒。

（2）休息与活动：卧床休息。

（3）饮食与营养：给予易消化、纤维素含量少、高热量、高蛋白、多维生素的流质、半流质饮食，如面条、稀饭等。避免辛辣、生冷、硬的食物。

（4）生活护理：重者做好口腔护理、皮肤护理。必要时便后温水清洗肛门及周围皮肤，并涂以润滑油。饭前便后洗手，勤换内衣裤。

2. 心理护理

（1）精神安慰，鼓励坚持用药，对用药反应事先做好必要的解释。

（2）护士根据患儿及家长的接受能力进行疾病、用药知识，护理技能、预后转归等方面的宣教，满足家长及患儿的需求，促使他们积极主动地配合医疗工作。

（3）对年长儿通过安慰、解释和鼓励，对年幼儿通过亲切、和蔼的态度和关心去建立感情，取得信任。

3. 病情观察 密切观察病情，对症护理。对剧烈腹痛、频繁腹泻者给予解痉药，如山莨菪碱、阿托品等，亦可腹部热水袋热敷。如经适当处理后腹痛仍不缓解，应警惕并发症的发生，如肠穿孔、出血及时给予抢救。腹泻严重至脱水或进食差者，适当静脉补液。

4. 对症护理

（1）腹泻的护理：评估腹泻程度，记录每天大便次数、颜色、性状和量；保持肛周卫生；及时协助大便标本的采集。粪便标本的采集需要注意：及时采集新鲜大便，挑选有黏液、脓血的部分及时送检，并注意保温。

（2）明显腹痛者的护理：腹部热敷以解痉，遵医嘱使用解痉止痛药。

5. 皮肤护理 必要时便后温水清洗肛门及周围皮肤，并涂以润滑油。饭前便后洗手，勤换内衣裤。

6. 用药护理

（1）甲硝唑及替硝唑：与甲硝唑相比，替硝唑抗菌活性更强，不良反应较轻。如恶心、呕吐、食欲差、腹泻等胃肠道反应；皮疹、荨麻疹过敏反应等。药物代谢物可致尿液呈深红色。与饭同服可以减轻胃肠道不适症状。告知患儿及家长用药期间和停药后一周内禁用含乙醇饮料或药品。

（2）喹碘方：大剂量可引起腹泻及其他胃肠道反应。对碘过敏者及甲状腺肿大，严重肝肾功能不良者慎用。

7. 并发症的观察与护理 密切监测体温、血象变化，及时发现有无肝区疼痛，观察肛周有无异常改变等，发现异常时，报告医师及时处理。

【健康教育】

1. 向患儿及家长讲解肠阿米巴病的疾病知识 介绍感染过程、临床经过、主要症状、治疗常用药物及其副作用、疗程等；腹泻时的饮食要求等自我护理知识及留取粪便标本的注意事项。家长帮助患儿坚持服药，在症状消失连续3次粪检，滋养体或包囊阴性，方可解除隔离。

2. 饮食指导

（1）指导患儿及家长给予易消化、纤维素含量少、高热量、高蛋白、多维生素的流质、半流质饮食，如面条、稀饭等。

（2）避免食用辛辣、生冷、硬的食物。

（3）食物食用前必须充分加热、煮沸，饮用水亦需煮沸后再行饮用。

3. 养成患儿良好卫生习惯

（1）勤洗手：培养患儿勤洗手的好习惯，并让患儿知道指缝最容易隐藏细菌，洗手时要特别注意清洁，平时不要吃手。饭前便后勤洗手。

（2）注意饮食卫生：食具可每天应用消毒柜或热水煮沸的方式进行消毒。新鲜水果应洗净、去皮后再食用。不要食用隔夜或变质食品。外出旅行时，尽量自带食物和水,或到正规的饭店或旅行社指定饭店就餐。凉拌菜要洗净,并用开水烫后,加醋、姜、蒜拌匀后再食用,尽量少食或不食凉拌菜。一些自身易带致病菌的食物如螺蛳、贝壳、螃蟹等海水产品,食用时一定要煮熟蒸透,杜绝醋泡、盐腌后直接食用等不良饮食习惯,不吃可能有毒的食品如山蘑菇等。

4. 休息与活动 以卧床休息为主,病情好转后逐渐增加活动量。保持良好的生活方式,生活规律。尽量少去人多、空气闭塞的地方,避免感染。

5. 出院指导

(1)向家长宣传加强饮食管理和注意患儿个人卫生对预防阿米巴病的重要意义。加强患儿营养,防止暴饮暴食,避免受凉、劳累。防止复发或肝阿米巴病等并发症出现。

(2)指导家长为患儿提供一个安全、清洁的家庭环境,预防及避免感染及各种安全意外。加强个人卫生,勤洗澡更衣,经常检查口腔、肛门、皮肤等处有无感染。

(3)出院后3个月每月复查大便一次,以追踪有无复发,决定是否需要重复治疗。

(4)告知家长给患儿坚持按医嘱服药,定期门诊复查。门诊就诊、检查时戴口罩,避免感染。

(冀琨　邹洋)

参 考 文 献

1. 江载芳,申昆玲,沈颖.诸福棠实用儿科学.第8版.北京:人民卫生出版社,2015.
2. 江载芳,申昆玲,沈颖.诸福棠实用儿科学.第8版.北京:人民卫生出版社,2015.
3. 贺联印,许炽标.热带医学.第2版.北京:人民卫生出版社,2004.
4. 崔焱.儿科护理学.第5版.北京:人民卫生出版社,2015.
5. 沈晓明,王卫平.儿科学.第7版.北京:人民卫生出版社,2010.
6. 兰彦,包新华.1例输入恶性疟疾(脑型)合并重症肝炎护理.中国实用医药,2012,7(18):233.
7. 高艳霞.30例输入性疟疾的护理.中国实用医药,2015,10(32):259.
8. 周志玉.恶性疟疾22例护理体会.山西医药杂志,2014,43(9):1088-1090.
9. 张玉兰.儿科护理学.第3版.北京:人民卫生出版社,2014.
10. 许隆祺.中国人体寄生虫分布与危害.北京:人民卫生出版社,2000.
11. 李绣云,张冬林.常用药物的使用观察及护理.北京:人民军医出版社,2010.

第六节　小儿黑热病

【概述】

黑热病(Kala-azar),亦称内脏利什曼病(Visceral leishmaniasis),是由杜氏利什曼原虫(黑热病原虫)所引起通过媒介白蛉叮咬传染的慢性地方性传染病。经我国开展防治工作以来现已基本消灭,仅个别地区(四川川北、新疆)有少数发生。因起病缓慢,发病无明显季节性,临床表现复杂,常易漏诊或误诊。

【临床特点】

杜氏利什曼原虫病属人兽共患疾病,临床上以长期不规则发热、进行性脾脏肿大、消瘦、贫血、全血细胞减少及血浆球蛋白增高为特征。杜氏利什曼病共有3种类型:皮肤型、内脏型、黏膜皮肤型。

1. 病原学

(1)杜氏利什曼原虫(Leishmaniadonovani):2种形态。

(2)在人体网状内皮细胞内寄生的利杜体(无鞭毛体);在白蛉体内的鞭毛体。

2. 传播途径 经吸血昆虫白蛉传播。

白蛉吸患者血液,利杜体进白蛉胃内,发育为鞭毛体,并分裂繁殖,鞭毛体移行到白蛉口腔,白蛉再叮人吸血,将鞭毛体注入人体皮下组织而感染。鞭毛体进入人体后,变为利杜体,一部分被多形核白细胞吞噬消灭,大部分被巨噬细胞吞噬,随血流进入肝脾、骨髓、淋巴结等器官,再不断分裂繁殖,最后细胞破裂,利杜体逸出,又被其他网状内皮细胞吞噬。

3. 流行病学 曾广泛流行于长江以北地区,传染源为病人和病犬。我国有三种类型:

(1)人源型:平原地形为主的地区(苏北、皖北、山东、豫东、河北、陕西关中、新疆喀什);病人以青壮年和儿童占多数。

(2)人犬共患型:以丘陵山区为主(北京北部、辽宁、山西、陕北、甘肃、青海、川北);病人多是10岁以下儿童,婴儿感染率高。

(3)野生动物源型:新疆、内蒙古荒漠和山丘。

4. 临床表现

（1）潜伏期：多在6周~4个月之间，最短10天，最长1.5年。

（2）症状：发热为主要症状，不规则热型。年长儿可无急性病容，但身体逐渐消瘦，腹部逐渐膨大。多于发病0.5~2个月后，可触及脾脏，脾脏逐渐增大，肝脏亦肿大，但程度不如脾大。全身淋巴结多可触及。血象随病情加重和病期延长而出现贫血，血红蛋白、白细胞、血小板均可显著减少，因肝功能减退，出现白蛋白/球蛋白比例倒置现象

（3）并发症：以口腔炎与坏死性齿龈炎最常见。亦可有出血、感冒、支气管炎、中耳炎、痢疾、营养不良性水肿、多种维生素缺乏等表现。

【治疗原则】

1. 葡萄糖酸锑钠治疗黑热病特效药总剂量150~200mg/kg，分6次静脉注射或肌注。副作用表现为粒细胞缺乏症、鼻出血、咳嗽、呕吐及腹泻，反应短。

2. 抗锑患儿喷他脒、二脒替。

3. 国外两性霉素B（WHO推荐药物）。

【护理评估】

1. 健康评估　评估患儿是否来自疫区或有明确疫区生活、旅行史。评估患儿发热特点是否为复发与缓解交替，以后逐渐转为不规则发热。评估患儿是否有肝脾进行性增大、贫血或血小板减少；评估患儿是否有如心悸、面部色素沉着、黄疸、鼻或齿龈出血、消化道出血、水肿等特殊症状。评估患儿用药期间的治疗效果及药物不良反应等情况。

2. 辅助检查评估　骨髓、脾或淋巴结穿刺物涂片可见利什曼的原虫或穿刺物培养出利什曼原虫前鞭毛体。免疫学方法检测出杜氏利什曼原虫特异性抗体或抗原可作为诊断依据。

3. 评估患儿及家长对疾病相关知识的认知程度及需求，评估患儿及家长有无焦虑等异常的心理变化。

【护理措施】

1. 一般护理

（1）消毒隔离措施：对患儿采取虫媒隔离做好消毒隔离措施，每天用紫外线照射房间2次，定时开窗通风，床单位及地面每天用含氯消毒剂擦拭，以降低感染率。

（2）对医护人员的要求：严格执行无菌操作，接触患儿前、后按"六步洗手法"严格洗手，因黑热病可通过破溃的皮肤黏膜传染，在执行可能被血液、体液污染的护理操作时均需戴手套进行自我保护，待患儿症状改善，复查杜氏利什曼原阴性后解除隔离。

2. 基础护理

（1）口腔护理：由于患儿长期发热唾液分泌减少，口腔内食物残渣可促进细菌繁殖，并且坏死性口腔炎、坏死性牙龈炎、急性粒细胞缺乏症等，均为黑热病最常见的并发症，因此每天要定时给患儿做口腔护理，口腔护理所采用的护理液应为生理盐水或3%碳酸氢钠。每天观察患儿的口腔黏膜，有异常变化及时对症处理。

（2）生活护理：患儿应卧床休息，以减少体力消耗，为患儿创造安静、舒适、整洁的治疗环境，医护人员要妥善安排各种治疗护理时间，让患儿有充分的休息时间。

3. 发热的护理　发热为黑热病常见的症状，因此护理人员应密切观察患儿体温变化，注意发热的过程、热型、持续时间、伴随症状。发热时鼓励患儿适量饮水，遵医嘱给予物理降温、头枕冰袋和药物退热，并观察退热效果，记录体温变化。本病发热不宜采用酒精擦浴，防止发生皮下出血。常规每4小时监测体温1次，退热处理后30分钟复测体温，退热后及时为患儿更换汗湿衣裤，保持皮肤清洁干燥，并补充营养和水分。

4. 皮肤护理　每天为患儿清洁皮肤，患儿卧床、高热、身体虚弱、皮肤黏膜保护性差，因此要帮助患儿保持床单位整洁、干燥，及时清扫床单位皮屑，可用温水清洗皮肤，避免刺激皮肤。由于本病患儿大多体型消瘦，因此应每天按时为患儿按摩骨隆突处，增加血液循环，防止压疮的发生。

5. 治疗护理

（1）锑剂的治疗护理：

1）锑剂即葡萄糖酸锑钠，为五价锑化合物，在肝脏内合成三价锑，对杜氏利什曼原虫产生抑制作用，最后由单核-吞噬细胞系统消灭杜氏利什曼原虫。葡萄糖酸锑钠目前是治疗黑热病的首选药物，其具有毒性低、疗程短、可供肌肉或静脉注射、安全、有效、复发率低的特点，葡萄糖酸锑钠治疗黑热病的近期疗效可达99%。

2）葡萄糖酸锑钠治疗护理：锑剂常见不良反应为发热、粒细胞缺乏、鼻出血、咳嗽、呕吐、腹痛、腹泻，可出现消化道出血，如剂量过多或速度过快，可蓄积中毒，极个别出现心脏或肝脏毒性反应，甚者可引起阿-斯综合征等反应，但一般不良反应较短暂，停药后反应即可消失，一般不影响治疗。因此护理人员为患儿注射锑剂时要缓慢注射，并在注射过程中观察患儿的反应。如果出血、呼吸频率增快、体温突然上升并剧烈咳嗽等症状及时报告医师给予及时处理；治疗过程中还要严格控制葡萄糖酸锑钠的剂量，

18

密切观察用药反应,监测心电图、体温、血常规、肝功能,发现异常通知医师及时处理。

3)注射部位观察护理:观察注射部位有无不良反应,主要表现为注射部位疼痛。

(2)糖皮质激素的治疗护理:本病可给予甲泼尼龙静点抑制免疫反应,因此,在用药前向患儿及家长做详细的宣教,严格掌握用药注意事项及药物副作用。注意观察药物副作用,如高血压、应激性溃疡、骨质疏松。激素应用中进行血压监测,激素治疗的患儿每天做好血压的测量与记录,有异常变化及时与医师联系。

6. 安全护理 患儿肝脾进行性增大,因此应卧床休息,避免剧烈运动,防止脾破裂;婴幼儿防止高热惊厥的发生,一旦发生,应立即给予患儿头偏向一侧去枕平卧位,及时清理口腔分泌物,保持呼吸道通畅防止发生误吸,遵医嘱给予止痉药物,观察用药反应,并做好记录。激素治疗期间要注意补充钙剂,注意安全,防止骨折。

7. 饮食护理 因黑热病引起的贫血属缺铁性贫血。应给予患儿高蛋白、高热量、高维生素、易消化的清淡流质或半流食物,同时补充含铁丰富的食物。

8. 心理护理

(1)建立良好的护患关系,护士要以和蔼诚恳的态度、热情的语言介绍病室环境,在与患儿交谈时注意对患儿的尊重、关心。护士要耐心倾听患儿的表达,通过交谈使患儿产生安全感、信任感和亲切感。

(2)黑热病为少见病,加之患儿家长对该病缺乏相应的认识和了解,加重了患儿及家长的恐惧感,从而也增加了护理工作的难度,因此责任护士应耐心向家长讲解黑热病的有关知识,让家长对患儿病情有所了解,消除恐惧心理,减轻思想负担,给予精神安慰,树立战胜疾病的信心,使患儿在接受治疗时处于最佳状态,促进疾病尽早康复。

【健康教育】

1. 住院健康指导 因黑热病是由杜氏利什曼原虫引起、经白蛉传播的地方性寄生虫病,近年来呈逐年上升趋势。且主要患者人群为儿童,因此责任护士要针对患儿及家长进行系统的个体化的健康宣教,讲解疾病的知识和护理的重点;药物治疗的基本知识,以取得家长的配合。

2. 出院健康指导 因本患儿曾经居住过黑热病流行地区,所以要告知患儿及家长每年5~9月为白蛉活动期,嘱患儿家长在白蛉繁殖期间做到自我防范。指导患儿家长出院后感染科门诊随诊,每隔3个月随诊1次,随诊1年。加强患儿营养及适当锻炼,提高机体免疫力。告知患儿家长黑热病的病因、感染途径、临床症状表现,出现上述症状体征,要高度警觉,及时到医院检查,做到早发现、早诊断、早治疗,也是控制黑热病流行的重要手段。

(迟 魏)

第七节 巴贝西虫病

【概述】

巴贝虫病是由 RBC 内寄生的巴贝虫属(Babesia)通过硬蜱叮咬感染所致的人兽共患寄生虫病,可通过输血和母婴途径传播。人巴贝虫病的临床表现轻重不一,从亚临床感染、轻度流行性感冒样症状直至危及生命等,高龄、脾脏切除者和免疫功能缺陷者易重症化。自1957年发现首例人巴贝虫病以来,全球已发现几百例感染者,而实际感染数量更高。我国硬蜱种类较多,随着人们户外活动增加,与蜱虫接触的机会加大,蜱传播疾病增加趋势明显,且巴贝虫病与莱姆病及人粒细胞无形体病存在混合感染。

【临床特点】

巴贝西虫的宿主动物为哺乳动物,当具有感染性的子孢子随蜱的唾液侵入哺乳动物体内后,在红细胞中以二分裂或出芽方式进行裂殖生殖,产生裂殖子,红细胞破裂后释放出的裂殖子再侵入新的红细胞,如此反复分裂最后形成配子体。

1. 病原学 目前发现感染动物的巴贝西虫超过100种,其中只有一部分对人类是致病的,其中大多数是由 *B. microti* 引起,在欧洲流行的是 *B. divergens*,此外,还有在美国西部流行的 *B. duncani*(过去称为 WA1-type 寄生虫),在美国中西部流行的 *B. divergens* 样虫体(MO1),在欧洲和中国流行的 *B. venatorum*(EU1)以及在朝鲜流行的 KO1。

2. 传播途径 巴贝西虫的宿主动物为哺乳动物,主要传播途径是经蜱虫叮咬传播,也可以输血传播和经胎盘传播。

3. 流行病学 来自于美国东北部和中西部,亚洲、非洲、澳大利亚、南美洲也有病例报道。俄罗斯远东地区是蜱传播性疾病的高发地,中国绥芬河口岸与该地区接壤,成为人巴贝西虫自然疫源地。

4. 临床表现

(1) 潜伏期:人巴贝西虫病症状通常在蜱咬伤后 2~4 周出现。

(2) 临床症状:人巴贝西虫病临床表现轻重不一,存在无症状感染,人巴贝西虫病根据病情轻重,可分为轻、中和重等 3 型。轻型患者,体温正常或仅有低热,略有疲惫和不适感、轻微头痛,以及食欲缺乏等;中型患者,起病急骤,高热(39~40℃),头痛剧烈,肌痛,甚至周身关节疼痛,有精神抑郁或烦躁不安,神志恍惚,脾脏轻度~中度肿大;重症患者,出现溶血性贫血,并发展迅速,伴黄疸、蛋白尿、血尿和肾功能障碍等。另外,隐性感染者较为普遍,但一般感染者不会出现再次感染。

(3) 并发症:巴贝西虫感染可以引起贫血、高胆红素血症、溶血及由此引起的肾衰竭、成人呼吸窘迫综合征(ARDS)、中枢神经系统损伤。常见于巴贝西虫感染及无脾、免疫功能低下的患者。几乎所有严重巴贝西虫感染患者均在出现血红蛋白尿的 4~7 天后出现多器官功能衰竭。

【治疗原则】

奎宁联合克林霉素、阿奇霉素联合阿托伐醌或奎宁对于人和动物巴贝西虫感染有效。不知种属的人巴贝西虫感染对这两种药物联合治疗效果很好,但是对治疗的反应速度和寄生虫持续存在的问题仍然存在。克林霉素联合奎宁组最常见的副作用是奎宁引起的金钠鸡中度和腹泻。即使有副作用,快速的暴发性感染需要强大的治疗手段,克林霉素联合奎宁仍然是人巴贝西虫病的治疗选择。

【护理评估】

1. 健康评估　评估患儿是否存在可疑的流行病学接触史或存在巴贝西虫病的易患因素,病前有无到农村去露营和旅行史。评估患儿体温发热时的热型,是否有头痛、肌痛以及食欲缺乏等,是否有黄疸、蛋白尿、血尿等溶血性贫血的症状。评估患儿用药期间的治疗效果及药物不良反应等情况。

2. 辅助检查评估　可疑或确诊的巴贝西虫感染的患儿要检测急性期和恢复期双份血清样本。聚合酶链反应(PCR)作为新兴的快速诊断可作为诊断依据。外周血吉姆萨染色是诊断巴贝西虫病的主要手段。

3. 评估患儿及家长对疾病相关知识的认知程度及需求,评估患儿及家长有无焦虑等异常的心理变化。

【护理措施】

1. 一般护理

(1) 消毒隔离措施:对患儿采取虫媒隔离做好消毒隔离措施,每天用紫外线照射房间 2 次,定时开窗通风,床单位及地面每天用含氯消毒剂擦拭,以降低感染率。

(2) 对因巴贝西虫的患儿大多免疫力低下,因此应对患儿实行保护性隔离。

2. 基础护理

(1) 口腔护理:由于患儿发热唾液分泌减少,口腔内食物残渣可促进细菌繁殖,因此每天要定时给患儿做口腔护理,口腔护理所采用的护理液应为生理盐水或 3% 碳酸氢钠。每天观察患儿的口腔黏膜,有异常变化及时对症处理。

(2) 生活护理:患儿应卧床休息,以减少体力消耗,为患儿创造安静、舒适、整洁的治疗环境,医护人员要妥善安排各种治疗护理时间,让患儿有充分的休息时间。

3. 发热的护理　发热为巴贝西虫常见的症状,因此护理人员应密切观察患儿体温变化,注意发热的过程、热型、持续时间、伴随症状。发热时鼓励患儿适量饮水,遵医嘱给予物理降温、头枕冰袋和药物退热,并观察退热效果,记录体温变化。本病发热不宜采用酒精擦浴,防止发生皮下出血。常规每 4 小时监测体温 1 次,退热处理后 30 分钟复测体温,退热后及时为患儿更换汗湿衣裤,保持皮肤清洁干燥,并补充营养和水分。

4. 皮肤护理　对于皮疹的患儿应每天为患儿清洁皮肤,患儿卧床、高热、身体虚弱皮肤黏膜保护性差,因此要帮助患儿保持床单位整洁、干燥,及时清扫床单位皮屑,可用温水清洗皮肤,避免刺激皮肤。由于本病患儿大多体型消瘦,因此应每天按时为患儿按摩骨隆突处,增加血液循环,防止压疮的发生。

5. 贫血的护理　溶血性贫血可适当活动,活动量以不出现临床症状为宜。急性溶血性患儿应卧床休息,以减少机体耗氧量。观察患者生命体征、神志、尿液颜色与量的变化,注意贫血、黄疸有无加重;观察有无并发症的表现,记录 24 小时出入量,一旦出现少尿甚至无尿,提示患者可能发生急性肾衰竭,应及时报告医师并积极进行抢救;动态观察化验结果,如血红蛋白浓度、网织红细胞计数、血胆红素浓度。

6. 安全护理　部分患儿出现溶血性贫血,嘱患儿卧床休息,避免剧烈运动,防止发生意外;婴幼儿防止高热惊厥的发生,一旦发生,应立即给予患儿头偏向一侧去枕平卧位,及时清理口腔分泌物,保持呼吸道通畅防止发生误吸,遵医嘱给予止痉药物,观察用药反应,并做好记录。

7. 饮食护理 因巴贝西虫引起的贫血属溶血性贫血。应给予患儿高蛋白、高热量、高维生素、易消化的清淡流质或半流食物,同时避免食用易引起溶血的(如蚕豆)和药物(如磺胺药、伯氨喹等)。

8. 安全输血 输血是治疗贫血的有效方法,可提高血红蛋白浓度、改善组织缺氧、暂时改善严重贫血患者的一般情况;输血时应严格执行安全输血制度;血液取回后应及时输入,不宜放置过久;输血前两人认真核对配血单上的床号、姓名、血型、Rh 因子等;输血中、输血后密切观察患者有无不良反应,患者出现畏寒、发热、腹痛时,应立即停止输血,同时报告医师,护士应积极配合抢救。

9. 心理护理

(1) 建立良好的护患关系,护士要以和蔼诚恳的态度、热情的语言介绍病室环境,在与患儿交谈时注意对患儿的尊重、关心。护士要耐心倾听患儿的表达,通过交谈使患儿产生安全感、信任感和亲切感。

(2) 巴贝西虫为少见病,加之患儿家长对该病缺乏相应的认识和了解,加重了患儿及家长的恐惧感,从而也增加了护理工作的难度,因此责任护士应耐心向家长讲解巴贝西虫的有关知识,平时避免与蜱接触。避免在媒介蜱类活动季节进入疫区,若进入疫区,应用驱避剂。尽量避免接触家栖或野生啮齿动物接触。集体和个人均应采取防蜱措施,穿着防护衣裤,使用杀蜱和驱蜱剂,户外活动后彻底检查身体有无蜱附着,迅速排除依附于身体上的蜱。让家长对患儿病情有所了解,消除恐惧心理,减轻思想负担,给予精神安慰,树立战胜疾病的信心,使患儿在接受治疗时处于最佳状态,促进疾病尽早康复。

【健康教育】

1. 住院健康指导 巴贝西虫是由硬蜱叮咬感染所致的人兽共患寄生虫病,可通过输血和母婴途径传播性寄生虫病,近年来呈逐年上升趋势。且主要患者人群为免疫力低下儿童,因此责任护士要针对患儿及家长进行系统的个体化的健康宣教,讲解疾病的知识和护理的重点,药物治疗的基本知识,以取得家长的配合。

2. 出院健康指导 人巴贝西虫病是一种具有潜在危险性的血液寄生虫病,亟待引起重视。对于每个人,随着户外活动的增加,蜱虫叮咬的机会也增加,做好个人防护很重要如有出现体温异常、疲惫、乏力或精神症状甚至黄疸、血尿者应及时就医。对于贫血的患儿应尽量避免输血可有效防止经输血传播。

(迟 魏)

参考文献

1. 粟军,张崇唯,杨新春.黑热病 9 例并文献复习.华西医学,2008,23(2) CN51-1356/R.

2. 刘应麟.传染病学.北京:人民卫生出版社,2002.

3. 彭文伟,李兰娟,乔光彦,等.传染病学.北京:人民卫生出版社,2003:230.

4. 郑雪.45 例黑热病患者的护理体会.当代护士,2012,10:21-22.

5. 裴小玲,冉琼.1 例黑热病患者的护理.护理学杂志,2007,22(1):70-71.

6. 张艳君,李芸.黑热病患者护理一例.华西医学,2010,25(9):1753-1754.

7. 张柳,张秀,吴丹,等.黑热病患儿 1 例临床护理.齐鲁护理杂志,2012,18(35):121-122.

8. 余小荣,李嘉佳.1 例黑热病的护理体会.中国现代护理杂志,2003,9(5):402.

9. 冯春虹,胡志琴.斯锑黑克治疗黑热病的临床观察及护理.新疆医学,2011,41(z1):58-60.

10. 陈新谦,金有豫.新编药物学.第 14 版.北京:人民卫生出版社,2000:130.

11. 李民,王文靓,阿不力克木.黑热病 83 例临床分析及其护理.中华腹部疾病杂志,2006,06(11),809-812.

12. 王秀玲,袁碧,巴德玛.黑热病患儿治疗期间的护理.护士进修杂志,2008,23(20):1920.

13. 闫玉玲,李永华.新疆喀什地区 39 例婴幼儿患黑热病的护理体会.护理论坛,2012,14(25):353.

14. 张宗霞,王瑞,张铭光,等.黑热病护理一例.华西医学,2013,28(6):846-847.

15. 付维明,何浩,呼满霞,等.黑龙江中俄边境口岸全沟硬蜱中分离到人巴贝西原虫.中国国境卫生检疫杂志,2010,2:99-104.

16. 姚立农,阮卫,曾长佑,等.1 例感染巴贝虫的诊断与病原体鉴定.中国寄生虫学与寄生虫病杂志,2012,30(2):118-121.

17. 雷永良,王晓光,姚立农,等.人感染巴贝西原虫个案分析.中国卫生检验杂志,2012,03:651-652.

18. 蔡玉春,卢艳,陈韶红,等.微小巴贝虫在不同免疫状态小鼠体内消长规律研究.中国人兽共患病学报,2013,29(2):170-174.

19. 陈小光,李学荣,吴忠道. 巴贝虫和巴贝虫病的研究进展. 国际医学寄生虫病杂志,2012,39(1):45-50.

20. Spaete J, Patrozou E, Rich JD, et a1. Red cell exchange transfusion forbabesiosis in Rhode Island. J Clin Apher, 2009,24(3):97-105.

21. 李莉,丛玉隆. 人巴贝西虫病:一种具有潜在危险性的血液寄生虫病. 中华医学杂志,2015,95(8):634-636.

22. 刘炜,刘显智. 巴贝虫病及其经输血传播研究进展. 中国输血杂志,2011,24(4):355-357.

18

第十九章　呼吸系统疾病

第一节　呼吸系统疾病护理

【概述】

小儿呼吸道疾病包括上下呼吸道急慢性感染性疾病、呼吸道变态反应性疾病、胸膜疾病、呼吸道异物、呼吸系统先天性畸形及肺部肿瘤等。其中急性呼吸道感染最为常见，约占儿科门诊的60%以上，在住院患儿中，上、下呼吸道感染占60%以上，绝大部分为肺炎，且是全国5岁以下儿童第一位的死亡原因。因此需要积极采取措施，降低呼吸道感染的发病率和死亡率。

【临床特点】

小儿呼吸系统的解剖、生理、免疫特点与小儿时期易患呼吸道疾病密切相关。呼吸系统以环状软骨下缘为界，分为上、下呼吸道。上呼吸道包括鼻、鼻窦、咽、咽鼓管、会厌及喉；下呼吸道包括气管、支气管、毛细支气管、呼吸性细支气管、肺泡管及肺泡（图19-1-1）。

1. 解剖特点

（1）上呼吸道：

1）鼻：腔相对短小，鼻道狭窄。婴幼儿鼻黏膜柔嫩并富于血管，感染时黏膜肿胀，易造成堵塞，导致呼吸困难或张口呼吸。

2）鼻窦：儿童各鼻窦发育先后不同，新生儿上颌窦和筛窦极小，2岁以后迅速增大，至12岁才充分发育。额窦和蝶窦分别在2岁及4岁时才出现。因此，婴幼儿较少发生鼻窦炎，由于鼻窦黏膜与鼻腔黏膜相连续，鼻窦开口相对大，故急性鼻炎常累及鼻窦，学龄前期儿鼻窦炎并不少见。

3）鼻泪管和咽鼓管：幼儿鼻泪管短，开口接近于内眦部，且瓣膜发育不全，故鼻腔感染常易侵入结膜引起炎症。婴儿咽鼓管较宽，且直而短，呈水平位，故鼻咽炎时易致中耳炎。

4）咽喉：咽部较狭窄而垂直。扁桃体包括腭扁桃体及咽扁桃体，腭扁桃体1岁末才逐渐增大，4~10

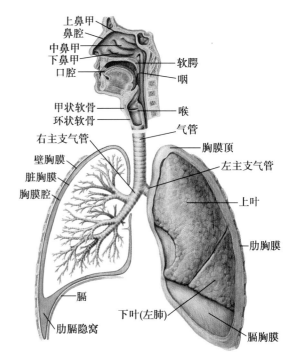

图19-1-1　呼吸系统概观

（图中标注：上鼻甲、鼻腔、中鼻甲、下鼻甲、口腔、软腭、咽、甲状软骨、环状软骨、喉、气管、右主支气管、胸膜顶、壁胸膜、左主支气管、脏胸膜、胸膜腔、上叶、肋胸膜、膈、下叶(左肺)、肋膈隐窝、膈胸膜）

岁发育达高峰，14~15岁时逐渐退化，故扁桃体炎常见于年长儿，婴儿则少见。咽扁桃体又称腺样体，6个月已发育，位于鼻咽顶部与后壁交界处，严重腺样体肥大是小儿阻塞性睡眠呼吸暂停综合征的重要原因。

5）喉：以环状软骨下缘为标志。喉部呈漏斗形，喉腔较窄，声门狭小，软骨柔软，黏膜柔嫩而富有血管及淋巴组织，故轻微炎症即可引起声音嘶哑和吸气性呼吸困难。

（2）下呼吸道：

1）气管、支气管：婴幼儿的气管、支气管较成人短且较狭窄，黏膜柔嫩，血管丰富，软骨柔软，因缺乏弹力组织而支撑作用差，因黏液腺分泌不足易导致气道干燥，因纤毛运动较差而清除能力差。故婴幼

19

儿容易发生呼吸道感染,一旦感染则易于发生充血、水肿,导致呼吸道不畅。左主支气管细长,由气管向侧方伸出,而右主支气管短而粗,为气管直接延伸,故异物较易进入右主支气管。毛细支气管平滑肌在出生5个月以前薄而少,3岁后才明显发育,故小婴儿呼吸道梗阻主要是黏膜肿胀和分泌物堵塞引起。

2)肺:肺泡数量少且面积小,弹力组织发育较差,血管丰富,间质发育旺盛,致肺含血量多而含气量少,易于感染。感染时易致黏液阻塞,引起间质炎症、肺气肿和肺不张等。

3)胸廓:婴幼儿胸廓较短,前后径相对较长,呈桶状,肋骨呈水平位,膈肌位置较高,胸腔小而肺脏相对较大;呼吸肌发育差。因此,在呼吸时,肺的扩张受到限制,尤以脊柱两旁和肺的后下部受限更甚,不能充分换气,故当肺部病变时,容易出现呼吸困难。小儿纵隔体积相对较大,周围组织松软,在胸腔积液或气胸时易导致纵隔移位。

2. 生理特点

(1)呼吸频率与节律:小儿呼吸频率快,年龄越小,频率越快。新生儿及生后数月的婴儿,呼吸极不稳定,可出现深、浅呼吸交替,或呼吸节律不整、间歇、暂停等现象。

(2)呼吸类型:婴幼儿呼吸肌发育不全,肌纤维较细,间质较多且肌肉组织中耐受疲劳的肌纤维所占的比例少,故小儿呼吸肌肌力弱,容易疲劳,易发生呼吸衰竭。小儿膈肌较肋间肌相对发达,且肋骨呈水平位,肋间隙小,故婴幼儿为腹式呼吸。随年龄增长,膈肌和腹腔脏器下降,肋骨由水平位变为斜位,逐渐转化为胸腹式呼吸。7岁以后逐渐接近成人。

(3)呼吸功能特点:

1)肺活量:小儿肺活量约为50~70ml/kg。在安静情况下,年长儿仅占用肺活量的12.5%来呼吸,而婴幼儿则需用30%左右,说明婴幼儿呼吸储备量较小。小儿发生呼吸障碍时其代偿呼吸量最大不超过正常的2.5倍,而成人可达10倍,因此易发生呼吸衰竭。

2)潮气量:小儿潮气量约为6~10ml/kg,年龄越小,潮气量越小;无效腔/潮气量比值大于成人。

3)每分通气量和气体弥散量:前者按体表面积计算与成人相近;后者按单位肺容积计算与成人相近。

4)气道阻力:由于气道管径细小,小儿气道阻力大于成人,因此小儿发生喘息的机会较多。随年龄增大,气道管径逐渐增大,从而阻力减低。

3. 免疫特点 小儿呼吸道的非特异性和特异性免疫功能均较差。如咳嗽反射及纤毛运动功能差,难以有效清除吸入的尘埃和异物颗粒。肺泡吞噬细胞功能不足,婴幼儿辅助性T细胞功能暂时性低下,分泌型IgA、IgG,尤其是IgG亚类含量低微。此外,乳铁蛋白、溶菌酶、干扰素及补体等的数量和活性不足,故易患呼吸道感染。

【护理评估】

1. 健康史 详细询问发病情况,了解有无反复呼吸道感染史,发病前是否有麻疹、百日咳等呼吸道传染病;询问出生时是否是足月顺产,有无窒息史;生后是否按时接种疫苗,患儿生长发育是否正常,家庭成员是否有呼吸道疾病病史。

2. 现病史 评估患儿主要症状、体征,发病时间、诱因、发病缓急。评估有无发热、咳嗽、咳痰、咯血的情况,体温增高的程度、热型,咳嗽咳痰的性质;有无咯血,区分咯血和呕血;有无呼吸增快、肺部啰音;有无气促,端坐呼吸、鼻翼扇动、三凹征及口唇甲床有无发绀等症状和体征;有无循环、神经、消化系统受累的临床表现

3. 治疗经过 评估患儿所接受的检查及化验结果如血常规、血液生化、胸部X线、胸部CT、B超、气管镜检查、病原学等检查结果。评估治疗方法、疗效及不良反应等情况。

4. 心理社会状况 了解患儿既往是否有住院经历,家庭经济状况,父母文化程度,对疾病认识程度等。评估患儿是否因发热、缺氧等不适及环境陌生产生焦虑和恐惧,是否有哭闹、易激惹等表现。评估家长的心理状态,患儿家长是否因患儿住院时间长、知识缺乏等产生焦虑不安、抱怨的情绪。

【主要护理问题】

1. 有窒息的危险 与喉梗阻有关。

2. 气体交换受损 与肺部炎症有关。

3. 清理呼吸道无效 与呼吸道分泌物过多、黏稠,患儿体弱、无力排痰有关。

4. 低效性呼吸型态 与支气管痉挛、气道阻力增加有关。

5. 体温过高 与上呼吸道感染有关。

6. 营养失调——低于机体需要量 与摄入不足、消耗增加有关。

7. 舒适的改变——咽痛、鼻塞 与上呼吸道炎症有关。

8. 焦虑 与哮喘反复发作有关。

9. 潜在并发症 心力衰竭、中毒性脑病、中毒性肠麻痹。

10. 知识缺乏 缺乏相关疾病知识。

【护理措施】

1. 发热护理 卧床休息，保持室内安静、温度适中、通风良好。衣被不可过厚，以免影响机体散热。依病情选用适合的降温措施。如冰袋物理降温、温水擦浴、降温毯等。患儿出汗后应及时擦干汗液，更换被服，避免着凉，保持舒适。加强口腔护理，避免感染，保持舒适。密切监测体温变化，及时准确记录，注意观察降温效果，发热伴随症状，防止惊厥及体温骤降。如有虚脱表现应给予保暖，饮热水，严重者遵医嘱补液。

2. 咳嗽、咳痰 评估咳嗽发生的急缓、性质，是否伴痰液、持续时间、发作程度和频率，痰的数量、外观、黏稠度、气味、能否有效排除、与体位的关系；室内空气应保持清新、湿润。给予体位指导，舒适坐位或半坐位，脊柱挺直，有利于膈肌运动和肺扩张，促进腹肌收缩和增加腹压，有利于咳嗽、排痰。痰液黏稠不易排出时可遵医嘱雾化吸入稀释痰液，并配合叩背或震动排痰机拍背治疗。鼓励患儿经常变换体位，并指导有效咳嗽，必要时给予体位引流。

3. 呼吸困难 根据患儿呼吸困难、发绀程度或血气分析结果选择合适的给氧方式。经鼻导管给氧呼吸困难仍明显时，应酌情考虑头罩给氧或短时间的高频给氧或气管内插管人工辅助呼吸。患儿取头高脚低位或半卧位，使横膈下降，胸腔容积增大以减轻呼吸困难。保持呼吸道通畅，遵医嘱雾化吸入的同时配合拍背吸痰。呼吸困难严重的患儿应常规鼻饲饮食，以减少吸吮致呼吸费力而做功。

4. 饮食护理 给予易消化和富含维生素的清淡饮食。有呼吸困难者应少食多餐。婴儿应取头高位抱起喂养，呛咳患儿用滴管或小勺慢慢喂养，可适当增加食物黏稠度，减少呛咳发生，必要时遵医嘱予鼻饲。除病情需要严格限制入量的患儿外，应保证充足水分摄入，补充因发热和呼吸增快损失的大量水分，以利于呼吸道保持湿润，防止分泌物干结，利于痰液排出。对于过敏性哮喘患儿，应避免食用诱发哮喘食品，明确过敏食物的应避免食用。

5. 环境护理 保持室内安静、整洁、阳光充足、空气新鲜、定时通风，避免对流风。维持室温18~22℃，湿度50%~60%。不同病原体感染应分室居住，避免交叉感染。对于过敏性哮喘患儿环境应简单，不放花草，不摆放毛绒玩具，避免接触过敏源。

6. 活动 注意休息，减少活动，尽量避免哭闹，以减少氧的消耗。经常帮助患儿翻身，更换体位或抱起患儿以有利于分泌物排出，减轻肺部淤血和防止肺不张。

7. 口腔护理 保持口腔清洁，及时清除鼻腔及咽喉分泌物。

8. 并发症的护理

（1）心力衰竭：患儿出现烦躁不安、面色苍白、呼吸加快>60次/分，且心率>160~180次/分，心音低钝、奔马律，肝脏在短时间内急剧增大时，是心力衰竭的表现，应及时报告医师，并减慢输液速度，准备强心药、利尿药，做好抢救准备，遵医嘱给予吸氧、镇静、利尿、强心、应用血管活性药物。

（2）缺氧中毒性脑病：密切观察体温、脉搏、呼吸、血压、神志、瞳孔变化，如血压增高伴头痛、喷射性呕吐，多为颅内高压，应立即通知医师，降颅压处理。如患儿出现抽搐，应立即给予镇静药，并保护肢体及口唇、舌头，专人看护，必要时保护性约束，注意观察瞳孔及呼吸，以防因肢体异位致脑疝形成及呼吸骤停。保持呼吸道通畅，予平卧位或半卧位，头偏向一侧，防止呕吐误吸。

【健康教育】

指导家长做好家庭护理，室内空气应流通，光照充足，合理安排休息对疾病的康复十分重要。加强患儿营养，培养良好卫生习惯。积极参与户外活动，增强体质，改善呼吸功能。婴幼儿及呼吸道疾病高发季节，尽量减少出入公共场所，尽可能避免接触呼吸道感染者。有营养不良、佝偻病、贫血及先天性心脏病的患儿，应积极治疗，增强体质，减少呼吸道疾病的发生。根据天气变化增减衣服，避免着凉。有过敏性疾病的患儿避免接触过敏源。定期健康体检，按时预防接种。

【护理评价】

评价患儿是否能顺利有效地咳出痰液，呼吸道是否通畅；气促、发绀症状是否逐渐得到改善以致消失，呼吸平稳；住院期间体温及其他生命体征是否恢复正常；能否得到充分营养，液体入量是否保证。

（郑伟 张克玲）

第二节 急性上呼吸道感染

【概述】

急性上呼吸道感染(acute upper respiratory tract infection)简称上感，俗称"感冒"，是鼻腔、咽或咽喉部急性炎症的总称，是儿童时期常见疾病。全年都可发病，以冬春季及气候骤变时多见。各种病毒或细菌均可引起，90%以上为病毒所致，主要为鼻病毒、呼吸道合胞病毒、流感病毒、副流感病毒、腺病毒、柯萨奇病毒、埃可病毒、冠状病毒、单纯疱疹病毒、EB 病毒等。可继发细菌感染,常见细菌为溶血性链球菌,其次为肺炎球菌、流感嗜血杆菌等。肺炎支原体也可引起感染。一般通过飞沫或直接接触传播,偶尔通过肠道。婴幼儿上呼吸道解剖生理和免疫特点,使其更易患呼吸道感染。儿童生活环境不良如居室拥挤、通风不良、被动吸烟等,或患有维生素 D 缺乏性佝偻病、营养不良、贫血等疾病,易反复发生上呼吸道感染或迁延不愈。

【临床特点】

临床症状轻重不一,与年龄、病原体、机体抵抗力不同有关,轻症约持续一周左右自愈。一般年长儿较轻,婴幼儿重症较多见。轻症表现为卡他症状,如流清鼻涕、鼻塞、喷嚏、流泪、轻咳或咽部不适;如感染涉及鼻咽部,常有发热、咽痛、扁桃体炎或咽后壁淋巴组织充血和增生,淋巴结轻度肿大;重症体温可达 39～40℃或更高,伴有冷感、头痛、全身乏力、食欲锐减、睡眠不安、频繁咳嗽、咽部红肿等,如扁桃体出现滤泡性脓性渗出物,则咽痛和全身症状加重。如治疗不及时,易合并鼻窦炎、中耳炎和颈部淋巴结炎等。血常规:病毒感染时白细胞总数正常或偏低,淋巴细胞比例偏高。细菌感染时白细胞总数可偏高,中性粒细胞增多或核左移。支原体感染时血象无明显改变。C 反应蛋白,在合并细菌感染时上升,升高程度与感染严重程度成正比。

【治疗原则】

1. 一般治疗　病毒性上呼吸道感染为自限性疾病,无需特殊治疗。注意休息,多饮水,补充维生素 C 等,做好呼吸道隔离,预防并发症。

2. 病因治疗　病毒感染者可给利巴韦林等抗病毒药,疗程 3 天。流行性感冒可在病初应用磷酸奥司他韦口服,疗程 3 天,如病情严重,继发细菌感染或发生并发症者,可加用抗菌药物,常用青霉素类、头孢菌素类或大环内酯类。如为链球菌感染或既往有肾炎或风湿热病史者,青霉素疗程应为 10～14 天。病毒性结膜炎可用 0.1% 阿昔洛韦滴眼,每 1～2 小时 1 次。

3. 对症治疗　高热者给予物理降温或药物降温,高热惊厥者给予镇静、止惊处理,咽痛者可口服咽喉片。

【护理评估】

1. 评估患儿健康史、发病史。了解有无营养不良、先天性心脏病及免疫功能低下等疾病,有无高热惊厥史。近期有无受凉感冒,或与类似疾病接触史。

评估患儿体温是否发热,了解热度、热型、持续时间,有无畏寒、皮肤发花,皮疹及热性惊厥表现。评估患儿有无咳嗽、咳痰、咽部充血、疼痛,咽颊部有无疱疹,有无眼结合膜炎及颈部、耳后、颌下淋巴结肿大伴触痛表现。评估患儿有无心悸、乏力、胸闷及胸痛表现。

2. 评估患儿血常规、胸部 X 线等检查结果。

3. 评估患儿及家长对本病护理知识的了解程度及需求,患病后家长及患儿的主要心理问题。

【护理措施】

1. 环境护理　见本章第一节呼吸系统疾病护理内容。

2. 活动　见本章第一节呼吸系统疾病护理内容。

3. 口腔护理　见本章第一节呼吸系统疾病护理内容。

4. 发热护理　见本章第一节呼吸系统疾病护理内容。

5. 用药护理

(1) 抗病毒药物:遵医嘱应用抗病毒药物,用药期间观察药物疗效及不良反应,监测血象及肝肾功能。

(2) 镇静药物:惊厥发作应用镇静药物时,保证剂量抽取正确,观察止惊效果及药物不良反应,如呼吸抑制等。

6. 并发症护理

(1) 热性惊厥:监测生命体征,观察患儿有无神志及瞳孔改变。惊厥发作时口腔内垫牙垫,防止舌部咬伤。手掌心垫纱布,腋下垫毛巾,以隔绝皮肤,防止皮肤摩擦损伤。正确使用床档,避免发生坠床。如惊厥发作时间长或频繁发作,要警惕发生脑水肿并发症,配合医师进行抢救。

(2) 中耳炎:观察患儿是否有听力减退、外耳道流脓或头痛、脓涕、鼻窦压痛等表现,警惕中耳炎和鼻窦炎,及时通知医师给予处理。患中耳炎后,嘱家长及患儿不要用力擤鼻涕,病程中观察有无听力减退、耳痛、耳鸣及外耳道流脓表现,及时发现中耳炎并发症,通知医师给予处理。

(3) 鼻窦炎:鼻窦炎主要表现为持续较重的上呼吸道感染症状,如鼻塞、脓涕、头痛等,加强鼻部护理,遵医嘱治疗鼻腔的急性炎症。

(4) 喉炎:评估咽喉部充血、水肿情况,如有音哑、犬吠样咳嗽、吸气性喉鸣等表现,警惕喉炎,因喉部解剖呈漏斗型,喉腔窄,局部富有血管和淋巴组织特点,轻微的炎症即可引起喉头水肿、狭窄,进而出现音哑和呼吸困难表现,如出现嘶哑、犬吠样咳嗽、

19

吸气性喉鸣等表现,应警惕喉炎并发症,及时通知医师给予处理。

（5）支气管炎、肺炎:观察患儿精神、食纳表现,呼吸频率、节律及深浅度,有无精神倦怠、食欲缺乏、咳嗽、咳痰、气促、喘息、发绀等进行性加重表现,警惕支气管炎、肺炎并发症。痰液较多患儿慎用镇咳药物,以免抑制自然排痰。

（6）病毒性心肌炎:观察患儿心率、节律改变情况,如出现心悸、胸闷、胸痛、乏力等表现,警惕病毒性心肌炎并发症,遵医嘱给予保心肌治疗。

（7）年长儿,如合并链球菌感染,应警惕急性肾炎、风湿热并发症。

7. 心理护理 当患儿全身症状较重时,常合并精神倦怠、食欲缺乏表现,家长及患儿往往焦虑。护理人员应了解病情,根据患儿及家长的理解、接受能力进行本病相关知识、用药、护理等方面的指导,做到耐心讲解,关爱患儿,以取得信任,使家长及患儿积极主动配合医疗工作,有效落实居家护理。

【健康教育】

1. 饮食护理 鼓励患儿多饮水,选择富含纤维素、清淡易消化饮食,多食蔬菜水果以补充维生素C。咽喉部充血及咽痛患儿,给予流质或半流质饮食,避免硬质及辛辣刺激食物。鼻塞严重影响进食时,要少量多餐,耐心哺喂,保证营养摄入。小婴儿哺喂时避免呛咳,必要时可使用滴管或小勺喂养。提倡母乳喂养。

2. 休息与活动 为患儿提供舒适、安静、温湿度适宜的房间,每天定时开窗通风,保持空气清新,避免对流通风。避免烟尘及有害气味刺激,过敏患儿要远离过敏源。保持规律的生活方式,进行适宜的身体锻炼,经常户外活动,多晒太阳,以增强体质。

3. 用药护理

（1）本病多为病毒感染所致,遵医嘱应用抗病毒药物,用药期间观察药物疗效及不良反应。必要时遵医嘱复诊,监测血象及肝肾功能。

（2）注意药品存放,避免污染并妥善保存于安全位置,警惕年幼儿误食,年长儿丢弃药物。要在家长看护下用药,以保证药物疗效以及正确使用。

4. 疾病相关护理

（1）发热护理:观察患儿精神状态、呼吸及面色,有无口周发绀、皮肤苍白或发花、畏寒等表现,每4小时测量体温并记录。常用降温方法为温湿敷、温水浴、冰袋降温及药物降温。伴畏寒、寒战患儿为体温上升期表现,给予盖被保暖,禁忌冰袋降温,高热时避免捂汗及酒精擦浴降温。高热患儿药物降温30分钟后,要及时复测体温以观察降温效果。降温过程中注意患儿表现,鼓励多饮水,避免大量出汗、体温骤降引起虚脱。药物降温后出汗较多,随时更换衣服,避免受凉,加强口腔护理,保持口腔清洁。有高热惊厥史患儿,体温38℃时,及时给予药物降温,预防惊厥发生。

（2）鼻部护理:加强鼻部护理,鼻腔有分泌物时,嘱患儿及家长不要用力擤鼻,应堵塞一侧鼻孔擤净鼻腔分泌物,再堵塞另一侧鼻孔擤净鼻腔分泌物,遵医嘱及时治疗鼻腔的急性炎症,观察药物疗效及症状改善情况。

（3）咽喉部护理:加强口腔护理,晨起、睡前、饭后及时漱口或刷牙,鼓励多饮水,以保持口腔及咽喉部清洁舒适。避免剧烈哭闹、说话过多刺激咽喉部,年幼儿及时满足需求。

（4）预防感染:呼吸道疾病高发季节,应避免去人多拥挤地方,避免与患病儿群接触。易患呼吸道感染患儿,寒冷季节或气候骤变外出时注意保暖,避免受凉。病情允许,每年接种流感疫苗预防流感。有条件可配备鼻冲洗器,合作患儿进行鼻冲洗治疗,每天2次,减少鼻黏膜定植菌的数量,预防感冒,见图19-2-1。

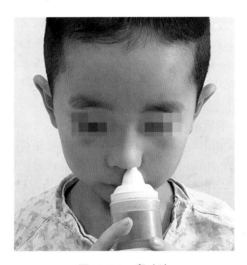

图 19-2-1 鼻冲洗

（5）遵医嘱按疗程用药,如症状不能缓解或有加重表现,随时就诊,复诊时戴口罩预防感染。

（尹子福）

第三节　支气管炎

【概述】

急性支气管炎（bronchitis）在婴幼儿时期发病较多、较重，常并发或继发于呼吸道其他部位的感染。并为麻疹、百日咳、伤寒和其他急性传染病的一种临床表现。发生支气管炎时，气管大多同时发炎，如果涉及毛细支气管炎，则其病理与症状均与肺炎相仿。慢性支气管炎指反复多次的支气管感染，病程超过2年，每年发作时间超过3个月，有咳、喘、炎、痰四大症状，肺气肿等改变。

【临床特点】

急性支气管炎主要为感染，病原为病毒、肺炎支原体、细菌或为其混合感染。病毒感染中以鼻病毒、冠状病毒、流感、腺病毒、3型流感病毒及呼吸道合胞病毒等占多数。肺炎支原体亦不少见，凡可引起上呼吸道的病毒都可成为支气管炎的病原体，在病毒感染的基础上，致病性细菌可以引起继发感染。较常见的细菌是肺炎链球菌、β溶血性链球菌A族、葡萄球菌及嗜血流感杆菌，有时为百日咳杆菌、沙门菌属或白喉杆菌。发病大多先有上呼吸道感染症状，也可忽然出现频繁而较深的干咳，以后渐有支气管分泌物。在胸部可闻干、湿啰音以不固定的中等水泡音为主，偶尔可限于一侧，婴幼儿不会咳痰，多经咽部咽下。症状轻者无明显病容，重者发热38~39℃，偶尔达40℃，多在2~3天退热，感觉疲劳，影响睡眠食欲，甚至发生呕吐和腹泻、腹痛等消化道症状。年长儿可诉头疼及胸痛，咳嗽一般延续7~10天，有时迁延2~3周或反复发作。如不经适当治疗可引起肺炎，化验白细胞一般正常或稍低，升高者可能有继发细菌感染。身体健壮的少儿并发症少见，先天呼吸道畸形、慢性鼻咽炎、佝偻病等患儿中易并发肺炎、中耳炎、喉炎、副鼻窦炎等。

单纯性慢性支气管炎在儿童很少见，一般与慢性鼻窦炎、增殖体炎、原发性或继发性呼吸道纤毛功能异常等有关联。可继发于重症腺病毒肺炎、麻疹肺炎、毛细支气管炎和肺炎支原体感染之后，也可由于长期吸入有害尘烟，削弱了呼吸道防御功能而发生。临床表现约有半数患儿生长发育落后于同龄儿，体力较差。多在冬季发病，早晚加重，尤以夜间为甚。常在感冒后产生持久性咳嗽，多日不愈，或伴轻度~中度喘息，痰量或多或少，咳出后才舒服。患儿常感胸痛，如不积极治疗，则频发和加重，病程拖延，体质更弱，甚至夏季亦可发病。最终因支气管或

肺间质破坏，可并发肺不张、肺气肿、支气管扩张等不可逆性损伤。

【治疗原则】

1. 急性支气管炎　可给祛痰药物，应避免给予喷托维林、异丙嗪类或含有阿片、可待因等成分的镇咳药物，以免抑制分泌物的排出。当急性支气管炎发生痉挛时可给予支气管扩张药。亦可以采取中医治疗方法，轻者按"实热喘"处理，重者参考毛细支气管炎以及支气管哮喘的治疗方法。

2. 慢性支气管炎　必须注意营养，加强户外活动和体格锻炼，对有关病因如鼻窦炎、增殖体炎等积极根治，要重视季节性变化和避免可能存在的过敏源以减少发作次数。其次可以采取中医治疗慢性支气管炎急性发作大多是由细菌感染引起的，故采用有关抗菌药物治疗。

【护理评估】

1. 评估患儿生长发育和营养状况，了解有无呼吸道传染病接触史及喘息发作既往病史。有无湿疹，是否为过敏体质。评估患儿是否有发热及发热的类型，有无高热惊厥史、有无烦躁不安、前囟膨隆、肌张力增高或降低。评估患儿是否存在中枢神经系统障碍。评估患儿面色、口唇、甲床颜色、有无呼吸困难、气促、咳嗽、咳痰表现。痰量、性状及咳痰能力。

2. 评估患儿实验室检查如血常规、生化、胸部X线、CT等检查结果。

3. 评估患儿及家长的心理状况，有无恐惧、焦虑、自卑等不良心理反应；了解患儿家庭成员对疾病相关知识的认识程度、对疾病的态度、关心程度，评估社会支持系统是否健全。

【护理措施】

1. 呼吸道护理　注意观察患儿呼吸频率节律的变化，有无呼吸困难的表现。若有呼吸困难及发绀及时给予氧气吸入，流量1~2L/min，并通知医师给予相应的处理。及时清理呼吸道分泌物，经常变换体位，拍击背部，指导并鼓励患儿进行有效咳嗽，有利于痰液排出。

2. 饮食护理　给予营养丰富易消化的清淡饮食。鼓励患儿多饮水，使痰液稀释易于咳出。鼓励患儿进食，但应少量多餐，以免因咳嗽引起呕吐。

3. 环境护理　保持室内空气清新，温湿度适宜，以减少对支气管黏膜的刺激，利于排痰。

19

4. 口腔护理 保持口腔清洁,婴幼儿可在进食后喂适量温开水,以清洁口腔。年长儿应在晨起、餐后、睡前洗漱口腔。

5. 用药护理

(1) 抗生素:静点抗生素前根据患儿有无过敏史,给予皮试实验,皮试结果阴性方可用药。输液时注意输液速度,不可过快,注意观察患儿用药后的反应:如皮疹、恶心、呕吐及腹部不适。出现异常反应及时通知医师,遵医嘱予相应措施。

(2) 退热剂:监测体温变化,避免出汗过多体温骤然下降引起虚脱。物理降温可应用酒精擦浴、温水擦浴法,根据患儿的具体情况加以选择。

(3) 糖皮质激素:重症患儿可使用糖皮质激素治疗。注意观察副作用,如高血压、消化性溃疡、骨质疏松等。静点糖皮质激素期间注意口服钙剂,每天应用糖皮质激素时间要固定。住院期间注意患儿安全,避免剧烈活动,防止骨折。局部吸入药可基本避免不良反应。

(4) 祛痰剂:严重喘憋者给予支气管解痉剂。注意用药后有无恶心呕吐的现象。口服止咳糖浆后不宜立即饮水,以免减弱药物的作用。

6. 并发症的护理

(1) 肺炎:观察患儿体温变化,减少活动,注意休息,保证充足的水分及营养的供给。通过体温曲线判断基础体温及热型,体温超过 38.5℃ 时遵医嘱抽取双份血培养。遵医嘱给予药物降温,监测体温的变化并警惕高热惊厥的发生。根据医嘱给予雾化治疗(图 19-3-1)。雾化后拍背吸痰,协助患儿进行有效排痰,观察患儿痰液的性状、量,必要时留取痰

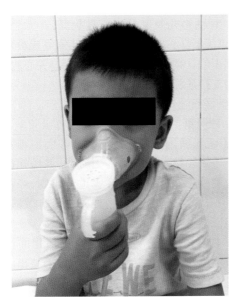

图 19-3-1　雾化吸入

液标本。

(2) 肺不张:注意监测生命体征变化,注意观察患儿咳痰量、性状,有无发绀、心悸等表现,病情变化及时通知医师,采取措施。遵医嘱给予氧气吸入及雾化治疗,及时清理呼吸道,保持呼吸道畅通。必要时给予患儿雾化后拍背吸痰。鼓励患儿咳嗽,经常变换体位或采用体位引流促进痰液的排出,使肺迅速复张。

(3) 中耳炎:让患儿有充分的安静与休息,尽可能垫高头颈部,减少其充血肿胀。避免患儿躺着喝奶,因为婴儿的欧氏管较短、较宽、较水平,躺着喝奶有时会倒溢入中耳腔,而将鼻咽部的病原菌带入。患儿滴药后要侧卧,待药液渗入组织后再起来活动,平时要保持患儿外耳道及耳前皮肤的清洁,如有脓性分泌物要及时清理。患儿发热时,应给予充足的水分,因为发热会使体热散失而致脱水。注意患儿全身状况,如情况未改善,有嗜睡、颈僵硬现象,及时通知医师给予相应的处理措施。

(4) 喉炎:监测患儿生命体征变化,及时给予氧气吸入,流量 1~2L/min。遵医嘱给予糖皮质激素雾化治疗。糖皮质激素有抗炎、抗过敏及减轻全身中毒症状的作用。保持患儿呼吸道畅通,必要时给予患儿雾化后吸痰,保持气道通畅。建立静脉通道给予抗菌或抗病毒药物。同时注意补充水分,嘱患儿多饮水,因为脱水会使呼吸道分泌物黏稠,使痰更难排出,从而加重喘憋症状。饮食要清淡,避免辛辣刺激性食物。

(5) 心力衰竭:严密监测生命体征变化,记录 24 小时出入量。如患儿出现烦躁不安、面色苍白、气喘加剧、心率大于 160~180 次/分、肝脏在短时间急剧增大等心力衰竭的表现,及时通知医师,给予氧气吸入并减慢输液速度,遵医嘱给予强心、利尿药物,以增强心肌收缩力、减轻心脏负荷。

7. 心理护理 患儿住院后心理产生烦躁不安,家长产生焦虑的心理。入院后护士要与患儿及家长建立良好的护患关系,主动向患儿及家长介绍病区环境及疾病的健康宣教,使用通俗易懂的语言,使患儿及家长消除对疾病的恐惧心理,树立战胜疾病的信心。在检查治疗中,护士要向患儿说明检查的目的,检查治疗的部位、治疗过程,使患儿能很好地配合完成检查。住院期间护士尽量感受和理解患儿的情绪,并用语言和行为表达对患儿的理解,和蔼的态度去建立感情,取得患儿及家长的信任。

【健康教育】

1. 饮食指导 给予患儿清淡、易消化、高维生素饮食。少食多餐,多食蔬菜水果,避免暴饮暴食。忌

食生冷辛辣饮食,对于肝功能异常的患儿需减少脂肪及动物蛋白的摄入,平时注意饮食卫生,餐具每天消毒,不要食用隔夜或变质的食物。

2. 休息与活动　根据患儿疾病恢复情况适当增加活动量,劳逸结合,保持良好的生活习惯,生活规律,避免接触呼吸道疾病的人群,不去人多的公共场所。

3. 用药指导　向患儿及家长宣教口服糖皮质激素治疗目的及重要性,服用激素期间要防止骨质疏松,及时补充钙剂,生活中避免磕碰及剧烈活动。在口服止咳祛痰药后不要立即饮水,以免降低药物疗效。混悬剂久置会产生沉淀,每次使用前将其充分摇匀。口服颗粒剂时可以直接吞服,也可以冲入水中饮用。要警惕年长儿藏药、弃药,不能擅自更改剂量或停止口服,每天口服药物的时间要固定。

4. 疾病相关知识

（1）教会家长普及疾病知识,讲解服用激素药物的注意事项及正确的停药方法。如何观察用药后的不良反应。

（2）指导患儿及家长如何进行有效的排痰,掌握正确的排痰方法及手法。

（3）嘱患儿及家长体温出现发热时不要紧张。体温发热小于38.5℃时可采取物理降温方法:如温水浴、温湿敷、冰袋物理降温等,当体温大于38.5℃时采取药物口服降温。嘱家长正确掌握口服药物剂量,降温后及时测量体温,监测体温变化。发热期间嘱患儿多饮水,避免因为失水引起虚脱。

（4）指导家长为患儿提供一个清洁、安全的家庭环境,加强个人卫生,少去人多的公共场所,避免与患儿群接触,避免各种感染。

（5）根据患儿情况2周后门诊就诊,复查血常规及胸片。门诊就诊佩戴口罩,避免交叉感染。

（郑伟　张克玲）

第四节　毛细支气管炎

【概述】

毛细支气管炎(bronchiolitis)是一种婴幼儿较常见的下呼吸道感染,冬春季节高发。发病年龄主要为2岁以下婴幼儿,尤以6个月内为多。主要病原为呼吸道合胞病毒,其次为流感病毒、副流感病毒、腺病毒等,少数病例由肺炎支原体引起。病变主要累及毛细支气管,发病与该年龄支气管解剖学特点有关,因微小的管腔易由黏性分泌物、水肿及肌收缩而发生梗阻,并可导致肺气肿或肺不张,其临床症状如肺炎,且喘憋更著。有早产史婴儿,支气管肺发育不良、先天性心脏病、免疫抑制、神经肌肉病等患儿,易患呼吸道合胞病毒感染。另外,居住环境拥挤、室内烟雾污染,有哮喘或特应性疾病家族史等因素,与患严重呼吸道合胞病毒感染相关。

【临床特点】

临床症状轻重不等,呼吸道初始症状可表现为流涕、咳嗽等上呼吸道感染表现;2~3天后出现持续干咳和发作性呼气性呼吸困难、喘憋,咳嗽与喘憋同时发生为本病特点;体温一般不超过38.5℃,症状在5~7天消失。重者呼吸困难发展较快,表现为呼吸浅快,常伴有呼气性喘鸣,明显鼻扇及三凹征,脉快而细;重症患儿有明显梗阻性肺气肿,伴有二氧化碳潴留,出现呼吸性酸中毒,动脉血氧分压降低,可合并急性呼吸衰竭、脑水肿、心力衰竭,甚至出现呼吸暂停、窒息而导致死亡。肺部听诊可闻及广泛喘鸣音,重症呼吸音明显减低或完全消失。血常规白细胞总数及分类多在正常范围。胸部X线检查以肺纹理增粗、肺气肿为主要改变,或有小片阴影和肺不张。肺功能可表现为小气道阻塞性通气功能障碍。

【治疗原则】

1. 一般治疗　保持呼吸道通畅,雾化吸入稀释痰液后拍背吸痰,促进分泌物排出,清除气道分泌物。抬高头部或胸部以减轻呼吸困难。烦躁患儿予镇静。因患儿食欲缺乏和呼吸急促丢失水分,注意补充液体,可静脉或口服补液。

2. 氧疗　纠正低氧血症,一般使用30%~40%浓度的氧。氧疗后使患儿氧分压维持在70~90mmHg(9.30~12.0kPa),必要时予持续正压通气(CPAP)。

3. 平喘解痉　可应用支气管扩张剂雾化吸入,如效果仍不明显,可用甲泼尼龙静脉点滴。

4. 抗病毒治疗　对病毒感染引起者一般用抗病毒治疗;临床应用干扰素雾化疗法,对本病及喘息性支气管炎均有疗效。

【护理评估】

1. 评估患儿健康史、发病史,了解有无营养不良、先天性心脏病及免疫功能低下等疾病,有无高热惊厥及过敏史,近期有无上呼吸道感染病史。评估患儿呼吸频率、节律、深浅度,有无咳嗽、咳痰及呼吸困难表现,观察痰液性质、颜色、量、排痰能力。评估

19

患儿体温是否发热,了解热度、热型、持续时间,有无畏寒、皮肤发花,皮疹及热性惊厥表现。评估患儿心功能,安静状态下心率及节律变化,有无心排血量不足、体循环及肺循环淤血表现,警惕合并心力衰竭。评估患儿精神、意识等神经系统表现,警惕脑水肿并发症。

2. 评估患儿血常规、胸部 X 线或胸部 CT 及病原学等检查结果。

3. 评估患儿及家长对本病护理知识的了解程度及需求,患病后家长及患儿的主要心理问题。

【护理措施】

1. 环境护理 注意呼吸道隔离,患儿物品单独使用,接触患儿戴口罩,并加强手部卫生,每天进行空气消毒,防止病原体播散。

2. 基础护理 肥胖患儿皱褶部位、消瘦患儿骨隆突部位尤需加强护理,预防护理并发症。

3. 饮食护理 病情允许鼓励多饮水,给予营养丰富、易消化的流质或半流质饮食,哺喂时少量多餐,耐心喂养,避免呛咳。重症不能自行进食患儿,遵医嘱鼻饲喂养,喂养前观察肠胃消化情况,避免饱腹加重呼吸困难及反流风险。

4. 呼吸道护理 患儿安静,采取坐或半卧位,以减轻呼吸困难。遵医嘱雾化吸入稀释痰液。①选择餐前进行,雾化后协助患儿变换体位并进行拍背。②拍背方法为五指并拢、稍向内合掌,呈空心状(图19-4-1),由下向上、由外向内叩拍背部,避开脊柱部位,拍背力度适中,以不引起患儿疼痛为宜,拍背时间为10分钟。③鼓励患儿咳嗽,借重力和震荡作用促使呼吸道分泌物排出。④排痰无力或不能自行咳痰患儿,行负压吸痰,吸痰时夹闭负压进入气道,吸痰压力应维持<40.0kPa,避免压力刺激加重喘息及气道黏膜损伤。

5. 吸氧 病情较重者需要氧疗。一般幼儿可采用鼻导管吸氧,婴幼儿氧气流量约 0.5～1L/min,氧

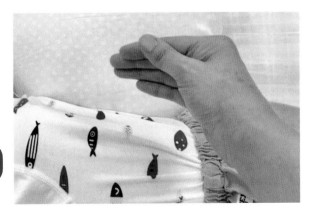

图 19-4-1 拍背

浓度不超过40%。重症可用面罩给氧,氧流量约 2～4L/min,氧浓度为 50% ～60% ,动脉血氧分压<0.780.7kPa(60mmHg)或血氧饱和度<92% ,可考虑应用 CPAP。持续鼻导管吸氧患儿,每天更换鼻导管,防止鼻导管堵塞,并保持鼻腔黏膜清洁。氧疗过程中注意加温和湿化,以利于呼吸道分泌物的稀释和排出。观察吸氧装置是否通畅,有无漏气,以保证有效吸氧。观察呼吸、面色及缺氧改善情况,必要时进行动脉血气分析,遵医嘱经鼻持续气道正压通气(NCPAP)。

6. NCPAP 观察患儿呼吸频率、节律、深浅度,有无咳嗽、气促、喘息、鼻扇、三凹征等呼吸困难加重表现,观察痰液性质、颜色、量,排痰能力,警惕合并呼吸衰竭、肺气肿并发症,及时通知医师给予处理。当出现呼吸困难、发绀逐渐加重、烦躁不安、疲乏无力等表现,常提示为肺功能不全晚期,遵医嘱 NCPAP通气,根据年龄及病情调节呼气末正压(PEEP)、氧浓度及流量参数。常规参数设定为呼气末正压(PEEP)4～6cmH_2O,氧浓度40%～60%,流量 8～12L/min。使用前选择合适鼻塞,各管路连接紧密并做到 U 形固定,避免管路冷凝水进入气道。采取患儿头稍后仰体位,保持气道通畅,使用弹力绷带进行管路固定,松紧适宜,或选用水胶体敷料粘贴需固定部位,再做管路固定,避免面部皮肤发生粘贴损伤。氧疗过程中观察并发症:①因正压作用可致吞咽反射功能不协调或因患儿哭闹气体吞入消化道引起腹胀,遵医嘱肛管排气或胃肠减压。②当气体不能有效呼出时,可致肺泡内残留气体增多,致二氧化碳潴留,观察呼吸、面色,监测血氧饱和度,并进行动脉血气分析。③影像检查提示肺泡过度通气,应停用呼吸支持,避免引发气胸。呼吸困难持续不能缓解患儿,采用机械通气或其他呼吸支持。

7. 发热护理 见本章第一节呼吸系统疾病护理。

8. 用药护理

(1) 雾化吸入药物:雾化吸入药物具有起效快、用药量少、局部用药浓度高、全身不良反应少等优点。①支气管扩张剂:主要用于解除支气管痉挛,常用药物有异丙托溴铵、沙丁胺醇。异丙托溴铵不良反应较少见。沙丁胺醇使用中会出现心悸、骨骼肌震颤等副作用,有器质性心脏病、高血压、甲亢患儿慎用。上述两种药物联合应用具有协同作用,可提高药物疗效。②糖皮质激素:具有局部高效和全身安全特点,局部抗炎作用显著,常用药物布地奈德,雾化后要协助患儿漱口、洗脸,必要时做口腔护理,防止药液沉积在颜面部及口鼻腔,引发口腔及咽峡

部黏膜念珠菌感染。

（2）降颅压药物：合并颅内高压时，遵医嘱快速滴入甘露醇进行降颅压治疗，甘露醇在发挥脱水利尿作用的同时，可引起水电解质紊乱。输注过程中观察患儿精神反应、意识及肌张力改善情况，监测电解质，观察尿量、尿色，及时记录24小时出入量。观察穿刺局部，及时发现药液外渗、局部红肿等表现。

（3）强心药物：合并心力衰竭时，遵医嘱应用洋地黄类药物治疗，该类药物具有增强心肌收缩力、减慢心率，增加心排血量作用。因治疗量与中毒量接近，抽取药物要做到剂量精准，服用或输注时要严格遵医嘱执行，不可随意加量、减量或改变间隔时间。监测心率、节律变化以及血药浓度，观察药物疗效及不良反应，如出现恶心、呕吐、腹泻、腹痛、头痛、头晕、色视、复视等表现，及时通知医师给予处理。

9. 并发症护理

（1）呼吸衰竭、心力衰竭：观察患儿安静状态下心率及节律改变情况，如心率增快＞160～180次/分，呼吸浅快＞60次/分，突然烦躁不安，面色苍白或发灰，呼吸困难发绀突然加重，肝脏短时间内迅速增大，心音低钝或出现奔马律，尿少，下肢水肿等表现，警惕心力衰竭并发症，婴幼儿常表现为呼吸浅快，喂养困难，烦躁多汗，哭声低弱，肺部闻及干啰音或哮鸣音，肝脏进行性增大，颜面、眼睑水肿等，严重者鼻唇三角区呈现青紫。保持患儿安静，采取坐或半卧位，减慢输液速度，给予吸氧，通知医师并配合抢救。应用洋地黄类药物过程中，注意监测心率、节律变化以及血药浓度，观察药物疗效及不良反应，记录24小时出入量，并观察出、入液量是否平衡。

（2）脑水肿：观察患儿精神、意识等神经系统表现，如有烦躁或嗜睡、惊厥、呼吸不规则，小婴儿前囟饱满、易激惹、哭声尖直、拒食或呕吐等表现，警惕脑水肿并发症，当患儿出现烦躁或嗜睡、惊厥、呼吸不规则，小婴儿前囟饱满、易激惹、哭声尖直、拒食或呕吐等表现时，应警惕合并脑水肿，及时通知医师并配合抢救。监测生命体征，惊厥发作时正确使用床栏，避免发生坠床，必要时进行约束，避免强行按压。口腔内垫牙垫，防止舌部咬伤。手掌心垫纱布，腋下垫毛巾以隔绝皮肤，防止皮肤摩擦损伤。呕吐时头偏向一侧，避免误吸，观察呕吐物性质及呕吐量。

10. 心理护理 患儿病情重且进展快，家长心理负担重，表现焦虑。护理人员应了解病情，根据患儿

及家长的理解、接受能力进行本病相关知识、用药、护理等方面的指导，做到耐心讲解并关爱患儿，以取得信任，使家长及患儿能够积极主动配合医疗工作，有效落实居家护理。

【健康教育】

1. 饮食护理 见本章第二节急性上呼吸道感染。

2. 休息与活动 见本章第二节急性上呼吸道感染。

3. 用药护理

（1）抗病毒药物：毛细支气管炎多为病毒感染，遵医嘱应用抗病毒药物，用药期间观察药物疗效及不良反应，必要时遵医嘱复诊，监测血象及肝肾功能。

（2）抗生素：合并细菌感染时，遵医嘱抗生素治疗，坚持按疗程用药，不得随意停用或加减药物，以免影响治疗效果。用药期间观察药物疗效及不良反应，如皮疹、恶心、呕吐等，如出现异常表现及时就诊。

（3）雾化吸入药物：用药过程中观察药物疗效及不良反应。沙丁胺醇使用中可出现心悸、骨骼肌震颤表现，遵医嘱规范用药，抽取剂量准确。激素类药物雾化后要协助患儿漱口、洗脸，年幼儿可用棉签蘸清水行口腔护理或少量饮水，以减少药液在颜面部及口鼻腔残留而诱发感染。雾化面罩使用后，应用含氯消毒液浸泡消毒，冲洗晾干备用。

（4）注意药品存放，避免污染并妥善保存于安全位置，警惕年幼儿误食，年长儿丢弃药物。要在家长看护下用药，以保证药物疗效以及正确使用。

4. 疾病相关护理

（1）发热护理：见本章第二节急性上呼吸道感染。

（2）气道护理：教会家长雾化吸入及拍背排痰方法。①雾化操作选择餐前进行，保持患儿安静，采取坐或半卧位。面罩扣住口鼻部，合作患儿可嘱深吸气，使药液充分吸入达肺泡，以发挥最大药效。②雾化后拍背，拍背力度适中，以不引起患儿疼痛为宜，拍背时间为10分钟。③拍背方法为五指并拢、稍向内合掌，呈空心状，由下向上、由外向内轻拍背部，避开脊柱部位。勤变换体位，并鼓励咳嗽，借重力和震荡作用促使呼吸道分泌物排出。④观察患儿咳痰性质、颜色、量。

（3）预防感染：呼吸道疾病高发季节，应避免去人多拥挤地方，避免与患病儿群接触。预防"病从口入"，做到勤洗手，注意饮食及食具卫生，食具可用消毒柜或煮沸方式消毒。易患呼吸道感染患儿，寒冷

19

319

季节或气候骤变外出时注意保暖,避免受凉。病情允许,每年接种流感疫苗预防流感。

（4）定期复诊:遵医嘱用药,按照医师要求做检查,如胸部 X 线、肝肾功等,依据病情变化及治疗效果,调整治疗方案。门急诊就诊时戴口罩预防感染。

（尹子福）

第五节　细菌性肺炎

一、肺炎链球菌肺炎

【概述】

肺炎链球菌是大叶性肺炎的主要病原菌,但在婴幼儿更常引起支气管肺炎,本节主要论述大叶性肺炎。其特点是肺泡炎,年长儿多见。近年来儿科大叶性肺炎已较少见到。

无症状的病菌携带者,在散播感染方面可起到比肺炎患儿更重要的作用。此病一般为散发,但在集体托幼机构有时也有流行。肺炎链球菌可引起大叶肺炎,皆为原发性,大多数见于 3 岁以上小儿,年长儿较多。婴幼儿时期偶可发生。气候骤变时机体抵抗力降低,发病较多,冬春季多见,可能与呼吸道病毒感染流行有一定关系。

【临床特点】

肺炎链球菌引起,为革兰阳性双球菌,属链球菌的一种。少数有前驱症状,起病多急剧。突发高热、胸痛、食欲缺乏、疲乏和烦躁不安。呼气呻吟,鼻扇,面色潮红或发绀。呼吸时胸痛,最初数天多咳嗽不重,无痰,后可有痰呈铁锈色。早期多有呕吐,少数患儿有腹痛,有时易误诊为阑尾炎。幼儿可有腹泻。轻症者神志清醒,少数患儿出现头痛、颈强直等脑膜刺激症状。重症时可有惊厥、谵妄及昏迷等中毒性脑病的表现,常被误认为中枢神经系统疾病。早期只有轻度叩诊浊音或呼吸音减弱。病程第 2～3 天肺实变后有典型叩诊浊音、语颤增强及管性呼吸音等。消散期可听到湿音。少数病例始终不见胸部异常体征。确诊须靠 X 线检查。

二、金黄色葡萄球菌性肺炎

【概述】

金黄色葡萄球菌肺炎是由金黄色葡萄球菌所致的肺炎。本病大多并发于葡萄球菌败血症,多见于婴幼儿及新生儿,年长儿也可发生。以冬、春两季上呼吸道感染发病率较高的季节多见。常在医院内或婴儿室内发生交叉感染引起流行。为条件致病菌,很少引起严重疾病,但为医院内感染的常见细菌之一。在儿童,尤其是新生儿免疫功能不全是金黄色葡萄球菌感染的重要易感因素。

【临床特点】

金黄色葡萄球菌肺炎常见于 1 岁以下的幼婴。在出现 1～2 天上呼吸道感染或皮肤小脓包数天～1 周以后,突然出现寒战、高热。年长儿大多有弛张性高热,但新生儿则可低热或无热。肺炎发展迅速,表现呼吸和心率增快、呻吟、咳嗽、青紫等,可有黄脓痰或脓血痰。有时可有猩红热样皮疹,可有消化道症状,如呕吐、腹泻、腹胀（由于中毒性肠麻痹）及嗜睡或烦躁不安或惊厥等感染中毒症状,甚至呈休克状态。肺部体征出现较早,早期呼吸音减低,有散在湿啰音。在发展过程中可迅速出现肺脓肿,常为散在性小脓肿（图 19-5-1）。脓胸和脓气胸是本症的特点。临床症状与胸片所见不一致。当肺炎初起时,临床症状已经很重,而 X 线征象却很少;当临床症状已趋明显好转时,在胸片上却可见明显病变如肺脓肿和肺大疱等表现。实验室检查:白细胞一般超过（15～30）×10^9/L,中性粒细胞增高,白细胞内可出现中毒颗粒。半数小婴儿可减低至 5×10^9/L,而中性粒细胞百分比仍较高。白细胞总数减低多示预后严重。C 反应蛋白增高。

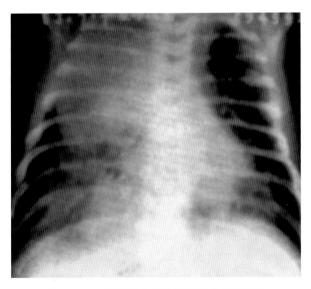

图 19-5-1　原发性金葡菌肺炎张力性肺脓肿

19

三、流感嗜血杆菌肺炎

【概述】

大多数流感嗜血杆菌肺炎是由具有荚膜的流感嗜血杆菌 b 型（Hib）引起的炎症。流感嗜血杆菌是常见的细菌病原之一。

【临床特点】

流感嗜血杆菌肺炎易并发于流感病毒或葡萄球菌感染的患儿，起病较缓，病程为亚急性。临床及 X 线所见均颇似肺炎链球菌肺炎。常有发热、咳嗽、胸痛、气促或呼吸困难，可有三凹征、肺部湿啰音等表现。

四、其他链球菌肺炎

链球菌为革兰阳性链状球菌，通常按溶血与否分为 α、β、γ（甲链、乙链、丙链）三种。大多数致病性链球菌为乙链，即产生完全溶血的链球菌。

五、其他革兰阴性杆菌所致肺炎

由革兰阴性杆菌引起的肺炎多见于新生儿及小婴儿。近年来由于广泛使用抗生素及免疫抑制剂和医院内的交叉感染，革兰阴性杆菌性肺炎有增加趋势。尽管新的抗生素不断出现，但其死亡率仍高。常见的细菌有大肠埃希菌、肺炎杆菌和铜绿假单胞菌。

1. 大肠埃希菌肺炎 多系间质性肺炎，肺间质有多种细胞浸润，此病多见于新生儿或小婴儿时，肺炎常为全身大肠埃希菌败血症的一部分；腺病毒肺炎后继发；慢性疾患如糖尿病、肾盂肾炎之后亦可发生。临床表现全身症状极重，脉搏增快常与发热不成比例，新生儿体温低于正常；有大肠埃希菌败血症者，易见循环衰竭；X 线多呈双侧支气管肺炎；脓胸常见，肺脓肿少见。

2. 铜绿假单胞菌肺炎 是一种坏死性支气管肺炎，多发生于患严重心肺疾病的患儿、早产儿、粒性白细胞缺乏或免疫缺陷的患儿，以及长期用抗生素治疗的患儿。临床特点：①出现寒战中等度发热，中毒症状、咳嗽、呼吸困难和发绀。②排出大量脓性绿色痰液，可有咯血。③脉搏与体温比较相对缓慢。④肺部体征无明显的大片实变，有弥漫细湿音及喘鸣音。⑤外周血白细胞可增高，但 1/3 患儿白细胞可减少，并可见贫血及黄疸。⑥X 线胸片可见结节状浸润阴影及许多细小脓肿，后可融合成大脓肿；一侧或

双侧出现少量血性胸腔积液或脓胸。⑦痰或胸水内可见大量革兰阴性杆菌、培养阳性。

3. 肺炎杆菌肺炎 又称克雷伯肺炎，其病原菌肺炎克雷伯杆菌为儿童院内获得性肺炎的最常见病原，易产生超广谱 β-内酰胺酶的耐药菌株（ESBL）。可继发于慢性支气管扩张、流感或结核患儿，亦可继发于近期使用抗生素之后。原发感染仅偶见于婴幼儿，可在婴儿室或病房内因奶瓶、吸软设备及湿化器等污染而发生交叉感染，甚至造成小流行。此时呕吐、腹泻可为首发症状。发病常骤起，出现胸痛、呼吸困难，年长儿有大量黏稠血性痰，呈砖红色。但婴幼少见。由于气道被黏液梗阻，肺部体征较少或完全缺乏。病情极为严重，发展迅速，患儿常呈休克状态。X 线胸片示肺段或大叶性致密实变阴影，其边缘往往膨胀凸出。可迅速发展到邻近肺段，以上叶后段及下叶尖段较多见。常见的并发症为肺脓肿，其次为脓胸及胸膜肥厚。

【治疗原则】

1. 控制感染 怀疑细菌性肺炎的住院患儿，应尽量在获得标本进行细菌培养后经验性给予抗生素治疗。一般先用青霉素类或头孢菌素，直至体温正常后 5～7 天止。对危重患儿还可根据药物说明书增加剂量。通常在使用 3 天不见效时，根据细菌培养和耐药结果改用其他抗生素。在明确病原后，则给予针对性治疗。

2. 对症治疗 有缺氧症状时应及时吸氧；发热、咳嗽、咳痰者，给予退热、祛痰、止咳，保持呼吸道通畅；喘憋严重者可用支气管解痉剂；腹胀伴低钾者及时补钾，中毒性肠麻痹者，禁食，胃肠减压，皮下注射新斯的明等；纠正水、电解质、酸碱平衡紊乱。

3. 其他 中毒症状明显或严重喘憋、脑水肿、感染性休克、呼吸衰竭者，可短期应用糖皮质激素防治心力衰竭、中毒性肠麻痹、中毒性脑病等，积极治疗脓胸、脓气胸等并发症。

【护理评估】

1. 评估患儿发病情况，有无发热、咳嗽、喘息、惊厥、食欲减退等，评估患儿咳嗽的性质、痰液颜色；体温增高的程度、持续时间；有无气促、呼吸困难等。评估患儿发病前有无呼吸道传染病接触史、患儿的预防接种史及有无反复呼吸道感染既往史。评估患儿的生长发育情况等。评估患儿的呼吸、心率、体温、面色及精神状态；有无鼻翼扇动、唇周发绀、三凹征等缺氧征象；了解肺部有无固定的中、细湿啰音；评估患儿肝脏大小、有无腹胀及肠鸣音减弱或消失等。

2. 评估患儿血常规、胸部 X 线片及病原学等检

19

查结果。

3. 评估患儿家长对肺炎相关知识的了解程度，家庭环境及家庭经济情况。患儿因住院与父母分离，加上环境陌生而可能产生焦虑和恐惧，故应了解患儿既往有无住院经历，同时了解家长有无住院经历，同时了解家长有无因患儿住院而产生焦虑和不安等心理反应。

【护理措施】

1. 输液护理 对于重症患儿应准确记录 24 小时出入量，严格控制输液速度，保持液体均匀滴入，必要时使用输液泵，以免发生心力衰竭。

2. 饮食护理 避免油炸食品及易产气的食物，以免造成腹胀，妨碍呼吸。进食确实有困难的患儿，可静脉补充营养。

3. 用药护理

（1）青霉素类：①用药前应详细询问患儿有无药物过敏史及家族过敏史，有无变态反应性疾病，并做皮肤过敏试验。因在皮试过程中即可发生立即休克反应，应在皮试过程中保持高度警惕，并作好急救的准备。②应用青霉素期间，以硫酸铜法进行尿糖测定时，可出现假阳性反应，造成对诊断的干扰，用葡萄糖酶法则不受影响。③大剂量青霉素注射可出现高钾血症或高钠血症。④本品长期大剂量应用可致二重感染，青霉素脑病及血清 ALT、AST 增高。⑤肾功能严重损害时慎用。⑥大剂量使用青霉素时，应定期检测血清钠及血清钾，并宜选用钠盐。

（2）阿奇霉素：阿奇霉素不良反应发生率较低为 12%，很少因不耐受而中断用药者。常见有恶心、呕吐、腹痛、腹泻、消化不良等胃肠道反应。过敏反应极为少见。偶见转氨酶升高。为减少肺炎支原体患儿对阿奇霉素的胃肠道不良反应，应重视以下几点：输液前进食，避免空腹时应用。进食可中和胃酸，在胃内形成食糜，有助于缓解对胃黏膜的刺激。应用前可口服蒙脱石散保护胃肠道黏膜，减少阿奇霉素对胃肠道的刺激。可与维生素 B_6 同时输注，可缓解阿奇霉素引起的腹胀、恶心、呕吐、腹痛等反应。严格控制药物浓度及滴速。药物浓度过高或滴速过快，不良反应的发生率增高。应滴注过程中严密观察，出现胃肠道不良反应及时处理。

（3）万古霉素：毒性反应的发生率与血药浓度（不应超过 80μg/ml）和药品纯度有直接关系。①耳毒性及肾毒性：由于本品具有糖苷结构，因此与氨基苷类毒性相似。表现为听力损害，严重者可致耳聋。肾毒性表现为蛋白尿、血尿、尿素氮升高。②静滴可发生血栓性静脉炎，应适当稀释药液，浓度不大于 5000U/ml，每次更换注射部位。③过敏反应可见皮疹、药热。

（4）利奈唑胺：①胃肠道反应：胃肠道反应是利奈唑胺出现最常见的不良反应，主要表现为恶心、食欲减退、腹胀、腹泻等。观察患儿有无胃肠道反应、食欲减退，向患儿家长做好解释，遵循清淡、易消化饮食的原则，少量多餐，观察患儿有无水、电解质紊乱，及时汇报医师病情，根据需要可遵医嘱给患儿行补液等治疗。出现轻度腹泻，给予腹部按摩，治疗结束后自行缓解。②变态反应：注意观察患儿有无药疹的前驱症状，如皮肤瘙痒、红斑、发热等。并告知家长勿让患儿进食鱼虾等易过敏食物及辛辣刺激性食物，修剪患儿指甲，避免搔抓皮肤。③血液系统：由于该药物有可能引起骨髓抑制。故使用利奈唑胺时应每周进行全血细胞检查。观察患儿有无牙龈出血、皮肤瘀斑、黑便及拔针后出血不止等迹象，用药时间超过 2 周以上应监测血小板、红细胞、血红蛋白的变化，警惕骨髓抑制不良反应的发生。④菌群失调：长期使用利奈唑胺可引起菌群失调，可发生肠道真菌感染及口腔念珠菌等情况。在治疗过程密切观察患儿口腔、舌苔黏膜及有无尿路感染的变化，注意有无白色斑点产生及有无尿道口发红、尿频、尿急、尿痛等不适，积极做好口腔护理及会阴护理。

4. 并发症的护理

（1）密切监测体温变化，避免高热惊厥的发生，选择正确的降温方法。嘱患儿多饮水，避免因大量出汗导致机体脱水，发生虚脱，出汗后及时更换衣服。注意患儿口腔卫生，防止口腔细菌滋生，必要时给予口腔护理。

（2）注意观察患儿面色、呼吸、心率等变化。当患儿出现烦躁不安、面色苍白、呼吸加快>60 次/分、心率>180 次/分、心音低钝、奔马律、肝脏短时间内急剧增大，是心力衰竭的表现，应及时报告医师，并减慢输液速度，准备强心剂、利尿剂，做好抢救的准备；若患儿咳粉红色泡沫样痰则为肺水肿的表现，可给患儿吸入经 20% ~30% 乙醇湿化的氧气，但每次吸入不宜超过 20 分钟。

（3）密切观察意识、瞳孔、囟门及肌张力等变化，若出现昏迷、呼吸不规则、肌张力增高、嗜睡、惊厥等颅内高压表现时，应立即报告医师，并共同抢救。

（4）观察有无腹胀、肠鸣音是否减弱或消失、呕吐的性质、是否有便血等，以便及时发现中毒性肠麻痹及胃肠道出血。

（5）如患儿病情突然加重，出现剧烈咳嗽、呼吸困难、烦躁不安、面色青紫、胸痛及一侧呼吸运动受限等，提示出现了脓胸、脓气胸，应及时报告医师并配合胸穿或胸腔闭式引流。胸腔闭式引流是治疗脓胸的一种安全有效的方法,行胸腔闭式引流时注意引流管要固定良好,各部位连接紧密,引流管避免打折弯曲。观察水柱波动情况及引流液的颜色、性状及量。保持伤口敷料干燥清洁,避免污染。定时挤压引流管,利于引流液的排出。

（6）注意监测体温变化,警惕高热惊厥的发生。及时给予物理或药物降温,并观察降温效果,同时应避免体温骤降,防止发热导致的脱水。

（7）心包炎:严密观察患儿生命体征变化,患儿出现心动过速、呼吸困难、静脉压上升、发绀、面色苍白、烦躁不安、肝大、腹水、下肢水肿等症状时及时通知医师采取相应急救措施。如患儿烦躁、胸痛应遵医嘱及时给予镇静剂或止痛剂。嘱患儿严格卧床休息,呼吸困难时给予氧气吸入,采取半卧位。给予高蛋白、高维生素、高热量的饮食,水肿者给予低盐饮食,准确记录24小时出入量。有心包积液填塞征象者,协助医师进行心包穿刺。穿刺过程中注意观察患儿生命体征变化,记录心包穿刺抽出液体的性质及量。

（8）败血症:高热时及时遵医嘱给予降温措施,避免高热惊厥的发生。过分虚弱或循环不好的患儿可不发热或体温不升,定时监测患儿体温变化,若患儿出现脉搏加快、烦躁不安、头疼、意识不清、谵妄等神经系统症状时及时通知医师采取措施。部分患儿可有猩红热样皮疹、关节肿痛的症状,要保持患儿皮肤清洁干燥,勤换内衣裤,关节肿痛时应卧床休息,避免剧烈活动。注意患儿感染性休克的发生,如出现血压下降、烦躁不安、面色苍白、四肢发冷、皮肤发花的表现出现,通知医师立即抢救。

5. 心理护理　细菌性肺炎患儿病程时间长,病情复杂,并发症多,患儿和家长易产生恐惧心理。思想负担较重,护士在工作中要多与患儿沟通,讲解所患疾病的治疗目的,让他们情绪稳定地接受治疗。护士要与患儿建立良好的护患关系,取得他们的信任,使之更好地配合完成治疗。

【健康教育】

1. 饮食指导　给予易消化和富含维生素的清淡饮食,少量多餐。避免过饱,影响患儿呼吸。多吃蔬菜水果,注意饮食、餐具卫生。

2. 休息与活动　生活中注意劳逸结合,病情好转后逐渐恢复活动,生活规律。尽量少去人多的公共场所,避免与患病的人接触,预防感染。

3. 用药指导　向患儿及家长解释服用抗生素治疗的目的及患儿用药后的反应,服用阿奇霉素、红霉素类药物时偶有腹痛、恶心、食欲差、稀便等症状,停药后即可消失,嘱患儿不必紧张。每天服药时间要固定,避免漏服影响治疗效果。服用糖皮质激素类药物时要注意补充钙剂,以免引起骨质疏松。服用退热剂后要多饮温水,以免出汗较多,防止虚脱。服用止咳剂后不要立即饮水,否则会影响止咳效果。

4. 疾病相关知识

（1）教会家长相应的疾病护理知识和技能,如药品的储存、用药后的观察、合理饮食等。指导家长为患儿进行有效排痰,嘱经常变换体位,以减少肺部淤血,促进炎症吸收。根据病情采取相应的体位,以利于肺的扩张及呼吸道分泌物的排出。定时翻身拍背（五指并拢,稍向内合掌,由下向上、由外向内叩击背部,稍用力,以患儿感受调整力度）,指导患儿进行有效的咳嗽,排痰前协助转换体位,帮助清除呼吸道分泌物。

（2）指导家长为患儿创造一个安全、卫生、清洁的居住环境,加强个人卫生,预防感染。培养良好的饮食和卫生习惯。从小养成锻炼身体的好习惯,经常户外活动,增强体质,改善呼吸功能。有营养不良、佝偻病、贫血及先天性心脏病的患儿应积极治疗,增强抵抗力,减少呼吸道感染的发生。

（3）患儿出现病情变化,如发热、咳嗽、胸痛、胸痛、恶心、呕吐等不适,及时医院复诊。

（4）按时门诊复诊,按时预防接种。

（郑伟　张克玲）

第六节　病毒性肺炎

【概述】

病毒性肺炎（viral pneumonia）在婴幼儿时期常见,多急性起病,病理以间质性肺炎为主。常见病毒有腺病毒、呼吸道合胞病毒、流感病毒、副流感病毒等。腺病毒为我国北方地区病毒性肺炎中最严重的一类,3、7型腺病毒是主要病原,病理为局灶性或融合性、坏死性浸润和支气管炎改变,腺病毒肺炎多见于6个月～2岁婴幼儿。呼吸道合胞病毒肺炎以1岁以内婴儿多见。流感病毒肺炎以6个月～2岁以内弱小婴幼儿多见,其病毒分甲、乙、丙三型,甲型流感病毒肺炎常提示病情较重。

【临床特点】

腺病毒主要为呼吸道传染,潜伏期3~8天。病初可出现稽留高热,较少弛张热,且抗生素治疗无效。病后3~6天可表现嗜睡、精神萎靡或嗜睡与烦躁交替症状,面色苍白发灰,呈刺激性呛咳或阵咳,继而出现喘憋加重、呼吸困难、鼻扇及三凹征、发绀等症状,咯白色黏痰。重症患儿可伴有胸腔积液,并可合并呼吸衰竭、心力衰竭、弥散性血管内凝血、中毒性脑病及继发细菌感染等。早期肺部体征不明显,两肺湿啰音随病变面积增大而增多,多有肺实变体征,叩浊、呼吸音减低或闻及管状呼吸音。血常规:白细胞总数早期多正常或减少,并发细菌感染时增高。X线检查早期肺纹理增厚模糊,伴肺气肿改变,肺实变多在发病3~5天出现。

呼吸道合胞病毒初期咳嗽、鼻塞,此后伴中~高热,病情多较轻,大多4~6天临床恢复。中、重症呼吸困难明显,易并发细菌感染,少数并发心力衰竭或神经系统症状。

流感病毒肺炎与轻症腺病毒肺炎相似,发病2~3天后出现高热,咳嗽、喘息严重。重者可有昏迷、惊厥及胸腔积液,可合并呕吐、腹泻等消化道症状。

根据急性起病,呼吸道症状和体征,血常规、X线检查或咽拭子、气管分泌物病毒分离检测即诊断。

【治疗原则】

1. 一般治疗　注意隔离,防止继发细菌或其他病毒感染。

2. 对症及支持治疗　目前无特异的抗腺病毒药物,可考虑选用利巴韦林、干扰素、人丙种球蛋白等药物以及中医疗法。对于有并发症或继发细菌、真菌感染患儿,采取相应的对症、抗感染治疗。

【护理评估】

1. 评估患儿健康史、发病史,了解有无营养不良、先天性心脏病及免疫功能低下等疾病,有无高热惊厥及过敏史,近期有无上呼吸道感染或麻疹、百日咳等呼吸道传染病接触史。评估患儿呼吸频率、节律、深浅度,有无咳嗽、咳痰及呼吸困难表现,评估痰液性质、颜色、量,排痰能力。评估患儿体温,了解热度、热型、持续时间,有无畏寒、皮肤发花,皮疹及热性惊厥表现。评估患儿心功能,安静状态下心率及节律变化,有无心排血量不足、体循环及肺循环淤血表现,警惕合并心力衰竭。评估患儿精神、意识等神经系统表现,警惕中毒性脑病。评估患儿纳食情况,了解有无腹胀、肠鸣音减弱或消失表现。伴呕吐、腹泻患儿,观察呕吐物及大便性质、颜色、量,及时发现中毒性肠麻痹和胃肠道出血。

2. 评估患儿血常规、胸部X线或胸部CT及病原

学等检查结果。

3. 评估患儿及家长对本病护理知识的了解程度及需求,患病后家长及患儿的主要心理问题。

【护理措施】

1. 环境护理　见本章第一节呼吸系统疾病护理。

2. 活动　见本章第一节呼吸系统疾病护理。

3. 发热护理　见本章第一节呼吸系统疾病护理。

4. 用药护理

(1) 抗病毒药物:见本章第四节毛细支气管炎。

(2) 抗生素:见本章第四节毛细支气管炎。

(3) 糖皮质激素:见本章第四节毛细支气管炎。

(4) 雾化吸入药物:见本章第四节毛细支气管炎。

(5) 免疫球蛋白:为增强机体免疫力药物,严格单独输注,不得与其他药物或溶液混合。输注过程中遵医嘱执行输注速度,观察穿刺部位,及时发现药液外渗、局部红肿等表现。监测生命体征变化,当体温>38.5℃或出现其他异常反应时,应停止输注,通知医师给予处理。

(6) 降颅压药物:见本章第四节毛细支气管炎。

(7) 强心药物:见本章第四节毛细支气管炎。

5. 并发症护理

(1) 呼吸衰竭:见本章第四节毛细支气管炎。

(2) 心力衰竭:见本章第一节呼吸系统疾病护理。

(3) 脓胸或脓气胸:监测生命体征,当患儿出现咳嗽剧烈、胸痛、发绀、呼吸困难加重、发热持续不退或退而复升、中毒症状加重等表现时,应考虑并发脓胸或脓气胸,立即协助医师做好胸腔穿刺或闭式引流准备工作,协助患儿采取穿刺体位。操作中嘱患儿避免咳嗽,并观察有无气促、虚汗、乏力等表现,记录胸水性质、颜色、量。术后安置患儿于舒适体位,观察穿刺局部敷料有无渗液及呼吸困难表现。

(4) 中毒性脑病、中毒性肠麻痹:多见于病程极期,当出现颅内高压、腹胀、肠麻痹、便血等表现时,及时通知医师,做好抢救准备。

(5) 闭塞性细支气管炎:多发生于急性下呼吸道感染,如腺病毒肺炎后,出现持续或反复喘息或咳嗽、气促、呼吸困难表现,运动耐受能力差,严重影响患儿的生活质量。早期发现、规范治疗,可避免遗留并发症。

6. 心理护理　患儿病情重且进展快,家长心理负担重,表现焦虑。护理人员应了解病情,根据患儿及家长的理解、接受能力进行本病相关知识、用药、

19

护理等方面的指导,做到耐心讲解并关爱患儿,以取得信任,使家长及患儿能够积极主动配合医疗工作,有效落实居家护理。

【健康教育】

1. 饮食护理　见本章第二节急性上呼吸道感染。

2. 休息与活动　见本章第二节急性上呼吸道感染。

3. 用药护理

(1) 抗病毒药物:遵医嘱应用抗病毒药物,用药期间观察药物疗效及不良反应,必要时遵医嘱复诊,监测血象及肝肾功能。

(2) 抗生素:见本章第四节毛细支气管炎。

(3) 雾化吸入药物:见本章第四节毛细支气管炎。

(4) 注意药品存放,避免污染并妥善保存于安全位置,警惕年幼儿误食,年长儿丢弃药物。要在家长看护下用药,以保证药物疗效以及正确使用。

4. 疾病相关护理

(1) 气道护理:见本章第四节毛细支气管炎。

(2) 预防感染:见本章第四节毛细支气管炎。

(3) 定期复诊:遵医嘱用药,按照医师要求做检查,如胸部 X 线、肝肾功等,依据病情变化及治疗效果,调整治疗方案。于门急诊就诊时戴口罩预防感染。

(尹子福)

第七节　真菌性肺炎

【概述】

小儿真菌性肺炎(fungal pneumonia)是指由真菌引起的肺部感染,它占所有内脏真菌感染的首位,真菌性肺炎虽然比较少见,但常在许多全身性疾患基础上发生,可使诊断及治疗发生困难。故在临床工作中有一定意义。

【临床特点】

真菌性肺炎主要的深部真菌病有假丝酵母菌病、曲菌病、组织胞浆菌病、球孢子菌病、孢子丝菌病、毛菌病、着色真菌病、隐球菌病等,其中以白色念珠菌病最常见,致病力最强。此外,社区获得性的肺部真菌感染已经成为一个非常严重的问题,特别是在鉴别诊断社区获得性肺炎时,应考虑该病,院内感染合并呼吸衰竭者死亡率较高。曲霉菌在自然界广泛存在,是继念珠菌后第二位的人类机会性真菌感染。曲霉菌感染的途径主要是呼吸道,肺脏是最常见的病变部位。假丝酵母菌肺炎的临床表现为发热、咳嗽、咯血、气促、发绀,精神萎靡或烦躁不安。胸部体征包括叩诊浊音和听诊呼吸音增强,可有管状呼吸音和中小水泡音。X 线检查可似粟粒性结核和(或)有大片实变灶,少数有胸腔积液及心包积液,同时可有口腔鹅口疮,皮肤或消化道等部位的念珠菌。在肺内,此菌可以与细菌如葡萄球菌或大肠埃希菌等同时存在。曲霉菌可以引起以下类型的下呼吸道病变:过敏性肺泡炎、非侵袭性腐生性疾病(曲霉菌球)、变态反应性支气管肺曲霉菌病以及侵袭性曲霉菌病。机体免疫功能正常的人长时间暴露于含有大量曲霉孢子的环境中,吸入孢子数超出人体防御系统的极限时,可引起急性侵袭性肺部感染。但侵袭性肺曲霉菌病多见于各种原因造成的免疫功能低下的患儿,感染可经气道侵入或经血管侵入。两者临床症状相似,最初都有发热、咳嗽及进行性呼吸困难,可有咯血。血管侵袭性曲霉菌病在 CT 上的典型征象是实变区周围的磨玻璃状晕轮征,该晕影在病理上为出血性坏死。而气道侵袭性曲霉菌病(图 19-7-1)则没有特异性,类似于细菌性、支原体性、病毒性支气管炎或支气管肺炎,应予鉴别,但前者多呈结节阴影。血管侵袭性肺曲霉菌病可有肺不张表现。

【治疗原则】

假丝酵母菌病首选氟康唑,备选两性霉素 B、卡泊芬净、米卡芬净以及伏立康唑。曲霉菌选择伏立

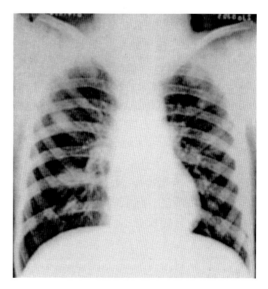

图 19-7-1　肺曲霉菌病

康唑、两性霉素 B 和卡泊芬净。隐球菌感染选择氟康唑和两性霉素 B,严重的脑膜炎可加用氟胞嘧啶。

【护理评估】

1. 评估患儿健康史,发病前有无反复呼吸道感染,家族成员有无呼吸道感染病史。评估患儿生长发育是否正常,营养状况,是否按时接种各种疫苗,是否足月顺产。评估患儿有无发热、咳嗽、咳痰的情况。发热的热型、咳痰的量、性状,有无呼吸加快、呼吸急促、鼻翼扇动、吸气性三凹征的表现。评估患儿有无神经系统、循环系统受累的表现。

2. 评估患儿血常规、胸部 CT、X 线、病原学检查结果。

3. 评估患儿是否有多次住院的经历,患儿心理状况,是否有恐惧感、焦虑、抱怨等心理。评估家长的文化知识程度,对患儿住院产生的焦急、不安、住院费用增加的心理。

【护理措施】

1. 一般护理 见本章第一节呼吸系统疾病护理。

2. 呼吸道护理 观察患儿咳嗽、咳痰的症状、痰液性状,是否伴有喘息、发绀、气促的表现。是否存在咯血表现,咯血的量。根据临床表现遵医嘱予氧气吸入,流量 1 ~ 2L/min,或止血治疗。

3. 发热护理 观察患儿体温变化、热型,高热时遵医嘱及时给予退热剂。注意退热剂的效果,降温后监测患儿体温变化。

4. 用药护理

(1) 氟康唑:静点时速度不宜过快,严格按医嘱执行。注意患儿用药后的不良反应,如恶心、呕吐、腹痛、腹泻及胃肠胀气等;另外还有皮疹、头疼、肝、肾及造血功能异常等。患儿在用药期间注意复查肝、肾功能,肝酶上升者、肾功能不全者应谨慎使用。

(2) 卡泊芬净:应单独静脉滴注,避免与其他静脉注射剂混用,注意输液速度。观察卡泊芬净可能出现的发热、贫血、静脉炎、皮疹及恶心、呕吐、腹痛、腹泻等症状。发现异常及时通知医师采取措施。静脉输注过程中注意有无红、肿、热、痛等静脉炎的发生。

(3) 伊曲康唑:注意观察患儿用药后的不良反应,如恶心、呕吐、食欲减退、腹痛等。也可出现低血钾、水肿及头疼、头晕、嗜睡等神经系统症状。如发现上述症状及时通知医师,遵医嘱采取措施。伊曲康唑属氮唑类抗真菌药物,可抑制细胞膜色素 P450 氧化酶介导合成麦角甾醇,对浅表真菌与深部真菌均具有较好的抗菌作用,特别是深部真菌引起的感染。将伊曲康唑与卡泊芬净联合使用后能起到良好

的抗菌作用。伊曲康唑联合卡泊芬净治疗小儿真菌性肺炎的临床疗效显著。

(4) 两性霉素 B:毒性较大,静脉给药速度不宜过快。本品可致神经系统毒性,用药期间注意观察患儿神经系统表现,观察患儿用药后的不良反应,如高热、寒战、头疼、眩晕、恶心、呕吐、颈项强直、下肢疼痛、尿潴留、复视、血压波动等,若出现上述表现及时通知医师,遵医嘱采取相应的措施。本品在输注过程中要警惕血栓性静脉炎的发生,观察输液部位有无红、肿、热、痛的静脉炎征象,如有异常及早处理。本品不宜采用外周静脉进行输注,宜采用中心静脉置管输注。注意过敏反应如皮疹的发生。

5. 并发症的护理

(1) 鹅口疮:口腔护理:观察患儿口腔黏膜,是否存在鹅口疮,若出现鹅口疮及时通知医师,遵医嘱局部涂抹 10 万 ~ 20 万 U/ml 制霉菌素鱼肝油混悬溶液或制霉菌素 1 片加灭菌注射用水 5ml,每天 2 ~ 3 次,必要时行口腔护理。

(2) 肺不张:注意监测生命体征变化,注意观察患儿咳痰量、性状、发绀、心悸等表现,病情变化及时通知医师,采取措施。遵医嘱及时给予氧气吸入及雾化治疗,及时清理呼吸道,保持呼吸道畅通。鼓励患儿咳嗽,经常变换体位或采用体位引流,促进痰液的排出,使肺迅速复张。

6. 心理护理 针对真菌性肺炎患儿治疗时间长、病情复杂,治疗起效慢,患儿及家长思想负担较重的特点,护士应及时为患儿及家长进行疾病方面、用药护理、护理措施、疾病预后方面进行健康宣教。解除他们的思想负担,正确面对疾病,克服心理上对疾病的恐惧。工作中对患儿及家长采用和蔼、安慰、鼓励的话语,建立良好的护患关系,取得他们的信任。

【健康教育】

1. 饮食指导 给予清淡、易消化、高维生素适合患儿口味的饮食。逐渐增加饮食品种,进餐时避免过饱引起不适,可以少食多餐。多吃蔬菜水果、蛋类、奶类,注意营养搭配,以增强患儿体质。注意饮食卫生,餐具每天消毒。

2. 休息与活动 根据患儿病情逐渐恢复活动量,避免剧烈活动,防止磕碰。居室每天定时开窗通风,保持良好的生活方式,生活规律,尽量少去人多的公共场所,避免感染。

3. 用药指导 向家长讲解服用抗真菌药物的目的、意义,使他们配合完成治疗。向家长宣教用药注意事项,嘱治疗期间切勿私自停药或减量,过早停药会导致复发。服药期间偶尔会有恶心、呕吐、腹泻及

腹胀气等胃肠道反应,另外还会有皮疹、头疼等不适,停药后会消失,不必紧张。每天服药时间要固定,服药期间遵医嘱定期查肝、肾功能。如发现病情变化及时就医。

4. 疾病相关知识

(1) 教会家长相应的疾病护理知识及护理技能,如药物的正确服用方法、药物的储存及药物不良反应的观察。告之家长抗真菌治疗是一个漫长的过程,擅自停药或减量会带来严重后果,使得治疗前功尽弃。所以要正确面对治疗,增强患儿战胜疾病的信心。

(2) 指导家长给予患儿一个清洁、安全的居住环境,居室每天开窗通风,加强个人卫生,注意口腔卫生,勤换衣物、勤洗澡。餐具定期消毒,避免与患病人员接触,不去人多的公共场所,预防感染。

(3) 若患儿出现发热及时给予相应的降温措施,有咳嗽、咳痰、咯血、呼吸加快、喘憋、发绀、精神萎靡等不适及时就医,避免耽误患儿病情。

(4) 治疗期间定期复查,根据患儿病情遵医嘱复查血常规、肝肾功能、肺部 CT 等。

(5) 医院就诊佩戴口罩,避免交叉感染。

(郑伟　张克玲)

第八节　肺　不　张

【概述】

肺不张(atelectasis)指一侧、一叶或一段肺内气体减少和体积减小。肺不张在小儿发病较多,可由多种原因如感染、异物、肿瘤等引起,按其原因分为外力压迫、支气管或细支气管内梗阻、非阻塞性肺不张三种类型。外力压迫肺实质或支气管受压迫,可以发生于下列 4 种情况:①胸廓运动障碍;②膈肌运动障碍;③肺膨胀受限;④肿大的淋巴结、肿瘤或囊肿的压迫,扩大的左心房及肺动脉的压迫。支气管或细支气管内梗阻,主要由于:①异物;②支气管病变:支气管黏膜下结核、支气管畸形等;③支气管壁痉挛及管腔内黏稠分泌物阻塞:肺炎、支气管炎、支气管哮喘、囊性纤维性变等。非阻塞性肺不张:见于表面活性物质缺乏、呼吸过浅、肺终末气道肌弹力纤维收缩等。

【临床特点】

由于病因及范围大小不同,表现也不同。①一侧或双侧肺不张起病很急,呼吸极为困难,年长儿能自述胸痛和心悸,可有高热,脉速及发绀。肺部体征如下:同侧胸廓较扁平,呼吸运动受限制;气管及心尖搏动偏向病侧;叩诊轻微浊音;呼吸音减弱或消失;膈肌抬高;②大叶性肺不张,起病较慢,呼吸困难也较少见。体征近似单侧肺不张,但程度较轻;③肺段不张,临床症状极少,不易察觉,可发生于任何肺叶或肺段。小儿肺不张最常见于两肺下叶及右肺中叶,下呼吸道感染时肺不张多见于左下叶及右中叶。中叶不张,若长期不消失,可致反复感染,最后可发展为支气管扩张。肺功能检查可见肺容量减少,肺顺应性下降,通气/血流比例异常以及程度轻重不等的动静脉分流,低氧血症等。X 线检查起主要诊断作用,必要时可做支气管镜检查以确定梗阻部位及性质。

【治疗原则】

1. 去除病因　寻找发病原因,怀疑有异物或分泌物黏稠堵塞,或肺不张长期不能复张,应做支气管镜检查,取出异物或吸出分泌物。管外肿物压迫所致肺不张应酌情行手术治疗等去除肿物。

2. 控制感染　选用敏感抗生素治疗,如为结核病所致肺不张,应予抗结核治疗。

3. 分泌物引流　口服祛痰剂、鼓励咳嗽、经常变换体位,或采用雾化吸入、体位引流、拍背等。

4. 支气管镜灌洗治疗　是肺不张的主要治疗之一,一方面可明确病因,排除结核、肿瘤的因素;另一方面,对异物、感染所致的肺不张可起直接的治疗作用。如取出异物,解除分泌物堵塞。

5. 肺叶切除　经内科治疗而肺不张仍持续 12～18 个月以上,应做高分辨 CT 或支气管造影检查,如有局部支气管扩张,应考虑肺叶切除。

6. 中西医结合疗法

【护理评估】

1. 评估患儿健康史、发病史,有无营养不良、先天性心脏病及免疫功能低下等疾病,有无高热惊厥病史。近期有无患呼吸道感染或与呼吸道感染及结核患者接触史。评估患儿呼吸频率、节律、深浅度,有无咳嗽、喘息、气促、心悸、胸闷、胸痛等表现。评估痰液性质、颜色、量,排痰能力。评估患儿体温是否发热,了解热度、热型、持续时间,有无畏寒、皮肤发花,皮疹及热性惊厥表现。

2. 评估患儿血常规、胸部 X 线或胸部 CT 及病原学等检查结果。

3. 评估患儿及家长对本病护理知识的了解程度及需求,患病后家长及患儿的主要心理问题。

19

【护理措施】

1. 环境护理 见本章第一节呼吸系统疾病护理。

2. 活动 见本章第一节呼吸系统疾病护理。

3. 支气管镜介入治疗 因痰栓阻塞气道致肺不张患儿行肺泡灌洗可有效清除气道分泌物,促进不张肺段复张。

(1) 术前评估麻醉药物过敏史。应用麻醉药物期间,监测生命体征,观察呼吸、心率改变情况。咽喉部因插管、局部麻醉及术中灌洗等因素,术后可发生咽喉部水肿、低氧血症、误吸、呛咳、发热等并发症。

(2) 术后返回病室与医师做好转交接工作,了解治疗过程及气道病变情况,遵医嘱监测生命体征,给予鼻导管吸氧,氧流量 0.5 ~ 1L/分,布地奈德雾化吸入减轻咽喉局部水肿。

(3) 术后禁食水 2 ~ 4 小时,避免因声门麻醉,功能尚未恢复引发呛咳、窒息。禁食结束后试饮水观察,避免误吸,逐渐进食,避免进食辛辣刺激食物。

(4) 频繁呛咳患儿可行体位引流排出灌洗液,执行操作时患儿面向操作者,观察呼吸、面色,必要时负压吸引,避免发生窒息。

4. 发热护理 见本章第一节呼吸系统疾病护理。

5. 用药护理

(1) 抗生素:见本章第四节毛细支气管炎。

(2) 糖皮质激素:见本章第四节毛细支气管炎。

(3) 雾化吸入药物:见本章第四节毛细支气管炎。

6. 并发症护理

(1) 低氧血症:患儿安静,采取坐或半卧位,以减轻呼吸困难。遵医嘱雾化吸入稀释痰液,雾化后协助患儿变换体位并进行拍背,使痰液松动易于咳出。合作患儿指导咳嗽咳痰方法,排痰无力或不能自行咳痰患儿,行负压吸痰,保持气道通畅。遵医嘱给予鼻导管吸氧,氧流量为 0.5 ~ 1L/分。持续用氧患儿,每日更换鼻导管,防止鼻导管堵塞,并保持鼻腔黏膜清洁。氧疗过程中注意加温和湿化,以利于呼吸道分泌物的稀释和排出。观察吸氧装置是否通畅,有无漏气,以保证有效吸氧。观察呼吸、面色及缺氧改善情况。

(2) 支气管扩张、肺脓肿:中叶肺不张若长期不消失,易致反复感染,易合并支气管扩张、肺脓肿等并发症。积极治疗,可避免遗留并发症。

7. 心理护理 患儿病情重,肺部病变持续时间长,患儿及家长担心治疗效果,精神紧张、焦虑。护理人员应了解病情,根据患儿及家长的理解、接受能力进行本病相关知识、用药、护理等方面的指导,做到耐心讲解并关爱患儿,以取得信任,使家长及患儿能够积极主动配合医疗工作,有效落实居家护理。

【健康教育】

1. 饮食 鼓励患儿多饮水,有助于气道湿化及痰液稀释。选择高热量、高维生素、易消化及优质蛋白饮食,如禽蛋、奶类、鱼虾、瘦肉、豆浆等。多食蔬菜和水果,忌食辛辣刺激食物。食纳不佳患儿宜少量多餐,保证营养摄入,小婴儿哺喂时避免呛咳,必要时可使用滴管或小勺喂养。提倡母乳喂养。

2. 休息与活动 见本章第二节急性上呼吸道感染。

3. 用药护理

(1) 抗生素:见本章第四节毛细支气管炎;

(2) 糖皮质激素:见本章第四节毛细支气管炎;

(3) 雾化吸入药物:见本章第四节毛细支气管炎;

(4) 注意药品存放,避免污染并妥善保存于安全位置,警惕年幼儿误食,年长儿丢弃药物。要在家长看护下用药,以保证药物疗效以及正确使用。

4. 疾病相关护理

(1) 气道护理:见本章第四节毛细支气管炎;

(2) 支气管扩张患儿,教会家长体位引流方法;

(3) 定期复诊:遵医嘱用药,按照医师要求做检查,如胸部 X 线、肝肾功等,依据病情变化及治疗效果,调整治疗方案。于门急诊就诊时戴口罩预防感染。

(尹子福)

第九节 肺气肿

【概述】

肺气肿(emphysema)的严格病理学定义应是肺弹力组织破坏,肺泡壁破坏,以致终末支气管远端部分包括呼吸性细支气管、肺泡管、肺泡囊及肺泡均膨胀扩张。可分为小叶中心性肺气肿及全小叶性肺气肿两个类型。前者见于慢性支气管炎时,后者见于 α$_1$-抗胰蛋白酶缺乏症。真正肺气肿应是指不可逆病变。广义的肺气肿有时包括肺过度充气等,这是指在某些下呼吸道病变时,呼气时受阻比吸气时严重,即吸入气多而呼出气少,因此呼气末的肺容量增加,

19

即功能残气量增加。多见于小儿毛细支气管炎、腺病毒肺炎、哮喘及异物时,此时病变为可逆性,不伴肺泡破裂,过去习惯称为肺气肿,实际上称为肺过度充气更为确切。

【临床特点】

小儿期肺气肿的原因可分为两类:

1. 代偿性肺气肿 见于肺炎、肺不张、脓胸、气胸等情况。由于病肺组织损坏,容积缩小,于是健康肺膨胀,填补空隙,形成代偿性肺气肿。这类只是单纯的肺泡膨胀而并无支气管堵塞的因素。待原发病清除后,气肿现象随之消失。

2. 梗阻性肺气肿 梗阻原因与梗阻性肺不张的原因相同。此外,新生儿时期或婴儿早期所偶见的先天性大叶性肺气肿(或称先天性肺叶气肿)可因气管软骨先天欠缺或支气管各种畸形引起,或由先天性支气管囊肿或易位血管压迫所致。

临床表现取决于病因及肺气肿范围大小。一叶以上的肺气肿常有呼吸窘迫的症状。肺气肿的胸部体征是:呼吸音减弱、遥远或全无。叩诊呈过清音或鼓音。一侧重度肺气肿时,心脏、纵隔、气管移至对侧,病灶的膈肌低平。至于局限性小量肺气肿,其体征不显著。如果一侧肺有气肿区与不张区同时存在,则更难从体征辨别。

【治疗原则】

代偿性肺气肿应进行去因治疗及对症治疗。解除支气管梗阻的原因,积极控制呼吸道感染,适当支气管解痉药、祛痰药物或雾化治疗。缺氧及心力衰竭时应及时给予氧气吸入及强心治疗,缺氧时禁用抑制呼吸作用的药物。先天性大叶性肺气肿应进行肺叶切除术。先天性肺发育异常在儿童呼吸系统疾病中占有重要地位,出生后采取普通胸部 CT 检查、CT 血管造影(CTA)、呼吸道三维重建技术及支气管镜检查等,可使绝大多数先天性肺发育异常得到确诊,对于临床上可疑为此病的患儿,应该及时进行以上检查,尽早诊断,一方面可以与父母进行讨论,决定进一步治疗和判断预后;另一方面可以避免过度治疗。

【护理评估】

1. 评估患儿发病情况,有无发热、咳嗽、咳痰、呼吸困难。有无异物吸入史,长期咳嗽或支气管哮喘病史。评估患儿心率、呼吸、体温、咳嗽、咳痰情况。了解肺部呼吸音、肺部叩诊音。

2. 评估患儿各项检查,了解胸部 X 线片、肺 CT 扫描加气道重建,肺功能检查等。

3. 评估患儿及家长对本病各项护理知识的了解程度及需求。评估患儿及家长对肺气肿相关知识了

解程度,家庭经济状况,患儿既往有无住院经历。

【护理措施】

1. 饮食护理 给予清淡易消化、高蛋白、高维生素饮食,避免进食辛辣、刺激性食物以及油炸、干果、汽水、豆类等食品,以免引起便秘和腹胀。指导患者少食多餐、避免暴饮暴食,不宜过饱。餐后 2 小时内避免平卧,饭前、饭后及进餐时限制液体摄入量,以免出现上腹部饱胀现象,而引起呼吸困难。

2. 呼吸道护理 观察患儿面色有无发绀,呼吸频率,节律是否正常,是否存在呼吸窘迫的症状。必要时遵医嘱给予氧气吸入,监测患儿血氧饱和度情况,发现异常及时通知医师采取措施。观察患儿咳嗽、咳痰情况,痰液不易咳出者给予雾化吸入,必要时吸痰,保持呼吸道通畅。

3. 休息 嘱患儿卧床休息,协助采取舒适的卧位,以坐位或半卧位为宜。患者取衣着要松软,以减轻对呼吸运动的限制。

4. 一般护理 见本章第一节呼吸系统疾病护理。

5. 用药护理

(1)抗生素:见本章第三节支气管炎。

(2)祛痰止咳药:观察用药后痰液是否易于咳出。如有消化道溃疡及肝、肾功能不全者慎用氯化铵,因其对胃肠道有强烈的刺激作用,可引起恶心、呕吐及上腹部疼痛。

(3)解痉平喘药:用药后注意观察咳嗽是否减轻,气喘是否消失,应用茶碱类药物时应严格掌握用药浓度及滴速。用药过程中注意监测血药浓度。

6. 并发症护理

(1)自发性气胸:严密观察患儿病情变化,严格卧床休息,取半卧位或坐位。患儿哭闹烦躁,咳嗽剧烈时给予镇静止咳药,防止因咳嗽引起气管内压力增加。保持患儿安静,避免经常翻动患儿,保持大便通畅。消除患儿恐惧心理,呼吸困难时给予氧气吸入,备好急救药品,必要时协助医师进行胸腔穿刺抽气减压,抽气完毕,需严密观察病情,如症状不缓解应立即采用闭式引流法,可将胸膜腔内气体引流出来,使肺较快复张,是防止并发症的有效方法。

(2)肺源性心脏病:严格卧床休息,抬高床头 $15° \sim 30°$ 或半卧位。遵医嘱给予氧气吸入。每天测体重,记录患儿 24 小时出入量,限制液体入量,输液时严格控制输液速度。保持呼吸道通畅,必要时给予雾化吸痰,动作要轻柔,负压不宜过大,避免损伤黏膜、充血水肿,造成气管狭窄。饮食宜少食多餐,易消化的食物为宜,限制钠的入量。

(3)呼吸衰竭:观察患儿是否存在心衰的表现,

19

如安静时心率增快、呼吸困难、发绀突然加重、肝脏进行性增大、突然烦躁不安、面色苍白、尿少水肿等表现及时通知医师，采取急救措施。保持呼吸道通畅，将患儿置于半卧位或坐位。对于重症呼吸衰竭需呼吸支持者，采取俯卧位可能对通气及患儿预后更为有利；指导并鼓励清醒患儿用力咳痰，对咳痰无力的患儿可根据病情给予定时翻身，并给予拍背，促进痰液排出。遵医嘱给予雾化吸入，必要时吸痰。给予患儿氧气吸入，合理给氧，原则为能缓解缺氧但不抑制颈动脉窦和主动脉体对低氧分压的敏感性。主张低流量持续给氧，以维持 PaO_2 在 $65 \sim 85mmHg$ 为宜。急性缺氧吸氧浓度 $40\% \sim 50\%$，慢性缺氧浓度 $30\% \sim 40\%$，如吸入纯氧不宜超过 6 小时，以防氧中毒。严密观察病情，注意意识、面色、呼吸频率及节律、心率、心律、血压、皮肤颜色、末梢循环情况等。监测血气分析及电解质。

7. 心理护理 由于患儿长期呼吸困难，生活质量下降，多有焦虑、抑郁、悲观现象。护士应帮助患者尽早适应医院的生活和环境，向患儿及家长讲解疾病相关知识，告知患儿及家长本病虽然病程长，但坚持治疗，消除诱因，进行康复锻炼，可有效预防发作，提高生活质量。增强患儿战胜疾病的信心。

【健康教育】

1. 饮食指导 应予低盐、高蛋白、高维生素饮食，避免进食辛辣、刺激性食物以及油炸、干果、汽水、豆类等食品，以免引起便秘和腹胀。指导患者少食多餐、避免暴饮暴食，不宜过饱。餐后 2 小时内避免平卧，饭前、饭后及进餐时限制液体摄入量，以免出现上腹部饱胀现象，而引起呼吸困难。

2. 休息与活动 嘱患儿卧床休息，病情好转后逐渐恢复活动量，生活规律，尽量少去人多的地方，避免感染。保证患者夜间睡眠质量，对因呼吸困难影响睡眠的患者要采取有效解除呼吸困难的措施，如改变卧位等。

3. 用药指导 向家长讲解药物的治疗作用、目的，掌握儿童用药的特点，保证药物治疗的安全性。口服药的时间要固定，不得擅自停药或更改剂量。

4. 疾病相关知识

（1）向患儿及家长讲解疾病相关知识，积极配合医护人员进行治疗。

（2）积极指导避免各种可使病情加重的因素，为患儿提供安全、清洁的家庭环境。加强个人卫生，注意防寒保暖，预防呼吸道感染。向患儿及家长讲解饮食治疗的意义和原则。

（3）日常生活中予低盐、高蛋白、高维生素饮食，限制钠的摄入，避免暴饮暴食。不宜过饱，保持大便通畅。

（4）教会患儿及家长如何进行有效排痰。

（5）教会患儿及家长自我监测病情方法，告知发现气促、咳嗽、咳痰、发热等症状应及时就诊。

（6）治疗期间定期门诊复诊。

（郑伟　张克玲）

第十节　支气管扩张

【概述】

支气管扩张（bronchiectasis）是由于支气管及其周围肺组织慢性化脓性炎症和纤维化，使支气管壁的肌肉和弹性组织破坏，导致支气管变形及持久扩张。支气管扩张可分为先天性及后天性两大类。先天性支气管扩张可因支气管软骨发育缺陷，或由于气管、支气管肌肉及弹力纤维发育缺陷所致。通常所说的支气管扩张指后天性支气管扩张，多继发于严重的肺部感染后，如麻疹、百日咳及腺病毒肺炎、支原体肺炎等重症肺炎后。感染导致支气管弹力组织、肌层及软骨均被破坏；支气管阻塞导致管腔内分泌物瘀滞，造成对支气管壁的压力，日久造成支气管远端的扩张。

支气管扩张也和机体的免疫缺陷有关，多见于 X 连锁低丙种球蛋白血症、普通变异型免疫缺陷病、IgG 亚类缺陷等。原发纤毛运动障碍的反复呼吸道感染可致支气管扩张。异物阻塞、支气管淋巴结结核或肿瘤压迫、肺不张持续存在也可形成支气管扩张。

【临床特点】

主要症状为咳嗽、多痰，多见于清晨起床后或变换体位时，痰量或多或少，含稠厚脓性，臭味不重，不规则的发热。病程日久者可见程度不同的咯血、贫血和营养不良。患儿易患上、下呼吸道感染，往往反复患肺炎，甚至并发肺脓肿，常局限于同一病变部位。胸部听诊，大多数在肺底可闻湿啰音。如果病区范围较广，纵隔和心脏常因肺不张或纤维性病变而移位于病侧。患儿营养发育落后，胸廓畸形。大部分患儿可出现杵状指（趾）。早期尚未发现明显症状，诊断较为困难。肺部 X 线平片中如有支气管影增大时，可行支气管造影或高分辨 CT 以确定诊断。CT 下痰栓见图 19-10-1。

19

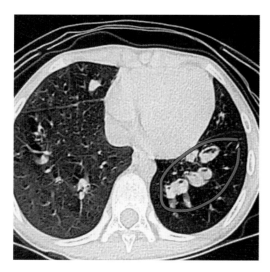

图 19-10-1　CT 下痰栓图

【治疗原则】

1. 去除病因　排除支气管分泌物可用顺位排痰法,并可用支气管肺泡灌洗术排痰。

2. 抗菌药物　在急性感染时用抗生素控制感染,依据不同的病原选用有效抗生素。

3. 丙种球蛋白　对于低丙种球蛋白血症患儿可用丙种球蛋白替代疗法,可有效防止呼吸道反复感染,防止支气管扩张发生。

4. 外科手术　切除病肺,需强调手术适应证。肺移植为最后的治疗手段。

【护理评估】

1. 评估患儿健康史、发病史,了解营养状况、活动耐力情况,近期有无咯血、贫血及反复呼吸道感染病史。评估患儿呼吸频率、节律、深浅度,咳嗽、气促、喘息、胸闷等表现,痰液性质、颜色、量,排痰能力。评估患儿体温是否发热,了解热度、热型、持续时间,有无皮疹、畏寒、皮肤发花等表现。

2. 评估患儿血常规、胸部 X 线或胸部 CT 及病原学等检查结果。

3. 评估患儿及家长对本病护理知识的了解程度及需求,患病后家长及患儿的主要心理问题。

【护理措施】

1. 环境护理　见本章第一节呼吸系统疾病护理内容。

2. 活动　见本章第一节呼吸系统疾病护理内容。

3. 口腔护理　见本章第一节呼吸系统疾病护理内容。

4. 发热护理　见本章第一节呼吸系统疾病护理内容。

5. 体位引流　体位引流顺位排痰,为本病主要

治疗手段。每日 2 ~ 3 次,每次 15 ~ 20 分钟。无力排痰患儿不建议进行体位引流排痰操作。

(1) 选择餐前及雾化后进行,通过变换体位,将患肺置于高处,引流支气管开口向下,借助重力和叩拍背部的震动作用,使淤积在支气管内的痰栓脱落,流入大支气管和气管而被排出。引流体位不宜刻板执行,必须采用患儿能接受且易于排痰体位。

(2) 操作前需全面评估患儿,极度虚弱无法耐受所需体位、抗凝治疗中、胸廓或脊柱骨折、近期大咯血和伴有严重骨质疏松患儿禁忌体位引流。

(3) 执行操作时,患儿面向操作者,观察呼吸、面色,如有发绀、头晕、出汗、疲劳或咯血等表现,随时终止体位引流。痰液较多者行负压吸痰,防止痰堵窒息。

(4) 引流过程中拍背并鼓励适当咳嗽,以促进气道深部分泌物排出。拍背方法为五指并拢、稍向内合掌,呈空心状,由下向上、由外向内叩拍,叩背力度适中,避开脊柱部位。

(5) 操作后协助患儿漱口或进行口腔护理,保持口腔清洁。

(6) 观察患儿呼吸频率、节律、深浅度,有无咳嗽、气促、喘息、胸闷进行性加重表现。如有精神不振、疲乏无力、胸闷、伴发热等表现,常提示引流不畅,感染严重。

6. 支气管镜介入治疗　肺泡灌洗可有效清除气道分泌物,改善通气。见本章第八节肺不张。

7. 用药护理

(1) 抗生素:细菌感染时依据药敏结果选用抗生素,询问患儿有无药物过敏史。用药期间观察药物疗效及不良反应,如皮疹、恶心、呕吐等。

(2) 雾化吸入药物:见本章第四节毛细支气管炎。

(3) 止血药物:大咯血发生时遵医嘱应用垂体后叶素急救止血,用药期间严格执行输注速度,监测生命体征,观察药物疗效及不良反应,如出现头痛、面色苍白、心悸、胸闷、血压升高等表现时,应及时减慢输注速度,并通知医师给予处理。

8. 并发症护理

(1) 低氧血症:患儿安静,采取坐或半卧位,以减轻呼吸困难。遵医嘱雾化吸入稀释痰液,雾化后协助患儿变换体位并进行叩背,使痰液松动易于咳出或行体位引流法排痰。合作患儿指导咳嗽咳痰方法,排痰无力或不能自行咳痰患儿,行负压吸痰,保持气道通畅。遵医嘱给予鼻导管吸氧,氧流量为 0.5 ~ 1L/分。持续用氧患儿,每日更换鼻导管,防止鼻导管堵塞,并减少对鼻黏膜刺激。氧疗过程中注

19

意加温和湿化,以利于呼吸道分泌物的稀释和排出。观察吸氧装置是否通畅,有无漏气,以保证有效吸氧。观察呼吸、面色及缺氧改善情况。

（2）咯血:当病灶局部毛细血管通透性增高或黏膜下血管破裂,可引发不同程度出血。

1）有咯血史患儿应限制活动,指导规律的咳嗽咳痰方法。

2）小量咯血时,遵医嘱静脉输注止血药物,减少活动,避免加重出血;大量咯血时,立即采取患侧卧位、头低足高位或俯卧位,头偏向一侧,防止出血顺位流入健侧肺。遵医嘱静脉输注垂体后叶素,输注过程中监测生命体征,观察药物疗效及不良反应,观察有无低血容量休克表现。

3）鼓励患儿轻轻将出血咯出,安慰患儿,避免精神紧张、屏气下咽动作,以免加重出血,必要时行负压吸引吸出积血,保持气道通畅。

4）咯血停止后及时清除血污、倾倒血液,记录咯血量。协助患儿漱口,保持口腔清洁。协助翻身、变换体位时动作轻柔。

5）贫血、营养不良:病程日久可出现贫血、营养不良并发症。遵医嘱应用补血制剂,饮食中添加高铁及优质蛋白食物,保证营养摄入。

9. 心理护理　患儿病情重,气道分泌物不能有效排出,且易反复感染,影响到患儿的生活质量,患儿和家长表现焦虑。护理人员应了解病情,根据患儿及家长的理解、接受能力进行本病相关知识、用药、护理等方面的指导,做到耐心讲解并关爱患儿,以取得信任,使家长及患儿能够积极主动配合医疗工作,有效落实居家护理。

【健康教育】

1. 饮食　见本章第八节肺不张。贫血患儿可添加高铁质食物。

2. 休息　与活动见本章第二节急性上呼吸道感染。

3. 用药护理

（1）雾化吸入药物:见本章第四节毛细支气管炎。

（2）抗生素:见本章第四节毛细支气管炎。

（3）糖皮质激素:遵医嘱规范服用药物,按医生要求递减或增加药物剂量,不得自行随意调整用药。用药期间观察药物不良反应,如高血压、消化性溃疡、骨质疏松、中枢兴奋等,遵医嘱补充钙剂,加强患儿安全管理,避免剧烈活动、追逐打闹等游戏,防止发生意外。

（4）注意药品存放,避免污染并妥善保存于安全位置,警惕年幼儿误食,年长儿丢弃药物。要在家长看护下用药,以保证药物疗效以及正确使用。

4. 疾病相关护理

（1）气道护理

1）教会家长及患儿雾化吸入、咳嗽咳痰方法。雾化吸入选择餐前进行,保持患儿安静,采取坐或半卧位。面罩扣住口鼻部,嘱患儿深吸气,可使药液充分吸入达肺泡,以发挥最大药效。雾化后拍背,使痰液松动易于咳出。指导咳嗽咳痰方法,嘱患儿深吸气、屏住3~5秒,随胸腹腔压力的增加,气体冲出气道将痰液咳出。有咯血史患儿,指导分段规律的咳嗽咳痰方法,将痰液逐渐运送至咽喉部再咳出,避免因剧烈咳嗽诱发咯血。

2）教会家长体位引流方法。选择餐前及雾化后进行,每日2~3次,每次15~20分钟。协助患儿采取能耐受、患肺置于高处的引流体位。执行操作时,患儿面向操作者,观察呼吸、面色,如有发绀、头晕、出汗、疲劳或咯血等表现,随时停止操作。操作中鼓励患儿咳嗽并进行拍背(图19-10-2)。拍背方法为五指并拢、稍向内合掌呈空心状,由下向上、由外向内叩拍,力度适中,避开脊柱部位。观察咳出痰液的性质、颜色、量。操作后协助患儿漱口或口腔护理,保持口腔清洁。

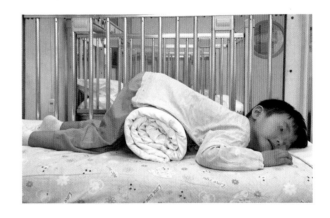

图19-10-2　体位引流宣教图

3）低氧血症频发患儿,家庭需购买氧气泵提供氧疗支持,教会家长通过观察患儿口唇、甲床色泽等来判断并评价氧疗效果,注意仪器保养和清洁,可使用含氯消毒液擦拭消毒。

（2）咯血护理:教会家长咯血急救方法。小量咯血时,嘱患儿卧床休息,调整呼吸,指导缓慢规律的咳嗽咳痰方法。大量咯血时,要立即采取头低足高位或俯卧位,头偏向一侧,病变明确者采取患侧卧位。安抚患儿减少恐慌心理,避免紧张、屏气加重出血。咯血期间禁止搬动患儿,以免加重出血。嘱患儿轻咳咯出积血,保持气道通畅,必要时用手指套上纱布将咽喉部血块清除。咯血停止后协助患儿漱口,保持口腔清洁,记录咯血量。待病情稳定后迅速来院就诊,搬动患儿或变换体位时动作宜轻柔。

(3)预防感染:呼吸道疾病高发季节,应避免去人多拥挤地方,避免与患病儿群接触。预防"病从口入",做到勤洗手,注意饮食及食具卫生,食具可用消毒柜或煮沸方式消毒。易患呼吸道感染患儿,寒冷季节或气候骤变外出时注意保暖,避免受凉。病情允许,每年接种流感疫苗预防流感。有条件可配备鼻冲洗器,合作患儿进行鼻冲洗治疗,每日2次,预防感染。

(4)呼吸训练:呼吸训练可增加肺活量,改善缺氧,提高日常活动能力。教会家长及患儿掌握缩唇呼吸及腹式呼吸。

1)缩唇呼吸:即上、下口唇包住,用鼻深吸气,屏住3~5秒,再用口缓慢呼气,直到呼尽。

2)腹式呼吸:即呼气时轻轻压腹,吸气时放松,即"吸鼓呼缩"方式,并配合缩唇呼吸进行训练。

3)对于初次接受训练患儿,可先行指导做吹口哨、吹气球游戏,教会并掌握缩唇呼吸方法。每日3~4次训练,每次行缩唇及腹式呼吸10~15次,依据身体情况逐渐增加训练频率。

4)空气质量优良天气,选择室外训练,春冬季或空气质量非优良天气,宜选择室内进行。坚持训练,持之以恒。

(5)定期复诊:遵医嘱用药,按照医师要求做检查,如胸部X线、肝肾功等,依据病情变化及治疗效果,调整治疗方案。于门急诊就诊时戴口罩预防感染。

(尹子福)

第十一节　肺栓塞

【概述】

肺栓塞(pulmonary embolism,PE)是以各种栓子堵塞肺动脉系统为其发展病因的一组疾病或临床的总称,既往观点一直认为儿童PE的临床少见,但国内外大量资料及尸检证实本病并非罕见病。在原发病的基础上存在PE发生的高危因素,是造成儿童PE的主要病因,如先心病合并感染性心内膜炎,肾病综合征合并高凝状态等。

儿童PE目前在国内外尚无标准的流行病学资料,据国外尸检研究PE发生率为0.73%~4.2%,在检出患儿中因PE而直接致死者占31%左右。Bernstein等对住院的青少年患儿进行调查,发生率为78/10万。加拿大血栓疾病管理处对405例PE及深静脉血栓的患儿长期随访,死亡率为16%。

儿童PE的栓子来源与成人不同,由于儿童的下肢DVT和盆腔血栓较少见,故来自这些部位的栓子脱落引起的PE并非常见原因。小儿的栓子来源较为分散,与成人相比,因先天性疾病(如先天性心脏病、镰状细胞贫血等)或医源性因素(如留置静脉导管、肠外营养)引起者更为常见。

【临床特点】

儿童PE的危险因素包括原发性和继发性两种。原发因素多是由于遗传变异引起,包括V因子突变、蛋白C缺乏、蛋白S缺乏和抗凝血酶缺乏等,此类病例多在青年后起病,可有家族史,儿科报道少见。继发性危险因素与成人有明显区别,具体包括:先天性心脏病、肾病综合征、留置中心静脉导管、胃肠外营养、长期卧床和不活动、肿瘤、先天性血液病、脑室心房分流术及其他如骨折后导致的脂肪栓塞、骨髓移植患儿并发的PE、烧伤后PE。总之,任何可以导致静脉血流瘀滞、静脉系统内皮损伤和血液高凝状态的因素,都可以促使PE发生。

小儿PE的临床表现与成人相似,症状和体征缺乏特异性,且变化颇大,可以从无症状到血流动力学不稳定,甚至发生猝死。症状学有:①呼吸困难及气促,尤以活动后明显;②胸痛,包括胸膜炎性胸痛或心绞痛样胸痛;③晕厥,可为肺栓塞唯一或首发症状;④烦躁不安、惊恐或濒死感;⑤咯血,常为小量咯血,大咯血少见;⑥咳嗽;⑦心悸,大块或广泛肺栓塞可引起急性肺心病。

【治疗原则】

1. 内科治疗

(1)严密监护,绝对卧床,保持大便通畅避免用力。对于明显烦躁患儿适当镇静,胸痛者给予止痛剂。对于发热、咳嗽症状对症治疗。

(2)呼吸和循环支持治疗:有10%急性PE病例在疾病出现的1小时内死亡,因此在抗凝和溶栓治疗之前快速稳定血流动力学,维持恰当的氧疗和通气是非常必要的,在任何怀疑PE的患儿都有实施心肺复苏的可能,但应避免做气管切开,以免在抗凝或溶栓过程中局部大量出血。

(3)溶栓治疗:常用的溶栓药物有尿激酶、链激酶和重组的组织型纤溶酶原激活。

(4)抗凝治疗:临床上常用的抗凝药物主要有

19

333

普通肝素、低分子肝素和华法林。

2. 外科治疗

（1）外科血栓切除术：适用于以下三类患儿：①急性大面积 PE 患儿；②有溶栓禁忌证者；③经溶栓治疗和其他积极的内科治疗无效者。

（2）静脉滤器的使用：用于预防 PE，适用于有下肢静脉血栓者，防止栓子脱落入肺，儿童应用经验不多。

【护理评估】

1. 评估患儿是否有先天性心脏病、肾病综合征、肿瘤、先天性血液病、骨折。是否进行过脑-心房分流术。评估是否存在发生肺栓塞的危险因素，如是否有留置中心静脉导管、胃肠外营养、是否有长期卧床和不活动的情况。评估患儿是否有呼吸困难、气促、胸痛、晕厥、烦躁不安、惊恐甚至濒死感、咯血、咳嗽、心悸等。注意患儿有无头痛、肢体活动障碍等。

2. 评估患儿各项血液检查指标、血常规及酶谱、血浆 D-二聚体、胸片、动脉血气分析、心电图等。评估患儿是否存在高凝状态。

3. 评估家长对该病的认识水平，肺栓塞一旦发生，病情凶险，危及生命，有10%的急性肺栓塞病例在疾病出现的1小时内死亡。应向家长充分交代病情，给予关心理解。

【护理措施】

1. 呼吸道护理 清理呼吸道分泌物，保持呼吸道通畅，必要时给予氧气吸入。监测呼吸状态、意识状态、循环状态，发现病情变化及时通知医师，做好抢救准备。

2. 溶栓后护理 溶栓治疗后要观察患儿有无出血倾向，观察皮肤、黏膜、牙龈或穿刺部位有无出血。注意有无咯血、呕血、便血及血尿。注意患者神志、瞳孔变化，做到及时发现及时处理。

3. 体位 为防止栓子再次脱落，要求绝对卧床，保持大便通畅，避免用力。无明显症状，生活能自理者也应卧床，护士协助做好日常生活所需。确认肺栓塞的位置者取健侧卧位。床上活动时避免忽然坐起、转身等体位改变。部分患者出现下肢深静脉血栓，均有不同程度的下肢肿胀、疼痛，严禁对怀疑血栓形成的部位热敷和按摩，防止栓子脱落。如下肢肿胀疼痛剧烈，予50%硫酸镁外敷肿胀处，达到消肿、止痛的目的。急性期过后予下床适当运动，减少卧床时间，减轻血液瘀滞，但要避免剧烈活动。

4. 环境护理 保持室内环境安静，空气流通。天气寒冷时注意患者的保暖。

5. 疼痛护理 对于有焦虑和惊恐症状的患者应予安慰并可适当使用镇静剂；胸痛者可予止痛剂。

6. 用药护理

（1）溶栓治疗：常用的溶栓药物有：尿激酶（UK）、链激酶（SK）和重组的组织型纤溶酶原激活剂（rtPA）。避免溶栓治疗期间反复动静脉穿刺以防出血。遵医嘱给予溶栓药物时要使用输液泵准确记录单位时间内进入患儿体内的溶栓药物剂量，并抽取血标本检查出凝血时间、血气分析等。

（2）抗凝治疗：目前临床上常用的抗凝药物主要有普通肝素、低分子肝素和华法林。抗凝治疗的主要并发症为出血，要严密观察患儿有无出血倾向。一般为血管穿刺处，严重的出血包括腹膜后出血和颅内出血。要重视患儿主诉，观察有无出血倾向，是否有皮肤、黏膜、牙龈、鼻出血、消化道出血。严密观察患儿有无便血、尿血等现象的发生。治疗期间嘱患儿卧床休息，避免剧烈活动，避免磕碰后发生骨折。肝素可与胰岛素受体作用，从而改变胰岛素的结合作用，已有肝素导致低血糖的报道。因肝素能抑制固醇类激素分泌，故使用时还需监测电解质平衡，防止高血钾。华法林停药前应逐渐减量，如突然停药，在少数患者可引起血栓。

7. 并发症的护理

（1）出血：出血是肺栓塞患儿常见的并发症。需严密观察患儿皮肤、黏膜、穿刺部位有无出血点或瘀斑。有无呕血、便血、泌尿系统出血的表现。注意患儿瞳孔变化、神志变化。对于有出血倾向的患儿要观察有无口唇苍白或发绀、烦躁不安、冷汗、意识淡漠、血压下降、头疼、呕吐、昏迷、脉搏加快等表现。出现上述表现立即通知医师做好抢救准备，并给予氧气吸入，迅速建立静脉通路，遵医嘱予静脉补液、止血、输血治疗。并观察患儿用药疗效及不良反应。尽量减少肌内注射或深静脉穿刺抽血。各项操作后根据患儿情况延长压迫止血的时间。日常生活中避免食用尖硬、多刺的食物，以防造成口腔黏膜损伤及牙龈出血。保持大便通畅，防止过度用力导致腹压增高诱发颅内出血。

（2）心搏骤停：如出现心搏骤停，迅速通知医师立即抢救，行胸外心脏按压和气囊加压给氧。如出现室速或室颤，应立即给予电击除颤。迅速建立静脉通道，遵医嘱给药和输液，纠正酸中毒，保持呼吸道通畅，给氧。呼吸不能恢复进行气管内插管。迅速准确地配合抢救并做好记录。

（3）心输出量减少：严密观察患儿心律、心率、体温、血压、脉压、心电图改变。观察患儿末梢循环、肢体温度、血氧饱和度情况。按医嘱严格控制输液速度，并限制水、钠摄入，准确记录24小时入量，维持水、电解质平衡。

（4）再栓塞:需绝对卧床休息,一般需绝对卧床2~3周。要避免腹压增加的因素,如上呼吸道感染。要积极治疗,以免咳嗽时腹压增大,造成血栓脱落,保持大便通畅,避免用力。备好溶栓药和急救物品及药品,随时进行抢救。

8. 心理护理　肺栓塞患者一般发病急,病情变化快,患者容易出现惊慌、恐惧等心理变化及胸痛、呼吸困难等症状,甚至会使患者产生濒死感。护士应给予充分的同情与关怀。指导患儿及家长正确对待疾病,使患儿保持良好的心态,避免因精神、情绪紧张诱发或加重病情。及时给予精神鼓励和心理支持。耐心详细讲解该病有关知识及治疗方法,介绍肺栓塞患儿治疗成功病例,使患者增强战胜疾病的信心,以良好的心态对待疾病。产生信任感和安全感,积极配合治疗和护理。

【健康教育】

1. 饮食指导　合理安排饮食,食用低脂、高蛋白质、高维生素、高纤维素、易消化的饮食,少食多餐。保持大便通畅,避免用力,防止腹腔压力过大,大便干燥的患儿适当给予缓泻剂。

2. 休息与活动　注意休息,避免情绪激动,服药

期间避免进行剧烈的运动,防止跌倒及外伤,引起出血。同时要避免受凉感冒,少去人多的公共场所。为患儿创造一个适宜休养的生活环境。

3. 用药指导　肺栓塞患儿出院后仍需按医嘱服用抗凝剂,如华法林,护士要指导患儿及家长自我监测用药效果及不良反应,教会患儿及家长观察有无出血倾向,如有牙龈出血、伤口不易止血、呕血便血、皮下出血点等及时医院就诊。口服华法林偶尔会有胃肠道不适,如恶心、呕吐、腹泻等。一般停药后即可消失,如出现严重不良反应及时医院就诊。

4. 相关疾病知识

（1）肺栓塞患儿出院后仍需按医嘱服用抗凝剂,教会家长相应的疾病护理知识。指导患儿及家长自我监测,判断患儿有无出血倾向,及患儿发生出血倾向后的措施。

（2）治疗期间按时服药,不能擅自停药或减量。向家长宣教擅自停药的后果及危害,治疗期间遵医嘱定期复查血常规及凝血功能。

（3）平时注意避免感染,积极治疗原发病,病情变化及时就医。

（郑伟　张克玲）

第十二节　肺脓肿

【概述】

肺脓肿(lung abscess)是肺实质由于炎症病变坏死液化从而形成脓肿。可发生于任何年龄。主要继发于肺炎,其次并发于败血症。偶自邻近组织化脓病灶,如肝脓肿、膈下脓肿或脓胸蔓延到肺部。此外,肿瘤或异物压迫可使支气管阻塞而继发化脓性感染,肺吸虫、蛔虫及阿米巴等也可引起肺脓肿。病原菌以金黄色葡萄球菌、肺炎链球菌、厌氧菌为多见,其次为化脓性链球菌、流感嗜血杆菌及大肠杆菌、克雷伯杆菌、铜绿假单胞菌和肺炎支原体等。原发性和继发性免疫功能低下和免疫抑制剂应用均可促使其发生。

【临床特点】

肺部脓肿可单发或多发,多隐匿起病,发热无定型,可表现持续或弛张型高热伴寒战。可出现呼吸增快或喘憋,阵发性咳嗽、胸痛或腹痛,盗汗、乏力、体重下降等表现,婴幼儿可伴有呕吐与腹泻。如脓肿与呼吸道相通,咯出臭味脓痰,则与厌氧菌感染有关,可咯血痰,甚至大咯血。如脓肿破溃,与胸腔相通,则继发脓胸及支气管胸膜瘘。慢性肺脓肿可伴有支气管扩张及胸膜增厚表现。肺CT有很好显示

肺脓肿特点。实验室检查:急性期白细胞总数高达$(20\sim30)\times10^9$/L或更高,中性粒细胞增高;慢性期白细胞接近正常。除上述病史、症状和实验室检查资料外,主要靠X线后前位及侧位胸片(图19-12-1)或肺CT,可以测定脓肿的数目、大小及部位。B超检

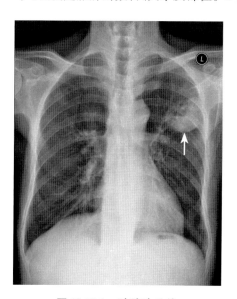

图19-12-1　肺脓肿X线

查也可协助鉴别肺脓肿和脓胸。

【治疗原则】

1. 一般疗法 注意休息和营养。对症疗法包括供氧祛痰和体位引流。

2. 抗生素 为主要治疗手段,早期可用青霉素治疗。对青霉素过敏或无效者,可根据痰细菌培养及敏感试验选用敏感抗生素治疗。除全身用药外,又可用抗生素液雾化吸入或自气管滴注抗生素,使在胸腔内达到较高的药物浓度。疗程因脓肿吸收的速度、脓肿的程度及临床表现的严重程度而定。

3. 中医疗法 在中药治疗过程中,应避免胸腔穿刺,以防因穿刺造成感染播散。

4. 手术疗法 多无需手术。儿童肺脓肿合并脓胸患儿用胸腔镜引流治疗可缩短抗生素的疗程和住院时间。对慢性肺脓肿、纤维组织大量增生,并发支气管扩张或有反复感染,大量咯血者,应考虑外科手术。

【护理评估】

1. 评估患儿健康史、发病史,了解有无营养不良、先天性心脏病及免疫功能低下等疾病,有无高热惊厥病史。了解营养状况、活动耐力情况及合作程度,近期有无咯血表现。评估患儿呼吸频率、节律、深浅度,有无咳嗽、气促、胸闷、憋气及胸痛表现,痰液性质、颜色、量,排痰能力。评估患儿体温是否发热,了解热度、热型、持续时间,有无畏寒、皮肤发花、皮疹及热性惊厥表现。评估患儿心功能,安静状态下心率及节律变化,有无心排血量不足、体循环淤血及肺静脉淤血表现,警惕合并心力衰竭。

2. 评估患儿血常规、胸部 X 线或胸部 CT 及病原学等检查结果。

3. 评估患儿及家长对本病护理知识的了解程度及需求,患病后家长及患儿的主要心理问题。

【护理措施】

1. 环境护理 见本章第一节呼吸系统疾病护理。

2. 活动 见本章第一节呼吸系统疾病护理。

3. 支气管镜介入治疗 经支气管镜气管内滴注抗生素,有利于脓肿局部炎症的吸收,缩短病程。见本章第八节肺不张。

4. 体位引流 脓肿与气道相通患儿,遵医嘱进行体位引流。见本章第十节支气管扩张。

5. 发热护理 见本章第一节呼吸系统疾病护理。

6. 用药护理

(1)抗生素:见本章第四节毛细支气管炎。

(2)糖皮质激素:见本章第四节毛细支气管炎。

(3)雾化吸入药物:见本章第四节毛细支气管炎。

(4)止血药物:见本章第十节支气管扩张。

7. 并发症护理

(1)低氧血症:见本章第八节肺不张。

(2)咯血:见本章第十节支气管扩张。

(3)脓胸及支气管胸膜瘘:如脓肿破溃,与胸腔相通,则继发脓胸及支气管胸膜瘘。

1)胸腔穿刺:协助患儿采取穿刺体位。操作中嘱患儿避免咳嗽,并观察有无气促、虚汗、乏力等表现,记录脓水性质、颜色、量。术后安置患儿于舒适体位,观察穿刺局部敷料有无渗液及呼吸困难表现,及时通知医师并给予处理。

2)胸腔闭式引流:胸腔闭式引流可有效解除大量积气或积液,缓解呼吸困难。

8. 心理护理 患儿病情重,治疗时间不确定,因咯血及以往治疗经历,常使患儿恐惧,患儿及家长思想负担重。护理人员应了解病情,根据患儿及家长的理解、接受能力进行本病相关知识、用药、护理等方面的指导,做到耐心讲解并关爱患儿,以取得信任,使家长及患儿积极主动配合医疗工作,有效落实居家护理。

【健康教育】

1. 饮食 见本章第八节肺不张。

2. 休息与活动 见本章第二节急性上呼吸道感染。

3. 用药护理

(1)雾化吸入药物:见本章第四节毛细支气管炎。

(2)抗生素:见本章第四节毛细支气管炎。

(3)糖皮质激素:见本章第四节毛细支气管炎。

(4)注意药品存放,避免污染并妥善保存于安全位置,警惕年幼儿误食,年长儿丢弃药物。要在家长看护下用药,以保证药物疗效以及正确使用。

4. 疾病相关护理

(1)气道护理:见本章第十节支气管扩张。

(2)咯血护理:见本章第十节支气管扩张。

(3)预防感染:见本章第十节支气管扩张。

(4)呼吸训练:见本章第十节支气管扩张。

(5)定期复诊:遵医嘱用药,按照医师要求做检查,如胸部 X 线、肝肾功等,依据病情变化及治疗效果,调整治疗方案。于门急诊就诊时戴口罩预防感染。

(尹子福)

19

第十三节　特发性肺含铁血黄素沉着症

【概述】

特发性肺含铁血黄素沉着症（idiopathic pulmonary hemosiderosis，IPH）是一种肺泡毛细血管出血性疾病，常反复发作，并以大量含铁血黄素积累于肺内为特征，多见于儿童。病因未完全明了。广义地说，肺含铁血黄素沉着可分为原发性和继发性两大组。1984年，瑞士的一项统计研究，不包括伴肾脏症状的患儿每年每百万儿童中IPH的新发病率是0.24。在日本，每年每百万儿童中有1.23个患儿被诊断为IPH。本病在西方国家少见，但在一些地区曾有过小的流行。例如，在希腊以及美国俄亥俄州的克利夫兰和马萨诸塞州的波士顿曾报道有局部地区的流行。北京儿童医院1960～1997年共收治IPH患儿280例，年龄4个月～13岁，5岁以前发病者占半数以上，男女性别没有明显差异，以暴发起病者多见。

【临床特点】

IPH的病因目前仍然不明，IPH主要在小儿期发病，大多是幼儿。临床常以反复的肺出血和贫血同时存在为特点。可以急性起病，突然出现咳嗽、气促，伴咯血或呕血，也可以反复贫血或嗜睡。衰弱，咯血并不明显或偶有痰中带血。

1. 急性出血期　发病突然，常见发作面色苍白，伴乏力和体重下降。咳嗽、低热、咳嗽时痰中带血丝或暗红色小血块，偶可见大量吐血及腹痛。亦可见呼吸急促、发绀、心悸及脉搏加速，严重病例可出现

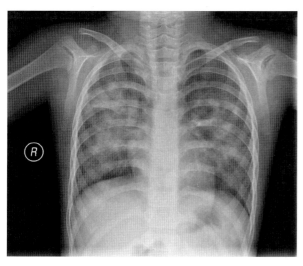

图 19-13-1　特发性肺含铁血黄素沉着症急性期影像学表现

呼吸困难，血色素急剧下降。急性起病的X线肺片可见肺野中有边缘不清、密度浓淡不一的云絮状阴影（图19-13-1）。

2. 慢性反复发作期　急性期过后大部分患儿可能进入此期，症状为反复发作，常有肺内异物刺激所致的慢性咳嗽、胸疼、低热、哮喘等。咯出物有少量较新鲜的血丝或陈旧小血块。肺CT在此期可见小结节影、磨玻璃影（图19-13-2）。此种典型X线所见多显示其病程已久，一般在6～12个月，此期病程甚至可达10年以上。

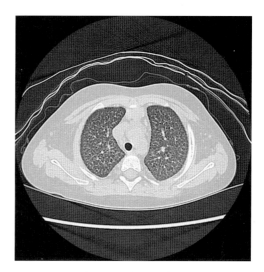

图 19-13-2　特发性肺含铁血黄素沉着症反复发作期影像学表现

3. 静止期或后遗症期　静止期指肺内出血已停止，无明显临床症状。后遗症期指由于反复出血已形成较广泛的肺间质纤维化。反复发作多年的儿童尚有通气功能障碍，可见肝脾大、杵状指（趾）及心电图异常变化。X线胸片显示纹理增多而粗糙，可有小囊样透亮区或纤维化，肺CT可见弥漫小结节影，小叶间隔增厚，甚至蜂窝（图19-13-3）。

【治疗原则】

1. 仔细寻找可能致病的病因或诱因，如对牛奶过敏，对食物或化学物质过敏，合并心肌炎、肾炎等仍属首要，症状治疗大致有以下几个方面：

（1）急性出血期的治疗：IPH急性发作时应卧床休息、吸氧，床边备好吸痰器以防咯血窒息。炎症贫血者可少量多次输血。合并感染时给予抗感染治疗。

19

337

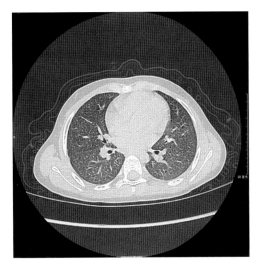

图 19-13-3 特发性肺含铁血黄素沉着症及静止期影像学表现

（2）静止期的治疗：病变静止时或症状大部分消失后应重视日常肺功能锻炼，并注意生活护理。

2. 药物治疗

（1）肾上腺皮质激素：急性期首选肾上腺皮质激素治疗。肾上腺皮质激素能抑制抗原-抗体反应，抑制巨噬细胞进入炎症区域和其吞噬作用，可改善毛细血管通透性，有抗炎及减少肺纤维化的作用。

（2）免疫抑制剂：对于激素治疗效果不佳、反复或顽固出血的 IPH 患者，可以选用免疫抑制剂，如环磷酰胺、6-巯基嘌呤（6-MP）及其前体咪唑嘌呤、羟氯喹（HCQ）等。激素和免疫抑制剂可单独应用，也可以联合应用。

（3）丙种球蛋白应用于反复、顽固性肺出血患者及肾上腺皮质激素的辅助治疗。

【护理评估】

1. 评估患儿有无上呼吸道感染症状，是否有咳嗽、咳痰，痰液的性状、量，有无贫血及反复咯血、是否有痰中带血。既往是否有心肌炎、胰腺炎、出血性肾小球肾炎。家族有无其他人患此病。

2. 评估精神意识状态，有无自主活动能力。

3. 评估辅助检查，了解胸片、肺 CT、心电图及超声心动图、胃液及支气管灌洗液检查、血常规结果。

4. 评估心理社会状况，患儿及家长是否因反复发病且治疗时间长、疾病反复发作、定期住院等产生焦虑及恐惧，且此病预后差异大，无特效疗法对疾病治疗失去信心，评估患儿家庭环境及家庭经济情况。

【护理措施】

1. 一般护理

（1）环境：尽可能单间居住，保持室内空气清新，定时开窗通风。湿式清扫，每天用 0.05% 含氯消毒液清洁地面，擦拭物品 2 次。除开窗通风外，每天紫外线空气消毒 2 次，每次 30 分钟。严格控制人员流动，限制陪护人员，佩戴口罩，必要时穿隔离衣。

（2）基础护理：保持床单位整洁，皮肤清洁，加强患儿皮肤护理。因患儿贫血的可能，生活中加强护理，避免磕碰。

（3）饮食：给予高蛋白（忌致敏食物如鱼、虾等，严禁食用奶制品）、高热量、高维生素易消化饮食，多饮水，保持呼吸道湿润，并少食多餐。避免浓茶咖啡等刺激性饮料，杜绝较烫的食物和饮品，避免食用牛奶及其制品。咯血者可进少量温凉的流质饮食，咯血严重应暂禁食。咯血停止后可给予高热量、高维生素、易消化的温流质食物，禁食刺激性强的饮食。

（4）休息：嘱患儿卧床休息，如生命体征平稳，一般情况良好、轻中度贫血可适当活动，但应加强看护，避免劳累。重度进行性贫血，生命体征不平稳伴有呼吸困难、咯血的患儿应绝对卧床休息。

2. 病情观察

（1）严密观察患儿生命体征变化，嘱患儿卧床休息，根据患儿情况给氧气吸入，氧流量 1~2L/min。采取半卧位，使膈肌下降，减轻呼吸困难的症状。

（2）观察患儿咳嗽、咳痰及伴随的症状，观察痰液的量、色、性状，及早发现咯血症状。如出现胸闷、烦躁不安、恶心、痰中带血等症状时警惕咯血的发生。

（3）观察患儿有无贫血貌，患儿有无贫血的发生。中重度贫血患儿应卧床休息以减少身体耗氧，必要时遵医嘱给予氧气吸入，氧流量 1~2L/min。注意护理安全，防止因乏力、头晕而受伤。

（4）观察患儿体温变化，定时测量体温，衣被不可过厚，以免影响机体散热。体温发热时依病情选用适合的降温措施，如冰袋物理降温、温水浴、温湿敷等，避免使用酒精擦浴。患儿出汗后应及时擦干汗液，更换被服，避免着凉，保持患儿舒适。加强皮肤、口腔护理，避免感染。

3. 出血的护理

（1）在急性出血期，一旦发生咯血，立即安抚患儿，消除其紧张情绪。保持呼吸道通畅，立即将患儿头偏向一侧，采取头低脚高位，轻拍患儿肩部，鼓励患儿将血咳出。必要时使用负压吸引器将患儿口鼻部积血吸引出，防止血液凝固堵塞呼吸道，引起窒息，必要时行气管插管，做好抢救准备。及时帮助患儿擦干净口周及床边血迹，避免不良刺激。迅速建立静脉通道，遵医嘱予止血药静点。严密观察患儿血压、脉搏、呼吸、血氧饱和度变化。在咯血期注意

19

患儿咯血的量、性状、颜色,注意患儿精神反应、意识、有无早期休克的发生。注意观察患儿有无腹痛,观察大便的颜色及性状,有无呕血及黑便的发生。

（2）慢性反复发作期:此期患儿可以反复出现痰中带血的现象,注意观察患儿咳痰的性状、咳痰的量。

（3）静止期及后遗症期:此期患儿肺内出血已停止,临床上无咯血症状,患儿可出现杵状指及肺功能异常。注意观察患儿呼吸情况。

4. 用药护理

（1）甲泼尼龙:用药前后要严密监测生命体征及血压、血糖的变化。甲泼尼龙容易诱发或加重感染,导致消化道出血、电解质紊乱、低血压或高血压、心律不齐。因此,在用药的过程中要密切观察药物的作用和不良反应,保证用药安全,严格按医嘱使用,输液过程中严格控制输液速度。

（2）维生素 D 和钙剂:静点甲泼尼龙时要补充钙剂。口服钙剂宜选择饭后服用。

（3）止血药:静脉酚磺乙胺时应单独使用,注意观察不良反应,如皮疹等。使用垂体后叶素时注意观察患儿有无面色苍白、出汗、心悸、胸闷、腹痛、过敏性休克等不良反应,若出现上述反应及时通知医师采取措施。

5. 并发症的护理

（1）肺不张:注意监测生命体征变化,注意观察患儿咳痰量、性状,有无发绀、心悸等表现,病情变化及时通知医师,采取措施。遵医嘱给予氧气吸入及雾化治疗,及时清理呼吸道,保持呼吸道畅通。必要时给予患儿雾化后拍背吸痰。鼓励患儿咳嗽,经常变换体位或采用体位引流促进痰液的排出,使肺迅速复张。

（2）肺气肿:监测患儿生命体征变化,观察肺气肿的临床表现,有无缺氧发绀,病情变化时及时通知医师给予相应处理措施。监测血氧饱和度情况。对症护理,改善呼吸情况,遵医嘱予吸氧及雾化吸入治疗。清除呼吸道分泌物,保持呼吸道畅通。注意患儿有无心衰的发生。注意心率变化。哭闹烦躁患儿适当给予镇静。

（3）支气管扩张:清除患儿呼吸道分泌物,指导患儿进行有效排痰。进行体位引流,每天两次,饭前进行,每次20分钟,根据病变部位不同采取不同的顺位姿势排痰,如果分泌物太稠,可服用氨溴索或化痰的中西药,或先用雾化吸入法湿化呼吸道然后顺位排痰。根据医嘱静点抗菌药物预防感染。

（4）心力衰竭:遵医嘱予患儿氧气吸入,氧流量1~2L/min。少数患者由于反复肺出血形成广泛间质纤维化,引起动脉高压,致肺源性心脏病,严重时可发生心力衰竭而死亡。因此,应对患儿进行 24 小时心电监护,密切观察患儿生命体征变化、血氧饱和度情况,注意患儿精神状态,有无烦躁、水肿等表现,烦躁患儿适当镇静。严格记录患儿出入量,保持患儿大便通畅。备好强心药、利尿药物及其他抢救设备。

6. 心理护理　本病容易复发,预后欠佳,1~5年内因心肺功能衰竭致死。面对疾病诊断结果,家长可能一时难以接受,此时应耐心解释疾病的相关知识,安慰、鼓励患儿家长面对现实,调整心态,避免将不良情绪传递给患儿。平时要多关心患儿,加强护患沟通,消除患儿的恐惧心理,使患儿乐于接受治疗,促进康复。向患儿及家长讲解有关疾病知识,树立她们战胜疾病的信心。

【健康教育】

1. 饮食指导　给予高热量、高蛋白质、高维生素饮食,要特别注意避免进食过敏食物,如鱼、虾、海鲜类。忌食牛奶、鸡蛋等。去除一切食物中的过敏因素。避免进食生冷硬的刺激性食物,以防引起消化道出血。

2. 休息与活动　卧床休息,待病情好转后逐渐增加活动量。日常生活中避免磕碰。指导患儿及家长根据季节、气候及时增减衣服,避免感冒受凉,居室每天开窗通风,少去人多拥挤的公共场所,避免与患儿接触,预防感染。

3. 用药指导　去除一切过敏因素,强调出院后严格按医嘱服药,正确指导用药方法,交代注意事项,避免漏服,不要自行停药或更改剂量。出院前一定要详细向患儿和家长交代疾病的健康宣教和服用药物的有关知识,告知家属停药指征,足量、规则的激素治疗是改善预后、预防复发的关键。要做好家长的健康教育工作,患儿长期服用激素,易发生神经兴奋和骨质疏松,可适当补充钙剂,并且在日常生活中避免剧烈活动,避免磕碰。

4. 疾病相关知识

（1）教会家长相应的疾病知识,正确观察患儿是否有贫血征象,注意观察患儿口唇、甲床颜色、咳嗽、咳痰情况、痰液性状及是否有痰中带血的表现,大便的颜色,定期监测血液指标。

（2）患儿一旦发生咯血,切勿紧张,立即将患儿头偏向一侧,采取头低脚高位,避免分泌物堵塞气管开口,立即送往医院救治。

（3）治疗期间定期门诊复诊,监测血液各项指标。

（郑伟　张克玲）

第十四节　闭塞性细支气管炎

【概述】

闭塞性细支气管炎(bronchilitis obliterans,BO)是由小气道的炎症病变引起的慢性气流阻塞的临床综合征。病变部位累及直径小于2mm的细支气管和肺泡小管,肺实质几乎不受累。闭塞性细支气管炎可以由多种因素引起,感染是引起小儿BO的最常见原因,主要见于腺病毒、麻疹病毒、肺炎支原体感染,腺病毒是最常见的病原。根据组织学特点将BO分为两大类型:①狭窄性细支气管炎,为不同程度的慢性炎症或纤维化的阻塞;②增生性细支气管炎,即管腔内肉芽组织的阻塞,同时肺泡内也有肉芽组织的存在。由于两者的临床和预后不同,现已分别指两种疾病,前者为通常所说的闭塞性细支气管炎,后者为闭塞性细支气管炎伴机化性肺炎。感染后的BO常为狭窄性细支气管炎。

【临床特点】

多发生于急性下呼吸道感染或急性肺损伤后,出现持续或反复的喘息或咳嗽、气促、呼吸困难,症状持续6周以上,应用支气管扩张剂不能缓解,运动耐受能力差,运动后上述表现加重。肺部喘鸣音和湿性啰音是常见体征。肺功能显示不可逆的阻塞性通气功能障碍或混合性通气功能障碍。血气分析常有氧分压减低,重症患儿可有低氧血症,甚至呼吸衰竭。胸片检查主要表现为无明显实变的过度通气。马赛克灌注、气体滞留、支气管壁增厚、支气管扩张等是最常见的CT征象。肺活检为BO诊断金标准,由于肺活检不一定取到病变部位且有危险,因此应用受到限制。临床主要通过临床表现,高分辨CT、肺功能及临床随诊观察诊断。

【治疗原则】

无有效的治疗方法。目前常用:糖皮质激素、大环内酯类药物、孟鲁斯特等治疗。对肺功能可逆试验阳性患儿,可使用支气管扩张剂治疗。

【护理评估】

1. 评估患儿健康史、发病史,了解营养状况、活动耐力情况,有无高热惊厥病史。近期有无受凉及与呼吸道感染患者接触史。评估患儿呼吸频率、节律、深浅度,观察喘息、气促、鼻扇、三凹征等呼吸困难程度,观察痰液性质、颜色、量,排痰能力。评估患儿体温是否发热,了解热度、热型、持续时间,有无畏寒、皮肤发花,皮疹及热性惊厥表现。评估患儿心功能,安静状态下心率及节律变化,有无心排血量不

足、体循环及肺循环淤血表现,警惕合并心力衰竭。

2. 评估患儿血常规、胸部X线或胸部CT及病原学等检查结果。

3. 评估患儿及家长对本病护理知识的了解程度及需求,患病后家长及患儿的主要心理问题。

【护理措施】

1. 环境护理　见本章第一节呼吸系统疾病护理。

2. 活动　见本章第一节呼吸系统疾病护理。

3. 发热护理　见本章第一节呼吸系统疾病护理。

4. 呼吸道护理　患儿安静,采取坐或半卧位,以减轻呼吸困难。遵医嘱雾化吸入稀释痰液,雾化后协助患儿变换体位并进行拍背,使痰液松动易于咳出。合作患儿指导咳嗽咳痰方法,排痰无力或不能自行咳痰患儿,行负压吸痰。吸痰时夹闭负压进入气道,吸痰压力应维持<40.0kPa,避免压力刺激加重喘息及气道黏膜损伤。遵医嘱给予鼻导管吸氧,氧流量为0.5~1L/分。持续用氧患儿,每日更换鼻导管,防止鼻导管堵塞,并减少对鼻黏膜刺激。氧疗过程中注意加温和湿化,以利于呼吸道分泌物的稀释和排出。观察吸氧装置是否通畅,有无漏气,以保证有效吸氧。观察呼吸、面色及缺氧改善情况。

5. NCPAP　见本章第四节毛细支气管炎。

6. 用药护理

(1) 抗生素:见本章第四节毛细支气管炎。

(2) 糖皮质激素:见本章第四节毛细支气管炎。

(3) 雾化吸入药物:见本章第四节毛细支气管炎。

(4) 孟鲁斯特:为白三烯受体拮抗剂,具有抑制气道炎症作用,为睡前服用,不良反应少见。

7. 并发症护理

(1) 呼吸衰竭:观察患儿呼吸频率、节律、深浅度,有无喘息、气促、鼻扇、三凹征等呼吸困难进行性加重表现,观察痰液性质、颜色、量,排痰能力,防止痰堵窒息。必要时进行动脉血气分析,遵医嘱经鼻持续气道正压(NCPAP)通气。

(2) 心力衰竭:观察患儿安静状态下心率及节律改变情况,如心率增快 > 160 ~ 180 次/分,呼吸浅快 > 60 次/分,突然烦躁不安,面色苍白或发灰,呼吸困难发绀突然加重,肝脏短时间内迅速增大,心音低

钝或出现奔马律,尿少,下肢水肿等表现,警惕心力衰竭并发症。详见本章第四节毛细支气管炎。

8. 心理护理 闭塞性细支气管炎目前无有效治疗方法,易反复感染,患儿及家长往往表现焦虑,对治疗信心不足。护理人员应了解病情并告知家长,该病随生长发育,临床症状会有相应改善,使他们树立治疗疾病的信心。根据患儿及家长的理解、接受能力,进行本病相关知识、用药、护理等方面的指导,详细讲解预防感染的重要性,使家长及患儿积极主动配合医疗工作并落实居家护理。

【健康教育】

1. 饮食 患儿因喘息持续或反复发作,能量消耗增加,饮食需要足够的热卡和能量支持,给予高热量、高维生素、易消化及优质蛋白饮食,如禽蛋、奶类、鱼虾、瘦肉等,少量多餐,保证营养摄入。鼓励多饮水,多食蔬菜和水果,保持大便通畅。哺喂时耐心,避免呛咳,以免加重喘息及呼吸困难表现。提倡母乳喂养。

2. 休息与活动 为患儿提供舒适、安静、温湿度适宜房间,每日定时开窗通风,保持空气清新,避免对流通风。避免烟尘及有害气味刺激,过敏患儿应远离过敏原。保持规律的生活方式,进行适宜的身体活动,活动中注意观察患儿是否耐受,有无呼吸困难加重表现。经常户外活动,多晒太阳,以增强体质。

3. 用药指导

(1) 抗生素:见本章第四节毛细支气管炎。

(2) 糖皮质激素:见本章第四节毛细支气管炎。

(3) 雾化吸入药物:见本章第四节毛细支气管炎。

(4) 注意药品存放,避免污染并妥善保存于安全位置,警惕年幼儿误食,年长儿丢弃药物。要在家长看护下用药,以保证药物疗效以及正确使用。

4. 疾病相关护理

(1) 气道护理:见本章第四节毛细支气管炎。

(2) 呼吸训练:见本章第十节支气管扩张。

(3) 预防感染:见本章第十节支气管扩张。

(4) 定期复诊:遵医嘱用药,按照医师要求做检查,如胸部 X 线、肝肾功等,依据病情变化及治疗效果,调整治疗方案。于门急诊就诊时戴口罩预防感染。

(尹子福)

第十五节 胸 膜 炎

【概述】

胸膜是一层浆膜,覆盖于肺表面及胸廓内侧面,分别称为脏层及壁层胸膜,两层胸膜围成一个间隙,称为胸膜腔。在正常情况下,胸膜腔内仅含少量浆液,起润滑作用,减少两层胸膜间摩擦作用,防止粘连。胸膜炎是致病因素刺激胸膜所致胸膜的炎症。胸膜炎通常分3 型:干性(或成形性胸膜炎)、浆液纤维素性(或浆液渗出性胸膜炎)和化脓性胸膜炎(或脓胸)。

【临床特点】

1. 干性胸膜炎 干性胸膜炎又称纤维素性胸膜炎,大多由于肺部感染侵及胸膜所致,细菌性肺炎或肺结核均可并发此症。临床表现主要为胸痛,可涉及腹部,深呼吸及咳嗽时疼痛加剧。X 线透视和胸片可见患侧呼吸运动减弱,肋膈角变钝,胸膜增厚及少量胸腔积液等征象,同时要注意肺部有无肺炎或肺结核的病变。

2. 浆液性胸膜炎 浆液性胸膜炎,又称渗出性或浆液纤维素性胸膜炎,大多为结核性,亦发生于病毒性肺炎、真菌性肺炎和支原体肺炎的过程中,少数与肿瘤、风湿病、胶原性疾患、血管栓塞有关。初发病时症状与干性胸膜炎相仿,数天后即出现胸腔积液。有大量胸腔积液时,可通过胸部检查和 X 线检查发现。胸腔积液较多时,可见患侧肋间隙增大,肺下野密度增加,阴影上缘自腋下向内下方呈弧形分布。

3. 化脓性胸膜炎 化脓性胸膜炎主要由于肺内感染灶中的病原菌直接侵袭胸膜或淋巴组织引起。婴儿发生脓胸时,只显示中等度的呼吸困难加重。较大患儿则出现较重的中毒症状和中毒呼吸困难,咳嗽、胸痛也较明显。

胸膜活组织检查对儿童胸膜炎进行病因诊断发现,多为感染性疾病,且阳性检出率较低,但对结核性胸膜炎的检出率高达 94.8%,值得注意。胸膜活组织检查,作为一种有创性操作,并不能代替儿童胸膜炎的临床诊断步骤,也不必作为常规辅助检查手段。但对于临床诊断困难的儿童胸膜病变,仍不失为重要的辅助诊断手段之一。结核性胸膜炎患儿行超声检查,具有无创、方便、经济、可重复检查等优点,能显示各型结核性胸膜炎的声像图特征,对小儿结核性胸膜炎具有重要的诊断价值。

【治疗原则】

1. 干性胸膜炎治疗 首先对原发病进行治疗,

可给镇痛剂止痛。如非肺炎病例,宜用宽大胶布条紧缠患部以减少其呼吸动作或给镇痛剂抑制咳嗽。

2. 浆液性胸膜炎治疗 决定于原发病的诊断,在抗菌治疗基础上可加用皮质激素和穿刺抽液。

3. 化脓性胸膜炎治疗 要求在下列三方面都取得肯定的结果才能奏效:①排除脓液解除胸腔压迫;②控制感染;③改善全身情况。

【护理评估】

1. 评估患儿是否有发热,了解患儿发热的热型、热度,有无寒战、高热惊厥,评估患儿有无烦躁不安,肌张力降低或增强、抽搐、活动障碍及中枢神经系统受累表现。有无咳嗽、气促、呼吸困难等呼吸系统表现。评估患儿疼痛的原因,目前疼痛的情况,包括疼痛的部位、持续的时间、性质及程度。评估患儿以往疼痛的经历,既往疼痛发生的情况,对疼痛的反应及缓解方法。评估家长对患儿疼痛的反应。

2. 评估患儿实验室检查如血常规、胸水常规、胸部 X 线片、CT 及其他辅助检查结果。

3. 评估患儿家长对本病护理知识的了解程度及需求。

【护理措施】

1. 胸腔穿刺护理 穿刺时注意观察患儿面色、呼吸、脉搏情况,观察有无纵隔、脏器因突然降压引起循环衰竭征象。注意穿刺部位有无红肿、渗血,敷料是否干洁。胸腔穿刺(图 19-15-1)后患儿呼吸困难是否有所改善。

2. 胸腔闭式引流护理

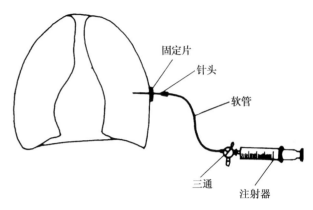

图 19-15-1　胸腔穿刺抽脓

(1) 保持引流装置管道密闭性:患儿行胸腔闭式引流术(图 19-15-2)后,需保持引流装置(图 19-15-3)管道密闭性,注意管路是否密闭,水封瓶长玻璃管没入水中 3 ~ 4cm,并始终保持直立;更换引流瓶或搬动病人时,先用止血钳双向加闭引流管,防止空气进入,待更换或移动完毕后先将引流瓶安置于低于胸壁引流位置再松开止血钳。

(2) 严格无菌技术操作,防止逆行感染。保持引流装置无菌,定时更换引流装置,并严格无菌技术操作原则。胸壁引流口处敷料清洁、干燥,一旦渗湿,及时更换。引流瓶低于胸壁引流口平面 60 ~ 100cm,依靠重力引流。移动患儿时引流瓶不可提得过高,以防瓶内液体逆流入胸膜腔。

(3) 观察引流,保持通畅:观察并准确记录引流

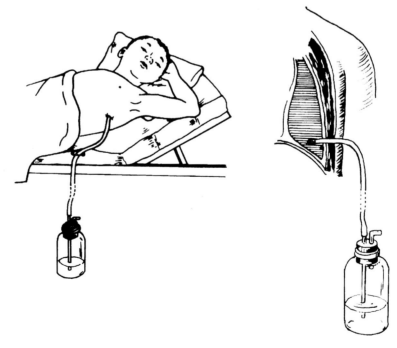

图 19-15-2　胸腔闭式引流术——肋间插管法图

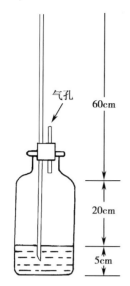

气孔

60cm

20cm

5cm

图 19-15-3 闭式引流装置图

液的量、颜色和性质,定时挤压引流,防止阻塞。引流管避免打折弯曲和受压,并且应有足够长度的引流管固定在床缘上,以免患儿因翻身、活动、牵拉等引起疼痛或引流管脱出。密切注意水封瓶水柱波动情况,以判断引流管是否通畅。水柱的波动幅度能够反映无效腔的大小及胸膜腔的负压情况,一般水柱波动范围 4~6cm,若波动幅度过大,提示可能存在肺不张。若水柱无波,提示引流管不通畅或肺已经完全扩张。若病人出现气促、胸闷、气管向健侧偏移等肺受压症状,提示血块阻塞引流管,积极采取措施,通过捏挤或使用负压间断抽吸,促使其通畅,并立即通知医师处理。病人可取半坐卧位,鼓励病人咳嗽和深呼吸,以利于胸腔内液体和气体的排出,促进肺复张,经常改变体位,有助于引流。

(4)皮肤护理:患儿行胸腔闭式引流后,伤口每天进行换药,观察患儿伤口处皮肤有无红肿,保持皮肤清洁避免感染。并且注意观察引流管周围皮肤有无握雪感,发现立即报告医师处理。

(5)引流瓶需每天更换,按无菌操作进行。引流管接头处用安尔碘消毒,引流瓶内置生理盐水。更换时需用止血钳将近心端引流管夹闭,更换引流瓶后将引流瓶安置于低于胸壁引流位置方能松开止血钳,以防气体进入胸腔。

(6)如何应对突发状况及特殊病情的护理:①引流管从胸腔滑脱:立即用手顺皮肤纹理方向捏紧引流口周围皮肤(注意不要直接接触伤口),消毒处理后,以凡士林纱布封闭伤口,并协助医师进一步处理。②引流瓶损坏或引流管连接处脱落:立即用双钳夹闭胸壁引流管,并更换引流装置。③引流效果不佳:为防止胸腔积液或渗出物堵塞引流管,应根

据病情定时挤捏引流管,由胸腔端向引流瓶端的方向挤压;引流瓶应放在低于患儿胸部且不易踢倒的地方,任何时候其液平面都应低于引流管胸腔出口平面 60cm,既要便于患儿翻身活动,又要避免过长扭曲受压,患儿下床的时候胸引瓶应该垂直低于膝盖,保持平稳。

3. 休息 患儿严格卧床休息,避免剧烈活动,保证充足的休息时间,根据患儿病情取半卧位或卧于健侧,以减少对患侧的压迫。待病情好转后逐渐恢复活动,增加肺活量。

4. 用药护理

(1)抗生素:见本章第三节支气管炎。

(2)皮质激素:见本章第三节支气管炎。

5. 并发症的护理

(1)营养不良:观察患儿是否有营养不良的表现。保证患儿入量,营养要全面均衡。给予高蛋白、高热量饮食,可以采取少食多餐的进食方法。严格记录出入量,每天测体重。注意保暖,保持口腔及皮肤清洁,预防感染。经常按摩皮肤,勤翻身,注意压疮的发生。输液时速度不宜过快,防止肺水肿的发生。

(2)贫血:观察患儿是否有贫血表现。贫血伴水肿、营养不良患儿观察患儿皮肤是否干燥,有无发生压疮的可能。注意观察患儿病情,随时监测生命体征变化,注意患儿精神、面色的改变,观察有无出血倾向。嘱患儿卧床休息,保证患儿睡眠充足。根据患儿病情适当下地活动,但要注意患儿安全,避免磕碰。增加营养,多吃含铁食物及蔬菜水果、肝类、蛋类等。避免食用生冷食品,减少坚硬带刺的食物,以防刺伤口腔黏膜,导致口腔溃疡造成继发感染。严格记录出入量,及时增减衣物,病室定时开窗通风,并限制探视人数,预防呼吸道感染。注意患儿口腔及会阴皮肤清洁。

(3)支气管胸膜瘘:注意患儿生命体征变化,遵医嘱予患儿氧气吸入,流量 1~2L/min。遵医嘱予患儿适当的卧位,严密观察患儿咳嗽的情况,患儿咳嗽剧烈时遵医嘱给予止咳药。观察患儿痰液性状、颜色。体温高热时遵医嘱给予相应降温措施。行胸腔闭式引流者按胸腔闭式引流护理。

(4)张力性脓气胸:突然出现呼吸急促、发绀、烦躁、持续性咳嗽应疑为张力性脓气胸的发生,及时给予氧气吸入,保持呼吸道畅通。行胸腔穿刺或胸腔闭式引流术时,观察穿刺部位有无红肿、渗血等现象。患儿出现烦躁、口渴、面色苍白、脉搏细弱、血压下降等休克表现时及时通知医师。

(5)心包炎:严密观察患儿生命体征变化,患儿

19

343

出现心动过速、呼吸困难、静脉压上升、发绀、面色苍白就、烦躁不安、肝大腹水、下肢水肿等症状时及时通知医师采取相应急救措施。如患儿烦躁、胸痛应遵医嘱及时给予镇静剂或止痛剂。嘱患儿严格卧床休息,呼吸困难时给予氧气吸入,采取半卧位。给予高蛋白、高维生素、高热量的饮食,水肿者给予低盐饮食,准确记录24小时出入量。有心包积液填塞征象者,协助医师进行心包穿刺。穿刺过程中注意观察患儿生命体征变化,记录心包穿刺抽出液体的性质及量。

(6)腹膜炎:嘱患儿禁食水,以减轻腹胀,必要时遵医嘱予胃肠减压。监测患儿生命体征变化,若腹部触诊腹膜刺激征加重,患儿出现全身刺激症状时应立即通知医师采取相应措施。建立静脉通道,遵医嘱给予抗生素治疗。

6. 心理护理 胸膜炎患儿病情重,变化快,症状持续时间长。患儿做胸腔穿刺在心理上会产生恐惧感,家长的思想负担也重。护士在日常工作中要向患儿及家长宣教疾病知识,使患儿及家长了解自身疾病,树立战胜疾病的信心。对年长儿多鼓励、安慰,建立良好的护患关系,让患儿以平和的心态对待疾病,顺利完成治疗。

【健康教育】

1. 饮食指导 给予患儿高蛋白、高热量、易消化的饮食,多吃蔬菜和水果。患儿贫血期要保证足够的营养,多吃肝类、蛋类及含铁的食物,避免食用生冷、坚硬带刺的食品,以免划伤口腔黏膜,引起口腔

溃疡,继发感染。日常注意食品卫生,餐具定期消毒,保证患儿的食品卫生要求。

2. 休息与活动 患儿需卧床休息,待病情好转后逐渐恢复活动,每天有规律的活动与休息,养成良好的生活方式。住所每天开窗通风,根据天气及时增减衣服。避免去人多的公共场所,以防感染。

3. 用药指导 向家长及患儿讲解药物治疗的目的及注意事项。注意观察药物的副作用,如恶心、呕吐、腹部不适等。出现上述反应不必惊慌,停药后会逐渐消失。服药期间不能擅自停药或减量,每天口服药物时间要固定。药品储存要符合要求。

4. 疾病相关知识

(1)教会家长如何正确储存药品及正确的服药方法,如何观察药物的不良反应,如出现严重的过敏反应应立即停药,医院门诊就诊。向家长宣教激素类药物的正确减停方法,服用糖皮质激素期间注意补充钙剂,预防感染。

(2)指导家长为患儿创造一个安全、舒适、清洁的家庭环境。加强个人卫生,勤换衣裤,注意皮肤清洁,预防皮肤及呼吸道感染。居室定期开窗通风,避免去人多的公共场所。

(3)若患儿出现体温发热、呼吸困难、胸痛、剧烈咳嗽等不适症状,不必惊慌,及时医院就诊。门诊就诊时避免交叉感染,需佩戴口罩。

(4)出院时告知门诊复诊时间,定期门诊复诊,复查血常规、胸部CT等。

(郑伟　张克玲)

第十六节　气　胸

【概述】

气胸(pneumothorax)指胸膜腔内蓄积有气体。可分为自发性气胸或继发性气胸。继发性气胸多发生于疾病、外伤或手术后,如:①胸壁穿透伤或胸部外伤造成肋骨骨折,导致肺部损伤,此种情况多伴有血胸;②各种穿刺如胸膜穿刺、肺穿刺及针灸时进针太深均可引发气胸;③手术后可发生支气管胸膜瘘伴发气胸;④有广泛肺泡损伤伴肺顺应性严重减低的新生儿,用人工机械通气极易合并气胸,空气进入纵隔引起纵隔气肿及皮下气肿;⑤呼吸道严重梗阻时,如新生儿窒息、百日咳、气管异物吸入、哮喘等也可使肺组织破裂发生气胸;⑥继发于肺部感染之后,最多见于金黄色葡萄球菌性肺炎,感染致肺组织坏死穿破脏层胸膜发生气胸或脓气胸等;⑦还可继发于肺弥漫病变如粟粒型肺结核、空洞型肺结核、先天

性肺囊肿等病。如支气管裂口处形成活瓣机制,空气能吸进胸腔而不能排出,形成张力性气胸,如处理不当而危及生命。

【临床特点】

气胸症状及体征依胸腔内气量大小及是否张力性而异。多在原有疾病基础上突然恶化,出现呼吸加快及窘迫,因缺氧患儿表情惶恐不安。婴幼儿气胸发病多较急重,大都在肺炎病程中突然出现呼吸困难。小量局限性气胸可全无症状,只有X线检查时可以发现。如果气胸范围较大,可致胸痛、持续性咳嗽、憋气青紫,出现呼吸减弱,胸部叩诊鼓音及病侧呼吸音减弱或消失等。胸腔内大量积气,特别为张力性气胸时,可见肋间饱满,膈肌下移,气管与心脏均被推移至健侧,同时气促加重,严重缺氧,脉甚微、血压降低,发生低心搏出量休克,都是张力性气

胸所致的危象。根据典型症状及体征临床诊断不难。X线正位及侧位片可协助诊断，必要时行CT检查。

【治疗原则】

小容积气胸，如气胸占胸腔容积不到20%，可先观察，经过1~2个月空气大多可自行吸收。大容积的气胸可吸纯氧1~2小时，造成胸膜腔及血液的氧梯度差增大，有利于气胸吸收。气胸量较大引起呼吸困难时，应在锁骨中线第2或第3肋间隙或腋中线乳头水平行胸腔穿刺抽气急救，然后采用胸腔闭式引流。下列表现考虑手术治疗：经水封瓶引流1周气胸未愈；CT扫描发现肺部疾病；复发性气胸；肺不能完全张开。

【护理评估】

1. 评估患儿健康史、发病史，了解近期有无外伤、手术史以及严重肺部感染病史。携带胸腔闭式引流患儿，评估引流是否通畅，引流性质、颜色、量，穿刺局部敷料有无渗液以及固定方法。了解营养状况及合作程度。评估患儿呼吸频率、节律、深浅度，有无胸闷、胸痛、持续性咳嗽、憋气、青紫等表现。评估患儿体温是否发热，了解热度、热型、持续时间，有无畏寒、皮肤发花，皮疹及热性惊厥表现。评估患儿呼吸频率、节律、深浅度，有无胸闷、胸痛、持续性咳嗽、憋气、青紫进行性加重表现。

2. 评估患儿血常规、胸部X线或胸部CT及病原学等检查结果。

3. 评估患儿及家长对本病护理知识的了解程度及需求，患病后家长及患儿的主要心理问题。

【护理措施】

1. 环境护理　见本章第一节呼吸系统疾病护理。

2. 活动　见本章第一节呼吸系统疾病护理。

3. 发热护理　见本章第一节呼吸系统疾病护理。

4. 胸腔闭式引流护理

（1）护理措施：见本章第十五节胸膜炎。

（2）引流相关并发症：

1）逆行感染：胸腔闭式引流过程中，注意引流瓶与胸壁引流口平面应保持60~100cm，水封瓶长管需没入生理盐水中3~4cm，始终保持瓶身直立状态。患儿外出检查，使用带有保护套止血钳双向夹闭引流管，防止瓶体倾斜、瓶内液体逆流入胸腔，夹闭过程中观察患儿有无异常呼吸表现。

2）管路滑脱：若引流管不慎脱出胸膜腔，应立即顺切口方向，用手指对捏引流口周围皮肤，并报告医师，出现异常呼吸及时给予吸氧。伤口局部消毒后，使用无菌凡士林油纱和敷料加压固定，禁忌将脱出的引流管再度插入胸膜腔，避免造成损伤和感染，必要时重置胸腔闭式引流管。

5. 用药护理　合并感染时依据药敏结果选用抗生素，询问患儿有无药物过敏史。用药过程中观察药物疗效及不良反应，如皮疹、恶心、呕吐等。

6. 并发症护理

（1）呼吸衰竭：大容积气胸可导致明显的呼吸困难，观察患儿如出现持续性咳嗽、呼吸加快、憋气、青紫等表现，应立即采取坐或半卧位，给予氧气吸入，吸氧流量遵医嘱执行，配合医师进行胸腔穿刺抽气或胸腔闭式引流操作。氧疗过程中注意加温和湿化，避免呼吸道黏膜干燥加重咳嗽。观察吸氧装置是否通畅，有无漏气，以保证有效吸氧，观察呼吸、面色及呼吸窘迫改善情况。

（2）脓气胸：常继发于肺部感染之后，感染导致肺组织坏死穿破脏层胸膜发生气胸或脓气胸。监测生命体征，协助患儿采取舒适体位，保持呼吸道通畅，合作患儿指导规律的咳嗽咳痰方法。当出现持续性咳嗽、呼吸加快、憋气青紫等表现，立即通知医师并配合抢救。

（3）血气胸：常见于外伤或手术后，因胸壁穿透伤或胸部外伤造成肋骨骨折，或各种穿刺导致肺部损伤所致。监测生命体征，观察患儿精神状态，有无烦躁、面色苍白、四肢厥冷、尿少、血压下降等低血容量休克表现，配合医师进行抢救。

7. 心理护理　气胸突然起病，患儿因呼吸窘迫、痛苦而惶恐不安，表现焦虑并紧张。护理人员应了解病情，根据患儿及家长的理解、接受能力进行本病相关知识、用药、护理等方面的指导，做到耐心讲解并关爱患儿，以取得信任，使家长及患儿积极主动配合医疗工作，有效落实居家护理。

【健康教育】

1. 饮食　鼓励患儿多饮水，给予高蛋白、高维生素、富含粗纤维及易消化饮食。避免进食辛辣刺激食物，多食蔬菜水果，保持大便通畅。食纳不佳患儿宜少量多餐，保证营养摄入。哺喂时耐心，避免呛咳等增加胸腹压因素。

2. 休息与活动　见本章第二节急性上呼吸道感染。

3. 疾病相关护理

（1）避免诱发因素：气胸愈后6个月内避免剧烈活动、剧烈咳嗽、屏气、大笑、吹奏乐器、提拉重物或上臂高举及扩胸等容易导致胸、腹腔压力升高的活动。教会家长及患儿分段规律的咳嗽咳痰方法，避免因剧烈咳嗽再次诱发气胸。日常生活中如出现突发性胸痛、胸闷、气急表现,应立即就诊。

（2）预防感染:见本章第十节支气管扩张。

（3）呼吸训练:见本章第十节支气管扩张。

（4）定期复诊:遵照医嘱行 X 线胸片复查,了解病变恢复情况,于门急诊就诊时戴口罩预防感染。

（尹子福）

参考文献

1. 江载芳,申昆玲,沈颖.诸福棠实用儿科学.第 8 版.北京:人民卫生出版社,2015.

2. 沈晓明,王卫平.儿科学.第 7 版.北京:人民卫生出版社,2010.

3. 张玉兰.儿科护理学.第 3 版.北京:人民卫生出版社,2014.

4. 李仲智,申昆玲,巩纯秀,等.北京儿童医院诊疗常规.北京:人民卫生出版社,2010.

5. 倪鑫,张琳琪,杨军华,等.护理诊疗常规.北京:人民卫生出版社,2016.

6. 毛雪琴,陆亚红,张超琅.白血病患儿化疗后并发真菌性肺炎导致气胸的护理.中国实用护理杂志,2015,31(4):267-268.

7. 李亚妹,王亮,栗爱珍,等.健康教育在肺结核咯血患者护理中的应用体会.河北中医,2013(05):769-770.

8. 李璇.肺结核大咯血 23 例护理体会.陕西医学杂志,2012,41(11):1568.

9. 缪惠洁,张育才.重症病毒性肺炎的抗病毒治疗.中国小儿急救医学,2015,22(12):822-825.

10. 孙伟忠,李明亮,赖余胜,等.变频正压冲洗雾化与负压置换对儿童鼻-鼻窦炎的疗效对比.中国眼耳鼻喉科杂志,2013,13(03):184-185.

11. 曹秀清.小儿急性上呼吸道感染的护理和健康教育研究.检验医学与临床,2015,23:3548-3549.

12. 张旭波.1 岁儿童急性上呼吸道感染患病情况与相关因素调查.医学与社会,2010,23(9):70-71,74.

13. 占小春,陈虹,王新华.两种雾化吸入方式治疗毛细支气管炎的效果及护理.中华现代护理杂志,2011,17(22):2654-2655.

14. 刘玉琳,李素碧,罗征秀,等.3% 高渗盐水沙丁胺醇雾化吸入治疗毛细运气管炎的疗效观察及护理.护士进修杂志,2011,26(7):605-606.

15. 张娟,吴心琦,冯建华,等.1 岁以下毛细支气管炎患儿气质分析及护理对策.中华现代护理杂志,2012,18(11):1241-1243.

16. 张欢瑞.冰毯机加药物降温对中枢性高热患者的效果观察.中国实用神经疾病杂志,2016,19(22):85-86.

17. 杨娟,夏琼,李彩霞,等.综合护理干预对毛细支气管炎患儿的效果分析.实用预防医学,2012,19(11):1749-1750.

18. 袁晓青,安丽.甲型 H1N1 型流感儿童患者 62 例的护理.解放军护理杂志,2010,27(10):783-784.

19. 陈海平.纤维支气管镜在儿童肺不张的应用与护理.中国医师杂志,2013:182-183.

20. 贾利民,林玉莲,卢燕迪.改良吹气球法在肺不张患者中的应用.护士进修杂志,2014,29(17):1632.

21. 王芸.纤维支气管镜检查对患者生理舒适度的影响和相关因素分析.护士进修杂志,2013,24:2281-2284.

22. 刘联合,叶玉清,苏宏,等.儿童慢性鼻-鼻窦炎治疗体会.中国中西医结合耳鼻咽喉科杂志,2015,23(6):453-454.

23. 唐丽萍,张桂英.心理护理干预对支气管扩张伴咯血患者的影响.中国临床研究,2013,26(9):999-1000.

24. 贾可.改良式体位引流治疗肺脓肿的临床观察与护理.护士进修杂志,2010,25(17):1576-1577.

25. 毕桂红,谢爱玲.经纤维支气管镜治疗小儿急性肺脓肿的护理.实用临床医药杂志,2012,16(12):88-90.

26. 应少聪.无痛纤维支气管镜治疗重症肺部感染的护理.中国药业,2010,19(21):58-59.

27. 罗珊珊.胸腔置管治疗结核性脓胸的疗效及护理措施总结.解放军预防医学杂志,2016(S1):242.

28. 王霞云,胡晓岚.内科胸腔镜治疗急性脓胸患者的护理.护理学杂志,2011,26(13):39-40.

29. 中华医学会儿科学分会呼吸学组,《中华儿科杂志》编辑委员会.儿童闭塞性细支气管炎的诊断与治疗建议.中华儿科杂志,2012,50(10):744-745.

30. 申昆玲.关注儿童闭塞性细支气管炎的诊断与治疗.中华儿科杂志,2012,50(10):721.

31. 叶芳,蒋琴,韩彩莲,等.21 例闭塞性细支气管炎综合征患儿的护理.中华护理杂志,2011,46(9):877-878.

32. 梁东阁,韩志英.儿童闭塞性细支气管炎 30 例临床分析.中国药物与临床,2016,16(03):421-423.

33. 居雅蓓,杨玲慧.15 例闭塞性细支气管炎患儿的循证护理实践.实用临床医药杂志,2014,14:67-70.

34. 毛雪琴,陆亚红,张超琅.白血病患儿化疗后并发真菌性肺炎导致气胸的护理.中国实用护理杂志,2015,31(4):267-268.

35. 高红梅,张琳琪.实用专科护士从书儿科分册.长沙:湖南科学技术出版社,2014.

36. 崔炎.儿科护理学.第 3 版.北京:人民卫生出版社,2014.

37. 黄力毅,张玉兰.儿科护理学.北京:人民卫生出版社,2014.

38. 段红梅.儿科护理学.北京:人民卫生出版社,2015.

39. 江载芳.实用小儿呼吸病学.北京:人民卫生出版社,2010.

40. 段红梅,梁萍,庞淑琴,等.儿科护理学.北京:人民卫生出版社,2012.

41. 陈玉瑛.儿科护理学.北京:科技出版社,2015.

42. 胡亚美,张金哲,江载芳.儿科药物治疗学.北京:中国医药科技出版社,2015.

43. 谭志军.伊曲康唑联合卡泊芬净治疗小儿真菌性肺炎的临床疗效.临床合理用药杂志,2015,21:59~60.

44. 郑跃杰.先天性肺发育异常.中华实用儿科临床杂志,2016,31(16):1209-1211.

45. 陈鹭,王辉,沈颖.肾病综合征合并肺动脉栓塞诊断和治疗(2例报告及文献复习).北京医学,2011,33(2):163-166.

46. 黄秀芹,董环,单秀云,等.预见性护理联合优质护理在肺栓塞或有肺栓塞高危因素患者中应用的效果评价.中国实用护理杂志,2012,28(18):38-40.

47. 王树伟,贾艳春.心理干预对肺栓塞患者治疗疗效的影响.护士进修杂志,2013,28(9):813-815.

48. 宋方平.特发性肺含铁血黄素沉着症患儿的护理.中华护理杂志,2012,47(11):1034-1035.

49. 蔡栩栩,尚云晓.特发性肺含铁血黄素沉着症诊断和治疗进展.实用儿科临床杂志,2011,26(16):1231-1234.

50. 聂洪梅,朱进,安永,等.胸膜活组织检查在儿童胸膜炎病因诊断中的临床价值.中华儿科杂志,2015,53(3):178-181.

51. 裴宇,章岚岚,张文智,等.超声在儿童结核性胸膜炎诊断中的应用.中国超声医学杂志,2016,32(11):997-999.

第二十章 消化系统疾病

第一节 消化系统疾病的护理

【概述】

消化系统疾病是儿童最常见的疾病之一，此类疾病往往对营养物质的摄取、消化和吸收造成影响。消化系统疾病可分为：①食管疾病：如食管合并呼吸道畸形、食管化学性烧伤、食管异物、胃食管反流和胃食管反流病等；②消化功能紊乱症：如厌食症、呕吐、患儿腹泻病、功能性消化不良等；③胃部疾病：如胃炎、消化性溃疡病等；④肠道、腹腔、腹壁及相关的疾病：如先天性肠旋转不良、消化道重复症、梅克尔憩室、肠梗阻、肠套叠、炎症性肠病、先天性巨结肠、肛门周围脓肿、急性腹膜炎、乳糜腹等；⑤肝脏疾病：如肝硬化、门静脉高压症、肝性脑病、先天性胆总管囊肿等；⑥胰腺疾病：如环状胰腺、急性胰腺炎等。

【临床特点】

消化系统疾病临床表现常以呕吐、食欲缺乏、腹泻、便秘、腹胀、腹痛和便血等为主要特征。由于儿童消化功能尚不完善，易发生消化紊乱、水电解质和酸碱平衡失调，从而造成慢性营养障碍甚至影响儿童的生长发育，同时也会造成儿童机体抵抗力下降而导致感染。

【护理评估】

1. **健康史** 评估患儿年龄、喂养史、生长发育状况、饮食及卫生习惯、既往健康情况、传染病史、手术外伤史、用药史、药物和食物过敏史、疫苗接种史；了解其母孕产期状况，是否为早产、多胎；了解家庭居住环境、家庭经济状况，有无遗传病史或亲属中有无类似疾病。

2. **现病史** 评估患儿主要的症状、体征，发病时间、诱因、发病缓急。评估患儿有无呕吐、腹胀、腹痛、便血、便秘或腹泻等消化系统疾病的症状及体征；评估肛周皮肤情况；评估有无脱水、水电解质酸碱平衡紊乱等伴随症状。

3. **治疗经过** 评估患儿所接受的检查及结果，如血常规、血液生化、凝血功能、血气电解质、大便常规及致病菌培养、B超、内镜等检查结果及临床意义，评估治疗方法、疗效及不良反应等情况。

4. **心理社会状况** 了解患儿及家长的心理状况，有无恐惧、焦虑、自卑等不良心理反应；了解患儿家庭成员对疾病相关知识的认识程度、对疾病的态度、关心程度，评估社会支持系统是否健全等。

【主要护理问题】

1. **营养失调** 低于机体需要量，由营养物质摄入不足、吸收不良、需要量增加或丢失过多所致。

2. **体液不足** 由于呕吐腹泻导致体液丢失过多。

3. **疼痛** 由肠管强烈收缩或肠系膜受牵拉所致。

4. **体温过高** 与肠道感染有关。

5. **感染的危险** 由原发疾病或治疗因素导致机体免疫功能下降所致。

6. **排便异常** 由肠道痉挛或肠道功能紊乱所致。

7. **皮肤完整性受损** 与大便刺激臀部皮肤或疾病本身导致有关。

8. **潜在的并发症** 脱水、水电解质酸碱平衡紊乱、休克、肠梗阻、吻合口瘘及出血等。

9. **知识缺乏** 家长缺乏疾病治疗及相关的护理知识。

【护理措施】

1. **营养失调的护理**

（1）提供愉快的进食环境，培养良好的饮食习惯。注意膳食结构的合理搭配，提供患儿均衡、清淡、易消化饮食，少量多餐，避免暴饮暴食，忌食过辣、过热及生冷刺激性食物。改善哺乳母亲的营养，指导家长正确喂养，及时添加辅食，促进生长发育。避免摄入导致疾病发生及病情加重的食物，根据个体情况提供治疗性饮食,保证能量及营养素的摄入。

(2)肠内营养治疗的护理:根据病情采用不同的营养途径,包括口服、管饲、胃肠管和造瘘。保证营养液及输注用具的清洁无菌,并于24小时内用完,做好局部造瘘口周围皮肤护理。严格控制输注的量和速度以及营养液的浓度和渗透压,防止胃肠道并发症。加强导管护理,防止导管脱落及堵管等并发症的发生。同时喂养时要防止反流,预防误吸。

(3)肠外营养治疗的护理:外周静脉使用营养液渗透压应≤900mOsm/L,糖浓度≤12.5%,时间不宜超过10天,最好采用中心静脉输注,并严格执行中心静脉导管维护流程。按正确流程配制营养液,严格无菌操作,要求24小时内输注完毕。使用输液泵匀速输入,严格控制输液速度和总量。

(4)营养治疗的监测:定期监测身高、体重、头围等指标,评估患儿的生长发育情况,按要求进行实验室指标的监测,包括血清白蛋白和前白蛋白、肌酐等指标。

2. 体液不足的护理

(1)口服补液:用于轻、中度脱水及无呕吐或呕吐不剧烈且能口服的患儿,鼓励患儿少量多次口服ORS补液盐。

(2)静脉补液:建立静脉通路,保证液体按计划输入,特别是重度脱水者,必须尽快(30~60分钟)补充血容量。按照先盐后糖、先浓后淡、先快后慢、见尿补钾原则,补钾时应注意有尿或入院前6小时内有尿方可加钾,补钾浓度应小于0.3%,每天补钾总量静脉点滴时间不应短于6~8小时,严禁直接静脉推注。

(3)每小时巡视记录输液量,根据病情调整输液速度,了解补液后第1次排尿时间,观察补液效果。

(4)按医嘱正确记录24小时出入量,评估患儿有无呕吐、大便的次数、性状及有无脱水和脱水的程度。

3. 疼痛的护理 创造舒适、安静的环境,根据患儿的年龄合理选择疼痛评分工具,系统评估患儿疼痛部位、性质、程度、持续时间、伴随症状以及疼痛加重、缓解因素,了解患儿及家长评价疼痛及应对疼痛的方式。正确指导家长疼痛管理的方法,让其积极参与并配合。1~3分轻度疼痛以非药物干预措施为主,如新生儿可用柔软的毯子包裹起来,给予安慰奶嘴,采用非营养性吸吮的方法分散注意力,在接受手术或疼痛性操作前口服蔗糖或葡萄糖溶液等;婴幼儿尽可能地让父母陪伴,抚摸、摇晃和轻拍患儿,给患儿听音乐、讲故事、看电视、做游戏等转移注意力的方式来减轻疼痛;较大儿童可指导患儿采用放松

技巧,如有规律的呼吸、玩电子游戏等来减轻疼痛、焦虑紧张情绪。≥4分以药物干预措施为主,同时采用相应的非药物干预措施,密切观察药物的疗效和副作用并记录。当怀疑评估结果不准确时,建议使用2种评估工具进行对照,以提高评估结果的准确性。

4. 体温过高的护理 监测患儿体温变化,发热时及时采取降温措施,常用的降温方法为温湿敷、温水擦浴、冰袋降温及药物降温,避免使用酒精擦浴。体温超过39℃时,遵医嘱给予药物降温,并于服药后30分钟或1小时复测体温直至降至正常。降温过程中要注意观察患儿的伴随症状,避免体温骤降引起虚脱。出汗后及时更换衣服,注意保暖。衣服和盖被要适中,避免影响机体散热。

5. 预防感染 病室阳光充足,保持空气新鲜,室内温度18~22℃。环境整洁,消毒隔离符合感染管理要求。保持床单位清洁整齐,减少探视人数,预防交叉感染。医护人员接触患儿之前要认真做好手卫生,进行有创操作必须严格消毒。注意监测患儿的体温、血象变化,发现异常,及时处理。加强口腔、肛周、会阴部护理,黄疸及低蛋白水肿患儿加强皮肤护理。教育患儿及家长注意个人卫生,加强饮食及餐具的卫生管理。

6. 排便异常的护理 注意观察大便的次数、量、性状、颜色并记录,便血者要监测生命体征变化,注意观察患儿的意识、面色、肢端皮肤温度情况。便秘者不能用力排便,可以改善膳食结构,给予膳食纤维丰富的食物,必要时给予开塞露灌肠等方法。

7. 皮肤护理 腹泻患儿保持肛周皮肤清洁干燥,及时清除粪便,排便后用温水或皮肤清洗液清洗,再外涂皮肤保护剂,使皮肤形成一层密闭或半透性的保护层,保护皮肤角质层不受大小便的刺激及大便中细菌的侵蚀。伤口敷料有潮湿、渗血、渗液,及时更换。观察受压部位皮肤情况,必要时可用透明敷料、水胶体敷料或泡沫敷料保护皮肤,避免压疮的发生。

8. 术前、术后的护理

(1)术前护理:

1)根据医嘱备血、备药;查看各种常规检查及特殊检查报告结果,如有异常,及时报告医师;详细询问药物过敏史,做好药物过敏试验,阳性者告知医师,床头挂上阳性标记。手术前晚加测体温、脉搏、呼吸一次,注意有无咳嗽、流涕。

2)胃肠道准备:根据手术时间术前6~8小时开始禁食(婴儿术前4小时禁食),术前4小时禁水,向家长详细说明禁食、禁水的时间、目的和重要性,

20

并在床头挂禁食水标记,通知停发饮食。

3）皮肤准备:术晨剪指(趾)甲、洗澡;按手术部位准备皮肤,必要时剃除毛发,如手术区皮肤有破溃或疖肿等,应及时报告医师。换好手术衣裤,取下贵重物品。

4）术晨监测体温、脉搏、呼吸是否正常;观察有无病情变化,发现异常及时通知医师;腹部手术的患儿遵医嘱留置胃管,根据手术需要做好肠道准备。术前30分钟按医嘱给术前用药;核对患儿身份信息、手术部位标记,备好病历、CT片、MRI、X线片等物品,填写手术患儿转运交接单;进手术室前排空尿液或更换洁净尿布,再次检查手术部位标记和术中带药,与手术室护士交接。

5）按手术、麻醉方式备好术后用物,如麻醉床、氧气、心电监护、胃肠减压装置、引流袋、吸引器等。

6）心理护理:术前评估患儿及家长对疾病的认知情况和心理反应,及时耐心介绍疾病的发生、发展过程及治疗方法,消除患儿和家长的焦虑、恐惧、紧张情绪,取得患儿和家长的理解和信任,以积极的心态配合手术。

（2）术后护理:

1）按术后流程接收患儿:核对患儿身份,安全搬移患儿至病床,安置合适卧位,注意保暖。评估患儿意识及生命体征,评估感知觉恢复、四肢活动度及皮肤完整性情况,必要时遵医嘱吸氧、心电监护。检查切口部位及敷料包扎情况,妥善固定引流管,做好标识。检查输液通路并调节滴速。与麻醉师及复苏室护士交接班并签字。告知患儿家长术后注意事项,核对并执行术后医嘱,做好术后护理记录。

2）病情观察:严密观察病情,监测生命体征;观察切口渗血渗液情况;观察腹部体征,正确记录肛门排气排便时间。

3）体液管理:评估水电解质酸碱平衡情况,按医嘱记录24小时尿量或出入量,合理安排输液速度和顺序,按医嘱正确使用抗生素和静脉营养。

4）呼吸道护理:评估呼吸、血氧饱和度情况,根据病情选择合适的氧疗方式;必要时按医嘱予雾化吸入;保证病室温湿度适宜。

5）饮食护理:术后早期禁食水,持续胃肠减压,肠功能恢复后方可进食,从流质开始,少量多餐,逐步过渡,避免过饱。新生儿及3个月内的婴儿先试喂少量糖水,无呕吐再给等量牛奶,逐渐增加奶量。

6）管道护理:①保持胃肠减压管通畅,记录外露长度,避免意外拔管;观察引流液的性状、颜色,避免频繁抽吸胃液,观察有无应激性胃溃疡,肠蠕动恢复后遵医嘱拔除胃管;②妥善固定腹腔引流管,观察引流液的性状、颜色和量,如在短时间内引流出较多血性液体,应考虑活动性出血,及时报告医师;③留置导尿期间应做好会阴护理,观察尿量和尿色,以判断患儿血容量,及时调节输液速度;通常于术后24～48小时拔除导尿管。

7）伤口护理:保持伤口敷料清洁干燥,婴幼儿及新生儿注意避免哭闹及大小便污染,如伤口敷料有潮湿、渗血、渗液,督促医师及时更换。

8）疼痛管理:见本节护理措施第3点。

9. 常用药物护理

（1）抑酸或抗酸药:严格按医嘱用药,掌握用药时间。用药期间注意检查肾功能和血常规。常见不良反应有腹胀、腹泻、口干、血清氨基转移酶轻度升高等。如奥美拉唑宜清晨空腹服用,雷尼替丁宜在餐后及睡前服。

（2）胃肠促动力药:能使胃肠道上部蠕动和能力恢复正常,使胃排空,增强胃十二指肠蠕动,用于胃食管反流。可见惊厥、肌肉震颤、流涎等锥外系症状副作用,偶有皮疹、便秘及腹泻、尿量减少等,注意严格按照医嘱服药。

（3）黏膜保护剂:保护黏膜免受胃酸的侵蚀。宜在饭前服用,食管炎宜饭后服用。偶有便秘等副作用。本品可能影响其他药物的吸收,必须合用时应在服黏膜保护剂之前1小时服其他药物,轻微便秘者,可减少剂量继续服用。防呛咳窒息或吸入,如服用1g蒙脱石散则需20ml温水溶解,摇匀口服。

（4）肠道微生态制剂:按医嘱给药,冲服时水温不得超过40℃。

10. 并发症的观察与护理 严密观察病情,随时备好抢救药品及物品,及时发现患儿有无其他器官、系统的异常表现。病情变化及时通知医师,持续监测患儿血压、脉搏、呼吸、体温、大便次数、量及性状,观察呕吐物的量及性状等,为输液方案和治疗提供可靠依据。观察全身有无中毒症状如发热、精神萎靡、嗜睡、烦躁等,观察有无水、电解质和酸碱平衡紊乱症状,有无脱水、低血钾等表现。维持有效的静脉通路,合理安排和调整输液顺序及速度。

发生脱水、水电解酸碱紊乱、休克、肠梗阻、吻合口瘘及出血等并发症参照相关疾病章节。

【健康教育】

教育患儿及家长积极配合治疗,讲解疾病相关知识,指导其掌握基本护理方法和技能;指导家长及患儿合理安排膳食,培养良好饮食习惯,保证能量及营养物质的摄入;指导家长及患儿进行自我评估,记录症状、体征出现的时间及伴随症状,以帮助医师作出准确判断,学会识别异常、危险征象,一旦发现立即就诊;讲解所用药物的用法、用量、副作用及注意事项,指导患儿遵医嘱服药,必要时门诊随诊;鼓励患儿循序渐进地进行体格锻炼、适当户外活动增强抗病能力;指导合理喂养,注意饮食卫生,教育家长营造清洁、安全、温馨的家庭环境,使患儿养成良好的生活习惯。

【护理评价】

患儿营养状况是否改善;体温是否下降、恢复正常;疼痛是否减轻、缓解;是否出现脱水、休克等并发症,是否能被及时发现并得到有效处理;患儿及家长是否掌握消化疾病的防治、护理知识及技能。

(陈朔晖 徐建仙)

第二节 食管化学性烧伤

【概述】

幼儿和学龄前儿童常因误服强酸、强碱或其他腐蚀类药物引起食管化学性烧伤(chemical burns of the esophagus)。强酸烧伤以胃损伤更重,而误服强碱以食管损伤为主。食管化学性烧伤早期水肿和组织坏死,后脱落形成溃疡。周围组织增生、肉芽长入、瘢痕形成,深部溃疡可引起穿孔。

【临床特点】

中重度烧伤可即刻出现中毒性休克,口唇、口腔黏膜、舌和咽部形成溃疡和白膜,吞咽疼痛和困难、流涎、呕吐,不能进食进水。强碱伤及声门大气道时可出现呼吸困难和咳嗽,还可出现脱水酸中毒及合并肺部感染。数周后因食管狭窄出现吞咽困难甚至不能进食,还可因反流吸入引起咳嗽,发生气管炎和肺炎。

根据病史和体检可作出诊断,内镜检查能显示食管烧伤的范围和严重程度,内镜下分级与预后密切相关,建议误服后 24 小时内尽早进行胃镜检查评估食管损伤程度,最迟在 48 小时内应进行内镜检查。

【治疗原则】

早期处理烧伤后应立即洗胃,可清除残留化学物并鉴别其性质,不建议催吐,也不建议用对应的酸性或者碱性物质进行中和,以免化学反应造成二次损伤。可给鸡蛋清、牛乳等保护创面,如有剧烈呕吐、呼吸窘迫或休克,应紧急处理,喉头水肿者可给予气管插管,同时补液,供给适当热能,纠正脱水酸中毒及保持水电解质平衡。

严格按照内镜下食管损伤程度制订治疗方案。轻度损伤(黏膜有充血或者轻度糜烂,但没有溃疡、坏死)对症处理后无需其他特殊处理。重度烧伤患儿在胃镜下即放置胃管支撑,并使用抗酸药减少胃酸,促进食管愈合,及时应用抗生素,必要时行胃造瘘术进行肠内营养,急性期 2 周后进行内镜复查,以确定有无狭窄形成,如有狭窄,做好 3 周后内镜下食管扩张术的准备。如数次扩张后狭窄无明显改善应

尽早手术处理。

【护理评估】

1. 详细询问患儿有无明确的吞食腐蚀性药物的病史及吞食时间、量。评估患儿口唇、口腔、舌、咽部的黏膜损伤情况。有无伴随咳嗽及呼吸困难等症状。

2. 了解胃镜检查结果,评估食管损伤的程度。

3. 评估家长对疾病的认知和焦虑程度。

【护理措施】

1. 饮食护理 食管轻度损伤患儿待口腔黏膜修复后,鼓励患儿经口进食流质,逐步过渡至正常饮食。禁食期间予静脉补液,后可经胃管进行肠内营养,如胃部同时有烧伤的患儿可置鼻空肠管进行肠内营养,以促进胃肠功能的恢复。禁止经口进食,避免食物对食管产生反复理化刺激,加重食管炎症与损伤,影响愈合。

2. 口腔护理 口腔黏膜损伤的患儿需加强口腔护理,当患儿流涎较明显时需及时清除口腔分泌物,生理盐水 2～3 次/天清洗,年长儿可使用漱口液进行漱口。口腔护理时注意观察口腔黏膜的修复情况,如有白色念珠感染可使用制霉菌素甘油涂抹口腔黏膜。

3. 体液不足护理 见本章第一节消化系统疾病的护理。

4. 病情观察 密切观察患儿的呼吸频率、节律、呼吸音的变化,必要时给予心电监护,持续监测生命体征。服食强酸强碱的患儿易引起喉部水肿,须保持呼吸道通畅,床边备好急救物品。对服食高浓度液体且量大的患儿应注意观察呕吐物的性质及胸痛情况,警惕中毒灼伤后消化道穿孔、结痂脱落后出血等并发症的发生。

5. 管道护理 早期胃管对食管的支撑作用对于重度烧伤患儿至关重要,因此要妥善固定胃管,并粘贴好高危导管标识,每班详细交接导管的固定情况、外露长度、是否通畅等。向家长和患儿解释保护胃管的重要性。对患儿多安慰,给予有兴趣的玩具及

读物,分散其注意力,烦躁不安的患儿可适当约束,防止意外拔管。

6. 心理护理 重度损伤患儿家长对疾病的预后存在焦虑心理,向家长及患儿详细说明病情,介绍类似成功的病例,树立对疾病治疗的信心,以最佳心理状态接受治疗。

【健康教育】

1. 告知患儿家长危险物品妥善放置,禁止使用饮料瓶存放腐蚀性液体及药物,提高家长的安全意识。

2. 家庭肠内营养部分患儿携带鼻胃管或鼻空肠管出院,护士要详细介绍管道的护理方法,包括管路的固定、判断导管头端位置的方法、肠内营养液的配制和保存、正确的喂养。同时对家长进行实践操作

评估,确认正确掌握后方可出院。

3. 出院指导

(1) 嘱患儿保持稳定情绪,生活有规律,多食营养丰富易消化的软食。注意口腔卫生,进食后用温水进行漱口。若患儿出现腹痛、恶心、呕吐等症状,应及时就诊。

(2) 带胃管出院患儿每周复查一次,检查管道情况、进行营养评估。2个月后行胃镜检查,查看食管黏膜的修复情况,修复良好可拔除胃管,拔管后2周复查,评估患儿的进食情况。食管溃疡愈合局部形成瘢痕者,3个月后复查胃镜或上消化道造影查看有无出现食管狭窄,如出现狭窄者需进行内镜下扩张或外科手术。

(陈朔晖 陈晓飞)

第三节 食管异物

【概述】

食管异物(foreign bodies of the esophagus)是因儿童喜将物品嘬在口中玩耍,误吞而造成。常见的异物为硬币、纽扣、微型电池、别针、塑料盖、骨片、枣核等。

【临床特点】

吞入异物的最初表现为哽噎、疼痛、流涎、吞咽困难、呕吐。食管黏膜有裂伤时呕吐血性液体。较大异物压迫气管可致咳嗽、呼吸困难、喘鸣甚至窒息。食管异物的常见合并症为食管炎、食管气管瘘、食管穿孔、纵隔炎、食管周围脓肿或上纵隔脓肿,偶可见呼吸道感染。如局部炎症涉及或异物伤及主动脉可发生大出血,危及生命。某些异物(如电池)还可致化学反应损伤食管,甚至穿孔。

诊断主要依靠病史、临床症状和放射学检查。胸部正侧位平片可显示不透X线的金属异物;而多次小口吞咽造影剂,显示食管局限性充盈缺损,可提示透光异物存在。对于考虑食管穿孔、异物进入纵隔的患儿,应及时进行胸部CT平扫或者增强扫描观察纵隔结构。

【治疗原则】

重点在于预防,加强对儿童的监护,将危险的异物妥善放置,避免吞服。食管异物一经确诊即行电子胃镜取出异物。如异物嵌入食管壁内或穿出食管外,行外科手术取出。对食管异物的合并症应及时进行对症及对因处理。

【护理评估】

1. 详细询问患儿有无明确异物吞入史,有无突

发的吞咽困难、异物感、疼痛等症状。评估患儿吞入异物的种类、大小、形状和吞入时间及有无呛咳、咯血、呕吐、便血等症状。

2. 了解影像学检查结果,如胸部X线片、上消化道钡餐或胸部CT等检查,可以了解异物大小、形态、部位、是否穿透血管壁等。

3. 评估患儿及家长对本病各项护理知识的了解程度及需求。

【护理措施】

1. 饮食护理 在异物未取出前应禁食禁水,防止吞咽时异物损伤食管或食物存留在异物的上方食管内,引起感染或感染加重。对异物嵌顿时间过长、合并感染、水与电解质紊乱者,遵医嘱应用有效抗生素,静脉补液,纠正酸碱平衡紊乱。异物取出后,如无食管黏膜损伤,禁食2~4小时后可恢复进食。如术中发现有食管黏膜损伤,应禁食1~2天,禁食期间可给予静脉补液及支持治疗。如有食管穿孔或损伤面积较大的患儿,取出异物后在胃镜下即放置胃管,进行肠内营养,待再次胃镜检查确认黏膜修复良好后,逐渐恢复正常饮食。

2. 病情观察 密切观察患儿呼吸频率、节律及形态的变化,防止发生窒息,一旦出现呼吸困难,及时报告医师处理。注意患儿呕吐物的量、性质及伴随的症状,呕吐较剧时头偏一侧,以防吸入。术后患儿注意观察有无颈部皮下气肿、疼痛加剧、进食后呛咳、胸闷等情况,如患儿面色发绀,呛咳明显,及时通知医师。

3. 并发症观察和护理 食管异物常见的并发

症有:食管炎、食管气管瘘、食管穿孔、纵隔炎、食管周围脓肿或上纵隔脓肿、消化道出血、偶见呼吸道感染。如患儿出现高热,呼吸困难,全身中毒症状明显,局部疼痛加重应考虑并发症的发生,尤其是当患儿出现呕血时需高度警惕消化道大出血的可能,应立即报告医师,及时给予处理。对尖锐异物,患儿应绝对卧床,防止异物活动刺伤大动脉引起大出血。

4. 心理护理　医护人员做好家长及患儿的安慰工作,耐心讲解手术及治疗过程,消除紧张及焦虑心理,积极配合治疗。

5. 需外科手术治疗的患儿术前、术后护理常规见本章第一节消化系统疾病的护理。

【健康教育】

1. 预防　应向家长做好相关安全知识宣教,加强对孩子的看护。

（1）3 岁以下的患儿臼齿尚未萌出者,不应给予花生、瓜子、豆类及其他带核的食物。

（2）不选择有"危险"的玩具给患儿,对于幼儿可能吸入或吞下的物品,均不应作为玩具。教育儿童要改掉口含笔帽、硬币及小玩具等不良习惯。

（3）培养患儿良好的进食习惯,进食时细嚼慢咽,注意力集中,不要跑跳,以免跌倒时将异物吞入。进食时不可惊吓、逗乐或责骂患儿,以免大哭、大笑而误吞。在进食含骨刺类食物时(如鱼、鸡、鸭等),避免饭菜混吃,以防误咽。

2. 出院指导

（1）术后 1 周内勿食过热、坚硬、粗糙及辛辣等刺激性食物,减少食物对损伤食管的刺激。

（2）指导家长改变患儿不良的生活习惯,培养良好的进食方式,细嚼慢咽,不可暴饮暴食。

（陈朔晖　陈晓飞）

第四节　胃食管反流和胃食管反流病

【概述】

胃食管反流(gastroesophageal reflux,GER)是指胃内容反流入食管。可分为生理性和病理性两种,两者间并无绝对界线。多数 GER 患儿反流不严重,随年龄增加反流逐渐减轻,1 岁左右自然缓解,未引起不良后果,生长发育不受影响,可视为生理性GER;如患儿反流较重,引起的具有一系列食管内、外症状和(或)并发症的临床综合征,甚至影响正常生长发育,需要干预和治疗,可视为病理性,即胃食管反流病(gastroesophageal reflux disease,GERD)。根据胃镜下食管黏膜表现,GERD 通常分为 3 类:非糜烂性反流病(non-erosive reflux disease,NERD)、反流性食管炎(reflux esophagitis,RE)和 Barrett 食管(Barrett's esophagus,BE),三型相对独立,之间并没有明确的转化关系。其中 Barrett 食管是由于慢性GER,食管下段鳞状上皮被化生柱状上皮所代替,抗酸能力增强但易发生食管溃疡、狭窄和腺癌。儿童期 Barrett 食管发生率远低于成人。

【临床特点】

GERD 是抗反流防御机制和反流物对食管黏膜攻击的结果。抗反流防御机制包括食管正常蠕动、唾液冲洗作用及胃食管交界的解剖结构。反流物有胃酸、胃蛋白酶、胆酸和胰酶等。食管上皮细胞暴露于反流的胃内容物中,是产生症状和体征的主要原因。婴幼儿以溢奶或呕吐为最突出的表现,临床常见的症状有生长迟缓、喂养困难、拒食、易激惹、哭

闹、弓背。婴幼儿胃食管反流病的消化道外症状发生相对较少,包括反复咳嗽、喘息、吸入性肺炎、姿势异常或斜颈(Sandifer 综合征)。食管炎引起喂食困难而摄食不足,营养不良和生长停滞是婴幼儿 GERD的重要合并症。食管炎较重时可引起慢性失血性贫血。学龄前和学龄期儿童 GERD 常表现反食、反酸、胸痛、胃灼热和进食困难,其中大龄儿更容易描述胸骨后烧灼感。消化道外症状有慢性咳嗽、哮喘、肺炎和龋齿等。反胃、上腹部疼痛,严重的食管炎症可导致呕血和慢性失血性贫血。食管外症状主要表现支气管肺炎、哮喘,严重者可发生窒息和呼吸暂停。

GERD 诊断标准:①不明原因的反复呕吐;②咽下困难;③反复发作的慢性呼吸道感染、难治性哮喘、生长发育迟缓、营养不良、原因不明的哭闹、贫血、反复出现窒息、呼吸暂停等症状;④借助辅助检查如食管钡餐造影观察到的食管形态、运动状况,是否存在食管裂孔疝等先天性疾患;⑤食管 pH 动态监测显示 pH 下降;⑥食管内镜检查及黏膜活检有异常等以明确诊断。典型的胃灼热及反流症状引起患儿的不适可以诊断 GERD。

【治疗原则】

GERD 的治疗方法和效果取决于它的程度和病因。对无合并症的婴儿可先采用体位和饮食治疗,早产儿喂养不耐受及年长儿有明显症状者应用药物如抑酸剂、胃肠促动力药、黏膜保护剂以及其他治疗。治疗目的为缓解症状、改善生活质量以及防止

20

并发症。

【护理评估】

1. 询问患儿的喂养史、饮食习惯。评估患儿有无消化道的症状,了解呕吐的次数、量,呕吐物的性质。评估患儿的消化道以外的症状,是否有吞咽困难、咳嗽、气促等呼吸道感染。评估患儿的生长发育情况,了解患儿黏膜、皮肤弹性、精神状态,测量体重、身长以及皮下脂肪的厚度。

2. 了解实验室检查如血常规、微量元素、血气电解质等及其他辅助检查。

3. 评估家长及较大患儿对疾病的认识和焦虑程度,以及对本病各项护理知识的了解程度及需求。

【护理措施】

1. 体位疗法 将床头抬高 15°~30°,小婴儿的最佳体位为前倾俯卧位,但为防止婴儿猝死综合征的发生,睡眠时应采取头高位或左侧卧位。儿童在清醒状态下最佳体位为直立位和坐位,睡眠时保持左侧卧位及上半身抬高,减少反流频率及反流物误吸。

2. 饮食疗法 以稠厚饮食为主,少量多餐。婴儿增加喂奶次数,缩短喂奶间隔时间,人工喂养可在奶中加入淀粉类食物或进食谷类食品。年长儿亦应少量多餐,以高蛋白低脂肪饮食为主,睡前 2 小时不予进食,保持胃处于非充盈状态,避免食用酸性饮料、高脂饮食、巧克力和辛辣食品。此外应控制肥胖,避免被动吸烟。喂养困难或呕吐频繁者按医嘱正确给予静脉营养。

3. 体液不足护理 见本章第一节消化系统疾病的护理。

4. 病情观察 注意观察呕吐的次数、性状、量、颜色并记录。评估有无脱水症状,严密监测血压、心率、尿量、末梢循环情况。评估有无咽部异物感、咽痛、咳嗽、发声困难、声音嘶哑等咽喉部黏膜损伤症状。

5. 并发症观察和护理

(1) 观察患儿面色、呼吸频率、节律、心率等情况,有无刺激性咳嗽、面色青紫或苍白、心动过缓等

呕吐物吸入窒息和呼吸暂停的表现,一旦发生立即予侧卧位,清除口鼻腔呕吐物,保持呼吸道通畅,吸氧,通知医师并积极配合抢救。

(2) 观察有无发热、咳嗽、气促等呼吸道感染症状,监测生命体征变化,保持呼吸道通畅,必要时吸痰、遵医嘱使用抗生素。

6. 用药护理 见本章第一节消化系统疾病的护理。

7. 24 小时食管 pH 检查 检查时妥善固定导管,受检时照常进食,忌酸性食物和饮料。指导家长正确记录,多安抚患儿,分散其注意力,减少因插管引起的不适感。

8. 心理护理 护士根据患儿及家长的接受能力进行疾病、用药知识、护理技能、预后转归等方面的宣教,满足家长及患儿的需求,促使他们积极主动地配合医疗护理工作。对年长儿通过安慰、解释和鼓励,对年幼儿通过亲切、和蔼的态度,与患儿建立感情,取得信任。

【健康教育】

1. 向家长及患儿介绍本病的基本知识,如疾病的病因、相关检查、一般护理知识等;解释各种用药的目的和注意事项;各项辅助检查前,认真介绍检查前的准备以得到家长及患儿的配合。

2. 对小婴儿家长要告知本病可能引起窒息、呼吸暂停,故喂奶后患儿应侧卧或头偏向一侧或半卧位,以免反流物吸入。

3. 出院指导

(1) 饮食指导:同饮食疗法。

(2) 体位:小婴儿喂奶后排出胃内空气,给予前倾俯卧位(即上身抬高 30°)。年长儿在清醒状态下可采取直立位或坐位,睡眠时可予左侧卧位,避免仰卧和右侧卧位,以促进胃排空,减少反流频率及反流物吸入。

(3) 6 个月以下患儿主要监测生长发育情况,出院后 2 周门诊复查,如患儿呕吐物有血性或咖啡色样物及时就诊。

(陈朔晖　徐建仙)

第五节　厌　食　症

【概述】

厌食症(anorexia)是指排除全身性和消化道器质性疾病,较长时间的食欲减退或消失、食量减少甚至拒食的一种常见病症。严重者可造成营养不良及多种维生素与微量元素缺乏,影响患儿的体格和智

力发育,造成患儿"面黄肌瘦、个子矮小",是当今家长十分关注的问题。

【临床特点】

厌食是一种摄食行为(ingestive behavior)异常的表现,临床可伴或不伴胃肠道功能的异常。其病因

除与急、慢性感染性疾病及药物影响有关外,还与喂养方式、饮食习惯、精神心理、社会环境、自然环境等因素有关。

目前无统一的诊断标准,但出现以下几种情况,可考虑为厌食症:①年龄:14 岁以下的儿童;②病程:2 个月及以上;③食欲明显减退,不思饮食甚至拒食,进食量比过去明显减少:3 岁以下婴幼儿每天面食、米饭、面包等谷类食物摄取量不足 50g,3 岁以上儿童每天谷类食物摄取量不足 75g,同时,肉、蛋、奶等摄入量极少;④膳食情况调查:蛋白质热能摄入量不足,仅为标准供给量的 70% ~75%,矿物质及维生素摄入量不足,仅为标准供给量的 5%;⑤生长发育:除外遗传因素,患儿的身高、体重均低于同龄正常平均水平,厌食期间身高、体重未见明显增长。

【治疗原则】

采用中西医联合用药治疗的同时,提供多方面科学合理指导,如健康教育、饮食指导、按摩指导、运动指导、心理指导及针对病因的药物治疗以及预防并发症的相关知识和具体措施。

【护理评估】

1. 评估患儿的饮食习惯,是否有食欲减退,食量减少。评估患儿的身高、体重,是否有营养不良。评估患儿的消化道症状,是否有呕吐、食欲缺乏、腹泻、便秘、腹胀、腹痛和便血等症状。评估腹部体征,了解腹痛的节律和特点。

2. 了解实验室检查如血常规、微量元素、大便潜血试验等以及胃镜、钡餐检查、病理切片结果。

3. 评估家长及较大患儿对疾病的认识和焦虑程度,以及对本病各项护理知识的了解程度及需求。

【护理措施】

1. **营养失调的护理**　见本章第一节消化系统疾病的护理。

2. **饮食护理**　培养良好的饮食卫生习惯是预防患儿厌食症的关键。严格做好饮食记录,建立饮食档案,定时按顿进食,适当控制零食,饭前不吃零食,饭后吃水果。注意膳食结构的合理搭配,不让孩子偏食。6 个月内的婴儿最好采用纯母乳喂养,按顺序合理添加辅食。

3. **病情观察**　观察患儿面色、精神状态及生命体征变化。观察有无呕吐、腹痛、腹泻、便秘等消化道症状,及时发现有无脱水、低血糖等。

4. **运动指导**　根据患儿病情采取适宜的运动,但避免饭前 30 分钟剧烈运动,也可采用按摩方法(具体方法见出院指导)。

5. **心理护理**　首先要消除引起患儿不适的各种精神刺激因素。改变不正确的教育方法,使患儿产生良好的情绪。护士应真诚地理解、关心、同情鼓励患儿,认真倾听其主诉,给予心理疏导,减轻焦虑,保持情绪稳定,保证患儿良好的睡眠和足够的休息。耐心细致沟通,建立良好的护患关系,使患儿积极配合治疗。必要时遵医嘱给予抗焦虑药物。

【健康教育】

1. 介绍本病的基础知识,如疾病的病因、一般护理知识等,让家长及患儿了解药物的用法、作用及副作用。

2. 告知家长给患儿提供舒适、清洁的进食环境,使患儿保持轻松愉快的进食情绪,不要威胁恐吓患儿进食,不强迫进食,避免儿童产生进食的逆反心理,同时还要让孩子注意力集中吃饭,不要用讲故事、看电视或其他哄劝、引诱手段作为进食的交换条件。

3. 出院指导

(1) 培养良好的饮食卫生习惯是预防患儿厌食症的关键。定时按顿进食,适当控制零食,合理添加辅食。

(2) 运动指导:指导家长将患儿衣服解开,裸露背臀部,平正俯卧。用两手半握拳,示指抵于背脊之上。以两手拇指伸向示指前方,合力夹住皮肤提起,尔后做示指向前、拇指向后的翻卷动作,两手交替向前移动。自长强穴起,沿脊柱两旁向上推捏,上至大椎,如此反复 3 ~5 遍,捏第三遍后,每捏 2 ~3 把,将皮肤提起,捏完以后拇指按摩两侧肾俞穴数下,一次操作约 1 分钟,每天一次,连续 5 天一个疗程。背脊部皮肤感染及紫癜患儿忌用此疗法。

(3) 出院后 1 ~2 周复查,评估患儿的饮食情况,有无腹胀、呕吐等消化道症状,监测生长发育。让家长及患儿了解药物的用法、作用及副作用,遵医嘱正确用药。

(陈朔晖　徐建仙)

第六节　呕　　吐

【概述】

呕吐(vomiting)是小儿时期常见的临床症状之一,由于食管、胃或肠道呈逆蠕动并伴有腹肌强力痉挛和收缩,迫使食管和胃内容物从口和鼻涌出。引起呕吐的原因很多,如得不到及时正确的治疗则会影响患儿营养物质的摄入,严重者则引起脱水和电

20

解质紊乱。

【临床特点】

呕吐中枢位于延髓背外侧,当其受刺激即可发生呕吐。呕吐可分为4种类型:溢乳、普通呕吐、反复呕吐和喷射性呕吐。①溢乳:小婴儿多见,因胃呈水平位,胃部肌肉发育未完善,贲门松弛,在哺乳过多或吞入空气时,吃奶后常自口角溢出少量乳汁,不影响健康;②普通呕吐:呕吐前常有恶心,呕吐物多为胃内容物,多见于饮食不当引起的消化不良,胃肠道感染或全身感染引起的症状性呕吐;③反复呕吐:在小婴儿多见于胃食管反流症,学龄前或学龄儿童多见于再发性呕吐;④喷射性呕吐:呕吐前多无恶心,大量胃内容物经口腔或同时自鼻孔喷出,可见于小婴儿吞咽大量空气、胃扭转、幽门梗阻,更多见于颅内压增高等情况。

进食后一刻钟内即出现呕吐,多为食管病变,如食管闭锁、贲门痉挛等;进食后30分钟内出现呕吐,病变多在胃及幽门部位,如食物中毒、幽门肥厚性梗阻等;下胃肠道梗阻或肾衰竭则在较晚期出现呕吐。贲门以上的病变引起的呕吐,多为未经消化的奶或食物,幽门及胃部病变呕吐为奶或食物,奶凝成块、食物带酸味。十二指肠以下病变则呕吐胆汁。下部肠道梗阻的后期呕吐物可有粪便。出血性疾病、鼻出血后及反复剧烈呕吐可带血或咖啡样物质。

【治疗原则】

积极治疗原发病,对症治疗,溢乳者改善哺乳方法,喂养时注意采取正确的婴儿体位,喂养后拍背排除胃内气体。严重呕吐时选用药物治疗,伴有水电解质紊乱时液体疗法应予纠正。

【护理评估】

1. 询问患儿喂养史,了解呕吐方式、次数、量,呕吐物的性质及伴随症状。评估患儿有无消化道以外的症状。评估腹部有无膨隆、包块、腹肌紧张、压痛、反跳痛,有无出现胃型、肠型、胃肠蠕动波,听诊肠鸣音是否正常。评估患儿的生长发育情况,了解患儿黏膜、皮肤弹性、精神状态,测量体重、身长以及皮下脂肪的厚度。

2. 了解实验室检查如血、尿、粪常规,微量元素、肝功能、血气分析及电解质变化,以及腹部平片、B超等其他辅助检查。

3. 评估患儿及家长对本病各项知识的了解程度及需求。

【护理措施】

1. 体液不足的护理 见本章第一节消化系统疾病的护理。

2. 体位护理 呕吐患儿可取头高位或右侧卧位,呕吐时应立即给予患儿头偏向一侧或侧卧位,防止呕吐物吸入呼吸道发生窒息或吸入性肺炎。溢乳患儿应采取正确的哺乳体位,哺乳后竖抱患儿伏于家长肩部,轻拍患儿背部,使胃内空气充分排出。胃食管反流患儿,将床头抬高30°,小婴儿的最佳体位为前倾俯卧位,但为防止婴儿猝死综合征的发生,睡眠时予侧卧位或头偏向一侧。儿童在清醒状态下最佳体位为直立位和坐位,睡眠时保持左侧卧位及上半身抬高,减少反流频率及反流物误吸。

3. 饮食护理 轻症患儿可继续进食,照常母乳喂养,或半流质饮食或加服ORS液补充液体防止脱水。严重频繁呕吐遵医嘱禁食并给予输液,待呕吐控制后,逐渐恢复正常饮食。呕吐后及时清除口、咽内呕吐物,较大患儿给予温水或漱口液漱口,以减少口腔异味,更换污染的被服,使患儿感觉清洁舒适。胃食管反流患儿,见本章第四节胃食管反流和胃食管反流病。

4. 病情观察 密切观察呕吐的次数、性质、量、颜色并记录;评估有无脱水症状,严密监测血压、心率、尿量、末梢循环情况。反复呕吐患儿观察有无发热、咳嗽、气促等呼吸道感染症状。

5. 用药护理 多潘立酮是目前比较安全有效的止吐药,直接作用于胃肠壁,可增加胃肠道的蠕动和张力,促进胃排空,增加胃窦和十二指肠运动,抑制恶心呕吐,饭前15～30分钟口服,机械性肠梗阻、胃肠出血等疾病患儿禁用。

6. 并发症观察和护理 密切观察患儿面色、呼吸、心率情况,有无发绀、刺激性咳嗽等呕吐物吸入窒息的表现,一旦发生立即予侧卧位,清除口鼻腔呕吐物,保持呼吸道通畅,吸氧,通知医师并积极配合抢救。

【健康教育】

1. 向家长介绍本病的基本知识,如疾病的病因、相关检查、一般护理知识、用药的目的和注意事项等,减轻家长及年长儿的紧张情绪,增加对医护人员的信任,积极配合治疗。

2. 对小婴儿家长要告知本病可能引起窒息、呼吸暂停,指导家长喂奶后正确排出胃内空气的手法,患儿侧卧或头偏向一侧或半卧位,以免呕吐物误吸。

3. 出院指导

(1) 给患儿提供舒适、清洁的进食环境,使患儿保持轻松愉快的进食情绪;饮食宜清淡易消化、少量多餐,进食速度不宜过快。

(2) 反复呕吐患儿定期监测生长发育情况;如患儿呕吐物有血性或咖啡色样物及时就诊。

(陈朔晖 陈晓飞)

第七节　小儿腹泻病

【概述】

腹泻病(diarrheal diseases)是一组多病原多因素引起的消化道疾病，为世界性公共卫生问题，在我国患儿中属第二位常见多发病(仅次于呼吸道感染)，严重危害生长发育。发病年龄以6个月~2岁多见，其中1岁以内者约占半数。一年四季均可发病，但夏秋季发病率最高。

【临床特点】

腹泻病的病因分为感染性和非感染性，感染性包括霍乱、痢疾以及其他感染性腹泻(亦可称肠炎)，非感染性包括食饵性(饮食性)腹泻、症状性腹泻、过敏性腹泻以及其他腹泻。不同病因引起的腹泻常有相似的临床过程，同时各有其特点。

按病程分类，病程在2周以内的腹泻为急性腹泻病，病程在2周~2个月的腹泻为迁延性腹泻病，病程超过2个月的腹泻为慢性腹泻病。按病情严重程度分类，可分为轻型、中型、重型。轻型腹泻无脱水，无中毒症状，中型腹泻为轻~中度脱水或有轻度中毒症状，重型腹泻为重度脱水或有明显中毒症状(烦躁、精神萎靡、嗜睡、面色苍白、体温不升，白细胞计数明显增高)。

腹泻的诊断依据包括：①必备条件：大便性状有改变，呈稀便、水样便、黏液便或脓血便；②辅助条件：大便次数比平时增多，每天≥3次。

【治疗原则】

急性腹泻病主要是调整饮食，预防脱水，纠正脱水，合理用药。迁延性与慢性腹泻，积极做好液体疗法预防脱水，纠正水、电解质、酸碱平衡紊乱，必要时给予药物治疗，辅以营养治疗。

【护理评估】

1. 评估患儿的喂养史，有无不洁饮食史、食物过敏史，评估腹泻开始时间，大便颜色、性质、次数、量，是否伴随发热、呕吐、腹胀、腹痛及里急后重等症状。评估既往有无腹泻史、其他疾病史和长期服用广谱抗生素史。评估患儿生命体征、脱水程度，有无电解质紊乱，评估肛周皮肤有无发红、破损。

2. 了解大便常规及致病菌培养等化验结果，了解血常规中白细胞总数及中性粒细胞计数，病毒学检查、生化检查及其他辅助检查结果。

3. 评估患儿家庭的经济状况、居住环境、卫生习惯、家长的文化程度及对疾病护理知识的了解程度。

【护理措施】

1. 皮肤护理　如腹泻严重者，出现失禁性皮炎(图20-7-1)，可以选用吸水性强、柔软布质或纸质尿布，勤更换；每次便后用温水或皮肤清洗液清洗、擦干，再外涂皮肤保护剂，使皮肤形成一层密闭或半透性的保护层，保护皮肤角质层不受大小便的刺激及大便中细菌的侵蚀；必要时局部皮肤发红处涂以5%鞣酸软膏或40%氧化锌油并按摩片刻，促进局部血液循环；局部皮肤糜烂或溃疡者可采用暴露法，也可采用灯光照射，每次照射20~30分钟，每天1~2次，使局部皮肤干燥，照射时注意避免烫伤。女婴尿道口接近肛门，注意会阴部的清洁，预防上行性尿路感染。

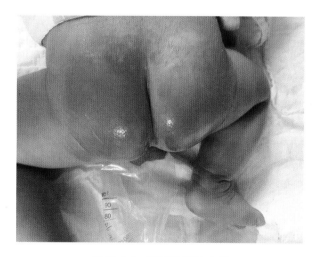

图20-7-1　腹泻失禁性皮炎

2. 饮食护理　根据患儿病情，合理安排饮食，鼓励患儿继续进食，满足生理需要，母乳喂养者继续母乳喂养，减少哺乳次数，缩短每次哺乳时间，暂停换乳期食物添加；人工喂养者可喂米汤、酸奶、脱脂奶等，待腹泻次数减少后给予流质或半流质饮食如粥、面条，少量多餐，随着病情好转，逐步过渡到正常饮食。糖源性腹泻选用免乳糖饮食。腹泻停止后逐渐恢复营养丰富的饮食，每天加餐1次，共2周，对少数严重病例口服营养物质不能耐受者，应加强支持疗法，必要时全静脉营养。

3. 体液不足的护理　见本章第一节消化系统疾病的护理。

4. 用药护理　抗菌药物应慎用，仅用于分离出有特异病原的患儿，依据药物敏感试验结果选用。

补充微量元素与维生素:锌,维生素 A、C、B、B$_{12}$,叶酸。应用肠黏膜保护剂,如蒙脱石散,能与肠道黏液糖蛋白相互作用,增强肠黏膜屏障作用,吸附病原体和毒素,促进肠细胞正常吸收与减少分泌功能。微生态制剂可补充肠道正常菌群,恢复微生态平衡,重建肠道天然生物屏障保护作用,常有双歧杆菌、粪链球菌等。

5. 病情观察 监测生命体征,如神志、体温、脉搏、呼吸、血压等,观察记录大便次数、颜色、气味、性状、量,做好动态比较,为输液方案和治疗提供可靠依据。观察患儿脱水程度,有无全身中毒症状:如发热、精神萎靡、嗜睡、烦躁等。

6. 并发症的观察

(1) 判断脱水程度:通过观察患儿的神志、精神、皮肤弹性、前囟及眼眶有无凹陷、尿量等临床表现,估计患儿脱水程度。同时观察经过补液后脱水症状是否得到改善。

(2) 观察代谢性酸中毒:可表现为精神萎靡、嗜睡、呼吸深快、口唇樱桃红色,严重者可意识不清,呼气中有酮味。积极准备碱性液体,配合医师抢救。

(3) 观察低钾血症表现:中、重度脱水患儿都有不同程度的低血钾,表现为神经、肌肉兴奋性降低,如精神萎靡、反应低下、全身无力、腱反射减弱或消失;心肌收缩无力、心音低钝、血压降低、心律失常等。积极根据医嘱补钾。

(4) 低血钙、低血镁:表现为手足搐搦、惊厥。应及时对症处理。

7. 心理护理 做好心理疏导,取得家长的配合,患儿腹泻一般病程较长,向家长耐心解释病因、病程,缓解家长的焦虑。

【健康教育】

1. 向家长解释腹泻的病因、潜在并发症及相关的治疗措施,指导家长正确洗手,处理好污染尿布及衣物,指导家长正确使用 ORS 溶液。

2. 指导合理喂养,宣传母乳喂养的优点,避免在夏季断奶。按时逐步添加辅食,切忌几种辅食同时添加,防止过食、偏食及饮食结构突然变动。

3. 出院指导

(1) 指导家长正确配制和服用 ORS 液,强调少量多次饮用。避免长期滥用广谱抗生素。

(2) 注意饮食卫生,教育儿童饭前便后洗手,勤剪指甲,培养良好的卫生习惯。注意气候变化,防止受凉或过热。

(3) 如出现精神欠佳、大便次数增多、尿量减少等及时消化科门诊就诊。

(陈朔晖　陈晓飞)

第八节　胃　炎

【概述】

胃炎(gastritis)是患儿最常见的上消化道疾病之一,指物理性、化学性或生物性有害因子作用于人体,引起胃黏膜或胃壁发生炎症性改变的一种疾病,根据病程分为急性、慢性胃炎。急性胃炎是由不同病因所引起的胃黏膜急性炎症,多为继发性。慢性胃炎是由有害因子长期、反复作用于胃黏膜,引起损伤的结果,结合临床、内镜、病理组织学结果将慢性胃炎分为浅表性胃炎、萎缩性胃炎、特殊性(化学性、放射性、克罗恩病、肉芽肿性、嗜酸粒细胞性、其他感染性)胃炎。小儿以浅表性胃炎最常见,约占 90% ~ 95% 以上。偶见一些特殊类型胃炎,如蛋白过敏性胃炎、巨大胃黏膜肥厚症、慢性肉芽肿性胃炎。

【临床特点】

急性胃炎发病急骤,轻者仅有食欲缺乏、嗳气、上腹饱胀、腹痛、恶心、呕吐;严重者可出现呕血、黑便、脱水、电解质及酸碱平衡紊乱,有感染者常伴有发热等全身中毒症状。在应激性因素、药物因素引起的急性胃黏膜损伤患儿中,呕血及黑便甚至是首发表现。失血多的患儿可致休克。

慢性胃炎常见症状为反复发作、无规律性的腹痛,疼痛经常出现于进食过程中或餐后,多数位于上腹部、脐周,部分患儿部位不固定;轻者为间歇性隐痛或钝痛,严重者为剧烈绞痛;常伴食欲缺乏、恶心、呕吐、腹胀、嗳气、反酸、胃灼热,继而影响营养状况及生长发育。胃黏膜糜烂出血者伴呕血、黑便。慢性胃炎一般无明显特殊体征,部分患儿可表现面色苍黄、舌苔厚腻、腹胀、上腹或脐周轻度压痛。

纤维胃镜和电子胃镜是诊断胃炎最有价值、安全及可靠的方法。

【治疗原则】

急性胃炎多为继发性胃炎,以治疗原发病为主,兼治胃炎。慢性胃炎多为原发性胃炎,缺乏特殊的治疗方法,以对症治疗为主。与幽门螺杆菌(helicobacter,Hp)感染相关性胃炎首先进行根除 Hp 治疗。病因治疗主要是对感染性胃炎使用敏感抗生素;停用能损伤胃黏膜的药物;养成良好的饮食习惯及生活规律,少吃生冷及刺激性食物。药物治疗主要是对症治疗,可使用黏膜保护剂、抗酸剂及抑酸剂。

【护理评估】

1. 了解患儿饮食习惯,近期纳食有无改变,腹痛与饮食的关系,既往有无胃炎病史;评估患儿腹痛的部位、性质、程度以及有无伴随恶心、呕吐、餐后饱胀等情况;大便颜色及性状是否改变;有无营养不良、贫血貌。

2. 了解胃镜检查情况及实验室检查结果如胃酸、胃蛋白酶、内因子、胃泌素、前列腺素、幽门螺杆菌检查结果及其他辅助检查结果。

3. 评估家庭饮食和生活习惯,患儿及家长对本病各项知识的了解程度及需求。

【护理措施】

1. 疼痛护理　见本章第一节消化系统疾病的护理。

2. 饮食护理　给予清淡、易消化、富营养、温热饮食,少量多餐,定时定量,避免过饥过饱,忌食生、冷、辛辣等刺激性食物,培养良好的饮食习惯。

3. 病情观察　腹痛患儿,观察腹痛发生的部位、性质、程度以及与饮食的关系,有无发热、腹泻、呕吐等伴随症状,可遵医嘱给予抗胆碱能制剂,解痉止痛。

恶心、呕吐患儿,注意观察呕吐物的性质、气味、颜色、量以及呕吐次数,及时清洁口腔,避免不良刺激。严重呕吐患儿密切观察有无水、电解质平衡紊乱情况,及时纠正。观察大便颜色、性状,有无呕血、黑便等消化道出血症状。

4. 用药护理　向患儿及家长讲解药物的作用、不良反应、服用时的注意事项,如抑制胃酸的药物多于饭前服用;抗酸制剂餐后一小时服用;抗生素类多于饭后服用,用药前需询问患儿有无过敏史,严密观察用药后的反应;胃黏膜保护剂大多是餐前服用;应用抗胆碱能药如山莨菪碱或阿托品时,会

出现面红、视物模糊、口干等不良反应,高热、青光眼者禁用。

5. 心理护理　慢性胃炎患儿病程较反复,患儿及家长会有焦虑情绪,护士根据患儿及家长的接受能力,耐心解释疾病相关知识,减轻患儿与家长的紧张焦虑感。年幼儿通过亲切、和蔼的态度和关心建立感情,对年长儿通过安慰、解释和鼓励,取得信任,促使他们积极主动地配合医护工作。

【健康教育】

1. 向家长介绍本病的基本知识,如疾病的病因、相关检查、一般护理知识等,减轻家长及年长儿的紧张情绪,增加对医护人员的信任,积极配合治疗。

2. 急性期需卧床休息,病情好转后逐渐增加活动量。养成良好的生活习惯,作息有规律。

3. 向患儿和家长解释服用黏膜保护剂、抗酸剂及抑酸剂的目的、用法、作用及不良反应,解释各种用药的目的和注意事项。

4. 出院指导

(1) 饮食指导:饮食没有规律,挑食,偏食,常食生冷、辛辣的食物对胃肠道黏膜是一种不良刺激。向家长及患儿解释良好的饮食习惯与疾病的关系。饮食宜清淡、富营养、易消化,细嚼慢咽、少量多餐、定时定量,避免生冷、辛辣、油炸、粗糙等刺激性食物,纠正挑食、偏食等不良习惯。注意饮食卫生。

(2) 避免滥用口服药物,某些药物可引起胃黏膜充血、水肿、糜烂甚至出血,如阿司匹林、肾上腺皮质激素等,服用时应严格按说明书正确服用,以减少对胃黏膜的损害。

(3) 指导家长培养患儿良好的生活习惯,保证充足的睡眠,避免情绪焦虑,出现恶心、呕吐、腹胀、腹痛等症状应及时消化科门诊就诊。

(陈朝晖　陈晓飞)

第九节　功能性消化不良

【概述】

功能性消化不良(functional dyspepsia,FD)是指以上腹部为中心的持续存在或反复发作的疼痛或不适为主要症状,可伴有腹胀、早饱、嗳气、厌食、胃灼热、泛酸、恶心、呕吐等情况,经各项检查排除器质性疾病的一组患儿常见的临床综合征。罗马Ⅲ标准对FD 的定义为:指经排除器质性疾病,反复发生的上腹痛、烧灼感、餐后饱胀或早饱达 6 个月以上,且近 2个月有症状。

【临床特点】

功能性消化不良的病因不明,其发病机制不清,目前认为是多种因素综合作用的结果,这些因素包括饮食和环境、胃酸分泌、运动功能异常、内脏感觉异常、幽门螺杆菌(Hp)感染、心理因素等。临床表现为上腹疼痛或不适,腹胀、早饱、嗳气、厌食、胃灼热、泛酸、恶心和呕吐等,症状在进食后不能缓解,可以某一症状为主,也可有多个症状叠加。症状可反复发作,也可以相当一段时间内无症状。腹部检查多

20

无阳性体征,少数患儿可有上腹部轻压痛或压之不适感。部分患儿会出现体重减轻、生长发育迟缓、营养不良。目前采用较多的是4型分类:①运动障碍型消化不良;②反流型消化不良;③溃疡型消化不良;④非特异性消化不良。

FD诊断标准:有消化不良症状至少2个月,每周至少出现1次,并符合以下3项条件:①持续或反复发作的上腹部(脐上)疼痛或不适、早饱、嗳气、恶心、呕吐、反酸;②症状在排便后不能缓解,或症状发作与排便频率或粪便性状的改变无关(即除外肠易激综合征);③无炎症性、解剖学、代谢性或肿瘤性疾病的证据可以解释患儿的症状。对于主诉表达清楚的儿童(4岁以上),可以参考罗马Ⅲ标准。

【治疗原则】

由于FD的病因仍不够明确,因此治疗的基本原则是帮助患儿的家长认识、理解病情,指导其改善患儿的生活方式,避免各种可能的诱发因素,缓解症状,提高患儿的生活质量,促进正常生长发育。根据患儿的临床表现及其与进餐的关系,可选用促动力药、抗酸药和抑酸药,一般疗程2~4周。

【护理评估】

1. 详细了解患儿腹痛的部位、性质以及与进食的关系,有无节律性、周期性发作。详细询问有无便血史、胃肠道疾患史、药物应用史。评估患儿营养状况。尤其注意有否以下症状:消瘦、贫血、夜间痛醒、持续呕吐、不明原因的体重减轻等。对有报警症状者要及时行相关检查以排除器质性疾病。

2. 了解血常规、粪隐血试验,B超、胸部X线等化验检查结果。

3. 评估患儿及家长对本病各项护理知识的了解程度与需求。

【护理措施】

1. 饮食护理　纠正患儿不良饮食习惯,如严重偏食、暴饮暴食、饮食不洁、不规律进食,进食生、冷、硬、辛辣食物等,去除导致胃黏膜炎症及消化道疾病发作的诱因。

2. 行为指导　帮助患儿家长认识、理解病情,指导其改善患儿生活方式。培养患儿良好的生活习惯

及作息时间,保证足够的休息及睡眠。

3. 用药护理

(1) 抗酸药:在消化不良的治疗用药中,抗酸剂是应用最广泛的一种。目前常用的抗酸剂有铝碳酸镁、碳酸钙口服混悬液、复方氢氧化铝等,宜在餐后1小时服用。

(2) 抑酸药:抑酸药包括H_2受体拮抗剂和质子泵抑制剂(PPI),如西咪替丁、雷尼替丁、奥美拉唑等,该类药物多于饭前服用。

(3) 促动力药:目前常用促进胃排空的药物主要有:①多巴胺受体拮抗剂:甲氧氯普胺,进餐前15~30分钟服用,但因其可导致锥体外系反应,故不宜用于婴幼儿和长期大剂量使用;②多潘立酮是外周多巴胺受体阻抗剂,可促进固体和液体胃排空,明显改善消化不良患儿餐后饱胀、早饱等症状,进餐前15~30分钟服用,1岁以内婴儿慎用;③莫沙必利为5-羟色胺受体激动剂,可明显改善FD患儿早饱、腹胀等症状,饭前服用。

4. 心理护理　FD患儿表现出较多的精神、心理及躯体上的痛苦,护士应具备足够的同情心、耐心,多与患儿沟通,耐心聆听患儿的主诉,做好心理疏导工作,尽量避免各种刺激及不良情绪,必要时遵医嘱给予心理和药物的暗示治疗,并观察治疗的效果。

【健康教育】

1. 告知患儿及家长该疾病的主要相关知识,使其了解良好的生活与饮食习惯与疾病的关系,减轻患儿心理压力,避免各种可能的诱发因素。

2. 如患儿应用抑酸剂、抗酸剂、抗焦虑或抗抑郁等药物,应详细告知用药方法、注意事项及不良反应的观察。

3. 出院指导

(1) 教会家长相应的知识与技能,积极调整患儿心态,帮助患儿减轻精神压力,解除心理负担,缓解焦虑,适当体育锻炼,建立合理饮食结构等。

(2) 症状缓解不明显者,心理科和消化科门诊就诊。

(陈朔晖　陈晓飞)

第十节　消化性溃疡病

【概述】

患儿消化性溃疡病(pediatric peptic ulcer disease)主要是指胃、十二指肠黏膜及其深层组织被胃酸及胃蛋白酶所消化(自身消化)而造成的局限性组织表

失。消化性溃疡病依发病部位可分为胃溃疡(gastric ulcer,GU)、十二指肠溃疡(duodenal ulcer,DU)、食管溃疡(esophageal ulcer)和吻合口溃疡等。依病因分为原发性溃疡和继发性溃疡。依病程分为急性溃疡

和慢性溃疡。各年龄儿童均可发病，以学龄儿童多见。婴幼儿多为急性、继发性溃疡，常有明确的原发疾病，GU 和 DU 发病率相近。年长儿多为慢性、原发性溃疡，以 DU 多见，男孩多于女孩，可有明显的家族史。

【临床特点】

消化性溃疡病的发病机制至今尚未完全阐明，目前认为，胃酸和胃蛋白酶依然是消化性溃疡的主要原因。目前被多数学者所接受的理论是天平学说，即当黏膜保护因子和攻击因子处于平衡状态时，黏膜是正常的。当攻击因子大于保护因子时，黏膜正常的防御功能被破坏，进而出现病理性改变。不同年龄患儿的临床表现有各自的特点：①新生儿溃疡为急性，无特异症状，以呕血、便血和穿孔为最早发生的症状；②婴幼儿主要症状为食欲差、反复呕吐、烦躁不安、生长发育落后，以呕血、便血就诊；③学龄前和学龄儿童诉上腹或脐周疼痛，胃溃疡大多在进食后痛，十二指肠溃疡多在饭前和夜间疼痛，伴幽门痉挛时常呕吐、嗳气、便秘，可有呕血、血便和胃穿孔。突然剧烈腹痛、腹胀、腹肌紧张、压痛及反跳痛，须考虑胃肠穿孔。腹部压痛，大多在上腹部。

患儿消化性溃疡病的诊断标准：①出现剑突下有烧灼感或饥饿痛；②反复发作，进食后缓解的上腹痛，夜间及清晨症状明显；③与饮食有关的呕吐；④反复胃肠不适，且有溃疡病，尤其是 DU 家族史；⑤原因不明的呕血、便血；⑥粪便潜血试验阳性的贫血患儿等，均应警惕消化性溃疡的可能，及时进行内镜检查。确诊主要依靠内镜检查。

【治疗原则】

治疗的主要目的是缓解和消除症状，促进溃疡愈合，防止复发，并预防并发症。培养良好的生活习惯，饮食定时定量，避免过度疲劳及精神紧张，消除有害因素，注意食用含丰富营养、对消化道黏膜刺激性小的食物。药物治疗包括抑制胃酸治疗，如 H₂受体拮抗剂、质子泵抑制剂、中和胃酸的抗酸剂等，还可以使用胃黏膜保护剂及抗幽门螺杆菌治疗。如果出现急性穿孔、难以控制的出血、48 小时内失血量超过血容量的 30%、瘢痕性幽门梗阻，经胃肠减压等保守治疗 72 小时后仍无改善可以考虑手术治疗。

【护理评估】

1. 评估患儿的饮食习惯，了解既往史及其他家庭成员健康史，有无患同类疾病史。评估患儿是否有腹痛，了解腹痛的部位、性质以及节律，是否与进食有关。评估患儿有无呕吐、便血等情况，了解患儿的生长发育情况。

2. 了解胃镜、钡餐检查、大便潜血试验、病理切片结果等辅助检查。

3. 评估家长及较大患儿对疾病的认识和焦虑程度，以及对本病各项护理知识的了解程度及需求。

【护理措施】

1. 饮食护理　给予易消化、富营养、温热软食，定时定量，避免过饥过饱，忌食生、冷、辛辣等刺激性及粗纤维食物，培养良好的饮食习惯。

2. 疼痛的护理　见本章第一节消化系统疾病的护理。

3. 并发症的观察及护理

（1）观察患儿疼痛的部位、发作时间、规律、与进食的关系，注意有无反酸、嗳气、呕吐等情况。观察呕血、便血的量、颜色，监测生命体征变化。注意腹部体征。

（2）若出现面色苍白、呕血、便血、剧烈腹痛、脉搏细速、脉压增大等情况，为消化道出血，予平卧、禁食，监测生命体征变化，迅速开放静脉通道，尽快补充血容量，必要时输血。若突然发生上腹剧痛，继而出现腹膜炎的症状、体征，甚至出现休克状态，警惕胃穿孔，应立即禁食、胃肠减压、补液、备血、迅速做好急诊术前准备。若出现上腹部疼痛于餐后加剧，呕吐大量宿食，呕吐后症状缓解，警惕幽门梗阻，重者应禁食，补充液体，纠正水与电解质紊乱，维持酸碱平衡，保证输入足够的液体量。

4. 用药护理　见本章第一节消化系统疾病的护理。

5. 心理护理　消化性溃疡患儿有时病程较反复，家长会有焦虑情绪，护士根据患儿及家长的接受能力进行疾病、用药知识、护理技能、预后转归等方面的宣教，满足家长及患儿的需求，促使他们积极主动地配合医疗护理工作。对年长儿通过安慰、解释和鼓励，对年幼儿通过亲切、和蔼的态度与他们建立感情，取得信任。

【健康教育】

1. 介绍本病的基础知识，如疾病的病因、一般护理知识等，告知家长用药的目的、注意事项、药物的副作用等。

2. 向患儿讲解胃镜、钡餐、呼气试验等检查的基本过程及注意事项，取得患儿及家长配合，胃镜术后暂禁食 2 小时，以免由于麻醉药影响导致误吸窒息。

3. 出院指导

（1）饮食指导：养成定时进食的良好习惯，细嚼慢咽，避免急食；少量多餐，避免过饥过饱。禁食刺激性食物。

（2）活动指导：养成有规律的生活起居，鼓励适度活动。避免过分紧张,疲劳过度。合理安排学习,保证患儿充分的睡眠和休息。

(3)个人卫生:尤其是 Hp 阳性者,患儿大小便要解在固定容器内,饭前便后要洗手,用过的餐具要定期消毒,家庭成员之间实行分餐制。家庭成员有 Hp 阳性者应一起治疗,避免交叉感染。

(4)出院后 1~2 周复查,评估患儿有无腹痛、呕吐等症状,了解服药情况,当出现黑便、头晕等不适时及时去医院就诊。

(陈朔晖 徐建仙)

第十一节 先天性肠旋转不良

【概述】

先天性肠旋转不良(congenital intestinal malrotation)是指在胚胎发育过程中,以肠系膜上动脉为轴心的正常逆时针方向旋转运动过程中,受某种致畸因素的影响,使肠旋转运动和系膜附着固定发生障碍,造成肠管解剖位置的异常或肠系膜不固定,而引起的肠梗阻,是十二指肠梗阻中的重要类型。发病率约为 1/5000,男性多于女性。

【临床特点】

90% 的肠旋转不良患儿在 1 岁内出现临床症状,少数病例可延至较大儿童甚至成人发病,约有 0.2% 的肠旋转不良终生无症状。根据十二指肠受压程度不同,先天性肠旋转不良的临床表现亦有差别。①呕吐:是先天性肠旋转不良最常见的症状。慢性部分梗阻时,呕吐呈间歇性,约 80% 以上患儿呕吐物含大量胆汁;急性完全梗阻时,呕吐持续而频繁,伴有脱水、消瘦及便秘;若并发中肠扭转,患儿有较严重的喷射性呕吐,呕吐物中可含有血性物,亦可排出大量血便,并出现休克症状,预后不良,死亡率高。②腹胀:部分肠梗阻时腹胀不明显,由于中肠扭转出现绞窄性肠梗阻时,腹部呈现弥漫性膨胀。③腹痛:下腹部局部疼痛,表现为阵发性,压痛局限于一点。④黄疸:常见于婴幼儿或新生儿因先天性索带导致的急、慢性肠梗阻者。

辅助检查和诊断:①腹部立位平片:典型的腹部平片显示胃及十二指肠扩大,小肠内仅有少量气体甚至完全无气体,表现为"双气泡"或"三气泡"等十二指肠梗阻的影像;②腹部 B 超检查:肠旋转不良患儿腹部 B 超显示肠系膜上静脉位于肠系膜上动脉的左侧;③造影检查:钡剂灌肠能显示回盲部位置异常,对肠旋转不良诊断有决定性意义。

【治疗原则】

肠旋转不良患儿随时存在发生急性或慢性肠扭转或肠坏死的危险性,凡是诊断为肠旋转不良引起的肠梗阻,均应早期手术治疗。Ladd 手术是治疗肠旋转不良的经典术式,手术包括复位扭转的肠管,松解十二指肠周围的异常粘连带,切除位置异常的阑尾及处理坏死肠管。目前腹腔镜下 Ladd 手术因具有手术视野广泛、术中创伤小及腹壁伤口小等优点被广泛应用,但对于怀疑同时合并中肠扭转时不宜采用腹腔镜手术。

【护理评估】

1. 了解患儿既往疾病史、过敏史,询问家族中有无类似疾病的发生。询问有无呕吐、腹胀,评估呕吐的时间、性质、呕吐物的性状及量,腹胀的程度。评估患儿全身营养状况,有无脱水、发热、血便及休克症状。

2. 了解腹部立位 X 线平片、钡灌肠检查、血常规、超敏 C 反应蛋白及血气分析等实验检验结果。

3. 评估家长对疾病及手术相关知识的认识程度,了解家长对患儿的关爱程度及经济支持能力。

【护理措施】

1. 术前护理

(1)术前护理常规:见本章第一节消化系统疾病的护理。

(2)饮食护理:对呕吐、腹胀不明显患儿,可给予母乳或者奶制品等流质饮食,易少量多餐;呕吐、腹胀明显者遵医嘱禁食水,持续胃肠减压;合理补液,纠正水电解质紊乱。

(3)呕吐护理:见本章第六节呕吐。

(4)病情观察:观察腹痛的性质、部位、程度以及腹胀情况,肛门排气情况。观察呕吐的性质、次数和量,评估有无脱水症状。如患儿出现明显脱水、电解质紊乱、发绀、四肢厥冷、皮肤花斑、肠鸣音消失等中毒性休克表现,考虑中肠扭转引起的肠坏死或者肠穿孔,应立即做好术前准备,行急诊手术治疗。

2. 术后护理

(1)术后护理常规:见本章第一节消化系统疾病的护理。

(2)饮食护理:术后早期禁食水,持续胃肠减压,禁食水期间遵医嘱给予静脉高营养支持,利于手术切口愈合。术后 3~4 天肠功能恢复后,新生儿及小于 3 个月婴儿先试喂少量糖水,无呕吐再给等量牛奶,由淡到浓,少量多餐,逐渐增加奶量。

（3）病情观察：密切监测生命体征、血糖、电解质、胆红素水平及体重变化。观察并记录 24 小时尿量或出入量,合理安排补液顺序和速度,维持水电解质平衡。观察腹部症状、体征,正确记录肛门排气排便时间。

（4）管道护理：有效持续的胃肠减压,是减少术后腹胀,防止吻合口瘘的有效措施。胃肠减压和留置导尿期间,应妥善固定导管,确保引流通畅,观察引流液及尿的颜色、量及性状;2 次/天行会阴护理,保持会阴部清洁,定期夹闭导尿管,以训练膀胱功能。

（5）并发症的观察与护理：

1）肠梗阻：为肠旋转不良最常见的并发症,注意观察有无呕吐、腹胀、胃肠型等肠梗阻的表现,应尽早再次手术。

2）中肠扭转：是先天性肠旋转不良最严重的并发症,患儿出现明显脱水、电解质紊乱、发绀、四肢厥冷、皮肤花斑等中毒性休克表现及腹胀、腹壁静脉扩张,腹壁皮肤发红,有指压痕、肠鸣音消失等,则提示肠坏死甚至肠穿孔的发生,应尽早手术治疗。

（6）心理护理：因肠旋转不良起病急,部分患儿病情重,家长对疾病知识不了解,易产生焦虑、恐惧心理。术前向家长耐心解释病情,说明手术治疗的重要性以及术后可能存在的并发症,取得家长的理解、信任及配合。

【健康教育】

1. 与家长解释术后禁食的原因及必要性;进食后指导家长合理喂养,新生儿和婴儿予母乳或奶制品等营养丰富易消化的流质饮食,少量多餐,暂停添加辅食。

2. 指导家长保持伤口敷料清洁干燥,勤换尿布,避免敷料被大小便污染。保持胃肠减压及留置导尿管通畅,并妥善固定;必要时给予约束或者戴棉质手套,防止意外拔管。

3. 出院指导

（1）**饮食指导**：给予富有营养、易消化的饮食,少量多餐进食,忌生、冷、粘、硬等多种不易消化的食品,忌暴饮暴食。

（2）保持伤口清洁干燥,伤口未愈合前忌过早浸浴。小婴儿可戴棉质手套,伤口痒时忌用手抓,以防伤口感染、裂开。如发现伤口红、肿、裂开应及时就诊。

（3）术后 2 周门诊复查腹部 B 超,注意观察腹部情况,如出现腹胀、呕吐、排便困难等情况,应及时复诊,以防肠粘连发生。

（凌云 胡艳）

第十二节 消化道重复畸形

【概述】

消化道重复畸形（duplication of the alimentary tract）是指紧密附着于消化道一侧呈球形或管状空腔结构,具有和消化道相应部位相同黏膜并多数共用血管供应的先天畸形,比较少见。可发生于消化道任何部位,以小肠重复畸形最多占 45% ~ 60% ,回肠多于空肠,其次为食管重复畸形。

【临床特点】

消化道重复畸形发生原因不明,一般认为发病机制为多源性。根据外观形态,重复畸形可分为囊肿型、管型、憩室型和胸内食管重复四种。消化道重复畸形的临床表现因畸形的部位、大小、病理分型及有无异位的胃黏膜及胰腺组织而不同：①食管重复畸形：常表现为咳嗽、气喘、发绀、咽下困难。②消化道出血：位置高者为柏油便,低者为暗红色或鲜红色;有时伴有腹痛,并可发生肠穿孔及腹膜炎。③肠梗阻：是消化道重复畸形的最常见并发症。④消化道重复畸形可与其他消化道畸形或其他器官的重复并存,如肠闭锁、肠旋转不良、双子宫、双尿道等。

辅助检查和诊断：①钡餐检查或钡剂灌肠：可显示肠腔有钡剂充盈缺损或肠壁有受压切迹;②腹部 B 超：能判断重复畸形的部位、大小及性质,了解囊肿内有无分泌物充盈,以及囊肿和消化道的相互关系;③肠重复畸形含有胃黏膜的出血病例,用放射性核素^{99m}Tc 扫描可显示造影剂浓集在异常肠腔;④CT 检查：能够更清楚地显示肿块及其与周围结构的关系。

【治疗原则】

消化道重复畸形常因发生各种并发症而就诊,故畸形一旦诊断,即应手术治疗。手术方法与畸形的解剖部位、类型不同而异,原则是能切除者尽可能将重复肠管切除,不能切除者须作开窗术、黏膜剥离术,或与腹壁作袋形吻合术。

【护理评估】

1. 了解患儿有无反复腹痛、腹胀、便秘、便血程度和性质以及腹部包块或原因不明的肠梗阻;评估腹部肿块所在部位、大小,有无腹膜刺激征等;评估患儿有无呼吸形态的改变或吞咽困难;评估患儿有无脱水、出血、早期休克等症状。

20

2. 了解血常规、X 线检查、腹部 B 超、CT 以及钡餐或钡剂灌肠检查结果。

3. 了解患儿及家长对手术的了解程度及心理情绪的变化。

【护理措施】

1. 术前护理

（1）术前护理常规：见本章第一节消化系统疾病护理。

（2）饮食护理：有消化道症状时，予禁食禁水，必要时予胃肠减压，待呕吐、腹痛及梗阻症状缓解，出血停止后进流质饮食，缓解期进食无渣半流质或者低纤维饮食。

（3）病情观察：食管重复畸形患儿观察有无肿物压迫呼吸道或纵隔器官而出现咳嗽、气喘、发绀、咽下困难等症状。肠重复畸形并发肠梗阻时观察胃肠引流液的颜色和量。量多、颜色深提示中度以上梗阻；量少、颜色浅，提示轻度梗阻；观察患儿腹痛的性质、程度及持续时间、腹胀程度，以判断肠梗阻的程度，若患儿精神差、触摸腹肌紧张如板状则提示肠穿孔腹膜炎。并发消化道出血时观察血便的颜色、次数和量，出血位置高者为柏油便，低者为暗红色或鲜红色。以上情况若无明显减轻甚至持续加重，或发现有穿孔腹膜炎、大量血便有休克症状需立即急诊手术。

（4）心理护理：因该疾病发病前常无明显诱因，症状与多种疾病相似，易误诊，患儿和家长常有焦虑情绪。因此应用通俗易懂的语言，讲解本病的基本特点、治疗及预后等相关知识，减轻或消除患儿和家长的顾虑，配合治疗和护理。

2. 术后护理

（1）术后护理常规：见本章第一节消化系统疾病护理。

（2）饮食护理：早期禁食，肠蠕动恢复后方可进食，从流质开始过渡到半流质，少量多餐，循序渐进过渡至普通饮食。

（3）病情观察：观察患儿神志、意识恢复情况，监测生命体征变化。常规鼻导管吸氧，观察血气分析，腹腔镜手术时，应警惕气腹引起的高碳酸血症。观察胃肠减压管引流液的颜色和量，发现引流出咖啡色液体，应考虑应激性胃溃疡，积极使用抑酸剂。观察腹部体征及肠蠕动恢复情况，如患儿出现剧烈腹痛、呕吐、发热、白细胞增高，腹部有明显腹膜刺激体征时，提示发生腹膜炎可能。食管重复畸形术后患儿，密切观察患儿的呼吸、血氧饱和度，保持呼吸道通畅；观察胸腔引流液的量、颜色和性质，发现异常及时告知医师。

（4）并发症的观察与护理：

1）失血性休克：密切观察患儿神志、面色、末梢循环、血压、尿量的变化，对有血便者，应观察大便量、颜色及性状，出血较多大便呈暗红色或鲜红色应及时补充血容量、遵医嘱输血。

2）粘连性肠梗阻：见本章第十四节肠梗阻并发症的观察和护理。

3）吻合口瘘：见本章第十四节肠梗阻并发症的观察和护理。

【健康教育】

1. 消化道重复畸形以急腹症或者 B 超检查发现有腹部肿块收住入院，患儿消化道症状严重时需禁食，护理人员应耐心向患儿及家长解释禁食的必要性及注意事项，以取得患儿及家长的主动配合。

2. 食管、胃肠切除吻合者伤口愈合需要一定时间，术后禁食时间较长，过早进食不利于食管、胃肠道愈合。告知家长术后切勿擅自喂水喂食，待肠蠕动恢复后方可进食，进食时易缓慢，少量多餐，并逐渐增加，避免胀气、产气以及粗纤维的食物。

3. 因伤口疼痛等原因，患儿多不愿主动床上翻身或下床活动，应向家长及较大患儿强调术后早期活动的重要性，逐渐从床上翻身到起床活动，防止发生肠粘连。

4. 出院指导 见本章第十一节先天性肠旋转不良出院指导。

（凌云 应燕）

第十三节 梅克尔憩室

【概述】

梅克尔憩室（Meckel's diverticulum）又称回肠远端憩室，由于卵黄管退化不全，其肠端未闭合引起，末端回肠的肠系膜附着缘对侧有憩室样突起（图20-13-1）。本病是消化道最常见的先天性畸形。正常人群中的发生率为 2%，大多数人终生无症状，一旦憩室出现炎症、坏死穿孔、肠梗阻和出血等并发症时导致外科急腹症，才引起注意而就诊。本病可在任何年龄出现临床症状，其中半数以上在 3 岁以内。

【临床特点】

梅克尔憩室一般位于距回盲瓣 20 ~ 100cm 回肠系膜对侧缘，长约 2 ~ 5cm，有独立的血液供应和独立

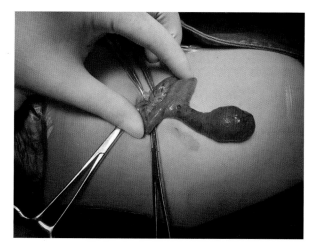

图 20-13-1 梅克尔憩室

的系膜。憩室约50%含有迷生异位组织,这些组织能分泌盐酸和消化酶,也可腐蚀憩室和其周围组织。根据憩室的形态、大小和内部组织结构的不同常可导致梅克尔憩室出现不同的并发症产生临床症状。常见临床表现有:①肠梗阻:索带引起内疝及憩室作为起点内翻一起肠套叠所致;②憩室炎:临床表现与阑尾炎相似,其压痛点较靠近右侧脐旁,并发穿孔时可出现气腹及明显的腹膜刺激征;③消化道出血:患儿突然出现大量便血,伴或不伴腹痛,多为暗红色血便,出血量多时易出现贫血甚至休克。

辅助检查和诊断:①腹部立位平片:可见有多个液平面或呈死弧状的肠管,形似"咖啡豆",几小时后需复查;②腹部B超:对疑有阑尾炎及肠系膜淋巴结炎时,可选作此检查;③纤维结肠镜检查:对下消化道出血者,可选此检查,排除结肠段出血原因;④放射性核素锝(^{99m}Tc)扫描:对梅克尔憩室内有异位胃黏膜者,可见右下腹或近脐部的中腹部有锝浓集区,其诊断阳性率可达90%以上;⑤腹腔镜检查:对高度怀疑又未能确诊者,一般情况良好,可选此检查,在直视下找到憩室。

【治疗原则】

凡是梅克尔憩室并发症的病例均应进行手术,将憩室切除。表现为腹膜炎或肠梗阻的病例,做好相应的术前准备和急诊探查。表现为多次消化道出血的病例,应积极补充血容量后进行手术。在进行其他疾病手术时,发现无症状的梅克尔憩室,目前的观点是对有明显病理依据的憩室必须切除。

【护理评估】

1. 询问患儿的前驱症状,如有无腹痛、呕吐等胃肠道症状;评估近期是否出现突发的无痛性血便;评估患儿有无脱水、出血、早期休克等症状;评估腹痛的部位、性质和程度;了解有无腹胀、腹膜刺激征等。

2. 了解血常规、大便隐血、腹部立位片及腹部B超、ECT等结果。

3. 了解患儿及家长对手术的了解程度及心理情绪的变化。

【护理措施】

1. 术前护理

(1)术前护理常规:见本章第一节消化系统疾病护理。

(2)饮食护理:有肠梗阻或消化道出血症状时,予禁食禁水,必要时予胃肠减压,待腹痛、腹胀缓解,出血停止后进流质饮食,缓解期进食无渣半流质或者低纤维饮食。

(3)病情观察:观察患儿腹痛的性质、程度及持续时间、腹胀程度,以判断肠梗阻的程度,若患儿胃液量多、颜色深提示中度以上梗阻,量少、颜色浅,提示轻度梗阻。观察患儿有无精神差、气腹、全腹压痛、触摸腹肌紧张等肠穿孔腹膜炎症状。观察患儿大便的颜色、量,有无突然大量的暗红色全血便,伴或者不伴有腹痛。若患儿大量血便不止,出现贫血甚至出血性休克表现时,遵医嘱应用止血药、输血等治疗后行急诊手术。

(4)心理护理:该病发病前常无明显诱因,症状与多种疾病相似,易误诊。发病无前驱症状,突然出现大量便血,患儿和家长常有恐惧、焦虑情绪。护士应耐心讲解本病的基本特点、治疗及预后等相关知识,理解、关心、同情鼓励患儿,认真倾听其主诉,给予心理疏导,减轻或消除患儿和家长的顾虑,配合治疗和护理。

2. 术后护理

(1)术后护理常规:见本章第一节消化系统疾病护理。

(2)病情观察:观察患儿神志、意识恢复情况,监测生命体征变化。监测呼吸频率、节律和血气分析的变化,警惕腹腔镜术后气腹引起的高碳酸血症。观察患儿有无气腹导致的颈肩部疼痛,做好解释安慰工作。观察腹部体征及肠蠕动恢复情况,如患儿出现剧烈腹痛、腹肌紧张、呕吐、发热、白细胞增高等症状和体征时,提示发生腹膜炎或吻合口瘘的可能。观察引流液及大便颜色、性状、量,一旦发现出血应及时报告医师处理。

(3)饮食护理:早期禁食,肠蠕动恢复后方可进食,从流质开始过渡到半流质,少量多餐,循序渐进过渡至普通饮食,术前有消化道出血的患儿注意观察血红蛋白情况,如仍有贫血,应指导家长饮食上加强补铁。

(4)术后待麻醉完全清醒后可取半卧位,鼓励

20

并协助患儿在床上活动,待病情相对稳定后,早期协助患儿下床活动,预防粘连性肠梗阻的发生。

(5) 并发症的观察与护理:见本章第十二节消化道重复畸形。

【健康教育】

1. 告知家长该疾病的主要相关知识、护理措施、术前术后注意事项等。

2. 梅克尔憩室切除吻合者伤口愈合需要一定时间,过早进食不利于吻合口愈合。告知家长术后切勿擅自喂水喂食,待肠蠕动恢复后方可进食,进食时易缓慢,少量多餐,并逐渐增加,避免胀气、产气以及粗纤维的食物。

3. 向家长及较大患儿强调术后早期活动的重要性,逐渐从床上翻身到起床活动,防止发生肠粘连。

4. 出院指导

(1) 鼓励患儿适度活动,促进肠蠕动,防止肠粘连。避免剧烈运动,以免引起腹部不适。

(2) 遵医嘱门诊复查腹部 B 超,注意观察腹部情况,如出现腹胀、呕吐、便血等情况,应及时就诊。

(凌云 应燕)

第十四节 肠 梗 阻

【概述】

肠梗阻(intestinal obstruction)是指任何原因引起的肠道通过障碍,临床上分为机械性(器质性)和动力性(功能性)两大类。前者系肠管内或肠管外器质性病变引起的肠管堵塞;后者为胃肠蠕动功能不良致使肠内容物传递运转作用低下或丧失,多因中毒、休克及肠壁神经病变造成,常见于重症肺炎、肠道感染、腹膜炎及败血症的过程中。肠梗阻在小儿时期比较多见。

【临床特点】

肠梗阻可以由先天畸形引起,也可以因后天性原因引起。前者见于先天性肠闭锁、先天性肠狭窄、先天性肠旋转不良等;后者见于肠套叠、蛔虫性肠梗阻、手术后肠粘连等。肠梗阻的主要临床表现:①腹痛:不同原因引起的肠梗阻临床上腹痛表现各不相同。阵发性腹痛多为单纯性肠梗阻,持续性腹痛多为绞窄性肠梗阻。②呕吐:梗阻初期为反射性呕吐,高位肠梗阻呕吐频繁,呕吐物为胃液、胆汁及十二指肠液;低位肠梗阻呕吐发生晚,呕吐次数少,呕吐物为粪样物并伴有臭味。呕吐严重时可出现脱水症状。③腹胀:早期或高位的机械性肠梗阻,腹胀不明显;晚期或低位的机械性肠梗阻及动力性肠梗阻则腹胀明显。④停止排气、排便:完全性肠梗阻不能自肛门排气、排便。⑤可见肠型或蠕动波,肠鸣音亢进,动力性肠梗阻则肠鸣音减弱或消失。

辅助检查和诊断:①腹部立位 X 线平片:肠梗阻时,腹部立位 X 线平片特点是肠管扩张不均匀,气液平面大小不等,在右侧腹部无肠管扩张的范围,偶可出现小的肠腔气体影,提示为不完全性肠梗阻。当发现异常扩张的肠袢,呈咖啡豆样,C 形时,是典型的完全性及绞窄性肠梗阻的 X 线影像。②钡餐胃肠透视:对不完全肠梗阻也可行此检查,观察梗阻部位及梗阻程度,以明确诊断。③腹部超声检查:对特殊原因肠梗阻,B 超检查可以鉴别,有经验者可探查出梗阻部位的形态,是否为完全梗阻。

【治疗原则】

1. 非手术治疗 禁食、胃肠减压、抗炎补液。以上方法亦可作为术前准备及术后治疗。

2. 手术治疗 机械性完全性肠梗阻,特别是绞窄性肠梗阻,均需手术治疗。不同情况实施不同手术,如腹腔镜探查术、肠粘连松解术、肠套叠整复术,对于不适合作肠切除Ⅰ期吻合的危重患儿可行肠造瘘术。

【护理评估】

1. 了解患儿有无先天性肠道发育畸形,有无腹腔内感染史及手术史,术后是否有经常腹痛的病史;评估腹痛的性质、程度、持续时间;呕吐的次数、呕吐物的性质、量及有无脱水症状,评估腹胀程度及肛门排气、排便情况。

2. 了解腹部 X 线平片、钡餐胃肠透视和腹部 B 超结果。

3. 评估较大患儿是否因疼痛或害怕手术而情绪紧张或恐惧,评估家长对该疾病知识和治疗的认识程度,对疾病预后是否担心和焦虑。

【护理措施】

1. 非手术治疗的护理

(1) 饮食护理:早期禁食禁饮,必要时持续胃肠减压,待腹部立位片显示肠梗阻解除可进食。进食应严格遵医嘱给予流质、半流质饮食,严禁坚硬、不易消化、生冷刺激食物。

(2) 病情观察:注意观察呕吐的次数、性状、量、颜色并记录,评估有无脱水症状。观察腹痛、腹胀和肛门排气、排便情况,评估疾病的进展,如出现腹痛、腹胀加剧,胃肠引流液量增加或出现腹膜炎症状时,应立即向医师汇报。

（3）胃肠减压护理:胃肠减压管可持续抽吸胃肠分泌液和吞入的气体,以减低梗阻近端肠管内压力,使受压、曲折肠管随蠕动而自然缓解,恢复至发作前的状态。保持胃肠减压管通畅,记录外露长度,妥善固定,避免意外拔管;观察引流液的性状、颜色和量并记录,呕吐严重的患儿应及时抽吸胃液排除胃肠减压管堵塞情况;待腹部立位片显示肠梗阻解除后遵医嘱拔除胃管。

2. 手术治疗的护理

（1）术前护理:

1）术前护理常规:见本章第一节消化系统疾病护理。

2）病情观察:观察腹部情况,有无腹痛、腹胀及性质、部位、程度等,观察肛门排气情况。观察有无呕吐,呕吐的性质、次数和量及脱水症状。观察胃肠减压引流液的颜色、性质和量。小婴儿无法主诉不适,应观察患儿反应、面色、肢体紧张度等情况,如患儿出现反应差、面色苍白、心率加快等应考虑肠绞窄,立即急诊手术。

3）做好各项术前准备,禁用止痛剂,以免掩盖病情。

（2）术后护理:

1）术后护理常规:见本章第一节消化系统疾病护理。

2）病情观察:术后予心电监护至生命体征平稳,腹腔镜手术患儿应吸氧至麻醉完全清醒,注意血氧饱和度监测,警惕发生高碳酸血症。密切观察腹部体征,腹胀有无减轻,有无肛门排气排便,了解肠蠕动恢复情况。

3）饮食护理:患儿术后禁食期间,根据病情及药物性质,合理安排输液顺序、速度,维持水、电解质及酸碱平衡;术后较长时间不能正常进食的患儿,遵医嘱给予营养支持。待患儿肠蠕动恢复后可进食,以少量多餐为宜,逐渐过渡,避免进食产气、不消化、生冷食物。

4）并发症的观察与护理:①切口感染:密切监测体温、血象变化,切口敷料情况,及时发现切口感染的早期表现;避免患儿剧烈哭闹,必要时予腹带加压包扎,防止伤口裂开。②肠梗阻:观察进食后有无腹痛、腹胀、呕吐等症状,是否再次发生肠梗阻,一旦确诊应立即停止进食,予禁食禁饮,胃肠减压。③吻合口瘘:观察患儿有无腹痛、呕吐、腹胀、腹肌紧张等腹膜炎症状,及时行腹部立位片检查,了解有无气腹,如出现上述情况应积极液体复苏、抗感染及做好再次术前准备。

【健康教育】

1. 告知家长患儿呕吐时头偏向一侧,及时清除呕吐物,防止窒息。

2. 告知患儿及家长术后早期活动的重要性,麻醉完全清醒后予半卧位,逐渐从床上翻身到起床活动,防止粘连性肠梗阻的发生。

3. 说明术后禁食的必要性,告知恢复饮食后应循序渐进,从流质、半流质逐渐过渡至普食,少量多餐,避免胀气、产气食物;避免进食柿子、番石榴等易形成粪石的水果。

4. 出院指导　见本章第十一节先天性肠旋转不良出院指导。

（凌云　应燕）

第十五节　肠　套　叠

【概述】

肠套叠(intussusception)是指某段肠管及其相应的肠系膜套入邻近肠腔引起的肠梗阻,是婴儿期最常见的急腹症之一。60%本病患儿的年龄在1岁以内,80%患儿年龄在2岁以内,但新生儿罕见。男孩发病率较高,男女之比为4:1,健康肥胖儿多见。

【临床特点】

肠套叠分为原发性和继发性两类。婴幼儿肠套叠几乎均为原发性,其病因尚未完全明了。可能病因为:①婴儿回盲部系膜尚未完全固定,活动度较大,回盲瓣呈唇样凸入盲肠有关;②饮食改变和辅食刺激、腹泻及肠道受病毒感染等导致肠蠕动紊乱而诱发肠套;③病毒感染亦可引起末端回肠集合淋巴结增生,局部肠壁增厚,甚至形成肿物凸入肠腔构成肠套起点。5%为继发性,多见于年长儿,多因肠壁或肠腔内器质性病变所致。根据临床表现不同可分为急性肠套叠和慢性肠套叠。急性肠套叠主要临床表现:①腹痛:表现为突然发作的阵发性哭闹、屈腿、面色苍白、拒食,持续数分钟后患儿转安静或入睡,约数十分钟后再发作,如此反复。②呕吐:在阵发性哭闹开始不久,即出现呕吐,初为乳汁乳块或食物残渣,后可含胆汁,晚期可吐粪便样液体。③血便:为重要症状。发病开始时可有1~2次正常大便,8~12小时后即排出红色果酱样便,或作肛门指检时发现血便。④腹部肿物:多数病例在右上腹触及腊肠样肿块,表面光滑,有弹性略可活动,右下腹有空虚感。慢性肠套叠临床表现:①多发生于儿童,主要表现为阵发性腹痛,腹痛时上腹或脐周可触及肿块;②缓解期腹部柔软无包块,偶有呕吐,很少有血便;③病程较长,多在 10～15 天,常继发于肠管器质性病变。

辅助检查和诊断:①腹部 B 超:肠套叠的横断面呈"同心圆"或"靶环"影像,纵断面呈"套筒"影像;②钡剂或空气灌肠:在 X 线透视下,可见杯口阴影,能明确诊断,并同时可进行复位治疗。

【治疗原则】

急性肠套叠是危及生命的急症,其复位是紧急的治疗措施,一旦确诊需立即进行。

1. 非手术治疗 凡病程在 48 小时内的原发性肠套叠,患儿无明显脱水及电解质紊乱,无完全性肠梗阻、腹胀压痛者均以灌肠疗法治疗。包括空气灌肠、钡剂灌肠、B 超监视下水压灌肠复位三种,临床首选空气灌肠。

2. 手术疗法指征 ①发病超过 48 小时或全身情况不良,有高度脱水、精神萎靡不振及休克等中毒症状;②腹胀明显,疑有肠坏死或肠穿孔者;③复发 3 次以上,或疑有器质性病变;④疑为小肠套叠;⑤空气灌肠未能复位且有复套征象。

【护理评估】

1. 评估患儿的精神状态、面色情况,询问患儿有无哭闹及持续时间、规律和伴随症状,有无腹部肿块及血便。评估腹胀、呕吐情况,有无发热及脱水症状。了解发病前有无感冒、突然饮食改变及腹泻、高热等症状,询问以前有无肠套史。

2. 了解实验室检查如血常规、C 反应蛋白、血气分析结果及 B 超等辅助检查结果。

3. 评估家长对患儿喂养的认知水平和对本疾病的了解程度,以及对预后是否担心。

【护理措施】

1. 非手术治疗的护理

(1)禁食禁饮,必要时胃肠减压。密切观察患儿腹痛、呕吐、腹部肿物情况,大便的颜色和性状,有无脱水及程度,有无腹部压痛、腹肌紧张等腹膜刺激征。

(2)灌肠复位成功的表现:①拔出肛管后排出大量带臭味的黏液血便或黄色粪水;②患儿安静入睡,不再哭闹及呕吐;③腹部平软,触不到原有的肿物;④复位后给予口服 0.5～1.0g 活性炭,6～8 小时后可见大便内炭末排出。

2. 手术治疗的护理

(1)术前护理:

1)术前护理常规:见本章第一节消化系统疾病的护理。

2)体液不足的护理:见本章第一节消化系统疾病的护理。

3)病情观察:观察呕吐次数、量及性质,呕吐时头侧向一边,防止窒息;观察患儿有无脱水症状。观察患儿有无血便及次数、性状和量。观察患儿哭闹的持续时间、规律及伴随症状,有无腹胀、腹膜炎、感染性休克等征象。

(2)术后护理:

1)术后护理常规:见本章第一节消化系统疾病的护理。

2)饮食护理:肠功能恢复后可少量进水,如无呕吐,婴儿给予母乳或奶制品等流质,暂停添加辅食,幼儿及较大儿童从流质逐渐过渡到半流质饮食,清淡易消化、少量多餐,注意饮食卫生。

3)病情观察:术后严密观察患儿面色、精神、意识状态,注意心率、呼吸、血压及氧饱和度情况。肠毒素吸收容易导致高热,应密切观察体温变化及伴随症状,及早控制体温,警惕高热惊厥。观察肠蠕动恢复情况,注意肛门排气排便时间,有无腹胀、呕吐,进食后有无腹部不适。注意观察大便性状,必要时予活性菌制剂及蒙脱石散口服,如继续排出较多新鲜血便时,应警惕是否发生肠套叠复套可能。

4)并发症的观察与护理:①感染性休克:休克一般发生在术后 12 小时内,观察患儿有无反应欠佳、面色苍白、烦躁不安、肢端花斑、心率快等表现,发现上述变化立即通知医师予积极液体复苏,抗生素应用,纠正水电解质紊乱;②迟发性肠坏死、肠穿孔:患儿面色苍白或发灰,呼吸急促、心率快,无肠功能恢复征象,无排气排便,腹部立位片提示气腹,甚至出现腹膜炎体征;③粘连性肠梗阻:见本章第十四节肠梗阻;④切口感染、切口裂开:患儿出现体温、血象升高,切口渗液,应高度怀疑伤口问题,应立即打开敷料检查伤口;⑤肠套叠复套:患儿术后出现腹痛、呕吐、血便等症状。

【健康教育】

1. 告知家长该疾病的发病原因、主要诱发因素、护理措施,术前术后注意事项等。

2. 与家长解释术后禁食的原因及必要性,进食后指导家长合理喂养,婴儿予母乳或奶制品等营养丰富易消化的流质饮食,少量多餐,暂停添加辅食;幼儿及较大儿童从流质逐渐过渡半流质,清淡易消化,避免辛辣、肠胀气食物。

3. 向家长解释肠套叠术后发热的原因,指导家长发热患儿物理降温的方法。

4. 出院指导

（1）饮食指导：合理喂养，添加辅食循序渐进。注意饮食卫生，预防腹泻，以免再次发生肠套叠。

（2）注意休息，避免剧烈活动，防止肠套复套。一旦患儿出现呕吐、腹痛情况立即来院就诊行B超检查。

（凌云　应燕）

第十六节　炎症性肠病

【概述】

炎症性肠病（inflammatory bowel disease，IBD）是指原因不明的一组非特异性肠道炎性病变，包括溃疡性结肠炎（ulcerative colitis，UC）和克罗恩病（Crohn's disease，CD）。近年来，炎症性肠病的发病率逐年上升，其中至少有25%的患儿首次发病于儿童及青少年时期。

【临床特点】

炎症性肠病由多种原因引起，普遍认为与遗传、环境和免疫因素有关。UC是一种原因尚不清楚的慢性非特异性结肠炎症，病变主要累及结肠黏膜和黏膜下层，大多从远端结肠开始，逆行向近段发展，可累及全结肠甚至末端回肠，呈连续性分布，临床主要表现为腹泻、黏液血便、腹痛，病程长的患儿可表现为体重减轻、低蛋白血症、贫血、脱水和电解质紊乱，重症病例可伴有生长发育障碍等表现，常并发中毒性巨结肠、肠穿孔、下消化道大出血、肛周感染或肛瘘等。CD为一种慢性肉芽肿炎症，病变呈穿壁性炎症，多为节段性，非对称分布，可累及胃肠道各部位，以末端回肠和附近结肠为主，多在青春期出现症状，临床表现呈多样化，包括消化道表现、全身表现、肠外表现以及并发症，以腹痛、腹泻、瘘管和肛门病变为主。

UC诊断标准主要结合临床、内镜和组织病理学表现进行综合分析。①持续4～6周以上或反复发作的腹泻，为血便或黏液脓血便，伴明显体重减轻；②全身症状：发热、贫血等表现；③肠外表现：皮肤黏膜表现、关节损害、眼部病变、肝胆疾病等；④结肠镜检查并活检是UC诊断的主要依据：病变从直肠开始，呈连续性、弥漫性分布；⑤黏膜活检组织学检查可见异常。具有上述典型临床表现者为临床疑诊，同时具备上述结肠镜病变特征者，可临床拟诊，如同时具备上述黏膜活检和（或）组织病理学特征者，可以确诊。

CD缺乏诊断的金标准，诊断需结合临床、内镜、影像学和组织病理学表现进行综合分析并随访观察。①临床表现为慢性起病、反复发作的右下腹或脐周腹痛伴明显体重下降、发育迟缓，可有腹泻、腹部肿块、肠瘘、肛门病变以及发热、贫血等；②内镜检查：结肠镜检查表现为节段性、非对称性的各种黏膜炎症，具有特征性的表现为非连续性病变、纵行溃疡和鹅卵石样外观；③影像学检查：CT或MR肠道显像可反映肠壁的炎症改变、病变分布的部位和范围；④组织病理学改变。具有上述典型临床表现者为临床疑诊，同时具备上述结肠镜或小肠镜特征以及影像学特征者，可临床拟诊；如具备上述黏膜活检组织病理学检查提示CD的特征性改变且能排除肠结核者，可作出临床诊断；如有手术切除标本组织病理学改变，可病理确诊；对无病理确诊的初诊病例，随访6～12个月以上，根据自然病程者，可作出临床确诊。

【治疗原则】

炎症性肠病的治疗目标是诱导缓解并维持临床缓解以及黏膜愈合，防治并发症，改善患儿生存质量。营养支持治疗包括肠外和肠内营养，药物治疗主要包括氨基水杨酸制剂、激素使用、硫嘌呤类药物或甲氨蝶呤。如有并发症出现药物治疗无效，可考虑手术治疗。

【护理评估】

1. 详细询问患儿既往史及其他家庭成员的健康史，有无患同类疾病史；了解患儿的饮食习惯，有无饮食过敏史。评估大便的量、性状，有无便秘、腹泻、便血，听诊肠鸣音。评估腹痛部位、程度、有无里急后重。评估有无腹肌紧张、腹部包块、肠梗阻等。评估进食情况，有无腹胀、恶心、呕吐、食欲缺乏等症状。评估营养状况，患儿有无消瘦、贫血等。评估近期用药情况。评估溃疡性结肠炎患儿的严重程度，有无并发症。评估克罗恩病患儿有无瘘管形成及评估肠外表现：如外周关节炎、结节性红斑、口腔复发性溃疡等。

2. 了解实验室检查如血常规、血生化、血电解质、血清蛋白变化，大便常规、培养、潜血试验以及X线钡剂灌肠及肠镜检查结果。

3. 评估患儿与家长的心理状况和情绪反应，评估家长及患儿对疾病相关知识的认知程度。

【护理措施】

1. 饮食护理　溃疡性结肠炎轻症患儿宜食用高

20

热量、营养丰富、易消化、少纤维素、无刺激的软食，避免生冷、水果、多纤维素、辛辣、浓茶、咖啡等，慎用牛奶和乳制品。急性发作期患儿应进流质或半流质，重症患儿应禁食，给予静脉营养，缓解期可进普食，但仍要避免粗纤维、生冷刺激性食物。克罗恩病患儿病情严重者禁食，必要时给予肠外营养。

2. 皮肤护理 保持肛周皮肤清洁干燥，每次便后用温水冲洗干净，减少排泄物与皮肤的接触，减少局部刺激与不适。

3. 营养支持护理 见本章第一节消化系统疾病的护理。

4. 用药护理

（1）氨基水杨酸制剂：柳氮磺胺嘧啶（SASP）是减少 UC 复发唯一有效药物，病情缓解后仍要继续用药维持治疗，嘱患儿坚持服药，切勿随意中断。用药期间注意观察有无恶心、呕吐、皮疹、血小板减少、叶酸吸收降低等，可适当补充叶酸制剂，观察胃部不适、头痛、头晕等，定期复查血常规。新型制剂美沙拉嗪，疗效与 SASP 相仿，不良反应少。

（2）糖皮质激素：严格按医嘱给药，发放口服激素时应确保患儿服下，杜绝患儿藏匿或丢弃药品。详细告知患儿及家长服药时间及剂量，且严格遵照医嘱逐渐减量至停药。注意观察副作用，如高血压、消化性溃疡、骨质疏松、高血糖等。服用激素期间同时服用鱼肝油和钙剂，多晒太阳，注意安全，避免剧烈的活动，防止骨折，避免到拥挤的密闭空间，预防呼吸道感染。

（3）免疫抑制剂：英夫利昔单抗输注时需要监测生命体征，严格控制滴速。一般从 10ml/h 开始，每 15 分钟调节 1 次滴注速度，逐步增至 20ml/h、40ml/h、80ml/h，观察患儿的耐受性。轻度不良反应表现为皮肤红斑，中度不良反应表现为高血压或低血压、胸痛、气促、心悸等，重度表现为过敏反应，密切观察患儿的生命体征及意识情况，遵医嘱用药，给予吸氧、镇静，做好抢救的准备。

5. 并发症的观察及护理

（1）观察大便的次数、量、性状、颜色并记录，便血者要监测体温、心率、呼吸、血压的变化，观察患儿的意识、面色及肢端皮肤温湿度，及时发现早期休克。

（2）观察腹痛的性质、部位，轻者或缓解期患儿多无腹痛或仅有腹部不适，活动期有轻中度腹痛。若腹痛的性质突然改变，考虑出现并发症，如大出血、穿孔、肠梗阻等。

（3）观察消化道的其他症状，如腹胀、恶心、呕吐等情况。

6. 心理护理 由于炎症性肠病患儿易发难愈，需要长期治疗，药费价格昂贵，经济负担难以承受，社会及家人的支持减少，导致患儿焦虑、抑郁，治疗的依从性差而影响疗效。护士应尊重患儿，为患儿提供相对私密的空间，安慰患儿，稳定患儿情绪，帮助患儿树立信心。向患儿讲解各项检查的目的、术前准备及术后注意事项，减少患儿对检查的恐惧。耐心细致进行疾病宣教，建立良好的护患关系，使患儿积极配合治疗。

【健康教育】

1. 向患儿及家长介绍本病的基础知识，如疾病的病因、一般护理知识，向家长做好各种治疗、用药的宣教及可以采取的应对措施等。

2. 向患儿及家长讲解肠镜、钡剂灌肠检查的基本过程，注意事项，取得患儿及家长配合。

3. 出院指导

（1）合理饮食：不正确的饮食结构是导致溃疡性结肠炎复发的危险因素之一。指导患儿饮食要节制，少量多餐，不要暴饮暴食，尽量进食细、软、烂、易消化、高热量、高蛋白、高维生素、低脂饮食（如鱼、瘦肉、水蒸蛋、豆制品等）。发作期间进食无渣半流饮食，忌生冷、油腻、多纤维素及辛辣刺激性食物，以免加重病情或导致症状复发。注意饮食卫生，在配餐上注意患儿的口味，根据病情进行调整。克罗恩病患儿建立饮食档案，正确记录某些会引起消化道症状的食物，推荐患儿每天摄入高热量、高蛋白、低脂肪、富含维生素及必需微量元素的饮食，并建议在每天正常三餐外添加辅食，适合克罗恩病患儿食用的食物如叶菜蔬菜、去皮水果、鱼肉、蛋清等。

（2）养成有规律的生活习惯：指导家长合理安排患儿休息，避免参加剧烈体育运动，避免责骂孩子，以减轻患儿心理压力。

（3）用药指导：由于病程长，用药疗程长，须把药物的特性，每天服用剂量、用法、药物的副作用等向患儿及家长讲解清楚，确保出院后用药正确。嘱患儿坚持治疗，不要随意更换药物或停药，服药期间出现异常情况如疲乏、头痛、发热、手脚发麻、排尿不畅等症状要及时就诊。

（4）每年至少做 1 次肠镜检查以监测疾病进展情况，及早发现恶变。

（陈朔晖　徐建仙）

第十七节 急性坏死性肠炎

【概述】

急性坏死性肠炎（acute hemorrhagic necrotizing enteritis）是与 C 型产气荚膜芽胞杆菌感染有关的一种急性肠炎，以小肠急性、广泛性、出血性坏死性炎症为特征的消化系统急症。

【临床特点】

临床上急性坏死性肠炎以突然起病、腹痛、腹胀、腹泻以及血便为主要特征。多数患儿的腹痛为突然发作，呈持续性或阵发性加剧，多在脐周。病初腹痛多局限于脐周，尤其以左上腹或上腹部多见，其后逐渐转为全腹持续性痛并有阵发性加剧。若出现腹膜刺激征，伴有腹肌紧张，说明病变已属晚期。约80% 的患儿出现腹泻、血便。通常腹泻先于便血，粪便初为糊状而带粪质，其后渐为黄水样，继之即呈白水状或呈赤豆汤和果酱样。血便有特殊腥臭味，大量便血时可见黏膜脱落块及暗红色血块，此时患儿可出现失血及贫血症状。呕吐常与腹痛、腹泻同时发生。大多数患儿病后有发热，体温一般在 38 ~ 39℃，少数可达 41 ~ 42℃，多于 4 ~ 7 天渐退，少数病情严重可出现体温不升或弛张热。部分患儿可在病后较快发生全身中毒症状及休克，患儿呈急性病容，出现高热、面色苍白、口唇发绀、四肢厥冷，皮肤常出现花斑，呼吸急促、脉搏快、血压下降甚至测不出。

辅助检查和诊断：①实验室检查：白细胞计数及中性粒细胞增高；大便潜血试验强阳性，并含大量红细胞。大便培养常无特殊发现，有时可分离出产气荚膜杆菌，还可有致病性大肠埃希菌、痢疾杆菌、沙门菌等。血培养多为阴性，重症患儿血小板减少，凝血时间、凝血酶原时间延长，血浆鱼精蛋白副凝试验多阳性。②X 线检查：腹部 X 线平片是确诊该病的主要方法，摄片所见根据病变位置及程度而异。因本病有肠穿孔危险，故急性期禁做钡餐和钡灌肠检查。

【治疗原则】

1. 非手术治疗

（1）禁食水：禁食水是治疗本病的重点，一般禁食至肉眼血便消失、腹胀好转、腹痛减轻之后，时间一般为 10 天。中、重度腹胀者应同时进行胃肠减压；禁食水期间辅以静脉高营养治疗。

（2）输血输液：纠正失血及脱水，维持水、电解质及酸碱平衡。

（3）改善循环状况，加强抗感染治疗。根据血压、末梢循环、尿量等情况，遵医嘱扩容，使用血管活性药物。早产儿扩容量既要足够，但又要注意避免过量，以免发生心功能不全和肺水肿；同时根据病原菌加强抗感染治疗。

2. 手术治疗 出现肠穿孔、肠梗阻进行性加重；腹膜炎、肠坏死等行手术治疗，手术方式依据患儿病情程度及病变肠管范围而定。

【护理评估】

1. 了解发病前有无感染史，有无进食甘薯、玉米等含有胰蛋白酶抑制剂的食物。评估有无突发腹痛并逐渐加重，腹痛的部位、性质、程度以及伴随症状；评估有无发热，观察腹部体征，如腹胀、肠鸣音有无消失等。

2. 了解血常规、大便常规、大便培养、血电解质、大便胰蛋白酶活性检测以及 X 线检查等结果。

3. 评估患儿及家长对本病的认知程度，以及家庭经济能力；了解患儿是否对住院、疾病存在恐惧心理。

【护理措施】

1. 非手术治疗的护理

（1）饮食护理：轻症患儿一般禁食水 1 周左右，重症患儿需连续禁食水 2 ~ 3 周，腹胀消失、腹痛减轻，大便隐血试验阴性，临床一般情况明显好转后，可试喂少量糖水，患儿无腹胀、呕吐，可开始流质饮食，由少量稀释奶开始，逐渐过渡到半流质、少渣饮食，直至恢复正常饮食。小于 6 个月婴儿采用免双糖饮食如免乳糖牛奶粉或免乳糖豆奶粉。

（2）胃肠减压护理：胃肠减压可减少肠管积气，通过减少肠腔内外对肠壁的压力，预防肠管缺血。保持胃肠减压管通畅，观察引流液的性状、颜色和量并记录，待腹胀、呕吐减轻，引流液颜色正常，腹部立位片显示肠壁积气消失，排便恢复正常后遵医嘱拔除胃管。

（3）静脉营养护理：见本章第一节消化系统疾病的护理。

（4）病情观察：观察患儿腹痛、腹胀、腹泻、便血和呕吐情况，注意呕吐物和大便的次数、性质、颜色、量等。观察患儿生命体征、面色、精神状态和末梢循环，注意有无脱水、休克的表现，监测患儿电解质、酸碱是否平衡。

（5）高热的护理：见本章第一节消化系统疾病的护理。

2. 手术治疗的护理

（1）术前护理：

1）术前护理常规：见本章第一节消化系统疾病护理。

2）体液不足的护理：见本章第一节消化系统疾病护理。

3）持续胃肠减压患儿，保持引流通畅，观察引流液的量、颜色及性状。准确记录24小时出入量，合理补液，维持水电解质的平衡。

（2）术后护理：

1）术后护理常规：见本章第一节消化系统疾病护理。

2）饮食护理：术后禁食时间较长，禁食期间做好口腔护理，并配合医师给予静脉高营养治疗；肠功能恢复后可少量进水，如无呕吐，小于6个月婴儿给予母乳或去乳糖牛奶粉、去乳糖豆奶粉等，暂停添加辅食，幼儿及较大儿童从流质逐渐过渡到无渣半流质饮食。

3）病情观察：术后严密观察患儿面色、精神、意识状态，注意心率、呼吸、血压及氧饱和度情况。肠毒素吸收容易导致高热，应密切观察体温变化及伴随症状，及早控制体温，警惕高热惊厥。观察肠蠕动恢复情况，注意肛门排气排便时间，有无腹胀、便血、呕吐，进食后有无腹部不适。注意观察有无脱水、肠穿孔、感染性休克的表现。

4）肠外营养治疗护理：见本章第一节消化系统疾病的护理。

5）并发症的观察与护理：①感染性休克：患儿出现烦躁不安、心率、呼吸加速，脉压变小，尿量偏少，四肢暖或稍凉等，需警惕感染性休克，立即遵医嘱应用血管活性药物、抗生素等，并监测生命体征变化；②肠穿孔：患儿腹痛、腹胀、血便等进行性加剧，

出现腹膜刺激征，警惕肠穿孔腹膜炎的发生，应立即报告医师，做好相应的术前准备；③弥散性血管内凝血（患儿）：患儿出现皮肤瘀点、瘀斑，齿龈、鼻腔出血，消化道出血等多脏器出血征象，警惕因肠系膜广泛血栓而引起的弥散性血管内凝血发生，遵医嘱肝素抗凝及改善微循环等。

6）心理护理：由于急性坏死性肠炎起病急，病情较重，家长容易产生紧张、焦虑、恐惧甚至绝望等情绪，护士应耐心的解释、安慰及鼓励，取得家长信任，帮助家长保持良好的心态积极配合治疗。

【健康教育】

1. 饮食指导 与家长解释术后禁食的原因及必要性，进食后指导家长合理喂养，小于6个月婴儿提倡母乳喂养或者去乳糖牛奶粉、豆奶粉等营养丰富易消化的流质饮食，少量多餐，暂停添加辅食；人工喂养或者混合喂养者指导正确配制牛奶，勿喂食高渗奶及高渗液体。

2. 急性坏死性肠炎好发于新生儿和小婴儿，因免疫功能低下，住院期间应控制陪客，减少人员进出病房，接触患儿前洗手，患儿使用的物品必须保持清洁或消毒。

3. 告知家长患儿呕吐时应立即给予头偏向一侧或侧卧位，防止呕吐物吸入呼吸道发生窒息或吸入性肺炎。

4. 出院指导

（1）保持居室空气新鲜，定时开窗通风，避免对流风，温湿度适宜。控制探视人员，少去公共场所，避免交叉感染。

（2）术后2周门诊复查腹部B超，注意观察腹部情况，如出现腹胀、呕吐、便血等情况，应及时复诊。定期营养门诊随访，监测患儿生长发育情况。

（凌云　胡艳）

第十八节　急性阑尾炎

【概述】

急性阑尾炎（acute appendicitis）是患儿最常见的急腹症。一般病势比成人严重。多见于6～12岁儿童，男性发病率略高于女性。5岁以后，随着年龄的增长，发病率亦增高，2岁以下婴儿则相当少见。患儿年龄越小，症状越不典型，且婴幼儿因大网膜发育不完全，局限炎症能力相对较弱，感染易扩散，表现为病情进展迅速，短时间内即发生化脓、穿孔、坏死、弥漫性腹膜炎。若诊断治疗不及时，则会带来严重的并发症甚至死亡，故应加以重视。

【临床特点】

患儿急性阑尾炎的发病原因较复杂，目前仍不够了解，根据病理发展过程的不同，可分为三型：卡他性阑尾炎、化脓性阑尾炎、坏疽性阑尾炎，临床表现如下：发病初期患儿有恶心、呕吐，呕吐多发生在腹痛后数小时，呕吐物为胃内容物；发热大多在腹痛后出现，早期低热38℃左右，随病情加重体温逐渐上升，阑尾穿孔后呈弛张型高热。腹痛为患儿急性阑尾炎的主要症状，典型表现为起初是脐周或上腹部疼，数小时后转移至右下腹

部。痛为持续性,如为梗阻性阑尾炎则伴有阵发性剧烈绞痛,阑尾穿孔引起弥漫性腹膜炎后,则全腹有持续性疼痛,阵发性加剧。右下腹固定性压痛是急性阑尾炎最可靠的体征。阑尾穿孔并发弥漫性腹膜炎时,中毒症状多较严重,肠鸣音减弱甚至消失,全腹压痛伴腹肌紧张,呈"板状腹"特征。患儿可有食欲缺乏。

辅助检查和诊断:①血常规:白细胞显著增高,中性粒细胞可高达80%～90%。②末梢血C反应蛋白(CRP):>8mg/L。③腹部B超:可测出阑尾的长度、直径,腔内是否有肠粪石;可显示腹腔内渗出液的多少,与周围肠管是否形成粘连,局部有无脓肿形成等。

【治疗原则】

1. 非手术治疗

(1) 药物治疗:①抗生素:常用青霉素类、头孢类抗生素及甲硝唑等;②中药。

(2) 一般疗法:应卧床休息,急性期禁食,遵医嘱逐渐由流质、半流质并逐渐过渡到普通饮食,饮食以清淡易消化为主。脱水时遵医嘱补液纠正脱水,保持水电解质平衡,并加强营养支持。

2. 手术治疗　手术以阑尾切除为主。腹腔积脓,特别是阑尾穿孔或有坏死组织者同时做腹腔冲洗。

【护理评估】

1. 了解患儿有无慢性阑尾炎史及胃肠道疾病史,询问腹痛出现的时间、部位,有无呕吐、发热等;评估腹痛的性质、程度及伴随症状,右下腹有无压痛、反跳痛及阵发性加剧。

2. 了解血常规、C反应蛋白、腹部B超结果。

3. 评估患儿及家长对突然患病并需立即进行急诊手术的认知程度及心理反应。

【护理措施】

1. 非手术治疗的护理

(1) 饮食护理:急性期禁食,待腹部平软、腹痛减轻、右下腹固定压痛不明显、排便正常、腹部B超提示没有腹腔积液和肿大的阑尾,方可进食。饮食应遵医嘱逐渐由流质、半流质并逐渐过渡到普通饮食,以清淡易消化为主。

(2) 开放静脉通路,遵医嘱应用抗生素,根据血气分析,合理补液,纠正脱水及水电解质紊乱。

(3) 病情观察:观察患儿呕吐、腹痛等情况,防止呕吐物吸入窒息。监测体温、心率等生命体征变化,根据体温采取相应的降温措施。如体温持续升高,患儿全身情况较差,感染中毒症状严重,腹痛、腹胀等腹膜炎症状明显应立即报告医师,在最短时间

内积极做好术前准备,行手术治疗。

2. 手术治疗的护理

(1) 术前护理:

1) 术前护理常规:见本章第一节消化系统疾病护理的护理。

2) 密切观察生命体征变化,评估疼痛的部位、程度、性质、持续时间及伴随症状,如出现腹痛加剧,有压痛、反跳痛、腹肌紧张,提示阑尾穿孔可能。

(2) 术后护理:

1) 术后护理常规:见本章第一节消化系统疾病的护理。

2) 术后6小时麻醉清醒、血压稳定后取半卧位,鼓励患儿早期下床活动,以防止肠粘连。

3) 饮食护理:患儿术后需禁食1～2天,待肠蠕动恢复后,遵医嘱进食流质、半流质饮食,并逐渐过渡到普通饮食。

4) 病情观察:密切观察生命体征变化,腹腔镜手术患儿给予持续心电监护,直至生命体征平稳;予低流量吸氧,保持呼吸道通畅,警惕术后长时间气腹导致的高碳酸血症。观察腹部体征变化,有无恶心、呕吐、肠蠕动恢复情况。观察切口有无渗血、渗液、红肿、保持伤口敷料清洁干燥。

5) 并发症观察与护理:①切口感染:密切观察患儿精神状态、体温变化,切口感染多于术后3～5天出现征象,患儿体温持续升高或下降后重新又升高,感觉伤口疼痛,切口出现发红化脓及渗液情况。②腹膜炎或腹腔脓肿:主要表现为术后体温持续上升,腹痛、腹胀和全身中毒症状加重,出现以上情况须按腹膜炎原则处理;腹腔内脓肿根据其临床表现、体格检查和B超检查可作出诊断,可在B超定位下进行穿刺排脓或切开引流。③出血:观察患儿生命体征变化,如出现心慌、血压下降,腹胀及腹腔引流管引流出较多血性液体等,应警惕腹腔内出血发生。

【健康教育】

1. 饮食指导　患儿术后需要禁食,待肠蠕动恢复后方可进食。进食后应少量多餐,给予高蛋白、富含维生素、易消化饮食,避免胀气、产气食物。

2. 活动指导　手术当日鼓励患儿有效咳嗽、咳痰,协助患儿做四肢被动运动,2小时翻身一次,6小时后改半卧位。术后次日起鼓励患儿进行四肢主动运动,并逐步过渡到下床活动,防止粘连性肠梗阻的发生。

3. 出院指导

(1) 饮食指导:给予富有营养、易消化的饮食,少量多餐,1个月内忌生、冷、粘、硬等多种不易消化

的食品,忌暴饮暴食。

（2）患儿出现呕吐、腹痛、腹胀等情况时及时门诊就诊。

（凌云　胡艳）

第十九节　先天性巨结肠

【概述】

先天性巨结肠(congenital megacolon)又称肠管无神经节细胞症,该病是由于直肠或结肠远端肠管神经节细胞缺如导致肠管持续痉挛,粪便瘀滞在近端结肠,使该肠管肥厚、扩张,是患儿常见的先天性肠道畸形。男性多于女性,同时男女之比与病变累及肠管的长度明显相关,病变肠段越长,女婴发病率逐渐增高,全结肠型1:1.3,女性多于男性。有遗传倾向。

【临床特点】

先天性巨结肠的基本病理变化是在病变肠管肠壁间和黏膜下的神经丛内缺乏神经节细胞,无髓鞘的副交感神经纤维数量增加且变粗,因此又称"无神经节细胞症"。是一种多基因遗传和环境因素共同作用的结果。根据病变范围、临床及疗效预测,分为超短段型、短段型、常见型、长段型、全结肠型和全肠型。其临床表现为:①胎便排出延迟、顽固性便秘和腹胀:多于生后48小时内无胎便排出或仅排出少量胎便,2~3天内出现低位肠梗阻症状,必须经过灌肠才能排便;②营养不良及生长发育迟缓:患儿长期腹胀便秘可有食欲下降,导致生长发育迟缓;③小肠结肠炎:特征性表现是腹泻,并与便秘、腹胀、发热、血便以及腹膜炎交替发作。

辅助检查和诊断:①X线腹部立位片多显示为远端肠管扩张,低位结肠梗阻征象;②钡灌肠侧位和前位照片中可见典型的痉挛肠段,排泄钡剂功能差;③直肠活体组织检查显示无神经节细胞。

【治疗原则】

1. 非手术治疗　①改善患儿营养;②少部分慢性以及轻症患儿可选用口服中西药泻剂、开塞露诱导排便、灌肠或扩肛等保守治疗。

2. 手术治疗　全身情况良好者,尽早实行根治术,即切除无神经节细胞肠段和部分扩张结肠;对于新生儿,年龄稍大但全身情况较差,或并发小肠结肠炎的患儿,先控制感染,给予TPN支持治疗,必要时行结肠造瘘术,待全身情况、肠梗阻及小肠结肠炎症状缓解后再行根治手术。

【护理评估】

1. 了解患儿出现腹胀、便秘的时间、进展情况及家长对患儿排便异常的应对措施。评估患儿的生长发育有无落后,家族中有无类似疾病的发生;评估有无胎便延迟排出,有无呕吐、消瘦、贫血貌等。

2. 了解钡剂灌肠造影、腹部立位平片、肛管直肠测压、下消化道动力测定结果。

3. 评估较大患儿是否有自卑心理、有无因住院和手术而感到恐惧,了解家长对疾病知识的认识程度和经济支持能力,以及家长对患儿的关爱程度和对手术效果的认知水平。

【护理措施】

1. 非手术治疗的护理

（1）饮食护理:一般患儿给予高热量、高蛋白质、高维生素易消化的无渣饮食。有小肠结肠炎征象的患儿,根据腹胀程度给予禁食、纠酸、补液及抗炎等处理。

（2）肠道准备:根据医嘱予口服中西药泻剂、开塞露诱导排便、巨结肠灌肠,必要时行扩肛治疗,指导家长正确的扩肛方法。

（3）病情观察:观察患儿全身营养状况,精神、面色、尿量及有无脱水情况等。观察腹部体征变化,有无恶心、呕吐,腹胀,肠蠕动情况。观察大便性状、量及排便次数。

2. 手术治疗的护理

（1）术前护理:

1）术前护理常规:见本章第一节消化系统疾病的护理。

2）饮食护理:给予高热量、高蛋白质、高维生素易消化的无渣饮食,术前3天口服补液盐。

3）肠道准备:见本节非手术疗法。入院后严重腹胀、呕吐的患儿,予禁食,行胃肠减压、巨结肠灌肠,待肠道症状好转后常规术前肠道准备。

4）观察病情:注意观察有无高热、腹泻、高度腹胀等小肠结肠炎的征象。

（2）术后护理:

1）术后护理常规:见本章第一节消化系统疾病的护理。

2）患儿术后取平卧位,肛门放置肛管,暴露臀部并适当抬高,一般留置5~7天。保持肛管位置正确,必要时约束四肢,防止肛管戳伤肠管或过早脱落。拔除留置肛管后观察排便情况,并及时记录。

3）饮食护理:术后一般禁食3~5天,待肠蠕动功能恢复后可进流质,饮食控制应3~6个月,少量多餐,限制粗糙食物,注意饮食卫生。

4)病情观察:密切观察生命体征变化,根据血气分析及时纠正水电解质、酸碱平衡紊乱。观察腹部体征变化,有无恶心、呕吐、腹胀,肠蠕动恢复情况,特别注意留置肛管的排便情况。

5)皮肤及伤口护理:保持肛周局部皮肤干燥,及时清除从肛管内流出的粪便,排便后温水清洗,聚维酮碘或苯扎氯胺稀释液消毒肛管固定处,防止感染。观察受压部位皮肤情况,必要时可用薄膜敷贴或溃疡贴保护皮肤,避免压疮的发生。经腹巨结肠根治术,保持伤口敷料清洁,如出现敷料潮湿、渗血、渗液、大小便污染及时更换。

6)造瘘口护理:①评估造口的类型、大小、形状、高度及血运情况,观察造口黏膜与皮肤缝合处的缝线有无松脱,观察造口周围皮肤有无发红、破损等情况。观察造口排泄物的量、颜色。②更换造口袋应选择无便排出时,进餐前2~3小时,并在更换前按压腹部,防止更换时排泄物排出而增加护理困难。造口袋每周更换2~3次,一旦出现渗漏情况应及时更换。③粘贴造口袋前用生理盐水清洗造口周围皮肤,待干后外涂造口粉、保护膜,并按正确方向粘贴造口袋。④造口距伤口距离过小时,伤口处使用防水敷料后再粘贴造口袋,防止造口袋粘贴不妥,污染伤口。⑤密切观察造口并发症,如造口水肿、出血、缺血、回缩等,出现上述情况应及时处理,严重者立即告知医师。

7)并发症观察与护理:①小肠结肠炎:是先天性巨结肠术前、术后常见的并发症,表现为高热、腹泻、迅速出现严重脱水征象,高度腹胀等临床表现;

直肠指诊:有大量恶臭、稀水样便或气体逸出。需积极液体复苏,抗生素应用,灌肠治疗。②吻合口破裂:表现为肛门口有血便排出,腹胀、高热、腹膜刺激症状。监测心率、血压、尿量,评估黏膜和皮肤弹性,必要时行肠造瘘手术。

【健康教育】

1. 告知家长疾病的相关知识,术前肠道准备的方法及重要性,术前术后护理措施、注意事项等。

2. 饮食指导 术后禁食至肠蠕动功能恢复,一般3~5天,待肠道功能恢复后可进流质,提倡母乳喂养,6个月开始逐步添加辅食,少量多餐,注意饮食卫生。

3. 出院指导

(1)饮食指导:术后3~6个月内给予高蛋白、高热量、低脂、低纤维、易消化饮食,限制粗糙食物及进食量,以促进患儿的康复。

(2)密切观察排便情况,若出现果酱样伴恶臭大便,则提示可能发生小肠结肠炎,应及时就诊。

(3)扩肛指导:巨结肠患儿应定时扩肛,指导家长正确的扩肛方法,扩肛器直径选择由小到大,外涂液状石蜡,一般于手术后2周开始,术后1~3个月,每天1次,每次5~10分钟;术后4~6个月,每周2~3次;术后7~12个月,每周1次用扩肛器,由细到粗。操作时注意动作轻柔,防止用力过猛引起出血,插入深度约10~15cm。

(4)定期复诊:按医嘱定时医院复诊,患儿出现排便困难、呕吐、腹胀、腹泻等不适情况,立即来院就诊。

(凌云 胡艳)

第二十节 肠 息 肉

【概述】

肠息肉指肠黏膜表面突入腔内的局限性赘生物,包括肿瘤性和非肿瘤性。肠息肉以大肠多发,约占肠道息肉的80%,小肠息肉的发病率低,大肠息肉70%好发于直肠和乙状结肠。肠息肉是患儿消化系统常见疾病,为患儿慢性、少量便血的主要原因,以幼年性息肉多见。肠息肉病是以结肠多发性息肉为特征,常伴有肠外器官组织病变,多有家族史。男孩较女孩多见,2~10岁为好发年龄。通常说的直肠及结肠息肉,又称幼年息肉(juvenile polyps)或称简单息肉,息肉病则是另一种概念。

【临床特点】

无痛性便后滴血或混血便、便后蒂柄状肛门肿

物脱出为其常见临床表现;低位直肠息肉可经肛门指检发现,息肉部位较高者,可在直肠镜、乙状结肠镜或电子肠镜下清晰可见。多数学者认为,息肉可能恶变,息肉的恶变与其大小、形态及病理类型有关,临床上若遇多发、多形、广基或短期内息肉迅速变大或息肉病,警惕息肉癌变可能,应尽早处理。

诊断主要依靠无痛性大便少量带血的病史结合直肠指检及乙状结肠镜或纤维结肠镜检查。

【治疗原则】

肠息肉的治疗主要取决于息肉所在的部位、大小、数量,有无癌变等多种因素,目前对肠息肉的治疗方法以内镜直视下治疗和外科手术两种方法为主,与外科手术相比,内镜治疗具有损伤小、安全便

捷、恢复快等优点。

当患儿有严重的心肺疾患无法耐受,疑有肠穿孔、腹腔内广泛粘连者,严重的坏死性肠炎,肛门病变及患有出血性疾病时不宜行结肠镜下摘除息肉术。

【护理评估】

1. 评估患儿全身情况、营养状况,详细询问有无便血史、胃肠道疾患史、药物应用史,有无腹痛及性质,评估便血的量、颜色、性状、时机,是否有贫血症状。

2. 评估心、肝、肾功能与血常规及出、凝血时间是否正常,异常者报告医师。

3. 评估家长对疾病的认知和焦虑程度。

【护理措施】

1. 术前护理

(1) 肠道准备:根据患儿年龄选择不同的肠道准备方法,对患儿家长进行耐心解释和指导,评估家长理解是否正确,以保证肠道准备准确无误。具体方法如下:①饮食控制+灌肠法:18月龄以下患儿,检查前2天进无渣半流质,检查前1天给流质饮食,检查当天禁食。检查前1天晚及检查前2小时分别用开塞露通便,检查前1小时用温生理盐水清洁灌肠。②口服泻药法:18月龄以上患儿,用口服泻药比沙可啶。每天排便者,检查前晚顿服一次;2天或2天以上排便者,检查前96小时服药(每天早餐后2小时服药,连服3天,检查前晚顿服1次)。检查前晚服药后尽量多饮糖盐水。顿服剂量:18月龄～3岁2片,3～7岁3片,7～12岁4片,12～14岁5～6片。检查前1天均为流质饮食。注意末次大便是否为淡黄色透明水样便,若仍有粪质者可用开塞露灌肠。

(2) 饮食护理:上午行结肠镜者,检查当天早餐禁食;下午行结肠镜者,当天早餐进半量流质饮食后给予禁食。

(3) 用药护理:术前10%水合氯醛糖浆0.5ml/kg口服,对紧张不安者、内镜下介入治疗者术前5～10分钟遵医嘱静脉注射咪达唑仑0.1mg/kg。注射咪达唑仑者在术中注意观察患儿面色及呼吸情况,如为门诊患儿,静脉注射后3小时内不宜离开医院。

(4) 心理护理:术前向家长及年长患儿解释检查目的,告知注意事项,使患儿对内镜手术有一定程度的了解,减轻患儿对内镜手术的恐惧、焦虑感,取得配合。

(5) 内镜准备:术前调试好结肠镜设备图像,将冷光源各指数调整合适。检查肠镜吸引、注气注水管道是否通畅,内镜弯角钮是否达到正常位置。根据诊疗要求,准备好各类附件。结肠息肉摘除者,准备圈套丝、电极、高频电发生器(EPBE ICC 200),操作前开机检测,确保仪器性能及线路正常。

2. 术中护理

(1) 体位安置:术中患儿取左侧屈曲卧位,查看肛门有无肛裂、皮赘。

(2) 病情观察:密切注意患儿耐受程度,当出现面色苍白、大汗淋漓,可中止检查。注意患儿的面色、脉搏、呼吸,防止低血糖发生。观察息肉摘除后局部有无渗血,如局部创面有渗血,予8%去甲肾上腺素(去甲肾上腺素2mg+生理盐水25ml)经肠镜活检导管,在渗血处喷洒止血治疗。

(3) 标本送检:肠镜术后及时送检标本,术后24小时内排出的息肉也需送病理检查。

3. 术后护理

(1) 并发症观察:①消化道出血:术后密切观察患儿面色、心率、血压及末梢循环的变化。观察大便的颜色、性状及量的变化。②穿孔:观察患儿腹痛的性质、部位、持续时间,有无腹肌强直及腹胀情况。

(2) 饮食护理:肠息肉摘除者,术后禁食至患儿完全清醒可开始饮食,3天内予流质饮食,2周内无渣半流质饮食。对多个息肉摘除且残留蒂部凝固范围大而深的患儿,根据医嘱禁食1～2天,逐渐从流质饮食恢复至正常饮食。

(3) 休息与活动:肠息肉摘除者,改成术后当日卧床休息,术后2周内避免剧烈活动,保持大便通畅,避免过度使用腹压,有便秘者可使用缓泻剂。

【健康教育】

1. 向家长与学龄儿童说明诊疗的目的和整个过程,解除疑虑,争取患儿合作并取得家长的配合与理解。

2. 指导家长准备肠镜检查需要准备的物品及饮食要求,作好肠道准备,使肠镜检查按时顺利进行。

3. 出院指导

(1) 行肠息肉摘除者,3天内流质饮食,2周无渣半流质饮食后逐渐恢复至正常饮食。术后2周内避免剧烈活动,保持大便通畅。

(2) 肠息肉患儿出院后如有便血、腹痛等不适及时门诊就诊。

(陈朔晖　陈晓飞)

第二十一节　先天性直肠肛门畸形

【概述】

先天性直肠肛门畸形(congenital malformations of the anus and rectum)是新生儿时期最常见的先天性消化道疾病,其病因和发病机制目前尚未明确。根据国内外文献报道,先天性直肠肛门畸形与遗传有关,也可能与妊娠期,特别是妊娠早期病毒感染、化学物质、环境及营养等因素的作用有关。世界范围内发病率1/5000~1/1500,我国的发病率为1/2800。男、女发病率大致相当,男性稍多。

【临床特点】

先天性直肠肛门畸形不仅发病率高,而且种类繁多。根据畸形的种类不同,其临床症状及出现症状的时间亦不同。①高位畸形:正常肛凹处无肛门,仅有皮肤凹陷,哭闹时凹陷处无冲击感且不向外膨出。女性往往伴有阴道瘘,泌尿系瘘儿乎都见于男孩,女孩罕见。②中间位畸形:肛门部外观与高位畸形相似,有瘘者瘘管多开口于尿道球部、阴道下端或前庭部。女孩直肠前庭瘘较阴道瘘多见。③低位畸形:在正常肛门位置有凹陷,肛管被肛膜闭塞,哭吵时有冲击感。部分肛门正常,但位置靠前或口径细小,表现为排便困难。

辅助检查诊断:①X线检查:出生24小时后行倒置侧位X线平片,能准确测定直肠闭锁的高度,判定有无泌尿系瘘;瘘管造影可以确定瘘管的方向、长度和直肠末端的水平。②心超、B超检查:了解心脏、肾、输尿管、膀胱、子宫、阴道及脊髓有无异常。③尿液检查:尿液里混有胎粪或鳞状细胞,为诊断直肠尿道瘘的依据。④CT及MRI等能显示肛提肌群的发育状态及观察肛门周围肌群的改变,同时可以判断骶尾椎有无畸形。

【治疗原则】

先天性直肠肛门畸形的治疗方法,根据类型及末端的高度而不同。凡无排便功能障碍如会阴前肛门无狭窄者,无需手术外,其他先天性直肠肛门畸形均需手术治疗:①低位直肠肛门畸形,行会阴肛门成形术;②中、高位直肠肛门畸形有瘘口者,可行后矢状入路肛门成形术(Pena)或腹腔镜辅助肛门成形术;③中位直肠肛门畸形无瘘口及高位直肠肛门畸形患儿,先行结肠造瘘术,3~6个月后行肛门成形术,再行造瘘回纳术。

【护理评估】

1. 了解患儿母亲的妊娠史,评估患儿有无合并其他畸形等。评估腹胀程度,有无呕吐、脱水及电解质紊乱。检查正常肛凹处有无冲击感,会阴及女婴阴道、前庭有无瘘口,检查患儿排出的尿液中是否混有粪便,判断是否存在尿道瘘。

2. 了解X线倒立侧位片及瘘管造影结果,尿液检查结果,判断无肛位置的高低及瘘口情况。

3. 了解家长文化程度,对疾病知识的认识程度和家庭经济支持能力,评估家长是否担心手术效果及预后而产生焦虑情绪。

【护理措施】

1. 术前护理

(1) 术前护理常规:见本章第一节消化系统疾病的护理。

(2) 病情观察:直肠肛门闭锁无瘘口的患儿予禁食,观察患儿有无腹胀、呕吐情况,防止呕吐物吸入窒息;观察瘘口周围皮肤情况,及时清除瘘口处大便,保持局部清洁干燥;观察有无尿路感染的症状,如小婴儿哭闹不安等。

(3) 肠道准备:对肛门闭锁伴有直肠会阴瘘的患儿,遵医嘱清洁灌肠或甲硝唑保留灌肠,做好肠道准备。

2. 术后护理

(1) 术后护理常规:见本章第一节消化系统疾病的护理。

(2) 卧位:麻醉未清醒期间,取平卧位头侧向一边,麻醉清醒后取蛙式俯卧位或仰卧位,保证肛门切口充分暴露。

(3) 饮食护理:行会阴部肛门成形术及Pena术患儿,待麻醉清醒、肠蠕动恢复后根据医嘱先试喂少量温开水,然后再喂奶,并观察患儿喂奶后有无呕吐、腹胀及排便情况。经腹腔镜辅助肛门成形患儿术后视病情需要留置胃肠减压管并禁食1~3天,期间做好胃肠减压管护理及口腔护理。

(4) 病情观察:监测生命体征,注意保暖,对体温不升的患儿予辐射床保温,防止低温硬肿症的发生;密切观察有无腹胀、呕吐及肛门排便、排气情况,注意肛门切口有无红肿、渗血、脓性分泌物等感染症状。

(5) 伤口护理:保持肛门切口充分暴露,及时清除粪便,聚维酮碘消毒切口皮肤3次/天,保持肛门处清洁干燥,促进肛门伤口愈合。

20

（6）肠造口护理：见本章第十九节先天性巨结肠。

（7）并发症观察与护理：

1）切口感染：为术后早期并发症，注意观察肛门排便情况，观察肛门切口有无红肿、渗血、脓性分泌物等感染症状，做好肛门切口护理。

2）肛门狭窄：是术后较常见的并发症，表现为排便困难、便条变细，可有腹胀、食欲下降等症状，及时告知医师予以扩肛等处理。

3）便秘：不论何种肛门成形手术，便秘都是常见的术后并发症。术后注意饮食调整，合理坐浴及排便习惯的训练。

4）肛门失禁：多见于高位肛门直肠畸形术后，术后定期扩肛及排便训练是预防的重要措施，严重者可再次行肛门成形术或括约肌成形术。

【健康教育】

1. 饮食指导 提倡母乳喂养，合理添加辅食，保持大便通畅，养成定时排便的习惯；注意饮食卫生，预防腹泻。

2. 告知家长切口及肛周皮肤正确的护理方法 及时清除粪便，保持肛门处皮肤清洁干燥，促进肛门伤口愈合。

3. 出院指导

（1）肠造口护理：肠造口患儿出院前教会家长正确进行肠造口的日常护理及正确使用造口袋。

（2）扩肛指导：见本章第十九节先天性巨结肠。

（3）按医嘱定时复诊，6个月内每个月1次，6个月后每3个月1次至1年。患儿出现排便困难、便条变细、腹胀及食欲下降以及喂养困难等，立即来院就诊。

（凌云　胡艳）

第二十二节　肛门周围脓肿

【概述】

肛门周围软组织内或其周围间隙发生的急性化脓性感染并形成脓肿者称肛门周围脓肿（perianal abscess），脓肿自行破溃或切开排脓后常形成肛瘘，多见于新生儿及小婴儿。

【临床特点】

初期表现为肛门两侧或后方皮肤局部红肿、硬结及有压痛，化脓后局部触及波动感。女孩的脓肿多自阴道、前庭或大阴唇穿出。重症患儿出现高热、拒食，排便及直肠指诊时剧痛哭闹。

【治疗原则】

脓肿切开引流是治疗肛门周围脓肿的主要方法，一旦诊断明确，即应做放射状切开引流。对于肛周广泛蜂窝织性炎或伴有全身感染症状的患儿，可抗生素治疗，并辅以温水坐浴和局部理疗。

【护理评估】

1. 了解患儿既往感染史，评估患儿局部皮肤状况，红肿、硬结范围，有无触痛，局部有无波动感，脓肿有无破溃。监测体温变化。

2. 了解血常规、浅表B超及脓液培养结果。

3. 了解患儿家长文化程度，对疾病知识的认识程度和家庭经济支持能力。

【护理措施】

1. 术前护理

（1）术前护理常规：见本章第一节消化系统疾病的护理。

（2）饮食护理：年长患儿宜清淡、富有营养饮食，多进食新鲜蔬果，多饮水；小于6个月婴儿尽量选择母乳喂养，保持大便通畅，避免大便干结便秘及腹泻。

（3）发热护理：见本章第一节消化系统疾病的护理。

2. 术后护理

（1）术后护理常规：见本章第一节消化系统疾病的护理。

（2）卧位：患儿取健侧卧位或俯卧位，避免病灶受压，减轻局部疼痛；切开引流处伤口充分暴露，保持引流通畅。

（3）病情观察：监测生命体征的变化，观察患儿大便性状以及肛周皮肤情况，观察肛门口有无脓血性分泌物流出，切口周围有无乳头状肉芽组织，防止肛瘘发生。

（4）伤口护理：保持肛周皮肤清洁、干燥、穿棉质柔软、宽松衣裤；切开引流患儿使用柔软尿布，勤更换并及时清理大小便，避免大小便污染伤口。遵医嘱予聚维酮碘棉球消毒伤口，局部伤口红肿患儿可采用光子治疗仪照射，保持伤口干燥，促进伤口愈合。

【健康教育】

1. 向家长解释疾病的病因、潜在并发症及相关的治疗措施，术前术后护理。

2. 告知家长肛门周围切口及肛周皮肤正确的护

理方法,及时清除粪便,保持肛门处皮肤清洁干燥,促进肛门伤口愈合。

3. 出院指导

(1) 养成良好排便习惯:患儿因惧怕疼痛,常拒绝排便,鼓励患儿在有便意时及时排便,养成定时排便习惯。

(2) 肛周皮肤护理:勤换尿布,便后尽量用温水冲洗外阴及肛门,洗后用干净柔软纸巾吸干,避免用力擦拭肛门。

(凌云　胡艳)

第二十三节　肛　瘘

【概述】

肛瘘(anal fistula)是肛管或直肠与肛周皮肤相通的肉芽肿性管道,由内口、瘘管、外口三部分组成。内口常位于直肠下部或肛管,多为一个;外口在肛周皮肤上,可为一个或多个。经久不愈或间歇性反复发作为其特点。肛瘘多见于1岁以下的婴儿。

【临床特点】

大部分肛瘘由直肠肛管周围脓肿引起,由于外口生长较快,脓肿假性愈合,导致脓肿反复发作破溃或切开,形成多个瘘管和外口,使单纯性肛瘘成为复杂性肛瘘。按瘘管位置高低可分为低位单纯性肛瘘、低位复杂性肛瘘、高位单纯性肛瘘和高位复杂性肛瘘。患儿多为低位单纯性肛瘘(图20-23-1)。

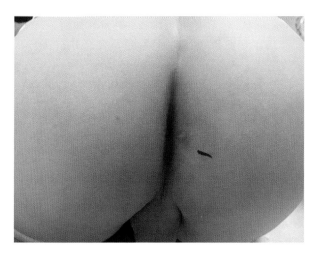

图 20-23-1　单纯性肛瘘

肛瘘外口流出少量脓性、血性、黏液性分泌物、粪便及气体为主要临床症状。由于分泌物的刺激,使肛门部潮湿、瘙痒,有时形成湿疹。瘘管中有脓肿形成时,可感到明显疼痛,同时伴有发热、寒战、乏力等全身感染症状。检查时在肛周皮肤上可见到单个或多个外口,呈红色乳头状隆起,挤压时有脓性或脓血性分泌物排出。外口数目越多,距离肛缘越远,肛瘘越复杂。

对于复杂、多次手术、病因不明的肛瘘患儿,应作钡灌肠或结肠镜检查,以排除 Crohn 病/溃疡性结肠炎等疾病的存在。

【治疗原则】

保守疗法仅适用于新生儿、2~3 个月的婴儿及瘘管尚未形成的年长儿,每天以高锰酸钾溶液坐浴2~3 次,合并急性炎症时应用抗生素。手术方法有挂线疗法、瘘管切开术、瘘管切除Ⅰ期缝合术。女婴外阴瘘若用挂线疗法,可引起肛门括约肌、阴唇后联合或会阴体断裂,引起大便失禁,故目前多采用直肠内修补术和经会阴瘘修补术。

【护理评估】

1. 评估患儿有无直肠肛周脓肿史,发作频率,有无切排史;检查肛周皮肤瘘口数量及位置,有无脓液、黏液性分泌物挤出。

2. 了解血常规、瘘管造影及 MRI 结果。

3. 评估患儿及家长对本病的了解程度及心理反应。

【护理措施】

1. 术前护理

(1) 术前护理常规:见本章第一节消化系统疾病的护理。

(2) 饮食护理:鼓励患儿多吃蔬菜、水果等富含纤维素的食物,保持大便通畅;术晨给予清洁灌肠。

2. 术后护理

(1) 术后护理常规:见本章第一节消化系统疾病的护理。

(2) 饮食护理:术后给予少渣、易消化饮食,减少大便形成,避免辛辣刺激性食物;注意饮食卫生,避免腹泻。

(3) 伤口护理:保持肛周皮肤清洁干燥,便后用温水清洗、聚维酮碘消毒;脱线后局部可涂聚维酮碘或者抗生素软膏,以促进伤口愈合;鼓励患儿定时排便,必要时使用开塞露协助排便,排便时避免患儿久蹲或过度用力,防止伤口水肿而加剧疼痛。

(4) 并发症的观察与护理:

1) 伤口出血:监测生命体征,观察患儿面色、心率,询问有无坠胀、便意感,大便时观察有无出血及出血量,发现有出血应立即报告医师。

2)伤口感染:肛旁皮肤出现红肿、疼痛,有导致肛瘘复发和瘘管残余的可能,因此做好伤口局部护理至关重要。

【健康教育】

1. 向患儿及家长耐心讲解肛瘘形成的原因、治疗及预后,消除患儿紧张情绪,使之更好地配合治疗。

2. 解释各项术前准备的目的及步骤,清洁灌肠的注意事项,确保手术按时进行。

3. 指导术后伤口护理要点,讲解排便时注意事项,可能出现的并发症;告知家长肛周消毒液的配制方法,包括浓度、水温、浸泡时间等。

4. 出院指导 见本章第二十二节肛门周围脓肿。

(凌云 应燕)

第二十四节 急性腹膜炎

【概述】

急性腹膜炎(acute peritonitis)指突然发生的以腹痛、恶心呕吐、腹胀、肠鸣音减弱或消失及感染中毒症状为主的腹膜急性感染,根据发病原因不同可分为原发性与继发性两类,前者腹腔内无脏器损伤及感染病灶,后者则继发于腹腔内脏破裂穿孔、灶性感染坏死蔓延或与腹膜透析相关。

【临床特点】

典型的急性腹膜炎起病骤急,一般无明显先驱症状或仅有上呼吸道感染,以及高热、呕吐、腹胀及腹痛。①腹痛:儿童起病较急,腹痛呈阵发性加重,疼痛多位于脐周或全腹,原发病灶处最明显。②呕吐:早期为胃内容物,麻痹性肠梗阻,频繁呕吐者,呕吐物可为粪汁样肠内容物。③全身中毒症状:发热和腹痛可同步出现,或先后出现,体温可高达 39 ~ 40℃,患儿呈急性病容,伴有寒战,重症患儿呈现面色苍白、神志模糊、脉搏细弱等全身中毒症状。④腹膜刺激征:发病早期腹部平坦,全腹轻度紧张,有广泛压痛;随着病情进展,腹胀明显,全腹肌紧张,压痛明显,肠鸣音减弱或消失。

辅助检查和诊断:①实验室检查:血常规检查白细胞计数和中性粒细胞比例明显升高;②原发性腹膜炎无特异性影像学检查项目,继发性腹膜炎可通过腹部 B 超和(或)CT、MRI 检查显示原发病变;③腹腔穿刺:穿刺液的性状因原发病灶不同而不同,原发性腹膜炎呈脓性,色白或黄,无臭味,胃十二指肠穿孔为黄色,含胆汁,混浊,亦无臭等;④腹部立位片:小肠胀气并有多个小液平面的肠麻痹征象,胃肠穿孔时多数可见膈下游离气体。

【治疗原则】

原发性腹膜炎病情较轻,主要以非手术治疗为主;继发性腹膜炎的治疗重点是积极治疗原发病,控制感染源的继续扩散。

1. 非手术治疗 ①抗感染治疗:是腹膜炎最主要的治疗手段,大量静脉滴注抗生素是治疗的关键,疗程以 10 ~ 14 天为宜;②纠正脱水及电解质失衡;③禁食、持续胃肠减压,减轻腹胀;④输血、血浆以及大量维生素 B、C,改善全身营养状况。

2. 手术治疗 急性继发性腹膜炎原则上应尽早施行手术,处理病灶,切除坏死组织或修补穿孔,吸出并引流腹腔内脓液,具体手术安排要根据原发病情况而定。

【护理评估】

1. 了解患儿既往疾病史,了解患儿有无恶心、呕吐、腹痛及发热等症状;评估腹痛的部位、性质、程度及伴随症状,有无压痛、反跳痛并阵发性加剧。

2. 了解血常规、C 反应蛋白及腹部 B 超、CT 等检查结果。

3. 评估患儿及家长对突然患病并需立即进行急诊手术的认知程度及心理反应。

【护理措施】

1. 非手术治疗护理

(1)卧位:取半卧位,患儿有休克表现时取平卧位或中凹卧位,以促使腹腔内渗出液局限,利于引流,且减少对膈肌的压迫,利于呼吸及循环;呼吸困难者给予吸氧。

(2)病情观察:密切观察生命体征变化,监测体温、心率、血压,评估疼痛的部位、程度、性质、持续时间及伴随症状;观察肠鸣音及排气、排便情况。

2. 手术治疗护理

(1)术前护理常规:见本章第一节消化系统疾病的护理。

(2)术后护理:

1)术后护理常规:见本章第一节消化系统疾病的护理。

2)病情观察:术后观察生命体征变化,肠蠕动恢复情况及腹部体征;若术后 3 ~ 5 天患儿体温升高,切口疼痛明显,且切口下方隆起有波动感或有脓血性液体渗出,提示切口感染。

3)并发症观察与护理:①腹腔脓肿:密切观察生命体征动态变化,观察腹部症状及体征,尤其注意压痛、腹胀有无加剧,保持腹腔引流通畅,防止腹腔残余脓肿并发症发生;②切口感染:观察切口敷料是否干燥,有渗血、渗液及时通知医师更换。

【健康教育】

1. 饮食指导　患儿术后需要禁食 1~2 天,待肠蠕动恢复后方可进食。进食后应少量多餐,给予高蛋白、富含维生素、易消化饮食,避免胀气、产气食物。

2. 告知家长给患儿半卧位,有利于腹腔引流。鼓励患儿尽早下床活动,防止粘连性肠梗阻的发生。告知家长防止引流管扭曲、折叠,避免牵拉,以防意外拔管。

3. 出院指导　见本章第十八节急性阑尾炎。

（凌云　胡艳）

第二十五节　乳　糜　腹

【概述】

乳糜腹(chaloperitoneum)是由于某种原因造成腹腔内淋巴系统的淋巴液溢出,导致腹腔内大量乳糜样腹水。此病较少见,多发于小儿,特别是 1 岁以内婴儿。

【临床特点】

乳糜腹的病因复杂,可分为自发因素、先天性因素、外伤性因素、梗阻性因素以及其他因素。临床表现为腹胀,有腹水征,腹腔穿刺可抽出牛奶样乳糜。根据乳糜漏出的速度,可分为急性和慢性乳糜腹。①急性乳糜腹少见,由于乳糜液急促进入腹腔,表现为突然发病,腹腔压力剧增,除出现各种压迫症状如呼吸困难、食欲缺乏、呕吐、阴囊及腹壁水肿外,并发细菌感染可出现压痛及腹肌紧张（图 20-25-1）。②慢性乳糜腹发病早期腹围增长很快,到一定压力后达到平衡,当患儿日后形成侧支循环即自愈。部分须穿刺放液,使腹压下降。患儿因丢失大量蛋白质,可产生低蛋白血症、营养不良导致抵抗力下降。

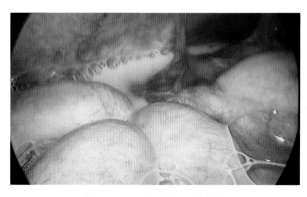

图 20-25-1　腹腔镜下乳糜腹

【治疗原则】

一般乳糜腹患儿可先试行:①腹腔穿刺:间隔 1~2 周 1 次;②饮食营养疗法:低脂肪、高蛋白、高维生素饮食;③肠道外营养:2~3 周使肠道休息,有利于破裂淋巴干修复愈合。若经上述治疗后,乳糜增长仍过快而威胁生命者可考虑外科治疗,包括四种手术:①两侧大隐静脉与腹膜吻合术;②胸导管成形术;③腹腔-上腔静脉分流术;④破裂的肠系膜囊肿及先天性小肠淋巴管扩张段肠管切除术。近年来,对损伤性乳糜腹,采用禁食和静脉高营养疗法,取得良好的效果。禁食后腹腔淋巴流量减少,有利于破裂的淋巴干修复愈合。

治疗方法有保守治疗和手术治疗。保守治疗包括饮食疗法或静脉高营养和穿刺抽液。一般先采用禁食和静脉高营养疗法,禁食后腹腔淋巴流量减少,有利于破裂的淋巴管修复愈合,疗程 2~4 周;随后采用特殊饮食疗法,用低脂肪、中链脂肪酸、高蛋白、高维生素饮食,中链脂肪酸由小肠黏膜吸收,可以不经过肠淋巴系统输送,而直接进入门静脉。根据腹胀影响呼吸,行腹腔穿刺抽液疗法以缓解呼吸困难。

手术疗法对急性乳糜腹、外伤性乳糜腹、有明显的原发病者,如肿瘤所致乳糜腹,以及经保守治疗 4~6 周无效或病情加重者,可行手术治疗。手术的目的是解除病因,缝合结扎漏孔或行分流术。

【护理评估】

1. 评估患儿腹胀出现的时间,腹围大小,有无压迫症状如呼吸困难,下肢及阴囊水肿等;评估有无细菌感染导致的腹部压痛及腹肌紧张;了解有无体重下降或不增,乳糜性腹泻、腹痛、恶心、呕吐等消化道症状。

2. 了解腹水实验室检查结果,B 超和生化结果。

3. 评估患儿家长对本病的了解程度及心理反应。

【护理措施】

1. 病情观察　因大量腹腔积液可使膈肌上升、肺扩张受限而导致低氧血症,应密切观察患儿面色、生命体征及腹部情况,尤其是呼吸及 SPO_2 变化,有无口唇及皮肤黏膜发绀。持续监测腹围变化;观察有无低蛋白血症导致的水肿。

2. 腹腔穿刺和引流护理

(1) 穿刺时取半卧位,严格无菌操作原则,防止感染。

(2) 排放腹水过程中密切观察患儿面色、生命体征变化,如患儿出现面色苍白、心率、呼吸加快、血压下降,立即停止排放腹水,报告医师予以适当补液,防止排放腹水过多导致虚脱。

(3) 记录排放腹水量及腹围,关注血气分析结果,并根据结果调整输液种类及量,维持水电解质平衡。

(4) 腹腔引流管留置期间保持引流管通畅,并妥善固定,防止意外拔管。保持穿刺口敷料清洁干燥,更换引流袋时严格无菌操作,防止腹腔感染。密切观察引流液性状及量,发现引流液变色及浑浊应及时遵医嘱留取标本做好培养及药敏试验。

3. 饮食护理 患儿确诊乳糜腹应立即禁食,随引流液减少逐步开始肠内喂养,并根据肠内喂养量减少胃肠外营养的使用量,直至完全肠内营养。肠内营养制剂有米汤、米糊、低脂质质、白粥、含中链脂肪酸的特殊配方奶等,因为中链脂肪酸由小肠黏膜吸收后不经过肠淋巴系统输送,而直接进入门静脉。进食期间,观察患儿有无腹围增大、大便性状及量,有无因腹水增加而导致的呼吸困难,定期检查 B 超了解腹水情况。

4. 静脉营养护理 静脉高营养应用期间,应严格执行无菌操作技术;注意观察患儿与代谢相关的并发症和电解质紊乱的症状与体征,如有头晕、出冷汗、胸闷等不适时应及时告知医师,同时观察与导管相关的并发症。

5. 心理护理 乳糜腹患儿病程较长,治疗效果不确定,患儿家长普遍存在焦虑心理。护理人员应积极向家长讲解疾病的原因及治疗方法,告知禁食及静脉营养、预防感染的重要性,使患儿家长积极配合治疗。

【健康教育】

1. 饮食护理 指导患儿合理饮食,禁食期间告知家长禁食的重要性,并严格遵医嘱执行;开始肠内营养后告知家长肠内营养制剂的选择范围,宜少量多餐,进食后观察有无腹胀、恶心呕吐,大便性状和量。

2. 住院期间护理 乳糜腹患儿由于乳糜瘘造成大量蛋白及淋巴细胞丢失,营养不良导致患儿抵抗力较差。住院期间应尽量安排单间病房,告知家长限制人员探视,陪护人员做好手卫生,防止交叉感染。

3. 出院指导

(1) 饮食指导:出院后仍需严格膳食管理,严格遵医嘱使用中链脂肪酸配方奶粉或低脂高蛋白高维生素饮食,不可随意添加辅食或更换奶粉。

(2) 定期门诊复查 B 超,了解腹水消退情况;如有腹胀、恶心、呕吐、腹泻等情况,及时到医院就诊。

(凌云 应燕)

第二十六节 腹股沟斜疝

【概述】

腹股沟斜疝(inguinal hernia)是指在腹股沟或阴囊处有一可复性肿块,它与腹膜鞘状突未完全闭合或腹股沟解剖结构薄弱有关,而腹内压增高是其诱发因素,如剧烈哭吵、长期咳嗽、便秘和排尿困难。其发病高峰在出生后的前 3 个月。男孩更容易发生腹股沟疝,男女比例为 5:1~10:1。好发于右侧,占 60%,在男孩可能与右侧睾丸较左侧下降晚有关,双侧同时发生腹股沟疝的几率为 10% 左右。

【临床特点】

出生后腹膜鞘状突不闭塞,肠管沿腹膜鞘状突从内环穿出腹壁、斜行经过腹股沟管,从外环穿出至皮下进入阴囊,即形成了先天性腹股沟疝。如果腹膜鞘状突一部分闭塞,另一部分因液体渗出积聚而扩大,则形成各类型鞘膜积液。典型症状是腹股沟及阴囊有光滑、整齐、稍带弹性的可复性肿物。哭闹或用力排便时明显,安静平卧或轻轻挤压肿块能消失。

不可还纳性腹股沟斜疝,在临床上可有两种情况:①简单不可复性疝:即疝内容物不能还纳入腹腔,但无肠梗阻症状;②嵌顿疝:即疝内容物不能还纳并有肠梗阻或肠绞窄症状,肿物疼痛并有触痛、硬、无咳嗽时的冲动感。肠管绞窄坏死时,则出现全身中毒症状,体温、脉搏增高,少数患儿便血,疝局部有红、肿、热、痛现象。

【治疗原则】

大多数小儿外科医师推荐在腹股沟疝确诊后即可考虑手术,这可以大大减少疝的并发症。如果在确诊 1 个月内行手术治疗,可以避免 90% 的并发症。

新生儿、小婴儿嵌顿疝时应即时手术,因其常合并精索扭转或受压,造成睾丸坏死。较大的婴幼儿发生嵌顿疝时间不超过12小时、全身情况良好,局部疝张力不大,有弹性,可使用镇静剂,实行手法复位。嵌顿疝复位后,除有不适合手术的条件,一般仍应于2~3天后手术治疗。

目前常用手术方法有经腹股沟疝囊高位结扎术和腹腔镜下疝囊高位结扎术,复发疝常用腹股沟管修补术。

【护理评估】

1. 评估腹股沟肿块第一次出现的时间,肿块的性质及(和)腹内压增高的关系。询问出现肿块的频率,有无疝嵌顿史。评估腹股沟肿物是否可弹性回纳、嵌顿疝有无肿块变硬,表面有无红肿、触痛,是否伴剧烈腹痛、呕吐、便秘、随之腹胀、便血等症状。

2. 了解血常规及B超结果。

3. 评估患儿及家长对本病的了解程度及心理反应。

【护理措施】

1. 术前护理

(1) 术前护理常规:见本章第一节消化系统疾病的护理。

(2) 避免患儿剧烈哭吵、用力排便等腹内压增高因素,以免造成斜疝嵌顿影响手术。

2. 术后护理

(1) 术后护理常规:见本章第一节消化系统疾病的护理。

(2) 病情观察:观察切口有无渗血、渗液、红肿,保持切口敷料清洁干燥,防止婴儿大小便污染;注意观察腹股沟、阴囊有无血肿、水肿及其消退情况。

(3) 避免腹内压增高,指导家长多安抚患儿,分散其注意力、避免剧烈哭吵;必要时遵医嘱使用镇静剂。

(4) 并发症的观察与护理:

1) 阴囊水肿或血肿:腹股沟疝术后发生阴囊血肿者较多,其主要原因是疝囊大,手术时分离面广,渗血较多,止血不完善所致。阴囊水肿和小的血肿能自然吸收,血肿较大、长时间不能吸收时可用理疗促进血肿吸收。如血肿进行性增大、疼痛,阴囊青紫,张力大,应立即打开切口引流,全身应用抗生素,防止继发感染。

2) 斜疝复发:复发后需再次修补,嵌顿疝术后复发率为1%~3%,再次手术一般在上次手术3~6个月后进行。

3) 睾丸移位或萎缩:均与手术手法有关,萎缩也与嵌顿的肠管压迫睾丸的血液供应有关,因此术后阴囊血运欠佳或空虚,应及时行B超检查。

【健康教育】

1. 避免哭吵和剧烈咳嗽,保持大便通畅,避免增加腹压,防止术侧斜疝复发嵌顿。单侧斜疝术后需注意另一侧腹股沟是否有斜疝发生。

2. 出院指导见本章第十一节先天性肠旋转不良。

(凌云　应燕)

第二十七节　脐　疝

【概述】

脐疝(umbilical hernia)是患儿肠管自脐部凸出至皮下,形成球性软囊,易压回,较常见。

【临床特点】

婴儿脐带脱落后,脐部瘢痕是一先天性薄弱处,且在婴儿时期两侧腹直肌前后鞘在脐部未合拢,留有缺损,这就产生了脐疝发生的条件。疝囊为突出的腹膜,表面有皮肤覆盖,皮肤与腹膜之间为薄层结缔组织,突出的内脏多为小肠、大网膜等,很少发生嵌顿。脐部可见一球形或半球形可复性肿物。患儿安静卧位时,肿块缩小或消失,脐部皮肤松弛。哭闹、咳嗽、直立等使腹压增大时肿物出现。新生儿、小婴儿平时不消失,但以手轻压可使疝内容物还纳入腹腔,并可闻气过水声。

【治疗原则】

约80%脐疝2岁内可以自愈,随着年龄增长,腹肌逐渐发达,脐环常能逐渐狭窄缩小而闭合,故不需要任何治疗。但2岁以上或脐环直径超过2cm者,应考虑手术切除疝囊,修补腹壁缺损。

【护理评估】

1. 了解脐部肿块出现的时间、形状和腹内压增高的关系,询问出现肿块的频率。评估脐部肿块的大小及导致肿块改变的相关因素。观察肿块表面有无破损、红肿、触痛等。

2. 了解血常规、C反应蛋白、脐部B超结果。

3. 评估家长对手术的认知程度及心理反应。

【护理措施】

1. 术前护理

(1) 术前护理常规:见本章第一节消化系统疾

病的护理。

（2）避免患儿剧烈哭吵、用力排便等腹内压增高因素，以免造成脐疝嵌顿影响手术。

（3）脐部护理：用生理盐水棉签清洁脐部皮肤；脐部污垢无法清除时，先用润肤油软化后，再用生理盐水棉签清除；清洁时注意动作轻柔，力度适当，以免造成皮肤破损。

2. 术后护理

（1）术后护理常规：见本章第一节消化系统疾病的护理。

（2）伤口护理：保持脐部切口敷料清洁干燥，定期更换敷料，注意观察伤口有无红、肿、热、痛等。

（3）病情观察：术后观察生命体征变化，避免患儿剧烈哭闹、咳嗽、用力排便等导致腹压增大的行为。

（4）并发症观察与护理：

1）皮下气肿：是最常见的并发症，表现为局部组织有捻发音，轻度皮下气肿对患儿影响不大，一般术后 2~3 天可消失。

2）腹腔脏器损伤：术后观察有无面色苍白、脉速、血压下降等表现。

3）脐疝复发：脐部切口处又出现一球形或半球形可复性肿物。

【健康宣教】

1. 做好患儿安抚工作，避免剧烈哭吵，保持大便通畅；有咳嗽时告知医师及时治疗，避免增加腹压。

2. 出院指导 见本章第十一节肠旋转不良。

（凌云 胡艳）

第二十八节 脐 茸

【概述】

脐茸是卵黄管完全萎缩退化，仅在脐部遗留极少黏膜，呈樱红色突起息肉状，又称脐息肉（umbilical polyp），经常有少许无色、无臭的黏液，当黏膜受到摩擦或损伤时有血性分泌物。

【临床特点】

生后脐带脱落后经常有少量黏液或血性分泌物，脐周常继发湿疹。局部用收敛药可暂时起作用，症状好转，但不久又会复发。

【治疗原则】

卵黄管残留的治疗，体积小的脐茸可用 10% 硝酸银烧灼（药物腐蚀），有蒂的脐茸，可先用线结扎，残余部分电灼破坏黏膜，脐茸大且蒂粗须用手术切除。

【护理评估】

1. 了解患儿断脐方式、脐部护理的次数、方法等。评估脐部突出物的直径，有无红肿、渗液。有无腹胀、腹肌紧张、腹部触痛、少吃、少哭、少动等表现。

2. 了解血常规、C 反应蛋白、脐部 B 超结果。

3. 评估患儿及家长对手术的认知程度及心理反应。

【护理措施】

1. 术前护理

（1）术前护理常规：见本章第一节消化系统疾病的护理。

（2）脐部护理：可用 3% 过氧化氢溶液清洗后，再用 5% 聚维酮碘消毒，2 次/天；注意保持脐部的清洁干燥，脐部黏膜避免受到摩擦或损伤，以免造成出血。

2. 术后护理

（1）术后护理常规：见本章第一节消化系统疾病的护理。

（2）饮食护理：术后 6 小时后恢复哺乳，少量多餐，喂养后将患儿竖抱起轻轻拍背，避免呕吐物吸入窒息，逐渐过渡至按需喂养。

（3）伤口护理：保持脐部伤口敷料清洁干燥，定期更换敷料，注意观察伤口有无红、肿、热、痛等。

【健康教育】

1. 做好患儿的安抚工作，避免剧烈哭吵，保持大便通畅；有咳嗽时告知医师及时治疗，避免增加腹压。

2. 出院指导

（1）饮示指导：提倡母乳喂养，6 个月后逐步添加辅食，多食新鲜水果汁。

（2）定期复查，保持脐部伤口干燥清洁，2 周内禁止沐浴。如有红肿、疼痛、硬结、渗血、渗液及时就诊。

（凌云 胡艳）

第二十九节　肝　硬　化

【概述】

肝硬化(cirrhosis of liver)是慢性弥漫性进行性肝脏疾病,其病因很多,可由肝脏本身疾病所致,也可以是全身系统性疾病的一部分表现。临床症状轻重相差悬殊,表现不同程度的肝功能障碍及门脉高压现象。病理变化主要为肝脏的纤维化及假小叶的形成。根据其病理变化一般分为门脉性、坏死后性及胆汁性肝硬化三型。

【临床特点】

在我国,感染是导致患儿肝硬化的主要病因,先天性胆道梗阻及先天性代谢缺陷和遗传病也为患儿较常见病因。肝硬化症状悬殊,代偿期血清胆红素、ALT、凝血酶原时间均可正常,而白蛋白降低、球蛋白增高、白/球蛋白比例倒置,临床表现可仅有食欲缺乏、恶心、呕吐、腹胀、腹泻的消化道症状。主要体征为肝大,脾脏亦可增大。失代偿期临床表现逐渐出现,患儿渐见消瘦、乏力,出现门脉高压、腹水、脾功能亢进、有出血倾向。亦可见肝掌、蜘蛛痣,但婴幼儿时期较少见,患儿面色晦暗,常伴有贫血。晚期侧支循环形成,有食管下端及胃底静脉曲张,为门脉高压的结果。门脉性肝硬化起病过程缓慢,可潜伏数年。坏死后性肝硬化发展迅速,不易代偿,常在短期内由继发感染导致肝衰竭而死亡。原发性胆汁性肝硬化早期表现为梗阻性黄疸、皮肤瘙痒、尿色深黄、腹泻等症状,继发性胆汁性肝硬化表现与原发性相似。肝硬化晚期常导致各种并发症,如消化道出血、肝性脑病、继发感染等。

诊断要点:肝硬化失代偿期的诊断主要依据有病毒性肝炎、血吸虫病或家族遗传性疾病等病史,肝功能减退与门静脉高压症的临床表现,以及肝功能试验异常等。代偿期的诊断常不容易,故对原因不明的肝脾大、慢性病毒性肝炎应定期随访,肝穿刺活组织检查利于早期确诊。

【治疗原则】

大多数肝硬化病例呈进行性加重,偶可在病程中自然停止进行,患儿肝组织再生能力较成人强,争取早期治疗,少部分早期肝硬化病例可以逆转。包括护肝退黄治疗、营养支持治疗、抗纤维化治疗、消除腹水等。有手术适应证者应慎重选择时机进行手术治疗。

【护理评估】

1. 评估患儿是否有肝病面容、肝脾淋巴结肿大。有无肝炎、输血史,血吸虫病或家族遗传性疾病等病史,有无接触化学毒物,有无使用损肝药物。评估患儿的饮食及消化情况,有无食欲减退甚至畏食,有无恶心、呕吐、腹胀、腹痛及大便的性状等。评估腹部体征的情况,是否有腹部膨隆、腹壁紧张度增加及腹膜刺激征,是否出现黄疸、腹水,评估腹围及体重。评估皮肤黏膜情况,是否有黄染、出血点、瘀斑、鼻出血、蜘蛛痣、肝掌等。评估患儿呼吸情况,是否有呼吸浅促、呼吸困难和发绀等症状,警惕有无胸水形成。评估意识状态,是否有表情淡漠、性格改变、行为异常。评估患儿的营养状况,是否消瘦、皮下脂肪消失、肌肉萎缩等。评估尿量及尿色,是否有尿量减少、尿色异常。

2. 了解实验室检查如血常规、血生化、凝血功能、生化结果、腹水的性质是漏出液抑或渗出液及B超、MRI、CT其他辅助检查结果。

3. 评估患儿及家长对本病各项护理知识的了解程度及需求。

【护理措施】

1. 饮食护理　既保证饮食营养又遵守必要的饮食限制是改善肝功能、延缓病情进展的基本措施。宜选择高热量、高蛋白质、高维生素、易消化饮食,适当摄入脂肪,动物脂肪不宜过多,并根据病情变化及时调整。①蛋白质是肝细胞修复和维持血浆白蛋白正常水平的重要物质基础,应保证其摄入量。蛋白质来源以豆制品、鸡蛋、牛奶、鱼、鸡肉、瘦猪肉为主。血氨升高时应限制或禁食蛋白质,待病情好转后再逐渐增加,并应选择植物蛋白,如豆制品,因其含蛋氨酸,而芳香氨基酸和产氨氨基酸较少。②新鲜蔬菜和水果含有丰富的维生素,例如西红柿、柑橘等富含维生素C,日常食用以保证其摄入。③有腹水者应限制水和钠的摄入,含钠较少的食物有粮谷类、瓜茄类、水果等。限钠食物淡而无味,可适量添加柠檬汁、食醋等,改善食品的调味,以增进食欲。④食管胃底静脉曲张者应食菜泥、肉末、软食,进餐时细嚼慢咽,咽下的食物宜小且外表光滑,切勿混入糠皮、硬屑、甲壳等坚硬的食物,以防损伤曲张的静脉导致出血。

2. 体液过多的护理

(1) 体位:卧床休息,有利于增加肝肾血流量,改善肝细胞营养,抬高下肢以减轻水肿。大量腹水者取半卧位,使横膈下降,肺活量增加,减少肺淤血,

20

有利于呼吸运动,减轻呼吸困难。

（2）限制水钠摄入:限制高钠食物摄入,如咸肉、酱菜、罐头食品等,钠盐应控制在0.5g/d以下,摄水量限制在1000ml/d以下。

（3）用药观察:定期输注血浆、白蛋白,有利于促进腹水消退,改善机体一般状况和肝功能。使用利尿剂后注意水、电解质及酸碱平衡紊乱,准确记录出入量,特别是尿量的变化。同时应注意先扩容,再利尿。

（4）病情观察:监测生命体征、尿量、水肿情况的变化。观察腹水的颜色、性状和量,每天监测体重及腹围。

（5）腹腔穿刺放腹水的护理:术前说明注意事项,排空膀胱;术中配合医师,注意观察患儿面色、生命体征及不适反应;术后注意观察穿刺部位情况,有无渗血、渗液,标本及时送检。

3. 并发症的观察及护理

（1）消化道出血:观察患儿有无面色苍白、呕血、便血、剧烈腹痛、脉搏细速、脉压增大等情况,一旦发生,予平卧、禁食,监测生命体征变化,迅速开放静脉通道,尽快补充血容量,必要时输血。食管胃底静脉曲张者宜软食,细嚼慢咽,避免坚硬、粗糙食物。

（2）肝性脑病:让患儿及家长熟悉导致肝性脑病的诱发因素,尽可能避免各种诱因的发生,包括大量排钾、利尿、放腹水、安静催眠药、高蛋白饮食、便秘、感染等。密切观察精神、行为状况,出现行为异常、淡漠少言时,应高度警惕出现肝性脑病的前驱症状,配合辅助检查,及早发现、及早治疗。

4. 心理护理 此病患儿情绪低落,意志消沉,容易产生紧张、焦虑、恐惧、绝望等情绪,对患儿要态度亲切,让家长陪伴使其有安全感,利于患儿情绪的稳定。

【健康教育】

1. 向患儿及家长说明导致营养状况下降的有关因素、饮食治疗的意义与原则,与家长共同制订符合治疗需要又为其接受的饮食计划。指导患儿合理饮食,养成良好的饮食习惯,以碳水化合物为主,同时还应补充适量脂肪及维生素。忌暴饮暴食,根据病情随时调整饮食,多吃蔬菜水果,保持大便通畅。

2. 保持良好的生活方式,保证充足睡眠,生活规律。尽量少去人多、空气流通不畅的地方,避免交叉感染。

3. 指导患儿家长按医嘱正确用药,加用药物应征得医师同意,以免服药不当而加重肝脏负担和肝功能损害。

4. 保护好皮肤,忌用刺激性洗漱用品,避免水温过高,穿棉质衣服,勿抓挠,防止感染。

5. 出院指导

（1）详细介绍出院带药的药物名称、剂量、给药时间和用法,教会观察药物的疗效和不良反应。例如服用利尿剂者应记录尿量,如出现软弱无力、心悸等症状时,提示低钠、低钾血症,应及时就医。

（2）帮助患儿及家长掌握与本病相关的知识和自我护理的方法,以延缓肝损害的进程。在康复过程中,可适当参加娱乐活动及体育锻炼,培养一定的生活情趣。

（3）定期复查血常规及血生化,监测肝功能情况;如患儿出现性格行为改变等肝性脑病的前驱症状,或出现呕血、黑便等上消化道出血症状时,应立即就诊。

（陈朔晖　徐建仙）

第三十节　门静脉高压症

【概述】

门静脉高压症(portal hypertension,PHT)是由于门脉系统血流受阻和(或)血流量增加,导致门脉系统内压力升高,继而引起一系列血流动力学改变和临床症状。儿童PHT较成人少见,其发病率尚无确切报道。根据病因和病变部位,将其分为肝前、肝内和肝后三型。肝内型占门静脉高压症的绝大多数。其中乙、丙型病毒性肝炎肝硬化是主要原因。

【临床特点】

门静脉高压症主要是各种原因导致的肝硬化及血管畸形、代谢病等所致。其主要临床表现为脾大与脾功能亢进,静脉曲张与出血,腹水与胸水及门脉高压性胃肠血管病。其中脾大出生后即可存在,多在婴幼儿期发现。腹水除门静脉高压外,与胶体渗透压低、肾血流动力学改变、淋巴循环障碍及体液因素均有关。门脉高压性胃肠血管病,按病变部位不同分三种,即门脉高压性胃病、门脉高压性小肠病、门脉高压性结肠病。门静脉高压症常继发于食管静脉曲张,也可见于胃、小肠及结肠静脉曲张出血。门静脉阻塞患儿中,约40%出血在3岁前发生,10岁前约100%发生。同时常伴有侧支循环的建立,包括食管胃底静脉曲张、门-体侧支循环。

诊断要点:儿童门静脉高压症根据病史、临床特征以及常规的生化检测,门脉及肝静脉的超声多普勒检查以及更进一步的腹部 MRI、门静脉及肝静脉造影和肝活检等方法确诊并不困难,但重要的是明确病因。这与疾病的预后密切相关,需要不断从病原学、影像学、组织病理学等方面提高诊断水平,早期诊断、早期治疗,以提高疗效。

【治疗原则】

内科治疗包括药物治疗、内镜治疗及介入治疗。合理的实施外科治疗,可以延长门脉高压症患儿的生命和提高其生活质量,手术方式包括:分流术,断流术,断流、分流联合手术。目前外科治疗主要包括:针对预防和治疗食管静脉曲张破裂出血;治疗顽固性腹水;切除巨脾和纠正脾功能亢进的 TIPS 手术和肝移植。肝移植是治愈末期肝病的唯一方法。

【护理评估】

1. 评估患儿有无慢性肝炎、血吸虫病、黄疸、腹水、呕血、黑便、肝性脑病等;有无血液病、溃疡病、食管异物、服用激素和非甾体类抗炎药等;了解发病与饮食的关系,如出血前是否进食粗硬、刺激性食物;了解是否有腹腔内压力骤然升高因素,如剧烈咳嗽、呕吐等;脾功能亢进程度;评估患儿是否常有黏膜及皮下出血,是否贫血,是否易感染;了解患儿有无呕血或黑便,出血的急缓,呕吐物及排泄物的颜色、量及性状;评估有无腹部膨隆、腹壁静脉曲张;肝、脾大小和质地,有无移动性浊音等;评估患儿生命体征、意识状态、面色、肢端温度及皮肤色泽、尿量变化,判断有无出血性休克、肝性脑病先兆症状等;有无黄疸、肝掌、蜘蛛痣及皮下出血点,下肢有无水肿,营养状况等。

2. 了解血常规、肝功能和影像学等检查结果;了解胃镜、X 线钡餐和腹部 CT 等检查可帮助判断食管胃底静脉曲张程度及出血部位。

3. 了解患儿是否感到紧张、恐惧;是否因长期、反复发病,学习或生活受到影响而感到焦虑不安和悲观失望;评估家庭成员能否提供足够的心理和经济支持;患儿及家长对门脉高压症诊疗、预防再出血知识了解程度。

【护理措施】

1. 饮食护理　门静脉高压症患儿大多需要高糖、高热量、高维生素、高蛋白(肝性脑病患儿除外)、易消化饮食。维生素缺乏者,适当补充维生素。脂肪吸收不佳者,应特别补充脂溶性维生素。有明显低蛋白血症者,应输入白蛋白。但若患儿有肝性脑病先兆,应暂时给予低蛋白饮食,因过多的蛋白质会引起门脉系统脑病变,而过低的蛋白质会引起负氮平衡。

2. 手术治疗的护理

(1) 术前护理:避免进食粗糙、干硬、带骨、油炸、辛辣食物,饮食不宜过热。避免引起腹压升高的因素:咳嗽、打喷嚏、用力排便、提举重物等,以免诱发曲张静脉破裂出血。术前一周应用维生素 K,术前 2~3 天口服肠道不吸收的抗生素,术前 1 天晚清洁灌肠。

(2) 术后护理:

1) 卧位与活动:分流术后 48 小时内,取平卧位或 15°低坡卧位,2~3 天后改半卧位;避免过多活动,翻身时动作要轻柔;手术后不宜过早下床活动,一般需卧床 1 周,以防血管吻合口破裂出血。

2) 饮食:指导患儿合理营养,从流质逐步过渡到正常饮食,保证摄入足够的热量。分流术后患儿应限制蛋白质和肉类摄入,避免诱发或加重肝性脑病。

3) 病情观察:密切观察患儿的面色、神志,严密监测生命体征的变化。观察胃肠减压和腹腔引流液的性状和量,若引流出新鲜血液量较多,应考虑是否发生出血。禁用吗啡等对肝脏有损害的药物。

4) 引流管护理:膈下置引流管者应保持负压引流系统的无菌、通畅;观察和记录引流液的性状和量;引流液逐天减少、色清、每天少于 5ml 时可拔管。

3. 并发症的观察和护理

(1) 出血:定时观察血压、脉搏、呼吸以及有无伤口或消化道出血情况。膈下置引流管者应注意记录引流液的性状和量,如在 1 小时内引流出的血性液体≥5ml/kg 或连续 3 小时≥3ml/kg,提示有活动性出血,应立即告知医师,及时妥善处理。

(2) 感染:感染的常见部位为腹腔、呼吸系统和泌尿系统,术后应加强观察:①遵医嘱及时使用有效的抗生素。②黄疸患儿皮肤瘙痒者沐浴时避免水温过高,或使用有刺激性的皂类和沐浴液,勿用手搔抓皮肤,以免皮肤破损;保持会阴部皮肤清洁,每次便后用温水清洗。③鼓励患儿深呼吸,有效咳嗽、咳痰,必要时予以雾化吸入,防止肺部并发症。

(3) 肝性脑病:分流术后部分静脉血未经肝脏解毒而使含血氨高的血液直接进入体循环,加之手术应激及不同程度的肝功能损害,极易诱发肝性脑病。应限制蛋白质摄入,以减少血氨的来源;忌用肥皂水灌肠,减少氨的吸收,动态监测血氨浓度。若患儿出现神志淡漠、嗜睡、谵妄等改变时,应高度怀疑出现肝性脑病,需及时处理。

【健康教育】

1. 饮食　指导患儿合理饮食,少量多餐,以糖

20

类食物为主。进食无渣饮食,避免用粗糙、坚硬、油炸和辛辣的食物,以免损伤食管黏膜,诱发再出血。

2. 休息与活动　避免劳累和过度活动,保证充分休息。一旦出现头晕、心慌、出汗等症状,应卧床休息,逐步增加活动量。避免引起腹内压增高的因素:如咳嗽、打喷嚏、用力排便等,以免诱发曲张静脉破裂出血。

3. 出院指导

（1）指导患儿和家长学会发现出血先兆、消除诱因,避免及减少发病。防止外伤,用软毛牙刷,避免牙龈出血。

（2）定期复查肝功能,按医嘱应用保肝药物。

（陈朔晖　徐建仙）

第三十一节　肝性脑病

【概述】

肝性脑病（hepatic encephalopathy）又称肝性昏迷,是由严重的急、慢性肝病引起的,以代谢紊乱为基础,伴有复杂的神经精神症状的综合征,其发生和发展常标志着衰竭,病死率很高。肝性脑病包括肝性昏迷先兆、肝性昏迷和慢性间歇性肝性脑病。各种原因的急、慢性肝病均可伴发肝性脑病。

【临床特点】

此病的发病机制尚不完全清楚。初步认为是由于肝细胞发生广泛变性、坏死,导致一系列代谢方面的病理生化过程。其所产生的毒性物质积聚体内,作用于中枢神经系统,使脑组织的正常生理活动受到严重抑制。

肝性脑病的临床表现多种多样,症状出现和发展速度快慢不等,时轻时重,病程较长,可反复多次昏迷。主要表现为精神神经系统症状、进行性肝损害、出血、颅内压增高、肝肾综合征。为便于观察、处理和疗效判定,临床将其分为四期。前驱期:轻度性格改变和行为失常,如脾气不好,无故哭闹,注意力不集中,食欲异常,可出现扑翼样震颤,脑电图多正常;昏迷前期:以意识改变、睡眠障碍和行为失常为特性,语言不清,不能进行简单的智力拼图,脑电图出现对称性慢波;昏睡期:以昏睡和精神错乱为主,呼之可醒,可以应答,常有意识模糊和幻觉;昏迷期:神志完全丧失,不能唤醒。浅昏迷时,对痛刺激有反应,压眶反射存在,扑翼样震颤无法引出;深昏迷时,各种反射消失,瞳孔常放大,可出现阵发性惊厥、踝阵挛等,脑电图可出现极慢波。

诊断要点:①严重肝病和（或）广泛门体侧支循环;②精神紊乱、昏睡或昏迷;③肝性脑病的诱因;④明显肝功能损害或血氨增高,扑翼样震颤和典型的脑电图改变有重要的参考价值。

【治疗原则】

本病需要加强支持治疗,包括饮食和静脉输液,采用综合性治疗措施,包括护肝治疗、控制脑水肿、降低颅内压、降低血氨、促进肝细胞再生、调整氨基酸代谢失调及微循环障碍的治疗,可酌情采用人工肝支持、血浆置换疗法、肝脏移植等。

【护理评估】

1. 评估患儿定向力和理解力,有无幻觉及意识障碍。评估皮肤有无黄染、出血点、蜘蛛痣、肝掌、腹壁静脉曲张等。评估肝脾大情况。评估有无扑翼样震颤、有无肌力及腱反射的改变。

2. 了解实验室检查如血氨、脑电图及 CT、MRI 等其他辅助检查结果。

3. 评估患儿及家长对本病各项护理知识的了解程度及需求。

【护理措施】

1. 饮食的护理　肝性脑病对营养的要求,重点不在于限制蛋白质的摄入,而在于保持正氮平衡。大多数患儿存在营养不良,长时间限制蛋白质饮食会加重营养不良的程度。且负氮平衡会增加骨骼肌的动员,反而可使血氨增高。蛋白质摄入的原则:①急性期首天禁蛋白质饮食,给予葡萄糖保证热量供应,昏迷者可鼻饲饮食。②慢性肝性脑病患儿无禁食蛋白质必要。③口服或静脉使用支链氨基酸制剂,可调整芳香族氨基酸/支链氨基酸比值。④植物和奶制品蛋白优于动物蛋白,植物蛋白含甲硫氨酸、芳香族氨基酸较少,含支链氨基酸较多,还可提供纤维素,有利于维护结肠的正常菌群及酸化肠道。给予高热量饮食,因维持正氮平衡热量不够时,蛋白分解代谢增强,氨基酸生成及产氨增加,从而增加肝性脑病发生的危险性。脂肪可延缓胃的排空,应尽量少用。不宜用维生素 B_6,因其可使多巴在外周神经处转为多巴胺,影响多巴进入脑组织,减少中枢神经系统的正常传导递质。

2. 病情观察　严密监测生命体征变化,观察神志、性格、行为及瞳孔的变化,发现异常,立即通知医师,积极给予相应的处理。

3. 避免各种诱发因素　①尽量减少使用镇静的

20

药物;②遵医嘱及时应用抗生素,防止皮肤、呼吸系统、泌尿系统感染;③防止大量补液,避免引起低血钾、低血钠,加重肝性脑病;④避免大量放腹水,防止水、电解质紊乱和酸碱失衡;⑤保持大便通畅,有利于清除肠内含氮物质。

4. 昏迷患儿的护理　保持患儿呼吸道通畅,保证氧气的供给。做好口腔、眼的护理,对眼睑闭合不全角膜外露的患儿,可用生理盐水纱布覆盖眼部。尿潴留患儿给予留置导尿,并记录尿量、尿色、气味。定时翻身,保持床单位干燥、平整,预防压疮。给患儿做肢体的被动运动,防止静脉血栓形成及肌肉萎缩。

5. 特殊用药护理

（1）乳果糖因在肠内产气较多,可引起腹胀、腹痛、恶心、呕吐及电解质紊乱等,应从小剂量开始。

（2）应用谷氨酸钾和谷氨酸钠的比例应根据血清钾、钠浓度和病情而定。患儿尿少时少用钾剂,明显腹水和水肿时慎用钠剂。谷氨酸盐为碱性,使用前可先注射维生素C,碱血症者不宜使用。

（3）大量输注葡萄糖的过程中,必须警惕低钾血症、心力衰竭。

6. 心理护理　患儿和家长因病情重、病程长、久治不愈、医疗费用较高等原因,常出现烦躁、焦虑、悲观等情绪,甚至不配合治疗。因此要针对患儿的不同心理问题,给予耐心的解释和安慰,消除不安情绪,取得信任及合作,鼓励其战胜疾病的信心。并向家长解释病情发展经过,共同参与患儿的护理,提高治愈率和生活质量。

【健康教育】

1. 介绍本病的基础知识,如疾病的病因、一般护理知识等,指导患儿和家长避免肝性脑病的各种诱发因素,如合理饮食,不宜进食过量蛋白质,避免粗糙食物。养成良好的生活习惯,避免各种感染。保持排便通畅,减少产氨。

2. 指导患儿和家长按医嘱用药,告知家长用药的目的、注意事项、药物的副作用等,告知家长慎用镇静剂。

3. 出院指导

（1）严格遵医嘱用药,不滥用损伤肝脏的药物,不擅自停药,不随意增减药量。定期复诊。

（2）预防感染:做好自我保护,不与感染患儿接触,避免去人多的地方,去公共场所需戴口罩,避免交叉感染,以免引起病情加重或复发。

（3）指导患儿及家长监测肝性脑病的早期征象,如患儿出现性格行为改变等前驱症状,或出现呕血、黑便等上消化道出血症状时,应立即就诊。

（陈朔晖　徐建仙）

第三十二节　先天性胆总管囊肿

【概述】

先天性胆总管囊肿(congenital choledochocyst)又称胆总管扩张症,是患儿较常见的胆道畸形。一般认为亚洲人发病率较欧美为高,在婴幼儿及学龄儿童多见,新生儿及成人亦可发病,男女发病率之比为1:4~1:3。

【临床特点】

先天性胆总管囊肿的发病原因尚不十分清楚,多数学者认为本病与先天性胆胰管合流异常、胆总管远端梗阻有关。先天性胆总管囊肿按囊肿位置和形态分为5型:①Ⅰ型:胆总管囊性扩张;②Ⅱ型:胆总管憩室;③Ⅲ型:胆总管囊肿脱垂型,是胆总管远端局限于胰腺内部分的扩张;④Ⅳ型:肝内胆管扩张;⑤Ⅴ型:肝内胆管扩张。其中胆总管囊性扩张最常见。

腹痛、黄疸和腹部肿物为本病的三个基本症状,但并非均具有三个主要症状,临床上往往只出现一个或两个。①腹痛:多为右上腹部疼痛,腹痛的性质不定,可有轻度胀痛,也可剧烈腹痛,间歇性发作;②黄疸:间歇性黄疸为其特征,间隔时间长短不一,黄疸程度亦不一,黄疸加重时说明胆总管远端狭窄或合并感染;③腹部肿物:肿物位于右上腹肝缘下,呈囊性,巨大者亦可达脐下。除以上症状外,发作时可伴有恶心呕吐,黄疸时出现白陶土样大便、尿色加深。囊肿穿孔时,即引起胆汁性腹膜炎症状,高热、腹胀甚至发生休克。

辅助检查:①B超:为首选,可显示肝外胆管扩张的程度及类型,有无结石及肝内胆道扩张;②CT:可明确肝内外胆管有无扩张、扩张的部位、程度及形态;③磁共振胰胆管造影(MRCP):不需要造影剂,经计算机处理后,仅留胆管和胰管较清楚的立体结构影像,近年来应用广泛;④实验室检查包括血清胆红素、碱性磷酸酶、血淀粉酶及肝功能测定,明确黄疸类型、肝损害程度及胰腺有无损伤。

【治疗原则】

诊断明确后应尽早手术。目前常用的手术方

法为腹腔镜下行囊肿切除、肝总管空肠 Roux-en-Y 型吻合术。对于囊肿巨大、局部粘连重或穿孔等情况下一期手术切除囊肿困难的患儿,可先行囊肿外引流术,待 3～6 个月后再二期行囊肿切除及胆道重建术。

【护理评估】

1. 评估疼痛的部位、性质、程度及伴随症状,了解腹部肿块的大小,有无黄疸及黄疸程度,有无恶心、呕吐、发热症状以及大小便颜色。了解腹痛、黄疸出现的时间、家族中有无类似疾病发生。

2. 了解实验室检查如血常规、血生化、淀粉酶结果及 B 超、CT、MRCP 检查结果。

3. 评估较大患儿是否因害怕手术而感到恐惧;评估家长对该疾病知识的认知程度及心理反应,家长是否因住院时间长、治疗费用高、对手术预后担心而感到焦虑。

【护理措施】

1. 术前护理

(1) 术前护理常规:见本章第一节消化系统疾病的护理。

(2) 休息和活动:避免剧烈活动,囊肿巨大时,应卧床休息,避免腹部碰撞,防止发生囊肿破裂。

(3) 病情观察:注意患儿疼痛、黄疸、肿块及各生化指标变化,对于症状及检验指标未改善的患儿,须密切观察有无腹痛突然加剧、体温升高、呕吐、腹胀、腹肌紧张等症状出现,警惕胆总管囊肿自发性穿孔;对于有腹痛症状的患儿须严密监测血、尿淀粉酶及胰腺 B 超改变,观察有无并发胰腺炎。

2. 术后护理

(1) 术后护理常规:见本章第一节消化系统疾病的护理。

(2) 病情观察:持续监测生命体征变化,给予低流量吸氧,保持呼吸道通畅,警惕腹腔镜术后长时间气腹导致的高碳酸血症,关注血气分析结果;密切观察腹部体征,有无腹胀、腹肌紧张,询问患儿排气排便情况,了解肠蠕动、胆汁分泌、排出是否恢复正常;观察伤口有无渗血、渗液、红肿,保持伤口敷料清洁干燥;观察患儿精神、黄疸消退、疼痛好转等情况,以判断手术效果。

(3) 管道护理:保持伤口敷料清洁干燥,观察有无渗液及渗液的颜色,渗液为黄绿色胆汁样颜色考虑胆瘘,及时汇报医师。密切观察腹腔引流液的颜色和量。短时间内引流出较多血性液,应考虑活动性出血;如引流液为黄绿色胆汁应考虑胆瘘;如引流液为乳白色液体或含白色凝块,或引流液清但量较多,应立即查乳糜试验,排除乳糜腹。

(4) 并发症观察和护理:

1) 出血:由于该手术囊肿剥离时容易出血、术中血管结扎不确切、吻合口多等原因,均易导致术中或术后大出血。术后 24 小时内须密切观察患儿生命体征,如患儿出现烦躁不安或意识淡漠、面色苍白、心率加快、脉压缩小或血压下降、尿少、引流管引出较多血性液,考虑腹腔内出血可能,立即报告医师给予止血、输血、改善凝血功能等保守治疗。

2) 胆瘘、肠瘘:腹腔引流管有多量胆汁排出或胆汁性肠液流出,患儿同时有发热、腹胀及腹膜刺激征。

3) 上行性胆管炎:为术后较常见并发症。表现为高热、黄疸或胆红素升高、上腹部疼痛、肝脏肿大等症状。

4) 吻合口狭窄:表现为术后黄疸复发、肝内胆管扩张、反复胆道系统感染等,实验室检查为梗阻性黄疸改变。

5) 胰腺并发症:患儿进食后出现腹痛,查血、尿淀粉酶升高,提示胰腺炎;腹腔引流管引流出较多无色、清亮液体,伴有腹痛,腹水淀粉酶升高,考虑胰瘘,胰瘘患儿同时应注意观察有无反应性腹膜炎发生。

6) 乳糜腹:见本章第二十三节乳糜腹的护理。

(5) 心理护理:胆总管囊肿手术因其复杂性,家长普遍存在恐惧心理。护士应主动多与家长沟通,告知手术的必要性,术前及术后注意事项;将同类手术恢复好的患儿作为榜样作用,使患儿和家长树立对手术的信心。

【健康教育】

1. 术前指导 告知患儿及家长术前注意保护腹部,避免囊肿碰撞,以防穿孔;饮食宜富营养、易消化、低脂饮食,加强营养,使患儿处于手术的最佳状态;如出现剧烈腹痛、腹肌紧张应立即告知医护人员。

2. 术后指导 告知家长用药的目的、注意事项及副作用,各引流管的名称、作用及注意事项,指导家长并安抚患儿,防止意外拔管;观察伤口敷料,一旦出现渗血、渗液等情况及时告知医护人员;遵医嘱进食后,观察患儿进食情况,有无腹痛,告知家长应从流质逐步过渡到低脂半流质、软食等,避免生冷刺激性食物。

3. 出院指导

(1) 饮食宜易消化、高热量、高蛋白、避免油腻、刺激性食物,少量多餐,避免过饱。

(2) 保持伤口清洁干燥,在伤口愈合前避免淋浴及盆浴,发现伤口红、肿、痛时及时来医院就诊。

（3）术后2周及术后1个月来院复诊，了解患儿术后肝、胆功能及腹部情况；如患儿出现腹痛、黄疸、腹胀、呕吐、发热等，应及时来院就诊。

（凌云　应燕）

第三十三节　环状胰腺

【概述】

环状胰腺（annular pancreas）系胚胎期背侧和腹侧胰芽的愈合位置不正常而将十二指肠降部呈环形或钳状环绕，压迫十二指肠降部，多数病例胰腺组织生长侵入十二指肠壁与肠壁各层互相交织达黏膜下层，构成对十二指肠腔的外源性梗阻及内源性梗阻。然而，更为常见的是十二指肠闭锁或狭窄的隔膜在环状胰腺的下面，它才是造成梗阻的真正原因。环状胰腺为正常胰腺组织，内含胰岛及腺泡，胰头仍位于十二指肠弧内，属少见的先天性畸形。

【临床特点】

临床表现取决于环状胰腺对十二指肠的压迫程度以及是否合并十二指肠闭锁或狭窄。轻者无临床症状，或在成年后才有表现；重者造成的十二指肠梗阻，是完全性或近于完全性，多在新生儿期出现症状，初次喂乳后即呕吐，呕吐物常含胆汁，偶为咖啡样物，可见腹胀及胃型、胃蠕动波。环状胰腺最常见的并发畸形为十二指肠闭锁和狭窄。

辅助检查：①X线检查：腹部立位平片可见"双泡征"，并显示高位部分至完全性肠梗阻；②钡餐检查：可见十二指肠降段内凹或节段性缩窄现象，第二段以上十二指肠扩张、肥厚及瘀滞；③B超检查：可明确诊断环状胰腺及是否合并肠旋转不良。

【治疗原则】

环状胰腺最常见的并发畸形为十二指肠闭锁和狭窄，主要采取手术治疗。根据压迫程度不同及十二指肠闭锁及狭窄的类型，采取不同的手术方式。主要手术方式有：①十二指肠和十二指肠侧侧吻合术；②十二指肠空肠 Roux-y 型吻合术；③十二指肠空肠侧侧吻合术；④胃空肠吻合术等。

【护理评估】

1. 了解患儿出现呕吐的时间、呕吐的性质、量及颜色。评估患儿的生长发育有无落后，询问家族中有无类似疾病的发生。评估患儿脱水、腹胀的程度，有无消瘦、贫血貌、胃型及胃蠕动波。

2. 了解腹部立位 X 线平片、腹部 B 超、钡剂灌肠检查及其他影像检查的结果。

3. 评估家长对疾病知识的认识程度和经济支持能力，了解家长对患儿的关爱程度和对手术效果的认知水平。

【护理措施】

1. **术前护理**　见本章第十四节肠梗阻术前护理。

2. **术后护理**

（1）术后护理常规：见本章第一节消化系统疾病护理。

（2）病情观察：观察患儿精神状态、生命体征、呕吐、排便、肠鸣音及腹部情况等。准确记录24小时出入量，警惕水、电解质紊乱及肠道并发症发生。

（3）并发症的观察和护理：

1）肠梗阻：观察有无呕吐、腹胀、胃肠型等表现，应尽早再次手术。

2）肠瘘：观察有无腹胀、全腹压痛等腹膜刺激征的表现，了解排便情况、体温变化及检验结果。监测心率、血压、尿量，评估黏膜和皮肤弹性，必要时行肠造瘘手术。

【健康教育】

1. 向家长解释疾病的病因、潜在并发症及相关的治疗措施，术前术后护理。

2. 保持伤口清洁干燥，小婴儿双手用干净的手套套住，伤口痒时忌用手抓，以防伤口感染、裂开，伤口未愈合前忌过早浸浴。

3. **出院指导**　术后2周门诊复查腹部 B 超，注意观察腹部情况，如出现腹胀、呕吐、排便困难等情况，应及时复诊。定期营养门诊随访，监测患儿生长发育情况。

（凌云　胡艳）

第三十四节　急性胰腺炎

【概述】

急性胰腺炎（acute pancreatitis）是指多种病因引起的胰酶激活，继以胰腺局部炎症反应为主要特征，伴或不伴有其他器官功能改变的疾病，儿童比较少见。临床上根据其严重程度，可分为轻型急性胰腺炎和重症急性胰腺炎。按其病理变化分为水肿型胰腺炎和出血坏死型胰腺炎。

【临床特点】

急性胰腺炎常由于继发感染、上消化道疾患或胆胰交界部位畸形、药物诱发、并发于全身系统性疾病等引起。腹痛是本病的主要症状,位于上腹部,常向背部放射,多为急性发作,呈持续性,少数无腹痛,可伴有恶心、呕吐,进食会使腹痛和呕吐加重。发热常源于全身炎症反应综合征(systemic inflammatory response syndrome,SIRS)、坏死胰腺组织继发细菌或真菌感染。发热、黄疸者多见于胆源性胰腺炎。重症者可出现低血压、休克、呼吸困难、少尿或无尿、谵妄等其他器官受累表现。轻症者仅表现为轻压痛,重症者可出现腹膜刺激征、腹水、Grey-Turner 征、Cullen 征。少数患儿因脾静脉栓塞出现门静脉高压,脾脏肿大。腹部因液体积聚或假性囊肿形成可触及肿块。

诊断标准:临床上符合以下 3 种特征中的 2 项即可诊断:①与急性胰腺炎符合的腹痛(急性、突发、持续、剧烈的上腹部疼痛,常向背部放射);②血清淀粉酶和(或)脂肪酶活性至少>3 倍正常上限值;③增强 CT/MRI 或腹部超声符合急性胰腺炎影像学改变。

【治疗原则】

1. 非手术治疗 禁食、胃肠减压、解痉止痛、胰酶抑制剂及应用抗生素、补液维持水电解质平衡、营养支持仍是目前主要治疗方法。

2. 外科手术治疗 手术指征:①非手术治疗无效,高热持续不退,精神不好、腹胀、腹肌紧张、压痛不减轻或确诊为急性出血性胰腺炎者需手术探查,同时腹腔引流;②诊断不明确,不能除外其他外科急腹症者,应尽早手术;③并发局限脓肿及巨大胰腺假性囊肿者,须切开引流或消化道行内引流术。

【护理评估】

1. 评估患儿是否有细菌或病毒感染史、胃肠道疾患史、药物应用史。评估腹部体征、询问腹痛出现的时间,疼痛的部位、范围、性质、程度及伴随症状。评估有无伴随恶心、呕吐,呕吐物的性质、量、色等。皮肤有无黄染。

2. 了解血、尿淀粉酶、B 超、CT 等化验检查结果。

3. 评估患儿及家长对本病各项护理知识的了解程度及需求。

【护理措施】

1. 饮食护理 急性胰腺炎患儿早期应绝对禁食水,胃肠减压,以减轻胃肠道负担,降低消化酶对胰腺的自溶作用,对急性胰腺炎的恢复有直接治疗作用。待患儿腹痛、腹胀等临床症状减轻时尽早进行肠内营养,给予富含碳水化合物的流质,低脂半流质直至逐步过渡至正常饮食,在进食过程中如出现呕吐、腹痛、腹胀等情况,需立即停止进食。

2. 鼻空肠喂养护理 导管放置成功后,使用"工"字形胶布妥善固定,并做好外露长度标识,粘贴高危导管警示标志,每班详细交接导管固定情况、是否通畅、记录喂养量。肠内营养液需使用营养泵匀速进行输注,每次输注前后使用温生理盐水 20ml 以脉冲式冲洗管道,防止堵塞。密切观察患儿耐受情况,如出现恶心、呕吐、腹痛、腹胀、腹泻等症状,及时通知医师,调整喂养量。

3. 用药护理 生长抑素(somatostatin)可直接抑制胰腺的内、外分泌,降低胰管压力,使胰液排出通畅,是目前临床上治疗胰腺炎较为有效的药物。生长抑素首次使用饱和量后,需 24 小时持续输液泵匀速维持。如外出检查需使用储电泵进行输注,因静脉通路问题导致输注停止间隔时间大于 3 ~ 5 分钟,需重新静脉推注饱和量,再予持续输液泵维持。输注过程中随时检查输液泵性能,记录液体余量,确保用药准确。

4. 并发症观察与护理

(1) 观察患儿意识、面色、皮肤温度,及时发现早期休克症状和体征。

(2) 观察呕吐、腹痛、腹部体征变化,注意腹痛的性质、范围、持续时间,应用止痛解痉药后的疗效,若患儿出现持续性呕吐、高热持续不退、明显腹胀、剧烈腹痛、反跳痛等情况提示病情恶化,应立即报告医师处理。

(3) 及时了解血糖、血钙、淀粉酶、肝肾功能、血气分析及电解质动态变化。

5. 疼痛护理 急性胰腺炎时腹痛十分剧烈,重者可导致疼痛性休克,及时评估患儿疼痛评分,疼痛评分≥4 分时遵医嘱给予解痉药,患儿剧烈疼痛时,应注意安全,防止坠床。

6. 发热护理 见本章第一节消化系统疾病的护理。

7. 心理护理 胰腺炎患儿住院时间相对较长,护士应鼓励患儿表达内心的感受,了解其心理活动。鼓励家长多守候在患儿身旁,爱抚关心患儿,同时多与家长沟通,做好解释工作,使家长情绪稳定。

8. 术前准备 内科保守治疗无效需手术治疗者,积极完善术前准备工作。

【健康教育】

1. 禁食水 护士应反复向患儿及家长宣教禁食水的重要性,取得患儿及家长的配合。请家长配合清理床头柜的食物,不要在患儿面前进餐或谈论有关美食的话题,以免患儿引起反射性的消化液分泌而加重病情,延长病程。

2. 疼痛指导　除及时应用解痉镇痛药如阿托品、山莨菪碱等,还需指导患儿缓解疼痛的方法,腹痛时予舒适体位,屈膝侧卧位或半卧位,分散患儿注意力,多与患儿交谈,讲故事等。

3. 出院指导

(1)饮食指导:每天脂肪摄入量低于30g,少量多餐,忌暴饮暴食,避免有刺激性的辛辣食物,禁饮含酒精类饮料。鼻空肠置管者需带管出院的患儿,指导家长妥善固定导管及喂养知识。

(2)定期消化科门诊复查,若出现腹胀、腹痛、呕吐等不适时,及时就诊。

(陈朔晖　陈晓飞)

参考文献

1. 江载芳,申昆玲,沈颖.诸福棠实用儿科学.第8版.北京:人民卫生出版社,2015.
2. 王卫平.儿科学.第8版.北京:人民卫生出版社,2013.
3. 崔焱.儿科护理学.第5版.北京:人民卫生出版社,2012.
4. 赵正言.实用儿科护理.北京:人民卫生出版社,2009.
5. 王斌全,杨辉,石美霞,等.内科责任制整体护理常规.北京:人民卫生出版社,2014.
6. 王惠珍,周春兰.内科常见疾病护理评估技能.北京:人民卫生出版社,2015.
7. 魏丽丽,黄霞,张宏岩,等.临床实用护理常规.北京:人民军医出版社,2015.
8. 张爱霞,王瑞春,赵华.消化内科临床护理.北京:军事医学科学出版社,2014.
9. 尤黎明,吴瑛.内科护理学.第5版.北京:人民卫生出版社,2015.
10. 王丽芹,李丽,宋楠.肝胆外科护理知识问答.北京:人民军医出版社,2015.
11. 赵士磊,顾春东.食管烧伤导致瘢痕狭窄的研究进展.中华烧伤杂志,2013.10(29):459-461.
12. 陈卓然.儿童食管烧伤研究进展.安徽医学,2012,8(33):1101-1103.
13. 纪德全,孙玉霖,姜绍霞.小儿食管异物一例.中华耳鼻咽喉头颈外科杂志,2011,46(4):344.
14. 张行,赵旭东,孙欣.小儿食管异物71例临床分析.中国小儿急救医学,2016,23(1):53-56.
15. 蒋成鹏,徐晓红,陈颖予,等.急诊取婴儿上消化道异物回顾性分析.中国小儿急救医学,2014,21(8):517-518.
16. 韩彤立,王红梅,丁昌红,等.儿童周期性呕吐附加症5例临床分析.中国循证儿科杂志,2015,10(5):372-375.
17. 方鹤松.小儿腹泻病学.北京:人民卫生出版社,2009.
18. 樊荣荣.幽门螺杆菌感染与应激性胃肠道疾病关系的研究进展.现代消化及介入诊疗,2012,17(1):55-58.
19. 王晶,尹文君.研究胃十二指肠疾病与幽门螺杆菌感染之间关系及其护理对策.中外医学研究,2012,14(35):71-72.
20. 曲燕,宋晓瑾.小儿慢性胃炎及消化性溃疡与幽门螺杆菌的关系.中国医药指南,2013,11(4):571-572.
21. 郑珊.实用新生儿外科学.北京:人民卫生出版社,2013.
22. 张金哲.张金哲小儿外科学.北京:人民卫生出版社,2013.
23. 施诚仁,金先庆,李仲智.小儿外科学.第4版.北京:人民卫生出版社,2009.
24. 蔡威.小儿外科学.第5版.北京:人民卫生出版社,2014.
25. 李正,王慧贞,吉士俊.实用小儿外科学.北京:人民卫生出版社,2001.
26. 武瑞清.复杂消化道重复畸形.临床小儿外科杂志,2012,11(4):285-286.
27. 冯黎维,席玲,夏吴蝶.小儿梅克尔憩室的护理对策.护士进修杂志,2012,27(19):1781-1783.
28. 李乐之,路潜.外科护理学.第5版.北京:人民卫生出版社,2012.
29. 陈朔晖,徐红贞.儿科护理技术操作及风险技术防范.杭州:浙江大学出版社,2014.
30. 许炳华,鲍传庆,刘宗良,等.结肠镜联合腹腔镜下结直肠息肉切除.中国现代普通外科进展,2012,15(1):15-18.
31. 陈礼婷.肠镜下小儿肠息肉切除术61例围术期护理.齐鲁护理杂志,2012,18(10):71-72.
32. 陈孝平,汪建平.外科学.第8版.北京:人民卫生出版社,2013.
33. 李晓华,黄应龙,武书丽,等.幼年性息肉内镜切除115例临床分析.中华消化内镜杂志,2011,28(1):42-43.
34. 丁曙晴,丁义江.肛周脓肿和肛瘘诊治策略-解读美国和德国指南.中华胃肠外科杂志,2012,15(12)1224-1226.
35. 曾宪栋,张勇.肛瘘的外科治疗.中华胃肠外科杂志,2014,17(12):1164-1166.
36. 李玲,王艳波,秦澎湃,等.肛瘘切开挂线术的临床护理路径研究.中国实用护理杂志,2010,26(35)23-25.
37. 潘莉雅,冯一,洪莉.儿科乳糜胸及乳糜腹规范化营养治疗15例.临床小儿外科杂志,2014,13(4):346-348.
38. 周莲娟.新生儿原发性乳糜腹8例的护理.护理与康复,2015,14(8):731-732.
39. 盛玉,郭岚峰,周建峰,等.5例先天性乳糜腹患儿的护理.护理学报,2015,22(20):55-56.
40. 李炳,陈卫兵,王寿青,等.腹腔镜诊治小儿乳糜腹二例.中华普通外科杂志,2014,29(11):863.

41. 贾冰,郭焕菊,徐春梅.腹腔镜下小儿腹股沟斜疝超高位结扎术的临床观察与护理.护士进修杂志,2011,26(22):2054-2055.

42. 丁善衡.小儿腹股沟斜疝术后复发因素探究.中国全科医学,2012,15(3):304-305.

43. Wang B,Feng Q,Mao JX,et al. Early experience with laparoscopic of choledochal cyst in 41 children. J Pediatr Surg,2012,47(12):2175-2178.

44. Diao M,Li L,cheng W. Laparoscopic versus open RouxenY hepaticojejunostomy for children with choledochal cysts:inter-mediate-term follow-up results. SurgEndosc,2011,25(5):1567-1573.

45. 王斌,冯奇,毛建雄,等.腹腔镜治疗先天性胆总管囊肿的临床研究.中华小儿外科杂志,2012,33(10):733-736.

46. 钟为民,诸纪华,王珍华,等.腹腔镜下后腹膜肿瘤切除患儿8例的护理.护理与康复,2011,10(1):24-25.

47. 刘雪来,李龙,张军,等.经腹腔镜行先天性胆总管囊肿根治术并发症的探讨.中国微创外科杂志,2007,7(5):436-438.

48. 高志刚,钭金法,熊启星,等.腹腔镜胆总管囊肿切除肝总管空肠 Roux-en-Y 吻合术围手术期并发症分析.中华小儿外科杂志,2014,35(6):424-428.

49. 李小寒,尚少梅.基础护理学.第5版.北京:人民卫生出版社,2012.

50. 中华人民共和国卫生部.临床护理实践指南(2011版).北京:人民军医出版社,2011.

51. 中华医学会儿科学分会消化学组《中华儿科杂志》编辑委员会,中国儿童功能性消化不良诊断和治疗共识.中华儿科杂志,2012,50(6):423-424.

52. 中华医学会外科学会胰腺学组.重症急性胰腺炎的诊治指南.中华外科杂志,2007,45:727-729.

53. 马鸣,陈洁.鼻空肠营养在治疗儿童急性胰腺炎中的应用价值.第九届全国儿科消化系统疾病学术会议,2012.

54. 丁艳丽.鼻空肠管在重症急性胰腺炎早期肠内营养的护理探究.中国医药指南,2012,12(36):349-3507.

第二十一章　儿童循环系统疾病

第一节　先天性心脏病护理总论

【概述】

1. 定义　先天性心脏病(congenital heart disease,CHD),简称先心病,是由于在胚胎期心脏发育异常致使心血管结构缺陷,导致出生后产生各种临床表现的疾病。目前发生率为 0.8% ~ 1%,是除了早产以外一岁内儿童死亡的主要原因。先心病的发病原因并不明确,和不良生活环境、母亲高龄产妇、孕期感染、服用药物等因素有关。心脏内由于异常的血流和通道会造成肺血流增多或是减少,或是体循环梗阻的现象,患儿常伴有呼吸道感染、发绀和高血压等问题。简单的缺陷有自愈的可能,但是多种心脏缺陷会一起发生,从而引起复杂的临床表现,进展急骤者危及生命,50% 的患儿要在一岁以内经过外科手术的干预治疗。心脏完全性纠治术后的患儿预后良好,姑息性手术的患儿能够显著延长生命,改善生活质量。

2. 分类

依据心脏内血液的分流方向可以分为(表 21-1-1):

(1) 左向右分流(L→R):临床表现一般无发绀,且通向肺动脉的血流量增加。

(2) 右向左分流(R→L):此时因静脉血流经肺脏减少,未经过肺脏的氧合,直接流入体循环,临床表现有发绀。

(3) 无分流型(L≠R):无左右心内血流交通现象。但是心脏的结构的缺陷可以引起心脏功能不全。

表 21-1-1　先心病分类

左向右分流(L→R)	右向左分流(R→L)	无分流型(L≠R)
动脉导管未闭(PDA) patent ductus arteriosus	法洛四联症(TOF) tetralogy of fallot	主动脉缩窄(CoA) coarctation of the aorta
房间隔缺损(ASD) atrial septal defect	肺动脉狭窄(PS) pulmonary stenosis	主动脉弓中断(IAA) interrupted aortic arch
室间隔缺损(VSD) ventricular septal defect	Ebstein's 畸形	主动脉(瓣)狭窄(AS) aortic stenosis
房室通道畸形(AVSD) atrioventricular septal defect	艾森曼格综合征 Eisenmenger'complex	左心发育不良综合征(HLHS) hypoplastic left heart syndrome
完全性大动脉转位(TGA) transposition of the great arteries		

【临床特点】

1. 左向右分流型先心病

(1) 心脏杂音:由于心脏内的血流通过缺损或异常的通道形成异常的湍流而产生杂音。

(2) 心搏增加:因心脏借着增加心跳的速率,来增加心输出量的结果,表现为心脏兴奋性增加。

(3) 呼吸形态改变:由于心脏内的分流,大量的血液通过肺血管流入肺部,肺部阻力增加而使肺无法做适当的氧气交换。因代偿功能,因而有呼吸急促、呼吸困难、鼻扇、三凹症的现象。

（4）生长迟缓和运动耐受力降低:因心脏耗氧活动增加加之氧供应不足,营养机体消耗量大伴有喂养困难时,会有营养不良的情况出现,较同年龄的儿童矮小、体重轻、瘦弱、活动运动亦表现滞后。

（5）盗汗、容易疲乏:因为心脏兴奋性增高,会有吸吮时满头大汗、夜间烦躁、不喜睡觉、活动后容易气喘等现象。

（6）脉压变化:正常儿童脉压 30~40mmHg,脉压增大见于血管分流型先心病如动脉导管未闭、主动脉瓣反流等,脉压减小见于心功能衰竭、心包积液、心脏压塞等。

2. 右向左分流型先心病

（1）发绀（cyanosis）:皮肤的血管中含有去氧的血红素高于 50g/dl 的结果,尤其是微血管,提示流经肺血管的血流减少或是心脏内有右向左的分流,使得全身血液血氧饱和度下降。

（2）红细胞增加:红细胞增多症,因动脉的血氧和减少致组织缺氧,故刺激红细胞的生成红细胞,当血中红细胞增多 HCT>50%,会增加血液的黏稠度而增加心脏的负荷或形成血栓。

（3）杵状指:因缺氧引起软组织的纤维化及肥大,亦可能是为了要增加血流供应而有微血管增生的现象。

（4）脑部的缺氧症状有:昏厥、意识障碍、抽搐。

（5）蹲踞、蹲坐呼吸:是患儿自觉的代偿方式,腿部弯曲压迫下肢血管,可减少下肢含氧量低的静脉血进入右心室;同时增加外周血管阻力,升高主动脉血压,增加左→右分流的血量增加肺血流量,改善缺氧。

（6）腹泻或消化不良:长期缺氧造成肠系膜血管缺氧,不利于营养物质的消化吸收,患儿容易腹泻。

3. 无分流型先心病

（1）高血压和上下肢血压有压力阶差:主动脉梗阻血管的后方因为血流减少而血压下降,梗阻的前方随着狭窄的程度出现血压上升的现象,表现为上肢的血压高于下肢血压即为压力阶差。患儿常因为高血压来就诊。

（2）差异性青紫:上半身和下半身发绀的程度不一致,出现明显的分界。见于主动脉弓中断的患儿。

（3）间歇性跛行:鉴于主动脉缩窄的年长儿,下肢供血不足,无力长时间行走,亦会有肌肉疼痛的现象。

4. 常见并发症

（1）呼吸道继发性感染:因肺部血流充盈,影响气体的有效弥散,气道分泌物增多,使其易受病毒或细菌的侵入和滋生,患儿容易罹患肺部感染,尤其以左向右分流型先心病为多见。

（2）肺动脉高压:简称肺高压（pulmonary artery hypertension,PAH）过量的血液泵入肺部造成肺动脉的压力增加。久而久之,过高的压力会损害肺动脉以及肺部的小血管。这些动脉会变厚而且硬化,造成更大的血流阻力。先心病的肺动脉高压综合征是伴发于左向右分流的先心病中,一旦右心室的压力高于左心室,血流向左心系统而至全身动脉系统,引起患儿发绀即艾森曼格综合征（Eismenger syndrome）。

（3）感染性内膜炎:因为心脏内部异常的交通和分流形成了血液湍流,长期冲刷心内膜,造成心内膜内皮的暴露,使得细菌病毒易于侵袭和血小板的凝集,引起心内膜炎后伴发赘生物。一旦脱落形成栓子,引起更严重的栓塞性疾病,危及生命。

（4）脑脓肿、脑梗:多见于长时间严重缺氧、发绀的患儿,红细胞增多症的患儿。

（5）缺氧发作:法洛四联症的患儿在剧烈运动哭闹等诱因的刺激下,会出现极端缺氧的症状,视病情轻重有自行缓解的可能,但是亦有部分严重发作不能缓解者需要急诊手术。

（6）心力衰竭:所有先心病的患儿如果得不到及时纠治都有可能罹患心力衰竭,依据临床表现分为左、右心衰,但是临床很少看到单一侧的心衰竭。

1）右心衰:右心室功能不全,右心室在心脏舒张末期的压力上升,导致中心静脉压差和毛细血管充盈压力增高,表现为肝脏肿大,也有可能肢端水肿,体重在短时间内迅速上升。

2）左心衰:左心室功能不全,左心室在舒张末期的压力上升,导致肺静脉压差力升高,肺脏充血,进而引起肺高压和肺水肿,表现为呼吸窘迫,咳粉红色泡沫痰,可听诊到收缩期奔马律。

3）代偿机制:开始心衰时心脏会产生代偿反应来增加心输出量,以满足身体的需求,但是随着时间推移也会出现其他临床表现（表 21-1-2）

【护理评估】

1. 母亲健康史 母亲本身的疾病如糖尿病、红斑狼疮;以及是否曾经暴露在有毒有害气体中或是射线的环境中等。

2. 母亲的怀孕史 包括在孕中期是否被感染（麻疹）、使用药物（如苯妥英钠或是吸毒等）、抽烟或是酗酒,是否为试管婴儿、早产、多胎,有无抢救史。

3. 家庭健康史 直系亲属中是否有先天性心脏病,或任何可能的遗传疾病。

表 21-1-2 心衰的代偿机制

反应	短期效应	长期效应
水、钠潴留	提高前负荷	肺及末梢血管充血
血管收缩	维持重要器官（心、脑）的血流灌注	心脏输出功能恶化 耗氧持续耗损心脏能量
交感神经刺激	增加心率及心输出量	能量消耗

4. 患儿的健康史

（1）评估患儿的饮食型态：是否有进食困难（小婴儿在吸吮时尤其气急、面色苍白、多汗）、进食量少、进食时间长。

（2）发展状况：如身高、体重是否较儿童年龄幼童落后。

（3）既往健康情况：是否有呼吸道感染，或经常出现呼吸困难；主诉或统一表现流汗、眩晕、头痛、胸闷、胸痛、心跳加速、下肢水肿、手足末梢湿冷的现象。传染病史、手术外伤史、用药史、药物过敏史、疫苗接种史、年长女患儿月经情况等。

（4）现病史：先心病的患儿体质较弱，肺血增多型的患儿常罹患肺炎，发绀型的患儿常晕厥、缺氧发作。评估患儿主要的症状、体征，发病时间、诱因、发病缓急。

（5）治疗经过：评估患儿所接受的检查及结果，如心脏超声、心导管术、胸部 CT、磁共振检查、血液生化、凝血五项等。评估患儿手术史，复杂先心病需要多阶段的手术，如重度肺血管发育不良的患儿需要先做锁骨下动脉和肺动脉吻合术（BT 分流术），再行上腔静脉和右肺动脉吻合术（Glenn 术），而后行全腔肺吻合术（Fontan 术）。评估患儿药物治疗，危重先心患儿需要使用强心药、扩血管药物、利尿剂等，瓣膜更换的患儿需要终生服用抗凝药。对于青春期的女性患儿要注意评估月经情况。

（6）心理社会状况：了解患儿及家长的心理状况，有无恐惧、焦虑、抑郁等不良心理反应；主要表现在对手术、麻醉的恐惧，担心手术矫形的效果，以及手术对学习、生活的影响。了解患儿家庭成员对疾病相关知识的认识程度、对疾病的态度、关心程度，评估社会支持系统是否健全等。

【主要护理问题】

1. 术前

（1）活动无耐力：心脏结构异常使得血液分流，不能满足机体组织的血流灌注与耗氧增加，氧供失调有关，表现为患儿易疲劳、活动后气喘等。

（2）感染的危险：与原发疾病或治疗因素导致机体免疫功能下降有关。

（3）营养失调（低于机体需要量）与营养物质摄入不足、吸收不良、需要量增加过多有关。

（4）潜在的并发症：心力衰竭、呼吸衰竭、肾功能衰竭、休克、DIC 等。

（5）知识缺乏：缺乏儿童先心病围术期知识。

2. 术后

（1）体温过高：手术造成组织破坏、细胞吸收引起的体温上升有关。

（2）体液不足（出血）：外科手术后出血最为多见，与手术创伤较大有关，若患儿术前有出凝血时间异常的问题，亦会造成术后出血。

（3）清理呼吸道无效：患儿年幼咳嗽无力，气管插管使得无法咳嗽有关，表现为痰多咳嗽力弱。

（4）疼痛：胸骨切开，创口较大与手术有关。

（5）组织灌注不足：术后心肌收缩力下降，心脏搏出不足有关，表现为血压不稳定、心律失常、手足湿冷、皮肤花纹、少尿等。

（6）潜在并发症——心包填塞：与术后出血量多或引流不畅有关，表现为心率快、血压低、颈静脉怒张、中心静脉压增高、胸引多伴有血块或突然出血停止，是最危急的术后并发症需要紧急床边开胸。

（7）感染的危险：与术后的感染与患儿置管较多，加之手术创伤使得免疫力下降有关。尤其是长时间使用呼吸机辅助通气的患儿，罹患呼吸机相关性肺炎的风险较高。

【护理措施】

先心病的治疗方法有内科治疗和外科治疗，目前有内外科结合的镶嵌治疗。外科手术分为根治手术和姑息手术；姑息手术则为减轻症状，延长患儿生命等待进一步的纠治。根治手术为通过修复异常的缺损，恢复到正常心脏的解剖结构。

1. 术前

（1）活动无耐力的护理：指导患儿适量运动，避免激动与紧张；尽量让患儿在床边、本病室内活动；活动间隙给予患儿充分的休息；增加患儿的营养，必要时（非青紫型先心病患儿红细胞比容低于 30%、青紫型先心病低于 35%）输红细胞悬液，输血后监测红细胞比容，不能高于 50%；婴幼儿卧床时要加床挡；根据患儿心功能情况决定卧床时间，减轻心脏负担；根据患儿缺氧情况及时吸氧。

（2）低氧血症：患儿多休息，避免哭吵和剧烈活动，尤其是喂养时注意防止呛咳和窒息，多喝水、补充水分,必要时(氧饱和度低于90%)吸氧,根据患儿的年龄和配合程度及氧饱和度下降的情况,可以选择双鼻孔吸氧、面罩吸氧,小婴儿或新生儿可以选择头罩或氧帐吸氧。发绀严重的患儿术前预防缺氧发作,可以开放静脉使用低分子右旋糖酐改善微循环。

(3)感染的危险:严格地执行洗手,并教导患儿和家属正确洗手的方法。指导家属给患儿及时添加衣物,预防感冒。预防接触有传染性疾病者,包括上呼吸道感染、腹泻、伤口感染等。检查是否如期接种预防注射。有下列情况应立即报告:体温升高、腹泻、呕吐及上呼吸道感染症状。积极治疗有迹象的感染如泌尿道感染和龋齿、牙龈炎。

(4)营养失调:供给足够的营养和水分的摄取,以维持生长发育的需要;缓慢喂食,采取半坐卧的姿势,婴儿每次喂完牛奶要给予驱气;选择柔软而孔径稍大的奶头,以连续滴出奶液为宜,不易呛咳且方便婴儿的吸吮;少量多餐的喂食。喂食应在45分钟或更短时间(婴儿疲倦)内完成;供给的食物含有丰富

的营养价值;了解喜爱和不喜爱的食物,与营养师共同计划饮食;观察每次进餐,是因为对食物没有兴趣而食欲不好,还是吃的时候感到疲倦;报告呕吐的量和形式,与喂食或给药间的关系。

(5)知识缺乏:向家属患儿解释术前的注意事项,注意保暖,不要着凉;介绍手术的简单过程和术前的准备过程;向家属介绍术后伤口部位、置管情况,并介绍手术室及监护室的一般情况,使用书面宣教或影像资料进行宣教。

(6)常用药物护理:主要为血管活性药物、抗心律失常药物、利尿剂等(表21-1-3)。使用血管活性药物时,要选择适当的静脉通路,严格遵守药物剂量、准确、按时给药;持续心电监护,记录脉搏、血压、呼吸、心律等情况;使用洋地黄药物前听心率,低于警戒值(新生儿低于120次/分,1~5岁低于100次/分,6岁以上80次/分)不可服药,服药过程中观察有无恶心、呕吐、心律失常、嗜睡、谵妄、视觉异常等现象,发现上述症状,及时报告医师。

表 21-1-3　先心病常用药物

药名	作用	副作用/毒性	护理措施
洋地黄类地高辛	• 增加心肌收缩力,增加心输出量 • 降低窦房结的传导速度 • 增加房室间的传导 • 血清浓度维持在0.8~2.0μg/L,大于2.5μg/L会出现中毒现象	• 消化道反应最早出现:恶心、呕吐、食欲缺乏 • 心脏毒性反应:EKG显示P-R延长,心律不齐,心动过缓 • 神经系统毒性反应:头痛、嗜睡、谵妄、黄视、绿视、复视 • 低血钾会加重中毒的发生	• 每天定时给药,通常间隔12小时给药一次 • 严禁与其他食物和溶液混合 • 服药前测心率:若新生儿心率<100次/分,婴幼儿<90次/分,儿童<80次/分,年长儿<60次/分则停药一次 • 监测血钾浓度提供含钾丰富的食物,注意低血钾的表现 • 不能和钙剂同补
多巴胺	多巴胺受体激动剂 小剂量增加肾脏血流 中等剂量加强心肌收缩 大剂量收缩血管	本品大剂量可使呼吸加速,心律失常,停药后迅速消失	使用本品前宜先补充血容量及纠正酸中毒 使用时应观察血压、心率、尿量和一般状况,必要时测中心静脉压差
肾上腺素针	α受体激动剂 加强心肌收缩力	高血压病、器质性心脏病、冠状动脉病变及甲亢病人慎用。两周内用过单胺氧化酶抑制剂者忌用	剂量过大或皮下注射误入血管内可引起血压骤升甚至导致脑溢血
普萘洛尔	β受体阻滞剂 降低心率 降低房室传导 降低心室收缩力 治疗法洛四联症缺氧发作	①心动过缓 ②心肌低张力 ③嗜睡 ④哮鸣 ⑤与抑制心肌的麻醉药不宜合用	本品的剂量因个体差异较大,宜从小到大,掌握使用 给药时监测ECG和血压值

药名	作用	副作用/毒性	护理措施
呋塞米	抑制肾髓袢升支粗段的钠、钾重吸收 促进肾脏排泄钠、钾 静脉注射 5～20 分钟达到作用高峰 口服 1～2 小时达作用高峰	①水分和电解质的不平衡,低血钾 ②体位性低血压 ③耳毒性	监测生命体征,特别是血压值 监测水分和电解质 监测肾功能和肝功能 注意可能的耳毒性 适当补充含钾的食物 每天定时给药不要在睡前给药
前列地尔（前列腺素 E_1）	扩张血管 抑制血小板聚集 维持动脉导管持续开放	呼吸抑制 面色潮红 低血压 加重心衰的可能	与输液混合后在 2 小时内使用,残液不能再使用 选择粗大静脉给药,减少对血管的刺激 严重心衰患儿,可加重心功能不全的倾向 青光眼或眼压亢进的患儿使眼压增高 诱发胃溃疡出血
卡托普利	肾素血管紧张素酶抑制剂 降低全身血管及肺血管阻力,以增加心输出量 抗高血压	眩晕 体位性低血压 高血钾 皮疹、发热、白细胞增多	监测血常规、肾功能,不要和食物及制酸制剂一起给予 指导缓慢改变姿势的方法,避免体位性低血压

（7）并发症护理（潜在）：维持患儿的健康状况,改善心脏功能,使用洋地黄及利尿剂,避免发生心力衰竭;有心衰征兆时限制液体及钠的摄取以减低心脏负荷,卧床休息,可采半坐卧式,并集中护理活动以减少心肌耗氧;详细记录输入量与排出量,每天量体重和腹围,观察有无水肿发生;减少呼吸的困难,给予温暖湿润的氧气;维持营养状况。

2. 术后　常见先心病姑息手术与并发症见表 21-1-4,常见先心病根治手术和并发症见表 21-1-5。

表 21-1-4　先心病姑息手术与并发症

手术名称	目的	并发症
Glenn（上腔静脉与右肺动脉吻合术）	增加肺血流	吻合口梗阻,上腔静脉回流受阻,血栓
BT-Shunt（锁骨下动脉与肺动脉吻合术）	增加肺血流	肺血流过多,心力衰竭,血栓
Rastelli（外管道连接右心室和肺动脉术）	增加肺血流	右室流出道梗阻管道钙化,血栓
中央分流（主动脉与肺动脉吻合术）	增加肺血流	肺血流过多,呼吸衰竭出血
Senning（心房内转位）	改变心脏内血流	心律失常,心力衰竭
Banding（肺动脉环缩术）	减少肺血流	低氧血症

表 21-1-5　常见先心病根治手术和并发症

手术名称	目的	并发症
动脉导管结扎	阻断血流	高血压 乳糜胸 胸腔积液
心房、室间隔修补	修补缺损	残余分流 心律失常 低心排综合征 心包积液

续表

手术名称	目的	并发症
血管扩张术	增加血流	残余梗阻 心力衰竭
血管吻合术	增加血流	吻合口梗阻
Fontan （全腔肺吻合＝上下腔静脉和肺动脉吻合）	增加肺血流	心力衰竭 血栓
Switch（大动脉置换术）	改变大动脉的位置 改变血流	心力衰竭
瓣膜整形/置换术	恢复心脏瓣膜的功能	瓣膜功能障碍 终生抗凝

（1）体温过高:给予患儿冰袋持续物理降温,必要时进行温水擦浴,使患儿感觉舒适;体温高于38.5℃时告知医师,并遵医嘱用药;遵医嘱正确使用抗生素,抽血培养,查找高热原因。

（2）体液不足(出血):观察并记录切口、引流管等丢失的体液的数量、性质、颜色;详细记录24小时出入量;遵医嘱静脉补液,注意控制输液的速度和量(补液速度小于40ml/h,新生儿或心功能不全者更慢),预防体液过多,可以使用微泵给药;引流液若有血块,应经常挤压引流管,保持通畅,否则易导致心包堵塞;作好交叉配血,以备大出血时急用;遵医嘱给予止血剂或血制品:鱼精蛋白、维生素K、血小板、凝血因子等。

（3）清理呼吸道无效:清除呼吸道分泌物,保持呼吸道的通畅。患儿在吃饭、服药时尽量采取坐位或半卧位;小患儿喂奶、药后拍背,侧卧位或头侧偏。

（4）疼痛:手术伤口和侵入性操作是引起疼痛的主要原因。护理人员在疼痛管理中承担着系统的角色,包括:疼痛评估,药物和非药物干预实施,药物效果和副作用监测,干预效果评价,患儿和家长的疼痛健康教育,疼痛管理团队的促进和协调等,尽可能确保家长参与围术期的疼痛干预。创造舒适、安静的环境,系统评估患儿疼痛部位、性质、程度、持续时间、伴随症状以及疼痛加重、缓解因素,了解患儿及家长评价疼痛及应对疼痛的方式。

（5）心输出量减少:按照医嘱静脉点滴血管活性药物,以维持血流动力学的稳定。密切观察药物疗效及不良反应;给予氧气吸入;保持患儿安静,治疗、护理集中进行,避免过多刺激患儿。

（6）潜在并发症——心包填塞:

1）监测血红蛋白、红细胞比容和凝血因子。

2）保持胸腔引流通畅,观察、记录引流液的量、性质、颜色,妥善固定引流管,防止脱出、打折。

3）经常挤压引流管。

4）若心包堵塞进展迅速,立即通知医师紧急开胸,准备开胸包,为患儿做好术前准备;

5）遵医嘱给予镇静剂,保持患儿安静。

6）发生心力衰竭、呼吸衰竭、肾衰竭、休克、DIC等并发症参照相关疾病。

（7）感染的危险:评估伤口敷料情况,是否有渗液和红肿,一旦渗出立即更换,除非有感染迹象,手术伤口常规以安尔碘消毒。指导患儿和家属正确的洗手方法。早拔管减少倾入性操作,没有迹象说明频繁的更换胸引瓶对预防感染有帮助,每天观察引流瓶是否密闭,连接是否紧密。定时更换胸引瓶(详见更换胸引瓶)。

【健康教育】

1. 术前

（1）依据患儿的发展年龄向家长提供先心病的讯息和自我管理方法。

（2）指导家属和患儿保持乐观情绪,心境平和、精神愉快。

（3）术前预防感冒,平时注意保暖,及时擦干汗液,更换衣物。

（4）鼓励患儿在胃纳容许的情况下,增加营养摄入,保证充足的热卡供应。

2. 术后

（1）定期门诊随访评估心肺功能恢复情况。

（2）3～6个月避免剧烈活动,如跑、跳等。根据心功能情况指导患儿量力而行地进行体育锻炼。

（3）严格按医嘱服用强心药、利尿药,熟悉药物的作用与副作用。不可擅自减量或停药,指导家长使用地高辛药物前正确地评估心率的方法,使用长效抗凝剂的患儿注意日常饮食的配伍禁忌与药物的相互影响。

（4）饮食以高蛋白、高热量、易消化的均衡饮食为主，切忌暴饮暴食。指导患儿家属给予合理饮食，少量多餐，进食低脂少盐、高维生素、富含膳食纤维的饮食，忌油腻食物及饱食。不要给患儿吃人参、甲鱼、桂圆等食物。指导患儿多吃含钾高的食物、水果，如橘子、香蕉等，预防低钾血症。

1）指导患儿和家属自我症状的管理：家长如发现下列症状/体征，应立即到医院就诊：发热、心悸、气短、咳嗽、咳泡沫痰、发绀、水肿等。

2）指导家长做好环境管理：预防感冒，日常生活中防止受凉、受湿，少去或不去人多的地方，如商店、电影院等公共场所。减少探视，家中经常开窗通风。

3）术后6个月内不要预防接种，必须接种者需门诊随访。

4）经过手术的患儿生长发育可与正常儿童相同，家长应尽量避免过分宠爱、娇纵孩子，培养其正常的人格。

【护理评价】

患儿疲乏是否消失，活动耐力是否增强；呼吸道感染是否得到控制；术后胸腔引流管出血现象是否减轻或停止；体温是否下降、恢复正常；疼痛是否减轻、缓解；营养状况是否改善；是否出现心力衰竭、呼吸衰竭、肾衰竭、休克等并发症，是否能被及时发现并得到有效处理；患儿及家长是否掌握先心病护理知识及技能。

（唐　妍）

第二节　房间隔缺损

【概述】

1. 定义　房间隔缺损（atrial septal defect），简称房缺（ASD），是在左右心房间的房间隔上有异常的缺损形成通道（图 21-2-1），由于左心房的压力高于右心房，左心房的血流从缺损处流入右心房，这样就会造成额外的血流汇入右心房、右心室、肺部，造成肺动脉血流的增多且血液中的含氧量上升；由于左心分流的血液未混入静脉血，故不会有发绀情形，但大量的血液流入肺动脉，可能造成肺高压和心脏右侧负荷过载。约占先心病的 20% ～ 30%，是第二位常见的先心病，女孩房缺的发病率是男孩的 2 倍。一

岁以内有自愈的可能。大多数的房间隔缺损是偶发事件，无法解释发病的原因。

2. 分型　依据缺损大小和位置分为三种形态（图 21-2-2）：

（1）第一型（ASD Ⅰ type）：缺损的位置较低，靠近房室瓣，可能合并二尖瓣或三尖瓣的异常。

（2）第二型（ASD Ⅱ type）：缺损的位置靠近卵圆窝，位于房间隔的中间位置，是较常见的类型。此型依据不同的位置可以分为：

1）中央型（位于卵圆窝处）。

2）上腔型（位于上腔静脉的入口处）。

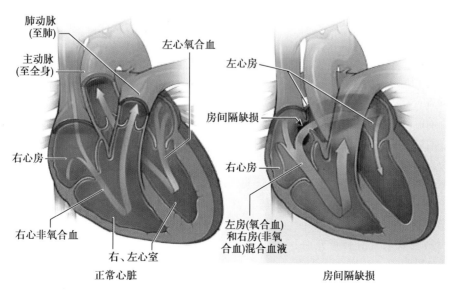

图 21-2-1　房间隔缺损的解剖示意图

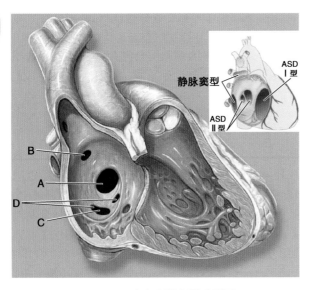

图 21-2-2 房间隔缺损的分型图
A. 中央型位于卵圆窝;B. 上腔静脉型;C. 下腔静脉型;D. 混合型

3) 下腔型(位于下腔静脉的入口处)。

4) 混合型(两种以上的畸形同时存在,为巨大的缺损)。

(3) 完全位于卵圆窝处,亦称为卵圆孔未闭。

【临床特点】

1. 症状:

(1) 体循环供血不足:房缺小分流量少者,并无明显的症状。缺损大而分流量多者,在活动后乏力、气短;当剧烈哭吵、患肺炎或心力衰竭时,会出现暂时性青紫;乏力、喂养困难、活动耐力下降。缺损较大且分流严重者较早出现心力衰竭的表现。

(2) 肺循环充血:易于罹患呼吸道感染、声音嘶哑。

(3) 全身症状:晕眩、昏倒或者胸部不适等症状。是由于心脏内的血流分流使得冠状动脉灌注不足。

2. 体征

(1) 心脏检查:

1) 望诊:心前区隆起,心尖冲动弥散。

2) 触诊:心前区有抬举感。

3) 叩诊:心界扩大。

4) 听诊:胸骨左缘第 2、3 肋间闻及 Ⅱ ~ Ⅲ 级收缩期吹风样杂音,伴有第二心音亢进和固定分裂。

(2) 影像学检查:

1) 胸部 X 线:主要表现有肺野充血、心影轻~中度增大和肺动脉段突出,肺门血管影增粗。

2) 超声心动图和彩色多普勒:一般可确立诊断,可见房间隔中部连续性中断,并可测量缺损大

小。彩色多普勒可以明确血液分流方向、速度并估计分流量。

3) 心电图检查:表现为电轴右偏、不完全性右束支传导阻滞和右心室肥大。成年患者可有心律失常,以心房纤颤和心房扑动最为常见。

4) 右心导管检查:右心房血液氧含量超过腔静脉平均血氧含量。

3. 并发症 反复罹患肺炎、心力衰竭。

【治疗原则】

1. 内科治疗 维护心功能,防治并发症。

(1) 抗心力衰竭:使用洋地黄类药物(digoxin)可以帮助加强心肌功能,增加心排量。

(2) 抗感染:使用抗生素可以预防 ASD 引起的心内膜炎等感染。

(3) 心导管:对于小型的 ASD 可以使用封堵器来填塞房间隔上的缺损,避免开胸手术的创伤(图 21-2-3)。

2. 外科手术修补 对于房缺较大或不能行心导管填塞的患儿,可以在体外循环下行房间隔修补术,一般有直接缝合和补片修补术(图 21-2-4)。

【护理评估】

1. 评估患儿 包括患儿的健康史,身高体重是否达到年龄段的标准要求。了解患儿是否有反复感冒、肺炎的既往史,评估患儿是否出现心力衰竭和肺高压的临床表现。评估家长是否具有积极预防感冒,准备进行心脏手术的疾病知识。

2. 评估实验室检查 评估血常规和感染表现,外科手术者要待肺部炎症控制后方可进行。了解辅助检查的结果,有利于判断疾病的进展。

【护理措施】

1. 一般护理 术前预防感冒;术后注意监测生命体征和心律的变化,防止体温过高过低,给予相应的处理。有条件监测患儿的氧合情况,特别是血气有无低氧血症和酸中毒,电解质是否正常。记录出入量,每周监测体重,评估下肢水肿、腹水胸水等情况。

2. 药物护理 依据医嘱使用心血管药物,常用药物及注意事项(表 21-1-3),静脉使用血管活性药物时注意选择中心静脉或是粗大有回血的深静脉。

3. 管路护理 术后胸腔引流管置管者,注意保持引流管的通畅,观察引流液的色、质、量,详细记录。如果引流液出现乳糜状提示出现乳糜胸,需要给予低脂饮食。

4. 并发症的观察 术后疼痛护理,操作尽量集中,评估患儿出现疼痛的频率、部位,使用疼痛评估量表,量化疼痛的分值,根据医嘱合理使用镇痛药

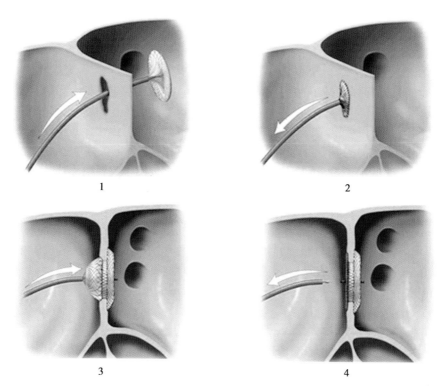

图 21-2-3 房间隔缺损心导管封堵过程图
1. 心导管通过下腔静脉进入右心房,通过房间隔缺损处;2. 打开封堵器左心房侧;3. 将封堵器回撤,夹住房间隔缺损处,打开右心房侧;4. 分离导管和封堵器,撤回所有导管

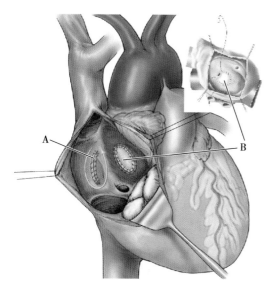

图 21-2-4 房间隔修补图
A. 直接缝合;B. 补片修补

物。观察有无心律失常、术后体温过高时注意排查有无伤口感染。

5. 多器官功能衰竭 参见儿童心衰、肾衰、呼衰、DIC 等章节的护理

6. 心理护理 以家庭为中心的护理,鼓励家长参与到治疗过程中,与家长做好术前准备和应对术后并发症的宣教,消除家长紧张焦虑的不良情绪。

【健康教育】

1. 喂养

(1)术后饮食护理:吃普食的患儿原则上给予清淡、低盐、低脂肪、高蛋白、富含维生素的食物,而且逐渐加量。因为儿童手术后心功能恢复,食欲会增加,在进食时不能一次吃得太多,以免胃胀影响呼吸。早期不宜吃甲鱼、人参汤。

(2)对于 1 岁以下吃奶的婴幼儿喂奶后,家长要让婴幼儿的身体尽量竖直些,头伏在妈妈的肩膀上,拍打其的背部,让其胃内的气体排出,以防窒息。也可以采取右侧卧位,头稍高一些,可避免溢奶。

2. 出院后的预防接种 如果术后恢复良好,近期无发热、感冒、咳嗽的现象,一般出院后 3 个月,还是可以进行预防接种的。但是接种后可能会出现发热、局部皮肤发红等症状(这些即使是正常健康的婴幼儿也会出现的)如特别严重,请及时到当地医院就诊。

3. 先心病的患儿成年以后能否生育小孩 只要生殖系统健康,在先心病手术后,心功能允许的情况下,是完全可以生育小孩的。当然,生育一个健康的孩子最好的方法就是在婚前去医院作婚前检查及遗

4. 出院在家里服药的注意事项

（1）服用地高辛时剂量要准确、按时。每12小时服一次，服药前测脉搏或听心率，出现心率慢于一定的次数停药一次。将钙剂时间安排在中午，另勿忘服用鱼肝油。

（2）出院后服用呋塞米需同时服用氯化钾片剂。因为呋塞米在排出小便的同时，也排出了钾离子。血液中的钾离子浓度低于正常，易发生心跳不规则。如果服用呋塞米后很长时间没有尿，要慎用氯化钾。

5. 出院后伤口的护理

（1）手术后一周内，可能会有伤口微肿、疼痛等情形，皆为正常现象。伤口完全愈合约需6~8周，而胸骨的愈合则须要3~6个月。

（2）一般术后21天可以拆线。

（3）手术后3个月内避免跑步、骑脚踏车及其他剧烈活动，以减少胸骨碰撞不利愈合，保持正确的坐卧姿势。

6. 防止呼吸道感染（感冒）

（1）注意休息，避免受凉。保持室内空气流通。

（2）给易消化饮食，适当补充水分，避免出入公共场所并以口罩遮盖好口鼻。

（3）注意季节转换及时增减衣服。

（4）如何从生理和心理上照料先心病的孩子：出院后的居家护理至关重要，家长需要按照医师和护士的指导，循序渐进给予全面照料，要重视孩子的早期教育，不能过分宠爱，给孩子有一个良好的生理和心理健康的发展。

（唐　妍）

第三节　室间隔缺损

【概述】

1. 定义　室间隔缺损（ventricular septal defect），简称室缺（VSD），是左右心室的间隔的连续性发生了中断，出现缺损孔洞。它可单独存在，也可是某种复杂心脏畸形的组成部分。血流动力学：左心室已经氧合过的动脉血通过室缺的孔流入右心室，使得入肺血流增加，右心负荷增加。室间隔缺损约为先心病总数20%，约有1/3~1/2的患儿有自愈的可能，是最常见的先天性心脏病。

2. 分型

（1）缺损的部位：膜部、圆锥部（肺动脉瓣下型）、主动脉瓣下型、肌部（室间隔部）。或者两处以

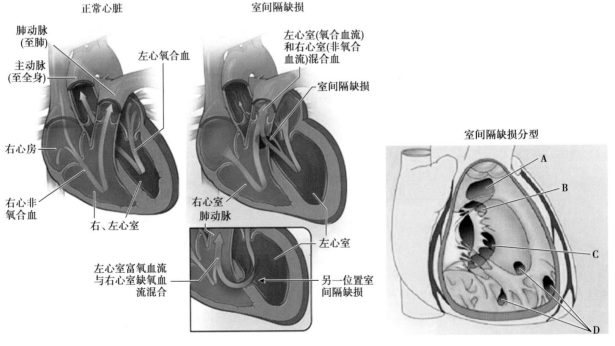

图 21-3-1　室间隔缺损分型图

A. 肺动脉瓣下型室缺；B. 主动脉瓣下型室缺；C. 膜部室缺；D. 肌部多发室缺

上的缺损为多发室缺(图 21-3-1)。

(2) 缺损的大小:依据缺损的直径,小型缺损小于 0.5cm;中型缺损为 0.5~1.0cm;大型缺损为大于 1.0cm。

【临床特点】

1. 症状

(1) 小型室缺并无明显的症状。

(2) 体循环供血不足:乏力、喂养困难(尤其在吸吮时,会气急、苍白、多汗)、青紫(常见于屏气、剧烈哭吵疾病危重时)。

(3) 肺循环充血:呼吸急促、易于罹患呼吸道感染及心力衰竭,扩大的肺动脉压迫喉返神经,会引起声音嘶哑。肺动脉血流增多造成肺动脉压力上升,久之引起肺动脉高压,右心室负荷加重,三尖瓣反流。

2. 体征

(1) 生长发育迟缓。

(2) 心脏检查:

1) 望诊:心前区隆起,心尖冲动弥散。

2) 触诊:心前区有抬举感。

3) 叩诊:心界扩大。

4) 听诊:胸骨左缘第 3、4 肋间闻及 Ⅲ~Ⅳ 级粗糙的收缩期杂音,伴有第二心音亢进。

(3) 实验室检查:

1) 胸部 X 线:主要表现有肺野充血、心影轻~中度增大和肺动脉段突出,肺门血管影增粗,左室扩大,肺门舞蹈征。

2) 超声心动图和彩色多普勒:一般可确立诊断,可见室间隔中部连续性中断,并可测量缺损大小。彩色多普勒可以明确血液分流方向、速度并估计分流量。

3) 心电图检查:表现为右心室肥大,若肺动脉高压时,可以合并右室扩大。

4) 右心导管检查:右心室血液氧含量超过右心房,右心室与肺动脉压力升高。

3. 并发症:支气管炎、肺水肿、充血性心力衰竭、亚急性感染性心内膜炎。

【治疗原则】

1. 姑息手术(减状手术)　可用于减轻严重缺损导致的肺血流过多的症状,借由行肺动脉环缩术(PAB),使肺动脉口径减小、右心室压力上升,降低左心室向右心室的分流,减低右心负荷(图 21-3-2)。

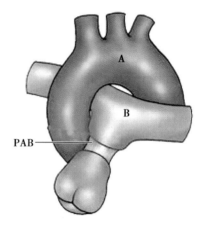

图 21-3-2　肺动脉环缩术
A. 主动脉;B. 肺动脉;PAB. 肺动脉环缩带

2. 完全纠治手术　使用心包补片或是涤纶补片,在体外循环支持下,胸骨正中切口,打开心腔直视下关闭室间隔的缺损(图 21-3-3)。

3. 心导管介入术　使用封堵器通过股静脉插管,将封堵器放入缺损的室间隔处,封堵缺损的

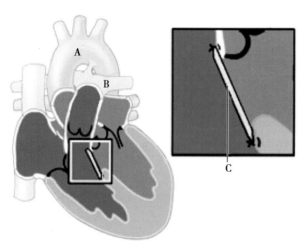

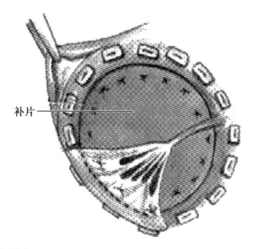

图 21-3-3　室间隔修补术
A. 主动脉;B. 肺动脉;C. 补片修补的室间隔

21

部位。

4. 镶嵌手术 开胸通过上腔静脉插管将封堵器放入缺损部位。

【护理评估】

1. 评估患儿的健康史,了解患儿是否有反呼吸道感染的既往史,评估患儿是否出现心力衰竭和肺高压的临床表现。评估家长是否具有积极预防感冒的健康行为,了解心脏手术的疾病知识。

2. 实验室检查评估血常规和感染表现。

3. 了解胸片、心电图、心脏超声、心导管的结果评价心功能状态。

【护理措施】

1. **术前护理** 见本章第二节房间隔缺损。

2. 使用封堵器进行室缺关闭的患儿,为防止血栓的形成,术后需要使用抗凝剂。

【健康宣教】

1. **健康宣教** 见本章第二节房间隔缺损。

2. 使用抗凝剂期间注意药物和食物同抗凝剂之间的配伍禁忌。

（唐 妍）

第四节 动脉导管未闭

【概述】

1. 定义 动脉导管未闭(patent ductus arteriosus),简称 PDA,是动脉导管在出生后未闭合而持续开放的病理状态(图 21-4-1)。在胎儿循环时,动脉导管为连接肺动脉和主动脉的正常通道,胎儿时期肺动脉的大部分血流经开放的动脉导管流至降主动脉。出生后呼吸建立,动脉血氧升高,使动脉导管收缩,又因肺动脉压力下降,体循环压力加大,因而使通过动脉导管的血量显著减少反有少量左向右分流,至出生后数小时至数天,导管在功能上先闭合。再经 1~2 个月时,绝大部分婴儿在解剖学上也已闭合。如此时导管继续开放,并出现左向右的分流,即构成本病。若动脉导管不闭合,主动脉的血流因压力差流向肺动脉,增加了肺动脉的血流,流向全身的血流减少,当动脉导管较细时,几乎没有症状,一般不会出现发绀,当动脉导管较大且持续开放时,易产生心力衰竭及肺高压。若合并其他复杂先心病同时出现时,开放的导管有维持分流的作用,不能轻易使之关闭。本病约占先心病的 15%,早产儿因导管的发育未成熟,出生未能关闭者约占 20%,但出生后数月内多可自行关闭。动脉导管未闭的发病率随海拔的增高而上升,海拔至 4500m 以上时发病率较沿海居民高 30 倍之多。

2. 分型

(1) 导管的大小和形态各不相同,直径多为 0.1~1.0cm,长 0.7~1.0cm。

(2) 形态呈漏斗状、管状、窗状或动脉瘤状(图 21-4-2)。

1) 漏斗形:导管呈现漏斗状,大多数为主动脉端大于肺动脉端。

2) 窗型:导管较短,管腔较粗,呈现窗型,流量最大。

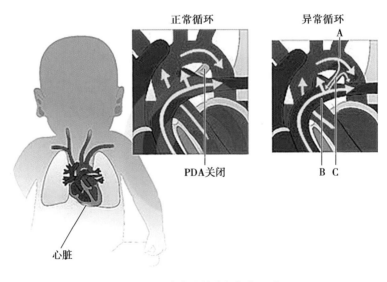

正常循环　　　异常循环

PDA关闭　　　B C

心脏

图 21-4-1 动脉导管未闭解剖示意
A. 主动脉;B. 肺动脉;C. 未闭合的动脉导管

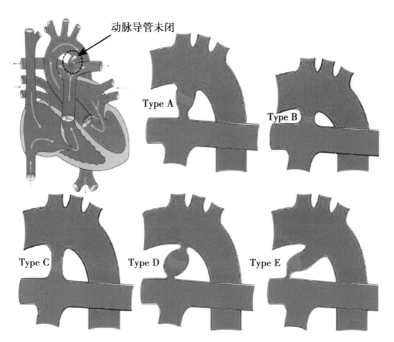

图 21-4-2　动脉导管未闭分型
A. 漏斗形；B. 窗型；C. 管型；D. 动脉瘤型；E. 复杂型

3）管型：临床最为多见，导管的主动脉端和肺动脉端粗细大致相等。

4）动脉瘤状：导管中断膨大鼓起形似瘤状。

5）复杂型：混合以上各种形态特征。

【临床特点】

1. 症状　症状的轻重依据动脉导管的大小，导管越粗、分流量越大，则症状越严重。

（1）体循环供血减少：生长发育迟缓，周围血管症，缺损较大且分流严重者较早出现心力衰竭的表现。

（2）肺循环充血：易于罹患呼吸道感染。

（3）全身症状：在一般情况先并无青紫，在并发肺动脉高压时，会出现差异性青紫，有时扩张的肺动脉压迫喉返神经引起声音嘶哑。导管细者，分流量小，并无明显症状。导管粗大者会有活动后心悸、气短。

2. 体征

（1）体格瘦小，发育落后。

（2）心脏检查：

1）望诊：心前区隆起，心尖冲动弥散。

2）触诊：心前区有抬举感、震颤。

3）叩诊：心界扩大。

4）听诊：胸骨左缘第 2、3 肋间闻及持续性杂音，第二心音亢进。

（3）脉压增宽、微血管搏动、水冲脉、股动脉枪击音。

（4）辅助检查：

1）胸部 X 线：左室大、左房大，肺动脉段突出，肺血管影增粗，肺门舞蹈征，主动脉弓稍微增大。

2）超声心动图和彩色多普勒：一般可确立诊断，连续性的血流位于左肺动脉和降主动脉间。彩色多普勒可以明确血液分流方向、速度并估计分流量。

3）心电图检查：左室大。

4）右心导管检查：肺动脉血液氧含量超过腔静脉平均血氧含量。

3. 并发症支气管炎、亚急性感染性心内膜炎、分流量大者早期并发充血性心力衰竭。

【治疗原则】

1. 较小的 PDA 有自愈的可能，当缺陷引起威胁健康的症状或并发症时及早治疗干预。

2. 先天性甲状腺功能不足可影响动脉导管的关闭，一般于手术前须先给甲状腺激素。

3. 手术结扎或切断导管即可治愈。宜在学龄前执行，在必要时任何年龄均可实施手术导管介入手术封闭导管已经广泛使用，可以选择弹簧圈、蘑菇伞等填塞装置。心导管术较外科手术创伤小，患儿恢复快(图 21-4-3)。

4. 对早产儿可利用前列腺素合成酶抑制剂，如吲哚美辛(indomethacin)来促进导管自然闭合，以取代外科疗法。

【护理评估】

入院时要测量患儿四肢血压和氧饱和度，评估脉压，了解有无差异性发绀的情况。评估患儿生长

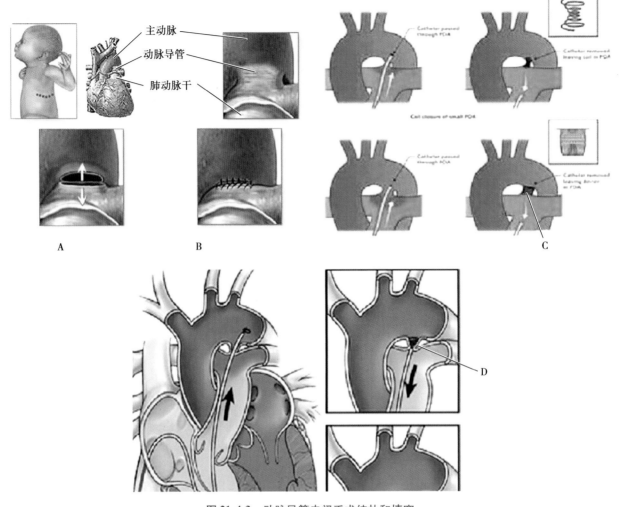

图 21-4-3　动脉导管未闭手术结扎和填塞
A. 离断主动脉和肺动脉的间隔；B. 缝合关闭动脉导管；C. Coil 弹簧圈结扎；D. 心导管封堵动脉导管

发育情况,有无反复呼吸道感染病史。

【护理措施】

见本章第三节室间隔缺损。

【健康教育】

见本章第二节房间隔缺损心导管术后。

（唐　妍）

第五节　完全性肺静脉异位引流

【概述】

1. 定义　完全性肺静脉异位引流(total anomalous pulmonary venous drainage,TAPVD)是一种严重复杂且较少见的发绀型先天性心脏病,是指左、右肺静脉直接或间接与右心房相连接,上、下腔静脉血和肺静脉氧合血全部回流到右心房,左心房只接受右心房分流来的混合血,致患儿右心负荷增加,肺静脉回流受阻,最终导致肺动脉高压和右心衰竭,严重威胁患儿生命。如不及时采取手术治疗,80%的患儿将病死于1岁以内。发病率为先心病的1%～2%。

2. 分型

（1）根据汇合回流到心脏的部位分为:

1）心上型:肺静脉在左心房后方汇合后经垂直静脉引流至左无名静脉,有时引流入上腔静脉或奇静脉。垂直静脉在左肺动脉和左总支气管前方进入无名静脉,在此处受压迫可造成静脉回流梗阻。

2）心内型:全部肺静脉直接引流入右心房或经肺静脉总干引流至冠状静脉窦。在肺静脉总干和冠状静脉窦之间可能发生梗阻。

3）心下型:全部肺静脉在心脏后方汇合后经垂直静脉下行通过膈肌食管裂孔进入门静脉、下腔静脉或静脉导管等。回流血液经过高阻力肝血管床到达右心房或垂直静脉下行途中受压,均可引起肺静脉梗阻。

4）混合型:全部肺静脉经过多种通道进入右心房。心下型和混合型大多数在婴幼儿期死亡。

（2）完全性肺静脉异位回流病人约75%有卵圆孔未闭,25%并有心房间隔缺损。右心房、右心室往往扩大肥厚,肺动脉扩大,压力增高,左心房较小。肺静脉梗阻最常见于心下型,次之为心上型,其发生率可高达50%。其他并存的心脏血管畸形有动脉导管未闭、主动脉缩窄、永存动脉干、大动脉错位、单心室、肺动脉闭锁、法洛四联症和右心室双出口等。是比较罕见但又危重的复杂先天性心脏病（图21-5-1）。

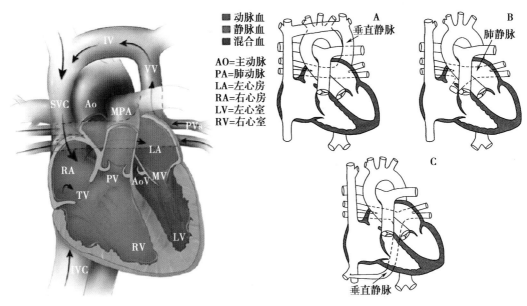

图 21-5-1　完全性肺静脉异位连接病理解剖和分型
分型:A. 心上型;B. 心内型;C. 心下型

【临床特点】

1. 症状　患儿症状取决于肺静脉有无梗阻、心房间通道大小和并存的其他心脏畸形,心房间通道小者出生后早期即出现肺动脉高压和右心衰竭,症状发展快、病情严重,肺脏无梗阻,房间通道大者肺动脉高压较迟出现,但发绀明显,病情发展较缓,婴儿生长缓慢,呼吸急促,心跳加速和轻度发绀,而被误诊为肺炎和呼吸窘迫综合征。

2. 体征　心脏体检可无特异性杂音,有时胸骨左缘第2肋间有收缩期吹风样喷射型杂音,肺动脉瓣区有第2音分裂并亢进,胸骨左下缘可能听到舒张期隆隆样杂音,心浊音界增大,心前区可有抬举性搏动,杵状指（趾）一般较轻。

3. 辅助检查

（1）胸部 X 线:

1）无梗阻型:右心房、右心室增大,肺血增多,如连于左无名静脉,左上心缘可见扩张的垂直静脉和左无名静脉,右侧可见上腔静脉,使心影呈典型的"8"字形或雪人样,这种表现多出现在年长儿,出生数月的小儿这种影像不明显。

2）梗阻型:其胸片特征为肺间质弥漫性斑点网状阴影,由肺门向周围放射,肺间质及肺泡水肿严重时,可产生毛玻璃样改变,心缘不清晰,但心脏多不增大,X 线只有在新生儿期即出现心衰但心影不大的患儿中,才具诊断意义。

（2）心电图:电轴右偏、右心室肥大、没有肺静脉梗阻的患儿,可伴右心房增大,表现为 Ⅱ 导联及右胸导联 P 波高尖。

（3）超声心动图:当检查时发现右心房容量负荷过重,卵圆孔或房缺处有右向左分流,左心房内没有看到正常回流的肺静脉,左心房、左心室小,房间隔向左膨出时,需高度怀疑完全性肺静脉异位连接,心脏超声检查的目的在于明确异位肺静脉的数量、梗阻部位和肺动脉压力,当肺动脉流速高时可见肺动脉干扩张。

（4）心导管造影检查:对大多数患儿,二维心脏超声和 Doppler 技术可了解肺静脉解剖结构及梗阻部位等细节问题,通常很少再行心导管检查,心导管术仅用于复杂病例和狭窄血管的精确定位上。

21

【治疗原则】

1. 内科治疗

（1）没有肺动脉高压和心衰,应用强心利尿和血管扩张药,减轻心脏前后负荷,改善心功能,待1岁左右行矫治手术,效果更好。

（2）做心导管时发现房缺小行球囊房间隔扩大术,右房右室压下降,肺水肿减轻,体循环流量增加。

（3）新生儿患重型者,也可用前列腺素 E_1 保持动脉导管开放,直到手术阶段。

2. 外科治疗 一旦出现梗阻现象立即急诊手术,将肺静脉出口归入左房。

【护理评估】

1. 评估患儿的健康史 了解患儿是否有反复感冒、肺炎的既往史,评估患儿是否出现心力衰竭和发绀的临床表现。评估患儿是否有喂养困难、生长发育迟缓的情况,评估家长是否具有积极预防感冒、准备进行心脏手术的疾病知识。

2. 评估辅助检查结果 评估血常规和感染表现,外科手术者要待肺部炎症控制后方可进行。了解辅助检查的结果,有利于判断疾病的进展。

【护理措施】

1. 术前

（1）注意保暖,预防呼吸道感染。

（2）完善和备齐所有的化验和各种影像检查资料。

2. 术后

（1）针对可能出现的肺高压危象的问题,遵医嘱使用降低肺动脉压力的药物,适当镇静、适当过度通气,积极纠正酸中毒。

（2）使用降低肺动脉压力的药物。

（3）补充容量,控制补液速度,保持电解质稳定。

（4）合理喂养避免呛咳,保证热卡和蛋白质摄入。

【健康宣教】

见本章第三节室间隔缺损。

（唐 妍）

第六节 法洛四联症

【概述】

法洛四联症(tetralogy of Fallot,TOF)是心脏内的四种缺陷一同出现,包括室间隔缺损、肺动脉狭窄、主动脉骑跨、右心室肥大,其中右心室肥大继发于前三种缺陷之后发生(图 21-6-1)。

血流动力学:肺动脉瓣狭窄阻碍血流入肺脏,而使右心室压力增加。主动脉因为骑跨在室间隔上,同时接受来自左、右两心室的血液,右心室的静脉血汇入主动脉,造成体循环的血氧饱和度下降,故而患儿出现发绀,呈全身性分布。肺动脉越狭窄则右心室压力越高,流入主动脉的混合血液越多,患儿发绀越严重。是最常见的发绀型先心病(图 21-6-2)。男

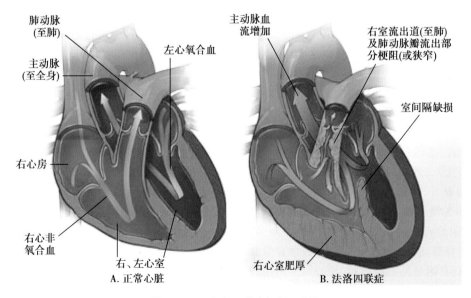

图 21-6-1 法洛四联症解剖示意图

女发病率相同。

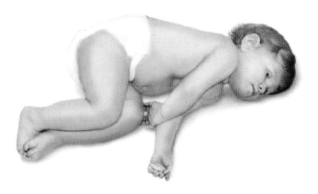

图 21-6-2　TOF 的临床表现图
口唇、甲床发绀严重,无力、易疲乏

【临床特点】

1. 症状

(1) 发绀:是最主要的表现,患儿表现为口唇、指甲、耳垂、鼻尖、口腔黏膜等微血管丰富的部位发绀。急性严重的发绀和缺氧,称为缺氧发作(TET SPELL)(图 21-6-3),表现为阵发性呼吸困难,青紫加重,重症会突然昏厥和抽搐。缺氧发作通常发生在哭或喂食之后,但是有时候没有明显的诱因。

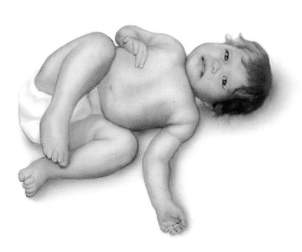

图 21-6-3　法洛四联症缺氧发作图
极度发绀,哭吵难以安抚,呼吸微弱

(2) 气促:患儿在喂养、啼哭、行走、活动之后、气促会加重。

(3) 蹲踞:患儿常采取蹲踞的体位,原因是股静脉受压,下半身含氧量少的静脉血回心减少;股动脉受压,增加体循环阻力,减轻右向左分流。体循环血压上升,流向头面部和上半身的血流增多,暂时缓解中枢神经系统缺氧症状。

(4) 长期缺氧,末梢结缔组织增生造成杵状指(趾)(图 21-6-4)。

(5) 脑缺氧发作、晕厥。

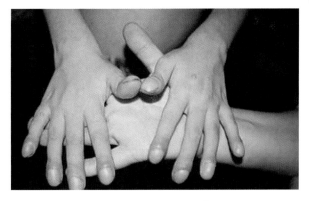

图 21-6-4　儿童杵状指

2. 体征

(1) 生长发育迟缓,随着年龄的增长,越见消瘦,杵状指。

(2) 心脏检查:

1) 望诊:心前区隆起,心尖冲动弥散。

2) 触诊:抬举感,震颤。

3) 叩诊:心界增大。

4) 听诊:胸骨左缘 2 ~ 4 肋间 Ⅱ ~ Ⅲ 级喷射性杂音,第二心音(P_2)减弱或消失。

3. 并发症　脑血栓、脑脓肿、亚急性细菌性心内膜炎。

4. 辅助检查

(1) 胸部 X 线检查:肺血较少,肺野清晰,肺动脉段凹陷,呈靴型心。

(2) 心电图:右心室肥大,电轴右偏。

(3) 心脏超声检查:室间隔连续性中断,右心流出道狭窄,肺血流减少。

(4) 心导管检查和心血管造影检查:主动脉氧饱和度下降。

【治疗原则】

1. 内科治疗　预防并发症。

(1) 预防脑缺氧发作:在缺氧发作时可以采取胸膝体位,缓解缺氧,在必要时间歇吸氧。

(2) 预防脑血栓:供给充足水分,预防脱水,必要时静脉使用低分子右旋糖酐疏通微循环。

(3) 预防心脏衰竭:避免患儿哭吵和剧烈运动,减轻心脏负荷。

(4) 预防感染:保持个人卫生和环境卫生,避免去人员稠密的公共场所,避免交叉感染,在发生感染后因充足给予抗生素预防心内感染。

2. 外科治疗

(1) 肺动脉发育不良:经常发生晕眩,缺氧发作频繁发生,要做姑息手术(减状手术),在体循环与肺循环之间做个通道,使较多的血液流入肺脏,升高血氧饱和度缓解缺氧症状。如果肺动脉发育极差(闭锁状态)可行 Rastelli 术:以外管道连接右心室和肺动脉补片修补 VSD,视病情需要保持 ASD/PFO 开放(图 21-6-5)。

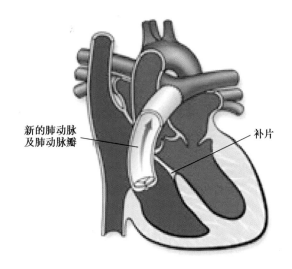

图 21-6-5　Rastelli 修补手术

(2)若肺动脉发育尚好:可以进行根治手术,以矫正肺动脉狭窄,修补室间隔缺损(图 21-6-6)。

【护理评估】

评估患儿的临床症状和体征。

(1)身体发绀情况,经皮氧饱和度的数值。评估有无长期缺氧引起的杵状指(趾)、活动度和耐力降低,评估有无慢性缺氧而造成晕厥、精神呆滞、智能不足。评估患儿的健康史,身高体重是否达到年龄段的标准要求。

(2)评估辅助检查:评估血常规和感染表现,外科手术者要待肺部炎症控制后方可进行。了解辅助检查的结果,有利于判断疾病的进展。一般先心病患儿的体格检查:

1)实验室检查:血、尿、粪常规,多为正常,HCT >50%,红细胞增多症。伴有贫血的法洛四联症的患儿若红细胞比容正常,但是更容易有缺氧发作。

2)胸部 X 线可发现心脏正常大小,心影中心腰凹陷,心尖部上抬,形状如同靴形,肺血管纹路减少(图 21-6-7)。

3)心电图显示:右轴偏移及中度至重度的右心室肥大。

4)心脏超声(ECHO)能够协助诊断。

【护理措施】

1. 建立合适的生活制度

(1)注意休息,适当地限制活动或卧床休息,以不出现明显气促、乏力为度。

(2)避免剧烈哭吵、情绪激动。

(3)保持大便通畅。

(4)在必要时,就餐前后吸氧。

2. 提供充足的营养

(1)保证热卡需求、供给充足的维生素及优质蛋白质。

(2)饮食的品质,高维生素、优质蛋白、易消化、适当的低盐饮食。

(3)耐心喂养、少量多餐、避免过饱。

3. 注意观察病情,防止并发症

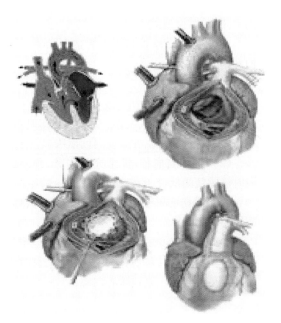

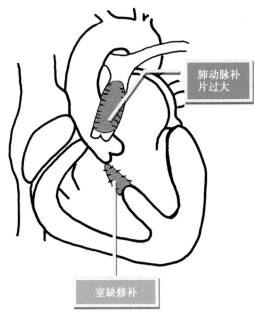

肺动脉补片过大

室缺修补

图 21-6-6　TOF 完全修补术

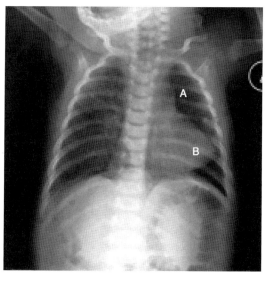

图 21-6-7　法洛四联症术前 X-RAY 胸片示靴型心图
A. 心腰凹陷；B. 心尖上抬

（1）重点监测氧饱和度变化,注意观察缺氧发作,一旦发生立即置患儿膝胸卧位,给予低浓度氧气吸入,遵医嘱给予吗啡等药物。

（2）注意补充充足的液体,必要时静脉输液。

（3）观察有无心衰症状。

（4）心理护理:关爱患儿,消除患儿的紧张心理。对家长和患儿解释病情和检查、治疗经过,取得她们的了解和配合。

【健康教育】

1. 指导家长掌握先天性心脏病的日常护理,建立良好的生活制度,适量用药,防感染和其他并发症。

2. 定期随访,调整心功能到最佳状态,使患儿能安全地达到手术时期。

（唐　妍）

第七节　完全性大动脉转位

【概述】

1. 定义　完全性大动脉转位(complete transposition of great arteries,TGA)是指主动脉由右心室发出,肺动脉由左心室发出,而腔静脉仍回到右心房,肺静脉仍回到左心房;如此体循环与肺循环完全不相通,形成各自独立的循环。这种情况一定不适于生存,除非心脏并有其他畸形,如动脉导管未闭(PDA)、室间隔缺损(VSD)、房间隔缺损(ASD),使得肺循环与体循环交通,才能够存活下去。是新生儿期最常见的发绀型先天性心脏病,发病率为 0.2‰～0.3‰。约占先天性心脏病总数的 5%～7%,居发绀型先心病的第二位。患有糖尿病母体的发病率较正常母体高达 11.4 倍,妊娠初期使用过激素及抗惊厥药物的孕妇发病率较高,若不治疗,约 90% 的患儿在 1 岁内死亡。病理改变:其循环经过是:"右房→右室→主动脉→全身→体静脉→右房";而"左房→左室→肺动脉→肺→肺静脉→左房"(图 21-7-1)。本病血流动力学改变取决于是否伴同其他畸形,左右心血液沟通混合程度及肺动脉是否狭窄。

2. 分型

（1）完全性大动脉转位并室间隔完整:右心室负荷增加而扩大肥厚,随正常的肺血管阻力下降,左心室压力降低,室间隔常偏向左心室。两者仅靠未闭的卵圆孔及动脉导管沟通混合,故青紫、缺氧严重。

（2）完全性大动脉转位合并室间隔缺损:完

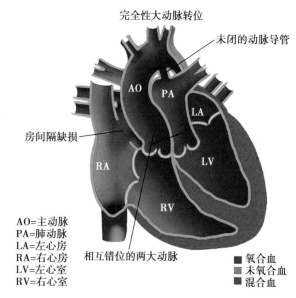

图 21-7-1　完全性大血管转位病理解剖图

完全性大动脉转位

未闭的动脉导管

房间隔缺损

相互错位的两大动脉

AO=主动脉
PA=肺动脉
LA=左心房
RA=右心房
LV=左心室
RV=右心室

■ 氧合血
■ 未氧合血
■ 混合血

性大动脉转位伴室间隔缺损可使左右心血液沟通混合较多,使青紫减轻,但肺血流量增加可导致心力衰竭。

（3）完全性的动脉转位合并室间隔缺损及肺动脉狭窄:血流动力学改变类似法洛四联症。

【临床特点】

1. 症状

（1）青紫:出现早、半数出生时即存在,绝大多数始于 1 个月内。随着年龄增长及活动量增加,青紫逐渐加重。青紫为全身性,若同时合并动脉导管未闭,则出现差异性青紫,上肢青紫较下肢重。

(2)充血性心力衰竭:生后3~4周婴儿出现喂养困难、多汗、气促、肝大和肺部细湿啰音等进行性充血性心力衰竭等症状。患儿常发育不良。

2. 体征　生后心脏可无明显杂音,但有单一的响亮的第2心音,是出自靠近胸壁的主动脉瓣关闭音,若伴有大的室间隔缺损或大的动脉导管或肺动脉狭窄等,则可听到相应畸形所产生杂音。如合并动脉导管未闭,可在胸骨左缘第二肋间听到连续性杂音,合并室间隔缺损,可在胸骨左缘第三四肋间听到全收缩期杂音,合并肺动脉狭窄可在胸骨左缘上缘听到收缩期喷射性杂音。杂音较响时,常伴有震颤。一般伴有大的室隔缺损者早期出现心力衰竭伴肺动脉高压,但伴有肺动脉狭窄者则发绀明显,而心力衰竭少见。

3. 影像学检查

(1)胸部X线检查:主要表现为大动脉阴影狭小,肺动脉略凹陷,心蒂小而心影呈"蛋形"。心影进行性增大,大多数患儿肺纹理增多,若合并肺动脉狭窄者肺纹理减少。

(2)心电图:新生儿期可无特殊改变。婴儿期示电轴右偏,右心室肥大,有时尚有右心房肥大。肺血流量明显增加时则可出现电轴正常或左偏、左右心室肥大等。合并房室通道型室间隔缺损时电轴左偏,双室肥大。

(3)超声心动图:是诊断完全性大动脉转位的常用方法。若二维超声显示房室连接正常,心室大动脉连接不一致,则可建立诊断。主动脉常位于右前,发自右心室,肺动脉位于左后,发自左心室。彩色及多普勒超声检查有助于心内分流方向、大小的判定及合并畸形的检出。

(4)心导管检查:导管可从右心室直接插入主动脉,右心室压力与主动脉相等。也有可能通过卵圆孔或房间隔缺损到左心腔再入肺动脉,肺动脉血氧饱和度高于主动脉。

(5)心血管造影:选择性右心室造影时可见主动脉发自右心室,左心室造影可见肺动脉发自左心室,选择性升主动脉造影可显示大动脉的位置关系,判断是否合并冠状动脉畸形。

【治疗原则】

1. 内科治疗

(1)使用前列腺素E₁,保持动脉导管(PDA)的开放;室隔完整型的TGA患儿,仅靠PDA开放维持肺血流,一旦吸氧将促使PDA的关闭,会导致患儿的死亡,所以严禁吸氧。

(2)大血管转位手术前心导管检查可确立诊断,在检查时可以气球导管将心房中膈缺损扩大,以增加全身循环与肺循环的交换量,称为球囊房隔造孔,可造成一个人工的心房中隔缺损,使动脉血与静脉血之间有一通道,可延长生命。

(3)纠正酸中毒,改善心功能,尽早手术。

2. 外科治疗

(1)姑息性治疗方法:

1)球囊房隔成形术(Rashkind procedure):缺氧严重而又不能进行根治手术时可行球囊房间隔造漏口或房缺扩大术,使血液在心房水平大量混合,提高动脉血氧饱和度,使患儿存活至适合根治手术。

2)肺动脉环缩术:完全性大动脉转位伴大型室间隔缺损者,可在6个月内作肺动脉环缩术,预防充血性心力衰竭及肺动脉高压引起的肺血管病变。

(2)根治性手术:大血管转位手术(Switch):将转位的大动脉切断再易位缝合,使左心室连到主动脉,右心室连到肺动脉,同时移植冠状动脉到主动脉的根部(图21-7-2)。此为解剖性纠治。最佳手术时机为新生儿期。

【护理评估】

1. 评估患儿的健康史,身高体重是否达到年龄段的标准要求。了解患儿是否有反复感冒、肺炎的既往史,评估患儿是否出现心力衰竭和肺高压的临床表现。评估家长是否具有积极预防感冒,准备进行心脏手术的疾病知识。

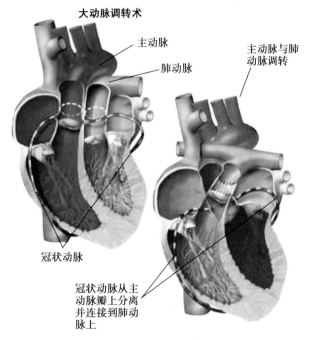

图21-7-2　大血管调转术图

2. 评估实验室检查评估血常规和感染表现,外科手术者要待肺部炎症控制后方可进行。了解辅助检查的结果,有利于判断疾病的进展。

【护理措施】

1. 手术前后护理详见本章第一节先天性心脏病护理总论。

2. 术后评估心电图 ST 段,了解冠状动脉移植后的通畅情况。

3. 减轻吻合口的水肿,预防梗阻和血栓形成。

【健康教育】

详见本章第三节室间隔缺损。

(唐 妍)

第八节 主动脉缩窄

【概述】

主动脉缩窄(coarctation of the aorta,COA)是胸部降主动脉先天性狭窄,通常发生在主动脉相当于左锁骨下动脉或动脉导管韧带的远侧,其在所有先天性心脏病中占 5%～8%。临床上通常根据缩窄位置与动脉导管的关系有几种分型,缩窄位于动脉导管近端的主动脉峡部成管状狭窄,动脉导管向降主动脉供血,此型多见于婴幼儿,称导管前(婴儿)型,约占主动脉缩窄病例的 10%;缩窄位于动脉导管的远心端,因出生后动脉导管多已闭合,所以形成较多侧支血管,此型多见于大龄儿童或成年人,称导管后(成人)型,约占主动脉缩窄病例的 90%(图 21-8-1)。另两种导管旁型和主动脉弓发育不良型较少见。

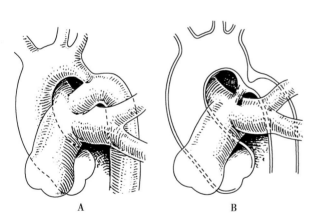

图 21-8-1 COA 的分型
A. 导管前型;B. 导管后型

【临床特点】

本病的典型特征是上肢桡动脉搏动较强,下肢脉搏缺如,危重婴儿型缩窄可出现呼吸急促、心动过速等充血性心力衰竭症状。成人型主动脉缩窄,在幼年期症状不明显,随着年龄增长因出现头痛、头晕、高血压等症状就诊时发现主动脉缩窄,主动脉缩窄严重者可因为下身供血不足,表现为下肢乏力、间歇性跛行及肾功能不全等。胸部 X 线片表现为心影正常或不同程度的心影增大及上纵隔影增宽。3 岁后大年龄患儿因肋间血管扩张产生肋骨后段压迹,多见于 3～9 对肋间,称为 Roesler 征。超声心动图见降主动脉缺乏搏动性血流,缩窄发生的部位,弓横部尺寸大小和有无伴有心内其他畸形。计算机 X 线断层成像(CT)是目前首选方法,通过快速扫描和 3D 重建可清晰地显示解剖图。目前对合并心内畸形及侧支血管位置有疑问,超声心动图成像差,选择做心导管检查。

【治疗原则】

一般缩窄两端的压力差>30mmHg 为手术适应证,理想手术年龄为 1～5 岁,出现心力衰竭等严重症状的婴幼儿在确诊后应急诊手术。常见手术方法如下:

1. 缩窄段切除对端吻合术 缩窄段局限,缩窄段切除后两端对合后张力不大,此方法为首选。

2. 主动脉补片成形术 剪开缩窄的管腔后用补片与周围组织相吻合。

3. 利用自体左锁骨下动脉作主动脉成形术 将左锁骨下动脉高位结扎并切断后,翻转切断的近心段与降主动脉吻合,使主动脉血流经吻合后的通道供应下半身。

4. 缩窄段切除人造血管移植术 适应缩窄段较长、两端对合张力过大的患儿。

【护理评估】

1. 评估患儿的健康史,了解患儿是否有反呼吸道感染的既往史,评估患儿是否出现心力衰竭和肺高压的临床表现。

2. 评估家长是否具有积极预防感冒,准备进行心脏手术的疾病知识。

【护理措施】

1. 术前

(1)术前常规护理:见本章第一节参照儿童循环系统疾病护理。

(2)入院时即测量四肢血压并记录。

(3)潜在并发症—充血性心力衰竭:危重婴儿型 COA 要观察患儿呼吸频率、次数、皮肤温湿度、尿

21

量等,同时为手术做好准备。

2. 术后

(1) 高血压:由于术前解剖原因造成的高血压,一般在术后1~2天内仍密切观察血压变化。当高血压时根据医嘱使用硝普钠或硝酸甘油等药物,避免其他因素造成血压增加,如术后疼痛、吸痰等侵入性操作。

(2) 心输出量减少:与手术创伤/术前心功能不全有关。正性肌力药物应用,持续生命体征监测,控制24小时入量,保持出入量平衡或负平衡,注意观察

有无面部水肿,了解肝脏大小。

(3) 预防感染。

【健康教育】

1. 常规健康宣教 见本章第一节先天性心脏病护理总论。

2. 重症 COA 患儿绝大部分存在术前有营养不良,因此术后包括出院后较长时期要关注营养状况,可建议家长除了专科随访外,同时随访儿童保健科或营养科门诊。

(管咏梅)

第九节 完全性房室间隔缺损

【概述】

完全性房室间隔缺损(包含一个房室瓣平面下方大型室间隔缺损,一个房室瓣平面上方房间隔缺损),并且有一个单一的共同房室瓣开口(图21-9-1)。房室间隔缺损占先天性心脏畸形4%,占21-三体综合征儿童心脏缺损1/2以上。

【临床特点】

大多数患儿因为大量左向右分流造成右心室压和肺动脉压等同于体动脉压,这些患儿出生时就出现严重肺动脉高压。在婴幼儿期出现反复呼吸道感染、呼吸困难、心力衰竭的症状,同时伴有生长发育滞后、喂养困难等。心电图检查显示 QRS 的心电轴位于等电位线之上,双心室的肥厚。胸部 X 线片显示肺血明显增多,心脏扩大和肺动脉段明显突出。超声心动图能判定心房间和心室间分流程度,为房室瓣畸形的评估提供了精确的信息。

【治疗原则】

早期手术为治疗首选,手术方法包括关闭房间

隔缺损、关闭室间隔缺损、构建两组无狭窄且功能良好的房室瓣,手术要避免损伤房室结和希氏束。

【护理评估】

1. 评估患儿的健康史,身高体重是否达到年龄段的标准要求。了解患儿是否有反复感冒、肺炎的既往史,评估患儿是否出现心力衰竭和肺高压的临床表现。评估家长是否具有积极预防感冒,准备进行心脏手术的疾病知识。

2. 评估实验室检查 评估血常规和感染表现,外科手术者要待肺部炎症控制后方可进行。了解辅助检查的结果,有利于判断疾病的进展。

【护理措施】

(一) 术前

护理常规略。

(二) 术后

1. 术后护理常规 略。

2. 心输出量减少 房室瓣仍存在反流是术后心输出量减少主要原因,遵医嘱使用正性肌力药物,而

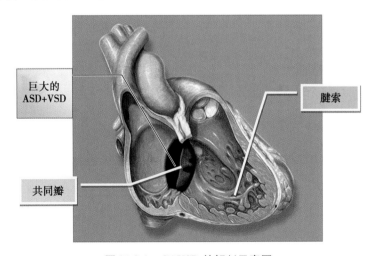

图 21-9-1 CAVSD 的解剖示意图

不是增加容量负荷,因为快速液体输入扩容后,反而会增加房室瓣的反流。

3. 并发症观察—肺动脉高压 保持患儿的绝对安静,降低应激反应,特别在吸痰、静脉穿刺等侵入性操作时应联合使用镇静和镇痛药。

使用呼吸机时,吸痰前后给予纯氧皮囊加压,充分氧疗,吸痰动作轻柔、快速,防止一过性低氧血症诱发肺高压危象的发生。对术后循环稳定的患儿,在预防肺高压危象的措施下仍提倡早期撤离呼吸机,以减少呼吸机相关性并发症的发生。

4. 并发症观察—房室传导阻滞 观察心率、心律,术后即出现房室传导阻滞应确保使用的临时起搏器能正常工作,在观察心率、心律的同时做好患儿及家长宣教。连续2周以上未恢复窦性心律,考虑置入永久性起搏器。

【健康教育】

1. 常规健康宣教 见本章第一节先天性心脏病护理总论。

2. 置起搏器出院后宣教。

(管咏梅)

第十节 肺动脉狭窄

【概述】

先天性室间隔完整的肺动脉狭窄(pulmonary stenosis,PS)指由于右室先天发育不良而与肺动脉之间的血流通道产生狭窄(图21-10-1)。PS分为单纯性PS和合并复杂先心病的PS两类。狭窄的好发部位依次为肺动脉瓣(瓣膜型)狭窄、右室流出道(瓣下型)狭窄、肺动脉(瓣上型)狭窄。

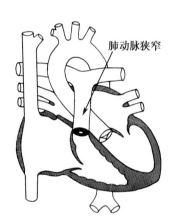

图21-10-1 肺动脉狭窄解剖示意图

【临床特点】

通常将右心室收缩压<75mmHg、75～100mmHg、≥100mmHg作为肺动脉狭窄临床分级中的轻度、中度和重度。PS严重的新生儿,出生后伴随动脉导管闭合发绀逐渐加重。表现为气急、躁动及进行性低氧血症,需急诊手术。轻症或无症状的患儿,可随着年龄增长而出现不同程度的疲乏、胸闷、晕厥及发绀等。后期或严重右心功能不全则出现肝脏大及水肿等征象。辅助检查包括:①心电图:轻度狭窄心电图无异常改变,中度以上狭窄,显示电轴右偏,右心室

肥厚,重度患儿有T波倒置、P波高尖,极重度狭窄有左心室肥厚。②胸部X线片:轻度狭窄肺纹理及心影正常或有轻度改变;中度狭窄肺纹理少有不同程度右心室肥厚;重度狭窄出现主肺动脉扩张者肺动脉段凸出。

【治疗原则】

1. 导管介入性球囊扩张术 适用于新生儿及儿童单纯瓣膜型PS,无合并其他心血管畸形。

2. 外科心内直视手术 主要根据PS的部位,常用方法为右室流出道疏通术、肺动脉瓣直视切开术、肺动脉狭窄矫治术。

【护理评估】

1. 评估患儿的健康史,身高体重是否达到年龄段的标准要求。了解患儿是否有反复感冒、肺炎的既往史,评估患儿是否有发绀和呼吸困难的临床表现。评估家长是否具有积极预防感冒,准备进行心脏手术的疾病知识。

2. 评估实验室检查评估血常规和感染表现,外科手术者要待肺部炎症控制后方可进行。了解辅助检查的结果,有利于判断疾病的进展。

【护理措施】

1. 术前 护理常规略。

2. 术后

(1)术后护理常规略。

(2)低氧血症:与术后右心室顺应差有关,应严密观察血氧饱和度。

【健康教育】

常规健康宣教见本章第一节先天性心脏病护理总论。

(管咏梅)

21

第十一节 肺动脉闭锁

【概述】

肺动脉闭锁临床上分为肺动脉闭锁及室隔完整（pulmonary atresia and intact ventricularseptum, PA + IVS）和肺动脉闭锁及室间隔缺损（pulmonary atresia and VSD, PA+VSD）。是一种严重而复杂的发绀型先天性心脏病。

1. PA+IVS 为肺动脉瓣闭锁，主肺动脉及左右分支发育几乎正常；右心室和流出道不同程度的发育不良，有的流出道可能完全闭锁；三尖瓣发育不全；部分患儿可形成右室-冠状动脉瘘，右心室未经氧合的血灌注冠状动脉，冠状动脉如有狭窄将造成心肌缺血缺氧；本病症肺血少，肺血主要来自未闭的动脉导管。约半数患儿出生2周内死亡。

2. PA+VSD 为肺动脉瓣闭锁，主肺动脉及左右分支发育极差；右心室发育大多正常；冠状动脉正常；心室水平有右向左分流，容易产生低氧血症；由于有大的动脉导管或大的侧支导致大量体肺分流而产生心功能衰竭（图21-11-1）。

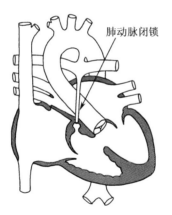

图 21-11-1　肺动脉闭锁+VSD

【临床特点】

PA+IVS型临床表现为出生后即出现发绀，随着动脉导管逐渐闭合，患儿将出现呼吸急促、心动过速等危急症状。本病症另一特征是听诊心脏无杂音。PA+VSD型表现为新生儿出生后即有发绀，发绀的程度取决于动脉导管和体肺侧支的供血量多少。极少数新生儿可因大量体肺分流出现心功能衰竭症状。在心动过速和重度心力衰竭。辅助检查包括：①心电图：PA+IVS：电轴正常极少出现右偏；PA+VSD：电轴右偏及右心室肥厚。②胸部X线片：心脏大小不一，肺血减少。③超声心动图：PA+IVS患儿可显示

心房水平有右向左分流，肺动脉瓣无前向血流；PA+VSD患儿有室间隔缺损，肺动脉瓣无前向血流。

【治疗原则】

（一）PA+IVS

患儿应尽早急诊手术，减轻发绀和缺氧状况。

1. 早期姑息手术 增加肺血流，增加生存机会，促进右心室发育。

（1）肺动脉瓣切开术：适用于右心室发育较好患儿。

（2）体-肺动脉分流（Blalock-Taussing, BT）术：适用于右室漏斗部闭锁或缺如的患儿，用一根人造血管，在右锁骨下动脉及右肺动脉之间作端侧吻合（图21-11-2）。

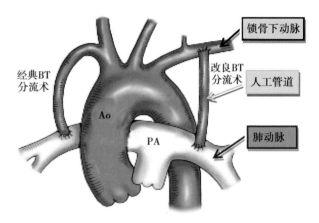

图 21-11-2　体肺分流术（BT 分流）

2. 后期手术 根据右心室和肺血管发育的情况

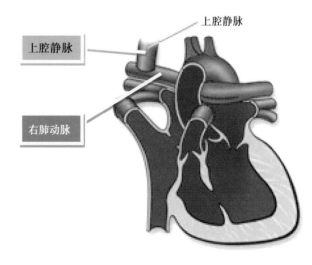

图 21-11-3　上腔静脉与右肺动脉吻合术（改良 Glenn）

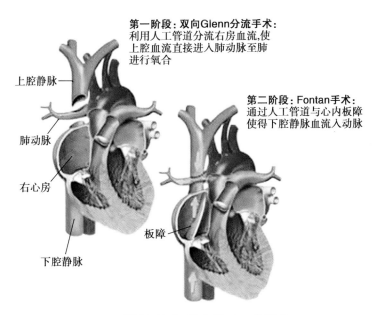

第一阶段：双向Glenn分流手术：
利用人工管道分流右房血流，使
上腔血流直接进入肺动脉至肺
进行氧合

第二阶段：Fontan手术：
通过人工管道与心内板障
使得下腔静脉血流入动脉

上腔静脉

肺动脉

右心房

下腔静脉

板障

图 21-11-4 改良 Fontan 分流术

选择肺动脉跨环补片术，右心室发育极差的患儿在早期 BT 术后，二期行腔肺吻合术，即上腔静脉-肺动脉吻合（Glenn）术（图 21-11-3），到 6 岁再行三期手术，即右房-肺动脉连接（Fontan）术（图 21-11-4）。

（二）PA+VSD

1. 在解剖生理合适的情况下行根治术，即重建右心室和肺动脉血流通道，修补室间隔缺损。

2. 如解剖生理不能根治的情况下先行姑息术，常用手术方法：肺动脉跨瓣补片修补，室间隔缺损不修补；右心室与肺动脉用人工管道连接，室间隔缺损不修补。

【护理评估】

1. 评估患儿的健康史，身高体重是否达到年龄段的标准要求。了解患儿是否有反复感冒、肺炎的既往史，评估患儿是否有呼吸困难、缺氧和心力衰竭临床表现。评估家长是否具有积极预防感冒，准备进行心脏手术的疾病知识。

2. 评估实验室检查 评估血常规和感染表现，外科手术者要待肺部炎症控制后方可进行。了解辅助检查的结果，有利于判断疾病的进展。

【护理措施】

（一）姑息术—BT 围术期护理

1. 术前 对术前 PA+IVS 患儿为避免动脉导管闭合，根据医嘱使用前列腺素 E_1，应观察患儿血氧饱和度和呼吸状态。

2. 术后

（1）术后护理常规略。

（2）潜在并发症—低氧血症：姑息手术目的是使肺血流增加，因此要保证人工管道通畅：①保持收缩压稳定在 80mmHg 左右，过高易引起吻合口出血，过低易引起人工管道堵塞；②抗凝药物肝素维持使用，同时观察临床有无出血征象；③红细胞比容在 35%～45% 之间，防止血液黏滞度高使血流缓慢，同样易造成人工管道阻塞；④指端氧饱和度持续监测，一般在 80%～85% 左右，若氧饱和度突然下降，提示人工管道阻塞可能。

（二）Glenn 和 Fontan 术后护理要点

1. 低心排出量 与进入右心的血减少、前负荷降低、后负荷和外周阻力增加、心功能不全、低氧血症等有关。抬高床头 15～30°，有利于静脉回流。应用呼吸机时要采取高频（R>30 次/分）低潮气量的辅助方式。PaO_2 保持在 90～100mmHg，$PaCO_2$<35mmHg。术后应维持较高 CVP 在 12～17mmHg，遵医嘱使用增加心肌收缩力，减低后负荷药物，应用晶体、胶体溶液来维持前负荷，维持右房压在 12～18mmHg，左室压在 5～12mmHg，保持足够心排量。

2. 胸腔积液和乳糜胸 与术中损伤胸导管、体静脉压力过高有关持续胸腔引流并经常挤压，保持胸引管通畅，观察引流液的量、色、质。如引流液为乳白色应及时做胸水检查，以帮助确诊是否为乳糜胸，并作出相应处理。胸腔引流量过多，应根据医嘱及时补充血浆。给予低脂、高碳水化合物和高蛋白饮食。观察有无呼吸音减弱、呼吸困难、氧分压减低等胸腔积液迹象，胸片可帮助确诊。

【健康教育】

1. 常规健康宣教 见本章第一节先天性心脏病护理总论。

2. Fontan 或 Gleen 术后服用阿司匹林泡腾片关

注要点：

（1）观察有无出血倾向，有无鼻出血、身上瘀青等。

（2）慎用：消化道溃疡；哮喘及其他过敏性反应；肝肾功能减退：心功能不全或高血压；血小板减少。

（3）与抗凝药、溶栓药合用，可增加出血的危险。

（4）不宜与激素合用。

（管咏梅）

第十二节　肺动脉吊带

【概述】

肺动脉吊带的胚胎学起源发生在发育中的左肺通过发育中的气管支气管尾端的毛细血管，而不是位于头端的毛细血管，左肺动脉起源于右肺动脉，而不是肺总动脉。左肺动脉绕过右支气管的主干，在气管和食管之间走行，形成一个压迫气管支气树的"吊带"。合并气管软骨全环时气道受压，即所谓的"环—吊带"，此时气管的膜性部分缺如，气管软骨形成一个完整的圆环（图 21-12-1）。

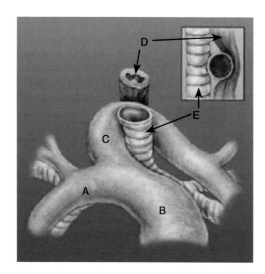

图 21-12-1　肺动脉吊带 PA-SLING 病理解剖
A. 左肺动脉环绕主气道；B. 肺动脉总干分支处；C. 右肺动脉环绕主气道；D. 压迫气管塌陷；E. 食管

【临床特点】

大多数患儿在出生后的几个月内出现症状，如：呼吸窘迫、喘鸣、经典的"海豹"咳嗽、反复的呼吸道感染等，部分患儿可出现吞咽困难，最常出现在食用固体食物后，食物在血管环限制范围内压迫位于后方柔软的气管，出现突然的窒息或发绀。由于肺动脉吊带的压迫，绝大多数患儿术前存在气管软化、狭窄。早期大多数患儿液体配方奶喂养，营养基本满足生长发育的需求。辅助检查包括，对血管环患儿诊断始于前后位和侧位胸部 X 线片。计算机 X 线断层成像（CT）是诊断肺动脉吊带的首选方法。磁共振成像（MRI）也非常适合对纵隔的血管进行成像，不需要静脉内给造影剂。缺点是检查时间长，患儿需要镇静，对有呼吸困难进行镇静是不安全的。

【治疗原则】

1. 内科治疗　以控制肺部炎症、改善通气为主。

2. 外科治疗　目前较多采用在体外循环下，胸部正中切口横断左肺动脉，将左肺动脉从气管前方种植到肺总动脉上；双主动脉弓则直接离断；伴气管狭窄者需做气管狭窄修补术。

【护理评估】

1. 评估患儿的健康史，身高体重是否达到年龄段的标准要求。了解患儿是否有反复感冒、肺炎的既往史，评估患儿是否有呼吸困难的临床表现。评估家长是否具有积极预防感冒，准备进行心脏手术的疾病知识。

2. 评估实验室检查　评估血常规和感染表现，外科手术者要待肺部炎症控制后方可进行。了解辅助检查的结果，有利于判断疾病的进展。

【护理措施】

（一）术前

术前常规护理参照儿童循环系统疾病护理略。

（二）术后

1. 术后护理常规　略。

2. 气体交换受损　肺动脉吊带术后气管软化塌陷程度会有所好转，但术后保持呼吸道通畅依然是护理关键。

（1）通气/换气功能评估：PaO_2、$PaCO_2$、SpO_2 等。

（2）气道内湿化、清除呼吸道分泌物，如未做气道狭窄修补术应尽早拔除气管插管。

（3）给予患儿合适的体位，保持气道的通畅。

（4）给予合适的氧流量，观察呼吸频率及幅度。

3. 并发症观察—术后残余梗阻监测呼吸形态等。

【健康教育】

常规健康宣教　见本章第一节先天性心脏病护理总论。

（管咏梅）

第十三节 心 律 失 常

【概述及临床特点】

（一）定义

心律失常（cardiac dysrhythmia）是指心脏冲动的频率、节律、起源部位、传导速度与激动次序的异常。

（二）分类及产生的机制

1. 激动形成异常 分为窦性心律失常及异位心律。窦性心律失常包括窦性心动过速、窦性心动过缓等。异位心律指激动发自窦房结以外的异位起搏点，如逸搏等。

2. 激动传导失常 由于生理不应期所引起的传导失常称为干扰，最常发生在房室交接区。

3. 激动形成和传导失常并存 如并行心律、异位心律伴外传阻滞等。

（三）心律失常类型

1. 窦性心律失常 正常窦性心律的冲动起源于窦房结，窦性心律的频率因年龄、性别、活动等不同有显著的差异。

（1）窦性心动过速（sinus tachycardia）：婴儿每分钟心率在 140 次以上，1～6 岁小儿每分钟心率 120 次以上，6 岁以上小儿每分钟心率在 100 次以上，P 波为窦性，称为窦性心动过速。病因多样，常出现在发热、哭闹、运动或情绪紧张等生理性反应，也可出现病理性、药物性等情况。

窦性心动过速的治疗应针对病因和去除诱发因素，如降低体温等。必要时 β 受体阻滞剂如美托洛尔可用于减慢心率。

（2）窦性心动过缓（sinus bradycardia）：婴儿心率每分钟在 100 次以下，1～6 岁每分钟 80 次以下，6 岁以上每分钟在 60 次以下即可认为窦性心动过缓。窦性心动过缓可见于健康小儿，也可见于克汀病、伤寒、阻塞性黄疸病等。颅内压增高时，也可引起心率变慢。

无症状的窦性心动过缓通常不必治疗。如因心率变慢而出现症状者则可用阿托品、麻黄碱或异丙肾上腺素等药物，但长期应用效果不确切，故应考虑心脏起搏治疗。

（3）窦性心律不齐及游走心律：窦性心律不齐指脉搏在吸气时加速而在呼气时减慢，是小儿时期常见的生理现象。游走心律在儿科多见，为窦房结起搏点在窦房结内或窦房结与房室结之间游走不定，常伴有窦性心律不齐。

（4）病态窦房结综合征（sick sinus syndrome,

SSS）：简称病窦综合征，是由窦房结病变导致功能障碍，从而产生多种心律失常的综合表现。心肌炎、心包炎、其他全身疾病所致的心肌病，心内手术创伤等均可引起本病。通常以持久性心动过缓为主要症状，轻者有疲乏、头晕、胸闷等，重者可发生阿-斯综合征，甚至猝死。

心电图特征：①持续而显著的窦性心动过缓；②窦性停搏与窦房传导阻滞；③窦房传导阻滞与房室传导阻滞并存；④心动过缓-心动过速综合征（快-慢综合征）。

无症状者不必治疗，有症状者应接受起搏器治疗。

2. 房性心律失常

（1）房性期前收缩（atrial premature beats）：是指激动起源于窦房结以外心房任何部位的一种主动性异位心律。各种器质性心脏病均可发生房性期前收缩。患儿一般无明显症状，频发房性期前收缩患儿可感胸闷、心悸。

心电图特征：①P 波提前发生，P 波形态不同；②多见不完全性代偿间歇；③下传的 QRS 波形态通常正常。通常无需治疗，当有明显症状时应给予药物如 β 受体阻滞剂、心律平等治疗。

（2）自律性房性心动过速（automatic atrial tachycardia）：占小儿心动过速的 6%～18%。其临床特点为心动过速呈持续发作，达数月至数年之久。多见于心脏结构正常的患儿，少数有心脏病。患儿可有烦躁、气促、多汗、心悸等症状。

心电图特征：①心房率通常为 115～250 次/分；②P 波形态与窦性者不同；③常出现二度 I 型或 II 型房室传导阻滞，呈现 2∶1 房室传导者常见；④QRS 形态正常。

药物复律成功率很低。心率较快、心功能正常者，通常用地高辛及普萘洛尔，可减慢心室率。改善临床症状。对于药物治疗无效，并出现左室扩大、心功能障碍者，射频消融术为首选。

（3）紊乱性房性心动过速（chaotic atrial tachycardia）：多发生于婴儿期，通常心脏结构正常，呈持久发作。药物复律困难，但可自行缓解。其发病原因不明确，可能与在发育中的心房肌动作电位及自律性变异有关。心脏正常的患儿常无任何症状。部分婴儿因持久心动过速导致快速心律失常心肌病，出现心脏扩大、心力衰竭。

心电图特征:①通常有3种或3种以上形态各异的P波,RR间期各不相同;②心房率快,小儿为140~300次/分;③大部分P波能下传心室,当部分P波因过早发生而受阻,心室律不规则,最终可发生为心房颤动。

治疗主要针对伴随疾病及原有心脏病,一般认为抗心律失常药物不能奏效。

(4)心房扑动(atrial flutter):从胎儿期到各年龄组均可发病,多数患儿有器质性心脏病,以先天性心脏病为主,病情较重,应及时治疗。患儿多有头晕、心悸、乏力,严重者发生心率衰竭、晕厥或猝死。

心电图特征:①心房率活动呈规律的锯齿状动波,称F波,心房率通常为350~500次/分;②QRS波形态正常;③心室率规则或不规则,取决于房室传导是否稳定。

正常心脏的患儿选用地高辛可减慢心室率,加强心肌收缩力,控制心力衰竭。伴有心脏病或持续性发作的患儿加用普罗帕酮、胺碘酮等。同步直流电击复律可用于无明显心脏病的小婴儿或新生儿,效果较好。

(5)心房颤动(atrial fibrillation):是室上性心律失常最严重的类型,多见于严重的风湿性二尖瓣病变或先天性心脏病伴有心房扩大。患儿自觉心悸、气短、胸闷、头晕,心跳不规则,心室率较快时,引起心力衰竭。

心电图特征:①P波消失,代之以小而不规则的f波,频率350~600次/分;②心室率通常在100~160次/分,心室率极不规则;③QRS波群形态一般正常。

伴有心力衰竭患儿均应用洋地黄治疗。若抗心律失常药物无法转复为窦性心律,可采用同步直流电击转复治疗。

3. 房室交界区性心律失常

(1)房室交界区性期前收缩(premature atrioventricular junctional beats):心电图特征:①提前发生QRS波,其形态与窦性QRS波相同;②逆行性P波,出现在QRS波前面;③代偿间歇多为完全性。

交界性期前收缩通常无需治疗。

(2)阵发性室上性心动过速(paroxysmal supraventricular tachycardia,PSVT):常见于无器质性心脏病患儿,预激综合征患儿易发生室上性心动过速。急性感染可为诱因。临床特点为阵发性发作,突然发作及突然停止,可见于任何年龄。发作时患婴常有拒食、呕吐、不安、气促、出汗、四肢凉等心源性休克的表现,若持续时间超过24小时以上,可出现心力衰竭。

心电图特征:①心室率婴儿250~325次/分,儿童160~200次/分,节律规则;②QRS波群形态及时限正常;③大约半数病例可见逆行P波;④ST-T波可呈缺血型改变,发作终止后仍可持续1~2周。

治疗:①兴奋迷走神经,包括按压颈动脉窦、屏气法、冰袋法等;②使用抗心律失常药物,首选普罗帕酮,有明显心功能不全及传导阻滞者禁忌,另外可根据情况使用维拉帕米、三磷酸腺苷(ATP)和洋地黄制剂;③可采用同步直流电击复律或心房调搏复律;④对于反复发作室上速,药物难于控制者可经射频消融术或外科手术治疗。

(3)预激综合征(preexcitation syndrome):又称Wolf-Parkinson-White综合征(WPW),是心房与心室间存在附加传导束,又称房室旁道,使部分心室提前激动。多数预激综合征患儿无器质性心脏病,少数可见于先天性心脏病。大约1/2以上的患儿发生阵发性室上性心动过速,有时出现期前收缩,此种心动过速往往反复发作。

心电图特征:①P-R间期缩短,婴幼儿0.08秒以内,年长儿0.10秒以内;②QRS波时间增宽,婴幼儿在0.08秒以上,年长儿0.10秒以上;③QRS波开始部分粗钝、挫折,形成预激波。

单有预激综合征,无需治疗。发生阵发性室上性心动过速者应及时治疗,详见阵发性室上性心动过速节。

4. 室性心律失常

(1)室性期前收缩(premature ventricular beats):常见于健康小儿或无器质性心脏病者,由于过劳、精神紧张、胃肠道疾病或自主神经紊乱等引起。有些也原因不明,心脏病患儿更易发生期前收缩。多数患儿无明显症状,年长儿可有心悸,心前区不适,心跳不规则或感到胸前撞击。

心电图特征:①提前出现的QRS波,其前无P波;②期前的QRS波增宽、畸形,其后的T波方向与之相反;③代偿间歇为完全性。

治疗:无明显症状者,不必使用药物治疗。有明显症状者,宜选用β受体阻滞剂,如心律平等。

(2)室性心动过速(ventricular tachycardia):是一种严重的快速心律失常,可发展为室颤,引起心脏猝死。室速常发生于各种器质性心脏病的患儿。发作时患儿多有烦躁不安、心悸、胸闷、头晕等症状,重者发生心力衰竭、心源性休克、晕厥甚至猝死。

心电图特征:①3个或3个以上的室性期前收缩连续出现,通常起始突然;②QRS波畸形,ST-T波方向与QRS波主波方向相反;③心室率可达300次/分或以上。

治疗:有血流动力学障碍者,首选体外同步直流电击复律;无血流动力学障碍者用药物复律,首选利多卡因。

(3) 心室扑动(ventricular flutter)与心室颤动(ventricular fibrillation):为致命性心律失常,常见于缺血型心脏病,此外严重缺氧、预警综合征合并房颤、电击伤等亦可引起。临床表现包括意识丧失、抽搐、呼吸停止甚至死亡。

心电图特征:心室扑动呈正弦波图形,波幅大而规则,频率为 200~350 次/min。心室颤动的波形、振幅及频率均极不规则,无法辨认 QRS 波、ST 段与 T 波。

治疗:马上实施异步直流电击复律,启动心肺复苏急救系统。

5. 心脏传导阻滞　房室传导阻滞(atrioventricular block,AVB)指房室交界区脱离了生理不应期后,心房冲动传导延迟或不能传导至心室。与迷走神经张力增高有关,常发生在夜间。更多见于病理情况下,如急性心肌梗死、毒性心肌炎、心肌病等。临床症状取决于心室率的快慢与伴随病变,包括疲乏、头晕、晕厥、心绞痛等。若心室率过慢导致脑缺血,患儿可出现暂时性意识丧失,即阿-斯综合征,严重者可猝死。按房室传导阻滞的严重程度,通常分为三度:

(1) 一度传导阻滞:传导时间延长,全部冲动仍能传导。

心电图特征:每个冲动都能传导至心室,但 PR 间期超过 0.20 秒。

(2) 二度传导阻滞:分为两型,即莫氏Ⅰ型(文氏型)和Ⅱ型。Ⅰ型表现为传导时间进行性延长,直至一次冲动不能传导;Ⅱ型表现为间歇出现传导阻滞。

心电图特征:Ⅰ型:PR 间期进行性延长,相邻 RR 间期进行性缩短,直至一个 P 波受阻不能下传至心室。Ⅱ型:心房冲动传导突然阻滞,但 PR 间期恒定不变,下传波动的 PR 间期大多数正常。

(3) 三度传导阻滞:又称完全性传导阻滞,此时全部冲动不能被传导。

心电图特征:心房与心室活动各自独立、互不相关;心房率快于心室率。

治疗:一度或二度Ⅰ型心室率不太慢者无需特殊治疗。二度Ⅱ型或三度心室率慢伴有血流动力学障碍,甚至阿-斯发作者,应给予心脏起搏治疗。阿托品及异丙肾上腺素仅适用于无心脏起搏条件的应急情况。

(四) 病因及诱因

1. 心脏器质性病变。

2. 电解质紊乱、药物反应或中毒、内分泌及代谢

性疾病等。

3. 抗心律失常药物的副作用。

4. 心导管检查及麻醉过程中常有心律失常。

【治疗原则】

1. 一般治疗

(1) 明确心律失常性质。

(2) 查明病因和诱因并及时纠正。

(3) 了解心律失常对血流动力学的影响。全面观察患儿情况,如面色、呼吸、血压、肝脏大小等,若心律失常引起明显血流动力学改变者应及时治疗。

(4) 了解抗心律失常药物。

(5) 注意及时对症治疗。

(6) 严重的心律失常,如完全性房室传导阻滞、心室颤动等病情重,变化快,应监测心电图,密切观察变化,并做好急救准备。

2. 抗心律失常药物　可分为钠通道阻滞剂、β受体阻滞剂、延长心肌细胞动作电位时程药物、钙通道阻滞剂,主要用于快速性心律失常。另外治疗缓慢性心律失常药物有异丙肾上腺素等。

3. 心律失常的非药物治疗

(1) 电击复律:利用短暂的电击,使心脏所有起搏点同时除极,从而消除异位起搏点并中断各折返途径,可有效终止各种快速心律失常,如心室颤动、室性心动过速等,使窦房结重新控制心律。

(2) 电起搏:又称人工心脏起搏,是用起搏器发放脉冲电流刺激心脏,代替心脏起搏,带动心脏搏动。主要用于缓慢性心律失常,如Ⅲ度房室传导阻滞,有阿-斯发作征等。

(3) 射频消融术:属于介入性治疗技术之一,利用电生理检查找到准确的靶点,确定心动过速的部位,射频电能量低,使组织发生凝固性坏死而达到消融目的。

(4) 外科手术:开胸切割或心肌内注射无水酒精消除预激综合征房室旁。

【护理评估】

1. 评估患儿的健康史,查明病因和诱因并及时纠正。了解用药情况,有无药物过敏史。评估心律失常发作期间的伴随症状;关心患儿的主诉,了解家长对此病的认知程度。

2. 实验室检查评估　血常规、C 反应蛋白、电解质及血清免疫学等检查。

3. 辅助检查

(1) 常规心电图检查:是诊断心律失常的主要方法。

(2) 24 小时动态心电图:又称 Holter 监测,是一种在活动情况下连续 24~72 小时记录心电图的

方法。

（3）运动心电图:运动可诱发安静时未能出现的心律失常,或使静息时的心律失常加重,常用于检查窦房结功能、评估完全性传导阻滞的部位、评价室性期前收缩的性质等。

（4）经食管心房调搏检查:食管下端贴近左房,该方法为间接左房调搏,用于心脏电生理检查。

（5）希氏束电图及心内电生理检查:是一种创伤性检查,采用电极导管经静脉插入右心腔,直接接触房室束,记录其激动电波。

（6）心内电生理检查:采用电极导管插入心腔内记录或刺激心脏不同部位,可判断传导阻滞精确位置和心动过速的发生机制。

【护理措施】

1. 心律失常的观察　给予持续的心电监护,护士应密切地观察患儿的心率、心律、呼吸、血压的变化。心律失常分为快速型和缓慢型,当患儿出现频发、多源、成对等室性期前收缩、阵发性室性心动过速等恶性心律失常时,及时通知生并给予紧急处理。如发现患儿突然出现意识丧失、抽搐、大动脉搏动消失,血压测不到等现象,应立即进行抢救。应在心电监测下使用各种抗心律失常药物。安放心电监护前,注意清洁皮肤,用乙醇棉球去除油脂,电极放置部位应避开胸骨右缘及心前区,以免影响做心电图和紧急电复律。每天更换电极片1次或电极片松动时随时更换,观察有无皮肤发红、瘙痒等过敏反应。

2. 一般护理　如病情轻者,偶尔有房性期前收缩、室性期前收缩,不必处理,注意休息继续观察即可。病情较重者,如室上速、房颤等,患儿自觉有明显心悸、脉快、胸闷,要按时服药、镇静,绝对卧床休息。室内空气要清新,温湿度要适宜,光线不能过强,禁止喧哗、嘈杂。

3. 饮食护理　选择低盐低脂、清淡易消化的饮食。可少量多餐,不可暴饮暴食,禁用刺激性食物。便秘患儿要增加粗纤维食物,少吃胆固醇含量高及油炸食物,切忌排便时过度用力,必要时使用开塞露通便。

4. 用药护理　抗心律失常药物大部分具有致心律失常作用和其他副作用。用药前医护人员应详细向患儿或其家属讲解使用该药治疗的重要意义以及可能发生的一些不良反应与相应的处理方法,以消除患儿或其家属的焦虑、恐惧等不良情绪。

用药期间,应严格掌握用药剂量、浓度、时间和方法,应在监护或密切观察心电图的情况下使用。如静脉使用抗心律失常药物,必须选择比较粗、直的静脉,最好选择上肢静脉,避开关节部位;用药过程中控制药物输液速度,监测药物浓度,并密切观察穿刺处皮肤温度、颜色变化,如皮肤肿胀、发红等应立即停止给药,并更换穿刺部位。

5. 恶性心律失常的急救　应卧床休息,保持患儿情绪稳定。遵医嘱给予 1～2L/min 氧气吸入,立即迅速建立静脉通道,以备及时用药抢救,同时备好抗心律失常药物、其他抢救药品及仪器等。遵医嘱给予抗心律失常药物时,注意给药剂量、浓度、方法等,观察药物作用及副作用,用药期间严密观察心电监测,注意患儿的心率、心律、血压生命体征的变化。对于突然发生的心室扑动或颤动,应立即施行非同步直流电除颤。

6. 心理护理　护理人员应关心体贴患儿,指导患儿精神勿紧张、焦虑,消除恐惧心理。对于患儿提出的各种问题,做好耐心的解释工作,满足患儿的不同需求。加强床边巡视,患儿有安全感。必要时酌情用镇静剂。

【健康教育】

1. 日常注意防寒保暖,避免剧烈运动,不宜选择长跑、短跑等,避免剧烈哭吵,以免增加心肌耗氧量。

2. 运动中应感觉良好,无头晕、胸痛、胸闷气短、心慌、咳嗽等现象,若有上述不适,应立即停止运动。保证充足的睡眠,采取右侧卧的睡姿,减轻心脏负担,从而减少心律失常的发生。

3. 定期复查,按时服药,不可随意增加和减少药量。教会家属自测脉搏的方法、心肺复苏技术以备紧急需要时应用。

4. 对于安装永久起搏器的患儿应告知其远离强磁场、高电流场所,以免影响起搏器的功能。嘱患儿日常避免单独外出活动,防止意外的发生。

（吴怡蓓）

第十四节　心力衰竭

【概述】

心力衰竭(heart failure, HF)指由于各种原因引起心脏工作能力(心肌收缩或舒张功能)下降使心排量绝对或相对不足,器官、组织血液灌注不足,不能满足机体代谢的需要,同时出现肺循环和(或)体循环淤血表现的一种综合征。它是小儿常见急症,如不及时治疗可危及患儿生命。小儿时期以1岁内发病率最高,以先天性心脏病引起者最多见。

【临床特点】

心力衰竭是多种原因造成的心肌收缩或舒张功能障碍,心排出量不能满足自身循环和机体组织代谢的需要,而出现的一种病理状态。先天性心脏病、心肌炎、川崎病、扩张型、限制型或肥厚型心肌病、心内膜弹力纤维增生症、严重的心律失常、重症肺炎、严重贫血等原因可引起心力衰竭。临床表现包括交感神经兴奋和心肌功能障碍、肺淤血以及体循环淤血三个方面。交感神经兴奋和心肌功能障碍主要表现为哭吵、烦躁不安、精神不振、食欲缺乏或拒乳、活动减少;心脏扩大;心动过速,婴儿心率>160次/分,学龄期儿童>120次/分;心音低钝,严重者出现奔马律;脉搏无力、血压偏低、脉压小、四肢末端发凉、皮肤花纹。肺淤血主要表现为呼吸急促、重者呼吸困难、青紫突然加重、伴有三凹征;肺部啰音;体循环淤血主要表现为肝脏肿大、颈静脉怒张、水肿。

小儿心力衰竭的诊断标准:①呼吸急促:婴儿>60次/分,幼儿>50/分,儿童>30次/分。②心动过速:婴儿>160次/分,幼儿>140次/分,儿童>120次/分。③心脏扩大:体检、胸片或超声心动图证实。④烦躁、喂养困难、体重增加、尿少、水肿、多汗、发绀、呛咳、阵发性呼吸困难(2项以上)。⑤肝大:婴幼儿在肋下≥1cm,儿童>1cm;进行性肝脏增大或伴触痛更有意义。⑥肺水肿。⑦奔马律。以上7条中,满足①~④项可考虑心力衰竭;满足①~④项加⑤~⑦项中1项;或①~④中2项加⑤~⑦中2项即可确诊心力衰竭。

根据纽约心脏病学会(NYHA)的儿童心脏病患者心功能分四级即Ⅰ级:体力活动不受限制。学龄期儿童能够参加体育课,并能和同龄儿童一样活动。Ⅱ级:体力活动轻度受限。休息时无任何不适,但一般活动可引起疲乏、心悸或呼吸困难。学龄期儿童能参加体育课,但活动量比同龄儿童小。可能存在继发性生长障碍。Ⅲ级:体力活动明显受限。少于平时一般活动即可出现症状,例如步行1个街区,就可感到疲乏、心悸或呼吸困难。学龄期儿童不能参加体育活动,存在继发性生长障碍。Ⅳ级:不能从事任何体力活动,休息时亦有心衰症状,并在活动后加重。存在继发性生长障碍。

【治疗原则】

心力衰竭治疗目标:急性心力衰竭以循环重建和挽救生命为目的;慢性心力衰竭包括运动耐量,改善生活质量,降低病死率。心衰的治疗原则包括:去除病因;减轻心脏负荷;改善心脏功能(收缩及舒张功能);保护衰竭心脏。

【护理评估】

1. 评估患儿健康史,了解患儿的基础疾病及发病过程,是否存在先天性心脏病、心肌炎、川崎病、扩张型、限制型或肥厚型心肌病、心内膜弹力纤维增生症、严重心律失常、重症肺炎、严重贫血等基础疾病;发病前是否存在呼吸道感染、剧烈哭吵或过度劳累、内环境紊乱、短期内输入液体过多过快、洋地黄中毒等诱因;测量心率、体温、呼吸、血压,听诊是否存在奔马律,观察患儿呼吸困难及面色,是否存在尿少、水肿、多汗,评估患儿心衰的程度和心功能的级别。

2. 了解实验室检查 如血常规、血生化、心肌酶、血气等结果及其他辅助检查如胸部X线、心电图、心脏超声等结果。

3. 评估患儿及家长对疾病的严重性、预后的认识程度、对本病各项护理知识的了解程度及需求。

【护理措施】

1. 卧床休息 保持病室安静舒适,室温保持18~22℃,湿度50%~60%;协助患儿采取半卧位或怀抱,使横膈下降,肺部扩张到最大,有利于呼吸运动;婴幼儿出现哭吵时,鼓励家长耐心安抚,经常抱抱患儿,尽量保持安静,必要时使用镇静剂,保证充足的安睡,保持安静;集中进行所有治疗和护理操作,避免过多搬动患儿;心功能Ⅰ级者应增加休息时间,可在室内轻微活动,以不出现症状为限;心功能Ⅱ级者限制活动,增加卧床时间;Ⅲ级者绝对卧床休息,饮食等可由家长或工作人员协助,并鼓励经常深呼吸和下肢主动、被动运动,病情好转可缓慢下床活动。

2. 给氧的护理 在患儿愿意接受的情况下根据病情选择合适的吸氧方式,有气促、呼吸三凹等呼吸困难早期症状时予鼻导管湿化低流量1~2L/min吸入;婴儿可给予头罩来提高周围环境的氧浓度;有发绀、低氧血症者应采用面罩吸氧4~5L/min;有急性肺水肿时,可将氧气用30%酒精湿化间歇吸入,10~20min/次,间隔15~30分钟,重复1~2次。以减低泡沫表面张力而致泡沫破裂,增加气体与肺泡壁的接触,改善气体交换。

3. 皮肤护理 心衰患儿多汗,注意勤更换衣服;根据病情每天沐浴或擦身,保持皮肤的清洁,使患儿舒适;心衰患儿易患尿布疹及汗疹,贴身衣物选择全棉质地,勤换尿布,可使用布尿布和鞣酸软膏预防;重度水肿患儿,定时翻身,保持床单位的整洁和干燥,防止发生压疮。

4. 病情观察

(1) 监测生命体征心率、心律、血压、呼吸的变化,及早发现早期心衰的表现,如安静时患儿心率加快、呼吸困难和发绀加重、尿量减少、心尖部听到奔马律,应及时通知医师。发生急性左心衰竭时配合医师积极抢救。

(2)控制补液速度和总量:静脉输液速度<5ml/(kg·h),输液过多或过快会加重心脏负担,加重病情,可采用输液泵严格控制补液速度。

(3)观察出入量的变化,注意保持出入平衡。必要时监测体重的变化,了解水肿情况。

(4)观察强心、利尿、扩血管、转换酶抑制剂、β受体阻滞剂等药物的疗效及不良反应。

(5)监测心功能和心衰程度的变化。

5. 特殊用药护理

(1)洋地黄类药物:见本章第一节先天性心脏病护理总论,药物护理。

(2)利尿剂:见本章第一节先天性心脏病护理总论,药物护理。

(3)血管扩张剂:见本章第一节先天性心脏病护理总论,药物护理。

(4)血管紧张素转化酶抑制剂:见本章第一节先天性心脏病护理总论,药物护理。

(5)磷酸二酯酶抑制剂:如米力农,具有正性肌力作用和血管扩张作用。副作用包括头痛、头晕、窦速、室性心律失常;过量时可有低血压、心动过速;肝肾功能异常,恶心,呕吐;血小板减少等;合用强利尿剂时,可使左室充盈压过度下降,且易引起水、电解质失衡。用药期间应监测心电图,心率、血压及血小板计数,必要时调整剂量;与呋塞米混合立即产生沉淀,避免与呋塞米在同一静脉通路应用;因本药有较强的血管扩张作用,低血压者应慎用。

6. 心理护理 根据患儿及家长的特点选择相应的对策,注意自己的言行举止,经常巡视病房,主动和患儿及家长沟通,给予安慰鼓励,使其对疾病有正确的认识,增加战胜疾病的信心,给患儿创造一种温馨的环境;鼓励家长安抚哭吵的婴幼儿,避免加重心脏负担。

【健康教育】

1. 向患儿及家长介绍心力衰竭的病因、诱因及防治措施,鼓励患儿及家长积极治疗原发疾病,避免引起心衰的诱因。

2. 休息与活动指导 家长协助患儿卧床休息,减少活动,婴幼儿避免剧烈哭吵,告知家长陪伴的目的,减轻患儿分离性焦虑,稳定患儿的情绪。

3. 用药指导 向患儿和家长解释强心、利尿、扩血管、转换酶抑制剂、β受体阻滞剂等药物治疗的目的、意义和注意事项。长服用洋地黄类药物时告知家长注意观察有无恶心、呕吐、食欲减退、心率减慢等表现,一旦发现及时告知护士。应用血管活性药物者告知家长发现静脉出现外渗、注射部位肿胀、患儿哭吵等异常情况及时通知护士。

4. 出院指导

(1)教会家长相应的知识及技能,如长期服用洋地黄类药物、利尿剂、扩血管药物等的用法和注意事项,特别注意洋地黄类药物的口服方法和不良反应的早期表现,出现不良反应时及时就诊;教会家长测量脉搏的方法及心搏骤停时基础生命支持等急救技能。

(2)告知家属积极治疗原发疾病的重要性,避免心力衰竭的诱发因素。

(3)指导患儿及家长根据病情适当安排休息,避免情绪激动和过度活动;注意安抚哭闹不止的婴幼儿。

(4)指导患儿摄入合理的营养,以高维生素、高热量、低盐易消化的饮食,少量多餐;婴幼儿喂养时选择合适的奶嘴,耐心喂养;服用洋地黄类药物时不能同时用钙剂,应用利尿剂时可以补充富含钾的食物,如香蕉、橘子等。

(5)定期门诊随访、监测心功能情况。

(冯 升)

第十五节 心源性休克

【概述】

心源性休克(cardiogenic shock)是心排出量减少所致的全身微循环障碍。是心输出量急剧下降,生命器官灌注不足,导致全身急性细胞缺氧和营养障碍,并通过机体代偿而出现一系列症状和体征的一种临床综合征,它是心力衰竭的最严重阶段,可造成多脏器功能障碍甚至死亡。儿童多见于急性重症病毒性心肌炎、严重的心律失常和急性克山病等心肌病。在儿童急症休克患儿中,心源性休克占5%~13%。

【临床特点】

心源性休克是由于多种原因引起的心脏功能极度减退,导致心输出量在短时间内急剧减少,并引起严重的微循环障碍和生命器官灌注不足,继而急性细胞缺氧,细胞毒性物质堆积而导致多器官功能衰竭的一组综合征。后天性心脏病、心肌病、心律失常、先天性心脏病、心脏压塞、急性肺栓塞、低心排综合征、心脏创伤等原因可引起心源性休克。按照心源性休克的发展过程可分为休克早期(代偿期)、休克期(失代偿期)和休克晚期。临床表现除原发病的表现外,不同阶段的临床表现不同。休克早期(代偿期):表现为体位性低血压或血压正常,脉压减少,心率加快,神志清楚但烦躁不安、易激惹,面色苍白,尿量正常或减少;休克期(失代偿期):表现为间断平卧位低血压,收缩压降至 80mmHg 以下,脉压在 20mmHg 以下,心率更快,脉搏无力,呼吸稍快,神志清楚但反应迟钝、意识模糊,皮肤湿冷,出现花纹,毛细血管再充盈时间延长,肠鸣音减弱,尿量减少或无尿,婴儿少于 2ml/(kg·h),儿童少于 1ml/(kg·h);休克晚期:表现为血压降低或测不出,心率更快或转为缓慢,脉搏触不到,呼吸急促或缓慢,出现昏迷,肢冷发绀,肠麻痹,少尿甚至无尿,患儿可出现弥散性血管内凝血和多脏器损伤,最终导致死亡。

心源性休克的诊断标准:①有急性发作或加重的心脏疾患;②收缩压降至同年龄正常血压低限以下;③有周围循环不足变现:如苍白、发绀、心率快、少尿或无尿、足底毛细血管再充盈时间延长;④有心功能不全体征:如心音低钝、奔马律、肝脏增大、双肺湿啰音或血性分泌物、中心静脉压>6cmH$_2$O;⑤床边心脏超声显示 EF(ejection fraction)<0.55,FS(fractional shortening)<0.30;⑥排除其他类型休克。以上 6 条中,①、②、⑤、⑥必须满足,加③、④任意 2 个症状和体征即可诊断。

【治疗原则】

心源性休克病情较凶险,进展迅速,死亡率高,一旦发生应立即治疗。早期治疗是成功的关键。治疗主要目的是改善氧利用障碍及微循环,恢复内环境稳定。治疗可分为 4 期:第一期急救阶段:治疗目标为最大限度地维持生命体征的稳定,保证血压、心率以及心输出量在正常或安全范围,以抢救患儿生命。第二期优化调整阶段:治疗目标为增加细胞氧供。第三期稳定阶段:治疗目标为防治器官功能障碍,即使在血流动力学稳定后仍应保持高度注意。最后,在第四期降阶治疗阶段:治疗目标为撤离血管活性药物,应用利尿剂或肾脏替代疗法调整容量,达到液体负平衡,恢复内环境稳定。

【护理评估】

1. 评估患儿健康史。了解患儿发病前有无病毒或细菌感染史,有无心律失常、先天性心脏病等基础疾病。测量心率、心律、呼吸、血压,评估患儿神志、周围循环及尿量。

2. 了解实验室检查如血常规、血生化、凝血功能及其他辅助检查如心电图、超声心动图等结果。

3. 评估患儿及家长对疾病的严重性、预后的认识程度、对本病各项护理知识的了解程度及需求。

【护理措施】

1. 卧床休息 协助患儿采取平卧位或者中凹位,颈部稍抬高,头略后仰。保持安静,注意保暖。所有治疗和护理操作集中进行,避免过多搬动患儿。哭吵烦躁不安者遵医嘱使用镇静剂,减少耗氧量。

2. 给氧的护理 采用面罩或者头罩给氧,保持呼吸道通畅,维持动脉氧分压≥70mmHg。必要时配合医师给予无创或有创机械通气,做好气管插管的急救配合工作。

3. 皮肤护理 根据病情适时给予患儿翻身,预防压疮的发生。约束的患儿,注意观察约束部位皮肤、循环、肢体活动度的情况。

4. 病情观察

(1)监测生命体征变化,注意患儿神志状态、皮肤颜色及周围循环等的变化。

(2)观察输液反应,输液过多或过快会加重心脏负担,导致肺水肿,使病情恶化。

(3)观察出入量的变化,注意保持出入平衡,量出为入。需要扩容的患儿,注意速度不易过快,扩容速度≤10ml(kg·h),出现肺部湿啰音和肝脏肿大时立即停止扩容(一般 30~60 分钟内输入)。有少尿或无尿立即通知医师。

(4)观察药物的疗效及不良反应,应用血管活性药物时避免外渗引起组织坏死。

(5)血流动力学监测:有创动脉血压监测技术,参见第四十八章第八节。

5. 特殊用药护理

(1)多巴酚丁胺:β 肾上腺素能受体激动药,能增强心肌收缩和增加搏出量,使心排血量增加,降低外周血管阻力。副作用包括心悸、恶心、头痛、胸痛、气短等,剂量较大时偶有收缩压增加或心率增快。用药前应先补充血容量、纠正血容量;依据心率、血压、尿量以及是否出现异位搏动等情况调整速度;持续观察心率、血压、心电图的变化;不能与碳酸氢钠等碱性药物混合使用。

(2)米力农:磷酸二酯酶抑制剂,见本章第十四节心力衰竭,特殊用药护理。

(3)洋地黄类药物:见本章第一节先天性心脏病护理总论,药物护理。

6. 并发症的观察与护理

(1)呼吸衰竭:密切监测呼吸频率、节律的变化,是否出现呼吸频率过快或过慢,是否出现呼吸不规则,是否有呼吸困难(三凹症、发绀)的出现,动脉血气分析中氧分压≤60mmHg伴或不伴二氧化碳分压≥50mmHg,出现异常及时通知医师,积极配合抢救。

（2）脑缺血及再灌注损伤:密切监测神志的改变,是否出现烦躁不安且不能安抚、意识模糊、昏迷、惊厥等表现,发现异常及时报告医师及时处理。

（3）肾衰竭:参见第二十二章第十节护理。

（4）弥散性血管内凝血:参见第二十三章第九节护理。

（5）多器官功能衰竭:参见第三十六章第十节护理。

7. 心理护理 医务人员在抢救过程中做到有条不紊,为患儿或家属树立信任感,减少他们的恐惧;经常巡视病房,给予患儿或家属关心和鼓励,及时与患儿或家属沟通,使其对疾病有正确的认识,增加战胜疾病的信心。

【健康教育】

1. 向家属解释疾病的严重程度,要求患儿家属配合医务人员的抢救工作。

2. 休息与安全 要求家属让患儿卧床休息,减少不必要的刺激,心功能好转后逐渐增加活动量,患儿哭吵不止时及时告知护士。患儿出现神志模糊时注意适当约束,保护好患儿和各种导管、静脉的安全。

3. 用药指导 向患儿和家长解释强心、利尿、扩血管等药物治疗的目的、意义和注意事项。告知家长发现应用血管活性药物的静脉出现异常情况及时通知护士。

4. 出院指导

（1）教会家长相应的知识及技能,如长期服用强心和利尿剂的用法和注意事项,特别是洋地黄类药物的口服方法和不良反应的早期表现;教会家长心搏骤停时基础生命支持等技能。

（2）指导家长为患儿提供一个安全、清洁的家庭环境,减少去人多拥挤的公共场所,预防及避免感染及各种安全意外。加强个人卫生,勤洗澡更衣。

（3）根据原发疾病,注意休息,使患儿保持充足的休息和睡眠。如重症病毒性心肌炎休息总时间不能少于3~6个月。

（4）保证足够的营养摄入,婴幼儿及时添加辅食,可以少量多餐,提高机体免疫力。

（5）定期门诊随访、积极治疗原发疾病。

（冯 升）

第十六节 感染性心内膜炎

【概述】

感染性心内膜炎是由病原微生物引起的心脏内膜感染性疾病,最常累及自身或人工瓣膜,也可累及其他部位心内膜、大动脉内膜、心内或血管内植入物表面。感染性心内膜炎在小儿较成人少见,约占儿科每年住院病例的1/2000~1/1300,近年有增多的趋势,新生儿感染性心内膜炎发病已较前增多。

【临床特点】

1. 病因

（1）心脏原发病变:感染性心内膜炎患儿中绝大多数(92%)均有原发心脏病变,其中以先天性心脏病最为多见(80%~81.13%),室间隔缺损最易患心内膜炎,其次依次为动脉导管未闭和法洛四联症等。后天性心脏病中,风湿性瓣膜占14%,通常为主动脉瓣及二尖瓣关闭不全。

（2）非心脏原发病变:感染性心内膜炎病原微生物多为咽喉部、消化道、皮肤部位的常居菌,拔牙、洗牙、牙周手术、扁桃体切除术等均可导致菌血症。

（3）病原体:大约80%以上的小儿感染性心内膜炎病例是由链球菌和葡萄球菌引起。新生儿心内膜炎主要由金黄色葡萄球菌、凝固酶阴性球菌和B族链球菌引起。

2. 病理变化 本病的基本病理改变是心瓣膜、心内膜及大血管内膜表面附着疣状感染性赘生物。赘生物受到血流的冲击,可发生脱落。脱落在左心造成体循环栓塞,如肾、脑、脾、肢体及肠系膜动脉栓塞;脱落在右心可造成肺动脉栓塞。

3. 临床表现

（1）全身感染症状:一般起病较慢,开始时仅有不规则发热,体温在38~39℃之间,也有超过40℃。患儿逐渐感觉疲乏,食欲减退,体重减轻。部分病例有寒战、头痛、关节痛、肌痛等。

（2）心脏症状:原有先天性心脏病史的心内膜感染患儿,可呈现心功能不全或原有心功能不全加重。感染性心内膜炎导致的瓣膜破坏可出现相应的心脏杂音。

（3）栓塞及血管症状:瘀斑可出现在球结膜、口腔黏膜及四肢皮肤。主要血管(肺、脑、肾、肠系膜、脾动脉等部位)栓塞是感染性心内膜炎的主要合并症,可出现相关部位的缺血、出血,临床表现如胸痛、梗死、偏瘫、血尿和腹痛等。

4. 诊断标准 感染性心内膜炎临床表现的多样性使得正确的临床诊断较为困难。中华医学会儿科学分会心血管学组在第九届全国小儿心血管专业学术会议提出"小儿感染性心内膜炎的诊断标准(试行)"临床指标。

(1)主要指标:

1)血培养阳性:分别2次血培养有相同的感染性心内膜炎常见的微生物(如草绿色链球菌、金黄色葡萄球菌、肠球菌等)。

2)心内膜受累证据:应用超声心动图检查心内膜受累证据,有以下超声心动图征象之一:①附着于瓣膜或瓣膜装置,或心脏、大血管内膜或置入人工材料上的赘生物;②心内脓肿;③瓣膜穿孔、人工瓣膜或缺损补片有新的部分裂开。

3)血管征象:重要动脉栓塞,脓毒性肺梗死,或感染性动脉瘤。

(2)次要指标:

(1)易感染条件:基础心脏疾病,心脏手术,心导管术,或中心静脉内插管。

(2)较长时间的发热(≥38℃),伴贫血。

(3)原有心脏杂音加重,出现新的反流杂音,或心功能不全。

(4)血管征象:瘀斑、脾大、颅内出血。

【治疗原则】

1. 抗生素治疗 消除引起感染的病原体是治疗的关键。抗生素的选择应根据检出病原微生物及其对抗生素的敏感程度。长期足量的抗生素治疗,保证较高的血药浓度达到治疗效果。

2. 外科手术治疗 内外科结合治疗可降低死亡率。手术时应祛除感染灶、赘生物、修复瓣膜及纠治基础心脏病或术后残留缺损、梗阻。

3. 支持治疗 全身支持治疗也很重要,包括休息、营养和输血等。有心功能不全者,根据病情选用洋地黄、多巴胺、多巴酚丁胺等。

【护理评估】

1. 评估个人史,有无心脏病史,有无外科手术、心导管术、静脉内置管、拔牙、牙周手术、扁桃体切除术史,有无病毒感染史。监测生命体征,有无较长时间的发热、脉搏呼吸增快等异常。有无食欲缺乏、恶心、呕吐。贫血者是否有面色苍白。有无球结膜、口腔黏膜及四肢皮肤瘀斑。有无发热期头痛、腹痛、肌痛、关节痛等,栓子脱落栓塞引起疼痛。

2. 评估患儿及家长对本病各项护理知识的了解

程度及需求。

3. 实验室检查

(1)一般化验检查:血红细胞和血红蛋白呈进行性降低。血白细胞总数增高,中性多核白细胞比例升高,血小板数减低。红细胞沉降率增快,血清C反应蛋白增高。

(2)血培养:持续菌血症是感染性心内膜炎的典型表现,血培养阳性率达90%以上。

(3)辅助检查:超声心动图可观察到心内膜受损的部分表现,显著提高临床诊断的敏感性。心内膜受损的超声心动图征象有:赘生物、心内脓肿、瓣膜穿孔等。

【护理措施】

1. 发热护理 高热患儿卧床休息,每4小时监测体温1次,准确记录体温变化,体温过高时,多饮水,记录液体出入量。采集血培养时宜选在寒战或体温正在升高之时和应用抗生素之前,可以提高血培养阳性率;注意病室的温度和湿度适宜,出汗较多时应及时为患儿更换衣服和床单,以防受凉;做好口腔护理,以增加食欲和预防继发感染;遵医嘱准确给予抗生素治疗,观察疗效及不良反应。

2. 栓塞预防与护理 定期进行心脏超声检查,如果超声检查见到巨大赘生物,应嘱咐患儿绝对卧床休息,避免剧烈运动和突然改变体位,以防赘生物造成动脉栓塞。密切观察栓塞表现,当患儿出现偏瘫、失语、感觉障碍考虑为脑栓塞,出现肢体剧痛、局部皮肤温度下降、动脉搏动消失考虑为外周动脉栓塞,出现腰痛、蛋白尿、血尿考虑为肾栓塞,出现突然剧烈胸痛、呼吸困难、发绀、咯血等表现考虑为肺栓塞。一旦出现栓塞表现,立即报告医师,积极配合抢救治疗,遵医嘱给予溶栓、抗凝等药物。

3. 用药护理 遵医嘱给予抗生素治疗,观察用药效果,严格按照时间点用药,以确保维持有效的血药浓度。注意保护静脉,可使用静脉留置针,避免多次穿刺而增加患儿的痛苦。注意观察药物治疗效果,可能产生的副作用和毒性反应,并及时报告医师。

4. 心理护理 加强与患儿的沟通,了解患儿的思想动态,安慰患儿,稳定情绪,鼓励患儿积极配合治疗。当患儿接受检查时,护士应耐心向家属解释检查的目的及注意事项,耐心解答提出的问题,配合医师做好实验检查,尤其是留取合格的血培养标本,尽快明确病原,及早使用抗生素,以缓解不适症状引起的焦虑。

【健康教育】

1. 给患儿及亲属进行解释病原菌入侵途径、病因及发病机制。建议采取措施,以防止疾病的发生,如在应用口腔、上呼吸道操作或手术、泌尿、生殖、消化道侵入治疗或其他外科治疗前,应向医师说明有心脏瓣膜病、感染性心内膜炎的历史,采取预防性使用抗生素。

2. 患儿要注意保暖,少到公共场所,避免接触呼吸道感染患者。合理的休息,避免过度劳累,加强营养,提高身体的抵抗力,保持皮肤和口腔清洁。

3. 告知患儿和亲属抗菌药物应用的重要性以及服用药物的方法,并告知药物的副作用,发现异常立即与医师联系,及时治疗。

(吴怡蓓)

第十七节　心　肌　炎

【概述】

心肌炎(myocarditis)是指因感染或其他原因引起的弥漫性或局灶性心肌间质的炎性细胞浸润和邻近的心肌纤维坏死或退行性变,导致不同程度的心功能障碍和其他系统损害的疾病。

【临床特点】

病毒是引起心肌炎的主要病原,其他如细菌、支原体、真菌以及中毒和过敏等皆可致病。临床表现:

1. 前驱症状　典型病例在心脏症状出现前数天或 2 周内有呼吸或肠道感染,可伴有发热、腹泻、皮疹等。

2. 心脏症状　主要有疲乏无力、恶心、呕吐、呼吸困难、面色苍白、发热、心前区不适、心悸、头晕、腹痛、肌痛。体检多有心尖部第一心音钝,可有奔马律,心律失常,心界正常或扩大,血压下降,脉压低。根据病情可分为轻、中及重三型:

(1) 轻型:可有非特异性症状,精神不好,食欲缺乏,有一过性的心电图 ST-T 的改变,病情较轻,经治疗于数天或数周内痊愈。

(2) 中型:除以上症状外,多有充血性心力衰竭,起病较急,患儿可诉心前区疼痛,急性腹痛及肌痛,呼吸困难,烦躁不安,有奔马律和心律失常。双肺有啰音,肝大。如及时治疗,多数病例经数月或数年后可获痊愈。

(3) 重型:因严重心律失常导致晕厥发作或猝死;或暴发心源性休克,患儿烦躁不安,面色苍白,末梢青紫,皮肤湿冷,脉搏细弱,血压下降或测不出,病情进展急剧,如抢救不及时,可于数小时或数天内死亡。

【治疗原则】

1. 卧床休息　患儿应卧床休息以减轻心脏负担及减少耗氧量。

2. 镇静及镇痛处理　患儿烦躁不安,心前区痛,腹痛及肌痛,必须及时对症处理,可用解痛镇静剂,如苯巴比妥、阿司匹林、可待因等。

3. 免疫抑制剂　抑制免疫制剂可减轻心肌病变,改善心功能。免疫抑制剂选用于重症病例和抢救急性心力衰竭、心源性休克等暴发起病者。

4. 对症治疗　心力衰竭多呈急性发病,正性肌力药宜选用静脉输入多巴胺/多巴酚丁胺,予强心利尿剂,静脉输入扩张剂及转换酶抑制剂等;心律失常、心源性休克、心力衰竭的治疗,参阅有关章节。

5. 其他治疗　维生素 C 有消除氧自由基的作用;辅酶 Q10 有保护心肌作用;1,6-二磷酸果糖可改善心肌代谢;黄芪有抗病毒及保护心脏的作用。

【护理评估】

1. 评估发病同时或发病前 1~3 周有无上呼吸道或肠道病毒感染史;有无腹泻、呕吐等肠道病毒感染症状;有无面色苍白发绀;是否有疼痛主诉。

2. 实验室检查　心肌酶谱、肌钙蛋白 I 增高,血沉增快,特异性病毒抗体 IgM 阳性。

3. 辅助检查

(1) 心电图:常呈 QRS 波低电压,ST 段偏移,T 波倒置、平坦或低平,酷似急性心肌梗死;QT 时间延长,也可见各种心律失常。

(2) X 线检查:可见心影呈轻度~重度普遍扩大,心搏动减弱,肺淤血、肺水肿,少数有胸腔少量积液。

(3) 超声心动图:左室功能不全,可伴心包积液。

(4) 心内膜心肌活检:可提供心肌炎的病理组织学证据,即心肌的炎症细胞浸润、心肌细胞的变性和坏死。

【护理措施】

1. 一般护理

(1) 卧床休息:提供一个整洁、安静、舒适的环境,严格限制探视,以减少不必要的干扰。保证患儿充分的休息和足够的睡眠时间,指导患儿卧床休息 3~4 周,心脏功能恢复正常,嘱其下床轻微活动。

(2) 预防感染:病室应保持空气清新,定时通风换气,限制探视次数及陪护人员数量,禁止已经患感冒的人员探视或陪护患儿。

2. 专科护理

（1）建立静脉通道，维持有效循环。严格掌握输液总量及控制输液速度，避免引起肺水肿加重心力衰竭。

（2）观察患儿神志、尿量及生命体征变化，给予心电监护、氧气吸入，发现异常及时协助医师处理。保持呼吸道通畅，备好急救药品和抢救器械。

（3）记录出入量，以观察肾脏情况。

（4）患儿并发心力衰竭、呼吸困难时，取半卧位或端坐位；并发心源性休克时，取仰卧中凹卧位；并给予保暖，观察四肢循环情况。

3. 用药护理　注意药物间的配伍禁忌、疗效观察及不良反应，制定合理输液顺序及途径，计划使用推注泵准确匀速给药。护理人员应及时将药物相关副作用告知患儿及家长，增强患儿及家长的自我护理观察意识。

4. 心理护理　护士应主动热情地与患儿或家属沟通，介绍本病治愈及好转的病例，使患儿心情愉快、安静地坚持较长时间的休息，在最佳精神状态下配合治疗与护理。

【健康教育】

1. 强调休息对患儿康复的重要性，使患儿及家长能正确认识；避免哭闹和不良刺激，不做剧烈运动。

2. 多进纤维素丰富的食物，保持大便通畅。

3. 加强营养，天气冷暖随时增减衣物，嘱家长不要带患儿去公共场所，预防感冒。

4. 按医嘱服药，定期复查，最初每1~2周复查1次，复查的内容为心电图和超声心动图，观察患儿心脏电生理活动的改变，以后根据病情决定随访时间；教会家长自我监测，主要测脉搏，发现可疑心律失常及时治疗。

（吴怡蓓）

第十八节　心内膜弹力纤维增生症

【概述】

心内膜弹力纤维增生症（endocardial fibroelastosis, EFE），又名心内膜硬化症。其特点是心内膜存在着弥漫的弹力纤维组织，临床表现为心脏扩大，心内膜增厚，以左心室为主，心室壁可有附壁血栓形成，心脏收缩功能与舒张功能都下降。

【临床特点】

以充血性心力衰竭为主，常在呼吸道感染之后发生。临床表现：心脏呈中度以上扩大，心尖搏动减弱，心音钝，心动过速，可有奔马律。病程可分为三型：①暴发型：起病急，充血性心力衰竭体征，少数患儿呈心源性休克；②急性型：起病较快，但充血性心力衰竭不如暴发型急剧；③慢性型：发病稍缓慢，症状如急性型。

【治疗原则】

1. 一般治疗　强调休息及避免劳累，如有心脏扩大、心功能减退者更应注意，宜长期休息，以免病情恶化。

2. 药物治疗

（1）控制心力衰竭：急性心力衰竭需宜先静脉输入地高辛或毛花苷快速洋地黄化，或其他正性肌力药物和强效利尿剂，并长期服用洋地黄维持量。

（2）免疫疗法：应用免疫抑制剂治疗，主要用泼尼松作为治疗药。

【护理评估】

1. 评估患儿的健康史及家族遗传病史；了解患儿有无心功能不全、心衰的临床表现；评估家长对心内膜弹力纤维增生症的了解程度。

2. 辅助检查

（1）X线：左心室增大为明显。

（2）心电图：多数呈左心室肥大，ST段及T波变化。

（3）超声心动图：可见左室腔扩大，左室收缩功能减退。

【护理措施】

1. 心衰护理　心内膜弹力纤维增生症多见于6~12个月内的婴儿，常于呼吸道感染后发生，可伴有发热、咳嗽、拒食，主要特征表现为充血性心力衰竭，突然出现呼吸困难、口唇发绀、面色苍白、烦躁不安、心动过速、肝脏增大、水肿。若患儿出现烦躁、面色灰白、四肢湿冷、脉速而弱等症状时应警惕发生心源性休克，可于数小时内猝死。

2. 感染的护理　心内膜弹力纤维增生症由于肺瘀血容易引起呼吸道感染，而呼吸道感染又是引起心衰的重要因素。护理上注意预防呼吸道感染，尤其是季节变换和气温骤变时，向患儿家属讲解预防呼吸道感染知识。保持病室空气流通、新鲜，严格执行消毒隔离制度，防止医源性感染。

3. 药物疗效的观察及护理　由于洋地黄的治疗

量与中毒量相近,因此,服用此药时必须仔细复核剂量,密切观察用药后反应,出现洋地黄毒性反应时,及时通知医师采取措施。监测脉搏和心率的变化,一般情况下若婴儿脉率<90 次/分、年长儿<70 次/分时应及时与医师联系,决定是否继续应用。如心电图监护记录的 P-R 间期较服药前延长 50% 和出现异位搏动(QRS 增宽的室性期前收缩)时须停药。应用呋塞米和依他尼酸静脉推注后,10 ~ 20 分钟开始显效,可维持 6 ~ 8 小时;氢氯噻嗪口服后 1 小时开始有利尿作用,可维持 12 小时,故利尿剂应提前服用,以免夜间排尿影响睡眠。用药期间应注意体重和尿量的变化,记录 24 小时出入量,鼓励进食含钾丰富的食物,如香蕉、橘类、绿叶蔬菜等,以免发生低血钾。

4. 其余护理 见本章第十九节心肌病-扩张型

心肌病的护理。

【健康教育】

1. 耐心向家属及患儿宣传疾病的有关知识,了解心内膜弹力纤维增生症的预后,积极有效地预防措施有助于控制疾病、延缓病情、提高生活质量。

2. 平时适当活动,注意劳逸结合,防止过度劳累和剧烈活动,避免剧烈哭吵。

3. 注意居室通风,保证空气新鲜,同时注意保暖,预防上呼吸道感染,尤其是季节变换时。

4. 抗心力衰竭应按医嘱服药,并在医师的指导下减量或更换药物。

5. 定期随访,复查心电图、X 线胸片、超声心动图等。

(吴怡蓓)

第十九节 心 肌 病

【概述】

1. 定义 心肌病为除外先心病、瓣膜病、肺血管病及高血压等所致的心肌结构和(或)功能的异常。其主要根据病理生理改变进行分类,如果可能则进一步结合病因和发病机制。

2. 分类

(1) 扩张型心肌病(dilated cardiomyopathy,DCM)是以心腔扩大、心肌收缩功能下降、附壁血栓为主要表现的心肌结构及功能异常。国外流行病学调查发现,小儿心肌病发病率为(1.1 ~ 1.2)/10 万,婴儿发病率高于年长儿 8 ~ 12 倍。

(2) 肥厚性心肌病(hypertrophic cardiomyopathy,HCM)是以左心室或右心室肥厚为特征,常为不对称肥厚并累及室间隔,左心室血液充盈受阻,舒张期顺应性下降为基本病态的心肌病。

(3) 限制性心肌病(restrictive cardiomyopathy,RCM)是以心室充盈受限、单侧或双侧心室舒张容量减少、收缩功能和室壁厚度正常或接近正常、伴增生性间质纤维化为特征的心肌病。

(4) 致心律失常性右室心肌病(arrhythmogenic right ventricular dysplasia,ARVD)是一种遗传性心肌疾病,其特征为右心室心肌被进行性纤维脂肪组织所替代,临床常表现为右心室扩大、心律失常和猝死。

【临床特点】

1. 扩张型心肌病(DCM)

(1) 临床表现:各年龄儿童均可受累,主要症状为心功能不全、心律失常以及血栓形成脱落后导致

的体或肺循环栓塞。大多数起病隐缓,主要表现为慢性充血性心力衰竭,偶有以突然发生急性心力衰竭或心律失常起病。病程可分为三个阶段:

1) 无症状期:心脏可有轻度扩大(心功能代偿期)。

2) 有症状期:患儿出现极度疲劳、乏力、心悸及气促等症状。较大儿童表现为乏力、食欲缺乏、不爱活动,腹痛,活动后呼吸困难及明显心动过速,尿少,水肿。婴儿出现喂养困难,体重不增,吮奶后呼吸困难,多汗,烦躁不安,食量减少。

3) 晚期:端坐呼吸、肝大、水肿或胸腹水等心力衰竭症状和体征。

(2) 体征:心脏浊音界向两侧扩大;多数患儿出现奔马律及各类型心律失常;75% 的患儿可听到第三或第四心音。

2. 肥厚性心肌病(HCM)

(1) 临床表现:①心力衰竭:主要见于 1 岁以下婴儿,出现心率快,呼吸快,水肿,肝脏肿大,喂养困难,生长发育滞后。②左室流出道梗阻,表现为胸痛;呼吸困难,左心室顺应性降低,肺淤血导致晕厥,常发生于活动或情绪激动时;心悸甚至猝死。

(2) 体征:脉搏短促,心尖冲动呈抬举样或双重性搏动。心浊音界向左扩大、胸骨左缘第 3 ~ 4 肋间或心尖部闻及收缩中、晚期粗糙的吹风样杂音。

3. 限制性心肌病(RCM)

(1) 早期可无症状,或仅有轻度头晕、乏力或活动后心悸。多数病例表现为右心病变,患儿可有呼吸困难,颈静脉怒张、肝大、腹水及下肢水肿;左心受

累为主者,常有咳嗽、喘憋、胸痛,严重时可有咳血性泡沫痰、端坐呼吸等左心衰症状。晚期部分患儿可因低心排而发生晕厥、抽搐等心脑综合征症状。

（2）体征:心界扩大,心尖冲动减弱,心率增快,可出现奔马律,左房室瓣区闻及收缩期杂音。

4. 致心律失常性右室心肌病(ARVD)

（1）临床表现:急性心律失常。心脏增大,但无任何症状。右心心力衰竭,出现心慌气短、肝大、水肿,多见于幼年儿童。

（2）无异常体征,可有心脏扩大和心律不齐。

【治疗原则】

1. 一般治疗　强调休息及避免劳累,如有心脏扩大、心功能减退者更应注意,宜长期休息,以免病情恶化。

2. 药物治疗

（1）控制心力衰竭:严重心力衰竭宜先静脉输入正性肌力药物,严重水肿或肺水肿者静脉注射强效利尿剂,并监测电解质。待病情稳定后予长期服用卡托普利或依那普利、地高辛及利尿剂。

（2）营养心肌:应用改善心肌代谢药,如磷酸肌酸钠、门冬氨酸钾镁、辅酶 Q10 等。

（3）免疫疗法:对发病时间较短的早期患儿,或并发心源性休克、严重心力衰竭或严重心律失常者,可加用泼尼松治疗。

（4）并发症治疗:发生呼吸道感染应尽早使用抗生素;出现快速型心律失常有症状者,可应用胺碘酮;若心腔内有血栓形成,应考虑使用巴米尔或华法林等抗凝药物。

3. 手术治疗

（1）对持续治疗无效心功能日益减退,或数次住院症状无根本改善的扩张型心肌病患儿,可用人工机械泵代替心脏和选择心脏移植。

（2）肥厚型心肌病可行肥厚肌肉切除术。合并严重二尖瓣关闭不全者,可做二尖瓣置换术。

（3）对于有明显心肌缺血和晕厥的限制型心肌病患儿,可考虑植入埋藏式心脏复律除颤器(implantable cardioverter defibrillator,ICD)。目前公认心脏移植是对 RCM 的根治方法。

（4）致心律失常性右室心肌病患儿药物治疗无效时可用电生理检查确定起搏部位,用射频消融或手术治疗。植入埋藏式心律转复除颤仪(ICD)是ARVD 患儿预防猝死最有效的方法。

【护理评估】

1. 评估患儿的健康史及家族遗传病史。了解患儿有无心功能不全,左、右心衰的临床表现。评估家长对心肌病的了解程度。

2. 辅助检查

（1）X 线:DCM X 线示心影扩大,常伴有肺淤血征象。HCM X 线示心影左缘突出,提示左心室心肌大块肥厚。RCM X 线示心影扩大,可能见到心内膜心肌钙化的阴影。心室造影见心室腔缩小。ARVD X 线示心脏正常或增大,轮廓呈球形,肺动脉流出道扩张,左侧缘膨隆。

（2）心电图:DCM 可出现心房颤动、房室传导阻滞等各种心律失常以及 ST-T 异常、病理性 Q 波。HCM 最常见表现是左心室肥大,ST-T 改变。RCM 低电压,心房或心室肥大,束支传导阻滞,ST-T 改变。ARVD 心电图有完全性或不完全性右束支传导阻滞;心悸或晕厥发作时,可发现呈左束支传导阻滞图形的室性心动过速或室颤。

（3）超声心动图:DCM 各心腔均扩大,以左室扩张早而显著,左室流出道增宽。HCM 对本病诊断具有重要意义,可显示出左心室壁及室间隔的非对称性肥厚。RCM 超声心动图可见心内膜增厚,心尖部心室腔闭塞,心肌心内膜结构超声回声密度异常,室壁运动减弱。心包膜一般不增厚。ARVD 超声心动图可见右心室舒张末期内径扩大,右室普遍性或局限性活动降低,右室壁呈节段性膨出。

（4）心血管检查和心血管造影:可发现 HCM 患儿左室舒张压末期增高,左室腔狭窄,心壁增厚。RCM 心导管检查示心室的舒张末期压逐渐上升,造成下陷后平台波型,在左室为主者肺动脉压可增高,在右室为主者右房压高。ARVD 心血管造影可见右心室扩大、右心室壁运动异常。ARVD 心血管造影可见右心室扩大、右心室壁运动异常。

【护理措施】

1. 感染的护理　扩心病由于肺淤血容易引起呼吸道感染,而呼吸道感染又是引起心衰的重要因素。护理上注意预防呼吸道感染,尤其是季节变换和气温骤变时,向患儿家属讲解预防呼吸道感染知识。保持病室空气流通、新鲜,严格执行消毒隔离制度,防止医源性感染。

2. 药物疗效的观察及护理　强心、利尿、扩血管等治疗能去除诱发心力衰竭的各种因素,也是心力衰竭早期治疗的重要手段。观察洋地黄类药物反应,口服洋地黄药物前应数脉率,1 岁以内心率>100 次/分,1～3 岁心率>90 次/分,3～5 岁心率>80 次/分,年长儿心率>60 次/分方可服用,密切观察洋地黄治疗的效果,洋地黄中毒时应停用洋地黄,并作相应的处理。

3. 心衰的护理　未发生心衰时应指导患儿避免劳累、预防呼吸道感染。一旦发生心衰应取半卧位,吸氧,严密观察病情变化,记出入量,监测电解质的变化。

4. 心律失常的护理 严密观察病情变化及心电变化,及时发现异常心电的出现,评估恶性心律失常和猝死发生的风险,有效控制心律失常。及时观察抗心律失常药物的不良反应。对于危及血流动力学的室性心律失常患儿,紧急准备除颤仪行同步电复律;如发生心搏骤停,及时给予心肺复苏。密切观察有无高度房室传导阻滞,必要时安装起搏器。

5. 晕厥的护理 晕厥是猝死的先兆,嘱年长儿适当卧床,婴幼儿避免剧烈哭吵,外出检查有人陪送。服用受体阻滞剂、钙离子拮抗剂会影响心率、血压,应避免晕厥发生。护士应熟练掌握除颤仪的使用和紧急心肺复苏,以争取抢救时间。

6. ICD 植入后的护理 要严密观察 ICD 功能,监测其运行是否良好。注意患儿有无头晕、晕厥、突然抽动等异常情况。左上肢勿提重物,避免接触高压电场。

7. 合理安排休息 根据患儿心功能分级制订活动计划。心功能 II 级者,能起床活动,但应增加休息时间;心功能 III 级者,严格限制活动,增加休息时间;心功能 IV 级者,绝对卧床休息,以缓解症状,日常生活由护理人员协助完成。注意预防静脉血栓、肺栓塞、压疮、便秘等。加强皮肤护理,帮助患儿在床上进行肢体的伸屈运动,病情好转活动量逐渐增加。

8. 合理安排饮食 原则上少食多餐,予高蛋白、高维生素、易消化食物,对服用利尿剂患儿,多进食含钾高的食物如橘子、香蕉等,合理控制钠盐及水分的摄入。

9. 心理护理 扩张性心肌病患儿及家属由于病程长,病情反复,长期受疾病的折磨而普遍存在焦虑、忧郁、恐惧及情绪低落,缺乏治疗的信心,因此应与患儿建立良好的护患关系,建议患儿家属提供情感支持,给予理解和关爱。增强患儿治疗的信心,积极配合治疗及护理。

【健康教育】

1. 耐心向家属及患儿宣传疾病的有关知识,了解心肌病有一长期、慢性的发展过程,积极有效地预防措施有助于控制疾病、延缓病情、提高生活质量。

2. 平时适当活动,注意劳逸结合,防止过度劳累和剧烈活动,避免剧烈哭吵。

3. 鼓励进食高蛋白、高维生素类食物,同时注意饮食卫生防止肠道感染。

4. ICD 出院后健康宣教 ICD 植入 6 个月内左侧上肢勿提重物,6 个月后可提 500 ~ 1000g 物体,避免接触高压电场和接受电疗,避免与各种电源接触,避免行磁共振等强电磁干扰的物理检查,并应与电器保持距离(如与微波炉保持 1 ~ 1.5m 距离)。请患儿或家属做好放电记录,以便预测 ICD 电池寿命,并定期随访,一般要求第 1 年隔月 1 次,次年每月 1 次,ICD 预期寿命临近时,更应缩短随访间隔,并讲明其重要性,使患儿积极配合。在出现以下情况时应让患儿随时就诊:①ICD 每次放电后;②短时间内多次放电;③复律或除颤无效;④其他异常和不适。此外应指导患儿严格按医嘱服用抗心律失常药物,并注意可能出现的毒副作用。并需监测 ICD 放电次数及电池电量,避免放电过多电池过早耗竭。

(吴怡蓓)

第二十节 心脏肿瘤

【概述】

心脏肿瘤被定义为"心脏上或心脏内的异常生长的组织,部分或完全缺乏结构构型,且与正常心脏组织没有功能上的协同性"。心脏肿瘤可分为两类:起源于心脏组织的为原发性心脏肿瘤;起源于与心脏相去甚远的其他组织,然后播散到心脏正常组织上的为继发性心脏肿瘤。在儿科病人中,90% 以上的原发性心脏肿瘤为良性。几乎半数的肿瘤为横纹肌瘤,其次是纤维瘤、心包内畸胎瘤、黏液瘤和血管瘤。继发性心脏肿瘤比原发性心脏肿瘤多 20 ~ 40 倍。在尸检研究中发现儿科病人中继发性肿瘤的发生率5.7%,在儿童中,最多见的原发性肿瘤为非霍奇金淋巴瘤、神经母细胞瘤、Wilms 瘤、软组织和骨肉瘤和肝细胞瘤。

【临床特点】

此病症状通常与肿瘤的大小、位置、侵袭性、数量和生长速度有关,因肿瘤引起的心内梗阻、对心脏或大血管的压迫、肿瘤碎片或附壁血栓引起的栓塞和肿瘤浸润都会引起相应的症状。比较常见有发热、消瘦、气急、呼吸困难、心悸等症状。心电图显示一般无特异性。胸部 X 线片示一般无特异,偶有心影扩大、肺淤血及肺动脉高压表现。超声心动图是简便首选方法,可显示肿瘤的大小、部位及活动情况。

【治疗原则】

手术摘除心脏肿瘤,一般在体外循环下完成。

【护理评估】

1. 评估患儿的健康史,身高体重是否达到年龄段的标准要求。了解患儿是否有反复感冒、肺炎的既往史,评估患儿是否有呼吸困难和心悸的临床表现。评估家长是否具有积极预防感冒,准备进行心脏手术的疾病知识。

2. **评估实验室检查** 评估血常规和感染表现,外科手术者要待肺部炎症控制后方可进行。了解辅助检查的结果,有利于判断疾病的进展。

【护理措施】

(一)术前

1. 参照先心术前准备常规。

2. **低氧血症** 术前如出现气急、呼吸困难等,可抬高床头,给予氧气吸入,同时监测指端血氧饱和度。

(二)术后

参照先心术后常规。

(管咏梅)

第二十一节 缩窄性心包炎

【概述】

缩窄性心包炎(constrictive pericarditis)是由于心包炎症引起的心包纤维及蛋白渗出,心包增厚并压迫心腔,粘连的心包降低了心脏顺应性,并在舒张晚期对心室充盈造成限制,最终影响心功能。结核性心包炎是引起缩窄性心包炎的主要原因,其次是感染、心脏术后和纵隔放疗后引起的缩窄性心包炎(图21-21-1)。

【临床表现】

1. 不同病因的心包缩窄出现的症状时间前后有不同,主要表现为疲劳、活动后气急、肝脏肿大、下肢水肿或伴有心包积液,严重时出现腹水、颈静脉怒张等右心衰竭症状。

2. **辅助检查**

(1)胸部X线片:心包钙化和心脏轮廓基本正常,部分患儿有胸腔积液。

(2)超声心动图:显示心包增厚,心室腔缩小。

【治疗原则】

诊断明确后,应及时进行心包剥离手术。

【护理评估】

1. **评估患儿一般情况** 神志、面容、精神状况、营养状况。

2. **评估患儿的健康史** 体温、脉搏、呼吸及血压的情况,腹围,有无颈静脉怒张、肝大、腹水、胸水及全身水肿情况。评估日常活动的耐受水平。评估皮肤完整性、出入量是否平衡。

【护理措施】

1. **术前护理**

(1)心理护理:积极主动关心患儿和家长,使其消除恐惧感,增强战胜疾病的信心。

(2)术前准备:执行医嘱,完成右心导管与周围静脉压测定的各项检查。

(3)加强营养,补充蛋白质,纠正低蛋白血症,水肿严重者进食低盐饮食。

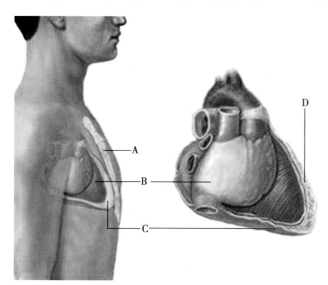

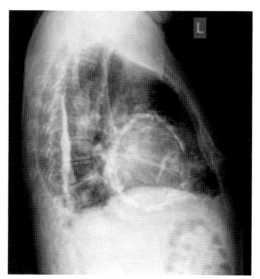

图 21-21-1 缩窄性心包炎

（4）改善心功能,应用利尿剂的同时注意水、电解质平衡。

（5）控制活动性结核。

（6）腹水患儿定期测腹围、体重,观察治疗效果。

2. 术后护理

（1）24 小时持续动态监测生命体征的变化。

（2）低心排综合征的观察与护理:密切监测生命体征、末梢循环、尿量、血气及电解质,严格控制输液量及速度使患儿处于水的负平衡状态。

（3）呼吸系统管理:妥善固定呼吸机管道及气管插管,经常听诊两侧肺呼吸音,及时清理呼吸道分泌物。

（4）胸腔引流管的护理:保持引流管通常,每小时记录心包或心包纵隔引流量并注意引流液的性质、浓度和温度,以判断有无活动性出血。

（5）定时测量中心静脉压,适当应用利尿剂,注意补钾。鼓励进食,改善营养。

（6）有体液失衡的危险:由于心脏压迫解除,回心血量增多,应严格控制液体入量和速度,以免增加心脏负担。

（7）术后并发症—低心排综合征和心力衰竭的可能,心包一段时间内压迫心脏,心肌活动受限或无力。参见心输出量减少护理。

【健康教育】

1. 术前 有心包积液者注意心脏压塞的发生,指导家长注意观察患儿的尿量,如尿少、肢体水肿,应到门诊复诊。

2. 术后 早期卧床休息,饮食清淡,少盐少油,低脂高蛋白。6 个月以后逐步增加活动量至正常。预防感冒,避免去人员稠密的公共场所。对于确诊结核性感染或怀疑结核性感染而引起本病的患儿,出院后应继续抗结核治疗,告知患儿切勿随意停药,需按医嘱足量按时间服药。

（吴怡蓓）

第二十二节 川 崎 病

【概述】

川崎病(kawasaki disease)又称皮肤黏膜淋巴结综合征(mucocutaneous lymph node syndrome,MCLS),是一种以全身中、小动脉炎为主要病变的急性发热出疹性疾病。表现为急性发热、皮肤黏膜病损和淋巴结肿大。本病以婴幼儿多见,男孩多于女孩,亚裔人较多,四季皆可发病。

【临床特点】

川崎病的病因与发病机制仍不明确,可能与 EB 病毒、反转录病毒、链球菌、支原体、立克次体等多种病原感染有关,但均未得到证实。川崎病主要为急性非特异性的血管炎,以小型动脉为主。高热(39℃以上)为最初表现,热程在 5 天以上,一般为 1~2 周,退热剂短暂降温,抗生素使用无效;发热数天后躯干部出现大小不一的斑丘疹,形态无殊,面部四肢亦有,不痒,无疱疹或结痂;发热数天两侧眼结膜充血,球结膜尤为明显;唇面红肿、干燥和皲裂,甚至有出血;舌常呈杨梅舌,口腔黏膜充血但无溃疡;手足呈硬性水肿(图 21-22-1、图 21-22-2),掌趾面红肿胀痛;50%~70% 患儿早期有非化脓性淋巴结肿大,一侧或双侧,常于数天后消退。患儿可有间质性肺炎、无菌性脑炎,消化系统症状如呕吐、腹痛、腹泻、肝大、黄疸等;少数患儿有关节疼痛和肿胀;部分患儿可出现卡介苗处异常红肿、破溃。起病 10 天左右出现指趾端膜样脱皮(图 21-22-

3),肛周皮肤发红,脱皮;于病后 1~6 周可出现心肌炎、心包炎和心内膜炎等;冠状动脉瘤常在疾病的第 2~4 周发生,心肌梗死和冠状动脉瘤破裂可导致心源性休克甚至猝死。

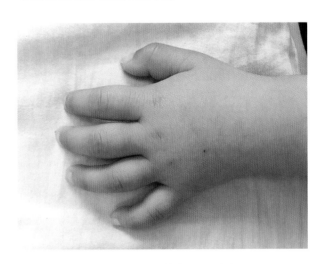

图 21-22-1 川崎病-手足肿胀

【治疗原则】

1. 急性期治疗

（1）丙种球蛋白:近年研究已证实早期静脉输入丙种球蛋白加口服阿司匹林治疗可降低川崎病冠状动脉瘤的发生率,必须强调在发病后 10 天之内用药。

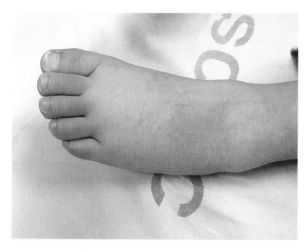

图 21-22-2　川崎病-手足肿胀

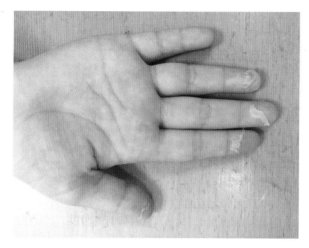

图 21-22-3　川崎病-指端膜样脱皮

（2）阿司匹林：早期口服阿司匹林可控制急性炎症过程，减轻冠状动脉病变。

（3）皮质激素：肾上腺皮质激素有较强的抗炎作用，但皮质激素易致血栓形成，并妨碍冠状动脉病变修复，促进动脉瘤形成，故应联合应用泼尼松和阿司匹林治疗，为控制川崎病的早期炎症反应一般不单用皮质激素。

2. 恢复期治疗

（1）抗凝及溶栓治疗：恢复期病例用阿司匹林每天 3～5mg/kg，1 次服用，至血沉、血小板恢复正常。阿司匹林不耐受者，可加用双嘧达莫。有巨瘤的患儿易形成血栓、发生冠状动脉狭窄或闭塞，可口服法华林抗凝剂。对心有梗死及血栓形成的患儿采用静脉或导管经皮穿刺冠状动脉内给药，促使冠脉再通，心肌再灌注。

（2）冠状动脉成形术及冠状动脉搭桥术相继应用于临床的冠状动脉狭窄及闭塞。发生心源性休克、心力衰竭及心律失常应予相应治疗。

【护理评估】

1. 评估患儿的健康史，是否有病毒感染史。了解用药情况，有无药物过敏史。评估发热期间的热型及伴随症状；急性期皮肤黏膜情况。了解家长对此病的认知程度。

2. 实验室检查评估　血常规、血沉、C 反应蛋白及血清免疫学检查。

3. 辅助检查

（1）心电图：以 ST 段和 T 波异常多见，也可显示 P-R、Q-R 间期延长，异常 Q 波及心律失常。

（2）心脏超声：适用于心脏检查及长期随访，在半数患儿中可发现各种心血管病变如心包积液、左室扩大、二尖瓣关闭不全及冠状动脉扩张或形成动脉瘤。

【护理措施】

1. 发热护理　患儿多为持续性高热，密切监测体温变化，预防高热惊厥。体温在 38.5℃ 以下时要运用退热贴、温水擦浴等物理降温。体温超过38.5℃ 时给予泰诺林等退热药。鼓励患儿多饮水，必要时予静脉补液。患儿退热期间出汗较多，及时擦干，更换衣服，防止受凉。

2. 用药护理

（1）丙种球蛋白属于血制品，用药前与家长做好沟通，应尽早使用，可减少冠状动脉扩张的发生。输液过程中一定严格执行无菌操作原则，现用现配，丙球 2g/kg 慢滴 12 小时以上。如患儿有恶心、呕吐、心悸、皮疹、发热等不适，应立即停止输入，告知医师，给予相应的措施。

（2）阿司匹林胃肠道反应大，可引起恶心、呕吐，所以要告知患儿及家长饭后服用减轻胃肠道刺激。用药期间要定期复查血常规、肝功能及凝血功能。

3. 皮肤黏膜护理　对于口唇皲裂的患儿，要为患儿涂液状石蜡或润唇膏保护口唇。嘱患儿要保持口腔清洁，饭后需漱口。球结膜充血的患儿，勿用手揉眼睛，保持用眼卫生。恢复期患儿指趾端及肛门会有脱皮，勿强行撕拉脱皮，要用剪刀修剪。患儿大小便后给予流动水冲洗肛周，如有臀红用鞣酸软膏外涂。

4. 饮食护理　患儿由于高热、口唇皲裂等会影响食欲，甚至拒食，因此要给予高热量、高蛋白、高维生素、易消化的流质或半流质饮食，保证机体需要。饮食宜温凉，少食多餐。川崎病患儿无论有无冠状动脉病变都要注意饮食的合理性，尽量避免发生高血脂和高血压，以减少成年后发生冠心病的可能性。

5. 并发症观察与护理　严密观察病情变化，随时备好抢救药品及物品,配合医师进行抢救。及时发现患儿有无其他器官、系统的异常表现。有病情变化及时通知医师,持续监测患儿血压、脉搏、呼吸、体温、瞳孔、肌张力、意识等生命体征并详细记录,维持有效的静脉通路,合理安排和调整药物顺序及速度,详细记录患儿出入量。

6. 心理护理 患儿入院时病情急,家长对疾病缺乏了解,医师要根据家长的文化程度,向其耐心解释病情,护士要给予安抚,多与家长沟通,消除其恐惧心理,积极配合治疗。同时要根据患儿的年龄特点了解每个患儿的心理反应,重视患儿的感受和需求,及时安慰患儿,给予情感支持。

【健康教育】

1. 急性期 患儿应绝对卧床休息,恢复期可适当锻炼,如有冠状动脉损害应避免剧烈活动。

2. 恢复期 在疾病的恢复期内,患儿仍会时有发生关节处疼痛、肿胀,应多卧床休息,抬高下肢并给予功能位,进行适当的理疗、放置热水袋、定期的按摩等,关节处疼痛、肿胀消退后,鼓励患儿适当的行走。

3. 正确准时服药 阿司匹林为该病的特效药,服用时间较长,一般为 3～4 周,最长的可达 2～3 个月。因此,必须依照医嘱定量、准时服用,并特别注意观察患儿的药物反应,密切观察患儿有无皮肤出血、恶心、呕吐等症状。

4. 向家长讲解本病的预后 患儿出院后应注意休息,避免剧烈运动,要注意天气冷暖,根据气候增减衣物,防止受凉感冒。指导家属正确准时给患儿服药,并在医师指导下正确减量,最后停服。定时随访,2 年内每 3～6 个月 1 次,2 年后每年 1 次,定期做心脏超声、CRP、血常规等检查。少数患儿病情可能复发,如出现复发,应及时到医院就医。

(吴怡蓓)

参 考 文 献

1. 王琦光,朱鲜阳.先天性心脏病遗传学研究进展.实用儿科临床杂志,2012,27(1):57-59.
2. 楼建华,等.儿科护理.北京:人民卫生出版社,2012.
3. 刘锦纷,孙彦隽,等.先天性心脏病外科综合治疗学.第 2 版.北京:世界图书出版公司,2016.
4. 江载芳,申昆玲,沈颖.诸福棠实用儿科学.第 8 版.北京:人民卫生出版社,2015.
5. 罗雯懿.心脏病术后危重症患儿喂养困难的研究进展.护理研究,2015,12(29):4484-4485.
6. 何萍萍,唐妍.儿童先天性心脏病围手术期管理与进展.中华护理杂志,2010,45(3):204-206.
7. 陈树宝,孙锟.小儿心脏病学前沿:新技术与新理论.第 2 版.北京:科学出版社,2015.
8. 陈轶维,李奋.常见左向右分流型先天性心脏病分子遗传学研究.国际心血管病杂志,2010,37(5):264-266.
9. 徐鋆,何萍萍.镶嵌治疗肌部多发室间隔缺损患儿的术后护理.护理学杂志,2010,25(16):29-30.
10. 丁文祥,苏肇伉,史珍英,等.小儿心脏外科重症监护手册.北京:世界图书出版社,2009.
11. 王琴,陈朔晖.前列腺素 E_1 用于导管依赖性先天性心脏病患儿的护理.中华护理杂志,2013,48(8):748-749.
12. 罗平.儿童动脉导管未闭介入治疗的护理.护理实践与研究,2014,11(1):59-60.
13. 浦凯,魏菊云,张媛媛.3 个月龄患儿完全性肺静脉异位引流的围术期护理.实用临床医药杂志,2013,22(7):9-11.
14. 魏菊云.5kg 以下完全性肺静脉异位引流患儿围术期护理.护士进修杂志,2012,27(12):1122-1124.
15. 何萍萍,唐妍.法洛四联症术后患儿家庭照顾随访需求的调查.解放军护理杂志,2011,28(10):1-3.
16. 王志远,金梅.肺血减少型复杂先天性心脏病姑息术后介入治疗的临床效果研究.心肺血管病杂志,2016,35(3):200-203.
17. 张婷婷,顾晓蓉,傅丽娟.先天性心脏病患儿改良 Blalock-Taussig 分流术后死亡原因分析及对策探讨.上海交通大学学报(医学版),2013,33(9):1267-1269.
18. 管咏梅,罗雯懿,傅丽娟.法洛四联症患儿术后并发症的观察与护理.上海护理,2013,13(4):66-68.
19. 徐丽华,唐珊珊.小儿先天性心脏病护理趋势与展望.中国护理管理,2013,11:18-21.
20. 王瑞华,丁兰华.婴幼儿法洛四联症缺氧发作的急救与护理.护理实践与研究,2012,9(16):66-68.
21. 王丽娟.小儿法洛氏四联症根治术护理探讨.中国实用医药,2015,10(3):201-202.
22. 奚爱华,罗雯懿,何萍萍.先天性心脏病术后异常出血的观察与护理.上海护理,2016,16(3):65-66.
23. 唐梦琳,唐莉.新生儿完全性大动脉错位矫治术的围术期护理.护士进修杂志,2013,28(14):1304-1306.
24. 陈树宝.小儿心脏病学进展.北京:科学出版社,2005.
25. Sudarshan CD, Cochrane AD, Jun ZH, et al. Repair of co-arctation of the aorta in infants weighing less than 2 kilo-grams. Ann ThoracSurg, 2006, 82:158-163.
26. Sahoo TK, Chauhan S, Sahu M, et al. Effects of Hemodilu-tion on Outcome After Modified Blalock-Taus-sig Shunt Operation in Children With Cyanotic Con-genital Heart Diease. J Cardiothorac and VascAnesth, 2007, 21(2):179-183.
27. Boudjemline Y, Pineau E, Bonnet C, et al. Off-label use of an adjustable gastric banding system for pulmonary artery

banding. J ThoracCardiovascSurg, 2006, 131 (1): 130-135.

28. Choudhary SK, Choudhary SK, Talwar S, et al. A new technique of percutaneously adjustable pulmonary ar-tery banding. J ThoracCardiovascSurg, 2006, 131:621-624.

29. Calabro R, Limongelli G. Complete atrioventricular cancel. Orphanet J of Rare Diseases, 2006, 1:8.

30. Jonas RA. Complete atrioventricular cancel//Compre-hensive surgical Management of congenital heart dis-ease. London: Arnold, 2004:386-401.

31. Sauera U, Gittenberger-de Groot AC, Heimisch W, et al. Right ventricle to coronary artery connections(fistulate) in pulmonary atresia with intact ventricular septum: Clinical and histopathological correlations. Pro-gress in Pediatric Cardiology, 2006, 22:187-204.

32. Daubeney PFE, Wang D, Delany DJ, et al. Pulmonary atresia with intact ventricular septum: Predictors of early and medium-term outcome in a population-based study. J ThoracCardiovascSurg, 2005, 130:1071-1078.

33. Norgaard MA, Alphonso N, Cochrane AD, et al. Major aort-opulmonary collateral arteries of patients with pulmonary atresia and ventricular septal defect are di-lated bronchial arteries. Eur J CardiothoracSurg, 2006, 29:653-658.

34. Hanely FL. MAPCA(s), bronchials, monkeys, and men. European Journal of Cardiothoracic Surgery, 2006, 29:643-644.

35. Ishibashi N, Shin'oka T, Ishiyama M, et al. Clinical results of staged repair with complete unifocalization for pulmonary atresia with ventricular septal defect and major aortopulmonary collateral arteries. European. Journal of Cardiothoracic Surgery, 2007, 32:202-208.

36. 诸纪华,唐晓敏,朱红梅. 2 例肺动脉吊带患儿的术后护理. 中华护理杂志,2014,49(1):28-30.

37. 丁桂春,王建华,刘梅,等. 肺动脉吊带的彩色多普勒超声心动图诊断价值. 中华医学超声杂志电子版,2010, 07(5):53-54.

38. 王伟,赵倩. 先天性肺动脉吊带畸形二例. 中国心血管病研究,2010,8(8):596-597.

39. 仇黎生,徐志伟,苏肇伉. 小儿原发性心脏肿瘤的外科治疗. 中华小儿外科杂志,2006,27(1):13-15.

40. 特拉维斯. 肺、胸膜、胸腺及心脏肿瘤病理学和遗传学. 北京:人民卫生出版社,2006.

41. 高云华,唐红. 实用超声心动图学. 北京:人民军医出版

42. MichaelHCrawford. 心血管病最新诊断和治疗. 北京:人民军医出版社,2011.

43. 王彬,李可女. 小儿心脏肿瘤手术的护理配合. 中国实用护理杂志,2007,24(28):30-31.

44. 杨思源,陈树宝. 小儿心脏病学. 第 4 版. 北京:人民卫生出版社,2012.

45. 王金煌. 胺碘酮治疗心衰合并心律失常患儿的护理. 中国实用护理杂志,2011,12(27):14-15.

46. Brissaud O, Botte A, Cambonie G, et al. Experts' recommendations for the management of cardiogenic shock in children. Annals of Intensive Care,2016,6(1):1-16.

47. 中国医师协会急诊分会. 急性循环衰竭中国急诊临床实践专家共识. 中华急诊医学杂志,2016,25(2): 143-148.

48. 胡雁,张跃辉. Pediatric nursing. 北京:人民卫生出版社,2005.

49. 崔焱. 儿科护理学. 第 5 版. 北京:人民卫生出版社,2014.

50. 郭莉莉. 感染性心内膜炎的临床护理分析. 中国卫生标准管理,2015,6(25):217-218.

51. 徐燕梅,王竹,等. 感染性心内膜炎护理体会. 现代护理,2012,06:161.

52. 刘嘉. 22 例小儿爆发性心肌炎的临床分析及护理. 护理实践与研究,2012,9(6):49-50.

53. 吴杰. 病毒性心肌炎的临床护理体会. 中国医药指南, 2011,9(15):328-329.

54. 宋亚肖. 小儿扩张型心肌病的临床护理体会. 中西医结合心血管病杂志,2015,6(16):160-161.

55. 惠康花. 肥厚性心肌病致心搏及呼吸骤停的急救护理. 全科护理,2014,12(29):2727-2729.

56. 李炜. 致心律失常性右室心肌病患者的护理. 护士进修杂志,2010,4(8):709-710.

57. 王卫平. 儿科学. 第 8 版. 北京:人民卫生出版社,2013.

58. 张玉侠. 儿科护理学. 第 3 版. 北京:人民卫生出版社,2014.

59. 廖莹,齐建光. 2013 年加拿大心血管协会儿童心力衰竭诊疗指南解读. 中国医刊,2015,50(12):13-16.

60. 封志纯,祝益民,肖昕. 实用儿童重症医学. 北京:人民卫生出版社,2012.

61. 郑显兰. 儿科危重症护理学. 北京:人民卫生出版社,2015.

第二十二章　泌尿生殖系统疾病

第一节　泌尿生殖系统疾病的护理

【概述】

泌尿生殖系统疾病是指由各种原因引起的肾小球、肾小管、肾间质、膀胱、尿道和肾血管疾病。肾小球疾病占儿童泌尿生殖系统疾病的首位,其次为泌尿系统感染,其他如先天畸形、遗传疾病、肿瘤、肾小管疾病的发病率相对较低。肾小球疾病临床可分为原发性、继发性和遗传性。

【临床特点】

泌尿生殖系统疾病常以血尿、蛋白尿、少尿、无尿、水肿、高血压等为主要临床特征,伴随有发热、尿频、尿急、尿痛等症状,部分疾病呈慢性,可累及其他系统,需要长期治疗、随访,维持正常的肾功能。

【护理评估】

1. 健康史　评估患儿年龄、生长发育状况、饮食习惯、传染病史、手术外伤史、用药史、药物过敏史、疫苗接种史;评估患儿有无扁桃体炎、咽炎等上呼吸道或皮肤感染等病史;评估患儿活动及耐力情况;了解家庭居住环境、家庭经济状况、有无遗传病史或家族中有无类似疾病。

2. 现病史　评估患儿主要的症状、体征,发病时间、诱因及缓急程度、患儿一般情况,测量体温、呼吸、心率、血压及体重等;评估患儿有无血尿、蛋白尿、少尿、水肿、高血压等,有无发热、尿频、尿急、尿痛等伴随症状;评估水肿的部位、程度及性质,有无颈静脉怒张及肝大,肺部有无啰音等。

3. 治疗经过　评估患儿检查结果,如血常规、血生化、凝血功能、B 型超声波检查、尿常规、尿蛋白等、抗链球菌溶血素"O"、血尿素氮、肌酐等,治疗方法、治疗效果及不良反应等情况。

4. 心理社会状况　了解患儿及家长的心理状况,有无恐惧、焦虑、自卑等不良心理反应;了解患儿家庭成员对疾病相关知识的认识程度、对疾病的态度、关心程度,评估家庭、社会支持系统是否健全等。

【主要护理问题】

1. 体液过多与水、钠潴留有关。

2. 活动无耐力与水肿、低蛋白、血压升高有关。

3. 营养失调低于机体需要量与大量蛋白从尿中丢失有关。

4. 有感染的危险与免疫力低下有关。

5. 皮肤完整性受损与水肿有关。

6. 潜在并发症　充血性心力衰竭、高血压脑病、急性肾衰竭等。

7. 焦虑与病程长、病情反复和形象改变有关。

【护理措施】

1. 体液过多的护理　评估并记录皮肤水肿的部位(颜面部、躯干、四肢)、程度(轻、中、重度)、性质(凹陷性或非凹陷性水肿)、持续时间;严重水肿伴高血压时限制水、钠的摄入,监测并记录体重、腹围的变化,准确记录 24 小时出入量。遵医嘱使用利尿剂,注意监测尿量及电解质,保持水、电解质平衡。水肿严重时避免肌内注射,阴囊水肿时可用棉垫或丁字带托起,监测阴囊水肿大小及表面张力(图 22-1-1、图 22-1-2)。保持皮肤清洁,及时修剪指甲,避免抓伤皮

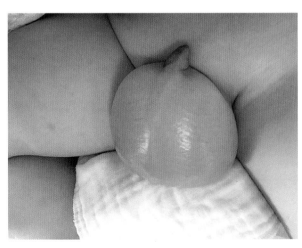

图 22-1-1　阴囊水肿

肤,选用宽松、舒适的棉质衣服,翻身时避免拖、拉、拽等,必要时使用气垫床,预防压疮。

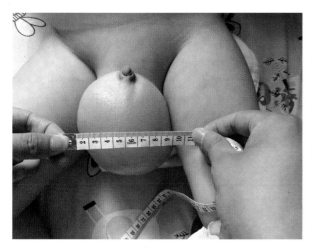

图 22-1-2　监测阴囊水肿大小及表面张力

2. 活动无耐力的护理　评估患儿病情及活动的耐受性,严重水肿和高血压时须卧床休息,定时变换体位,预防压疮及静脉血栓等并发症,病情稳定后可逐渐增加活动量,避免疲劳。

3. 营养失调的护理　给予优质蛋白(乳类、蛋、鱼、家禽等)、少量脂肪、足量碳水化合物及高维生素、易消化饮食,以满足患儿热量的需要;除严重少尿或循环充血外,一般不必严格限水;大量蛋白尿时限制蛋白质摄入,为防止低钙血症,应补充维生素 D、钙、铁等。

4. 发热的护理　严密监测体温变化,观察热型,同时注意呼吸、心率及血压变化。高热时及时降温,予温水浴、冷敷等物理降温,必要时给予药物降温,口服布洛芬混悬滴剂或使用双氯芬酸钠栓纳肛,处理后 30 分钟复测体温直至降至正常,降温过程中鼓励患儿多饮水,避免因体温骤降引起虚脱,出汗后及时更换衣物。

5. 预防感染　病室每天定时通风,进行空气消毒,做好保护性隔离,限制探视。教育患儿及家长注意个人卫生,加强饮食及餐具的卫生管理。少去公共场所,避免感染。

6. 药物护理

(1) 肾上腺皮质激素(以下简称激素):常用药物有泼尼松、曲安西龙片、甲泼尼龙和氢化可的松等;用药时应向患儿和家长解释治疗的目的、方法及连续治疗的重要性,遵医嘱按疗程用药。口服时,宜空腹按时按量服用,不可随意停药或更改剂量,避免发生肾上腺皮质功能不全。静脉使用时,应注意输注浓度和速度,应用甲泼尼龙冲击疗法

时,使用前后监测心率(律)和血压。用药期间注意观察药物疗效和不良反应,如库欣综合征、高血压、消化道溃疡、骨质疏松、尿糖、易感染等,定期监测血浆皮质醇功能。及时补充维生素 D 及钙质,以免发生手足搐搦症。用药期间避免剧烈活动,防止骨折,避免与水痘、麻疹等传染性疾病患儿接触,预防感染。

(2) 免疫抑制剂:常用药物有环磷酰胺、环孢素 A、吗替麦考酚酯、他克莫司胶囊和盐酸氮芥等;用药时应向患儿和家长讲解治疗的目的、方法及连续治疗的重要性,遵医嘱按疗程用药。口服时,按时按量服用,不可与其他口服药同服,不可随意停药或更改剂量;应用环磷酰胺静脉冲击疗法时,应注意输注浓度和速度,给药前遵医嘱使用护胃止吐药,碱化尿液,多饮水。用药期间应注意观察药物疗效及不良反应(脱发、牙龈增生、白细胞下降、胃肠道反应及出血性膀胱炎等),定期监测血药浓度、血糖、白细胞和肝肾功能等;用药期间避免与水痘、麻疹等感染性疾病患儿接触,预防感染。

(3) 利尿剂:常用药物有氢氯噻嗪、螺内酯、呋塞米等,应用前后注意观察体重、尿量(图 22-1-3)、水肿变化,并做好记录。定期监测电解质,注意有无脱水和电解质紊乱等现象,警惕出现低血容量性休克或静脉血栓形成。

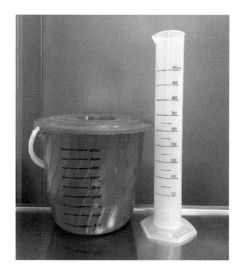

图 22-1-3　监测尿量图

(4) 抗凝药物:常用药物有肝素、低分子肝素、双嘧达莫和阿司匹林,用药期间注意监测凝血功能,观察有无皮肤黏膜出血,及时通知医师减量或停止使用。

(5) 降压药:常用的药物有钙离子拮抗剂、β-受体阻滞剂,遵医嘱正确给药,严格控制输注速度,依

据监测的血压调整输液速度,快速降压时必须严密监测血压、心率以及药物的不良反应。

7. 并发症的观察与护理 严密观察病情,监测患儿血压、心率、呼吸、尿量、体温变化,注意观察患儿有无头痛、恶心、呕吐及尿量变化,及时发现肾衰竭、高血压脑病及心力衰竭的早期表现,备好抢救设施,遵医嘱及时处理。

8. 肾活组织检查术的护理

(1) 术前护理:向患儿及家长说明检查目的、过程及配合要点;检查凝血功能、肾功能等;训练患儿俯卧位吸气-屏气、床上大小便等;术前 30 分钟在肾穿刺处局部涂抹利多卡因软膏,必要时使用镇静剂。

(2) 术后护理:

1) 卧床休息 24 小时,宜处平卧位,腰背部制动,使用小沙袋或毛巾与腹带包裹压迫止血 18～24 小时,避免活动性出血,协助患儿床上大小便。

2) 密切观察患儿血压、尿色及穿刺部位等情况,心电监测心率和血压 18～24 小时,连续留尿 4 次观察尿色及变化,观察穿刺处敷料有无渗血,腹带松紧是否适宜,是否有腹痛、腰痛、穿刺处疼痛等,及时发现血尿、肾周血肿和动静脉瘘等并发症,并配合医师及时处理。

3) 遵医嘱应用止血药物,鼓励患儿多饮水,避免血块堵塞尿路。

9. 心理护理 关注患儿心理及情绪,多与患儿及家长交流,鼓励患儿表达情感及心理需求,指导家长正向激励患儿,增强患儿信心,积极配合治疗。

【健康教育】

宣教疾病相关知识,指导家长合理安排膳食,培养良好饮食习惯,保证能量及营养物质的摄入;指导患儿及家长按医嘱服药,讲解药物的用法、用量、不良反应及注意事项,尤其是激素及免疫抑制剂,不得擅自更改药量或停药,定期随诊;教育患儿及家长掌握泌尿系统疾病的基本护理技能,学会自我评估,记录水肿、血尿、蛋白尿、血压、尿量等变化情况及伴随症状,学会识别早期病情异常、危险征象,如急性肾功能不全、肾衰竭等,一旦发现立即就诊;养成良好的生活习惯,避免感染,防范意外伤害;鼓励患儿进行适当活动,促进疾病康复。

【护理评价】

患儿及家长是否掌握泌尿生殖系统疾病的防治、护理知识及技能。患儿及家长是否能根据活动耐力合理休息与饮食;是否认识药物治疗的重要性及遵医嘱服药,坚持完成疗程;患儿是否掌握自我监测小便的颜色、性质及量;水肿是否减轻或消退,血压能否维持在正常范围;患儿是否发生感染、是否出现心力衰竭、高血压脑病、肾衰竭等并发症,是否能被及时发现并得到有效处理。

(叶天惠)

第二节 血 尿

【概述】

血尿(hematuria)是泌尿系统疾病常见的症状。血尿的诊断标准:留新鲜清洁中段尿(晨尿为好)10ml,尿中红细胞(RBC)数目:离心尿时>3 个/高倍视野或 8000 个/ml;非离心尿时>1～2 个/高倍视野,且 2～3 周内 2～3 次尿检仍异常。尿液外观可呈不同色泽的改变。

【临床特点】

1. 两大来源 肾小球性和非肾小球性血尿。前者常见于各类肾小球疾病(如原发性、继发性、家族遗传性肾小球肾病),后者由肾小球以下的泌尿系统疾病引起出血所致,常见于泌尿道感染、药物性肾损害、血小板减少性紫癜等。

2. 两种特性 复发性和持续性。复发性主要表现为肉眼血尿反复发作,每次持续时间 2～5 天,两次发作间隔数月或数年不等,常在发作前有感染或剧烈运动史;持续性镜下血尿多于体检或其他疾病行

尿液检查时发现。

3. 尿色异常 除镜下血尿外,肉眼血尿的颜色根据出血量不同可呈淡红色云雾状、洗肉水样或鲜血样,甚至混有凝血块。洗肉水样外观多来源于肾小球,常见于急性肾小球肾炎。

4. 实验室检查 尿常规、尿 Addis 计数、尿红细胞形态检查以及腹部 B 型超声检查、静脉肾盂造影、肾活组织检查等。

【治疗原则】

病因明确者应针对病因治疗,单纯性血尿或病因不明者应坚持长期随访,积极寻找原因,避免使用损害肾脏的药物。

【护理评估】

1. 评估患儿血尿的性质,包括肉眼血尿、镜下血尿等,评估尿色、量;评估患儿血尿持续的时间及进展;评估患儿有无尿频、尿痛、遗尿、腰痛、腹痛、外阴或肛周瘙痒等伴随表现;有无发热、水肿等全身症

状;有无服用易引起假性血尿的人造色素(如苯胺)、食物(如蜂蜜、黑莓、甜菜)或药物(如大黄、利福平、苯妥英钠)等;年长女患儿是否处于月经期;有无肠道蛲虫病史、感染史等。

2. 了解实验室检查如尿常规、尿培养、尿沉渣显微镜检查、尿红细胞形态学检查、尿蛋白、尿 Addis 计数、抗链球菌溶血素"O"、血清补体以及其全尿路 X 线平片、肾脏 B 型超声检查、静脉肾盂造影、肾活组织检查等辅助检查结果。

3. 评估患儿及家长对血尿各项护理知识的了解程度及需求,了解心理状况,家庭、社会支持系统等。

【护理措施】

1. 休息与活动　注意休息,避免剧烈活动,注意劳逸结合,以免加重出血,全身症状及血尿减轻或消失后可适当活动。

2. 饮食护理　给予高热量、高维生素饮食,避免摄入易引起假性血尿的食物(如蜂蜜、黑莓、甜菜等);少吃刺激性食物,忌服腥辣、水产品(虾、蟹、辣椒)等;大量饮水保持尿道通畅,加快药物和结石排泄,利用尿液排出时冲洗尿道内血液,防止尿道阻塞;伴有水肿者应限制液体入量。

3. 用药护理　遵医嘱应用止血药物,可合用维生素 C,慎用导致血尿或肾脏损害的药物,尤其是患肾脏疾病的患儿。

4. 病情观察　密切观察排尿情况和血尿的性质,观察尿量、尿色,出血是否加重;监测血压、心率、呼吸及面色、神志等变化,注意有无发热、腰痛、尿闭、尿少等情况,如有异常及时报告医师,及时处理。

5. 正确留取尿标本　根据检查目的,正确留取晨尿或随机尿及时送检,避免在输注大量碱性药物、大量饮水、月经期、剧烈运动或长久站立后留取尿标本,而影响结果。肉眼血尿严重时应按排尿次序依次留取尿标本,以便进行比色,判断血尿进展情况。

6. 心理护理　关注患儿心理及情绪,多与患儿及家长交流,鼓励患儿表达情感及心理需求,指导家长正向激励患儿,增强患儿信心,鼓励家长配合寻找病因,配合相关检查,帮助明确诊断。

【健康教育】

宣教血尿的相关知识,教育患儿及家长掌握尿量、尿色的自我观察;指导家长合理安排膳食,培养良好饮食习惯;辨识因食物引起的假性血尿;讲解所用药物的用法、用量、不良反应及注意事项,指导患儿按医嘱服药,慎用导致血尿或肾脏损害的药物;指导家长及患儿进行病情变化的评估,记录血尿出现的时间、变化及伴随症状,动态观察以帮助医师作出准确判断,适时就诊;鼓励患儿适当活动、促进疾病康复,单纯性血尿患儿可参加学习和轻微活动,避免疲劳;定期随诊或随访。

(叶天惠)

第三节　蛋　白　尿

【概述】

蛋白尿(proteinuria)是指尿中蛋白含量>150mg/24h 或 100mg/(m^2·24h)或 4mg/(m^2·h),蛋白质定性试验呈阳性反应,是肾脏疾病(尤其是肾小球疾病)中常见,有时是最早出现的临床表现,也见于某些非肾脏疾病。

【临床特点】

1. 蛋白尿无尿色改变、患儿无明显躯体不适,易被患儿及家长忽略,常在体检或尿筛查时发现。严重者可有水肿、高血压等伴随症状,可导致肾小管间质病变、肾小球硬化,早期发现和减轻蛋白尿可保护肾脏,延缓肾损伤。

2. 按蛋白尿来源可分为肾小球性、肾小管性、溢出性、分泌性及组织性蛋白尿;又可分为暂时性、直立性、无症状性及持续性蛋白尿。少儿时期常见间断性蛋白尿、姿势性或体位性蛋白尿,多见于 2% ~ 5% 的青少年。

3. 根据 24 小时尿蛋白定量多少可将蛋白尿按程度分为三类(表 22-3-1)。

表 22-3-1　24 小时尿蛋白定量分类

分类	轻度	中度	重度
24 小时尿蛋白定量	<0.5g	0.5~2g	>2g

4. 实验室检查有尿常规、尿蛋白、肾功能、直立试验、脊柱前突试验、静脉肾盂造影等。

【治疗原则】

早检查、早确诊、早治疗。病因明确者应针对病因治疗,对症处理水肿、高血压等伴随症状,同时积极保护肾脏、延缓肾损伤。持续性蛋白尿可使用血管紧张素转换酶抑制剂(ACEI)及血管紧张素受体抵抗剂(ARB)。

【护理评估】

1. 评估患儿有无家族肾脏疾病史;评估患儿尿液的性质及量,有无泡沫、絮状物等;蛋白尿出现的诱因、持续时间及进展;有无使用损害肾脏的药物;有无低蛋白血症的表现;有无多饮、多尿、水肿、尿频、尿急、腹痛等伴随表现;评估血压情况,有无血压增高;有无水肿,了解水肿的部位、性质、程度、持续时间。

2. 了解实验室检查如尿常规、尿蛋白、肾小管功能测定、血红细胞沉降率、肾功能等;了解肾脏 B 型超声检查及肾活组织检查结果等。

3. 评估患儿及家长对蛋白尿各项护理知识的了解程度及需求,了解心理状况,家庭、社会支持系统等。

【护理措施】

1. **休息与活动** 增加休息,减少活动,以减轻肾脏的负担,蛋白尿减轻或消失后,可适当活动。

2. **饮食护理** 合理安排蛋白摄入量,给予该年龄段的正常所需,避免摄入过多。

3. **用药护理** 慎用导致肾脏损害的药物,尤其是肾脏疾病的患儿。使用 ACEI 和 ARB 时,一般从小剂量开始,用药后检测血钾、肾功能改变及不良反应。

4. **病情观察** 监测患儿血压变化,观察有无因低蛋白血症导致血容量降低和低钠血症,出现体位性低血压甚至晕厥;观察排尿情况和尿液性质,观察尿量、尿色及性质,蛋白尿是否加重;观察有无出现水肿,观察水肿的部位、性质、程度、持续时间,如有异常及时报告医师。

5. **尿蛋白定性试验观察** 尿蛋白定性试验最常用的方法有200g/L磺基水杨酸法、50%(V/V)加热醋酸法和干化学试带法。临床上常用的是200g/L磺基水杨酸法(图22-3-1),取晨尿 3～5ml 置于透明塑料试管,滴入 200g/L 磺基水杨酸 6～8 滴,5 秒钟～5 分钟观察尿蛋白反应并判断程度,半定量值(＋)越高,尿蛋白程度(量)越重(表22-3-2)。

表 22-3-2 200g/L 磺基水杨酸法尿蛋白定性检查结果判断法

滴定反应	半定量值	程度判断
不变色,无浑浊	－	正常
在黑色背景下轻微浑浊	±	正常
轻度白色浑浊,无颗粒	＋	轻度
明显白色浑浊,颗粒状	＋＋	中度
白色絮状浑浊,无沉淀	＋＋＋	重度
白色凝块(豆腐酪)下沉	＋＋＋＋	重度

6. **心理护理** 关注患儿心理及情绪,多与患儿及家长交流,讲解蛋白尿的相关知识,解释蛋白尿只是一个常见的临床症状,蛋白尿轻重不代表疾病严重程度,当患儿出现大量蛋白尿时,不必过分恐慌,当蛋白尿减轻时,也不能过分忽视病情的严重性。鼓励患儿表达情感及心理需求,指导家长正向激励患儿,增强患儿信心,积极配合治疗。

【健康教育】

宣教蛋白尿的相关知识,指导家长合理安排膳食,培养良好的饮食习惯;讲解所用药物的用法、用量、不良反应及注意事项,指导患儿按医嘱服药,慎用易导致肾脏损害的药物;指导家长及患儿进行自我评估和监测,记录蛋白尿出现的时间、变化及伴随症状,教会患儿及家长掌握使用 200g/L 磺基水杨酸法检测尿蛋白和 24 小时尿标本留取方法;指导患儿

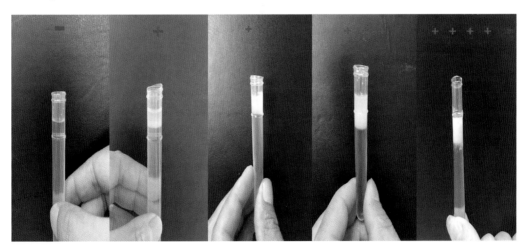

图 22-3-1 200g/L 磺基水杨酸法尿蛋白测定

及家长注意避免感冒、劳累、腹泻等,减少复发;鼓励患儿进行适当活动,患儿蛋白尿减轻后可上学,定期随访。

(叶天惠)

第四节　肾小球肾炎

22

【概述】

肾小球肾炎(glomerulonephritis)又称肾炎,是一组不同病因所致的感染后免疫反应引起的双侧肾脏弥漫性肾小球变态反应性疾病。临床可分为急性、急进性、迁延性和慢性。其中急性肾小球肾炎(acute glomerulonephritis,AGN),简称急性肾炎,是小儿时期最常见的一种肾脏病,病程多在1年以内,3~8岁多见,2岁以下罕见。

【临床特点】

急性肾小球肾炎有前驱期和间歇期,前驱期分为链球菌感染后和非链球菌感染后两类,多数由A组β-溶血性链球菌引起的上呼吸道感染或皮肤感染引起。前驱期感染后经1~3周无症状间歇期而急性起病,表现为水肿、血尿、蛋白尿、高血压及程度不等的肾功能受累。水肿由眼睑及面部开始可波及全身,晨起重,呈非凹陷性。同时伴有乏力、恶心、呕吐、头晕、腰/腹痛。实验室检查有尿常规、血常规、血生化及肾功能,镜下可见红细胞管型,尿蛋白(+~++),早期血总补体及C_3明显下降。

【治疗原则】

对症治疗,纠正其病理生理过程(如水钠潴留、血容量过大),防治急性期并发症、保护肾功能,以利恢复。

【护理评估】

1. 评估患儿发病前1~4周有无上呼吸道或皮肤感染史;评估患儿尿液的颜色、性质及量;有无水肿,了解水肿开始时间、持续时间、发生部位、发展顺序及程度、性质;评估患儿目前的体征,包括一般状态,如神志、体位、心率、血压、体重等;有无发热、乏力、头痛、呕吐及食欲下降等。

2. 了解实验室检查如血常规、血生化、尿常规、尿蛋白、血补体C_3、血尿素氮、肌酐及肾脏B型超声检查、肾活组织检查等辅助检查结果。

3. 评估患儿及家长的心理及对本病各项护理知识的了解及需求,了解心理状况,家庭、社会支持系统等。

【护理措施】

1. 休息与活动　急性期应卧床休息2~3周,待肉眼血尿消失、血压恢复、水肿减退即可逐步增加室内活动量;如无临床症状,尿常规基本正常,血沉恢复正常可上学,3个月内避免剧烈体力活动。

2. 饮食护理　急性期宜低盐饮食60mg/(kg·d),水肿严重且少尿者需限水,有氮质血症时应限制蛋白质的入量,宜用优质蛋白0.5~1g/(kg·d),予糖类等提供热量。

3. 体液过多的护理　见本章第一节泌尿生殖系统疾病的护理。

4. 用药护理

(1) 抗生素:链球菌感染者给予青霉素或其他敏感药物治疗7~10天,足量足疗程,控制咽部、皮肤感染灶,注意观察其不良反应。

(2) 利尿剂、降压药:见本章第一节泌尿生殖系统疾病的护理。

5. 并发症的观察与护理

(1) 急性循环充血:严密观察患儿有无气急、胸闷、咳嗽、呼吸困难等左心衰竭症状,将患儿置于半卧位、吸氧,遵医嘱纠正水、钠潴留,必要时可行肾脏替代治疗。

(2) 高血压脑病:若血压突然升高,超过140/90mmHg(18.7/12.0kPa),伴剧烈头痛、呕吐、眼花、惊厥或昏迷等,提示高血压脑病,遵医嘱快速给予镇静、利尿、扩管、降压等处理。

(3) 急性肾衰竭:严密监测尿液的性质及量,准确记录24小时出入水量,当出现少尿或无尿、血尿素氮、血肌酐增高、电解质紊乱时,遵医嘱予相应治疗,必要时行肾脏替代治疗。

6. 肾脏替代治疗的护理　见本章第十一节肾脏替代疗法。

7. 心理护理　关注患儿心理及情绪,多与患儿及家长交流,鼓励患儿表达情感及心理需求,指导家长正向激励患儿,增强患儿信心,积极配合治疗。行肾脏替代治疗的患儿,做好心理安慰,减轻焦虑、恐惧心理。

【健康教育】

宣教疾病相关知识,指导家长合理限盐,培养良好的饮食习惯;指导患儿按医嘱服药,不得擅自减量停药,警惕患儿藏匿丢弃药物;指导患儿及家长掌握疾病的基本护理技能,学会使用200g/L磺基水杨酸法检测尿蛋白和24小时尿标本的留取方法,学会自我监测;学会观察尿液的颜色、性质和量;学会监测血压;指导家长及患儿进行自我评估,记录血尿、蛋

22

白尿、水肿、高血压等出现的时间及伴随症状,如有加重立即就诊;适当活动,加强锻炼,减少呼吸道及皮肤感染;定期随访。

(叶天惠)

第五节　肾病综合征

【概述】

肾病综合征(nephrotic syndrome,NS)是由多种原因所致肾小球滤过膜通透性增高,导致大量血浆蛋白自尿中排出而引起的临床综合征。具有以下特点:大量蛋白尿、低蛋白血症、高胆固醇血症、高凝状态及高度水肿。临床上分为先天性、原发性和继发性,原发性又分单纯性肾病和肾炎性肾病两型,以单纯性肾病最多见,多于2~7岁起病;肾炎性肾病较少,多于7岁以后起病。

【临床特点】

本病与免疫异常有关,临床上以水肿最常见,始自眼睑、颜面,渐及四肢全身,呈凹陷性,可有胸水、腹水,男孩可有显著阴囊水肿。此外,因长期蛋白尿丢失出现蛋白质营养不良,肾炎性患儿可有血压增高和血尿。实验室检查可见尿蛋白定性≥+++,24小时尿蛋白定量≥50mg/kg,血清白蛋白<25g/L、血清胆固醇明显增高,暂时性氮质血症。对激素耐药、频复发或激素依赖的患儿需行肾活组织检查明确分型。

【治疗原则】

采用以肾上腺皮质激素为主的综合治疗,包括控制水肿、维持水电解质平衡、供给适量的营养、预防和控制感染,反复发作或对激素耐药者配合应用免疫抑制剂。

【护理评估】

1. 评估患儿有无水肿,评估体重变化;了解水肿开始时间、持续时间、发生部位、发展顺序及程度、性质;测患儿体重;评估男孩有无阴囊水肿;评估患儿排尿情况,观察尿液的性质及量,有无血尿、蛋白尿、无尿或少尿;评估患儿营养状况,有无乏力、消瘦等营养失调;评估患儿血压情况,有无血压增高;评估患儿目前药物治疗情况,用药的种类、剂量、疗效及不良反应等;评估患儿有无抽搐、体位性低血压、少尿、无尿、头痛等并发症表现;评估患儿皮肤是否完好,有无破损等。

2. 了解实验室检查如血常规、血生化、尿常规、尿蛋白、免疫功能、凝血功能、肾活组织检查及其他辅助检查结果。

3. 评估患儿及家长对本病各项护理知识的了解程度及需求,了解心理状况,家庭、社会支持系统等。

【护理措施】

1. 休息与活动　高度水肿、严重高血压、并发感染者,需绝对卧床休息,病情缓解后活动量逐渐增加,3~6个月后可逐渐增加学习时间,酌情上学,但需要避免疲劳,控制运动量。

2. 饮食护理　予低盐、优质蛋白、富含钙和维生素D的饮食。水肿严重、少尿、高血压者给予无盐饮食,适当限制液体入量。在应用肾上腺皮质激素过程中,患儿食欲大增,需适当限制热量摄入。

3. 体液过多的护理　见本章第一节泌尿生殖系统的护理。

4. 药物护理　肾上腺皮质激素、免疫抑制剂、利尿剂、抗凝药物:见本章第一节泌尿生殖系统的护理。

5. 尿蛋白定性试验观察　见本章第三节蛋白尿。

6. 并发症的观察与处理

(1)感染:肾病患儿免疫功能低下,常合并各种感染,以上呼吸道感染最多见,注意观察患儿有无发热、咳嗽、流涕等症状,遵医嘱予抗感染治疗。

(2)电解质紊乱:由于长期应用利尿剂、肾上腺皮质激素以及饮食限制等引起低钠、低钾、低钙血症,注意观察患儿有无厌食、乏力、嗜睡、抽搐甚至休克等,遵医嘱及时补充电解质。

(3)低血容量休克:多见于起病或复发时,或用利尿剂后,注意观察患儿有无烦躁不安、四肢湿冷、皮肤发花、脉搏细速、心音低和血压下降等,遵医嘱及时扩容,补充血容量。

(4)血栓形成:高凝状态易致动、静脉血栓形成,以肾静脉血栓形成最常见,注意观察有无突发腰痛或腹痛、肉眼血尿、少尿或急性肾衰竭,遵医嘱及时进行溶栓治疗。

(5)急性肾衰竭:注意观察尿液的性质及尿量,准确记录24小时出入水量,当出现少尿或无尿、血尿素氮、血肌酐增高、电解质紊乱时,遵医嘱予相应治疗,必要时行肾脏替代治疗。

7. 心理护理　关心、爱护患儿,多与患儿及其家长交流,鼓励其表达内心的感受,指导家长多给患儿心理支持,使其保持良好情绪,在恢复期可进行适度娱乐活动和学习,以增强患儿信心,积极配合治疗。

【健康教育】

宣教本病相关知识,指导家长合理安排膳食,给予低盐、优质蛋白饮食,培养良好饮食习惯;讲解所用药物的用法、用量、不良反应及注意事项,尤其是肾上腺皮质激素和免疫抑制剂,指导患儿按医嘱服药,不得擅自减量停药,警惕患儿藏匿丢弃药物,定期监测血药浓度;教育患儿及家长掌握本病的基本护理技能,指导患儿及家长每天测体重,教会自我监测水肿的变化情况;教会患儿及家长掌握200g/L磺基水杨酸法检测尿蛋白和24小时尿标本的留取方法;指导家长及患儿进行自我评估和监测,记录症状、体征出现的时间及伴随症状,指导患儿及家长注意避免感冒,减少复发,定期随访。

(叶天惠)

第六节 溶血尿毒综合征

【概述】

溶血尿毒综合征(hemolytic uremic syndrome,HUS)是一组临床表现为微血管溶血性贫血、血小板减少及急性肾衰竭三联症为特征的综合征。常见于温暖季节,夏季常有小流行,5岁以下儿童多见,尤其高发于婴幼儿期,是儿童期急性肾衰竭的主要原因。病死率5%,后期25%发展为慢性肾脏病、蛋白尿或高血压。

【临床特点】

1. 按病因分为典型、不典型和继发性HUS 典型HUS即腹泻相关型HUS,占90%左右,主要为大肠埃希菌或痢疾杆菌引起,细菌毒素导致内皮细胞损伤。以多脏器微血管病变、微血栓形成为特点,肾脏受累最重,其次为肠、脑、胰、心、脾、肾上腺等器官。

2. 临床表现分为前驱期和急性期 前驱期以腹泻、呕吐、腹痛起病,伴中度发热,可有血便,表现为出血性结肠炎。急性期多在前驱期后数天或数周突然发生溶血性贫血,表现为突然面色苍白、黄疸、头昏乏力,皮肤黏膜出血,血尿、少尿或无尿,高血压和水肿,出现急性肾衰竭。可合并中枢神经系统受累,是急性期最常见的死亡原因,其他还可有肝、胰损害,心力衰竭等。

3. 实验室检查 可见血小板、补体C_3减少,白细胞及网织红细胞增高,凝血功能异常,尿常规可见血尿、红细胞碎片、白细胞及管型;骨髓检查及肾活组织检查等。

【治疗原则】

以综合治疗为基本原则,抗感染,维持水、电解质平衡,抗凝血、抗血小板聚集和溶栓治疗,控制严重贫血,处理少尿、高血压等对症治疗,对急性肾衰竭患儿应及早进行肾脏替代治疗。

【护理评估】

1. 评估患儿有无腹泻、呕吐、腹痛等前驱期胃肠道症状;有无发热,评估热型、热度等;有无头昏、乏力、苍白等;评估患儿尿液的颜色、性质及量,有无血尿、少尿或无尿;评估患儿血压,有无血压增高;评估患儿皮肤情况,是否有黄疸、水肿、出血点;评估患儿有无血便;有无头痛、意识改变、易激惹等中枢神经系统症状。

2. 了解实验室检查如血常规、尿常规、血生化、电解质、血涂片、肾功能、凝血功能、尿蛋白及肾活组织检查结果。

3. 评估患儿及家长对本病各项护理知识的了解程度及需求,了解心理状况,家庭、社会支持系统等。

【护理措施】

1. 休息与活动 急性期需卧床休息,减少肾脏负荷,病情缓解后可循序渐进适量活动,避免劳累。

2. 饮食护理 给予高热量、高维生素、易消化、优质蛋白饮食,发热患儿宜给予流质或半流质饮食;有胃肠道症状时避免食用坚硬、高纤维、不易消化的食物;明显水肿及高血压者应限制水、钠、蛋白质的摄入量;透析治疗时因丢失大量蛋白质,无需限制蛋白质入量,长期透析时可增加优质蛋白的摄入。

3. 发热的护理 见本章第一节泌尿生殖系统的护理。

4. 用药护理 遵医嘱应用敏感、肾毒性小的抗生素,清除致病菌,注意观察药物不良反应;遵医嘱使用抗凝药物,早期有高凝状态时慎用肝素,酌情使用双嘧达莫片和尿激酶,密切监测血小板及凝血功能;维持水、电解质平衡;遵医嘱予补液,不能进食或腹泻严重者应给予胃肠外营养支持,监测电解质,警惕血钾升高。

5. 并发症的观察与护理

(1)监测血压变化,观察有无头痛、恶心、呕吐、视物模糊、意识改变等高血压脑病的表现。

(2)严密观察患儿的神志、体温、心率、呼吸等,如出现易激惹、意识改变甚至昏迷等中枢神经系统受累症状时,应立即通知医师,做好抢救准备。

(3)严密监测尿液性质及量的变化,如出现少

22

尿、无尿时警惕肾衰竭。

（4）严密观察皮肤黏膜、消化道有无出血，有无硬脑膜下血肿和视网膜出血，及时通知医师配合处理。

6. 输血护理 宜输注新鲜洗涤红细胞悬液，输血过程中密切观察患儿生命体征，出现发热、过敏或溶血反应时应及时报告医师。

7. 肾活组织检查的护理 见本章第一节泌尿系统疾病的护理。

8. 肾脏替代治疗的护理 见本章第十一节肾脏替代疗法。

9. 心理护理 本病预后为患儿急性肾衰竭中最差者，溶血进展迅猛，病死率较高，因对本病的知识缺乏，患儿及家长易极度焦虑难以接受现实，应关心患儿

及家长，用积极的态度面对疾病，配合治疗与护理。

【健康教育】

宣教本病相关知识，指导家长合理安排膳食，培养良好饮食习惯，保证能量及营养物质的摄入；讲解所用药物的用法、用量、不良反应及注意事项，指导患儿按医嘱服药，不得擅自减量或停药，警惕患儿藏匿或丢弃药物；教育患儿及家长掌握本病的基本护理技能，学会使用200g/L磺基水杨酸法检测尿蛋白；学会自测血压，监测血压变化；学会自我观察病情的方法，学会自我评估，记录症状、体征出现的时间及伴随症状，如有加重立即就诊；指导患儿及家长注意避免感冒，减少复发；保持正向心态，定期随访，动态观察。

（叶天惠）

第七节　泌尿系感染

【概述】

泌尿系感染（urinary tract infection，UTI）是由细菌侵入尿路，在尿液中生长繁殖，并侵犯尿道黏膜或组织而引起损伤。感染可累及上、下尿道，是小儿常见的感染性疾病。反复泌尿系感染可致肾发育障碍、肾瘢痕形成，导致肾功能受损、终末期肾脏病。严重者可引发菌血症或败血症等全身感染，甚至危及生命。

【临床特点】

1. 90%的泌尿系感染由大肠埃希菌引起，上行感染是最主要的感染途径，分为首次发作和复发。根据感染的部位分为上尿路感染（又称肾盂肾炎）和下尿路感染（包括膀胱炎和尿道炎）。

2. 临床表现因年龄差异而有不同，年龄越小，症状越不典型。

（1）新生儿期：黄疸是早期表现，多以全身症状为主，如发热、吃奶差、面色苍白、呕吐、腹泻、腹胀等，可伴有生长发育停滞，体重增长缓慢，甚至抽搐、嗜睡等。

（2）婴幼儿期：以全身症状为主，如发热、反复腹泻等，部分患儿因尿频、尿急、尿痛出现排尿时哭闹，排尿中断或夜间遗尿。

（3）儿童期：上尿路感染时全身症状多较明显，表现为发热、寒战、全身不适及呕吐、腹泻，可伴腰痛、肾区叩击痛、排尿刺激症状。部分患儿血尿，蛋白尿和水肿不明显。下尿路感染时以膀胱刺激症状如尿频、尿急、尿痛为主。

3. 实验室检查中尿细菌培养及菌落计数，是诊断泌尿系感染的主要依据；清洁中段尿离心沉渣中白细胞增多；B型超声检查最适合于检测肾脏大小及肾实质和集合系统的解剖异常。其他检查包括肾功能、排泄性膀胱尿道造影、静脉肾盂造影等。

【治疗原则】

控制感染，去除诱因，纠正尿路结构和功能异常，积极预防肾瘢痕形成及进展，防止复发，减少肾脏损害。

【护理评估】

1. 评估患儿是否有发热、寒战，了解发热患儿的热型、热度；新生儿评估有无黄疸，有无纳奶差、面色苍白、呕吐、腹泻、腹胀等；婴幼儿评估排尿习惯，有无排尿时哭闹、顽固性尿布疹、小便异味、腹痛、血尿，有无反复腹泻、生长发育迟滞；儿童评估有无尿频、尿急、尿痛等膀胱刺激症状，有无血尿、蛋白尿，腰痛、肾区叩击痛等；反复发作的患儿有无进行性贫血、夜尿增多等慢性肾衰竭表现。

2. 了解实验室检查如血常规、血生化、肾功能、尿常规、尿细菌培养、镜检尿白细胞、尿蛋白等，了解肾脏B型超声检查、排泄性膀胱尿道造影、静脉肾盂造影等影像学检查结果。

3. 评估患儿及家长对本病各项护理知识的了解程度及需求。

【护理措施】

1. 休息与活动 急性期需卧床休息，病情缓解后可逐渐增加活动。

2. 饮食护理 新生儿观察面色、吃奶、大便情况；适龄给予富含营养的普通饮食。鼓励患儿多饮

水、勤排尿,减少细菌在尿道的停留时间,促进细菌及炎性分泌物排出。高热时宜给予清淡、易消化、高热量、富含蛋白质和维生素的半流质饮食,以增加机体抵抗力。

3. 发热的护理　见本章第一节泌尿生殖系统的护理。

4. 用药护理

(1) 遵医嘱应用抗生素,使用抗生素前留取尿培养标本。口服抗生素时易出现恶心、呕吐、食欲减退等胃肠道反应,宜在饭后服用;磺胺类药物易在尿中形成结晶,应多饮水,并注意有无血尿、尿闭、药物疹等。

(2) 对膀胱刺激症状明显者,可应用阿托品等抗胆碱药,或给予碳酸氢钠碱化尿液,减轻不适。

5. 并发症观察与护理

(1) 观察患儿体温变化。

(2) 婴幼儿观察排尿习惯,有无排尿时哭闹,尿频、尿急、尿痛等膀胱刺激症状;观察尿液颜色、性质及气味,有无血尿、蛋白尿、尿液异味;观察有无腰痛、肾区叩击痛等;反复发作的患儿观察有无进行性贫血、夜尿增多等慢性肾衰竭表现。

6. 养成良好的卫生习惯　保持外阴清洁,勤换内裤,婴幼儿勤换尿布,便后清洗臀部;女孩清洗外阴时从前向后擦洗,男孩注意清洗包皮;幼儿不穿开裆裤。

7. 心理护理　部分患儿膀胱刺激症状明显,可因尿频、尿急、尿痛而害怕排尿,而拒绝饮水,应向患儿及家长解释多饮水、勤排尿有助于疾病的康复,安抚患儿,诱导排尿;本病有近50%的患儿有复发或再感染的可能,如频繁复发或形成慢性感染,最终发展为肾功能不全,向患儿及家长做好宣教,配合治疗。

【健康教育】

宣教本病相关知识,指导家长合理安排膳食,培养良好饮食习惯,保证能量及营养物质的摄入;讲解所用药物的用法、用量、不良反应及注意事项,指导患儿及家长按医嘱服药,不得擅自减量或停药,警惕患儿藏匿或丢弃药物,保证治疗效果;教育患儿及家长掌握本病的基本护理技能,指导家长监测患儿体温,掌握物理降温和药物降温的方法;学会自我评估,记录症状、体征出现的时间及伴随症状,如有加重立即就诊;养成良好的排尿习惯,多饮水、勤排尿;养成良好的卫生习惯,避免诱发感染;定期复查,防止复发。

（叶天惠）

第八节　生殖器感染

一、包茎及嵌顿包茎

【概述】

包茎(phimosis)有先天性和后天性两种,是指包皮口狭小,紧贴着阴茎头,不能向后翻开使阴茎头外露,包皮被向上翻至阴茎头上方后,未及时予以复位,狭小的包皮环口嵌顿在冠状沟内,阻塞循环致包皮内板水肿而形成嵌顿包茎(paraphimosis)。

【临床特点】

先天性包茎是新生儿和婴儿的正常生理现象,出生后2~3年可自行消失。后天性包茎多继发于阴茎头和包皮的损伤或炎症,严重者排尿费力,哭闹不安,长期的排尿困难可引起上尿路器官损害或脱肛等并发症。

嵌顿包茎时,水肿的包皮发生充血、肿大、疼痛,狭窄环越来越紧,嵌顿日久可发生包皮坏死、脱落。

【治疗原则】

1. 先天性包茎无需治疗,指导家长将包皮重复上翻,清洗积聚的包皮垢后及时复原,如已形成粘连及后天性包茎应做包皮环切术。

2. 嵌顿包茎采用手法复位,若失败应做包皮背侧切开术。

二、阴茎头包皮炎

【概述】

阴茎头包皮炎(balanoposthitis)指包茎或包皮过长局部未经常清洗,包皮内积垢刺激而引起的炎症。

【临床特点】

包皮有充血、水肿,尿道口可见脓性分泌物,阴茎头有红肿、疼痛,可导致排尿困难,炎症很少向上蔓延。

【治疗原则】

口服抗生素,局部以4%硼酸或1∶4000呋喃西林溶液加温浸泡。急性感染控制后可进行包皮环切术。如有尿道口狭窄,行尿道口切开。

三、睾丸、附睾炎

【概述】

睾丸炎(orchitis)可继发于外伤、腮腺炎或其他部位的化脓性感染。后者多见于小婴儿,常由金黄色葡萄球菌引起。

附睾炎(epididymitis)多系上行感染(如尿道狭窄或留置导尿管时),也可经淋巴或血行感染。

【临床特点】

患儿出现发热,阴囊肿痛,睾丸或附睾、精索肿胀及有压痛,超声检查即可诊断。

【治疗原则】

抗生素控制感染,如阴囊皮肤及皮下被侵及伴有红肿化脓,须切开引流。

四、女阴炎、阴道炎

【概述】

女阴炎及阴道炎(vulvitis and vaginitis)的病原多为一般致病菌或蛲虫、滴虫。局部积垢或阴道异物可为发病诱因。

【临床特点】

患儿外阴部发红,伴瘙痒,有尿痛、尿频,阴道可有不同程度的黄白色分泌物。急性期可并发原发性腹膜炎。

【治疗原则】

一般细菌感染时,适当应用抗生素治疗。如淋病奈瑟菌感染须给足量青霉素,暂时隔离,如为蛲虫或滴虫感染者须驱虫治疗。

五、护理

【护理评估】

1. 评估患儿有无发热,了解发热的热型、热度,有无寒战、高热惊厥;有无尿频、尿急、尿痛,近期有无化脓性感染;排尿时患儿有无哭闹;有无包皮局部水肿、阴茎头水肿、充血;嵌顿包茎者有无狭窄环;有无黄色脓性分泌物,伴有特殊臭味等;女孩评估有无蛲虫、滴虫病史,外阴有无发红、瘙痒,阴道有无分泌物。

2. 了解血常规、血生化、超声检查结果等。

3. 评估患儿家长对本类疾病各项护理知识的了解程度及需求。

【护理措施】

1. 发热的护理 见本章第一节泌尿生殖系统的护理。

2. 疼痛的护理 动态评估患儿疼痛评分,遵医嘱采用药物或非药物方法进行镇痛,观察并记录镇痛效果。

3. 用药护理 遵医嘱局部或全身应用抗生素,观察药物疗效;阴茎头包皮炎可局部以4%硼酸溶液或1:4000呋喃西林溶液加温浸泡。

4. 手术护理

(1) 术前护理:向患儿及家长讲解手术目的、方法及术后注意事项等,减轻对手术的焦虑、恐惧。术前进行阴茎、阴囊及会阴部的皮肤准备工作及肠道准备。

(2) 术后护理:麻醉清醒前应平卧,头偏向一侧,麻醉清醒后取半卧位;保持尿管通畅,避免受压、扭曲、滑脱、堵塞,观察并记录尿液颜色、性质及量;保持手术切口敷料干燥、清洁,及时清除排泄物,如敷料污染立即更换;术后1~3天局部疼痛明显,遵医嘱适当给予镇静止痛剂;保持大便通畅,避免排便用力;观察阴茎的颜色有无变紫、变黑,伤口有无出血等。

5. 培养良好的卫生习惯 保持外阴清洁,勤洗、勤换内裤,内裤单独清洗;婴幼儿勤换尿布,尿布用开水烫洗晒干,或煮沸、高压消毒,便后清洗臀部;女孩清洗外阴及擦拭肛门时应由前向后;男孩注意清洗包皮,防止污垢引起感染;幼儿在18个月左右训练穿满裆裤。

6. 心理护理 帮助患儿消除因排尿时疼痛引起的恐惧、焦虑情绪,减轻术前、术后的焦虑,多与患儿及其家长交谈,鼓励其说出内心的感受,指导家长多给患儿心理支持,使其保持良好情绪,积极配合治疗。

【健康教育】

宣教本类疾病相关知识,指导患儿按医嘱服药,不得擅自减量或停药,讲解局部和全身用药的作用、用量、方法、不良反应及注意事项;指导患儿及家长掌握本病的基本护理技能,学会监测患儿体温,掌握物理降温和药物降温的方法;学会自我评估,记录症状、体征出现的时间及伴随症状,如有加重立即就诊;指导患儿养成良好的排尿习惯,多饮水、勤排尿;培养良好的卫生习惯,减少外阴污染机会;术后1~2个月内避免剧烈活动;定期复查,动态随访。

(叶天惠)

第九节　膀胱输尿管反流

【概述】

膀胱输尿管反流（vesicoureteral reflux，VUR），简称反流，是指尿液非生理性的自膀胱反流入输尿管、肾盂。反流易引起反复泌尿系感染，肾实质损害，肾瘢痕形成，导致高血压、慢性肾功能不全和终末期肾衰竭。儿童发病率为 0.4%～1.8%，新生儿 0.5%～1%。VUR 和肾内反流伴反复尿路感染（urinary tract infection，UTI），称为反流性肾病（reflux nephropathy，RN）。

【临床特点】

1. 与功能紊乱性膀胱排空有关的 VUR 表现为功能失调性排出综合征。临床上将其分为原发性和继发性，以原发性最为常见。国际上将反流级别分为 I 级～V 级，III 级以下为轻度反流，IV 级以上为重度反流。

2. 无症状性反流一般无任何症状体征，仅在 B 超或进行排尿性膀胱造影时被发现，VUR 常合并 UTI，易反复。RN 最常见的临床表现为反复发作的 UTI，还可出现夜尿、多尿，尿淋漓不尽，反复发热、腰痛、腹痛、发育不良、尿路结石、肾衰竭及肉眼血尿等，部分患儿可有肾小管酸中毒，出现蛋白尿提示 VUR 导致肾小球病变。

3. B 型超声波检查作为 VUR 的筛查，排尿性膀胱尿路造影可确诊 VUR。静脉肾盂造影，可进一步确诊有无肾萎缩及肾瘢痕形成。

【治疗原则】

VUR 的防治最主要是制止尿液反流和控制感染，防止肾功能进一步损害。

1. 内科治疗　长期使用抗生素控制感染预防再复发，纠正排尿功能异常，定期肾脏影像学随访评估 VUR 缓解和肾脏损伤情况。

2. 外科治疗　对保守治疗失败或服药依从性差的患儿进行外科手术治疗，常采用内镜治疗和输尿管再植术。

【护理评估】

1. 评估患儿有无遗尿、夜尿、多尿、尿淋漓不尽等；有无发热、寒战，了解发热患儿的热型、热度；有无尿频、尿急、尿痛、排尿时哭闹等反复泌尿系感染症状；评估生长发育情况，有无生长发育不良；评估血压情况，有无血压增高；评估有无尿路结石、腰痛、腹痛；有无血尿、蛋白尿；有无肾衰竭等。

2. 了解实验室检查，如血常规、血生化、尿常规、尿细菌培养等；了解辅助检查结果，如超声检查、排泄性膀胱尿道造影、静脉肾盂造影等。

3. 评估患儿及家长对本病各项护理知识的了解程度及需求。

【护理措施】

1. 休息与活动　UTI 急性感染时需卧床休息，病情缓解后可逐渐增加活动。

2. 饮食护理　高热时宜给予清淡、易消化、高热量、富含蛋白质和维生素的半流饮食，以增加机体抵抗力。无发热者给予富含营养的普通饮食。鼓励患儿多饮水、勤排尿，促进细菌毒素及炎性分泌物排出。多食高纤维食物，养成定时排便习惯，必要时使用缓泻药物，帮助减少 UTI 反复，促进 VUR 缓解。

3. 发热的护理　见本章第一节泌尿生殖系统的护理。

4. 尿路感染的预防及控制　针对病原足疗程、足量使用抗生素，待反流自然消除，防止感染再复发。在 UTI 急性发作期，留置尿管将膀胱内尿液及时导出，可有效防止尿液反流入肾脏。

5. 纠正排尿功能异常　应用盆底肌的生物反馈指导正确排尿，培养患儿定时排尿习惯，睡前排尿，尽量排空尿液以减轻膀胱压力，膀胱过度活跃时应用抗胆碱能药物。

6. 术后护理

（1）引流管的护理：妥善固定，翻身、起床下床活动时避免管道牵拉、打折或滑脱；观察并准确记录引流液的性质及量；观察管道是否通畅，如发现引流不畅、尿液浑浊，或患儿出现发热、食欲缺乏，应及时报告医师处理。

（2）并发症的观察及护理：术后常见的并发症是未能消除反流和输尿管膀胱连接部的术后梗阻，注意观察患儿腹痛及伤口情况，24 小时尿量等。术后拔除输尿管支架管 24 小时内，应观察患儿如无发热、腹痛等不适，说明吻合口通畅，可夹闭膀胱造瘘管，拔除尿管，指导自行排尿，同时注意观察有无腹痛或发热，如有则提示并发膀胱输尿管反流，需开放膀胱造瘘管再次持续引流。

7. 心理护理　关心、爱护患儿，多与患儿及其家长交谈，鼓励其说出内心的感受，指导家长多给患儿心理支持，使其保持良好情绪，减轻对疾病的焦虑情绪。

22

【健康教育】

宣教本病相关知识,指导家长合理安排膳食,培养良好饮食习惯,保证能量及营养物质的摄入;讲解抗生素治疗的目的、用量、不良反应及注意事项,指导患儿按医嘱服药,防止复发;教会患儿及家长掌握本病的基本护理技能,学会监测患儿体温,掌握物理降温和药物降温的方法;纠正排尿功能异常;学会自我评估,记录症状、体征出现的时间及伴随症状,如有加重立即就诊;养成良好的排尿习惯,多饮水、勤排尿;定期进行肾脏影像学随访和尿培养检查,每3个月1次,反流消失后每3~6个月1次至正常。

(叶天惠)

第十节 肾 衰 竭

一、急性肾衰竭

【概述】

急性肾衰竭(acute renal failure,ARF)简称急性肾衰,是由各种肾内、肾外原因引起的短期内肾脏生理功能急剧减退或丧失的临床综合征,表现为氮质血症,水、电解质紊乱和酸碱平衡失调。

【临床特点】

根据病因分为肾前性、肾性和肾后性三类,其中肾性是儿科最常见肾衰竭原因,由肾脏实质器官损害所致。根据尿量分为少尿型和非少尿型肾衰两大类,临床上以少尿型多见。

少尿型肾衰按病程分少尿期、多尿期和恢复期。少尿期为病程中最危险的阶段,表现为少尿(尿量<$250ml/m^2$)或无尿(<$50ml/d$)、水潴留(高血压、脑水肿、心力衰竭、肺水肿)、电解质紊乱、代谢性酸中毒、氮质血症,常合并感染;多尿期肾功能趋向好转,尿量逐渐增多,全身水肿减轻,大量排尿可出现脱水、低钠和低钾血症;恢复期肾功能逐渐恢复正常,可表现为虚弱无力、消瘦、营养不良、贫血和免疫功能低下。

非少尿型肾衰患儿无少尿或无尿表现,以肾小管浓缩功能障碍明显,表现为血中肌酐、尿素氮迅速增高,预后良好。

实验室检查包括尿常规、肾功能、血肌酐、血尿素氮等;影像学检查如腹平片、B型超声波、CT、磁共振等;肾活组织检查术可帮助明确诊断和评估预后。

【治疗原则】

去除病因或诱因,控制感染,维持水、电解质及酸碱平衡,控制氮质血症,改善肾功能,防止并发症的发生。

【护理评估】

1. 评估既往有无肾脏病史;评估患儿排尿情况,尿液的性质、量及发生变化的时间;有无水肿,了解水肿开始时间、持续时间、发生部位、发展顺序及程度、性质;有无胸腹水;评估心率、心律、血压,了解有无心力衰竭、高血压。

2. 评估患儿尿液、血液生化检查指标,肾脏B型超声检查、CT、磁共振等影像学检查,肾活组织检查结果等。

3. 评估患儿及家长对本病的认知程度、心理状况及家庭、社会支持能力。

【护理措施】

1. **休息和活动** 少尿期、多尿期均应卧床休息,恢复期逐渐增加活动,但不宜疲劳。

2. **饮食和营养** 少尿期给予高糖、优质低蛋白(如蛋、牛奶、鱼、肉、禽)、高热量、富含维生素的饮食,控制水、钠、钾、磷和蛋白质的摄入,遵循"量出为入"的原则严格控制液体入量。多尿期和恢复期,尿量增多,可适当补充水、钠和钾。接受透析治疗时给予高蛋白饮食,必要时静脉补充营养物质。

3. **体液过多的护理** 见本章第一节泌尿生殖系统的护理。

4. **预防感染** 遵医嘱使用抗生素,加强皮肤及口腔护理。

5. **病情观察** 严密监测患儿的神志、体温、心率、呼吸、血压等,观察有无头痛、恶心、呕吐、视物模糊、意识改变等高血压脑病的表现;观察有无头晕、乏力、心悸、胸闷、气促等心力衰竭的征象;监测血电解质和血pH变化,观察有无烦躁不安、嗜睡、四肢麻木等高钾血症表现;有无乏力、腹胀、麻痹、呼吸困难等低钾血症表现;有无低钙抽搐。严密监测肾功能、尿液性质及量的变化,准确记录24小时出入量,监测病程进展。发现异常及时报告医师,并配合抢救及处理。

6. **肾活组织检查术的护理** 见本章第一节泌尿生殖系统疾病的护理。

7. **透析治疗的护理** 见本章第十一节肾脏替代疗法。

8. **心理护理** 急性肾衰竭患儿病情重、进展快,症状持续时间长,患儿及家长恐惧、焦虑心理比较重,应多安慰、鼓励患儿和家长,满足其心理需求,增强信心,积极配合治疗。

【健康教育】

宣教急性肾衰竭的相关知识,包括相关检查及治疗目的、方法和重要性,如肾活检术、透析治疗等;指导家长合理安排膳食,在恢复期加强营养,保证能量及营养物质的摄入;指导患儿按医嘱服药,勿擅自停药或减量;指导慎用氨基糖苷类抗生素等对肾脏有损害的药物;教育患儿及家长掌握本病的基本护理技能,指导患儿及家长每天测体重,学会自我监测水肿的变化情况;每天监测体重变化;学会记录每天尿量及观察尿液的颜色及性质,记录症状、体征出现的时间及伴随症状,如有加重立即就诊;指导患儿及家长注意个人的清洁卫生,注意保暖,防止受凉;定期复查,动态观察。

二、慢性肾衰竭

【概述】

慢性肾衰竭(chronic renal failure,CRF)是由于慢性持久性的肾脏受损、肾单位受到破坏,致使肾脏排泄调节功能和内分泌代谢功能严重受损,造成含氮代谢废物潴留,水、电解质、酸碱平衡紊乱等一系列综合征。

【临床特点】

先天性肾脏和尿路畸形、遗传性肾脏疾病、反流性肾病等成为引起慢性肾衰的主要原因。

早期症状不明显,如乏力、食欲缺乏、生长迟滞等。病情进展至氮质血症或尿毒症时可累及多个系统:消化系统表现为恶心、呕吐;血液系统有贫血、出血倾向;循环系统有高血压、心功能不全、心律不齐、心包炎;神经系统有淡漠、周围神经病征;可出现水电解质紊乱。

实验室检查可有血肌酐、血尿素氮升高,尿常规、尿比重降低,肾脏 B 型超声检查,肾活组织检查等。

【治疗原则】

加强营养,纠正水、电解质、酸碱失衡,并发症的预防处理及肾脏替代治疗。以减慢肾脏损害的进展速度,提高生存率和生活质量。

【护理评估】

1. 评估患儿有无长期慢性肾脏病史;评估患儿排尿情况,尿液的性质及量;有无水肿,了解水肿开始时间、持续时间、发生部位、发展顺序及程度、性质;评估生长发育情况,有无生长发育迟滞;有无乏力、食欲缺乏、恶心、呕吐等消化系统症状;有无高血压;有无贫血、出血倾向、皮肤瘀斑;评估精神状况,

有无神志淡漠;有无血钾增高的表现;有无低钙抽搐;有无呼吸困难、心率加快、肺部湿啰音等心力衰竭表现。

2. 评估血常规、肾功能、血肌酐、尿素氮、血电解质、凝血功能、尿常规、尿比重,X 线、肾脏 B 型超声检查、肾活组织检查等结果。

3. 评估患儿及家长对本病的认知程度,了解心理状况,家庭、社会支持系统等。

【护理措施】

1. **饮食和营养**　给予高维生素、高热量、富含微量元素、优质蛋白饮食(如蛋、牛奶、鱼、肉、禽),限制富含磷的食物(牛奶中含磷高,可采用低磷奶粉);无水肿及高血压者一般不严格限钠,每天摄入量不超过 2g 食盐;高血脂者限制脂肪摄入;高血钾者限制含钾丰富的食品(如橘子、香蕉、干果、巧克力、蘑菇等),补充水溶性维生素,如维生素 B_1、B_2、B_6、维生素 C 等。

2. **体液过多的护理**　见本章第一节泌尿生殖系统的护理。

3. **症状护理**

(1) 胃肠道护理:少量多餐,避免刺激性饮食,有呕血、黑便者需禁食;遵医嘱使用护胃、止吐药物;观察大便情况,保持大便通畅。

(2) 出血的护理:注意观察皮肤黏膜有无新增出血点,慎用或禁用可致出血的药物,及时给予止血处理,严重者遵医嘱予输血治疗。

(3) 呼吸道管理:及时清除呼吸道分泌物,痰液黏稠者,可进行雾化吸入,指导叩背排痰,必要时予以吸痰。

4. **病情观察**　监测患儿的神志、体温、心率、呼吸、血压等,并准确记录;监测尿液的性质及量的变化,准确记录 24 小时出入量;监测血电解质和 pH 变化,注意观察有无电解质紊乱等;观察有无头晕、乏力、心悸、胸闷、气促等心力衰竭的征象;有无头痛、恶心、呕吐、视物模糊等高血压脑病的表现,及时发现,及时处理。

5. **肾活组织检查的护理**　见本章第一节泌尿生殖系统疾病的护理。

6. **透析的护理**　见本章第十一节肾脏替代疗法。

7. **心理护理**　慢性肾衰患儿病情重、症状持续时间长,患儿及家长恐惧、焦虑心理比较重,应根据患儿所处年龄的心理特点安慰、鼓励患儿和家长,满足其心理需求,增强信心,积极配合治疗。

【健康教育】

同急性肾衰竭。

(叶天惠)

22

第十一节　肾脏替代疗法

儿童肾脏病的替代治疗(renal replacement therapy,RRT)包括腹膜透析(peritoneal dialysis,PD)、血液透析(hemodialysis,HD)和肾脏移植,目前我国以透析治疗为主,包括急性透析及慢性持续性替代治疗。

一、腹膜透析

【概述】

腹膜透析简称腹透,是抢救急、慢性肾衰竭和药物中毒的有效方法。基本原理是利用腹膜的半透膜性能,根据腹膜两侧溶质渗透浓度的不同,通过溶质和水分的弥散和渗透作用,使体内蓄积的代谢产物排出达到治疗的目的。透析方式有间歇性腹膜透析(IPD)、持续性非卧床腹膜透析(CAPD)和自动腹膜透析(APD)。

【护理评估】

1. 评估患儿尿量、体重、呼吸、心率、血压等;评估透析管路是否通畅,固定是否妥善;了解患儿有无腹膜感染、多囊肾、腹膜、盆腔有局限性炎症或脓肿,多发性血管炎、各种腹膜疝未修补,精神病或大脑发育不全等。

2. 评估血常规、尿常规、肾功能、血电解质、血肌酐、尿素氮等实验室检查结果。

3. 评估患儿及家长的心理状况,了解其对腹膜透析疗法的认知程度及家庭、社会支持能力。

【护理措施】

1. 透析前准备

(1) 告知患儿及家长腹膜透析治疗的目的、并发症及注意事项,签订知情同意书。

(2) 环境准备:清洁房间,关闭门窗,紫外线消毒。

(3) 药物准备:准备透析液并预热至37℃(常用的是葡萄糖腹膜透析液,浓度为1.5%、2.5%、4.25%,一般首选1.5%),遵医嘱配制药物如肝素、抗生素、葡萄糖等,加入透析液后称重并记录(图22-11-1)。

(4) 测量体重、体温、心率、血压、呼吸,并记录。

2. 透析中的护理

(1) 各项操作过程均应严格执行无菌操作,避免感染,尤其是连接及分离外接短管、注入和引流透析液过程中。

(2) 正确连接管路,保持通畅,观察置管处有无

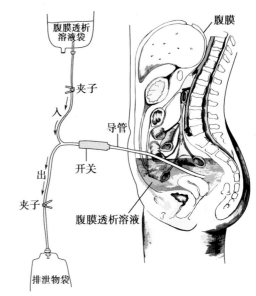

图 22-11-1　腹膜透析示意图

肿胀、渗血,管路有无扭曲、受压。根据透析处方按时、按量注入和引流透析液。

(3) 病情观察:密切观察患儿的生命体征和意识状态,注意保暖。严密监测透出液的量、性状及颜色变化,有无混浊、出血及絮状物,必要时送腹水化验,如出量明显小于入量,应查找原因,检查导管有无移位、打折,轻柔按摩腹部,改变体位,以利于引流,透析液放出时不宜太快,以免大网膜浮动而填塞透析孔,必要时行 X 线拍片确定导管位置及状态。

3. 透析后的护理

(1) 透析管道护理:腹带固定腹透管外接短管,妥善固定管道(图22-11-2),预防管路滑脱。密切观察置管处是否出现红、肿、热、痛及渗血、渗液等,及时更换敷料,保持清洁干燥。向患儿及家长说明管道的位置及重要性,指导翻身、起床或下床活动时避免管道牵拉、打折、滑脱或断裂的方法。

(2) 定期复查血气、电解质、血尿素氮、肌酐、透析液常规与生化,了解透析治疗效果并及时调整透析液成分与透析方式。

(3) 记录透析情况:测量透析后体温、体重、血压、心率、呼吸,记录每次透析液入、出量及透析次数、液体超滤量等,准确掌握入、出量平衡情况。

4. 常见并发症的观察及处理

(1) 腹膜炎:是最常见并发症,常于细菌侵入腹膜后12小时开始,表现为腹痛、发热、腹胀,透析液混

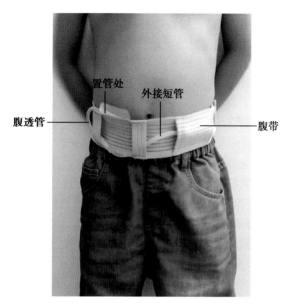

图 22-11-2　腹透管的固定

浊、有凝块,白细胞升高,遵医嘱调整透析方式、行腹腔冲洗和使用抗生素,每天送检腹水检查及培养。

(2) 营养不良:长期腹膜透析会丢失白蛋白、球蛋白、氨基酸和维生素,而发生丢失综合征,导致营养障碍,生长发育落后,注意观察患儿有无体重下降、乏力、消瘦、衰弱、抽搐、昏迷等,宜补充蛋白质摄入 2～3g/(kg·d),同时补充维生素 B_1、B_2、C、D_3、叶酸及钙剂等。

(3) 腹膜衰竭:表现为溶质和水分清除不充分,应及时去除诱因,行腹膜平衡试验评价腹膜功能,调整透析方式、透析液浓度及透析量,联合间断血透等。

5. 心理护理　透析的病人多有恐惧、焦虑等,向患儿及家长讲解疾病相关知识和透析的目的、注意事项,消除恐惧心理,以平和的心态配合治疗。

【健康教育】

宣教腹膜透析的目的、方法和重要性,指导带管生活,安排适应良好的患儿家长现身说法,减少其困惑,更快地适应治疗;指导家长合理安排膳食,给予优质蛋白饮食(如蛋、牛奶、鱼、肉、禽),少食植物蛋白,控制碳水化合物的摄入(糖类、谷物、干果类、干豆类、根茎蔬菜类),限制钠、钾、磷的摄入;教育患儿及家长掌握护理技能,指导家长建立病情观察监测表,记录每天血压、体重、尿量、透析次数及反应,并准确记录超滤量,定期监测肾功能;教会患儿及家长学会观察透析管道,是否固定妥善,有无红肿热痛,及渗血、渗液,保持置管处皮肤的清洁,预防切口感染;翻身、起床或下床活动时避免管道牵拉、打折、滑

脱或断裂;洗澡时外口及透析短管要使用专用的贴膜或保护袋封闭固定,可淋浴,禁止盆浴,避免水倒灌造成切口感染;如外接短管意外脱落时,立即夹闭腹透管近端,至医院就诊;定期复查,鼓励患儿正常学习和生活。

二、血液透析

【概述】

血液透析简称血透,是利用构成透析器的半透膜,通过超滤与弥散原理,使血中有害物质、过多水分及电解质被清除,患儿所需的某些物质从透析液中得到补充,从而达到治疗目的。临床主要用于急、慢性肾衰竭的治疗,是目前临床最为广泛应用的血液净化方法。

【护理评估】

1. 评估患儿尿量、体重、呼吸、心率、体温、血压等;评估血管通路是否通畅,固定是否妥善;了解患儿有无如急性感染、出血或严重贫血、严重低血压、休克及严重心功能不全、严重高血压及脑血管病或恶性肿瘤等。

2. 评估血常规、肾功能、血电解质、血尿素氮、肌酐等实验室检查结果。

3. 评估患儿及家长的心理状况,了解其对治疗的认知和配合程度及经济支持能力。

【护理措施】

1. 透析前准备

(1) 告知患儿及家长血液透析治疗的目的、并发症及注意事项,签订知情同意书。

(2) 环境准备:在规范的透析治疗室进行,每天紫外线消毒 2 小时。

(3) 药物准备:准备透析液并预热至 37℃,遵医嘱根据不同的抗凝疗法配制药物。

(4) 检测透析机,预冲透析管路,测量透析前的体重、呼吸、心率、体温、血压,并记录。

2. 透析中的护理

(1) 各项操作过程均应严格执行无菌操作,避免感染。

(2) 正确连接管路,保持通畅,观察置管处有无肿胀、渗血,管路有无扭曲、受压。

(3) 根据透析处方正确调整参数,密切观察透析监护系统的各类报警及机器故障,及时处理。

(4) 病情观察:密切观察患儿的生命体征、意识状态,注意保暖;每 30 分钟监测并记录体温、心率、呼吸、血压、血流量、静脉压;观察皮肤黏膜有无出血点,置管处有无渗血;观察血透回路内有无凝血,观

察血液颜色,有无血液分层,静脉壶有无血凝块;观察透析机压力有无增高,如有堵管,应停止透析;密切观察有无心搏骤停、心肌梗死等严重并发症,做好抢救的准备工作。

3. 透析后的护理

(1)血管通路护理:妥善固定管道,防止管路滑脱,保持管路通畅,每周2~3次进行血管通路的维护;密切观察置管处是否出现红、肿、热、痛及渗血、渗液等;颈内静脉置管患儿尽量避免头颈过度弯曲,头部可适当活动;股静脉置管患儿置管侧肢体应制动,避免弯曲、受压,每天测量腿围2~3次,观察有无下肢肿胀、疼痛等,酌情抬高下肢;动静脉内瘘患儿,避免瘘侧肢体受压,禁止在瘘管侧肢体输液、采血、测血压;向患儿及家长说明血管通路的位置及重要性,翻身、起床或下床活动时避免管道牵拉、打折、滑脱或断裂。

(2)定期复查血气、电解质、血尿素氮、肌酐等,了解透析治疗效果并及时调整透析液成分与透析方式。

(3)记录透析情况:测量体温、体重、血压、心率、呼吸,填写血液透析记录表,准确掌握入、出量平衡情况。

4. 常见并发症的观察及处理

(1)透析失衡综合征:与全身溶质失衡继发水的异常分布有关,表现为恶心、呕吐、抽搐、震颤及惊厥等。透析过程中要控制血流速度和透析时间,遵医嘱静脉滴注甘露醇。

(2)低血压:是小儿血液透析最常见的并发症,严密监测血压,可用胶体液、全血等预冲,适当减低控制超滤量和超滤速度,合理使用降压药,行血容量监测等,一旦发生低血压,应暂停超滤、对症治疗,如处理无效应立即停止透析。

(3)高血压:严密监测血压,观察患儿有无有头痛、恶心、呕吐等,如血压增高遵医嘱使用降压药,处理无效时应停止透析。

5. 心理护理 透析的患儿多有恐惧、焦虑等,向患儿及家长讲解疾病相关知识和透析的目的、注意事项,消除恐惧心理,以平和的心态配合治疗。

【健康教育】

宣教血液透析的目的、方法和重要性,指导带管生活,安排适应良好的患儿家长现身说法,减少其困惑,更快地适应治疗。指导家长合理安排膳食,优质低蛋白饮食(如蛋、牛奶、鱼、肉、禽),限制钠、钾、磷的摄入。教育患儿及家长掌握护理技能,学会观察并保护血管通路,预防管道滑脱,保持置管处皮肤的清洁,预防切口感染。穿衣时先穿置管侧,再穿健侧,衣着不宜过紧,翻身、起床或下床活动时避免管道牵拉、打折、滑脱或断裂,洗澡时使用专用的贴膜或保护袋封闭固定管路,可淋浴,禁止盆浴。定期维护并记录,如股静脉置管,每天测量并记录腿围,观察有无下肢肿胀、疼痛等,动静脉内瘘置管侧肢体避免提重物,如管路意外脱管,置管处出现红肿热痛、渗血、渗液,应立即至医院就诊。

(叶天惠)

第十二节 肾静脉血栓形成

【概述】

肾静脉血栓(renal vein thrombosis,RVT)指肾静脉主干和(或)分支内血栓形成,导致肾静脉部分或全部阻塞所引起的一系列病理改变和临床表现。任何因素导致血液高凝状态、肾脏血流障碍或血管壁损伤,均有可能诱发肾静脉血栓的形成。血栓常开始于较小肾静脉,可单侧或双侧受累,肾脏可见出血性梗死、坏死,晚期可见瘢痕、分叶及挛缩。新生儿可有局灶性机化的血栓。

肾脏疾病患儿肾静脉血栓常与高凝状态有关,由于低蛋白血症时血浆容量降低,应用呋塞米治疗及伴随的高脂血症,均可使血液黏稠度增加,激素的应用刺激血小板生成及Ⅷ增加易加重高凝状态。

【临床特点】

1. 新生儿及婴儿肾静脉血栓的主要特点是腰部出现外形光滑、侧面坚硬的肿物,伴肉眼血尿;可同时出现发热、吐泻、脱水及代谢性酸中毒,严重者可导致进行性肾衰竭、高渗状态及死亡。

2. 继发于肾病的患儿,因血栓形成的急缓、堵塞血管的部位其临床表现有所差异。90%患儿有进行性血小板减少,凝血功能异常。急性主肾静脉大血栓形成常出现典型症状:剧烈的腰肋痛或腹痛,伴有肾区叩击痛,有镜下血尿,部分有肉眼血尿。单纯性肾病患儿伴随大量蛋白尿而使病情突然加重,肾功能突然恶化,出现急性肾衰竭。部分患儿可有发热、感染等症状,病程较长的患儿有高血压、肾性糖尿及远端肾小管酸中毒等表现。

3. 肾静脉血栓形成常采用 B 型超声检查、CT、MRI、经皮股静脉穿刺选择性静脉造影等检查,超声检查无创、方便,应用广泛,而静脉造影对确诊具有重要意义。

【治疗原则】

治疗原发病、对症治疗、抗凝及溶栓治疗。

【护理评估】

1. 新生儿及婴儿评估是否腰部突然出现外形光滑、侧面坚硬的肿物,有无肉眼血尿,有无发热、吐泻、脱水及代谢性酸中毒;继发于肾病的患儿评估既往病史、肾病病情及治疗情况,有无引起高凝状态的因素;评估尿量及尿色,是否有血尿或肉眼血尿、有无尿量突然减少、突然增加的大量蛋白尿,有无剧烈腹痛或腰肋痛,肾区叩击痛,有无发热、高血压等。

2. 了解尿常规、尿蛋白、血小板、凝血功能、肾功能、肾小球滤过率、血尿素氮、血肌酐等结果;了解静脉造影、超声检查、CT、MRI、肾核素扫描等影像学检查结果。

3. 评估患儿及家长对本病各项护理知识的了解程度及需求。

【护理措施】

1. 休息与活动　为防止血栓脱落或移位应卧床休息,若有下肢肿胀,可适当抬高以促进肿胀消退。

2. 饮食护理　根据原发病的病情及治疗药物,给予合适的饮食,有高血压时给予清淡饮食,少尿、高度水肿时限制钠盐。

3. 疼痛护理　运用疼痛评估工具评估患儿的疼痛程度、性质、部位,遵医嘱使用药物或非药物镇痛的方法缓解疼痛,并及时反馈镇痛效果,做好记录。

4. 用药护理

(1) 抗凝药物:见本章第一节泌尿生殖系统的护理。

(2) 溶栓药物:尿激酶是目前最常用纤溶治疗药物,起病后3天内静脉滴注或经肾血管插管直接给药,可溶血栓,改善肾功能,增加尿量。注意观察溶栓效果,有无皮肤黏膜出血、鼻出血、消化道出血等不良反应,出血倾向明显者应停用,待凝血功能正常后再使用。

(3) 治疗原发性疾病使用激素和利尿剂时,应监测血小板及凝血酶原等,谨防高凝状态的发生。

5. 并发症的观察与护理

(1) 监测体温,观察呕吐及大便次数,警惕代谢性酸中毒的发生。

(2) 继发于肾病的患儿应观察肾脏功能的变化,准确记录24小时出入量,有无尿量突然减少、蛋白尿突然增加等;患儿有无出现剧烈腹痛或腰肋痛,肾区叩击痛。

(3) 严密监测血压变化,观察肺栓塞、高血压危象、急性肾功衰等早期症状,若有异常及时报告医师,做好应急处理。

6. 心理护理　患儿因疾病表现出痛苦、不安、恐惧、烦躁,应多关心体贴患儿,安慰患儿及家长,保持平衡的心理,配合治疗和护理,解除患儿及家长的思想顾虑。

【健康教育】

宣教本病相关知识,讲解抗凝药物、溶栓药物的使用目的、用量、不良反应及注意事项;指导家长合理安排膳食,保证能量及营养物质的摄入;教会患儿及家长掌握本病的基本护理技能,学会监测患儿体温,掌握物理降温和药物降温的方法;学会观察疼痛的部位、性质及变化,学会缓解疼痛的方法;指导患儿及家长预防血栓再复发的方法,长期卧床患儿适当活动,如四肢自主屈伸运动或局部按摩腿部;避免感染、腹泻、呕吐、进食液体不足等加重高凝状态的因素;定期监测凝血功能,定期随访。

(叶天惠)

第十三节　肾血管性高血压

【概述】

肾血管性高血压(renal vascular hypertension)主要由于肾动脉或其分支狭窄引起。病因包括:主要侵犯肾门的深动脉疾病,肾内肾动脉疾病,以及肾动脉外的病变。

【临床特点】

本症与高血压及其原发病有关,任何年龄均可发生。临床症状表现不一,50%的患儿常规体检时发现高血压,收缩压可高达180～200mmHg(24～26.7kPa),下肢血压高于上肢,部分患儿有高血压眼底变化。头痛最常见,轻者为眩晕、急躁、过度兴奋、不安及疲乏等,或行为异常、好动,重者可有抽搐、高血压脑病、一过性视力障碍等。小婴儿可有呕吐、发育营养差、充血性心力衰竭及急性肾衰竭等。50%患儿在肋椎角或腹部可听到血管杂音。

肾脏的B型超声检查为本症的筛选检查,肾动脉造影可明确病变部位及范围,是诊断肾动脉狭窄的金标准。磁共振血管成像已广泛应用于肾动脉狭窄的诊断,其敏感性及特异性均在90%以上,但对肾动脉分支狭窄的敏感性略差。

【治疗原则】

1. 介入治疗　采用经皮腔内肾动脉成形术及放置支架,儿童以球囊扩张为主。

2. 手术治疗　手术方式包括患肾完全或部分切除术、肾动脉搭桥术和自体肾移植术等,迅速解除肾动脉的解剖异常,尤其适用于伴有血管闭塞或动脉瘤的患儿。

3. 药物治疗　首选钙离子拮抗剂、β-受体阻滞剂等,可配合使用利尿剂,禁用保钾利尿剂,慎用扩血管药。

【护理评估】

1. 评估患儿既往病史有无造成肾动脉狭窄的原因,如大动脉炎、创伤、新生儿脐血管导管术后、动脉瘤、腹部肿物等;肌纤维发育异常者评估有无家族史;评估患儿血压情况,包括上、下肢血压;评估患儿肋椎角或腹部有无血管杂音;有无头痛、眩晕、急躁、过度兴奋、不安及疲乏、有无行为异常或好动等;小婴儿有无呕吐、发育营养差;评估患儿视力情况,有无一过性视力障碍。

2. 评估患儿血常规、肾功能、血浆肾素活性测定、卡托普利试验、肾脏 B 型超声检查、肾动脉造影、CT、磁共振等检查结果。

3. 评估患儿及家长对本病各项护理知识的了解程度及需求。

【护理措施】

1. 休息与活动　患儿血压在 180/110mmHg 以上时需绝对卧床休息,防止脑血管意外的发生。血压正常及肾功能恢复期可适当活动,以低运动量的有氧运动为主,如散步、体操、太极拳等,避免精神刺激、情绪激动和过度劳累。

2. 饮食和营养　给予低盐、低脂、少糖、优质蛋白、高热量饮食,每天摄入食盐量不应超过 5g,若伴

严重水肿、心功能不全、严重高血压时,每天食盐量应限制在 1~2g,并控制水的入量;如肾功能正常,有大量蛋白尿者,应补充优质蛋白(瘦肉、牛奶、蛋、鱼)及热量;如已发生肾功能不全者,则应限制蛋白质摄入量,以减轻氮质血症。

3. 病情观察　每天监测体重,准确记录 24 小时出入量,密切观察血压的变化,掌握血压波动、头痛、眩晕、急躁等的规律,血压骤升时可引起高血压脑病、急性肺水肿和急性肾衰等,发现征象应立即报告医师,并积极配合治疗。

4. 用药护理

(1) 降压药:见本章第一节泌尿系统疾病的护理。

(2) 利尿剂:见本章第一节泌尿系统疾病的护理。

5. 心理护理　本病病程冗长,易反复,若血压突然急剧升高、病情加重时,患儿及家长常会出现紧张、焦虑、恐惧的心理反应。应详细向患儿及家长讲解肾性高血压的相关知识,控制血压的重要性,提高依从性,保持平和、稳定的心态配合治疗。

【健康教育】

宣教本病相关知识,指导家长合理安排膳食,严格限制食盐的摄入,保证能量及营养物质的摄入;讲解降压药、利尿药使用的目的、用量、不良反应及注意事项,指导患儿按医嘱服药,不得擅自减量停药;指导家长学会监测血压并建立记录本,掌握缓解头痛的方法,出现血压波动、头痛、眩晕等症状时,及时就医,在医师的指导下调整药物及剂量;指导患儿及家长养成健康的生活方式,保持情绪稳定,避免精神紧张和劳累,合理的运动和休息;定期复查,动态随访。

(叶天惠)

第十四节　先天性肾盂输尿管连接部梗阻

【概述】

肾盂输尿管连接部梗阻(ureteropelvic junction obstruction,UPJO)是引起小儿肾积水的常见原因,可见于各个年龄组,约 25% 的患儿在 1 岁内被发现。近年来,随着产前 B 超检查的普及,约 60% 患儿的肾积水在胎儿期即被发现(图 22-14-1)。

【临床特点】

1. 病因　引起先天性 UPJO 的病因很多,其确切病因尚不十分明确,大致可归纳为 3 类:管腔内狭窄、管腔外压迫、动力性梗阻。

2. 临床表现

(1) 肿块:在新生儿及婴幼儿约半数以上因腹部肿块就诊,在患侧腹部能触及肿块,多呈中度紧张的囊性感,少数质地柔软,偶有波动感,表面光滑而无压痛,少数病例在病史中,肿块有大小的变化,如突然发作腹痛,同时出现腹部肿块,当大量排尿后肿块缩小甚至消失,这是一个重要的诊断依据。

(2) 腰腹部间歇性疼痛:除婴幼儿外,绝大多数患儿均能陈述上腹胃脘部或脐周部痛,年龄较大患儿可明确指出疼痛来自患侧腰部。

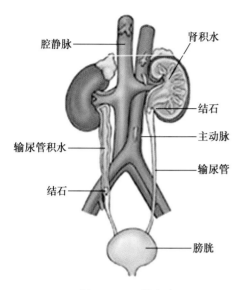

腔静脉

肾积水

结石

主动脉

输尿管积水

输尿管

结石

膀胱

图 22-14-1　肾积水

（3）血尿：血尿可发生于腹部轻微外伤后，或因肾盂内压力增高，肾髓血管断裂所致，也可因尿路感染或并发结石引起。

（4）尿路感染：一旦出现，均较严重，常伴有全身中毒症状，如高热、寒战和败血症。

（5）高血压：无论小儿或成人均可有高血压，可能因扩张的肾集合系统，压迫肾内血管，引起肾供血减少，产生肾素的原因。

（6）肾破裂：肾积水患儿受直接暴力或跌倒时与硬物相撞，易于破裂。

（7）尿毒症：双侧肾积水或单侧肾并发肾积水的晚期可有肾功能不全的表现，患儿有生长发育迟滞，或喂养困难、厌食等消化道紊乱症状。

【治疗原则】

肾积水在产前阶段确诊之后，最重要的是让患儿父母充分理解病情。积水很严重的肾脏仍然能够具有相当的肾功能，其预后也是充满希望的。但严重发育不全或者发育异常的肾脏预后较差。告知父母患儿确诊的时间和准确性也很重要。而一些病例

的严重性是显而易见的，包括大量的双侧扩张、双侧肾脏发育不良及进行性的双侧扩张伴羊水过少和肺发育不良。胎儿期肾积水程度的定量评估可能有助于预测出生后是否需要干预治疗（图 22-14-2）。治疗目的是解除肾盂出口梗阻，从而最大限度地恢复肾功能和维持肾脏的生长发育。

外科手术的指征包括分侧肾功能受损（GFR<40%）；在非手术治疗随访中发现患侧肾功能下降超过 10% 或 B 超下肾盂前后径（APD）增大；Ⅲ度、Ⅳ度肾积水。当合并患儿腰痛、高血压、继发结石形成或是反复尿路感染，都应采取干预治疗。

1. 治疗方法

（1）双侧肾盂输尿管连接部梗阻性肾积水的治疗：双侧肾积水常是一轻一重，可能一侧在检查时未有明显的影像显示，故对双肾积水应考虑保留肾的手术，当肾功能在 10% 以下或有明显发育不育时才进行肾切除术。

（2）先天性肾积水合并输尿管远端病变的治疗：先天性肾积水合并远端病变即上述严重膀胱输尿管反流或输尿管远端狭窄，则先做离断性肾盂成形术，保留肾或肾盂造瘘管 10～14 天后再做防反流的输尿管膀胱再吻合术。

（3）肾盂成形术：术后用抗生素防治感染，术后 2～3 天如肾窝引流无渗出可拔肾窝引流管，术后 7～10 天拔除经吻合口至输尿管的支架管，术后 8～11 天向肾或肾盂造瘘管内注入亚甲蓝 2ml，夹管观察排尿时是否蓝染，或行经肾造瘘管造影（稀释泛影葡胺）了解尿路是否通畅，证实尿路通畅后，连续夹管 48～72 小时，若小儿无发热也无腹痛，肾或肾盂造瘘管可以拔管。术后 3～6 个月行泌尿系统 B 超、静脉尿路造影复查肾脏恢复情况，如有条件可做术前术后肾核素扫描检查，了解肾脏形态功能。

2. 手术方式　离断性肾盂成形术（Anderson-Hynes 术式）最为常用，术后可放置内引流（Double-J）或者外引流（肾造瘘管）。同时包括微创手术：内镜下手术和腹腔镜下肾盂成形术。

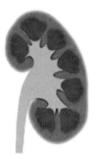
正常

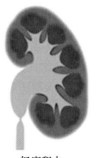
轻度积水

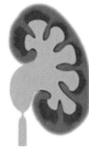
中度积水

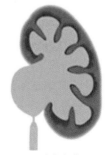
重度积水

图 22-14-2　肾积水程度

【护理评估】

1. 评估有无尿痛、尿频、血尿、脓尿及排尿困难等症状,有无腹部包块及腹痛等情况。

2. 评估血常规、尿常规、大便常规、电解质、肝肾功能、凝血全套、输血全套等术前常规实验室检查结果,了解泌尿系B超、静脉肾盂造影、泌尿系CT(平扫+增强)、尿培养等辅助检查情况。

3. 评估患儿及家长是否了解手术指征和手术方式,评估其对本病各项护理知识的了解程度及需求。

【护理措施】

1. 一般护理

(1) 术前保证充足睡眠,以增进食欲,提高机体抵抗力。避免剧烈运动或碰撞、挤压腹部,以免引起肾破裂。

(2) 术前适量饮水预防泌尿系感染,术后鼓励多饮水,避免管道堵塞和尿路感染。保持外阴部清洁,勤换内衣。

(3) 饮食:术后禁食,肛门排气后逐步恢复正常饮食,予优质高蛋白、粗纤维、易消化食物,保持大便通畅,避免用力排便引起血尿。

(4) 休息与卧位:肾全切术后卧床休息2~3天,肾部分切除、肾盂或输尿管术后绝对卧床休息2~4周,避免腰部扭转和用力。拔管后患儿取健侧卧位,及时排尿,以免膀胱过度膨胀。

(5) 加强基础护理,防止口腔、皮肤感染。

2. 病情观察

(1) 观察患儿生命体征,遵医嘱予持续心电监护、吸氧,观察血压情况。监测期间每小时记录生命体征,如有异常,及时通知医师处理。连续监测体温,如有高热则遵医嘱予退热处理。

(2) 观察伤口及引流管情况,保持各引流管通畅固定,准确记录24小时出入量。注意引流液的量、性状、颜色,如有异常及时处理。

(3) 伤口护理:保持伤口敷料清洁、干燥、固定,有渗液、渗血时及时更换。

3. 管道护理

(1) 保持导尿管、腹膜后引流管等管道固定、通畅,做好标识,避免受压或堵塞。翻身或更衣时勿牵拉脱出引流管,引流管应低于伤口处,以利于引流,预防感染。

(2) 根据尿量随时调整输液速度,保证液体24小时均衡输入。术后每1~2小时测尿量1次,尿量<

1.5ml/(kg·h)、血尿严重者应及时报告医师处理。病情稳定后护士每个班次观察记录尿量1~2次。

(3) 腹膜引流管可引流肾周围的积液、积血,一般术后3~4天左右拔管,拔管后观察患儿体温变化、排尿情况及肾区有无包块、胀痛等不适。

(4) 留置导尿管期间予0.9%生理盐水尿道口护理及会阴擦洗,每天2次,保持会阴部清洁干燥。

(5) 输尿管内放置双J管起内引流和内支架的双重作用,一般术后1~3个月拔除,期间应尽量卧床休息,避免剧烈运动及突然下蹲运动,防止双J管移位或脱出。

4. 并发症的观察与护理 发热、感染是术后常见的并发症,护士在执行各项操作时应严格遵守无菌原则,及时更换引流袋,在更换引流袋时要保持引流袋处于低位,防止引起逆行性感染。

5. 心理护理 先天性肾盂输尿管连接部梗阻患儿手术较大,术后留置双J管,需再次回院拔除或更换双J管,个别患儿带管时间较长,患儿及家长思想和经济负担较重。应根据患儿及家长的接受能力进行疾病、手术注意事项、护理要点、预后转归等方面的宣教,满足家长及患儿的需求,促使他们积极主动地配合医疗工作。对年长患儿通过安慰、解释和鼓励,对年幼患儿通过亲切、和蔼的态度和关心减轻恐惧,建立感情,取得信任。

【健康教育】

1. 带造瘘管出院的患儿,应每天更换引流袋,如使用抗反流引流袋应每周更换1次,每月回医院更换造瘘管,并保持引流装置的无菌密闭。

2. 带双J管出院的患儿,不能做四肢及腰部的伸展运动、突然下蹲动作及重体力劳动,防止双J管滑脱或上下移动。1~3个月回医院拔管。如有血尿、患侧腰腹部疼痛等不适,应及时复诊。

3. 嘱患儿多饮水,保证每天充足的尿量,防止管腔阻塞及尿路感染,达到内冲洗的目的。注意排尿情况,如出现腹胀、发热、尿少、哭闹不安应回院检查。

4. 保持会阴部清洁干燥,及时更换尿布,预防逆行感染。

5. 肾功能损害未恢复者,注意休息,进食低蛋白、低盐饮食,禁用对肾脏有损害的药物。

6. 定期回院复查肾功能、尿常规及B超。

(尹娟鹅)

第十五节　膀　胱　外　翻

【概述】

膀胱外翻是一种较少见的泌尿系先天性畸形,发病率为1/(1万~5万),男性为女性的1.7~2.3倍。膀胱外翻在临床上分为完全性膀胱外翻和不完全性膀胱外翻,完全性膀胱外翻又称典型膀胱外翻,包括膀胱黏膜外翻、耻骨联合分离和尿道上裂(图22-15-1)。膀胱外翻是腹中线缺损的一部分,包括尿道上裂和泄殖腔外翻,统称为膀胱外翻尿道上裂综合征(bladder exstrophy epispadias complex,BEEC)。BEEC往往包括生殖系统、泌尿系统、骨骼肌肉系统在内的1个或多个器官缺损。膀胱外翻病因复杂,治疗难度大,一般主张在出生后72小时内进行手术修复。

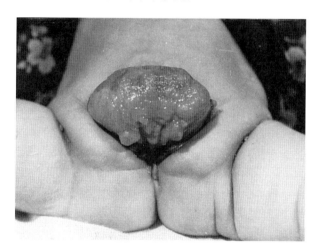

图 22-15-1　膀胱外翻

【临床特点】

膀胱外翻包括骨骼肌肉、泌尿系统、男女生殖系统及直肠肛门异常。

1. 骨骼肌肉异常　表现为耻骨联合分离、髋骨外旋、耻骨支外旋及外转。患儿初学步时有摇摆步态,以后多可自行矫正。

2. 泌尿系统异常　表现为下腹壁和膀胱前壁缺如,膀胱后壁外翻,在分离的耻骨联合上方呈一粉红色肿块,并可见双侧输尿管口喷尿。出生时外翻的膀胱黏膜正常,长期暴露黏膜可有鳞状上皮化生长、炎性水肿、炎性息肉。膀胱黏膜水肿、感染、纤维化,常引起膀胱输尿管连接部梗阻和下段输尿管扩张。部分膀胱外翻,腹壁缺损较小,膀胱黏膜翻出不多。

3. 生殖系统异常　在男性表现为尿道背侧壁缺如。阴茎海绵体附着于耻骨下支,由于耻骨联合分离,两侧阴茎海绵体分离很宽,故阴茎变短,阴茎严重向背侧弯曲。女性尿道阴道短,阴道口前移,并常有狭窄、阴蒂对裂、阴唇阴阜分开,子宫、输卵管、卵巢一般正常。

4. 肛门直肠异常　表现为会阴短平,肛门前移,紧靠尿生殖膈,可伴有肛门狭窄、直肠会阴瘘。如有肛提肌、坐骨直肠肌以及外括约肌异常,可引起不同程度肛门失禁或脱肛。

【治疗原则】

目前主要的治疗方法为手术治疗。手术治疗的目的是修复腹壁和外翻膀胱,使能控制排尿,保护肾功能,及在男性重建外观接近正常并有性功能的阴茎。手术方式一类为功能性膀胱修复,另一类为尿流改道。功能性膀胱修复应为首选。

1. 功能性膀胱修复　一般主张生后72小时内做膀胱内翻缝合,手术时需注意新生儿特点,减少及补充失血量。生后72小时内关闭膀胱的优点为:①膀胱壁柔软,易于复位;②不必做髂骨截骨;③有利于排尿控制。

2. 尿流改道　膀胱功能性修复后仍不能控制排尿或仍有反复严重尿路感染及肾输尿管积水可考虑尿流改道手术。目前常用的方法有回肠膀胱术、乙状结肠膀胱或回盲肠膀胱术。尿流改道术后需要定期检查静脉尿路造影、B超、血生化检查,结肠膀胱患者还需定期做内镜检查,以期及早发现可能发生的肿瘤。

【护理评估】

1. 全身情况　一般情况、年龄、营养状况、智力、认知能力。

2. 皮肤情况　评估会阴部皮肤有无发红、皮疹、破溃等情况。

3. 泌尿系统症状　输尿管口位置、排尿、膀胱黏膜情况、泌尿系统梗阻、感染、肾积水等。

4. 其他病史　既往史、生活习惯、并发疾病、胃肠道症状等。

【护理措施】

1. 一般护理

(1) 肠道准备:术前3天开始进食流质饮食,术前日晚开始禁食,术前晚及术日晨各清洁洗肠1次。术日晨遵医嘱正确补液。

(2) 饮食护理:术后禁食禁饮,待肛门排气排便后方可进食,禁食期间应补给足量的液体及电解质,预防电解质紊乱。患儿肛门排气排便后开始进流食,并少量多餐,观察腹痛情况及粪便颜色,避免过早进普食引起肠瘘。如无异常,3 天左右可改为半流食。继续观察腹部情况,术后第 10 ~ 11 天,肠道吻合口已完全愈合,患儿排便通畅,可改为软食,逐渐过渡到普食。

(3)体位:术后全麻未醒前,去枕平卧 6 小时,头偏向一侧,防止呕吐物堵塞引起窒息。伤口愈合前尽量平卧休息,以免腹压增大,造成伤口裂开,影响腹部伤口愈合。施行髂骨截骨或耻骨联合闭合术者,取骨盆悬吊体位 3 个月,可用中单做成臀部兜带悬吊于准备好的支架上,将臀部抬高离床约 1 ~ 2cm,行交叉牵引达到外固定的目的。

(4)功能恢复:手术后 1 周指导协助患儿行床上功能锻炼,如四肢屈曲运动,深呼吸收缩腹肌运动,以增强代膀胱的收缩力。

2. 膀胱外翻的护理 为避免膀胱黏膜出血及感染,除按医嘱正确使用抗生素预防感染外,加强外翻膀胱及周边皮肤的护理。入院后保护膀胱黏膜,预防局部膀胱黏膜呈现鳞状上皮化生,遵医嘱用生理盐水 20ml+硫酸庆大霉素注射液 1 万 U,每 6 小时冲洗外翻膀胱 1 次,并用硼酸溶液湿纱布及无菌生理盐水湿纱布交替持续 24 小时湿敷,范围与膀胱大小相应即可,待湿纱布变干之后再更换。用吸水性强的柔软棉质尿布覆盖外翻膀胱,并用医用棉球围于外翻膀胱边缘皮肤处,随时吸附流出的尿液,保持膀胱周围皮肤干燥,预防膀胱周围皮肤湿疹。床上使用支被架支撑盖被。

3. 病情观察 密切观察生命体征,术后予心电监测、低流量氧气吸入、持续监测血氧饱和度,遵医嘱予抗炎补液治疗。每小时测量尿量、尿比重 1 次,记录 24 小时出入水量。密切观察引流液的颜色、性质及量。

4. 伤口护理 观察腹部切口敷料情况,记录敷料渗液的颜色、性状及量,及时更换敷料,每次更换敷料时先用碘伏棉签清洗手术切口,再依次盖以无菌纱布及棉垫。

5. 管道护理 患儿术后留置有多根管道,包括静脉通道、导尿管或膀胱造瘘管及盆腔引流管,术后应保持各管道尿液引流通畅及导尿管支架作用,妥善固定各管道,可适当使用约束带约束四肢,防止躁动后管道脱落或自行拔管。

6. 皮肤护理 术前保持皮肤清洁干燥,大小便后用温开水及时清洗,使用全棉质软衣裤,剪短患儿指甲或戴手套防止搔抓皮肤。

7. 并发症的观察与护理 保持呼吸道通畅,严格执行无菌操作,每天尿道口护理 2 ~ 3 次。及时更换受压部位,每 2 小时按摩受压部位 1 次,防止压疮形成。患儿便后及时清洁肛周,保持皮肤清洁干燥,如下腹部切口渗尿多须及时更换伤口敷料。

8. 心理护理 膀胱外翻手术难度大、步骤多,且同期施行,家属思想压力大、顾虑多,护理人员应积极主动与患儿及家属沟通交流,患儿保持轻松的心情,并在此过程中给患儿家属讲解手术方式、步骤、预后以及治疗护理过程中的注意事项,减少患儿及家长的焦虑和自卑感,使患儿及家长能积极配合治疗,并参与患儿的护理过程。

【健康教育】

对患儿家属的出院指导及健康教育内容包括以下几方面:

1. 膀胱功能训练 膀胱外翻矫治术成功的标准是膀胱具有正常储尿和排尿功能,即自控排尿的能力。指导家长间歇夹闭导尿管或膀胱造瘘管的方法。每 2 小时开放导尿管或膀胱造瘘管 1 次,每次开放 20 分钟,每天训练 4 ~ 6 次,逐渐提高患儿排尿自控能力。

2. 导尿管或膀胱造瘘管的家庭护理 并告知家属要妥善固定引流管,避免脱落,保持引流通畅,引流管勿高于引流出口平面,避免引流液反流。嘱患儿多饮水,预防尿路感染。

3. 肛周皮肤的护理 因患儿要长期使用纸尿布,注意保持皮肤清洁防止尿布疹。

4. 随访指导 定期随访。

(尹娟鹉)

第十六节 尿道下裂

【概述】

尿道下裂(hypospadias)是男性多见的泌尿生殖系统畸形之一,是因前尿道发育不全,导致尿道口达不到正常位置的阴茎畸形,即开口可出现在正常尿道口近侧至会阴部途径上,常伴阴茎向腹侧弯曲和包皮分布异常(图 22-16-1)。尿道下裂发病率为 1/ 400 ~ 1/300,近年尿道下裂发病率有升高的趋势,尤其是重度尿道下裂增多。

【临床特点】

1. 典型的尿道下裂有三个特点

(1)异位尿道口:尿道口位于从正常尿道口近端,至会阴部尿道的任何部位。部分尿道口有轻度

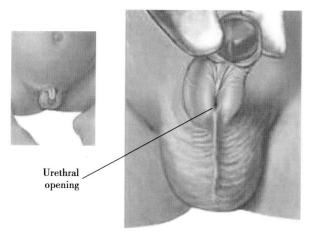

图 22-16-1　尿道下裂

狭窄,其过端有黏膜样浅沟。尿道口附近的尿道经常有尿道海绵体缺如,如呈膜状,若尿道口不易看到,可一手垂直拉起阴茎头背侧包皮,另一手向前提起阴囊中隔皮肤,可清楚地观察尿道口,排尿时尿线一般向后,故患儿常须蹲位排尿,尿道口位于阴茎体近端时更明显(图 22-16-2)。

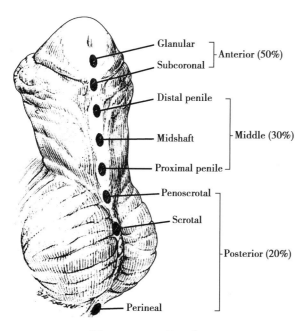

图 22-16-2　异位尿道口

(2)阴茎下弯:即阴茎向腹侧弯曲,多是轻度阴茎下弯(图 22-16-3)。

(3)包皮异常分布:阴茎头腹侧包皮因未能在中线融合,故呈 V 形缺如,包皮系带缺如,包皮在阴茎背侧呈帽状堆积(图 22-16-4、图 22-16-5)。

2. 分型　男性尿道下裂被认为是女性化的一个征象。阴茎阴囊型和会阴型尿道下裂被认为有潜在两性畸形的可能,需鉴别其性别,尿道下裂的新生儿

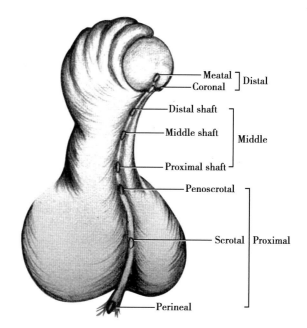

图 22-16-3　阴茎下弯

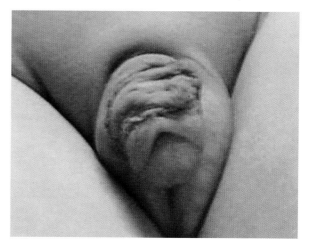

图 22-16-4　包皮异常分布

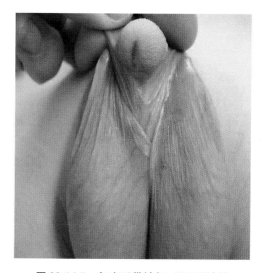

图 22-16-5　包皮系带缺如,呈V形缺损

22

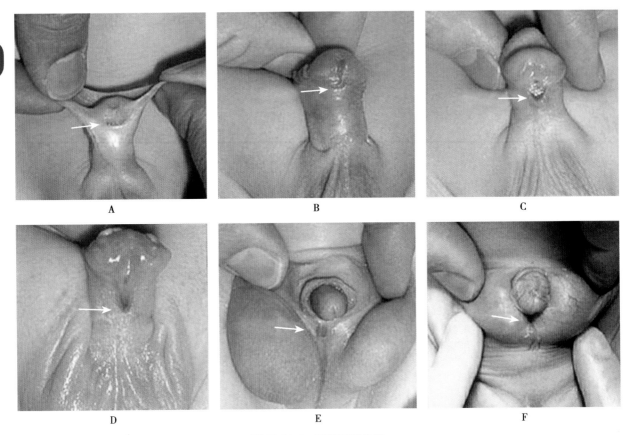

A   B   C

D   E   F

图 22-16-6 尿道下裂分型
A. 阴茎头型;B. 冠状沟型;C 和 D. 阴茎体型;E. 阴茎阴囊型;F. 会阴型

不应行包皮环切,以免影响后期用包皮来重建尿道(图 22-16-6)。

(1) Ⅰ型:阴茎头型,尿道开口于冠状沟的腹侧,阴茎头向腹侧弯曲,腹侧无包皮。

(2) Ⅱ型:阴茎型,最常见,尿道开口于冠状沟至阴茎根部之间,阴茎不同程度向腹侧弯曲。

(3) Ⅲ型:阴茎阴囊型,尿道开口于阴茎阴囊交界处,阴茎严重下弯,不能直立排尿。

(4) Ⅳ型:阴囊型,尿道开口于阴囊部,常伴有睾丸发育不良和下降不全。

(5) Ⅴ型:会阴型,尿道开口于会阴部,外生殖器酷似女性,成为假两性畸形。

3. 诊断 尿道下裂诊断比较容易,自出时就表现为尿道口位于正常尿道口与会阴部之间,多数合并阴茎下弯,凭此体检外观特点即可确定诊断。有些包皮过长,尿道口不可见时需翻出龟头才能明确尿道外口位置。

体检时须描述以下情况:①尿道开口位置、形态、宽度;②是否存在尿道闭锁及膜状尿道;③帽状包皮形态和阴囊形态;④阴茎大小;⑤阴茎勃起时弯曲程度。同时须注意是否合并其他畸形,包括:①隐

睾(发病率约 10%);②鞘状突未闭(9% ~ 15%)。

严重尿道下裂合并双侧或单侧不可触及隐睾时,或合并外阴性别不明时,须进行染色体及内分泌检查,以排除两性畸形,特别是先天性肾上腺增生。排尿时出现滴尿或尿道鼓包现象时,须排除尿道狭窄。尿道下裂合并上尿路畸形仅在极重皮尿道下裂中发现。

【治疗原则】

尿道下裂中由于有阴茎下弯的尿道下裂在切断尿道板,矫正下弯后,均需用代替物形成新尿道,术后并发症尤其是尿道瘘的发生率较高,是一治疗难题,目前手术矫正是唯一的治疗方法。手术方法很多,根据阴茎屈曲程度、尿道缺失长度、尿道板情况决定手术方式,常用的有:阴茎阴囊连续带蒂皮瓣法、保留尿道板手术(Snodgrass)(图 22-16-7)、尿道口前移(MAGPI)、岛状皮瓣(Duckett)等。

【护理评估】

1. 评估患儿术前排尿姿势、尿道开口的位置、尿线的粗细及射程的远近等。

2. 评估术后龟头血运和伤口渗血情况,阴茎伤口渗血、渗液情况,拆除阴茎凡士林纱布后观察阴茎

22

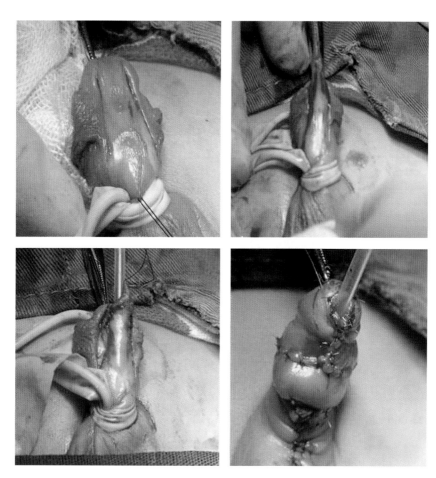

图 22-16-7　保留尿道板尿道纵切卷管成形术

伤口有无水肿、感染情况。

3. 评估拔管后尿线粗细、射程远近，有无尿瘘、狭窄等并发症。

4. 了解相关检查结果，如性腺轴、染色体检查、泌尿系和盆腔彩超及其他术前常规检查结果。

5. 评估患儿及家长对本病各项护理知识的了解程度及需求。

【护理措施】

1. 一般护理

（1）术前 3 天开始进食少渣饮食，术前晚及术日晨用开塞露塞肛。术后禁食，待肛门排气后逐渐恢复正常饮食，以易消化、易吸收、高营养饮食为主，适当补充水果、蔬菜及粗纤维食物，保持大便通畅，防止因排便费力而引起伤口裂开，影响伤口愈合。

（2）术前指导患儿练习床上排便。

（3）术后鼓励患儿多饮水，增加尿量，以利冲洗尿路。

2. 病情观察

（1）术前观察患儿排尿姿势、尿道开口位置、尿线粗细及射程远近等。术后使用床上支被架，患儿平卧休息，不可侧卧；会阴部无明显水肿者可适当取半卧位；拔出尿道支架管后可适当下床活动。

（2）术后监测生命体征，术后 24~48 小时观察龟头血运和伤口渗血情况，发现异常及时报告医师。

（3）注意阴茎伤口渗血、渗液情况，拆除阴茎凡士林纱布后观察阴茎伤口有无水肿、感染情况。

（4）拔管后观察尿线粗细、射程远近，观察有无尿瘘、尿道狭窄等并发症。

3. 伤口护理

（1）保持伤口及周围皮肤清洁干燥，避免大小便污染。

（2）用生理盐水清洗会阴部和阴囊伤口，每天 3 次，注意手法轻柔，防止阴茎根部受压和潮湿。

（3）术后 7 天拆除阴茎凡士林纱布，拆线前 1 天开始给予湿润烧伤膏外涂凡士林纱布，每 2 小时 1 次，凡士林纱布拆除后予 0.5% 络合碘涂擦阴茎，每天 3 次。

4. 管道护理

（1）留置导尿管者，用 0.9% 生理盐水清洗尿道口，定期更换引流袋。

22

（2）维持膀胱造瘘管的有效引流,防止脱管,避免重新建尿道排尿。

（3）保持尿道支架管通畅固定,防止压迫。

（4）术后 7～10 天试夹膀胱造瘘管,观察患儿自行排尿情况,如无尿瘘可拔除尿道支架管,2～3 天后排尿通畅,无狭窄及尿瘘,可拔除膀胱造瘘管,待瘘口愈合后再夹管排尿,大的瘘口需 6 个月后再行尿瘘修补术（图 22-16-8）。

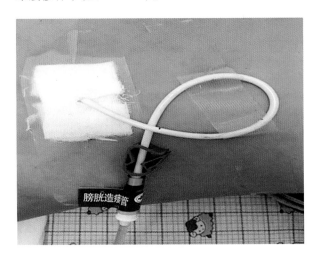

图 22-16-8　膀胱造瘘管

5. 皮肤护理

（1）术前 3 天开始会阴部皮肤准备,每天用 1:5000 高锰酸钾坐浴 2 次。

（2）患儿卧床时间较长,应保持床单位整洁、平整,定时翻身拍背,防止局部受压。皮肤瘙痒时用温开水清洗肛周皮肤,保持皮肤清爽以缓解瘙痒不适感。

6. 并发症的观察与护理　尿道瘘和尿道狭窄是尿道下裂最常见的并发症。

（1）尿道瘘:尿道瘘是尿道下裂一期尿道成形术较为常见的并发症。术中操作不当、皮瓣血运欠

佳、术后伤口感染均可导致尿道瘘。术后护理时应注意保证尿道皮瓣血运及防止尿道感染,包扎阴茎的敷料需松紧适度,既不能影响尿道皮瓣的血运,又要适当压迫,防止术后阴茎皮肤水肿。随时观察龟头颜色,以确定其血运,如发现龟头发绀,提示血运障碍,应适当松解敷料,防止皮瓣血运障碍致皮瓣坏死而致漏尿。

（2）尿道狭窄:尿道狭窄分为尿道外口狭窄和尿道吻合口狭窄。由于尿道皮管在成形过程中有不同程度损伤,其血液循环功能不良,机体抵抗力下降。尿路感染容易导致尿道狭窄,主要与留置导管有关。需保持尿道外口清洁,随时清除尿道口分泌物。另外需注意导尿管和尿道支架管留置的时间,遵医嘱术后 2 周拔除尿道支架管,然后夹闭膀胱造瘘管。拔管后鼓励患儿多饮水,注意排尿情况,如发现尿线进行性变细,提示发生狭窄,需进行定期的尿道扩张,尽量避免再次手术。

【健康教育】

1. 指导患儿合理饮食　多饮水,吃清淡饮食,避免辛辣刺激性食物。

2. 休息与活动

（1）术后 1 个月避免剧烈运动,3 个月内避免骑跨运动,2 年内避免骑跨动作,避免阴茎与硬物撞击造成愈合尿道的裂开。

（2）患儿出院后穿宽松裤子,勤换内衣裤,穿着内衣裤要质地柔软、宽松舒适,保持会阴清洁干燥。

（3）教会家长观察患儿排尿情况,注意尿线的粗细、排尿射程的远近,有无分叉等。如出现尿线变细、排尿费力等,应及时就医,遵医嘱行尿道扩张。

3. 指导患儿站立排尿,术后 3 个月复查,坚持长期随访。

（尹娟鹉）

第十七节　尿道直肠瘘

【概述】

尿道直肠瘘可因先天性畸形或后天性疾病所致,而后天性疾病又可因创伤、炎症性肠病、盆腔肿瘤或放射治疗以及感染所致,是泌尿外科临床工作中一种比较罕见的损伤。常因创伤、感染、多次手术使其修复较为困难,术后复发率较高,由于损伤的原因多样,瘘管位置的不同、大小不一,尤其是伴有长段尿道狭窄者,其处理是泌尿外科临床较为棘手的难题。尿道和直肠相通后,由于粪便的污染,极易发生尿路和盆腔感染,产生严重毒血症,如果处理不

当,轻则形成直肠尿道瘘,重则因中毒性休克而死亡。

【临床特点】

尿道直肠瘘分为:①先天性因素:可并发先天性肛门异位、肛门闭锁或巨结肠;②外伤性因素:常由骨盆骨折造成,多数并发尿道狭窄,偶有枪弹伤、锐器伤等原因;③医源性因素:作为引起尿道直肠瘘的最常见原因,包括膀胱镜检、尿道扩张、前列腺癌根治术、经尿道前列腺电切术或前列腺癌放疗、冷冻治疗等造成的损伤。尿道直肠瘘的诊断主要依靠病史

及临床症状,患者可表现为气尿、粪尿、经肛门排尿或漏尿,并可再发泌尿系感染或代谢性酸中毒症状,若并发尿道狭窄,可出现相应排尿困难,或不能从尿道排尿。

逆行尿道造影及排泄性膀胱尿道造影,是显示尿道直肠瘘及并发尿道狭窄情况的首选检查。对于复杂性尿道直肠瘘,包括部分因括约肌功能损伤导致瘘管显影困难的尿道瘘患儿,也采用 CT 增强并三维重建或 MRI 水成像检查来明确尿道直肠瘘的位置及开口。此外,术前可行直肠肛门测压分析以评估肛门括约肌功能,指导手术方案及术式的选择。

【治疗原则】

尿道直肠瘘最初可采取保守观察。患儿行膀胱造瘘尿流改道,辅以抗炎对症、适当引流、少渣饮食及积极护理,并根据损伤病因、瘘管位置和大小、有无既往手术史进行个体化治疗。保守治疗若症状无缓解,需考虑采取手术方式修复损伤。手术治疗的原则是消除瘘管,恢复正常排尿、排粪功能,防止术后复发及并发症。

【护理评估】

1. 评估患儿是否有先天性尿道、生殖道、消化道系统的畸形,了解有无外伤史、手术史,评估患儿有无气尿、粪尿、经肛门排尿或漏尿等症状。

2. 评估是否有皮肤完整性受损。

3. 了解血液检查、B 超检查,逆行尿道造影及排泄性膀胱尿道造影。

4. 评估患儿及家长对本病各项护理知识的了解程度及需求。

【护理措施】

1. **发热的护理**　患儿感染时有发热,应监测体温变化,发热时及时采取降温措施,常用降温方法为温湿敷、温水浴、冰袋降温及药物降温,避免使用酒精擦浴,嘱患儿多饮水,对发汗较多的患儿应与医师沟通酌情补液。也可遵医嘱予药物降温,并于服药后30分钟复测体温直至降至正常。口服或静脉给予退热药1~2小时内,应停止冰袋及冷敷等物理降温,降温过程中要注意观察患儿表现,避免体温骤降引起虚脱。出汗后及时更换衣服,注意保暖。衣服和盖被要适中,避免影响散热。

2. **皮肤护理**　观察患儿瘘口周围皮肤情况,保持皮肤清洁干燥,大小便污染时及时清理,对长期卧床者,保持床单位平整,定时更换体位、预防压疮发生。

3. **管道护理**　保持导尿管通畅固定,避免扭曲受压打折,引流管应低于膀胱水平,每天清洗尿道口2次。

4. **并发症的观察与护理**

(1) 严密监测生命体征,观察有无发热、感染。

(2) 观察有无漏尿、尿道狭窄等症状,发现异常时,报告医师及时处理。

5. **心理护理**　尿道直肠瘘患儿病情复杂,治疗效果不确定,患儿及家长思想负担较重。护士应根据患儿及家长的接受能力进行疾病、用药知识,护理技能、预后转归等方面的宣教,满足家长及患儿的需求,促使他们积极主动配合医疗工作。对年长儿通过安慰、解释和鼓励,对年幼儿通过亲切、和蔼的态度和关心去建立感情,取得信任。

【健康教育】

1. **饮食指导**　多饮水,进食流质饮食,忌食过辣、过热及生冷刺激性食物。加强饮食卫生,食具可每天应用消毒柜或热水煮沸的方式进行消毒。新鲜水果应洗净、榨汁后再食用。

2. **休息与活动**　避免剧烈的运动,保持良好的生活方式,生活规律,避免感染。

3. **出院指导**

(1) 注意卫生,保持会阴部周围皮肤的清洁干燥,避免感染。

(2) 出院后注意观察有无尿漏或尿道狭窄等症状,必要时可配合尿动力学检测或尿道扩张等后续治疗。

(3) 避免剧烈运动,避免外伤造成瘘口再次裂开。

(4) 定期复查,不适随诊。

(尹娟鹋)

第十八节　鞘膜积液

【概述】

由睾丸下降时鞘状突的腹膜衍生来的鞘膜具有分泌功能,鞘膜的浆膜面可分泌液体,其可通过精索内静脉和淋巴系统以恒定的速度吸收,当分泌增加或吸收减少时,鞘膜囊内积聚的液体超过正常量而形成囊肿者,则称为鞘膜积液(hydrocele)。我国新生儿期鞘突管尚未闭合的发生率约80%~94%,但可随着年龄增长逐渐闭合,而出生后6个月以后闭合的可能性越来越小。1岁以内婴儿如阴囊积液肿大较明显,则阴囊内压力较高,对睾丸、副睾组织产生

22

一定压力,并且影响睾丸组织的血液循环,长时间可导致患侧睾丸萎缩,要及时诊断,早期手术治疗。

【临床特点】

1. 临床表现 表现为阴囊内或腹股沟区囊性肿块。积液量少时多无自觉症状,多于体检偶然发现。如积液较多、囊肿增大、张力高时,可引起下坠感、胀痛或轻度牵扯痛。巨大积液可使阴茎内陷,影响排尿及性生活,亦可导致行动不便。交通性鞘膜积液其肿块大小可随体位变动而变化,立位时肿块增大,平卧后可缩小或消失。继发性鞘膜积液还会有原发病的表现。

2. 分类(图22-18-1)

(1) 睾丸鞘膜积液:最常见,鞘状突闭合正常,睾丸鞘膜腔内有多量液体积聚,睾丸位于积液中央,不易触及。

(2) 精索鞘膜积液:又称精索囊肿,为精索段的鞘状突未闭合但有积液。囊内积液与腹腔和睾丸鞘膜腔都不相通,多囊时可呈哑铃形。发生于女孩时则称之为 Nuck 囊肿或圆韧带囊肿。

(3) 混合型鞘膜积液:睾丸鞘膜积液和精索鞘膜积液同时存在,但并不相通。

(4) 交通性鞘膜积液:由于鞘状突未闭合,睾丸鞘膜腔与腹腔相通。通常随着活动而出现囊肿大小的变化。肠管、大网膜可通过大的鞘状突通道进入鞘膜腔,即为腹股沟斜疝。

(5) 婴儿型鞘膜积液:鞘状突在内环处闭合,精索和睾丸鞘膜腔内均有积液且相通。

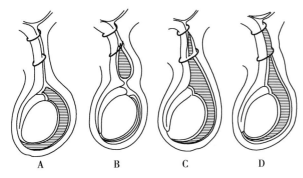

图 22-18-1 各类鞘膜积液图
A. 睾丸鞘膜积液;B. 精索鞘膜积液;C. 睾丸、精索鞘膜积液(婴儿型);D. 交通性鞘膜积液

3. 诊断 鞘膜积液侧的阴囊或腹股沟出现肿块,边界清楚,无明显柄蒂进入腹腔。肿块呈囊性,透光试验阳性。牵拉睾丸,肿块可随之移动。睾丸鞘膜积液的肿块,悬垂于阴囊底部,呈椭圆形或圆柱形。如肿块张力较高,一般扪不到睾丸,如肿块张力不高,可扪及睾丸在肿块之中。

4. 术前检查

(1) 血常规、尿常规、大便常规、E4A、肝肾功能,凝血全套,输血前全套。

(2) 阴囊睾丸 B 超、胸片,心电图。

【治疗原则】

初生婴儿在睾丸鞘膜积液常在 2 岁前自行消失,故不急于进行治疗。若 2 岁后未消失,则应行鞘状突高位结扎术,手术的目的是在内环处将鞘状突做高位结扎,阻断腹水下流。

【护理评估】

1. 评估是否有皮肤完整性受损。了解有无外伤史、手术史。

2. 评估鞘膜积液的部位、程度,注意与疝气区别。

3. 了解术前相关检查结果,如血液检查、B 超、心电图及胸片等。

4. 评估患儿及家长的心理状况,有无恐惧、焦虑、自卑等不良心理反应;了解患儿家庭成员对疾病相关知识的认识程度、对疾病的态度和关心程度。

【护理措施】

1. 一般护理

(1) 术前指导患儿排尽小便,防止术中损伤膀胱。指导患儿家属学习在患儿咳嗽和深呼吸时用手轻压患儿术后切口两侧的操作方法及意义,并要求家属当场演示正确保护切口的方法。

(2) 饮食护理:术后禁食,肛门排气后逐渐恢复正常饮食。指导患儿进食高蛋白、高热量、营养丰富易消化的清淡饮食,并注意多饮水,多吃蔬菜、水果,因术后卧床时间较长,肠道蠕动慢,水分被肠道吸收而引起大便干燥,易发生便秘。

2. 病情观察 术后密切观察病情变化,注意神志、瞳孔,如神志未完全清醒,应去枕平卧,头偏向一侧,防止误吸。严密监测生命体征,给予心电监护、低流量吸氧,有异常及时处理。观察生命体征、阴囊水肿、伤口愈合及感染情况。术后阴囊可有不同程度肿胀,一般会自行消退。如未消退或加重则通知医师查看。

3. 疼痛护理 评估患儿疼痛情况,根据儿童疼痛评分准确了解疼痛程度、性质、部位。指导家长有效缓解疼痛的技巧,如婴幼儿可将喜爱的玩具及食品带入病房,年长儿听音乐、玩游戏等,以分散注意力,减轻疼痛。必要时可适当予以药物镇痛,镇痛后观察记录镇痛效果。保持环境安静,取舒适体位,术后平卧 1 周,不宜过早下床活动,易导致阴囊水肿。

4. 皮肤护理 注意阴囊和会阴部皮肤的清洁,大小便污染时及时清理,术前晨起用清水清洗 1 次。

5. 并发症的观察与护理 密切观察伤口情况,防止伤口受压,注意有无局部渗血。保持会阴部伤口敷料清洁干燥,防止大小便污染,若有浸湿应及时更换敷料,防止切口感染。换药时严格遵守无菌操作原则。指导患儿穿宽松内裤,膝下垫软枕,以松弛腹肌,减轻腹压,减少手术切口处张力。

6. 心理护理

(1)家属方面:患儿年龄小且手术部位敏感,家属常对麻醉及手术效果、手术后疼痛感染、成年后性生活及生育等存在担忧。护士应与家属建立良好的护患关系,应耐心向患儿家属介绍生殖器官的解剖结构、生长发育过程、手术治疗途径及方法等,并发放有关于手术过程、方法、优点的健康教育资料等,以解除家属的顾虑,从而对手术的成功充满信心。

(2)患儿方面:患儿对环境陌生,对手术存在恐惧情绪,护士关心爱护患儿,用温和的语气安慰患儿,及时鼓励、夸奖、抚摸患儿,促进患儿康复。

【健康教育】

1. 2岁前是小儿最佳手术时期,应及时就医。

2. 注意休息,告知患儿及家长术后1个月内避免负重,术后3个月内不宜久坐、久站或参加高强度的体育运动或剧烈活动。注意及时增减衣物,避免感冒受凉咳嗽。尽量避免增加腹压的因素发生,如长期慢性咳嗽、便秘等应及时治疗,以防复发。

3. 保持会阴部周围皮肤的清洁干燥,避免感染。

4. 进食富含营养且易消化的食物,多食蔬菜和水果,多吃粗纤维食物,如韭菜、芹菜、粗粮、豆类、竹笋等,保持大便通畅。不吃辛辣刺激性食物,多饮水。

5. 术后3个月复查。

（尹娟鹉）

第十九节 隐 睾

【概述】

隐睾(cryptorchidism;undescended testis)系一侧或两侧睾丸未降入阴囊而停留于下降途中任何部位。男性胎儿在母体发育时,其睾丸下降过程发生障碍,阴囊里找不到睾丸,就发生了隐睾症,正常睾丸位置和隐睾症见图22-19-1。

1. 解剖因素 包括:①在胚胎期,睾丸系带很短或缺如,不允许睾丸充分下降;②睾丸系膜与腹膜发生粘连,使睾丸无法向下;③睾丸的血管发育异常,弯曲或皱折,从上方牵拉而限制睾丸下降;④精索血管或输精管太短;⑤睾丸体积过大,腹股沟管过紧或外环远端进入阴囊的口缺乏,则睾丸无法进入阴囊内;⑥阴囊发育异常,阴囊太小,容不下睾丸。

2. 内分泌因素 睾丸下降要有足够的动力,那就是要依靠母体促性腺激素刺激胎儿睾丸间质细胞产生雄激素:①睾丸本身有缺陷时,对促性腺激素不产生下降反应而发生隐睾;②因睾丸下降发生在血液中促性腺激素浓度很高时,所以当母体促性腺激素匮乏,也会导致睾丸下降不全。

3. 遗传因素 有部分隐睾患儿有明显家族史,故遗传因素也许是隐睾发生原因之一。

【临床特点】

隐睾可发生于单侧或双侧,单侧隐睾中,右侧发生率高于左侧。

隐睾侧阴囊扁平,双侧者阴囊发育较差,触诊时阴囊空虚无睾丸,经仔细检查,约80%隐睾可在体表扪及,最多位于腹股沟部,睾丸体积较对侧略小,不能推入阴囊。挤压睾丸,患儿有胀痛感,如果能扪及睾丸逐渐推入阴囊内,松手之后,睾丸又缩回腹股沟部,称为滑动睾丸,仍应属隐睾;如松手之后睾丸能在阴囊内停留,则非隐睾,称回缩性睾丸。

睾丸由于生精细胞发育受到障碍,直接的后果是对生育能力产生影响,单侧隐睾成年后,生育能力会受到某种程度的影响,如为双侧,则有严重障碍。

【治疗原则】

1. 等待疗法 正常情况下,婴儿出生时睾丸已下降入阴囊,但也有一部分婴儿,由于胚胎发育延迟的缘故,睾丸下降时间可以推迟到出生后3个月~1年。

2. 激素治疗 LH-RH(促性腺激素释放激素)、

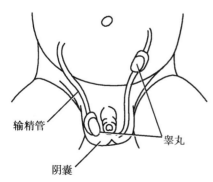

图 22-19-1 正常睾丸位置和隐睾症

hCG(绒毛膜促性腺激素)。hCG 疗法治疗总量以 1 万～2 万 U 为宜,具体方法为 1500U 隔日 1 次。LH-RH 鼻内喷雾法,方法为 LH-RH(1mg/ml)1.2mg,每天分 6 次鼻内喷雾,1 个疗程为 4 周。

3. 手术治疗

(1)睾丸下降固定,手术将睾丸强行固定在阴囊内,是治疗隐睾症最主要和最有效的方法,大多数患者采用此法可获得成功治疗。2 岁前手术治疗为佳,因为 2 岁后患儿的睾丸组织已经发生病理变化。

(2)睾丸移植:自体睾丸移植。

(3)睾丸切除术:发现有睾丸明显发育不良、萎缩变小或质地变软等丧失功能的情况,应将隐睾切除,以防日后发生恶变。

【护理评估】

1. 评估睾丸的位置、有无疼痛和心理状态。

2. 了解血液检查、B 超检查。

3. 评估心理社会状况了解患儿及家长的心理状况,有无恐惧、焦虑、自卑等不良心理反应。了解患儿家庭成员对疾病相关知识的认识程度、对疾病的态度、关心程度,评估社会支持系统是否健全等。

4. 评估患儿及家长对本病各项护理知识的了解程度及需求。

5. 评估睾丸牵引线是否牵拉到位。

【护理措施】

1. 一般护理

(1)术后禁食,肛门排气后逐渐恢复正常饮食。指导患儿多饮水,多吃蔬菜、水果防止便秘。

(2)术后平卧休息 1 周,留置睾丸牵引线的患儿应注意患侧大腿伸直。

2. 病情观察

(1)注意睾丸的位置及有无疼痛等不适。

(2)观察阴囊伤口愈合情况,注意有无水肿、感染等并发症。

(3)腹腔镜手术者观察呼吸及有无腹腔内出血征象。

3. 伤口护理

(1)保持会阴部伤口敷料清洁干燥,防止大小便污染,若有浸湿应及时更换敷料,防止切口感染。

(2)每天用生理盐水清洗阴囊伤口 2 次。

4. 管道护理 保持导尿管固定通畅,防止受压、扭曲、阻塞、尿液反流等,避免感染。将尿管固定在大腿前方,并妥善固定,防止患者翻身时牵拉尿管而导致脱出以及胶布过敏现象,尿袋应固定在低于尿道口位置,但不能过低,防止牵拉尿管而导致尿管脱出。尿路感染是留置导尿管最常见的并发症。导尿

时要严格执行无菌操作规范,缩短留置导尿管时间。鼓励患者其多饮水,减少细菌进入尿道的机会。

5. 疼痛护理 观察评估患儿疼痛情况,了解患儿疼痛的程度、性质、部位。指导家长有效缓解疼痛的技巧,必要时遵医嘱予药物镇痛。保持患儿术后平卧 1 周,不宜过早下床活动,易导致阴囊水肿。留置睾丸牵引线者应注意保持牵引线拉伸(图 22-19-2),换药和伤口护理时,注意动作轻柔而敏捷,严格执行无菌操作,以减少患儿的不适。

6. 皮肤护理 术前 1 天洗澡并清洗手术区域皮肤,保持阴囊和会阴部皮肤的清洁。腹腔型隐睾经腹腔镜手术者应注意脐部的清洁,清除脐孔内污垢。

7. 并发症的观察与护理 术后易发生阴囊水肿、血肿等,适当托起阴囊可有效减轻或预防水肿。患儿好动不喜平卧,可使用小儿阴囊托。

8. 心理护理 隐睾症会给患儿和家长带来巨大的心理压力。

(1)患儿方面:大年龄儿童由于阴囊发育不良和睾丸未降,与同龄儿相比产生很强的自卑心理;对手术治疗和医疗操作的恐惧感;对于新环境的恐惧和不适感难以入睡或饮食不正常。

(2)家长方面:对于隐睾症知识的缺乏,不了解手术方法、手术效果和术后常见并发症情况;对患儿术后生育能力的忧虑;对于陌生环境的不适应感。针对这些情况护士可加强入院宣教,使患儿尽快熟悉环境,消除陌生感及恐惧感。

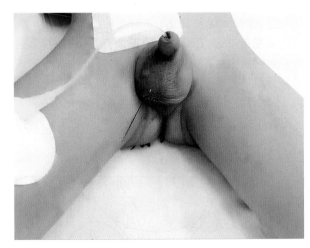

图 22-19-2 保持睾丸牵引线固定

【健康教育】

1. 告知患儿及家长术后 1 个月内避免负重,不吃辛辣刺激性食物,多饮水,定时排尿,防止尿路感染。

2. 保持会阴部周围皮肤的清洁干燥,避免感染。

3. 2 岁前是小儿最佳手术时期,应及时就医。

4. 术后 3 个月复查,以后每 6 个月做睾丸检查 1 次至青春期。

5. 行睾丸切除者,患儿及家长往往会担心切除睾丸会影响成年后生育和性功能,应做好心理疏导和出院随访。

（尹娟鹉）

22

第二十节　小阴唇粘连

【概述】

新生儿出生后受母体雌激素影响,阴道分泌物为酸性,2 周后体内雌激素降低,阴道 pH 上升,加之幼儿内外生殖器发育尚未成熟,抗感染能力差,外阴、阴道上皮薄,细胞内缺乏糖原,使局部抵抗力下降。幼儿皮肤黏膜稚嫩,当外阴发生感染及充血后,很易并发小阴唇粘连。小阴唇粘连是两小阴唇的内侧在中线相互粘着,一般在小阴唇粘着的前方和阴蒂下方之间有一小孔,尿液可经此孔排出。

【临床特点】

小阴唇粘连患儿一般均有外阴阴道炎病史,大多表现为排尿异常及排尿困难。体格检查时发现患儿两侧小阴唇粘连在一起,中间有一条半透明带,似膜状,看不到尿道口及阴道口,一般不难诊断(图22-20-1)。小阴唇粘连临床上大多都有排尿异常,如尿线变细,排尿方向改变,向上、向下或分叉;有的表现为排尿困难,排尿时用力,哭闹;轻者外阴红肿,因瘙痒而用手搔抓。如有上述临床表现的患者,应考虑小阴唇粘连的可能性。应与外生殖器畸形相鉴别,如先天性无阴道及先天性阴道闭锁者,均有发育良好的大小阴唇,尿道口位置正常,而未发现阴道口及处女膜环,无中间的粘连带,且无法分离。

【治疗原则】

1. 手法分离　一般粘连轻者,均采用手法分离。助手使患儿取膀胱截石位,0.5% 碘伏棉球消毒外阴皮肤,术者两个大拇指放在两侧小阴唇外侧,轻轻向两侧分离,用力要适中,一般粘连轻者自然会分开,见图22-20-2。

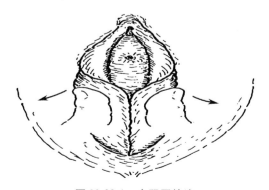

图 22-20-1　小阴唇粘连

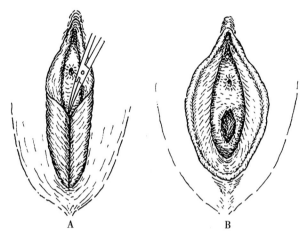

图 22-20-2　小阴唇粘连分离术

2. 钝性分离法　粘连较严重,手法分离困难者,可采用钝性分离法。因粘连时间长,面积大者,只在阴蒂下方有一小孔,故宜采用钝性分离,将蚊式钳从未粘连处插入,从此处沿透亮带钝性分离粘连部位,使阴道口及尿道口完全暴露。如粘连面积大,可分次分离,注意操作要适度,以免损伤过度而造成再次粘连。

3. 锐性分离　以上两种方法均不能使其分离者,还可以采用锐性分离。即在未粘连处将探针插到小阴唇处的后部,以探针为指示,于透明带用刀片锐性分离。

前两种一般不用麻醉,后一种可用局部麻醉。

【护理评估】

1. 评估患儿是否有先天性尿道、生殖系统畸形,了解有无外伤史、手术史。评估是否有皮肤完整性受损。

2. 评估患儿有无排尿异常或排尿困难,如尿线变细,排尿方向改变,向上、向下或分叉,排尿时用力,哭闹。

3. 了解血液检查、B 超检查。

4. 评估患儿及家长对本病各项护理知识的了解程度及需求。

【护理措施】

1. 皮肤护理　行小阴唇分离术后,于分离面涂以红霉素软膏,保持外阴清洁,并用 1 : 5000 高锰酸钾溶液坐浴10~15分钟,每天2~3次,一般治疗3~5天可完全治愈。嘱其1周后复查。

2. 心理护理 护士应根据患儿及家长的接受能力进行疾病、用药知识、护理技能、预后转归等方面的宣教,满足家长及患儿的需求,促使他们积极主动地配合医疗工作。通过亲切、和蔼的态度和关心去建立感情,取得信任。与患儿家长交代及解释病情有重要的意义。

【健康教育】

1. 饮食指导 多饮水,进食流质饮食,忌食过辣、过热及生冷刺激性食物。

2. 休息与活动 避免剧烈运动。

3. 出院指导

（1）婴幼儿应保持会阴部皮肤清洁干燥,大小便污染时及时清理,避免感染。尤其注意肥胖幼女的外阴清洁,幼女尽量不穿开裆裤,减少感染机会。发现外阴红肿及分泌物增多时应及时就诊,及时治疗外阴阴道炎,当外阴阴道有炎症时应局部涂抹抗生素软膏,防止小阴唇粘连的发生。

（2）年长患儿应培养良好的卫生习惯,便后清洗会阴,勤换内裤,用过的内裤、盆、毛巾应开水烫洗,清洗外阴的毛巾和盆要单独分开,并在阳光下晒干,不要晾晒于卫生间,着宽松透气棉质内裤,以保持阴道透气、干燥。

（3）不适随诊。

（尹娟鹉）

第二十一节 尿路结石症

【概述】

尿路结石是泌尿系统各部位结石病的总称,是泌尿系统常见病。根据结石所在部位的不同,分为肾结石、输尿管结石、膀胱结石、尿道结石(图22-21-1)。本病的形成与环境因素、全身性病变及泌尿系统疾病有密切关系。

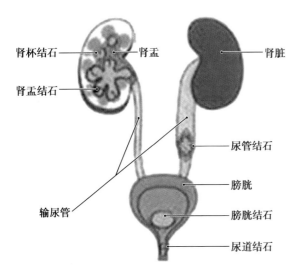

图 22-21-1 尿路结石分布示意图

【临床特点】

临床表现为突然发作的剧烈腰痛,疼痛多呈持续性或间歇性,并沿输尿管向髂窝、会阴及阴囊等处放射;出现血尿或脓尿,排尿困难或尿流中断等。婴幼儿表现为哭闹不安、骚动、面色苍白、出冷汗。有些无症状的静止结石,可经B超或泌尿系X线检查而被发现。

【治疗原则】

1. 一般治疗 针对结石形成的原因,去除发病诱因,如解除尿路梗阻,控制尿路感染,减少或防止结石的生长及复发。纠治代谢性疾患,大量饮水,稀释尿液,减少晶体沉淀,冲洗排出微小结石。

2. 药物治疗 利尿剂,增加尿量。调节尿液酸碱度,尿液碱化,可应用枸橼酸钠,防治胱氨酸和尿酸结石。尿液酸化,可用氯化铵,水解酪蛋白,预防草酸钙、磷酸钙结石复发。

3. 手术治疗 ①开放性手术取石;②经腹腔镜取石;③体外震波碎石;④经皮肾碎石术;⑤输尿管镜。

【护理评估】

1. 评估疼痛的范围及疼痛与排尿的关系,注意有无尿频、尿急、尿痛、血尿、排尿困难、尿流不畅等症状;注意有无发热等感染迹象。

2. 观察尿液内是否有结石排出,可每次排尿于透明容器内以便观察。

3. 观察生命体征,注意肾功能、尿量及水电解质的平衡。

4. 严密观察尿量和尿色的变化,注意有无血尿。

5. 观察切口渗出情况。

6. 了解相关检查结果。

【护理措施】

1. 非手术治疗

（1）病情允许,适当运动,改变体位,促进结石排出。

（2）肾绞痛发作时应卧床休息,遵医嘱予强效镇痛药与解痉剂。

（3）鼓励患儿多饮水，以利排石。非手术治疗遵医嘱按时服用碱化、酸化尿液、溶石、排石的药物，指导患儿合理排石治疗。

（4）做中段尿培养及药敏，有尿路感染者遵医嘱使用敏感抗生素。

（5）非手术治疗无效、有频繁肾绞痛、血尿严重导致肾积水者，做好手术取石的准备。

2. 手术治疗

（1）一般护理：

1）术前用平车推送至放射科行腹部平片定位，定位后勿改变体位进入手术室。

2）饮食护理：术后禁食，待肛门排气后逐渐恢复正常饮食，鼓励多饮水，根据结石的成分合理调节饮食。

3）休息与卧位：①上尿路结石术后取侧卧位或半坐卧位，以利引流。膀胱结石和输尿管结石取石术后卧床休息3～4天，肾实质切开取石和肾部分切除者，至少卧床2周，拔除肾造瘘管后可下床活动。②经膀胱镜钳夹碎石后第1天即可下床活动，宜适当改变体位，促进结石排出。③输尿管镜钬激光碎石术后第1天即可下床活动，促进结石排出。经皮肾镜钬激光碎石术后卧床休息1周，拔除肾造瘘管后可下床活动。

（2）病情观察：

1）观察患儿生命体征，术后监测血压至少5～7天。

2）观察并记录各引流液的量、颜色，注意有无沉淀物、絮状物等残余碎石引流出。严密观察尿量和尿色的变化，注意有无血尿。

3）密切观察切口渗出情况。

（3）管道护理：

1）留置肾造瘘管者，妥善固定，保持引流通畅，一般术后2周左右拔除，拔管前先试夹管，待试行排尿通畅方可拔管。试夹管期间，观察患儿有无排尿困难、肾区包块、发热等不适。拔管后取健侧卧位，防止尿液从造瘘口流出，影响切口愈合。

2）留置双J管者，避免剧烈运动，防止双J管滑脱或刺激输尿管壁而致疼痛、出血等不适，如有异常，立即报告医师，并为管道滑脱做好拔除双J管的准备工作。

3）留置肾周引流管者，保持引流通畅，避免引流管牵拉、扭曲，术后3～4天如无引流液引出可拔管，如引流液多应延长拔管时间。

4）留置导尿管者，保持引流通畅，切勿牵拉、扭曲。

（4）并发症的观察与护理

1）出血：出血是术后最常见、最严重的并发症。护理人员应严密观察术后引流液的颜色、性质及量；注意监测患儿血压，并适当限制患儿活动。如患儿引流液颜色加深，呈鲜红色，并伴有明显腰痛时，提示有活动性出血，应立即处理：夹闭肾造瘘管，使血液在肾输尿管内凝固致使肾内压增高，从而达到压迫止血的目的；同时，遵医嘱使用止血、止痛及镇静药物，指导患儿绝对卧床，保持大便通畅，勿用力排便，以免腹内压急剧增加而引发再次出血。

2）感染：患儿术后持续高热，应考虑感染。应密切观察体温变化，遵医嘱使用抗生素，嘱其多饮水，以保持肾内低压和肾造瘘管通畅。

3）漏尿：漏尿多由于造瘘管引流不畅而造成。术后应保持引流管通畅，若发现漏尿，应及时更换敷料，并注意观察有无血块、碎石堵塞造瘘管。随时观察患儿表情及有无哭闹，对于年龄较大的患儿注意询问患儿有无腰痛、腹胀、腹痛等症状，警惕漏尿的发生。

（5）心理护理：细致耐心地向患儿及家属解释手术经过、术后注意事项以及此手术成功的病例，并请做完该手术的患儿家属向未做手术的家属现身说法，以缓解患儿家属的心理压力。

【健康教育】

1. 根据结石成分，指导合理饮食。钙结石不宜食用牛奶、奶制品、精白面粉、巧克力、坚果等；草酸结石不宜食用浓茶、番茄、菠菜等，宜进粗纤维食物；尿酸结石不宜食用高嘌呤食物，如动物内脏，应进食碱性食品；感染性结石宜进食酸性食物，使尿液酸化。

2. 保持大量饮水，适当运动，防止结石复发。

3. 交代患儿不要憋尿，防止膀胱内尿液向输尿管反流。结石一次未取干净，需带肾造瘘管出院的患儿，指导家属定期更换切口敷料及引流袋，并保持引流通畅，防止折叠、脱位，避免剧烈运动。

4. 出院指导　带双J管出院的患儿，不能做四肢及腰部伸展运动、突然下蹲动作及重体力劳动，防止双J管滑脱或上下移动。1～3个月后回医院拔管。

5. 坚持长期随诊　患儿如出现腰腹部剧烈绞痛，伴有恶心、呕吐、寒战、发热、尿液性状和气味改变，应及时就医。

（尹娟鹉）

22

第二十二节 包 茎

【概述】

包茎(phimosis)是指包皮口狭小,包皮不能翻转显露阴茎头。分为先天性和后天性两种,正常包皮和包茎见图22-22-1。

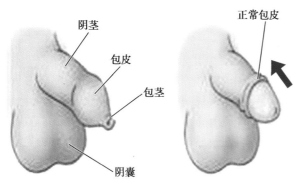

图22-22-1 正常包皮和包茎

先天包茎可见于每一个正常新生儿及婴幼儿。小儿出生时包皮与阴茎头之间粘连,数月后粘连逐渐吸收,包皮与阴茎头分离。至3~4岁时由于阴茎及阴茎头生长,包皮可自行向上退缩,外翻包皮可显露阴茎头。包皮过长是小儿的正常现象,并非病理性。小儿11~15岁时,有2/3的包皮可完全上翻。16~17岁时,仅不足5%有包茎。有些小儿包皮口非常细小,使包皮不能退缩,妨碍阴茎头甚至整个阴茎的发育。有时包皮口小若针孔,以致发生排尿困难。有包茎的小儿,由于分泌物积留于包皮下,经常刺激黏膜,可造成阴茎头包皮炎。后天性包茎多继发于阴茎头包皮炎及包皮和阴茎头损伤。急性阴茎头包皮炎,反复感染,包皮口逐渐有瘢痕而失去弹性,包皮口有瘢痕性挛缩形成,失去皮肤的弹性和扩张能力,包皮不能向上退缩,并常伴有尿道口狭窄。这种包茎不会自愈。

【临床特点】

包皮口狭小者有排尿困难,尿线细,包皮膨起。长期排尿困难可引起脱肛,尿液积留于包皮囊内,刺激包皮及阴茎头,促使其产生分泌物及表皮脱落,形成过多的包皮垢。严重者可引起包皮和阴茎头溃疡和结石形成。积聚的包皮垢呈乳白色豆腐渣样,从细小的包皮口排出。有的包皮垢如黄豆大小,堆积于阴茎头冠状沟处,隔着包皮可见白色小肿块,常被家长误认为肿瘤而就诊。由于包皮垢积留于皮下,可诱发阴茎头包皮炎。急性发炎时,阴茎头及包皮潮湿红肿,可产生脓性分泌物。

【治疗原则】

对于婴幼儿先天性包茎,如果无排尿困难、包皮感染等症状,大多数不必治疗。对于有症状者可先将包皮反复试行上翻,以便扩大包皮口。手法要轻柔,不可过分急于把包皮退缩上去。当阴茎头露出后,清洁包皮垢,涂抗生素药膏或液状石蜡使其润滑,然后将包皮复原,否则会造成嵌顿包茎。

后天性包茎患儿由于其包皮口呈纤维狭窄环,需作包皮环切术。

1. 包皮口纤维性狭窄环。

2. 反复发作阴茎头包皮炎。

3. 对于5岁以后包皮口狭窄,包皮不能退缩而显露阴茎头者需要根据患儿具体情况及家长要求掌握。

4. 商环包皮环切手术方法

(1)术前用商环专用软尺测量阴茎冠状沟下茎体周径后,选用适当型号的商环,术野消毒后,用1%的利多卡因于阴茎根部阻滞麻醉满意后,翻出阴茎头(如为包茎,需剪开扩大包皮口),完全暴露冠状沟,清除包皮垢消毒后复位,将内环套入阴茎体,固定于预切除外板处,下翻包皮,套在内环外,卡上外环,调整内外板均匀及系带长度,使阴茎头直立时系带无张力,扣紧外环固定,剪去多余包皮,以无菌纱布覆盖切缘处,可口服抗生素3~5天,成人用己烯雌酚1周。

(2)1周后去除环切器,结痂让其自行脱落。创面愈合后,边缘整齐自然。

【护理评估】

1. 一般情况 、年龄、营养状况、智力、认知能力。

2. 其他病史 既往史、生活习惯、并发疾病、胃肠道症状等。

3. 泌尿系统症状 包皮情况,有无淤血、嵌顿,有无排尿不畅、尿频。

4. 皮肤情况 评估患儿会阴部皮肤有无发红、皮疹、破溃等情况。

【护理措施】

1. 一般护理

(1)饮食:术前8小时禁食,4小时禁饮,避免长时间禁食患者饥饿啼哭影响手术及麻醉的配合。术后多食富含维生素、粗纤维的食物,避免生冷辛辣食物,保持大便通畅。

（2）卧位:术后去枕平卧头偏向一侧。

（3）基础护理:保持床铺平整,创面清洁干燥。

2. 病情观察　密切观察生命体征,术后24~48小时注意观察龟头血运和伤口出血情况,发现异常及时报告医师。注意包皮切口愈合情况,观察有无水肿、感染等并发症。

3. 伤口护理

（1）及时清洗尿道口分泌物,保持会阴部清洁干燥,每天用生理盐水清洗尿道口及会阴部2次,红霉素眼膏涂龟头2次。

（2）使用包皮环切器者,包皮环切器术后2~4周自行脱落。阴茎疼痛较明显,要设法转移患儿的注意力,给他讲故事或让其看动画片,玩游戏,对症治疗。商环包皮环切术术后指导患儿及家长正确的外阴部护理十分重要,注意休息,避免憋尿,鼓励患儿早排尿、勤排尿,护士可协助家长采用热敷、按摩腹部、听流水声等帮助患儿排尿,排尿后擦干净尿道口尿液预防感染。

4. 皮肤护理　每天用1:5000高锰酸钾液浸泡清洗尿道口2次,术日晨清洗尿道口1次,剃去阴毛。如尿道外口感染者遵医嘱应用抗生素,加强局部清洗,感染控制后方能手术。

5. 心理护理　小儿和青少年,多数对医学知识缺乏了解,不知如何配合医护人员完成操作,存在紧张和恐惧心理,必须依赖家长的配合才能消除。入院后护士根据患儿的接受能力尽可能采用非专业性语言,向患儿及其家长讲述包茎的危害:易引起反复感染,少数可引起包皮嵌顿,影响阴茎发育,且因排尿时逆向压力,可损害肾脏等。护理人员应主动与患儿及家属沟通交流,使患儿及家长能积极配合治疗并参与患儿的护理过程。

【健康教育】

1. 出院1周内保持伤口清洁干燥,避免接触生水。

2. 术后1~3个月复查,包皮环切器一般脱落时间为2~4周,术后4周未脱落,应回院取出。

3. 术后可能出现尿痛及龟头上黄色分泌物,应适当多饮水,鼓励排尿。

4. 术后环切器脱落之前包皮可能出现红肿、疼痛,可适当遵医嘱使用止痛药。

5. 不要剧烈活动,以防拉裂包皮。部分患儿包皮局部可有不适感,禁止抓挠,避免局部摩擦。

（尹娟鹉）

第二十三节　神经源性膀胱

【概述】

神经源性膀胱(neurogenic bladder)是指某种原因引起控制排尿的中枢或周围神经损害而导致下尿路的某些部分功能丧失或协同失调,使正常的贮尿和排尿功能受到破坏。它与神经源性下尿路障碍、神经性膀胱尿道功能障碍是同义名称。所有可能累及储尿和(或)排尿生理调节过程的神经系统病变,都有可能影响膀胱和(或)尿道功能,进而成为神经源性膀胱的病因。神经源性膀胱的分类方法繁多,常见的是Wein分类法的改良方案,它将神经源性膀胱分为贮尿障碍和排空障碍两大类。

【临床特点】

引起神经源性膀胱的病因多种多样,但小儿神经源性膀胱的病因大多数为先天性脊髓和椎管病变,如脊髓发育不良、神经管闭合不全及骶骨发育不全等,临床表现为尿失禁(急迫性尿失禁、压力性尿失禁、完全性尿失禁、反射性尿失禁、混合性尿失禁等)或尿潴留、脊柱及表面皮肤受损、神经源性肛肠功能障碍(便秘和大便失禁)、下肢畸形及步态异常的四联症。神经源性膀胱患儿易并发尿路感染及膀胱输尿管反流,特别是排空障碍者。而尿路感染和膀胱输尿管反流常同时存在;表现为一些非特异性症状(发热、嗜睡、无力、厌食、恶心、呕吐)及膀胱刺激症状(尿频、尿急、尿痛)、腰痛、腹痛、腹部包块、生长障碍及高血压等。晚期病例则可伴发反流性肾病而出现肾衰竭的各种表现。

神经性膀胱的诊断:①临床评价:如排尿病史和排尿日记;②尿动力学检查:如尿流率、膀胱测压+肌电图、影像尿动力学、压力-流率测定;③影像学检查:如排尿性膀胱尿道造影、尿路超声检查、核磁水成像检查等;④神经学试验:球海绵体反射、氯贝胆碱超敏实验、冰水实验。

【治疗原则】

神经源性膀胱常需进行综合治疗,需根据每个患儿的不同病情选择不同的治疗方案。由于尿路感染、梗阻和膀胱输尿管反流引起的肾衰竭是患儿死亡的主要原因,故其治疗原则是:①保护肾功能,防止尿路损害;②防止尿路感染;③保护膀胱尿道的贮尿和排尿功能,要求既能控制尿失禁,又能基本排空;④避免施行尿路转流及留置导尿。

22

目前神经源性膀胱的治疗主要包括保守治疗、外科治疗、神经调节和神经电刺激等。

【护理评估】

1. 全身情况 一般情况、年龄、营养状况、智力、认知能力。

2. 皮肤情况 评估患儿会阴部皮肤有无发红、皮疹、破溃等情况。

3. 排尿情况 了解患儿尿失禁或尿潴留开始出现的年龄,是否有过自主排尿的历史及有无随年龄增长而进行性加重的神经损害症状。

4. 评估患儿及家长对本病各项护理知识的了解程度及需求。

5. 其他病史 既往史、家族史、并发疾病等。

【护理措施】

1. 非手术治疗

(1)一般护理:

1)和患者共同制订饮水计划,指导患儿按饮水计划饮水。

2)休息与卧位:对长期卧床者,保持床单位平整,定时更换体位、预防压疮发生。

3)每1~2周行尿常规检查1次,注意有无尿路感染。

(2)管道护理:遵医嘱行间歇性清洁导尿,注意手卫生,保持导尿管固定通畅。准确记录残余尿量,根据残余尿量安排导尿次数。

(3)皮肤护理:保持皮肤清洁干燥,注意手卫生,勤换内衣裤,穿透气、棉质服装,定期为患儿修剪指甲避免抓伤皮肤。注意会阴部清洁,便后及时清洗肛周。

(4)功能训练:指导患儿膀胱功能训练。

1)习惯训练,按规律排尿,鼓励患儿避免在安排时间以外排尿。

2)延时排尿,对于因膀胱逼尿肌过度活跃而产生尿急症状和反射性尿失禁的患儿可采用此法。

3)排尿意识训练。

4)反射性排尿训练。

5)代偿性排尿训练。

6)肛门牵张训练。

7)盆底肌训练。

(5)并发症的观察与护理:包括尿路感染、膀胱过度膨胀、尿失禁、尿道损伤、出血、尿路梗阻、尿道狭窄、自主神经异常反射、膀胱结石等。

1)每天观察尿液颜色、气味、透亮度、尿量等,定期检查尿常规;正确执行间歇导尿,及时发现和治疗并发症。

2)嘱患儿按饮水计划饮水,按时记录排尿日

记,控制饮水量,避免膀胱过度膨胀。

3)导尿时,保持手卫生,动作宜轻柔,避免损伤黏膜。

(6)心理护理:

1)保持环境舒适安静。

2)建立与患儿之间的信任关系,鼓励其表达自己的想法,倾听认同患儿,缓解焦虑情绪。

3)指导患儿家属给予患者更多耐心,陪伴和鼓励患儿。

4)向患儿解释病情与治疗,增加患儿的信心。

2. 手术治疗

(1)一般护理:

1)饮食指导:术后禁食禁饮,待肛门排气排便后方可进食,禁食期间应补给足量的液体及电解质,预防电解质紊乱。患儿肛门排气排便后,可指导患儿进流食,并少量多餐。

2)休息与卧位:严格卧床休息2周,术后采取仰卧位,保持膀胱区两侧受力均匀,防止各种因素造成患儿过度用力。

(2)管道护理:术后留置导尿管3周,每周更换尿袋1次,膀胱冲洗每周1次。术后24小时严密观察耻骨后引流管流出物的颜色及量,发现异常及时报告。

(3)疼痛护理:术后出现伤口疼痛或各种管道刺激,应根据疼痛评分采取相应的心理支持及药物治疗。

(4)皮肤护理:保持会阴部皮肤清洁干燥,每天清洗会阴4~6次。

(5)心理护理:热情接待患儿及家属,说明治疗方法和治疗效果,使之消除紧张、恐惧心理。采取玩具等其他办法分散患儿注意力,介绍成功病历,树立患儿及家属信心,主动配合治疗。

【健康教育】

1. 教导患儿及家属学习神经源性膀胱疾病知识,介绍膀胱训练的方法、残余尿测定方法及间歇性导尿的相关知识。

2. 指导患儿自我管理膀胱的方法。

3. 心理康复指导帮助患儿排解因排尿障碍带来的生活与社交困难,向患者说明膀胱训练的重要性,以取得患者合作。

4. 出院指导

(1)告知患者备足一次性无菌导尿管,严格按住院期间制定的导尿程序操作,不得随意改动。

(2)制订饮水计划,每天按要求饮水。

(3)嘱患者保持良好的卫生习惯,规律排尿,减少残余尿,减少并发症,保护肾功能,促进膀胱功能

的康复。

（4）按时复诊，定期复查肾功能、尿常规和 B 超检查，初期为每 3 个月 1 次，了解残余尿量情况，1 年后每 6 个月复查 1 次，终生随访。

（尹娟鹉）

22

第二十四节 睾 丸 扭 转

【概述】

睾丸扭转又称精索扭转，是阴囊急症之一，病因尚不完全清楚，可能与睾丸和精索本身的解剖异常或活动度加大有关，也有在睡眠中发生。扭转使精索内的血液循环发生障碍，引起睾丸缺血、坏死（图22-24-1）。治疗的目的是挽救睾丸。患病后就诊越早越好，一旦明确诊断，应尽快手术治疗，这对于提高睾丸的挽救率至关重要。

【临床特点】

睾丸扭转绝大多数表现为急性发作，较突然，多数伴有向腹部或腹股沟放射。隐睾发生扭转，其疼痛部位多在腹股沟部，腹内隐睾扭转，疼痛表现在下腹部。如为右侧腹内隐睾扭转，症状和体征颇似阑尾炎。少数患儿可有胃肠道症状，如恶心、呕吐，为反射性，多不剧烈，也无明显的发热或排尿异常。

【治疗原则】

睾丸扭转的处理原则为及时诊断、及时复位、切除坏死睾丸、预防性固定。

1. 发病初期（<6 小时） 阴囊内无渗液、皮肤无水肿者，可试行手法复位，在外环处精索注射利多卡因，根据多由外侧向中线扭转的方向特点进行手法复位，如右侧扭转可逆时针方向旋转，如睾丸位置下降，疼痛消失，说明复位成功。

2. 手术复位 应争取在发病后 6 小时内完成，做阴囊中线切口，切开鞘膜壁层，直视下将睾丸复位，并热敷观察。

3. 若患侧睾丸坏死则予以切除，若血运好转，为防止复发或再发，双侧均作睾丸固定术，一般将睾丸固定于阴囊壁或中隔，缝合 3～4 针。

【护理评估】

1. 评估阴囊的局部温度和颜色，会阴部皮肤有无破损。

2. 评估睾丸的位置是否有所抬高，阴囊内是否能扪及睾丸。

3. 有无胃肠道症状，有无明显的发热或排尿异常。

4. 评估疼痛的位置，是否有触痛，是否有肌紧张，应与其他会阴部疼痛疾病相鉴别。

【护理措施】

1. 一般护理

（1）饮食护理：术后禁饮禁食，禁食期间通过静脉补充营养，待排气后逐步恢复正常饮食。指导患儿进食高蛋白、低脂肪、营养丰富易消化的食物，多食粗纤维食物，避免刺激性食物。

（2）体位与休息：术后去枕平卧，绝对卧床休息，抬高阴囊，禁止活动。

2. 病情观察 手法复位注意观察复位后的阴囊颜色是否正常红色，局部温度与健侧阴囊是否相同。手术切除应密切观察病情变化，严密监测生命体征，予心电监护和低流量氧气吸入，观察面色及嘴唇颜色和神志变化、切口情况，注意有无局部渗血和血肿。

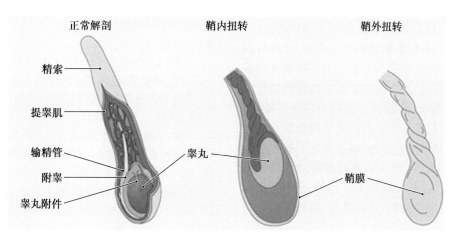

图 22-24-1　睾丸扭转

3. 疼痛的护理　评估患儿的疼痛情况,了解患儿疼痛的程度、性质、部位,必要时可适当予以药物镇痛,镇痛后观察记录镇痛效果。指导年长儿及家长有效缓解疼痛的技巧,如婴幼儿可将喜爱的玩具及食品带入病房、年长儿听音乐等,以分散注意力,减轻疼痛。保持环境安静,协助患儿取舒适体位,换药和伤口护理时,注意动作轻柔而敏捷,严格执行无菌操作,以减少患儿的不适。

4. 伤口护理　术后遵医嘱应用抗生素,换药过程中要严格无菌操作。密切观察伤口敷料,防止伤口受压,注意有无局部渗血,保持阴囊伤口敷料清洁干燥,防止大小便污染,若有浸湿应及时更换敷料,同时调节室温,避免患儿出汗使阴囊皮肤潮湿,影响伤口愈合。保持尿道口清洁,每天用生理盐水清洗外阴及尿道口、龟头周围 2 次,防止尿液反流致逆行感染。

5. 管道护理　留置导尿期间应做好心理护理,操作过程中适当给予遮盖,尊重患儿的隐私。留置尿管必须保持通畅,防止压迫、扭曲或脱落。应注意观察尿液的颜色、性质和量,观察有无血凝块、沉淀及尿管堵塞等。

6. 并发症的观察与护理　避免患儿哭闹,可分散其注意力,保持大便通畅,避免用力排便出血,影响伤口愈合,亦可导致腹压增加,使扭转复位失败或再次扭转。

7. 心理护理　热情接待患儿,主动介绍病房环境及同室病友,消除患儿及家属的焦虑和恐惧心理。根据患儿情况选择有效沟通方式,建立良好的护患关系,了解其心理状况,取得家长的共同配合。向家长发放健康教育资料,进行疾病知识宣教,让患儿家长了解疾病,认识疾病的性质,详细介绍患儿病情并告知手术的及时性和必要性,消除疑虑,积极配合治疗。

【健康教育】

指导患儿及家长正确面对疾病,消除顾虑,向患儿及家长交代定期复诊的重要性,损伤的睾丸由于缺血再灌注受损,不仅影响患侧睾丸功能,而且可诱导抗精子抗体的产生而损伤对侧睾丸。行睾丸切除者,患儿及家长往往会担心切除睾丸会影响成年后生育和性功能,因此,应做好心理疏导和出院随访。并告知患儿及家长术后 1 个月内避免提重物和骑跨运动,不吃辛辣刺激性的食物,多饮水定时排尿防止尿路感染继发附睾炎,避免阴囊局部剧烈震荡及其他剧烈活动,注意保护健侧睾丸。此外,嘱患者出院后注意阴囊部突发性疼痛,及时就诊,以防再发睾丸扭转。

（尹娟鹃）

参考文献

1. 江载芳,申昆玲,沈颖.诸福棠实用儿科学.第 8 版.北京:人民卫生出版社,2015.
2. 桂永浩,薛辛东.儿科学.第 3 版.北京:人民卫生出版社,2015.
3. 罗小平,刘铜林.儿科疾病诊疗指南.第 3 版.北京:科学出版社,2014.
4. 崔焱,张玉侠,仰曙芬,等.儿科护理学.第 5 版.北京:人民卫生出版社,2013.
5. 张玉兰.儿科护理学.第 3 版.北京:人民卫生出版社,2014.
6. 薛辛东,杜立中.儿科学.北京:人民卫生出版社,2008.
7. 赵成广,吴玉斌.患儿血尿的诊断.中国中西医结合儿科学,2012,4(4):299-301.
8. 刘欢欢.IgA 肾病单纯性血尿患者肾脏病理特点分析.长沙:中南大学,2012.
9. 罗苇,冯仕品,王莉,等.蛋白尿表现的儿童紫癜性肾炎临床与病理分析.临床儿科杂志,2014,32(2):156-159.
10. 杨霁云.更全面认识蛋白尿,提高诊治水平.中华儿科杂志,2011,49(11):804-809.
11. 于光,边琪,赖学莉,等.肉眼血尿、蛋白尿、发热、急性肾损伤(第 52 例).第二军医大学学报,2015,36(1):108-111.
12. 胡晶.患儿急性肾小球肾炎患者的护理.齐齐哈尔医学院学报,2015,36(16):2475.
13. 谢红梅.肾病综合征患者的护理体会.现代护理,2012,18(19):153.
14. 何莉,胡宛如.溶血尿毒综合征诊断与治疗.中国实用儿科杂志,2013,28(9):662-665.
15. 邓会英,高岩,李颖杰,等.血浆置换术后联合小剂量激素治疗溶血尿毒综合征.实用儿科临床杂志,2012,27(6):412-414.
16. 陈朝英,于晓宁.儿童泌尿系感染病原菌群分布及耐药性分析.中华全科医师杂志,2013,12(12):982-985.
17. 尚瑞明.患儿包茎治疗时机与方法选择.内蒙古医学杂志,2012,44(19):77.
18. 李凤连,全小冬,莫丽,等.患儿包茎治疗与预防的研究进展.全科护理,2013,11(6):1708-1710.
19. 钱华,徐荣华,鲁慧,等.1936 例儿童外阴阴道炎症状与病原体分析.皮肤性病诊疗学杂志,2013,20(3):169-171.
20. 许靖,徐虹,周利君,等.原发性膀胱输尿管反流预后及相关因素分析.中华儿科杂志,2012,50(8):587.
21. 张丹,韩梅.以反复发热为首发症状的膀胱输尿管反流 1 例报告.临床儿科杂志,2013,31(9):889-890.
22. Khwaja A. KDIGO clinical practice guidelines for acute kidney injury. NephronClinPract,2012,120:179-184.
23. 许明菊.慢性肾衰竭儿童高血压的诊治体会.全科护

22

理,2011,9(1):224-225.

24. Survey of renal replacement therapy in childhood with chronic renal failure. ZhonghuaErKeZa Zhi,2013,51(7):491-494.

25. 褚志强.血液透析患儿动静脉内瘘的临床应用.国际移植与血液净化杂志,2013,11(5):11-15.

26. 桓雪莱,徐晓宏,耿立艳,等.持续非卧床腹膜透析患者实施连续护理的效果分析.当代护士(中旬刊),2015,10:100-102.

27. 李亮,陈涛.彩色多普勒超声诊断肾病综合征合并肾静脉血栓一例,中华医学超声杂志:电子版,2012,9(12):1114-1115.

28. 郑晓燕,王凤,吴南海.新生儿肾静脉血栓1例.人民军医,2015,58(12):1478.

29. 张龙江,罗松,周长圣,等.CT血管成像在儿科肾病综合征患者肾静脉血栓检出和随访中的价值.中国临床医学影像杂志,2012,23(2):125-127.

30. Chalmers E, GanesenV, LiesnerR, et al. Guideline on the investigation, management and prevention of venous thrombosis in children. Br J Haematol,2011,154(2):196-207.

31. 王汉清,王鸣和.肾血管性高血压的诊断及治疗.世界临床药物,2012,33(11):I0005-I0007.

32. 杨燕,黄平东.肾性高血压的护理体会.医药前沿,2013,3(24):287-288.

33. 姜静波.肾性高血压患者的个体化护理.中国实用医药,2015,10(22):224-225.

34. 商悦军,李杰,张娜,等.肾性高血压患者首剂应用降压药的临床护理体会.实用临床医药杂志,2014,18(20):114-115.

35. 黄澄如,孙宁,张潍平.小儿泌尿外科学.第8版.北京:人民卫生出版社,2015.

36. 吴阶平.泌尿外科学.济南:山东科学技术出版社,2005.

37. 诚仁,金先庆,李仲智.小儿外科学.第4版.北京:人民卫生出版社,2009.

38. Wein, Kavoussi, Noviek, et al. 泌尿外科.第9版.坎贝尔-沃尔什,郭应禄,周利祥,译.北京:北京大学医学出版社,2009.

39. 陈利芬,成守珍.专科护理常规.广东:广东科技出版社,2013.

40. 刘钧澄,李桂生.现代小儿外科治疗学.广东:广东科学技术出版社,2003.

41. 刘国昌,袁继炎,周学锋,等.影响尿道下裂长期治疗效果的因素.中华小儿外科杂志,2006,27(3):137.

第二十三章　血液系统疾病

第一节　血液系统疾病的护理

【概述】

血液系统疾病又称血液与造血器官疾病,是指原发于造血系统或影响造血系统伴发血液异常改变的疾病。血液系统疾病传统上分为:①贫血:如缺铁性贫血、巨幼细胞贫血、再生障碍性贫血、红细胞膜缺陷和酶缺陷所致的溶血性贫血、自身免疫性溶血性贫血等;②白血病和相关疾病:如急性白血病、慢性白血病等;③骨髓增殖性肿瘤:真性红细胞增多症、原发性血小板增多症等;④淋巴、浆细胞疾病:淋巴瘤等;⑤粒细胞、组织细胞疾病:噬血细胞性淋巴细胞组织细胞增生症、朗格汉斯细胞组织细胞增生症等;⑥止血和血栓疾病:免疫性血小板减少症、血友病等。

【临床特点】

血液系统疾病涉及全身许多器官、组织,表现多种多样,常以贫血、出血、肝脾淋巴结肿大、发热、骨关节疼痛为主要特征。不仅影响儿童正常的生长发育,还可能会影响智力发展,部分疾病甚至危及生命。

【治疗原则】

血液系统疾病的治疗原则是去除病因、保证正常血液成分及其功能、除去异常的血液成分和抑制异常功能,主要是对症治疗和病因治疗。

【护理评估】

1. 健康史　评估患儿年龄、生长发育状况、饮食习惯、既往健康情况、传染病史、手术外伤史、用药史、药物过敏史、疫苗接种史、年长女患儿月经情况;了解其母孕产期状况,是否为早产、多胎,有无胎儿失血;了解家庭居住环境、家庭经济状况、有无遗传病史或亲属中有无类似疾病。

2. 现病史　评估患儿主要的症状、体征,发病时间、诱因、发病缓急。评估患儿有无贫血、出血、发热、肝脾淋巴结肿大等血液系统疾病的症状及体征,

有无疼痛、喘憋、心悸、关节活动受限、惊厥、昏迷、休克等伴随症状。

3. 治疗经过　评估患儿所接受的检查及结果,如血常规、血液生化、凝血五项、B 超、骨髓细胞学检查、骨髓活检病理等,治疗方法、疗效及不良反应等情况。

4. 心理社会状况　了解患儿及家长的心理状况,有无恐惧、焦虑、自卑等不良心理反应;了解患儿家庭成员对疾病相关知识的认识程度、对疾病的态度、关心程度,评估社会支持系统是否健全等。

【主要护理问题】

1. 活动无耐力　由原发疾病或骨髓抑制引起贫血造成组织器官缺氧所致。

2. 出血　由血小板或凝血因子减少致凝血功能异常所致。

3. 体温过高　由炎症反应、细胞因子风暴所致。

4. 感染的危险　由原发疾病或治疗因素导致机体免疫功能下降所致。

5. 疼痛　由组织缺血缺氧、管腔堵塞、肌肉痉挛、炎症浸润、组织损伤出血、心理反应异常等因素所致。

6. 营养失调　低于机体需要量;由营养物质摄入不足、吸收不良、需要量增加或丢失过多所致。

7. 潜在的并发症　心力衰竭、呼吸衰竭、肾衰竭、休克。

8. 知识缺　缺乏儿童血液疾病防治、护理知识。

【护理措施】

1. 活动无耐力的护理　评估患儿活动的耐受性,为患儿提供安全的生活环境。轻度贫血、疲乏的患儿可以下床活动,避免剧烈运动;严重贫血、乏力者限制活动,卧床休息以减少耗氧,减轻心脏负担,遵医嘱给予氧气吸入,定时测量心率,观察有无心悸、呼吸困难等症状,并加强安全护理,预防意外发

生。必要时遵医嘱给予输注血液制品,观察治疗后的疗效及副作用。指导家长正确喂养,提供均衡饮食,保证能量及营养素的摄入。

2. 出血的护理　严密观察患儿皮肤、黏膜有无出血点或瘀斑,有无消化道、内脏出血,观察患儿病情变化,特别注意观察出血量、出血时间、出血部位、血液颜色、性状以及止血的效果等,对于大量出血的患儿应注意观察有无口唇苍白或发绀、烦躁不安、冷汗、意识淡漠、血压下降、脉搏加快、尿量<1ml/(kg·h)等休克表现,若患儿烦躁不安、头痛、呕吐、惊厥、昏迷提示颅内出血。当患儿出现休克、颅内出血表现时立即通知医师,做好抢救准备,并给予氧气吸入,迅速建立静脉通路,遵医嘱给予静脉补液、止血、输血治疗,注意观察药物的疗效及不良反应。尽量减少肌内注射或深静脉穿刺抽血,必要时根据患儿凝血情况延长压迫时间。避免食用坚硬、多刺的食物,以防造成口腔黏膜损伤及牙龈出血。保持大便通畅,防止用力大便时腹压增高而诱发颅内出血。嘱患儿活动时注意安全,避免磕碰。防止皮肤损伤,帮助患儿修剪指甲,以免抓伤皮肤。护士在对患儿进行有创操作时,动作轻柔,避免过多的穿刺,拔针后延长按压时间。鼻腔出血者,嘱患儿低头,双手压迫鼻根部止血,必要时请五官科医师会诊,予以油纱填塞止血;口腔、齿龈出血时应给予冷盐水漱口以止血,必要时用1:1000肾上腺素棉球贴敷渗血牙龈处。

3. 体温过高的护理　监测患儿体温变化,发热时及时采取降温措施,常用的降温方法为温水浴、冰袋降温及药物降温,避免使用酒精擦浴,血小板减少患儿避免使用含阿司匹林、布洛芬类药物。心功能正常的高热患儿嘱其多饮水,发汗较多的患儿应与医师沟通酌情补液。口服或静脉给予退热药1~2小时内应停止冰袋及冷敷等物理降温,并于服药后30分钟复测体温直至降至正常。降温过程中要注意观察患儿的表现,避免体温骤降引起虚脱。出汗后及时更换衣服,注意保暖。衣服和盖被要适中,避免影响机体散热。

4. 预防感染　病室阳光充足,定时通风,保持空气新鲜,室内温度设置18~22℃。环境清洁,消毒隔离符合感染管理要求,粒细胞缺乏患儿应住层流洁净病室。医护人员接触患儿之前要做好手卫生,进行有创操作必须严格消毒,各种管道或伤口敷料定时更换,以免造成医源性感染。注意监测患儿体温、血象变化,观察皮肤、黏膜、咽喉部等有无红肿、破溃、吞咽疼痛等,发现异常,及时处理。保持穿刺、手术部位、伤口清洁。加强口腔、肛周、会阴部护理。

教育患儿及家长注意个人及饮食卫生。

5. 疼痛的护理　创造舒适、安静的环境,系统评估患儿疼痛的部位、性质、程度、持续时间、伴随症状以及疼痛加重、缓解因素,了解患儿及家长评价疼痛及应对疼痛的方式。一旦发生突然、剧烈的疼痛及时报告医师,适当更换体位。遵医嘱给予镇痛药,如通过静脉或自控镇痛泵予药物时,需要注意监测滴速。密切监测生命体征及用药后的效果及不良反应,如恶心、呕吐、瘙痒、便秘等。尽可能地让父母陪伴、抚摸患儿,降低疼痛感觉,给予鼓励和心理支持。指导患儿采用放松、转移注意力的方式来减轻疼痛、焦虑紧张情绪,例如有规律的呼吸、唱歌、听音乐、看电视、做游戏等。在急性损伤24小时内采用冷敷,损伤后期应用热敷缓解疼痛,注意冷热敷的温度、使用时间及禁忌证。鼓励患儿及家长表达内心感受,给予情感支持及心理疏导。

6. 营养失调的护理　注意膳食结构的合理搭配,给予患儿高蛋白、高维生素、高纤维素、适合小儿口味的饮食。忌食过辣、过热及生冷刺激性食物。改善哺乳母亲的营养,及时添加辅食,纠正不良饮食习惯,保证能量及营养素的摄入。避免摄入导致疾病发生及加重的食物,根据个体情况提供治疗性饮食。

7. 并发症的护理　严密观察病情变化,随时备好抢救药品及物品,配合医师进行抢救。及时发现患儿有无其他器官、系统的异常表现。有病情变化者及时通知医师,持续监测患儿血压、脉搏、呼吸、体温、瞳孔、肌张力、意识等情况并详细记录,维持有效的静脉通路,合理安排和调整药物顺序及速度,详细记录患儿出入量。发生心力衰竭、呼吸衰竭、肾衰竭、休克等并发症参照相关疾病章节。

【健康教育】

教育患儿及家长积极配合治疗原发病,讲解疾病相关知识,指导其掌握基本护理方式和技能;指导家长合理安排膳食,培养良好饮食习惯,保证能量及营养物质的摄入;讲解所用药物的用法、用量、副作用及注意事项,指导患儿遵医嘱服药,不得擅自减量停药,定期门诊随诊;指导家长及患儿进行自我评估,记录症状、体征出现的时间及伴随症状,以帮助医师作出准确判断,学会识别异常、危险征象,一旦发现立即就诊;鼓励患儿循序渐进地进行体格锻炼、增强抗病能力;教育家长营造清洁、安全、温馨的家庭环境,指导患儿进行自我保护,养成良好的生活习惯,避免诱发因素,避免感染、损伤的发生。

【护理评价】

患儿乏力是否消失,活动耐力是否增强;出血现象是否减轻或停止；体温是否下降、恢复正常；疼痛是否减轻、缓解；营养状况是否改善；是否出现心力衰竭、呼吸衰竭、肾衰竭、休克等并发症，是否能被及时发现并得到有效处理；患儿及家长是否掌握血液疾病的防治、护理知识及技能。

（吴心怡）

第二节 缺铁性贫血

【概述】

缺铁性贫血（iron deficiency anemia，IDA）也称营养性缺铁性贫血，是由于体内铁缺乏导致血红蛋白合成减少而引起的一种小细胞低色素贫血。临床上具有血清铁和铁蛋白减少、铁剂治疗有效等特点。此种贫血遍及全球，为小儿贫血中最常见的类型，以6个月～2岁发病率最高，约为40%～50%，随年龄增长，患病率呈下降趋势。缺铁性贫血是我国重点防治的小儿疾病之一。

【临床特点】

铁是构成血红蛋白必需的原料，先天储铁不足、铁摄入不足、生长发育过快、铁丢失过多以及吸收不良等引起体内铁缺乏的原因均可导致贫血发生。铁缺乏对造血系统以及多种组织器官的功能均可产生影响。缺铁导致血红蛋白合成减少，新生的红细胞内血红蛋白含量不足，细胞变小，而缺铁对细胞的分裂、增殖影响小，故红细胞数量减少的程度不如血红蛋白量减少明显，从而形成小细胞低色素性贫血。患儿表现为皮肤黏膜苍白、易疲乏、无力、常有烦躁不安或精神不振，体重不增或增长缓慢，年长儿可诉头晕、眼前发黑、耳鸣，可见肝脾大等髓外造血的表现。铁缺乏还可导致细胞色素C、过氧化酶、单胺氧化酶、琥珀酸脱氢酶等含铁酶和铁依赖酶活性降低，细胞功能紊乱而出现一系列非造血系统的表现。如食欲减退、呕吐、腹泻、口腔炎、舌炎、萎缩性胃炎、吸收不良综合征等消化系统的症状，注意力不集中、记忆力减退、理解力下降、智能低于同龄儿等神经系统表现，贫血严重时还会发生心率增快、心脏扩大等心血管系统的表现。除此之外还可能出现皮肤干燥、毛发枯黄易脱落、反甲等表现。实验室检查血常规表现为红细胞和血红蛋白减少，且血红蛋白较红细胞减少明显，呈小细胞低色素性贫血（图23-2-1）；骨髓象增生活跃，以中晚幼红细胞增生为主；铁代谢检查，血清铁<0.7μmol/L、血清铁蛋白<12μg/L、运铁蛋白饱和度<15%，总铁结合力>62.7μmol/L，红细胞内游离原卟啉>9μmol/L。

【治疗原则】

关键是去除病因和铁剂治疗，重度贫血或合并感染或急需外科手术者可输注浓缩红细胞。合理喂

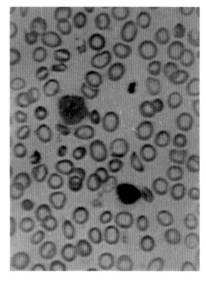

图23-2-1 小细胞低色素性贫血图×1000
细胞小，中间淡染，呈现环形

养，婴幼儿及时添加辅食，纠正不良的饮食习惯，积极治疗原发疾病。铁剂是治疗缺铁性贫血的特效药，多采用口服补铁，疗程至血红蛋白达到正常后2～3个月左右停药，常用的制剂有硫酸亚铁、富马酸亚铁、葡萄糖酸亚铁等，口服不能耐受或吸收不良者可采用注射铁剂如右旋糖酐铁。

【护理评估】

1. 评估患儿喂养方法和饮食习惯，是否及时添加辅食和铁强化食品，饮食结构是否合理；了解患儿母亲怀孕期间有无严重贫血；患儿是否早产、双胎、多胎；了解患儿有无生长发育过快；有无肠道寄生虫、吸收不良综合征、反复感染等慢性疾病，青春期少女有无月经量过多等。评估患儿皮肤、黏膜是否苍白；有无毛发枯黄易脱落；有无乏力、烦躁或精神萎靡不振、记忆力减退、学习成绩下降；年长患儿有无头晕、耳鸣、眼前发黑；有无心率增快、心脏扩大及心力衰竭的表现；了解患儿有无口腔炎、舌炎及异食癖；评估患儿生长发育情况，有无生长发育过慢或停滞。

2. 评估实验室检查，了解患儿血常规及骨髓象检查结果，有无红细胞和血红蛋白减少；骨髓象是否表现为增生活跃，以中晚幼红细胞增生为主，粒细胞

和巨核细胞系一般无明显改变;评估铁代谢的检查,有无血清铁、血清铁蛋白、运铁蛋白饱和度降低,总铁结合力,红细胞内游离原卟啉升高。

3. 评估心理社会状况,评估患儿及家长有无因疾病导致的自卑、焦虑或恐惧心理,患儿及家长对于疾病知识的需求以及能够得到的社会支持。

【护理措施】

1. 休息和活动 贫血程度轻者不需要卧床休息,但应避免剧烈运动,生活要有规律,活动间歇充分休息,保证足够睡眠;贫血严重者,根据其活动耐力下降情况制定活动强度、持续时间及休息方式,以不感到疲乏为度。

2. 饮食护理 向患儿及家长解释不良的饮食习惯会导致本病,协助其纠正不良的饮食习惯。婴儿提倡母乳喂养,按时添加含铁丰富的辅食或补充铁强化食品;指导家长合理搭配患儿的饮食,告知家长含铁丰富且易于吸收的食物如动物血、瘦肉、内脏、鱼类及大豆制品;鲜牛奶必须加热处理后喂养婴儿,以减少因过敏导致肠道出血;指导家长对早产儿和低体重儿自 2 个月左右开始给予铁剂[元素铁不超过 2mg/(kg·d),最大不能超过 15mg/d]预防。

3. 用药指导 告知家长每天服用的药物种类、剂量、方法、时间和疗程。口服铁剂可导致恶心、呕吐、腹泻或便秘、胃部不适及疼痛等不良反应。告知家长宜从小剂量开始,逐渐加至足量,在两餐之间服用,既可减少对胃肠道的刺激,又有利于吸收。液体铁剂可使牙齿着色变黑,可用吸管或滴管服用。向家长说明服用铁剂后大便变黑或呈柏油样,停药后可恢复,以消除紧张心理。维生素 C、稀盐酸、氨基酸、果糖有利于铁的吸收,可与铁剂或含铁食品同时服用;茶、咖啡、牛奶、蛋类、麦麸、植物纤维、抗酸药物可抑制铁吸收,应避免与铁剂和铁强化食品同时服用。注射铁剂可迅速纠正缺铁性贫血,但少数患儿表现为注射局部疼痛、硬结形成,全身反应有面红、头晕、荨麻疹,重者可发生过敏性休克。故注射铁剂应深部肌内注射,每次更换注射部位,促进吸收,减少局部刺激,避免硬结形成;剂量要准确,避免过量导致铁中毒,注射后 10 分钟 ~6 小时内应密切观察患儿,以便及时发现过敏性休克;注射铁剂时准备肾上腺素注射液以防发生过敏性休克时及时抢救患儿。服用铁剂后 12~24 小时临床症状好转,烦躁等精神症状减轻,食欲增加。36~48 小时后骨髓出现红系增生现象。网织红细胞 2~3 天后升高,5~7 天达到高峰,2~3 周后降至正常。血红蛋白 1~2 周后逐渐上升,一般 3~4 周达正常,无效者积极查找原因。

4. 输血护理 一般不需要输血,重度贫血或合并感染或急需外科手术者可输注浓缩红细胞,血红蛋白<30g/L 的极重度贫血应立即予以输血,或输注浓缩红细胞。输血时必须采取少量多次的方法,若输血速度过快或输血量过大,则可引起心力衰竭。

【健康教育】

1. 指导家长合理安排饮食 向家长及年长的患儿强调不良的饮食习惯会导致缺铁性贫血的发生,指导其纠正不良的饮食习惯。

(1)婴儿提倡母乳喂养:母乳是婴儿最好的食品,人乳含铁虽少,但是吸收率高达 50%,而牛奶中铁的吸收率仅为 10%~25%。母乳质量是影响婴儿贫血的重要因素,乳母应注意合理饮食,做到营养丰富及多样化。正常婴儿从母体获取的铁一般能满足 4 个月之需,4 个月后婴儿从母体获取的铁逐渐耗尽,且此时生长发育较快,对食物中铁的需求明显增加,应及时添加含铁丰富的辅食和铁强化食品。

(2)指导家长合理搭配患儿饮食:告知家长含铁丰富且易于吸收的食物如动物血、瘦肉、内脏、鱼类、大豆及其制品;维生素 C、稀盐酸、氨基酸、果糖有利于铁的吸收,可与铁剂或含铁食品同时服用;茶、咖啡、牛奶、蛋类、麦麸、植物纤维、抗酸药物可抑制铁吸收,应避免与铁剂和铁强化食品同时服用。鲜牛奶必须加热处理后喂养婴儿,以减少因过敏导致肠道出血。

(3)指导家长对早产儿和低体重儿自 2 个月左右开始给予铁剂[元素铁不超过 2mg/(kg·d),最大不能超过 15mg/d]预防。

2. 保持环境清洁安静 贫血患儿抵抗力低,容易发生感染。因此居室环境要清洁安静,每天开窗通风 2 次,每次 30 分钟,避免过多的人员探望与接触,避免接触处于感染期的人员,减少到人多拥挤的公共场所。

3. 休息与活动 贫血程度轻者不需要卧床休息,但应避免剧烈运动,生活要有规律,活动间歇充分休息,保证足够睡眠;贫血严重者,根据其活动耐力下降情况制定活动强度、持续时间及休息方式,以不感到疲乏为度。

4. 用药指导 告知家长每天服用的药物种类、剂量、方法、时间和疗程。口服铁剂可导致恶心、呕吐、腹泻或便秘、胃部不适及疼痛等不良反应。告知家长宜从小剂量开始,逐渐加至足量,在两餐之间服用,既可减少对胃肠道的刺激,又有利于吸收。研究发现隔日服用铁剂和常规每天服用铁剂效果相同,可减少不良反应的发生。液体铁剂可使牙齿着色变黑,可用吸管或滴管服用。向家长说明服用铁剂后大便变黑或呈柏油样,停药后可恢复,以消除紧张心理。维生素 C、稀盐酸、氨基酸、果糖有利于铁的吸收,可与铁剂或含铁食品同时服用;茶、咖啡、牛奶、蛋类、麦麸、植物纤维、抗酸药物可抑制铁吸收,应避免与铁剂和铁强化食品同时服用。注射铁剂部位,告知家长不要按揉,避免皮肤着色范围扩大。督促患儿及家属遵医嘱用药并用足疗程。铁剂治疗有效,血红蛋白正常后,至少持续服用 4～6 个月,以补充体内贮存铁。

5. 心理指导 因缺铁性贫血导致患儿发育迟缓、智力减低、成绩下降者,容易对周围事物产生抵触心理,性格变得孤僻、自卑。应了解患儿的心理,在生活上给予关注,精神上给予安慰鼓励,应加强教育与训练,向患儿及家长解释,缺铁性贫血是能够治愈的,出现的症状是暂时的,在消除病因,积极治疗后可以消除,以减轻患儿及家长的自卑心理。

(王春立)

第三节　巨幼红细胞性贫血

【概述】

巨幼红细胞性贫血(megaloblastic anemia,MA)又称大细胞性贫血。由于成熟红细胞生成减低,各期红细胞皆大于正常,除红细胞系发生性态改变外,粒细胞和血小板也减少,中、晚幼和杆状核粒细胞胞体增大,分叶核粒细胞核分叶过多。我国的小儿患者,95% 以上是由维生素 B_{12} 或叶酸缺乏导致。主要临床特点为贫血伴有消化系统症状、神经精神症状;红细胞数较血红蛋白量减少更明显,红细胞胞体变大,骨髓中出现巨幼红细胞,用维生素 B_{12} 或(和)叶酸治疗有效。

【临床特点】

人体所需的维生素 B_{12} 主要来自于动物性食物,如肝、肾、肉类、蛋类,植物性食物中含量甚少。食物中维生素 B_{12} 进入胃内后,与内因子结合成复合物在回肠吸收入血,主要储存于肝脏,体内储存量可供数年之需。体内叶酸来源于绿色蔬菜、水果、酵母、谷类和动物肝、肾等食物,部分由肠道细菌合成。食物中叶酸主要在十二指肠及空肠中吸收,吸收后随血流分布于各组织中,主要贮存于肝脏。小儿体内贮存的叶酸可供 1～3 个月生理之需。引起维生素 B_{12} 和叶酸缺乏的常见原因有摄入量不足、吸收不良、需要量增加以及肝脏病患儿和长期服用新霉素、广谱抗生素、抗癫痫药等。吸收入体内的叶酸被二氢叶酸还原酶还原成四氢叶酸,后者是合成 DNA 必需的辅酶,而维生素 B_{12} 在叶酸转变成四氢叶酸过程中具有催化作用,促进 DNA 合成。维生素 B_{12} 和叶酸缺乏时,DNA 合成障碍,造血细胞内 DNA 减少使红细胞分裂延迟,胞质成熟而核发育落后,红细胞胞体变大,骨髓中巨幼红细胞增生而出现巨幼红细胞性贫血。维生素 B_{12} 还与神经髓鞘中脂蛋白的形成有关,能保持有髓鞘神经纤维的完整功能。缺乏时可致周围神经变性、脊髓亚急性联合变性和大脑损害,出现神经精神症状,还可导致中性粒细胞和巨噬细胞作用减退而易感染。巨幼红细胞性贫血起病缓慢,皮肤常呈蜡黄色,睑结膜、口唇、指甲等处苍白、乏力、颜面轻度水肿或虚胖;毛发稀黄;厌食、恶心、呕吐、腹泻、舌炎、口腔及舌下溃疡等消化道症状,常伴肝、脾大,重者心脏扩大或心力衰竭;烦躁、易怒。维生素 B_{12} 缺乏者表情呆滞(图 23-3-1)、目光发直、少哭不笑、反应迟钝、嗜睡、智力及动作发育落后,常有倒退的现象,重者可见肢体、躯干、头部或全身震颤,甚至抽搐、共济失调、踝阵挛及感觉异常。实验室检查,血常规红细胞数减少较血红蛋白降低更明显,呈大细胞性贫血,骨髓象增生明显活跃,血片上可见红细胞较大,中央淡染区不明显,染色稍深,轻度大小不等(图 23-3-2)。血清维生素 B_{12} <7.38pmol/L,叶酸<3ng/ml。

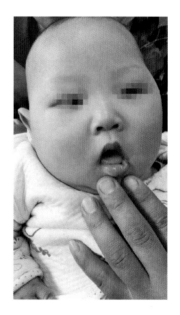

图 23-3-1　巨幼红细胞性贫血表情呆滞

【治疗原则】

去除诱因,加强营养,防治感染。对单纯由于营

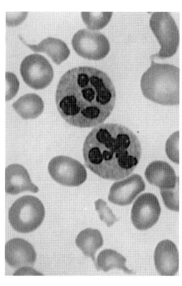

图 23-3-2　巨幼红细胞性贫血的血象图(×1500)
红细胞增大,含血红蛋白饱满,有异形

养缺乏的患儿,维生素 B_{12} 疗效显著。目前多以维生素 B_{12} 500~1000μg 作为一次肌内注射,由于摄入不足者即可使血象恢复正常。单纯维生素 B_{12} 缺乏者,不宜加用叶酸,以免加重精神神经症状。重度贫血可输注红细胞制剂,肌肉震颤者可给镇静剂。

【护理评估】

1. 评估患儿的喂养方法和饮食习惯、饮食结构是否合理;了解母亲怀孕期间是否有维生素 B_{12} 和叶酸缺乏;出生后是否单纯母乳喂养或奶粉、羊乳喂养而没有及时添加辅食;年长儿是否有偏食、挑食;了解患儿有无生长发育过快;有无严重营养不良、慢性腹泻或吸收不良综合征;有无长期服用新霉素、广谱抗生素、抗叶酸制剂以及抗癫痫制剂。观察患儿皮肤是否呈蜡黄色,有无口唇、指甲、睑结膜苍白;有无颜面水肿或虚胖;有无厌食、恶心、呕吐、腹泻、舌炎、口腔及舌下溃疡等消化道症状;有无肝脾大、心力衰竭等表现;有无烦躁、易怒等情绪表现;有无表情呆滞、目光发直、少哭不笑、反应迟钝、嗜睡、智力及动作发育落后等表现。

2. 评估实验室检查,了解患儿血常规及骨髓象检查结果,血常规是否表现为红细胞数减少较血红蛋白降低更明显,呈大细胞性贫血;骨髓象表现为增生明显活跃,以红细胞系统增生为主,各期幼红细胞巨幼变。血清维生素 B_{12} <100ng/L,叶酸<3μg/L。

3. 评估患儿及家长对本病各项护理知识的了解程度及需求。

【护理措施】

1. **休息与活动**　见本章第一节血液系统疾病的护理。(根据患儿活动耐受情况安排休息与活动。一般不需要卧床休息。严重贫血者适当限制活动,协助满足其日常活动需要)

2. **饮食护理**　改善哺乳母亲营养,及时添加辅食,注意饮食均衡,合理搭配患儿食物,年长儿防治偏食、挑食、养成良好的饮食习惯,以保证能量和营养素的摄入。

3. **用药护理**　维生素 B_{12} 肌内注射刺激性较强,缓慢推注以减轻患儿疼痛。叶酸口服剂量为1~5mg/d,可同时服用维生素 C,病情严重及呕吐的患儿可以应用叶酸肌内注射,至临床症状明显好转、血象恢复正常为止。单纯维生素 B_{12} 缺乏者,不宜加用叶酸,以免加重精神神经症状。重度贫血可输注红细胞制剂,输注时速度缓慢,以避免发生心力衰竭。

4. **心理护理**　维生素 B_{12} 缺乏者可导致神经精神改变,甚至影响患儿智力及动作的发育,家长心理压力较大。护士应耐心向家长讲解疾病、用药知识,以及疾病的预后和转归,向其说明贫血得到纠正后,患儿的发育会恢复正常,以及对出现的发育落后者要加强训练和教育。

【健康教育】

1. **饮食指导**　指导患儿服用肝、肾、肉类、蛋类等富含维生素 B_{12} 的食物,绿色新鲜蔬菜、水果、酵母、谷物和动物肝、肾等富含叶酸的食物,但是经加热后易于被分解,因此要注意选择恰当的烹饪方法。纠正年长儿偏食、挑食的习惯。对于震颤严重不能吞咽者,治疗早期可采用鼻饲,逐渐训练患儿用奶瓶或汤匙吃奶或辅食。

2. **休息与活动**　据患儿活动耐受情况安排休息与活动。一般不需要卧床休息。严重贫血者适当限制活动,协助满足其日常活动需要。

3. **疾病相关知识**　向患儿及家长讲解本病的表现和预防措施,强调预防的重要性,积极治疗和去除影响维生素 B_{12} 和叶酸吸收的因素,遵医嘱合理用药,定期门诊复查。

(王春立)

第四节　骨髓生血低下性贫血

【概述】

骨髓生血低下性和再生障碍性贫血（hypoplastic and aplastic anemia，AA）是由于骨髓造血功能障碍所引起的，如缺乏红细胞生成刺激素，刺激造血的 T 淋巴细胞或骨髓生血抑制因素等。一般分为纯红细胞再生障碍性贫血和全血细胞减少性再生障碍性贫血两类。

【临床特点】

纯红细胞再生障碍性贫血（pure red cell aplasia，PRCA）仅有红细胞系统的发育障碍，白细胞和血小板无改变。骨髓中有核红细胞极度减少，红细胞寿命短于正常，红系祖细胞停滞于原始红细胞阶段，红细胞成熟停滞现象是该病的特征，一般分为先天性与获得性两类，贫血是其主要的临床表现。再生障碍性贫血（aplastic anemia，AA，简称再障）是以骨髓有核细胞增生减低和外周血全血细胞减少为特征的骨髓衰竭性疾病。主要表现是贫血、出血或反复感染，全血细胞同时减少，无肝脾或淋巴结肿大。PRCA 和 AA 均为正细胞正色素性贫血。

【治疗原则】

PRCA 主要采用肾上腺皮质激素、环孢素等免疫治疗和输血疗法，必要时可做脾切除术，难治性患儿也可考虑造血干细胞移植。AA 根据疾病严重程度选择不同的治疗方法，对于非重型再障（NSAA）给予成分血输注、抗感染治疗、铁过载治疗等支持治疗和环孢素、雄激素等特异治疗；重型再障（SAA）和极重型再障（VSAA）则采取造血干细胞移植及免疫抑制治疗。

【护理评估】

1. 评估患儿是否有贫血、生长发育迟缓、先天畸形、先天性心脏病、是否有家族史；患儿使用某些药物，如氯霉素、苯巴比妥、苯妥英钠、氨基比林；是否曾经发生 HIV 感染、腮腺炎、EB 病毒、支原体肺炎以及脑膜炎双球菌和金黄色葡萄球菌所致的败血症。是否有第一掌骨发育不全、尺骨畸形、并趾畸形等；有无耳廓畸形或耳聋，智力低下；有无皮下瘀点、瘀斑或鼻出血；有无面色苍白、乏力和气促，有无反复发生的口腔黏膜溃疡、坏死性口炎及咽峡炎；有无便血和尿血。

2. 了解实验室检查如血常规、骨髓细胞学检查、染色体培养、基因检查及其他辅助检查结果。

3. 评估患儿及家长对本病各项护理知识的了解程度及需求。

【护理措施】

1. 环境护理　保持病房清洁、干净、舒适，定时通风，保证空气新鲜，定期使用紫外线对病房消毒，维持室内湿度和温度适中，避免噪声污染，减少外来探视，使患者有充足的睡眠和休息时间。注意避免和有毒、有害的杀虫剂、化学物质、放射性物质、染发剂等接触。

2. 休息与活动　急性期的患儿卧床休息，可以减少氧耗和内脏出血。养成良好的生活起居习惯，不熬夜，早睡晚起，避免长时间看书看报。注意参加一些体育活动，以增强机体免疫功能。

3. 饮食护理　患儿的饮食原则是易消化、高蛋白、富含维生素、营养均衡丰富、新鲜卫生。蛋白质的摄入应以豆制品、蛋类、牛奶、家禽类和动物内脏为主；注意补充维生素，如蔬菜、水果、鱼类、海藻等；告知患儿注意避免摄入辛辣、刺激、油炸、生冷或过热的食物，忌烟、忌酒。

4. 心理护理　由于本病病程长，需长期用药治疗，而治疗药物的不良反应较大，经济负担重，患儿对疾病的预后缺乏足够信心，故导致患儿易出现一些不良的心理问题，如抑郁、焦虑、紧张、恐惧、悲观、失望等。因此护士应做好患儿的心理护理工作，积极、热情地与患儿进行沟通和交流，介绍病房环境、责任医师和护士，帮助患儿熟悉环境、转换角色、克服陌生感，在交流的过程中逐渐掌握患儿心理特点，并给予安慰、关心、鼓励和支持，耐心倾听患儿述说，对其疑问给予耐心、细致的解答，逐渐与患儿建立良好的护患关系，使其对医护人员充满信任感，以乐观、豁达的心态面对疾病，并积极、主动地配合治疗和护理。另外，可以请病情控制较好的患儿现身说法，有助于患儿提高治疗信心。

5. 预防感染　感染会导致病情加重，甚至出现败血症，危及生命。因此，护士应指导患儿注意保持个人卫生，做好皮肤、口腔护理。保持皮肤清洁、干燥，定期洗澡，勤换衣物；保持口腔清洁，餐后漱口，勤漱口，外出或出入公共场所应戴口罩；会阴部和肛周亦须做好清洁护理工作。

6. 出血护理　见本章第一节血液系统疾病的护理。

7. 用药护理　主要涉及免疫抑制剂、雄激素类药物与抗生素类的治疗。为保证药物疗效的正常发挥,避免或减少药物不良反应,要向患儿及其家属详细介绍所用药物的名称、用量、用法、疗程及其不良反应。叮嘱其必须在医师指导下按时、按量、按疗程用药,不可自行更改或停用相关药物,同时还需配合做好相关不良反应的预防工作,定期复查肝功能及血象,以便了解病情变化及其疗效。

（1）肾上腺皮质激素:嘱患儿及家长严格遵照医嘱按时按量服用,注意观察副作用,如高血压、消化性溃疡、骨质疏松等。服用激素期间注意补充钙剂,多晒太阳,注意安全,避免剧烈的活动,防止骨折。

（2）雄激素:雄激素通过对人体的雌激素受体进行干预,有效提高造血细胞的生殖数量,提高淋巴细胞活性,对骨髓造血功能具有显著的恢复作用。较为常用的药物有司坦唑醇和十一酸睾酮和达那唑。嘱患儿及家长严格遵照医嘱服用药物,雄性激素共同的副作用有雄性化作用,表现为痤疮,毛发增多,男性儿童易有阴茎勃起,女性声音低哑、阴蒂肥大、乳房缩小、停经,容易出现肝功能损害,但停药后可恢复,应用过程中注意复查肝功能。

（3）兔抗人胸腺细胞球蛋白(ATG):在罕见情况下,ATG 可以出现严重的免疫介导的反应,包括过敏反应或严重的细胞因子释放综合征。因此,应用 ATG 前需要做过敏试验,20ml 生理盐水中加入 ATG1mg 1 小时内缓慢匀速静脉滴注,阴性者给予 ATG 静脉滴注,ATG 给药前 30 分钟遵医嘱给予异丙嗪肌内注射,甲泼尼龙静脉滴注,ATG 总量在 8～10 小时内静脉滴注完毕,如患儿出现发热及其他不适减慢静脉滴注速度,患儿体温 ≥38.5℃给予药物降温,暂停 ATG 静点,ATG 静脉滴注期间开放另外一条静脉通道,给予甲泼尼龙伴行。过敏试验阳性者,可给予脱敏治疗。ATG 治疗时需要采取积极的消毒、隔离预防措施,有条件的选择无菌层流病房,患儿进入层流病房前应用 0.05% 的醋酸氯己定溶液浸泡消毒,所携带入室的物品均应消毒后带入,患儿进食无菌饮食,禁止探视,限制一名健康者陪护。给药期间密切观察不良反应,一般在第一天输注 ATG 时即出现高热、寒战,遵医嘱给予对症处理;若患儿出现血清病样反应,如发热、皮肤瘙痒、肌肉痛、关节痛、腹痛等症状,一般在用药后 7～15 天出现,持续 1～15 天,密切观察,嘱患儿勿抓挠,以免破损发生感染。若患儿出现心率加快、胸闷、憋气等不良反应,立即停止 ATG 静脉滴注,监测生命体征,备好吸氧装置,遵医嘱给予氧气吸入。

（4）环孢素(CsA):用专配吸管正确吸取每次所需药量,最好以橘子汁或苹果汁稀释,也可根据个人口味用软饮料、牛奶稀释,但勿用葡萄汁或西柚汁稀释,因其可能干扰 P450 依赖的酶系。打开保护盖后,用吸管从容器内吸出所需环孢素,然后放入盛有果汁或牛奶的玻璃杯中,药液稀释搅拌后,立即饮用,并再用果汁或牛奶等清洗玻璃杯后饮用,确保剂量准确。用过的吸管放回原处前,用清洁干毛巾擦干,不可用水或其他溶液清洗,以免造成环孢素药液混浊。应用环孢素期间,定期抽取静脉血监测血药浓度,医师根据血药浓度调整药物剂量。CsA 主要不良反应为消化道症状、齿龈增生、多毛、色素沉着、肌肉震颤、肝肾功能损害,极少数出现头痛和血压变化。服药期间遵照医嘱定期抽取静脉血监测肝、肾功能,CsA 血药浓度,密切观察患儿有无皮疹、监测血压改变。

8. 输血的护理　成分输血是 PRCA 和 AA 治疗中的重要措施,护士在执行输血过程中一定要严格执行无菌操作和"三查七对"制度;遵医嘱给予抗过敏药物,如马来酸氯苯那敏或地塞米松,地塞米松静脉给药时必须缓慢,否则会出现一过性心率过快、恶心呕吐等症状;输血速度不宜过快,一般控制在 40～60 滴/分,密切观察输血反应,如溶血反应、过敏反应等,发现及时停止输血并报医师积极处理。如溶血反应、过敏反应等,发现及时停止输血并报医师积极处理。

9. 造血干细胞移植的护理　详见本章第十二节造血干细胞移植。

【健康教育】

1. 指导患儿合理饮食　告知患儿及家长饮食原则是易消化、高蛋白、富含维生素、营养均衡丰富、新鲜卫生。蛋白质的摄入应以豆制品、蛋类、牛奶、家禽类和动物内脏为主;注意补充维生素,如蔬菜、水果、鱼类、海藻等;避免摄入辛辣、刺激、油炸、生冷或过热的食物,忌烟、忌酒。注意饮食卫生,食具可每天应用消毒柜或热水煮沸的方式进行消毒。新鲜水果应洗净、去皮后再食用。不要食用隔夜或变质食品。处于骨髓抑制期间应避免食用生冷食品,减少坚硬带刺实物,以防硬物刺伤口腔黏膜,导致口腔溃疡造成继发感染。

2. 休息与活动　轻度贫血可下床活动,如散步,但是要防止碰、撞、摔跤等。Hb<5g/L 时应绝对卧床休息,以免组织耗氧量增加而加重病情,病情好转后逐渐增加活动量。保持良好的生活方式,生活规律。尽量少去人多、空气闭塞的地方以避免感染的发生。

3. 用药指导　向患儿和家长解释长期服用糖皮质激素治疗该病的目的、意义以及长期服用可引起骨质疏松症、库欣综合征,易诱发或加重感染,应注意遵医嘱用药并补充钙剂、调整心态、预防感染。库欣综合征虽导致患儿肥胖、外形改变，但停药后会恢复，要警惕年长儿藏匿丢弃药物。教育服用环孢素的患儿和家长用药一定要有连续性，不得擅自更改剂量或停止服用。出院后每天用药的时间要保持固定，向患儿及家长讲解抽取药物谷浓度血液标本的时间及方法，按时到复查医院抽取下次服药前的空腹静脉血，抽血后立即服用 CsA，以便能准确监测血药浓度。患儿 ATG 治疗后，机体免疫抵抗力低下，容易出现各种副作用及并发症，情况严重的甚至会危及生命，因此，患儿在进行 ATG 治疗后，密切注意患儿有无不良反应、有无出血情况。

4. 疾病相关知识

（1）帮助家长掌握相应的知识及技能，如激素类药物正确的减停方法，口服环孢素吸取药物、服用方法及药品储存的方法，药物不良反应的观察，CsA

服药期间应定期监测肝、肾功能，血药浓度和血压。一般 CsA 总体服药期间为 2～3 年，减量速度不可过快，严格按照医嘱减量，减量期间密切观察血象的波动。指导患儿及家长做好口腔、肛周护理及家庭饮食护理等。

（2）指导家长为患儿提供安全、清洁的家庭环境，预防及避免感染及各种安全意外。加强个人卫生，勤洗澡更衣，经常检查口腔、肛门、皮肤等处有无感染，避免去人多拥挤的公共场所，避免感染的发生。

（3）如患儿出现发热，体温大于 38℃，皮肤出现出血点、瘀斑、红疹，精神萎靡、恶心、呕吐、黄疸等异常情况应及时就诊、复查。

（4）治疗期间定期门诊复诊，监测治疗效果及药物的不良反应，及时发现问题给予对症处理。

（王春立）

第五节　溶血性贫血

【概述】

溶血性贫血（hemolytic anemia）是由于各种原因导致红细胞破坏加速所致红细胞寿命缩短，而骨髓造血代偿性增强但不足于完全补充红细胞消耗所致的一组贫血。在正常情况下，血液循环内红细胞的寿命为 100～120 天（新生儿期为 80～100 天），每天约有 1% 的红细胞衰老破坏而从血液中被清除，同时骨髓释放相同数量的新生红细胞进入血液，以保持红细胞数量的动态平衡。正常成人骨髓生成红细胞的代偿功能很强，可增至正常水平的 6～8 倍，因此只有当红细胞的寿命缩短，且其破坏速度超过骨髓生成红细胞代偿功能时，才引起贫血。一般认为，当红细胞的寿命短于 15～20 天时，即可引起贫血。

【临床特点】

按照红细胞破坏的部位不同分为血管内溶血和血管外溶血。按照发病的急缓，分为急性和慢性溶血性贫血；一般来说，慢性先天性溶血性贫血和急性溶血性贫血在临床上有所区别，但两者又可能相互交错，难以截然分开。慢性先天性溶血性贫血主要表现为贫血、黄疸、肝脾大、间发危象和胆石症。急性溶血性贫血为急性发病，表现为发热、寒战、乏力，重时可能出现休克、少尿、无尿、苍白及黄疸等，见于血型不合输血、红细胞葡萄糖-6-磷酸脱氢酶缺陷症（G-6-PD 缺乏症）、应用氧化剂后、某些热性疾病后、自体免疫性溶血性贫血（AIHA）及血栓性血小板减少性紫癜（ITP）等，部分病例表现为隐匿性，经数周

数月症状渐恢复，症状与先天性溶血性贫血类似。一些全身疾病如系统性红斑狼疮（SLE）、支原体肺炎等，溶血性贫血仅为其临床表现之一或以溶血性贫血为其首发症状。

各种溶血性贫血的病因确诊取决于有关的实验室检查，各种不同类型的溶血均有红细胞破坏增加和红细胞代偿性增生的共同特点，前者如红细胞数和血红蛋白量不同程度下降，血清结合珠蛋白降低，出现血红蛋白尿，后者如网织红细胞增多，周围血液中出现幼红细胞和骨髓幼红细胞增多；确诊溶血存在后，再进一步选择相关特殊检查来确定其病因（类型），如红细胞脆性试验是提示红细胞膜结构有无缺陷的常用指标，红细胞脆性增高见于遗传性球形红细胞增多症、椭圆形红细胞增多症等，脆性减低则见于地中海贫血等，抗人球蛋白试验（Coombs 试验）是诊断自身免疫性溶血性贫血（AIHA）的重要依据，若阳性可考虑为 AIHA，酸溶血试验（又称 Ham 试验）是确诊阵发性睡眠性血红蛋白尿（PNH）的主要试验，PNH 时该结果多为阳性；G-6-PD 活性测定是确诊 G-6-PD 缺乏症的最直接和最可靠的依据。

【治疗原则】

治疗上，不同的病因采取不同的治疗方法，去除病因和诱因是关键环节，如遗传性球形红细胞增多症患儿，脾切除是治疗该病的有效方法；对于遗传性椭圆形红细胞增多症患儿，没有贫血或仅有轻度贫血者，一般不需要治疗，溶血严重的，脾切除切除术

可使血红蛋白和网织红细胞恢复或者接近正常,但是脾切除术应在 3 岁以后考虑,确需脾切除最好也在 5 岁以后进行。红细胞葡萄糖-6-磷酸脱氢酶缺陷症(G-6-PD)患儿应避免感染和服用氧化性药物或进食蚕豆,轻症患儿急性溶血期给予一般支持疗法和补液即可奏效,较重者注意水电解质平衡、纠正酸中毒、碱化尿液等防止肾衰竭;对于阵发性睡眠性血红蛋白尿症患儿急性期可服用泼尼松和维生素 E;对于免疫性溶血性贫血,治疗原则包括纠正贫血和消除抗体,选用肾上腺糖皮质激素及免疫抑制剂,常用药物有泼尼松、硫唑嘌呤、6-巯基嘌呤(6-MP)、环磷酰胺和环孢素等。对于轻型地中海贫血不需治疗,中间型 α 地中海贫血应避免感染和用过氧化性药物,重型 β 地中海贫血,大量输血联合除铁治疗是基本的治疗措施,而造血干期胞移植(包括骨髓、外周血、脐血)是根治本病的唯一临床方法,有条件者应争取尽早行根治手术。冷抗体型白体免疫性 HA 患儿应注意防寒保暖;化学毒物或者药物引起的溶血,应避免再次接触或者服用。感染所致溶血者,应积极抗感染治疗。

　　贫血较重者可根据病情输红细胞(全血/洗涤红细胞),但应掌握适应证,在某些溶血情况下,输血本身也具有一定的危险性,如免疫性溶血性贫血患儿输血时提供大量补体和红细胞,易加重溶血;阵发性睡眠性血红蛋白尿症患儿也不宜输全血,因为全血中的红细胞能激活补体,加重溶血。较重的地中海贫血须长期依赖输血,但过多输血可造成血色病,所以输血的指征要从严掌握。

　　【护理评估】

　　1. 详细询问病史,了解有无引起溶血性贫血的物理、机械、化学、免疫、感染和输血等红细胞外部因素。如有家族贫血史,则提示遗传性溶血性贫血的可能。患儿是否有接触化学毒物、生物毒素史;是否应用药物;是否使用血制品;是否存在感染;是否有免疫系统疾病家族史。评估患儿贫血程度,有无黄疸及其程度,检查有无脾大;是否有寒战、高热、腰背痛、呕吐、腹泻等症状;皮肤黏膜有无黄染、有无酱油色或茶色尿液(图 23-5-1)等。

　　2. 了解辅助检查结果,如了解抗人球蛋白试验、冷凝集试验、血象(图 23-5-2、图 23-5-3)、胆红素、血型等检查结果。

　　3. 心理社会方面评估患儿和家长情绪,是否存在恐惧焦虑情况,评估家长对疾病的认知情况。

　　【护理措施】

　　1. 环境护理　提供安静、舒适的环境并给予生活照顾减少机体耗氧量,改善组织缺氧症状。注意

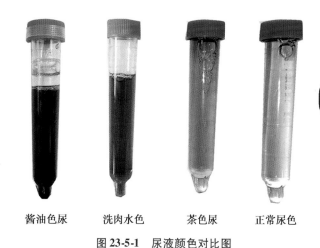

酱油色尿　　洗肉水色　　茶色尿　　正常尿色

图 23-5-1　尿液颜色对比图

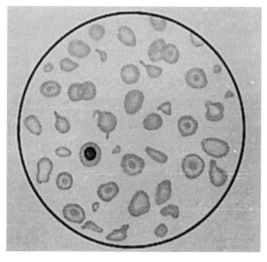

图 23-5-2　地中海贫血的血象

红细胞大小不等,形状不一,可见靶形细胞和有核红细胞

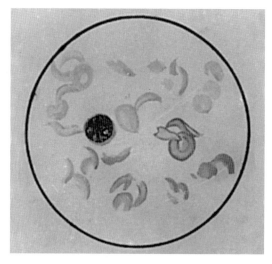

图 23-5-3　镰状细胞贫血的血象

保暖,避免受凉。

2. 基础护理 讲究个人卫生,勤换衣服、勤洗澡、修剪指甲,保护皮肤黏膜,防止继发感染,注意口腔卫生。伴溶血性黄疸者,嘱患儿勿搔抓皮肤。密切观察患儿尿量、尿色,严记出入量,每次小便后的尿液单独放置在白色透明容器内,便于观察尿液的改变。

3. 饮食护理 给予高蛋白、高热量、丰富维生素、易消化的食物,食物色香味俱佳,少量多餐,但要避免进食引起溶血的食物(如蚕豆及其制品)和药物等。

4. 活动护理 病情较轻时,可适当活动,避免劳累。如果是急性血管内溶血或慢性溶血合并溶血危象的患儿,应绝对卧床休息,保持环境安静。

5. 出血护理 见本章第一节血液系统疾病的护理。

6. 用药护理

(1)肾上腺糖皮质激素:其作用机制是抑制淋巴细胞和浆细胞产生抗体,阻遏 T 细胞破坏靶细胞,改变抗体对红细胞膜抗原的亲和力;减少巨噬细胞的 IgG 及 C_3 受体,或它与红细胞的结合能力,及巨噬细胞清除致敏红细胞的能力;抑制血管活性物质的释放和稳定溶酶体。应用糖皮质激素时,注意观察有无感染、消化道出血、骨质疏松、高血压、血糖升高等不良反应。

(2)免疫抑制剂:免疫抑制剂如硫唑嘌呤、6-巯基嘌呤(6-MP)、环磷酰胺和环孢素等,应注意观察有无骨髓抑制、出血性膀胱炎、肝肾功能损害等不良反应,定期检查血、尿常规,肝肾功能等。使用环孢素治疗时,注意监测血药浓度,观察患儿有无头痛等高血压表现,有无消化道反应,协助医师积极处理。

(3)水化碱化液:在溶血期应供给患儿足够的水分,注意纠正电解质的失衡。使尿液保持碱性,防止血红蛋白在肾小管内沉积。

(4)脾切除:对需要进行脾切除的患儿,应耐心向其解释,消除紧张心理,让患儿及其家属了解手术的重要性,减少其对手术的恐惧感。

(5)输血:输血前应认真核对配血单上相关内容,严格双人核对无误后方能输血;血液取回后应立即输注,不宜久置或加温;输血速度不宜过快,严密观察有无黄疸、贫血、尿色,观察患儿不良反应,出现异常应立即向医师报告。

7. 并发症的护理

(1)急性肾衰竭:密切观察患儿贫血进展程度,监测尿量、血生化等指标,一旦发现肾衰竭,应与医师联系,做好急救准备。必要时行腹膜透析或血液透析。透析期间嘱患儿多食优质动物蛋白,低盐、低钾、高维生素饮食。

(2)溶血危象:溶血危象是程度较重的急性溶血,患儿除出现贫血、黄疸、肝脾大等溶贫的典型临床表现外,还可表现腰背痛、腹痛、高热、头痛、乏力、面色苍白、心悸、气促、呕吐,甚至可出现血压降低、意识障碍、惊厥、急性肾衰竭等重症表现。出现溶血危象时,应迅速确定发生溶血危象的病因并去除病因,维持水电解质平衡,吸氧、镇静、充分水化碱化、快速成分输血、保护脏器功能、抗感染等,纠正酸碱失衡与水电解质紊乱等,防治心、肾衰竭,每天监测血象的变化。输血治疗应严格控制适应证,并密切观察输血后的临床症状和体征。

8. 心理护理 发生急性溶血时,年长患儿及家长容易产生焦虑、恐惧心理,护士要给予鼓励和安慰,耐心、细致倾听诉说,根据患儿和家长特定的需要对其进行指导,消除患儿因血红蛋白尿发生尿色改变而引起的紧张情绪,使患儿及家长能积极配合治疗和护理。

【健康教育】

1. 饮食指导 给予高蛋白、高维生素饮食;但要避免进食引起溶血的食物(如蚕豆及其制品)和药物等。

2. 休息与活动 指导患儿根据贫血程度安排活动量,以不出现心悸、气短、过度乏力为标准。

3. 用药指导 针对应用激素治疗的患儿,反复向患儿讲解注意事项,强调按时、按量服用的重要性,讲解激素治疗的不良反应,强调这些不良反应在治疗停药后可逐渐消失,鼓励年长儿正确对待形象改变,必要时给予一定的修饰。使用环孢素治疗的患儿,向患儿解释多毛、齿龈增生、肌肉痛等副作用属正常现象,随着药物减量症状会消失,注意监测血药浓度。

4. 疾病相关知识

(1)做好宣教工作,使患儿及家长了解疾病原因、过程等,避免饮食、药物及生活中一些可以成为溶血发作诱因的因素,如服用某些药物、感染、进食蚕豆及其制品等,提高警惕。

(2)预防疾病指导,阵发性睡眠性血红蛋白尿症患儿忌食酸性食物和药物,如维生素 C、阿司匹林、苯巴比妥、磺胺药等;G-6-PD 缺乏者禁食蚕豆及氧化性药物,如伯氨喹、磺胺药、呋喃类、氯霉素等;遗传性溶血性贫血患儿在婚前、婚后应做遗传咨询,以减少溶血性疾病的发生。

(3)学会自我护理,指导患儿家长观察患儿皮肤巩膜有无黄染,尿色有无异常,如有尿色变深、巩膜黄染等,如有异常,及时到医院就诊。

（4）保持心情舒畅,避免精神刺激。

（王旭梅）

第六节　红细胞增多症

【概述】

红细胞增多症(polycythemia)以红细胞数目、血红蛋白、血细胞比容和血液总容量显著地超过正常水平为特点。儿童时期血红蛋白超过 160g/L(16g/dl),血细胞比容大于 55% 和每千克体重红细胞容量绝对值超过 35ml,排除因急性脱水或烧伤等所致的血液浓缩而发生的相对性红细胞增多即可诊断。本病可分为原发性和继发性两大类,两者又分别分为先天性和后天获得性。

真性红细胞增多症(polycythemia vera,PV)是一种由于异常的多能干细胞克隆增殖所造成的骨髓增殖性疾病,其特征为红细胞造血异常增生,红系祖细胞对红细胞生成素高度敏感和非依赖。真性红细胞增多症发病率为每年 1.9/10 万~2.6/10 万,多发生在 60 岁左右的老年人,随年龄增长,发病率升高,以男性为主,儿童时期极罕见,早起报道只有 0.1% 的患儿发生在 20 岁以下,目前全世界只有 50 例儿童真性红细胞增多症的报道。继发性红细胞增多症由许多不同的原因引起。

【临床特点】

PV 起病大多数缓慢,患儿可长期无症状,常常在体检或偶然血常规检查中发现。由于红细胞增多,导致血液黏稠度增加,血流缓慢,微循环障碍。常见的症状有头痛、眩晕、头晕、耳鸣、健忘、手足麻木、视力障碍、低热、多汗、体重下降。查体可见面部及口唇、手足末端紫红或轻度发绀,眼结膜充血,血压增高,脾脏肿大,少数患儿脾脏达到盆腔等体征。眼底检查可见视网膜静脉扩张、充血、粗细不等、颜色深紫等。出血倾向,如牙龈出血、鼻出血、皮肤瘀斑、消化道出血。血管栓塞症状,脑、心、脾和下肢等不同部位栓塞症状和体征。患儿常出现高尿酸血症和并发症,如痛风、关节结石和肾结石,部分患儿有皮肤瘙痒。

继发性红细胞增多症主要由于组织缺氧致红细胞生成素的分泌代偿性增多,或由于可以产生红细胞生成素的良性或恶性肿瘤以及服用促使红细胞生成素产生增多的激素制剂,新生儿可经由胎盘输血或脐带结扎过晚引起。症状轻重不等。视原发病而异,无脾大,除红细胞增多外,白细胞和血小板多正常。骨髓增生活跃,主要为红系增生显著。血清促红细胞生成素(EPO)水平升高,因组织缺氧者(如高原缺氧、慢性阻塞性肺病、右至左分流心脏病)动脉氧饱和度减低。

【治疗原则】

1. 真性红细胞增多症　治疗的关键是选择有效药物抑制恶性克隆,预防并减少血栓栓塞,维持血细胞在正常范围,延缓或降低骨髓纤维化及白血病等远期并发症的发生。

（1）静脉放血:是 PV 的基本治疗方法,被推荐用于所有 PV 患儿。可每天或隔日放血,每次放血量应与患儿体表面积和病情相适应,直至血细胞比容降至 0.4~0.45。但此方法不能抑制红细胞增殖,也不能降低白细胞和血小板数,长期放血治疗还可引起缺铁性贫血。

（2）羟基脲:羟基脲是核苷酸还原酶抑制剂,可以有效地预防血栓形成。起始剂量为每天 15~20mg/kg,直至血细胞比容低于 0.45,以后应给予维持剂量口服。

（3）干扰素:可以抑制造血祖细胞的增殖,抑制恶性克隆增长,抑制骨髓成纤维祖细胞的增殖,拮抗血小板源生长因子、转化生长因子及其他能够使疾病向骨髓纤维化发展的细胞因子的作用,延长并减少 PV 患儿的骨髓纤维化及向白血病转化倾向。

（4）阿司匹林:小剂量阿司匹林可以明显降低 PV 患儿血栓发生率,同时不增加出血风险,可以很安全预防 PV 患儿血栓并发症。被推荐用于无严重出血史或无胃肠禁忌证的 PV 患儿。

（5）红细胞单采术:采用血细胞分离机进行治疗性的红细胞单采术,可快速、选择性地减少 PV 患儿血液循环中病理细胞的含量,迅速缓解高黏滞血症,使症状好转。

（6）放射治疗:口服或静脉注射^{32}P,核素可选择性集中在骨髓核分裂活跃的细胞中,降低红细胞数量,但可增加白血病转化风险。

（7）造血干细胞移植:是目前根治 PV 的唯一方法,适用于高危伴有继发性骨髓纤维化的 PV 患儿。但对于预后良好的 PV 患儿,由于预期寿命长,移植风险大,选择移植宜慎重。

2. 继发性红细胞增多症　主要治疗原发病。红细胞增多是一种代偿现象,不需要治疗。根除原发病后,红细胞增多现象可以自然痊愈。若血细胞比容超过65%,则血液黏稠度极度增加,应间断地从静脉放血或用等量血浆或生理盐水换血。

【护理评估】

1. 观察皮肤黏膜是否呈紫红色,尤其要注意睑结膜、两颊、鼻尖、耳垂、口唇和手掌等部位。注意有无肝脾大、血栓形成及静脉炎体征,有无高血压。少数患儿可发现皮肤黏膜出血。评估患儿有无头昏、头痛、头胀、耳鸣、眩晕、视力模糊、疲乏及手足麻木等神经系统和血液循环障碍症状。部分患儿有多汗、体重减轻、皮肤瘙痒、皮肤黏膜出血及消化性溃疡等表现。如果是新生儿患儿,详细询问患儿母亲是否有糖尿病史,胎儿是否有宫内缺氧史,是否有胎-胎输血、胎-母输血或断脐前新生儿位置低于胎盘、脐带结扎延迟等情况。

2. 实验室检查 静脉血血红蛋白 $\geqslant 220g/L$($22g/dl$)、血细胞比容(HCT)$\geqslant 0.65$ 或毛细血管血血细胞比容>0.70。

3. 评估患儿及家长对本病的了解程度及相关护理需求。

【护理措施】

1. 环境护理 提供舒适的休养环境,保持病室整洁安静,限制探望。

2. 基础护理 被褥平整、干燥,定时给患儿更换体位,定时沐浴更衣,保持皮肤清洁,每天做好口腔护理;经常修剪指甲,皮肤瘙痒者避免指甲搔抓引起损伤出血。

3. 饮食护理 给予高热量、高蛋白、高维生素、少渣软食,避免口腔黏膜擦伤,多吃蔬菜,忌食辛辣油腻。

4. 活动与休息 根据患儿临床症状不同,适当卧床休息,患儿常因血容量增加而引起头痛、眩晕、血压增高,故应嘱其适当休息。轻症患儿可酌情做力所能及的活动。

5. 皮肤护理 出现瘙痒时,避免搔抓和热水烫洗,按医嘱应用药物缓解症状。出现皮肤出血点时,患儿应避免磕碰,注意观察出血的范围及进展情况,防止皮肤挤压外伤,尽量不用注射给药,静脉放血治疗后以消毒棉球充分压迫止血。

6. 鼻出血护理 少量鼻腔渗血时,压迫止血加局部冷敷;如果出血较多,协助医师行油纱条填塞,定时用液状石蜡滴鼻。

7. 牙龈出血护理 以冷开水或小苏打水漱口,必要时用1:1000肾上腺素棉球贴敷渗血牙龈处。避免用牙刷,特别是硬毛牙刷刷牙。

8. 头痛护理 注意观察血压变化并作记录,并警惕脑栓塞的发生,如有异常及时联系医师。

9. 高尿酸血症 限制酸性食物及药物的摄入,按照医嘱补液,遵医嘱给予别嘌呤醇和碳酸氢钠,嘱患儿多饮水,利于尿酸排出。

10. 静脉放血护理 静脉放血可在短时间内使血容量降至正常,症状减轻,减少出血及血栓形成的机会,术前向患儿及家属做好解释工作,消除患儿的恐惧感,必要时酌情给予镇静剂。术前一天饮食宜清淡易消化,不吃油腻食物,多饮开水;术中备好采血用物及药品,并备好抢救物品及器械。采血过程中严密观察患儿的神志、面色、脉搏、心率、血压的变化。采血后为防止皮下淤血,应以无菌纱布包扎,并按压5~10分钟。随着放血治疗可增加血小板增多症的机会,易引起血栓并发症,多次放血还可导致铁缺乏,治疗中应密切观察患儿反应,有无血栓形成和栓塞的征象,一旦出现应及时通知医师。治疗期间应加强营养,饮食以高维生素、少渣、少油、易消化食物为主。

11. 放疗 治疗前清洗皮肤,去除皮肤上的油膏及敷盖物。内衣要宽大、柔软、吸湿性强,照射野内不可粘贴药膏,在放疗期间患儿会出现虚弱、乏力、头晕、厌食等全身反应,指导患儿在照射前后1小时暂不进食,照射后静卧30分钟,鼓励多饮水,必要时给予止吐剂。照射后会出现骨髓抑制现象,故应每周查血象2~3次,并给予升血药。外出时防止日光直接照射,脱屑不可用手撕剥。

12. 造血干细胞移植 详见本章第十二节造血干细胞移植。

13. 用药护理

(1)羟基脲:观察副作用,如发热、乏力、肌肉酸痛。

(2)干扰素:干扰素是一种蛋白质,主要是皮下注射,保存温度2~8℃,避光,勿冷勿热,溶解后应立即使用。干扰素主要的副作用是发热及流感样综合征。如发热、寒战、全身不适、关节痛等,但以发热最为常见。使用中注意观察患儿的不良反应和外周血象。

(3)阿司匹林:小剂量阿司匹林具有抗血小板作用,不良反应主要为消化系统损害、血液系统损害和除消化系统以外的出血,使用中注意观察不良反应。

14. 并发症的护理

(1)肺栓塞:密切观察患儿有无烦躁、呼吸频率快、发绀、胸痛等症状,如果突然出现,应考虑为肺栓塞,置患儿于患侧卧位,立即通知医师给予抢救,床边备抢救物品。为避免血栓脱落,不要对患肢施加压力,指导患儿做深呼吸及有效咳嗽。

（2）脑梗死:注意休息及活动;宜低盐低脂饮食,限制钠盐摄入,保证充足的钾、钙摄入;增加粗纤维食物摄入,预防便秘;如有吞咽困难、饮水呛咳,应给予鼻饲流质饮食。严密观察病情,监测生命体征,观察意识及瞳孔的变化,如有异常及时汇报医师并遵医嘱进行处理。

（3）高血压:定时测量血压并做好记录。应用降压药物治疗,观察药物疗效和副作用。注意休息,避免劳累、情绪激动、精神紧张等不良因素。合理饮食,给予低盐低脂饮食,必要时限制钠盐摄入,保证充足的钾、钙摄入,增加粗纤维食物摄入,预防便秘;指导患儿避免长时间站立,改变姿势时动作宜缓慢,预防直立性低血压。

15. 心理护理　患儿及家长可因病情的反复而焦虑不安,也可因皮肤变化影响外观形象而情绪低落,要有针对性地疏导不良心理,向患儿和家长说明疾病常识和治疗知识,使患儿和家长能正确认识和对待患病的现实,消除紧张、恐惧心理,鼓励以积极的态度坚持治疗,树立战胜疾病的信心,并鼓励家长建立良好的家庭支持系统。

【健康教育】

1. 饮食指导　患儿呈多血状态,并伴高尿酸血症及痛风,应避免进食动物脂肪、动物蛋白的膳食,宜进食清淡素食,以植物油烹调,素食内容主要为米、面、蔬菜及水果,并且多饮水以促进尿酸排泄。血压高时,宜进低盐饮食。避免进食油炸食品或含脂肪量高的食物。患儿如果合并消化道溃疡应用少纤维的软食或半流食,宜少食多餐,注意选用易消化无刺激性的食品,禁忌用辣、过热等食物。如果患儿消化道出血应禁食。患儿若用^{32}P治疗时,服药前要用低磷饮食 10 天,禁食 6 小时后服药,服药后禁食 3 小时,之后继续用低磷饮食 2 周,以助药物吸收。

2. 休息与活动　做到生活规律和有充足的睡眠。轻症患儿可进行适当活动,定时变换体位和肢体活动,有利于预防血栓形成。也可安排适量的娱乐,以不觉疲劳为度。重症患儿应卧床休息。禁止热水浴,以免加重皮肤瘙痒。

3. 用药指导　向患儿及家属讲述放疗及造血抑制药物可引起的副作用,并介绍自我护理的方法。向患儿及家属详细解释干扰素治疗的目的、效果及注意事项等,告知注射干扰素可能会出现的不良反应,以及出现后的应对措施,出现寒战、肌肉酸痛的患儿可以协助患儿适当进行体位的变化,做好保暖。服用阿司匹林患儿,向患儿及其家属说明常见的不良反应,指导患儿每次排便后观察大便颜色,定期检查血常规、凝血功能、血小板聚集功能、粪便隐血试验以及肝肾功能,服药期间如出现乏力、贫血等症状要及时就诊,如出现黑便、血尿、皮肤瘀斑、呕血要立即停服阿司匹林并采取适当的方式或到医院治疗。

4. 疾病相关知识

（1）简介疾病知识,避免引起血黏稠度高的各种因素,如腹泻、呕吐、多汗、脱水等现象发生,预防血栓形成。

（2）患儿诊治过程中要经常检查血象,以了解病情进展及变化情况,向患儿说明检查的目的及其意义,使患儿愿意接受积极配合。

（3）协助患儿制订离院后继续治疗的计划,按时返院复查。患儿避免出入公共场所,坚持用清淡饮食。保持良好的心理状态。希望患儿家属积极配合治疗计划。

（王旭梅）

第七节　免疫性血小板减少症

【概述】

免疫性血小板减少症（immune thrombocytopenia,ITP）是儿童期最常见的骨髓相对正常的、皮肤黏膜出血为主要表现的血小板减少性（血小板<100×10^9/L）出血性疾病。既往曾被称为特发性血小板减少性紫癜（idiopathic thrombocytopenic purpura,ITP）或免疫性血小板减少性紫癜（immune thrombocytopenia purpura,ITP）,目前国际儿童 ITP 工作组已经建议更名为免疫性血小板减少症（immune thrombocytopenia,ITP）。本病见于小儿各年龄时期,3~6 岁为高发年龄,年幼儿中以男性为主,学龄期男女发病相同,年长儿以女性居多,冬春季高发、夏秋季为发病低谷。

【临床特点】

本病分为原发性 ITP 和继发性 ITP 两种,目前认为 ITP 的发病机制包括免疫失耐受（即免疫活性细胞接触抗原性物质时从无应答状态改变为异常应答的免疫状态）、巨细胞分化成熟不良和血小板生成减少。在儿童 ITP 中,70%~80% 在发病前 2~3 周左右有明确的病毒感染史或疫苗接种史。病毒感染、免疫接种诱发了一过性免疫异常反应,即当机体接触到外来病原后,机体针对这些病原微生物（细菌或病毒）抗原产生的抗体与血小板产生交叉反应,引起

23

血小板一过性的免疫破坏,随着病原体的清除,ITP病情获得缓解。与ITP有关的病毒有EB病毒、巨细胞病毒、水痘-带状疱疹病毒等。患儿多以皮肤或黏膜出血点(图23-7-1)、瘀斑(图23-7-2)或者瘀点为主要表现,可见内脏出血(消化道、鼻腔等),以颅内出血为表现的严重出血少见。若失血过多,则有贫血表现。对血小板输注无效,而对糖皮质激素及免疫球蛋白等免疫治疗反应良好,体格检查一般无肝脾大。

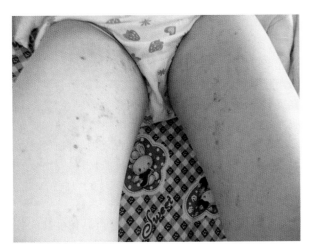

图23-7-1 大腿内侧出血点图

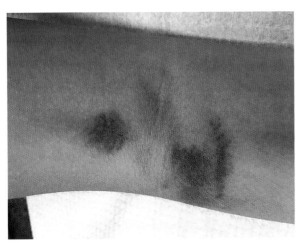

图23-7-2 瘀斑图

【治疗原则】

治疗目的是控制出血、减少血小板破坏,使血小板数量满足机体止血需要。若血小板≥30×10⁹/L,无出血表现,且不从事增加患儿出血风险的活动,发生出血的危险性比较小,可不予治疗,仅观察和随访;若患儿有出血症状,无论此时血小板减少程度如何,都应该积极治疗。一线治疗包括糖皮质激素和静脉输注丙种球蛋白。糖皮质激素为ITP的一线治

疗药物。丙种球蛋白为重度出血或短期内血小板数进行性下降者选用。二线治疗方法包括脾切除、利妥昔单抗、血小板生成素(TPO)及其受体激动剂;重症ITP(血小板数10×10⁹/L),如出现胃肠道、泌尿生殖道、中枢神经系统疾病或其他部位的活动性出血或需要急诊手术时,应迅速提高患儿血小板计数至安全水平(血小板数≥50×10⁹/L),此时可紧急输注浓缩血小板,同时静脉输注丙种球蛋白和甲泼尼龙冲击治疗。

【护理评估】

1. 评估患儿起病及其进展,询问患儿发病前有无急性病毒感染史等,了解患儿有无自发性皮肤和黏膜出血,评估出血发生的时间、部位、范围,有无原因或诱因,如皮肤、黏膜及关节出血者,应询问患儿有无局部受压、擦伤、跌伤、抓伤、刀割伤、针刺伤等;有过敏史者,应注意有无食用异性蛋白、服用易致过敏的药物等;评估有无皮肤出血点、瘀斑及出现的部位、颜色、性状、数量。评估有无鼻出血、牙龈出血、消化道出血症状,婴幼儿观察有无嗜睡、烦躁、哭闹、拒乳、惊叫、抽搐、前囟门隆起等颅内高压表现,年长儿观察有无头痛、喷射性呕吐、意识不清。

2. 了解实验室及其他检查,有无血小板计数下降,凝血因子缺乏,出、凝血时间延长,束臂试验阳性等改变。

3. 了解患儿及家长对本病各项护理知识的了解程度及需求。

【护理措施】

1. **环境护理** 环境舒适,住单人病房,病房通风,紫外线消毒,减少探视,床头、床栏等用软物包扎,提供安全的环境。

2. **安全护理** 剪短患儿指甲,避免搔抓皮肤。指导患儿不挖鼻孔,不玩锐利的玩具,限制剧烈活动,以免碰伤、撞伤、摔伤,并做好相关安全知识宣教。护理时动作应轻柔,静脉输液时,扎止血带不宜过紧,时间不宜过长,静脉注射一针见血,减少静脉穿刺次数,或者应用静脉留置针。各种穿刺后延长压迫时间,避免肌内注射及较大的有创操作。

3. **活动与休息** 急性期应减少活动,避免创伤,尤其是头部外伤,明显出血者卧床休息。禁忌玩锋利的玩具。

4. **饮食护理** 饮食护理给予高蛋白、高维生素、易消化、质软、少渣食物,有消化道出血时需禁食。禁食坚硬、多刺的食物。

5. **口腔护理** 加强口腔护理,定时漱口,保持口腔环境的清洁度减少继发感染。指导患儿用软毛牙刷刷牙,禁用牙签剔牙,婴幼儿每次喂奶前后喂白开

水。齿龈及舌体易出现血疱,小血疱一般无须处理,大血疱可用无菌空针抽吸积血后,局部以纱布卷加压至出血停止。尽量减少肌内注射或深静脉穿刺采血,注意保护血管,各种穿刺后压迫5分钟以上,并观察局部止血效果。

6. 鼻出血护理 少量鼻出血按压止血,可同时加冷敷;大量鼻出血在简易止血的同时请五官科专科医师实施填塞术,迅速做好物品的准备并协助医师操作,注意观察患儿的生命体征变化,观察止血效果及有无再次发生出血。

7. 消化道出血护理 患儿呕吐时注意使头向一侧,防止呕吐物呛入气管引起窒息或吸入性肺炎。呕吐后随时擦净口唇处血迹并漱口,及时清理床边污物,保持整洁。消化道出血量小,无严重呕吐者可给予冷流质饮食,出血量大者禁食。应严密观察记录腹胀恶心、呕吐、排便的次数以及呕吐物、大便的颜色和性状。应专人护理,每30分钟测量血压、脉搏、心率一次,同时要注意观察患儿尿量、皮肤色泽及肢端温度变化等失血性休克的早期征象,立即通知医师并配合抢救处置,做好输液、输血准备工作。

8. 颅内出血护理 严密观察颅内压增高的征象,如烦躁、嗜睡、头痛、呕吐,甚至惊厥、昏迷等,保持患儿安静,减少刺激,做好抢救器械的准备,专人护理,定时测量记录血压、脉搏、呼吸、瞳孔及神志等生命体征。避免情绪激动、哭闹、用力排便、用力咳嗽等。患儿出现颅内压增高的征象时,及时采用降颅内压措施。出现惊厥者除使用镇静剂外,防止意外伤害,昏迷者保持呼吸道通畅,并予氧气吸入。保持大便通畅,防止用力大便时腹压增高而诱发颅内出血。

9. 用药护理

(1)糖皮质激素:指导用药过程中不可随意停药,应遵医嘱按时按量服用。观察不良反应,如身体外形的变化、胃肠道反应或出血、诱发感染等。护理时要严格执行无菌操作,定时监测血压、血糖,密切注意不良反应的发生。

(2)丙种球蛋白:丙种球蛋白为血液制品,为避免污染和药物效价降低,应严格无菌操作,现配现用,且不可与其他药物混合,输注前后用生理盐水冲管。输注速度宜慢。输注时严密观察有无皮肤瘙痒、皮疹、寒战、胸闷、气促等症状。

(3)利妥昔单抗:应在2~8℃的冰箱中保存,药液现配现用,禁止剧烈摇动及加热,用药前备好氧气及吸氧管,准备肾上腺素、异丙嗪、地塞米松等抗过敏药物。在使用前静推地塞米松,严格控制输液速度。在输注过程中,持续心电监护,最初1小时每15分钟监测心率、呼吸、血压、血氧饱和度至静滴结束。

10. 预防感染 常见的感染包括细菌、病毒和真菌等。对于长期大剂量应用激素的患儿一旦出现感染征象,应尽早给予强有力的抗生素治疗。工作中加强无菌操作,给予患儿单间保护隔离。

11. 心理护理 由于出血及止血技术操作均可使患儿产生恐惧心理,表现为不合作、烦躁、哭闹等使出血加重。护士要给予鼓励和安慰,耐心倾听患儿及家长的倾诉,理解其心情,向家长详细讲解病情、治疗方法、护理及预后,介绍临床上已经治愈的病例,帮助患儿及家长树立战胜疾病的信心,积极配合治疗。

【健康教育】

1. 饮食指导 饮食宜选富于营养的高维生素、易消化食物,增强机体抵抗力。避免坚硬,辛辣刺激性强的食物。

2. 休息与活动 避免一切可能造成身体受伤害的因素,患儿避免剧烈运动,防止皮肤黏膜损伤。修剪指甲,以免抓伤皮肤;使用软毛牙刷刷牙,禁用牙签或硬毛牙刷;保持皮肤清洁,穿纯棉宽松衣服,避免皮肤黏膜受刺激而引起出血;预防便秘,便秘患儿口服液状石蜡或应用开塞露,剧烈咳嗽者应用镇咳药。养成良好的生活习惯,不要挖鼻子和掏耳朵;指导家长提供安全的环境,床头、床栏及家具的尖角用软垫包扎,忌玩锐利玩具,限制剧烈运动如篮球、足球、爬树等,以免碰伤、刺伤或摔伤出血。如血小板低于$20×10^9/L$时要绝对卧床休息,避免一切增加颅内压的活动,以免颅内出血危及生命。

3. 用药指导 避免使用引起血小板减少或者抑制其功能的药物,如阿司匹林、吲哚美辛、磺胺类等。长期服用糖皮质激素者应告知遵医嘱服药,不可自行减量或突然停药,否则易出现反跳现象。服药期间,注意个人卫生,防止感染。低盐饮食,每周测体重,防止水、钠潴留。定期复查外周血象。服激素期间不与感染患儿接触,去公共场所时戴口罩,平时注意劳逸结合,尽量避免感冒,以防加重病情或复发。

4. 疾病相关知识

(1)帮助患儿了解有关ITP的知识,使其正确认识疾病,避免情绪紧张及波动,保持乐观态度,积极配合治疗。

(2)青春期女患儿要注意经期卫生,并观察月经量。如有异常,应及时门诊复查。

(3)如病情有反复迹象,要及时去医院就诊。

(4)定期到医院复查,一旦发生出血倾向,立即到医院就诊。

(王旭梅)

第八节 血 友 病

【概述】

血友病(hemophilia)是一组遗传性凝血功能障碍引起的出血性疾病。包括血友病A(凝血因子Ⅷ缺乏)和血友病B(凝血因子Ⅸ缺乏),临床上以出血表现为主,可发生在全身任何部位,主要以关节、肌肉多见。血友病的发病率没有种族、地域的差异,据世界卫生组织和世界血友病联盟报告血友病的发病率为(10~15)/10万。其中血友病A最多见,约占80%~85%,血友病B约15%~20%。

【临床特点】

血友病是由于FⅧ/FⅨ基因突变所引起的X-连锁隐性遗传性疾病,由女性传递、男性发病。血友病A和血友病B的临床表现相同,自幼反复发生异常出血是血友病的主要表现,终身可出现自发、轻微外伤或手术后的过度出血,重型者可在出生后即发生出血。出血的频率、出血的严重程度与患儿凝血因子水平有关。临床上根据FⅧ或FⅨ的活性水平将血友病分为重型(FⅧ/Ⅸ浓度<1%)、中度型(FⅧ/Ⅸ浓度1%~5%)、轻型(FⅧ/Ⅸ浓度5%~40%)。

【治疗原则】

迄今为止,血友病仍是不可治愈的遗传性疾病,凝血因子替代治疗是血友病目前最有效的治疗和预防措施。通过及时或预防性补充凝血因子、防治出血并发症和综合关怀护理,可使患儿获得接近正常人的生存期与生活质量。血友病A患儿首选人基因重组FⅧ制剂、病毒灭活的血源性FⅧ制剂,在缺乏FⅧ制剂情况下,可选用冷沉淀或者新鲜冰冻血浆。FⅧ在体内的半衰期约为8~12小时。在无抑制物情况下,静脉输注1U/kgFⅧ可提高2%体内FⅧ水平。血友病B患儿首选人基因重组FⅨ制剂或者病毒灭活的血源性凝血酶原复合物,在无条件情况下可选用新鲜冰冻血浆。FⅨ在体内的半衰期约为18~24小时。静脉输注1U/kgFⅨ可提高1%体内FⅨ水平。

【护理评估】

1. 评估患儿是否有自幼轻微外伤时较难止血,或反复膝/肘等关节出血肿胀史,询问患儿母系家族中男性成员有无异常出血疾病史。评估患儿有无关节肿胀(图23-8-1)、畸形及关节畸形程度。评估患儿此次出血有无外伤、碰撞、有创操作、劳累等诱发因素。了解患儿出血前是否有轻微不适、发热、酸胀、刺痛等"先兆"症状。评估患儿出血的部位、范围、出血量及持续时间,有无呕血、便血、血尿,是否伴有头昏、口渴、乏力、面色苍白、心慌、脉速无力、血压下降、胸闷、出冷汗等休克症状。了解患儿目前有无疼痛、肿胀发热及活动受限等伴随症状以及性质、严重程度和持续时间。评估是否出现血友病假肿瘤,有无假肿瘤压迫症状或腐蚀破坏周围组织情况。评估患儿出血后是否经过止血处理,采用的方法、药物剂量及效果。了解患儿既往出血频次、治疗检查经过和疗效。

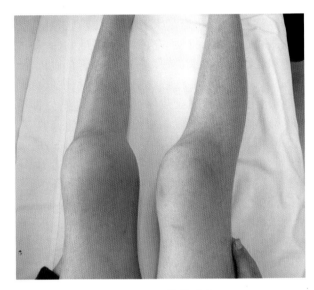

图23-8-1 关节肿胀

2. **实验室检查** 如凝血因子活性、活化部分凝血活酶时间(APTT)、硅化凝血时间(SCT)和活化凝血时间(ACT)、抑制物水平及其他辅助检查结果,如X线、关节B超、磁共振。

3. 患儿及家长对本病各项护理知识的了解程度及需求。

【护理措施】

1. **安全护理** 加强看护,将尖锐物品妥善保管,避免坠床、外伤发生。

2. **饮食护理** 饮食应以清淡易消化为主,少进或忌食辛辣刺激性食品,多饮水,多吃富含维生素C的蔬菜和水果,避免便秘。注意营养搭配,尽量避免过热食物,以免损伤牙龈或烫伤黏膜。婴幼儿食用肉、鱼、虾制品应尽量去骨、刺、壳,以防尖锐食物刺伤口腔黏膜引起出血。口腔出血时避免使用吸管、奶瓶吸吮。合并急性消化道大出血伴恶心、呕吐者应禁食和禁水,少量出血无呕吐者,可进温凉、清淡流食、半流质,少量多餐,止血后1~2天逐渐增加饮食。注意饮食及餐具卫生,防止因细菌感染而致使肠道黏膜出血或加重出血。

3. 出血的护理

(1)关节、肌肉出血:RICE法。

"R"——休息。根据出血的程度,患肢实施休息12~24小时或更长,可用夹板制动或使用辅助器械如拐杖、轮椅等帮助肢体休息。"I"——冰敷。以帮助控制肿胀、减轻疼痛、减少炎症的发生。冰敷时间一般10~15分钟,每2~4小时一次。"I"同时也代表固定。采用石膏托或夹板来固定关节以保持其静止,固定的时间一般为2~3天,固定关节不可过紧,固定后要注意观察远端肢体血运情况,有否出现肿胀、发暗及肢端发凉。"C"——加压。在受伤部位用弹性绷带十字形(或8字形)包扎压迫,以帮助收缩血管和减缓出血,包扎后注意观察远端手指、脚趾有无发冷、发麻或肤色改变。如果有上述症状出现,应松开绷带,重新包扎。"E"——抬高。将受伤的肢体用枕头、靠垫垫起,高于心脏的位置有助于降低血管内压力、减缓出血。观察不能言语表达的患儿是否哭闹不安,关节出血时可表现为保持关节屈曲位以缓解疼痛,肌肉出血时患儿常保持肌肉的舒张体位以减轻疼痛。注意观察、记录患肢的肿胀程度(测量并与健侧比较,用笔标出测量点以便再次测量时测同一点)、肢体的活动度、出血部位皮肤的颜色、温度。

(2)鼻出血:给予患儿坐位或半卧位,以降低鼻部的血流。立即用拇指、示指捏紧两侧鼻翼压迫鼻中隔前下方,持续5~10分钟。告知患儿尽量将流到口咽部的血液吐出,不要吞咽,以免刺激胃部引起恶心呕吐。用冷水袋或湿毛巾在额部、颈部、鼻部冷敷,以收缩血管利于止血。遵医嘱于前鼻腔放置1%麻黄碱或肾上腺素棉片止血。上述措施无效或出血量较大时及时请专科医师作后鼻孔填塞,鼻腔填塞后观察有无渗血及并发症,如鼻黏膜水肿、感染。每天使用鱼肝油滴鼻,防止黏膜干燥,多次少量饮水,以减轻因张口呼吸引起的咽部干燥,保持口腔清洁,每天餐后生理盐水漱口,鼻腔填塞物一般在72小时内取出。

(3)血尿:发生血尿时,观察、记录尿标本性质和颜色变化。给予治疗后按每次排尿的先后依次留标本,以根据颜色变化判断止血效果。发生肉眼血尿时,按排尿的先后依次留取尿标本,以便判断出血及止血效果。观察患儿有无肾区疼痛、尿频、尿急、尿痛及发热等伴随症状。遵医嘱建立静脉通道,给

予静脉水化尿液,鼓励患儿多饮水,保持尿道通畅。

(4)消化道出血:应观察呕吐物和粪便的性质、颜色及量。若出现反复呕血,甚至呕吐物由咖啡色转为鲜红色,黑便次数增多且粪质稀薄,应警惕有活动性出血或再次出血现象。

4. 药物护理 及时遵医嘱静脉输注含有FⅧ或FⅨ的凝血因子制剂,药物现用现配,避免剧烈震荡。选择表浅的手背、足背静脉或头皮静脉进行静脉穿刺,尽可能避免深静脉穿刺,长期输液采用留置针时注意固定牢固,以防止其不慎脱出造成失血。给药后注意观察有无不良反应,如皮疹、皮肤瘙痒、鼻塞、胸痛、憋气、发热、头痛、心悸、轻度寒战、恶心和输液部位的疼痛。注射后压迫静脉穿刺点10~15分钟。尽量避免深部肌内注射。

5. 康复护理 急性关节肌肉出血完全停止后2天,可采用冷热交替水浴法5~6个循环减轻肿胀,即38~42℃温热水5分钟,16~18℃的冷水1分钟交替浸泡,最后以冷水浴结束。交替水浴后,对出血部位相邻的关节缓慢进行主动关节伸展运动,每个运动持续5~10秒,5次运动为一组,间歇进行3~5组运动。运动结束后立即冷敷5~10分钟,预防再度出血,并减轻肌肉酸痛。

6. 心理护理 血友病是需要终生治疗的遗传疾病,患儿及家庭承受着极大的心理压力。护理工作中应给予尊重和理解,认真倾听、解释。维护患儿自尊,了解其心理动态。鼓励患儿参与自我护理,掌握家庭自我注射技能,以增强自信心及社会归属感。发生出血时应稳定患儿情绪,抢救时要迅速、忙而不乱。传授血友病相关知识,让患儿及家长了解和掌握血友病治疗、护理、康复知识及预防出血的注意事项,接受现实。定期组织联谊活动,为新老患儿提供相互交流的机会,交流成功的护理经验及教训,传播正向情绪,提高自我护理及应对能力。

【健康教育】

1. 指导家长为患儿营造舒适、安全的居住环境。

(1)在地板上铺地毯、胶垫,选择带有床栏杆的小床,或床边堆放被子等防跌倒坠床。家具选择圆角或安装家具护角套,避免选择玻璃家具,不要在茶几上放热水瓶和茶杯,避免使用桌布,以免儿童抻拉桌布时物品砸伤孩子。

(2)妥善保管药物、利器,电器插座安装保护装置。选择玩具注意边缘是否粗糙、尖锐,是否适宜本年龄使用。

(3)帮助家长根据年龄阶段选择适宜、安全的保护装置,如婴儿期的多功能安全指甲钳、婴儿安全理发器、安全别针。乘坐汽车时使用婴幼儿安全座

椅,活动时选用护膝、护肘、头盔等。不提倡给学步期儿童戴头盔,因为小儿头部所占比例较大,戴上头盔后头重脚轻易发生跌伤,可以选择一个棉质头部保护帽代替头盔。由于小儿平衡能力差,婴儿学步车速度较快,易造成损伤,不建议使用。

（4）指导家长加强看护,避免意外伤害,有意识地将安全知识融入故事中,寓教于乐让孩子认识及规避危险,培养儿童自理能力和养成良好的生活习惯。

2. 传授患儿血友病相关知识,教会患儿及家长如何判断出血的程度、范围,掌握基本的止血方法,讲解预防及恢复期的注意事项。指导患儿养成良好生活习惯,避免挖鼻子,气候干燥时可采用液状石蜡涂抹鼻腔,或用温湿毛巾捂住鼻子保持鼻腔湿润,人工湿化室内空气。保持口腔清洁卫生,不使用牙签,使用软毛牙刷刷牙,进餐后清水漱口,婴幼儿可购买指套式婴儿牙刷或用纱布、清洁软布裹在手指上每天早晚擦拭牙齿,喂奶后再喂少许温开水,以便及时清除牙面堆积的污垢和食物残渣,减少龋齿和牙周疾病的发生。血友病患儿应及时拔除松动的乳牙,防止替牙期出血。拔牙或脱牙当日忌刷牙,以防冲掉血凝块,影响伤口愈合,告知患儿不要用舌头舔吸伤口或反复吐唾、吸吮,避免由于口腔负压增加,破坏血凝块而造成出血。出血时可用力咬住纱布以止血,但是要在1小时后吐出,以免留置时间过长,增加感染和出血的机会。

3. 鼓励血友病患儿根据年龄、能力进行体育锻炼,控制体重以减轻关节负重。可选择游泳、乒乓球、散步、骑自行车、跳舞、羽毛球等,避免摔跤、拳击等冲撞、对抗性运动。做好保护措施防止运动意外,在运动开始前热身15~20分钟,控制恢复时间,使肌肉关节得到充分的休息,在运动中、后应适当饮水,保持良好的运动习惯,不空腹运动,选择适合年龄的运动器械、型号、体重、运动级别,运动需要循序渐进,不要过快提高运动级别和强度。锻炼前最好先注射凝血因子,提高机体凝血因子的浓度。

4. 告知患儿终生禁用抗凝药物及抑制血小板功能的药物,如阿司匹林、吲哚美辛、保泰松、双嘧达莫等。

5. 进行预防注射时选用小号注射针头进行皮下注射,注射后按压10~15分钟,或弹力绷带包扎24小时,也可在前一天注射凝血因子预防出血。如发现注射处有肿、痛及发热感,可局部冰敷以减轻肿痛。如注射部位发生血肿,应立即与专业医师联系。

6. 血友病患儿外出应携带血友病卡,包括诊断、因子水平、抑制物情况、药物过敏等情况。就医时将病史告知医师,并告知可联系的血友病医师电话以便沟通。

7. 指导患儿及家长进行家庭治疗,出血超过10~30分钟或反复出血,应立即注射因子,达到第一时间控制出血的目的。教育患儿对每次出血及治疗进行详细记录,以便帮助医师评估患儿对治疗的反应,制订治疗方案。同时详细的治疗记录也是获得药品追溯及医疗保险赔付的重要依据。

（吴心怡）

第九节　弥散性血管内凝血

【概述】

弥散性血管内凝血(disseminated intravascular coagulation,DIC)是一种获得性凝血障碍综合征,表现为凝血因子消耗、纤维蛋白溶解系统激活、微血栓形成和出血倾向,以上几种情况可同时或顺序发生。DIC的临床表现主要为出血、休克、多器官功能障碍(MODS)和微血管内溶血等。是儿科危重症领域治疗方面较为棘手的问题之一。

【临床特点】

发病机制:DIC不是一个独立的疾病,而是众多疾病复杂病理过程中的中间环节。其主要基础疾病包括严重感染、恶性肿瘤、手术及外伤等。主要有败血症或严重感染(各种微生物)、创伤(如严重组织损伤、颅脑外伤、脂肪栓塞)、器官损害(如急性坏死性胰腺炎)、恶性肿瘤(实体瘤、急性早幼粒细胞白血病)、血管异常(如巨大海绵状血管瘤)、严重毒性或免疫反应(毒蛇咬伤、严重输血反应、移植排斥等)。DIC的发病机制因病因或原发病不同而有所不同,但是核心机制都是致病因素损伤微血管体系,导致凝血活化、凝血酶的持续大量生成,超过身体的保护防范界限,导致全身微血管血栓形成、凝血因子大量消耗并继发纤溶亢进,引起出血及微循环衰竭。凝血酶与纤溶酶之间的平衡决定了DIC患儿的临床表现:如果以凝血酶生成为主,则表现为微血栓形成的脏器功能衰竭;而如果以纤溶酶生成为主,则以凝血因子缺乏的出血表现为主。

临床表现:DIC的临床表现因原发病不同而差异较大,但DIC病理生理过程相关的临床表现如下:

1. 出血　特点为自发性、多部位出血,常见于皮肤、黏膜、伤口及穿刺部位,严重者可发生危及生命的出血。

2. 休克或微循环衰竭　DIC 诱发休克的特点不能用原发病解释,顽固不易纠正,早期即出现肾、肺、大脑等器官功能不全。

3. 微血管症状　指微血管异常出现的临床症状,可发生在浅层的皮肤消化道黏膜的微血管,但较少出现局部组织坏死和溃疡。发生于器官的微血管性栓塞其临床表现各异,可表现为顽固性的休克、呼吸衰竭、意识障碍、颅内高压和肾衰竭等,严重者可导致多器官功能衰竭。

4. 微血管病性溶血　较少发生,贫血程度与出血量不成比例,偶见皮肤、巩膜黄染。

5. 分期　根据其病理生理变化过程可将 DIC 分为高凝血期、消耗性低凝血期和继发性纤溶期。

(1)高凝血期:为 DIC 发病的早期,凝血因子相继被激活,大量凝血酶形成时期,在其作用下纤维蛋白原肽 A 和 B 被切除,形成可溶性纤维蛋白单体,后者相互聚集,在因子Ⅷα 作用下,在微血管内沉积形成微血栓。

(2)消耗性低凝血期:是指由于体内大量血栓形成、消耗了纤维蛋白原及凝血因子,导致这些因子的浓度不断下降时期。

(3)继发性纤溶期:继发上两期后的纤溶活跃期,微血栓大量沉积在小血管,刺激血管内皮细胞通过 t-PA 的释放以及Ⅶα 与凝血酶和激肽释放酶的作用二级化纤溶系统。纤溶被激活后,大量纤溶酶除降解纤维蛋白(原)生成纤维蛋白降解产物以外,还能水解各种凝血因子使之进一步减少。在临床中,DIC 的各期常相互交叉,无明显界限。

【治疗原则】

治疗原则:原发病的治疗是终止 DIC 病理过程的最为关键和根本的治疗措施。在某些情况下,凡是病因能迅速去除或控制的 DIC 患儿,凝血功能紊乱往往能自行纠正,但多数需要相应的治疗,特别是纠正凝血功能紊乱的治疗是缓解疾病的重要措施。

1. 治疗基础疾病及去除病因　根据基础疾病分别采取控制感染,治疗肿瘤及外伤等措施。

2. 抗凝治疗　是指应用肝素等抑制凝血过程的药物,阻止凝血的治疗,起到过度活化、重建凝血-抗凝平衡,中断 DIC 的病理过程。抗凝治疗应在处理基础疾病的前提下与凝血因子补充同步进行。临床上常用的抗凝药物是肝素,主要包括普通肝素和低分子量肝素。

3. 替代治疗　替代治疗则是以控制出血风险和临床活动性出血为目的,包括输入新鲜冷冻血浆、血小板悬液等血液制品。

4. 其他治疗　其他治疗包括支持对症治疗、纤溶抑制药物等。支持对症治疗包括抗休克治疗,纠正缺氧、酸中毒及水电解质平衡紊乱。纤溶抑制药物如氨甲苯酸、氨基乙酸等,适用于继发性纤溶亢进为主的 DIC 晚期。

【护理评估】

1. 评估是否有病史　了解发病史,询问是否有导致 DIC 发生的相关因素,如严重感染,创伤、大手术,恶性肿瘤等。评估患儿有无指(趾)发绀、四肢厥冷、呼吸困难、脉细快、脉压小。尿量减少,烦躁或神志恍惚,少数患儿突然抽搐等症状。观察出血症状,是否有广泛自发性出血,皮肤黏膜瘀斑,伤口、注射部位渗血,内脏出血如呕血、便血、泌尿道出血、颅内出血等症状,应观察出血部位、出血量。观察有无微循环障碍症状,如皮肤黏膜发绀缺氧、尿少、尿闭、血压下降、呼吸循环衰竭等症状。观察有无高凝和栓塞症状,如静脉采血血液迅速凝固时应警惕高凝状态;内脏栓塞可引起相关症状,如肾栓塞引起腰痛、血尿、少尿,肺栓塞引起呼吸困难、发绀,脑栓塞引起头痛、昏迷等。观察有无黄疸溶血症状。

2. 辅助检查　如血小板计数、凝血酶原时间、血浆凝血酶原时间(PT)、活化的部分凝血活酶时间(APTT)、血浆纤维蛋白原(FIB)以及纤维蛋白原降解产物等(FDP)等,并根据检测结果调整治疗方案。

3. 心理社会方面　评估患儿和家长情绪,是否存在恐惧焦虑情况;评估家长和患儿对疾病的认知情况。

【护理措施】

1. 环境护理　病室温湿度适宜,保持空气新鲜和通畅,定期开窗通风,保持室内安静,病室定期消毒,防止交叉感染,加强安全护理,防止坠床。

2. 活动与休息　卧床休息,保持安静,避免身体挤压、碰伤,意识障碍者应采取保护性措施。如休克患儿取中凹位,呼吸困难严重者可取半坐卧位。

3. 饮食护理　给予高蛋白、高维生素、易消化饮食。如患儿有消化道出血应禁食,不能进食者给予鼻饲或遵医嘱给予静脉补充营养。

4. 基础护理　做好基础护理,预防感染,患儿由于抵抗力弱,应注意防止感染。注意保暖,避免着凉;加强皮肤护理,保持皮肤清洁,翻身按摩防止皮肤压伤。

5. 口腔护理　加强口腔护理,注意口腔清洁,可用生理盐水棉球擦洗口腔。

6. 体位　昏迷患儿头侧向一边,以防窒息,及时清除患儿鼻、口腔内异物或分泌物,保持呼吸道通畅。

7. 皮肤护理 操作要细心、准确、力争一针见血。静脉或肌注射部位要进行长时间按压。最好采用锁骨下静脉插管输液,可避免多次注射而引起局部出血和渗血,已出血的部位,用消毒纱布覆盖,压迫止血。

8. 齿龈和咽喉出血 指导患儿用软毛牙刷刷牙,避免进食质硬的食物,不用牙签剔牙。牙龈出血时及时用生理盐水清除口腔内陈旧血块,做好口腔护理。

9. 鼻腔出血 每天使用液状石蜡涂鼻,防止鼻黏膜干燥,保持室内相对湿度在50%～60%左右。嘱患儿不用手抠鼻。少量出血按压止血,如果出血量大时,则应请五官科医师用油纱条压迫止血。

10. 内脏出血 可发生于消化、泌尿、呼吸等各系统脏器,因此密切观察血压、脉搏及出血情况并给予相应处理,如发生消化道出血应禁食,呼吸困难应给氧等。

11. 脑出血 如患儿出现恶心、呕吐、剧烈头痛,进而出现意识障碍、颈项强直、肢体瘫痪时常提示已发生脑出血。应立即通知医师,患儿平卧、吸氧,保持呼吸道通畅,头部放置冰袋,迅速建立通路,准备好抢救物品和药品。

12. 微血管栓塞 注意有无微血管栓塞表现,仔细观察患儿尿量和意识情况,若明显少尿或无尿,应警惕存在肾栓塞;若患儿抽搐、昏迷,提示脑栓塞的可能,应及时通知医师,并执行急性肾衰竭和急性脑栓塞的护理常规。

13. 用药护理

(1)肝素:肝素需新鲜配制,剂量要准确。严格按医嘱用药,根据病情变化和凝血时间及时调整肝素用量和滴注速度。肝素用量过大有加重出血的危险,使用中应注意观察出血程度的变化,每天常规检查大便潜血、尿常规,观察皮肤、黏膜及痰中是否带血,并备好鱼精蛋白,必要时进行对抗治疗。肝素有可能引起发热、过敏反应、脱发等副作用,应用时应注意观察。使用肝素过程中,尽量减少肌内注射及各种穿刺,必须进行时,操作完毕应在局部按压5分钟以上,以免出血不止或形成血肿。

(2)低分子肝素:低分子肝素应皮下注射给药,皮下注射可使药物的吸收持续稳定,避免静脉注射引起的肝素水平骤然升高而导致出血的发生。低分子肝素皮下注射时易引起皮下瘀斑、血肿及硬结等,注射后按压时间要超过30分钟,并且注射部位每天更换,交替进行。

(3)输注血浆:见本章第四节骨髓生血低下性贫血。

(4)纤维蛋白原:输注前需用生理盐水溶解,溶解时不宜过分震荡,轻轻摇动即可,否则会产生大量泡沫,影响输入量。溶解后要立即输注,以免变成不溶性的纤维蛋白,注意输注速度,观察不良反应。

14. 并发症的观察与护理

(1)溶血性贫血:密切观察患儿的体温变化,有无寒战、高热、头痛、血红蛋白尿、黄疸、腰酸背痛,如有以上变化应通知医师,明确是否为溶血性黄疸,如可确诊则应做好溶血性贫血的护理。注意患儿的保暖,定期用温水擦浴,保持皮肤清洁,减轻因黄疸所致皮肤瘙痒,注意尿色及酸碱度、尿量等的变化。

(2)休克:定时测量血压、脉搏,并注意皮肤、甲床等处的微循环变化,若患儿出现面色苍白、脉搏细弱、皮肤湿冷、神志淡漠等表现,提示休克的发生,应使患儿头和腿均抬高30°,有助于静脉回流,同时给予高流量氧气吸入(6～8L/min),建立静脉通道,协助医师进行抢救。患儿出现休克时,应密切观察血压,留置尿管,观察尿量,注意保暖,建立有效的静脉通道,保持输液通畅,准确输注液体。

15. 心理护理 DIC起病急,病情重,加上多部位出血、各种诊疗性疼痛、药物不良反应等,使患儿不适感觉明显,易产生紧张、焦虑、恐惧心理,甚至不配合治疗。护理人员应根据患儿的心理特点、年龄、知识的接受能力,给予个体化的心理护理。抢救现场应保持安静,医护人员态度认真、操作轻柔、动作敏捷,使患儿有安全感。同时指导家属多关怀和支持患儿,以缓解患儿的不良情绪,提高战胜疾病的信心,解释需要反复进行实验室检查的目的,以取得合作。做好患儿家长的心理疏导,正确对待疾病,坚持治疗。

【健康教育】

1. 饮食指导 给予高蛋白、高维生素、易消化饮食。如患儿有消化道出血应禁食,不能进食者给予鼻饲或遵医嘱给予静脉补充营养。

2. 休息与活动 卧床休息,保持病室环境安静清洁。

3. 用药指导 向年长患儿和家长介绍肝素等药物的药理、适应证和禁忌证,介绍药物、输血、氧气吸入等的目的和重要性,取得积极配合。

4. 疾病相关知识 根据病因或原发性疾病作相关指导,疾病康复期应注意营养,适当活动,保持良好情绪,保证充足休息和睡眠,以促进身体康复。

(王旭梅)

第十节　噬血细胞淋巴组织细胞增生症

【概述】

噬血细胞性淋巴组织细胞增生症（hemophagocytic lymphohistiocytosis，HLH）也称噬血细胞综合征（hemophagocytic syndrome，HPS），又称噬血细胞性网状细胞增生症（hemophagocytic reticulosis），属于组织细胞增生症的第Ⅱ类，是一类免疫调节异常综合征，多与穿孔素依赖的细胞毒功能缺陷有关，儿童多见。HLH 主要特点是极度的炎症反应、肝脏损害和中枢神经系统异常。根据发病机制的不同，HLH 分为原发性和继发性两类。儿童原发性噬血细胞淋巴组织细胞增生症的年发病率约为 0.12/10 万，亚洲国家发病率较高，死亡率约为 45%。

【临床特点】

噬血细胞性淋巴组织细胞增生症是多种原因造成自然杀伤细胞（naturalkiller cell，NK）和 T 细胞功能缺陷，引起大量炎症细胞因子释放，造成机体巨噬细胞活化，机体脏器、组织损伤的临床综合征。遗传因素、感染、自身免疫系统疾病、肿瘤等原因可引起噬血细胞性淋巴组织细胞增生症。临床表现主要与细胞因子风暴和巨噬细胞对组织脏器的浸润有关。本病具有特征性临床表现，但是缺乏特异性。起病急，初期均有间断或持续发热，热型不定，可呈波动性或迁延性，少数患儿也会自行消退。肝脾大、脂类代谢和肝功异常，常表现为高热、乏力、肌肉酸痛、腹胀、食欲减退、嗜睡、出血症状，可伴有黄疸，合并中枢神经系统侵犯时前囟饱胀、颈强直、肌张力增强或降低、抽搐、意识障碍等表现。血细胞减少是 HLH 最常见的表现之一，骨髓常规检查早期骨髓嗜血现象不明显，随着疾病进展，多有明显的嗜血现象（图 23-10-1）。

【治疗原则】

噬血细胞性淋巴组织细胞增生症病情较凶险，进展迅速，死亡率高，一旦诊断应立即治疗。早期、恰当和有效的治疗可以提高预后。治疗的主要目的是，抑制 T 细胞活化、控制严重的高细胞因子血症和感染。目前常用国际组织细胞学会制定的 2004 方案（HLH-2004），同时采用抗感染和支持治疗。对于家族性噬血细胞性淋巴组织细胞增多症（familial hemophagocyticlymphohistiocytosis，FHL）、继发性 HLH 反复复发者，应在控制病情后进行造血干细胞移植。

【护理评估】

1. 评估患儿是否有发热、肝脾淋巴结肿大。了解发热患儿的热型、热度，有无寒战、高热惊厥，评估患儿有无烦躁不安、前囟膨胀、肌张力降低或增强、抽搐、活动障碍、脑神经损伤及智力障碍等中枢神经系统受累表现。有无咳嗽、气促、呼吸困难等呼吸系统的表现。是否有出血点、瘀斑、鼻出血、穿刺部位血肿或渗血、消化道等脏器出血的表现，有无全身斑丘疹、红疹、红皮病、麻疹样红斑、紫癜等皮疹表现，是否出现黄疸、腹水。

2. 了解实验室检查如血常规、血生化、骨髓细胞学检查、免疫功能、凝血功能、NK 细胞活性、细胞因

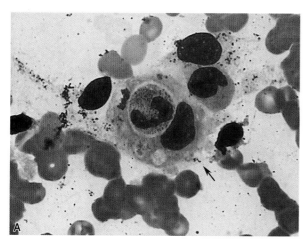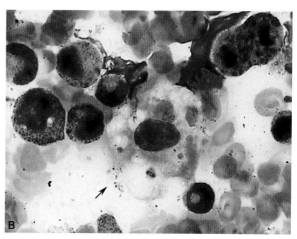

图 23-10-1　HLH 患儿骨髓涂片中的嗜血现象
A. 巨噬细胞吞噬了中性粒细胞和血小板；B. 巨噬细胞吞噬了血小板、红细胞
箭头所示为吞噬血细胞的活化巨噬细胞

子测定、基因检测、脑脊液常规生化结果及其他辅助检查结果。

3. 评估患儿及家长对本病各项护理知识的了解程度及需求。

【护理措施】

1. 环境护理 尽可能安排单独病室,每天开窗通风,空气清新。

2. 基础护理 保持床单位清洁整齐,皮肤、会阴部清洁卫生,黄疸及低蛋白水肿患儿加强皮肤护理,凝血功能异常及脾大患儿防止碰撞外伤。

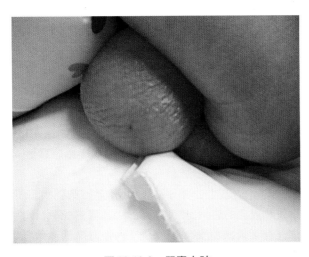

图 23-10-2 阴囊水肿

3. 饮食护理 给予清淡易消化的饮食,加强饮食及餐具的卫生管理。

4. 休息与活动 急性期患儿卧床休息,合并严重贫血时给予低流量氧气吸入,避免剧烈活动,减少氧耗及意外引起的出血,病情好转后逐渐增加活动量。

5. 皮疹护理 观察皮疹形态、部位、性质变化。勤换内衣裤,穿透气、棉质服装,保持皮肤清洁干燥,定期为患儿修剪指甲避免抓伤皮肤。注意会阴部的清洁,便后及时清洗肛周。对长期卧床者,保持床单位平整,定时更换体位,预防压疮发生。

6. 用药护理

(1)糖皮质激素:叮嘱患儿及家长严格遵照医嘱按时按量服用,注意观察副作用,如高血压、消化性溃疡、骨质疏松等。服用激素期间同时服用鱼肝油和钙剂,多晒太阳,注意安全,避免剧烈的活动,防止骨折。

(2)依托泊苷(VP-16):根据化疗方案在规定的时间内静脉滴注依托泊苷,严格控制输液速度,不宜过快,注意预防体位性低血压,患儿变换体位时动作宜慢,应用期间要观察有无液体渗漏及有无过敏反

应。为防止消化道反应,可在给药前遵医嘱使用止吐药。

(3)环孢素:应用环孢素时药量一定要准确,环孢素口服液可加入饮料如牛奶、果汁中稀释摇匀后立刻服用,药液容器内的剩余药液也要加少量饮料震荡后一并服下。详细记录患儿服药后的反应,注意观察有无牙龈增生、血压增高、毛发增多及消化道不良反应等。定期监测血象、肝肾功能,遵医嘱正确抽取环孢素血药浓度。

7. 并发症的护理

(1)发热:密切监测体温、血象变化,及时发现感染的早期表现,每天检查口腔及咽喉部,及时发现有无牙龈肿胀,咽红、吞咽疼痛感。观察穿刺部位皮肤有无破损、红肿,疼痛,外阴、肛周有无异常改变等,发现异常时,报告医师及时处理。体温超过38.5℃时,遵医嘱抽取双份血培养,遵医嘱给予药物降温。常用的降温方法为温湿敷、温水浴、冰袋降温及药物降温,避免酒精擦浴。对心功能正常的高热患儿嘱其多饮水,对发汗较多的患儿必要时与医师沟通酌情补液。给予降温措施后及时复测体温直至降至正常,降温过程中要注意观察患儿的表现,避免体温骤降引起虚脱。大汗后及时擦洗,随时更换汗湿的衣服。

(2)出血:注意观察患儿皮肤、黏膜、内脏有无出血的症状和体征观察患儿皮肤有无新鲜出血点,有无鼻出血、牙龈出血及穿刺部位出血,观察尿、粪、呕吐物的颜色有无异常,女患儿有无月经过多和非月经性阴道出血。注意有无突然剧烈头痛、呕吐伴视物模糊等颅内压升高的表现。患儿发生皮肤黏膜出血、呕血、便血、血尿时应密切观察并记录出血的部位,出血量及发生、持续时间。对于凝血异常的患儿,操作时应谨慎,实施有创操作(骨髓穿刺术、腰椎穿刺术、静脉穿刺等)后至少按压20~30分钟,并注意观察穿刺部位是否有血肿或慢性渗血,确保止血。消化道出血易引起失血性休克,应密切监测血压、心率、呼吸,一旦发生休克迅速建立双静脉通路,保证有效扩容。对于颅内出血患儿要注意观察神志、瞳孔变化,保持安静、绝对卧床、避免搬动。随时准备好各种抢救物品、药品,积极配合医师进行抢救。

(3)粒细胞缺乏:患儿发生中性粒细胞减少或缺乏时尽量安排在层流洁净病房保护隔离。医护人员在日常护理及治疗前要清洗双手,严格无菌操作。保持口腔清洁卫生,进食后用生理盐水或根据医嘱开具的药物漱口,减少口腔内食物积存引起感染。每天进行皮肤护理,保证各穿刺部位敷料清洁、干燥,穿刺点无污染。保证饮食、餐具清洁卫生。

（4）胸腔积液、腹水：卧床休息，采取半坐卧位。每天监测体重、腹围变化，如有大量胸、腹水，患儿出现明显腹胀或影响呼吸时，应配合医师适量抽取积液，观察患儿操作中有无不适，抽液减压后应观察患儿生命体征、穿刺点有无渗出及治疗后的反应。

（5）多器官功能衰竭：参见第三十六章第十节多器官功能障碍综合征。

8. 心理护理　噬血细胞综合征患儿病情重，症状持续时间长，治疗效果不确定，患儿及家长思想负担比较重。护士根据患儿及家长的接受能力进行疾病、用药知识、护理技能、预后转归等方面的宣教，满足家长及患儿的需求，促使他们积极主动地配合医疗工作。对年长儿通过安慰、解释和鼓励，对年幼儿通过亲切、和蔼的态度和关心去建立感情，取得信任。

【健康教育】

1. 饮食指导　给予高维生素及钙质丰富适合患儿口味的饮食，如禽蛋、奶类、鱼虾、瘦肉、豆浆等，多吃蔬菜和水果，忌食过辣、过热及生冷刺激性食物。对食欲不佳者少食多餐。对于处于肝脏功能异常的患儿需减少脂肪及动物蛋白的摄入，以防止肝性脑病的发生。注意饮食卫生，食具可每天应用消毒柜或热水煮沸的方式进行消毒。新鲜水果应洗净、去皮后再食用。不要食用隔夜或变质食品。化疗期间少食多餐，如患儿处于骨髓抑制期应避免食用生冷食品，减少坚硬带刺实物，以防硬物刺伤口腔黏膜，导致口腔溃疡造成继发感染。如发生消化道出血时禁食，停止出血后先进食温凉流质或软食，逐渐增加量和品种。饮食中适当增加氨基酸的比例以维持正氮平衡。

2. 休息与活动　有乏力、贫血、血小板减少时需卧床休息，病情好转后逐渐增加活动量。保持良好的生活方式，生活规律。尽量少去人多、空间闭塞的地方，避免感染。

3. 用药指导　向患儿和家长解释长期服用糖皮质激素治疗的目的、意义以及长期服用可引起骨质疏松症、库欣综合征，易诱发或加重感染等情况，注意遵医嘱用药并补充钙剂、调整心态、预防感染。要警惕年长儿藏匿丢弃药物。教育服用环孢素的患儿和家长用药一定要有连续性，不得擅自更改剂量或停止服用。出院后每天用药的时间要保持固定，应在所复查医院的静脉取血工作时间内，以便能准确监测血药浓度，让患儿家长明确了解抽取药物谷浓度的时间及方法，取血后立即服药。告知患儿及家长避免使用影响凝血、损害肝功能的药物，服用复方新诺明预防卡氏肺囊虫肺炎的意义、方法和注意事项。

4. 疾病相关知识

（1）教会家长相应的知识及技能，如激素类药物正确的减停方法，环孢素抽吸及服用方法、药品储存方法，药物不良反应的观察，口腔、肛周护理方法及家庭饮食护理等。

（2）指导家长为患儿提供一个安全、清洁的家庭环境，预防及避免感染及各种安全意外。加强个人卫生，勤洗澡更衣，经常检查口腔、肛门、皮肤等处有无感染。

（3）如患儿出现发热，体温大于38℃，皮肤出现出血点、瘀斑、红疹，精神萎靡、恶心、呕吐、黄疸等异常情况应及时就诊、复查。

（4）治疗期间每1~2周门诊复诊，复查血常规、肝肾功能、凝血功能，出院时明确告知返院加强治疗、门诊复诊的时间。停药第一年内1个月、3个月、6个月和1年各复查一次。

（5）门诊就诊、检查时戴口罩，避免感染。

（吴心怡）

第十一节　朗格汉斯细胞组织细胞增生症

【概述】

朗格汉斯细胞组织细胞增生症（Langerhans cell histiocytosis，LCH）是一种少见的以单核-吞噬细胞系统的树突细胞增生为特点的疾病。LCH 多见于儿童，男性多于女性，大约为（1.5~2）:1。发病率国内尚无确切的统计，据国外文献报道约为 3.5/100 万~7.0/100 万。由于对此病认识的逐渐增加，LCH 的诊断病例有逐年上升的趋势。

【临床特点】

目前朗格汉斯细胞组织细胞增生症的病因尚不明确，目前主要有免疫学说和肿瘤学说。起病可急可缓，其临床症状由受累器官多少和部位不同差异很大，可仅表现为单一器官病变，也可出现全身多系统损伤。约 50% 患儿可见皮疹（图 23-11-1），以躯干、头面部皮肤最易受累。80% 患儿有骨骼的侵犯，可出现在病程开始或在病程进展中，以肿块形成（图 23-11-2）、溶骨性破坏（图 23-11-3）和多灶性为主要表现。肝、脾、骨髓被称为危险器官，这三种脏器功能损伤直接影响疾病的预后。约 20% 的患儿合并器官功能衰竭。病理检查是确诊本病最可靠的依据。

23

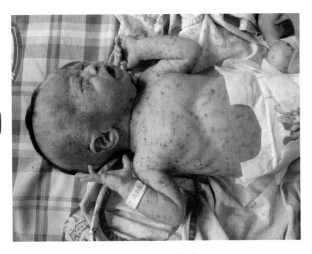

图 23-11-1　皮疹

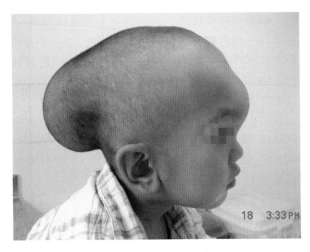

图 23-11-2　头部肿块

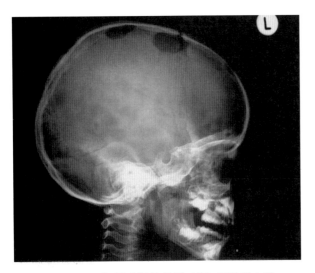

图 23-11-3　颅骨溶骨性骨质破坏，颅骨巨大缺损可呈地图样

免疫组化 CD1a 和/或 CD207 阳性是诊断本病的金标准。单纯骨破坏患儿预后良好，有脏器功能受累者可造成后遗症，发病年龄越小，受累器官越多，合并

器官功能不良者预后差，死亡率高。

【治疗原则】

朗格汉斯细胞组织细胞增生症的治疗除部分单部位骨破坏患儿采用外科刮除治疗外，其他均需接受化疗。治疗原则是根据不同的受累部位进行分组治疗，根据评估结果调整化疗方案，控制、预防感染，长期随访。目前采用国际组织细胞协会 2009 年制定的诊疗指南。泼尼松+长春碱是目前广泛使用的诱导治疗的标准方案，诱导治疗后评估病灶完全消退的患儿进入维持治疗阶段，使用药物为长春碱、泼尼松和（或）6-巯基嘌呤、甲氨蝶呤，总疗程 1 年。诱导治疗反应不好的非"危险"器官受累患儿采用二线治疗。诱导治疗反应不好的有"危险"器官受累患儿尽早采用补救治疗。

【护理评估】

1. 评估患儿骨骼侵犯的部位及程度，了解发生的时间，是否伴有疼痛、肿胀、活动受限或病理性骨折。颅骨病变患儿有无头皮表面隆起或肿物变软，触之有波动感，是否可触到颅骨边缘。眶骨受累患儿有无眼球突出或眼睑下垂。下颌骨破坏患儿有无齿槽肿胀，牙齿脱落。评估患儿发生皮肤受累的时间、部位，了解患儿起病时皮疹是否为淡红色斑丘疹、直径 2～3mm，继而是否有渗出、出血、结痂、脱屑、色素沉着及脱失，且上述表现是否有同时存在。评估皮疹触之有无棘手感。了解患儿有无慢性反复发作的外耳道溢脓。评估患儿肺部浸润的程度及症状，患儿有无咳嗽、气促，合并呼吸道感染时症状有无急剧加重，是否存在肺气肿、气胸、皮下气肿、呼吸衰竭。评估患儿肝、脾脏浸润的程度及症状，了解患儿有无肝脾大、肝功异常、黄疸、低蛋白血症、腹水和凝血功能异常表现，有无合并硬化性胆汁炎、肝硬化和肝功能衰竭。评估患儿胃肠道浸润的程度及症状。是否出现呕吐、腹泻、便血和吸收不良。评估患儿垂体浸润的程度及症状，患儿是否出现尿崩、生长障碍、脑积水、智力障碍等表现。评估患儿是否伴有发热、烦躁、易激惹、消瘦、营养不良等表现。

2. 了解实验室及辅助检查如病理学检查、血常规、血生化、骨髓细胞学或骨髓活检病理检查、骨骼 X 线片、腹部 B 超、CT 检查、肺功能检查、脑干测听等。

3. 评估患儿及家长的心理与社会支持系统，对本病各项护理知识的了解程度及需求。

【护理措施】

1. 环境护理　应与其他病种患儿分室居住，限制探视者的人数及次数，探视者进入病室戴口罩，避免交叉感染。

2. 休息与活动 骨骼受累患儿要卧床休息,脊柱受累患儿起床活动需要佩戴支具,生活护理由护士完成或协助患儿完成。加强坠床跌倒预防措施,避免打闹磕碰,防止外伤。

3. 口腔护理 密切观察患儿口腔情况,注意有无口腔黏膜颜色改变、充血、破溃等情况,详细记录口腔黏膜破损程度、范围及治疗护理后的反应。对于有颌骨破坏、齿槽脓肿等口腔疾患的患儿,注意检查有无牙齿松动,牙齿松动明显时及时拔除,防止安全意外。指导患儿保持口腔清洁卫生,晨起、睡前用软毛刷刷牙,或用方纱、棉球轻轻擦洗口腔,避免出血及损伤。进食后嘱患儿用生理盐水漱口,小婴儿喂奶后再喂少量温开水。

4. 皮疹的护理 密切观察皮疹的颜色、范围、性质、数量的变化,及时记录,发现异常变化及时通知医师。保持皮肤清洁干燥,小婴儿及时更换尿裤。给予患儿柔软、干燥的纯棉内衣,并每天更换,换下的内衣清洗后开水浸泡,阳光下暴晒消毒。对于严重的出血性皮疹或感染破溃者的内衣、被服给予高压消毒,污染后及时更换。勤为患儿修剪指甲,加强对年长儿宣教,避免用手抓挠皮肤。防止感染。

5. 骨骼受损的护理 密切观察患儿肢体活动情况,当患儿出现局部肿块,活动障碍或主诉骨痛以夜间为重时,应立即报告医师。护理操作中应动作轻柔,教育患儿加强安全意识,避免剧烈活动,防止外伤发生。对已经出现椎体侵犯的患儿应采用颈托、护具等保护固定。对应用石膏固定的患儿,在石膏尚未干时,尽量不搬动患儿,切勿牵拉、压迫石膏托,以免石膏变形、造成骨折端移位。石膏干固后脆性大,要注意保护,搬动时不要对关节处施加成角力量,改变体位时应平托。石膏固定期间,注意观察患儿肢体远端的皮肤颜色是否正常,肢端是否能进行伸屈活动,如患儿出现肢端肿胀、发凉、远端皮肤苍白或感觉麻木、疼痛时应及时采取措施。

6. 外耳道溢液护理 给予患儿患侧卧位,防止脓液逆流。密切观察外耳道溢液的性质及量并详细记录。加强局部的清洁护理,及时用无菌棉签、纱布擦拭外耳道,去除溢液。根据医嘱按时用3%的过氧化氢溶液清洗耳道,擦拭干燥后根据医嘱滴药。对患儿及家长进行宣教,不用手指掏抓耳朵,避免将棉球、纸团等塞入外耳道堵塞脓液流出。

7. 尿崩症的护理 严格记录24小时出入量,定期测量体重。对未开始治疗的患儿不限制饮水量,

提供充足的水分,治疗后的患儿根据医嘱的入量,合理安排饮水量,并注意观察患儿有无脱水、电解质紊乱表现。限水试验期间,及时准确留取血液标本、尿标本。加强会阴部的护理防止泌尿系统感染,大患儿睡前、夜间叫醒排尿,患儿起夜排尿时给予协助、保证安全,小婴儿勤换尿裤。

8. 用药护理

(1)糖皮质激素:同本章第十一节噬血细胞淋巴组织细胞增生症。

(2)长春碱、长春新碱:可引起周围神经炎,药物渗漏会引起局部疼痛、红肿及组织坏死。尽可能采用中心静脉导管给药,如使用外周静脉给药应有计划选择血管,推注时要边推药边抽回血,确保针头在血管内,防止药物外渗(图23-11-4)。注意观察药物副作用,观察患儿有无四肢感觉障碍,手足麻木感。

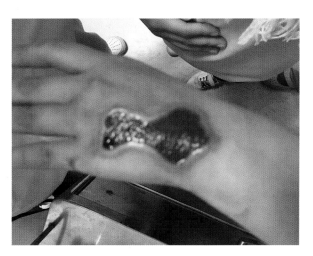

图23-11-4 长春碱外渗图

(3)阿糖胞苷:详见第二十八章第二节急性淋巴细胞白血病。

(4)克拉屈滨:应用克拉屈滨后应注意观察发热、恶心、食欲减退、皮疹、头疼等表现,监测血象变化,如患儿发生骨髓抑制,应给予保护性隔离,密切观察有无感染征象。对出现疲劳、虚弱患儿应卧床休息,加强安全护理,防止跌倒等意外伤害。

9. 并发症的护理

(1)发热:密切监测体温,物理降温效果不良时采用药物降温,但尽可能避免使用水杨酸类药物,采取降温措施后应注意观察降温效果,并及时补充水分,避免体温骤降引起虚脱。出汗后及时进行皮肤清洁、更换汗湿的衣被。

(2)气胸:密切观察患儿的生命体征、面色变

23

化。指导患儿避免剧烈咳嗽,遵医嘱给予止咳、化痰药物,按时雾化吸入,保持气道湿化,协助排痰,必要时给予吸痰。如出现呼吸急促、喘憋、口周发绀,呼吸困难,立即通知医师,给予氧气吸入,配合治疗。应用胸腔闭式引流后,密切观察植入部位有无渗血,妥善固定引流瓶,防止引流管打折受压,注意观察引流管水柱波动情况。引流瓶位置低于胸部水平,防止反流引起感染。患儿取平卧或半坐位,指导患儿有效咳嗽、深慢呼吸,促进痰液排出和患肺复张。如引流管意外脱出,应用油纱布沿皮肤纹理方向捏住切口,防止气体进入,立即通知医师重新置管。

（3）骨髓抑制、感染:详见第二十八章第二节急性淋巴细胞白血病。

（4）呼吸衰竭:见第三十六章急危重症第五节急性呼吸衰竭。

10. 心理护理 朗格汉斯细胞组织细胞增生症多数患儿年龄小,病情较重,正规治疗时间大约为1年左右,易复发,重症患儿易留有后遗症。患儿家长思想负担比较重。护士采取多种形式并根据患儿及家长的接受能力进行疾病相关护理知识的指导、宣教,满足家长及患儿的需求,促使他们积极主动地配合治疗。倾听他们的感受与想法,通过安慰、解释、关心和鼓励帮助患儿和家长克服心理障碍。

【健康教育】

1. 朗格汉斯细胞组织细胞增生症患儿年龄偏小,化疗后易发生继发感染,出院休疗期间预防感染是重点。保持居室环境清新,每天通风2~3次,每次30~60分钟。冬春季节可选用食醋熏蒸房间,或用空气消毒片等消毒剂消毒房间。保持患儿

的衣服、寝具清洁,内衣、外衣分开清洗,有条件内衣开水浸泡或阳光下暴晒,不要阴干,预防真菌感染。被褥应勤洗、勤晒,暴晒时需将织物打开或悬挂,被胎翻转。患儿用物和玩具可以用含氯消毒片(药店购买)浸泡或擦拭消毒。食具、餐具可用消毒柜或热水煮沸的方式定期消毒,生熟食物分开加工、盛放,减少在外面用餐。白细胞低时不去超市、影院、商场等拥挤、封闭的场所。外出衣物冷暖适宜,正确佩戴口罩,避免接触呼吸道感染、肠道感染及传染病患儿。

2. 安全教育 化疗后骨髓抑制出现贫血、血小板减少时应注意休息,避免磕碰,病情好转后逐渐增加活动量。有骨骼受累患儿应坚持佩戴护具。如患儿合并颌骨破坏等口腔疾患,避免咬食坚硬食物,发现牙齿松动明显及时拔除。妥善保管化疗、激素等药物防止患儿误食。

3. 指导家长掌握相应的知识及技能向年长儿及家长指导出院带药用法、用量、注意事项、药物副作用等,强调不得擅自停药。教会家长如何观察口腔、肛周黏膜情况,注意有无黏膜颜色改变、充血、出血、破溃等。告知家长每天利用洗澡、擦身时观察皮肤是否有皮疹、肿块、出血点、瘀斑等异常情况。

4. 携带PICC导管的患儿每周维护一次,携带输液港出院患儿每月维护一次,输液港的港座植入部位避免碰撞。

5. 明确告知患儿返院加强、门诊随诊时间,取得家长配合。患儿诊断后第一年每6周随访一次,第2~5年每6个月随访一次。

（吴心怡）

第十二节 造血干细胞移植

【概述】

造血干细胞移植(hematopoietic stem cell transplantation,HSCT)是指经过预处理清除原发病,通过输入移植物挽救预处理毒性,重建造血系统和免疫系统,产生移植物抗肿瘤作用而达到疾病治愈的过程。目前,HSCT治疗已经广泛用于恶性肿瘤、红细胞性疾病、先天性代谢异常以及免疫缺陷病的治疗。我国已经拥有BMT(骨髓移植病房)超过120个,每年有大约2000例患儿进行了造血干细胞移植。

【分类】

根据不同的分类方法,造血干细胞移植可以

分为:

1. 造血干细胞来源分为骨髓移植(BMT)、外周血干细胞移植(PBSCT)、胎肝造血干细胞移植(FLT)、脐血干细胞移植(CBT)、纯化的 $CD34^+$ 细胞移植。

2. 预处理方案分为清髓性造血干细胞移植、非清髓性造血干细胞移植(又名小移植)。

3. 供者来源分为自体(auto-)和异体或异基因(allo-)移植,异体移植的供者大致可分为:HLA全相合的孪生同胞(identical twin);HLA全相合的同胞(identical sibling);HLA全相合的其他有血缘关系的

供者(identical related donor);HLA 1～2 位点不相合和半相合有血缘关系供者(haploidentical related donor);HLA 全相合的无血缘关系供者(identical unrelated donor);HLA 不相合的无缘供者(mismatched unrelated donor)。

【治疗原则】

首先对患儿进行预处理,预处理是造血干细胞移植技术体系中的重要环节,一般指患儿在造血干细胞回输前接受的全身放射治疗(TBI)和(或)细胞毒药物及免疫抑制剂的联合治疗。对于自体 HSCT(auto-HSCT),其目的是尽可能地清除基础性疾病;对于异基因 HSCT(allo-HSCT),其作用还包括提供造血龛和抑制患儿免疫功能以促进移植物的植入。其次是造血干细胞的输注,根据患儿具体情况可以给予骨髓干细胞输注、外周血干细胞输注、脐带血干细胞输注;最后预防感染及并发症,促进干细胞的植入,患儿经过大剂量化疗和(或)放疗后,进入骨髓抑制期,要积极预防和监测感染以及并发症的发生,给予粒细胞刺激因子刺激骨髓造血的重建。

【护理评估】

1. 评估患儿身体情况,有无发热、腹泻、感冒等情况发生;评估患儿的营养状况,如血浆白蛋白与前蛋白、血肌酐与尿素氮、身高、体重等;评估患儿原发病缓解情况;评估患儿中心静脉导管植入情况以及血培养结果。评估供者的身体情况,以及血型、交叉配型试验结果、供者与受者人类白细胞抗原复合体(human leukocyte antigen,HLA)相合的情况。评估心、肝、肾状况;评估有无口腔、肛周等感染病灶等。

2. 了解实验室检查如血、尿、便常规,血生化及凝血功能,EB 病毒,单纯疱疹病毒,肠道病毒,水痘病毒,腮腺炎病毒,麻疹病毒,风疹病毒,细小病毒B19,弓形体,巨细胞包涵体病毒(CMV),甲、丁、戊型肝炎病毒抗体,CRP,抗链球菌溶血素"O"(ASO)及支原体抗体,咽培养,尿培养,便培养,外阴分泌物培养结果以及免疫功能测定和心脏、胸腹部功能检查结果。

3. 评估患儿及家长对造血干细胞移植相关知识的了解程度及需求。

【护理措施】

1. 移植前准备

(1)物品准备:移植前一周将移植用物清单交给患儿家长提前准备,并全部消毒备用。患儿进入层流室前剃掉头发,剪短指、趾甲;限陪住家长一名,

陪住家长不能佩戴首饰、手表等。

(2)心理护理:患儿及家长对移植环境及程序不了解,存在紧张恐惧心理。向其讲解移植的主要过程,用图片或视频介绍层流室的环境以及注意事项,介绍医护团队人员,便于建立相互信任的关系。

2. 移植期间护理

(1)全环境保护:层流洁净室(图 23-12-1)是造血干细胞移植过程中环境保护的主要装置,其基本结构为高效过滤器,可以清除 99.97% 以上直径大于 0.3μm 的尘埃,患儿处于基本无菌的生活空间。患儿首先用 0.05% 醋酸氯己定溶液温水泡浴 30 分钟后,更换无菌衣服进入层流洁净室。接触患儿时医务人员必须穿隔离衣,戴一次性口罩、圆帽和无菌手套,工作人员有流感症状时尽量避免进入病房,必要时戴双层口罩。患儿所有布类用物、衣物、毛巾保持清洁干燥,每天清洗、消毒。层流洁净室内每天用 0.05% 的含氯消毒液擦拭墙壁及地面 2 次,无菌隔离服、无菌物品每天更换,怀疑污染者,随时更换。工作人员使用拖鞋隔日应用 0.05% 含氯消毒液浸泡消毒。随时清理患儿的垃圾、排泄物。保持床单位清洁、平整、舒适,每周更换床单位 2 次。层流洁净室内所有物品需经过消毒后才能拿入室内,每天紫外线消毒室内 30 分钟,每月进行物表及空气培养一次。

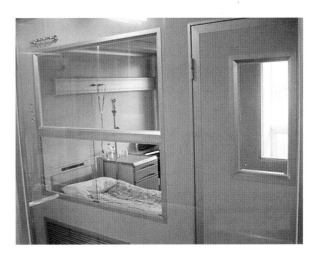

图 23-12-1 层流洁净室

(2)基础护理:患儿移植期间给予 24 小时心电监护,密切观察患儿心率、心律、呼吸以及血氧饱和度,每 4 小时测量一次体温和血压,如果体温大于 37.3℃,血压异常及时通知医师,并增加测量的次数。严格记录 24 小时出入量,每天测量患儿体重和腹围,观察患儿有无水肿、体重及腹围增加,以便于及时发现并发症。每天用氯霉素眼药水点眼两次,

用液状石蜡湿润鼻腔两次,每天用清水擦浴一次,擦浴后更换无菌衣服,每天三餐及饮食后用生理盐水进行口腔护理,每天温水坐浴一次,大便后及时清洗肛周,小便后清洗会阴部。

(3) 饮食护理:患儿移植期间要求进食无菌饮食,患儿大便形状好,无需控制饮食,腹泻时及时通知医师,遵医嘱进食。食物的选择以高蛋白、高维生素为主。患儿所用水杯和奶瓶,每天消毒一次。

(4) 中心静脉导管的护理:中心静脉导管主要包括经外周置入中心静脉导管(PICC)和输液港(Port),根据患儿年龄和血管条件首选 PICC,其次是输液港。患儿进入层流洁净病房前植入中心静脉导管,并经中心静脉导管抽取静脉血进行细菌、真菌以及厌氧菌培养确保中心静脉导管未感染。每班评估导管外露长度;观察穿刺点有无红、肿、热、痛;透明敷料覆盖部位皮肤有无皮疹、痒感。每 5～7 天更换敷料 1 次,如敷料松动或潮湿随时更换;输液接头每周更换 1～2 次,最多不超过 7 天;此外,不管什么原因取下输液接头后;输液接头有可能已经损坏时;接头内有血液残留或残留物时需要更换。输液管路 24 小时更换,每天开放管路时及输液完毕使用 10ml 生理盐水脉冲式冲管,正压封管。输注血液制品及静脉营养完毕应用 20ml 生理盐水脉冲式冲管。使用导管前,应用 75% 的酒精棉片包裹输液接头用力摩擦消毒输液接头横断面和周围各 15 秒,以避免发生导管相关血流感染。输液港需要使用专门的输液港港针(无损伤针),输液港连续使用期间港针至少每 7 天更换一次,治疗间歇期输液港至少每月冲封管一次。

(5) 化疗药物护理:造血干细胞移植过程中涉及多种药物,化疗药物给药剂量大,相应的毒副作用也更为明显,需要密切观察患儿的反应。化疗药物应通过中心静脉导管给药,给药前予以止吐剂预防或减轻恶心呕吐,给予 24 小时持续心电监护。

1) 阿糖胞苷:阿糖胞苷进入人体后迅速失活,治疗时采用连续静脉滴注法,使用输液泵合理调整输液速度,使药液在规定的时间内匀速输入,以确保血药浓度。用药期间监测患儿血象,观察胃肠道反应及肝肾功能,用药 6～12 小时可出现阿糖胞苷综合征,表现为骨痛或肌痛、咽痛、发热、全身不适、皮疹、眼睛发红等表现,一旦出现不良反应及时通知医师给予对症处理。阿糖胞苷给药期间,给予氟米龙滴眼液点眼,用时充分摇匀,每天三次以预防眼部并发

症的发生。

2) 白舒非:静脉用药时对外周血管刺激性较大,必须通过中心静脉导管给药,每 6 小时给药一次,每次持续滴注 2 小时。此药可通过血-脑屏障并诱发癫痫,因此,给药前 30 分钟给予苯妥英钠口服,预防癫痫发生。稀释液宜选用 0.9% 氯化钠注射液或 5% 葡萄糖注射液,溶剂量应为本品原液体积的 10 倍。

3) 环磷酰胺:此药物的代谢产物对膀胱黏膜有刺激性,应用时鼓励患儿多饮水,给予水化碱化以及保护剂美司钠。环磷酰胺水溶液仅能稳定 2～3 小时,需要现用现配。

4) 甲氨蝶呤:该药物主要是预防 GVHD 的发生,使用该药物时需要避光,甲氨蝶呤的主要毒性反应发生在正常和增殖迅速的组织,常见不良反应是口腔和肛周黏膜破溃、恶心、呕吐以及骨髓抑制等。应用甲氨蝶呤第二天必须给予亚叶酸钙解救,同时将亚叶酸钙 25mg 加入到 100ml 生理盐水中让患儿含漱,每天三次,以减低并发症发生的风险。

5) 卡铂:使用时将该药物加入到 5% 的葡萄糖注射液中静脉滴注,在方案要求的时间内匀速输注完毕。使用该药物时患儿恶心呕吐较为明显,止吐剂可以有效预防卡铂引起的恶心、呕吐。

6) 依托泊苷:根据化疗方案在规定的时间内静脉滴注依托泊苷严格控制输液速度,不宜过快,注意预防体位性低血压,患儿变换体位时动作宜慢,应用期间要观察有无液体渗漏及有无过敏反应。为防止消化道反应,可在给药前使用止吐药。

(6) 免疫抑制剂护理:

1) 环孢素:静脉输注时需要缓慢,速度大于 2 小时,环孢素可以溶解聚氯乙烯,产生更强的毒副作用,使用玻璃瓶配制液体,非聚氯乙烯输液器输注。口服环孢素一定要用药物所附带的吸管,以牛奶、苹果汁或橘子汁等稀释。打开保护盖后,用吸管从容器内吸出所需环孢素,然后放入盛有牛奶、苹果汁或橘子汁的玻璃杯中,药液稀释搅拌后,立即饮用,并再用牛奶或果汁等清洗玻璃杯后饮用,确保剂量准确。用过的吸管放回原处前,用清洁干毛巾擦干,不可用水或其他溶液清洗,以免造成环孢素药液混浊。应用环孢素期间,定期抽取静脉血监测血药浓度,密切观察患儿有无皮疹、监测血压改变。

2) 他克莫司:该药为强效药酶抑制剂,可抑制环孢素代谢,使其浓度升高,故停止给予环孢素后 12～24 小时才开始使用。静脉给药应连续 24 小时

持续输注,口服时应在空腹或至少进食前 1 小时或进食后 2 小时服用,该药物的不良反应主要是肾毒性,也可以引起头痛、失眠、感觉异常等神经毒性,以及腹泻、恶心、高血压、高钾血症、高尿酸血症以及高血糖。

3）兔抗人胸腺细胞球蛋白（ATG）:该药主要用于预防造血干细胞移植术后的急性和慢性移植物抗宿主病（GVHD）,在罕见的情况下,使用 ATG 可以出现严重的免疫介导的反应,包括过敏反应或严重的细胞因子释放综合征。因此,应用 ATG 前需要做过敏试验,阴性者给予 ATG 静脉滴注,给药前 30 分钟遵医嘱给予异丙嗪肌内注射,甲泼尼龙静脉滴注,ATG 静脉滴注期间,开放另外一条静脉通道,甲泼尼龙伴行。过敏试验阳性者,可给予脱敏治疗。ATG 给药期间密切观察不良反应,一般在第一天输注 ATG 时即出现高热、寒战,遵医嘱给予对症处理,若出现全身皮疹、发热、关节肿痛时,密切观察,嘱患儿勿抓挠,以免破损发生感染。若患儿出现心率加快、胸闷、憋气等不良反应,立即停止 ATG 静脉滴注,监测生命体征,备好吸氧装置,遵医嘱给予氧气吸入。

（7）抗生素护理:造血干细胞移植患儿经过大剂量放/化疗后,造成骨髓抑制,易于继发各种感染,在粒细胞缺乏期间,经常使用不同的抗生素,包括头孢菌素类、氨基苷类、抗真菌类、抗病毒类等。抗生素需现用现配,在规定的时间内输注以保持血药浓度的稳定,给药期间密切观察药物的不良反应。

（8）放疗护理:在造血干细胞移植前给予全身大剂量的照射,有利于造血干细胞移植成功,目前在全世界应用广泛。

1）放疗前:患儿及家长对放疗缺乏正确的认识,存在焦虑、紧张、恐惧心理,治疗前向患儿及家长介绍放疗的相关知识及注意事项、治疗过程中可能出现的不良反应和需要配合的事情,以消除不必要的紧张和恐惧心理。放疗前嘱患儿及家长摘除身体上佩戴的金属饰品,避免增加放射线的吸收,嘱患儿忌食辛辣、过热、过硬等刺激、粗糙的食物。放疗过程中可能出现恶心、呕吐等症状,准备止吐剂、方便袋和便器,年龄较小的患儿不能配合放疗体位,放疗前给予水合氯醛口服或灌肠镇静。

2）放疗时:照射前后 30 分钟,嘱患儿不可进食水,以免引起恶心呕吐、排尿,照射时嘱患儿配合医师,摆好体位,不可随意活动以免影响照射部位和剂量的准确性。照射时给予患儿心电监护,观察患儿心率、心律以及血氧饱和度的情况,准备氧气袋及急救药物备用。

3）放疗后:放疗后照射部位皮肤可能会出现发痒、红斑、脱屑、水疱以及放射性皮肤炎等症状,发现异常及时通知医师,嘱患儿不要搔抓局部皮肤,可用温水清洗,用柔软的毛巾轻轻拍干,避免用力搓洗,避免冷热刺激。衣着柔软、宽松、透气性好,在环境温度合适的情况下,可暴露腋下、腹股沟等处照射区域的皮肤,保持局部皮肤干燥。

（9）造血干细胞回输:造血干细胞颗粒较大,因此使用不含有过滤器的输液器,避免将有效成分滤出或者输液管堵塞。输注前测量生命体征,如患儿体温超过 38℃,不宜输注。输注时使用中心静脉导管,将输液接头取下,输液器直接连接中心静脉导管的路厄式接头,先输注 30ml 生理盐水,地塞米松入壶,然后连接干细胞,开始 15 分钟缓慢滴注,密切观察患儿有无寒战、发热、皮疹、腰痛等症状,无不适症状加快滴注速度。干细胞回输完毕,将生理盐水反复注入干细胞袋内,直至将袋内残留干细胞冲洗干净停止回输,中心静脉导管更换新的输液接头,连接其他液体继续输注。回输后给予呋塞米利尿,嘱家长留取第一次尿液标本送检。同时观察患儿尿色、尿量,及时发现有无肾功能损害或溶血的发生。骨髓干细胞回输期间,开通另外一条静脉通路,遵医嘱给予鱼精蛋白伴行。

（10）常见并发症及护理:

1）黏膜炎:黏膜炎通常发生在大剂量化疗后 48~72 小时,每班观察患儿口腔及肛周黏膜是否完好,清晨、餐前、餐后、睡前应用生理盐水棉球擦拭口腔黏膜,大便后应用温水清洗臀部,每天常规温水坐浴一次。如果口腔或肛周黏膜破损（图 23-12-2）给予金因肽、金扶宁、康复新促进黏膜修复,并进行口腔内黏膜细菌培养,根据培养的结果及临床表现遵医嘱给予 2.5% 制霉菌素或醋酸氯己定漱口。肛周黏膜破损时可以给予碘伏局部消毒后,烤灯局部照射,再予以金因肽、鞣酸软膏或磺胺嘧啶锌外用。

2）腹泻:移植期间患儿可能会出现无痛性腹泻或伴有轻度腹痛,水样便,每天数次或数十次,一旦患儿发生腹泻,密切观察患儿腹泻的次数、量、味、色,留取大便标本进行便常规及细菌培养。遵医嘱对症处理,给予蒙脱石散和乳杆菌 LB 散口服,必要时给予黏膜保护药物和肠道抗菌药。腹泻次数较多者,观察患儿是否有脱水表现,遵医嘱给予静脉补液。

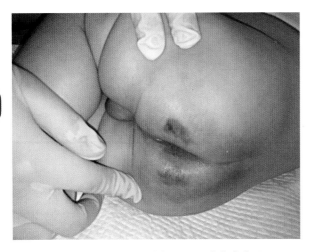

图 23-12-2　移植化疗期间肛周黏膜破溃图

3）发热：由于预处理后发生骨髓抑制和免疫重建迟缓，尽管应用输血、抗生素和全环境保护，仍有部分患儿死于感染。密切监测患儿体温变化，体温大于 37.3℃，以及通知医师给予抗生素，并给予退热贴或温水擦浴物理降温；体温大于 38.5℃ 时抽取中心及外周静脉血培养，积极查找感染源，并遵医嘱服用退热药。患儿出汗较多者及时更换汗湿的衣服，以免受凉。

4）急性 GVHD（aGVHD）：广义的 aGVHD 包括：①经典的 aGVHD 发生在移植后 100 天内和供者白细胞输注后，表现为黄斑、丘疹（图 23-12-3）、红斑皮疹、肠道症状和淤胆型肝炎；②持续性/周期性/晚期 aGVHD 发生于移植后 100 天后或供者白细胞输注后。临床表现：aGVHD 所累及的靶器官主要是皮肤、肠道和肝脏，有时可侵犯关节，临床表现主要为皮疹、黄疸及腹痛、腹泻。皮疹常于植入时开始出现，即发生在移植后 10 ~ 28 天。先为细小红斑，见于手

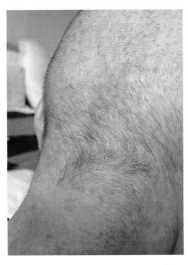

图 23-12-3　移植后 aGVHD 皮疹图

掌、足底和头部，渐波及全身。重者发展为剥脱性皮炎。消化道症状为黏膜炎，腹痛、腹泻伴吸收不良和出血。黄疸由小胆管炎性改变引起，伴血清碱性磷酸酶增高和轻度肝细胞酶升高。密切观察患儿，一旦出现急性 GVHD 的表现及时通知医师，遵医嘱给予环孢素或他克莫司或糖皮质激素静脉滴注。

5）慢性 GVHD（cGVHD）：BMT 后长期存活 6 个月以上者，有 25% ~ 45% 发生慢性 GVHD，常在移植后 2 ~ 15 个月出现。其临床表现类似于胶原血管病，如皮肤色素紊乱、红斑、硬皮病等，还可发生肢体挛缩、眼干燥综合征。消化道损害包括口腔黏膜炎、食管炎、浆膜炎，常合并细菌感染，体重下降。慢性 GVHD 的治疗以泼尼松或泼尼松加环孢素为主，遵医嘱指导患儿服用药物，并向患儿及家长讲解服药的注意事项及可能发生的不良反应。

3. 移植后随访　造血干细胞移植成功后，患儿的造血系统刚刚建立，免疫功能低下，尚未达到稳定状态，因此，出院后仍需要较长时间的随访，向家长讲解移植后随访的重要性，叮嘱家长定期带患儿门诊随访。

【健康教育】

1. 进入层流室前健康教育　造血干细胞移植需要大剂量的放化疗，严重的不良反应会导致身体的极度虚弱，进入层流病室前需要患儿及家长在生理和心理上均做好充分的准备，使各种不良反应降到最低。首先，患儿及供者要进行完善的移植前检查，去除潜在感染病灶，减少移植并发症的发生；患儿及供者进行适当的锻炼，指导患儿根据身体状况选择比较温和的活动，避免剧烈运动，指导供者补充钙质，加强营养，增强体质。指导患儿养成定时排便的习惯，避免移植期间便秘导致肛周疾病。将移植期间用物列出清单交给家长准备，向患儿及家长介绍中心静脉导管的种类和作用，进入层流洁净病室之前置入中心静脉导管。

2. 进入层流室期间健康教育　向患儿和家长介绍患儿的移植方案，出入层流洁净病房的流程，移植期间可能出现的问题以及应对方法。

（1）出入层流洁净病房流程：患儿进入百级仓后除非必需的外出检查，不再离开百级仓，必须外出检查时需穿隔离衣、戴脚套。陪护家长洗澡后穿两套消毒睡衣、戴脚套，进入百级仓前，将外层睡衣及脚套脱掉，用快速手消液洗手后，进入百级仓内，进入百级仓后需戴帽子、口罩，接触患儿时戴无菌棉布手套，棉布手套每 4 小时更换一双，为患儿洗漱时戴一次性乳胶手套，避免双手直接接触患儿，尽量减少细菌定植，家长饮食饮水及大小便需要离开百级仓，

到特定区域。百级仓内的物品均需经过消毒灭菌后才能通过传递窗递入。

（2）饮食：移植期间患儿需要进食无菌饮食，食物的选择以高蛋白、高维生素为主，肉类食品一定保证新鲜，并选用质量有保证的肉联厂，海鲜类食用活鱼、活虾，蔬菜宜选择容易清洗的大叶青菜。肉类食物尽量炖烂，做肉馅时将肉剁细，以免影响消化，鱼肉要将鱼骨剔除干净，避免刺伤黏膜。烹饪时可加少许调味剂，如葱、姜、蒜、酱油、醋，酱油在烹饪前要先在锅里烧开再用。为患儿制作食物时保证双手卫生，生熟菜板分开放置、使用、保持清洁。餐具使用后立即清洗干净，每天煮沸消毒一次，方法是将餐具放入冷水锅内，从水烧开后计时 15 分钟。装入饭菜前用开水冲洗餐具，装入饭菜后放入高压锅内消毒，上汽后计时 15 分钟或使用微波炉高火消毒 5 分钟。如患儿恶心、呕吐，食欲差可嘱患儿少量多餐，给予小百肽、安素、佳膳等肠内营养素。患儿所用水杯和奶瓶，每天清洗后放入微波炉内高火消毒 10 分钟后再次使用。

（3）常见不良反应及处理：预处理期间告知患儿家长恶心、呕吐时最常见的胃肠道反应，可以持续数周，若恶心、呕吐较重可告知医师给予药物缓解症状；此外腹泻也是常见的不良反应，一旦发生腹泻，及时告知医护人员，并在护士的指导下留取便标本进行化验检查，遵医嘱口服蒙脱石散、乳杆菌 LB 散和小檗碱等药物止泻，为避免呕吐，嘱家长每次喂一种药物，如有呕吐便于追加剂量。蒙脱石散可以吸收肠道内的水分及细菌毒素，同时对肠道菌群及抗生素也有吸附作用，同时服用时影响抗生素及微生态制剂的活性，因此服用时需与抗生素及微生态制剂间隔 2 小时以上。体温大于 37.3℃，及时通知医护人员，体温小于 38℃时给予退热贴或温水擦浴物理降温；体温大于 38.5℃时观察患儿有无寒战、抽搐等症状，遵医嘱口服药物降温，出汗后及时更换汗湿的衣服，测量体温前，擦拭腋窝的汗液以避免对体温的影响。预处理期间患儿会感觉乏力、疲惫，嘱患儿多休息。

（4）造血干细胞输注：告知患儿及家长造血干细胞回输过程较为简单，和输注成分类似，将采集的骨髓或外周血干细胞或脐带血干细胞通过中心静脉输入患儿体内，输注过程中观察患儿心率、呼吸、血压变化，监测患儿有无发热、腰痛、头痛以及尿量和尿色变化，发现异常及时通知医师。

3. 出层流室健康教育　患儿经过千辛万苦终于走出了层流室，更需要精心照顾，以减少甚至避免移植后并发症的发生。

（1）饮食：告知患儿及家长出层流室后，饮食烹饪方法可以与层流室内相同，需要逐渐增加进食，向正常饮食过渡。摄入高蛋白、高维生素营养丰富的食物，禁食辛辣食物。白细胞大于 $1.0×10^9/L$ 时，可以吃新鲜的水果，如苹果、梨、橙子、橘子，水果皮要完整，无瘢痕。从吃单一水果开始，少量开始，如果无不适可逐渐增加摄入量，第一种水果适应后，再吃第二种水果，不可吃的水果有葡萄、草莓、荔枝、李子等，这些水果不易清洗或表皮较薄，易破损，细菌易侵入。

（2）活动：告知患儿及家长根据患儿身体情况，逐渐增加活动量。血小板 $<10×10^9/L$ 需要绝对卧床休息，$<20×10^9/L$ 可在床上活动，如深呼吸，床上伸展肢体，$>20×10^9/L$ 可在床边活动，逐渐增加活动时间和活动量，活动强度以不觉乏力、心慌气短为宜。

4. 中心静脉导管的指导　PICC 导管留置期间，告知患儿及家长置管侧手臂不可剧烈活动，不可提重物，不可做举重、抬举哑铃、打羽毛球、网球等运动，不可以游泳。淋浴的时候可用小毛巾包裹 PICC 置管处，然后以保鲜膜包裹，避免局部淋湿。袖口不可过紧，穿衣服的时候，先穿置管侧，脱衣服的时候，后脱置管侧，避免导管受到拉扯。输液港在非使用期间不需要敷料固定，可以正常淋浴。密切观察 PICC 或输液港穿刺点情况，如果发现红肿热痛或者敷料覆盖下皮肤出现皮疹、痒感，敷料潮湿或卷边及时告知护士或返院处理。

5. 用药指导　移植患儿需要服用药物种类较多，向患儿和家长解释服用各种药物目的、意义以及长期服用该药物可能导致的不良反应。环孢素用药一定要保持连续性，不得擅自更改剂量或停止服用，按要求定时到医院复查血药浓度。服用该药期间可能发生厌食、恶心、呕吐等胃肠道反应，以及牙龈增生、高血压、多毛等不良反应，服药期间密切观察患儿，如发生异常及时返院复查。复方新诺明对于预防卡氏肺囊虫肺炎具有重要作用，按时按量服用，服药期间注意多饮水。

6. 门诊随访　患儿出院后一周甚至几个月需要经常进行门诊随访，一般出院后第一个月，每周门诊随访两次，病情平稳者每两周门诊随访一次，3 个月后病情平稳可以每月随访一次，移植后前 3 年需要与医师保持密切的联系。

（王春立）

参考文献

1. 江载芳,申昆玲,沈颖. 诸福棠实用儿科学. 第 8 版. 北京:人民卫生出版社,2015.

2. 崔焱. 儿科护理学. 北京:人民卫生出版社,2010.

3. 蓝翔,陈日玲,谭霖,等. 268 例儿童缺铁性贫血影响因素分析. 中国小儿血液与肿瘤杂志,2015,20(5):260-264.

4. 张洁. 0～6 岁儿童缺铁性贫血原因调查分析及护理. 齐鲁护理杂志,2013,19(23):69-70.

5. 徐康,张翠梅,黄连红,等. 6～12 月龄婴儿缺铁性贫血的危险因素分析及对神经心理发育的影响. 中国当代儿科杂志,2015,17(8):830-836.

6. 俞曙星. 分析用隔日服用铁剂法治疗小儿缺铁性贫血的效果. 中国卫生标准管理,2015,26:85-86.

7. 努尔古丽·依米尔. 探讨母亲孕期贫血及婴幼儿饮食情况等对幼儿贫血的影响. 临床研究,2015,13(25):127-128.

8. 张媛媛. 健脾补血法治疗营养性巨幼红细胞性贫血临床观察. 湖北中医杂志,2013,35(1):40-42.

9. 续鲁静. 再生障碍性贫血 ATG 用药后的护理. 临床医药文献杂志,2015,2(25):5313-5316.

10. 王辉. 再生障碍性贫血的临床护理分析. 中国继续医学教育,2015,7(13):219-220.

11. 马鸿雁. 抗胸腺球蛋白联合环孢素 A 治疗儿童再生障碍性贫血的疗效观察. 中国卫生标准管理,2015,16(9):108-110.

12. 陈宁萍. 免疫抑制剂治疗急性再障性贫血的护理研究. 实用临床医药杂志,2015,19(22):105-107.

13. 肖佩芳,胡绍燕,何海龙,等. 异基因造血干细胞抑制治疗儿童重型再生障碍性贫血疗效分析. 中国实验血液学杂志,2015,23(4):1103-1107.

14. 汪靖,张利华,金润铭. 儿童溶血性贫血 100 例临床分析. 中国医药,2014,9(2):258-260.

15. 李丽娟. 小儿蚕豆病重度溶血性贫血 35 例观察与护理. 现代实用医学,2015,27(8):1106-1107.

16. 张红兵,孙乃学,梁厚成,等. 红细胞增多症影响早产儿视网膜病变的临床观察. 中华眼底病杂志,2010,26(3):240-242.

17. 高红梅,张琳琪. 儿科分册. 长沙:湖南科学技术出版社,2014.

18. 赵凤军,胡晓铃,田瑞芳. 血液科临床护理. 北京:军事医学科学出版社,2013.

19. 沈翠珍,沈勤. 内外科护理学下册. 杭州:浙江科学技术出版社,2013.

20. 李淑迦. 临床护理常规. 2012 年版. 北京:中国医药科技出版社,2013.

21. 周金英,安莉,袁蓓. 内科实用护理. 天津:天津科学技术出版社,2010.

22. 罗开源,李新维. 儿科学. 北京:中国医药科技出版社,2014.

23. 颜霞,王国权,侯彩妍. 血液病百问百答. 北京:军事医学科学出版社,2014.

24. 孟昭泉,孟靓靓. 新编临床急救手册. 北京:中国中医药出版社,2014.

25. 刘冯,肖丁华,莫东华,等. 儿童溶血危象临床诊断探讨. 内科,2011,06(3):206-209.

26. 孙献梅. 实用新生儿危重症监护学. 济南:山东科学技术出版社,2011.

27. 刘小明,石泽亚,刘娜,常见疾病护理常规指导手册,长沙:湖南科学技术出版社,2013.

28. 沈晓明,王卫平. 儿科学. 第 7 版. 北京:人民卫生出版社,2010.

29. 吴润晖. 儿童血友病诊断与治疗. 中国实用儿科杂志,2013,9(28):665-668.

30. 冯晓勤. 儿童血友病的预防治疗. 中国小儿血液与肿瘤杂志,2010,15(2):54-57.

31. 中华医学会血液学分会血栓与止血学组,中国血友病协作组. 血友病诊断与治疗中国专家共识(2013 年版). 中华血液学杂志,2013,34:461-463.

32. 张之南,郝玉书,赵永强. 血液病学. 第 2 版. 北京:人民卫生出版社,2011:1309.

33. 陈玉华,黄晓宇. 血友病患者健康教育沟通模式效果评价. 护理研究,2011,25(3):797.

34. 杨仁池,王鸿利. 血友病. 上海:上海科学技术出版社,2007.

35. 张玉兰. 儿科护理学. 第 3 版. 北京:人民卫生出版社,2014.

36. 孙竞,林劲秋,马伯霞,等. 血友病护理关怀手册. 北京:科学普及出版社,2008.

37. 陈利芬,成守珍. 专科护理常规. 广州:广东科技出版社,2013.

38. 戴琼,刘义兰,周文萍,等. 现代护理学. 北京:中国商业出版社,2012.

39. 吴洪霞,李洪娥,刘桂英,等. 临床疾病护理常规速查手册. 济南:山东科学技术出版社,2010.

40. 陈蕾,孙爱莲,吴枫. 儿童急性白血病并发弥漫性血管内凝血的早期护理. 齐鲁医学杂志,2012,27(6):541-542.

41. 姚彤,陈芬,罗新辉. 儿童弥漫性血管内凝血的临床特点及预后分析. 新疆医学,2017,47(3):286-288.

42. 黄绍良. 小儿血液病临床手册. 第 3 版. 北京:人民卫生出版社,2010.

43. 欧丹艳,袁媛,罗建明. 儿童噬血细胞性淋巴组织细胞增生症发病机制的生物信息学研究. 医学研究生学报,2014,24(4):382-386.

44. 黄绍良,陈纯,周敦华. 实用小儿血液病学. 北京:人民卫生出版社,2014.

45. 蔡榕. 10 例噬血细胞综合征合并多脏器功能不全患儿的护理. 护理学报,2014,21(11):42-45.

46. 胡涛,刘嵘,李君惠,等. 克拉屈滨治疗儿童难治性高危朗格汉斯细胞组织细胞增生症:13 例报告并文献复习.中华血液学杂志,2014,35(11):985-989.

47. 吴升华.郎格罕细胞组织细胞增生症评估与治疗指南介绍.中华儿科杂志,2012,50(2):155-158.

48. 陆亚红,李荷君,邬春娥.15例郎格罕细胞组织细胞增生症患儿的护理.中华护理杂志,2006,41(7):630-632.

49. Khung S,ChaudharYV,NarulaMK,et al. Langerhans cell histiocytosis(LCH):guidelines for diagnosis,clinical workup,and treatment for patients till the age of 18 years. pediatr blood cancer,2013,60(2):155.

50. 黄晓军,吴德沛,刘代红,等.实用造血干细胞移植.北京:人民卫生出版社,2014.

51. 王雪梅,郑景文,杨璐璐,等.造血干细胞移植患者入住层流病房的健康教育.当代护士,2014,3:167-168.

23

第二十四章 神经系统疾病

24

第一节 神经系统疾病的护理

【概述】

神经系统由脑、脊髓组成中枢神经系统和脑神经、脊神经组成的周围神经系统构成的神经网络。神经系统是人体内的一个重要系统,协调人体内部各器官的功能以适应外界环境的变化。儿童神经系统疾病中以感染引起的各种脑膜炎、脑炎多见。在护理中要密切观察、早期发现疾病体征,同时加强神经系统功能的恢复。

【临床特点】

主要症状和体征:意识障碍、言语障碍、感觉障碍、运动障碍、智能障碍、晕厥及癫痫发作、遗忘综合征、脑疝等。许多先天性神经系统疾病常合并有皮肤异常,如脑面血管瘤,在一侧面部三叉神经分布区可见红色血管瘤;结节性硬化症可见到面部血管纤维瘤,躯干或四肢皮肤的色素脱失斑;神经纤维瘤病可见皮肤呈浅棕色,类似“咖啡牛奶斑”。许多神经系统疾病可合并五官的发育畸形,如小眼球、白内障见于先天性风疹或弓形虫感染,眼距宽可见于21-三体综合征、克汀病,耳大可见于脆性 X 染色体综合征,舌大而厚见于克汀病、黏多糖病等。

【护理评估】

1. 评估患儿出生地、居住地、性格特点、发育情况,是否接触过疫区,是否接触过化学毒物,家族史,对于年龄较大青春期的女性患儿有无月经史。评估患儿的神经系统体征,了解患儿的起病形式,症状和体征出现的时间及先后顺序,有无明显的致病因素,有无头疼、头晕、呕吐、发热、大汗等伴随症状,有无外伤、压疮、感染等并发症。

2. 评估患儿所接受的检查及结果,如血常规、血液生化、凝血五项、影像学、脑电图、肌电图等,治疗方法、疗效及不良反应等情况。

3. 心理社会状况了解患儿及家长有无因疾病而产生恐惧的心理,有无悲伤、自卑、恐惧等情绪。了解患儿家庭构成及对疾病掌握情况,评估患儿社会支持系统是否完善等。

【主要护理问题】

1. 潜在并发症 颅内压增高、心力衰竭、呼吸衰竭、肾衰竭、休克等。

2. 体温过高 与感染有关。

3. 营养失调 低于机体需要量与高热、呕吐及摄入不足、机体消耗增多有关。

4. 有受伤的危险 与惊厥、抽搐有关。

5. 感染的危险 由原发疾病或治疗因素导致机体免疫功能下降所致。

6. 躯体活动障碍 与功能障碍所致震颤、随意运动有关。

7. 知识缺乏 缺乏疾病知识。

8. 有个人尊严受损的危险 与疾病所致个人形象改变有关。

【护理措施】

1. 生命体征监测 严密观察患儿有无头痛、呕吐、视盘水肿等征兆,观察患儿生命体征及意识状况,急性颅内压增高,常有进行性意识障碍甚至昏迷,表现为神志淡漠、反应迟钝和呆滞。

2. 体温过高的护理 保持病室安静和空气新鲜,嘱患儿卧床休息,每4小时测体温1次,并观察热型及伴随症状;鼓励患儿多饮水,必要时静脉补液;出汗后及时更衣,注意保暖;体温超过38.5℃时,及时给予物理降温或药物降温,以减少大脑的氧消耗,防止高热惊厥,并记录降温效果。

3. 营养不足的护理 给予高热量、清淡、易消化的流质或半流质饮食,以满足患儿机体对能量的需求,维持水、电解质平衡;少量多餐,以减轻胃胀,防止呕吐发生;注意食物的调配,增加患儿食欲;意识障碍者给予静脉高营养或鼻饲;对呕吐频繁者可根据个体情况,采取静脉补液的方式维持液体量与能量的摄入。

4. 有受伤的危险　病室内设置安全防护措施，预防患儿跌倒，患儿发作时避免磕碰。对于有精神障碍及狂躁的患儿，要与监护人进行有效沟通，正确使用约束带，保证患儿安全。

5. 预防感染　病室阳光充足，定时通风，保持空气新鲜，医护人员接触患儿之前要认真做好手卫生，进行有创操作必须严格消毒，各种管道或伤口敷料应定时更换，以免造成医源性感染。

6. 躯体功能障碍　鼓励患儿进行力所能及的自我照顾，同时给予安全防护，设置辅助患儿活动的设施，常用物品摆放在固定的位置。

7. 知识缺乏　针对不同病因引起的疾病，对患儿或者家长进行有效宣教，利用多媒体素材可以直观、有效地进行指导。发放健康教育小册子，将常见问题总结，利于家长了解，减轻家长焦虑。

8. 常用药物护理

（1）糖皮质激素：严格按医嘱给药，发放口服激素时应确保患儿服下，杜绝患儿藏匿丢弃药品。出院后继续服药时应详细告知患儿及家长服药时间及剂量，且严格遵照医嘱逐渐减量至停药。注意观察副作用，如高血压、消化性溃疡、骨质疏松、高血糖等。服用激素期间注意补充维生素 D 和钙剂，多晒太阳，注意安全，避免剧烈的活动，防止骨折，避免到

拥挤的密闭空间，预防呼吸道感染。

（2）免疫抑制剂：避免感染。

9. 并发症的观察与护理　严密观察病情变化，随时备好抢救药品及物品，配合医师进行抢救。及时发现患儿有无其他器官、系统的异常表现。对于有病情变化及时通知医师，持续监测患儿血压、脉搏、呼吸、体温、瞳孔、肌张力、意识等生命体征并详细记录，维持有效的静脉通路，合理安排和调整药物顺序及速度，详细记录患儿出入量。

【健康教育】

告知患儿要养成良好生活习惯，保持情绪稳定，注意手部卫生，按时休息，保证充足睡眠，避免过度劳累，适当体育锻炼，增强抵抗力；饮食有规律，避免暴饮暴食，避免受凉、淋雨。告知家长监测患儿，如出现头疼、恶心、呕吐、肌痛要及时就医。偏瘫患儿要有家人陪伴，床旁安装护栏。

【护理评价】

患儿异常体征是否消失；活动耐力是否增强；体温是否下降、恢复正常；疼痛是否减轻、缓解；营养状况是否改善；是否出现心力衰竭、呼吸衰竭、肾衰竭、休克等并发症，是否能被及时发现并得到有效处理；患儿及家长是否掌握神经系统疾病的防治、护理知识及技能。

（张大华）

第二节　惊　厥

【概述】

惊厥（convulsion）是儿科常见急症，表现为突然发作的全身性或局限性肌群强直性和阵挛性抽搐，伴有意识障碍。3 岁以内婴幼儿发病较多，发作次数和持续时间不尽相同，而严重的、长时间的、反复的惊厥发作，可致明显脑损伤而留有严重的后遗症。因此，应争取在最短时间内止痉，并及早查明惊厥的病因，防止复发，以免造成缺氧性脑病和后遗症。

【临床特点】

1. 惊厥　发作前少数可有先兆：精神紧张、极度烦躁、神情惊恐；四肢肌张力突然增加；呼吸突然急促、暂停或不规律；体温骤升；瞳孔不等大等多种表现形式。典型表现为突然起病、意识丧失、头向后仰、眼球固定上翻或斜视、口吐白沫、牙关紧闭、面部或四肢肌肉呈阵挛或强直性抽搐，严重者可出现青紫、呼吸不整、颈强直、角弓反张、大小便失禁等。持续时间数秒至数分或更长。继而转入嗜睡或昏迷状态。在发作时或发作后不久检查，可见瞳孔散大、对

光反应迟钝、病理反射阳性等体征，发作停止后不久意识恢复。

低钙血症抽搐时，患儿可意识清楚。若意识尚未恢复前再次抽搐或抽搐反复发作呈持续状态者，提示病情严重，可因脑水肿、呼吸衰竭而死亡。如抽搐部位局限且恒定，常有定位意义。

新生儿惊厥常表现为无固定形式、形式多样的异常动作，如呼吸暂停、不规则，两眼凝视、阵发性苍白或发绀。婴幼儿惊厥有时仅表现口角、眼角抽动，一侧肢体抽动或双侧肢体交替抽动。新生儿惊厥表现为全身性抽动者不多，常表现为呼吸节律不整或暂停，阵发性青紫或苍白，两眼凝视、眼球震颤，眨眼动作或吸吮、咀嚼动作等。

2. 惊厥持续状态　指惊厥持续 30 分钟以上，或两次发作间歇期意识不能完全恢复者，为惊厥的危重型。由于惊厥时间过长可引起高热、缺氧性脑损害、脑水肿甚至脑疝。

3. 高热惊厥　常见于 6 个月~4 岁患儿，惊厥多

在发热早期发生,持续时间短暂,在一次发热疾病中很少连续发作多次,常在发热 12 小时内发生,发作后意识恢复快,无神经系统阳性体征,热退一周后脑电图恢复正常,属单纯性高热惊厥,预后良好。复杂性高热惊厥发病年龄不定,常在 6 个月以前或 6 岁以后发生,起初为高热惊厥,发作数次后低热甚至无热时也发生惊厥,有时反复发作多次,一次惊厥时间较长,超过 15 分钟,脑电图检查在惊厥发作 2 周后仍为异常,预后较差,转变为癫痫的可能性为 15% ~ 30%。

【治疗原则】

1. 急救措施

（1）一般处理:①保持呼吸道通畅、防止窒息。必要时做气管切开。②防止意外损伤。③防止缺氧性脑损伤。

（2）控制惊厥:根据有无静脉通路,可选择不同剂型抗惊厥药物,首选苯二氮䓬类,可给予地西泮 0.3 ~ 0.5mg/kg 直肠给药或缓慢静脉注射,最大剂量 10mg(婴幼儿 2mg);也可给予咪达唑仑肌肉注射、鼻腔黏膜或静脉注射。但应注意药物对呼吸、心跳的抑制作用。目前临床常选用水合氯醛口服或直肠给药。

2. 一般处理 使患儿平躺头偏向一侧,解开衣领,清除口、鼻、咽喉分泌物和呕吐物,以防吸入窒息,保持呼吸道通畅。严重者给氧,高热者物理降温或给解热药物。

3. 控制感染 感染性惊厥应选用抗生素。

4. 病因治疗 针对不同病因,采取相应治疗措施。

5. 惊厥持续状态的处理

（1）立即止惊:同一般惊厥处理。

（2）控制高热:可用物理降温(头部冰帽或冷敷)和药物降温或人工冬眠配合降温。

（3）加强护理:密切观察患儿肤色、瞳孔大小、体温、呼吸、心率、血压和尿量等。

（4）降低颅内压:抽搐持续 2 个小时以上,易有脑水肿,应采用脱水疗法以降低颅内压。

（5）维持水、电解质平衡:无严重体液丧失者按基础代谢补充液体,保持轻度脱水和低钠状态,以利控制脑水肿。

（6）神经营养药物治疗:目前存在争议,可应用维生素 B_1、B_6、B_{12} 等神经营养药物。

【护理评估】

1. 症状评估 评估患儿是否有发热、肝脾淋巴结肿大。评估患儿有无烦躁不安、前囟膨胀、肌张力降低或增强、抽搐、活动障碍、脑神经损伤及智力障碍等中枢神经系统受累表现。有无咳嗽、气促、呼吸困难等呼吸系统的表现。评估患儿家族史、惊厥史、用药史等。

2. 了解实验室检查 如血常规、血生化、脑电图结果等。

3. 心理社会评估 评估患儿及家长对本病各项护理知识的了解程度及需求。

【护理措施】

1. 一般护理

（1）严密观察患儿的生命体征变化:定时测量体温、心率、呼吸、血压,如有高热,及时处理。防止脑水肿、脑疝的形成,遵医嘱给脱水治疗。

（2）观察患儿是否精神不振、怕冷、寒战、肢端发凉、呼吸加快等。

（3）观察患儿惊厥发作特点、类型以及持续时间,以及恢复后的情况,指导家属进行记录。

（4）观察患儿发作时是否出现意识障碍、是否出现缺氧、窒息等症状,及时通知医师给予处理。

2. 生活护理

（1）创造安静、舒适病室环境,温湿度适宜,光线充足,减少刺激。

（2）保持皮肤清洁,勤换汗湿衣服,保持床单整洁,卧床者应勤翻身,经常按摩,使受压部位增加血液循环,防止压疮,防止坠积性肺炎的发生。

（3）加强基础护理,建立合理作息时间,保证患儿良好睡眠。

（4）对于惊厥发作且不能自我保护的患儿,要加强防护,确保安全。

（5）避免促成患儿惊厥发作的原因,如过度疲劳、情绪激动、睡眠不足、进食过量、高声、强光、感冒等。

3. 高热护理

（1）定时测量体温、脉搏、呼吸、意识等生命体征的改变,如出现高热,及时处理。

（2）立即采取降温措施,使体温控制在 38℃ 以内。

（3）物理降温:常用温水擦浴、局部冷敷。物理降温期间注意观察患儿的病情变化,如果患儿有寒战、面色苍白等异常情况,应及时通知医师。

（4）药物降温:38.5℃ 以上应用药物降温,高热惊厥患儿可遵医嘱适当及早应用。常用布洛芬或对乙酰氨基酚。降温速度不宜过快,以防虚脱,降温后仍需按时测量体温,并准确记录,大量出汗后,应及时更换衣服和床单。

4. 惊厥护理

（1）惊厥发作时,平躺,头偏向一侧,解开衣领,及时清理呼吸道分泌物,保护呼吸道通畅。

（2）压舌板或舌垫于两白齿间,若患儿惊厥发作时牙关紧闭,不可强行塞入其上下牙之间,以防外伤。

（3）遵医嘱予患儿吸氧,以减轻脑缺氧。

（4）立即建立静脉通道,备好急救物品与急救药品,必要时遵医嘱予镇静剂、脱水剂治疗。

（5）惊厥时严禁按压患儿肢体,防止肌肉、韧带损伤,甚至骨折,可给予患儿手握软物或适当进行约束。

（6）严密观察病情变化,防止脑水肿、脑疝的形成。

（7）注意观察体温、脉搏、呼吸、意识等生命体征的改变,惊厥持续时间及恢复后的情况,惊厥发作的类型、次数,观察后并详细做好记录。

5. 心理护理

（1）对新入院的患儿及家属热情接待,详细介绍入院须知,让患儿尽快熟悉环境,以积极的心态适应角色的转换。

（2）儿童惊厥发病急骤,表现危急。特别是第1次惊厥发作,容易引起家长精神紧张、烦躁、恐惧。给予关心、鼓励和安慰等心理支持,加强沟通,做好家属工作,共同配合,以缓解患儿及家属焦虑情绪,树立信心。

（3）用通俗易懂的语言向患儿家长讲解患儿惊厥的病因、临床表现、治疗方案等,随时评估患儿及其家长有无焦虑、恐惧、抑郁等心理问题。

6. 用药指导 惊厥发作时遵医嘱给予镇静剂,地西泮、咪达唑仑等静脉推注。注意速度要慢,同时需观察患儿呼吸情况,防止出现呼吸抑制。用药后卧床休息,防止摔伤。

【健康教育】

1. 饮食指导

（1）饮食均衡,定时定量:注意合理配餐,保证营养供应。

（2）给清淡、易消化、高热量、高蛋白饮食。如蛋、牛奶、鱼汤、麦片、藕粉等。鼓励多饮水或选择喜欢的果汁、饮料。

（3）饮水、饮食都要少量多次,不可暴饮暴食。

（4）昏迷患儿不能进食,可给予留置胃管,鼻饲流质食物,补充营养,鼻饲时头偏向一边,以免呕吐物吸入。

（5）伴有呕吐的患儿,指导家长,耐心喂养患儿,进食易消化流质食物。

2. 用药指导

（1）观察患儿用药期间的生命体征、瞳孔大小、对光反射及神志改变。

（2）药物降温宜缓慢,防止急骤退热,大量出汗,面色苍白,四肢发冷,应予患儿立即保暖,防止体温继续下降,引起虚脱。

（3）告知患儿家长按时服药,不自行减量、停药。

（4）观察患儿药物副作用。

3. 生活指导

（1）保持生活环境安静舒适,避免声光刺激,注意劳逸结合,保证充足的睡眠。

（2）保持皮肤清洁,勤换汗湿衣服,保持床单整洁,卧床者应勤翻身,经常按摩,使受压部位增加血液循环,防止压疮,防止坠积性肺炎的发生。

（3）对于惊厥发作且不能自我保护的患儿,要加强防护,确保安全。

（4）避免促成患儿惊厥发作的原因,如过度疲劳、情绪激动、睡眠不足、进食过量、高声、强光、感冒等。

4. 出院指导

（1）做好家长的心理护理,医护人员根据家长不同的心理特点,应用恰当的言语,有的放矢地解除患儿家长的心理障碍。

（2）介绍患儿病情及有关知识,讲明惊厥的各种诱发因素,及长时间持续发作可能发生窒息死亡或缺氧性脑损伤而使智力低下,多次惊厥易发生癫痫的危害性,提供详尽的处理对策。

（3）指导家长平日要供给患儿足够的营养和水分,合理搭配膳食,生活要有规律,较大患儿要进行适当的体育锻炼,以提高机体抗病能力。

（4）居室要清洁通风,注意随季节的变化及时添减衣服,在疾病流行期注意预防隔离。

（5）指导家长注意儿童体温变化,学会观察患儿发热时的表现,告知家长家中要备好体温计,指导家长熟练使用体温计,及时掌握患儿的体温变化。如发现患儿面色潮红、呼吸加快、额头发热要立即测量体温,特别是有惊厥史的患儿更应注意观察。

（6）指导家长家中应备用一些常用退热药,正确掌握药物的剂量和用法。服用退热药后家长应给患儿多饮水,以利散热,30分钟后须测量体温,观察用药效果。

（7）指导家长正确掌握物理降温的方法可采用局部冷敷、温水拭浴等。向家属宣传物理降温的优点并指导其掌握方法。

（8）惊厥的紧急处理，患儿在院外一旦发生惊厥应立即解开衣领，头侧向一边保持呼吸道通畅，多数惊厥可自行缓解，如超过 5 分钟不能缓解，及早就诊。

（张大华）

第三节　癫　痫

【概述】

癫痫（epilepsy）是神经系统常见疾病之一，是由于大脑神经元异常过度或同步化的放电所引起的发作性的、突然的、一过性的体征及（或）症状。癫痫发作（seizure）是指大脑神经元过度异常放电引起的突然的、短暂的症状或体征，临床表现为意识、运动、感觉、精神或自主神经功能障碍。患儿癫痫的患病率为 3‰ ~ 6‰。

【临床特点】

癫痫发作的表现形式取决于其病灶起源的位置和定位于大脑的某一部位。

2017 年国际抗癫痫联盟（ILAE）发布了新的癫痫分类系统，在 1981 年的分类为部分性、全面性、隐源性发作的基础上进行了部分修改，从病因、临床表现、脑电图等多方面考虑。第一次癫痫发作应考虑病因：遗传性、结构性、感染性、免疫性、代谢性、未知病因，关注病因以进行针对性治疗。癫痫诊断明确后，根据临床症状及脑电图，确定癫痫类型。

1. 局灶性起源　神经元过度放电始于一侧大脑半球内，临床发作和脑电图均于局部开始。局灶性起源的癫痫，也可按意识情况分意识清楚、意识障碍，强调意识发作时知道周围的情况，而非发作后能否回忆起自己有无发生过癫痫，但局灶性起源不强调意识，根据临床表现和脑电图结果分：运动性、自动症、失张力发作、阵挛发作、癫痫样痉挛发作、过度运动发作、肌阵挛发作、强直发作、非运动性、自主神经性发作、行为终止、认知性发作、情绪性发作、感觉性发作、局灶性进展为双侧强直-阵挛性。

（1）单纯局灶性发作：发作中无意识和知觉损害。

1）运动性发作：多表现为一侧某部位的抽搐，如肢体、手、足、口角、眼睑等处。

2）感觉性发作：表现为发作性躯体感觉异常及特殊感觉异常，如针刺感、幻视、发作味觉异常等。

3）自主神经症状性发作：自主神经症状，如心悸、腹部不适、呕吐、面色苍白或潮红、大汗、竖毛、瞳孔散大或大小便失禁等。

4）精神症状性发作：可表现为幻觉、记忆障碍、语言障碍、认知障碍、情感障碍或感到恐惧、暴怒等。

（2）复杂局灶性发作：这类发作都有不同程度的意识障碍，往往有精神症状，常伴反复刻板的自动症（automatism），如吞咽、咀嚼、舔唇、拍手、自言自语等。多见于颞叶和部分额叶的癫痫发作。

（3）局灶性发作继发全身性发作：由单纯局灶性或复杂局灶性发作泛化为全身性发作，也可由单纯局灶性发作发展为复杂局灶性发作，然后继发全身性发作。

2. 全面性起源　神经元过度放电起源于两侧大脑半球，临床发作和脑电图均呈双侧异常，全面性起源的癫痫，大多数都伴有意识障碍。

包括运动性、强直-阵挛发作、阵挛发作、强直发作、肌阵挛发作、肌阵挛-强直-阵挛发作、肌阵挛-失张力发作、癫痫样痉挛发作、非运动性（失神）典型发作、不典型发作、肌阵挛发作、眼睑肌阵挛发作。

（1）失神发作：发作时突然停止正在进行的活动两眼凝视，持续数秒钟恢复，发作后可继续原来的活动，对发作不能回忆。

（2）强直-阵挛发作：临床最常见。主要表现是意识障碍和全身抽搐。

1）强直期：发作时意识突然丧失，全身肌肉强直收缩，尖叫伴突然跌倒、呼吸暂停与发绀、双眼上翻、瞳孔散大。

2）阵挛期：强直症状持续数秒至数十秒后出现较长时间反复的阵挛，即全身反复、节律性抽搐，口吐白沫，持续约 30 秒或更长时间逐渐停止。

3）昏睡期：发作后昏睡，醒后出现疼痛、嗜睡、乏力等现象。

（3）强直性发作：表现为持续而强烈的肌肉收缩，使身体固定于某种特殊体位，如头眼偏斜、双臂外旋、呼吸暂停、角弓反张等。

（4）阵挛性发作：发作时躯干、肢体或面部节律性抽动无强直，伴意识丧失。

（5）肌阵挛发作：表现为全身或局部肌肉突然短暂收缩，如突然点头、身体前倾等，严重者可致跌倒。

（6）失张力发作：发作时肌肉张力突然短暂性丧失引起姿势改变，同时伴有意识障碍，表现为头下垂、双肩下垂、屈髋屈膝或跌倒。

3. 未知起源的发作　由于资料不足,无法归为全身性发作和部分性类的发作,其中包括,运动性、强直-阵挛发作、癫痫样痉挛发作、非运动性、行为终止等,无法分类。

4. 癫痫持续状态　癫痫发作30分钟以上,或反复发作30分钟以上,发作期间意识不恢复者,称为癫痫持续状态。临床多见强直-阵挛持续状态。

【治疗原则】

1. 病因治疗　若有明确病因,应积极治疗,如脑瘤、某些可治疗的代谢病。

2. 抗癫痫药物治疗　合理使用抗癫痫药物治疗是当前治疗癫痫的最主要手段。先选择单种药物,从小剂量开始直至完全控制发作。如药物控制不理想,可多种药物联合治疗。根据患儿发作类型选取药物,常用抗癫痫药物:丙戊酸钠、托吡酯、卡马西平、氯硝西泮、左乙拉西坦等。

3. 手术治疗　适用于有明确局部致病灶的症状部分性癫痫,常用手术方法如颞叶病灶切除术、病变半球切除术等。

4. 生酮饮食　生酮饮食(ketogenic diet,KD)是目前治疗儿童难治性癫痫的重要方法之一。KD是一种模拟禁食状态下代谢过程的高脂肪、低碳水化合物饮食方案。生酮治疗中,约90%的机体能量供应来自于脂肪,约10%的能量供应来自于蛋白质和碳水化合物;同时添加无糖的多种维生素、钙离子、叶酸等机体生长发育和生理活动的必需物质。

5. 癫痫持续状态的治疗　患儿持续发作5分钟以上,遵医嘱给予地西泮静脉注射0.3~0.5mg/kg,最大剂量不超过10mg;在不能或者难以立刻建立静脉通道时,给予咪达唑仑肌内注射:0.2~0.3mg/kg,最大量10mg/次;或10%水合氯醛0.5ml/kg(50mg/kg),稀释至3%灌肠。

【护理评估】

1. 评估患儿意识及精神状态、生命体征、身高、体重、头围、智力运动发育水平、饮食、睡眠、大小便、自理能力的情况。评估患儿既往史,如围产期情况、母亲妊娠史、感染、中毒、外伤史,评估手术史、过敏史(尤其是抗癫痫药)和家族史。评估患儿癫痫发作情况,包括起病年龄、有无诱因、发作频率、持续时间、发作时有无缺氧征、发作后表现。询问患儿用药史,包括剂型、剂量、血药浓度等。

2. 询问相关检查及结果　脑电图、头颅影像学、血尿代谢筛查及癫痫基因结果。

3. 患儿及家长心理-社会状况　评估家长对疾病认识、经济状况、配合程度、心理状态等。

【护理措施】

1. 一般护理

(1)休息与活动:保持病房良好秩序,给患儿创造安静、舒适的环境,避免不良刺激;对患儿各项治疗和护理工作要集中进行;保证患儿充足的睡眠和休息,避免过度的兴奋和疲劳。

(2)饮食:合理安排饮食,营养全面均衡,定时定量,不要暴饮暴食,忌辛辣等刺激性食物,忌咖啡、浓茶等兴奋性饮料。难治性癫痫患儿可给予生酮饮食治疗,应用生酮饮食需咨询专业营养师,不可自行食用。

(3)预防感染:病室定时开窗通风;严格限制探视人数;与感染患儿分室居住,防止交叉感染。

(4)根据评估患儿的癫痫发作情况,提前备好吸氧及吸痰装置,必要时建立静脉通路。

2. 病情观察

(1)观察生命体征:对于有高热惊厥史和热敏感的患儿应注意观察体温的变化,以防发热诱发癫痫发作;观察患儿有无缺氧征,注意患儿有无呼吸急促、面色青紫、口唇及甲床发绀等症状,必要时予低流量吸氧;注意观察瞳孔大小、对光反射及神志改变。

(2)观察患儿癫痫发作状态:发作时伴随症状、持续时间。

(3)观察患儿经抗癫痫治疗后,癫痫发作、智力和运动发育等情况的转归。

3. 用药护理

(1)抗癫痫药物:发放口服抗癫痫药应剂量准确,按时发放,并协助家长给患儿服药;用药期间定时监测血药浓度,避免药物剂量不足导致发作控制不理想或过量引起中毒;服药期间定时监测血常规、肝肾功能;督促患儿按时服药,不可自行减量、停药;观察患儿用药期间的不良反应,如有异常,立即通知医师。

(2)镇静剂:静脉推注镇静剂时,应剂量准确,缓慢推注,并观察患儿的呼吸情况。

(3)观察药物不良反应:

1)丙戊酸钠:肝功能受损,极少数可出现致死性的肝功能衰竭,这种主要出现在治疗的前6个月,其中第2~12周的风险最大,高氨血症、共济失调和震颤,少数可出现嗜睡、意识模糊直至木僵,有时也伴有幻觉或惊厥、食欲增加及显著的进行性的体重增加等。

2)卡马西平:过敏最常见,皮疹、嗜睡、共济失调、复视、肝功能异常、白细胞减少。

3)托吡酯:疲乏、头晕、嗜睡、注意力缺陷、共济失调、体重减轻、厌食、出汗减少。

4）拉莫三嗪：嗜睡、头晕、皮疹、头痛、共济失调、肝功能异常。

5）氯硝西泮和硝西泮：嗜睡、精神行为改变、呼吸道分泌物增多、偶见皮疹，白细胞减少。

4. 专科护理 癫痫发作时的急救。

（1）保证患儿安全：当发现患儿发作有摔倒危险时，应迅速扶住患儿，顺势使其缓慢倒下，置患儿于床上，拉起床栏防止坠床。不可强行按压肢体以免引起骨折。同时呼叫旁人通知医师。

（2）保持呼吸道通畅：使患儿平卧，解开衣领，头偏向一侧，清理口腔分泌物，必要时吸痰，防止误吸及窒息；在上下牙之间放置牙垫或厚纱布包裹的压舌板，防止舌咬伤；牙关紧闭时，不应强行撬开；观察患儿有无发绀，给予低流量吸氧。

（3）观察患儿神志、瞳孔、呼吸、脉搏及面色变化，记录患儿发作的时间、形式、持续时间。

（4）如癫痫发作不缓解，应立即建立静脉通路，准备遵医嘱给药。遵医嘱静脉注射地西泮时，应剂量准确，缓慢推注，同时注意患儿的呼吸变化；用脱水药物时，应快速静脉滴入，防止脑水肿引起脑疝。

（5）癫痫发作后患儿可有头痛、身体酸痛和疲乏等不适感，应让其充分休息。

5. 心理护理 在护理过程中，应该给予患儿及家长充分的关心、理解、尊重。鼓励癫痫患儿积极参加社会活动，增强自我意识及独立能力，扩大兴趣范围，建立乐观情绪，改善人际关系，促进患儿的身心健康。父母是儿童个性形成的最重要的社会因素，父母的心理行为可影响儿童的个性发展。家长的焦虑情绪和过分保护患儿是引起和加重患儿心理障碍的重要原因。因此，要重视家长的心理帮助及支持，让家长认识到癫痫是一种可以治疗的疾病，通过系统正规的治疗，80%～90%的患儿可完全控制发作，且能与正常人一样生活、学习和工作。因此，改变对癫痫的不正确态度，消除无知和误解，减轻家长及患儿的心理负担有着重要意义。

【健康教育】

1. 向家长进行疾病知识的普及，介绍患儿目前的病情及治疗。

2. 指导家长合理安排患儿生活，培养良好的生活习惯，保证充足的睡眠和休息。精神要愉快，情绪要稳定，避免过度的兴奋和疲劳。适度参加体育活动，对学龄儿童应与学校老师取得联系，得到老师与同学的配合，避免刺激、强度大的运动，如上体育课、军训等。外出旅游时应随身携带足量的抗癫痫药，并坚持服药。在癫痫未控制前，尽量避免去危险的场所，不要独自游泳、骑车、登高等。

3. 预防感染 不到人口密集的地方去，锻炼身体，增强免疫力。癫痫患儿出现高热应及时就诊，进行相应的治疗。

4. 饮食均衡，定时定量 注意合理配餐，保证营养供应。抗癫痫药能引起维生素 K、叶酸、维生素 D、钙和镁等物质的缺乏，平时应多补充含有这些物质的食物。要避免暴饮暴食，忌辛辣刺激性食物，尽量不饮含兴奋剂的饮料，如茶、咖啡等。对于应用生酮饮食的患儿，严格按照营养师计算配餐用法用量，严格控制碳水化合物的入量，并准确记录出入量。

5. 坚持服药，按时服药，是癫痫病治愈和好转的关键。要做好家长及患儿的思想工作，使其对服药有正确的认识，自觉地坚持服用药物。同时，在服药期间，要定期监测血常规、肝肾功能、药物血浓度等，防止药物副作用的发生。同时还将药品的保管、切分方法、批号及厂家等情况向家长作具体介绍。

6. 讲解癫痫发作时的处理方法

（1）不必制止患儿的发作或按压四肢。

（2）发作时，要有专人守护，防止咬舌致伤；解开上衣，将头部转向一侧，以防止呕吐物或分泌物吸入气管引起窒息，必要时要及时将分泌物吸出。对于戴眼镜的患儿，要立即将眼镜摘下。

（3）惊厥后要努力使患儿放松、镇静，必要时给予镇静剂。

7. 出院指导

（1）注意安全：患儿在服药期间不能单独外出，以防止交通事故发生。注意患儿安全，禁止单独游泳及攀高，防止坠床或摔伤。发作时禁止强行服药或进水、进食，避免用强力阻止患儿抽动，以免发生骨折和其他意外。

（2）不可擅自停药：癫痫患儿需长时期服用抗癫痫药物治疗。许多家长担心长期用药对患儿身体有损害，一见病情缓解，就自行停药，结果导致病情反复、加重。其实绝大多数治疗癫痫的药物并不会影响患儿的发育。如不继续治疗，不仅会发作更频繁，还会严重损害高级神经功能，出现智力、运动障碍或情感异常等。

（3）定期复查：癫痫患儿用药期间，需定期到医院复查，注意药物的毒副作用，定期检查血常规、肝功能、肾功能。

（4）合理安排生活：合理安排癫痫患儿的生活、学习，保证充分的休息，饮食不过量，饮水勿过多，避免睡眠不足及情绪波动。饮食上要定时定量，不要暴饮暴食；忌辛辣、咖啡及海鲜。

（5）避免发作诱因：如高热、过度疲劳、情绪激动、睡眠不足、进食过量、高声、强光、感冒等，要留心观察，摸索规律，避免患儿癫痫发作的诱因。

（张大华）

第四节　急性小脑性共济失调

【概述】

急性小脑性共济失调（acute cerebellar ataxia）是一组以小脑性共济失调为主要表现的患儿时期所特有的综合征。正常的随意运动需要若干组肌肉的协同收缩，肌肉间这种巧妙的配合动作称为协同运动或共济运动。共济运动需要功能完整的深感觉前庭、小脑和垂体外系的参与。上述任何部位的损害所致的运动协调障碍称为共济失调。不同部位的损害引起的共济失调特点各异，如感觉性、前庭性、小脑性和大脑性共济失调等。根据病因的不同又可分为急性小脑性共济失调、先天性代谢异常性共济失调及遗传性共济失调症等。

【临床特点】

1. 病因及前驱表现　急性小脑性共济失调是一种多病因导致的综合征。大部分病例在共济失调发生前 1～3 周有前驱感染史，如发热、呼吸道或消化道症状。常见的引起急性小脑性共济失调的病毒包括水痘、带状疱疹病毒、肠道病毒、风疹 DNA 病毒、腮腺炎病毒等，支原体及细菌性感染也可引起本病。约 50% 左右病例有发疹性病毒感染史。有少数病例先有共济失调，10～20 天后出现发疹性疾病。病毒感染后的自身免疫反应所引起的小脑损害是最常见的病因。其他病因还有小脑肿瘤、药物或重金属中毒（如苯妥英钠、铅）、先天性代谢异常等。主要表现为共济失调，常伴有四肢震颤、眼震、肌张力减低、腱反射减弱等。

2. 临床特点　本病起病急，多以躯干和四肢共济失调开始，很快发展到症状的高峰，表现为站立不稳，步态蹒跚，易于跌倒。严重者不能站立，完全不能行走，甚至不能独坐、不能竖头。

3. 体检特点　肢体共济失调还可表现为指鼻试验和跟膝胫试验不稳、轮替试验不能、辨距不良及意向性震颤等。常伴构音障碍。肌张力及腱反射的减低常不典型、肌力正常。感觉检查正常，脑神经多不受累。少数患儿有一过性垂体束征。半数患儿有明显的水平眼震，部分患儿有眼球辨距不良及斜视眼阵挛。

【治疗原则】

病因明确者应进行针对性治疗。一般予对症治疗。急性期应卧床，加强护理及支持治疗。

【护理评估】

1. 评估患儿意识及精神状态、生命体征、身高、体重、头围、智力运动发育水平、饮食、睡眠、大小便、自理能力的情况。评估患儿既往史有无既往感染史、其他疾病等。评估患儿肌力、步态、视力，有无构音障碍、呼吸功能等。

2. 询问相关检查及结果如血、便、尿常规等。

3. 患儿及家长心理-社会状况评估家长对疾病认识、经济状况、配合程度、心理状态等。

【护理措施】

1. 安全防护　急性小脑失调的患儿站立不稳，应加设床栏，专人守护，起床或翻身时，更要给予协助，防止呛咳等意外，下床活动时搀扶，以防摔伤。

2. 皮肤护理　本病肌力减低，活动不便或震颤、抽搐，致使皮肤受压过久、过度摩擦、出汗潮湿等易形成皮肤破损及压疮，护理人员需经常巡视，做好皮肤护理，协助患儿翻身，保持衣被清洁、干燥、平整等。

3. 饮食护理　有呛咳、吞咽困难的患儿，不能保证进食，入量常有不足或过多，家属应予足够重视。要定食谱、定入量、定时间供给，必要时给予鼻饲喂养。

4. 心理护理　维持患儿的心理平衡。首先应在家庭里营造一个和谐、温馨的气氛，解除患儿各种顾虑和精神负担，避免情感刺激。

5. 康复训练　恢复期的患儿，指导患儿家长给予语言、肢体功能锻炼，因此应坚持进行康复训练，防止患儿肌肉发生失用性萎缩和关节强直，语言和智能的训练也一样。

【健康教育】

1. 饮食指导　饮食均衡，注意合理配餐，保证营养供应。饮食宜清淡，多食蔬菜水果，不吃辛辣刺激性食物。给予高热量、高蛋白、高碳水化合物和低脂肪易消化食物。

2. 用药指导　严格注意遵医嘱服药，不得擅自换药、更改剂量等，严格遵医嘱服药，剂量准确按时服用。观察药物副作用。服药期间要定期复查血常规、肝肾功能等。

3. 生活指导　创造安静、舒适病室环境，温湿度适宜，光线充足。避免过度疲劳和精神紧张，保持心情愉快。建立合理作息时间,保证患儿良好睡眠。协助患儿做好日常生活护理。避免单独行走或外出,防止烫伤、跌伤。合理膳食,补充营养。

4. 出院指导

(1) 保持良好的心态,应告知患儿家属要保证患儿劳逸结合,保证充足睡眠,生活要有规律,以消除各种心理压力。

(2) 注意急性期疼痛部位的护理:患儿疼痛剧烈,应让患儿卧床休息。

(3) 避免暴饮暴食及含兴奋剂成分的饮料,饮食注意营养合理、易于消化。

(4) 注意室外活动,适当体育锻炼。

(5) 进行适当的肢体康复训练。

(张大华)

24

第五节　肝豆状核变性

【概述】

肝豆状核变性(hepatolenticular degeneration,HLD)又称威尔逊病,是常染色体隐性遗传的铜代谢障碍疾病。由 Wilson 首先报道和描述,是一种遗传性铜代谢障碍所致的肝硬化和以基底节为主的脑部变性疾病。临床上表现为进行性加重的锥体外系症状、肝硬化、精神症状、肾功能损害及角膜色素环(K-F环)。本病通常发生于儿童和青少年期,少数成年期发病。发病年龄多在5~35岁,男性稍多于女性。病情缓慢发展,可有阶段性缓解或加重,亦有进展迅速者。

【临床特点】

1. 神经症状　以锥体外系损害为突出表现,以舞蹈样动作、手足徐动和肌张力障碍为主,并有面部怪容、张口流涎、吞咽困难、构音障碍、运动迟缓、震颤、肌强直等。震颤可以表现为静止或姿势性的,但不像帕金森病的震颤那样缓慢而有节律性。疾病进展还可有广泛的神经系统损害,出现小脑性共济失调、病理征、腱反射亢进、假性延髓性麻痹、癫痫发作以及大脑皮质、下丘脑损害体征。

2. 精神症状　表现为注意力和记忆力减退、智能障碍、反应迟钝、情绪不稳,常伴有强笑、傻笑,也可伴有冲动行为或人格改变。

3. 肝脏异常　肝脏受累时一部分病例发生急性、亚急性或慢性肝炎,大部分病例肝脏损害症状隐匿、进展缓慢,就诊时才发现肝硬化、脾大甚至腹水。重症肝损害可发生急性肝功能衰竭,死亡率高。脾大可引起溶血性贫血和血小板减少。

4. 角膜 K-F 环　角膜色素环是本病的重要体征,出现率达95%以上。K-F环位于巩膜与角膜交界处,呈绿褐色或暗棕色,宽约1.3~1.4mm,是铜在后弹力膜沉积而成。

【治疗原则】

1. 饮食治疗(图 24-5-1)　避免进食含铜高的食物如小米、荞麦面、糙米、豆类、坚果类、薯类、菠菜、茄子、南瓜、蕈类、菌藻类、干菜类、干果类、软体动物、贝类、螺类、虾蟹类、动物的肝脏和血、巧克力等。

2. 药物治疗　以驱铜药物为主,驱铜及阻止铜吸收的药物主要有两大类药物,一是络合剂,能强力促进体内铜离子排出,如青霉胺、二巯丙磺酸钠、三乙烯-羟化四甲胺、二巯丁二酸等;二是阻止肠道对外源性铜的吸收,如锌剂、四硫钼酸盐。

【护理评估】

1. 评估患儿意识及精神状态、生命体征、身高、体重、头围、智力运动发育水平、饮食、睡眠、大小便的情况,评估患儿既往史、家族史。评估患儿角膜有无角膜色素环。

2. 评估相关检查及脑电图、头颅影像学结果。

3. 患儿及家长心理-社会状况评估家长的心理状态、对疾病认识、经济状况、配合程度等。

【护理措施】

1. 生活护理

(1) 创造安静、舒适病室环境,温湿度适宜,光线充足。

(2) 主动了解患儿的需要,协助做好日常生活护理。

(3) 建立合理作息时间,保证患儿良好睡眠。

(4) 指导家属协助患儿进食、洗漱、排便料理、口腔、皮肤护理以及个人修饰。

(5) 对于肢体抖动厉害、步行不稳或精神智能障碍者,要加强防护,确保安全。

(6) 避免单独行走或外出,防止烫伤、跌伤或走失。

2. 饮食护理

(1) 饮水:纯净水,减少铜摄入。

(2) 低铜饮食:避免进食如小米、荞麦面、糙米、豆类、坚果类、薯类、菠菜、茄子、南瓜、蕈类、菌藻类、干菜类、干果类、软体动物、贝类、螺类、虾蟹类、动物的肝脏和血、巧克力等。某些中药,如龙骨、牡蛎、蜈

(含铜量/100克食物)

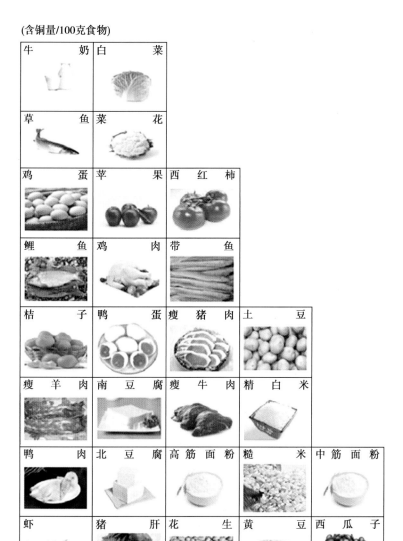

图 24-5-1　食物含铜

蚣、全蝎等。适宜的低铜食物：精白米、精面、新鲜青菜、苹果、桃子、梨、鱼类、猪牛肉、鸡鸭鹅肉、牛奶等。

（3）不用铜制器皿烹调食物。

（4）补充含钙和维生素丰富的食物：应供给奶类食品、鱼肝油等。

（5）供给充足的维生素 C、维生素 B_1 和维生素 B_6 的食物。

（6）对肝豆状核变性脑病患儿应注意忌服兴奋神经系统的食物，如浓茶、咖啡、肉汤、鸡汤等食物，以免加重脑损害。

（7）对肝豆状核变性引起肝硬化及肝功能代偿期的病情严重合并有腹水的患儿，一般给予低盐高蛋白饮食，可食黑鱼汤、冬瓜汤有利尿消肿功效。

（8）对肝硬化门脉高压及吞咽困难的患儿，应

禁食馒头、包子、烧饼等油炸、有渣、带刺或生硬的块状食物，以防止患儿诱发上消化道出血、误咽食物阻塞气管引致窒息，应尽量让患儿服用软食或半流质饮食。

（9）对低钙患儿要求多食用去油骨头汤、蛋黄等含钙丰富的食物，必要时口服或静脉补充钙剂。

（10）对肝豆状核变性出现溶血性贫血的患儿，多补充含铁和维生素 C 多的食物。

（11）对有精神症状而拒食的患儿，耐心劝喂，必要时采用鼻饲或静脉营养供给，以保证营养需要。

3. 病情观察

（1）生命体征：严密观察患儿的生命体征变化，定时测量体温、心率、呼吸，并观察患儿有无黄疸、腹水、水肿及食管静脉曲张所致的出血倾向，发现异

常,及时通知医师给予处理。

（2）神经精神症状:患儿手抖、流涎、动作不协调,常为一侧或双侧肢体不规则震颤。严密观察患儿神经系统及精神症状。如患儿出现躁动不安、谵妄、意识不清,应警惕肝性脑病的发生。

（3）肝脏症状:观察患儿是否出现倦怠、无力、食欲缺乏、肝区疼痛、黄疸、腹水甚至出现肝性脑病等。

（4）肝功能损害:观察患儿黄疸是否加深,有无肝区疼痛、腹水、水肿的加重。有无皮下出血、牙龈出血、鼻出血或消化道出血等现象。

（5）眼部症状:观察患儿角膜色素环,此环位于角膜和巩膜交界处,在角膜的内表面上,出现绿褐色或金褐色,当光线斜照角膜时最清楚,但通常须用裂隙灯检查才能明确发现。

4. 心理护理

（1）对新入院的患儿及家属热情接待,详细介绍入院须知,让患儿尽快熟悉环境,以积极的心态适应角色的转换。

（2）对患儿的焦虑和恐惧表示同情、理解,给予关心、鼓励和安慰等心理支持,加强护患沟通,做好家属工作,共同配合,以缓解患儿焦虑情绪,树立信心。

（3）患儿对自身病情易产生悲观情绪,加强与患儿的心理沟通,取得患儿的信任;积极指导家属陪伴并细心照顾患儿,给予患儿更多的关爱,让患儿有归属感,以利于患儿病情的稳定与恢复。

（4）用通俗易懂的语言向患儿家长讲解肝豆状核变性的病因、临床表现、治疗方案等,随时评估患儿及其家长有无焦虑、恐惧、抑郁等心理问题。

（5）介绍成功典范,精神异常患儿加强防护,注意安全。

5. 特殊用药指导

（1）青霉胺:

1）需做青霉素过敏试验,皮试阴性方可使用,青霉胺为治疗的首选药物,能和组织中铜络合,借助尿液排出体外。

2）饭前 1 小时服用。

3）治疗过程中应关注疗效及药物自身影响,疗效可通过血清转氨酶、血清铜、24 小时尿铜等指标进行衡量。

4）护理人员应积极观察用药后反应,常见的副作用有恶心、呕吐、食欲下降、皮疹、发热、骨髓抑制、维生素 B_6 缺乏等,长期服药者加用维生素 B_6。

5）注意观察迟发性过敏反应,表现为发热、皮疹等。

（2）硫酸锌或醋酸锌:

1）口服锌制剂可促进肠粘膜细胞分泌金属硫因,与铜离子结合后减少肠道的铜吸收。

2）服药后 1 小时内禁食,以免食物干扰锌的吸收。

3）用药后注意观察有无消化道系统副作用,如恶心、呕吐、消化道出血等。

【健康教育】

1. 饮食指导

（1）限制铜的摄入,给予低铜饮食和避免使用含铜的餐具和炊具。

（2）高蛋白、高热量、高碳水化合物食物。

（3）补充含钙和维生素丰富的食物。

（4）供给充足的维生素 C、维生素 B_1 和维生素 B_6 的食物。

2. 用药指导

（1）按医嘱正确服药,需长期不间断用药,并定期检测尿铜和肝肾功能。

（2）告知药物的作用与用法,并告知药物的不良反应与服药注意事项。

（3）用 D-青霉胺治疗前要做青霉素皮试,皮试阴性者方可使用。当出现发热、皮疹、血白细胞减少等过敏反应时应告诉医师。

3. 生活指导 保持平衡心态,避免焦虑、悲观等不良情绪;生活有规律,坚持适当运动锻炼。

4. 出院指导

（1）注意休息,防止过度疲劳。

（2）长期坚持治疗,遵医嘱按时服药,且终生服药。

（3）注意低铜、排铜饮食,多吃高糖、高蛋白、高维生素饮食。

（4）定期复查肝肾功能、血常规、血清铜、血清铜蓝蛋白、尿铜等项目。

（5）活动不便、有精神症状的患儿要有专人护理,防止自伤和伤人。

（6）保持良好精神状态,树立战胜疾病的信心。

（张大华）

第六节　婴儿痉挛症

【概述】

婴儿痉挛症(infantile spasms)又称 West 综合征,是婴幼儿期特有的癫痫综合征。以痉挛发作、脑电图示高峰失律、智力运动发育落后为主要特征,多数预后不良。

【临床特点】

1. 病因　多为症状性,脑发育障碍所致各种畸形、围产期脑损伤、代谢异常、中枢神经系统感染、神经皮肤综合征(结节性硬化)等。

2. 临床表现

(1) 85% ~ 90% 以上 1 岁以内发病,新生儿期可有痉挛发作,但常于 2 个月后,起病高峰年龄为4 ~ 6 个月。

(2) 发作表现:

1) 屈肌型痉挛:最常见,患儿突然点头,上肢内收,呈抱球动作。

2) 伸肌型痉挛:少见,表现为头后仰、两臂伸直、伸膝等动作。

3) 混合型:较常见,患儿有些成串痉挛为屈肌型,另一些则为伸肌型痉挛。

3. 可成串发作,也可呈单下发作。每次痉挛可持续 1 ~ 2 秒,每串少则 3 ~ 5 次,多则上百次。

4. 90% ~ 95% 病例伴有智力运动发育的落后。

【治疗原则】

1. 病因学治疗　如:给予静脉大剂量维生素 B_6 诊断和治疗吡哆醇依赖症;食用特殊奶粉治疗苯丙酮尿症等。

2. 促肾上腺皮质素(ACTH)。

3. 抗癫痫药　常用药物:托吡酯、丙戊酸钠、氯硝西泮。

4. 其他治疗　生酮饮食疗法。

5. 外科治疗　明确致痫病灶,其他治疗无效时可选用。

【护理评估】

1. 评估患儿意识及精神状态、生命体征、身高、体重、头围、智力运动发育水平、饮食、睡眠、大小便的情况。评估患儿既往史,围产期情况、母亲妊娠史、感染、中毒、外伤史等、手术史、过敏史(尤其是抗癫痫药)、重点询问家族史。评估患儿癫痫发作情况,包括起病年龄、有无诱因、发作频率、持续时间、发作时有无乏氧征、发作后表现。询问患儿用药史,包括剂型、剂量、血药浓度。

2. 询问相关检查及脑电图、头颅影像学结果。

3. 患儿及家长心理-社会状况评估家长的心理状态、对疾病认识、经济状况、配合程度等。

【护理措施】

1. 一般护理

(1) 休息与活动:保持病房良好秩序,给患儿创造安静、舒适的环境,避免不良刺激;对患儿各项治疗和护理工作要集中进行;保证患儿充足的睡眠和休息,避免过度的兴奋和疲劳。

(2) 饮食:合理安排饮食,营养全面均衡,适当控制进食量。

(3) 预防感染:病室定时开窗通风,严格限制探视人数,与感染患儿分室居住,防止交叉感染。

2. 病情观察

(1) 观察生命体征:注意患儿体温变化,及时发现感染征兆;观察患儿有无缺氧征,注意患儿有无呼吸急促、面色青紫、口唇及甲床发绀等症状,必要时予低流量吸氧;注意观察瞳孔大小、对光反射及神志改变。

(2) 观察患儿癫痫发作状态:发作时伴随症状、持续时间。

(3) 观察患儿经抗癫痫治疗后,癫痫发作、智力和运动发育等情况的转归。

3. 用药护理

(1) 促肾上腺皮质素(ACTH):

1) 避免感染,注意病室定期通风,减少探视人数;输液前、中、后监测患儿血压、心率、呼吸并记录,如有心律失常、血压升高等异常表现时应及时通知医师,并减慢输液速度;观察患儿有无低钾、低钙表现,每周复查电解质,并给予口服钙剂及枸橼酸钾;观察患儿进食情况,适当控制进食量;运用激素治疗期间,患儿易烦躁哭闹,必要时遵医嘱给予镇静。

2) 根据患儿血管情况选择静脉通路,因患儿年龄小,血管条件不理想,输液时间较长,对静脉损伤较大,易造成静脉穿刺困难,影响治疗,应取得家长谅解及配合,有条件者建议放置 PICC 保证静脉治疗。做好静脉通路的维护,患儿年龄小,自制力差,静脉通路不易固定,应多巡视、多观察,避免渗液漏液的情况发生。

3) 静脉激素治疗结束后,改为口服激素(醋酸泼尼松),应遵医嘱移行减量,不可擅自减量或停药。

（2）抗癫痫药物：发放口服抗癫痫药应剂量准确，按时发放，并协助家长给患儿服药；用药期间定时监测血药浓度，避免药物剂量不足导致发作控制不理想或过量引起中毒；用药期间定时监测血常规、肝肾功能；督促患儿按时服药，不可自行减量、停药；观察患儿用药期间的不良反应，如有异常，立即通知医师。

（3）镇静剂：患儿发作频繁遵医嘱给予静脉推注镇静剂时，应剂量准确，缓慢推注，并观察患儿的呼吸、心率情况。

4. 心理护理 因患儿发病年龄小，发作不易控制，同时可合并严重的智力运动发育落后，预后较差，家长往往表现出焦虑、沮丧的心情，因此在治疗期间应多讲解疾病知识、治疗方法，多鼓励家长，帮助其树立战胜疾病的信心，密切配合治疗。

【健康教育】

1. 向家长讲解疾病知识，激素的副作用（高血压、心律失常、电解质紊乱、免疫力低下等）及观察重点。

2. 帮助家长合理安排患儿生活，培养良好的生活习惯，保证充足的睡眠和休息。防止各种诱发因素。

3. 饮食均衡，定时定量。注意合理配餐，保证营养供应，宜予低脂低糖饮食，并控制进食量。

4. 预防感染不到人口密集的地方去；避免与感染者接触。

5. 遵医嘱按时按量口服抗癫痫药及激素药。

6. 定期检查血常规、肝肾功能、药物血浓度等，减少药物副作用的发生。

（张大华）

第七节 脑性瘫痪

【概述】

脑性瘫痪（cerebral palsy）简称脑瘫，是由于各种原因造成的发育期胎儿或婴儿非进行性脑损伤，主要表现为中枢性运动障碍，有时伴有智力缺陷、癫痫、行为异常、感知觉障碍（图24-7-1）。我国患病率2‰左右。

【临床特点】

1. 基本表现

（1）运动发育落后、主动运动减少：精细运动及大运动均落后于同龄儿。

（2）肌张力异常：肌张力增高或低下，也可表现为变异性肌张力不全。

（3）姿势异常：可出现多种肢体异常姿势。

（4）反射异常：多种原始反射消失或延迟，如拥抱反射、颈强直反射、握持反射。

2. 临床类型

（1）痉挛型：最常见，表现为上肢肘、腕关节屈曲、拇指内收、手紧握呈拳状。下肢内收交叉呈剪刀

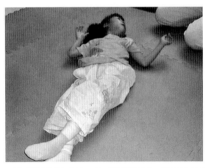
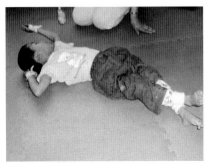
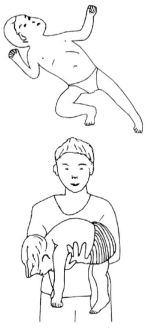

图 24-7-1　脑性瘫痪

腿和尖足。

（2）手足徐动型：难以用意志控制的不自主运动。

（3）肌张力低下型：肌张力低下，四肢呈瘫软状，自主运动少。常为脑瘫的暂时阶段，大多数会转为痉挛型或手足徐动型。

（4）强直型：全身肌张力显著增高、僵硬。

（5）共济失调型：步态不稳、摇晃，走路时两足间距加宽，四肢动作不协调。

（6）震颤型：多为静止性震颤。

（7）混合型：以上某几种同时存在。

3. 伴随症状 智力低下、癫痫、语言功能障碍、视力听力障碍、流涎等。

【治疗原则】

早发现，早治疗，按患儿发育规律实施综合治疗和康复，包括躯体、技能、语言锻炼等的功能训练；理疗、针灸、按摩、推拿等物理学治疗方法，改善姿势异常及运动障碍，也使用一些辅助矫形器，帮助完成训练和矫正异常姿势，部分也可运用手术治疗以矫正肢体畸形，减轻肌肉痉挛。

【护理评估】

1. 评估患儿意识及精神状态、生命体征、身高、体重、饮食、睡眠、大小便、皮肤等情况。评估患儿既往史（围产期情况、母亲妊娠史、感染等）、手术史、过敏史、家族史。评估患儿语言、智力运动发育水平、生活自理能力；评估患儿有无其他伴随症状，如癫痫发作情况。

2. 询问相关检查及脑电图、头颅影像学、发育智商评估结果等。

3. 心理-社会状况 评估家长的心理状态、对疾病认识、经济状况、配合程度等。

【护理措施】

1. 一般护理

（1）休息和活动：保证患儿充足的睡眠，适当的运动，避免过度兴奋和疲劳。

（2）专人陪护，防止坠床或摔伤；适当进行功能锻炼。

（3）饮食：合理膳食，营养全面均衡，易消化饮食。

（4）生活护理：

1）协助患儿进食时，喂食速度不可过快，保证患儿有充分的咀嚼时间；切勿在患儿牙齿紧咬情况下将勺硬行抽出，以防损伤牙齿；喂食时应保持患儿头处于中线位，患儿头后仰进食可致异物吸入。如患儿进食的热量无法保证，可进行鼻饲。保持口腔卫生，做好口腔护理。

2）皮肤护理：保持床单位整洁干净，无褶皱；对患肢加以保护，防止不自主运动时损伤。

3）帮助患儿克服依赖心理，能自己做的尽量让患儿自己去做，培养其独立意识，使其生活能够自理。

2. 病情观察

（1）观察患儿生命体征。

（2）观察患儿发育智力情况、运动障碍、姿势异常情况。

（3）观察患儿进食情况，必要时记录出入量。

（4）观察患儿皮肤有无受损。

3. 功能训练　功能训练要从简单到复杂、从被动到主动的肢体锻炼，以促进肌肉、关节活动和改善肌张力。同时配合理疗、针刺、按摩、推拿和必要的矫形器等，纠正异常姿势，抑制异常反射。

（1）体能运动训练：针对运动障碍和异常姿势进行的物理学手段训练。

（2）对伴有语言障碍的患儿，应按正常患儿语言发育的规律进行训练，要给予患儿丰富的语言刺激，鼓励患儿发声，矫正发声异常，并持之以恒地进行语言训练。

（3）技能训练：根据患儿年龄制订各种功能训练计划，并选择适当的康复方法，帮助训练患儿上肢和手的精细动作。

（4）进食训练、口功能训练、口腔肌肉按摩及口腔感觉运动疗法，可以改善脑瘫患儿的进食及口腔功能。

（5）口腔感觉运动疗法，包括口内按摩、味觉、温度觉、立体感知刺激等口腔感觉运动疗法可以改善患儿的进食困难，在咀嚼、吞咽能力改善的同时改善言语表达。

4. 心理护理　与脑瘫患儿交流要耐心、细心、语调轻柔、语速放慢、使用简单明确的语言，耐心、充分地倾听，尽量解答患儿提出的问题。多安慰和鼓励患儿，帮助其克服依赖心理，能自己做的尽量让患儿自己去做，培养其独立意识，使其生活能够自理，减轻家长负担。

脑瘫患儿的治疗是一个漫长的过程，需要长期的康复训练，家长承受着巨大的心理压力和沉重的经济负担，应耐心倾听家长的顾虑，帮助家长克服悲观的情绪，讲解疾病知识及治疗新进展，介绍成功病例，帮助家长建立信心。同时取得社会、家庭、学校全方位的支持，共同关爱脑瘫患儿，促进其康复。

【健康教育】

1. 介绍疾病知识及治疗新进展。

2. 指导家长合理安排患儿生活，保证患儿安全。

3. 饮食方面应提供营养全面均衡的饮食。如患儿不能进食需鼻饲喂养,应教会家长鼻饲喂养的正确方法。

4. 对于运动障碍、姿势异常或卧床的患儿注意皮肤护理。

5. 指导家长正确地教育和引导患儿,尽量克服患儿心理障碍,培养其生活自理能力,减轻家庭及社会负担。

6. 康复训练 向家长强调康复训练对患儿疾病转归的重要性,通过康复师的指导使其掌握一定的康复训练方法。康复训练是以最大限度改善患儿功能并提高其生活质量为目标,尽可能减少继发性残损,尽量推迟或避免有创性治疗。儿童康复的主要目的是促进功能发育、矫正异常、预防畸形和继发损害。康复治疗主要包括含物理治疗、作业治疗和矫形器应用,必要时补充语言、心理治疗及特殊教育。

(张大华)

第八节　自身免疫性脑炎

【概述】

自身免疫性脑炎(autoimmune encephalitis,AE)是一组可能由某些自身抗体、活性细胞或者相关因子与中枢神经系统神经元表面的蛋白等相互作用而导致的疾病。该组疾病中各个疾病典型的临床表现分别与目前已知的某个特异性抗体相对应,病情通常与抗体水平相关,少数病例可能与某些潜在的肿瘤有关。目前已知的自身免疫性脑炎常见的有边缘叶脑炎、莫万综合征、桥本脑病以及抗 N-甲基-D 天冬氨酸受体脑炎等。主要临床特点包括急性或亚急性发作的癫痫、认知障碍及精神行为症状。其中以抗 N-甲基-D 天冬氨酸受体脑炎最常见,本节重点介绍抗 N-甲基-D 天冬氨酸受体脑炎。

抗 N-甲基-D-天冬氨酸受体(N-methyl-D-aspartate receptor,NMDAR)脑炎是目前较受关注的自身免疫性脑炎,可伴或不伴卵巢畸胎瘤。临床表现包括显著前驱高热、精神症状、癫痫发作、意识障碍、口手运动障碍及自主神经功能障碍等。

【临床特点】

临床主要表现:发病前2周出现发热、头痛、腹泻等前驱症状。

1. 疾病早期即出现显著精神症状,包括失眠、焦虑、恐惧、躁狂、妄想、偏执等,此外还可伴有语言障碍,常表现为词汇量减少,甚至完全缄默;有些患儿可以出现厌食及摄食过度。

2. 抽搐发作可出现在病程的任何时期,表现为强直-阵挛发作、部分运动性发作或复杂部分性发作,严重者可出现惊厥持续状态。

3. 运动障碍尤其以口-舌-面肌的不自主运动表现最为突出。其他运动障碍症状还可有肢体及躯干肌肉舞蹈样运动、手足不自主运动、肌强直、角弓反张、动眼危象等同时或交替出现。

4. 自主神经功能障碍主要表现为唾液分泌亢进、高热、心动过速或过缓、高血压、低血压等。值得注意的是,部分患儿还可出现不能用中枢神经系统疾病或心脏疾病解释的心搏骤停;另有一些患儿可表现为呼吸衰竭,需要呼吸机辅助通气,但却不能用肺感染解释其病因。

辅助检查:血清和脑脊液抗 NMDAR 受体抗体阳性;脑电图可见广泛或局灶性 δ 波,也可能监测到癫痫波。

【治疗原则】

一线治疗:大剂量丙种球蛋白静点、皮质醇激素治疗、血浆置换。二线治疗:免疫抑制剂治疗,如利妥昔单抗或环磷酰胺。

【护理评估】

1. 评估患儿意识及精神状态(有无激惹因素)、生命体征、身高、体重;目前饮食情况,能否自行进食,有无呕吐;睡眠、大小便情况;皮肤黏膜有无破损;自理能力等。评估患儿有无前驱感染史、过敏史,查看患儿是否有留置管路,如胃管、尿管,检查各管路的放置时间、是否通畅以及引流液颜色。

2. 询问相关检查及结果头颅影像学、脑脊液各项检查结果。

3. 患儿及家长心理-社会状况评估家长对疾病认识、经济状况、配合程度、心理状态等。

【护理措施】

1. 一般护理

(1)生活护理:患儿绝对卧床休息,治疗及护理工作应相对集中,减少不必要的干扰。协助患儿洗漱、进食、大小便及个人卫生等生活护理。保持患儿肢体在功能位上,防止足下垂等并发症的发生。预防感染,减少探视的人员及探视次数。

(2)饮食护理:保证足够的热量摄入,根据患儿的热量需求制订饮食计划,给予高蛋白、高热量、高维生素的清淡流质或半流质饮食,少量多餐。记录24小时出入量,必要时,给予静脉输液补充热量。对意识障碍者,给予鼻饲喂养,并做好口腔护理。

(3)高热的护理:见本章第一节神经系统的护理。

(4)皮肤护理:保持皮肤清洁、干燥,大小便不能控制者应及时更换床单位并冲洗肛周,及时更换污染的衣服,防止皮肤溃烂。每1~2小时翻身1次,并用减压贴粘贴骨隆突出处,保护皮肤。翻身时避免拖、拉、拽等动作防止擦伤。

(5)精神症状的护理:专人看护,病史环境安静,减少不良刺激;治疗及护理集中进行。床单位处禁止有利器,如剪刀、水果刀等物品,防止自伤及伤人。热水壶远离患儿,防止情绪激动时烫伤。转移患儿注意力,在充分说服、取得合作无效的情况下,可采取强制措施,保护性约束,必要时遵医嘱使用镇静剂,使兴奋状态逐渐得到缓和。

2. 病情观察

(1)密切观察患儿生命体征、意识状态、瞳孔、神志、囟门的变化,并详细记录观察结果,早期预测病情变化。如出现呼吸节律不规则、瞳孔不等大等圆、对光反射减弱或消失、头痛、呕吐、血压升高,应警惕脑疝及呼吸衰竭发生。

(2)观察患儿皮肤情况,防止压疮形成。

(3)观察患儿进食、有无呕吐、出入量情况。

(4)观察患儿精神行为异常表现形式,有无诱发加重因素。

(5)观察癫痫样发作时间、发作形式、用药反应。

3. 用药护理

(1)免疫球蛋白:免疫球蛋白为血制品,输注时应用输血器;滴注速度最快不得超过0.08ml/(kg·min);不良反应有皮疹、发热、寒战、恶心、头疼、胸闷等,一旦发现立即停止输液,并更换输液器及生理盐水,通知医师给予处理;发热患儿慎用;低温保存。

(2)激素药物:避免感染,注意病室定期通风,

减少探视人数;输液前、中、后监测患儿血压、心率、呼吸并记录,若出现心律失常、高血压等应及时通知医师,并减慢输液速度;观察患儿有无低钾、低钙表现,每周复查电解质,并给予口服钙剂及枸橼酸钾;观察患儿进食情况,适当控制进食量。

(3)抗癫痫药:应规律、定时定量服用,不可擅自减药或停药;定期复查血药浓度及肝肾功能。

4. 癫痫发作时的急救 见本章第三节癫痫。

5. 腰椎穿刺的护理

(1)对患儿家属进行检查的介绍和讲解。

(2)禁食。

(3)检查前排空大小便。

(4)不能配合检查的患儿予镇静剂。

(5)检查后注意事项:术后去枕仰卧4~6小时,可避免术后低颅压性头痛。

(6)6小时后缓慢起床,防止直立性低血压。

(7)指导患儿及家属保护局部,穿刺处敷料防止潮湿、污染,24小时内不宜沐浴,以免引起局部、椎管或颅内感染。

(8)记录脑脊液量、颜色、性质及压力,将采集标本立即送化验,以免影响检查结果。

6. 心理护理 患儿均需长时间住院,且花费巨大,同时病情恢复缓慢。家长的心理及经济压力巨大,往往易怒、冲动、焦虑,对医护人员的各项诊疗护理不理解及不配合。医护人员应尽可能地提供家长所需的信息,语言通俗易懂,态度平和。情感上给予支持,取得家长的理解与配合,缩短治疗过程,促进患儿早日康复。

【健康教育】

向家长讲解疾病及用药知识;合理安排患儿生活,适当休息,避免过度劳累、情绪激动;给予患儿高营养、高维生素、低脂、低糖饮食,并控制进食量;恢复期坚持功能康复训练。

(张大华)

第九节 多发性硬化

【概述】

多发性硬化(multiple sclerosis,MS)是一种中枢神经系统炎症脱髓鞘性疾病,以中枢神经系统内多发的白质炎症、髓鞘脱失和胶质瘢痕(硬化斑)为主要特征的自身免疫性疾病。症状和体征的空间多发性与病程的时间多发性是MS的主要临床特点,病程

呈现缓解与复发循环交替。

【临床特点】

多发性硬化呈亚急性或慢性发病,少数为急性病程。病变主要累及大脑半球白质、视神经、脊髓、脑干和小脑,首发症状为肢体无力、感觉异常、视力障碍、小脑失平衡症状与体征、眩晕、眼球运动障碍、

24

构音障碍等。这些症状可单一或以不同组合出现,往往数天内即达高峰,导致严重瘫痪、感觉障碍,甚至失明;延髓或高位颈髓受累者可出现呼吸衰竭;疾病早期极少出现癫痫发作、失语、智力减退等灰质核团受累症状,至疾病晚期可出现认知和精神异常。儿童多发性硬化起病急,常以视神经受累为首发症状。

【治疗原则】

多发性硬化为缓慢进行性疾病,其治疗为长期过程,由于尚无治愈方法,故提倡早期治疗:急性期治疗以减轻症状、尽快改善残疾程度为主;缓解期治疗即疾病修正治疗,以降低复发率、减少脑组织和脊髓病灶数目、延缓疾病进程,以及提高患儿生活质量为主。

【护理评估】

1. 评估患儿感觉、运动、协调及平衡能力、视觉损害程度、自理能力。

2. **了解实验室检查** 神经肌电图、脑脊液及头颅影像学等检查结果。

3. 心理社会状况了解患儿家长对患儿疾病的认知程度、家庭经济承受能力,以提供相应的心理支持。评估患儿及其家长对疾病的认知情况。

【护理措施】

1. **生活护理**

(1) 创造安静、舒适病室环境,温湿度适宜,光线充足。

(2) 避免过度疲劳和精神紧张,保持心情愉快,预防感冒、感染等诱发因素。

(3) 建立合理作息时间,保证患儿良好睡眠。

(4) 对于肢体无力、感觉异常、视觉障碍的患儿,要加强防护,确保安全。

(5) 避免单独行走或外出,防止烫伤、跌伤。

(6) 加强个人卫生护理,减少人员探视,定时翻身,保持皮肤清洁、干燥。

(7) 饮食营养搭配合理、保证热量,吞咽困难者给予鼻饲流质食物,做好口腔护理。

2. **心理护理**

(1) 对新入院的患儿及家属热情接待,详细介绍入院须知,让患儿尽快熟悉环境,以积极的心态适应角色的转换。

(2) MS病程长,病情反复,治疗时间长,给家庭和患儿带来巨大的精神压力和经济压力,长期的压力导致患儿情绪异常、焦虑、抑郁等,影响患儿的治疗和康复。我们对患儿的焦虑和恐惧表示同情、理解,给予关心、鼓励和安慰等心理支持,加强沟通,做好家属工作,共同配合,以缓解患儿焦虑情绪,树立信心。

(3) 了解患儿及家属的年龄、文化程度和对疾病的认知程度等,及时掌握患儿心理状态变化,准确评估患儿状况,适时地进行心理疏导、安慰和鼓励。

(4) 用通俗易懂的语言向患儿家长讲解多发性硬化的病因、临床表现、治疗方案等,随时评估患儿及其家长有无焦虑、恐惧、抑郁等心理问题。

3. **病情观察** 严密观察患儿的生命体征变化,定时测量体温、心率、呼吸、血压。观察患儿肢体无力情况及特点。观察患儿感觉异常情况,疼痛部位、性质及程度。观察患儿眼部症状,是否出现异常。观察患儿是否出现不同程度的共济运动障碍。观察患儿发作性症状,记录发作形式、持续时间等。观察患儿是否出现精神症状,抑郁、易怒和脾气暴躁等。

4. **安全防护**

(1) 鼓励患儿下床进行四肢伸屈练习活动,由家属陪伴进行,防止摔倒。

(2) 给患儿创造安全、舒适的休养和锻炼环境以及必要的辅助设施。

(3) 指导患儿正确的锻炼方法和保持良好的生活习惯,避免过度劳累。

(4) 合理应用床档,防止坠床。

(5) 患儿常有感觉障碍,禁用热水袋,以防烫伤。

(6) 注意预防压疮,保持清洁,局部按摩,变换体位,避免同一体位的长期压迫,预防性应用防压疮产品。

(7) 视觉障碍时,专人陪伴患儿,防止摔倒。

5. **用药指导**

(1) 皮质类固醇:是多发性硬化急性发作和复发的主要治疗药物,具有免疫调节、抗炎、保护血-脑屏障等作用,在治疗过程中密切观察病情变化,定时监测电解质,常规补钾,注意观察大便的性状及颜色,定期检查大便潜血。护士应观察药物的不良反应,如水钠潴留、血压升高、血糖升高,可引起精神兴奋,烦躁失眠,若出现上述症状应及时通知医师给予处理。

(2) 免疫球蛋白治疗:增强机体免疫力,静脉滴注时控制速度,治疗时严密观察药物不良反应,发现头痛、头晕、恶心、呕吐、寒战、发热、腹痛等异常及时通知医师给予处理。

6. **康复护理** 护理人员要定期为患儿进行康复训练,指导患儿翻身的技巧、肢体的活动等。早期采取拮抗姿势以避免或减轻肌张力增高,并应用理疗、主动与被动运动,防止关节挛缩、变形。对构音障碍者给予言语训练,指导发音口形,鼓励患儿发音,力求多与患儿交谈,同时嘱其家属每天可用不同的方式与其交谈,以促进患儿思维活动和智能恢复。多发性硬化患儿常常会出现排尿障碍患儿,应加强对患儿泌尿系统的护理,引导患儿进行膀胱训练,预防泌尿系感染。

【健康教育】

1. 饮食指导

(1) 饮食要营养丰富,易于消化,进食要慢,防止呛咳。

(2) 饮食低脂肪、高蛋白、富含维生素及含钾高的食物。

(3) 由于大剂量使用激素治疗,易损伤消化道黏膜,应指导患儿注意保护食道黏膜,避免粗纤维和热、烫、坚硬食物及刺激性食物的摄入。

2. 用药指导

(1) 观察患儿用药期间的生命体征、瞳孔大小、对光反射及神志改变。

(2) 正确指导患儿正确用药,告知患儿及家长坚持按医嘱服药,不能擅自停药。

(3) 注意观察药物副作用。

3. 生活指导

(1) 做好基础护理,经常更换内衣,预防感染。

(2) 保持患儿的皮肤和床单为清洁干燥,定时翻身,防止压疮。

(3) 饮食要营养丰富,易于消化,进食要慢防止呛咳,教会患儿和家长按顺时针即肠蠕动方向按摩腹部,养成定时排便习惯,防止便秘。

4. 出院指导

(1) 康复护理:采取被动和主动运动相结合的原则,早期将瘫痪肢体保持于功能位置,定期做被动按摩及屈伸运动,可以有效预防关节僵硬变形及肌肉挛缩,保持关节活动度。下肢用足托将足底垫立,使踝关节呈90°角,防止足下垂,避免下肢外旋。

(2) 疾病指导:首先向患儿家长提供获取 MS 疾病相关信息的途径,如网络信息、保健手册、病友会等,使患儿及家长增加相关专业知识,相互沟通,对于控制病情的稳定非常有力。

(3) 正确指导患儿和家长尽量避免和遏制病情诱发的因素,比如感冒、发热、外伤、疲劳过度、疫苗接种、长时间热水浴等。

(4) 指导患儿家长根据个人情况适当锻炼以保持活动能力,对瘫痪、长期卧床的患儿应有效防止压疮。

（张大华）

第十节　吉兰-巴雷综合征

【概述】

吉兰-巴雷综合征(Guillain-Barre syndrome,GBS)又称急性感染性多发性神经根炎,是患儿时期常见的急性周围神经系统病变的一种疾病。其主要临床特点为急性、对称性、弛缓性肢体瘫痪,伴有周围感觉障碍,病情严重者可引起呼吸肌麻痹而危及生命,好发于学龄前及学龄期儿童。

【临床特点】

任何年龄均可患病,以学龄前期和学龄期儿童居多。我国常以空肠弯曲菌为前驱感染,故农村多于城市。病前可有腹泻或呼吸道感染史。

1. 运动障碍 四肢,尤其下肢弛缓性麻痹是本病主要特征。一般从下肢开始,逐渐波及躯干、双上肢和脑神经,两侧基本对称。通常在 1~2 周内病情发展至高峰。瘫痪一般近端较远端重,肌张力低下。如呼吸、吞咽和发音受累时,可引起自主呼吸麻痹、吞咽和发音困难而危及生命。

2. 感觉障碍 一般较轻,多从四肢末端的麻木、针刺感开始。也可有袜套样感觉减退、过敏或消失,以及自发性疼痛、压痛,偶尔可见节段性或传导束性感觉障碍。

3. 自主神经功能障碍 初期或恢复期常有多汗、汗臭味较浓,少数患儿初期可有短期尿潴留;大便常秘结;部分患儿可出现血压不稳、心动过速和心电图异常等。

4. 脑神经症状 半数患儿有脑神经损害,表现为不能抬头、吞咽困难、进食呛咳,患侧眼裂大。

辅助检查:脑脊液检查表现为蛋白-细胞分离现象;神经肌电图检查表现为神经传导速度明显减慢或运动神经反应电位波幅明显降低。

【治疗原则】

1. 维持呼吸功能 保持呼吸道通畅,控制肺部感染,呼吸衰竭者气管切开和机械通气。

2. 支持治疗 营养支持,有吞咽困难者给予鼻饲营养,保证热量、维生素及机体内环境的稳定,防止电解质紊乱。恢复期采用针灸、理疗、按摩等,改善患肢肌力,预防肌萎缩,促进肢体功能恢复。

3. 免疫调节治疗 大剂量免疫球蛋白静脉输注,剂量为400mg/(kg·d),连用5天,能明显地缩短病程,降低呼吸肌麻痹的发生率,改善预后。

24

4. 血浆置换 越早进行越好,可缩短病程。

【护理评估】

1. 评估患儿生命体征(尤其是呼吸功能)、有无饮水呛咳、进食困难、肌无力、运动障碍、肢体疼痛、感觉异常等;评估患儿有无前驱感染史。

2. 评估相关检查及结果神经肌电图、脑脊液各项检查结果。

3. 患儿及家长心理-社会状况评估家长对疾病认识、经济状况、配合程度、心理状态等。

【护理措施】

1. 一般护理

(1)生活护理:保持室内空气新鲜,温湿度适宜。预防感染,减少人员探视。保证患儿安全,固定床栏,防止坠床。协助生活护理,满足患儿日常生活需要。保持患儿肢体在功能位上,防止足下垂等并发症的发生。

(2)饮食护理:保证足够的热量摄入,根据患儿的热量需求制订饮食计划,给予高蛋白、高热量、高维生素的饮食,根据患儿咀嚼吞咽能力,选择流食或半流食,防止误吸。少量多餐。吞咽困难者,给予鼻饲喂养,并做好口腔护理。记录24小时出入量,必要时,给予静脉输液补充热量。

(3)皮肤护理:保持床单位整洁、无褶皱,给予患儿定时翻身,减轻局部皮肤压力。每天评估皮肤的完整性。

2. 病情观察 观察患儿面色、心率、呼吸、血压及胸廓起伏幅度,若出现呼吸极度困难、呼吸浅慢、咳嗽无力时应做好气管插管、机械通气的准备。

3. 用药护理 详见本章第八节自身免疫性脑炎。

4. 改善呼吸功能 评估患儿后准备吸氧吸痰装置。鼓励患儿咳嗽,及时清理呼吸道分泌物。呼吸困难者给予低流量吸氧。当出现呼吸极度困难、呼吸浅慢、咳嗽无力时做好气管插管、机械通气准备。对已采取机械通气的患儿,应定时雾化、拍背、吸痰,做好呼吸道管理。

5. 腰椎穿刺检查及注意事项 见本章第八节自身免疫性脑炎。

6. 促进肢体运动功能恢复 保持患儿肢体予功能位,防止足下垂、爪形手;帮助患儿肢体做被动运动,手法轻柔缓慢,幅度由小到大,注意安全。恢复期鼓励指导督促患儿自主运动,注意强度适中,循序渐进,持之以恒。

7. 心理护理 由于长期卧床、呼吸困难,使年长儿产生了紧张、恐惧、焦虑的情绪,应该向患儿及其家长耐心讲解疾病的知识,治疗方法,治疗此病目前的医疗技术水平,教会患儿自我放松的方法,争取家长的配合、理解和支持,减轻患儿的心理压力,保持愉快的心情去战胜病魔。

【健康教育】

向家长解释疾病知识、患儿当前的病情、主要治疗及护理措施。给予饮食、生活方面的健康指导,指导其对卧床患儿进行翻身、更换体位、按摩受压部位。教会家长帮助患儿进行功能锻炼的方法,保持关节的活动度,鼓励恢复期的患儿进行康复锻炼,使其早日回归社会。

（张大华）

第十一节 脑 损 伤

【概述】

脑损伤是指暴力作用于头部造成脑组织器质性损伤。根据伤后脑组织与外界相通与否分为开放性及闭合性脑损伤。脑组织与外界不相通的损伤,通常属于闭合性脑损伤。脑组织与外界相交通的损伤,有头皮颅骨开裂,并有脑脊液和(或)脑组织外溢时,属于开放性脑损伤。根据暴力作用于头部时是否立即发生脑损伤,分为原发性脑损伤和继发性脑损伤。

【临床特点】

1. 脑震荡 受伤当时即出现短暂意识障碍,常为数秒或数分钟,多不超过半个小时。患儿有逆行性遗忘,头痛、头晕、失眠、烦躁等症状,神经系统检查无阳性体征。

2. 脑挫裂伤 受伤当时即出现意识障碍,一般时间均较长。生命体征改变多明显,出现局灶症状、颅压增高、头痛呕吐等症状。

3. 弥漫性轴索损伤 伤后立即出现昏迷,且昏迷时间较长。可有一侧瞳孔或双侧瞳孔散大。

4. 脑干损伤 受伤当时立即出现昏迷,昏迷程度较深,持续时间较长。双侧瞳孔不等大或大小多变。患儿出现去大脑强直,生命体征变化包括呼吸功能紊乱、心血管功能紊乱和体温变化,内脏症状包括消化道出血和顽固性呃逆。

【治疗原则】

1. 脑震荡 伤后密切观察意识、肢体活动和生命体征变化。急性期卧床休息,头痛时可用缓解头痛的药物对症治疗。

2. 弥漫性轴索损伤　①轻者同脑震荡,重者同脑挫裂伤;②脱水治疗;③昏迷期间防止继发感染;④重者保持呼吸道通畅,必要时行气管切开术;⑤高压氧和康复治疗。

3. 脑挫裂伤　①轻型脑挫裂伤患儿,治疗同弥漫性轴索损伤;②昏迷患儿保持呼吸道通畅,必要时行气管切开术;③伴有脑水肿患儿应用脱水治疗;④严重脑挫裂伤伴脑水肿患儿,如果出现意识障碍和神经功能损害,药物无法控制高颅压,需急诊行开颅手术。

4. 脑干损伤　主要是维持机体内外环境平衡,保护脑干功能不再继续受损,冬眠低温疗法及高压氧疗效肯定。

【护理评估】

1. 评估患儿健康史、既往史、手术史、过敏史、家族史。评估患儿受伤的过程,如暴力的方式、部位、大小、方向,当时有无意识障碍及口鼻流血、流液等情况,初步判断有无脑损伤和其他损伤。评估患儿是否有骨折。按骨折的部位可分为颅前窝、颅中窝、颅后窝骨折。颅盖骨折常合并有头皮损伤。若骨折片陷入颅内则可导致脑损伤,出现相应的症状和体征;若引起颅内血肿,则可出现颅高压症状。颅底骨折常伴有硬脑膜破裂,引起脑脊液外漏,主要表现为皮下和黏膜下瘀血斑、脑脊液外漏和脑神经损伤三个方面。

2. 了解相关检查及结果如颅骨 X 线片和 CT 检查,可明确骨折的部位和性质。

3. 患儿及家长心理-社会状况　评估家长对疾病认识、经济状况、配合程度、心理状况等。

【护理措施】

1. 体位　对颅脑损伤或手术的患儿,给予床头抬高 15°～30°,头偏向一侧,有利于静脉回流减轻脑水肿,降低颅内压,增加肺部通气量,并可减少胃内容物反流呼吸道。

2. 吸痰　因脑损伤而出现昏迷的患儿,由于舌肌松弛、舌根后坠,咳嗽反射消失,下气道分泌物积滞,极易出现窒息和坠积性肺炎等并发症。因此,在护理上应尤为注意,除及时吸收痰液外,还应在病情稳定允许的情况下,协助患儿翻身叩背,以利于痰液排出,保持呼吸道通畅,减少和预防并发症的发生。

3. 压疮的护理　要定时为患儿翻身,在骶尾部和其他骨突出部位贴减压贴或其他皮肤护理产品,也可使用防压疮床垫等。对于尿失禁或出汗多的患儿,要经常更换床单、衣服,保持平整、干燥。

4. 消化道的护理　昏迷 3 天以上的患儿应给予鼻饲。由于患儿长期不能进食、消化和吸收功能受到极大影响,所以应给予高蛋白、高热量、高维生素、低脂肪、易消化的流汁食物,食物应每 3～4 小时由胃管注入,注入食物的温度不可过高或过低,过高可引起食道和胃黏膜烫伤,过低则引起消化不良性腹泻。

5. 口腔及眼的护理　对长期昏迷、鼻饲患儿,每天 0.9% 氯化钠溶液清洁口腔,保持口腔清洁、湿润,使患儿舒适,预防口腔感染等并发症。眼睑不能闭合的患儿,角膜可因干燥而易发溃疡,同时伴有结膜炎,可使用红霉素眼膏或盖凡士林纱布保护角膜。

6. 高热护理　由于脑外伤累及到体温调节中枢发生中枢性高热,加重脑水肿,还可加速脑脊液的分泌,使颅内压增加,体温如果高于 40℃,会使体内各种酶类的活性下降,造成脑代谢降低甚至停止,降温可使脑细胞耗氧量减少,降低机体代谢,有利于脑细胞的恢复,主要靠冬眠药物加物理降温,同时给予皮质激素治疗,而感染所致的发热,一般来得较迟,主要靠抗生素治疗,辅以物理降温。

7. 输液护理　在脑损伤急性期,生命体征不平稳,需要输液治疗,通过输液,进行抗炎、止血、脱水的治疗。输液速度不易过快,否则易引起肺水肿、脑水肿。高渗脱水剂要快速滴入 20% 甘露醇 250ml,要求 30 分钟内输入,否则就失去脱水意义,治疗中记录 24 小时液体。

8. 神经功能恢复的护理　昏迷或长期卧床病员,由于活动少,容易发生肌腱、韧带退休和肌肉萎缩,关节日久不动也会强直而患儿失去正常功能,所以护理患儿时应注意保持肢体的功能位置,给患儿按摩、帮助患儿做肢体的被动运动,促进肢体的血液循环,增加肌肉张力,防止关节挛缩,帮助恢复功能,同时需注意预防下肢深部静脉血栓的形成。

9. 加强呼吸道管理　呼吸功能障碍是颅脑外伤最常见死亡原因,因此应保持呼吸道通畅,及时清除口、鼻腔分泌物或血液,观察呼吸频率、节律并准确记录。

10. 吸氧　昏迷或术后患儿常规持续吸氧 3～7 天,采用鼻导管吸氧,氧流量 2～4L/min。

11. 严密病情观察

（1）意识状态:意识是反映颅内压增高程度的重要指征,意识的改变与脑损伤的轻重密切相关,是观察脑外伤的主要表现之一,在护理上通过格拉斯评分来判断意识障碍的程度,为早期诊断治疗提供依据,并制订出相应的护理方案。

（2）生命体征:严密观察病情,生命体征的观察:体温、脉搏、呼吸、血压的变化,是反应病情变化的重要指标之一,如出现血压下降、呼吸深慢、脉搏缓慢,多提示脑疝的早期表现。密切观察血压有无上升,呼吸节律、深浅度,是否有呼吸困难和呼吸暂停,及脉搏的强弱变化,如几项指标同时变化,应识别是否是颅内压增高所致的代偿性生命体征。

(3)瞳孔:检查瞳孔的变化,可观察到是否有脑疝的形成。如瞳孔进行性散大,光反射消失,并伴有严重意识障碍和生命体征变化,常是颅内血肿或脑水肿引起脑疝的表现。颅脑损伤的患儿因损伤部位不同常引起瞳孔变化。如伤后立即出现一侧瞳孔散大,多是原发性动眼神经损伤所致。如双侧瞳孔时大时小,变化不定,对光反射消失伴眼球运动障碍,常见脑干损伤的表现。因此应严密观察,发现异常及时报告医师。

12. 颅内压增高的护理 剧烈头痛、频繁呕吐是颅内压增高的表现,由于颅内压增高可以导致脑疝发生,因此嘱患儿避免剧烈咳嗽及用力排便。因剧烈咳嗽及用力排便都可以引起胸腔压力增高,导致颅内压增高。护士应严密观察以发现压力升高的早期征兆,和保护患儿防止颅内压升高的状况。颅内压增高给予脱水药及利尿药治疗时要注意用药后的病情变化,它是医师调整药物间隔时间的依据。

13. 其他 在做好以上护理措施的同时也要做好紧急手术前常规准备。并做好患儿及家属的心理护理以取得积极配合。

【健康教育】

1. 心理指导 脑损伤患儿早期多呈昏迷状态,有的甚至长期昏迷,一般都由家属及护理人员观察病情变化,而清醒患儿意识的伤害,疼痛的刺激及伤后可能导致的伤残甚至死亡的威胁,使患儿产生紧张恐惧的心理,应予以心理安慰和鼓励,应保证充足的睡眠,提高机体的抵抗力。恢复期患儿因大小便失禁,生活不能自理,患儿常因此而焦虑、抑郁、烦躁,应安慰鼓励患儿树立战胜疾病的信心,培养健康的心理状况,积极加强功能锻炼。

2. 饮食指导 持续昏迷后24小时应鼻饲流质食物以保障营养的供给,鼻饲流质食物时应少量多餐,每次鼻饲量宜200ml左右为宜,宜高热量、高蛋白的营养丰富的饮食,鼻饲前应确认胃管在胃内,避免导致食物进入呼吸道而引起窒息。伤后清醒患儿应进高热量、高蛋白、高维生素、易消化食物,以保证充足的营养物质供给,促进损伤的修复。有上消化道出血的患儿应暂禁食,以免加重消化道出血。如有恶心呕吐,应侧卧位,头偏向一侧,避免呕吐物进入气管,引起窒息及吸入性肺炎。

3. 康复期的护理 脑损伤患儿恢复期应尽量减少脑力活动,少思考问题,不阅读长篇读物,少看刺激性电影、电视节目,可适当听些轻音乐,以缓解紧张情绪,对头痛、失眠较重者,可在医师的指导员下酌情服用镇静剂及镇静催眠药物,恢复期患儿常有头痛、恶心、耳鸣、失眠等症状,一般在数周至数月逐渐消失,但如存在长期头昏、失眠、烦躁、注意力不集中和记忆力下降等症状且超过3~6个月仍无好转时,应到医院进一步检查,必要时可口服维生素B类药物以帮助改善自主神经功能,对脑外伤后综合征的患儿,首先要消除顾虑,放松思想,要树立信心,积极地参加体育锻炼,量力而行地参加一些体育活动。对于外伤性癫痫的患儿应坚持口服抗癫痫药物,需服用1~2年时间,并定期检查肝功能、血白细胞,以防抗癫痫药物引起的肝功能损害及继发性白细胞下降。对于颅骨缺损的患儿应保护好颅骨缺损的部件,在适当的时候进行颅骨修补。

4. 功能锻炼 早期进行功能锻炼对脑损伤的患儿有重要的意义,肢体瘫痪疾病功能康复训练,注意由小关节到大关节,先轻后重,由被动到主动,由近心端及远心端,先下肢后上肢,循序渐进。早期先在床上锻炼,以后逐渐离床,随后锻炼行走。训练期间需有人在旁边保护。失语患儿的语言功能康复训练应从最简单的"啊"音开始,然后说出生活中实用的单词,如吃、喝、水、尿等,反复强化训练,一直到能用完整的语句表达需要想法。对于小便失禁的患儿,留置导尿要注意关闭导尿管,每隔2~4小时,有尿意时开放一次,每次放尿量以200~300ml为宜。逐渐锻炼其排尿功能,争取早日拔除尿管。平时多饮水,保持尿色清亮,注意预防泌尿系感染。

(张大华)

第十二节 脊髓损伤

【概述】

脊髓损伤(spinal cord injury)是由外界暴力直接或间接作用于脊柱,引起脊椎骨的骨折或累及脊髓神经节的损伤,可分为开放性和闭合性两类。脊髓损伤是脊柱骨折的严重并发症,由于椎体的移位或碎骨片突出于椎管内,使脊髓或马尾神经产生不同程度的损伤。儿童脊柱、脊髓损伤相对少见,国外文献报道占所有脊柱脊髓损伤患儿的1%~10%,由于儿童及青少年正处于身体的生长发育期,在此阶段的脊柱脊髓损伤有其自身的特点,其诊断和治疗及预后与成人有所不同。

【临床特点】

1. 脊髓震荡与脊髓休克

(1) 脊髓震荡:脊髓损伤后出现短暂性功能抑制状态。

(2) 脊髓休克:脊髓遭受严重创伤和病理损害时即可发生功能的暂时性完全抑制,临床表现以弛缓性瘫痪为特征,各种脊髓反射包括病理反射消失及大小便功能均丧失。其全身性改变,主要可有低血压或心排出量降低、心动过缓、体温降低及呼吸功能障碍等。

2. 脊髓损伤的纵向定位　表现为脊髓横贯性损伤,包括双下肢截瘫、感觉缺失、尿便潴留。查体示双下肢肌力 0 级,肌张力减低,明确的感觉平面、腹壁反射减弱或消失,双下肢腱反射未引出,病理征阴性。

【治疗原则】

1. 早期治疗　脊柱损伤的早期救治包括现场救护、急诊救治、早期专科治疗等。早期救治措施的正确与否直接影响患儿的生命安全和脊柱脊髓功能的恢复。对各种创伤患儿进行早期评估应从受伤现场即开始进行。意识减退或昏迷患儿往往不能诉说疼痛。对任何有颅脑损伤、严重面部或头皮裂伤、多发伤的患儿都要怀疑有脊柱损伤的可能,通过有序的救助和转运,减少对神经组织进一步损伤。遵循 ABC 抢救原则,即维持呼吸道通畅、恢复通气、维持血液循环稳定。要区别神经性休克和失血引起的低血容量休克而出现的低血压。神经源性休克是指颈椎或上胸椎脊髓损伤后交感输出信号阻断($T_1 \sim L_2$)和迷走神经活动失调,从而导致血管张力过低(低血压)和心动过缓。低血压合并心动过速,多由血容量不足引起。不管原因为何,低血压必须尽快纠正以免引起脊髓进一步缺血。积极输血和补充血容量,必要时对威胁生命的出血进行急诊手术。当血容量扩充后仍有低血压伴心动过缓,应使用血管升压药物和拟交感神经药物。

2. 药物治疗　当脊柱损伤患儿复苏满意后,主要的治疗任务是防止已受损的脊髓进一步损伤,并保护正常的脊髓组织。恢复脊柱序列和稳定脊柱是关键的环节。药物包括皮质类固醇,如甲基强的松龙是惟一被 FDA 批准的治疗脊髓损伤药物,建议 8 小时内给药;东莨菪碱,调整微循环,减轻脊髓缺血、坏死,尽早给药;神经营养药如甲钴胺;脱水药减轻脊髓水肿,常用药物为甘露醇。

【护理评估】

1. 评估患儿既往史、手术史、过敏史、家族史。

2. 询问相关检查及结果　辅助检查:颅骨 X 线片和 CT 检查,可明确骨折的部位和性质。

3. 患儿及家长心理-社会状况　评估家长对疾病认识、经济状况、配合程度、心理状况等。

【护理措施】

1. 一般护理　急性期应卧床休息。患儿一般营养状况差,食欲减退,需供给高蛋白、多维生素及高热量饮食,以增强机体抵抗力,病变水平以下感觉障碍,注意保暖,防止烫伤。

2. 病情观察　急性期病情不稳,需严密观察呼吸变化,若出现呼吸困难、心率加快、发绀及吞咽困难等症状,是上升性脊髓炎的表现,应立即给予吸氧,行气管插管或气管切开,使用人工呼吸机辅助呼吸,积极抢救。

3. 症状护理　周围神经损伤及长期卧床造成肠蠕动减慢,出现腹胀和便秘,影响食欲,应解除腹胀,减轻痛苦,可进行腹部按摩或肛管排气,多饮水、多吃粗纤维食物、水果、蔬菜,防止便秘。可用泻药、开塞露、肥皂水灌肠等方法协助排便。有尿潴留时应置导尿管,定时放尿,应注意预防泌尿系感染。

4. 并发症的护理

(1) 肺部感染:患儿长期卧床,抵抗力降低,需注意保暖,避免受凉,预防感冒。由于呼吸肌群功能低下,咳嗽无力,应协助患儿翻身拍背,吸痰。痰黏稠不易吸时,可做雾化吸入,稀释痰液利于排出,痰多且深不能吸出时,应行气管切开。

(2) 压疮:患儿的脊髓受损水平以下支配部位感觉障碍,瘫痪卧床,局部受压,血液循环差,皮肤营养障碍,加之尿便失禁刺激皮肤而破溃形成压疮。压疮感染严重者可致败血症而死亡,故应积极预防。应尽量使用防压疮床垫,床单平整,每天清洁皮肤,保持皮肤清洁干燥。每 2 ~ 3 小时翻身一次,翻身时动作要轻稳,不可拖拉患儿,以防损伤皮肤。如发现皮肤有变色、破损,应减少受压直到愈合。同时注意加强营养,增强身体抵抗力。

(3) 泌尿系感染:患儿排尿障碍,出现尿潴留或尿失禁。尿潴留时需用导尿管排尿。在进行导尿及膀胱冲洗技术操作时,应严格无菌操作。置留导尿管的男患儿应每天清洗尿道口,女患儿应每天冲洗会阴,保持会阴部清洁,防止逆行感染。尿失禁的患儿,需及时更换内裤,使患儿清洁舒适,减少感染机会。

【健康教育】

1. 预防并发症护理指导

(1) 预防压疮:由于患儿感觉、运动功能丧失以及神经营养的改变,皮肤容易出现压疮,应每 1~2 小时翻身按摩 1 次,有条件的家庭可使用按摩床垫,不主张使用气圈等。保持皮肤的清洁、干燥。

(2) 预防泌尿系统感染:伴有排尿障碍的患儿,需要进行保留导尿、间歇导尿及清洁导尿等,这些操作都会增加患儿泌尿系感染的机会,所以家长及陪护者应该掌握导尿护理操作技术。保持会阴部的清洁。指导合理饮食,保持心情舒畅,防止泌尿系统感染的发生。

(3) 胃肠道管理:脊髓损伤患儿常出现胃肠功能异常,肠胀气、便秘等。不提倡长期使用缓泻剂,可以进行腹部按摩,促进胃肠活动。

(4) 呼吸道管理:早期进行物理治疗,呼吸功能锻炼,支持呼吸肌活动。掌握正确的翻身拍背方法,协助排痰。每天进行呼吸功能训练,鼓励患儿做深呼吸、咳嗽等。

(5) 预防深静脉血栓。

2. 功能康复指导

(1) 物理治疗:主要是改善全身各个关节活动和残存肌力增强训练,以及平衡协调动作和体位交换及转移动作(例如:卧位到坐位、翻身、从床到轮椅、从轮椅到厕所马桶等移动动作),以及理疗:利用

水疗、光疗、生物反馈等有针对性促进康复。

(2) 作业治疗:主要是日常生活动作(如衣、食、住、行的基本技巧),职业性劳动动作,工艺劳动动作(如编织等),使患儿出院后能适应个人生活、家庭生活、社会生活和劳动的需要。另外,作业部门还给患儿提供简单的辅助工具,以利家庭生活动作的顺利完成。

(3) 心理治疗:针对心理不同阶段(如否认、愤怒、抑郁、反对独立求适应等各个阶段)的改变制订出心理治疗计划,可以进行个别和集体、家庭、行为等多种方法。

(4) 康复工程:可以定做一些必要的支具来练着站立和步行,另外也可配备一些助行器等特殊工具,利用这些工具补偿功能的不足。

(5) 临床康复:用护理和药物等手段,预防各种合并症发生,亦可进行一些治疗性临床处理,减轻症状,促进功能恢复。

(6) 中医康复:利用祖国传统医学,进行针灸、按摩、电针、中药离子导入等手段,促进康复,另外针对合并症治疗,亦可使用中药内服、外用。

(7) 营养治疗:制定合理食谱,加强营养以适应康复训练的需要。

(张大华)

第十三节 脑白质病

【概述】

脑白质是中枢神经系统的重要组成部分,是神经纤维聚集的地方,脑白质中的中枢神经细胞的髓鞘损害,则会引起脑白质病变(leukoencephalopathy)。神经系统症状体征多样,取决于病变部位及程度,临床可见视觉、运动、感觉、小脑、自主神经及认知功能障碍等。

【临床表现】

脑白质病变临床表现复杂多样,取决于病变部位及严重程度,不同性质脱髓鞘疾病临床表现差异较大。如多发性硬化多为慢性病程,半数以上的病例病程中有复发-缓解,女性与男性发病比例为 2∶1;约半数患儿以肢体无力、麻木或两者并存为首发症状起病;其典型体征有:肢体瘫痪、视力障碍、眼球震颤及眼肌麻痹、脑神经受损、感觉障碍、共济失调、发作性神经症状、认知功能障碍、自助神经功能障碍、精神障碍等。

【治疗原则】

对于免疫障碍性髓鞘脱失可采取以下治疗:①促皮质激素及皮质类固醇类,如甲基强的松龙;

②β-干扰素疗法;③醋酸格拉太咪尔;④硫唑嘌呤;⑤大剂量免疫球蛋白静脉输注。

对于感染、中毒、代谢等相关的髓鞘脱失可针对病因进行治疗,而对于遗传性髓鞘脱失疾病目前无有效治疗办法。

【护理评估】

1. 评估患儿既往史、手术史、过敏史、家族史。评估患儿下肢肌力情况,是否有下肢僵硬,双尖足的特点。评估患儿生活自理程度,颈部肌肉力量是否减弱,肌力情况。

2. 评估核磁影像的结果。

3. 患儿及家长心理-社会状况 评估家长对疾病认识、经济状况、配合程度、心理状况等。

【护理措施】

1. 饮食护理 多吃水果蔬菜和碱性食物如豆腐、茄子、芹菜、葡萄、苹果等,这些食物对大脑的发育和智力开发都大有益处。补充卵磷脂如蛋黄、动物肝脏等,可促进大脑的感觉和记忆力的形成。在烹调菜肴时尽量少放味精,因为味精主要成分为谷氨酸钠摄入过多可引起头痛、恶心等症状。同时注

意给予低糖饮食,糖摄入过多易使脑功能出现神经衰弱等障碍。

2. 康复护理 加强语言功能的训练,培养其与人交往的兴趣,使他们与环境保持一定接触。每天练习发音和说话以改善语言功能障碍,多与之交谈,尽可能让患儿多说话,根据患儿语言障碍的程度不同,制定相应的训练方法,每天坚持训练,一步一步慢慢提高,对病情严重的患儿甚至可以从简单的单音、单字开始慢慢由少渐多。

3. 日常生活护理 家属与患儿增加沟通,树立患儿战胜疾病的信心。适当增加体育锻炼,多做手指运动等精细运动,增强机体的抵抗力,促进大脑神经细胞的新陈代谢,积极治疗原发病,嘱患儿遵医嘱,按时间、按疗程坚持用药。保持患儿心情舒畅、乐观,避免情绪激动。

【健康教育】

1. 饮食指导 根据患儿的饮食习惯进行喂养计划,原则是少量多餐,切忌发生吸入性肺炎,在患儿哭闹时暂不喂养,以免呛咳。多饮水,多食水果、蔬菜和纤维性食物,尤其是香蕉、苹果、蜂蜜类润肠通便食物。

2. 康复训练 加强语言功能的训练。培养其与人交往的兴趣。每天练习发音和说话以改善语言功能障碍,多与人交流。根据患儿语言障碍的程度不同,制定相应的训练方法,每天坚持训练。

(张大华)

第十四节 脑 积 水

【概述】

颅内蛛网膜下腔或脑室内的脑脊液异常积聚,使其一部分或全部异常扩大称为脑积水。单纯脑室扩大者称为脑内积水,单纯颅内蛛网膜下腔扩大者称为脑外积水。脑积水不是一种单一的疾病改变,而是诸多病理原因引起的脑脊液循环障碍。脑积水是由脑脊液循环障碍(通道阻塞)、脑脊液吸收障碍、脑脊液分泌过多、脑实质萎缩等原因造成。临床中最常见的是梗阻性病因,如脑室系统不同部位(室间孔、导水管、正中孔)的阻塞、脑室系统相邻部位的占位病变压迫和中枢神经系统先天畸形。按流体动力学分为交通性和梗阻性脑积水;按时限进展分为先天性和后天性脑积水,急性和慢性脑积水,进行性和静止性脑积水;按影像学分为单纯性、继发性和代偿性脑积水;按病理生理分为高压力性、正常压力性、脑萎缩性脑积水。

【临床特点】

头颅及前囟增大(婴幼儿),颅内压增高的临床症状和体征(头痛、恶心、呕吐、视盘水肿),脑组织受压引起进行性脑功能障碍表现(智能障碍、步行障碍、尿失禁)。

脑室穿刺测压:高于正常值(儿童40~110mmH$_2$O)。临床常以患儿侧卧位腰穿测蛛网膜下腔压力代表脑室内压力,梗阻性脑积水严禁做腰蛛网膜下腔穿刺测压。

【治疗原则】

如无颅内压增高的表现,绝大多数患儿在1.5岁以后积液消失,无需特殊治疗。手术适应证:①新生儿和儿童脑积水致脑室扩大并有颅内压增高、脑功能损害的临床表现;②无症状且脑室大小稳定不再增大的儿童脑积水,要考虑儿童认知功能有无损害,积极手术治疗对改善儿童神经功能有明确益处;③颅内出血后和脑脊液感染继发脑积水,在血性脑脊液吸收、脑脊液感染控制后(接近或达到正常脑脊液指标),可行分流术;④肿瘤伴发的脑积水,对伴有脑积水的第三和第四脑室内肿瘤,如估计手术不能全部切除肿瘤,或不能解除梗阻因素,做术前脑室—腹腔分流术有助于肿瘤切除术后安全度过围手术危险期;⑤伴有神经功能损害的正压性脑积水;⑥脑外积水的处理原则是狭义的脑外积水见于1岁以内的婴幼儿,原因不明,表现为蛛网膜下腔增宽,前囟张力正常或轻度饱满。

为预防或治疗因颅内压增高或脑组织结构的病理改变引起的神经功能损伤,原则是解除病因和解决脑室扩大兼顾,综合考虑患者的个体因素,采取个体化治疗。

【护理评估】

1. 评估患儿既往病史、现病史、年龄、自理能力、营养状况、个人发育状况、精神状况等。评估患儿头围是否明显增大、囟门张力是否增高,表情是否呆滞,反应是否迟钝等。评估跌倒、压疮等风险,评估患儿的自理能力。

2. 评估各项检查头颅CT或MRI检查、脑室造影、放射性核素检查等。

3. 评估患儿家长对疾病和手术的认知情况,了解患儿家长对疾病拟采取的治疗方法、对手术及可能导致并发症的认知程度、家庭经济承受能力,以提供相应的心理支持。

【护理措施】

1. 术前准备

（1）皮肤准备:术前 10～12 小时按开颅常规剃头、洗头外,还需备皮从胸部由锁骨上部到耻骨联合,两侧至腋后线,包括同侧上臂上 1/3 和腋窝部,注意脐部清洁。

（2）术前 8～10 小时禁食,交叉配血,抗生素皮试。

（3）密切注意生命体征、神志瞳孔变化,及早发现脑疝的形成,积极配合抢救。

（4）出现癫痫发作时按癫痫护理常规护理。

2. 术后护理

（1）发热护理:注意体温>38.5℃以上应采取有效的降温措施,降低脑细胞的耗氧量及基础代谢,应给以冰敷、冰枕等物理降温。对降温患儿应观察面色、脉搏、呼吸及出汗体征,防止过多引起虚脱。30 分钟后复测体温。

（2）呼吸观察:氧流量为 2～4L/min,清醒患儿鼓励咳嗽,昏迷患儿定时吸痰,及时清除呼吸道分泌物,防止吸入性肺炎,预防肺部感染。

（3）观察患儿有无脉搏缓慢无力、呼吸快而不规则、头痛、呕吐、血压升高。一侧瞳孔散大等颅内压升高等症状。观察有无腹部疼痛或腹部不适。

（4）伤口观察:注意观察切口渗血情况,切口敷料浸湿及时更换敷料,遵医嘱适当给以抗生素预防

感染。观察周围皮肤,如有溃疡或脑脊液外漏,及时报告医师进行处理。

3. 预防压疮护理 每 2 小时翻身一次,并保持床单清洁干燥,使用水胶体或泡沫敷料预防头部压疮,特别注意分流泵、耳廓及枕部皮肤保护。

4. 保持分流管通畅 观察分流管周围皮肤,如有溃疡或脑脊液外漏,及时报告医师进行处理。每天定时挤压分流管按压阀门 1～2 次,每次 15～20 下,以保持分流管通畅。告之患儿和家属不可自行按压分流泵,防止反复按压造成或加重低颅压。

【健康教育】

1. 由于患儿可能终生带管,出院前教会家长挤压引流管按压阀门的方法,即缓慢压下阀门后迅速放开,以保持分流管通畅。

2. 观察伤口,术后 1 个月内不能洗伤口处,如出现不适症状如伤口红肿、渗液等应及时就诊。

3. 如出现头痛、呕吐等颅内压增高表现,即按压阀门促进脑脊液分流,如按此处理后症状未缓解应及时来院就诊。

4. 注意饮食合理搭配,适当增加营养,多食高蛋白及维生素丰富的食物,如肉类、蛋类、鱼、水果及各种新鲜蔬菜。

5. 如有持续高热、腹痛、头痛等,立即来院,防止腹腔或颅内感染。

（张大华）

第十五节 脑脊膜膨出

【概述】

新生儿脑脊膜膨出是因胚胎时期胎儿发育异常,神经管闭合不良而形成的囊肿性脊柱裂,其在新生儿中的发生率为 1/10 000,大多以头枕部及腰骶部常见,可致肢体瘫痪、大小便失禁、脑积水、智力障碍等,治疗护理均较困难。

【临床特点】

脑脊膜膨出属于显性脊柱裂的一种,发病基础是由于胚胎时期胎儿发育异常神经管闭合不良,致残率较高,严重威胁儿童的身体健康和生活质量。但临床上统计约 80% 的患儿是生后逐渐增大,由隐性或半隐性脊柱(颅)裂发展而来的。脑脊膜膨出较大尤其是生后发展较快的患儿,其骨质缺损处多呈"火山口"状,随着年龄的增大,裂孔因受椎管内压力波动的影响也在增大,患儿进行正常的哺乳、排便以及哭闹等使椎管内压力增高的动作时,均可使原有的裂口及膨出物增大,如进一步发展牵拉脑或脊髓

及神经,则出现相应的临床症状。

【治疗原则】

及早手术给予修补加固,可阻断发展过程。另外约 30%～90% 的脊柱裂患儿合并有脑积水,其中绝大多数患儿都需要接受脑脊膜膨出修补术和脑积水分流手术。在新生儿期膨出物小,术后很少发生脑积水,此外早期手术因其裂孔小,易于修补。

【护理评估】

1. 评估患儿四肢活动情况、大小便情况,评估膨出部皮肤情况、外周血管情况,必要时留置中心静脉。评估跌倒、压疮等风险,评估患儿的自理能力。评估患儿既往病史、现病史、年龄、自理能力、营养状况、个人发育状况、精神状况等。

2. 评估各项检查 X 线、CT 检查或 MRI 扫描等。

3. 评估患儿家长对疾病和手术的认知情况 评估患儿家长对疾病拟采取的治疗方法、对手术及可能导致并发症的认知程度、家庭经济承受能力,以提

供相应的心理支持。

【护理措施】

1. 伤口护理　术前注意局部包块不可扭曲,保持顺位,更换尿布时注意避免动作过大,以免局部皮肤受到摩擦而破溃。观察膨出物皮肤(包膜)的完整情况,主要观察有无血运等不良现象。如果入院时膨出包块顶端皮肤有少许破溃,术前用无菌生理盐水纱布覆盖,2~4小时更换1次,膨出部位禁止使用乙醇或聚维酮碘等。术后切口沙袋加压3~5天,以防止脑脊液漏,促进伤口愈合。密切观察切口敷料有无浸湿并及时更换。腰骶部病变的患儿因手术切口离肛门较近,故严格预防大小便对切口造成污染,可以使用薄膜敷料覆盖;骶尾污染时及时更换敷料。

2. 舒适护理　为了使患儿安静入睡,减少因哭闹导致的能量消耗及切口张力的增加。用柔软的婴儿包被制成鸟巢样,对患儿行鸟巢式护理。为了避免伤口处受压迫,取俯卧位或侧卧位,身体保持直线,避免脊柱弯曲及增加切口张力。俯卧位时,头偏向一侧,并在胸部、腹部或膝盖部垫软毛巾。俯卧位有利于胃肠蠕动、排出肠管内积气,利于胎粪排出,避免腹胀、大便不通等增加切口张力的因素。同时可以改善潮气量及动态肺顺应性,改善新生儿的肺功能。提高动脉血氧分压。侧卧位时,患儿头稍向后仰,保持呼吸道通畅,受压侧面部与肩部垫软枕,同侧上肢前伸,对侧屈于前胸,腿下垫一长软垫,臀部避免靠枕,以防切口受压。术后3~5天因切口用小沙袋加压,以俯卧位为主。为了减少脑脊液对切口部位的静水压,腰骶部脊膜膨出患儿取头低卧位,臀部稍抬高;枕部脑膜膨出患儿取头高卧位。但术后麻醉未清醒时取去枕平卧位。患儿抱起或坐起不宜过早,切口愈合良好,拆线3天后方可平抱。

3. 病情观察　术前密切监测头围及前囟张力,及早发现脑积水、颅内压增高表现,如前囟饱满、呕吐、头围增大等,做好护理记录。密切监测患儿心率、呼吸、血氧饱和度、血压等生命体征的变化。注意观察患儿意识、哭声、面色、皮温、体温、尿量等。术后严密观察硬脊膜外引流液的颜色、性质及量等。

4. 大小便失禁的护理　密切观察排便情况,大小便失禁时使用皮肤保护膜或者薄膜敷料保护臀部皮肤,及时清理,做好皮肤清洁。

【健康教育】

1. 本病属先天畸形,患儿家长会出现难以接受现实的恐惧心理,并对患儿的治疗和预后产生忧虑和紧张。护士为家长讲解该病的相关知识,使其明白手术的必要性、可行性和可能的风险,以及术前、术后不同阶段治疗和护理的要点,并为其术后能参与到治疗护理工作中来做好准备,以改善家长的心理状态,积极配合治疗和护理。

2. 皮肤护理指导家长观察患儿大小便情况,及时清理会阴及臀部皮肤,避免皮肤浸渍及伤口感染。

(张大华)

第十六节　硬脑膜下出血

【概述】

脑部受伤导致硬脑膜下方血管破裂,即硬膜下出血。缓慢渗出的血液在大脑表面和硬脑膜形成血块,随着血块变大,慢慢挤压脑组织。硬膜下出血时,通常是静脉渗血,速度比较缓慢,因此受伤几天或者几周后才会出现症状。新生儿颅内出血基本上是硬脑膜下出血,因为新生儿的硬脑膜在颅盖骨缝处与颅骨黏着紧密,加之婴儿颅骨内平滑,不像成人那样有深的血管沟,如脑膜中动脉沟,脑血管又富有弹性,骨折时不易撕破硬脑膜血管而形成硬膜外血肿,血液多流向硬脑膜下,故新生儿硬脑膜下出血常见。

新生儿硬膜下出血是新生儿最常见的颅内出血疾病,据报道死亡率可超过50%左右,生存者的病残率也可以达50%左右,多在出生后2~3天出现,多与难产有关,生产过程中由于头盆不称产程过长,使用产钳或胎头吸引器造成过度挤压胎头,严重变形硬脑膜脑表面血管破裂出血。因此早期行头颅CT检查对早期诊断非常重要。

【临床特点】

临床症状的发生时间与严重程度主要取决于:出血来源和形成时间;是否伴有相应的脑损伤;颅骨和脑膜对缓冲颅内压增高的能力。新生儿出生后出现不明原因面容苍白、肌肉松弛、哭叫无力、表情淡漠、阵发性痉挛、面肌抽搐、发绀和呼吸暂停等表现。严重的一侧或双侧瞳孔扩大,偶可见偏瘫,基本上可诊断有颅内出血。头颅CT可以确诊已有怀疑有颅内出血的新生儿,要及时行头颅CT扫描硬膜下出血,CT影像上表现为颅骨内板的下方有月牙形高密度影。

【治疗原则】

前囟门的穿刺抽吸术是治疗新生儿硬膜下血

肿的首选方法。新生儿颅内出血因为是新鲜出血，血凝块常堵塞针管，所以在临床实际操作过程中，发现囟门穿刺抽吸积血常受血凝块堵塞，多次操作会给家属心理上造成压力。要特别注意消毒和无菌操作，必要时术中术后可辅以抗生素滴注预防感染。另外部分患儿家属因为怕新生儿颅内出血留下严重的后遗症或致残，在治疗上不积极配合放弃治疗自动出院者。因而在处理新生儿硬膜下血肿要早发现，及早处理，与家属及时、耐心地沟通。

【护理评估】

1. 评估患儿的既往病史、现病史、年龄、自理能力、营养状况、个人发育状况、精神状况等。评估患儿进奶情况、基础生命体征等是否可以耐受手术；评估患儿的自理能力。

2. 评估各项检查头颅 CT、MRI 检查等。

3. 评估患儿家长对疾病和手术的认知情况。了解患儿家长对疾病拟采取的治疗方法、对手术及可能导致并发症的认知程度、家庭经济承受能力，以提供相应的心理支持。

【护理措施】

1. 病情观察　监测患儿意识状态、血压、脉搏、呼吸、体温，如发现异常应及时通知医师。

2. 引流护理　观察脑脊液的色、质、量。观察患儿有无神经系统症状：烦躁、头痛、喷射状呕吐等。观察患儿头围变化，前囟膨隆或凹陷情况。引流装置距头部保持一定高度（医师根据颅内高压调整此高度），责任护士每班交接引流装置高度，防止颅内压力下降过快或过慢，以免发生颅内压过低或颅内出血，或小脑幕裂孔疝等严重并发症。保持头部创口或穿刺点敷料的干燥，如发现敷料潮湿，应立即查明原因，并及时更换。严格保持整个引流装置及管道的清洁和无菌，不能任意拆卸引流装置，以免造成脑脊液的渗漏。

3. 呼吸的管理　若为新生儿，严格观察呼吸情况，及时纠正缺氧。应根据患儿呼吸状态和缺氧程度选择给氧方式，以达到最佳氧疗效果。呼吸规则平稳、轻度缺氧者，选择鼻导管给氧，氧流量为 $1 \sim 1.5$ L/min，呼吸困难发绀明显的患儿给予头罩吸氧，氧流量为 $4 \sim 5$ L/min。使血氧饱和度维持在 90% $\sim$ 95% 为宜，病情好转后改为低流量、间断吸氧直至停氧。吸氧过程中应严密观察病情及氧疗效果，详细做好护理记录。保持呼吸道畅通是纠正缺氧的关键，抽搐频繁分泌物多时，要及时给予吸痰。新生儿黏膜柔嫩，吸痰时要正确选择吸痰管的型号（口咽部选用 8 或 10 号，早产儿选用 6 或 8 号），安全吸引压力 $50 \sim 100$ mmHg，动作轻柔，边吸边缓慢转动吸痰管，以免造成黏膜损伤。抽吸鼻腔时间要短，每次不超过 15 秒，以免阻塞呼吸道。

4. 体位护理　患儿取平卧位，保持安静，对意识不清、躁动不安，有精神症状的小龄患儿，应予约束，防止患儿将引流管自行拔出而发生意外。

【健康教育】

1. 饮食以清淡、高蛋白、高维生素、易消化食物为宜。

2. 心理指导对于患儿恢复期的头痛、恶心给予宽慰和解释，使其树立信心。

3. 指导患儿头部与引流装置保持一定高度，防止颅内压过低。

4. 让患儿保持安静，避免情绪激动、剧烈哭闹，避免剧烈咳嗽。

5. 养成排便习惯，每天排便，防止便秘。

6. 若有异常及时通知医师，及时复查。

（张大华）

第十七节　先天性皮毛窦

【概述】

皮肤与神经组织同源于外胚叶，在胚胎发育时期将皮肤组织或上皮组织残留在颅腔或脊髓腔内形成皮样囊肿，该囊肿通过窦道开口于枕部、背部、腰骶中线部位皮肤上，该开口被称之为窦口，窦道将皮肤与神经组织相连，皮肤上窦口周围常有毛发增生因此叫皮毛窦（或称之为藏毛窦）。

先天性皮毛窦可表现为皮肤凹陷或窦道，有或无毛发，常靠近中线，窦口只有 $1 \sim 2$ mm，色素沉着，皮毛窦可终止于皮肤表面，可与尾骨相连，或横贯正常椎体，或经脊柱裂突入椎管。若与神经轴相连则可造成中枢神经系统反复感染，而且可形成皮样囊肿压迫脊髓，出现双下肢肌力下降、感觉障碍、尿潴留，还可合并脊髓栓系等并发症。

【临床特点】

皮毛窦的诊断主要依靠病史、体征及影像学检查；临床诊断：①病史：有再发化脓性脑膜炎、运动障碍史。②体征：枕、背、腰部窦口，可有窦口局部感染，脊髓压迫征、脑膜刺激征等。但是先天性皮毛窦症状隐匿，而且患儿多在出现并发症后就诊，若以高热、寒战、头痛、呕吐等中枢感染为首发症状时,常被误诊为脑炎,而忽略原发病的处理,导致中枢感染反复发作,延误治疗。

【治疗原则】

如有炎症原则上应先抗感染治疗,待炎症控制后再行手术治疗。应力争将囊肿全部切除,以防复发,术中暴露肿物后可先穿刺将囊内液体抽净,而后小心冲洗囊腔,再小心剥离囊壁并切除,要用抗生素盐水反复冲洗术野,以减少术后感染及残留之囊液刺激周围组织而产生化学性炎症。如炎症难以控制,并伴神经功能严重损害时则应边抗炎边紧急手术。

【护理评估】

1. 评估患儿的既往病史、现病史、年龄、自理能力、营养状况、个人发育状况、精神状况等。评估患儿四肢活动情况、大小便情况、感染情况、外周血管情况,必要时留置中心静脉。评估患儿的自理能力、跌倒、压疮等风险评估。

2. 评估各项检查 CT 或 MRI 检查等。

3. 评估患儿家长对疾病和手术的认知情况。了解患儿家长对疾病拟采取的治疗方法、对手术及可能导致并发症的认知程度、家庭经济承受能力,以提供相应的心理支持。

【护理措施】

1. 术前护理措施　参考一般术前护理常规,做好术前手术部位皮肤护理。

2. 术后护理措施　皮毛窦手术后观察因其手术部位和手术切除深度不同而不同。枕部皮毛窦可合并颅内皮样或表皮样囊肿,术后则应按开颅术后观察和护理。

(1) 观察患儿血压、呼吸、脉搏、神志、瞳孔等。

(2) 如有面瘫应及时保护角膜,如有呛咳应在饮水和进食时注意其体位,避免误吸,如进食或饮水

困难及早给予鼻饲喂养。

(3) 手术部位位于脊髓髓内的患儿,术后应注意其肢体活动,观察肢体肌力的变化,如术后肢体肌力较术前差或术后肌力呈进行性减退,则应及时报告医师,是手术损伤还是术后血肿或水肿。

(4) 术前存在肢体活动障碍的皮毛窦患儿,有一部分患儿经手术治疗后肢体活动可以有所恢复,因此早期肢体功能锻炼可以促进肢体功能的恢复。

(5) 伤口观察及护理:手术伤口距肛门较近,患儿一般年龄较小,并且常术前有大小便失禁,因此术后伤口护理困难较大。一旦伤口污染,有可能造成伤口感染。年龄较大的患儿应多询问是否要排便,对于年龄较小和有便失禁的患儿要勤观察尿布情况,减少污染伤口。一旦伤口污染,及时换药。

(6) 引流管护理:观察引流液的颜色、性质、量,对伤口脓液及时清理,促进伤口愈合。如引流液为血性、量多,应及时通知医师进行处理。

(7) 尿潴留护理:如果为年长儿,由于麻醉、术后体位、伤口疼痛等因素的影响,可能出现下腹部胀痛、自行排尿困难的现象。此时,责任护士鼓励患儿自主排尿,给予腹部按摩、热毛巾热敷下腹部或利用听流水声以反射性诱患儿排尿。多数患儿能自行排尿,诱导排尿效果不佳者,应遵医嘱给予留置导尿。留置导尿期间,应每天进行会阴护理 2 次,防止尿路感染。

【健康教育】

1. 教会家长辅助患儿肢体功能锻炼。

2. 做好伤口处皮肤护理,预防术后伤口感染。

3. 对于出院带尿管回家的患儿,责任护士指导家长进行居家护理,多饮水,保持尿管通畅,预防泌尿系感染。

(张大华)

第十八节　脑　震　荡

【概述】

脑震荡是伤后立即出现的短暂的意识障碍,持续数秒或数分钟,1/2 不超过 30 分钟。可出现皮肤苍白、出汗、血压下降、心动徐缓、呼吸微弱、肌张力减低、各生理反射迟钝或消失。患儿脑震荡是指儿童头部外伤后,发生一过性的脑功能障碍,无肉眼可见的神经病理改变,在显微镜下可见神经组织紊乱的情况。由于儿童的神经系统发育尚不完善,因此,处于不同年龄段的儿童发生脑震荡后的临床表现各不相同。

【临床特点】

由于患儿皮层下系统的发育相对较成熟,皮层下中枢的兴奋性较高,而皮层对皮层下中枢又不能有效地加以控制,兴奋性很容易扩散,这就是患儿脑震荡后易发生面色苍白、频繁呕吐甚至轻度呼吸节律发生紊乱的原因。患儿神经系统的保护性抑制较强,又值旺盛的生长发育期,脑和化学成分也有其特点,因此患儿脑震荡的预后颇佳,一般很少遗留后遗症。

患儿脑震荡临床表现较重,如短暂的意识障碍

后出现频繁的呕吐、面色苍白、四肢厥冷、烦躁、哭闹,甚至出现惊厥发作、精神症状、呼吸不规则等,继而出现精神萎靡、昏睡。除少数并发脑挫裂伤、蛛网膜下腔出血、颅内血肿等器质性损害外,经充分地休息,绝大部分患儿伤后出现的症状均能于第 2 天消失。患儿脑震荡的以上特征以 6 岁以下或婴幼儿更为明显,随年龄增长其临床过程渐向成人过渡。

【治疗原则】

在保证患儿充分安静睡眠的情况下,可每隔 30 分钟或 1 小时将患儿唤醒一次,以防并发颅内血肿而进入昏迷;患儿体位宜保持在头稍高位 15 ~ 30°以减少脑部充血,同时注意保持呼吸道通畅,防止因呕吐发生误吸,必要时可低流量吸氧或静脉推注 50% 的高渗糖,以防止脑水肿。

【护理评估】

1. 评估儿的既往病史、现病史、年龄、自理能力、营养状况、个人发育状况、精神状况等。评估患儿惊恐、哭闹、烦躁、惊厥发作,进入昏睡情况,评估患儿的自理能力、跌倒、压疮等风险评估。

2. 评估各项检查脑电图检查、头颅 CT 或 MRI 检查等。

3. 评估患儿家长对疾病的认知情况。了解患儿家长对疾病拟采取的治疗方法、对手术及可能导致并发症的认知程度、家庭经济承受能力,以提供相应的心理支持。

【护理措施】

1. 观察患儿的神志 患儿的年龄比较小,语言功能发育尚不完善,哭闹是其表达病痛的主要方式。护士需要观察患儿的神志状态,轻轻地呼唤患儿。如果患儿在打针、用手捏其皮肤后仍无任何哭闹或抵触行为,则需使用 Glagow 评分系统,对其神志情况进行分析。

2. 观察并记录患儿对各种刺激的反应 防止其病情恶化,为医师制订治疗方案提供可靠的依据。

3. 观察患儿生命体征的变化 患儿在颅脑受伤后血压、心率、呼吸情况均会发生变化,一般表现为体温骤升、心率不规律、呼吸变慢、瞳孔变化比较慢等。护士应每隔 1 小时为患儿检查一次瞳孔的变化及生命体征。如果患儿出现面色苍白、躁动不安、呼吸急促等异常情况,应及时告知医师,并配合对其进行抢救。

4. 观察患儿的颅内压 患儿受伤后易出现原发性或继发性脑损伤的症状。如患儿的颅内压过高,则其临床症状以呕吐为主。护士需记录患儿呕吐的次数,呕吐物的颜色与性状。

5. 环境护理 保持病房温度 22 ~ 25℃,湿度50% ~ 60%,保持空气流通、光线适宜,保证患儿达到最优舒适度;病房保持安静,避免噪音、声光等因素的干扰;物品摆放整齐,定期消毒,进行湿性清洁,避免发生交叉感染。

【健康教育】

通常情况下,患儿脑震荡综合征的发生多因坠床所致,与患儿家长忽视其安全有关。护士需对患儿家属进行安全防护措施的教育。

(张大华)

参 考 文 献

1. 方美芬. 患儿高热惊厥 64 例急救与护理. 现代护理,2012,5(18):61-63.

2. 朱阿瑾. 儿童惊厥 73 例临床诊治分析. 中国医药指南,2010,8(9):71-72.

3. 左启华. 小儿神经系统疾病. 北京:人民卫生出版社.

4. 李艳丽. 患儿惊厥的护理. 实用医药杂志,2011,28(10):912.

5. 张玉兰. 儿科护理学. 第 3 版. 北京:人民卫生出版社,2014.

6. 江载芳,申昆玲,沈颖. 诸福棠实用儿科学. 第 8 版. 北京:人民卫生出版社,2015.

7. 中华医学会. 临床诊疗指南癫痫分册. 北京:人民卫生出版社,2002.

8. 姜玉武. 儿童惊厥性癫痫持续状态——难题与决策. 医学与哲学,2010,31(8):1102-1103.

9. 黄叶莉. 神经系统疾病护理指南. 北京:人民军医出版社,2015.

10. 汪晖,徐蓉. 临床护理指南. 第 2 版. 北京:科学出版社,2013.

11. 陈凤民. 儿童急性小脑共济失调 23 例临床分析. 中国实用神经疾病杂志,2014,17(15):23-24.

12. 刘晓军,张玉琴,李东,等. 儿童小脑性共济失调的临床特征及病因分析. 中国综合临床,2013,29(8):887-889.

13. 吴希如,林庆. 患儿神经系统疾病基础与临床. 北京:人民卫生出版社,2009:789-791.

14. 郝莹,顾卫红,王国相,等. 共济失调伴选择性维生素 E 缺乏症患者临床及基因突变特点. 中华神经科杂志,2014,47(2):90-94.

15. 方芳,杨文明. 基于肝豆状核变性不同临床表型的分型论治探析. 中医药临床杂志,2013,25(3):200-203.

16. 黄彩云,尤长乐,赖亚栋. 肝豆状核变性 15 例临床分析. 临床合理用药,2013,6(3C):99-100.

17. 方峰. 儿童肝豆状核变性诊断难点问题及其对策. 中国实用儿科杂志,2015,30(5):329-331.

18. 王朝霞,张春艳. 儿童肝豆状核变性的临床特征及诊治进展. 临床肝胆病杂志,2011,27(7):703-704.

19. Lee JH,Yang TI,Cho M,et al. Widespread cerebral cortical mineralization in Wilson's disease detected by susceptibilityweighted imaging. Neurol Sci,2012,313(1-2):54-56.

20. 周桂芬. 促皮质素治疗婴儿痉挛 55 例临床护理. 齐鲁护理杂志,2010,16(7):32-33.

21. 吴娟 刘力琴.浅析促肾上腺皮质激素静脉滴注治疗婴儿痉挛症的护理. 中国实用护理杂志,2016,32(z1):62-63.

22. 郭虎,郑帼. 婴儿痉挛共识解读. 实用儿科临床杂志,2011,26(12):978.

23. 崔晨,王爽,常杏芝,等. 不同剂量促肾上腺皮质激素对婴儿痉挛症疗效和安全性的 Meta 分析. 中国循证儿科杂志,2011,6(4):280.

24. 王海勤,吴轶璇.患儿神经内科护理指南.武汉:湖北科学技术出版社,2013.

25. Michael A. Pediatric Rehabilitation. New York：Demos Medical Publishing,2010:166-197.

26. 李树春,李晓捷. 儿童康复医学. 北京:人民卫生出版社,2007:209-210.

27. 陈秀洁.患儿脑性瘫痪的神经发育学治疗法. 郑州:河南科学技术出版社,2012:214-215.

28. 中国康复医学会儿童康复专业委员会等. 中国脑性瘫痪康复指南(2015):第七部分. 中国康复医学杂志,2016,31(1):118-128.

29. 娜娜,孙若鹏. 儿童抗 N-甲基-D-天冬氨酸受体:国际儿科学杂志,2013,40(5):481-484.

30. 秦炯. 自身免疫性脑炎:国际儿科学杂志,2013,40(5):526.

31. 李丽燕. 抗 NMDAR 脑炎护理进展. 护理研究,2016,30(2):652-653.

32. 叶秀萍,王莺,黄丽辉. 多发性硬化患者的护理体会. 中国实用医药,2010,5(27):188-189.

33. 中华医学会神经病分会,中华神经科杂志编辑部. 中国多发性硬化及相关中枢神经系统脱髓鞘疾病的诊断和治疗专家共识. 中华神经科杂志,2006,39(12):862-864.

34. 崔传举. 105 例多发性硬化的临床特点及治疗分析. 郑州:郑州大学第二附属医院,2011:1.

35. 马艳香,国先枝. 多发性硬化患者的护理对策探析. 中国医药指南,2013,22:323-324.

36. 方红群,刘晓娟,高利英. 1 例多发性硬化(进展复发型)患者的护理. 中国民康医学,2013,25(13):127-128.

37. 崔焱.儿科护理学. 第 5 版. 北京:人民卫生出版社,2014.

38. 曹喜连. 儿童吉兰-巴雷综合征临床诊治分析. 中国实用神经疾病杂志,2010,13(20):38-39.

39. 胡迎娣,蔡素侠. 20 例吉兰-巴雷综合征的观察及护理. 实用临床医药杂志,2011,15(6):59-60.

40. 张宏亮,廖乙媚,刘滔滔. 儿童吉兰-巴雷综合征临床指南的系统评价及循证用药. 临床儿科杂志,2014,32(7):686-689.

24

第二十五章 儿童和青少年期常见心理障碍

第一节 儿童和青少年常见心理及行为障碍护理

【概述】

研究儿童和青少年心理障碍的学科称为儿童精神医学，是精神医学的分支学科。常见儿童少年期精神和心理行为障碍分为：精神发育迟滞、少年期的行为和情绪障碍、儿童和青少年心理及行为问题(儿童孤独症、注意缺陷与多动障碍、进食障碍)。儿童青少年精神障碍的护理与成人精神障碍的护理有较大区别，患儿处于青少年时期，其心理及社会功能处于发展阶段，对患儿及青少年的护理除了精神科的安全护理、基础护理、药物护理以外，患儿的自理能力、人际交往、学习能力及社会适应能力的培养也是儿童青少年心理障碍护理中的护理重点。

【临床特点】

儿童不是小型的大人，他们所患的疾病在许多方面都具有一定的特点。

1. 在病因方面他们的身体功能尚未充分分化，所以某些因素可以引起"泛化"反应，例如高热时更易产生惊厥，感染时更易引起全身症状。在心理活动方面，儿童吸收知识的能力较强，而判断分析能力较差，所以更容易受到心理社会因素的影响。

2. 在就诊方面儿童很少主动求医，大多情况由其监护人(主要是父母)带来就诊，在心理活动领域，对异常行为的判定，在很大程度上取决于家长对儿童行为本质的认识及对这些"异常行为"的容忍性。有时一个健康的儿童可以被过分焦虑的父母送来就诊；有时相反，对一个有严重行为紊乱的儿童，家长也可听之任之，不加关心。

3. 在症状及临床表现方面有时儿童的某些"异常表现"只不过是对其不正常的环境的"正常"反应而已，例如父母如果经常争吵或有严重精神疾病，小孩就容易畏缩、内向。如能更换环境，就可转为正常。另外，儿童是一个发育中的机体，所以他们的某些行为必须放在发育的框架中评价，最简单的例子

就是遗尿，对幼儿来说是正常的，对于年长儿童来说就不一定是正常了。

4. 在检查方面较小的儿童常说不清自己的感觉或体会，需由家长根据观察补充或说明，但这些补充不一定全部正确。

5. 在治疗方面与成人比较，儿童的药物治疗占较次要地位，心理社会环境的调整常起更关键的作用。但有些情况，如不积极治疗，近期的危害会大大超过远期可能产生的副作用时，则仍需用药。

【护理评估】

1. 评估患儿疾病的临床表现及对精神症状的应对方式，在评估患儿应对方式时应重点评估患儿在精神症状的支配下有无冲动、自杀、自伤及外走风险。

2. 根据患儿的年龄阶段评估患儿智力发育水平、健康史、精神疾病的治疗史。

3. 对患儿的心理社会支持系统、社会交往技能、言语交往能力、生活自理能力、家庭状况、教育方式等方面进行全面评估。有利于找出更有针对性的护理问题，有针对性的实施护理措施，利于患儿的在治疗精神疾病的同时，促进患儿社会功能的发展、保持及提高。

【主要护理问题】

1. **生活自理缺陷** 由于年龄小，疾病症状所致。

2. **不合作** 由于疾病症状所致对治疗护理的不合作。

3. **暴力行为** 由于疾病症状出现自杀、外走、冲动、伤人等行为。

4. **人际交往困难** 由于疾病症状或疾病所致发育受阻所致。

【护理措施】

1. **生活自理缺陷护理** 首先根据患儿的不同年龄阶段制订不同的生活自理计划，对于10岁以上的患儿督促患儿自己完成基本生活料理，如洗漱、进食、换

洗衣服,整理自己物品等自我的照料,同时教会患儿学会管理和观察大小便情况。对于 10 岁以下的患儿应协助患儿完成以上自理,若是 3~5 岁患儿应在护士的看护协助下完成,协助完成的同时并教会患儿学习自理能力。智力低下的患儿,护士应尽量教会其基本的生活技能,包括生活自理能力、社交能力及基本口头表达能力;对重度、极重度患儿应实行监控照料。

2. 不合作护理　患儿的不合作行为主要源于患儿的主要精神症状,如语言交流障碍:对于语言交流障碍的患儿,护士与患儿交流时尽量用简短的语言叙述某事,交流时语速要慢,并要求患儿复述。也可反复教读一些简单有趣的歌谣,强化语言功能。社交障碍:对于社交障碍的患儿,患儿不与他人交流。护士应督促其与其他儿童玩耍,参加集体活动,在游戏中担任主动性角色,训练中应多安排一些与交往能力有关的任务督促患儿完成等。为孩子创造与外界充分接触的空间,使其逐步融入正常的社会生活;注意力涣散:通过游戏、比赛形式对注意力进行训练,使患儿集中注意力的时间延长,注意力涣散逐渐改善,如接球游戏、循环式造句等,及时对患儿积极行为给予鼓励和阳性强化。

3. 暴力行为的护理　患儿最常见的冲动行为主要表现为攻击和自伤行为。针对患儿的攻击行为首先应对患儿是否有冲动行为要做好充分的风险评估,评估出存在风险时,要根据发生冲动风险的等级给予适当的护理干预措施,对于 10 岁以上的患儿与患儿协商,当情绪不稳定或出现症状支配自己时及时找护士帮助,不采取冲动、伤人的行为,学会自我的情绪管理。对于低龄患儿要密切观察患儿的情绪变化,及时发现冲动、自伤的行为,给予恰当的干预措施。在患儿情绪平静后明确告诉此种行为的不恰当性。并教会患儿如何寻求帮助处理自己的不良情绪。其次对于有冲动攻击、自伤风险的患儿,保持周围环境的安全,当患儿攻击或自伤行为不能控制时,必要时报告医师给予药物治疗,以保证患儿及周围环境的安全。

4. 药物治疗的护理　由于患儿年龄小,特别是低龄患儿,看护指导患儿正确服药,由于患儿自我保护及自我识别药物不良反应的能力及表达能力的局限性,护士应密切观察患儿的药物不良反应,询问患儿不良反应时应采取开放式与封闭式相结合的沟通方式,以便能准确及时发现患儿的不良反应。

【健康教育】

由于患儿的年龄特点及疾病特点,患儿的健康教育应分为家长及患儿两部分,特别是低龄患儿,家属的健康教育更为重要,对患儿的康复起着重要作用。

1. 帮助家长了解正常儿童心理发展规律;指导家长了解患儿所患疾病知识及康复知识,为患儿创造和谐的家庭环境,促进疾病的康复。

2. 对精神发育迟滞的患儿家长教会如何对患儿自我保护能力、自我防御能力及生活自理能力的训练。提高患儿的生活质量自我照料能力。

3. 对需要服药的患儿,教会家属如何指导患儿正确服药,观察药物的不良反应,提高患儿的服药依从性。

4. 对年龄大于 10 岁的患儿针对不同疾病的特点,对其进行疾病知识的宣教,并指导患儿对所服药物进行自我管理。

【护理评价】

患儿的生活自理能力是否保持或提高;患儿的安全是否得到保障、对暴力行为的控制能力是否提高;患儿的认知水平、语言交往能力、与父母及周围人的交往能力是否提高;患儿的自我情绪管理能力及心理社会适应能力是否保持或提高。

（柳学华）

第二节　儿童青少年常见的情绪障碍

【概述】

儿童青少年情绪障碍是指发生在儿童少年时期以焦虑、恐怖、抑郁或躯体功能障碍为主要临床表现的一组疾病,发生率在儿童精神障碍中占第 2 位。由于儿童心理生理特点及所处环境的不同,儿童青少年情绪障碍的临床表现与成人有明显差异。常见类型有焦虑症、恐怖症、强迫症,但临床类型常有重叠而不易分型。

此章节主要介绍焦虑症、恐怖症,恐怖症中重点介绍比较特殊的一种类型——学校恐怖症。

一、焦虑症

【临床特点】

焦虑症是一组以莫名的紧张、恐惧与不安为表现的情绪障碍,常与恐怖症、强迫症并存。

（一）病因

儿童焦虑症主要与心理社会因素及遗传因素有关。患儿往往是性格内向和情绪不稳定者,在家庭或学校等环境中遇到应激情况时产生焦虑情绪,并表现为逃避或依恋行为。部分患儿在发病前有急性惊吓史,如与父母突然分离、亲人病故、不幸事故等。如父母为焦虑症患者,患儿的焦虑可迁延不愈,成为慢性焦虑。家族中的高发病率及双生子的高同病率都提示焦虑症与遗传有关。

（二）临床表现

1. 临床特点 焦虑症的主要表现是焦虑情绪、不安行为和自主神经系统功能紊乱。不同年龄的患儿表现各异。幼儿表现为哭闹、烦躁;学龄前儿童可表现为惶恐不安、不愿离开父母、哭泣、辗转不宁,可伴食欲缺乏、呕吐、睡眠障碍及尿床等;学龄儿童则上课思想不集中、学习成绩下降、不愿与同学及老师交往,或由于焦虑、烦躁情绪与同学发生冲突,继而拒绝上学、离家出走等。自主神经系统功能紊乱以交感神经和副交感神经系统功能兴奋症状为主,如胸闷、心悸、呼吸急促、出汗、头痛、恶心、呕吐、腹痛、口干、四肢发冷、尿频、失眠、多梦等。

2. 临床分型 根据起病形式、临床特点和病程临床上可分为惊恐发作与广泛性焦虑症。

惊恐发作为急性焦虑发作,发作时间短,表现为突然出现强烈的紧张、恐惧、烦躁不安,常伴有明显的自主神经系统功能紊乱。

广泛性焦虑症为广泛持久性焦虑,焦虑程度较轻,但持续时间长,患儿上课紧张、怕被老师提问、怕成绩不好等,也有自主神经系统功能紊乱表现。根据发病原因和临床特征分为分离性焦虑、过度焦虑反应和社交性焦虑。分离性焦虑多见于学龄前儿童,表现为与亲人分离时深感不安,担心亲人离开后会发生不幸,亲人不在时拒不就寝,拒绝上幼儿园或上学,勉强送去时哭闹并出现自主神经系统功能紊乱症状。过度焦虑反应表现为对未来过分担心、忧虑和不切实际的烦恼。多见于学龄期儿童,担心学习成绩差、怕黑、怕孤独,常为一些小事烦恼不安、焦虑。患儿往往缺乏自信,对事物反应敏感,有自主神经系统功能紊乱表现。社交性焦虑患儿表现为与人接触或处在新环境时出现持久而过度的紧张不安、害怕,并试图回避,恐惧上幼儿园或上学,有明显的社交和适应困难。

3. 诊断

（1）惊恐发作:一段时间的极度害怕或不舒服,并在10分钟内达到顶峰。常见为自主神经功能紊乱的症状:心悸、出汗,心慌或心率加快;觉得气短或胸闷窒息感,感到头晕、站不稳、头重脚轻或晕倒。部分患儿还存在环境解体(非现实感)或人格解体(感到并非自己),害怕失去控制或将要发疯害怕即将死亡等症状。

（2）广泛性焦虑症:①至少在6个月以上的多数日子里,对不少事件和活动呈现过分的焦虑和担心;②发现难以控制住自己不去担心;③这种焦虑和担心都伴有以下6种症状之1项以上:坐立不安或感到紧张、容易疲倦、思想难以集中或头脑一下子变得空白、激惹、肌肉紧张、睡眠障碍。

【治疗原则】

以综合治疗为原则,以心理治疗为主,辅以药物治疗。首先了解并消除引起焦虑症的原因,改善家庭与学校环境,创造有利于患儿的适应过程与环境,减轻患儿压力,增强自信。对于10岁以上的患儿予认知治疗可取得良好效果。松弛治疗可使生理性警醒水平降低,以减轻紧张、焦虑情绪,但年幼儿对此治疗理解与自我调节有困难,不易进行,而游戏和音乐疗法可取得一定疗效。对于有焦虑倾向的父母,要帮助他们认识到本身的个性弱点对患儿产生的不利影响,他们必须同时接受治疗。对于严重的焦虑症患儿,应予抗焦虑药物治疗,如应用地西泮、多塞平、阿普唑仑等。

二、恐怖症

恐怖症是对某些物体或特殊环境产生异常强烈的恐惧,伴有焦虑情绪和自主神经系统功能紊乱症状,而患儿遇到的事物与情境并无危险或有一定的危险,但其表现的恐惧大大超过了客观存在的危险程度,并由此产生回避、退缩行为而严重影响患儿的正常学习、生活和社交等。主要介绍学校恐怖症。

【临床特点】

（一）病因

该病的产生与以下因素有关,常为以下因素相互作用所导致:

1. 个性脆弱、过分依赖,或对自己要求过高,害怕失败。

2. 存在明显的分离性焦虑,拒绝上学实质是害怕与父母分离。

3. 在学校遭遇挫折①由于学习困难,家长老师对患儿学习要求过高或患儿对自己学习要求过高,致使学习压力过大;②由于学习不认真、成绩差或其他因素,被老师批评、体罚或被同学欺负、耻笑、自尊心受到伤害。

（二）临床表现

部分患儿在上学当日清晨或前一天即出现头疼、头晕、腹痛、腹泻、呕吐等不适，节假日却无上述现象出现。让患儿去上学或提及上学，患儿即表现出明显的焦虑和恐惧，拒绝上学，鼓励、安抚、保证、责骂等方法都不能使患儿去上学，患儿在家可以正常学习、玩耍，无其他不良行为表现。

（三）诊断

学龄期儿童对上学表现出明显的焦虑和恐惧，拒绝上学，无其他不良行为，症状持续1个月，即可诊断。

【治疗原则】

需综合治疗，治疗目的是减轻患儿焦虑恐怖情绪，使之能重返学校，医师、家长和学校充分合作是成功的关键。心理治疗是学校恐惧症的首选治疗方法，包括教育支持性心理治疗、行为治疗、认知行为治疗、家庭治疗、家长老师共同干预、精神分析治疗等多种治疗方法。

1. 支持性心理治疗为主 首先要了解发病原因与经过、患儿目前存在的困难及家庭和学校不良环境因素；取得患儿充分信任，倾听他们诉说痛苦和困难；与校方联系改善学校环境，适当减轻学习负担；重树患儿自信，安排适合患儿能力的学习环境，必要时换班或转学。

2. 辅以家庭心理治疗 家长的个性心理特征、行为方式和情绪反应方式都对患儿的起病与疗效密切相关。必要时家长同时接受治疗以消除来自家庭的不良环境因素。

3. 药物治疗 是治疗的一个重要方法，尤其对伴有焦虑、抑郁症状的患儿。根据年龄和病情程度可适量使用抗焦虑(氟西汀或阿普唑仑)。

【护理评估】

1. 评估患儿的情绪表现是否属于正常范围，情感表达方式与所处环境是否协调，是否符合他们的年龄发育水平。

2. 评估患儿情绪发作时的症状表现

（1）分离焦虑：评估患儿是否存在与父母分离；担心亲人遭受意外，害怕他们一去不复返而出现焦虑、恐惧、拒绝上学；日常生活发生改变，如食欲缺乏、呕吐、睡眠障碍及尿床等。

（2）学校恐怖：评估患儿是否存在上学时很痛苦、很勉强，以头痛、头晕、腹痛、呕吐、乏力等理由达到拒绝上学的目的。

（3）强迫：评估患儿是否存在强迫观念及强迫动作。

3. 评估患儿情绪发作时是否存在自主神经系统紊乱的症状，如心悸、口干、出汗、尿频、恶心、面色苍白等症状。

【护理措施】

1. 儿童期情绪障碍与家庭因素和不良的养育方式，对孩子的过分保护或过分严格苛求有关。首先应查明并协助消除家庭教育、社会环境中的有关不良因素。

2. 与患儿建立良好的人际关系，为孩子提供一个温馨、安全的治疗护理环境，对可能发生的情境改变进行评估；如发生变化时提前告诉患儿，帮助患儿逐步适应环境的改变，当患儿适应新环境后，给患儿积极、正性的鼓励。护理中要结合患儿的爱好与愿望，态度和蔼友善，用简短、亲切、明了的话语耐心细致地疏导患儿，帮助患儿消除不良心理，争取达到最佳治疗效果。

3. 教会患儿如何正确表达自己的不良情绪，并教会患儿使用一些呼吸放松和肌肉放松的方法，来缓解紧张、焦虑等不良情绪。

4. 对于分离焦虑及学校的恐怖的患儿，应与幼儿园及学校老师取得联系，了解患儿在幼儿园及学校的困难。是否怕被同学欺侮，或学习有困难，或成绩不佳怕被老师责怪等，与老师、家长建立治疗联盟，对待较小的孩子恢复上学的开始几天，最好不要由母亲伴送入学，而由其他人伴送，以减少与母亲分手时的焦虑、恐惧，需取得学校及家庭多方面的合作和理解，解除患儿的精神压力，并为其创造良好的条件，恢复其自信心，消除恐惧。

5. 对于情绪障碍伴有强迫症状的患儿，给予制订可实施的矫正计划，鼓励患儿带着症状去生活。

6. 在治疗的同时培养患儿健全的性格，鼓励患儿多参加集体活动，如自主娱乐、手工制作、听音乐等，促进患儿人际交往的技能，为患儿的功能训练和体能训练及智能恢复开拓宽阔的领域。

7. 对服药治疗的患儿要注意药物副作用，及时给予对症处理，同时保证患儿营养供给。

【健康教育】

1. 对于患儿家长，教会家长正确识别患儿的情绪变化，了解患儿情绪变化与内心感受及表达方式是否与环境协调，如患儿情绪表达与环境不一致时，家长应弱化患儿的不良表达方式，强化患儿正确的表达方式；同时让父母明白，他们的哪些行为可以促使患儿发生情绪障碍，哪些行为可以减少患儿的情绪障碍。

2. 向患儿家长讲解患儿良好的性格及情绪表达方式的形成与家庭环境密切相关，患儿家长应为患儿提供一个温馨、安全的环境，让家庭了解患儿的健康状况及患儿所需的照顾、帮助，取得他们对患儿的同情和关怀，在不干扰患儿的基础上帮助患儿执行康复期的计划。促进患儿良好性格的形成及疾病的康复。

3. 建议有条件的家庭,在孩子适龄时送入幼儿园,增加与人接触的机会。不要在他人面前训斥孩子,以免增加逆反心理。切忌将患儿独自关闭在家中与社会隔绝。

4. 向家长宣教教育孩子的正确方法。向患儿家长宣传有关儿童精神卫生知识,不要以离别来要挟孩子,对待孩子惧怕上学不要打骂和责怪。对孩子的微小进步要给予充分肯定,锻炼孩子的独立社交能力,切忌过分地爱和恐吓。

(柳学华)

第三节 注意缺陷多动障碍

25

【概述】

注意缺陷多动障碍(attention deficit/hyperactivity disorder,AD/HD,简称 ADHD),又称多动综合征(hyperki-netic syndrome)简称多动症;主要表现为:与年龄不相称的注意力易分散,注意广度缩小,不分场合的过度活动,情绪冲动并伴有认知障碍和学习困难,其智力正常或接近正常。近年普遍认为该症是具有生物学基础、执行功能明显受损的神经发育障碍。

【临床特点】

一、病因及流行病学

1. ADHD 的病因 至今尚不清楚,但基本共识认为是遗传与环境共同作用所致的一种复杂疾病。患病率高。国内外报告学龄儿童患病率差别较大,一般报告为 3% ~ 5%。

2. 损害重 患儿是学业和职业成就低的高危人群,社会功能受到一定的影响。

3. ADHD 具有较好的可治疗性 已核实大量的循证医学研究结果表明:如果诊断合理,可取得较好的治疗效果。为此,该症已被儿童精神科等多领域专家共识为重要的公共卫生问题。

二、临床表现

多动症的症状多种多样,并常因年龄、所处环境和周围人对待他们的态度的不同而有所不同。

(一) 活动过度

这是儿童多动症最显著的特点,也是许多儿童来就医的原因。活动过度大都开始于幼儿早期,进入小学后因受到各种限制,表现得更为显著。有部分儿童在婴儿时期就开始有过度活动,表现为不安宁,手脚不停地乱动,活动明显的增多,会从摇篮或小车里向外爬。当他们开始学步时,往往是以跑代走。但是患儿进入青春期后,反而活动减少,可能主观上感觉坐卧不安。

(二) 注意集中困难

这种患儿的注意很易受环境的影响而分散,因此注意力集中的时间短暂。与同龄儿童相比,ADHD儿童的注意显著涣散,很难集中,无论多么令他感兴趣的事物,都无法长久吸引他的注意,极易受环境的影响而分散注意力,因而做事常常有头无尾,半途而废,上学后这一症状更为明显,在课堂上,他们专心听课的时间短暂,常听不清老师布置的作业,以致做作业时常拖拖拉拉,粗心大意,不能顺利完成作业。他们对来自各方的刺激几乎都起反应,不能滤过无关刺激,所以注意力难以集中。由于注意力集中短暂和注意力易分散是多动症最经常出现的症状。

(三) 情绪不稳,冲动任性

冲动任性是多动症的突出而又经常出现的症状。ADHD 儿童由于缺乏克制能力,常对一些不愉快刺激做出过分反应,以致在冲动之下伤人或破坏东西。情绪不稳,变化无常,会无故叫喊或哄闹,又无耐心,做什么事情都急急匆匆。

(四) 学习困难

ADHD 儿童的智力水平大都正常或接近正常。然而,由于以上症状,仍给学习带来一定困难。他们上课听讲的质量很差,严重影响了学习效果,

【治疗原则】

尽管药物治疗对 ADHD 的疗效已经明确,但专家们仍致力于优化治疗的方案,即加强社会与情绪技能训练,同时注意谨慎评估药物的不良反应,以取得治疗的长期效益。

1. 药物治疗 现在的 ADHD 治疗药物大致可以归为中枢神经兴奋药和非中枢神经兴奋药两大类。中枢神经兴奋药临床常用哌甲酯。非中枢(SSRI)兴

奋药有托莫西汀、三环类抗抑郁药、安非他酮、单胺氧化酶抑制药、5-羟色胺再摄取抑制药(SSRI)和5-羟色胺及去甲肾上腺素再摄取抑制药(SNRI)、α-肾上腺素能药物等。

2. 行为治疗

(1)学校及家庭教育:ADHD儿童除核心症状之外日常生活中还有很多问题:在发展和维持与其他儿童的关系方面、个人基本生活技能、情绪管理能力等都遇到很大困难。因此让患儿的家长及学校老师了解ADHD的成因以及可能的行为问题,了解孩子的行为是无法自控的,并不是故意或不用心,需要专业的治疗及家长老师的理解与正向的鼓励。帮助患儿培养自信心及良好的习惯。

(2)认知行为干预:这种疗法的主旨是改变患儿的思维形式、信念态度和意见及达到其行为的改变,这种疗法又有许多具体分法,如自我指导训练、问题解决训练、社会技能训练等。

总之,药物可以帮助孩子从生理上稳定情绪,增进注意力,父母和学校老师应配合药物治疗,以行为治疗的原理,教导和协助孩子有效地控制自己的行为,养成良好的生活和学习习惯,促进患儿的全面康复。

【护理评估】

1. 评估患儿注意缺陷的严重程度,如是否影响生活自理、学习生活。

2. 对于注意缺陷多动障碍患儿,重点评估患儿是否有注意障碍,因为患儿注意常易转移,难以保持集中,给学习带来一定困难。

3. 评估患儿有无做事不思考,不顾后果,攻击他人与动物,破坏财产,欺诈及偷窃,严重破坏规则,无法始终遵守指令。

4. 评估患儿做事是否常有始无终,丢三落四。如常忘记执行某种任务或遗失活动的必需品,如学校的作业。

5. 评估患儿情感活动,情感是否不稳定、易冲动、任性,是否时常发生易怒、敌对。

6. 评估患儿是否有不良的家庭环境,父母是否有性格不良或有心理障碍,如父母酗酒、吸毒、有精神疾病等。

【护理措施】

1. 与患儿建立良好的护患关系,提高患儿的自尊心及价值感,并争取家长和老师的主动配合。

2. 评估患儿的治疗依从性,保证治疗的顺利进行,同时训练患儿冲突解决技能、问题解决策略,防止冲动、伤人及自伤等暴力行为的发生。

3. 与患儿共同制订行为矫正计划,制定日常生活时间表,训练和帮助患儿人际沟通和应对技巧,如愤怒时如何转移,对于患儿的正性行为给予鼓励,弱化患儿不良行为。

4. 改善患儿家庭的人际关系,在融洽、和谐的氛围内有助于患儿症状的缓解。家长和教师要对这些孩子多一些关怀,用启发诱导、循循善诱的方法进行教育,而不是一贯的斥责。

5. 对患儿进行自控能力训练,如球类、游泳、田径等,也可进行感觉统合训练。可指导他们控制冲动和攻击行为,促使患儿更好地自控、自律,增强自尊心和自信。

6. 做好药物的管理工作,保证治疗效果和患儿的安全。

【健康教育】

1. 患儿健康教育 采取集体心理治疗的方式,将有相同问题的儿童集中在一起,充分发挥患儿相互之间积极的一面相互影响和作用,而避免和化解消极方面;训练和帮助患儿的人际沟通和应对技巧,如学会如何与小朋友游玩和谦让。

2. 家庭健康教育 父母亲的态度对ADHD儿童治疗的结果影响极大,如父母容易频繁责备儿童的行为问题,造成儿童的自尊心和自信心的不足,要求父母学会进行前后一致的正性的行为矫正方法。在需要的时间交给父母社交及解决问题的技巧,并鼓励父母给自身问题找到解决方法,帮助父母识别ADHD儿童符合年龄的活动与期望,掌握与孩子直接清楚的沟通方式,教会家长对患儿的行为学会有效的设置限度的技巧。

(柳学华)

第四节 儿童孤独症

【概述】

儿童孤独症(autism)是发病于婴幼儿期的心理发育障碍性疾病。临床症状主要是患儿的社会交往能力和交流存在障碍,其活动内容和兴趣局限以及刻板重复的行为方式。多数患儿还伴有不同程度的智力发育落后。

【临床特点】

一、病因及发病机制

本症的病因及发病机制尚不清楚,可能与遗传因素、脑器质因素、神经生化因素、免疫学因素有关。发病机制尚不清楚。国外研究报道该症患病率为0.02%~0.13%,男女比例为(2.6~5.7):1,国内尚无此方面的研究报道。脑器质性损害等有关。尽管不能从实验室的研究中确定孤独症的病因。

二、临床表现

该症一般起病于36个月以内,典型症状为社会交往障碍、交流障碍、兴趣狭窄和刻板重复的行为方式,常伴有智能障碍。

在社会交往障碍方面,患儿在婴儿期,就会不与父母以及他人眼光接触,但他们对声音没有什么兴趣和不产生反应,不像正常儿童那样会伸手做出期待要抱的姿势,他们的面部表情少。在幼儿期其依恋行为发展不佳,与父母关系不亲密,与父母分离时不感到不安,不追随父母,对陌生人也不产生新奇、恐惧或不安的反应。他们对正常儿童的交往和活动、游戏缺乏兴趣和主动性甚至躲避。在儿童期他们与父母和家人的依恋行为可能发展得比较好,愿意和父母待在一起,有日常生活需要、需求、主动寻求父母的帮助,但他们社交仍然存在困难,缺乏社交技巧。在刻板、局限的兴趣和重复、刻板的行为方式方面,孤独症儿童对环境改变可能产生一些不寻常的反应,对某些物品和玩具产生不寻常的依恋,他们喜欢刻板重复的活动和运动。有部分患儿有显著的固定的生活常规和习惯,他们所着迷的游戏或玩具常常是正常儿童不愿意或不喜欢玩的东西。在智力发育方面,大约3/4的孤独症儿童伴有精神发育迟滞。有些孤独症患儿在一般智力活动不足的背景下在某方面又有较好或超长的能力,比如在运算、音乐、绘画的能力方面。

【治疗原则】

孤独症虽尚无特效治疗,但综合治疗对多数患儿都有所帮助,因此早期发现、早期诊断、早期干预非常重要。其中少数尚可获得明显好转。对于合并癫痫的患儿是要予以充分的抗癫痫药物治疗;对于过度兴奋、焦虑、退缩或冲动、攻击行为及自伤自残行为的患儿可酌情予以精神药物及抗抑郁剂治疗;对于躯体发育不良、饮食异常偏好及睡眠不佳的患儿,提供每天必需的多种微量元素对部分患儿可以起到显著效果;对合并精神发育迟滞的患儿,特别是合并某些运动功能障碍的患儿,可合并针灸、按摩等治疗。

【护理评估】

1. 评估患儿与父母及周围人交往能力是否存在障碍。

2. 评估患儿语言和非语言交流能力障碍。

3. 评估患儿是否存在重复及刻板的行为改变表现。

4. 评估患儿适应能力改变及程度。

5. 评估患儿的感知觉反应障碍及程度。

6. 评估患儿智力发育迟滞的表现。

7. 评估患儿家庭情况。

8. 社会支持。

【护理措施】

1. 增进生活自理能力的护理 反复训练患儿自理技能。

2. 增强安全意识护理。

3. 心理护理 主要采取奖励手段,促进其出现适应性行为,减弱或消除不适应性行为,如果患儿出现与别人的视线交流,未出现冲动毁物或攻击行为,应给予奖励或表扬。对待孤独症的患儿要指导母亲做出特殊的努力去拥抱他,吻他,抱着他走来走去,同他说话,使他具有正常儿童一样的经历。婴儿期一过,患儿孤独症的模式就变得明显,此期间要开始帮助患儿去适应家庭、社会。加强孤独症儿童的行为训练。

【健康教育】

1. 指导患儿家属掌握特殊教育和训练的基本方法,由儿科专业护士负责对患儿制订个别教育计划,并根据患儿的语言、情感、人际交往的受损程度及年龄阶段指导家属进行有效的针对性的训练方法。

2. 给家属讲解孤独症的疾病知识,家族成员应密切与学校教师配合对患儿进行合理、适宜的教育。

3. 教会家属掌握青少年及残疾患儿的心理需求,建立社会心理支持系统。

4. 由于孤独症患儿自我照顾能力低下,护士应指导家属掌握基本的药物治疗知识有助于及时发现患儿服药的不良反应。

5. 由专门教师负责对患儿制订个别教育计划。

6. 家族成员应密切与学校教师配合对患儿进行合理、适宜的教育。

7. 改善患儿康复教育条件、生存环境和认知水平。

(柳学华)

第五节　儿童抽动障碍

【概述】

抽动障碍(tic disorders)是起病于儿童或青少年时期,平均起病年龄为7岁,多数患儿在14岁以前起病,以一个或多个部位运动抽动和(或)发声抽动为主要特征的一组综合征。包括:短暂性抽动障碍;慢性运动或发声抽动障碍;发声与多种运动联合抽动障碍。

【临床特点】

抽动障碍的病因及发病机制尚不明确,目前研究表明,抽动障碍的发生与多种因素有关,具体包括遗传因素、神经生物学因素、神经免疫因素、社会心理因素及其他因素。该障碍患病率报道不一,短暂性抽动障碍的患病率为1%～7%,慢性运动或发生抽动障碍的患病率为1%～2%,发声与多种运动联合抽动障碍的患病率为0.1%～0.5%。

【治疗原则】

抽动障碍的治疗包括药物治疗和非药物治疗,应根据患儿的具体情况选择适合于患儿的治疗。

1. 药物治疗

(1) 针对抽动症状的治疗常用药物:氟哌啶醇、匹莫齐特、硫必利、非典型抗精神病药等,以上药物均需从小剂量开始服用,并密切观察药物不良反应。

(2) 针对伴发障碍或症状的治疗:对于伴发多动症的患儿可选用可乐定,对于伴发强迫症状的患儿,可选用氯丙咪嗪、舍曲林等药物治疗。

2. 心理行为治疗

(1) 轻微者无需特殊药物治疗,但应注意调整环境及消除不利的心理因素对患儿的影响。应加强健康教育。

(2) 支持性心理治疗、加强患儿的心理支持,解除患儿由于疾病引起的心理困惑,使患儿正确认识该疾病,减轻抽动行为的耻感,积极配合治疗。帮助家长和老师正确认识障碍,合理安排患儿生活,避免和消除各种诱发或加重因素。

【护理评估】

根据由父母、老师等提供的病史,也可参阅患儿作业等,对主观和客观资料进行评估。

1. 主要评估患儿抽动的严重程度、抽动的类型、有无运动抽动、有无发声抽动、有无合并其他症状。

2. 评估体格检查与精神状态检查,是否与遗传、心理、社会因素有关,有否与躯体因素、发育问题、围产期合并症有关,是否有明显的遗传易感性,其表现形式明显受环境因素的影响、症状的波动多和精神因素有关。

【护理措施】

1. 保持温馨、安全、安静、舒适的环境,注意室内温度及患儿的保暖,防止合并症发生。

2. 保证患儿营养,协助个人卫生,观察大小便情况,必要时可在训练督促下进行。

3. 增添不同年龄段的游戏设施;科学合理安排患儿的作息时间,避免过度兴奋、紧张或者疲劳。

4. 对严重连续不断发生抽动或由于抽动造成躯体损伤的患儿,应进行专人护理,采取必要的安全措施,防范患儿碰撞在坚硬的物体上。

5. 减少并发症的发生,协助患儿消除各种可能的紧张因素,确保患儿生活环境的安全,防止患儿由于症状受到他人的威胁或伤害。

6. **药物护理**　首先一定要在医师的指导下进行药物治疗,在患儿上学期间,家长应保证患儿坚持服药,并密切观察患儿服药后有无病药物不良反应,如患儿服用氟哌啶醇或其他抗精神病药物时,家长应密切观察患儿有无身体僵硬、流口水,甚至小便延迟、吞咽困难等严重的药物不良反应。如发现以上严重不良反应时应及时诊治和处理。

7. **心理护理**　首先与患儿建立良好的护患关系,并为患儿创造一个轻松、温馨、愉快和睦的生活环境。帮助患儿消除由于疾病引发的紧张及自卑心理。同时应向家长及老师做好疾病知识宣教,告知患儿的抽动症状时自己无法自控的,取得家长及老师的理解与关心,减少不必要的批评与责怪,有利于患儿疾病的康复。

【健康教育】

1. 社会应重视儿童卫生保健工作,预防各种感染、中毒、脑外伤等疾病。

2. 对患儿、家属及老师进行科普知识教育。

3. 告诫家属和老师不要过分关注患儿的抽动表现,注意减少负性强化。

(柳学华)

第六节 进食障碍

【概述】

进食障碍指以进食行为异常,对食物和体重、体型的过度关注为主要临床特征的一组综合征。主要包含神经性厌食和神经性贪食。

【临床特点】

一、病因及流行病学

我国尚缺乏有关进食障碍的全国范围的流行病学调查研究,地区性流行病学调查数据也较少,在上海儿童和青少年(4~18岁)中开展的流行病学研究显示(2011~2012年)显示,进食障碍的患病率为1.4%,其中小学生、初中生和高中生的患病率分别为1.3%、1.1%和2.3%。2003~2013年,北京、上海、湖南、浙江、江西、山东、安徽等地区的卫生部门对女学生(11~25岁之间的不同阶段)采用进食障碍问卷调查,进食障碍患病率为1.47%~4.62%。

该病病因虽不十分明确,但病因学的研究认为该病的发生与下列因素有关:

1. 个体因素 包括生物学因素和个性因素。生物学因素是指在进食障碍患儿中存在一定的遗传倾向(家族中罹患进食障碍和其他精神类障碍的人多于正常人群),个性因素是指进食障碍患儿中常见的人格特点。

2. 家庭因素 家庭因素在进食障碍的发生、发展、维持和康复中都可能起到重要作用。

3. 社会文化因素 现代社会文化观念中,把女性的身材苗条作为自信、自我约束、成功的代表。而媒体大力宣传减肥的功效,鼓吹极致身材人人皆可拥有,也让追求完美、幻想极致的女孩更容易陷进去。

二、临床表现

1. 神经性厌食 主要表现是患儿强烈地害怕体重增加,恐惧发胖,对体重和体型极度关注,有意造成体重明显减轻,从而导致机体营养不良。患儿常出现全身代谢紊乱和内分泌紊乱,如女性出现闭经,男性出现性功能障碍,严重患儿可因极度营养不良而出现恶病质状态、机体衰竭甚至危及生命。

2. 神经性贪食 主要表现是反复发作、不可控制地暴食,继而采取防止增重的不适当的抵消行为。如禁食、过度运动、诱导呕吐、滥用泻药、滥用利尿剂、滥用食欲抑制剂、滥用代谢加速药物等,这些行为与患儿对自身体重和体型的过度关注和不客观的评价有关。与神经性厌食患儿不同的是,神经性贪食患儿体重正常或轻微超重,30%~80%的神经性贪食有神经性厌食病史。

【治疗原则】

一、神经性厌食

神经性厌食患儿常有治疗动机不足、抵触甚至拒绝治疗的问题存在,严重低体重常常因加重了病态歪曲的认知而加大了治疗的障碍。根据躯体情况、治疗配合度、疗效等综合考虑选择治疗形式和场所。厌食症的治疗包括躯体辅助治疗、心理治疗和精神药物治疗三大部分。

1. 躯体辅助治疗 包括营养重建和治疗并发症。营养重建是指帮助厌食症患儿重新开始摄入足够的营养,以改善严重的营养不良,恢复健康体魄。原则上根据患儿每天平均需要的基础能量再加上恢复先前的损耗所需的额外能量来设定患儿每天需摄入的营养量,然后根据患儿的消化吸收功能和心理承受能力来制订饮食计划。治疗并发症包括处理由于严重营养不良已经造成的各种躯体合并症,如贫血、低钾、低磷血症、感染、水肿、饥饿性酮症、消化不良、便秘、营养不良性肝功能异常、甲状腺功能减退等。另外需要特别关注的一个问题是预防营养重建过程中的危机—再喂养综合征:指长期进食量很少或不进食的患儿在恢复进食后出现的一系列水、电解质及相关的代谢紊乱。预防措施包括住院监测、控制营养补充的速度等,以及及时发现指征并对症处理。

2. 心理治疗 包括行为治疗、支持、认知治疗和家庭治疗等。

(1)行为治疗:包括制订进食计划、执行进食计划、纠正相关异常行为三部分。进食计划包括一日三餐和加餐计划,在保证热量摄入和营养平衡的基础上与患儿协商进食内容、次数和时间;进食计划的执行包括监督和自我监督,住院患儿应在护士的监督下完成进餐,门诊患儿应在协商同意的情况下接受家人的监督或自我监督;针对不同患儿的相关异常行为,纠正异常行为的内容常包括防止患儿拒食、藏匿食物、呕吐、过度运动、使用泻药、利尿剂、减肥药等有害物质,针对异常行为的出现设置矫正措施,住院患儿常包括集体就餐、限制活动范围和量、安全检查排除有害物质使用的可能等。

（2）支持性心理治疗:与患儿建立良好的治疗关系是行为治疗及其他治疗得以进行的关键,这通常通过支持治疗来获得。保证在治疗中的陪伴和关怀,并积极提供相关健康教育的内容——营养学知识等。

（3）认知治疗:针对患儿有关食物和体形的超价观念进行,要明确指出这种感知的病理性,促进患儿对疾病的认知。

（4）家庭治疗:尤其对于18岁以下和仍与父母同住的患儿,家庭治疗应是治疗中非常重要的部分。治疗中将家庭视为一个整体,注重家庭成员之间的人际关系及其互动模式,运用行为治疗的方法矫正家庭成员之间的异常行为及其不良的人际关系模式,从而促进患儿的行为改变。

3. 精神药物治疗　治疗主要是对症治疗,若患儿使用抗精神病药物、抗焦虑及抗抑郁药物时,应选用不良反应小的药物,且以小剂量治疗为宜。

二、神经性贪食

贪食症患儿的治疗动机常常强于厌食症患儿,且营养不良的程度较轻,所以选择门诊治疗者居多,常以自我监督的自助式治疗结合门诊心理治疗、药物治疗来进行。住院治疗仅用于清除行为严重（呕吐、导泻、利尿、减肥药等）,门诊治疗无效,或自伤、自杀倾向严重的患儿。

1. 躯体辅助治疗　以纠正由于清除行为导致的水、电解质紊乱为主要目的,最常见的是呕吐和导泻、利尿导致的低钾血症。在控制前述行为的基础上可给予口服补钾或静脉输液补钾,同时监测血钾水平,直至恢复正常。贪食症患儿还可因暴食行为导致急性胃潴留、胃扩张,需急诊进行胃肠减压。

2. 心理治疗　行为矫正治疗的目的在于戒除暴食-清除行为、纠正营养代谢紊乱、恢复正常的生活节律。包括制定一日三餐、科学合理的饮食计划、监督和自我监督计划的执行、暴食-清除行为的矫正。住

院的情况下由于住院环境的特殊设置（患儿没有暴食-清除的条件）通常更容易达到治疗目标,但仅限于急性期的行为矫正,长期的行为康复还需在门诊进行。支持治疗、认知治疗和家庭治疗的原则同神经性厌食。团体治疗对贪食症患儿的康复有明显的疗效,一般分为认知治疗团体和人际治疗团体两种。门诊的患儿尤其适用,与个别心理治疗结合使用。

3. 精神药物治疗　氟西汀对贪食症患儿的进食冲动有一定的控制作用,但儿童青少年使用时仍需要在专业医师指导下使用。

【护理评估】

1. 评估患儿身高、体重及体重指数。

2. 评估患儿饮食习惯和结构,包括种类、量、偏好以及对食物的认知及态度。

3. 评估患儿开始节食或贪食的时间,使用催吐剂、导泻剂以及其他催吐方法的时间和具体方法。

4. 评估患儿的活动类型和运动量。

5. 评估患儿的家庭及社会支持系统以及家属对疾病的知识和态度。

6. 评估患儿的情绪状况和有无自杀、自伤观念及行为。

【护理措施】

1. 保证营养,维持正常体重。当患儿出现营养不良、电解质紊乱,最首要的护理措施是如何保证患儿的入量,维持水、电解质平衡。与营养师和患儿一起制订饮食计划,鼓励患儿按照计划进食。对于厌食严重者,进食进水要从小量开始,逐步缓慢增量,食物性质也应按液体、半流质、软食、普食的顺序过渡,使患儿胃肠道能逐渐适应,同时能减轻饱胀感。如果患儿严重缺乏营养又拒绝进食,在劝其进食的基础上可辅以胃管鼻饲或胃肠外营养。

2. 密切监测体重的变化,在体重恢复过程中要特别注意体重增加的速度,应以每周增加0.5～1kg为宜,过快易导致急性胃扩张和急性心衰。使用固定体重计每天定时测量患儿体重。

3. 密切观察和记录患儿的生命体征、出入量、心电图、实验室检查结果（电解质、酸碱度、白蛋白等）直至以上项目指标趋于平稳为止。

4. 帮助患儿重建正常进食行为模式,正确理解体型与食物的关系。对于厌食的患儿,要提供安静、舒适的进食环境,鼓励患儿自行选择食物种类,或提供适合患儿口味的饮食。并对患儿进食时长加以限制,一般要求不超过30分钟,以保证患儿的进食速度。患儿进餐时,护士应陪伴在旁,并至餐后至少1

小时,以确保患儿按量摄入食物,无诱吐发生。对于患儿餐后的异常行为,如长时间沐浴或其他过度活动等,要进行限制。

5. 利用正强化和负强化的方法,帮助患儿恢复正常的饮食行为模式。当患儿体重增加或主动进食时,应给予一定奖励。如体重减少或拒绝进食、过度运动、诱吐时,则取消奖励作为惩罚。对于贪食症患儿,要制订限制饮食的计划,在符合患儿以往饮食习惯的前提下,逐步限制高脂、高糖食物和进食量。

6. 密切观察患儿的情绪反应,如有无抑郁、焦虑等情绪变化以及有无自杀的风险,根据情况进行相应的心理干预。

【健康教育】

1. 对于有认知障碍的患儿,应首先与患儿建立相互信任的关系,向患儿表示关心和支持,使患儿有被接纳感。并评估患儿对肥胖的感受和态度,鼓励患儿表达对自己体型的看法,包括喜欢的和不喜欢的方面及对体型改变的感受,以及重要关系人物的看法和态度对自己的影响。其次,将患儿实际的身体尺寸与其主观感受做对比,帮助患儿认识其主观判断的错误。鼓励患儿进行适当的自身修饰和打扮及总结自己的优点,尤其是身体形象方面的长处。帮助患儿认识"完美"是不现实的,并帮助他认识自己对"完美"的理解。鼓励患儿参与决策,以增加患儿对环境的控制感,并通过正向反馈如表扬、鼓励等,帮助患儿学会接受现实的自己。

2. 对患儿进行正确的饮食教育,帮助患儿认识营养相关问题,例如减肥、节食是增加暴食发生的因素以及长期节食对认知功能的影响等,以帮助患儿对自身疾病的认识。向患儿讲明低体重对健康的危害性,但不对患儿的错误认识进行诘责。

3. 对患儿家属进行宣教,特别针对不良家庭环境的患儿家属,帮助他们了解患儿的病情,并鼓励其参与家庭治疗和集体治疗。

4. 对于康复期的患儿及家长,告知其注意患儿的情绪变化、人际关系、进食特点等对于预防及尽早干预复发。

(柳学华)

第七节 儿童少年精神分裂症

【概述】

儿童少年精神分裂症(schizophrenia)是指起病于18岁以前的一种严重的精神疾病,以基本个性改变、感知觉障碍、特征性思维障碍、情感及环境不协调为主要特征的精神障碍。发病率较低,但是症状相对严重,预后比成年期起病的精神分裂症差。目前有关儿童少年精神分裂症患病率的研究资料极少。极早发病的精神分裂症患儿很少见,但是在青春期发病率明显增加,到青春期和成人早期发病率达到高潮。与成人相比,儿童少年精神分裂症的临床表现比较复杂。由于儿童心智和生理发育都不成熟,对自己身体状况表达不清,所以在较小的儿童中,发病常常很隐蔽,不易察觉。

【临床特点】

一、病因及发病机制

1. 生物学因素 遗传因素在精神分裂症的发病中起重要作用,家系调查发现亲属中的患病率比一般人群约高10倍,与患儿的血缘关系越近,患病率越高;双生子研究报告发现单卵双生比双卵双生患病率高4~6倍;寄养子调查也提示明显的遗传倾向。目前分子遗传学研究认为精神分裂症的"中至微效"基因协同作用的结果,通过连锁分析,现已至少发现17个染色体区域上的遗传标记与精神分裂症的传递有关。神经生物学与遗传学机制经过多年的研究累积,人们已经认同精神分裂症是一种神经发育性疾病。

2. 神经生化因素 某些中枢介质在调节和保持正常精神活动方面起着重要作用,而许多抗精神病药物的治疗作用也和某些中枢神经介质或受体的功能密切相关,因此提出了精神分裂症的神经介质或受体假说。

3. 个性与心理社会因素 部分分裂症患儿有特殊的个性,如孤僻、少言、怕羞、敏感、沉迷于幻想等,这种个性偏离正常者称分裂样人格障碍。环境中的危险因素与生物学和遗传危险因素相互作用可以影响疾病的发作时间、严重程度和病程。社会心理应激事件包括家庭中的情绪表达可以影响疾病的急性发作或加重症状,也可以影响复发次数。社会心理因素和病理因素之间的相互作用是复杂的和双向性的。

至今尚无儿童少年精神分裂症的流行病学研究结果的发表,其原因可能是患病率较低,儿童少年精神分裂症的患病率在12岁之后逐渐增加,至少年晚期和成年早期时达到高峰。

二、临床表现

儿童少年精神分裂症临床表现与成人不完全相同,因为儿童的大脑正处于发育期,认知功能不完善,思维尚未成熟,以具体形象思维为主,言语功能和思维过程发展不完善,情感体验不深刻,言语表达能力不充分。临床表现没有成人典型和明显。妄想比较少见,即使有妄想,也偏简单、不系统,常以病理性幻想代替妄想,儿童期症状以行为异常较明显。

1. 病前特征　大多数儿童少年精神分裂症患儿病前已经有人格缺陷和发育异常,尤其是早发性精神分裂症病前发育异常的出现率极高。表现为孤僻,社会性退缩,行为怪异;行为问题;各种发育迟缓,如感觉、认知、运动和社会适应能力,也可能患有孤独症和其他广泛发育障碍。

2. 前驱期症状　前驱期症状是指发病初期主要症状出现之前,患儿出现的一些非特异性症状,如个性改变;不明原因的焦虑、抑郁、失眠、学习成绩下降;有的患儿出现行为问题。前驱期症状很容易被忽略,一项研究发现,在中学生中10%~15%有前驱期症状,有前驱期症状者有30%~40%的可能发展成为精神分裂症。

3. 急性期症状　早发性精神分裂症急性期症状与成人症状基本相似,但也有与年龄相关的特点,如幻觉、思维形式障碍、现实检验能力缺乏多见,典型的一级症状少见,幻觉和妄想简单,妄想不具系统性。

(1)感知觉障碍:主要表现为幻觉,以视、听幻觉为主。年龄小的患儿以视幻觉多见,年长儿以听幻觉多见。幻觉特点以幻想性内容为主,比较具体和形象化。视幻觉表现色彩鲜明,内容多带有恐怖性,如看见可怕的鬼胎、动物和昆虫等。

(2)妄想:妄想出现率为44%~100%,16岁以下儿童较少见。妄想内容一般与幻觉有关,主要反映患儿的日常生活和儿童所关心的事情,如外星人、动物、鬼胎等。被害妄想和躯体性妄想最常见,其次是夸大妄想、关系妄想和罪恶妄想。

(3)思维障碍:包括联想松弛、非逻辑性思维、语言贫乏等。有研究发现儿童少年精神分裂症患儿

交流缺陷有三个特征:不合逻辑思维;联想松散;推理能力受损。

(4)情感障碍:情感障碍在儿童少年精神分裂症中非常多见,出现率为71%~88%,情感平淡或自发性情感波动是其特征性症状之一。患儿对任何事物都不感兴趣、孤僻,或无故紧张恐惧、激动、发怒。可表现为情感与思维不协调。

(5)意志行为障碍:可以有刻板动作、模仿动作、违拗、装相、怪异行为、攻击行为以及精神运动型兴奋和抑制。

(6)认知功能障碍:与成人精神分裂症相似,儿童少年精神分裂症患儿存在认知功能损害,起病后智商普遍减退,减退程度平均24~48个月。患儿短时记忆功能损害,如词语记忆、视觉记忆的损害;注意反应时间减慢,不能集中注意从事操作性活动,接受外界信息受到影响,对外界刺激的敏感性下降,造成学习成绩下降;运动协调能力损害,有部分精神分裂症儿童在患病前已经存在运动发育迟缓的表现,如走路晚、讲话晚、动作不协调、抽动等症状;此外言语功能和执行力的损害也可出现。

(7)阳性和阴性症状:随着年龄增长,阳性症状增加,阴性症状大多发生于儿童早期和青少年晚期,症状与智商具有相关性,即高智商的儿童阳性症状多见,阴性症状相对较少,低智商儿童则反之。

【治疗原则】

儿童少年精神分裂症的治疗基本与成人相似,主要采取抗精神病药物治疗、心理治疗和教育训练相结合,各种治疗的选择,除了根据主要临床症状之外,还要结合患儿具体情况,如年龄、躯体发育、营养状况加以全面考虑。治疗的目的是尽可能让患儿重返学校和社会。

1. 基本要点

(1)目前无法根治分裂症,但治疗能减轻或缓解病症,并减少伴发疾病的患病率及病死率。

(2)应识别分裂症的促发或延续因素,提倡早期发现、早期治疗,应用恰当的药物、心理治疗和心理社会康复。

(3)确定药物及其他治疗,并制订全面的全程综合性治疗计划。

(4)在整个药物治疗过程中,要始终注意贯彻治疗的"个别化"原则。治疗应努力取得患儿及其家属的配合,增强执行治疗计划的依从性。

(5)以适合患儿及其家属的方式提供健康教育,并应贯穿整个治疗过程。

2. 药物治疗原则 药物治疗宜从小剂量开始,逐渐增加,每周加量 1~2 次,每次不超过增量前药物剂量的 50%。递增至疗效满意的治疗量,需巩固治疗 6~12 个月,进入恢复维持期可逐渐减量,同时监测,防止复发,为了预防复发,一般维持治疗 1~2 年以上。一种药物使用 4~6 周后无效,可考虑换药。

目前常用抗精神病药有:利培酮、奥氮平、喹硫平等;典型抗精神病药如氯丙嗪、氟哌啶醇等可以缓解阳性症状。使用药物过程中要注意锥体外系不良反应以及肝功能损害、粒细胞减少、体位性低血压、嗜睡、便秘、泌乳、色素沉着、闭经或性功能障碍等药物副作用。

【护理评估】

1. 主要精神症状的评估

(1) 评估患儿存在哪些精神症状及症状的严重程度,如有无存在幻觉、妄想等精神病性症状,幻觉幻想的具体内容,有无在症状的影响下出现过兴奋、冲动、伤人、自伤等暴力行为。

(2) 评估患儿有无在症状的影响下出现亚木僵甚至木僵的症状,木僵发生的时间、过程、木僵过程中患儿的表现。有无生活自理的缺陷,有无营养不足的危险;有无感染的危险;有无失用综合征的危险。

(3) 评估患儿对疾病有无自知力。在评估患儿自知力时要充分考虑到患儿的年龄因素、智力水平等相关因素。

2. 心理社会因素的评估 评估患儿的家庭生活环境,父母有无精神疾病方面的相关疾病,有无酒药依赖或滥用史,患儿的学校和社会支持情况及最近一年生活事件的影响与应对策略等。

3. 社会功能水平的评估 评估患儿的生活自理能力,人际交往能力及学习能力是否受损,受损的程度。

【护理措施】

1. 基础护理

(1) 做好患儿入院评估:重视精神检查,了解患儿兴趣爱好、生活习惯;护理体检中认真检查患儿的皮肤及肢体功能情况,发现有溃烂或肢体活动受限等应及时处理。

(2) 维持正常的营养代谢:针对不同症状患儿制订饮食计划。暴饮暴食的患儿要严格限制入量;异食患儿要限制活动范围;拒食患儿要尽量劝说,耐心协助进食,必要时给予鼻饲维持营养;药物不良反

应引起吞咽困难的患儿进食速度要慢,以流质或半流质为主,防止噎食发生。

(3) 帮助患儿建立自理模式:提示患儿维持适当的衣着及个人卫生的意义,必要时制订生活护理计划。兴奋不合作的患儿,护理人员应协助其完成晨晚间护理,行为退缩、生活懒散的患儿,护理人员应采取督促、指导方法,保证患儿按时洗漱、定时沐浴、更衣,必要时做口腔护理和皮肤护理。

(4) 创造良好的睡眠环境:合理安排作息制度,减少各种不良刺激,保证环境安静及安全。护理人员加强巡视,防止患儿蒙头睡觉,严防发生意外。

(5) 做好排泄护理:每天观察患儿二便情况,12 小时无尿者采取诱导方法刺激排尿,必要时请示医师予以导尿。对于便秘者,应鼓励患儿平时多饮水、多活动、多进食蔬菜水果,3 天无大便者予以缓泻药或灌肠。

2. 安全护理

(1) 提供安全和安静的环境:加强病区环境检查,发现设施损坏及时维修,病区办公室、治疗室、配膳室、浴室、杂物间等处必须随手锁门。加强患儿物品管理,入院、返院、探视后,护理人员认真做好安全检查,严防危险物品带进病房。加强患儿床单位检查,防止患儿在精神症状支配下存放危险物品,导致危险行为发生。有自杀危险的患儿应安置于离护士站近的大房间,便于观察,防止意外发生。冲动兴奋的患儿限制其活动范围,根据症状轻重分别隔离于兴奋室,病室内物品陈设简单,防止患儿损坏及伤人。木僵状态患儿安置于单间,预防患儿卧床期间在失去自我保护能力的情况下被其他患儿伤害。此类患儿应设专人巡护护理。

(2) 掌握病情:做到重点患儿心中有数,了解病情变化特点,严密观察患儿幻觉妄想内容及相应情感表现,对异常行为要劝说、阻止,防止发生意外。

(3) 加强巡视:严格按照护理级别对患儿进行巡视,定时清点患儿数目,确保患儿安全。对极度兴奋冲动毁物的患儿要隔离,必要时采取保护性约束措施。对严重自杀的患儿,设专人 24 小时护理。对严重不合作患儿要适当限制其活动范围,防止患儿出现逃离医院的行为。

3. 心理护理 配合医师做好支持性心理治疗和领悟治疗,鼓励说出对疾病和有关症状的认知及感受。认真倾听,不要与患儿辩论,仅在适当时机(如幻觉减少或妄想动摇时)才对其病态体验提出合理解释,并随时注意其反应。

4. 用药护理

（1）建立良好的护患关系，护士应关心、体贴患儿，多与患儿沟通，告知药物治疗的重要性以及如何减少药物副作用，取得患儿信任，建立治疗性护患关系。

（2）及时发现患儿由药物引起的不良反应，改善患儿现存的或潜在的护理问题。

（3）观察药物副作用，观察患儿有无锥体外系反应、直立性低血压、排尿困难、肌张力升高、震颤等，及时通知医师，对症处理。

（4）发药时要严格执行"三查七对"，严格检查服药情况，做到两名护士发药，服药时要严格检查口腔。

（5）发药时应先给安静合作的患儿，后给兴奋躁动的患儿；患儿在睡眠时应唤醒患儿后再发药；吞咽困难的患儿护士要协助其服药。

（6）利用多种形式开展健康教育，让患儿了解药物治疗对疾病康复的作用、出院后如何坚持服药、出现药物副作用怎样应对等。

【健康教育】

对于精神分裂症患儿抗精神病药物治疗对于患儿症状的缓解及社会功能的保持是非常重要的，所以药物的相关知识的宣教是非常重要的。

1. 向患儿及家属讲解药物治疗的重要性，并指导患儿及家属了解药物的不良反应及应对措施，促进患儿服药的依从性，从而防止疾病的复发。

2. 患儿自知力恢复后，给患儿及家属介绍疾病知识，帮助患儿树立重返社会的信心和能力，教会患儿如何尊重别人、尊重家人和逐渐恢复正常生活学习的方法。

3. 指导家属学习有关知识，正确对待精神患儿的疾病症状，不歧视患儿，为患儿出院后创造良好的家庭护理环境，让患儿广泛地接触现实生活，参加力所能及的家务劳动，逐步适应社会生活。

（柳学华）

参考文献

1. 沈渔邨. 精神病学. 第 5 版. 北京：人民卫生出版社，2009.
2. 陶国泰. 郑毅. 宋维村. 儿童少年精神医学. 第 2 版. 南京：江苏科学技术出版社，2008.
3. 宋燕华. 精神障碍护理学. 北京：北京大学医学出版社，2002.
4. 唐宏宇. 郭延庆，主译. 牛津临床精神病学手册. 北京：人民卫生出版社，2010.

第二十六章 内分泌疾病

第一节 内分泌疾病护理

【概述】

内分泌系统是机体的重要调节系统,与神经系统、免疫系统共同保持机体代谢稳定。内分泌系统主要通过释放激素,由血液、淋巴液等运送到靶器官而发挥作用,促进和协调人体生长、发育、生殖、维持内环境稳定等。下丘脑和腺垂体是人体最重要的内分泌器官,是内分泌系统的高级调控中枢。下丘脑分泌的激素作用于垂体进而影响靶器官,形成下丘脑-垂体-靶腺轴。正常状态下,各种激素在下丘脑-垂体-靶腺轴的反馈机制及其细胞间的调节作用下处于动态平衡状态,内分泌系统发挥正常作用。若下丘脑-垂体功能异常,引起多种激素分泌失常,如人生长激素、促甲状腺素、促性腺激素等,可造成临床内分泌疾病,出现生长发育异常、甲状腺功能异常、性发育异常等,尽早关注意义重大。

【临床特点】

儿童内分泌系统疾病病种复杂,不同年龄段表现各异,治疗难度大,治疗周期长,家庭负担重。患儿常表现为生长发育迟缓、智力低下、性分化异常和激素功能异常等,不仅影响体格和智力发育,而且影响心理发育,易造成身心发育分离的现象。

【护理评估】

1. 健康史 评估患儿生长发育状况、饮食状况、智力水平、既往健康史、女孩月经史、男孩遗精情况等;了解母孕产期状况,是否有难产,患儿是否有早产、过期产、窒息史等;了解家庭经济状况、生活环境及家族遗传史等。

2. 现病史 评估患儿一般状况,如意识状态、营养状态、皮肤与黏膜等;评估有无满月脸、水牛背、向心性肥胖、多毛、皮肤色素沉着等特征性外貌;评估是否存在智力低下、青春期发育延迟、性早熟等内分泌系统疾病的症状及体征;了解有无恶心、呕吐、多饮、多尿、夜尿增多、高血压、骨质疏松等伴随症状;

有无头痛、惊厥、意识障碍等中枢神经系统表现。

3. 治疗经过 了解患儿相关检查结果,如血生化、激素水平、染色体核型分析、GnRH 刺激试验、限水试验、X 线、头颅磁共振(magnetic resonance imaging,MRI)、B 型超声波检查等。评价治疗效果,观察不良反应。

4. 心理社会状况 评估患儿及家长的心理状况,有无困惑、焦虑、抑郁、退缩等情绪障碍;评估患儿及家长对疾病的认知程度;评估亲子关系是否和谐;评估社会支持系统是否健全。

【主要护理问题】

1. 生长发育改变 与下丘脑-垂体-性腺轴过早启动及性激素释放有关。

2. 自我形象紊乱 与乳房早发育、阴毛早现、喉结出现等有关。

3. 营养失调 低于机体需要量,与喂养困难、拒食、胰岛素缺乏等有关。

4. 有体液不足的危险 与多尿、喂养不足有关。

5. 有感染的危险 与疾病所致的抵抗力低下有关。

6. 知识缺乏 家长缺乏疾病相关知识。

【护理措施】

1. 生长发育改变的护理 建立生长发育档案,记录生长发育指标,监测患儿生长发育情况,对身体和心理变化作出正确的评估和判断,适时提供干预。

(1) 第二性征提前出现时,做好患儿个人卫生,勤洗外阴,勤换内衣裤。女孩应做好经期卫生,防止感染。适时进行性卫生知识宣教,提高患儿自我保护意识。

(2) 生长发育迟缓时,指导患儿营养摄入,保证充足的睡眠,加强体育锻炼,促进生长发育。

2. 自我形象紊乱的护理 当患儿出现多毛、乳房增大、阴毛早现、阴茎短小、皮肤色素沉着等自我形象改变时,指导患儿着装与年龄和性别相符。评估患儿心理状态,给予关爱,并制订个性化的健康教育方案,指导患儿正确认识疾病,正视自我形象的改变,以积极的心态接受治疗,评估家长心理状态,提供心理支持,提高治疗依从性。

3. 营养失调的护理　根据患儿年龄和疾病状况,提供个性化的营养指导。患儿吸吮无力、喂养困难时,可使用滴管缓慢喂食,必要时置入胃管鼻饲喂食。婴儿有恶心、呕吐时,适当减少或暂停喂奶,喂奶后竖起拍背,避免误吸而窒息。患儿消化不良时,遵医嘱增加助消化药物。患儿有缺钙表现时,及时补充维生素 D 及钙剂。必要时提供静脉营养。

4. 体液不足的护理　根据患儿症状与体征,结合实验室检查结果,合理补液,以纠正脱水,维持水电解质平衡。轻度脱水时口服补液治疗,呕吐、腹泻严重时遵医嘱静脉补液治疗,补液过程中严格遵循补液原则,密切观察患儿意识、生命体征、尿量等,并做好护理记录。

5. 预防感染　保持病房环境整洁,房间经常开窗通风。医护患共同做好手卫生。避免与感染性疾病患儿混住,防止院内感染。指导患儿及家长养成良好的卫生习惯,做好奶具、餐具消毒处理。保持患儿口腔清洁,做好会阴部护理,防止皮肤黏膜破损。减少或避免去公共场所。

6. 知识缺乏　提供育儿知识,提高家长育儿能力。采用群体或一对一讲解、健康教育处方、影像片、媒体等多种形式实施健康教育,并进行实施后效果评价,确保患儿及家长掌握疾病相关知识。

【健康教育】

开展多种形式的健康教育,重点讲授病因、主要症状、治疗方法及家庭护理等知识,使家长掌握相关知识和技能,提高家庭护理能力和水平;指导家长合理搭配膳食,耐心喂养患儿,保证患儿能量供给;讲解药物的服用方法及注意事项,指导家长严格遵医嘱用药,学会观察药物疗效及不良反应;指导家长学会病情观察,正确判断疾病的危险征象,初步处理后及时就医,为医疗救治赢得时间;为再生育家长提供遗传咨询,指导家长做必要的遗传代谢疾病的相关筛查;指导家长营造安全、温馨的居家生活环境,保证患儿充足的休息,做好患儿个人卫生,避免感染;关注患儿及家长心理反应,以积极的心态科学面对疾病。

【护理评价】

患儿及家长是否能正确认识和接受生长发育改变并积极治疗;家长是否能正确喂养患儿,患儿是否出现营养失调;患儿生长发育迟缓是否改善;患儿是否有体液不足和感染的症状和体征;患儿及家长是否掌握疾病相关知识。

（叶天惠　朱振云）

第二节　性　早　熟

【概述】

性早熟(precocious puberty)是指女孩 8 岁以前,男孩 9 岁以前出现第二性征发育。性早熟可分为中枢性性早熟(central precocious puberty,CPP)和外周性性早熟(peripheral precocious puberty,PPP)。CPP又分为特发性性早熟和继发性性早熟。前者多见于女孩,后者多见于男孩。不完全性性早熟为性早熟的变异,包括单纯乳房早发育、阴毛早现和早初潮等。性早熟女孩发病率高于男孩。

【临床特点】

颅内肿瘤、感染、先天发育异常等均可引起性早熟。CPP患儿下丘脑-垂体-性腺轴功能提早启动,其发育过程与正常青春期发育顺序一致,主要表现为儿童提前进入青春期,骨龄提前。女孩表现为乳房发育,大、小阴唇色素沉着,子宫、卵巢增大等,可有成熟性排卵和月经。男孩表现为睾丸增大,阴茎增长增粗,出现阴毛、胡须、痤疮、喉结等,可有精子生成。

PPP患儿下丘脑-垂体-性腺轴功能不启动,但多种原因使体内性甾体激素水平升高,导致第二性征出现。女孩表现为乳房发育,外阴出现白色分泌物和(或)阴道出血。男孩表现为阴茎增大,出现阴毛。

性早熟的诊断主要依赖于第二性征发育情况、骨龄测定、GnRH 刺激试验、头颅 MRI 检查等。

【治疗原则】

抑制或减慢性发育进程,抑制骨骼成熟,改善成人期最终身高。CPP 主要用药为促性腺激素释放激素类似物,如曲普瑞林、亮普瑞林等,推荐剂量为每次 $80 \sim 100\mu g/kg$,或 3.75mg/次,每 4 周用药一次,一般应用至骨龄达 11.5 岁（女）~ 12.5 岁（男）。PPP多采用病因治疗,肿瘤引起的以手术治疗为主。

【护理评估】

1. 评估患儿第二性征发育状况,女孩是否有乳房早发育、阴唇色素沉着、出现月经初潮等;男孩是否有阴茎增大、变声、遗精,出现胡须、痤疮及喉结等;了解患儿是否服用过含性激素药物及保健品等。

2. 了解实验室检查如内分泌激素检查、GnRH刺激试验等结果,了解影像学检查如X线、B超、头颅MRI等结果。

3. 评估患儿及家长对本病各项护理知识的了解程度及需求。

【护理措施】

1. GnRH刺激试验护理 GnRH刺激试验主要用于鉴别CPP与PPP,如血清促黄体生成素(LH)峰值>5U/L,或LH/FSH(卵泡刺激素)峰值>0.6~1.0(免疫化学发光法),认为性腺轴功能已经启动,诊断为CPP。试验护理见表26-2-1。

表 26-2-1　GnRH 刺激试验护理

过程	步　骤	注意事项
试验前	1. 宣教试验目的、过程及注意事项 2. 评估患儿生命体征、体重及依从性 3. 试验日晨空腹卧床休息	1. 严格掌握适应证 2. 鼓励患儿配合 3. 谨防低血糖
试验中	1. 选择外周静脉置22G留置针 2. 静脉注射GnRH2.5μg/kg(最大剂量100μg) 3. 注射药物前、注射后30、60、90及120分钟分别采血测LH和FSH	1. 选择粗直血管 2. 用药剂量准确 3. 专人负责,准时、足量抽取血标本 4. 全程观察患儿有无异常反应并及时处理
试验后	1. 及时送检标本 2. 嘱患儿进食	1. 避免遗漏标本 2. 勿空腹下床活动,避免跌倒意外,勿暴食,避免呕吐

2. 特殊用药护理 常用药物如曲普瑞林、亮丙瑞林等,多采用肌内或皮下注射方式给药,注射时易堵塞针头致注射失败,因此,配制药物时应充分混匀,快速注射。注射时多选择上臂、腹部或臀部,每次需更换注射部位,避免同一部位多次注射。观察注射部位有无红斑、硬化、水疱、无菌性水肿等,一旦出现及时处理。

3. 心理护理 过早出现的第二性征,如乳房发育、月经来潮、遗精等,易使患儿产生恐惧、抑郁、退缩等社会心理问题。讲解身体改变的原因,宣教青春发育期生理卫生知识,协助其正视身体的改变,树立正确的自我认知,配合治疗。

【健康教育】

1. 饮食指导 培养良好的饮食习惯,平衡膳食,多食粗粮、新鲜蔬菜、水果等,少食油炸、快餐食品及高糖饮料,避免营养过剩及肥胖。避免摄入含有性激素类食品或药品、营养保健品等。肥胖患儿应限制高热量饮食。

2. 休息与活动 指导患儿培养良好的运动、睡眠习惯。鼓励患儿参加体育活动,保证充足的睡眠,避免长时间看电视、玩游戏等,全面促进生长发育。

3. 出院指导

(1) 告知家长长期坚持药物治疗的重要性。治疗期间关注患儿身体变化,女孩首次注射后可能出现撤退性阴道出血,观察注射局部有无红斑、硬化、无菌性水肿等不良反应。

(2) 指导家长为患儿提供良好的家庭环境,实时给予性知识的教育和引导,避免患儿因好奇心涉猎色情,刺激患儿性心理发育。女孩月经来潮时,母亲协助做好经期卫生。

(3) 治疗期间每3~6个月门诊复诊一次。

(叶天惠　朱振云)

第三节　尿　崩　症

【概述】

尿崩症(diabetes insipidus,DI)是以多饮、烦渴和排出大量低比重尿为特点的临床综合征。与血管加压素(vasopressin,VP)合成和(或)分泌、释放不足或肾脏对AVP反应缺陷有关。尿崩症可分为中枢性尿崩症(central diabetes insipidus,CDI)和肾性尿崩症(nephrogenic diabetes insipidus,NDI),CDI较多见,由于下丘脑-垂体疾病、遗传因素、自身免疫性疾病等导致下丘脑-垂体功能障碍,分泌和释放AVP减少,患儿完全或部分丧失尿液浓缩功能而引起。NDI少见,

26

由于肾脏疾病导致肾脏对 AVP 不敏感而引起。本病可发生于任何年龄,一般男孩多于女孩。

【临床特点】

临床表现以烦渴、多饮、多尿为主。婴幼儿表现为易激惹、生长缓慢,烦渴时哭闹,饮水后安静。多数患儿可出现便秘、发热、脱水等,严重时昏迷。儿童常因夜尿增多影响夜间睡眠,出现精神不振、生长发育缓慢、食欲低下等。因颅内肿瘤引起的尿崩症,常伴有头痛、呕吐、视力障碍等颅内压增高表现。

当患儿出现多饮、多尿、烦渴症状时可考虑本病,血浆渗透压>300mOsm/kg,尿渗透压<300mOsm/kg,可诊断为尿崩症。

【治疗原则】

1. 病因治疗　手术切除或放疗治疗肿瘤。患儿可充分补水,但脱水、高钠血症患儿应缓慢给水,避免脑水肿。未添加辅食的婴儿不需大量补水,避免水中毒。

2. 药物治疗　CDI 常选用去氨加压素(DDAVP)、鞣酸加压素油剂、氢氯噻嗪等。NDI 患儿常选用氢氯噻嗪与阿米洛利联合用药。

【护理评估】

1. 评估患儿是否有多饮、多尿及烦渴症状。了解患儿每天尿量及饮水量;婴幼儿是否有哭闹不止而饮水后即停止的表现;是否有便秘、发热、皮肤干燥等;是否有夜尿增多导致的睡眠不足、易疲倦、面色苍白、食欲低下等;是否有头痛、呕吐、视力障碍等颅内压增高表现。

2. 了解实验室检查如尿常规、血生化、限水试验、限水结合加压素试验等检查结果及头颅 MRI 等其他辅助检查结果。

3. 评估患儿及家长对本病各项护理知识的了解程度及需求。

【护理措施】

1. 限水试验护理　当血浆渗透压>270mOsm/kg 时行限水试验。试验护理见表 26-3-1。

表 26-3-1　限水试验护理

过程	步骤	注意事项
试验前	1. 宣教试验目的、过程及注意事项 2. 评估患儿生命体征及依从性 3. 试验前晚 7~8 时开始禁食、禁水,多饮、多尿症状重者试验日晨 4~6 时开始禁食、禁水。备尿管、体重计、体温计、血压计等	1. 严格掌握适应证 2. 鼓励患儿配合 3. 观察患儿睡眠,小便次数及量
试验中	1. 患儿每隔 1 小时排尿一次并留取尿渗压标本,并测量体温、体重、血压及尿量,做好记录 2. 尿渗透压稳定,或体重下降 5% 时,终止试验 3. 首次排尿后及结束试验时需抽血测血钠及血浆渗透压	1. 准时排尿、测量 2. 试验全程禁饮 3. 全程监测生命体征,防止脱水 4. 关注患儿精神状态
试验后	1. 血、尿标本应立即送检 2. 嘱患儿饮水	1. 避免遗漏标本 2. 避免饮水过多

2. 限水结合加压素试验护理　限水结合加压素试验用于鉴别 CDI 与 NDI。限水试验后,立即皮下注射垂体加压素 $1U/m^2$(1ml=5U),之后每 15 分钟留尿一次测尿比重及尿渗透压,连续 2~3 次,如尿渗透压上升峰值>50%,则诊断为 CDI。试验过程中加强监护,如患儿出现烦渴、烦躁不安时,通过安抚、鼓励、游戏等方法转移注意力,使试验顺利进行。标本及时送检,确保结果准确。

3. 特殊用药护理　DDAVP 为缓释剂,口服或经鼻滴入,作用时间可达 8~12 小时,药量依病情而定,从小剂量开始。口服剂量为 50~100μg,每天 1~2次,治疗阶段应控制饮水,防止水中毒。鞣酸加压素即长效尿崩停,为混悬液,使用前稍加温并摇匀行深部肌内注射,开始剂量为 0.1~0.2ml,作用维持 3~7天,多尿症状复现时第 2 次给药。氢氯噻嗪用于小婴儿中枢性尿崩症减少尿量,1~2mg/kg,分 2~3 次口服,为防止低血钾应适当补钾。

4. 病情观察　观察并记录患儿 24 小时出入量,入量主要包括饮水量、饮食中含水量等,出量主要包括尿量、大便量等。观察患儿有无皮肤干燥、便秘、脱水等症状,有无头晕、头痛、呕吐等中枢神经系统症状,防范血管加压素不适当分泌综合征的发生。

5. 生活护理　患儿因药物治疗或疾病排尿过多易造成电解质及营养失调,应提供高热量、高蛋白饮食。常备饮用水,根据患儿病情及治疗的需要供水。及时更换尿湿的衣被,使患儿舒适。

6. 心理护理　DI 患儿有多饮、多尿及烦渴症状,频繁接受检查,易出现烦躁、焦虑等情绪,耐心地做好解释工作,多鼓励患儿,取得患儿及家长的配合。

【健康教育】

1. 饮食指导 供给患儿高热量、高蛋白、高维生素饮食,保证合理饮水,饭前给予营养丰富的汤类代替饮水。

2. 休息与活动 患儿因夜尿增多影响睡眠,易导致精神不振、食欲差,家长应提供安静舒适的环境,增加睡眠时间,利于患儿休息。

3. 用药指导 向患儿及家长宣教用药的目的、方法及效果观察,嘱用药后减少饮水,避免水中毒。

4. 出院指导

(1) 指导家长监测患儿出入量以维持出入量平衡,防止脱水。嘱家长准备食物秤及有刻度的杯子,教会家长准确计算出入量的方法,详细告知各种食物的含水量。

(2) 患儿有遗尿现象时,家长可夜间唤醒患儿排尿,发现遗尿后及时更换衣物。患儿夜尿多时,房间及厕所备夜光灯,清理房间障碍物,防止患儿跌倒意外。

(3) 患儿应随身携带疾病诊断卡及现用药物,以备急救。

(4) 定期到专科门诊复诊,根据病情调整治疗方案。

(叶天惠　朱振云)

第四节　单纯性甲状腺肿

【概述】

单纯性甲状腺肿(simple goiter)是指非炎症或肿瘤所致、不伴有甲状腺功能异常的甲状腺组织肿大,一般也指发生在缺碘流行区之外散发的甲状腺肿大。病因与碘生理需要量增加、应用致甲状腺肿药物、甲状腺激素合成障碍等有关。发病率女孩多于男孩。

【临床特点】

遗传因素、药物因素、生长加速等原因均可引起单纯性甲状腺肿。临床表现不明显,常偶然被发现。甲状腺多呈轻度弥漫性肿大,质地较软,无压痛,部分有结节,表面不平。当甲状腺肿大明显时,可因压迫气管、食管、喉返神经等而出现压迫症状,如咳嗽、呼吸困难、吞咽困难、声嘶等。部分患儿表现为多结节性甲状腺肿。

【治疗原则】

无压迫症状时一般无需治疗,甲状腺肿大明显者,可口服左甲状腺素片,12.5~25μg/d,连用3~6个月,压迫症状明显时可行甲状腺次全切或全切术,术后长期服用甲状腺制剂。处于青春前期或青春期患儿甲状腺素生理需要量增加,可摄入含碘丰富的食物。药物所致甲状腺肿者应停服相关药物。

【护理评估】

1. 评估患儿甲状腺是否肿大。了解甲状腺肿大的程度、质地,是否呈对称性肿大,有无结节;评估患儿饮食中有无缺碘或碘摄入过多;了解患儿是否使用致甲状腺肿药物,如磺胺类药物、含碘药物等;评估患儿有无甲状腺压迫症状,如咳嗽、呼吸困难、吞咽困难、声嘶等。

2. 了解实验室检查如甲状腺功能、甲状腺抗体等结果及甲状腺超声检查等其他辅助检查结果。

3. 评估患儿及家长对本病各项护理知识的了解程度及需求。

【护理措施】

1. 病情观察 观察患儿颈部肿块情况,包括肿大程度、质地,有无结节、表面不平或压痛等。观察有无肿大甲状腺压迫周围组织器官表现,如咳嗽、呼吸困难、声音嘶哑等,并及时处理。

2. 特殊用药护理 服用左甲状腺素期间密切观察药物疗效,如全身症状有无缓解,肿块有无缩小等。观察有无呼吸急促、心率加快等不良反应,一般在停药后可自行消失,症状严重时应及时就医。

3. 心理护理 宣教疾病病因、治疗方法及防治知识,指导患儿正确认识疾病所致的颈部外形改变,可适当利用衣物修饰,完善自我形象。

【健康教育】

1. 饮食指导 处于青春前期或青春期的患儿多食含碘丰富的食物,如海带、紫菜、海蜇、海鱼虾等。

2. 用药指导 向患儿及家长讲解左甲状腺素的治疗目的、服用方法及注意事项,遵医嘱用药。用药过程中观察颈部肿块有无缩小,如出现心慌、呼吸急促等不良反应时,及时就医。

3. 出院指导 长期定期随访,以发现潜在疾病,如慢性淋巴细胞性甲状腺炎、腺瘤或囊腺瘤等。

(叶天惠　朱振云)

第五节　甲状腺功能减退

【概述】

甲状腺功能减退(hypothyroidism)简称甲减,是由于甲状腺激素产生或分泌减少,或由于甲状腺激素受体缺乏,导致以全身基础代谢率降低为特征的内分泌疾病。此病可在出生后即呈现,也可于出生后数月或1～2年后出现典型症状。可分为先天性甲减、地方性甲状腺肿性甲减、继发性甲减。

【临床特点】

先天性甲减主要原因是甲状腺不发育、发育不全或异位,地方性甲状腺肿性甲减多见于地方性甲状腺肿流行的地区,继发性甲减最常见于慢性淋巴性甲状腺炎,女孩发病多于男孩。

甲减的主要特点有反应迟钝、生长发育迟缓及基础代谢率低下。

新生儿期表现:过期产儿,出生体重常大于第90百分位,身长较正常矮小20%左右;吮奶差、哭声嘶哑低直、胎便排出迟缓、生理性黄疸期延长;体温低或不升、心率低、反应差、四肢凉等。

典型表现:特殊面容和体态,患儿表情淡漠、面部及全身臃肿、毛发稀疏、眼距宽、鼻根低平、唇厚舌大、舌外伸、身材矮小、躯干长而四肢短小、上部量/下部量大于1.5;运动发育迟缓、翻身、坐、立、走时间均延迟;食欲差、喂养困难、智力低下等。

地方性甲状腺肿性甲减可分为神经型、黏液性水肿型及混合型。神经型没有明显的甲减表现,可有甲状腺肿大、身高低于正常、智力减退、表情淡漠、精神缺陷、痉挛性瘫痪等。黏液性水肿型有严重的甲减表现,可有典型的克汀病面容、便秘及黏液性水肿,同时有甲状腺肿大、生长迟缓、智力减退等。混合型同时有神经型及黏液性水肿型的表现。

【治疗原则】

早期治疗,终生用药,促进正常生长发育,尤其是智能发育。最有效的药物为甲状腺激素,常用剂型为左甲状腺素钠,剂量为婴幼儿10～15μg/(kg·d),儿童4μg/kg,每天一次口服。治疗过程中定期监测甲状腺功能,根据血TSH和T_4调整剂量,TSH和T_4正常时用维持量。

【护理评估】

1. 评估母孕期饮食习惯及是否服用过抗甲状腺药物;评估新生儿是否为过期产儿、巨大儿,有无吃奶差、反应差、生理性黄疸延长等;评估婴儿是否有特殊面容,如毛发稀疏、眼距宽、鼻根低平、唇厚舌大等;评估患儿身材是否匀称;有无生长发育迟缓、智力减退等情况。

2. 了解实验室检查如血清T_3、T_4、TSH等实验室检查结果及甲状腺扫描、基础代谢率(BMR)等检查结果。

3. 评估患儿及家长对本病各项护理知识的了解程度及需求。

【护理措施】

1. 新生儿筛查　尽早确诊,尽早治疗,可降低智力损害。最好于生后72小时～7天,用滤片法采足跟血测促甲状腺激素(TSH),如TSH>20mU/L,应再取静脉血测T_3、T_4和TSH,以排除暂时性高TSH症。

2. 环境护理　保持室内舒适的温度,适时增减衣服,每晚用温水泡手和脚,维持良好的末梢循环,使患儿温暖舒适,维持患儿体温正常。

3. 饮食护理　少吃、吸吮困难或吞咽困难的婴幼儿应耐心喂养,少量多餐,提供充足的进餐时间,防止呛咳。按正常月龄添加辅食。记录每天进食量,密切观察体重变化。年长儿供给高热量、高蛋白、高维生素、富含钙剂、铁剂和纤维素的易消化食物,满足生长发育所需。

4. 皮肤护理　患儿的衣物以纯棉材质为佳,每次沐浴或擦洗后给予婴幼儿润肤霜涂擦,减少皮肤摩擦受伤,使患儿舒适。

5. 保持大便通畅　观察大便次数及量,培养每天定时排便的习惯。婴幼儿保证奶量和水分供给,年长儿多吃水果、蔬菜等含纤维素丰富的食物。超过3天未解大便时遵医嘱给予缓泻剂或灌肠。

6. 发育行为训练　定期进行生长发育评估,对发育落后的婴幼儿及时进行康复训练,协助患儿进行翻身、坐、立、走等运动能力及认知能力训练,使患儿掌握生活基本技能,提高自理能力。加强患儿日常生活护理,防止意外伤害。

7. 特殊用药护理　甲状腺激素应坚持长期用药,每天固定时间服用,宜在进餐或其他药物之前30～60分钟服用,若漏服应在第2天服用双倍剂量来补救。一般用药1～2周后起效,患儿食欲好转,黏液性水肿减轻或消失,腹胀缓解。严格按医嘱给药,若药量过小,智力及体格发育等症状改善不明显,若药量过大,可引起烦躁、多汗、消瘦、腹痛和腹泻等症状。服药期间密切观察患儿生长速度、智商、骨龄等,定期复查血 T_3、T_4 和 TSH 等。

8. 心理护理 家长多因患儿发育迟缓、智能落后、终生服药等状况而担心患儿未来的生活,常有焦虑、悲观、失望等情绪。详细告知疾病治疗、预后,鼓励积极治疗,早治疗、坚持治疗的患儿可获得正常儿童的生长发育水平,或有助于患儿的康复,将患儿的自理能力缺陷降到最小。

【健康教育】

1. 饮食指导 根据患儿的年龄、进食方式,选择适当的食物,保证足够的摄入量,提供生长发育所需能量。

2. 指导用药 告知坚持终生服药的重要性,指导家长掌握药物服用方法及疗效观察内容。甲状腺激素用药期间避免与含有大豆蛋白及铁元素的食物同服,如豆类、蛋黄、瘦肉、猪血等,以免影响药效。

3. 出院指导 治疗过程中定期随访,监测甲状腺功能,治疗开始的 6 个月内每月复查一次,之后改为每 2~3 个月复查一次,3 岁以上患儿,临床症状改善,生长发育正常,血清 TSH 和 T_4 正常后,每 6~12 个月复查一次。

(叶天惠 朱振云)

第六节 甲状腺功能亢进

【概述】

甲状腺功能亢进(hyperthyroidism)简称甲亢,是由于甲状腺激素产生或分泌过多所致,常伴有甲状腺肿大、眼球外突及基础代谢率增高等表现。儿童期甲亢多由弥漫性甲状腺肿型甲亢(Graves 病)引起。小儿甲亢约占甲亢总病例的 5%,多见于学龄期儿童及青少年,也可在生后 6~12 个月发病。女孩发病高于男孩,女比男为 5:1。

【临床特点】

从发病到确诊平均 3~6 个月,首发症状为情绪不稳定、记忆力差、学习成绩下降,难以引起重视,往往因双眼突出或甲状腺肿大就诊。临床表现有基础代谢率增高,出现食欲增加、多汗、怕热、情绪不稳定、脾气急躁、好动、失眠、多语等,大便次数增多,心率增快,心尖部可闻及收缩期杂音,手及舌出现细微且快速震颤等神经精神症状。甲状腺肿大,可随气管上下移动。Graves 眼病,一般为轻中度。

【治疗原则】

治疗方法应综合考虑患儿情况、家庭因素等,包括口服抗甲状腺药、手术切除及放射 ^{131}I 治疗等。小儿常选用甲巯咪唑、丙硫氧嘧啶等治疗,总疗程 2~3 年,若治疗过程处于青春期,可延续 4~5 年。

【护理评估】

1. 评估患儿有无精神刺激、感染等诱因;有无乏力、多食、消瘦、怕热、多汗、急躁易怒等表现;有无眼裂增宽、瞬目减少、视物疲劳、视力减退、突眼等眼部症状;有无心慌、心悸等;女孩应评估有无月经改变。

2. 了解实验室检查如 T_3、T_4、TSH、^{131}I 摄取率、甲状腺抗体等检查结果及甲状腺扫描或 B 超、BMR 等辅助检查结果。

3. 评估患儿及家长对本病各项护理知识的了解程度及需求。

【护理措施】

1. 环境与休息 保持病室适宜温湿度,定时通风,促进患儿舒适。心悸及心慌明显者卧床休息,缓解后可下床活动,活动量不宜过大,以不疲劳为宜。

2. 饮食护理 给予高热量、高蛋白、高维生素及矿物质饮食,足够水分,适量水果和蔬菜。禁止摄入刺激性食物及饮料,如茶、咖啡、可乐等。忌含碘丰富的食物,如海带、紫菜、海鱼等海产品,烹饪可选用无碘盐。腹泻者给予纤维素少的饮食,监测体重变化,防止过度消瘦,保持均衡营养。

3. 突眼及甲状腺肿的护理 控制用眼时间,间断休息以减少眼部疲劳。注意用眼卫生,防止结膜炎、角膜炎发生,有分泌物时应点眼药水,或涂眼膏,休息时以无菌纱布覆盖眼部。睡前或休息时抬高头部,减轻水肿。外出时戴深色太阳眼镜。甲状腺局部严禁挤压,衣物衣领宜宽松。

4. 特殊用药护理 遵医嘱服药,观察药物疗效及副作用,定期监测 T_3、T_4、TSH,白细胞治疗初期每月复查一次,3 个月后改为 2~3 个月复查一次。药物常见副作用有皮疹、关节痛、粒细胞减少、肝功能受损、药物热等。如白细胞<4×10^9/L 或粒细胞<1.5×10^9/L 时,及时告知医师,调整用药方案,同时要防止皮肤、口腔黏膜、肛周等部位感染。

5. 并发症的观察与护理　监测心率及心律的变化,观察有无心律失常及心功能障碍。5 岁以上患儿测定 BMR 时,应在同一时间点连续进行测定。观察有无甲亢危象的症状,如乏力、烦躁、高热、大汗、恶心、呕吐等。一旦出现,立即配合医师抢救。给予半卧位、镇静、吸氧、退热等,遵医嘱大量给予碘剂口服与静脉注射,并补液治疗,记录 24 小时出入量。躁动时使用约束带或防护栏保护。

6. 心理护理　关注患儿心理变化,有无焦虑、烦躁、爱发脾气等情绪变化。向患儿及家长讲解病因、临床表现、治疗、预后及护理知识,鼓励患儿及家长积极配合治疗,促进患儿康复。

【健康教育】

1. 饮食指导　甲亢患儿处于高代谢状态,给予高热量、高蛋白、高维生素及矿物质的食物,忌食含碘丰富的食物。

2. 用药指导　按医嘱服用,不能自行减量或停服。定期复查血常规、甲状腺功能和肝功能。每天清晨起床前监测脉搏,每周监测体重。如有甲亢症状加重或反复时应及时就诊。

3. 预防复发　本病可因感染、劳累、精神紧张、自行停药或减药量等致复发,甚至加重病情,应尽量避免。

（叶天惠　朱振云）

26

第七节　甲 状 腺 炎

【概述】

甲状腺炎(thyroiditis)是指甲状腺组织发生变性、坏死、增生、渗出等炎症改变从而引起一系列临床表现。一般分为急性化脓性、亚急性、慢性淋巴细胞性甲状腺炎等。各种甲状腺炎病因不同,好发人群不同,诊断、治疗也稍有差异。

【临床特点】

急性化脓性甲状腺炎除了甲状腺红、肿、热、痛等局部反应外,还可见高热、白细胞增高等全身反应,严重者可见呼吸困难、吞咽困难。

亚急性甲状腺炎发病缓慢,多有呼吸道感染或牙痛史,一般病程为 2 ~ 3 个月,也可长达 6 ~ 12 个月。可见甲状腺轻度或中度肿大、发热、厌食、乏力、头痛、咽痛等,疼痛可向下颌、耳后等放射。

慢性淋巴细胞性甲状腺炎,又称桥本甲状腺炎或自身免疫性甲状腺炎,是儿童和青少年甲减最常见的原因。6 ~ 16 岁、10 ~ 11 岁及青春期为发病高峰,女孩多于男孩。发病缓慢,大多无症状,甲状腺功能正常。典型者甲状腺肿大明显,表面呈颗粒状、分叶或不规则状。

【治疗原则】

急性化脓性甲状腺炎的治疗:足量抗生素治疗,甲状腺局部先冷敷,后热敷。外用金黄膏促进脓液吸收,必要时切开排脓。

亚急性甲状腺炎的治疗:泼尼松类皮质激素治疗,剂量为 1mg/(kg·d),用药 1 ~ 2 个月。有甲亢症状时给予镇静药或普萘洛尔治疗,有甲减症状时加服 L-左甲状腺素片,25 ~ 100μg/d。

桥本甲状腺炎:甲状腺肿大明显,或出现甲减时,给予甲状腺素片治疗,40 ~ 120mg/d,用药 1 ~ 2 年。仅有心悸、多汗、烦躁等症状而血 T_3、T_4 正常时,给予普萘洛尔或镇静药治疗。

【护理评估】

1. 评估有无上呼吸道感染、牙痛等病史;有无甲状腺疾病家族史;有无颈部红、肿、热、痛;有无下颌痛、呼吸困难、喝水呛咳等表现;有无心悸、多汗、烦躁;有无便秘、食欲缺乏等。

2. 了解实验室如血 T_3、T_4、TSH、抗甲状腺球蛋白抗体(TGAb)、抗甲状腺过氧化物酶抗体(TPOAb)及甲状腺扫描和细胞学检查等结果。

3. 评估患儿及家长对本病各项护理知识的了解程度及需求。

【护理措施】

1. 环境与休息　保持病室安静、整洁,室温适宜,定时通风,保持空气清新,促进患儿舒适。

2. 饮食护理　患儿出现多汗、心慌、食欲亢进等症状时,给予高热量、高蛋白及高维生素饮食,避免食用含碘丰富的食物。患儿出现反应迟钝、表情淡漠、腹胀、便秘等甲减症状时,给予清淡少盐、低热量、多维生素饮食,多饮水。

3. 特殊用药护理　肾上腺皮质激素对亚急性甲状腺炎患儿有很好疗效,但起效后剂量要逐步减少,不宜过快,同时避免漏服或错服。服用期间注意观察患儿有无胃部不适、骨质疏松、库欣综合征等。服用普萘洛尔时注意观察患儿心率变化,每天清晨起床前监测心率。

4. 并发症的观察与护理

（1）观察患儿甲状腺大小及质地，有无周围气管、食管压迫症状。

（2）观察患儿四肢温暖度、饮食量、大便次数、颜面部及双下肢水肿情况等。关注患儿主诉，如心悸、怕热、烦躁、饥饿、易突然咳嗽、喝水呛咳等。

（3）测量生命体征，患儿高热时，及时降温处理，避免高热惊厥。

5. 心理护理 部分甲状腺炎患儿甲状腺激素水平较高，神经兴奋性较为明显，易出现烦躁、焦虑等情绪。加强与患儿及家长的沟通，讲解疾病的症状、治疗及护理措施，取得患儿及家长的配合，争取早日康复。

【健康教育】

1. 饮食指导 根据患儿病情，结合甲状腺功能检查结果，给予合理饮食。患儿有甲亢症状时，基础代谢率高，给予高热量、高蛋白、高维生素饮食，避免食用含碘丰富的食物。患儿有甲减症状时，基础代谢率低，给予清淡、易消化、含碘丰富的高纤维素饮食，避免便秘。

2. 用药指导 按医嘱服用肾上腺皮质激素，遵医嘱减量，定期检查甲状腺功能。

3. 预防感染 防止上呼吸道感染，保持口腔清洁，防止感染再次诱发疾病。

（叶天惠　朱振云）

第八节　甲状旁腺疾病

一、甲状旁腺功能减退症

【概述】

甲状旁腺功能减退症（hypoparathyroidism），简称甲旁低，是由于甲状旁腺素（PTH）缺少所引起的钙磷代谢紊乱。以低血钙、高血磷、尿钙及尿磷低，低钙血症的神经肌肉兴奋性增高为特征。

【临床特点】

本病病因有甲状旁腺被破坏、甲状旁腺发育不成熟、甲状旁腺不发育、单一甲旁减、甲旁减伴其他发育缺陷、自身免疫性甲旁减、特发性甲旁减等。本病常表现为神经肌肉兴奋性增高，自感肢端麻木、皮肤蚁行感、肌肉疼痛，膝腱反射亢进，有时有口角抽动或腓肠肌疼挛。手足抽搐发作时手足肌肉强制性收缩，拇指内收，其他手指并紧，指间关节伸直，掌指关节屈曲。低钙严重时有惊厥、意识丧失，小婴儿易误诊为癫痫。可有低钙性白内障。喉痉挛和支气管痉挛引起呼吸困难，肠痉挛引起腹痛、腹泻。

【治疗原则】

纠正低血钙，减轻症状，消除手足抽搐。抽搐时应给予钙剂治疗。

【护理评估】

1. 评估有无肢端麻木、皮肤蚁行感或不定位的疼痛；有无手足抽搐发作；有无惊厥发生及意识丧失等；有无呼吸困难发作或腹痛、腹泻；有无心悸；有无白内障等。

2. 了解实验室检查如血钙、血磷、PTH、尿钙、尿磷等结果及头颅 CT、脑电图、眼底检查等辅助检查结果。

3. 评估患儿及家长对本病各项护理知识的了解程度及需求。

【护理措施】

1. 饮食护理 提供含钙丰富的饮食，同时限制高磷饮食的摄入。高磷饮食包括糙米、蛋黄、豆制品等。

2. 抽搐发作时护理 患儿抽搐发作时应立即通知医师，配合抢救。患儿意识丧失时，将患儿平卧，头偏向一侧，清理口腔分泌物，防止误吸，及时给予氧气吸入，并畅通气道，遵医嘱使用钙剂。在上下齿间放置包裹纱布的压舌板，防止舌咬伤。患儿有手足抽搐或肢体抽搐时不要强行制动，防止骨折和脱臼。专人守护，防止跌倒、坠床等意外伤害。

3. 特殊用药护理 抽搐时给予10%葡萄糖酸钙 1~2ml/kg 加入 5%~10% 葡萄糖液中缓慢静脉推注或滴注。同时口服补钙，每天钙元素 50mg/kg。加服骨化三醇 0.25μg 促进肠道钙的吸收。静脉使用钙剂时，速度控制在 5ml/min 以内，严禁钙剂外渗。如钙剂渗出血管外，可致注射部位皮肤发红、皮疹和疼痛，甚至出现组织坏死，一旦发现应立即停止注射，行局部封闭治疗，并抬高局部肢体及热敷。口服补钙时应按医嘱服药，定期监测血钙、尿钙水平，避免肾结石的发生。

4. 心理护理 患儿发病时症状重，易反复，患儿及家长思想负担比较重。根据患儿及家长的接受能力行疾病相关知识、药物知识、日常生活护理知识的宣教,满足家长及患儿的需求,促使他们积极主动地配合医疗工作。

【健康教育】

1. 饮食指导 给予高维生素、钙质丰富的饮食,减少高磷饮食,如奶粉、蘑菇、大豆、坚果、糙米等。多吃蔬菜和水果,忌食过辣、过热及生冷刺激性食物。

2. 定期复查 出院后每天用药的时间要保持固定,定期随诊,随诊当日服药前采血测定血钙浓度,采血后立即服药。

3. 出院指导 向患儿和家长解释长期服用钙剂治疗的目的、意义及长期服用可引起肾结石等情况,注意遵医嘱用药并定期监测血钙浓度,不得擅自更改剂量或停止服用。教会家长观察患儿病情的知识及紧急处理的技能,如抽搐或惊厥时的止惊处理及防止意外伤害的护理方法,及时就近就医,以便为有效治疗争取时间。

二、甲状旁腺功能亢进症

【概述】

甲状旁腺功能亢进症(hyperparathyroidism),简称甲旁亢,可分为原发性、继发性、三发性和假性甲旁亢。原发性甲旁亢多见于腺瘤,继发生甲旁亢见于肾功能不全、骨软化症等,三发性甲旁亢在继发性甲亢基础上发生,假性甲旁亢见于恶性肿瘤。

【临床特点】

主要表现高血钙、骨骼病变及泌尿系统病变等。高血钙症状表现为淡漠、嗜睡、性格改变、肌张力降低、食欲降低、恶心、呕吐、腹胀、腹痛等;骨骼病变表现为骨关节疼痛,活动受限,严重者可见骨畸形;泌尿系统症状表现为反复泌尿系结石,出现肾绞痛、血尿等。

【治疗原则】

手术切除腺瘤,术后低钙时给予补钙治疗,维持高钙和低磷饮食数月。高血钙危象时静脉输注足量生理盐水,静脉推注呋塞米 $1\sim2mg/(kg\cdot 次)$,促进钙从尿中排出。利尿期间适当补充镁和磷,维持水电解质平衡。

【护理评估】

1. 评估患儿有无淡漠、嗜睡、肌张力减低、食欲缺乏、恶心、呕吐、腹胀、腹痛等高血钙症状;有无广泛的骨关节疼痛、活动受限、骨畸形等骨骼病变;有

无肾绞痛、血尿等泌尿系统症状。

2. 了解实验室检查如血钙、血磷、PTH、尿钙、尿磷等结果及骨 X 线、骨密度、CT 检查等辅助检查结果。

3. 评估患儿及家长对本病各项护理知识的了解程度及需求。

【护理措施】

1. 饮食护理 减少饮食中钙和维生素 D 的摄入,停用维生素 D 和钙剂。宜进高磷、低钙、高维生素饮食,多吃糙米、蘑菇、瓜子、花生、蛋黄等含磷丰富食物,减少食用鱼虾、豆类、奶制品等以减少钙的摄入。还需限制蛋白质及碳水化合物的摄入,减少结石产生。鼓励患者多喝橘子汁、梅汁等酸性饮料酸化尿液,以免尿钙排出量增多形成尿路结石。鼓励患儿多饮水,以防脱水导致血钙增高。甲状旁腺切除术后出现低钙血症时,应给予高钙低磷饮食数月直至正常。

2. 甲状旁腺危象的护理 当血钙浓度>6mmol/L 时,可出现甲状旁腺危象,表现为进行性少尿、氮质血症、意识不清或昏迷等,应立即让患儿平卧,头偏向一侧,判断意识情况,给予畅通气道、吸氧等护理措施,遵医嘱静脉使用生理盐水、呋塞米等药物,以降低血钙浓度。用药过程中注意监测血钙浓度、血生化等。

3. 骨骼病变的护理 由于血钙升高导致钙在软组织沉积而引起骨关节疼痛,骨密度降低,严重者导致畸形。让患儿卧床休息,适当限制活动,协助患儿床上大小便、擦浴,必要时备轮椅。移动患儿时动作宜轻缓、均衡,避免发生自发性骨折。

4. 心理护理 高钙血症可使神经兴奋性降低,患儿可出现精神抑郁、少言寡语、反应低下等。应多关心体贴患儿及家长,了解其动态心理变化,加强沟通,使其积极配合检查及治疗,树立战胜疾病的信心。

【健康教育】

1. 饮食指导 给予低钙、高磷、高维生素饮食。甲状旁腺切除术后出现低钙血症时应给予高钙低磷饮食数月直至正常。

2. 出院指导 教会家长低钙血症和高钙血症的观察与护理。出现低钙血症时及时补钙,出现智力障碍、少尿、意识昏迷、惊厥等高钙血症时立即就医治疗。告知复诊时间。

(叶天惠 朱振云)

第九节　肾上腺皮质功能亢进症

【概述】

肾上腺皮质功能亢进症(hyperfunction of adrenal cortex)即皮质醇增多症(hypercortisolism),是由于肾上腺皮质分泌过多肾上腺糖皮质激素而引起的临床综合征,可伴有盐皮质激素及雄激素分泌过多。肾上腺皮质功能亢进症可分为 ACTH 依赖性和非 ACTH 依赖性两类。ACTH 依赖性是由于垂体肿瘤或 ACTH 细胞增生等使 ACTH 分泌过多,双侧肾上腺皮质增生引起。非 ACTH 依赖性是由于肾上腺肿瘤自主分泌肾上腺皮质激素,或激素治疗剂量过大等引起。儿童以非 ACTH 依赖性多见。

【临床特点】

小儿皮质醇增多症可自新生儿期或婴儿期开始,女孩多于男孩,以肾上腺肿瘤为主要病因,恶性肿瘤病情重且发展迅速,较大儿童多以肾上腺肿瘤或双侧肾上腺增生为常见病因,男女发病相等。常表现为进行性肥胖、多血脂、皮肤色素沉着、生长发育缓慢或停滞、高血压、骨质疏松、抵抗力低、智力低下、青春期延迟和周围血中嗜酸性粒细胞和淋巴细胞减少,而中性白细胞及红细胞增多等。

【治疗原则】

治疗依病因而定。垂体肿瘤者可行放疗或手术治疗。肾上腺肿瘤者可行肾上腺次全切术治疗。常用赛庚啶、溴隐亭等药物阻滞肾上腺皮质激素合成,以减少血浆中皮质醇含量。

【护理评估】

1. 评估患儿有无满月脸、水牛背及向心性肥胖等;评估皮肤是否有紫纹及色素沉着;是否有多毛、痤疮等;患儿是否身材矮小、智力落后;是否有青春期发育延迟;是否有头晕、头痛等血压增高表现;是否有多汗、烦躁、夜惊、出牙延迟等缺钙表现。

2. 了解实验室检查如血皮质醇、24 小时尿皮质醇和尿 17-羟类固醇等检查及其他辅助检查结果。

3. 评估患儿及家长对本病各项护理知识的了解程度及需求。

【护理措施】

1. 手术护理　术前、术中及术后均需补充肾上腺皮质激素,以防急性肾上腺皮质功能减退危及生命。术前一天口服泼尼松,术中静脉输注氢化可的松,术后持续用药至血皮质醇及 ACTH 检查证实下丘脑-垂体-肾上腺轴的功能恢复正常。

2. 特殊用药护理　用药过程中观察有无肾上腺皮质功能减退表现,如易疲倦、心率加快、恶心、呕吐等,定期行血皮质醇和 ACTH 检查,以了解肾上腺皮质功能恢复的情况。应用赛庚啶、溴隐亭等药物时,注意观察患儿有无食欲缺乏、恶心、呕吐、嗜睡等不良反应。

3. 特殊检查护理

(1) 血皮质醇:3 岁以上患儿检测血皮质醇时应遵循皮质醇的昼夜分泌规律,分别采集晨 8 时和下午 5~8 时的血标本并及时送检。

(2) 留取 24 小时尿标本:采用合适的留尿方式,避免尿液被大便污染及漏尿,影响尿液检查的准确性。

4. 心理护理　向患儿及家长讲解疾病的相关知识,缓解其不良情绪,提高治疗的信心,积极配合治疗。

【健康教育】

1. 饮食指导　加强饮食管理,以低盐、低脂、高蛋白、高维生素饮食为主,多食含钾、钙丰富的食物,如鸡蛋、肉类、鱼类、胡萝卜、香蕉等。

2. 休息与活动　患儿应少运动,多休息,避免剧烈运动或不恰当运动,保证患儿充足的睡眠。如患儿有头痛、头晕时,应卧床休息,并及时测量血压,警惕高血压发作。给予患儿安全保护性措施,防止跌倒、坠床等意外伤害。

3. 用药指导　使用激素类药物治疗时间较长,需要家长参与和配合,严格遵医嘱用药,勿擅自停药或减量。出现手术、外伤等应激状态时,应在医师指导下适当增加药量,应激期后再逐渐减量至维持剂量。用药过程中如果出现食欲不佳、恶心、呕吐不良反应时,应与医师联系及时处理。

4. 出院指导　教会家长药物的服用方法及注意事项。指导家长做好患儿的个人卫生,提高患儿抵抗力,预防感染。告知家长定期监测患儿体重、血压、血糖的方法,定期复诊,行血皮质醇等相关项目的检查。

(叶天惠　朱振云)

第十节　儿童糖尿病

【概述】

糖尿病(diabetes mellitus,DM)是一种由多种病因导致胰岛素分泌缺陷或胰岛素抵抗或两者兼有的,以慢性高血糖为特征的一种代谢紊乱性疾病。根据2014年国际青少年糖尿病协会(ISPAD)的分类法,糖尿病分为四大类:1型糖尿病、2型糖尿病、特殊类型的糖尿病及妊娠糖尿病。儿童时期糖尿病绝大多数是1型糖尿病(type 1 diabetesmellitus,T1DM)。世界不同地区的T1DM发病率差异较大。从世界范围看,T1DM的发病率正以每年3%~5%的速度上升,每年约有10万名15岁以下儿童发生T1DM。随着肥胖患儿的增多,儿童2型糖尿病的发病率也明显增加。儿童糖尿病的防治已经成为儿科内分泌重要的临床课题。

【临床特点】

TIDM起病急,多数患儿常因感染、饮食不当或情绪激惹而诱发起病。表现为多饮、多尿、多食和体重减轻,称为"三多一少"。但是婴幼儿可有遗尿和夜尿增多,常不易被发觉而很快发展为脱水及糖尿病酮症酸中毒(diabetic ketoacidosis,DKA)。部分患儿起病较缓,表现为消瘦、精神不振、倦怠乏力等。

2型糖尿病发病缓慢、隐匿,多表现为肥胖,病情严重时表现为体重减轻、多饮及多尿。

符合以下三种情况之一者,可确诊为DM:

(1) 症状:高血糖所致的多饮、多食、多尿、体重下降、皮肤瘙痒、视物模糊等急性代谢紊乱表现,加上随机血糖检测≥11.1mmol/L(200mg/dl)。

(2) 空腹血糖≥7.0mmol/L(126mg/dl)。

(3) 葡萄糖负荷后2小时血糖≥11.1mmol/L。

【治疗原则】

控制血糖,消除症状,预防并延缓急、慢性并发症的发生,提高生活质量。

【护理评估】

1. 评估患儿有无多饮、多食、多尿、体重下降;有无遗尿或夜尿增多现象;有无视物模糊;有无呼吸道感染;有无精神不振、乏力、恶心、呕吐、腹痛等;有无皮肤黏膜干燥;评估有无脱水及酸中毒征象,呼气中有无烂苹果味,神志是否淡漠、嗜睡、昏迷等,呼吸是否深快,皮肤是否干燥,眼窝是否凹陷等。

2. 了解实验室检查如血糖、血电解质、血酮、血脂、糖化血红蛋白、血气分析、尿酮体、空腹胰岛素、C肽及糖化血红蛋白、胰岛自身抗体测定、糖尿病基因检测等结果。

3. 评估患儿及家长对本病各项护理知识的了解程度及生活、运动、饮食习惯。

【护理措施】

1. 营养治疗护理　根据患儿年龄及具体情况灵活掌握,使饮食计划个性化。0~12岁每天总能量(卡)供给为1000+年龄×(70~100)。饮食成分的分配为:碳水化合物55%~60%,蛋白质10%~15%,脂肪25%~30%。全日热量分三餐,早、中、晚分别占1/5、2/5、2/5或1/3、1/3、1/3,每餐留少量食物作为餐间点心。合理安排一日三餐,调配多样化饮食。每天进食应定时、定量,进正餐和加餐时要与胰岛素注射时间及作用时间相配合。各类食物选用依据见表26-10-1。

表 26-10-1　糖尿病儿童推荐食物种类和量

类别	配餐名称	推荐量
主食	每餐必有,精米、白面搭配粗粮(如荞麦、玉米等)	150~300g
奶类	牛奶(鲜奶为宜)、奶粉、酸奶(以未加糖的调味酸奶、果料酸奶为宜)、奶酪	奶粉10~15g,或鲜奶250ml或酸奶150~200ml
蔬菜	新鲜蔬菜,品种尽量丰富,每天至少2种	300~500g
水果	选择含糖较低的水果,如苹果、梨、桃、草莓等(两顿正餐之间食用)	200g
肉蛋	新鲜瘦猪肉、瘦牛肉、瘦羊肉;鱼、虾、禽肉或其制品	100~200g
豆制品	豆腐、豆浆、豆腐干、豆腐丝、豆腐脑、腐竹、素鸡等	豆腐100~200g,或豆腐干50g或豆腐丝50~100g,或豆浆250~500ml
植物油	橄榄油、茶籽油、豆油、花生油、葵花籽油等	20~30ml

26

糖尿病患儿的饮食安排应充分考虑其年龄、家庭饮食习惯、社会状况和文化因素。饮食方案个体化,进行营养评估后遵循营养师或儿科医师的营养处方,并需要根据血糖水平、生长发育情况调整饮食方案。

2. 胰岛素治疗护理

(1) 遵医嘱用药:注射胰岛素前监测血糖,按医嘱注射胰岛素,根据所用胰岛素类型安排进餐时间。针对血糖、尿糖监测结果,调整胰岛素的剂量,使血糖降至正常范围并保持稳定。

(2) 注射方式:除 DKA 时静脉输注外,一般采用皮下注射。皮下注射可选用一次性使用无菌胰岛素注射器(图 26-10-1)、胰岛素注射笔(图 26-10-2)、胰岛素泵(图 26-10-3)等。

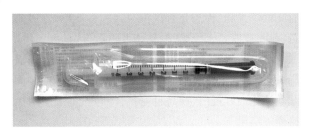

图 26-10-1　一次性使用无菌胰岛素注射器
胰岛素注射专用注射器,注射器上的刻度为胰岛素单位,标尺间隔为 1IU

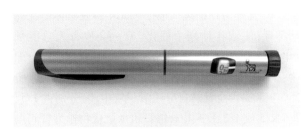

图 26-10-2　胰岛素注射笔图
配套胰岛素药物笔芯及注射笔,用于皮下注射给药

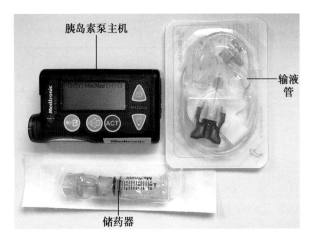

图 26-10-3　胰岛素泵主机及配件图
胰岛素泵主机、储药器、输液管,模拟生理性胰岛素分泌方式,持续胰岛素皮下注射

(3) 注射部位:可选用腹部、手臂外侧、大腿外侧和臀部四个区域行皮下注射。按计划在四个区域轮换注射部位。在同一区域注射时 2 次注射部位之间至少间隔 1cm,避免在一个月内重复使用一个注射点,有效避免皮下脂肪增生或萎缩硬化等并发症。

(4) 注射针头的选择:根据患儿皮下脂肪的厚度选择 4mm 或 5mm 长度的注射针头,注射时应捏起皮肤,选择合适的进针角度,避免误入肌肉层,让针头在皮下停留 15 秒后松开捏起的皮肤,针头一次一用,避免感染。

3. 运动护理　按国际青少年糖尿病协会建议,依据患儿的年龄、运动耐受力、饮食习惯,选择运动项目和运动时间,循序渐进、量力而行、持之以恒。

(1) 运动强度:每天进行中等强度的运动,达到全身发热、出汗,但不是大汗淋漓。

(2) 运动时间和频率:餐后 1 小时运动为宜,每次 20 分钟,每天累计 60~90 分钟。

(3) 运动类型:有氧运动,如步行、慢跑、骑车、游泳、打球等。

(4) 注意事项:选择合适的服装鞋袜,防止足部受伤;运动前后监测血糖,防止低血糖发生。

4. 心理护理　糖尿病为慢性终生性疾病,在治疗的过程中,家长和患儿易出现负性情绪,如焦虑、抑郁等。因此,积极、有效的心理干预和社会支持是糖尿病患儿管理中的重要一环。加强糖尿病知识和技能的学习教育,建立和谐的亲子和医护关系,参加儿童糖尿病夏令营等集体活动,学习运动和音乐等都有利于缓解患儿及家长焦虑或抑郁情绪。

5. 血糖监测　血糖监测时间一般为空腹、三餐前后、睡前和夜间。血糖异常时及时通知医师,遵医嘱做相应处理,并分析原因,避免再次发生。定期进行动态血糖监测以了解 24 小时血糖变化,及时发现无症状低血糖和高血糖,利于胰岛素剂量调整。

6. 并发症护理

(1) 低血糖:临床表现为焦虑、出汗、颤抖、心悸、饥饿感、头晕等,严重时可发生低血糖昏迷甚至惊厥;部分表现为无症状性低血糖。应紧急给予对症治疗:即刻口服快速吸收的单糖类、碳水化合物,如 5~15g 葡萄糖或蔗糖块,100ml 甜饮料,必要时可以重复。严重者皮下注射胰高血糖素,剂量为年龄<12 岁或体重<25kg 者 0.5mg,年龄>12 岁或体重>25kg 者 1.0mg,必要时缓慢静脉输注 10% 葡萄糖 2~5ml/kg。

(2) DKA:患儿常先有口渴、多尿,伴恶心、呕吐,有时以腹痛为突出症状而被误诊为急腹症。严重者精神状态发生改变,烦躁、嗜睡、意识障碍甚至昏迷,伴有深大呼吸,呼出气带"烂苹果"味。紧急处理:迅速建立静脉通道,纠正脱水、酸中毒和电解质的紊乱,遵医嘱给予补液、补钾、小剂量胰岛素缓慢静脉输注等治疗,纠正糖和脂肪代谢紊乱,纠正酮血症及酮中毒。

【健康教育】

1. 饮食指导 在饮食推荐表的基础上,尊重患儿及家庭饮食习惯,准备食物。教育家长及患儿认识食物血糖生成指数(glucose index,GI)。学会食物交换份法及碳水化合物计数法,合理搭配一日三餐。同时严格监测血糖,并反馈调整饮食。每年与营养师或儿科医师进行 1~2 次饮食咨询。

2. 用药指导 教会患儿和家长正确使用胰岛素的方法,告知胰岛素的储存方法。每次开封时标示开封时间和到期时间以保证胰岛素的有效质量,避免过期使用。皮下注射胰岛素时遵循无菌操作原则,预防注射部位的感染。

3. 运动指导 以动态活动代替静态活动,对各年龄段的糖尿病患儿都非常重要。养成良好的运动习惯,与定时定量注射胰岛素和定时定量进餐同样重要。防止运动中、后低血糖。

4. 心理指导 糖尿病患儿及家长在漫长的治疗过程中,难免会出现情绪的波动。建立良好的亲子关系,参加集体活动,重视儿童的同伴教育,可有效缓解不良情绪。

5. 家庭护理

(1)建立糖尿病患儿健康档案,记录胰岛素注射剂量,血糖、尿糖、糖代谢相关检查、尿微量白蛋白、眼底、自主神经检查等结果,为评估病情提供客观依据,有利于调整治疗方案。

(2)定期家庭访视或电话随访,建立糖尿病病友群,传播糖尿病相关知识及组织集体活动。

(3)宣教血糖和尿糖监测方法以及低血糖和DKA 急救方法及注意事项。在患儿上学、旅游外出时随身携带糖块或含糖饮料,预防感染及各种意外,确保患儿人身安全。教会家长正确使用糖尿病急救卡,注明家长、家庭医师联系方式,及低血糖的紧急救治方法。

(4)做好足部、皮肤、口腔的护理,防止皮肤和黏膜破损而感染。如患儿出现发热、腹泻等感染性疾病会增加高血糖及 DKA 的风险,应加强血糖监测,及时就医。

(5)定期到糖尿病专科门诊复诊。病程 5 年以上和青春期患儿应每年检查血脂、尿微量白蛋白、眼底及自主神经等项目。监测血糖及生长发育状况,及时调整治疗方案。

(叶天惠 朱振云)

第十一节 低 血 糖

【概述】

低血糖(hypoglycemia)是指血葡萄糖浓度低于正常水平,是新生儿和婴幼儿最常见的代谢紊乱。多数学者认为,新生儿血糖生后 24 小时内 < 2.2mmol/L(40mg/dl),24 小时后 <2.2~2.8mmol/L(40~50mg/dl),较大婴儿和年长儿血糖<2.8mmol/L(50mg/dl),即为低血糖。低发糖的发生多与高胰岛素血症、内分泌激素缺乏、糖代谢障碍等相关。近年来,新生儿低血糖的发病率呈上升趋势。

【临床特点】

低血糖的发生与多种因素有关,患儿因寒冷、创伤、窒息、患有遗传代谢性疾病及母亲患有糖尿病等均可引起低血糖。低血糖的表现缺乏特异性,不易被发现,新生儿及婴儿常表现为反应差、嗜睡、喂养困难、呼吸困难、突发短暂肌阵挛、惊厥等。年长儿表现为心悸、出汗、烦躁不安、恶心、呕吐等,进而出现无力、易激惹、认知障碍等中枢神经系统表现,严重时出现惊厥及意识丧失。

【治疗原则】

新生儿尽早开奶是预防低血糖的关键。有低血糖症状时及时纠正,持续性低血糖时加用糖皮质激素,持续性高胰岛素血症患儿加用二氮嗪治疗。治疗过程中,每30 分钟~2 小时监测血糖一次至血糖正常稳定。

【护理评估】

1. 评估新生儿是否有低血糖高危因素,是否为早产儿、小于胎龄儿、巨大儿,是否有窒息史,是否存在喂养不当,母亲是否患有糖尿病等;评估新生儿及婴儿有无低血糖症状,如反应差、嗜睡、喂养困难、震颤等;评估年长儿是否有低血糖症状,如饥饿、心悸、出汗、恶心、呕吐、手足颤抖、惊厥等;评估患儿是否患糖尿病,是否有胰岛素过量现象。

2. 了解实验室检查如空腹血糖、尿酮体、血浆葡萄糖、胰岛素、脂肪酸及 β-羟基丁酸、乳酸、C 肽等检查结果及其他辅助检查结果。

3. 评估患儿及家长对本病各项护理知识的了解程度及需求。

【护理措施】

1. 早期喂养 对存在低血糖高危因素的新生儿，如母亲患有糖尿病、早产儿、小于胎龄儿、巨大儿、疾病状态等，充分评估后，尽早开奶，以生后 1~2 小时为宜，早期喂养可有效预防低血糖的发生。

2. 纠正低血糖 血糖<2.2mmol/L 的新生儿无论有无低血糖症状均予以静脉补充葡萄糖。有低血糖症状的新生儿静脉输注 10% 葡萄糖，剂量为 200mg/kg，输注速度为 1ml/min，血糖正常后以 6~8mg/(kg·min)速度维持血糖稳定。有持续性低血糖时，使用 15%~20% 葡萄糖以 8~15mg/(kg·min)速度输注，同时给予氢化可的松治疗。当患儿低血糖症状消失，血糖恢复正常 24~48 小时后可停止治疗。避免输入过量葡萄糖造成医源性高血糖的发生。

3. 病情观察 新生儿密切观察精神反应、吃奶情况、肢体反应等。年长儿注意倾听患儿主诉，观察有无烦躁、出汗、恶心、呕吐、手足颤抖等表现，一旦发现异常，及时测血糖并处理。

4. 血糖监测 有低血糖高危因素的新生儿每天测量血糖不低于 3 次，直至血糖正常后 24 小时。低血糖发作时每小时测量血糖，血糖上升后改为每 2~3 小时测量一次。持续性低血糖患儿需频繁监测血糖，可使用动态血糖监测系统，实现 24 小时全程监控血糖变化。

5. 特殊用药护理 静脉输注葡萄糖时保持静脉通路通畅，避免外渗。二氮嗪口服用药期间加强观察药物疗效及不良反应。如患儿停止口服及静脉用药 5 天后，正常喂养情况下，空腹、餐前和餐后血糖均>3mmol/L，则证明治疗有效。二氮嗪的不良反应有水钠潴留、多毛、低血压等，如患儿出现尿量减少、眼睑水肿等，应遵医嘱给予氢氯噻嗪药物。氢化可的松用药应持续至患儿低血糖症状消失，血糖维持正常 24~48 小时。

6. 心理护理 告知家长低血糖的发生原因、治疗及预后等，缓解家长的紧张情绪。持续、反复发作的低血糖易造成患儿中枢神经系统损害，因此，应告知家长提高警惕，密切监测有无智力落后、惊厥等表现。新生儿家长喂养知识缺乏，做好相关知识宣教。

【健康教育】

1. 预防低血糖 加强保暖，保证新生儿正常体温。早期多次足量喂养也是预防低血糖的关键。患儿活动量大时，提前准备饼干、饮料等食品并及时提供，避免长时间禁食。糖尿病患儿应加强血糖监测。

2. 用药指导 向家长讲解二氮嗪及激素类药物治疗的目的、方法及不良反应的观察。1 型糖尿病患儿皮下注射胰岛素时，应根据血糖情况及时调整胰岛素剂量，避免胰岛素剂量过大造成低血糖。

3. 出院指导

（1）教会家长测量手指血糖的方法，加强血糖监测，尤其是黎明、中餐前后、午夜等低血糖高发时期。建立血糖监测记录本，监测后及时记录，便于病情观察及随访时医师掌握病情。

（2）教会家长低血糖症状的观察与护理，有低血糖表现时立即测血糖，及时补充葡萄糖，30 分钟后复测血糖。如患儿进食困难，血糖仍然较低时应及时送医治疗。

（3）指导家长做好个人手卫生、奶具消毒、皮肤护理等，预防感染。

（叶天惠　朱振云）

第十二节　先天性肾上腺皮质增生症

【概述】

先天性肾上腺皮质增生症(congenital adrenal hyperplasia, CAH)是肾上腺皮质增生和代谢紊乱的疾病，属常染色体隐性遗传病。与类固醇激素合成过程中某种酶的先天缺陷有关。CAH 主要包括 21-羟化酶缺陷症和 11β-羟化酶缺陷症，前者约占 CAH 总数的 90%~95%，后者约占 5%~8%。CAH 发病有家族性特点，不同种族差别较大，典型 CAH 发病率约 1/20 000~1/10 000 活产新生儿。

【临床特点】

CAH 主要表现为肾上腺皮质功能不全、性腺发育异常和水盐代谢紊乱等。

21-羟化酶缺陷症分为失盐型、单纯男性化型和非典型晚发型。①失盐型：多在生后 1~2 周发病，主要表现为吸吮无力、喂养困难、呕吐、腹泻、体重不增、难以纠正的酸中毒、低血钠和高血钾等。新生儿可在生后即出现肾上腺危象,表现为昏迷、皮肤青紫、呼吸困难、低血压等。女婴可见两性畸形。②单纯男性化型:女孩外生殖器男性化,阴蒂肥大似阴茎,阴唇融合。男孩出生时外生殖器可无异常,婴幼儿期出现阴茎增大,睾丸不大,可伴有阴毛早现。③非典型晚发型:多见于女性,迟发,出生时多无症状。表现为阴毛早现、初潮延迟、月经不规则、多囊卵巢综合征及生长加速等。男孩可表现为生长加速、性早熟、骨龄超前等。

11β-羟化酶缺陷症可分为典型和非典型。典型者有高血钠、低血钾、碱中毒及高血压,女孩阴蒂肥大。非典型临床差异大,多有面部痤疮、月经不规则等。

【治疗原则】

预防肾上腺危象;维持正常的生长发育;加强心理疏导,提高生活质量。女孩及失盐型患儿应终生治疗,治疗药物为肾上腺皮质激素和盐皮质激素,肾上腺皮质激素首选氢化可的松,盐皮质激素首选氟氢可的松。

【护理评估】

1. 评估患儿生后有无失盐表现,是否喂养困难、频繁呕吐、腹泻等;评估患儿是否有外生殖器异常,女孩是否有阴蒂肥大,阴唇融合似男孩尿道下裂改变,男孩是否有阴囊色素沉着;评估女孩有无阴毛早现、闭经等发育异常;评估男孩是否有生长过快、阴茎增大、变声等性早熟表现。

2. 了解实验室检查如血皮质醇、血 ACTH、血 17-羟孕酮(17-OHP)、电解质等检查及其他辅助检查结果。

3. 评估患儿及家长对本病各项护理知识的了解程度及需求。

【护理措施】

1. 水电解质紊乱的护理　新生儿期发病者多为失盐型,有明显脱水及电解质紊乱,应立即给予紧急处理,选择外周静脉或脐静脉建立 2 条静脉通路,遵医嘱补液治疗,治疗过程中使用注射泵严格控制输液速度,防止液体入量过多造成肺水肿或心力衰竭。治疗过程中严密监测患儿生命体征,及时复查血气及血电解质。

2. 特殊用药护理　遵医嘱给药,氢化可的松在婴幼儿和儿童期维持用量范围为 10 ~ 15mg/(m² · d),在青春期用量为 15 ~ 25mg/d,分 2 ~ 3 次给药。ACTH 有昼夜分泌规律,清晨 6 ~ 8 时浓度最高,午夜

最低,因此,可将总量的 1/2 或 2/3 睡前服用,达到良好的 ACTH 抑制作用。典型失盐型 CAD 应用 9α-氟氢化可的松,剂量为 0.05 ~ 0.2mg/d,分 1 ~ 2 次给药,小婴儿加服 9α-氟氢化可的松时,应将其药量计算在皮质醇用量中,避免皮质醇过量。为保证用量准确,服药时将片剂研磨成粉剂并溶于水,抽取准确剂量后喂服。

3. 特殊检查护理

(1) 血标本:准确留取标本,患儿需频繁接受血气及电解质检查时,可留置动脉留置针,方便多次留取血标本,以减轻患儿的痛苦。

(2) 检查血 17-OHP:在晨 8 时未服药时抽血。

(3) 留取 24 小时尿液:见本章第九节肾上腺皮质功能亢进症。

4. 心理护理　新生儿 CAH 病情严重,影响性发育,终生需激素治疗,家长难以接受,产生焦虑、忧虑等情绪,医护人员应行积极的心理疏导,向家长详细介绍病因、治疗及预后情况,提高治疗依从性。

【健康教育】

1. 饮食指导　保证患儿营养供给,喂养困难或拒食患儿,可选择滴管少量多次喂服,必要时鼻饲喂食,喂奶后抱起患儿,轻拍背部,防止呕吐。保证水分摄入,在两次喂奶中间喂水。

2. 用药指导　宣教激素类药物相关知识,提高依从性,遵医嘱坚持服药,让家长掌握喂药方法,并准确给药。学会观察药物的作用及不良反应,加强不良反应的观察,骨质疏松时及时补充钙剂。药物可致抵抗力下降,应加强生活护理,避免感染。

3. 出院指导

(1) 就医指导:教会家长学会识别病情变化,当患儿出现厌食、呕吐、精神不振甚至昏迷时,应警惕肾上腺危象,应立即就医,当患儿出现感染、创伤等应激状况时,及时与专科医师联系,适当调整治疗方案。

(2) 定期随访:治疗开始时每 1 ~ 3 个月复查一次,剂量调整好后 3 ~ 6 个月复查一次。动态监测患儿以下指标:身高、体重、骨龄(每 1 ~ 2 年拍摄 X 线腕骨片)、雄激素水平(每 6 ~ 12 个月测血 17-OHP、ACTH 等)、血电解质等。

(3) 新生儿筛查:主要用于典型 21-羟化酶缺陷症的筛查,70% 可诊断。新生儿出生后第 3 ~ 5 天,采足跟血测血 17-OHP 水平。

(叶天惠　朱振云)

26

第十三节 性腺疾病

【概述】

人类性别可分为染色体性别、性腺性别和表型性别。其中，染色体性别在受精卵形成之时即已确定，核型为46,XY的受精卵发育成男性，核型为46,XX的受精卵发育成女性，相应的性腺分化出睾丸和卵巢，并进一步向男性和女性表现型发育，男性有阴茎、阴囊、前列腺等，女性有阴唇、阴道、子宫等。性腺具有双向分化的潜能，胚胎发育过程中任何异常均可引起性腺疾病。外生殖器畸形是性腺疾病的特殊表现。性腺疾病可见睾丸功能减退、卵巢功能减退、性发育疾病、男性青春期乳房发育等。性发育疾病(disorders of sex development,DSD)可分为：①性染色体异常DSD，如Turner综合征、Klinefelter综合征、混合性性腺发育不全等；②46,XY DSD，如卵睾DSD、睾丸性DSD等；③46,XX DSD，如Swyer综合征、睾丸退化综合征、卵睾DSD等。性腺疾病病情复杂，诊断难度大，严重危害患儿身心健康，也给家庭和社会带来了沉重的负担。

【临床特点】

性腺病因复杂，核型及性染色体异常、性激素合成与分泌障碍、肾上腺皮质增生等均可导致性腺发育异常和(或)青春期发育异常，从而出现一系列症状。临床表现多样，主要表现为外生殖器难以分辨。外生殖器如阴茎时，有尿道下裂、睾丸小或隐睾等；外生殖器为阴道时，阴道短浅，阴蒂肥大，常被当作男孩抚养。其他表现有生长发育落后、青春期第二性征不出现等。女孩乳房不发育，外生殖器幼稚，无月经，阴毛稀少。男孩无喉结及胡须，体毛少，阴茎短小，睾丸小而硬，少精或无精等。也可表现为性早熟，如生长过快、阴毛早现等。

性腺疾病的诊断较为复杂，应根据体格检查、激素水平测定、超声波检查、染色体检查等综合分析。

【治疗原则】

性腺疾病的治疗应综合评价患儿年龄和内、外生殖器的功能状态而定。主要措施有外生殖器手术矫正、激素替代疗法、产前治疗等。在青春期补充雌激素或雄激素促进第二性征发育，使患儿成年后获得正常性心理和性生活。

【护理评估】

1. 评估患儿是否有外生殖器发育异常，是否有阴蒂肥大、阴唇融合、尿道下裂、阴茎短小、隐睾等；评估患儿有无生长发育迟缓、智力低下等；评估青春期患儿第二性征发育情况，女孩是否有外生殖器幼稚、乳房不发育、月经延迟等，男孩是否有阴茎短小、隐睾等。

2. 了解实验室检查如染色体核型分析、激素水平监测等检查及其他辅助检查结果。

3. 评估患儿及家长对本病各项护理知识的了解程度及需求。

【护理措施】

1. 协助检查早期确诊 发现性腺及性征发育异常时，及早行相关检查，多学科联合会诊，尽早诊断。与家长沟通，根据患儿实际情况早日确定患儿性别，避免进入青春期后再更改社会性别，给患儿造成不良心理影响。

2. 心理护理 性腺疾病将引起患儿性别认知、社会角色等问题，易出现自卑、羞辱、抑郁等心理反应，应积极引导患儿正视自身形象，建立性别认知，培养社会适应性，促进心理健康。家长心理负担重，护士应做好疾病病因、治疗方法、预后等知识宣教，帮助家长选择治疗方案。

【健康教育】

告知家长生理保健知识，教会其正确引导患儿，强化性别角色，以更好地适应社会；指导家长掌握激素治疗的目的、方法及不良反应的观察方法，遵医嘱使用激素替代治疗时，不得自行更改剂量或停药；用药期间每周测量身高、体重，定期复诊，依据激素水平调节药量。

（叶天惠　朱振云）

参 考 文 献

1. 江载芳,申昆玲,沈颖. 诸福棠实用儿科学. 第8版. 北京：人民卫生出版社,2015.

2. 颜纯,王慕逖. 小儿内分泌学. 第2版. 北京：人民卫生出版社,2006.

3. 桂永浩,薛辛东. 儿科学. 第3版. 北京：人民卫生出版社,2015.

4. 罗小平,刘铜林. 儿科疾病诊疗指南. 第3版. 北京：科学出版社,2014.

5. 向红丁,主译. 威廉姆斯内分泌学. 第11版. 北京：人民军医出版社,2013.

6. 李桂梅. 实用儿科内分泌与遗传代谢病. 第2版. 济南：

山东科学技术出版社,2015.

7. 陈家伦.临床内分泌学.上海:上海科学技术出版社,2012.

8. 陈晓波,主译.儿科内分泌学——诊治与实践.北京:人民军医出版社,2012.

9. 廖二元,超楚生.内分泌学.北京:人民卫生出版社,2001.

10. 崔焱.儿科护理学.第5版.北京:人民卫生出版社,2013.

11. 中华医学会糖尿病学分会.中国1型糖尿病诊治指南.北京:人民卫生出版社,2013.

12. 郭晓蕙.中国糖尿病患者胰岛素使用教育管理规范.天津:天津科学技术出版社,2011.

13. 梁雁,罗小平.儿童内分泌系统疾病研究进展.中国实用儿科杂志,2013,28(5):324-327.

14. 陈瑞敏.儿童外周性早熟鉴别诊断及其处理.中国实用儿科杂志,2013,28(10):734-739.

15. 甘珊.中枢性尿崩症117例临床分析.武汉:华中科技大学,2011:5.

16. 谢坚,余静,刘蓉,等.儿童甲状腺疾病的病因构成及相关因素分析.现代预防医学,2011,38(20):4138-4139.

17. 鲁细红.单纯性甲状腺肿护理体会.中国卫生标准管理,2015,6(3):207-208.

18. 陈发明.单纯性甲状腺肿的左旋甲状腺素治疗观察.中外医疗,2012,19:98-100.

19. 陈维婵,黄东瑾,方苗,等.运用护理程序实施健康教育对甲状腺功能亢进胰岛素抵抗患者的影响.现代临床护理,2010,9(3):38-39.

20. 陈红,叶娟,黄春瑜.儿童急性化脓性甲状腺炎1例的护理.护理与康复,2016,15(10):1008-1009.

21. 孙莹.亚急性甲状腺炎的临床治疗观察及护理.中国社区医师,2016,32(10):158-160.

22. Aliya A Khan. Medical Management of Primary Hyperparathyroidism. Journal of Clinical Densitometry:Assessment of Skeletal Health,2013,16(1):6-63.

23. Global IDF/ISPAD Guideline for Diabetes in Children ad Adolescence. International Diabetes Federation,2011:9-100.

24. 刘维维,杨铁花.从糖尿病儿童到成人过渡期护理的研究进展.中华护理杂志,2014,49(4):470-474.

25. 徐爱晶,刘丽.儿童1型糖尿病的多学科诊疗模式.中国实用儿科杂志,2015,30(10):725-729.

26. 刘志伟,陈惠金.新生儿低血糖的诊断与治疗.临床儿科杂志,2010,28(3):212-219.

27. 李春华,陈锦秀,胡腊先.危重症新生儿并发低血糖的营养支持护理.护理学杂志,2011,26(15):37-39.

28. 吕俊英,阮淑琴,夏芳琴,等.22例21-羟化酶缺乏先天性肾上腺皮质增生症患儿的护理.护理学报,2015,22(15):54-56.

29. 叶娟,程晓英,朱海虹.8例新生儿先天性肾上腺皮质增生症的护理.中华护理杂志,2011,46(11):1065-1066.

30. 巩纯秀,秦淼,武翔靓.儿科内分泌医师对性发育异常患儿的评估和管理.中国循证儿科杂志,2014,9(2):140-149.

31. 母义明,郑郁.性腺疾病的诊疗现状与展望.中国实用内科杂志,2011,31(4):247-249.

26

第二十七章　先天代谢性疾病

第一节　先天代谢性疾病的护理

【概述】

先天代谢性疾病是遗传性生化代谢缺陷的总称,是由于基因突变,引起蛋白质分子在结构和功能上发生改变,导致酶、受体、载体的缺陷,使机体的生化反应和代谢出现异常,反应底物或者中间代谢产物在体内大量蓄积,引起一系列临床表现的一大类疾病。先天代谢性疾病病种繁多,目前已达数千种,常见 400~500 种,单一病种患病率低,但是总体发病率高,危害严重。

【临床特点】

先天代谢性疾病是由于基因突变,导致蛋白酶功能降低,因酶代谢缺陷引起底物的堆积、产物的缺乏,进而引起病理改变,堆积的底物循旁路代谢途径产生大量旁路代谢产物,也可造成病理性损伤。临床表现有急性危象期、缓解期和缓慢进展期。急性症状和检验异常包括急性代谢性脑病、代谢性酸中毒、低血糖等,全身各器官均可受累,以神经系统及消化系统的变化较为突出,有些有容貌异常、毛发、皮肤色素改变。

遗传代谢病的诊断:

1. 生化检测　需根据疾病进行特异性底物、产物或者中间代谢物进行检测,串联质谱技术对氨基酸代谢病、有机酸血症和脂肪酸氧化障碍疾病的诊断有重要价值。

2. 基因诊断　对所有遗传代谢病的诊断和分型重要。

3. 酶学测定　对酶活性降低的遗传代谢病诊断有价值。

【护理评估】

1. 健康史　了解家族中是否有类似疾病;询问父母是否近亲结婚,母亲妊娠年龄,母亲孕期是否接触放射线、化学药物及患病毒感染性疾病,患儿是否有智力低下及体格发育较同龄儿落后。

2. 现病史　评估患儿主要的症状、体征,发病时间、诱因、发病缓急等。

3. 治疗经过　评估患儿所接受的检查及结果,如血常规、血液生化、新生儿筛查等,治疗方法、疗效及不良反应等情况。

4. 心理社会状况　了解患儿及家长的心理状况,有无恐惧、焦虑、自卑等不良心理反应;了解患儿家庭成员对疾病相关知识的认识程度、对疾病的态度、关心程度,评估社会支持系统是否健全等。

【主要护理问题】

1. 自理缺陷　与智能低下有关。

2. 有感染的危险　与免疫力低下有关。

3. 焦虑(家长)　与小儿患有严重疾病、智力低下有关。

4. 知识缺乏　与家长缺乏对遗传病的相关认识有关。

【护理措施】

1. 自理缺陷的护理　帮助患儿母亲制订详细的教育和训练方案,让患儿通过训练能逐渐生活自理,参加力所能及的活动或从事简单的劳动。细心照顾患儿,帮助患儿吃饭、穿衣。防止便秘应多食用纤维素高的食物并增加水的摄入,可促进胃肠的排空,同时注意营养过剩,预防肥胖。保持皮肤清洁干燥,患儿长期流涎,应及时擦干,保持下颌及颈部清洁。防止意外事故。

2. 有感染危险的预防与护理　避免接触感染性疾病者,注意个人卫生,勤洗手。

3. 焦虑的护理　针对家长自责、担心、忧伤,护理人员应及时给予情感支持、心理疏导,提供有关患儿教育、家庭照顾的知识。

4. 知识缺乏　提供疾病的相关知识,使家长尽快适应疾病对机体的影响。

【健康教育】

1. 避免高龄生育,35 岁以上妇女妊娠后应做羊水细胞检查,利于早期诊断。

2. 孕期应预防病毒感染、避免接受 X 线照射和滥用药物等。

3. 开展遗传咨询。

【护理评价】

患儿自理能力是否增强,活动耐力是否增强;体温是否下降;营养状况是否改善;患儿及家长是否掌握先天代谢性疾病的防治、护理知识及技能。

（张大华）

第二节　糖原贮积症

【概述】

糖原贮积症(glycogen storage disease,GSD)是一种由于先天性酶缺陷所造成的糖原代谢障碍性疾病。此类疾病的共同生化特征是糖原代谢异常,多数疾病可见糖原在肝脏、肾脏、肌肉等组织中贮量增加。根据临床表现和受累器官分为肌糖原贮积症和肝糖原贮积症。除 GSD Ⅸb 型为 X-连锁隐性遗传外,其余都是常染色体隐性遗传。此类疾病临床分型有 12 型,以 GSD Ⅰa 型最多见。

【临床特点】

糖原贮积症Ⅰa 型是由于葡萄糖-6-磷酸酶基因缺陷所致常染色体隐性遗传性疾病,是肝糖原贮积症最常见类型。因葡萄糖-6-磷酸酶基因缺陷导致体内产生大量乙酰辅酶 A,为脂肪和胆固醇的合成提供了原料,造成脂质合成旺盛。患儿表现轻重不一,重者在新生儿期出现严重低血糖、乳酸性酸中毒,但大多表现为婴儿期肝脏肿大、生长发育落后、身材矮小、腹部膨隆、骨质疏松,时有低血糖和腹泻发生,因低血糖可伴发惊厥。患儿多有娃娃脸表现,四肢相对瘦弱。常伴有鼻出血等出血倾向。智力发育多正常。并发症为肝腺瘤和肾功能不全等。

【治疗原则】

总目标维持血糖正常,阻断异常的生化过程,减轻临床症状。严重低血糖时,静脉给予葡萄糖。小婴儿日间少量多次给予碳水化合物食物,夜间以胃管持续给予高碳水化合物液(维持血糖在 4~5mmol/L 之间);大于 1 岁的患儿,可每 4~6 小时口服玉米淀粉每次 1.75g~2.0g/kg,并补充多种微量元素和矿物质。

【护理评估】

1. 评估患儿生命体征、体重、身高、生长发育水平、有无腹部膨隆等。

2. 评估相关检查及结果　生化检查、口服糖耐量试验等。

3. 心理-社会状况　评估家长心理状况、疾病知识水平、经济情况、配合程度。

【护理措施】

1. 一般护理

(1) 生活护理:合理安排患儿休息,婴儿置于安全环境中,避免坠床,会行走的患儿应注意避免创伤引起的出血。

(2) 合理饮食,防止低血糖。给予高蛋白、高维生素、低脂饮食,可选择各种谷类、蛋、鱼、瘦肉、蔬菜等;糖果、甜点等含糖量高的食品应忌选。少量多餐,在两餐间和夜间应加 1~2 次淀粉类食物,并根据患儿年龄和血糖情况调整饮食。避免长时间剧烈运动,以防止低血糖。

(3) 预防感染:患儿应适当锻炼,增强体质,避免患儿与感染者接触,一旦发现感染迹象及时给予治疗,以免诱发低血糖和酸中毒。

2. 病情观察　多巡视及观察患儿生命体征,若出现头晕、心慌、出冷汗、面色苍白、皮肤凉、烦躁不安等症状应警惕低血糖;精神萎靡、嗜睡、呼吸深大、口唇樱红、恶心呕吐、腹痛腹泻、全身酸软、血压下降等提示酸中毒,应立即通知医师给予对症处理。

3. 预防酸中毒　低脂饮食可减少体内酮体和血脂的产生,防止酸中毒的发生。若出现酸中毒,常用碳酸氢钠纠正酸中毒,禁用乳酸钠。

4. 心理护理　患儿从婴幼儿期患病,治疗过程漫长,使其与家长情绪非常消极、抑郁,因此,应主动关心患儿,满足其住院期间的需要,稳定家长情绪。给予患儿及家长最大程度的理解及心理支持。做好沟通,及时交代病情变化,积极配合医护工作,提高患儿的生活质量,延长存活时间。

【健康教育】

告知家长预防感染的措施,避免其剧烈活动,多休息,减少体力消耗,加强管理,防止受伤。教会家长观察低血糖和酸中毒时的临床表现,并能及时给予处理。鼓励患儿坚持饮食疗法,解释少量多餐的重要性并向家长示范玉米淀粉的调制方法,并观察疗效。教会家长使用血糖仪监测血糖。

（张大华）

第三节　苯丙酮尿症

【概述】

苯丙酮尿症(phenylketonuria,PKU)是一种常染色体隐性遗传病,是先天性氨基酸代谢障碍中较为常见的一种,因患儿尿液中排出大量苯丙酮酸代谢产物而得名。发病率具有种族和地域差异,我国的发病率约为1:10 000～1:11 000。

【临床特点】

苯丙酮尿症按酶缺陷不同分为典型和四氢生物蝶呤缺乏型两种。典型苯丙酮尿症是由于患儿肝脏缺乏苯丙氨酸羟化酶活性,不能将苯丙氨酸转化为络氨酸,导致苯丙氨酸在血液、脑脊液及各种组织中的浓度极度增高,通过旁路代谢产生大量苯丙酮酸、苯乙酸、苯乳酸和对羟基苯乙酸。高浓度的苯丙氨酸及其代谢产物导致脑组织损伤。四氢生物蝶呤缺乏型主要是由于四氢生物蝶呤代谢异常造成血苯丙氨酸增高。在出生时一般无明显表现,通常在3～6个月时开始出现症状,一岁时症状明显。主要是智力发育落后最为突出,智商低于正常。有行为异常,如兴奋不安、忧郁、多动、孤僻等。可有癫痫小发作,少数呈肌张力增高和腱反射亢进。患儿在出生数月后因黑色素合成不足,头发由黑变黄,皮肤白皙。皮肤湿疹较常见。由于汗液和尿液中排出较多苯乙酸,可有明显鼠尿味。

本病的早期诊断和治疗,对避免患儿神经系统的损伤非常重要。目前,我国已在新生儿疾病筛查检测此项疾病。

苯丙酮尿症根据智力落后、头发由黑变黄、特殊体味等临床表现和血苯丙氨酸升高可确诊。

【治疗原则】

一旦确诊,立即治疗。开始治疗年龄越小,预后越好。并给予患儿低蛋白、低苯丙氨酸饮食。

【护理评估】

1. 评估患儿生命体征、身高、体重;身体气味、肤色、发色;智力运动发育、肌张力;有无喂养困难。评估患儿既往史、家族史。

2. 评估患儿各项检查　新生儿筛查、苯丙氨酸浓度测定、尿蝶呤图谱分析、DNA分析等。

3. 心理-社会状况　评估家长心理状态、知识水平、经济状况、配合程度。

【护理措施】

1. 一般护理

(1) 保证患儿安全,专人看护,防止癫痫发作时坠床或跌倒。

(2) 预防感染,保持室内空气新鲜,温度适宜,避免与感染者接触。

(3) 加强皮肤护理:剪短指甲或戴防护手套,预防抓伤皮肤。勤换尿布,便后用温水冲洗。及时更换衣物,保持衣服清洁干燥,减少对皮肤的刺激。发生湿疹及时处理。

2. 饮食护理

(1) 低苯丙氨酸饮食:既要使苯丙氨酸的摄取入量保证小儿生长发育和体内代谢的最低需要,又不使血中苯丙氨酸过高,应给予特别的低苯丙氨酸食品再加用其他低蛋白质食物和少量乳类以补充苯丙氨酸需要。患儿应在出生后3个月内开始控制饮食,鼓励母乳喂养或给予低苯丙氨酸配方奶治疗。幼儿期添加辅食时,以水果、谷类、蔬菜等低蛋白食物为主。进入幼儿期后,总蛋白质摄入量中80%应来源于低苯丙氨酸奶粉和专用蛋白粉,20%来源于天然蛋白质,以蛋鱼肉等优质蛋白为主。苯丙氨酸需要量,2个月以内约需50～70mg/(kg·d),3～6个月约40mg/(kg·d),2岁约为25～30mg/(kg·d),4岁以上约10～30mg/(kg·d)。

(2) 低苯丙氨酸饮食的量和次数随血苯丙氨酸浓度而定,以维持血中苯丙氨酸浓度在0.12～0.6mmol/L为宜。故在饮食治疗中,仍需定期测定苯丙氨酸浓度,以此调整患儿饮食。

3. 心理护理　多数家长在得知患儿诊断为苯丙酮尿症后,表现出震惊、焦虑的情绪,面对可能严重智能低下的患儿和较大的经济压力,有的家长悲观、失望甚至打算放弃治疗。因此,应及时对家长做好心理疏导,讲明只要配合医师,坚持长期饮食治疗,大多数患儿智力发育可不受影响,同时,还要告诉家长只要有足够的爱心、细心和耐心配合治疗,苯丙酮尿症患儿完全可以和其他孩子一样健康成长,智力发育和生长发育与正常儿童一样,以此减轻家长的心理压力。

【健康教育】

向家长宣教本病相关知识情况,特别是饮食控制的方法和意义,帮助家长制定合理的饮食食谱,合理安排患儿生活,坚持低蛋白低苯丙氨酸饮食,定期测定苯丙氨酸浓度,根据患儿具体情况调节饮食。做好预防宣教,避免近亲结婚。

(张大华)

27

第四节　线粒体脑肌病

【概述】

线粒体脑肌病(mitochondrial encephalomyopathy)是一组由线粒体结构和(或)功能异常所导致的疾病(图27-4-1),以骨骼肌受累为主称线粒体疾病,如同时累及中枢神经系统则称为线粒体脑肌病。

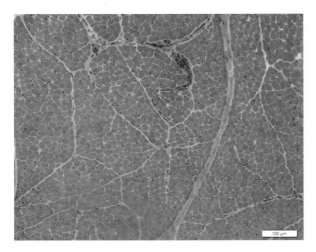

图27-4-1　线粒体脑病病理

【临床特点】

目前认为线粒体DNA基因缺陷是导致本病的主要原因。因遗传基因缺陷使线粒体代谢过程中酶缺失或活性降低,致线粒体代谢过程中所需的脂肪酸、糖原等不能进入线粒体或不能被线粒体利用,因此不能进行氧化代谢,最终不能给细胞提供足够能量。临床主要有以下几种类型:

1. Keams-Sayre 综合征(KKS)　眼外肌瘫痪伴视网膜色素变性和(或)心脏传导阻滞三联症,还可出现身材矮小、神经性耳聋和智力低下,脑脊液蛋白含量增加。

2. 慢性进行性眼外肌瘫痪(CPEO)　表现为眼外肌瘫痪,包括上睑下垂、眼球活动受限。双眼受累程度可不同。

3. 线粒体脑肌病-乳酸酸中毒-卒中样发作综合征(MELAS)　一般5~15岁左右发病,也可发生在婴儿期或成年后,特点为卒中样发作,常伴有偏瘫、偏盲、突发皮质盲、失语、精神错乱和幻觉。也可出现偏头痛和发作性呕吐、进行性耳聋等,局限性或全身性癫痫发作等;脑CT示基底节钙化及多发脑梗,血中乳酸、丙酮酸增高,脑脊液常规及生化正常。

4. 肌阵挛性癫痫伴破碎红纤维(MERRF)　以肌阵挛发作为特征,伴小脑共济失调。

5. Leigh 综合征　常见于婴儿及儿童。临床表现多样,多表现为精神运动发育迟滞、运动障碍、淡漠、眼外肌麻痹、肌张力障碍、共济失调等,所有患儿均有呼吸障碍。本病预后不好,常在6个月内死于呼吸衰竭。

6. Alpers 综合征　临床特征为难治性癫痫,皮质盲,精神运动倒退,进行性肝功能衰竭和应用丙戊酸后发生急性肝功能衰竭。

7. 线粒体脑心肌病　全身乏力、代谢性酸中毒、重度心脏肥大。

线粒体脑肌病诊断标准:①脑和肌肉受累的症状和体征;②血乳酸、丙酮酸绝对值增高或运动前后血乳酸/丙酮酸比值异常;③肌活检见破碎红纤维(RRF)和电镜见线粒体异常;④线粒体呼吸链酶异常。

【治疗原则】

一般首选辅酶Q10、大剂量维生素B族药物、三磷酸腺苷等。对肌酶增高选用皮质激素;合并癫痫者予抗癫痫药物;颅压增高予降颅压治疗。

【护理评估】

1. 评估患儿既往史、过敏史、家族史。评估患儿神志及精神状态、有无呼吸障碍、心功能不全、进食情况、有无呕吐、头痛、失语、听力视力障碍、运动障碍。

2. 评估相关检查结果　线粒体呼吸链酶复合体活力测定、线粒体DNA测定、肌活检、头颅影像学检查。

3. 心理-社会状态　评估患儿和家长的心理状态、家长的知识水平、经济状况以及配合治疗的程度。

【护理措施】

1. 一般护理

(1) 生活护理:病室环境安静、整洁,避免强光刺激;患儿卧床休息时加床栏避免患儿坠床,患儿行走活动时,应有专人陪护,并挪开行走中的障碍物,防止患儿因视物不清和肌肉无力而跌倒受伤。

(2) 合理膳食,保证营养全面而均衡给予患儿高蛋白、高维生素、易消化饮食。

(3) 预防感染:与感染患儿分室居住。

(4) 皮肤护理:卧床患儿应定时翻身,保持床单位整洁、平整,按摩受压皮肤,预防压疮。

2. 病情观察　观察患儿呼吸、心率以及神志,若患儿出现意识障碍、呼吸急促、过度换气、抽泣样呼吸、头痛伴呕吐,警惕脑疝及呼吸衰竭的发生。观察咀嚼无力或吞咽困难患儿进食情况,防止呛咳引发窒息。

3. 用药护理

（1）抗癫痫药物:发放口服抗癫痫药应剂量准确,按时服药;用药期间定时监测血药浓度,避免药物剂量不足导致发作控制不理想或过量引起中毒;用药期间定时监测血常规、肝功能;不自行减量、停药;观察患儿用药期间的不良反应,如有异常,立即通知医师。

（2）左卡尼汀:有胃肠道反应,患儿可能会出现一过性恶心、呕吐,向家长做好解释,并减慢输液速度。

（3）脱水药:应快速静点,并注意观察液体有无渗漏。

4. 康复训练指导 早期干预训练由专家康复师进行指导,帮助患儿纠正不正常姿势。进行训练时

请其家长陪同,准备玩具模型,边操作边讲解手法要领,经过一段时间的练习,家长可基本掌握按摩手法,可在家帮助患儿进行康复训练。

5. 心理护理 家长的心理障碍会直接影响患儿的治疗和身心健康,对家长进行及时、有效的干预非常重要。应帮助家长勇敢地面对现实,鼓励其以平和的心态接受诊断结果和配合治疗。建立良好的护患关系,在互相信任和尊重的基础上与家长进行深入交谈,耐心倾听家长倾诉,进行安慰、鼓励。

【健康教育】

介绍疾病知识及相应护理措施;给予患儿合理膳食,保证营养全面而均衡;避免剧烈运动,以免增加机体耗能。注意休息,保证充足睡眠,保持精神放松,进行力所能及的活动;告知家长所用药物的性质,正确服用的方法,可能出现的不良反应及应急措施等,使其治疗正规化。继续口服药物治疗,监测血常规、肝肾功能、血药浓度等。

（张大华）

第五节 甲基丙二酸血症

【概述】

甲基丙二酸血症(methylmalonic acidemia,MMA)又称甲基丙二酸尿症(methylmalonic aciduria)是先天性有机酸代谢异常中最常见的疾病,属于常染隐性遗传,主要是由于甲基丙二酰辅酶 A 变位酶缺陷或辅酶钴氨酸(维生素 B_{12})代谢缺陷所致。临床主要表现为起病早,严重的间歇性酸中毒,血和尿中甲基丙二酸增多,常伴中枢神经系统症状。

【临床特点】

甲基丙二酸血症根据酶缺陷的类型分为甲基丙二酰辅酶 A 变位酶缺陷及其辅酶维生素 B_{12} 代谢障碍两大类,共 7 个亚型。其中,甲基丙二酰辅酶 A 变位酶完全缺陷最重,多于新生儿期死亡,变位酶部分缺陷患儿病情轻重不一;两种腺苷钴胺素合成缺陷;3 种由于胞质和溶酶体钴胺素代谢异常引起的腺苷钴胺素和甲基钴胺素合成缺陷(cblC、cblD、cblF)。缺陷为 cblC、cblD、cblF 时,临床表现为甲基丙二酸血症合并同型胱氨酸血症。根据维生素 B_{12} 是否有效,临床分类为维生素 B_{12} 有效型和无效型。主要的临床表现有两种,一种是早发型患儿,多于 1 岁内起病,以神经系统症状最为严重,尤其是脑部损伤,可表现为惊厥、运动障碍等,并常伴血液系统损伤,亦可出现肝肾功能损伤。甲基丙二酰辅酶 A 变位酶缺陷患儿发病早,大多出生第 1

周发病,出生时可正常,后迅速进展为嗜睡、呕吐、脱水,出现代谢性酸中毒、呼吸困难和肌张力低下。另一种是迟发型,多在 4～14 岁出现症状,甚至于成年起病,常常合并脊髓、外周神经、眼、肝、肾、血管和皮肤等多系统损害;儿童表现为认知功能下降、意识模糊、智力落后。

甲基丙二酸血症诊断标准:临床表现无特异性,需行有机酸检查确诊。

【治疗原则】

1. 急性期治疗 以补液、纠正酸中毒为主,维生素 B_{12} 肌内注射;同时限制蛋白摄入,供给足够能量。

2. 长期治疗 维生素 B_{12} 无效型以饮食治疗为主,限制天然蛋白;对于维生素 B_{12} 有效型每周肌内注射维生素 B_{12} 1～2 次,每次 1mg。静脉输注左卡尼丁注射液,口服左旋肉碱、甜菜碱、叶酸等。

【护理评估】

1. 评估患儿家族史 评估患儿神志及精神状态、生命体征;体重、身高、智力运动发育水平;进食有无呕吐、有无癫痫发作、运动功能障碍。

2. 评估相关检查及结果 生化检查、串联质谱血酰基肉碱检测、气相色谱-质谱尿有机酸检测。

3. 评估心理-社会状况 家长的知识水平、心理状态、经济水平。

【护理措施】

1. 一般护理

（1）生活护理：病室保持安静，尽量避免刺激患儿；保护患儿安全，防止坠床，防止癫痫发作的磕碰伤。

（2）饮食护理：给予患儿低蛋白饮食：限制天然蛋白摄入，天然蛋白摄入量应为 0.8～1.2g/（kg·d），蛋白质总摄入量婴幼儿期应保证在 1.5～3.0g/（kg·d），年长儿保证在 1.5～2.0g/（kg·d），少食用牛羊肉、豆制品等高蛋白饮食，给予不含异亮氨酸、缬氨酸、苏氨酸和蛋氨酸的特殊配方奶粉或蛋白粉；以淀粉、碳水化合物为主要能量来源；婴幼儿可添加米粥、米粉、果汁，保证机体生长发育需要。

（3）避免感染，适当运动，增强免疫力。

（4）对于呕吐脱水的患儿详细记录出入量，及时补液治疗。

2. 病情观察　观察患儿生命体征，必要时心电监护监测；保持患儿呼吸道通畅，及时清理口腔分泌物；观察患儿神志、面色、口唇颜色、呼吸节律频率，警惕酸中毒发生。一旦发生，通知医师给予纠酸补液治疗。

3. 用药护理

（1）维生素 B_{12}：肌内注射防止硬结，应臀部两侧轮流注射；维生素 B_{12} 可致皮疹、瘙痒，过量可致叶酸缺乏。

（2）左卡尼汀注射液：主要为一过性的恶心和呕吐，个别患儿口服或静脉注射左卡尼汀引起癫痫发作，服药期间注意观察。

4. 心理护理　多关心、鼓励患儿；因患儿病情重，家长多表现为焦虑、担忧，应多与家长沟通，倾听他们的顾虑，介绍病情控制理想的成功病例，说明只要遵医嘱服药，坚持低蛋白饮食，病情是可以控制的。

【健康教育】

向家长介绍疾病的相关知识，解释患儿目前病情情况、治疗；解释低蛋白饮食对患儿疾病控制的重要性，并告知哪些属于高蛋白饮食，应避免食用；介绍药物的作用及不良反应；避免近亲结婚，MMA 高危家庭可进行 DNA 分析，并对胎儿进行产前诊断。

（张大华）

第六节　黏多糖储积症

【概述】

黏多糖储积症（mucopolysaccharidosis，MPS）是一组因黏多糖降解酶缺乏使酸性黏多糖不能完全降解，导致黏多糖聚集在机体不同组织，产生骨畸形、智能障碍、肝脾大等一系列症状和体征的溶酶体累积病。

【临床特点】

黏多糖是结缔组织细胞间的主要成分，存在于各种细胞内。黏多糖降解酶缺陷使氨基葡萄糖链分解障碍，导致黏多糖在溶酶体内积聚，尿中排出增加。根据临床表现和酶缺陷，MPS 可以分为 7 型，出生一年后发病，病程都是进行性的，且累及多个系统，有相似的临床症状。各型病情轻重不一，其中以 I 型最典型，预后最差。除 II 型为性连锁隐性遗传外，其余均属常染色体隐性遗传。

黏多糖储积症根据临床特殊面容和体征、X 线表现和尿黏多糖阳性，可作出临床诊断；家族史中有黏多糖储积症患儿，对早期诊断有帮助。

【治疗原则】

1. 酶替代疗法近几年开始在临床上应用，但对已有中枢神经系统症状者疗效差。

2. 骨髓移植或者造血干细胞移植。

3. 对症支持治疗如康复治疗、心脏瓣膜置换、疝气修补术、人工耳蜗、角膜移植等，改善患儿生活质量。

【护理评估】

1. 评估患儿基本情况　评估患儿生命体征、特殊面容、身高、体重、头围、关节及胸廓有无畸形、智力水平、家族史等。

2. 评估患儿相关检查　尿黏多糖测定、酶学分析等。

3. 评估心理-社会状况　评估家长对疾病认识、经济状况、焦虑水平等。

【护理措施】

1. 一般护理

（1）生活护理：避免患儿过度劳累，患儿骨骼畸形、听力障碍，应注意患儿安全，专人陪护，注意避免跌倒及摔伤。

（2）合理膳食：给予患儿营养全面、均衡、易消化饮食。

（3）预防感染：病室定时通风，与感染患儿分室居住。

（4）关节僵硬痉挛的患儿应保持局部皮肤清洁，勤翻身，预防压疮。

2. 病情观察　密切观察生命体征变化，尤其注意心率、心律。

3. 康复锻炼 在康复师的指导下，帮助患儿进行康复训练，多鼓励称赞患儿，每次锻炼时间不宜过长，避免劳累。

4. 心理护理 多与家长沟通，倾听他们的焦虑，安慰、鼓励患儿家长，介绍相关成功病例来帮助家长树立信心。

【健康教育】

对家属进行疾病相关知识的宣教；患儿饮食应营养丰富，全面而均衡；在保证患儿安全的情况下适当运动，以增加免疫力，预防感染；坚持给予患儿康复训练，利于疾病恢复；要有与疾病抗争的信心，潜在的有利于患儿状况的稳定。

（张大华）

第七节 肾小管酸中毒

【概述】

肾小管酸中毒（renal tubular acidosis，RTA）是由于各种病因导致肾小管转运功能障碍所致的一组疾病，其共同特征为远端肾小管分泌氢离子（H^+）和（或）近端肾小管重吸收碳酸氢盐（HCO_3^-）障碍导致的阴离子间隙（anion gap，AG）正常的高血氯性代谢性酸中毒。根据病变部位分为近端 RTA 及远端 RTA；根据血钾浓度分为高血钾型 RTA 及低血钾型 RTA；根据病因分为原发性 RTA 和继发性 RTA，原发性 RTA 多与遗传有关，为肾小管先天性功能缺陷，继发性 RTA 多与某些累及肾小管间质的疾病相关。目前临床常用的分类是根据病变部位及发病机制进行分类，RTA 被分为如下 4 型：低血钾型远端 RTA（Ⅰ型），近端 RTA（Ⅱ型），混合型 RTA（Ⅲ型），高血钾型远端 RTA（Ⅳ型）。部分 RTA 患儿虽已有肾小管酸化功能障碍，但是临床尚无酸中毒表现，它们被称为不完全型 RTA。

【临床特点】

1. 临床表现

（1）Ⅰ型肾小管酸中毒：远曲小管和集合管疾患致使泌氢能力下降，或已分泌的氢又回渗入血，因氢潴留引起酸中毒而尿偏碱性，氯化铵负荷试验不能使尿 pH 降至 5.5 以下。肾排水、钠、钾、钙、磷增多，故引起烦渴多尿，低钾血症，甚至发生周期性瘫痪、心律失常；低钙血症可导致骨病及钙性结石。

（2）Ⅱ型肾小管酸中毒：多见于儿童。近端肾小管回吸收重碳酸盐能力明显减退，致使大量重碳酸盐离子进入远曲小管，超过其吸收，因之重碳酸盐随尿排出，血重碳酸盐减少，引起酸中毒。常伴低血磷、低尿酸、氨基酸尿及肾性糖尿。输注碳酸氢钠后仍有血 pH 低，且尿排出大量重碳酸盐即可确诊。

（3）Ⅲ型肾小管酸中毒：近端及远端肾小管均有障碍，临床表现同Ⅰ型，但尿重碳酸盐丢失比Ⅰ型多。

（4）Ⅳ型肾小管酸中毒：为远端肾小管酸中毒的一型，常伴有高钾血症，血磷正常或略高，血钙、血钠均下降，可有多尿脱水，尿中重碳酸盐不多，尿 pH >5.5，尿铵排泄减少，多见于肾盂肾炎及间质性肾炎有肾功能不全的病例。

2. 实验室检查

（1）血液生化检查：血浆 pH、HCO_3^- 或 CO_2 结合力降低。血氯升高，血钾、血钠降低，血钙和血磷偏低，阴离子间隙正常。血 ALP 升高。

（2）尿液检查：①尿比重低；②尿 pH >6；③尿钠、钾、钙、磷增加；④尿氨显著减少。

（3）HCO_3^- 排泄分数（$FEHCO_3^-$）<5%：从每天口服碳酸氢钠 2～10mmol/kg 起，逐日增加剂量至酸中毒纠正，然后测定血和尿中 HCO_3^- 和肌酐（Cr），按下列公式计算：$FEHCO_3^- = （尿\ HCO_3^-/血\ HCO_3^-）÷（尿\ Cr/血\ Cr）×100$

（4）NH_4Cl 负荷试验：口服 NH_4Cl 0.1g/kg，1 小时内服完，3～8 小时内收集血和尿液，测量血 HCO_3^- 和尿 pH，当血 HCO_3^- 降至 20mmol/L 以下时，原 pH >6 具有诊断价值。尿 pH <5.5，则可排除本病。NH_4Cl 负荷试验对明显酸中毒者不宜应用。

（5）肾功能检查：早期为肾小管功能降低，待肾结石、肾钙化导致梗阻性肾病时，可出现肾小球滤过率下降，血肌酐和 BUN 升高。

（6）X 线检查：骨骼显示骨密度普遍降低和佝偻病表现，可见陈旧性骨折。腹部平片可见泌尿系结石影和肾钙化。

3. 诊断标准 根据以上典型临床表现，排除其他原因所致的代谢性酸中毒，尿 pH >6 者，即可诊断 dR-TA，确定诊断应具有：①即使在严重酸中毒时，尿 pH 也不会低于 5.5；②有显著的钙、磷代谢紊乱及骨骼改变；③尿铵显著降低；④$FEHCO_3^-$ <5%；⑤氯化铵负荷试验阳性。

【治疗原则】

1. Ⅰ型肾小管酸中毒

（1）纠正酸中毒：应补充碱剂，常用枸橼酸合剂，此合剂除了能补碱外，尚能减少肾结石及钙化形成。为有效纠正酸中毒,有时还需配合服用碳酸氢钠。碱性药要分次服用,尽可能保持昼夜符合均衡。

(2) 补充钾盐:Ⅰ型 RTA 患儿存在低钾血症时,需要补钾。给碱性药物纠正酸中毒时,更需要补钾,因为酸中毒矫正后尿钾排泄增加而且血钾转入细胞内可能加重低钾血症。服用枸橼酸钾补钾,而不用氯化钾,以免加重酸中毒。

(3) 防止肾结石、肾钙化及骨病:服用枸橼酸合剂后,尿钙将主要以枸橼酸钙形式排出,其溶解度高,可预防肾结石及钙化。对已发生严重骨病而无肾钙化的患儿,可小心应用钙剂及骨化三醇治疗,但应警防药物过量引起高钙血症。

2. Ⅱ型肾小管酸中毒　纠正酸中毒及补充钾盐与治疗Ⅰ型 RTA 相似,但是Ⅱ型 RTA 丢失 HCO_3^- 多,单用枸橼酸合剂很难纠正酸中毒,常配合服用较大剂量碳酸氢钠($6 \sim 12g/d$)才能有效。重症病例尚可配合服用小剂量氢氯噻嗪,以增强近端肾小管 HCO_3^- 重吸收,不过要警惕氢氯噻嗪加重低钾血症的可能。

3. Ⅲ型肾小管酸中毒　Ⅰ型 RTA 伴有 HCO_3^- 丢失,当血浆 HCO_3^- 正常时,尿 HCO_3^- 排泄率测定在 $5\% \sim 10\%$,即具备Ⅰ、Ⅱ型肾小管酸中毒的临床特点,有时称为混合型。本征儿童多见,常自行好转,治疗可按Ⅰ型肾小管性酸中毒处理。

4. Ⅳ型肾小管酸中毒　此型 RTA 除治疗酸中毒与以上各型相同外,其他治疗存在极大差异。

(1) 纠正酸中毒:应服用碳酸氢钠,纠正酸中毒也将有助于降低高血钾。

(2) 降低高血钾:应进食低钾饮食,口服离子交换树脂聚磺苯乙烯(sodium styrene sulfonate)促粪便排泄,并口服袢利尿剂呋塞米促尿钾排泄,一旦出现严重高血钾(>6.5mmol/L)应及时进行透析治疗。

(3) 肾上腺盐皮质激素治疗:可口服 9α-氟氢可的松(fludrocortisone),低醛固酮血症患儿每天服用 0.1mg,而肾小管对醛固酮反应减弱者应每天服用 $0.3 \sim 0.5mg$。服用氟氢可的松时,常配合服用呋塞米以减少其水钠潴留的副作用。

【护理评估】

1. 评估基本资料　评估患儿精神反应、一般状况以及生命体征、既往史、过敏史、家族史等。

2. 询问相关检查结果　血液生化检查、尿液检查、肾功能检查、X 线检查等。

3. 评估心理-社会状态　评估患儿和家长的心理状态、家长的知识水平、经济状况以及配合治疗的程度。

【护理措施】

1. 一般护理　卧床休息,必要时给予吸氧、镇静等护理。病情观察,观察低血钾表现,如有无恶心、呕吐、肌无力及软瘫、腹胀等表现,并给予相应的护理。观察低钙的表现,如骨痛、抽搐、骨发育不良等表现。观察尿量及尿酸碱度的变化。如发生低血钙引起手足抽搐,在遵医嘱用药的同时应严格卧床以免摔伤。患病及治疗经过,详细询问发病时间、患病后的主要症状及特点、诱因情况、相关疾病情况及家族史等患病经过。注意针对不同疾病特点进行重点内容的评估。对患儿的主要症状、性质、部位、程度、持续时间及症状缓解或加重的原因等都应重点了解。由于多数肾脏疾病呈反复发作及慢性迁延的特点,对病情发作的频率以及症状演变发展的经过也要重点了解。了解既往检查情况,记录主要的阳性检查结果。了解目前治疗情况,有无长期使用对肾脏有损害的药物,有无食物或药物过敏史。

2. 饮食护理　保持电解质、酸碱度的平衡,维持营养物质的摄入,遵医嘱给予高热量、优质低蛋白、低脂饮食,对于恶心、呕吐的患儿要及时服用止吐药物,同时给予清淡、易消化饮食。

3. 心理护理　由于本病的并发症较多,应主动与患儿进行沟通,详细讲解疾病的发病机制及预后情况,消除患儿恐惧等不良情绪的产生,以便能积极配合诊断、治疗和护理。还要及时与患儿家属沟通,有利于患儿得到更多关心和支持。

4. 治疗配合护理　对于尿量改变的患儿,要严格记录出入量,保证液体的平衡。必要时需限制水的入量和饮食中钠的摄入量,以防发生水肿。若患儿酸中毒的表现如恶心、呕吐、抽搐等明显时,应嘱患儿严格卧床休息,视病情给予吸氧,避免情绪激动。

5. 用药护理　由于 RTA 患儿需要用碱剂治疗且必须长时间治疗数年甚至终生治疗,故在服用碱剂的过程中,要密切注意临床表现和血气分析、24 小时尿钙的检测结果,及时调整药物的剂量。枸橼酸钾剂量大时会出现尿的异常,应预防肾结石的形成,嘱患儿多饮水,以达到冲洗尿路、防止尿路结石的目的。

【健康教育】

向患儿及家属讲解疾病知识和治疗措施,以便取得配合和支持。讲解正确留取尿样标本的方法及对诊断的意义。讲解遵医嘱服药的目的、作用及副作用,如为遗传性疾病,则必须坚持终生服药,并要定期复查。如为激素类药物,则不得自行停药、减药,以免病情反复、恶化。

(张大华)

第八节 眼脑肾综合征

【概述】

眼脑肾综合征（oculo-cerebro-renal syndrome）又称 Lowe 综合征，是一种罕见的性连锁隐性遗传病，致病基因 *OCRL*，位于 X 染色体长臂 xq25～26，长约 58kb，含 24 个外显子。本病的发病机制是膜对氨基酸的转运障碍，代谢紊乱与范科尼综合征相似。神经病理改变主要是脑积水、脑穿通畸形、大脑皮质分子层稀疏、小脑发育不良等。

【临床特点】

1. 临床表现 眼部症状、中枢神经系统异常和肾脏损害是本病患儿的主要临床变现。

（1）眼部症状：患儿出生即可见先天性双侧白内障，可伴有先天性青光眼，严重视力障碍，仅有光感或全盲，眼球震颤及眼球漂浮样运动。

（2）神经系统症状：出生即可见全身肌张力低下，腱反射减弱或消失，随后出现明显的运动发育落后，智力落后程度相对较轻。青春期可出现刻板行为、脾气暴躁、过度兴奋等精神症状。部分患儿合并癫痫、热性惊厥。

（3）肾脏：患儿婴儿期即出现近端肾小管病变（范科尼型），表现为近端肾小管酸中毒、低钾血症、氨基酸尿等，肾性佝偻病、肾结石等肾脏并发症多于青春期出现。病情严重者可因肾衰竭、脱水、间发感染而死。

2. 诊断

（1）患儿的主要生化代谢改变为：①肾小管性酸中毒。②全面性氨基酸尿可以很早发生，甚至在新生儿期即可查出。尿中赖氨酸的浓度比其他氨基酸更高。③蛋白尿、有机酸尿。④低磷酸血症性佝偻病。

（2）CT 检查：可见脑室周围白质密度减低。头颅 MRI T_2 相可见不规则片状高信号。女性携带者也可见晶体混浊，但神经系统和肾功能正常。

（3）*OCRL1* 基因突变分析：有助于病因诊断、杂合子检出及产前诊断。

对于上述眼、脑、肾三系损害的患儿，应考虑本病，通过实验室检查辅助诊断。

【治疗原则】

主要对症治疗为主，注意纠正水电解质紊乱。治疗措施包括：①纠正酸中毒，给予碱性药物，如碳酸氢钠或枸橼酸钾合剂治疗；②纠正电解质紊乱，对于低磷血症、低钾血症的患儿分别给予磷酸盐制剂及枸橼酸钾口服；③补充大量维生素 D 控制骨病，一般选择活性维生素 D_3；④调节摄入量，对于水肿患儿应当限制水、钠入量，对多尿患儿每昼夜液体的入量一般不多于每昼夜尿量，以控制多尿症状。

多数患儿预后不良。多因感染、肾衰竭、脱水、电解质紊乱于儿童期死亡，如患儿能存活数年，以后其病情可逐渐好转。也有个别患儿存活至成年。

【护理评估】

1. 评估患儿基本情况 评估患儿目前的体征，包括一般状态，如神志、体位、呼吸、脉搏、血压及身高、体重等。患儿患病前有无眼部症状，如白内障；有无脑部症状，如智力发育落后；肾脏症状，如水肿等。应了解症状的开始时间、持续时间、发生发展顺序及程度。了解患儿目前药物治疗情况，用药种类、剂量及副作用。

2. 评估心理-社会状态 评估患儿和家长的心理状态、家长的知识水平、经济状况以及配合治疗的程度。

【护理措施】

1. 一般护理 卧床休息，必要时给予吸氧、镇静等护理。观察患儿眼部有无视物不清等表现，并给予相应的护理，以免发生跌倒或坠床。观察患儿脑部表现，如有无肌张力减低等表现，必要时给予绝对卧床并协助患儿进行生活护理。观察尿量及尿糖的变化。了解有无长期使用对肾脏有损害的药物，有无食物或药物过敏史。

2. 饮食护理 保持电解质、酸碱度的平衡，维持营养物质的摄入。

3. 心理护理 由于本病的并发症较多，应主动与患儿进行沟通，详细讲解疾病的发病机制及预后情况，消除患儿恐惧等不良情绪的产生，以便能积极配合诊断、治疗和护理。还要及时与患儿家属沟通，有利于患儿得到更多关心和支持。

4. 治疗配合护理 对于尿量改变的患儿，要严格记录出入量，保证液体的平衡。必要时需限制水的入量和饮食中钠的摄入量，以防发生水肿。

【健康教育】

1. 教会家长相应的知识及技能，如药物正确的服用方法、药品储存方法、药物不良反应的观察及家庭饮食护理等。

2. 指导家长为患儿提供一个安全、清洁的家庭环境,预防及避免感染及各种安全意外。加强个人卫生,勤洗澡更衣,经常检查口腔、肛门、皮肤等处有无感染。

3. 出院后,前 3 个月要求每 2 周门诊随访 1 次,3 个月后要求每个月随访 1 次。

（张大华）

第九节　Batter 综合征

【概述】

Batter 综合征(Batter syndrome,BS)是一种遗传性肾小管疾病,主要表现为低血钾、代谢性碱中毒、高肾素高醛固酮血症,多尿,血压正常,以及尿排钠、钾、氯过多等。根据基因突变类型,可将 Batter 综合征分为 5 个亚型:新生儿型(Ⅰ/Ⅱ型)、经典型(Ⅲ型)、伴感音性神经耳聋型(Ⅳ型)和常染色体显性遗传性伴低血钙型(Ⅴ型)。本病较少见,多为儿童病例,50% 在 5 岁以前发病,女性多于男性。

【临床特点】

1. 新生儿型(Ⅰ型)　为常染色体隐性遗传,因 *SLC12A1* 基因突变所致。该型发病早,常有羊水过多及早产史,增多的羊水是因为胎儿多尿所致,生后即表现为多尿、多饮、脱水及生长发育迟缓,多数患儿肾功能维持良好,常见因高尿钙而出现肾脏钙质沉着。

2. 新生儿型(Ⅱ型)　为常染色体隐性遗传,因 *KC-NJ1* 基因突变所致。该型类似于Ⅰ型的临床表现,但较Ⅰ型者轻。

3. 经典型(Ⅲ型)　为常染色体隐性遗传,因 *CLCNKB* 基因突变所致。该型患儿可于 2 岁前出现症状。多数在学龄前期到青春期确诊,部分患儿可有孕期羊水过多和早产史,有多饮、多尿、呕吐、嗜盐、发育停滞、疲劳、肌肉无力及抽搐等表现。尿钙升高而肾脏钙化不常见。由于 CLC-Kb 蛋白并非 Cl⁻ 的唯一通道,因而与Ⅰ型及Ⅱ型相比,其临床症状现对较轻。

4. 伴感音性神经耳聋型(Ⅳ型)　为常染色体隐性遗传,因 *BSND* 基因突变所致。该型患儿出生前即发病,表型重,部分可进展至肾衰竭,耳聋在出生后 1 个月即可出现。

5. 常染色体显性遗传性伴低血钙型(Ⅴ型)　因 *CASK* 基因激活突变所致。该型患儿除了 BS 的主要表现外,还具有明显低血钙、高尿钙和肾脏钙化。

诊断标准:临床表现为低钾血症、高肾素及高醛固酮血症是诊断的关键,肾组织活检发现球旁器过度增生肥大可确诊。对于临床及病理表现不典型者,进行离子通道突变基因的筛选。

【治疗原则】

该类患儿以低血钾、低氯性代谢性碱中毒、高肾素、醛固酮血症为主要改变,治疗的根本目的在于纠正低钾血症及代谢性碱中毒,保护肾脏功能。目前治疗手段包括:

1. 替代疗法　持续补钾,剂量个体化。

2. 贮钾治疗　应用抗醛固酮类药物,如螺内酯、氨苯蝶啶;此外,血管紧张素转化酶抑制剂,如卡托普利、依那普利等均有抑制 RAAS 活性、抗醛固酮作用。

3. 对因治疗　前列腺素酶抑制剂,如吲哚美辛、阿司匹林、布洛芬等,但不能取代氯化钾治疗。

【护理评估】

1. 评估基本情况　患儿精神反应,一般状况以及生命体征,既往史、过敏史、家族史等。

2. 评估相关检查结果　评估患儿血液生化、电解质、肾功能、基因检测等结果。

3. 评估心理-社会状态　评估患儿和家长的心理状态、家长的知识水平、经济状况以及配合治疗的程度。

【护理措施】

1. 一般护理　卧床休息,必要时协助患儿进行生活护理。

2. 饮食护理　恶心、呕吐、多饮、多尿和食欲缺乏是该病常见的临床表现,治疗上,除了给予静脉补充能量合剂外,在饮食上给予高热量、高蛋白、富含维生素和矿物质饮食,提倡多食含钾丰富的食物,如香蕉、橘子等。对于呕吐的患儿,应少食多餐,进食后避免立即平卧,以免食物反流而致呕吐。对于多饮的患儿,要求日常生活中备好饮用的开水,正餐时给予营养丰富的汤汁。

【健康教育】

1. 用药指导　Batter 综合征治疗的根本目的在于纠正低钾血症和代谢性碱中毒,保护肾功能。临床上应用代替疗法持续补钾,替代疗法主要有静脉补钾及口服补钾两种方法。由于氯化钾口服液口感比较苦涩,儿童服用较为困难,指导家长将氯化钾口服液稀释后给患儿口服,可减轻苦涩口感,或与果汁等同服也可减轻苦涩感。

2. 安全指导 由于低钾,常感乏力,有时甚至会导致肢体痉挛。应注意防范患儿跌倒,并告知家长在患儿血钾未恢复到正常水平之前,虽乏力感可渐消失,但仍应避免剧烈运动,注意看护,以免跌倒。

3. 出院指导 出院后,前3个月要求每2周门诊随访1次,3个月后要求每个月随访1次,以后视电解质情况可适当延长随访时间。告知患儿坚持长期补钾对本病的重要性,在应激状态下(伴有其他疾病、手术、创伤),电解质水平会发生迅速变化,需要立即静脉补给。

(张大华)

参 考 文 献

1. 江载芳,申昆玲,沈颖.诸福棠实用儿科学.第8版.北京:人民卫生出版社,2015.
2. 沈晓明,王卫平.儿科学.第7版.北京:人民卫生出版社,2010.
3. 张玉兰.儿科护理学.第3版.北京:人民卫生出版社,2014.
4. 左启华.小儿神经系统疾病.第2版.北京:人民卫生出版社.2002.
5. 王昕,杨健,王立文,等.以癫痫为主要表现的儿童遗传代谢性疾病.山东医药,2012,52(8):35-37,40.
6. 张琦.1例Ⅰ型糖原累积病患儿的治疗与护理.护理研究,2012,26(5):477-478.
7. 郭潇潇,田庄,郭立琳,等.糖原累积病Ⅲ型的心脏表现.临床心血管病杂志,2011,27(2):134-137.
8. 陈惠兰.浅谈小儿苯丙酮尿症的护理.世界最新医学信息文摘(电子版),2014,(17):231-231,237.
9. 王卫平.儿科学.第8版.北京:人民卫生出版社,2013.
10. 沈咏梅.15例苯丙酮尿症患儿的护理.全科护理,2012,10(10):897-898.
11. 靳陶然,沈宏锐,赵哲,等.线粒体脑肌病的临床、病理及影像学特点.临床神经病学杂志,2015,28(1):1-4.
12. 王朝霞,赵丹华,戚晓昆,等.线粒体基因G13513A突变导致的线粒体脑肌病六例临床表型分析.中华神经科杂志,2011,44(5):322-326.
13. 沈利平,管雪芬,欧小凌,等.3例线粒体脑肌病的护理.当代护士(学术版),2011,5:13-14.
14. 周曾蓉,冯灵.1例线粒体脑肌病患儿的护理.护理实践与研究,2013,10(1):157.
15. 殷星,贾天明,张晓莉,等.甲基丙二酸血症16例.实用儿科临床杂志,2012,27(8):596-598.
16. 于淑芹,白凤芝,于倩,等.1例甲基丙二酸血症患儿的护理.吉林医学,2011,32(8):1604-1605.
17. 叶静静,王秀敏,王凤英,等.1例甲基丙二酸血症患儿的护理.医学理论与实践,2011,24(1):109.
18. 刘喆,张碧丽.远端肾小管酸中毒二例.天津医药,2013,41(2):177-178.

27

第二十八章　肿瘤及瘤样病变

第一节　儿童实体瘤疾病的护理

【概述】

儿童肿瘤(childhood cancer)是指发生在儿童期的良性及恶性肿瘤。儿童肿瘤发病与年龄有密切关系,多见于出生后5年内。根据北京儿童医院1955～1995年40年中收集的小儿资料显示,共有良性肿瘤8337例,恶性肿瘤2705例。良性肿瘤中,以软组织肿瘤居首,常见者为血管瘤、淋巴管瘤、纤维瘤和脂肪瘤。恶性实体瘤中发病率最高的是中枢神经系统肿瘤、淋巴瘤,其次是神母细胞瘤及肾母细胞瘤等。儿童良性肿瘤大多生长缓慢,而恶性肿瘤多具有恶性程度高、发病隐匿和早期转移的特点。

【临床特点】

儿童肿瘤多来自胚胎细胞,主要致病因素与遗传及基因突变有关。有很多肿瘤常伴发多种先天性畸形,但更多肿瘤的发生是受内外环境多种因素影响的。儿童肿瘤病因不明确,临床少有特定前期症状及体征。主要症状包括:不规则疼痛占30%,不典型发热占28%,局部肿块占24%,其他症状为贫血、乏力、食欲减退、感染、呕吐等不典型症状,给早期诊断带来困难,恶性肿瘤的治愈率及5年生存率较低。

【护理评估】

1. 健康史评估　患儿生长发育史、家族史、自理能力及日常活动、饮食习惯、排泄形态、休息与睡眠、食物及药物过敏史、疫苗接种史、家庭居住地及生活环境。

2. 现病史　患儿主要的症状、体征,发病时间、诱因。评估患儿有无发热、出血倾向、贫血、体重减轻、骨痛和关节痛。评估患儿有无腹痛腹胀、大小便困难、黄疸等伴随症状。

3. 治疗经过　了解患儿所接受的检查及结果,如病理组织检查、肿瘤生物因子(特殊标志物)检查、影像学检查、血常规、血生化、骨髓细胞学检查、免疫功能、凝血功能、骨扫描、细胞因子测定、基因检测、

脑脊液常规生化结果及检查结果。了解患儿有无术前化疗史、有无植入中心静脉导管、中心静脉导管的使用与维护情况。

4. 心理社会状况　评估患儿认知-感知形态、自我感知-自我概念形态、评估患儿及家长有无恐惧、焦虑、预感性悲哀、抑郁等不良心理反应;了解患儿及家长对疾病相关知识的认识程度、家长对待疾病治疗的态度、家庭经济状况、医疗费负担形式等。

【主要护理问题】

1. 疼痛与手术、肿瘤压迫及肿瘤的生物学因素有关。

2. 焦虑、恐惧与环境改变;病情重;侵入性治疗;护理技术操作多;预后不良等有关。

3. 体温过高由肿瘤破裂出血、感染、手术打击、细胞因子风暴等因素所致。

4. 感染的危险与术后伤口感染、中心静脉导管血流性感染、机体免疫功能下降有关。

5. 活动无耐力与长期患病或化疗导致机体营养不良、骨髓抑制导致贫血造成组织器官缺氧、肿瘤疾病导致癌因性疲乏有关。

6. 营养失调(低于机体需要量)与疾病消耗、抗肿瘤治疗致恶心、呕吐、食欲下降、营养物质摄入不足有关。

7. 预感性悲哀与对疾病的恐惧心理及肿瘤久治不愈、预后不良有关。

8. 潜在的并发症出血、感染、肿瘤转移、器官衰竭、化疗药物副作用如骨髓抑制及胃肠道反应等。

9. 肿瘤疾病相关知识缺乏。

【护理措施】

1. 疼痛的护理　建立以家庭为中心的护理模式,尽可能地让父母陪伴、抚摸患儿,降低疼痛感觉。鼓励患儿及家长表达内心感受,及时给予情感支持及心理疏导。术后给予止痛泵缓解疼痛,帮助术后

患儿取舒适卧位。癌因性疼痛患儿根据疼痛评估结果按照三阶梯止痛原则给予镇痛药。

2. 焦虑、恐惧的护理 责任护士应重视与患儿的沟通交流,建立信任关系,应根据情况向患儿及家长进行操作告知,争取患儿及家长的理解和配合,减轻焦虑与恐惧。可以交替使用放松技术,如音乐疗法、讲故事、看电视等。向患儿及家长介绍疾病相关知识、治疗过程,提供延续性护理,鼓励家长树立治疗疾病的信心,避免因家长不良情绪导致患儿焦虑。

3. 体温过高的护理 密切观察体温变化,及时采取降温措施,低热患儿可使用温水浴、冰袋降温等物理方法,高热患儿遵医嘱药物降温。发热患儿注意皮肤护理,保持体液平衡及各类引流管的通畅。

4. 预防感染 进行各项操作前认真做好手卫生,有创检查及治疗严格无菌操作。各种管路的引流装置及伤口敷料应定时更换。携带导尿管的患儿注意加强会阴护理,防止上行感染。加强对中心静脉导管的评估及维护。化疗患儿或化疗后骨髓抑制患儿应采取保护性隔离,减少感染因素,遵医嘱给予药物治疗。

5. 活动无耐力的护理 肿瘤患儿可根据个体情况适度安排活动,但应避免剧烈运动,防止碰撞导致肿瘤破裂。术后患儿提倡早期活动,活动量应循序渐进,保证安全。保证患儿的营养摄入,增强活动耐力。

6. 营养失调的护理 肿瘤患儿由于肿瘤消耗特点及化疗、用药等因素,易导致患儿恶心、呕吐、食欲缺乏,常出现消瘦、贫血等症状。应给予高蛋白、高维生素、多纤维素、易消化饮食,尽量满足患儿口味以促进食欲。对贫血、营养不良甚至恶病质患儿,术前应积极调理饮食,提供足够热量。食欲不良患儿给予多样化选择,如肉末、蒸鸡蛋、果泥、牛奶、香蕉等,还可用南瓜、菠菜、紫薯等榨汁制作色彩丰富的面食提高患儿进食兴趣,注意保持良好就餐环境。术后及重症肿瘤患儿可根据个体情况提供治疗性饮食,必要时给予胃肠道外营养治疗。

7. 预感性悲哀 大龄患儿对病情比较敏感,有时因肿瘤疾病进展可出现预感性悲哀。对于心理压力大的患儿需密切关注患儿情绪变化,注重与患儿的沟通,了解其想法,鼓励患儿倾诉。开设健康大讲堂,提供肿瘤疾病护理相关知识。促进患儿之间及家长之间的相互沟通交流,树立治疗信心。

8. 潜在并发症的护理

(1) 出血:术前注意观察患儿有无腹痛、血压下降、面色苍白等肿瘤自发性破裂出血倾向,避免碰撞导致肿瘤破裂。注意保持大便通畅,防止腹压突然

增高导致腹部肿瘤破裂或伤口破裂出血。密切观察胃肠减压及伤口引流有无血性液及伤口敷料渗血情况。有出血倾向的患儿应建立两条以上静脉通路,以便及时给予补液、输血等治疗。出血患儿给予止血药物并需注意观察出血量、血液颜色、性状以及止血效果。一旦出现口唇苍白、烦躁、意识淡漠、血压下降、脉搏加快、少尿、无尿等失血性休克表现,应立即通知医师,做好抢救准备。

(2) 感染:注意观察各种感染迹象,关注血象变化,遵医嘱积极处理原发病灶,合理使用抗生素。例如中心静脉导管血流性感染给予输液抗炎,无效者需拔除静脉导管。

(3) 肿瘤转移:注意定期复查,观察胸片、B超、CT等结果,监测血常规、肿瘤特殊标志物数值变化。注意观察肿瘤邻近器官及全身表现,及时发现患儿有无其他器官、系统的异常。

(4) 器官衰竭:持续监测患儿血压、脉搏、呼吸、体温、瞳孔、肌张力、意识等生命体征,详细记录患儿出入量。发生心力衰竭、呼吸衰竭、肾衰竭、休克、DIC等并发症参照相关疾病章节。

(5) 骨髓抑制:骨髓暂时再生低下是有效化疗的必然结果。在化疗期间应每周复查血常规,并嘱患儿多饮水以促进药物及坏死细胞的代谢产物排出体内,饮水少的患儿酌情补液。患儿处于骨髓抑制期应避免食用生冷食品,减少坚硬带刺食物,以防硬物刺伤口腔黏膜,导致口腔溃疡造成继发感染。在患儿粒细胞降低时,安排层流洁净病室并给予重组粒细胞刺激因子、巨噬细胞刺激因子、白介素等药物提高机体免疫力。

9. 相关知识缺乏 为患儿及家长讲解疾病相关知识,如肿瘤疾病的治疗原则、最新进展、放疗及化疗的治疗原理和注意事项。教会家长肿瘤疾病的观察、护理方法,正确处理治疗过程中的各种问题。如植入式输液港、PICC等中心静脉导管的维护周期及按时维护的重要性,发生导管脱出、断裂时的紧急处理;药物不良反应的观察;口腔、肛周护理方法及家庭饮食护理等。

10. 化疗的护理

(1) 讲解化疗的重要性及可能出现的不良反应。

(2) 化疗前后查血常规,了解患儿骨髓抑制情况。

(3) 观察胃肠道反应,观察止吐药效果,记录患儿呕吐次数,做好呕吐护理防止患儿误吸。

(4) 及时清理掉落头发、脱发严重时为患儿准备帽子,保护患儿隐私,减少心理伤害。

（5）观察患儿有无口腔溃疡,化疗期间加强口腔护理。

（6）尽量使用中心静脉导管进行化疗,注意中心静脉导管的使用及维护。短期化疗或特殊情况需应用外周静脉化疗者注意合理使用、保护血管,每天更换部位进行化疗,避免药物刺激引起静脉炎。

11. 放疗的护理

（1）放疗前向患儿及家长介绍有关的放疗知识,进行全面体格检查。

（2）放疗期间注意观察有无乏力、头痛、眩晕、恶心等表现,保证休息和睡眠。

（3）照射区皮肤避免冷、热刺激,不要用碘酒、万花油、红汞等含金属的药物涂抹,保持皮肤干燥,防止感染。注意观察局部有无红斑、色素沉着、干性脱皮、纤维素性渗出等,发现异常及时报告医师给予处理。

（4）放疗后防止照射部皮肤受伤,以免引起溃疡和感染。保证营养,注意休息,增强体质,预防感冒。注意定期复查。

【健康教育】

为患儿及家长讲解目前所处的治疗阶段,需要掌握的相关护理知识及护理方法,鼓励其积极配合后续治疗;指导家长选择适合患儿口味的饮食,勿选择刺激性食物,注意饮食卫生,保证营养摄入;指导患儿保持良好的生活方式,生活规律。尽量少去人多、空间闭塞的地方,避免感染;教会家长与肿瘤疾病相关知识及护理技能,如白细胞、血小板、血红蛋白等重要指标的正常值及意义;有乏力、贫血、血小板减少时需卧床休息,病情好转后逐渐增加活动量,让家长了解所用的化疗方案、药物剂量及可能出现的不良反应;如患儿出现发热,体温持续大于38℃,皮肤出现出血点、瘀斑、精神萎靡、严重的恶心、呕吐等异常情况应及时就诊、复查;癌痛患儿应告知家长止痛药物服用方法,使用阿片类药物镇痛的患儿需严密观察呼吸情况,防止呼吸抑制;明确告知家长门诊复诊的时间。

（张凤云）

28

第二节　急性淋巴细胞白血病

【概述】

急性白血病是造血系统的恶性疾病,居小儿恶性肿瘤发病率首位。我国每年约有 15 000 例 15 岁以下的儿童发生白血病,急性白血病占 95%,其中急性淋巴细胞白血病(acute lymphoblastic leukemia, ALL)约占 2/3,急性髓性细胞白血病(acute myeloid leukemia,AML)占 1/3。随着化疗方案的不断改进, ALL 的治愈率已经达到 80% 以上,AML 总体治愈率在 70% 左右。

【临床特点】

病因尚不明确,通过研究认为白血病是一组异质性疾病,是遗传和环境因素相互作用的结果。目前认为白血病的发生与病毒、电离辐射、化学药物及遗传因素有关。一般起病较急,少则几天多则数月,也有部分患者起病时症状较为隐匿,并持续数月。主要表现发热、贫血、出血以及组织器官浸润的相应症状,贫血见图 28-2-1,实验室检测表现为外周血白细胞计数多增高,但也可以正常或减低;骨髓形态学检查多见骨髓增生活跃,也可见骨髓增生减低,骨髓中某一系的白血病细胞恶性增生,原始及幼稚细胞 ≥25%;ALL 的形态学-免疫学-细胞遗传学-分子生物学(morphology-immunophenotype-cytogenetics-molecular biology,MICM)检测是现代诊断方法的重要手段,是规范化治疗的前提和提高疗效的基本保证。

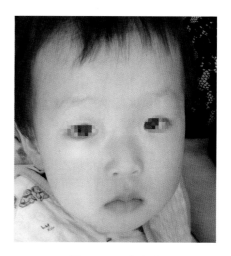

图 28-2-1　贫血貌

【治疗原则】

联合化疗是目前 ALL 首选有效的治疗方法,近年来,我国在儿童 ALL 的治疗方面已形成了多家医院协作的模式,治疗方案日趋成熟,目前应用较多的是我国 CCLG-ALL 2008 方案和荷兰 DCOG 方案。治疗模式是在 MICM 检测基础上进行临床分型,按照不同的危险度选择化疗方案,采取早期强化疗,后期弱化疗,加强髓外白血病预防,分阶段、长期规范治疗的方针,治疗程序依次是:诱导缓解治疗、早期强化治疗、巩固治疗、延迟强化治疗和维持治疗，总疗程 2～2.5年。然而仍然有20%～30%难治复发的ALL患儿需要造血干细胞移植。最近利用基因工程技术构建了表达靶向嵌合抗原受体(chimeric antigen receptor,CAR)的T细胞，因此CAR的T细胞过继免疫治疗在复发难治的B系ALL中取得突破性进展，有望取得较好的临床效果。

【护理评估】

1. 评估患儿既往病史、手术史以及感染史，了解是否有放射线、辐射、重金属接触史，家族中有无肿瘤患者，其肿瘤的类型、治疗及疗效如何；评估患儿有无发热，观察贫血及其程度，有无紫癜、瘀斑、出血点等出血倾向，有无肝、脾、淋巴结肿大，骨痛、关节痛、睾丸肿大等髓外表现。

2. 了解实验室检查如血常规、骨髓细胞学检查、细胞组织化学染色以及MICM及其他辅助检查结果。

3. 评估患儿及家长对本病各项护理知识的了解程度及需求。

【护理措施】

1. 环境护理 其他病种患儿分室居住，防止交叉感染。粒细胞或免疫功能明显低下者应住单间，有条件者住空气层流室或无菌单人层流床予以保护性隔离。房间每天消毒，开窗通风。限制探视者人数和次数，感染期间禁止探视。

2. 基础护理 保持床单位清洁整齐，每天清洗会阴部及肛周皮肤，并以温水坐浴，每天一次；保持皮肤清洁，每天温水擦浴一次，勤换衣服。

3. 黏膜护理 每班观察患儿口腔及肛周黏膜是否完好。清晨、餐前、餐后、睡前应用0.9%的生理盐水漱口或给予口腔护理。每天常规温水坐浴一次。一旦发生口腔黏膜炎，首先进行细菌培养，根据培养结果选择相应的药物加强护理，真菌感染予以2.5%的制霉菌素或1%～4%碳酸氢钠，厌氧菌感染采用1%～3%的过氧化氢溶液，细菌感染选用复方氯己定，此外康复新液、金因肽和金扶宁等可促进黏膜修复，患儿在接受大剂量甲氨蝶呤治疗期间发生口腔黏膜炎，给予亚叶酸钙漱口。每班评估口腔黏膜炎的进展情况，疼痛明显可以加用利多卡因漱口液含漱，必要时给予止痛剂。肛周黏膜破损时可以给予碘伏局部消毒后，烤灯局部照射，再予以金因肽、鞣酸软膏或磺胺嘧啶锌外用。

4. 饮食护理 给予高热量、高蛋白、高维生素饮食。注意饮食卫生，食材新鲜，食物清洁、卫生，餐具清洗干净，定期消毒。食物现吃现做，不吃隔夜食物，不吃放置时间过久的凉菜，不吃路边摊贩的食物。水果必须洗净去皮，不宜吃草莓、葡萄等皮薄不易清洗的水果。合理、多样的饮食对于疾病康复起着重要作用，化疗期间患儿恶心呕吐明显，饮食宜清淡，少量多餐；骨髓抑制期间宜补充动物肝脏、骨髓、瘦肉、鱼类、大枣等营养丰富的饮食；应用门冬酰胺酶期间宜进食低脂饮食；应用激素期间患儿食欲大增，适当限制饮食，少量多餐。

5. 休息 一般患儿不需要限制活动，但应避免剧烈活动，避免磕碰、跌倒。处于骨髓抑制期的患儿建议减少活动，卧床休息。长期卧床者，注意更换体位，预防压疮。

6. 用药护理

（1）糖皮质激素：叮嘱患儿及家长严格遵照医嘱按时按量服用，注意观察副作用，如感染、高血压、消化性溃疡、骨质疏松等。服用激素期间同时服用鱼肝油和钙剂，多晒太阳，注意安全，避免剧烈的活动，防止骨折。糖皮质激素应用可出现满月脸及情绪改变，告知家长及患儿停药后会消失，多关心患儿，不要嘲笑和讥讽患儿。

（2）化疗药物：熟悉各种化疗药物的药理作用和特性，掌握化疗方案及给药途径，正确给药。化疗药物多为静脉给药，且刺激性强，药液外渗可以导致局部疼痛、肿胀甚至坏死，因此化疗药物必须经过中心静脉通路给药，操作过程中护士要注意自我保护及环境保护。

1）左旋门冬酰胺酶(L-asparaginase,L-Asp)或培门冬酰胺酶(pegaspargase,PEG)：警惕过敏反应的发生，特别是在多次应用后发生风险较高(30%)，应用L-Asp前需要做皮试，L-Asp及PEG对肝功能及胰腺有损害，应定时监测肝功能及血、尿淀粉酶，给药期间以及给药前后5天内进食低脂饮食，避免胰腺炎发生，每天监测血压及空腹血糖情况，询问患儿有无腹痛、头晕等不适。一旦发生胰腺炎，立即停止门冬酰胺酶，嘱患儿禁食。为预防过敏反应发生，给药时准备好盐酸肾上腺素、地塞米松、10%葡萄糖酸钙、氧气、吸痰管、负压吸引器等抢救物品。培门冬酰胺酶单次给药容量应限于2ml，如果>2ml应采取多部位注射。培门冬药物应轻拿轻放，不可剧烈摇晃，注射前30分钟给予盐酸异丙嗪肌内注射以避免过敏反应发生。

2）环磷酰胺(cyclophosphamide,CTX)：环磷酰胺是双功能烷化剂及细胞周期非特异性药物，可干扰DNA及RNA功能，为最常用的烷化剂类抗肿瘤药物。常见的不良反应为胃肠不能耐受、骨髓受抑制、脱发及出血性膀胱炎，应用大剂量的患者可发生心肌坏死、急性心肌炎，并可致心衰，甚至死亡。为预防发生不良反应，CTX输注过程中给予水化碱化和拮抗剂美司钠解救。给药期间密切监测患儿尿量、尿色，有无尿频、尿急等症状。

3）柔红霉素：本品为橘红色疏松冻干块状物，口服无效，避免肌内注射或鞘内注射，只能静脉注射给药。该药物可引起心肌及心肌传导损害，用药前后给予心电监护，监测心率、心律及血压变化，此外，还可引起骨髓抑制、胃肠道反应以及肝肾功能损伤。

4）阿糖胞苷：该药为细胞周期特异性药物，对处于 S 期增殖期细胞的作用最敏感，主要引起骨髓抑制，白细胞及血小板减少，用药期间定期检查血象，给药前予以止吐剂，减少恶心、呕吐的发生。用药后 6~12 小时偶可发生阿糖胞苷综合征，表现为骨痛或肌痛、咽痛、发热、全身不适、皮疹、眼睛发红等症状，停用阿糖胞苷后症状可消退。

5）长春新碱：该药仅供静脉使用，避免外渗，静脉推注时首选中心静脉，应用外周静脉时，先抽回血，见回血后再推注，并且边推注边抽回血，推注完毕再推注少量生理盐水。长春新碱可引起末梢神经炎，出现指趾麻木感，密切观察患儿不适及时通知医师。

6）甲氨蝶呤：大剂量甲氨蝶呤（HD-MTX）是防治儿童急性淋巴细胞白血病（ALL）髓外病变和全身巩固治疗的有效措施。HD-MTX 化疗时药物应现用现配，护士严格掌握药物的剂量，应用该药物时需要避光输注，在规定的时间内匀速给药。静脉输注 MTX 期间需要水化、碱化尿液，开通另外一条静脉通路持续匀速静脉滴注碱性液，嘱患儿多饮水。HD-MTX 治疗期间，需要监测血药浓度，按时抽取静脉血进行生化检查，根据血药浓度给予四氢叶酸钙解救。加强口腔和肛周黏膜护理，将四氢叶酸钙加入到 0.9% 的生理盐水中嘱患儿漱口。

7）6-巯基嘌呤：是维持治疗阶段的主要化疗药物，常见不良反应为骨髓抑制，服药期间定期检查血象，根据血象结果遵医嘱调整服用剂量。消化系统可见恶心、呕吐、食欲减退，嘱患儿晚饭后 2 小时服用药物可减轻不适。

8）复方新诺明：化疗药物易于导致患儿免疫功能低下，复方新诺明为卡氏肺孢子虫肺炎的预防用药，为了降低不良反应，一般采用每周连续服用 3 天，间歇 4 天的方法。长期服用此药可发生结晶尿、血尿或管型尿，故服用期间嘱患儿多饮水。复方新诺明可以抑制甲氨蝶呤代谢，导致药物作用时间延长而发生毒性反应，因此，大剂量甲氨蝶呤静点期间暂时停止服用复方新诺明。

7. 鞘内注射的护理　鞘内注射化疗药物是防治中枢神经性白血病（CNS）最有效的方法之一。向患儿及家长讲解鞘内注射的目的、步骤及方法，取得患儿的配合。帮助患儿摆好体位：去枕侧卧，背部与床板垂直，头向胸前屈曲，双手抱膝，使其紧贴腹部，使

脊柱尽量后突以加宽脊椎间隙，便于进针。注射过程中观察患儿面色、口唇、瞳孔等，如发现出汗、恶心、呕吐、口唇发绀、瞳孔不等大、颈项强直等，立即停止穿刺，并作相应的处理；注射后嘱患儿去枕平卧，避免颅内压降低导致头痛、头晕、恶心、呕吐、腰背部疼痛等不适。

8. 中心静脉导管的护理　见二十三章第十二节造血干细胞移植。

9. 并发症的护理

（1）感染：感染是白血病最常见的并发症，也是导致患儿死亡的主要原因。观察感染的早期征象，监测生命体征，观察有无牙龈肿痛、咽红、咽痛，皮肤有无破损、红肿，肛周、外阴有无异常。发现感染征兆，及时通知医师，遵医嘱给予抗生素。监测血象结果，中性粒细胞低下者，遵医嘱给予注射集落刺激因子，使中性粒细胞合成增加，增强机体抵抗力。须建立严格的消毒管理制度，防止交叉感染；严格遵守无菌操作规程；每次接触患儿前后应洗手，患儿保持良好的卫生习惯，每天检查患儿口腔、咽喉及肛周，保持皮肤清洁、做好口腔、会阴及肛周护理；每天开窗通风，保持室内空气清新，定时对室内物品、床单位及地面擦拭消毒，每天紫外线消毒室内两次，每次 30 分钟。严密监测体温及其他感染表现，一旦发生感染积极寻找感染源，遵医嘱按时给予抗生素、抗病毒及抗真菌药物。严格制定探视制度，限制探视，白细胞低于 $1.0×10^9$/L 谢绝探视。

（2）出血：注意观察患儿皮肤、黏膜、内脏有无出血的症状和体征，观察患儿皮肤有无新鲜出血点，有无鼻出血、牙龈出血及穿刺部位出血，观察有无眼结膜出血（图 28-2-2），观察尿、粪、呕吐物的颜色有无异常，女患儿有无月经过多和非月经性阴道出血。注意有无突然剧烈头痛、呕吐伴视物模糊等颅内压升高的表现。严重出血及颅内出血是白血病患儿死

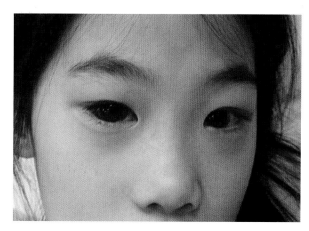

图 28-2-2　眼结膜出血图

亡的危险因素,血小板低于 $50×10^9/L$ 时需要增加卧床时间,避免剧烈活动、磕碰、进食软食,避免进食辛辣带刺食物,多饮水,保持大便通畅。血小板低于 $20×10^9/L$ 严格卧床休息,有创操作后延长按压时间。患儿发生皮肤黏膜出血、呕血、便血、血尿时应密切观察并记录出血的部位,出血量及发生、持续时间,及时通知医师,遵医嘱给予止血药物静脉滴注,必要时给予血小板输注。

(3)骨髓抑制:化疗后骨髓抑制导致机体抵抗力降低,极易发生感染。骨髓抑制期间安排患儿在单人病房条件允许时住层流洁净病房,保证空气新鲜流通,室内物品消毒,紫外线消毒室内空气,每天2次,每次30分钟,医护人员接触患儿戴口罩,严格遵守无菌操作原则。保持口腔清洁卫生,以生理盐水漱口或给予口腔护理,做好肛门、会阴部卫生,每天温水坐浴一次。鼻腔内每天涂抹液状石蜡两次,避免鼻腔黏膜干燥,嘱患儿不要挖鼻腔,少量出血嘱患儿低头予以局部按压止血,出血量较多时及时报告医师并请五官科医师会诊进行填塞止血。尽量减少肌内注射,避免皮肤出血,贫血者注意休息,必要时给予氧气吸入。每4小时测量一次体温,观察患儿是否出现畏寒、咳嗽、咳痰、发热等症状,若出现这些症状,及时抽取双份血培养,进行药敏试验,遵医嘱给予抗生素对症处理,鼓励患儿多喝水,维持口腔和呼吸道通畅、湿润,帮助卧床患儿翻身、拍背,促进痰液排出。鼓励患儿以高蛋白、高维生素、清淡易消化饮食为主,避免辛辣、冷硬等刺激性食物,必要时给予营养支持治疗,输注红细胞和血小板。

(4)肿瘤溶解综合征(TLS):见本章第三节非霍奇金淋巴瘤。

10. 心理护理 白血病给患儿及其家庭带来了巨大的心理压力和精神创伤,并将改变他们今后的生活方式。首先要消除患儿和家长关于白血病是不治之症的错误观念,明确白血病是可治愈的恶性肿瘤,树立战胜疾病的信心。其次,向其讲解白血病相关知识以及治疗方法,使其对白血病有所了解,认识到治疗的艰难以及治疗中可能出现的各种情况,以便做好充分的心理准备,配合治疗。医务人员及时倾听患儿和家长的倾诉,给予充分的理解和安慰,满足他们合理的需求,在身体条件允许的情况下,鼓励患儿活动、自学,尽早回归社会。

【健康教育】

1. 白血病知识健康宣教 根据患儿疾病的发展程度及临床症状,应与患儿家属做好详细交流。普及患儿家属急性淋巴细胞白血病的相关知识,介绍治疗此病的关键手段。指导家属保持室内居住温度在 $22 ～ 24℃$ 范围,湿度维持在 $50\% ～ 70\%$ 之间;注意保护患儿,避免外伤引起出血。

2. 化疗知识健康宣教 对需要进行化疗的患儿,向家长讲解 PICC 及输液港的作用及置入方法,强调中心静脉导管的重要意义,指导家长为患儿选取适宜的静脉通路。应用外周静脉导管者,加强巡视,适当限制肢体活动避免药液外渗。治疗期间,给予患儿清淡营养丰富食品,嘱其多饮水。餐后漱口或以软毛牙刷刷牙以保持口腔清洁。出现化疗副作用患儿,加强心理护理。告知患儿及家属,部分不良反应在停止使用化疗药物治疗后,局部症状可自行缓解,同时做好患儿抚慰工作,鼓励患儿配合治疗。通过耐心交流或给予患儿感兴趣的玩具,消除患儿恐惧及烦躁心理。

3. 预防感染 感染是急性淋巴细胞白血病常见的死亡原因。患儿免疫能力低下,做好保护隔离措施。每天进行室内空气消毒,注意保护性隔离,减少探视人员,不去人多拥挤的场所,外出时戴口罩。注意个人卫生,保持口腔、会阴及手的清洁;家长接触患儿前、后做好手卫生处理,减少交叉感染机会。学会观察感染早期征象,如监测体温,观察有无咽红、咽痛、牙龈肿痛,皮肤有无破损、红肿,肛周、外阴有无异常,定期监测血象,发现异常及时返院。

4. 预防出血 讲解预防出血的知识,如应随时观察出血的征象,皮肤黏膜无新鲜出血点,鼻出血,尿粪的异常。对出血的部位以干棉球或棉签压迫止血,轻度鼻出血告知患儿采取头低位并予以局部压迫,重度鼻出血或后鼻道出血用碘伏纱布填塞压迫止血(图 28-2-3)。大量呕血或便血时禁食,少量出血可进温凉软食,严密观察血压和脉搏,记录呕血、便血次和量。如患儿突然剧烈头痛、呕吐伴视物模糊应警惕颅内出血,做好一切抢救准备。为了防止出血应少作肌内注射,肌注结束后局部按压 $5 ～ 10$

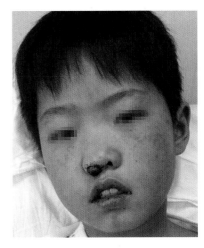

图 28-2-3　鼻部填塞

分钟。指导患儿少活动减少磕碰,用软牙刷刷牙,必要时以棉球擦洗,衣着柔软宽松。

5. 中心静脉导管　见二十三章第十二节造血干细胞移植。

6. 定期随访　嘱患儿及家长根据医师要求定期门诊随访,注意外出时给患儿戴口罩,避免感染。

(王春立)

第三节　非霍奇金淋巴瘤

【概述】

儿童非霍奇金淋巴瘤(childhood non-Hodgkin's lymphoma,NHL)是一组原发于淋巴结或结外淋巴组织的高恶度、高侵袭性的恶性肿瘤,占儿童淋巴瘤的80%左右。其临床特点、治疗方案及预后都与NHL不同的病理类型密切相关。按照WHO 2010分类,儿童NHL主要分为:

1. 淋巴母细胞淋巴瘤(lymphoblastic lymphoma, LBL)　包括前T淋巴母细胞淋巴瘤/白血病(T-LBL)和前B淋巴母细胞淋巴瘤/白血病(B-LBL)。本类型约占儿童NHL的40%~45%。

2. 成熟阶段淋巴细胞淋巴瘤　包括成熟B细胞淋巴瘤(占儿童NHL的45%~50%)和成熟T细胞淋巴瘤(占儿童NHL的2%~5%)。

(1) 成熟B细胞淋巴瘤:是一组发生于较成熟阶段B淋巴细胞和组织的恶性肿瘤。包括:伯基特(Burkitt lymphoma,BL)和伯基特样淋巴瘤(Burkitt-like lymphoma,BLL),约占儿童NHL的30%~35%;弥漫大B细胞淋巴瘤(diffuse large B-cell lymphoma, DLBCL)及原发于纵隔的弥漫大B(primary mediastinal B-cell lymphoma,PMLBL),约占8%~10%;滤泡细胞淋巴瘤等,约占0.5%~1%。其发生率以及个体亚型发生率与年龄、环境以及生活因素有相关性。BL为儿童NHL中最常见的病理类型,典型的BL源于在赤道的非洲,又称为"非洲淋巴瘤"。DLBCL在儿童成熟B细胞淋巴瘤所占比例较成人低,约20%左右,多发生于年龄较大的学龄儿童,女性多见。PMLBL常发生于青春期女孩,疗效差。

(2) 成熟T细胞淋巴瘤:包括间变大细胞淋巴瘤(anaplastic large-cell lymphoma, ALCL),约占13%~15%;皮肤T/NK细胞淋巴瘤和肝脾T细胞淋巴瘤等,占2%~5%。间变大细胞淋巴瘤激酶(ALK)阳性的间变性大细胞淋巴瘤(anaplastic large cell lymphoma, ALCL)是一种T细胞淋巴瘤,ALK+ALCL多在30岁之前发病,占成人非霍奇金淋巴瘤的3%,儿童淋巴瘤的10%~20%,并以男性占多数(男:女=1.5:1)。

【临床特点】

儿童淋巴母细胞淋巴瘤(LBL)是儿童NHL最常见的病理类型。与急性淋巴细胞白血病(ALL)共同归于前体淋巴细胞肿瘤(T-ALL/LBL;B-ALL/LBL)。ALL较LBL来源于更早期的前体淋巴细胞,以骨髓病变为主;LBL以肿瘤性病变为主,且较ALL起病更凶险,更易发生气道梗阻、上腔静脉压迫综合征等肿瘤急症。临床表现上,前T细胞肿瘤85%~90%表现为LBL,少数表现为ALL。好发于年长儿,男性多见。典型的临床表现为前纵隔肿物,出现轻重不等的气道压迫症状,伴胸膜侵犯可合并胸腔积液(图28-3-1);纵隔肿物压迫食管可引起吞咽困难;压迫上腔静脉可致"上腔静脉压迫综合征";侵犯心包,导致恶性的心包积液和心脏压塞。淋巴结病变约占70%,以颈部、锁骨上和腋下多见。前B细胞构成的肿瘤85%以上表现为ALL,只有10%~15%为LBL。B-LBL发病年龄较小,无明显性别特征。常见淋巴结肿大及皮肤、软组织(尤其是头颈部)、骨等结外侵犯,表现为皮肤多发性结节,骨内孤立性肿块,影像学检查示溶骨性或硬化性病变;也易发生骨髓和CNS浸润。

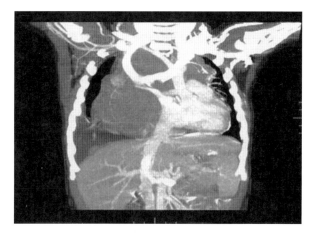

图28-3-1　胸部CT提示T淋巴母细胞淋巴瘤的纵隔巨大占位伴右侧胸腔积液

【治疗原则】

1. 淋巴母细胞淋巴瘤

(1) 常规化疗:治疗方案包括VDLP+CAM诱导缓解治疗、4疗程大剂量甲氨蝶呤(HD-MTX)巩固治疗、VDLD+CAM 再诱导治疗、6-MP+MTX 的维持治疗等环节。

（2）中枢神经系统：包括：①予包含 Dex、HD-MTX 等具有良好 CNS 渗透性药物的全身系统化疗。②鞘内注射（IT）治疗：CNS1 病人定期预防性 IT，可为 MTX 单联或 MTX、Ara-C、Dex 三联鞘注。CNS2 病人于诱导治疗期间增加 2 次 IT。CNS3 患儿于诱导和再诱导治疗期间各增加 2 次 IT。③颅脑放疗（CRT）：因其会发生近、远期并发症，多数协作组已取消预防性 CRT，而以加强全身系统治疗及 IT 治疗替代，仅用于 CNS 难治复发病人。

（3）肿瘤急症的处理：约 10% T-LBL 可能出现严重的气道梗阻（伴或不伴上腔静脉压迫综合征），对此类病人若尚未经病理确诊者，忌全身麻醉，可先予小剂量化疗缓解呼吸困难，于用药后 24～48 小时内症状控制后尽早行病理检查。

（4）LBL 复发后的补救治疗：包括再次诱导和造血干细胞支持的强化治疗。

2. 成熟 B 细胞淋巴瘤

（1）高剂量、短疗程的化疗方案：是目前治疗本病最主要、最有效的治疗手段，而抗 CD20 抗体（利妥昔单抗）的靶向治疗使得本病的治疗更加有效，自体造血干细胞移植主要用于复发及难治性的 B 细胞淋巴瘤。

（2）外科手术：主要用于诊断取材及切除腹部肿物和其他部位的巨大肿物，对预后差的巨大瘤块患儿进行手术切除术可减少肿瘤负荷。

（3）放疗：作用有限，除特殊部位（如鼻咽部等）外，一般不做放疗。

（4）中枢神经系统（CNS）疾病的预防：鞘内注射。

（5）CNS 受累的治疗：预后较差，北京儿童医院的治疗结果显示不用颅脑放疗，仅应用包括鞘内注射及超大剂量的 MTX 在内的强烈化疗可以使 CNS 受累患儿达到持续完全缓解。

3. ALK 阳性的间变性大细胞淋巴瘤 尚属探索阶段。自体干细胞移植及异基因干细胞移植均有成功治疗难治复发 ALCL 患儿的报道。

【护理评估】

1. 评估时应注意患儿热型变化，有无皮肤瘙痒、肿块、红斑等，浅表淋巴结大小、数目、分布范围及活动度；有无周围压迫症状，注意腹部体征、肝脾大小；观察有无咳嗽、胸闷、气促等症状；观察患儿的营养状况、活动情况、睡眠情况；有无恶心、呕吐、乏力、失眠等情况；观察有无发热、疲乏、消瘦等症状；有无肿瘤溶解综合征的症状；观察颈部、锁骨上淋巴结有无肿大；皮肤有无发红、瘙痒、溃疡，以及有无渗液、瘢痕形成，观察肿瘤有无破溃（图 28-3-2）。

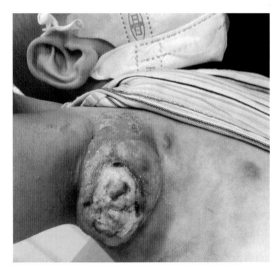

图 28-3-2　腋下肿瘤破溃

2. 评估肿瘤的病理类型、临床分期，了解血象、骨髓象、病理分型结果，评估其他检查结果，如胸部 X 线、腹部 B 超、胸（腹）CT、MRI 检查或 PET 检查。

3. 评估患儿家长对化疗知识的掌握和对治疗的配合程度，评估有无化疗的禁忌证和对化疗的敏感程度，评估和判断患儿化疗后的反应，是否出现毒副作用等。评估家长心理情绪反应及对疾病的认知和态度及经济状况。观察患儿的情绪变化，有无焦虑、情绪低落等情况，了解患儿社会支持系统情况。

【护理措施】

1. 环境护理 患儿住单间，限制探访陪客，保持室内空气清新，病室每天紫外线消毒，有条件者住空气层流室或无菌单人层流床予以保护性隔离。

2. 休息与活动 轻者可进行适当的活动，但不可做剧烈的运动，避免疲劳，重者应以卧床休息为主，可进行室内、床旁活动，活动时要有家长陪伴，卧床时可进行床上锻炼，如肌肉按摩，下肢伸、屈动作，以防肌肉组织失用性萎缩和下肢静脉血栓。

3. 发热护理 见本章第一节儿童实体瘤疾病的护理。

4. 皮肤护理 保持皮肤清洁，勤洗澡或用温水每天擦洗 1～2 次，穿柔软宽松的清洁衣裤，保持患者床单清洁，衣服床单潮湿后立即更换，减少汗液及潮湿环境对皮肤的刺激，移动体位时轻、慢，避免拖、拉、拽的动作；破溃、糜烂处皮损需预防感染的发生，可以使用莫匹罗星软膏外涂破溃糜烂处。出现皮肤瘙痒时，嘱患儿不要过度搔抓，以免皮肤破损而感染。教会患儿使用放松及转移注意力方法缓解瘙痒,如游戏、讲故事、电影等活动。

5. 吞咽困难 纵隔肿物压迫食管引起吞咽困难,应为患儿提供半流食、软食以便于吞咽,并注意有无呛咳;严重者,可给鼻饲或静脉高营养,补充机体需要的营养量。

6. 呼吸道护理 纵隔肿物压迫气道出现咳嗽、呼吸困难,患儿处于端坐位或半卧位,可以将床头抬高或者借助枕头、床头桌等帮助患儿取舒适卧位,予持续低流量吸氧、抗感染治疗;遵医嘱给予患儿利尿药,如氢氯噻嗪、呋塞米等,减轻水肿,缓解膈肌上抬,以利于肺扩张。密切观察患儿呼吸频率、节律,监测血氧饱和度情况,有无胸闷、气促等症状。若胸腔积液增多,给予胸腔闭式引流。由于患儿呼吸困难系肿瘤引起,化疗后可缓解。

7. 口腔护理 见本章第二节急性淋巴细胞白血病。

8. 肛周护理 见本章第二节急性淋巴细胞白血病。

9. 饮食护理 化疗期间选择高蛋白、高热量、高维生素及清淡易消化的温软食物,少食多餐,多饮水。禁忌辛辣、刺激性饮食,禁服用过硬、带刺食品,忌食香肠、咸肉、腌制食品。

10. 恶心呕吐护理 有恶心、呕吐时,头偏向一侧,指导患儿进行缓慢的深呼吸,呕吐后,及时将呕吐物清理干净,协助患儿用温开水或生理盐水漱口,避免不良气味的刺激,及时更换脏污的衣服,开窗促进室内通风,以减轻呕吐物气味;给患儿少量清淡、易消化的食物,并注意色香味的调配,增进食欲,向患儿及家长解释恶心、呕吐是化疗常见的不良反应,停化疗后症状会逐渐好转,使其了解原因,消除焦虑恐惧心理。

11. 用药护理

(1) 抗 CD20 抗体(利妥昔单抗):利妥昔单抗注射液又名美罗华,是一种人鼠嵌合性单克隆抗体,能特异性地与跨膜抗原 CD20 结合,启动介导 B 细胞溶解的免疫反应,适用于治疗复发或化疗耐药的 B 细胞非霍杰金淋巴瘤。美罗华应在 2~8℃ 的冰箱中保存,药液现配现用,由于美罗华不含抗微生物添加剂,抽取美罗华时,注射器中绝不能有空气,抽取美罗华后,将注射器的针头插入等渗盐水液面以下,缓慢注入瓶内,轻轻摇匀液体,注意避免出现泡沫,禁止剧烈摇动及加热,以免蛋白质分解影响药效。使用前肉眼观察无颗粒或变色方可输注。美罗华的不良反应包括如过敏反应、胃肠道反应、发热、低血压、心律失常等,常发生在首次输液的 30 分钟~2 小时内。用药前备好氧气及吸氧管,准备肾上腺素、异丙

嗪、地塞米松等抗过敏药物。在使用美罗华前静推地塞米松,严格控制输液速度。在输注过程中,持续心电监护,最初 1 小时每 15 分钟监测心率、呼吸、血压、血氧饱和度,患儿耐受后每小时监测生命体征至静滴结束。用药期间给予清淡、易消化饮食,少量多餐,忌辛辣、油炸及刺激性食物;保持口腔清洁。观察有无皮肤瘙痒、皮疹、低血压等。

(2) 化疗药物护理:见本章第二节急性淋巴细胞白血病。

12. 输液管路的护理 见二十三章第十二节造血干细胞移植。

13. 并发症的护理

(1) 肿瘤溶解综合征(tumor lysis syndrome,TLS):TLS 是由于肿瘤细胞大量溶解,快速释放细胞内物质,导致多种代谢异常和电解质紊乱而发生的一组临床综合征,主要表现为高钾血症、高磷血症、高尿酸血症、低钙血症,代谢性酸中毒,易并发急性肾衰竭。是肿瘤患儿化疗早期常见的并发症,以儿童淋巴系统恶性肿瘤最为常见,多见于伯基特型淋巴瘤、淋巴母细胞淋巴瘤和 T 细胞型的急性淋巴细胞白血病,其他危险因素包括肿瘤负荷大(中晚期患儿、肿瘤直径在 8~10cm 以上、血清乳酸脱氢酶 LDH >1000U/L)、细胞增殖快、对化疗药物敏感、初次治疗、肾脏侵犯等的患儿。治疗上包括水化(给予充分的液体促进肿瘤细胞排出)、碱化(碱化尿液,从而增加尿酸溶解度)、利尿、口服别嘌呤醇(抑制尿酸生成)或应用尿酸氧化酶降解血尿酸,纠正存在的电解质紊乱,严重者需血液透析。TLS 是肿瘤急症,可严重威胁生命,而患儿对病情不能准确地表达。因此,护士必须要有高度的责任心,敏锐的观察力,善于区别化疗药物的一般不良反应和 TLS 的表现。化疗药物的常见不良反应表现为恶心、呕吐等胃肠道反应,但早期反应都很轻微。而 TLS 往往发生在对化疗药物高度敏感的肿瘤患儿,首次化疗早期即出现电解质紊乱、代谢性酸中毒和急性肾功能不全,临床症状进行性加重,一般对症治疗无效。对存在高危因素的患儿除化疗前常规进行电解质及基础心电图检查外,化疗期间还需持续心电监护,高度警惕 TLS 的发生。护士工作中观察患儿有无 TLS 的临床表现:如精神萎靡、食欲缺乏、腹痛、呕吐等消化道症状;四肢乏力、少尿、无尿等肾衰症状,全身无力,手足麻木、肌肉酸痛、面色苍白、心律不齐等高血钾表现;神经兴奋性障碍表现,如易激动,口周指尖麻木及针刺感,严重的肌肉痉挛和强直、呕吐、心律失常等低血钙表现,一旦发生 TLS,立即水化碱化、纠正电解质和酸碱平衡紊乱,改善肾功能。工作中避免在输液侧

肢体抽取血标本,采血时止血带结扎时间防止过长,避免对采血的肢体进行拍打及做较多的手臂屈伸、握拳等动作。血标本抽出后,取下针头,沿试管壁缓慢注入,不能有气泡,不震荡,立即送检。输血由专人负责,取血时注意平衡血袋,避免震荡,取回的血复温后立即输注;输血过程中避免加压,避免输入库存时间较长的血,以免红细胞破坏,大量钾离子释放入血,加重高钾血症。每天定时测体重,严密监测输液速度,监测出入量变化。密切注意患儿意识、呼吸节律和频率、脉搏、血压、口唇黏膜变化;动态监测肾功能,观察尿量、尿色、尿比重及患儿全身水肿情况,监测血气分析结果,保持尿 pH 在 7.0 左右,防止尿酸结晶沉淀。饮食上给予患儿低钾、低嘌呤、低磷、优质蛋白饮食;限制食用菠菜、橘子、香菇、红枣、香蕉、山楂等高钾食物。限制食用鱼类、动物内脏、坚果等食物含磷和嘌呤较高食物。肾功能不全的患者同时给予低盐、优质蛋白饮食,同时供给足够的热量,避免因组织蛋白分解而加重肾脏负担。通过早期预防,早期诊断,及时治疗,避免患儿出现 TLS。

(2) 上腔静脉压迫综合征护理:患儿取半卧位,床头抬高,利于头颈血液回流,胸廓扩大,减轻水肿和呼吸困难。同时给予持续低流量吸氧;剧烈咳嗽,呼吸紧迫,口唇发绀者立即给予高流量吸氧,改善呼吸困难;遵医嘱应用止咳、止吐药物及肠道润滑剂,防止因咳嗽、呕吐、排便时用力引起胸腔内压急剧增高,影响静脉血液回流心脏;避免在上肢测量血压、静脉穿刺,禁用上肢静脉及颈外静脉、锁骨下静脉穿刺输液输血,以免增加上腔静脉血容量而加重压迫症状,需选择下肢静脉穿刺输液,同时严格限制补液量,采用输液泵控制输液速度;注意患儿面部肿胀程度及双上肢皮肤淤血、水肿和胸部浅静脉曲张情况,了解上腔静脉压力变化;水肿严重者遵医嘱给予利尿剂和激素,同时注意水电解质平衡失调;由于患儿血液处于高凝状态,加之头颈部静脉回流障碍,极易引起血栓形成,因此卧床时应在床上适当活动肢体,病情缓解后尽早下床活动,必要时遵医嘱应用抗凝剂及纤溶药物。

(3) 急腹症:BL 80% 原发于腹腔,以消化道症状和急腹症表现为主,常出现肠套叠或肠穿孔,可有腹腔积液、乳糜腹等,应注意外科急诊手术及病理取材。此外,以肠道侵犯为主的淋巴瘤化疗后易发生消化道出血、穿孔等合并症,应提前做好治疗预案。

(4) 骨髓抑制:见本章第二节急性淋巴细胞白血病。

14. 心理护理 淋巴瘤对患儿的身心健康危害大,家长及患儿常因病程长及化疗造成的不适而产生焦虑情绪,护士应耐心细致做好思想工作,协助家庭成员接受并认识疾病,关心、体贴患儿及家长,鼓励表达其内心感受,提供心理支持。鼓励家长陪伴患儿,尽可能提供一些娱乐活动如:看电视/VCD、听音乐、游戏等,分散注意力。鼓励患儿多休息,保持愉快的心情。

【健康教育】

1. 饮食指导 饮食管理:高蛋白、高维生素、清淡、易消化饮食,避免辛辣刺激性食物。当病人因化疗出现恶心、呕吐、吞咽困难时,应以静脉途径补充营养。贫血严重时给予输血。

2. 休息与活动 维持期或全部疗程结束后,仍要保持充分休息、睡眠、加强营养等,心情舒畅,适当参与室外锻炼,以提高机体免疫力。

3. 用药指导 告知药物名称、作用、剂量、用法等注意事项。遵医嘱用药,不可擅自停药或随意增减剂量,尤其是激素类药物。

4. 疾病相关知识

(1) 向家长及患儿讲述有关疾病的知识、治疗原则和化疗的不良反应等,鼓励患儿坚持来院化疗,按时服药,定期复查,积极配合治疗。

(2) 定期体格检查,复查血常规、肝肾功能、腹部 B 超、胸正侧位片,必要时做腹部 CT 或 MRI。

(3) 注意个人卫生和饮食卫生,不要去公众场合,防止感染发生。冬天注意保暖,防止感冒受凉。嘱患儿及家长康复期保持心情舒畅,营养充足,适当进行身体锻炼,以提高机体免疫力。

(4) 若出现发热、肿块或身体不适,及时就诊。

(王旭梅)

第四节 横纹肌肉瘤

【概述】

横纹肌肉瘤(rhabdomyosarcoma,RMS)是儿童最常见的一种软组织肉瘤(soft tissue sarcomas),约占恶性实体瘤的4%～8%。横纹肌肉瘤(图28-4-1)来源于将要分化为横纹肌的骨骼肌谱,也可以起源于没有横纹肌的组织或者器官,如膀胱、子宫等,可全身发生。临床可见头颈部多发,特别是眼眶周围。其次是躯干、臀部、四肢及泌尿生殖系统。目前经手术、化疗和放疗等综合治疗,其5年生存率已达50%～70%。儿童中的横纹肌肉瘤根据病理组织学分成两种亚型,即胚胎型(embryonal RMS,ERMS)和腺泡型(alveolar RMS,ARMS)。胚胎型最常见,绝大多数发生在婴幼儿期,属于预后良好型。腺泡型10～20岁青少年多见,为预后不良型。

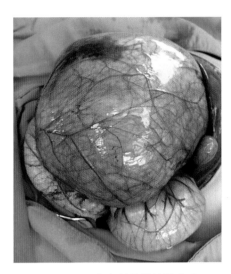

图 28-4-1　术中所见横纹肌肉瘤

【临床特点】

横纹肌肉瘤根据肿瘤发生部位不同表现不同的体征。头颈部横纹肌肉瘤一般为耳、鼻、鼻旁部、眶部出现肿块就诊,可伴发眼球突出伴活动受限、吞咽困难、声音嘶哑、咳嗽、外耳道有分泌物等症状。肿瘤膨胀性生长使上述症状不断加剧,最后表现为脑部症状;膀胱横纹肌肉瘤主要表现为排尿困难,可伴发尿道感染表现、血水样尿,或急性尿潴留等表现,患儿尿道中偶见葡萄状肿物脱出;前列腺横纹肌肉瘤主要表现为膀胱出口梗阻(排尿困难),如肿瘤侵及直肠可致便秘,肛门指诊易触及肿物;阴道及子宫横纹肌肉瘤多见于6～18个月的婴幼儿,主要表现为阴道口有肿物脱出,阴道分泌物增多,或有阴道出血;躯干和四肢横纹肌肉瘤多表现为无痛、进行性增大包块,位置较深,不易在体表触及,故相对发现较晚,以腺泡型多见。横纹肌肉瘤一旦发现即应进行全面体格检查,触诊淋巴结,之后行胸部平片、B超、CT、尿道造影、膀胱镜等检查,判断肿瘤局部浸润、淋巴结侵犯以及远处转移情况。

【治疗原则】

横纹肌肉瘤的治疗原则是包括手术(图28-4-1)、化疗和放疗的综合治疗,最大限度保留器官完整性。通常先给予辅助化疗,达到最适效果后再行手术切除残留病灶。对于体积巨大的盆腔肿瘤导致排尿困难者先缓解症状,之后再行原发性再切除术(primary reexcision,PRE)。放射治疗一般用于术后Ⅲ期、手术及化疗不能完全控制病情发展、复发或局部进展明显的病例。治疗横纹肌肉瘤的常用抗肿瘤药物包括长春新碱、环磷酰胺或异环磷酰胺、放射菌素-D、依托泊苷(VP-16)等,化疗疗程通常为42～48周。

【护理评估】

1. 了解患儿肿瘤部位、发现时间、伴发症状。评估有无发热、厌食、体重下降、疼痛等全身表现;有无眼肌麻痹、吞咽困难、声音嘶哑、活动受限等神经系统受累表现;有无排尿困难、血尿、便秘、阴道血性分泌物等泌尿生殖系统表现;有无淋巴结肿大等转移症状。评估患儿活动耐力、营养状况、饮食禁忌等。如患儿有带入院的中心静脉导管(PICC、植入式输液港等),需评估中心静脉导管是否通畅,穿刺部位有无感染征象。

2. 了解如血常规、血生化等实验室检查结果及B超、CT、MRI、骨扫描等影像学检查结果,初步判断肿瘤的分型及分期,主要脏器功能有无受损,有无远处转移及恶病质。

3. 评估患儿及家长对本病各项护理知识的了解程度及需求。

【护理措施】

1. 一般护理　头颈部肿物导致眼球突出者注意保持患处清洁湿润,必要时遵医嘱用药预防眼部感染。泌尿系统肿物导致血尿、阴道血性分泌物者加强会阴皮肤护理,预防感染。因肿物压迫导致功能障碍者给予功能卧位,协助适量活动。

2. 疼痛的护理　见本章第一节儿童实体瘤疾病的护理。

3. 活动无耐力的护理　见本章第一节儿童实体瘤疾病的护理。

4. 饮食护理　给予患儿品种多样、营养丰富、易于消化且适合患儿口味的饮食,如高蛋白的禽蛋、奶类、鱼虾、瘦肉、豆浆等,多吃蔬菜和水果,忌食辛辣、过热及生冷刺激性食物;烹饪食物时避免炸、烤等方式,以免营养破坏,尽量多采用蒸、煮、炖、煲汤等方式。营养失调患儿见本章第一节儿童实体瘤疾病的护理。

5. 术前护理

(1) 按照腹部手术外科术前护理进行术前准备,每天安排患儿进行胸式呼吸、床上排尿与有效排痰的训练;于术前晚、术日晨给予开塞露灌肠保持肠道清洁;术前放置胃管、遵医嘱静脉输注抗生素抗炎。

(2) 给予患儿及家长心理护理。向患儿及家长

28

解释手术的重要性与必要性、麻醉方式等,消除患儿及家长对于手术的恐惧及顾虑。多与患儿沟通,关心、安抚患儿情绪,大龄女童注意关注月经期。

（3）监测体重变化,因术前化疗造成食欲缺乏的患儿注意调整食谱增进食欲,纠正术前营养失调,必要时给予胃肠道外营养,增强患儿机体抵抗力。

（4）对于肿瘤压迫尿道造成排尿困难者,遵医嘱留置导尿管。

（5）恶性肿瘤治疗时间长,责任护士可根据主动静脉治疗原则向患儿及家长介绍 PICC 和植入式输液港等中心静脉导管的置入方式与治疗意义,鼓励家长在术前选择建立中心静脉通路。

6. 病情观察 严密监测生命体征,详细记录 24 小时出入量,注意观察患儿精神意识改变。发热患儿注意观察热型、持续时间、降温效果、血象等,如有感染的早期表现可参见本章第一节儿童实体瘤疾病的护理。注意观察有无体液平衡失调、低蛋白血症、低钠血症、低血糖等症状体征,有无腹痛、腹部膨隆、腹泻等腹部不适表现。有无排尿、排便困难。有无咳嗽、呼吸困难等肺部表现。

7. 胃肠减压护理 定时冲洗胃管,每天更换胃肠减压引流器,如引流出深咖啡色或鲜红色胃液,应及时报告医师,遵医嘱给予止血药或冰盐水冲洗。

8. 导尿管护理 保持导尿管通畅,详细记录尿量,观察尿液的颜色、性质,导尿管留置期间加强会阴部护理,防止尿路感染。拔除导尿管后注意观察有无尿道口红肿及自主排尿恢复情况。

9. 伤口护理 保持伤口敷料清洁干燥,如有渗血渗液及时通知医师更换,预防伤口感染。指导患儿或家长咳嗽时可按住伤口,减轻疼痛。

10. 引流管护理 置管后及时评估管路滑脱/非计划性拔管风险,并根据评估结果妥善固定引流管,标识清晰,防止牵拉,预防非计划性拔管(unplanned extubation,UE)。注意保持管路通畅,勿打折、扭曲、受压。严密观察引流液的性状、颜色、引流量并准确记录。遵医嘱按时更换引流装置,敷料脱落或污染

时及时通知医师更换,注意无菌操作,防止感染。引流位置不能高于置管处,负压引流装置注意保持有效负压。如伤口引流液出现大量鲜血或乳糜色引流液,应立即告知医师处置。

11. 化疗及放疗的护理 见本章第一节儿童实体瘤疾病的护理。

12. 心理护理 恶性肿瘤患儿病情进展快,全身症状明显,中晚期患儿预后不良,患儿和家长极易产生焦虑、恐慌心理。又因化疗周期长,家长容易丧失治疗信心,大龄儿童易产生预感性悲哀。责任护士可根据患儿年龄特点,对待年幼患儿耐心细致、亲切和蔼,减少患儿惧怕医护人员的心理,建立家庭为中心的护理模式,提高患儿对治疗的依从性。对待大龄儿童加强沟通,鼓励患儿倾诉,与患儿建立信任关系,使患儿能够配合治疗。护士可根据患儿及家长的接受能力鼓励家长之间组成 QQ 或微信群进行交流,令患儿家长提高自护及应对能力。化疗前提前告知家长为患儿准备好喜欢佩戴的帽子、假发等,眼部横纹肌肉瘤患儿的家长可以为患儿准备墨镜。护士应避免在患儿面前讨论病情及费用问题,保护患儿的自尊心。开展延续性护理,出院后定期电话回访,了解患儿后续病情及治疗,解答患儿及家长疑虑,保证治疗的完整性。

【健康教育】

1. 肿瘤患儿常规宣教内容参见本章第一节儿童实体瘤疾病的护理。

2. 指导家长注意观察横纹肌肉瘤常用化疗药物的副作用:长春新碱可引起肠麻痹和便秘,环磷酰胺和异环磷酰胺可引起出血性膀胱炎,阿霉素可引起心脏损害。

3. 横纹肌肉瘤患儿按医师要求时间常规复查血象、肝肾功能、凝血功能、B 超等检查。化疗结束后注意观察患儿的生长发育指标测量,并于化疗结束后第 1 年每 2~3 个月、第 2 年每 3~4 个月;第 3~5 年每 6 个月进行脏器功能检查及免疫功能检查。

（任　寒）

第五节　血　管　瘤

【概述】

婴幼儿血管瘤(infantilehemangioma)是指由胚胎期间的血管组织增生而形成的,以血管内皮细胞异常增生为特点,发生在皮肤和软组织的良性肿瘤。血管瘤是来源于血管内皮细胞的先天性良性肿瘤,

婴幼儿血管瘤一般出生后 1 周左右出现,男女发病比例约为 1:3。

【临床特点】

婴幼儿血管瘤最早期的皮损表现为充血性、擦伤样或毛细血管扩张性斑片(图 28-5-1)。生后 6

个月为早期增殖期,瘤体迅速增殖,明显隆起皮肤表面,形成草莓样斑块或肿瘤,大小可达最终面积的80%,之后增殖变缓,6~9个月为晚期增殖期,少数患儿增殖期会持续至1岁之后,瘤体最终在数

年后逐渐消退。未经治疗的瘤体消退完成后有25%~69%的患儿残存皮肤及皮下组织退行性改变,包括瘢痕、萎缩、色素减退、毛细血管扩张和皮肤松弛。

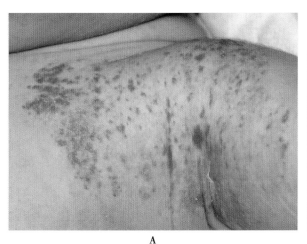

A

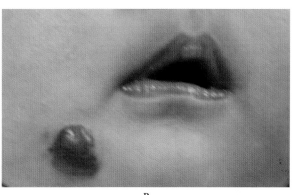

B

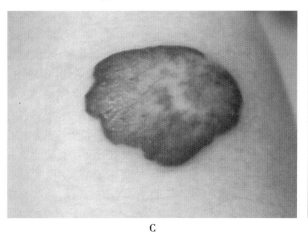

C

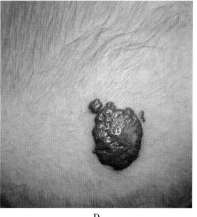

D

图28-5-1　血管瘤
A. 肩部;B. 面部;C. 前臂;D. 头部

【治疗原则】

婴幼儿血管瘤的治疗主要以局部外用和系统用药为主,辅以激光或局部注射等,目的是抑制血管内皮细胞增生,促进瘤体消退,减少瘤体残留物。

1. 药物治疗　根据用药途径不同可分为全身用药和局部用药。治疗药物包括泼尼松、普萘洛尔、长春新碱、平阳霉素、博莱美素、噻吗洛尔。

2. 手术治疗　当瘤体位于头皮、躯干等隐蔽部位,且瘤体深或合并血管畸形成分时,应考虑手术切除治疗。此外,其他治疗结束后残余的皮肤松弛或深部组织增生,亦需要手术矫正。手术方式可选择梭形切口切除后拉拢缝合。由于会遗留不同程度的瘢痕,一般不作为治疗的首选方案。

3. 激光治疗　随着激光医学的快速发展,出现

了各种可用于治疗血管瘤的激光,从而推动了血管瘤的激光治疗研究和应用。激光治疗血管瘤的靶色基为血液中的氧合血红蛋白,氧合血红蛋白吸收光能产生热量,热量传导至周围的血管壁,造成血管的损伤。临床上激光治疗主要适于治疗早期、浅表、扁平血管瘤,退化期血管瘤遗留的红斑、毛细血管扩张激光治疗也可达到较好的疗效。

血管瘤的治疗方法繁多,但没有一种治疗方法是适用于所有情况的。临床医师选择治疗方案时,需要根据血管瘤的大小、部位、分型、发展阶段等进行综合考虑,从而达到最大限度的保留功能、改善外观、减轻患儿及其家属的心理压力的目的。

【护理评估】

1. 评估患儿血管瘤的面积、质地及颜色等。

28

2. 评估患儿是否有哮喘、过敏性鼻炎、心动过缓、房室传导阻滞、病态窦房结综合征、低血压、低血糖、甲状腺功能减退等普萘洛尔的治疗禁忌证。

3. 做好宣教工作,使患儿及家长了解疾病的基本知识,减轻顾虑。

【护理措施】

1. 普萘洛尔用药护理

(1) 使用前签署知情同意书:告知普萘洛尔是治疗心血管疾病的药物,用于治疗儿童血管瘤,作为临床观察用药有一定的风险性,应详细告知家长普萘洛尔的治疗适应证,治疗血管瘤的安全性、有效性和常见副作用,使家长消除对用药的疑问,缓解紧张、焦虑情绪,主动配合治疗。

(2) 药物服用指导:普萘洛尔为 β 受体阻滞剂,能降低脂肪分解、糖原分解和糖异生,使患儿出现低血糖,故宜选择在进食 30 ~ 60 分钟后服药,避免空腹服药。为保证有效的血药浓度,每 8 小时给药一次。由于婴幼儿年纪小,口服的难度大,为保证药物剂量准确,可把普萘洛尔溶于灭菌注射用水中,10mg 溶于 10ml 灭菌注射用水,药液完全溶解均匀后,用注射器抽取需要的剂量喂给患儿,如患儿进食后呕吐,应适当补充药量。普萘洛尔与食物同服,可延缓肝内代谢,提高生物利用度。

(3) 服药后不良反应的护理:①心率减慢,血压降低:一般情况下心率减慢血压降低为一过性,服药后 2 ~ 3 小时最为明显,因此在口服普萘洛尔治疗 48 小时内,应严密监测患儿血压、心率、心律、呼吸、血氧饱和度。②哮喘:由于普萘洛尔可使支气管痉挛加重,故用药前应详细询问家长有无哮喘病史,一定要签署知情同意书,告知家长不可隐瞒病情,以免发生不良反应。若服药后出现呼吸困难,应立即给予氧气吸入、平喘等对症处理,停止口服普萘洛尔。③消化道不良反应:胃肠道反应为常见的不良反应。应鼓励患儿进食高热量、高蛋白富含维生素易消化的饮食,保证热量供给。④低血糖:普萘洛尔可使血糖降低,低血糖好发于饥饿状态时。鼓励患儿少量多餐,避免空腹服用普萘洛尔,患儿口服普萘洛尔后 1 小时测量血糖。⑤皮疹:口服普萘洛尔后 24 小时,观察患儿瘤体的张力、颜色、皮温情况。第 48 ~ 72 小时,可触摸到瘤体厚度是否较前变薄,面积大小改变多出现在颜色及质地发生改变后。注意观察皮疹的位置、颜色、大小、有无痒感及破损,给患儿穿柔软宽松的衣物,剪短指甲避免抓破皮肤。若患儿服药后出现皮疹,可予口服氯雷他定、炉甘石洗剂外涂。

2. 血管瘤破溃的护理 患儿血管瘤破溃的部位多位于外阴、臀部、肛周、颈部、枕后、口腔,由于部位特殊,破溃的伤口不易愈合。瘤体表面的分泌物应予以送检并做药物敏感性试验。医护人员在清除破溃瘤体表面的坏死组织和分泌物后,可用 0.5% 的碘伏溶液清洗创面,彻底清除缝隙中的分泌物,表面喷重组人表皮生长因子溶液及阿米卡星溶液,保持伤口的湿润和清洁,促进伤口的愈合。

3. 肛周及外阴感染的护理 肛周及外阴感染的患儿每次大小便后及时清洗换药,保持局部干燥。口腔破溃者局部外涂 2% 的碘甘油,每天 3 次,以防继发感染。

4. 患儿家长的心理护理 血管瘤可生长于全身各个部位,如颜面、外阴、肝脏、脑、眼等部位,患儿家长的心理压力巨大。通过心理疏导、发放宣传资料及对患儿父母认知行为的干预,缓解其焦虑紧张情绪,使患儿父母对疾病建立正确认知,增强对患儿疾病康复的信心。医护人员在治疗的过程中,要加强与家长的沟通交流,耐心倾听家长的主诉,讲解药物的作用机制及毒副作用,告知家长在家服药期间应观察并记录患儿药物使用的剂量、时间、瘤体的变化,尤其要告知普萘洛尔的药量不可擅自增减或停药,以提高患儿家属在治疗过程中的依从性,安全有效地使用药物。

【健康教育】

1. 普萘洛尔的剂量不可随意增减,停药须逐渐递减剂量,至少需 3 天,一般为 2 周。

2. 出院后每周测血压、心率、呼吸 1 次。

3. 鼓励患儿进食高热量、高蛋白、富含维生素易消化的饮食,保证热量供给。

4. 在回家口服治疗期间,每周监测一次空腹血糖。

5. 患儿回家后,每周到门诊复诊一次,动态观察血管瘤的面积、质地及颜色的变化并记录。

(翟士芬　曲斌)

第六节　淋巴管瘤

【概述】

淋巴管瘤(lymphangioma)是一种由异常增生的淋巴管和淋巴液组成的良性错构瘤,而非真正的肿瘤,恶性淋巴管瘤在小儿极为罕见。绝大多数淋巴管瘤位于皮下组织,具有肿瘤和畸形的双重特点,但不发生转移、恶变,基本上不能自行消退。淋巴管瘤在儿童中多见,位于小儿良性肿瘤第二位,仅次于血管瘤。其中男性发病略多于女性。按其形态和分布可分为单纯性毛细血管型淋巴管瘤、海绵状淋巴管瘤、囊状淋巴管瘤。其中囊状淋巴管瘤好发于颈部,又称囊状水瘤,在临床上最多见。淋巴管瘤一般无生命危险,也不影响基本功能,只有毁容问题,应避免过激治疗导致残疾甚至丧失生命。

【临床特点】

淋巴管瘤是一种先天性病变,但有时并不能在出生时发现。根据Sabin学说,当原始淋巴管部分被孤立隔离或过度增生时就形成肿瘤样的畸形。

1. 单纯淋巴管瘤　由毛细淋巴管和小囊密集成球组成,多位于皮肤浅表层,突出皮肤表面,呈小泡状颗粒,由针尖大小到豆大不等,透明呈淡红色,压迫有黏性的透明淋巴液溢出,多发生在股部、上臂、胸壁、头皮、口舌等处,可出现巨舌、巨唇等改变(图28-6-1)。

2. 海绵状淋巴管瘤　由较大的淋巴管和较小的多房性淋巴腔组成,发生部位呈象皮肿样改变,多发生于四肢、腋部、面颊、口腔等处,使之出现面容改变、巨舌、巨唇、肢体畸形等,并可产生相应部位的外观和功能障碍。位于颈部的海绵状淋巴管瘤有时可侵及口腔和舌部而影响吞咽和发音。

3. 囊状淋巴管瘤　又称水囊瘤,单房者少见,多有副囊,内容物为多量淋巴液,全身均可发生,常见于颈部、腋下及胸腹壁。一般表面皮肤正常或可呈淡蓝色,质地柔软,有波动感,常大于10cm,透光试验阳性。并发囊内出血时瘤体可突然变大,颈部淋巴管瘤严重者可压迫气管影响呼吸甚至造成窒息。肠系膜及大网膜囊肿常表现为腹部巨大包块,可致肠梗阻。多数淋巴管瘤通过查体即可确诊,位置较深者可做局部穿刺,配合B超进行诊断。

【治疗原则】

手术治疗淋巴管瘤为最有效的方法,手术后应于瘤床放置引流管,充分引流,直至无淋巴液渗出再行拔除。肢体出现象皮肿样海绵状淋巴管瘤者可分次手术。颈部淋巴管瘤压迫气管者应立即进行肿瘤穿刺放出囊液减压,必要时气管插管避免发生窒息。除手术外,还有肿瘤囊液抽吸、抽吸后注射硬化剂、热疗、放疗等治疗方法。注射药物使用A型链球菌针剂(OK-432)、博莱霉素、平阳霉素。另需注意头面颈部手术除切除瘤体,还应兼顾美容整形,四肢手术

如有皮肤缺损也可植皮。

【护理评估】

1. 评估病变部位及体征,肿块大小及其范围、性质;评估患儿有无因肿块压迫导致呼吸困难及吞咽困难;是否发生巨唇症、巨舌症(图28-6-1)、巨肢畸形、象皮腿样病变等外观形象的改变;有无皮肤、皮下、口腔黏膜内的厚壁小疱及小疱间的疣状皮肤增生;有无肠系膜、大网膜淋巴瘤导致的肠梗阻症状。

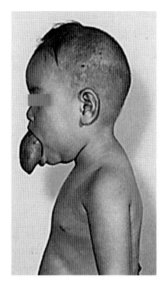

图 28-6-1　海绵状淋巴管瘤(巨舌症)

2. 评估查体结果,判断淋巴管瘤临床分型,了解透光实验、局部穿刺抽液化验及B超结果。

3. 评估患儿及家长是否因淋巴管瘤引起外形改变而有沮丧、焦虑、恐惧心理及程度,及其对于疾病相关知识的了解程度。

【护理措施】

1. 患处的观察与护理　观察瘤体大小、颜色、质地、局部温度有无变化。密切观察颈部包块有无压迫症状,避免局部受外力撞击。注意观察体温、脉搏、呼吸变化及瘤体变化情况,以便及时发现并防治囊内出血。做好患处皮肤护理,保持局部清洁干燥,避免汗液长时间刺激。压迫食管气管的患儿需加强巡视,尤其是夜间,定时巡视患儿,避免睡眠期间患儿出现呼吸道压迫,发生窒息。

2. 饮食护理　给予患儿高蛋白、高热量、易消化饮食。对于颈部肿物压迫食管造成吞咽困难而引起贫血、营养不良的患儿见本章第一节儿童实体瘤疾病的护理。颈部巨大肿物压迫气管导致呼吸困难者,注意少量多次喂食及饮水,进食饮水时需有专人看护,避免呛咳导致窒息误吸。颈部淋巴管瘤术后宜进食温凉、软质食物,避免生、硬及过热食

物,以免咀嚼用力引起切口疼痛或裂开,过热引起舌体肿胀。

3. 呼吸道护理 颈部淋巴管瘤术后 2～5 天时可能出现组织水肿进行性加重导致呼吸道梗阻,需密切观察患儿生命体征与病情变化。

4. 伤口护理 颈部淋巴管瘤常常包绕血管、神经组织,一般手术创口较大,需密切观察伤口敷料有无渗血、引流液性质、患处周围皮肤颜色及血运等;注意观察有无出现声音嘶哑,吞咽困难等喉返神经、膈神经损伤症状,一旦出现异常,立即报告医师处理;监测体温的变化,观察切口局部有无红、肿、热、痛等感染征象,遵医嘱正确合理使用抗生素治疗;淋巴管瘤术后淋巴液渗出较多,有引流液渗出污染伤口敷料时应通知医师及时更换,降低感染风险。

5. 引流管的护理 淋巴管瘤术后一般采取伤口负压引流,避免形成空腔。引流管护理见本章第四节横纹肌肉瘤的护理。

6. 化疗及放疗的护理 见本章第一节儿童实体瘤疾病的护理。

7. 心理护理 淋巴管瘤患儿一般无生命危险,但易出现外貌改变甚至毁容,患儿及家长容易产生担忧、顾虑及焦虑心理。责任护士可多与患儿沟通交流增加亲近感,耐心倾听家长的诉说,并为患儿

及家长宣教本疾病的相关知识、目前国内外的治疗进展、对症护理、预后转归等,帮助其正确理解并能接受身体外观的改变,促进患儿及家长对自我形象改变的认可。鼓励患儿及家长面对现实,消除悲观情绪,积极配合治疗和护理。鼓励家长提高应对能力。

8. 延续性护理 术后可以帮助其联系康复科、整形外科等,令患儿和家长对预后解除顾虑,建立信心,提高患儿及家长对治疗的依从性。

【健康教育】

1. 告知家长保持切口局部清洁干燥。如局部出现红肿、渗血、渗液等异常情况应及时就诊、复查。

2. 功能锻炼应坚持康复训练,如颈部和患侧肢体主动、被动锻炼。强调康复训练对疾病预后及患儿正常发育的重要性,使治疗方案具有连续性。

3. 饮食指导合理饮食,不偏食,不挑食。

4. 休息与活动患儿病情好转后可逐渐增加活动量,保持良好的生活方式,生活规律。尽量少去人多拥挤的地方,和小朋友玩耍时注意避免磕碰到患处。

5. 告知患儿与家长可去正规医院接受医学美容、整形、植皮等恢复患儿正常外观的后续治疗。

6. 正常免疫接种。

(任 寒)

第七节 颅内肿瘤

【概述】

儿童肿瘤中神经系统肿瘤的发病率相当高,仅次于白血病,居儿童期肿瘤的第二位,约占儿童期肿瘤的 20%,年发病率为(27.6～35.9)/百万儿童。在全年龄组患病率约为 15%～20%,占 15 岁以下年龄组全身各类肿瘤的 40%～50%,远远高于成人发病率。好发年龄为 10 岁之前,高发年龄为 5～8 岁。性别分布大致相当,男女比可达(1.02～1.06):1,男性多见松果体区肿瘤、脉络丛乳头状瘤(图 28-7-1)、畸胎瘤、髓母细胞瘤(图 28-7-2)、室管膜瘤和垂体瘤,女性多为鞍区生殖细胞瘤。

【临床特点】

小儿颅内肿瘤好发于中线及后颅窝,故易早期阻塞脑脊液循环通路出现颅内压增高,压迫脑干等重要结构,病程常较成人短。同时,由于儿童颅骨发育不完全,代偿能力较成人强,因此局限性神经系统损害症状相对较成人少。

1. 呕吐 约 70%～85% 的患儿出现呕吐,此为颅内压增高或后颅窝肿瘤直接刺激延髓呕吐中枢

所致。

2. 头痛 70%～75% 的患儿有头痛。主要是颅内压增高或脑组织移位引起脑膜、血管或脑神经张力性牵拉所致。

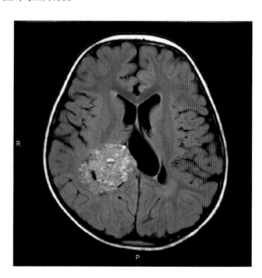

图 28-7-1 脉络丛乳头状瘤

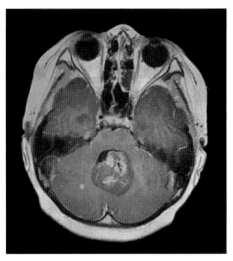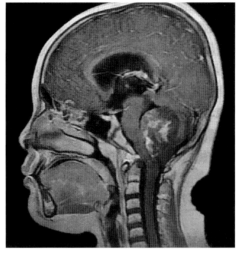

图 28-7-2 髓母细胞瘤

28

3. 视觉障碍 视力减退可由于鞍区肿瘤直接压迫视传导通路引起视神经原发性萎缩,更多是因颅内压增高出现视盘水肿引起的继发性视神经萎缩。儿童视力减退易被家长忽视,故有此主诉者不到40%。

4. 内分泌功能紊乱 因压迫垂体前叶使其分泌的生长激素、促甲状腺激素、促肾上腺皮质激素及促性腺激素明显减少,表现为生长发育迟缓、皮肤干燥及第二性征不发育等。

5. 癫痫发作 小儿脑肿瘤癫痫发生率较成人低,原因有:小儿幕下肿瘤较多;而且恶性肿瘤多见,脑组织毁损症状多于刺激症状。

6. 其他 肿瘤向邻近结构扩展,可伸入额叶、颞叶、鞍后及斜坡等部位,临床表现为复视、偏瘫、眼肌麻痹、共济失调、精神症状等。

【护理评估】

1. 健康史评估 评估母亲孕产史、家族史、社会心理状态,患儿及家长的焦虑和恐惧程度、心理状态及应对方式。查看患儿精神状态,全身皮肤有无黄染、皮疹、皮肤弹性、前囟凹陷程度,目前治疗及用药史以及患儿的生长、发育情况等。

2. 对病情的评估

(1)意识状态:常反映患儿病情的轻重。现用格拉斯哥昏迷指数(Glasgow coma scale,GCS)评定。也可以昏迷程度来判断,除意识清醒外,一般将意识障碍分为嗜睡(唤醒后意识清醒)、朦胧(能唤醒,但意识不清)、半昏迷(意识不清,但有疼痛反应)、昏迷(意识不清,反应消失)等几种情况。

(2)瞳孔:正常瞳孔直径2~5mm,对光反应灵敏。严重颅内压增高出现脑疝,表现为一侧瞳孔明显散大,对光反射消失,同时出现意识障碍及对侧肢体偏瘫;当两侧瞳孔散大伴有病理呼吸和脑强直,表现为脑疝晚期。

(3)生命体征:危重或手术后患儿给予心电监测,每小时记录T、P、R、BP。颅内压增高常出现脉搏缓慢而宏大,呼吸慢而深,血压升高,此时要警惕脑疝的发生。丘脑下部损伤,体温常明显增高。

(4)头痛、呕吐和视力障碍:此为颅内压增高的三大主要症状。躁动不安也常是颅内压增高、脑疝发生前的征象。

(5)肢体活动情况:如出现一侧肢体活动障碍加重,往往表示占位病变在增大,或为小脑幕切迹疝的一个症状。

【护理措施】

1. 严密观察病情变化 对于病情发展迅速的患儿,可有颅压增高的症状,表现为剧烈头痛、喷射性呕吐,此时要及时通知医师,遵医嘱给予脱水剂,防止脑疝的发生。对于后颅窝肿瘤的患儿要注意意识和呼吸情况,如出现枕大孔疝时可出现呼吸和心搏骤停,此时应及时通知医师并给予脱水和做好脑室穿刺的准备。对于幕上肿瘤患儿要注意防止癫痫发作,一旦出现癫痫发作则要保持呼吸道通畅,同时通知医师给予抗癫痫治疗。

2. 发热 发热患儿慎用冬眠药物,以防引起意识障碍。术后可给予冰袋、冰帽物理降温,也可遵医嘱给予降温药物。

3. 癫痫 术后观察患儿有无口角抽动、眼睑震颤、手指抽动等迹象,发现异常应及时通知医师,遵医嘱给予镇静药物,癫痫发作时可重复用药,同时保持呼吸道通畅,给予氧气吸入,防止脑组织缺氧。

28

4. 电解质紊乱 尤其是鞍区肿瘤术后患儿每12小时监测电解质1次。高钠高氯患儿限制钠和氯的摄入；低钾低氯患儿补充氯化钠以防脑水肿。此外，须维持钙、糖在正常水平。还应重点观察患儿多饮、多尿、烦渴等表现及尿比重，每小时记录尿量，并严格记录24小时出入量。若出现尿崩症状及时通知医师，遵医嘱给予抗利尿药。

5. 生命体征的监测 在心电监测下，严密观察患儿生命体征、神志及瞳孔的变化，术后72小时内要观察患儿有无意识障碍、恶心、呕吐及伤口张力增加、颈强直等症状。

6. 呼吸道护理 遵医嘱予患儿雾化吸入治疗，每2小时翻身一次，翻身同时应叩背，预防坠积性肺炎。舌后坠阻塞气道时，可放置口咽通气道，并及时清除呼吸道和口腔分泌物。

7. 五官护理 昏迷患儿每天进行口腔护理两次。脑脊液鼻漏或耳漏不宜用棉球或纱条紧塞，可用无菌纱布擦拭，注意保持鼻腔清洁。面神经损伤患儿眼睑闭合困难，三叉神经损伤患儿角膜感觉消失，均易发生角膜溃疡，可用无菌生理盐水纱布护眼。

8. 皮肤护理 对昏迷、长期卧床、意识障碍等患儿做压疮评估，并根据评分给予相应的护理措施，每班次做好详细记录。对易发生压疮的患儿应卧气垫床，可在经常受压的骨隆突处使用保护性敷贴，局部垫防压疮垫或在身体空隙处垫软枕。协助患儿至少每2小时翻身一次，避免长时间受压；每天进行皮肤护理，保持床单位清洁、干燥，减少翻身时的摩擦力。

9. 泌尿系统护理 昏迷或脊髓损伤患儿经常有尿潴留或尿失禁情况，留置导尿患儿应每天清洁会阴2次，防止泌尿系感染。

10. 排泄护理 3天未排便的患儿应及时通知医师，遵医嘱予应用缓泻剂或开塞露。

11. 引流管的护理 如有各类引流管，应标识清晰，妥善固定，保证其畅通，注意观察引流液的性质和量，及时准确记录。如脑室内引流管则要注意悬挂高度，防止过低引起引流过度导致颅内出血，也要防止过高导致引流不畅和颅压增高。

12. 卧位护理 颅内压增高和颅脑手术清醒患儿，取头高位15°~30°，以利于颅脑静脉回流；昏迷患儿取平卧位，如有呕吐物应把头偏向一侧，以防呕吐物引起的窒息。

13. 安全护理 意识蒙眬和躁动不安患儿给予适当约束四肢，定时检查约束带的松紧程度，评估约束部位的皮肤，给予记录及严格交接班。必要时遵医嘱使用镇静剂。癫痫患儿发作时，应注意在保护患儿安全的条件下，不可强制给予患儿约束，以免引起关节损伤。

14. 并发症的观察及护理

（1）坠积性肺炎：保持呼吸道通畅，清醒患儿鼓励自行咳嗽排痰。昏迷患儿，咽喉部有分泌物应及时抽吸，遵医嘱予雾化吸入，按时拍背吸痰，预防坠积性肺炎发生。

（2）颅内继发性血肿：术后患儿出现头痛、呕吐，继之神志不清，血压升高，脉搏、呼吸变慢，应及时通知医师。

（3）前颅窝血肿：垂体瘤手术后神志完全清醒，但数小时后患儿又转入嗜睡、蒙眬状态或尿失禁，或手术后意识一直呈蒙眬状态，常提示形成前颅窝血肿，应提高警惕，及时通知医师处理。

（4）尿崩症：蝶鞍区手术后尿量增加，患儿出现口渴、烦躁等失水症状时，可能是发生了尿崩症，应注意多饮水，补充水分，防止脱水，同时通知医师给予相应解救药物。

15. 心理及生活护理 患儿可出现颅内压增高现象、视力障碍、偏瘫、癫痫、眼肌麻痹、共济失调、精神症状等，要专人陪护，对其进行生活护理，防止意外发生，与患儿及家长进行有效沟通，向患儿家长讲解疾病知识，创造其良好的情绪，避免不良刺激，消除其焦虑恐惧情绪，建立战胜疾病的信心，配合好治疗。

【健康教育】

1. 用药知识指导 准时、正确遵医嘱服药，以预防并发症，促进脑神经功能的恢复。对于尿崩现象较长期的患儿，出院后仍需一段时间的药物辅助治疗，详细说明用药方法，并嘱家长注意患儿的出量及入量变化。对于服用泼尼松的患儿，应给予严格、详细的药物减量计划。观察体温、癫痫发作情况，服用癫痫药物患儿，要按时用药，并注意定期化验血象、肝肾功能。

2. 生活指导 出院后，患儿应注意保持充足的休息，出院后一个月内保持头部伤口的清洁，加强营养，制订合理的饮食计划，增强机体的抵抗力。保持大便通畅，防止因大便用力引起颅内压增高，发生意外，故多食粗纤维易消化食品，如蔬菜、水果，必要时使用缓泻药物。有肢体活动障碍的，要进行肢体的功能锻炼，并定时按摩、活动关节，防止肌肉萎缩和关节的挛缩。如遇头痛、呕吐、视力下降等应及时到医院进行就诊。

3. 延续性护理 出院后1~3个月门诊复查，以及时准确了解疾病的治愈和机体的恢复情况。告知定期门诊随访的重要性。随诊时了解患儿出院后身体恢复情况、生长发育状况，给予针对性的健康指导。

（张凤云）

第八节　视网膜母细胞瘤

【概述】

视网膜母细胞瘤(retinoblastoma)是一种起源于胚胎视网膜细胞的恶性肿瘤,具有家族性和遗传性倾向。本病在儿童眼内肿瘤约占90%以上,近年来有上升趋势,常见于5岁以下儿童。其中40%～45%为常染色体显性遗传,少数为染色体畸形,即第13号染色体长臂1区4带缺失。可分为遗传型和非遗传型,遗传型可发生第二恶性肿瘤。

【临床特点】

本病确切病因不明。每个病例因其瘤细胞分化程度不同,发展速度及临床表现不尽相同,根据视网膜母细胞瘤的表现和发展过程一般可分四期:

1. 眼内期　肿瘤较大时可见瞳孔内有黄白色反光,即谓"白瞳症""猫眼",瞳大,对光反应弱。视力差,可有斜视,双眼发病者不能注视(图28-8-1)。

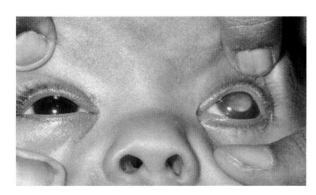

图28-8-1　视网膜母细胞瘤眼部病变图

2. 青光眼期　眼压升高,角膜水肿,瞳孔大,畏光流泪,食欲差。

3. 眼外期　肿瘤可穿破角、巩膜向眶内蔓延,或沿视神经向颅内蔓延。

4. 转移期　可沿血道、淋巴道和脑脊液向颅内及全身转移。

【治疗原则】

近20年对Rb的治疗有长足进步,根据肿瘤的发展不同阶段采取不同疗法,使部分患儿保存患眼和视力。选择治疗方法时首先应考虑保存和挽救患儿生命,在此基础上,再根据肿瘤发展的程度,进一步考虑保存患眼和保留视力。

1. 手术疗法

(1)眼球摘除手术:眼内期,肿瘤已经占眼底面积1/2以上,应行眼球摘除术,术中操作要轻,避免压迫眼球,需距巩膜壁后10mm处剪断视神经。

(2)眶内容物摘除术:肿瘤已穿破眼球向眶内生长、视神经管扩大等,应行眼眶内容物摘除术,术后联合放射治疗,但大多预后不好。此手术影响外观,应严格掌握适应证。

2. 放射疗法

(1)如肿瘤已达球外期且大者,可先作放疗,使肿瘤缩小后再行眶内容剜除术,术后继续进行放疗。

(2)如双眼均有肿瘤时,除对较严重的一眼进行手术外,较轻的一眼尽量争取作放疗和(或)化疗。

3. 冷冻疗法　早期较小的肿瘤可采取经巩膜冷凝,可使肿瘤消退,形成脉络膜萎缩病灶。

4. 光凝疗法　仅用小而孤立的肿瘤(3mm 直径),黄斑部及视神经大血管附近的肿瘤不能用本法,以免视力及血管损伤。方法:先在肿瘤周围光凝两排,形成两道堤坝,再凝固走向肿瘤血管,使之完全阻塞,截断肿瘤的血源(勿伤及大血管免致出血),使肿瘤坏死、萎缩。此方法的优点可反复进行。亦可与放疗或化疗并用,效果较好。

5. 化学疗法　目前对于保守治疗患儿采用CCTV方案(卡铂、依托泊苷或替尼泊苷、长春新碱、环孢素 A)抑制 RB 细胞 P-糖蛋白的高度表达,阻断细胞膜上的多重耐药泵,减少肿瘤细胞的耐药。化疗不仅能杀死肿瘤细胞,同时还可以促进视网膜下液的吸收,有利于脱离的视网膜复位,增加了保存眼球的可能性。

【护理评估】

1. 评估患儿是否有发热、精神、神志、患儿眼压及瘤体侵犯程度等情况。

2. 了解实验室检查如血常规、血生化、免疫功能、凝血功能。

3. 评估患儿及家属对本病各项护理知识的了解程度及需求。

【护理措施】

1. 环境护理　尽可能安排单独病室,每天开窗通风,紫外线消毒。

2. 基础护理　保持床单位清洁整齐,皮肤、会阴部清洁卫生,凝血功能异常的患儿防止碰撞外伤。

3. 饮食护理　指导患儿进食高蛋白、高热量、高维生素易消化食物。

4. 休息　避免剧烈活动,减少氧耗及意外引起的出血,病情好转后逐渐增加活动量。

5. 手术护理

（1）术后给予患儿进食高蛋白、高脂肪、高维生素易消化食物，以增强免疫力，促进伤口愈合，多食蔬菜、水果及粗纤维食物，以保持大便通畅，防止术后便秘。

（2）术眼绷带包扎，观察术眼敷料是否固定，有无渗出，检查绷带包扎松紧是否适度。

（3）术眼包扎过紧可致颜面部疼痛及水肿，包扎过松可致结膜渗出、水肿。

（4）指导患儿保护好术眼，避免抓碰伤术眼。

（5）保持颜面部及双手清洁，遵医嘱点眼药，防止感染。

6. 并发症的护理

（1）发热：密切监测体温，常用的降温方法为温湿敷、温水浴、冰袋降温及药物降温。对心功能正常的高热患儿嘱其多饮水，对发汗较多的患儿必要时与医师沟通酌情补液。给予降温措施后及时复测体温直至降至正常，降温过程中要注意观察患儿的表现，避免体温骤降引起虚脱。大汗后及时擦洗，随时更换衣服。

（2）出血：注意观察患儿皮肤、黏膜、内脏有无出血的症状和体征，观察患儿皮肤有无新鲜出血点，有无鼻出血、牙龈出血及穿刺部位出血，观察尿、粪、呕吐物的颜色有无异常，女患儿有无月经过多和非月经性阴道出血。注意有无突然剧烈头痛、呕吐伴视物模糊等颅内压升高的表现。患儿发生皮肤黏膜出血、呕血、便血、血尿时应密切观察并记录出血的部位、出血量及发生、持续时间。并注意观察穿刺部位是否有血肿或慢性渗血，确保止血。消化道出血易引起失血性休克，应密切监测血压、心率、呼吸，一旦发生休克迅速建立双静脉通路，保证有效扩容。对于颅内出血患儿要注意观察神志、瞳孔变化，保持安静、绝对卧床、避免搬动。随时准备好各种抢救物品、药品，积极配合医师进行抢救。

（3）皮疹：勤换内衣裤，穿透气、棉质服装，保持皮肤清洁干燥，定期为患儿修剪指甲避免抓伤皮肤。注意会阴部的清洁，便后及时清洗肛周。对长期卧床者，保持床单位平整，定时更换体位、预防压疮发生。

（4）预防感染：密切监测体温、血象变化，及时发现感染的早期表现，每天检查口腔及咽喉部，及时发现有无牙龈肿胀、咽红、吞咽疼痛感。观察穿刺部位皮肤有无破损、红肿，疼痛，外阴、肛周有无异常改变等，发现异常时，报告医师及时处理。体温超过38.5℃时，遵医嘱抽取双份血培养，遵医嘱给予药物降温。

（5）多器官功能衰竭：参见第三十六章第十节多器官功能障碍综合征。

7. 心理护理 视网膜母细胞瘤患儿，治疗效果不确定及可能会面临眼球摘除手术患儿及家属思想负担比较重。护士根据患儿及家属的接受能力进行疾病、用药知识、护理技能、预后转归等方面的宣教，满足家属及患儿的需求，促使他们积极主动地配合医疗工作。对年长儿通过安慰、解释和鼓励，对年幼儿通过亲切、和蔼的态度和关心去建立感情，取得信任。

【健康教育】

1. 饮食指导 给予高维生素及钙质丰富适合患儿口味的饮食，如禽蛋、奶类、鱼虾、瘦肉、豆浆等，多吃蔬菜和水果，忌食过辣、过热及生冷刺激性食物。对食欲不佳者少食多餐。饮食中适当增加氨基酸的比例以维持正氮平衡。

2. 休息与活动 有乏力、贫血、血小板减少时需卧床休息，病情好转后逐渐增加活动量。保持良好的生活方式，生活规律。尽量少去人多、空间闭塞的地方，避免感染。

3. 用药指导 向患儿和家属解释用药治疗的方法、目的及意义。用化疗药期间严密监测患儿血液检查结果，如出现白细胞和粒细胞过低应及时和医师取得联系。注意观察用药后的不良反应及并发症等情况。对于年长儿要警惕私自丢弃药物，不得擅自更改剂量或停止服用。

（全晓杰）

第九节 甲状腺舌管囊肿及瘘管

【概述】

甲状腺舌管囊肿及瘘管（thyroglossal cyst and fistula）是胚胎甲状腺舌管闭合不全而形成的先天性发育异常，为小儿颈部较常见的先天畸形疾病之一，多见于1～10岁儿童，少数因无感染或缓慢增大至中、老年才确诊。其发病在性别上无大差异，囊肿的发病率远比瘘管多。该病的病因是甲状腺始基在胚胎第四周时自咽前方向颈部移行,以后逐渐下降形成甲状腺舌导管,在胚胎第 8 ~ 10 周时导管萎缩消失,起始部仅留一浅凹,即舌盲孔,远端形成甲状腺。如果甲状舌管不消失,残存上皮的分泌物聚集,可形成囊肿,即甲状舌管囊肿。如合并感染可出现红肿(图28-9-1)、破溃(图28-9-2),形成瘘管。

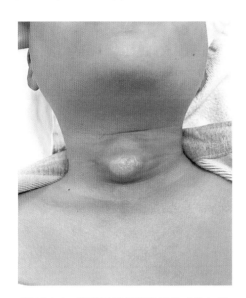

图 28-9-1 甲状腺舌管囊肿继发感染红肿

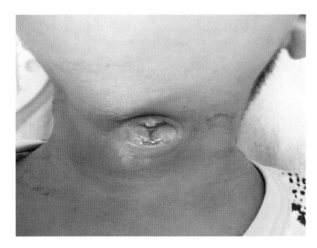

图 28-9-2 甲状腺舌管囊肿继发感染破溃

【临床特点】

甲状腺舌管囊肿和瘘管如无感染常无明显不适症状。囊肿可位于颏下至胸骨上切迹之间的颈中线或稍偏斜一点,一般直径在 2 ~ 4cm,呈圆形或椭圆形肿块,表面光滑,边界清楚,随吞咽或伸舌上下移动。但推动肿块时不能上下或左右移动。如发生感染,局部呈现红肿热痛,感染后的脓囊肿破溃或切开引流后未愈则可形成瘘管。甲状舌管瘘的瘘口多位于

舌骨与胸骨上切迹之间的颈中线。瘘口常有黏液或黏脓性分泌物(图 28-9-3)排出,在舌背根部可见舌盲孔,压迫舌盲孔周围可见分泌物。

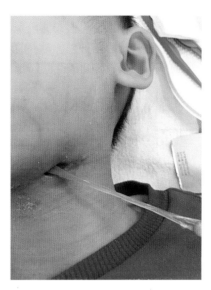

图 28-9-3 甲状腺舌管瘘管黏性分泌物

【治疗原则】

甲状舌管囊肿多采取手术治疗,是在亚甲蓝指示下切除囊肿、瘘管和舌骨中段。有急性炎症时应先控制感染,使感染病灶局限,术前局部无肿胀,皮肤颜色正常。若已形成脓肿,则应切开引流,待炎症消退后 2 ~ 3 周,再行手术切除。因囊肿感染后与周围组织粘连,解剖层次不清楚,手术时可能遗留部分囊壁或瘘管而造成术后复发。所有患儿术前行 B 超及甲状腺功能检查,判断囊肿的位置、大小及质地,同时排除异位甲状腺。小儿采取全身麻醉。

【护理措施】

1. 一般护理

(1)环境:病室每天开窗通风,保持空气清新。

(2)基础护理:保持床单位清洁整齐,皮肤、会阴部清洁卫生。

(3)饮食:给予清淡易消化的饮食,加强饮食及餐具的卫生管理。

(4)休息:保证患儿充足的睡眠与休息。

(5)安全:注意采取保护措施,预防坠床/跌倒等意外事件的发生。

2. 术前护理

(1)心理护理:心理护理主要侧重两个方面:①增强患儿战胜疾病的信心。患儿正处于生长发育时期,疾病给其身心带来痛苦,由于患儿家属对该疾病及疗效缺乏了解,担心疾病预后。针对出现的心理问题,应根据不同年龄、不同心理生理特征提供有效的

护理,以良好的态度取得患儿及家属的信赖,加强心理支持。②注重术前健康宣教。向家属详细介绍病因、病情、治疗手段、禁忌证及适应证等,协助家属及患儿树立战胜疾病的信心,仔细介绍手术麻醉方式、术前术后护理要点、影响预后的因素等,让患儿及家属有充分的心理准备,主动配合治疗与护理。对术前准备的健康内容做详细介绍,让家属协助医院共同帮助患儿获得良好的治疗环境和康复氛围,并促进医患和谐。

（2）术前准备:根据个体病症不同,遵医嘱做好全方面安排准备:①术前进行有效咳嗽训练,教会患儿正确排痰方法,嘱其深吸气后咳嗽排痰。术前1天备皮、更衣,减少术后感染。②保持颈部皮肤清洁,控制原发感染。瘘管外口红肿破溃者用生理盐水或3%过氧化氢溶液清洗,每天2～3次。③半导体激光治疗仪照射,每天2次,每次5～10分钟,并遵医嘱准确及时使用抗菌药物,待感染完全控制后择期手术。

3. 术后护理

（1）生命体征的观察:术后遵医嘱给患儿吸氧4小时,酌情准备气管切开包等抢救用物,心电监护下密切观察患儿的生命体征等变化。对于未清醒的患儿,如发现患儿血压及脉搏的动态改变或分泌物中含有大量的新鲜血液时,应及时通知医师做相应的检查及处理,严密监测血压,做好止血准备。

（2）心理护理:手术结束后,及时告知家属手术结果,减轻家属内心的恐惧。由于手术伤口会使患儿痛阈降低,烦躁易激惹,必要时可遵医嘱给予镇静止痛剂,保证患儿的睡眠,并多与患儿进行沟通,分散患儿的注意力,以减轻疼痛的程度。

（3）麻醉清醒前护理:患儿应专人护理,去枕平卧,头偏向一侧,肩下垫一软枕,及时清除口鼻腔分泌物,保持呼吸道通畅,防止异物吸入气管引起窒息。术后6～8小时取半卧位,利于呼吸,减少局部出血,促进伤口渗出物引流,同时减轻伤口缝合处的张力,避免疼痛。

（4）吞咽疼痛及饮食护理:甲状腺舌管囊肿及瘘管手术时需切除部分舌骨以避免术后复发,切除

舌骨后可出现吞咽疼痛,向患儿及家属说明疼痛的原因。在患儿完全清醒后,鼓励其进食,开始饮用温开水,注意有无呛咳。术后1～3天进食半流质饮食;进食时保持端坐抬头姿势,嘱患儿细嚼慢咽,禁食辛辣刺激等食物;服用固体药物时将药片捣碎用水泡软,以利吞咽。

（5）伤口护理:预防伤口感染,保持伤口敷料清洁干燥,术后24小时内密切观察伤口敷料的渗血、渗液情况,敷料浸湿后立即更换,并严格无菌操作。患儿咳嗽、排痰时轻压伤口以减轻疼痛及伤口缝合处的张力。术后24～48小时拔除橡皮引流条,并根据患儿病情遵医嘱准确、及时地使用敏感抗菌药物及止血药。

4. 并发症的护理

（1）伤口出血:做好术前及术后宣教,使患儿能够配合治疗,减少因恐惧哭闹增加伤口出血的风险。术前遵医嘱给患儿应用止血药,避免术中及术后出血过多。

（2）伤口疼痛:及时评估患儿伤口疼痛的程度,必要时通知医师给予止疼药物。嘱患儿安静卧床休息,减少哭闹,避免剧烈运动。

（3）伤口感染:伤口愈合过程中,嘱患儿勿用手搔抓皮肤,防止伤口感染。

【健康教育】

1. 营养,适当锻炼,以提高机体抵抗力,避免剧烈运动引起出汗而导致伤口感染。

2. 保暖,预防感冒,术后1个月内不要进行预防接种。

3. 保持伤口清洁干燥,勿搔抓术口吻合处,以免造成皮损或感染。

4. 做好出院宣教工作,告知患儿及家属定期返院复查,以提高手术治愈率和预防复发。

5. 把护理工作从医院带到家庭,帮助患儿在康复过程取得更加满意的效果。

6. 嘱患儿饮食应尽量避免进食辛辣的食品。

（翟士芬　曲斌）

第十节　舌根囊肿

【概述】

舌根囊肿是一少见疾病,为甲状舌管发育异常所致,由于舌根囊肿位置较隐蔽,临床症状不典型,多以新生儿肺炎、先天性喉软骨软化等病收入儿内科治疗。舌根囊肿的大小和增长的速度不同,临床

表现各异,一般口咽检查不易发现,治疗方法应为手术切除大部分囊壁。

【临床特点】

视囊肿大小而异,囊肿小时可无症状。囊肿长大时,可致吞咽不畅,咽下困难,语音含糊不清,呼吸

困难。在新生儿可发生哺乳困难,吸气性喘鸣,间歇性呼吸困难甚至窒息。部分较小的囊肿通过改变体位上述症状可稍缓解。

【治疗原则】

舌根囊肿一般要考虑手术治疗,如果不切除囊肿,容易引起咽喉异物感等不适,由于患儿咽喉部腔隙狭小且黏膜较为敏感,所以术中应严密止血并尽量减少对会厌及舌根的牵拉,以防止术后因出血或局部肿胀影响呼吸,手术应尽量去除高出舌根的大部分囊壁,防止因囊壁去除较少而很快复发,用激光或硬化剂局部注射治疗囊肿也可取得满意疗效,因本病手术治疗较为简单且预后好,所以手术治疗应为彻底有效的治疗方法,关键在于早期正确诊断。

【护理评估】

1. 评估患儿的年龄、性别、疾病史,患儿是否曾接受过其他类型的手术,是否存在不良的生活卫生习惯,是否存在营养不良,是否患有其他类型的疾病。

2. 评估患儿两周之内有无发热、咳嗽等呼吸道感染症状。

3. 评估患儿一个月之内是否进行过预防接种。

4. 了解实验室检查如尿常规等辅助检查的结果。

5. 评估患儿及家长的心理与社会支持系统,做好入院宣教。

【护理措施】

1. 术前护理

(1) 观察患儿有无呼吸道感染症状及其他疾病的征象,必要时报告医师。

(2) 加强夜间患儿呼吸情况的观察,特别注意患儿入睡后的巡视,观察患儿呼吸是否费力,皮肤和口唇有无发绀,一旦发现需要及时通知医师处理。

(3) 术前禁食水4~6小时,手术当日术前常规开放静脉通路补液。

2. 呼吸道护理　由于患儿咽喉部腔隙狭小,且黏膜较为敏感,术中如未严密止血和术中对会厌及舌根的牵拉,以及全身麻醉后呕吐物误吸可导致患儿术后因出血或局部肿胀影响呼吸,甚至引起窒息,所以术前应严格禁食水6小时,并向家属反复讲解禁食水的重要性,以取得他们的配合,术后加强巡视,保持呼吸道通畅,给予低流量持续吸氧,密切观察患儿面色、呼吸、血氧饱和度,床旁常规备吸痰用物,气管内吸痰时严格无菌操作,口鼻吸痰时一定要注意动作轻柔,以免损伤手术创面导致出血。加强夜间患儿呼吸情况的观察,特别注意患儿入睡后的巡视,观察患儿呼吸是否费力,皮肤和口唇有无发绀,一旦发现需要及时通知医师处理。

3. 并发症护理

(1) 出血:出血是最常见的并发症,常发生在术后24小时内,尤其在术后6小时,注意观察患儿鼻腔和口腔有无渗血,有少量血性分泌物时及时吸出,保持呼吸道通畅,防止窒息。口鼻吸痰时,要给予适宜的负压,动作轻柔,选择型号合适质地柔软的吸痰管,严防触碰切口引起出血。

(2) 预防感染:感染主要是局部创面感染,其次是患儿年龄较小,全麻手术后容易发生小儿肺炎。术后6~12小时就有白膜形成,严密观察患儿体温变化,根据纤维喉镜检查观察切口有无肿胀感染。保持病室环境干净、整洁,适宜的室内温湿度及减少探视及陪护,遵医嘱正确输入抗菌药物,并观察患儿口腔有无霉菌感染。

(3) 饮食护理:手术后4小时可进流食。

【健康教育】

1. 患儿出院后建议可以适当进流食,以后根据患儿年龄逐渐改为半流食,软饭等。

2. 了解本病的相关知识,增强抵抗力,注意保暖,随时增减衣物,预防感冒。

3. 日常生活一定要多喝水,多吃蔬菜,保证身体维生素的摄入。

4. 遵医嘱定期复查。

(翟士芬　曲斌)

第十一节　甲状腺肿物

【概述】

甲状腺肿瘤是头颈部常见的肿瘤。症状为颈前正中肿块(图28-11-1),随吞咽活动,部分患儿还有声音嘶哑和吞咽困难、呼吸困难。甲状腺肿瘤种类多,有良性和恶性,一般来说,单个肿块,生长较快的恶性可能性大,年龄越小的甲状腺肿块恶性可能性大。其中良性肿瘤以甲状腺腺瘤多见,甲状腺癌为最常见的甲状腺恶性肿瘤。

【临床特点】

甲状腺腺瘤的肿瘤为单个或多发性圆形肿块,

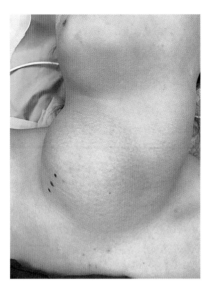

图 28-11-1　甲状腺肿物图

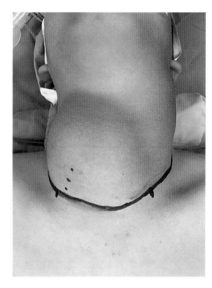

图 28-11-2　甲状腺肿瘤手术治疗标记

局限于甲状腺一侧腺体内,生长缓慢,多无自觉症状,常于无意中被发现。多数甲状腺癌患儿表现为质硬的不对称颈部肿块,具体部位视其发病位置及有无颈淋巴结转移而定。如果出现肿块快速生长、声嘶、吞咽困难或肿块固定则应怀疑恶性变。初诊时 45% ~75% 的患儿可触及颈淋巴结转移,以前接受过放疗的患者比例更高,15% 者有肺转移,5% 的有骨转移。源于多发性内分泌瘤病的髓样癌患者还有嗜铬细胞瘤和甲状腺功能亢进的表现。

【治疗原则】

手术治疗是除未分化癌以外各种类型甲状腺癌的基本治疗方法,并辅助应用碘[131]治疗、甲状腺激素及外照射等治疗。

1. **手术治疗**　甲状腺癌的手术治疗包括甲状腺本身的手术以及颈淋巴结的清扫(图 28-11-2)。甲状腺的切除范围目前仍有分歧,尚缺乏前瞻性随机对照试验结果的依据。范围最小的是腺叶加峡部的切除。最大至甲状腺全切除。甲状腺切除范围的趋势是比较广泛的切除。有证据显示甲状腺近全切或全切除术后复发率较低。低危组病例腺叶切除后 30 年复发率为 14%,而全切除术为 4%,一般对高危组的患儿,首次手术的范围并无太多争论,有报告 TNM Ⅲ 期的病例腺叶切除后局部复发率为 26%,全切除后局部复发率为 10%,而甲状腺全切除和近全切除之间并无区别。广泛范围手术的优点是降低局部复发率,主要缺点是手术后近期或长期并发症增加,而腺叶切除很少导致喉返神经损伤,且几乎不发生严重甲状旁腺功能减退。

2. **内分泌治疗**　甲状腺癌做次全或全切除术后

患者应终生服用甲状腺素片,以预防甲状腺功能减退及抑制 TSH。乳头状癌和滤泡癌均有 TSH 受体,TSH 通过其受体能够影响甲状腺癌的生长。甲状腺素片的剂量,应根据 TSH 水平来调整,但是对于 TSH 抑制的精确范围,尚缺乏足够有效的数据支持。一般来讲,有残余癌或复发高危因素的患者,TSH 应维持在 0.1mU/L 以下;然而复发低危的无病患者 TSH 应维持在正常下限附近(稍高或稍低于正常值下限);对于有实验室检查阳性但无器质性病变(甲状腺球蛋白阳性、影像学阴性)的低危组患者,TSH 应维持在 0.1 ~ 0.5mU/L;对于长年无病生存的患者,其 TSH 或许可以维持在正常参考值内。可用左甲状腺素钠片,每天 75 ~ 150μg,并定期测定血 T_4 和 TSH,根据结果调整药量。

3. **放射性核素治疗(碘[131]治疗)**　对于乳头状癌、滤泡癌,术后应用碘适合于 45 岁以上患者、多发性癌灶、局部侵袭性肿瘤及存在远处转移者。主要是破坏甲状腺切除术后残留的甲状腺组织,对高危病例有利于减少复发和死亡率。应用碘治疗目的是:①破坏残留甲状腺内隐匿微小癌;易于使用核素检测复发或转移病灶;②术后随访过程中,增加甲状腺球蛋白作为肿瘤标志物的价值。

4. **体外照射治疗(EBRT)**　主要用于除了乳头状癌以外的其他甲状腺癌。

【护理评估】

1. 评估患儿的年龄、性别、疾病史,患儿是否曾接受过其他类型的手术,是否存在不良的生活卫生习惯,是否存在营养不良,是否患有其他类型的疾病。

2. 评估患儿 2 周之内有无发热、咳嗽等呼吸道感染症状。

3. 评估患儿1个月之内是否进行过预防接种。

4. 了解实验室检查如尿常规等辅助检查的结果。

5. 评估患儿及家长的心理与社会支持系统,做好入院宣教。

【护理措施】

1. 术前护理 术前1天备皮,术前8小时禁食水。手术当日晨起遵医嘱开放静脉通路。术前1天对患儿及家长进行术前健康宣教,包括指导患儿正确咳嗽。

2. 术后护理

(1) 体位:患儿回病室后取平卧位,待其血压平稳或全麻清醒后取高坡卧位,以利呼吸和引流;指导患儿保持头颈部于舒适体位,在改变卧位、起身和咳嗽时可用手固定颈部,以减少震动和保持舒适。

(2) 饮食:术后6小时起可进少量温或凉流质饮食,禁忌过热饮食,以免诱发手术部位血管扩张,加重伤口渗血;适当限制肉类、乳晶和蛋类等含磷较高食品的摄入,以免影响钙的吸收。

(3) 引流管护理:对手术野放置橡皮片或引流

管者,保持引流通畅,记录24小时引流量,定期观察引流是否有效。

(4) 低血钙护理:加强血钙浓度动态变化的监测;抽搐发作处理:立即遵医嘱静脉注射10%葡萄糖酸钙。

【健康教育】

1. 心理调适 甲状腺癌患儿术后存有不同程度的心理问题,指导患儿调整心态,积极配合治疗。

2. 功能锻炼 为促进颈部功能恢复,术后患儿在伤口愈合后可逐渐进行颈部活动,直至出院后3个月。颈淋巴结清扫术者,因斜方肌不同程度受损,功能锻炼尤为重要;故在伤口愈合后即应开始肩关节和颈部的功能锻炼,并随时保持患侧上肢高于健侧的体位,以防肩下垂。

3. 用药指导 甲状腺全切除者应遵医嘱坚持服用甲状腺素制剂,以预防肿物复发;术后需行放射治疗者应遵医嘱按时治疗。

4. 随访 患儿出院后须定期随访,复诊颈部、肺部和甲状腺功能等。若发现结节、肿块或异常应及时就诊。

(翟士芬 曲斌)

第十二节 鳃裂囊肿与腮瘘

【概述】

鳃裂囊肿及瘘管(branchial cleft cyst and fistula)起源于各鳃裂,绝大多数位于颈侧。鳃裂囊肿多系无意发现,或因继发感染疼痛才引起患者注意。肿块所在的典型部位是在下颌角后,胸锁乳突肌上部深面,触诊肿块表面光滑,软而有弹性感,和周围组织界限清楚。在咽腔和颈部皮肤均有开口并相通的称为完全性鳃裂性瘘管。只有颈部和皮肤瘘口或只有咽腔内孔的为不完全型鳃裂瘘管。两端均无开口为中间型,常形成囊肿。鳃裂囊肿和瘘管,76%~90%是由第2鳃裂和咽囊胚胎性残存组织演变而成,较少由第1或第3~5鳃裂和咽囊演变而来。

【临床特点】

鳃裂囊肿及瘘管最常见的3个临床症状为颈部瘘口分泌物、颈部包块、反复感染。鳃裂囊肿为胚胎发育过程中鳃器的残留,临床以第二鳃裂发生者最常见,可分为原发性(先天未闭),亦可因囊肿继发感染溃破形成。第一鳃裂瘘多见于婴幼儿,瘘口的典型部位:内瘘开口于外耳道,外瘘口在下颌角附近,或在耳垂后下部,与面神经总干有密切关系。第二

鳃裂瘘口在腭扁桃窝上后方,瘘管经过舌神经、颈动脉分叉,沿胸锁乳突肌前缘下行,相当于甲状软骨上缘水平,开口于皮肤,形成外瘘口,有时瘘管不止一个而有分支。第三鳃裂内口位于梨状隐窝,在喉上神经内支层面进入梨状隐窝或食管入口。第四鳃裂极为罕见,瘘口常位于胸锁乳突肌下1/3前缘处,下行可通入胸腔。囊肿的临床表现为下颌角至胸骨上窝之间的胸锁乳突肌前缘处有缓慢增大的、不能推动的肿物和(或)瘘孔,瘘孔有透明的黏液溢出。感染时局部皮肤红、肿、压痛,并产生吞咽疼痛或吞咽困难等(图28-12-1、图28-12-2)。

【治疗原则】

鳃裂囊肿和鳃瘘均需手术治疗。1岁后择期手术:无感染细小的鳃裂囊肿和瘘管,因病变解剖复杂,需要气管插管全身麻醉,故1岁后手术比较安全。感染者炎症消退后行根治手术:囊肿和瘘管继发感染者,因反复感染,可引起手术困难。故在应用抗生素等控制感染,炎症消退后2~3个月,尽早行根治术。有气道压迫症状者应先行囊肿减压,择期行根治术:因梨状窝窦囊肿或较大鳃裂囊肿引起呼吸道

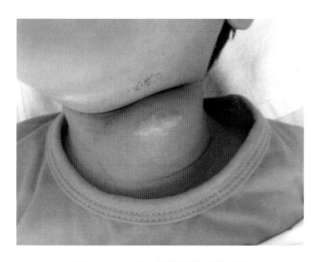

图 28-12-1 第三鳃裂瘘管继发感染

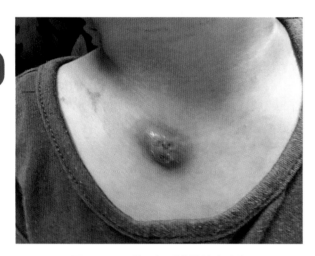

图 28-12-2 第四鳃裂瘘管继发感染

梗阻者,新生儿期应穿刺囊肿抽液减压或采用囊肿切开、皮肤袋状缝合术解除呼吸道梗阻,以后行根治术。年龄超过 3 个月者也可行囊肿和窦道切除术。

【护理评估】

1. 评估患儿的年龄、性别、疾病史,患儿是否曾接受过其他类型的手术,是否存在不良的生活卫生习惯,是否存在营养不良,是否患有其他类型的疾病。

2. 评估患儿 2 周之内有无发热、咳嗽等呼吸道感染症状。

3. 评估患儿 1 个月之内是否进行过预防接种。

4. 了解实验室检查如血常规、尿常规等辅助检查的结果。

5. 评估患儿及家长的心理与社会支持系统,做好入院宣教。

6. 评估患儿的全身皮肤情况及自理程度。

7. 了解胸片、B 超等辅助检查的结果。

8. 评估患儿局部囊肿的大小、触感、活动度等。

9. 做好术前宣教工作,使患儿及家长了解疾病的基本知识,减轻顾虑。

【护理措施】

1. 术前护理 术前遵医嘱备皮。术前禁食 6~8 小时。遵医嘱术前开放静脉通路,给予术前点滴及止血药,指导患儿正确咳嗽。

2. 术后护理

(1) 伤口护理:注意观察伤口有无渗血,保持伤口清洁,保持引流通畅。

(2) 引流管护理:观察伤口引流管是否脱出,记录引流物的颜色、量、性状等,每天更换引流瓶。

(3) 内瘘口烧灼术后患儿护理:内瘘口烧灼术后的鼻饲患儿每次鼻饲后遵医嘱协助患儿直立体位 2 小时。患儿入睡后抬高床头 30~45°。遵医嘱留置胃管至术后 2 周,鼻饲饮食。

(4) 指导患儿正确咳嗽。

【健康教育】

颈外切口的患儿饮食宜清淡易消化,内瘘口烧灼术后的患儿应鼻饲饮食至术后 2 周复查。指导患儿正确咳嗽,避免用力过度。预防感冒,术后 1 个月内不要进行预防接种。保持伤口清洁干燥,勿搔抓术口吻合处,以免造成皮损或感染。做好出院宣教工作,告知患儿及家属定期返院复查,以提高手术治愈率和预防复发。把护理工作从医院带到家庭,帮助患儿在康复过程取得更加满意的效果。

(翟士芬 曲斌)

第十三节 肝母细胞瘤

【概述】

肝母细胞瘤(hepatoblastoma,HB)是小儿最常见的肝脏原发性恶性肿瘤(图 28-13-1),90% 发生于 5 岁内。出生体重在 1000g 以下的小儿,发生肝母细胞瘤的危险大于正常出生体重者。肝母细胞瘤首先在肝内转移,其次见于肝门淋巴结及肺,远处转移相对少见,一般不合并肝硬化。疾病分期和肿瘤的完整切除是影响肝母细胞瘤患儿长期生存的重要危险因素。经手术完整切除,肝母细胞瘤患儿存活率可达 85% 以上,不完整切除肿瘤的患儿易复发。

【临床特点】

肝母细胞瘤起源于胚胎早期的未成熟的肝母细胞。肝母细胞瘤病因主要与染色体异常及遗传因素有关，也与母亲妊娠期大量饮酒导致胎儿酒精综合征(fetal alcohol syndrome)有关。病理学上一般将其分为高分化型(胎儿型)、低分化型(胚胎型)、粗梁型及小细胞未分化型(间变型)。多数病例以逐渐增大的右侧腹部肿物就诊，常为洗澡或换衣服时偶然发现，通常增长迅速，短时间即可越过中线或达到脐部水平，不少病例肿物几乎占据全腹。早期腹部肿物不明显，可见轻度贫血。晚期则出现面色苍白、食欲下降、呕吐、消瘦、腹痛、发热、黄疸等，腹壁可见静脉怒张，并可因腹部肿瘤体积巨大(图 28-13-1)而出现呼吸困难。肝母细胞瘤可导致明显的骨质疏松，受轻微外力即可发生病理性骨折。少数男性患儿以性早熟为始发症状。鉴别肝母细胞瘤的影像学检查为 B 型超声、胸腹部 CT 平扫或增强、腹部 MRI 增强、全身骨扫描、PET-CT 等，Ⅲ、Ⅳ期做头部 CT 增强。实验室检查中血清甲胎蛋白(AFP)为肝母细胞瘤的特异性肿瘤标志物，可帮助明确诊断及评估肿瘤是否彻底切除以及判断切除后肿瘤有无复发等重要意义。许多生物化学物质如蛋白质、脂质、酶等皆由肝制造或在肝中进行代谢，故血胆固醇、乳酸脱氢酶、白蛋白、球蛋白、碱性磷酸酶、胆红素等检查均能反映肝功能，均属重要。

【治疗原则】

小儿肝母细胞瘤发病年龄小，治疗以手术完整切除为主(图 28-13-1)，辅以术前和术后化疗的策略，可以显著提高治愈率。疾病分期和肿瘤的完整切除是影响肝母细胞瘤患儿长期生存的重要危险因素。化疗方案可联合应用顺铂与阿霉素进行，为避免阿霉素的心脏毒性，可联合应用长春新碱、环磷酰胺、氟尿嘧啶、足叶乙苷等化疗药物。术后继续化疗并监测甲胎蛋白水平，AFP 降至正常后通常再化疗四个疗程后停药。其他可选的非手术治疗方式还包括血管介入方式(肝动脉插管栓塞化疗术，TACE)、射频消融、高能聚焦超声(HIFU)等。HB 患儿无转移但不能切除者或手术、化疗后不存在转移病例可选择原位肝移植。

【护理评估】

1. 评估患儿是否有发热、腹痛、腹部包块、黄疸等全身表现；有无血尿、消化道出血、排便困难、肢体障碍、皮肤完整性受损等伴发症状；测量腹围，触诊了解肿物大小、活动度、有无腹壁静脉怒张及有无因

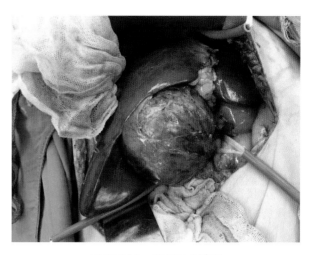

图 28-13-1 肝部巨大肿物

腹部巨大占位而导致的呼吸困难；评估营养状况，有无贫血、面色苍白、消瘦等恶病质症状；有无骨质疏松导致骨折；评估患儿有无性早熟症状；评估患儿有无骨髓抑制、贫血、低蛋白血症等并发症。

2. 了解 B 型超声、CT 扫描、MRI、PET-CT 等结果，了解影响肝功能的各项指标如血清甲胎蛋白、血胆固醇、乳酸脱氢酶、白蛋白、球蛋白、碱性磷酸酶、胆红素等的数值。

3. 评估患儿及家长对肝母细胞瘤疾病的相关知识和各类检查治疗的掌握情况。

【护理措施】

1. **疼痛的护理** 见本章第一节儿童实体瘤疾病的护理。

2. **活动无耐力的护理** 见本章第一节儿童实体瘤疾病的护理。

3. **饮食护理** 见本章第一节儿童实体瘤疾病的护理。

4. **病情观察** 密切监测患儿精神食欲及生命体征变化，观察患儿有无面唇色苍白、血压突然下降、腹痛、恶心、呕吐等自发性破溃出血症状；每天定时测量患儿腹围并记录，抽腹水减压者注意观察精神意识及血压变化；观察患儿尿量，准确记录出入量，如出现少尿无尿等情况应及时告知医师；注意观察有无因体液平衡失调、低蛋白血症、低钠血症等原因导致的早期休克表现。

5. **术前护理** 常规护理参见本章第四节横纹肌肉瘤的护理。巨大肝部占位患儿及凝血功能异常患儿给予各项安全措施防止坠床跌伤，严禁追跑打闹等剧烈运动，防止碰撞造成肿瘤破裂出血；已有肿物破裂出血的重症患儿给予床上制动，输注血制品时

注意安全输血,加强巡视,备好抢救车,密切观察病情变化;腹膨隆患儿给予半卧位减轻呼吸困难,监测血氧,低氧血症患儿遵医嘱给氧;严格卧床患儿根据压疮评估结果给予舒适卧位、加强皮肤护理、定时翻身等措施,保护受压部位皮肤完整,黄疸及低蛋白水肿患儿加强皮肤护理,避免皮肤因卧床而出现感染压伤。

6. 各种管路及伤口护理 见本章第四节横纹肌肉瘤的护理。

7. 化疗及放疗的护理 见本章第一节儿童实体瘤疾病的护理。

8. 心理护理 见本章第四节横纹肌肉瘤的护理。

【健康教育】

1. 肿瘤患儿常规宣教内容 参见本章第一节儿童实体瘤疾病的护理。

2. 指导家长肝母细胞瘤患儿肝脏功能异常者饮食中需注意减少脂肪及动物蛋白的摄入,以防止肝性脑病的发生。

3. 肝母细胞瘤患儿多半有贫血症状,可能会出现癌因性疲乏导致活动无耐力,告知家长注意适量安排患儿活动时间。可向家长宣教注意血红蛋白值以及甲胎蛋白(AFP)值的变化对于本疾病的重要意义,告知其指标范围,复查时注意观察。

4. 铂类化疗药物是治疗肝母细胞瘤最重要的药物,但可能引起患儿听力损伤,化疗前及化疗结束后可进行纯音听阈测定,监测患儿听力变化。

5. 肝母细胞瘤患儿化疗结束后定期复查肝功能恢复情况及观察有无转移。第一年每月复查AFP,每2个月复查胸片、腹部B超或MRI;第二年每3个月复查AFP、胸片、腹部B超或MRI;第三年每3个月复查AFP,每6个月复查胸片、腹部B超或MRI。

(任 寒)

第十四节 肾母细胞瘤

【概述】

肾母细胞瘤(nephroblastoma)又称神经胚胎瘤,是婴幼儿最多见的恶性实体瘤之一,由Wilms首先提出,故又称Wilms瘤(图28-14-1)。肾母细胞瘤是儿童肿瘤中预后较好的一种实体肿瘤,目前国际上以NWTS为代表的专业组织近20年来对Wilms瘤的治疗已有很高水平,NWTS-4报告4年无瘤生存率达88%。

【临床特点】

肾母细胞瘤病因与各种原因引起的后肾胚基异常分化有关。以遗传或非遗传形式出现,前者发病早,双侧罹患率高,其预后与肿瘤构成有关,未分化型预后较差,典型或囊性肾母细胞瘤预后较好。腹部肿块是最常见的临床表现(图28-14-2),约75%患儿均以腹部肿块或腹胀就诊。肿瘤巨大时产生压迫症状,可有气促、食欲缺乏、消瘦、烦躁不安等现象,

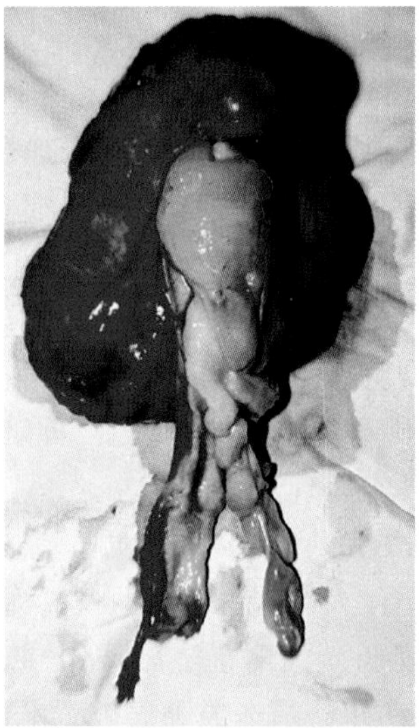

图 28-14-1 肾盂及输尿管内瘤栓如串珠样图

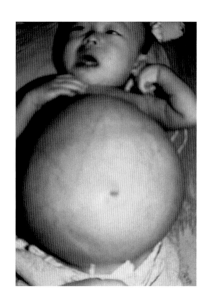

图 28-14-2 腹部肿块,腹胀

还可出现血尿、高血压等症状。

【治疗原则】

肾母细胞瘤的治疗以手术为主,术前后配合化疗。化疗基于肿瘤的临床分期和组织学类型。化疗一线药物有长春新碱、放线菌素 D 和阿霉素,对于高危或对以上药物反应差的患儿可选用足叶乙苷、卡铂、环磷酰胺及异环磷酰胺等。肾母细胞瘤对放疗非常敏感,但远期副作用较大,包括继发性肿瘤、生长发育影响等,目前对晚期、预后差的肾母细胞瘤可给予放疗。此外,经动脉化疗栓塞术(TACE)是临床上小儿肾母细胞瘤术前常用的方法,直接大剂量局部化疗,可最大限度保留肾残存功能。转移瘤的治疗:该瘤主要经血液循环转移至肺、肝、骨、脑等,应采取积极态度,化疗后再手术切除转移瘤,或行介入放射疗法。

【护理评估】

1. 评估发现肿块的时间、增长情况及有无其他伴发症状,如有无气促、高血压、血尿、排便梗阻、运动障碍等。观察肿块部位、大小及肿块是否越过腹中线或进入盆腔等,有无淋巴结肿大、骨转移及恶病质。初步判断肿瘤分期和分型,主要脏器如肝、肾、肺的功能,有无远处转移及恶病质,估计手术治疗的可能性及对手术的耐受性。

2. 了解血常规、血生化、尿常规、血尿素氮、肌酐、肾素水平等实验室检查结果;静脉尿路造影、泌尿系 X 线平片、B 超、CT、磁共振等影像学检查结果;穿刺活检结果等。

3. 评估家长对患儿手术、手术危险性、彻底性及可能发生的手术并发症的恐惧、焦虑程度和对治疗效果,尤其是预后的认知程度和心理承受能力。

【护理措施】

1. **一般护理** 保持床单位清洁整齐,皮肤、会阴部清洁卫生,巨大肿物占位患儿给予各项安全措施防止坠床跌伤,严禁追跑打闹等剧烈运动,防止碰撞造成肿瘤破裂出血。已有肿物破裂出血的重症患儿给予床上制动,骨隆突处可贴软聚硅酮敷贴,每小时给予翻身,着重加强皮肤护理,避免皮肤感染压伤。

2. **疼痛的护理** 见本章第一节儿童实体瘤疾病的护理。

3. **活动无耐力的护理** 见本章第一节儿童实体瘤疾病的护理。

4. **饮食护理** 见本章第四节横纹肌肉瘤的

护理。

5. **病情观察** 肾肿瘤具有侵犯血管的生物学特性,高血压发生率较高,应每天按时监测血压变化。肾母细胞瘤手术时会造成肾血管收缩,刺激球旁细胞使肾素分泌增加,激活体内的肾素-血管紧张素系统,使周围小动脉收缩导致血压增高,故应尤其警惕术后高血压的出现。除此之外还需密切监测生命体征变化,观察患儿精神、食欲、睡眠情况、大便及小便情况,准确记录出入量。如发现患儿有精神烦躁、尿量减少或无尿、心率过快、血压下降等症状,提示早期休克表现。如患儿出现面唇色苍白、血压突然下降,或出现腹痛、恶心、呕吐等急腹症表现,提示肿瘤自发性破溃出血。

6. **术前护理** 参见本章第四节横纹肌肉瘤的护理。肾母细胞瘤患儿术前应注意排尿情况,有血尿症状时注意会阴护理,预防尿路感染。

7. **经动脉化疗栓塞术(TACE)的护理** 行 TACE 前了解双侧足背动脉搏动情况,术后股动脉穿刺点用无菌纱布加弹力胶布加压包扎,并使用 1kg 沙袋加压 6 小时,同时穿刺肢体制动 24 小时。密切观察股动脉穿刺点有无出血,同时应该注意同侧足部皮肤颜色、温度及足背动脉搏动有无异常,若发现下肢远端缺血或者足背动脉搏动异常,则提示有股动脉栓塞可能,应及时通知医师溶栓治疗。无异常 24 小时后可拆除包扎纱布。TACE 术后可因肿瘤坏死组织吸收出现发热、疼痛、恶心、呕吐等栓塞后综合征症状,应通知医师及时处置。

8. **各种管路及伤口护理** 见本章第四节横纹肌肉瘤的护理。

9. **化疗及放疗的护理** 见本章第一节儿童实体瘤疾病的护理。

10. **心理护理** 见本章第四节横纹肌肉瘤的护理。

【健康教育】

1. **肿瘤患儿常规宣教内容** 参见本章第一节儿童实体瘤疾病的护理。

2. 肾母细胞瘤患儿可向家长宣教肿瘤转移的一些表现,如腹部包块、咳嗽、持续发热、贫血、甲胎蛋白超标等,需多观察孩子病情变化,按要求复查。告知家长血尿素氮、血肌酐、尿肌酐、血内生肌酐清除率等检查结果对于观察肾功能恢复水平的重要意义。

3. 肾母细胞瘤患儿化疗结束后定期随访外周血

象、肝肾功能、腹部 B 超、正位胸片或胸部 CT 平扫，第 1 年每 2 个月 1 次，第 2、3 年每 3 个月 1 次，第 4、5 年每 6 个月 1 次。

（任　寒）

第十五节　神经母细胞瘤

【概述】

神经母细胞瘤（neuroblastoma，NB）起源于神经嵴细胞，具有较强的肿瘤异质性（heterogeneity），是目前最常见的儿童颅外实体瘤，也是威胁儿童生命的主要肿瘤之一，占儿童恶性肿瘤的 8% ~ 10%。其大多数病例具有起病隐匿、恶性程度高，早期发生骨髓、骨骼和远处器官转移的特点（图 28-15-1），早期诊断困难，极易误诊误治，预后较差，因此被称为"儿童癌症之王"。该病多见于 5 岁以下儿童，也可见于年长儿童。男性患儿略多于女性，肾上腺为最常见部位，其次是腹膜后、纵隔、盆腔及颈部等交感神经节细胞分布的部位，具有自然退化（spontaneous regression）及体外诱导分化的特点。

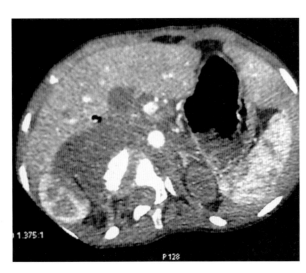

图 28-15-1　右腹膜后神经母细胞瘤伴多发淋巴结转移

【临床特点】

1. 疾病特点　神经母细胞瘤可原发于肾上腺髓质或交感神经链的任何部位，高度恶性，早期隐匿，常以转移症状至临床各科就诊。多数在骨髓转移时，以贫血、发热到血液科就诊；肿瘤在胸部压迫神经或者气管出现呼吸问题到呼吸科或者胸外科就诊；出现骨痛、跛行时去骨科就诊等。

2. 临床表现

（1）全身表现：多为不规则发热、苍白、乏力、贫血、食欲缺乏、恶心、呕吐等；罕见多汗、兴奋、心悸、面部潮红、头痛、高血压、脉速及难治性水样腹泻等儿茶酚胺代谢率增高症状，有些病例可发生类肿瘤综合征（paraneoplastic syndrome，PNS），出现不自主运动和眼球快相随意运动，形成眼震颤-手舞蹈综合征。

（2）原发病灶表现：原发瘤位于腹部（图 28-15-2），以肾上腺髓质居多，瘤体呈无痛性、坚硬、不规则结节状，可有腹痛。上纵隔、颈部的瘤块可引起咳嗽、呼吸困难、Honer 征等压迫症状。椎旁肿瘤沿椎间孔向椎管内延伸可引起便秘、尿潴留、软瘫等。

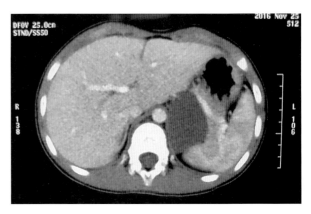

图 28-15-2　左腹膜后神经母细胞瘤

（3）转移瘤灶表现：常见肝脏、骨骼、淋巴结、眼眶、皮肤等转移。四肢骨痛、关节痛、突眼及眶周青肿、瘀点提示有骨转移，肿瘤发生眶骨转移时可出现"熊猫眼"；肝转移多见于 1 岁内婴儿，可见黄疸；皮肤转移多发生于新生儿和哺乳期患儿，可于头皮、胸腹、四肢等部位出现皮下肿瘤结节，形成特征性的"蓝莓饼"外观。

（4）辅助检查：

1）血液学检查：血常规检查多有贫血，白细胞分类正常或可见幼稚细胞或瘤细胞，血小板正常或降低。神经元特异性烯醇化酶（NSE）、铁蛋白、乳酸脱氢酶等作为神经母细胞瘤的肿瘤标志物，对判断本病的诊断和预后均有一定价值。

2）骨髓检查：骨髓涂片可见瘤细胞，典型者有

28

较多瘤细胞聚集成菊花团样,瘤细胞形态多样。

3)影像学诊断:B 超、X 线、CT、放射性核素骨显像、PET-CT(选择性)等。

4)尿儿茶酚胺代谢产物测定:24 小时尿中香草扁桃酸(VMA)和高香草酸(HVA)增高可协助诊断神经母细胞瘤。

【治疗原则】

神经母细胞瘤多实行综合治疗模式,包括外科手术、化学治疗、放射治疗,有时还需要行骨髓清除、移植和免疫治疗。

1. 手术治疗　神经母细胞瘤患儿均需手术治疗,治疗措施的先后顺序是由就诊时疾病的分期所决定和指导的,即局部可切除的早期病变(Ⅰ 或 Ⅱ 期)应行开腹手术完整切除肿瘤,局部进展期病例(Ⅱ b 或 Ⅲ 期)或远方转移病例(Ⅳ 期)应行新辅助化疗然后再手术。

2. 化疗　神经母细胞瘤的化疗有多个方案,常用的化疗药物有长春新碱、环磷酰胺、多柔比星、顺铂、依托泊苷等。

3. 放疗　放疗在神经母细胞治疗中作用相对较小,主要适用于椎管内病变、晚期病例局部病灶和转移灶的治疗、骨髓移植中的全身放疗。放射治疗可使用[131]I-MIBG 靶向放射治疗,利用其高敏感性和高特异性,使正常组织和器官少受和免受放射损害。

4. 造血干细胞移植　可以提高本病的无病生存率。

5. 放射性核素碘标记的对碘苄胍　用于对其他手段治疗无效的复发或顽固性神经母细胞瘤的治疗。

6. 诱导分化治疗　维生素 D_3 及小剂量的阿糖胞苷联合治疗可发挥促神经母细胞分化的作用。

【护理评估】

1. 评估发现肿瘤的时间、增长情况及有无其他伴发症状。评估患儿是否有贫血、面容苍白、恶心呕吐、腹泻、体温升高、血压下降、血尿、排便困难等全身表现;评估患儿是否出现不能正常行走,不自主运动和眼球快相随意运动等中枢神经系统受累表现;评估患儿有无出现腰腿痛、关节痛、跛行、淋巴结包块、肝区肿大、“熊猫眼”、“蓝莓饼”等转移表现。

2. 了解血常规、血生化、骨髓细胞学检查等实验室检查结果;B 超、X 线、CT、磁共振等影像学检查结果;神经母细胞瘤肿瘤标志物神经元特异性烯醇化酶(NSE)、铁蛋白、乳酸脱氢酶结果;尿儿茶酚胺代谢产物香草扁桃酸(VMA)和高香草酸(HVA)结果等。

3. 评估患儿及家长对本病各项护理知识的了解程度及需求。

【护理措施】

1. 疼痛的护理　见本章第一节儿童实体瘤疾病的护理。

2. 活动无耐力的护理　见本章第一节儿童实体瘤疾病的护理。

3. 饮食护理　见本章第四节横纹肌肉瘤的护理。

4. 病情观察　密切监测生命体征变化,观察患儿精神、食欲、睡眠情况、大便及小便情况,准确记录出入量。如发现患儿有精神烦躁、尿量减少或无尿、心率过快、血压下降等症状,提示早期休克表现。腹泻患儿记录大便的次数及性质,水样便需统计大便量并及时通知医师,遵医嘱补液,防止因腹泻引起低血钾症。关注术后血常规及生化结果,了解患儿病理结果。严密观察患儿有无出现淋巴结肿大、肝脏肿大、顽固性咳嗽、呼吸困难、恶心、呕吐、四肢无力、嗜睡等转移性表现,发现后立即通知医师,给予对症处理,预防肿瘤急症。

5. 术前护理　常规护理参见本章第四节横纹肌肉瘤的护理。年幼患儿、神经系统受伤出现眼震颤-手舞蹈综合征患儿需给予各项安全措施防止坠床跌伤,严禁追跑打闹等剧烈运动,防止碰撞造成肿瘤破裂出血。活动受限患儿根据压疮评估结果给予舒适卧位、加强皮肤护理、定时翻身等措施,保护受压部位皮肤完整,避免皮肤因卧床而出现感染压伤。

6. 各种管路及伤口护理　见本章第四节横纹肌肉瘤的护理。

7. 化疗及放疗的护理　见本章第一节儿童实体瘤疾病的护理。

8. 心理护理　见本章第四节横纹肌肉瘤的护理。

【健康教育】

1. 肿瘤患儿常规宣教内容　参见本章第一节儿童实体瘤疾病的护理。

2. 告诉家长如何观察患儿病情变化,如出现发热、咳嗽、呼吸困难、排尿困难、便秘、下肢无力、眼肌阵挛、四肢骨痛、关节痛、突眼、眼眶周围出现青肿或瘀点症状和体征为异常表现,应立即带患儿就诊。

28

3. 神经母细胞瘤患儿化疗结束后定期复查 复查血常规、肝肾功能、胸片、听力评估、骨扫描、微小残留病变(MRD)、B超等检查,按要求复诊。

(任　寒)

第十六节　骶尾部畸胎瘤

【概述】

畸胎瘤(teratoma)系真性肿瘤,起源于原始胚胎细胞,是胚胎发育过程中残留的原始脱落细胞于不同部位无规律生长发育而成,以新生儿、婴儿多见,女多于男。其中骶尾部畸胎瘤(sacrococcygealteratoma)为最多见,因尾骨系原结所在处,且为胚芽组织积聚地。畸胎瘤有恶性倾向,随年龄增长,恶性率增高。良性畸胎瘤以囊性构成为主,囊壁多为外胚层组织,实质性部分可有外、中胚层组织,以神经组织多见;恶性畸胎瘤多为实质性肿瘤,可见有小囊,其构成中,细胞分化不良,程度不一。目前临床上通常按照 Altman 分型方式(美国小儿外科学组针小儿骶尾部畸胎瘤的一种分型方式),根据肿瘤在盆腔内外的范围将骶尾部畸胎瘤分为四型:Ⅰ型即显型:肿瘤向骶骨外生长,外露于体表;Ⅱ型混合型:肿物上极不超过小骨盆;Ⅲ型混合型:肿物上极超过小骨盆,可达腹腔;Ⅳ型即隐型,数量很少,只占10%。隐型症状出现较晚,常在幼儿期或其后因病灶恶变才出现症状,故诊断晚,预后最差。

【临床特点】

骶尾部肿块是骶尾部畸胎瘤最常见的症状,大小不等,形状为圆形或椭圆形,质地呈囊性、实性或者囊实性。其中圆形囊性最多见,边界清楚,质地软硬不均。骶尾部畸胎瘤瘤体位于直肠后骶骨前,肿瘤多偏向一侧,向臀部生长,臀部常出现不对称(图28-16-1)。良性畸胎瘤生长缓慢,早期经手术完整切除后大多数可获得治愈。恶性畸胎瘤生长迅速,常侵入骶前盆腔呈哑铃状,随瘤体增大肿瘤压迫邻近器官和组织,造成进展性的排尿困难、便秘或大便失禁。骶尾部巨大畸胎瘤可因肿瘤窃血导致新生儿病患出现贫血貌及心率增快。如恶性畸胎瘤侵及椎管可导致下肢瘫痪。骶尾部畸胎瘤有时可见瘤体破溃形成慢性窦道,增加了治疗的难度和感染风险。在骶尾部畸胎瘤的鉴别与诊断中,实验室血清甲胎蛋白值(AFP)、人绒毛膜促性腺激素(hCG)值测定,影像学B超、X线平片、CT增强扫描、磁共振(MRI)、直肠指检等化验检查,对于判断肿瘤性质、解剖位置均有重要意义。

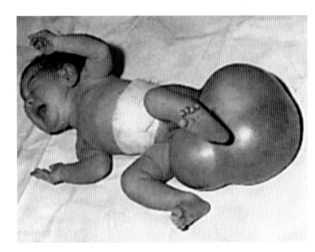

图 28-16-1　骶尾部畸胎瘤臀部出现不对称

【治疗原则】

骶尾部畸胎瘤均应尽早切除以免恶变。有畸胎瘤继发感染时,应先给予抗生素治疗。手术时在骶尾部做倒"V"切口,将尾骨及第4、第5骶骨一并切除,防止复发。切口中心尽量远离肛门,防止污染。如肿瘤壁菲薄、张力大、有坏死及破裂危险时,应行急诊手术,以防肿瘤破裂造成大出血。骶尾部巨大畸胎瘤因创面大、失血多,术前应充足备血。可在术前做选择性血管造影,条件具备时,先对进入肿瘤的大血管予以栓塞,然后再行手术,用以减少术中出血。骶尾部恶性畸胎瘤常规应用联合化疗,首选化疗方案是 PEB(博来霉素、依托泊苷和顺铂),或 JEB(博来霉素、依托泊苷和卡铂),或可采用 VAB 方案,由长春新碱、放线菌素D、博莱霉素或环磷酰胺组成多药联用。放疗仅限于恶性畸胎瘤局部残留或因肿瘤破裂行腹腔保护性照射。

【护理评估】

1. 了解肿瘤与盆腔位置关系、发现时间、增长情况、良恶倾向、有无术前化疗史;通过观察患处、局部触诊、肛门指诊或双合诊评估骶尾部包块大小、位置、质地、肿块有无感染破溃;根据 Kricknbeck 分类法评估患儿肛直肠功能,如有排便困难、腹胀、数天未解大便,应考虑低位性肠梗阻可能;评估患儿有无排尿困难、尿潴留、下肢感知障碍及活动异常;评估有无伴发泌尿生殖系统畸形;局部出现感染症状的患儿评估有无发热、发热程度及热型;已出现窦道的患儿评估局部有无渗出物,渗出物的量及内容物;骶尾部肿物膨出明显或巨大者需评估有无压疮、跌倒、坠床等风险;评估患儿营养状况,有无面色苍白、消瘦等贫血症状。

2. 了解实验室血清甲胎蛋白(AFP)值、hCG 值测定结果及 B 超、CT、MRI、骨扫描等影像学检查结果,初步判断肿瘤的分型及分期。

3. 评估患儿及家长对本疾病相关治疗及各项护理知识的了解程度。

【护理措施】

1. 一般护理　骶尾部畸胎瘤患儿入院后宜穿宽松柔软棉质内衣,柔软尿布,床上放置支被架,避免摩擦瘤体,致瘤体破溃。同时注意保持骶尾部、肛周及会阴部皮肤的清洁,勤换尿布,大小便后,及时用温水清洗、擦干,可遵医嘱涂抹鞣酸软膏或赛肤润药膏等预防臀部皮肤破损。骶尾部瘤体巨大且质软的患儿,可给予俯卧位或侧卧位,每 2 小时翻身一次,更换体位时,注意动作要轻柔,以免瘤体破裂出血。

2. 病情观察　严密监测生命体征与病情变化。骶尾部神经血管丰富,每天定时观察病变部位,需根据瘤体大小、颜色、瘤壁薄厚评估有无内出血或破裂出血现象,观察双下肢活动情况,若有异常,及时报告医师进行处理。对于瘤体表皮破溃并伴有感染的患儿,遵医嘱静脉滴注抗生素控制感染,局部以无菌生理盐水清洗,碘伏消毒处理,再使用无菌生理盐水浸润敷料包裹瘤体,注意保持骶尾部、肛周皮肤的清洁,防止瘤体被污染。

3. 术前护理　常规护理参见本章第四节横纹肌肉瘤的护理。骶尾部畸胎瘤术前为防止术中大便污染手术区,导致术后肠瘘,术前晚及术日晨应给予患儿清洁洗肠,混合型及隐型的骶尾部畸胎瘤患儿术前 30 分钟放置胃管防止术中呕吐窒息。

4. 体位护理　骶尾部畸胎瘤患儿术后显型取俯卧位与侧卧位交替,隐型取仰卧位与侧卧位交替,混合型者可取左右侧交替卧位。适宜的卧位可防止大小便污染伤口,降低伤口张力,有利伤口愈合。俯卧位患儿评估有无窒息、误吸等风险,严密观察呼吸、面色及反应,防止窒息。

5. 伤口护理　骶尾部畸胎瘤手术剥离广泛,残留空腔较大、积液多,且伤口邻近会阴部,容易造成大小便污染,需密切观察切口有无渗血、渗液、裂开、感染等症状。每 2 小时翻身 1 次,防止压迫伤口。及时清洁大小便,保持肛周皮肤干燥。术后伤口换药严格无菌操作,出现伤口局部发红、渗液者,伤口敷料应每天更换。病理良性患儿换药前可使用远红外线灯局部理疗。

6. 引流管护理　引流管的一般护理见本章第四节,骶尾部畸胎瘤应注意术后早期严格保持引流通畅,及时有效的引流可避免伤口转为慢性窦道,而慢性窦道引起的炎症可能促使肿瘤复发及恶性变。

7. 并发症的护理

(1)大便失禁:由于骶尾部肿瘤较大且长期挤压直肠,易使该处神经和肌肉的发育受影响,以及术中操作对骶前神经的影响,常可使患儿发生肛门失禁(anal incontinence),故需密切观察患儿有无排便异常。注意观察大便性状,如果出现大便量少、带血、创口愈合不良,提示术中可能损伤直肠壁,应及时报告医师。大便失禁患儿应及时清除粪便,加强肛周及会阴部皮肤清洁,观察排便情况,安排患儿每隔 2~3 小时使用 1 次便盆,训练排便习惯,逐步恢复对肛周括约肌的控制力。

(2)便秘:给予患儿清淡易消化饮食,多饮水。每天定时进行排便训练。必要时遵医嘱给予缓泻剂或灌肠等。

8. 饮食护理　骶尾部畸胎瘤患儿年龄小,而手术切口长、创面大且深,加之骶尾部肌肉脂肪不丰厚,血运较差,往往导致切口愈合不良。并且术后初期为减少大便排出量,保持伤口清洁,常常将进食时间延迟至术后 3~4 天,故应给予合理的营养支持。可遵医嘱给予胃肠道外营养、人血白蛋白注射液,提高患儿的机体抵抗力,促进切口的愈合。遵医嘱进食后,需加强饮食护理,给予高蛋白、高热量、高维生素饮食。

9. 心理护理　骶尾部畸胎瘤患儿年龄小,患病部位护理难度大。恶性畸胎瘤生长迅速,常有便秘和排尿困难,有时形成窦道,治疗困难且感染风险极大。家长容易产生各种顾虑及恐慌心理。责任护士可主动亲近、抚摸患儿,增加患儿对医护人员的熟悉感。多与家长沟通,耐心倾听家长的顾虑和疑问,并主动做好本疾病的相关知识、目前国内外的治疗进展、对症护理及预后转归等方面的宣教,告知家长如何保护肿瘤部位及适宜的卧位方式,术后肛周护理的方法,鼓励家长提高应对能力。提高患儿及家长

28

的依从性,积极主动地配合医疗工作。

【健康教育】

向家长讲解疾病相关知识,如对于肛门括约肌功能及排尿功能恢复情况的观察,告知家长如果有感知觉障碍及活动度异常应及时复诊。教会家长处理大、小便的方法,避免大小便污染伤口。坚持定期复查,注意肿瘤标志物 AFP 值的变化,如有便秘、大便失禁等功能障碍需积极治疗。饮食应注意营养全面易消化,促进患儿恢复。恶性骶尾部畸胎瘤手术后应用化疗,长期随访,每 3 ~ 6 月随诊 1 次。

(任 寒)

参 考 文 献

1. 江载芳,申昆玲,沈颖.诸福棠实用儿科学.第 8 版.北京:人民卫生出版社,2015.

2. 张金哲,王焕民.现代小儿肿瘤外科学.第 2 版.北京:科学出版社,2009.

3. 倪雪莲,丁淑贞.儿科临床护理.北京:中国协和医科大学出版社,2016.

4. 马燕兰,曾伟.儿科疾病护理指南.北京:人民军医出版社,2014.

5. 焦卫红,王丽芹,裴晓霞,等.儿科护理教学查房.第 2 版.北京:人民军医出版社,2014.

6. 张玉兰.儿科护理学.第 3 版.北京:人民卫生出版社,2014.

7. 黄绍良,陈纯,周敦华,等.实用小儿血液病学.北京:人民卫生出版社,2014.

8. 崔炎,张玉侠,尹志勤,等.儿科护理学.第 4 版.北京:人民卫生出版社,2010.

9. 张鸿雁,周璐,白昊.白血病患者化疗后骨髓抑制的临床护理体会.临床护理,2015,13(34):226-227.

10. 符白鸽,范甜,胡馨婕,等.大剂量甲氨蝶呤化疗并发症的护理与干预对策.继续医学教育,2015,29(12):118-119.

11. 李爱珍.儿童急性白血病并发急性肿瘤溶解综合征 21 例护理体会.中国乡村医药杂志,2013,20(20):69-70.

12. 杨淑芳,杨莉.健康教育对提高急性白血病患儿家庭认知度的影响.齐齐哈尔医学院学报,2015,36(5):755-756.

13. 谢偲,岳丽杰,丁慧,等.6-巯基嘌呤致急性淋巴细胞白血病患儿不良反应及其与 TPMT 基因多态性的关系.中国当代儿科杂志,2014,16(5):499-503.

14. 陈红.儿童急性淋巴细胞性白血病化疗期的护理分析.中国现代药物应用,2014,8(5):185-186.

15. 沈晓明,王卫平.儿科学.第 7 版.北京:人民卫生出版社,2010.

16. 石兰萍.临床内科护理基础与实践.北京:军事医学科学出版社,2013.

17. 冯志仙.内科护理常规.杭州:浙江大学出版社,2012.

18. 孙建勋.内科护理学.郑州:河南科学技术出版社,2012.

19. Yokoyama K,Murata M,Ikeda Y,et al. Incidence and risk factorsfor developing venous thromboembolism in Japanese with diffuselarge B-cell lymphoma. Thromb Res,2012,130(1):7-11.

20. Caruso V,Di Castelnuovo A,Meschengieser S,et al. Thromboticcomplications in adult patients with lymphoma:a meta-analysis of 29 independent cohorts including 18 018 patients and 1149 events. Blood,2010,115(26):5322-5328.

21. Pengfei Liu,Yani Li,Langfan Li,et al. Clinical features of lymphoma-related thrombosis. Chin J Clin Oncol,2013,40(10):596-599.

22. Park LC,Woo SY,Kim S,et al. Incidence,risk factors and clinicalfeatures of venous thromboembolism in newly diagnosed lymphomapatients:results from aprospective cohort study with Asian population. Thromb Res,2012,130(3):e6-e12.

23. 朱蓓蓓,王妍妍,曹春艳.鼻型结外 NK/T 细胞淋巴瘤患者的护理.中华护理杂志,2012,47(12):1130-1131.

24. 王旭梅,吴心怡,刘丽丽,等.一例儿童非霍奇金淋巴瘤合并可逆性后部白质脑病综合征的护理.中华现代护理杂志,2016,22(36):5309-5311.

25. 桂玉芳,马娟.责任制护理在儿童成熟 B 细胞非霍奇金淋巴瘤中的应用及效果观察.当代护士,2017,4C:92-94.

26. 付甜甜,徐玉梅,周晓鸿,等.1 例种痘水疱病样皮肤 T 细胞淋巴瘤患者的护理.皮肤病与性病,2014,36(1):44-45.

27. 黄爽,杨菁,张蕊,等.儿童成熟 B 细胞淋巴瘤并发急性肿瘤溶解综合征 18 例临床分析.中华儿科杂志,2011,49(8):622-625.

28. 冯丹,陈萍.急性肿瘤溶解综合征的护理进展.护士进修杂志,2011,26(7):650-652.

29. 石静,杜隽,吴伟,等.儿童腹部非脏器起源横纹肌肉瘤的临床及影像特征.中华肿瘤杂志,2016,38(11):845-851.

30. 陆正华,杨静薇,邵静波,等.小儿肝母细胞瘤 24 例的临床特点及预后因素分析.中国小儿血液与肿瘤杂志,2015,30(04):79-82.

31. 李民驹.恶性肿瘤介入治疗进展,实用儿科临床杂志,2012,27(23):1781-1783.

32. 杨合英,王艳娜,高建,等.小儿神经母细胞瘤的临床分析. 中华小儿外科杂志,2014,35(02):100-103.

33. 沈晓明,王卫平. 儿科学. 第 7 版. 北京:人民卫生出版社,2010.

34. 张亚梅,张天宇. 实用小儿耳鼻咽喉科学. 北京:人民卫生出版社,2011.

35. 张金哲. 张金哲小儿外科学. 北京:人民卫生出版社,2013.

36. 李丹,夏旭光. 视网膜母细胞瘤治疗研究进展. 眼科新进展,2010,30(2):186-188.

37. 唐松,陆晓和,张国明,等. 视网膜母细胞瘤综合治疗的临床分析. 实用肿瘤杂志,2013,28(2):167-170.

38. 马京琪,黄东升,张谊,等. 244 例儿童视网膜母细胞瘤临床特点. 眼科,2011,20(2):113-115.

39. 李雁,张军军. 视网膜母细胞瘤发病机制的分子生物学研究回顾与进展. 国际眼科杂志,2010,10(4):703-705.

40. 惠卉,程翼飞. 儿童视网膜母细胞瘤的化学疗法. 中国斜视与小儿眼科杂志,2014,22(2)46-49.

41. 陈盛,徐敏,顾松,等. 儿童骶尾部畸胎瘤术后肛直肠功能评价. 中华小儿外科杂志,2011,32(10):757-759.

28

第二十九章　皮肤疾病

第一节　皮肤性疾病的护理

【概述】

皮肤(skin)是人体最大的器官,由表皮、真皮和皮下组织构成,还包含附属器(如毛发、皮脂腺、汗腺、指或趾甲)以及血管、淋巴管、神经和肌肉(图29-1-1)。作为一种多功能器官,皮肤具有屏障、吸收、感觉、调节体温、免疫、代谢等生理功能。皮肤性疾病是指由各种原因造成的皮肤的正常生理功能受到损害,引起相应的症状或体征的一类疾病。可由理化因素、生物因素、遗传、神经精神因素、代谢与内分泌因素及食物等原因引起。可分为病毒性、细菌性、真菌性、过敏性与自身免疫性、物理性、神经功能障碍性、斑疹丘疹鳞屑性、大疱性、色素障碍性、遗传性、营养与代谢障碍性疾病及性传播疾病、结缔组织疾病、皮肤附属器官疾病和皮肤肿瘤等。

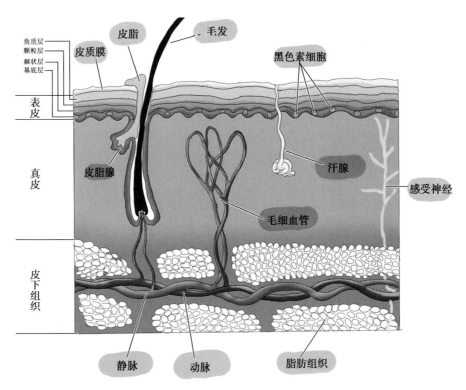

图 29-1-1　皮肤的正常结构

【临床特点】

皮肤疾病的临床表现分自觉症状和皮肤损害两类。

自觉症状指患儿自己感觉到的症状,包括局部和全身症状。局部症状主要有:瘙痒、疼痛、灼热、麻木、蚁行感、感觉迟钝和干燥等。全身症状主要有:畏寒、发热、乏力、食欲减退及关节疼痛等。

皮肤损害是指可以看到或摸到的皮肤及黏膜损

害,常分为原发性及继发性两种。原发性损害是指由皮肤病理变化直接产生的第一个结果。包括斑疹、丘疹、结节、风团、水疱与大疱、脓疱、肿瘤和囊肿。继发性损害是指由原发性损害转变而来,或由于治疗及机械性损害(如搔抓)所引起。包括鳞屑、浸渍、糜烂、溃疡、皲裂、抓痕、痂、萎缩、瘢痕和苔藓样变等。

【护理评估】

1. 健康史 患儿的性别、年龄、生长发育状况、既往健康状况、传染病史、用药史、过敏史;孕母产期情况,是否为早产、多胎,是否有胎儿窘迫。了解家族中有无遗传病史或亲属中有无类似疾病。

2. 现病史 患儿的发病时间及诱因、主要症状、伴随症状、体征及发生的次序、进展速度和演变过程,有无自觉症状等。

3. 治疗经过 患儿所接受的检查及结果,如血常规、凝血功能、B超、细菌学检查、病理学检查等,治疗方法、疗效及不良反应。

4. 心理社会状况 了解患儿及其家属的心理状况;了解其家庭成员对疾病的认知、心理承受程度及期望,社会支持系统是否健全等。

【主要护理问题】

1. 舒适的改变 由瘙痒/疼痛所致。

2. 有皮肤完整性受损的危险 由瘙痒或尼氏征阳性所致。

3. 皮肤完整性受损 由感染和搔抓所致。

4. 有感染的危险 由皮肤完整性受损、使用激素等所致。

5. 有出血的危险 由皮损或血小板减少所致。

6. 营养失调-低于机体需要量 由喂养不当及消化吸收障碍所致。

7. 自我形象紊乱 由外形的改变所致。

【护理措施】

1. 舒适改变的护理

(1) 保持皮肤的清洁卫生,防止外伤,忌搔抓及热水烫洗。

(2) 指导患儿正确使用外用药。

(3) 评估瘙痒/疼痛的病因、诱因、性质、部位、持续时间,动态观察瘙痒/疼痛的变化。

(4) 诊疗、护理操作尽量集中进行,换药和伤口护理时,注意动作轻柔而敏捷。

(5) 有瘙痒者,应诱导其转移注意力,如全身放松、节律呼吸、看电视、听音乐等。小龄患儿家长应多安抚、拥抱患儿,可使用玩具。做好皮肤保湿,保持适宜的室温。瘙痒剧烈者报告医师,可遵医嘱给予温水浴、镇静或抗组胺药。

(6) 观察评估患儿疼痛情况,了解患儿疼痛的程度、性质、部位,疼痛评分在4分以上应告知医师。暴露的创面可使用湿润烧伤膏减轻患儿的疼痛。对采取药物治疗的患儿,静脉、肌注止痛药物后30分钟内、口服止痛药或物理治疗后60分钟内对患儿进行镇痛效果和副作用的评估并记录。疼痛评估应评估至疼痛消失或患儿出院为止。对没有采取干预措施的疼痛患儿,每8小时评估记录1次,对没有控制好的中重度疼痛患儿每1~2小时评估记录1次。关节肿痛者采取舒适体位,绝对卧床休息。

2. 皮肤完整性受损的预防

(1) 给患儿穿宽松、柔软、棉质衣服。便后及时更换尿布。注意避免用碱性肥皂洗澡。

(2) 保持皮肤清洁干燥,床铺清洁、干燥、平整。

(3) 每周剪指甲,防止指甲划伤皮肤。各项操作应轻柔,避免用手撕扯皮屑,防止出血及感染。

(4) 对金黄色葡萄球菌性烫伤样综合征的患儿要做好皮肤的保护,尽量避免受压,各项操作动作轻柔。

(5) 移动无耐力的患儿要定时翻身,定时按摩受压部位。

(6) 瘙痒剧烈者可遵医嘱给予温水浴、镇静或抗组胺药。

3. 皮肤完整性受损的护理

(1) 静脉穿刺选择皮损轻的部位,减少胶布的粘贴,尼氏征阳性患儿尽量减少止血带的使用。

(2) 保持皮肤、床单位清洁干燥,修剪指甲,穿柔软的棉质衣服。

(3) 多食用高蛋白、高热量、高维生素饮食,多饮水,促进创面愈合。

(4) 有明确过敏原者切忌再次接触,忌用肥皂、热水烫洗患处皮肤。头部皮损者修剪头发。

(5) 评估并记录皮肤损伤情况(面积、深度、渗出、变化)。

(6) 暴露疗法的患儿维持室温28~32℃,相对湿度60%。

(7) 根据伤口情况选用合适的药物和敷料,保持敷料清洁、干燥,避免受压。

(8) 关节处皮损者,需严格限制局部活动。

(9) 妥善保护伤口,防止污染伤口。伤口湿敷,纱布应大于皮损范围。

(10) 皮损处有毛发的应剪去毛发。大疱者抽去疱液,脓疱者去除脓液。

4. 感染的预防及处理

(1) 保持病室温度、湿度适宜,每天开窗通风2次,每次30分钟。

(2) 床单位、衣服平整、清洁、干燥、无碎屑,污

29

染后及时更换,避免受凉。

（3）严格洗手及无菌操作,根据病情限制探视,避免交叉感染。瘙痒患儿,勿抓挠。

（4）大面积皮损患儿尽可能安排单间,做好创面护理,严密观察创面变化,随时记录创面色泽、水肿、渗血、渗液情况,注意有无异味及痂下积液（脓）,定期查血象、行创面细菌培养。

（5）皮损患儿观察有无红肿热痛、体温升高等感染征象。

（6）有感染者,遵医嘱抗生素治疗,并注意观察用药后反应。

5. 出血的预防及处理

（1）过敏性紫癜及血小板减少患儿遵医嘱禁食或给予易消化、无刺激的流质或半流质饮食,避免进食坚硬、难消化、刺激性食物。

（2）观察患儿呕血、便血的量、性质、颜色、次数。

（3）注意患儿有无凝血机制障碍,有无手术禁忌证,大女孩月经期不宜手术。

（4）护理操作动作轻柔,避免碰伤。穿刺部位按压至止血。

（5）血小板低于 $20×10^9/L$,需卧床休息。

（6）局部渗血时,更换切口敷料、加压包扎,出血量大者应立即汇报医师,遵医嘱补充血容量。

（7）出血患儿要密切观察生命体征、面色、神志、皮肤色泽、肢端温度、末梢循环,有无烦躁、脉率增快、脉压减小和尿量少等情况,发现异常及时报告医师处理。

6. 营养低于机体需要量的预防及护理

（1）进行营养评估,密切观察高危患儿的营养状况并记录。

（2）鼓励母乳喂养,指导合理人工喂养及辅食的添加。帮助患儿建立良好的饮食习惯。

（3）根据过敏试验结果选择合适的饮食。

（4）给予高热量、高蛋白、高维生素、易消化饮食。加强口腔护理,增进食欲。口腔黏膜溃疡者给予温流质或半流质饮食,禁食坚硬、刺激性食物。

（5）禁食期间遵医嘱静脉补充水分和电解质,必要时给予静脉高营养。

（6）每周测体重 1 次,早产儿每天测体重 1 次,必要时请营养师会诊。

（7）遵医嘱静脉补充血浆或白蛋白。

7. 自我形象紊乱的护理

（1）告知患儿及家长疾病相关知识,正确面对疾病导致的自身形象改变,树立战胜疾病的信心。

（2）给予良好的生活护理,尊重保护患儿隐私。

（3）关心体贴鼓励患儿,不轻视患儿,不背后议论,让患儿感觉自己与正常人是平等的。

（4）进行心理疏导,利用语言及非语言方式取得患儿信任,加深护患感情。

【健康教育】

讲解疾病相关知识,指导自我护理方法。过敏性疾病已经明确过敏原和致病源者应避免再次接触,指导家长安排合理饮食。过敏性紫癜患儿出院后 1~2 个月内禁止剧烈活动。长期服药的患儿指导所用药物的用法、用量、作用及副作用、注意事项等,提醒其定期门诊复诊,遵医嘱用药,不得擅自减药、停药。营造清洁舒适、安全温馨的家庭环境,关爱患儿,增强战胜疾病的信心。

【护理评价】

患儿瘙痒/疼痛是否得到缓解或消失;皮肤是否破损或破损皮肤能否及时得到处理;是否感染或感染是否得到及时处理;是否出现出血或出血能否及时处理;营养状况是否正常;患儿及家长是否能正确面对形象的改变。

（刘玉凤）

第二节 脓 疱 疮

【概述】

脓疱疮（impetigo）又称脓疱病,俗称黄水疮,是一种常见的急性化脓性皮肤病。其特征为发生丘疹、水疱或脓疱,易破溃而结成脓痂（图29-2-1）。脓疱疮流行于夏秋季节,具有高度传染性,可通过直接接触传染,多见于儿童。

【临床特点】

脓疱疮的病原菌绝大多数为金黄色葡萄球菌,少数由链球菌引起,亦可由两种细菌混合感染。瘙痒性皮肤病患儿搔抓后导致皮肤屏障功能被破坏,细菌感染创面;或长期应用皮质类固醇激素及免疫功能缺陷及皮肤发育不健全均可使皮肤细菌入侵而引起本病。皮损为在角质层下与颗粒层之间形成脓疱,疱内含有很多中性粒细胞、纤维蛋白和球菌,可有少许棘层松解细胞。

根据脓疱疮的不同临床类型有不同的表现。

1. 寻常型脓疱疮（impetigo vulgaris） 亦称非大疱型脓疱疮（nonbullous impetigo）或接触传染性脓

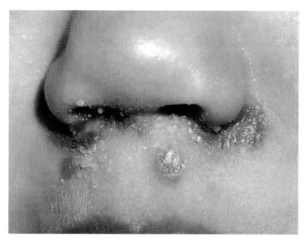

图 29-2-1 脓疱疮

疱疮,是最常见的类型,约占70%。皮损好发于暴露部位如面部、口鼻周围及四肢。初发皮损为红色斑点或粟粒至黄豆大小的丘疹水疱,迅速转为脓疱,疱壁薄,周围有明显红晕,迅速破裂成糜烂面,脓液干燥后形成蜜黄色脓痂,自觉瘙痒,邻近疱可融合成片;可因搔抓引起接种感染。病程1周左右,愈后不留瘢痕。重症者有高热,伴有淋巴结炎,甚至出现败血症。有链球菌感染者可诱发急性肾炎。

2. 大疱性脓疱病(bullous impetigo) 主要由噬菌体Ⅱ组71型金黄色葡萄球菌所致。多见于儿童,自觉痒,一般无全身症状。皮损为散在性水疱,1~2天后水疱迅速增大到指头大或更大。大疱初期疱液呈淡黄色而清澈,1天后,由清澈变为浑浊。由于重力作用,脓液沉积于疱底部,外观呈上清下浊的半月状,为本型脓疱疮的特征之一。皮损可从中央自愈,而边缘痂下的脓液向四周外溢,排列呈环形,称为环状脓疱疮(impetigo circinata)。

3. 深脓疱疮(ecthyma) 又称臁疮,多累及营养不良的儿童或老人,好发于小腿或臀部。皮损初期为脓疱,逐渐向皮肤深部发展。典型皮损为坏死表皮和分泌物形成的蛎壳状黑色厚痂,周围红肿明显,去痂壳后可见边缘陡峭的碟状溃疡。

4. 新生儿脓疱疮(impetigo neonatorum) 传染源主要来自婴儿室的工作人员、产妇或家属,其次为污染的床单或尿布。感染后易全身泛发,可并发肺炎、脑膜炎、败血症等而危及生命。

诊断标准:根据发病的季节、发病部位、临床特点有传染性等容易诊断。脓液细菌培养可确诊并提供药敏结果,偶需皮肤活检辅助诊断。

【治疗原则】
无并发症的轻~中度局限性皮损,以局部治疗

为主;皮损广泛及合并有系统感染者,应系统应用抗生素。致病菌为溶血性链球菌者需监测尿常规至少3周。

【护理评估】
1. 评估有无闷热多汗、皮肤浸渍等卫生状况。近期有无抵抗力下降。有无皮肤破损。皮疹发生的时间和自觉症状,如疼痛、瘙痒、烧灼感。皮损的部位、范围,脓疱的大小,是否有半月状现象,尼氏征是否阳性。脓痂的颜色、脱屑的范围及程度。有无畏寒、发热、恶心、呕吐、水肿等全身症状。

2. 了解血常规白细胞计数及中性粒细胞比例是否增高,脓液培养是否阳性或致病菌种类。

3. 评估患儿及家长对护理知识的了解程度及需求。

【护理措施】
1. 皮肤护理 保持皮肤、床单位、衣物清洁干燥。修剪指甲,防止划伤。避免局部皮肤受压。观察脓疱形态、部位、大小、颜色及性质的变化。较大脓疱者,可抽出脓液,外涂抗菌药物。疱壁未破时,可外用10%炉甘石洗剂。脓疱破溃者记录面积、深度、渗液的变化,遵医嘱给予外用药及物理治疗。

2. 瘙痒的护理 忌搔抓及热水烫洗,避免使用碱性强的肥皂沐浴。评估瘙痒程度、持续时间。有瘙痒者,应诱导其转移注意力,如全身放松,节律呼吸,看电视、听音乐等。小龄患儿家长应多安抚,拥抱患儿,可使用玩具。做好皮肤保湿,保持适宜的室温。瘙痒剧烈者报告医师,可遵医嘱给予温水浴、镇静或抗组胺药。服用抗组胺药后注意观察有无嗜睡、头晕等不良反应。

3. 自我形象紊乱的护理 告知患儿及家长该病的疗程,一般不会遗留瘢痕,解除患儿的顾虑。关心体贴患儿,不歧视、不背后议论患儿,引导患儿正确面对自身形象改变,使之能正确面对,积极配合治疗和护理。

4. 预防感染 有条件者安排单间。做好接触隔离,衣物、用品专人专用,衣服勤换洗,污染衣服应煮沸或暴晒消毒。接触患儿及用物后严格洗手。外流的脓疱液及时处理,避免种植传播,产生的垃圾置感染性废物桶。

5. 并发症的观察与护理 密切监测生命体征和辅助检查结果,注意有无体温过高,有无败血症征象。观察咳嗽、咳痰情况,警惕肺炎的发生。注意患儿有无水肿及监测尿常规变化,警惕急性肾炎的发生。

【健康教育】
1. 指导合理饮食 多食用高蛋白、高热量、高维生素、易消化饮食,促进伤口愈合。并发急性肾炎的

29

患儿应严格限制钠的摄入,病情好转,水肿消退、血压下降后,可由低盐饮食逐渐转为正常饮食。另外,根据肾功能调整蛋白质摄入量。

2. 休息与活动 发病期间做好接触隔离。并发急性肾炎者,应绝对卧床休息,症状明显者需卧床4~6周,待水肿消退,肉眼血尿消失,血压正常后方可逐步增加活动量。

3. 用药指导 服用抗组胺药后注意观察有无嗜睡、头晕等不良反应。

4. 出院指导 提供安全、清洁的家庭环境,注意个人卫生,勤洗澡更衣。定期复诊,不适随诊。

（刘玉凤）

第三节　遗传性大疱性表皮松解症

【概述】

遗传性大疱性表皮松解症(inherited epidermolysis bullosa,IEB)是由轻微物理性损伤引起的以水疱形成为特征的一组较罕见的遗传性疾病。本组疾病有三个共同特征:①皮肤脆性增加;②自发性或轻微创伤后,发生水疱及糜烂;③具有遗传性。发病与蛋白基因突变有关,人群发病率为2/10万活产儿,为先天性疾病,自幼发病,皮肤损害好发于易撞伤的部位(图29-3-1~图29-3-3)。临床上有20余种不同类型的EB,依据国际EB专家组于2008年制定的EB最新分类系统,IEB分为四类:单纯性大疱表皮松解症(EB simplex,EBS);交界性大疱性表皮松解症(junctional EB,JEB);营养不良性大疱性表皮松解症(dystrophic EB,DEB);Kindler综合征(Kindler syndrome)。

【临床特点】

本病属于常染色体遗传,其中EBS和显性DEB属于显性遗传模式,JEB和隐性DEB属于隐性遗传模式。EBS表皮真皮连接处基底膜带的基底细胞层出现水疱,此型的水疱发生在表皮内,不留瘢痕。JEB是三种基因异常导致基底膜带透明板区域的附着力降低,从而出现水疱,愈合后可留萎缩性瘢痕,还能影响皮肤毛囊附属器而出现脱发和甲脱落等临

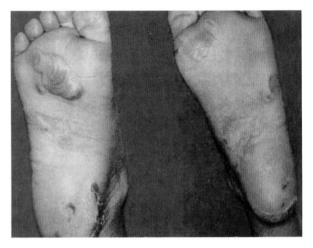

图 29-3-2　大疱表皮松解症足底

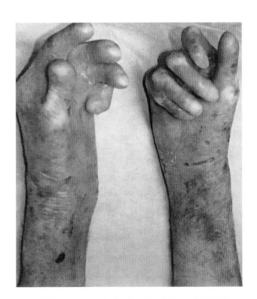

图 29-3-3　大疱表皮松解症手萎缩畸形

床表现。DEB型皮损深而广泛,不易愈合,愈后常留有瘢痕和粟丘疹,并可见手足远端残毁性假性并指畸形。Kindler综合征,属常染色体显性遗传,除水疱样皮损外还有皮肤光敏等特征。

各类EB的临床特点分述如下:

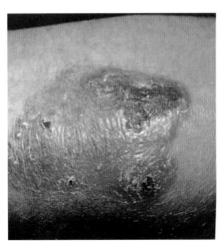

图 29-3-1　大疱表皮松解症膝盖

1. EBS 为临床上最常见的一种类型。表现为手、足、肘、膝等处摩擦后,发生紧张性大疱或水疱,尼氏征阴性,轻度瘙痒。多在生后一年内发病。组织病理显示皮下大疱。

2. JEB 一般均出现水疱、糜烂、结痂、萎缩性瘢痕。口腔受累导致小口及舌系带缩短。亦可出现釉质发育不全和甲营养不良、秃发、食管、上呼吸道受累。发生于新生儿或婴儿。死亡原因包括气道梗阻、败血症及心律失常。

3. DEB 分为显性遗传型 DEB 和隐性遗传型 DEB 和泛发性 DEB。基本损害为水疱(尼氏征阴性)、糜烂、结痂、萎缩性瘢痕、粟丘疹、甲营养不良或无甲。一般在出生时即发病。显性遗传型 DEB 皮肤病变常泛发,大多数无皮肤外受累,仅部分出现食管狭窄。隐性遗传型 DEB 常泛发,皮肤外病变严重,寿命缩短,皮肤癌的发生率明显增加。隐性遗传性重型 DEB 几乎所有内皮衬里器官均可发生水疱,假性并指(趾)多见,指(趾)肌肉萎缩、骨质吸收;膝、肘挛缩,关节功能丧失。泛发性 DEB 患儿有正常寿命,鳞状细胞癌的发生率不增加。

4. Kindler 综合征 患儿自出生时发病,在新生儿时期水疱症状严重且泛发,后期症状趋向缓和。患儿有光敏感现象,皮肤受累部位出现色素沉着、色素减退和毛细血管扩张的表现。

诊断标准:询问有无水疱型疾病的家族史。根据 2 岁前发病、摩擦部位出现水疱的临床表现,结合病史可作出初步诊断。进行皮肤活检结合透射电镜、免疫荧光抗原定位及基因检测后方可明确诊断。在明确诊断单纯型、交界型、营养不良型 EB 后,再进行亚型及变异型诊断。

【治疗原则】

各型遗传性 EB 目前无特效治疗方法,主要采取对症支持治疗,包括预防创伤、大疱的减压和防治感染。对皮肤系统以外的其他系统的治疗同样重要,将有效地改善患儿的生活质量,节约社会资源。包括一般治疗、全身治疗、局部治疗、外科治疗。

【护理评估】

1. 有无水疱性疾病的家族史。询问有无机械性损伤及与水疱发生的关系。观察水疱的部位、形态、大小、数目以及发生的次序、进展速度和演变过程,有无糜烂和瘢痕,尼氏征是否阳性,口腔、牙釉质、甲、毛发及舌系带发育情况。关节功能是否良好。有无光敏感现象及皮肤异色症。有无全身和局部的自觉症状及其程度。

2. 了解基因检测结果及皮肤病理检查结果。

3. 评估患儿及家长对护理知识的了解程度及需求,了解家庭经济状况及社会支持系统是否健全,评估家长对疾病的态度及预后的期望,有无继续生育的愿望。

【护理措施】

1. 皮肤完整性受损的护理

(1) 维持适宜的病室温湿度,暴露疗法的患儿维持室温 28 ~ 32℃,相对湿度 50% ~ 60%。保持床单、衣物的干燥整洁。

(2) 剪短指甲,避免患儿用手抓破皮肤。

(3) 保护皮肤,避免机械性损伤。

(4) 观察水疱的分布范围、大小,可穿刺抽出疱液。水疱破溃者评估皮肤损伤情况(面积、深度、渗出、变化),保持创面清洁,外用抗炎霜剂,慢性感染的创面外用莫匹罗星软膏。

2. 预防感染的护理

(1) 严格执行病房的消毒隔离制度,每天空气消毒 2 次,开窗通风 2 次,每次 30 分钟。

(2) 严格洗手及无菌操作,接触患儿血液、体液、排泄物、分泌物前后注意洗手和戴手套,接触创面时戴口罩和无菌手套。

(3) 进食高热量、高维生素、高蛋白、易消化饮食,同时多饮水,提高机体免疫力,促进毒物排泄。

(4) 监测生命体征,注意观察患儿的精神反应、面色及精神活动情况。如出现体温升高、咳嗽、腹泻、呕吐等感染征象。

(5) 有感染者,遵医嘱准确及时使用抗生素。

3. 营养失调的护理

(1) 入院患儿进行营养评估,密切观察患儿的营养状况并记录。

(2) 患儿每周测体重 2 次,早产儿每天测体重 1 次,发育迟缓患儿请营养师会诊。

(3) 加强口腔护理,保持口腔清洁。提供患儿喜爱的食物,为患儿提供愉快的就餐环境。

(4) 鼓励母乳喂养,指导合理人工喂养及辅食的添加。帮助患儿建立良好的饮食习惯,纠正偏食、挑食、吃零食的不良习惯。

(5) 给予高热量、高蛋白、高维生素、清淡易消化饮食。

(6) 牙釉质功能异常者,可进流质或半流质饮食,胃肠道功能异常者可遵医嘱予静脉营养。

(7) 可补充维生素及微量元素,如维生素 E、锌,有贫血者可补充铁剂。

4. 自理缺陷的护理

(1) 营造安全的家庭环境,选用钝角家具,加强监护避免受伤。

(2) 将常用物品按方便患儿使用的位置摆放,

活动空间不留障碍物,避免下床时发生危险或跌倒。加强巡视,及时了解患儿需要,帮助其解决问题。

（3）DEB 型出现手足指（趾）缺失或连指手套样并指畸形者应定期评估其自理能力,给予生活协助。

5. 用药的护理

（1）铁剂:指导患儿饭后或餐中服用,避免与牛奶、茶、咖啡、抗酸药同服。同时服用维生素 C、乳酸或稀盐酸等酸性药物或食物可促进铁的吸收。口服铁剂时须使用吸管,避免牙齿染黑。常见不良反应有恶心呕吐、胃部不适等胃肠道反应,严重者告知医师,必要时停药。

（2）锌:避免与钙剂同时服用,避免空腹服用,长期用药遵医嘱,不能擅自增减药量,定期复查。

6. 并发症的预防及护理

（1）保持呼吸道通畅,尽量取侧卧位。鼓励患儿少量多餐,进食速度宜慢,防止呛咳,避免窒息。密切观察患儿面色、呼吸等情况,床旁备开口器、舌钳、气切包及气管插管等抢救物品,一旦发现患儿有窒息,协助医师进行抢救。

（2）维持关节功能位,必要时可用辅助器具。评估患儿肢体功能情况,必要时进行功能锻炼。

（3）患儿加强沟通,帮助患儿树立信心。

【健康教育】

1. 饮食指导 高热量、高蛋白、清淡易消化饮食,补充各类维生素及微量元素。

2. 休息与活动 适度减少活动量,加强监护,避免物理损伤如碰撞、摩擦等。

3. 出院指导 如果水疱破溃注意保护创面,防止感染。指导家长家庭自我护理方法,如患儿出现呼吸困难等窒息先兆情况,应提下颌,畅通气道,或使用开口器拉出舌头,防止舌后坠,有条件者予以氧气吸入。肌肉萎缩甚至关节功能丧失的患儿及时给予干预。家长有继续生育意愿者,应完善基因检查及产检。

（刘玉凤）

29 第四节　葡萄球菌烫伤样皮肤综合征

【概述】

葡萄球菌烫伤样皮肤综合征(staphylococcal scalded skin syndrome,SSSS),曾称为新生儿剥脱性皮炎(dermatitis exfoliativa neonatorum)或葡萄球菌型中毒性表皮坏死松解症(staphylococcal toxic epidermal necrolysis,STEN),是由金黄色葡萄球菌所致的严重皮肤感染,临床特征为全身泛发型红斑、松弛性大疱及大片表皮剥脱(图 29-4-1)。本病好发于 5 岁以内婴幼儿,随年龄增大逐渐减少,成人罕见。几乎所有患儿发病前均有局部金黄色葡萄球菌感染灶,包括疖、痈、毛囊炎、脓疱病、外耳道炎、结膜炎、坏疽性蜂窝织炎及伤口感染等。原发病灶多位于鼻咽部,其次为皮肤创伤处、结膜和血液,新生儿多位于脐部或泌尿道。

【临床特点】

SSSS 的主要致病菌为凝固酶阳性噬菌体 II 组 71 型的葡萄球菌,此种菌可产生一种可溶性毒素——表皮松解毒素即剥脱毒素(exfoliative toxin,ET),导致颗粒层细胞松解,接着大片表皮自然剥离,组织学上表现为表皮颗粒层出现裂隙。表皮剥脱毒素主要通过肾脏代谢,而新生儿或婴幼儿肾脏排泄缓慢,使毒素在血清中含量增高并播散至皮肤引起损害。金黄色葡萄球菌感染和机体免疫功能低下是本病的基本发病原理。

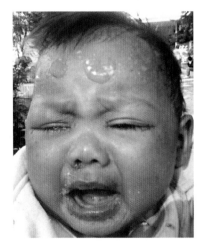

图 29-4-1　葡萄球菌烫伤样皮肤综合征

本病发病急,常伴有发热、厌食、呕吐、腹泻等全身症状,易继发支气管肺炎、败血症,严重者可致死亡。皮损往往先从口周、眶周或颈部开始,局部皮肤潮红,迅速向周围扩展,在 2～3 天内全身皮肤都可泛红,触痛明显。在红斑基础上出现大小不等的水疱,并可相互融合,疱液呈浆液性,亦可浑浊,疱壁薄,松弛易破,尼氏征阳性,表皮极易剥脱,露出鲜红色湿润面,似烫伤样外观。1～2 天后口周及眶周渗出结痂,可有大片痂皮脱落。由于口、眼的运动使口周、眼周的皮损出现放射状皲裂。无口腔黏膜损害为本病的另一个特征。在糜烂面的边缘表皮松弛卷起,手足皮肤可呈手套、袜套样脱落。之后糜烂处颜色由鲜红逐渐转变为紫红色及暗红色,不再剥脱,开始出现糠状脱屑。急性期患儿自觉皮肤疼痛,触痛明显,还常伴有发热、厌食、腹泻或结膜炎等症状。病情轻者 1~2 周可痊愈,不留瘢痕;病情严重者可继发肺炎、细菌性心内膜炎或败血症等危及生命,儿童的死亡率为 4%~5%。

诊断标准:①多发于 5 岁以内的婴幼儿,偶见于成人;②起病急骤,发展迅速;③广泛性红斑,松弛性大疱,表皮剥脱似烫伤,尼氏征阳性;④口周放射状皲裂,不累及口腔黏膜,⑤皮损有明显触痛,全身症状严重。

【治疗原则】

及早应用抗生素,可明显改善病情,抗生素的使用最好参照细菌培养及药敏试验。首选耐 β 内酰胺酶半合成青霉素(如苯唑西林或氯唑西林)或头孢菌素,疗程 7~10 天。对青霉素过敏时,可选用克林霉素、复方磺胺甲噁唑(禁用于新生儿及 2 个月以下婴儿)或夫西地酸。住院患儿(如重症监护室、手术后置管患儿等)出现 SSSS,首选万古霉素或利奈唑胺治疗。加强创面管理,维持水、电解质平衡及加强营养,尤其是口周皮损影响患儿禁食的阶段,严重病例可使用丙种球蛋白治疗,疗程 1~3 天。

【护理评估】

1. 是否有金黄色葡萄球菌感染灶,近期有无抵抗力下降。评估红斑水疱的部位、范围,发生的时间和自觉症状,如疼痛、烧灼感。尼氏征是否阳性。口周、眼周的皮损是否出现放射状皲裂,有无口腔黏膜损害。表皮是否剥脱露出湿润面,皮肤剥脱的部位以及程度、进展速度和演变过程。有无脱屑。是否累及鼻黏膜、眼结膜出现鼻炎、结膜炎。有无畏寒、发热、厌食、恶心、呕吐、全身生长水肿、水电解质紊乱等全身症状。

2. 了解白细胞、中性粒细胞血沉、C 反应蛋白是否增高,原发病灶或眼分泌物细菌培养结果,表皮松解素检测是否阳性。

3. 评估患儿及家长对本病及护理知识的了解程度及需求。

【护理措施】

1. 皮肤完整性受损的护理

(1) 保持床单位及衣物清洁、干燥、无渣。

(2) 观察并记录红斑水疱或脱屑的范围、严重程度,渗出情况。

(3) 剪短指甲,避免抓破皮肤。皮肤瘙痒者,积极用药止痒。沐浴时避免水温过高。

(4) 做好眼部护理,生理盐水清洁后遵医嘱用滴眼液或眼膏,动作轻柔,避免暴力。

(5) 加强皮肤护理,用 1:5000 的高锰酸钾液做水疗(图 29-4-2),将鳞屑洗去,遵医嘱使用外用保湿药、抗感染药、止痛药。暴露创面,但注意保暖。小婴儿可使用暖箱。维持室温 28~32℃,相对湿度 50%~60%。

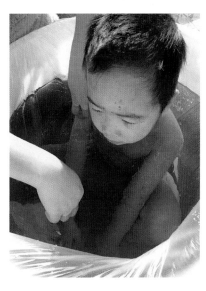

图 29-4-2　水疗

(6) 并发腹泻的患儿,便后温水清洗臀部并涂油膏,减少大便对皮肤的刺激,观察肛周有无潮红糜烂并记录其范围。

(7) 新生儿做好脐部护理,每天洗澡后用 75% 的酒精消毒脐部预防感染。

(8) 静脉穿刺时要选择皮损轻的部位,尽量减少胶布的粘贴。尽量不使用止血带,必须使用时扎在衣服的外面。

2. 疼痛的护理

(1) 保持环境安静整洁,室内光线柔和,保持情绪稳定,协助患儿取舒适体位。

(2) 诊疗、护理操作尽量集中进行,换药和伤口护理时,注意动作轻柔而敏捷,严格执行无菌操作。

(3) 腹痛时严禁热敷,遵医嘱禁食,避免加重胃肠道出血。疼痛评分≥4 分时,报告医师,予以适当处理。

(4) 多与年长儿进行交流,疼痛时做好安抚工作,转移患儿注意力,减轻疼痛。分散注意力,如全身放松,节律呼吸,看电视、听音乐等。小龄患儿家长应多安抚,拥抱患儿,可使用玩具。

3. 营养失调的护理

(1) 提供患儿喜爱的食物,为患儿提供愉快的就餐环境,增进营养,促进伤口愈合。

（2）加强口腔护理，保持口腔清洁。进餐前避免换药，防止疼痛影响食欲。

（3）鼓励母乳喂养，指导合理人工喂养及辅食的添加。给予高热量、高蛋白、高维生素、易消化饮食。

（4）并发恶心呕吐患儿，观察、记录呕吐的次数，呕吐液的颜色、性质和量。遵医嘱监测电解质。

（5）密切观察患儿神志、血压、囟门情况，有无头晕等低血糖症状。

（6）厌食患儿或因口周疼痛不能进食患儿，可用吸管进食流质饮食，少食多餐，或遵医嘱静脉补充水分和电解质，必要时给予静脉高营养。

4. 体温过高的护理

（1）保持病室温湿度适宜。避免穿太厚衣物，不利于散热。

（2）高热患儿做好口腔护理。注意休息，可进食者，多饮水，不能进食者，遵医嘱补液，预防水电解质及酸碱平衡紊乱。

（3）根据病情及医嘱监测生命体征、神志，注意有无惊厥。

（4）发热患儿遵医嘱予物理或药物降温，观察并记录降温效果，防止降温过快导致虚脱。及时更换汗湿的衣被，避免受凉感冒。

5. 并发症的护理

（1）呕吐剧烈者，暂禁食，遵医嘱静脉补充水分

和电解质。腹泻患儿观察生命体征、皮肤弹性及尿量变化，注意有无脱水的症状及中毒性休克的表现。指导患儿口服补液盐的使用。

（2）各项技术遵循无菌操作，观察留置管道有无红肿热痛等感染征象。

（3）注意血培养结果，观察生命体征变化，及早识别败血症并积极治疗。

（4）葡萄球菌烫伤样皮肤综合征患儿往往发病很急，皮损范围大，患儿自觉瘙痒且疼痛，家长不了解疾病知识，表现很焦虑、紧张甚至恐惧，担心疾病预后。

【健康教育】

1. 饮食指导 增强营养，补充蛋白质，积极参加体育锻炼，不断提高免疫能力。

2. 出院指导 注意个人卫生，保持皮肤清洁，做好皮肤的保湿。避免穿过紧的衣服及袜子，导致水疱破裂，创面粘连。水疗温度应比平时温度略低，减轻患儿疼痛。水疗前备齐用物，水疗过程中告知正确的姿势，避免溺水，换药过程注意保暖，避免感冒。告知外用药的注意事项，耐心讲解疾病相关知识。告知本病虽然病损面积大，发展迅速，但治疗效果好，一般 7～10 天可以痊愈，且一般不留瘢痕，减轻患儿心理压力。出现败血症者要遵医嘱完成抗生素应用疗程。

（刘玉凤）

第五节　儿童银屑病

【概述】

银屑病（psoriasis）又名牛皮癣，是一种与遗传、免疫相关的慢性红斑鳞屑性炎症性皮肤病，特征性的皮损为境界清楚的红色斑丘疹、斑块，表面覆以银白色厚屑，伴有不同程度的瘙痒，以四肢伸面、头皮和背部较多。根据银屑病的临床特征一般可分为寻常型、关节病型、脓疱型及红皮病型。其中寻常型银屑病最常见，在自然人群的患病率为 0.1%～3%。资料显示银屑病的发病有很大的地理性差异，白种人患病率高，北方的患病率高于南方，城市高于农村。各个年龄均可发病，以青壮年为主，两性发病率无差别，多在冬季发病。

【临床特点】

病因尚未完全阐明，目前认为与遗传、环境、免疫等多种因素有关，伴有皮肤功能障碍。银屑病的主要病理生理是表皮增殖加快，引起角化不全，表皮

增厚，伴真皮炎性细胞浸润和毛细血管扩张。病毒感染、上呼吸道链球菌感染、精神刺激、药物或外伤、冬季等因素，也可诱发或加重皮损，导致同形反应，即是由创伤或其他有害刺激因素诱发并产生了与原有疾病特征相同形式的病变。

1. 寻常型银屑病 为临床最常见的一种。基本皮损为红斑，边缘清楚，上覆盖白色鳞屑，刮去鳞屑后可见淡红色发亮的半透明薄膜，称薄膜现象，再刮除薄膜即可见小点状出血，称点状出血（Auspitz 征）。皮损形态有点滴状、钱币状、斑块状及地图状等，头皮皮损者由于鳞屑厚积，头发可呈束状但不脱发。甲损害时，甲板呈点状凹陷似顶针样改变，或甲板增厚、甲床分离。可分进行期、稳定期和退行期。

2. 关节病型银屑病 除皮损外，患儿伴有大小关节病变，表现为关节肿胀、疼痛和活动受限，并可发展为关节畸形，类似类风湿性关节炎。

3. 红皮病型银屑病 多因在寻常型银屑病治疗中外用刺激性强或不适当的药物,或长期大量应用糖皮质激素后突然停药或减量太快而引起。皮损明显发红,迅速扩大成片,致使全身呈弥漫性潮红浸润,并伴有大量糠状鳞屑,其间可见片状正常皮肤的皮岛。全身淋巴结可肿大,常伴畏寒、发热、头痛、关节痛等全身症状。反复发作,预后不佳。

4. 脓疱病性银屑病 以无菌性小脓疱为特征性损害,有泛发性和局限性两种。泛发性脓疱病性银屑病常呈急性发病。在寻常型银屑病的基础上,出现针尖至粟粒大小的黄色无菌小脓疱(图29-5-1),部分脓疱融合或增大成"脓湖"。皮损可弥漫分布于全身(面部常不受累),有肿胀和疼痛感。全身症状较重,除高热外,常有食欲缺乏、精神萎靡等症状。每次发作持续1~2周,可自行缓解后再次发作;局限性脓疱病性银屑病皮损只发生在手掌和足跖处(图29-5-2),又称掌跖脓疱病。开始呈对称型红斑,很快出现粟粒大小的无菌性脓疱,1~2周后自行干涸结褐色痂并脱落。过后,在局部又出现成群的新脓疱。反复周期发作,经久不愈。自觉瘙痒。一般无全身症状。

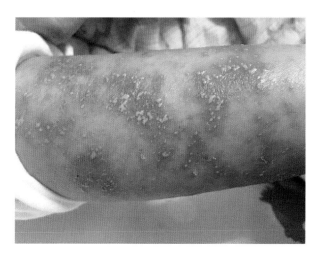

图 29-5-1 脓疱型银屑病

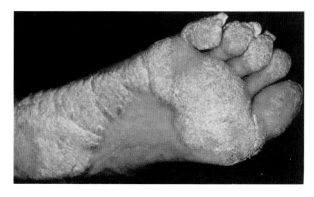

图 29-5-2 足趾银屑病

诊断标准:根据临床特点、病理学检查、影像学检查、血液检查结果等容易诊断银屑病。

【治疗原则】

治疗的目的在于迅速控制病情,减缓向全身发展的进程,减少复发,提高患儿生活质量。因此,寻找并排除加重银屑病的诱因是防治银屑病的重要措施。儿童银屑病治疗需考虑年龄、疾病严重程度、生活质量及合并症等。轻度银屑病主要以外用药为主,中度银屑病可用光疗或系统用药,如糖皮质激素、维A酸类、甲氨蝶呤等。单一疗法效果不明显时,应给予联合、交替或序贯疗法。

【护理评估】

1. 评估银屑病家族史,咽喉部感染史、用药史、创伤或手术史,有无情绪紧张。发病的时间及过程,是否为复发。皮损的部位、范围及特点,有无覆盖鳞屑的红斑,有无薄膜现象和出血现象。头发有无成束状。甲板是否成针顶样,是否有同形反应。患儿有无高热、食欲缺乏、关节胀痛、疼痛、畸形和活动受限等。

2. 血常规、血沉、细菌培养检查结果。X线检查骨、关节改变。组织病理学改变。

3. 评估患儿及家长对护理知识的了解程度及需求。患儿心理和社会支持状况。

【护理措施】

1. 瘙痒的护理

(1)保持皮肤的清洁卫生,忌搔抓及热水烫洗,做好皮肤的日常保湿。

(2)保持病室合适的温湿度,避免温度过高加重瘙痒。

(3)动态评估瘙痒的程度及持续时间,瘙痒剧烈时可遵医嘱给镇静或抗组胺药。

2. 心理护理

(1)给予正性鼓励,利用语言及非语言方式取得患儿信任,关心体贴患儿,保护患儿隐私,不歧视患儿。

(2)讲解疾病知识,介绍治疗新进展、新方法,增强战胜疾病的信心。

(3)评估患儿及家长焦虑程度,鼓励其表达心中的感受,并有针对性地采取疏导措施。

(4)引导正确面对疾病导致的自身形象改变。可穿长袖衣裤遮挡皮损部位,鼓励并帮助患儿适应社会活动、人际交往等。

3. 用药护理

(1)糖皮质激素:不可擅自停药、增减药量。皮损控制后遵医嘱调整激素应用的强度、频率及用量,逐渐减量,避免突然停药。

(2)甲氨蝶呤:治疗前需完善相关检查如,全血计数、尿常规、电解质、肝炎病毒学检查、肝肾功能检查、血白蛋白、胸部 X 线片等。用药期间密切监测血细胞计数、肝肾功能,注意有无骨髓抑制、肝毒性的风险和药物总蓄积量。观察有无胃肠道反应、肝脏毒性、肺纤维化、血液学异常、中枢神经神经系统毒性等不良反应。

(3)环孢素:不良反应与剂量相关,主要包括高血压和肾毒性,应定期监测血清尿素氮和肌酐。

(4)维 A 酸类:用药期间观察有无唇炎、皮肤干燥、脱屑、鼻出血、可逆性肝损伤、血脂升高、骨骼损害等不良反应。治疗过程中初期每月复查,以后每 3 个月复查血脂和肝酶水平,每 12 ~ 18 个月进行一次骨扫描。

4. 并发症的护理

(1)保持病室环境及衣物清洁,及时修剪指甲,皮损部位避免抓挠,保护创面,以防感染。有感染者,应遵医嘱使用抗生素。

(2)评估患儿关节功能情况,有无受累。物品摆放位置以方便患儿拿放为宜。功能受损患儿应指导家庭训练或床旁训练,鼓励患儿完成力所能及的日常生活活动,使其生活能逐步自理。加强巡视,及时了解患儿需要,帮助其解决问题。

【健康教育】

1. 饮食指导 养成良好饮食习惯,补充高热量、高蛋白、清单易消化饮食,避免饮酒、浓茶和咖啡,尽量少食高脂肪、海鲜、辛辣食品和其他刺激性食物。

2. 休息与活动 功能障碍的患儿遵医嘱坚持功能锻炼。

3. 用药指导 告知甲氨蝶呤、环孢素等药物的治疗方法、长期监测的必要性,不良反应的观察及处理。长期服药的患儿不随意增减药量,出现不适应随时就诊。

4. 出院指导 避免各种可能的诱发因素如,过度疲劳和外伤,及时治疗咽喉部感染和感染病灶,避免精神创伤。

(刘玉凤)

第六节 血管瘤、血小板减少综合征

【概述】

Kasabach-Merritt 综合征(K-M 综合征),是一种以血管肿瘤和血小板减少性凝血异常为主的综合征(图 29-6-1)。由 Kasabach 和 Merritt 于 1940 年首次报道。反复周期性出血为本病特征。组织病理常表现为卡波西样血管内皮细胞瘤和丛状血管瘤。易导致瘤体增大和全身患儿,发病率为 0.3%。

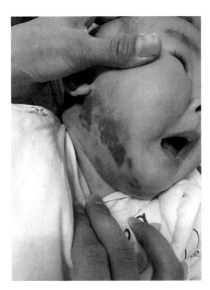

图 29-6-1 K-M 综合征

【临床特点】

该病的病理生理基础是血小板减少和弥散性血管内凝血(患儿)。血小板暴露于正常的内皮细胞下被激活,继发性引起凝血因子消耗,纤溶增加,瘤体增大和全身患儿。血小板的减少与巨大血管瘤的存在有密切关系,血管瘤的管腔内有大量的血小板血栓形成。血小板的存活期也明显缩短。

本病多在新生儿期或小婴儿期发病,平均发病年龄为生后 5 周。血小板数量减少程度与肿瘤增大成正比。本病常单发,也可多发。好发于四肢、躯干部位,表现为生长迅速的暗紫色、质硬的斑块或肿物,发生于内脏或体内组织时不易被发现,表面呈橘皮状,局部轻微胀痛,皮温升高。肿物周边可见大量的出血点、紫癜或瘀斑。反复出血,可出现贫血及脾大。严重者可有颅内出血或脏器内出血。巨大肿物可压迫正常组织器官,导致功能障碍。

诊断标准:根据出生时或出生不久即有血管肿瘤的存在,并伴有血小板的较少、慢性弥散性血管内凝血的特点可诊断。影像学检查、血小板纤维蛋白降解物(FDP)的检测有助于内脏 KM 综合征的诊断。

【治疗原则】

糖皮质激素可控制血管肿瘤内皮细胞异常增殖,抑制瘤体生长,降低体内血栓形成,应早期应用。患儿时可给予双嘧达莫、肝素等抗凝药物,血小板过低时可间断给予新鲜冰冻血浆或血小板。对于病变早期、瘤体面积小、解剖位置清楚、非重要脏器周围的瘤体可手术切除或栓塞治疗。此外,普萘洛尔也可用于 K-M 综合征的治疗。

【护理评估】

1. 评估发病时间、进展速度及伴随症状。观察瘤体部位、大小,有无破溃。了解患儿有无出血点、瘀点瘀斑,有无胃肠道出血,既往出血情况,患儿精神反应及生命体征是否正常。

2. 评估血常规、生化、凝血功能、血小板、血糖、心电图、心脏彩超、CT、瘤体彩超等检查结果长。

3. 评估患儿及家长对护理知识的了解程度及需求,对预后的期望。社会支持系统是否完善。

【护理措施】

1. 出血的预防与护理

(1) 观察有无皮肤黏膜、鼻、口腔牙龈的出血,有无消化道的出血,观察大便的性状,有无腹痛,肠道积血积液等情况。

(2) 保持患儿安静,护理操作动作轻柔,避免碰伤。穿刺后久按压穿刺部位至止血。

(3) 沐浴时避免水温过高和用力擦洗皮肤。高热患儿避免酒精擦浴。

(4) 完善血小板数量及凝血全套检查,动态监测血小板变化,血小板低于 $20\times10^9/L$,患儿需卧床休息,必要时头部制动,警惕发生颅内出血。

(5) 出血患儿观察生命体征的变化,注意面色、神志的改变,评估有无低血容量性休克的早期表现,如烦躁、脉率增快、脉压减小和尿量少等,发现异常报告医师,遵医嘱使用止血药,必要时遵医嘱输注止血药物或血液制品。

2. 并发症预防及护理(感染、皮肤完整性受损)

(1) 保持床单位、衣物柔软、清洁、干燥、无碎屑,避免摩擦致瘤体破溃。

(2) 剪短指甲,必要时戴手套,避免抓挠瘤体导致破溃或感染。

(3) 动态观察瘤体的部位、颜色、大小及进展情况,避免瘤体受压。

(4) 瘤体巨大压迫重要脏器者,应观察脏器功能情况,做好防范措施,出现器官功能受损的情况应立即报告医师,采取治疗。

(5) 瘤体破溃者,保持创面清洁,评估并记录皮肤损伤情况(面积、深度、渗出、变化)。遵医嘱使用外用药。

(6) 瘤体破溃后极易造成感染,且愈合困难,应对患儿及家长做好告知,取得患儿的配合。

3. 用药护理

(1) 糖皮质激素:不可擅自停药、增减药量。皮损控制后遵医嘱调整激素应用的强度、频率及用量,逐渐减量,避免突然停药。

(2) 甲氨蝶呤:治疗前需完善相关检查如:全血计数、尿常规、电解质、肝炎病毒学检查、肝肾功能检查、血白蛋白、胸部 X 线片等。用药期间密切监测血细胞计数、肝肾功能,注意有无骨髓抑制,肝毒性的风险和药物总蓄积量。观察有无胃肠道反应、肝脏毒性、肺纤维化、血液学异常、中枢神经系统毒性等不良反应。

(3) 环孢素:不良反应与剂量相关,主要包括高血压和肾毒性,应定期监测血清尿素氮和肌酐。

(4) 普萘洛尔:最好在吃奶后 30 分钟喂药,避免低血糖或者防止溢奶把药物吐出。<3 月龄的婴儿用普萘洛尔易诱发低血糖,应注意给予患儿充足的热量摄入,告知家长合理喂养。普萘洛尔最常见、最严重的并发症是心动过缓和低血压,使用过程中应监测心率、血压的变化。使用2周以上的患儿突然停药要警惕普萘洛尔停药综合征,即血压升高和心率加快,4~8 天达到峰值,2周后逐渐减弱。观察有无手足发冷、烦躁出汗、便秘、腹泻、抽搐、昏睡、低体温、胃肠道反应、哮喘发作、失眠、梦魇、高血钾、高磷、低钙和高尿酸血症等不良反应的出现。

【健康教育】

1. 饮食指导　合理喂养可避免低血糖的发生。加强蛋白质的摄入提高免疫力,忌食辛辣、过热、生冷刺激性食物。

2. 休息与活动　瘤体避免摩擦抓挠,避免用力或剧烈活动引起出血,血小板低于 $20\times10^9/L$,患儿需卧床休息,必要时头部制动。

3. 用药指导　向患儿家长解释药物治疗的目的、意义及可能出现的不良反应。遵医嘱服用药物,不可擅自停药或增减药量,定期复查。

4. 出院指导　注意个人卫生,保持皮肤清洁干燥,修剪指甲,避免抓挠而引起出血、感染。避免瘤体受压。出院带药要告知家长的服用方法、剂量及不良反应的观察和处理,告知心率、血压的家庭测量,发现异常及时就诊。

(刘玉凤)

参 考 文 献

1. 李乐之,路潜. 外科护理学. 第 5 版. 北京:人民卫生出版社,2012.

2. 马琳. 儿童皮肤病学. 北京:人民卫生出版社,2014.

3. 崔焱. 儿科护理学. 第 5 版. 北京:人民卫生出版社,2014.

4. 吴欣娟. 儿科护理工作标准流程图表. 长沙:湖南科学技术出版社,2015.

5. 谌永毅,汤新辉,临床护理工作标准流程图表. 长沙:湖南科学技术出版社,2012.

6. 林元珠,马琳,等.实用儿童皮肤病学. 北京:人民军医出版社,2016.

7. 王侠生,廖康煌. 皮肤病学. 上海:上海科学技术文献出版社,2005.

8. 朱学骏. 王宝玺,等. 皮肤病学. 第 2 版. 北京:北京大学医学出版社,2015.

9. 顾有守. 皮肤病诊断和治疗精选. 广东:广东科技出版社,2009.

10. 吴志华. 皮肤性病诊断与鉴别诊断. 北京:科学技术文献出版社,2009.

29

第三十章 骨骼系统疾病

第一节 骨骼系统疾病的护理

【概述】

人体骨骼的主要功能有运动、支持和保护身体，以及造血和代谢的功能。成人有206块骨头，儿童较多有213块，骨经连接形成骨骼，骨骼与关节、肌肉等组成运动系统。导致儿童骨骼系统疾病较常见的因素有遗传、发育、内分泌异常、感染和运动受损等。

【临床特点】

骨骼系统疾病因病变部位的不同表现为外观的异常、畸形、疼痛、受累关节活动受限、发育低于同龄儿童水平等。治疗原则是恢复骨骼、关节、肌肉等的功能，从而保证小儿机体正常的生长和发育。治疗主张尽早干预，阻止疾病的发展和加重，防止骨关节畸形。在达到相同疗效的前提下，首选保守治疗；对保守治疗无效或错过保守治疗时机的患儿采用手术治疗。骨骼系统疾病常需固定制动，骨愈合时间长，难免发生关节僵硬、活动能力下降等并发症。因此，患儿在专业人员指导下，应积极、循序渐进地开展主动和被动训练，可以提高肌肉力量，改善受限关节的活动度，降低残疾，提高生活质量。

【护理评估】

1. 健康史 评估患儿性别、年龄、营养发育状况、饮食习惯、既往健康情况、传染病史、手术外伤史、用药史、过敏史、疫苗接种史、年长女患儿月经情况；了解母亲孕产期状况，有无特殊疾病等；患儿生产过程情况，出生后吸吮功能如何，有无窒息、感染等，头面部是否对称，有无外伤迹象、肢体畸形、关节僵硬，有无肌力、肌张力异常等。

2. 现病史 评估患儿局部情况如疼痛、肿胀、畸形，评估四肢躯干形态及比例是否正常，评估站立、行走、跑步、下蹲等各种动作姿态，了解起病的原因、症状发生的时间、方式、严重程度、功能丧失情况、症状缓解或加重的因素、治疗情况及疗效。若有外伤史，应详细了解外伤发生的原因、时间及经过等。

3. 诊疗经过 评估患儿所接受的检查及结果，如血常规、血液生化、B超、X线片、CT、MRI、神经电生理等，已行何种治疗，疗效反应等情况。

4. 心理社会状况 了解患儿及家长的心理状况，有无恐惧、焦虑、自卑、逆反等不良心理反应；评估患儿家庭是否和谐、照护人的文化教育情况、家庭居住环境及经济状况、家族病史等。了解患儿家庭成员对疾病相关知识的认识程度、对疾病的关心重视程度、对医嘱的依从度、评估社会支持系统是否健全等。

【主要护理问题】

1. 疼痛 由肌肉痉挛、局部肿胀出血、炎症浸润、手术、心理反应异常等因素所致。

2. 外周组织灌注改变 由局部肿胀、外固定压迫所致。

3. 皮肤完整性受损 由长期卧床或外固定压迫所致。

4. 躯体活动障碍 由疼痛、牵引、外固定约束所致。

5. 伤口感染 由手术损伤、机体免疫功能低下所致。

6. 舒适状态的改变 由石膏或外支具固定所致。

7. 体温过高 由炎症反应、细胞因子风暴等所致。

8. 焦虑 由陌生环境、疾病知识缺乏、担心预后所致。

9. 知识缺乏 缺乏围术期护理知识。

10. 营养失调 低于机体需要量，由营养物质摄入不足、吸收不良、需要量增加或丢失过多所致。

11. 潜在并发症 便秘、失用综合征等。

【护理措施】

1. 疼痛护理 评估患儿疼痛的部位、性质、程度、持续时间、伴随症状等;保持适宜的体位,确保外固定器材固定正确有效;早期病情许可情况下患肢抬高,高于患儿心脏水平,以促进静脉回流减轻肿胀;尽量减少搬动,必须移动时在病变部位上下方给予扶持;协助患儿每2~4小时更换体位,以避免疲乏和局部皮肤受压;根据患儿年龄选用适宜的疼痛量表进行疼痛评估,并采取各种有效措施减轻疼痛。由于儿童年龄跨度大,推荐1~18岁患儿采用改良面部表情评分,1岁以下患儿采用FLACC评分,无痛为0分,轻度为1~3分,中度为4~6分,重度为7~10分。对轻度疼痛患儿,予以安慰、讲故事、亲属陪伴、分散其注意力、局部冷敷止痛等;中度疼痛可遵医嘱及时给予镇静止痛药物,观察药物效果并记录;重度疼痛可请疼痛专科会诊处理。

2. 肢端循环的观察和护理 由于患儿伤后或术后早期肢体肿胀,及石膏、支具等的压迫,可能导致肢体血液循环障碍,护士应注意观察患儿受累肢体的温度、皮肤颜色、毛细血管充盈时间、感觉运动功能等有无异常,以及肿胀消退情况等,指导患儿肢体抬高。如出现肢体肿胀严重、皮温降低、皮肤瘀紫、毛细血管充盈时间延长、感觉异常、麻木、被动活动肢端时剧痛等情况,说明肢体血液循环障碍,应立即通知医师处理。

3. 皮肤护理 评估患儿受压部位皮肤有无压红、发炎、疼痛、破损等,定时更换体位,如有压红、疼痛明显,应缩短翻身时间,避免局部继续受压,同时汇报医师,查看石膏、支具等是否需要修整,或加衬垫,如皮肤已破损,则根据具体情况换药处理;保持床单平整、柔软,无渣屑,保持皮肤清洁干燥,避免汗液、大小便等刺激;对于易受外固定器材压迫的肘部、足跟、骶尾部等给予柔软的衬垫,石膏边缘予以包裹,指导患儿勿将物品塞入石膏模子内,勿搔抓石膏、支具内皮肤,重视石膏、支具内的异常疼痛。马蹄内翻足的足后跟、发育性髋关节脱位患儿的骶尾部是压疮的高发部位,护理时应重点关注。

4. 躯体活动障碍的护理 向患儿及家属解释特定体位的重要性和必要性,确保牵引、固定的正确有效;协助患儿更换体位,指导患儿正确进行肢体活动,经医师同意后,尽早下床活动;评估患儿的疼痛部位、性质、程度,遵医嘱使用镇静止痛药;评估患肢肢端的神经、血管状况,如有异常及时处理;提供书籍、玩具,鼓励患儿完成力所能及的事情,保证患儿充足的休息时间。

5. 伤口护理 保持伤口清洁、干燥,敷料浸湿及时更换,观察伤口有无红肿、渗液及渗液的性质、有

无异味等,必要时做伤口分泌物细菌培养;监测患儿体温变化,指导患儿加强营养,增加机体抵抗力。

6. 石膏及支具的护理 向患儿及家属详细讲解石膏或支具固定的必要性及重要性;指导患儿及家属正确评估肢端循环、感觉运动功能情况,如有异常,及时通知医师处理;保持有效固定,注意石膏、支具固定松紧度;石膏内应衬垫足够棉垫,石膏边缘应包裹,避免异物落入石膏模子内形成压疮;观察石膏表面有无渗血渗液,如量多或色泽鲜红等,需通知医师及时处理,注意保持石膏清洁干燥;支具固定患儿,支具内衬垫柔软毛巾,浅色为宜,以便于观察渗血渗液颜色,毛巾如有大小便污染应及时更换;勿搔抓石膏、支具内皮肤,重视患儿的反应;发育性髋关节脱位患儿行人字位石膏固定时,指导患儿少吃多餐,避免过度饱胀引起恶心、呕吐。

7. 体温过高的护理 监测患儿体温变化并记录;低热(37.3~38.0℃)时及时采取温水擦浴、减少被盖、松脱衣物、增加饮水、冰袋冷敷等物理降温措施;体温超过38.5℃时,遵医嘱给予药物降温,观察药物降温效果,必要时遵医嘱采集静脉血标本进行血培养;降温过程中注意观察患儿的表现,对出汗较多的患儿酌情静脉补液,避免因体温骤降引起虚脱;出汗后及时更换衣服及注意保暖;做好高热期间的解释安慰工作。

8. 焦虑的护理 热情接待、安置患儿,主动介绍主管医师及护士、病房环境、同病室病友等;介绍病房每天治疗护理流程,鼓励父母陪伴患儿;主管医师介绍疾病知识和治疗手术方案,护士知晓治疗方案并随时解答家属疑问;加强巡视,及时了解患儿及家属心理动态,随时给予安慰和鼓励。

9. 围术期护理知识指导 向患儿及家长详细讲解手术相关知识:术前相关检查、手术方式、预后、禁食禁饮时间、皮肤准备,以及需要患儿及家属配合的事项等;讲解有关药物的作用、用法、用量及注意事项;讲解示范伤口、管道、石膏、支具、外支架等护理要点;强调康复训练的重要性并示范康复训练的方法;教会家长正确为患儿翻身、更换支具内毛巾等;合理营养;告知随访时间及方式。

10. 营养失调的护理 注意患病期间的饮食搭配,给予患儿高蛋白、高维生素、多纤维素、适合患儿口味的饮食;忌食过辣、过热及生冷刺激性食物;改善哺乳母亲的营养,及时添加辅食,纠正不良饮食习惯,保证能量及营养素的摄入;必要时遵医嘱予以静脉营养输入。

11. 并发症的观察和护理 评估患儿饮食、大便情况,指导患儿保证足够营养素及粗纤维食物的摄

入,病情许可下尽早下床活动,适当腹部按摩,以保证大便通畅,如便秘情况不能解决,遵医嘱予以开塞露、甘油果糖等大便软化剂。根据病情指导患儿尽早行功能锻炼,避免发生失用综合征。

【健康教育】

告知疾病相关治疗及预后、围术期管理、住院流程及费用,取得家属患儿的充分理解及配合;指导患儿及家属在住院期间即能掌握石膏/支具固定的护理、压疮预防、康复训练方法、合理饮食、用药须知等,保障患儿回家后切实遵医嘱进行居家康复;告知

患儿及家属门诊预约方式,定期门诊随访。积极与患儿所在地区基层医疗机构联系,帮助患儿及家属建立社会支持网络。

【护理评价】

患儿疼痛是否缓解;血液循环、神经功能是否正常;肢体外固定是否有效;皮肤是否完整;体温是否下降/恢复正常;患儿及家属焦虑情绪是否缓解;营养状况是否平衡或改善;患儿及家属是否掌握并落实疾病护理事项。

(李各芳　郑显兰)

第二节 骨 髓 炎

【概述】

骨髓炎(osteomyelitis)是指骨的化脓性炎症,是小儿最常见的感染性疾病之一。一般为血源性感染,个别病例从邻近软组织感染扩散而来或继发于开放性骨折。好发于5岁左右儿童及小于6个月的婴儿两个年龄段,常分为急性和慢性两种。

【临床特点】

急性血源性骨髓炎的致病菌以金黄色葡萄球菌最为常见,其好发部位是股骨远端和胫骨近端,其次是股骨近端、肱骨和桡骨远端。但其他各骨均可发生。起病初期,全身症状为急性败血症表现,如高热、寒战、呕吐和脱水等。局部症状呈"骨脓肿"表现,主要为患肢剧烈疼痛、不敢活动等,患肢因邻近关节的肌群保护性痉挛而保持于比较舒适的屈曲位置。由于持续剧烈的疼痛可因轻微活动而加剧,患肢常不愿活动,呈"假性瘫痪"。随着病情发展,"骨脓肿"穿破骨组织形成骨膜下脓肿,甚至穿破骨膜,局部张力减低,疼痛减轻,但肿胀更明显,压痛、皮肤发红、皮温增高等。新生儿和小婴儿患病时常常全身症状不明显,但有烦躁拒食、体重不增等表现,易并发关节炎,如果诊断治疗不及时,可能影响日后发育。

X线检查:早期骨病变不明显,只可见局部软组织肿胀,肌肉致密度增加。7~10天后炎性渗出使骨阴影变模糊。10~15天才出现不规则的斑点状脱钙,不久后骨膜下有新骨形成,表明感染已沿骨皮质扩散。转为慢性可有死骨形成和骨包壳。CT和MRI检查较X线检查更早显示病灶。B超可早期发现骨膜下脓肿。

实验室检查:白细胞计数增高,中性粒细胞增高。C反应蛋白(CRP)增高,血沉加快,高热时血培养阳性率较高。降钙素原(PCT)是近年来被认为又

一个较为敏感且特异性较高的炎症指标,其正常值为<0.05ng/ml,PCT浓度高低提示炎症的严重程度。

骨的急性感染若不能及时彻底控制,则可能复发或转为慢性。慢性骨髓炎可并发肢体发育落后、延长、局部畸形、病理性骨折、骨包壳、骨缺损、骨不连、骨瘘孔、骨窦道或软组织挛缩等。

【治疗原则】

1. 抗生素治疗 急性骨髓炎应力争尽早治疗。在血和脓培养送检后立即开始选用广谱抗生素治疗,一旦培养结果明确致病菌后,立即改用敏感抗生素,一般持续、足量静脉给药2~3周,感染控制和PCT降至正常后改为口服用药2~3周,否则易致感染复发或形成慢性感染。

2. 外科治疗 急性骨髓炎如果在发病24~48小时内抗生素治疗及时有效,可望免于引流手术。遇延迟诊断、骨穿刺有脓液或X线可见骨破坏时,应尽早手术引流,术后置管冲洗引流,即"灌洗治疗"。

3. 急性骨髓炎治疗期间患肢可用牵引、石膏或支具制动止痛和预防病理性骨折。

4. 全身支持疗法 包括静脉补液、退热、必要时输血等,鼓励患儿进食高蛋白富含维生素饮食。

5. 慢性骨髓炎的治疗原则 引流、清除死骨,去除无效腔和感染的肉芽组织,切除瘢痕窦道和部分骨包壳,同时注意尽力保持骨的连续性。术后予以足量、有效抗生素及"灌洗治疗"。

【护理评估】

1. 评估患儿有无发热、精神食欲情况,局部肿胀、疼痛、压痛、皮温变化、发病及治疗经过、生活环境、家庭照护、心理等情况。

2. 了解X线片、B超、CT和MRI,以及实验室检查结果等。

3. 评估患儿及家长对本病治疗护理的了解程度

30

及需求。

【护理措施】

1. 疼痛的护理 见本章第一节骨骼系统疾病的护理。

2. 体温过高的护理 见本章第一节骨骼系统疾病的护理。

3. 营养失调的护理 见本章第一节骨骼系统疾病的护理。

4. 躯体活动障碍的护理 见本章第一节骨骼系统疾病的护理。

5. 皮肤的护理 见本章第一节骨骼系统疾病的护理。

6. 骨髓腔灌洗引流的护理 妥善固定冲洗管及引流管,保持管道通畅,如遇冲洗引流不畅,主要考虑有堵塞或管道位置不佳,可以挤压冲洗管,或适当调整旋转冲洗管的位置。保持引流袋始终低于被引流部位;观察记录引流液的量、颜色、性质,每天总结出入量是否平衡;每天观察患肢肿胀消退情况,如有引流不畅导致局部肿胀加重,同时入量大于出量,应酌情停止冲洗;保持伤口敷料干燥,如有浸湿及时更换。每 24 小时更换输液器及引流袋,严格无菌操作。每天冲洗量及冲洗疗程长短根据患儿病情决定;早期因脓液及坏死组织多,易造成堵管,因此早期冲洗速度可稍快,后期待引流液逐渐转为清亮后,冲洗速度可逐渐减慢;当患儿体温正常,局部炎症肿胀明显消退,复查感染指标基本正常,引流液清亮后,可考虑停止冲洗,再继续引流 3 天左右,拔除管道。

7. 心理护理 骨髓炎患儿及家属心理负担较重,主要原因有:本病治疗时间长,费用高,疗效欠佳,担心预后等。因此,医护一体应根据患儿病情、家属配合度、知识接受程度、治疗转归情况随时告知相关知识及护理康复事宜,持续指导并落实各项护理康复措施,鼓励关心患儿及家属,满足其生理、舒适需求等。

8. 用药管理 本病静脉用药时间长,应向患儿及家属讲解药物治疗的目的、副作用、注意事项,定期采血复查炎症指标及药物浓度的意义等,取得患儿及家属配合。根据药物半衰期按时给药,注意血管的保护和留置针维护;部分抗生素药物(如夫西地酸钠)有血管刺激性,应随时检查药液有无渗漏,避免因渗漏发生皮下坏死。

9. 康复护理 根据病变部位及病情转归,鼓励指导患儿在治疗的不同时期行力所能及的主动和被动运动,如肌肉舒缩运动,肌肉按摩,关节主、被动活动等。

【健康教育】

1. 患肢的保护 患肢因骨质受到破坏,易产生病理性骨折,要指导患儿及家属予以保护,避免外伤。患肢行牵引、石膏或支具制动期间,注意皮肤护理。

2. 指导合理膳食 本病为消耗性疾病,应指导患儿少食多餐,进食易消化、高蛋白、高维生素及钙质丰富的食物,如禽、蛋、奶类、鱼虾、瘦肉、豆浆、坚果、水果蔬菜等,避免食用过辣、过热及生冷刺激性食物,注意饮食卫生。

3. 出院指导

(1) 遵医嘱继续口服抗生素 3 周,注意药物反应。

(2) 定期复查:出院后 1 个月内每周复诊,复查炎症指标,调整用药,1 个月后每月复查一次至 6 个月。观察患肢情况,如有病情反复随时复诊。

(3) 康复指导:根据患肢恢复的情况,力所能及地做肌肉等张、等长收缩训练,和邻近关节的主、被动活动。

(4) 保护患肢,避免意外伤害致病理性骨折,注意日常生活卫生。

(李各芳)

第三节　先天性高肩胛症

【概述】

先天性高肩胛症(congenital high scapula)又称 Sprengel 畸形,是指肩胛骨高于与胸廓相对应的正常位置,常伴有肩胛骨发育不良和(或)形态异常,因胚胎发育过程中肩胛骨未能正常下移所致。还可能合并其他先天性畸形,如颈、肋骨、胸椎发育不全、半椎体畸形等,是小儿矫形外科中较少见的一种先天性畸形,以左侧多见。

【临床特点】

先天性高肩胛症患儿临床表现为上肢外展功能受限和外观畸形。患儿两侧肩胛部不对称,患侧小而高,出生后即可发生。患侧肩关节外展、上举受限;若双侧均有高肩胛,则颈部短而粗,双侧肩部外展受限,颈椎前突增加(图 30-3-1)。

【治疗原则】

治疗的目的是改善外观和功能。畸形和功能障

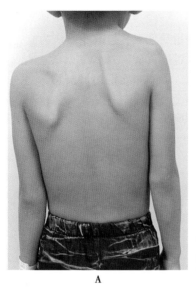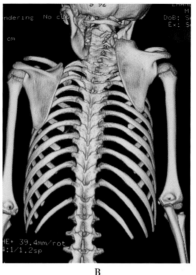

图 30-3-1　先天性高肩胛症
A. 背部外观图；B. 三维 CT 图

碍较轻者可无需治疗；功能障碍较为严重者，可行手术治疗。现因麻醉的进步，手术技术的改良，手术最好选在 2～4 岁，6 岁以后手术效果较差，7 岁以后手术容易并发臂丛的牵拉损伤。目前手术方式多采用 Woodward 术和 Green 术及其改良术式，并趋向于 Woodward 术及其改良术式。

【护理评估】

1. 评估患儿肩胛骨位置，肩胛骨形态，与脊椎的关系，患侧肩关节功能受限情况，是否合并其他畸形等。

2. 了解 X 线片或 CT 检查结果，以及相关实验室检查结果等。

3. 评估患儿及家长对本病围术期各项护理知识的了解程度及需求。

4. 评估患儿及其家属的心理状态。

【护理措施】

1. 体位护理　患儿术后去枕平卧位，待麻醉清醒后，可枕软枕，同时保证呼吸道通畅。患侧上肢贴胸壁或外展 30° 放置。麻醉清醒后 4 小时，可给予半卧位、患侧<90° 侧卧位，平卧或患侧<90° 侧卧位可对伤口及手术创面起到压迫止血的作用，必要时可予以沙袋压迫止血，三种体位 2～4 小时交替。但由于患侧卧位时伤口疼痛明显，患儿普遍配合较差，特别是小年龄患儿，护士需做好患儿及家属的解释工作，以及患儿的疼痛管理，以取得配合。

2. 疼痛的护理　见本章第一节骨骼系统疾病的护理。

3. 伤口及伤口引流管的护理　患儿术后留置引流管一根，用以引流伤口积血积液，利于伤口愈合。

护士应注意观察伤口有无出血、出血的量，引流液的量、颜色、性状等，发现异常及时处理；伤口引流管妥善固定于患侧床旁，预留一定长度便于患儿床上活动，指导家属协助保持引流管通畅、避免折叠、意外脱管等；引流管一般 2～3 天拔除。

4. 躯体活动障碍的护理　见本章第一节骨骼系统疾病的护理。

5. 皮肤的护理　见本章第一节骨骼系统疾病的护理。

6. 肩锁带固定的护理　Woodward 改良术要截断锁骨，可有效预防臂丛神经损伤，术后需用"8"字肩锁带固定，护士要告知患儿及家属肩锁带固定的重要性、固定及穿戴方法及注意事项，保持肩锁带松紧适宜，预防局部皮肤受压。

7. 康复训练指导　视患儿恢复情况，在医师指导下逐渐进行握拳、伸屈指、腕、肘关节等，以及肩关节外展、内收、内旋、旋转、上举等训练，以达到促进血液循环、减轻肿胀、恢复肩关节功能的目的。注意循序渐进，动作由简单到复杂、时间由短到长，避免引起伤口疼痛及伤口裂开。

8. 心理护理　高肩胛患儿因身体畸形而普遍存在自卑心理，特别是年龄较大患儿，常不愿将自己的身体缺陷暴露在外人眼中，护士要及时了解患儿的心理变化，态度热情、语气温和，不在他人面前讨论患儿病情，保护患儿隐私。根据患儿及家长的接受能力进行必要的解释沟通，介绍疾病知识、术前的各项检查、手术方法及过程、疾病预后，详细说明术后护理和功能锻炼知识以及需要患儿及家长配合的事项等，以消除患儿及家属疑虑，以良好的心态积极配

30

合治疗护理。

【健康教育】

1. 功能锻炼 向患儿及家属讲解功能锻炼的重要性和长期性,指导患儿及时进行正确功能锻炼,早期恢复肩关节正常功能。

2. 出院指导

(1) 伤口规范换药,如发现伤口红、肿、痛或有渗液,及时就诊。

(2) 指导其加强患侧功能锻炼,强度以患儿能耐受且不引起额外损伤为宜,避免手术部位外伤或过度负重。

(3) 定期门诊复诊,出院后 1～2 周、1 个月、3 个月、6 个月各复查一次,以了解伤口愈合情况以及肩关节功能恢复情况,并指导进行功能锻炼。

(李各芳　郑显兰)

第四节　漏　斗　胸

【概述】

漏斗胸(pectus excavatum)是小儿最常见的先天性胸壁畸形。国外资料显示其发病率为 1‰～4‰,占所有胸壁畸形的 90% 左右,男女发病比例约(4～5):1。其主要特征为胸骨柄下缘至剑突上缘胸骨体向背侧倾斜凹陷,下部两侧肋软骨也同时向背侧弯曲,使前胸下部呈漏斗状,凹陷最深点通常在胸骨体下端和剑突交接处。

【临床特点】

漏斗胸的病因目前尚不明确,多数认为是先天性发育异常所致,被认为与肋软骨过长挤压胸骨向后、胸骨下韧带挛缩、上呼吸道梗阻、膈肌发育不良或附着异常、佝偻病等因素有关。漏斗胸在婴儿期一般无特殊临床症状,少数可有严重的吸气性喘鸣和胸骨吸入型凹陷。随患儿的生长发育,漏斗胸患儿出现一种特殊的体型,头颈前伸,两肩前倾,前胸下陷,后背弓状,腹部膨隆。不少患儿体型瘦弱,喜静少动,或活动量虽大,但不能持久,运动耐受量减弱,肺活量较正常儿低,或仅为正常的最低标准。易发生呼吸道感染。胸部 X 线检查和心电图检查,心脏有向左移位和顺时钟方向旋转。有的患儿可出现心搏出量减少、进食量减少,偶有吞咽困难。

【治疗原则】

漏斗胸一旦诊断明确,外科手术是目前唯一的治疗方法。手术目的是:①矫正胸壁畸形,解除心肺受压,改善心肺功能;②预防漏斗胸体征的继续发展;③解除患儿的心理障碍。一般 2～3 岁以上的患儿即可耐受手术。漏斗胸的手术方式有很多种,Nuss 手术是目前矫治漏斗胸最佳的手术方式之一。

【护理评估】

1. Haller 指数是目前国内外评估漏斗胸畸形程度公认而通用的方法之一。是指 CT 扫描胸廓最凹陷处的横径与前后径的比值,该比值大小用于评价胸廓畸形的程度,并作为评估手术适应症的标准之一。正常人 Haller 指数一般为 2.52 左右,而漏斗胸患儿则高于此值。轻度为<3.2,中度为 3.2～3.5,重度>3.5。Haller 指数大于 3.2 均应手术,如果已经有明显的心理影响,即使 Haller 指数<3.2,也应考虑手术矫正。

2. 了解 X 线片或 CT、心脏超声心动图、肺功能检查结果以及实验室检查结果等。

3. 评估患儿及家长对本病各项护理知识的了解程度及需求。

4. 评估患儿心理状态。

【护理措施】

1. 术前护理 见本章第一节骨骼系统疾病的护理。

2. 术后护理

(1) 病情观察:Nuss 术后早期可能出现气胸、胸腔积液等并发症,因此应持续心电监护,密切监测心率、血压、血氧饱和度(SpO$_2$)、呼吸频率和节律等变化,定时听诊双肺呼吸音是否对称、清晰,根据病情行床边胸部 X 线检查及血气分析检查。如有气胸及胸腔积液发生,根据积气积液量多少配合进行抽气和胸腔闭式引流,观察病情转归情况,适当予以镇静处理,可以预防气胸的发生。

(2) 疼痛的护理:疼痛管理是 Nuss 手术术后管理的重点。患儿可因疼痛影响深呼吸和用力咳嗽,使呼吸道分泌物不能及时排出而导致肺不张、肺部感染;疼痛可致患儿烦躁发生医源性气胸;长期持续疼痛不能忍受还可致脊柱侧弯致使胸壁内支撑钢板提前取出引起手术失败。因此,护士应关心患儿,做好患儿疼痛管理,具体内容详见本章第一节骨骼系统疾病的护理。

(3) 呼吸道管理:漏斗胸患儿术后容易并发肺部感染及肺不张,原因包括:部分患儿术前存在反复呼吸道感染,术后因麻醉插管引起支气管黏膜损伤,疼痛刺激使呼吸道分泌物增多,胸壁矫形术后呼吸

30

运动受限,分泌物不易排出,加之咳嗽无力、禁止胸部物理治疗等。术后应鼓励患儿进行有效咳嗽,指导患儿进行腹式呼吸,对痰液黏稠者行雾化吸入以稀释痰液,必要时吸痰,或静脉使用沐舒坦等。

（4）伤口的护理:见本章第一节骨骼系统疾病的护理。

（5）胸腔引流管的护理:①保持管道密闭:引流瓶水面应低于胸部 60～100cm,水封管须在瓶内液面下 2～3cm;引流管连接应紧密,避免漏气或脱落;更换胸腔引流瓶或移动患儿离床时,用两把止血钳夹闭引流管,确定引流管在液面下 2～3cm 方可松开止血钳;如发生引流瓶倾倒,应迅速将引流管双折捏紧。②保持引流管通畅:避免受压、扭曲;每 1～2 小时向引流瓶方向挤压引流管一次,观察水封瓶内液面是否随呼吸运动而波动,或水封瓶内有无气泡逸出,如无应及时通知医师处理。③引流液的观察:注意观察胸腔引流量、颜色、性状并记录,一般术后 24 小时内为鲜红色液体,引流量<5ml/(kg·h),以后色泽逐渐变为淡红色,量逐渐减少。如引流量过多,且为血性时,考虑有出血可能,应及时通知医师;引流量少或无,应查看引流管是否通畅。术后合并胸腔感染或乳糜胸时,胸腔引流量及性状均有明显改变。④防止逆行感染:勿将引流瓶高过于胸,严禁引流液逆流胸腔,禁止从引流管内向胸腔注入药物,严格无菌技术,保持无菌引流,每天更换引流瓶一次。⑤拔管指征:如引流量逐渐减少,24 小时引流量不超过 20～50ml,水柱波动在 0.2～0.5cm 以内或不波动,胸片提示肺扩张良好者可考虑拔管。

（6）心理护理:漏斗胸患儿常有较大的精神负担和心理压力,常羞于当众暴露前胸,夏天不愿穿背心,不愿去游泳,逐渐形成心理上的孤僻。护士应仔细观察患儿的心理反应,有针对性地讲解疾病治疗、手术过程及预后等情况,使患儿解除防备心理,有信心积极配合治疗护理。

（7）康复训练指导:Nuss 术后保持平卧位或半卧位,睡硬板床,不宜侧卧及左右翻身,不宜做单侧手臂上举、上抬动作,扶患儿坐起时注意不可牵拉患儿的上肢,双手扶住患儿的双肩和背部,保持背部挺直,防止胸骨后钢板发生移位。术后第 1 天鼓励患儿尽早下床活动,第 2 天可站立、行走,但要注意保持上身平直,以防发生脊柱侧弯。在做好疼痛管理的情况下,患儿术后第 2 天开始进行肺功能训练,如缩唇呼吸、腹式呼吸、吹口哨、吹气球、使用呼吸训练器、有效咳嗽等,严禁拍背和肺部叩击动作,以免造成支架移位,损伤肺组织,形成医源性气胸。

【健康教育】

1. 术前教会患儿行腹式呼吸,及有效咳嗽、咳痰的方法。

2. 补充营养 可提高患儿对手术耐受性。指导患儿进食高热量、高蛋白、高维生素、易消化食物。

3. 术后早期尽量采取平卧位,防止前胸受压。

4. 术后 1 个月内尽量保持背部挺直,3 个月内避免剧烈运动及外伤,3 个月后每天定时做扩胸运动。

5. 防止感冒受凉,加强呼吸功能训练,适当体育锻炼,如散步、爬楼梯等。

6. 出院指导伤口按时换药,如出现伤口红、肿、渗液等及时就诊;定期门诊复诊,术后 1 个月、3 个月、6 个月、1 年各复查一次,随访肺功能情况及胸廓形状,2～3 年后取出钢板。

（李各芳）

第五节 脊柱侧弯

【概述】

脊柱侧弯(scoliosis)是脊柱正常中心轴线的侧向弯曲,同时伴有不同程度的生理曲度丧失和椎体水平旋转。一般分为特发性脊柱侧弯和先天性脊柱侧弯。特发性脊柱侧弯约占本病的 70%,为生后脊柱正常,随发育出现原因不明的脊柱弯曲。依其发病年龄可分为婴儿型(生后至 3 岁出现)、少年型(4 岁至青春期)和青年型(青春期至骺板融合期显现)。多数发病早于 14 岁,日后加重的以女孩为多。

【临床特点】

特发性脊柱侧弯病因不明,先天性脊柱侧弯是由椎体发育畸形引起。临床表现为双肩不等高、胸廓畸形、骨盆倾斜、髋部突出或脊柱不正等,少数患者诉背痛或易疲乏。脊柱侧弯的患儿如不经处理会进一步发展,对患儿的影响与伤害较大,由于身体及胸廓外观变形,导致身体功能部分丧失、心肺功能下降、生活质量下降,严重者影响患儿生命年限。

【治疗原则】

脊柱侧弯的治疗包括保守治疗和手术治疗。患儿因体态异常,心情抑郁,久之可能发生心肺功能受损乃至脊髓受压出现截瘫。所以需要及早和积极治疗。

1. 保守治疗 最有效的方法是支具治疗,其目

30

的是控制弯曲、预防进展、延缓或避免手术,适应于 Cobb 角 20°~30°的特发性脊柱侧弯。其他如电刺激也是有效疗法。

2. 手术治疗 手术的指征为侧弯弧度超过 40°,保守治疗失败和腰背疼痛的患儿。手术的目的为:一是控制进展、改善外观、从三维角度恢复躯干平衡,使之不再恶化;二是矫正部分畸形以改善心肺功能。

【护理评估】

1. 评估患儿脊柱姿势、力线,是否并发脊柱后凸,评估双肩高度、肩胛骨位置和双侧腰部曲线是否对称,评估胸廓形状、骨盆倾斜度等。

2. 前曲试验(Adams test)检查脊柱旋转畸形的严重程度和旋转方向。患儿双膝伸直,双足靠拢,向前弯腰,双手扶膝,对比两侧胸背的高度是否对称(图 30-5-1)。

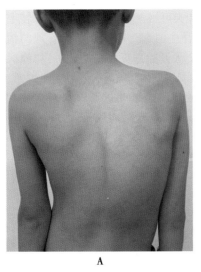 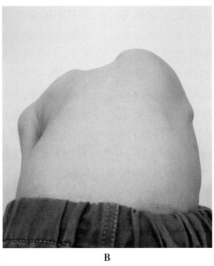 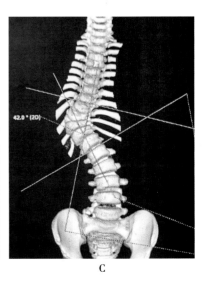

图 30-5-1 脊柱侧弯
A. 显示脊柱向右后侧弯;B. 前屈试验:右侧背部高耸,显示"驼峰"畸形;C. 三维 CT

3. X 线检查确定脊柱畸形的程度,主要有 Cobb 角,用于衡量脊柱侧弯的严重程度以及椎体旋转程度和骨龄。

4. 了解 CT 或 MRI、心电图、肺功能、神经电生理检查以及实验室检查结果等。

5. 了解青春期女性患儿月经史。

6. 评估患儿及家长对本病各项护理知识的了解程度及需求。

7. 评估患儿及家属心理状态,对手术的理解程度及对风险的认知程度。

【护理措施】

1. 疼痛的护理 见本章第一节骨骼系统疾病的护理。

2. 躯体活动障碍的护理 见本章第一节骨骼系统疾病的护理。

3. 皮肤的护理 见本章第一节骨骼系统疾病的护理。

4. 伤口及伤口引流管的护理 患儿术后常规留置引流管 1~2 根,注意保持引流通畅,观察伤口有无出血、出血的量,引流液的颜色、性状、量等,如引流出大量透明澄清液体,应高度怀疑为脑脊液漏,应立即通知医师积极处理。伤口引流管妥善固定于床旁,避免因翻身和烦躁等因素造成意外拔管。

5. 脊髓功能的观察 由于术中脊髓牵拉或缺血,或术后局部血肿压迫,可能引起患儿肢体感觉、运动、肌力、肌张力等脊髓功能受损的表现,因此术后应常规评估以上项目并记录。如出现肢体肌力下降、麻木、疼痛、感觉运动功能障碍、大小便失禁等,应及时通知医师处理。

6. 体位护理 患儿术后床垫应有一定硬度,保持躯干平直,翻身时采取轴线翻身,可采用二人或三人翻身法。翻身前评估患儿病情及管道情况,备齐软枕 3~5 个,如为二人翻身,则二人站在床的同一侧,一人托住患儿的颈肩部和腰部,另一人托住患儿臀部和腘窝部,两人同时抬起患儿移向近侧,再轻轻将患儿翻向对侧。三人翻身法与上法类似。一般每 2~4 小时应翻身一次,以预防压疮发生。侧卧时患儿双膝关节略微弯曲,在背部、胸前及双膝间垫上软枕,以保持姿势稳定及舒适。

7. 功能锻炼指导 患儿清醒后即可活动双足,双膝关节屈伸,2~3 天后练习双下肢交替直腿抬高,术后 5 天可练习坐床缘,然后双手扶床栏站立无不适,可在家长扶持下行走,1周后在佩戴支具背心保护下独立下床活动。活动量循序渐进,下床活动时注意安全保护,活动强度以患儿耐受且不感疲惫为宜。

8. 心理护理　脊柱侧弯患儿由于身体外观的畸形,易产生自卑心理,不愿和外人接触,觉得将身体缺陷暴露在外人眼中会很难堪。个别畸形严重者,会对治疗失去信心,担心手术不能解决其身体畸形,产生严重的心理负担。也有部分畸形特别严重的患儿及家属对治疗抱有太高期望,希望通过手术彻底改变身体畸形,但结果不一定会尽如人意。护士应根据其心理状态及理解接受能力进行必要的解释沟通,介绍疾病知识、术前的各项检查、手术方法及过程、特别是疾病预后等,详细说明术后护理和功能锻炼知识,以及需要患儿及家长配合的事项等,及时消除患儿及家属疑虑,以良好的心态积极配合治疗护理。

【健康教育】

1. 术前进行肺功能训练,如深呼吸、爬楼梯、吹哨子、使用呼吸训练器、扩胸运动、有效咳嗽、咳痰等;练习卧位大、小便;练习轴线翻身法。

2. 指导合理膳食　早期以流质饮食为主,后期根据患儿食欲恢复情况,指导进食易消化、高蛋白及钙质丰富的食物,如禽蛋、奶类、鱼虾、瘦肉、豆浆、坚果等,多吃新鲜蔬菜和水果,避免食用辛辣、生冷刺激性食物。如有腹胀,酌情予以腹部按摩、肛管排气、通便等处理。

3. 出院指导

(1) 保持正确的身体姿势,遵医嘱佩戴支具。减少身体负重,3个月内避免搬取重物,勿踮脚尖取高处物品;拾物尽量保持腰背平直、屈膝屈髋;避免突然的移动和颈部及躯体的旋转、扭曲,上身不做过度的前屈、后伸、侧弯等活动;不做用力过猛的锻炼。

(2) 坚持佩戴支具背心3～6个月,注意支具内皮肤护理,及时更换污染或汗湿的衣物。

(3) 如出现伤口红、肿、渗液等异常情况,背部异常突起或者疼痛,应及时就诊。

(4) 遵医嘱定期门诊复诊。

(李各芳　郑显兰)

30

第六节　马蹄内翻足

【概述】

马蹄内翻足(talipes equinovarus)是复杂的足部畸形,包括马蹄、高弓、内收、前足内翻和内旋畸形。马蹄足分为先天性马蹄内翻足和特发性马蹄内翻足,特发性马蹄内翻足多见。发病率约为1‰,男性多见,单侧或双侧发病,双侧多见。

【临床特点】

马蹄内翻足的真正病因迄今尚不十分清楚,临床主要表现为生后一足或双足呈现程度不等的下垂、前足内收、内翻畸形(图30-6-1)。畸形的程度,随病理变化的轻重而不等。轻者足前部内收、下垂、足跖面出现皱褶,背伸外展有弹性阻力,至小儿走路后,畸形逐渐加重,足部及小腿肌力平衡失调,加之体重影响,足内收下垂加重,步态不稳,跛行,严重者患儿发育落后,患侧小腿细小且有不同程度内旋,步行时用足背外缘着地,如延误治疗畸形愈加严重,足背负重部位产生肥厚的胼胝及滑囊,胫骨内旋加重。

【治疗原则】

治疗目的是矫正畸形,保留其活动度和肌力,恢复足的正常负重区,改善外观,使患儿能正常负重行走。轻型患儿可手法矫正,重型需结合非手术和手术治疗。

1. 非手术治疗　马蹄内翻足的初期治疗为非手

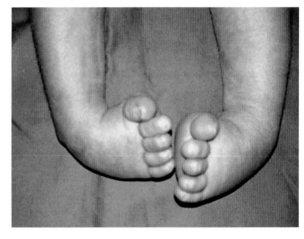

图30-6-1　马蹄内翻足

术治疗,包括手法矫正、石膏及支具辅助矫正等。Ponseti石膏固定术在很多国家已成为标准的治疗方法,此种方法在患儿出生一周左右即可开始,通过轻柔稳定有力的手法,按一定顺序在前足旋后位上通过连续外展的手法和系列管型石膏来纠正马蹄内翻畸形。Ponseti石膏固定术分为治疗和维持两个步骤,治疗越早越好,最佳年龄为出生后1周内。每周进行依次手法矫形和石膏固定,通常需要5～6次的石膏固定,拆除最后一次石膏后,继续穿戴支具维持患足的矫正位置(外展背屈位),患儿每天穿戴支具23小时,共3个月,3个月后改为睡觉时穿戴,持续2~3年。

2. 手术治疗 经非手术治疗后畸形仍未得到较好矫正者,或畸形已经复发者,以及畸形严重非手术治疗不能达到疗效者需手术治疗。手术方式分为软组织松解术和骨性手术,术后予以管型石膏固定6周。同时需较长时间穿戴矫形鞋,减少畸形复发。

【护理评估】

1. 评估患儿畸形程度、局部皮肤情况,有无合并其他畸形。

2. 了解患儿治疗经过。

3. 了解X线片、CT或MRI、神经电生理、血液生化等检查结果。

4. 评估患儿及家长对本病各项护理知识的了解程度及需求。

【护理措施】

1. 疼痛的护理 见本章第一节骨骼系统疾病的护理。

2. 躯体活动障碍的护理 见本章第一节骨骼系统疾病的护理。

3. 石膏的护理 见本章第一节骨骼系统疾病的护理。注意防止管型石膏滑脱。

4. 肢端循环的观察 见本章第一节骨骼系统疾病的护理。

5. 功能锻炼指导 患儿术后麻醉清醒即可进行足趾的背伸、跖屈和小腿抬高等锻炼,可促进血液循环、消肿;如患儿幼小、不能配合者指导家属为患儿活动足趾;踝关节的功能锻炼需拆除石膏后,在医师指导下进行。

【健康教育】

1. 患儿手术前患足皮肤做好清洁准备工作,修剪趾甲,胼胝明显者可用温水浸泡使其软化。

2. 教会家属手法矫正畸形的方法及注意事项。

3. 出院指导

(1)指导患儿正确的功能锻炼方法,加强功能锻炼。

(2)一旦发生趾端循环障碍、石膏部分或全部滑脱,以及石膏内固定部位疼痛、患儿不明原因的哭吵等可能发生石膏内压疮的表现时,应及时就诊。

(3)出院后1~2周门诊复诊:管型石膏矫形患儿,定期更换石膏;手术治疗患儿复查骨、伤口愈合情况,1个月后每月复诊一次,了解畸形矫正情况。

(李各芳 郑显兰)

第七节 发育性髋脱位

【概述】

发育性髋脱位(developmental dislocation of the hip,DDH)是小儿最常见的四肢畸形之一,是指出生前和(或)出生后股骨头和髋臼在发育和(或)解剖关系中出现异常的一系列髋关节病症。

【临床特点】

髋脱位的病因是多因素的,受到内分泌因素、分娩、生活习惯和环境因素的影响,是一种逐渐进展的疾病。在新生儿期和小婴儿期(出生后至6个月),髋关节脱位时,大腿、小腿与健侧不对称,患侧臀部宽,皮纹升高或较健侧多,腹股沟皱纹不对称,患侧短或消失,患肢短缩,呈轻度外旋位,股动脉搏动明显减弱,Allis征、Ortolani征和Barlow征阳性。此期疾病的诊断主要靠超声波、X线检查或磁共振。6~18个月的患儿,临床表现已有一些变化,表现为髋关节外展实验阳性、Galeazzi征阳性或Allis征阳性。进入行走年龄的儿童,跛行常是患儿就诊的唯一主诉,单侧脱位时,患儿下肢短缩,跛行,双侧脱位时表现为"鸭步",臀部明显后凸;另因髋脱位后臀中肌无力,表现为Trendelenburg实验阳性。

【治疗原则】

髋关节脱位的治疗原则是:在不影响或少影响股骨头骨骺血供的情况下,获得并维持股骨头在髋臼中的同心圆复位,刺激髋臼发育并达到髋臼对股骨头满意的覆盖,使脱位或发育不良的髋关节朝着尽可能正常的解剖关系生长和发育。治疗开始的年龄越小,治疗效果越好。根据患儿的年龄、病变轻重、脱位程度、是否行走负重等,分为保守治疗和手术治疗。

1. 非手术治疗 适用于18个月以下患儿。

(1)Pevlik吊带:在非手术治疗中使用最广,是6个月以下患儿的首选治疗方法,一般需要治疗3~4个月,多数可治愈。

(2)牵引复位:适用于6个月以下、Ⅲ度脱位、内收肌挛缩较重的患儿。

(3)手法复位:适用于2~3岁以内的婴幼儿。复位前患肢行皮肤牵引2~3周左右,在全麻下行轻柔手法复位(必要时需行内收肌切断),复位后行人字体位石膏固定至少3个月,以获得髋关节的稳定,以后可以用外展支具或石膏维持治疗6个月或更长时间。

2. 手术治疗 手法复位治疗失败及年龄>2~3岁患儿应手术切开复位治疗。手术方法根据患儿的年龄、髋关节脱位程度等选择。若有内固定者，内置物一般术后6个月左右可取出。

【护理评估】

1. 评估患儿年龄,髋关节脱位程度,单侧或双侧,患髋阳性体征,可行走者的步态,有无伴发其他疾病或畸形。

2. 了解患儿治疗经过,B超、X线、CT或MRI检查结果等。

3. 评估患儿及家长对本病各项护理知识的了解程度及需求。

4. 评估患儿及家属心理状态。

【护理措施】

1. 疼痛的护理 见本章第一节骨骼系统疾病的护理。

2. 躯体活动障碍的护理 见本章第一节骨骼系统疾病的护理。

3. 皮肤的护理 见本章第一节骨骼系统疾病的护理。

4. 石膏的护理 见本章第一节骨骼系统疾病的护理。

5. 支具的护理 见本章第一节骨骼系统疾病的护理。

6. 伤口及伤口引流管的护理 手术切开复位的患儿术后常规留置引流管1~2根,注意保持引流通畅,观察伤口有无渗血、出血的量,引流液的颜色、性状、量等,如短时间引出大量血性液体,应立即通知医师积极处理。伤口引流管妥善固定于患侧床旁,预留一定长度便于患儿床上活动,避免意外拔管等。一般术后引流液少于10ml/d,且周围无明显渗血渗液,予以拔除伤口引流管。

7. 体位护理 因患儿术后佩戴人字位或髋人字支具(石膏)(图30-7-1),故取平卧位和俯卧位交替,一般每2~4小时翻身一次,以预防皮肤压疮发生,翻身时注意安全;术后早期翻身患儿会感觉疼痛明显,可暂不予翻身,每2~4小时予以双下肢交替衬垫软枕,使臀部悬空,避免局部长时间受压;俯卧时在患儿胸腹、患侧小腿位置垫软枕,以保证患儿舒适。

8. 功能锻炼指导 患儿麻醉清醒后即可行相应的功能锻炼,如指导患儿行深呼吸、有效咳嗽训练;活动双上肢及健侧下肢,患侧行踝泵运动、小腿肌肉

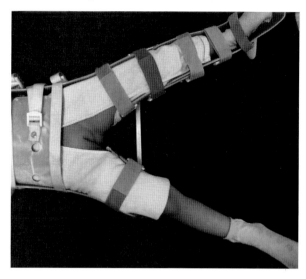

图30-7-1 髋人字支具

等长收缩等,运动强度及时间应循序渐进,以患儿不感疲劳和疼痛为宜;术后2周可在床上练习坐起,去除小腿段支具后,活动膝关节;1~1.5个月来院拆除支具后,不负重行患肢的髋关节、膝关节功能锻炼;对不耐受主动训练的患儿,可用连续被动运动机(CPM)辅助锻炼;术后2~3个月,如股骨头无缺血性坏死改变,术后关节生长良好,则可逐步负重行走。

【健康教育】

1. 患儿术前练习卧位大小便,深呼吸,有效咳嗽、咳痰,试戴支具是否合适,备好5~6条柔软毛巾,指导家属学会协助患儿翻身的方法。

2. 术前需行牵引的患儿,注意保持牵引的持续有效及皮肤保护。

3. 指导合理膳食 在不改变患儿饮食习惯前提下,指导进食易消化、高蛋白、高维生素及钙质丰富的食物,多吃新鲜蔬菜和水果,避免食用过辣、过热及生冷刺激性食物。

4. 出院指导

(1) 保持石膏或支具有效固定,加强适当功能锻炼,循序渐进,防止意外损伤。

(2) 如有伤口红、肿、渗液等异常情况,及时就诊。

(3) 定期复诊,出院后1~2周门诊复查伤口愈合情况,术后1个月、2个月、3个月、6个月定期复查髋关节复位及术后生长情况,按指导及时行关节功能锻炼,避免关节功能僵硬。

(李各芳 陈霞)

第八节　成骨发育不全

【概述】

成骨发育不全(osteogenesis imperfecta)又称脆骨病、瓷娃娃、玻璃娃娃，是一组以骨骼脆性增加及胶原代谢紊乱为特征的全身性结缔组织疾病，其临床特点为骨骼脆弱、骨畸形、肌肉萎缩、韧带松弛、蓝色巩膜、牙齿发育不全、耳聋等。本病具有遗传性和家族性，少数为单发病例。发生率很低，无明显种族关系，遗传学多属常染色体显性遗传，有些病例表现为常染色体隐性遗传，隔代遗传的病例亦有报道。

【临床特点】

临床类型有两种：

1. 先天性成骨不全　属严重型，出生时便可多发骨折。肢体短，有畸形并有摩擦音，颅骨如膜性。此型患儿常因颅内出血而成死胎。

2. 迟发型成骨不全　不如先天性严重，出生时均表现正常。重症者在婴儿期可发生骨折；轻型发生骨折较晚，最轻者只有巩膜发蓝而不发生骨折。

骨质脆弱为本病突出特点。轻度外伤即便是肌肉收缩也可引起骨折，常表现为自发性骨折，或反复多发骨折，下肢比上肢更容易发生。骨折后疼痛轻，愈合快，畸形愈合多见，肢体常弯曲或成角。骨折次数的多少依本症的类型而定，严重者可有数十次骨折，一般过了青春期，骨折次数逐渐减少。

蓝巩膜最为常见，偶有正常巩膜。由于巩膜薄而透明，使眼内色素可见，颜色从深天蓝色到浅蓝色。有时白色巩膜环绕角膜形成一个环，犹如土星光环，故称为"土星(Saturn)环"。有些患儿可有远视，角膜可浑浊。

结缔组织松弛。由于韧带和关节松弛，关节活动幅度超过正常，常导致髌骨复发性脱位，患儿经常跌倒和骨折，外翻足、扁平足及习惯性关节脱位也较常见；肌张力减弱，行走无力，常易跌跤；皮肤变薄，常出现皮下出血，毛细血管脆性实验阳性；伤口愈合力较差，形成的瘢痕宽而粗；因脊柱韧带松弛可引起椎体的压迫性骨折，造成脊柱后凸和侧弯。

牙齿变化：牙釉质基本正常，但牙本质缺乏，乳齿和恒齿均可受累，致牙易碎，也易发生龋齿；牙齿易变成黄棕色、灰黄色或透明的蓝色，多发育不良，咬合不佳。

进行性耳聋，开始于不同年龄，以青春期后为多见。可因耳硬化而引起传导障碍，或听神经受压而表现为神经性耳聋。有些患儿可无听力障碍。

有的患儿发音呈尖叫声。

【治疗原则】

尚无特殊治疗，主要是预防骨折，严格保护患儿，直到骨折趋势减小；一旦发生骨折，治疗同正常人，予以石膏、支具等整复固定。成骨不全患儿骨折愈合较快，固定期可短；对畸形愈合严重者可予截骨、髓内钉固定矫正；髓内钉分为可延长和不可延长型，相比较，可延长髓内钉具有并发症少、可随骨骼生长而延长，从而降低手术次数的优点，临床主要用于股骨；使用双磷酸盐类药物如帕米膦酸钠治疗可以增加皮质骨厚度使骨骼变坚强，为患儿接受矫形手术髓内固定和康复治疗(理疗和作业治疗)创造条件。

【护理评估】

1. 了解患儿年龄、性别、家族史、既往用药史、既往受伤史及手术史、生活环境等，评估患儿本次发病经过、临床表现、肢体功能、阳性体征情况等。

2. 了解患儿X线、血液生化检查等结果。

3. 评估患儿及家长对本病居家护理知识的了解程度及需求。

4. 评估患儿及家属心理状态、经济情况、社会支持情况。

【护理措施】

1. 疼痛的护理　见本章第一节骨骼系统疾病的护理。

2. 躯体活动障碍的护理　见本章第一节骨骼系统疾病的护理。

3. 皮肤的护理　见本章第一节骨骼系统疾病的护理。

4. 支具的护理　见本章第一节骨骼系统疾病的护理。

5. 牵引的护理　保持持续牵引及正确的牵引体位，牵引重锤悬空，下肢牵引重量为患儿体重的1/8～1/6，上肢牵引重量为患儿体重的1/10～1/8。牵引过程勿随意增减牵引重量，对牵引不适应者，告知主管医师处理。

6. 用药护理　有文献报道帕米膦酸钠的最常见的副作用有急性发热反应，常见于第一次注射时，其次是轻度低钙血症、白细胞减少和一过性骨疼痛、呕吐等，如有副作用应及时报告医师，并协作处理。

7. 心理护理　成骨不全患儿及家长均有较重的心理负担，主要原因有：反复骨折长时间固定制动，

30

不同程度肢体畸形、失用性萎缩,不能上学或不能和同龄小朋友正常玩耍,反复住院产生较高的医疗费用等。医护应细心指导,向患儿及家属讲解疾病发生原因、治疗、饮食、康复措施,指导患儿及家属注意安全防护,避免反复多次受伤。医护应尽可能为患儿提供社会支持信息,告知瓷娃娃的社会救助情况,让患儿及家长获得良性的激励,促进疾病康复。

8. 安全护理 对婴儿期患儿,鼓励父母轻柔地护理;轮流左右侧卧有助于预防枕骨变扁、斜颈畸形等;协助患儿进行轻柔的主动活动,避免剧烈的对角和旋转运动,以免骨折;为患儿备有围栏的床,床不宜太软;为患儿穿衣时应避免过度牵拉其四肢,避免将四肢卡在衣服里导致骨折;抱起患儿时,宜用一只手托其头部和身体,另一只手托臀部,五指张开,轻

轻提起;护士执行护理操作时动作宜轻柔,尤其是输液采血时要避免因使用止血带不当引发新骨折;避免在反复骨折的肢体测量血压或输液等。对较大儿童,需注意营造安全的生活环境,避免在地面放置可能引发跌倒的障碍物;家长注意陪伴患儿,鼓励患儿参加适宜运动,避免外伤骨折。

【健康教育】

1. 指导家长为患儿提供一个安全、便于活动的家庭环境,注意安全防护,预防及避免各种意外伤害。指导家属正确的居家护理技巧和要点。

2. 指导患儿进行适当体育锻炼,避免进行各种剧烈运动、劳动或过度负重。

3. 指导患儿受伤后及时就诊。

（李各芳）

第九节　先天性多指（趾）畸形

【概述】

多指（趾）畸形（polydactyly）又称为赘生指（趾）,是一种多见的先天性手/足畸形,表现为一个或多个指（趾）全部或部分的重复性。本病是遗传性疾病,有时与并指、短指或其他先天性畸形同时存在。多指中以拇指多指多见,其次是小指多指,多趾多位于小趾的内侧或外侧。本节重点阐述拇指多指畸形。

【临床特点】

拇指多指按 Wassel 法分为七型（图 30-9-1）：Ⅰ型：末节指骨分叉型；Ⅱ型：末节指骨复指型；Ⅲ型：近节指骨分叉型；Ⅳ型：近节指骨复指型；Ⅴ型：掌骨分叉型；Ⅵ型：掌骨复指型；Ⅶ型：三节指骨型。

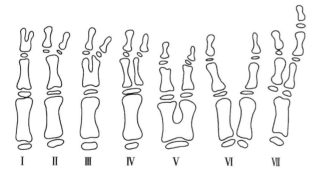

图 30-9-1　先天性拇指多指畸形 Wassel 法分型

【治疗原则】

末节指骨型多指应尽早手术,恢复手的外形,手术切除越早越好。拇指近节指骨型或掌骨型多指,手术应选择在 18 个月后进行,基于心理、社会因素及

手功能可塑性考虑,建议手术最好在学龄前完成。术前应拍 X 线片,进行 Wassel 分型,并以此为依据选择合适的手术方式。外科治疗目的要从功能和美观方面全面考虑。

【护理评估】

1. 评估患儿年龄,多指的部位及类型,有无合并其他畸形或其他疾病。

2. 了解患手 X 线、胸部 X 线,心电图,血液生化检查结果等。

3. 评估患儿及家长对本病各项护理知识的了解程度及需求。

4. 了解患儿及家属的心理状况。

【护理措施】

1. 疼痛的护理 见本章第一节骨骼系统疾病的护理。

2. 石膏的护理 见本章第一节骨骼系统疾病的护理。

3. 肢端循环的观察 术后保持患肢抬高,注意观察指端血液循环情况,如出现患指肿胀明显、皮肤色泽瘀紫或苍白等,应及时通知医师处理。

4. 伤口的护理 术后避免患儿舔舐或啃咬伤口敷料,保持清洁干燥。如患指有克氏针内固定,且克氏针尾端暴露在外,应注意保护克氏针,避免碰撞或牵拉克氏针尾端引起克氏针移位或脱出,注意预防针眼感染。

5. 功能锻炼指导 根据多指分型及手术方式的不同,术后是否需要石膏固定以及功能锻炼的时间也有所不同。如无骨性畸形的患儿,术后可尽早行

患指各关节屈伸和对掌功能锻炼,注意避免伤口碰撞或出血;对涉及肌腱、骨骼、皮瓣、甲床重建或钢针内固定的患儿,应根据具体的手术方式,进行适时的功能锻炼。

【健康教育】

1. 患儿手术前患手做好清洁准备工作,注意适当修剪指甲。

2. 患指的保护 指导患儿及家属注意保护患指,避免外伤及伤口感染。

3. 出院指导

(1) 保持敷料清洁干燥,根据手术方式及术后复查结果,适时进行功能锻炼,如有异常及时就诊。

(2) 定期复诊:出院后 1～2 周、1 个月、2～3 个月各门诊复诊一次,了解患儿伤口愈合、畸形矫正及功能恢复情况。

(李各芳 陈霞)

参 考 文 献

1. 江载芳,申昆玲,沈颖.诸福棠实用儿科学.第 8 版.北京:人民卫生出版社,2015.
2. 蔡威,孙宁,魏光辉.小儿外科学.第 5 版.北京:人民卫生出版社,2014.
3. 郑显兰,符州.新编儿科护理常规.北京:人民卫生出版社,2010.
4. 高小雁.骨科临床护理思维与实践.北京:人民卫生出版社,2012.
5. 詹森(美).护理诊断结局与措施.吴袁剑云,译.北京:北京大学医学出版社,2010.
6. 赵奇思,韦红,华子瑜,等.新生儿骨髓炎 13 例临床分析.中国实用儿科杂志,2014,29:600-603.
7. 卓超,钟南山.骨关节外科相关感染国外指南述评.中华关节外科杂志(电子版),2015,9(1):128-131.
8. 汪飞,钱邦平,邱勇.先天性脊柱侧凸伴高肩胛症的临床评估与手术.中国骨与关节杂志,2012,1(1):78-82.
9. 胡红飞,郑燕.Woodward 手术治疗儿童先天性高肩胛症的疗效观察及护理.护士进修杂志,2010,25:1679-1680.
10. 秦尚够,刘丹,曾秋茹,等.先天性高肩胛症患儿 Woodward 及 Woodward 改良术后的护理.护理学报,2013,20(1B):47-49.
11. 诸纪华,李忠丽,朱红梅.126 例漏斗胸患儿胸腔镜辅助行 Nuss 手术的术后护理.中华护理杂志,2012,47(1):35-36.
12. 潘晓兰,王威,刘燃,等.小儿漏斗胸合并扁平胸行改良 NUSS 手术后的护理.护士进修杂志,2013,28(14):1287-1288.
13. 毛玉兰,郭岚峰.儿童先天性脊柱侧弯的围术期护理.护士进修杂志,2011,26(20):1853-1854.
14. 谢韶东,王启筹.15 例先天性马蹄内翻足(CTEV)婴儿期康复干预策略的临床研究.中国矫形外科杂志,2014,22(1):76-79.
15. 蒋小平,蒋林峻,胡红青,等.Ilizarov 外固定架治疗大龄儿童僵硬型马蹄内翻足的护理.护士进修杂志,2013,28(10):899-901.
16. 王康,赵群.发育性髋关节脱位闭合复位的治疗进展.中国矫形外科杂志,2011,19(13):1111-1113.
17. 吴萍.儿童发育性髋关节脱位的围术期护理.中国伤残医学,2014,22(2):214-215.
18. 石长贵,张颖,袁文.双膦酸盐治疗成骨不全研究进展.第二军医大学学报,2014,35(2):200-204.
19. 石长贵,张颖,袁文.成骨不全治疗研究进展.脊柱外科杂志,2013,11(3):178-180.
20. 朱爱云,张晓瑜,邓钰.成骨不全症患儿 76 例临床护理.齐鲁护理杂志,2010,15:94-96.
21. B. He, G. Nan. Causes of secondary deformity after surgery to correct Wasset type IV-D thumb duplication. The Journal of hand surgery, European volume, 2016, 41(7): 739-744.
22. 施平,胡仁娟,葛敏.先天性多指畸形 62 例围术期护理.齐鲁护理杂志,2012,18(32):93-94.

30

第三十一章 肌肉系统疾病

第一节 肌肉系统疾病的护理

【概述】

肌肉系统疾病是指原发于骨骼肌或神经肌肉接头处的疾病,主要表现为肌肉收缩力减退或消失以及肌肉萎缩等。其病因有遗传缺陷、代谢障碍、免疫损伤等。肌肉系统疾病在儿童很常见,主要分为肌肉实质性疾病和神经-肌肉传递异常两大类,前者如先天性肌性斜颈、进行性肌营养不良等,后者如重症肌无力等疾病。

【临床特点】

肌肉系统疾病主要引起病变部位肌肉的结构和功能的异常,表现为肌力弱、肌疲劳、肌肉萎缩或肥大等。由于受累肌肉不同,表现的症状亦不一,如咽肌、舌肌力弱可致吞咽困难和伸舌困难;肩胛带肌力弱致穿衣、洗脸和梳头困难;手部小肌肉力弱则持筷和写字困难;下肢及骨盆带肌力弱则步行、上楼梯和蹲下站起困难等;肌疲劳表现为重复运动后出现肌力弱,休息后症状减轻,故晨起时症状较轻,活动后症状加重。检查时可令患者重复动作多次(如睁闭眼、握紧及松开拳头等),或连续引出腱反射,以观察肌肉运动的幅度是否越来越小;肌肉萎缩表现为肌容积减小,但在婴幼儿皮下脂肪较多时不易发现,检查时用手触摸有助于判定;肌肉过度运动、锻炼及脂肪结缔组织增生均可引起肌肉肥大,前者称真性肥大,后者称假性肥大。真性肥大见于运动员或体力劳动者,假性肥大见于肌营养不良。

【护理评估】

1. 健康史 评估患儿发病年龄及生长发育状况,了解有无运动发育延迟、倒退及体态的异常;评估既往喂养史、健康史、患病史、治疗用药史等,了解其母孕产期状况,是否有宫内感染、胎位不正、难产史等;了解家庭居住环境及经济状况,有无遗传病史或亲属中有无类似疾病发生。

2. 现病史 评估患儿起病有无诱因,起病时间与缓急,主要的症状和体征。评估患儿有无局部包块、肌肉肥大或萎缩,有无步态不稳和易跌倒,有无眼睑下垂、四肢肌肉运动易疲劳、腱反射减弱或消失,吞咽困难或声音嘶哑等症状。

3. 治疗经过 评估患儿所接受的检查及结果,如影像学检查、免疫学检查、血液生化检查、药物诊断实验、肌电图、肌肉活组织检查、心电图、血清抗体检查,以及遗传学相关检查,采用的治疗方法、疗效及不良反应等情况。

4. 心理社会状况 了解患儿及家长的心理状况,有无恐惧、焦虑、自卑等不良心理反应;了解患儿家庭成员对疾病相关知识的认识程度及居家照护能力,评估社会支持系统是否健全等。

【主要护理问题】

1. 躯体活动障碍 由肌力减弱、肌疲劳、肌肉挛缩所致。

2. 低效性呼吸形态 由呼吸肌无力所致。

3. 清理呼吸道无效 由呼吸道分泌物增多、咳嗽无力所致。

4. 营养失调 低于机体需要量:由咀嚼无力、吞咽困难影响进食所致。

5. 潜在的并发症 心力衰竭、呼吸衰竭、压疮、失用综合征等。

6. 知识缺乏 看护者缺乏儿童肌肉系统护理知识。

【护理措施】

1. 促进躯体活动功能恢复 评估患儿躯体活动能力,鼓励、指导和督促患儿自主活动,完成年龄适宜的生活自理活动。保持肢体于功能位,防止关节和肌肉挛缩,帮助患儿被动运动,进行患儿能耐受的按摩和理疗。

2. 保持气道畅通 改善呼吸功能,保持室内空气流通和温湿度适宜。观察患儿面色、呼吸、心率、血压及胸廓活动度,鼓励患儿咳嗽排痰。必要时定

31

时拍背、雾化及吸痰,保持气道通畅;需要时给予低流量氧气吸入,当出现呼吸极度困难、呼吸浅慢、咳嗽无力时做好气管插管、机械通气准备。对已采用机械通气患儿,做好气道管理。

3. 维持足够营养 评估患儿营养状况,提供年龄适宜的高蛋白、高维生素、高能量、易消化饮食,少量多餐。根据患儿咀嚼和吞咽能力,选择流质或半流质饮食,防止误吸,必要时给予鼻饲。

4. 观察及防范并发症 持续观察患儿生命体征,及时发现患儿有无其他器官、系统的异常表现,有无药物毒副作用,随时备好抢救药品及物品,配合医师进行抢救。发生心力衰竭、呼吸衰竭、压疮、失用综合征等并发症参照相关疾病章节进行护理。

【健康教育】

向患儿及家长讲解疾病相关知识、病情特点及预后、主要治疗方法及护理措施,教会家长掌握必要的居家照护技能;指导家长为患儿安排适合其生长发育所需的合理膳食,保证患儿所需能量及营养物

质的摄入;指导患儿家长遵医嘱正确为患儿用药,使其掌握患儿所用药物的用法、用量、副作用及注意事项,强调定期门诊随访用药效果的重要性,尤其不得擅自减量停药;指导家长及患儿识别病情变化的症状和体征,一旦出现危险征象应立即就诊;鼓励患儿进行力所能及的体格锻炼,必要时进行有计划的康复训练,尽可能恢复肌肉的正常形态和功能;指导家长注意家庭环境的安全和舒适,避免居家环境中的有害因素和损伤的发生。帮助患儿及其家长获取相关治疗信息,建立康复信心。

【护理评价】

患儿躯体活动能力是否增强,能否达到年龄及病情许可的正常活动和自理能力;症状是否得到改善;呼吸道是否通畅,呼吸功能是否得到改善;患儿是否得到所需营养和能量;相关并发症是否能被及时发现并得到有效处理;患儿及家长是否掌握疾病相关的照护知识及技能。

(蒋小平)

第二节 斜 颈

【概述】

斜颈(torticollis)一般指颈部骨骼或肌肉发育异常所致的先天性颈部偏斜,可分为先天性骨性斜颈和先天性肌性斜颈。前者多由颈椎发育缺陷如半椎体所致,较少见;后者是由一侧胸锁乳突肌挛缩导致的头偏向患侧、下颌转向健侧所形成的头颈部的姿势异常(图 31-2-1),是儿童运动系统最常见的先天畸形之一,发病率约 0.3% ~ 0.5%,右侧多见,本节

仅描述先天性肌性斜颈。

【临床特点】

先天性肌性斜颈的直接原因是胸锁乳突肌纤维化引起的挛缩与变短。但引起此肌纤维化的具体原因目前尚不十分清楚,存在多种观点和学说。可能与胎儿颈部在宫内扭转、供血不足、分娩时产伤等因素导致胸锁乳突肌缺血、水肿以致纤维化和挛缩有关。

临床表现主要为患儿头向患侧偏斜,下颌转向对侧时,颈部活动有不同程度受限。通常在婴儿出生 7 ~ 10 天后,发现一侧颈部胸锁乳突肌中、下 1/3 处有硬而无疼痛的梭形肿物,在 2 ~ 4 周内逐渐增大如成人拇指末节大小,然后开始退缩,在 2 ~ 6 个月内肿物逐渐消失。大部分患儿不遗留斜颈;少数患儿肌肉远段为纤维索条所代替,头部因挛缩肌肉的牵拉向患侧偏斜。头与面部因不正常的位置可产生继发性畸形,患者面部长度变短,面部增宽,患侧眼外眦至口角间的距离比对侧变短。随着骨骼的发育,面部的不对称加重。颈深筋膜、颈阔肌、斜角肌均可挛缩,颈动脉鞘与血管也可挛缩。最后颅骨发育不对称,颈椎及上胸椎出现侧弯畸形,这种晚期病例,即使手术松解了挛缩的胸锁乳突肌,头面部的正常形态也难以恢复。

诊断一般基于病史、典型的临床表现和辅助检

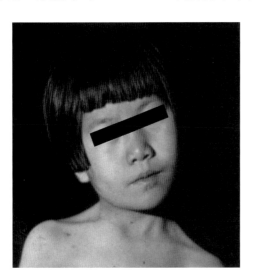

图 31-2-1 先天性肌性斜颈图
头偏向患侧,下颌转向健侧

31

查。X线片或CT检查颈椎未见骨骼改变,超声波检查患侧胸锁乳突肌中下段有一边界清晰的异常回声,有助于诊断。鉴别诊断中应考虑颈椎畸形、颈椎外伤半脱位、单侧性颈部感染所致淋巴结炎、视力不正常、颈部双侧肌力不对称、颈髓肿瘤和肌痉挛所致的获得性斜颈及姿势性斜颈。

【治疗原则】

先天性肌性斜颈一旦明确诊断,应及早开始治疗,治疗方法分为非手术治疗和手术治疗。非手术治疗包括主动生活矫正、按摩、推拿、手法矫治和固定等方法,其中生后2年内进行主动生活矫正,即在日常生活中利用喂食方式、光线、玩具、卧位姿势等诱使患儿头颈向患侧主动旋转,能使约90%的患儿得到矫正,且比传统的反向牵拉颈部更为安全有效。少数对非手术疗法无效或被延误的2岁以上患儿,需手术治疗。手术治疗的目的是矫正外观畸形,改善颈部的伸展和旋转功能。对12岁以上的患儿即便手术治疗,面部不对称也难以恢复。常用手术方式为切断或部分切除挛缩的胸锁乳突肌胸骨头和锁骨头,对6岁以上的患儿或者挛缩严重的患儿还需切断乳突头肌腱。术后要佩戴矫形器具保持矫枉过正位至少6周,在伤口愈合后继续采用伸展治疗,以防止复发。

【护理评估】

1. 询问患儿母亲是否有宫内感染、胎位不正、难产史,了解患儿颈部肿块出现和消失的时间;评估患儿头颈部偏斜的姿态、胸锁乳突肌的外形及质地,测量两眼外眦至口角的距离,了解面部及脊柱继发畸形的有无及程度。

2. 了解X线片或CT检查中颈椎有无骨骼改变,超声波检查患侧胸锁乳突肌有无异常回声,了解手术患儿术前实验室检查如血常规、血生化、免疫功能、凝血功能结果及其他辅助检查结果。

3. 评估患儿及家长对本病各项护理知识的需求及了解程度,评估患儿有无心理社会适应障碍。

【护理措施】

1. 主动生活矫正的护理　主动生活矫正要依靠患儿的照顾者在日常生活尽可能地使患儿主动牵伸患侧肌肉,达到矫正效果。每次喂奶、饮水时都从患侧方向给予,利用声音和彩色玩具引导患儿主动向患侧转头;坚持健侧靠墙卧位,利用室内环境中家人走动、讲话等声响诱导患儿头转向患侧;待生后5个月时,白天让患儿试行俯卧,若能较长时间抬头玩耍,可让患儿在夜间俯卧位睡觉,患儿每次头转向患侧时,就可起到矫正作用。

2. 按摩和热敷的护理　按摩时用拇指轻轻按摩患侧肿块部位,手法轻柔缓慢,每天多次反复进行;热敷可采用温度不超过45℃的热沙袋置于患处,可达到热敷和固定的作用,但应注意防范局部皮肤烫伤的发生。

3. 手法矫治护理　手法矫治是被动牵伸患侧胸锁乳突肌的保守治疗方法,可从出生后2周开始,具体方法为:固定好患儿肩背部,将患儿的头颈从患侧牵拉至健侧,直到健侧耳廓触及健侧肩部,然后将患儿下颌由健侧转向患侧,尽量对准患侧肩部,可同时进行肿块按摩。每次重复进行15遍,每天进行4~6次。手法应轻柔,切忌粗暴牵伸造成损伤。

4. 手术治疗护理　遵照手术前后护理要求,增加患儿的舒适感,观察患儿呼吸及进食情况有无异常。佩戴矫形器具时要保持正确的体位姿势,避免皮肤损伤。

5. 心理护理　鼓励患儿消除自卑心理,积极配合治疗;鼓励患儿参加社会交往,建立自信心。

【健康教育】

1. 指导患儿家长正确配合进行非手术治疗,向患儿家长讲明该病坚持治疗的重要性,指导并教会家长正确实施主动生活矫正,以及按摩、热敷和手法矫治的方法和注意事项。

2. 指导手术治疗患儿正确佩戴矫形器具　鼓励患儿坚持佩戴,并注意正确的方法,避免皮肤损伤等并发症。

（蒋小平）

第三节　进行性肌营养不良

【概述】

进行性肌营养不良(progressive muscular dystrophy)是一组早期发病的遗传性肌肉变性疾病,常表现为进行性加重的对称性肌无力、肌挛缩或假性肥大,最终完全丧失运动功能。根据遗传方式、起病年龄、受累肌群、病程进展与预后等因素,分为六种主要亚型,即假肥大型肌营养不良、Emery-Dreifuss肌营养不良、面肩肱型肌营养不良、肢带型肌营养不良、眼咽型肌营养不良、远端型肌营养不良、强直型肌营养不良及先天性肌营养不良。按疾病严重程度可分为重型杜氏型(Duchenne muscular dystrophy, DMD)和轻型贝氏型(Becker muscular dystrophy, BMD)两种类

31

型,其中假性肥大型肌营养不良是小儿时期最常见、最严重的类型。DMD 和 BMD 无种族或地域差异,发病率分别为 30/10 万和 3/10 万活产男婴。本节主要介绍假性肥大型肌营养不良。

【临床特点】

假性肥大型肌营养不良是由抗肌萎缩蛋白基因突变所致,为 X 连锁隐性遗传病,一般是男性发病,女性携带突变基因,男性患病的危险率为 50%。

1. 进行性肌无力和运动功能倒退 患儿出生时或婴儿早期运动发育基本正常,少数有轻度运动发育延迟,或独立行走后步态不稳,易跌倒。一般 3 岁后症状开始明显,骨盆带肌无力日益严重,行走摇摆如鸭步态,跌倒更频繁,不能上楼和跳跃。肩带和全身肌力随之进行性减退,大多数 10 岁后丧失独立行走能力,20 岁前大多出现咽喉肌肉和呼吸肌无力,声音低微,吞咽和呼吸困难,很易发生吸入性肺炎等继发感染死亡。BMD 症状较轻,发病年龄 5～25 岁,常于 8 岁后发病者,可能存活至 40 岁后。

2. Gower 征 由于骨盆带肌早期无力,一般 3 岁后患儿即不能从仰卧位直接站起,必须先翻身成俯卧位,然后两脚分开,双手先支撑于地面,继而一只手支撑到同侧小腿,并与另一手交替移位支撑于膝部和大腿上,使躯干从深鞠躬位逐渐竖直,最后呈腰部前凸的站立姿势(图 31-3-1)。

3. 假性肌肥大和广泛肌萎缩 早期即有骨盆带和大腿部肌肉进行性萎缩,但腓肠肌因脂肪和胶原组织增生而假性肥大,与其他部位肌萎缩对比明显。肩带肌萎缩后,举臂时肩胛骨内侧远离胸壁,形成"翼状肩胛",自腋下抬举患儿躯体时,患儿两臂向上,有从检查者手中滑脱之势,称为"游离肩"。脊柱肌肉萎缩可导致脊柱弯曲畸形。疾病后期发生肌肉萎缩,引起膝、腕关节或上臂屈曲畸形。

4. 其他 多数患儿有心肌病,甚至发生心力衰竭,其严重度与骨骼肌无力并不一致,心搏骤停造成猝死更多见于 BMD 患者。几乎所有患儿均有不同程度的智力损害,IQ 平均为 83,与肌无力严重度也不平行。BMD 患者容易发生恶性高热,在全身麻醉时需予以重视。

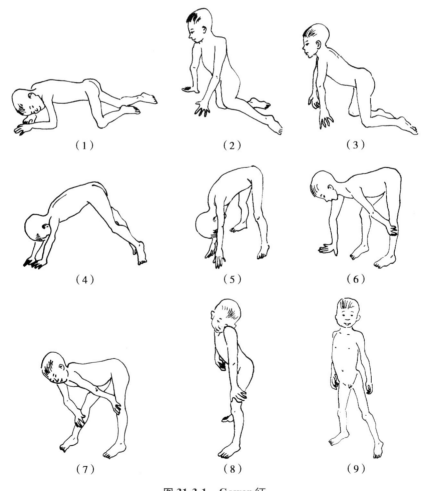

（1） （2） （3）

（4） （5） （6）

（7） （8） （9）

图 31-3-1　Gower 征
进行性肌营养不良患儿从卧位到站立位的动作步骤

诊断依据进行性肌无力、腓肠肌假性肥大等典型临床表现和辅助检查结果。血清中肌酸磷酸激酶（CK）在病程早期甚至生后即可增高，可高达正常值的 10～15 倍，有助于早期诊断；肌电图检查呈典型肌源性受损的表现；肌肉活体组织检查可见肌纤维变性坏死和再生，免疫组化检查可发现抗肌萎缩蛋白缺失；遗传基因检测，也有助于明确诊断。胸部 X 线、心电图、超声心动图等能早期发现本组疾病患儿心脏受累的程度。

【治疗原则】

本病目前尚无特效治疗，主要采用对症和支持治疗，以提高患儿生活质量和延长生命为主要目的。鼓励并坚持主动和被动运动、针灸、按摩、使用矫形支具等，以延缓肌肉挛缩和畸形，有的晚期病例则需矫形外科治疗；小剂量肾上腺皮质激素治疗可以改善肌力；基因治疗尚在研究中；注意合理饮食，积极防治呼吸道感染，控制体重防止肥胖和通气不良，定期检查发现心肌病变。对于有家族史、孕妇血清 CK 明显增高、胎儿为男性者，应做好产前诊断和遗传咨询。

【护理评估】

1. 询问患儿是否有家族史，评估患儿生长发育史，了解有无运动发育延迟、步态不稳和易跌倒等；评估肌肉外形及触感，了解肌肉萎缩或肥大部位及程度；评估肌力和肌张力情况，评估有无吞咽及呼吸困难，评估有无 Gower 征以及骨关节的姿势及功能情况，了解有无关节挛缩及畸形。

2. 了解血清中肌酸磷酸激酶（CK）增高程度，以及肌电图检查是否呈典型肌源性受损的表现；了解胸部 X 线、心电图、超声心动图等检查结果，了解患儿心脏受累的程度；了解肌肉活体组织检查、免疫组化检查、遗传基因检测以及其他辅助检查结果。

3. 评估患儿及家长对本病各项护理知识的需求及了解程度，评估患儿有无心理社会适应障碍，评估家长的照护能力及获得社区邻里支持的能力。

【护理措施】

1. **肌肉关节功能锻炼的护理**　根据患儿受累肌群及关节功能状况，制订相应的锻炼方案，并且教会患儿照护者或父母如何在家进行操作，针对已受累的肌群及预期受累的肌群进行主动或被动活动。如双上肢肌肉的锻炼，可嘱患者双手持橡皮筋，进行水平或垂直方向牵拉皮筋；腰背肌的锻炼，可采用俯卧位，双手抱头，向上抬头；呼吸肌训练，鼓励患儿做深呼吸和扩胸运动，练习吹气球、吹泡泡或吹蜡烛等；根据患儿肢体活动度及关节韧带柔韧度进行相应的活动训练，如踝关节和膝关节的关节活动度（range of motion，ROM）训练。在疾病早期，强调对患儿进行肌力训练为主、关节韧带训练为辅的方案；在疾病晚期，患儿丧失行走能力，必须卧床或坐轮椅时，其关节挛缩速度加快，这时应教会患儿及其家人进行关节训练为主、肌力训练为辅的方案，同时配合肺功能训练等。使用矫形支具时，注意正确穿戴，避免局部皮肤损伤。

2. **预防感染及并发症的护理**　患儿在疾病晚期会出现呼吸肌受累表现，如呼吸费力和咳痰无力等，肺部感染是导致本病恶化或致死的主要原因之一。应供给充足的营养如优质蛋白质及维生素，注意防寒保暖，少去公共场所等；在运动锻炼后要及时拭干汗液，或背部放一块柔软干净的毛巾吸汗，必要时更换衣服，以免受凉；一旦发生呼吸道感染，应做好呼吸道护理，定时翻身拍背，防止坠积性肺炎发生；评估心脏功能有无异常，提醒家长定期进行心电图及心脏超声检查，以便及早发现心肌病变和传导系统病变；长期服用肾上腺皮质激素者注意药物副作用的观察与防范；进行肌活检术患儿注意伤口护理，避免感染发生。

3. **心理护理**　评估患儿及家长的心理问题，及时提供疾病相关信息，做好其心理疏导和开导，减轻或消除其负性情绪；指导并教会家长居家照护患儿的相关知识和技能，积极配合治疗；鼓励患儿参加力所能及的社会活动及交往，建立生活信心，提高生活质量。

【健康教育】

1. 指导患儿家长正确实施居家照护向患儿家长讲明该病坚持肌肉关节功能锻炼和预防感染及并发症的重要性，指导并教会家长正确实施肌肉关节功能锻炼，以及合理营养、正确服药和保护心肺功能的方法和注意事项。

2. 指导患儿及家长正确使用辅助装置　当患儿出现步行困难时，指导其辅助支具、轮椅或电动车等的正确使用，避免皮肤损伤等并发症。

3. **做好遗传咨询**　建议通过家系调查、CK 测定、DNA 分析以及对已怀孕的基因携带者进行产前筛查，以帮助家长进行生育决策。

（蒋小平）

31

第四节　重症肌无力

【概述】

重症肌无力(myasthenia gravis,MG)是神经肌肉接头处的传递障碍所致的自身免疫受体病。临床特点是自主运动时肌肉明显易疲劳性和无力,经休息或用胆碱酯酶抑制剂治疗后症状减轻或消失。

正常肌肉收缩是由神经肌肉接头处的神经电位-化学递质-肌肉电位的复杂传递过程完成的,即神经冲动电位促使突触前膜向突触间隙释放含有化学递质乙酰胆碱(acetylcholine,ACh)的囊泡,囊泡在突触间隙中释放大量ACh,与突触后膜上的乙酰胆碱受体(ACh-R)结合,使突触后膜除极,产生肌肉终板动作电位,在数毫秒内完成神经肌肉接头处冲动传递,引起肌肉收缩。重症肌无力患者由于自身免疫反应产生抗ACh-R抗体,通过不同机制最终使有功能的乙酰胆碱受体数目减少,致ACh在重复冲动中与受体结合的几率越来越少,很快被突触间隙和终板膜上胆碱酯酶水解成乙酰和胆碱而灭活,或在增宽的间隙中弥散性流失,临床出现肌肉病态性易疲劳现象。

【临床特点】

根据发病年龄和临床特征,本病主要分为以下三型:①儿童型重症肌无力,本型是属于后天获得性,临床最常见类型;②新生儿暂时性重症肌无力;③新生儿先天性重症肌无力。

1. 儿童型重症肌无力 又称少年型重症肌力,大多在婴幼儿期发病,最小年龄为6个月,2~3岁是发病高峰。临床主要表现3种类型:①眼肌型:最多见。单纯眼外肌受累,多数见一侧或双侧眼睑下垂,晨轻暮重,反复用力做睁闭眼动作可使症状更明显。可表现为眼球活动障碍、复视、斜视等,瞳孔对光反射正常。②脑干型:主要表现为咽喉肌群受累,突出症状是吞咽或构音困难、声音嘶哑等。③全身型:主要表现为运动后四肢肌肉疲劳无力,走路及举手动作不能持久,上楼梯易疲劳。多数患儿腱反射减弱或消失,感觉正常。严重者卧床难起,呼吸肌无力时危及生命。少数患儿具有上述2~3种类型表现,或由1种类型逐渐发展为混合型。病程经过缓慢,其间可交替地完全缓解或复发,呼吸道感染常使病情加重。但与成人不同,小儿重症肌无力很少与胸腺瘤并存。本病可伴发其他疾病,免疫性疾病,如类风湿性关节炎、甲状腺功能亢进;非免疫性疾病,如癫痫、肿瘤。约2%的患儿有家族史,提示这些患儿的发病与遗传因素有关。

2. 新生儿暂时性重症肌无力 重症肌无力女性患者妊娠后娩出的新生儿中,约1/7因体内遗留母亲抗ACh-R抗体,出生后数小时至3天内,可表现哭声无力,吸吮、吞咽、呼吸均显困难。全身肌肉弛缓,腱反射减弱或消失。患儿很少有眼外肌麻痹及上睑下垂。患儿血中乙酰胆碱受体抗体可增高。本症患儿可于生后数天或数周(5周)内恢复。轻症可自然缓解,但重症者要用抗胆碱酯酶药物。

3. 新生儿先天性重症肌无力 又名新生儿持续性肌无力,本病多有家族史,可呈常染色体隐性或显性遗传,但患儿母亲非重症肌无力患者。本病发病机制非免疫介导,而是由基因突变导致神经肌肉接头突触前、突触或突触后的功能障碍。患儿在生后1~2年内出现上睑下垂,眼外肌麻痹,全身肌无力,哭声低弱和呼吸困难者并不常见。肌无力症状较轻,但持续存在。血中乙酰胆碱受体抗体水平不高,血浆交换治疗及抗胆碱酯酶药物均无效,有报道麻黄碱对部分患儿有效。

该病病程缓慢,缓解与急性发病可交替出现,缓解期长,症状减轻,甚至消失,常因呼吸道感染诱发本病。据报道,首次发病的眼肌型患者中25%可以自行缓解,若起病2年后只有单纯眼型而无全身其他肌肉受累,则预后较好。有的患儿可因吞咽困难导致营养不良发生,如食物误吸入呼吸道可引起窒息。重者因累及呼吸肌而发生呼吸衰竭,被称为肌无力危象。治疗过程中由于胆碱酯酶抑制剂过量者,除明显肌无力表现外,还可出现面色苍白、腹泻、呕吐、高血压、心动过缓、瞳孔缩小及黏膜分泌物增多等严重毒蕈碱样症状,称之为胆碱能危象。

诊断主要依据抗胆碱酯酶药物试验、肌电图检查和乙酰胆碱受体抗体的测定。抗胆碱酯酶药物临床常选用甲基硫酸新斯的明或依酚氯铵。正常人肌内注射依酚氯铵后,肌力无变化,而重症肌无力患者则常有眼裂张大(图31-4-1)、发音响亮、动作有力等明显改善,通常用药30秒起效,5分钟内药物作用消失。肌肉复合肌动作电位波幅下降10%以上则为阳性;约80%患者可以检测到抗乙酰胆碱受体的抗体,儿童的阳性率约在60%~80%左右。

【治疗原则】

对有症状者应长期服药治疗,以免肌肉失用性萎缩和肌无力症状进一步加重。

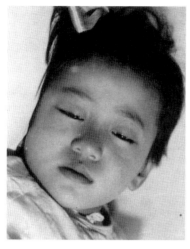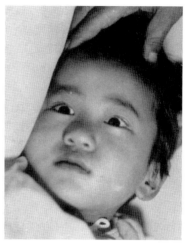

图 31-4-1 胆碱酯酶试验

重症肌无力患者肌内注射依酚氯铵后,出现眼裂张大

1. 胆碱酯酶抑制剂 是重症肌无力首选的对症治疗方法,适用于除胆碱能危象以外的所有重症肌无力患者。作用机制是使乙酰胆碱降解速度减慢,使神经肌肉接头处乙酰胆碱量增加,从而增加乙酰胆碱和乙酰胆碱受体结合的机会。常用药物为溴吡斯的明,副作用有腹痛、腹泻、出汗、恶心和呕吐等。

2. 糖皮质激素 糖皮质激素能降低乙酰胆碱受体抗体滴度,且能明显改善症状,长期规则应用可明显降低复发率。首选药物为泼尼松,症状完全缓解后再维持原剂量 4 ~ 8 周,然后逐渐减量达到能够控制症状的最小剂量,每天或隔日清晨顿服,总疗程 1.5 ~ 2 年。用药期间应定期随访,注意泼尼松的副作用,如低钾血症、高血压等。治疗初期,部分患儿可能有一过性加重。故短期住院治疗更为安全。应用激素的禁忌证为糖尿病、结核病、高血压及免疫缺陷病等。对难治病例可慎用环磷酰胺或硫唑嘌呤等免疫抑制药物。

3. 大剂量静脉注射丙种球蛋白(IVIG)和血浆置换疗法 可用于重症肌无力危象治疗,IVIG 静脉滴入剂量 400mg/(kg·d),5 天为一疗程。多数患者用药后第 3 ~ 4 天可以见到病情有明显好转,且 ACh-R 水平降低,但作用时间短,因而重症患儿可在 1 个月后重复使用。IVIG 副作用小,且重复使用不会降低疗效,但价格昂贵。

4. 胸腺切除术 对于药物难控制的病例可考虑胸腺切除术,常用于成人患者:①全身型重症肌无力,病程在 1 年以内,手术后缓解率高;②胸腺肿瘤或胸腺增生者;③眼肌型难治病例。

5. 禁用药物 氨基糖苷类及大环内酯类抗生素、普鲁卡因胺等麻醉药品、普萘洛尔、奎宁、β 受体阻滞剂、青霉胺等药物有加重神经肌肉接头传递障碍的作用,甚至引起呼吸肌麻痹,应禁用。

【护理评估】

1. 询问患儿是否有家族史,评估患儿有无眼睑下垂、四肢肌肉运动易疲劳、腱反射减弱或消失、吞咽困难或声音嘶哑等症状,了解有无晨轻暮重、休息或用胆碱酯酶抑制剂治疗后症状减轻或消失等特点;评估新生儿有无哭声无力,吸吮、吞咽、呼吸困难表现;评估呼吸频率、节律,了解有无呼吸衰竭表现;评估患儿用药情况,了解有无面色苍白、腹泻、呕吐、高血压、心动过缓、瞳孔缩小及黏膜分泌物增多等严重毒蕈碱样症状,以及有无低钾血症、高血压等糖皮质激素副作用。

2. 了解抗胆碱酯酶药物试验结果,血清中抗乙酰胆碱受体的抗体增高程度,以及肌电图检查神经重复电刺激动作电位的波幅下降程度;了解胸部 X 线、胸部 CT 或 MRI 等检查结果,以及其他辅助检查结果。

3. 评估患儿及家长对本病各项护理知识的需求及了解程度,评估患儿有无心理社会适应障碍,评估家长的照护能力。

【护理措施】

1. 密切观察病情变化 密切观察患儿生命体征、全身活动能力及肌力变化,防止呼吸道感染及意外受伤等,注意观察有无肌无力危象等发生;保持呼吸道通畅,备好吸引器,必要时准备气管切开或气管插管用物及呼吸机等。

2. 用药护理 指导并教会家长遵医嘱按时给药,不能随意停药或改变用药剂量、方法、时间。服药期间应注意观察患儿是否有腹痛、腹泻、盗汗、流涎、瞳孔缩小、心率减慢、气道分泌物增多、声音微弱、吞咽困难等症状。对于有加重神经肌肉接头传

31

递障碍作用的药物,应列入禁用药物清单。

3. 饮食护理 依据患儿年龄及吞咽功能状况,给予高营养易吞咽的食物,喂食宜慢,要有耐心,少量多餐。如呛咳明显,应尽早鼻饲,以防误吸而加重呼吸障碍及导致吸入性肺炎。

4. 心理护理 评估患儿及家长的心理问题,及时提供疾病相关信息,树立战胜疾病的信心;鼓励患儿参加力所能及的社会活动及交往,劳逸结合,提高生活质量。

5. 肌无力危象的识别与抢救 若患儿因治疗不及时或措施不当,或因反复感染、精神创伤或不规则用药等诱因,使病情加重,出现眼睑下垂、吞咽、发音及呼吸困难,以及全身无力时,是肌无力危象的表现。应注意保持呼吸道通畅,立即遵医嘱注射新斯的明,可使症状迅速得到改善;胆碱能危象患儿除明显肌无力外,还表现出多汗、流涎、腹痛、尿频、大小便失禁、瞳孔缩小、视力障碍、心动过缓及黏膜分泌物增多等表现,应立即停用抗胆碱酯酶药物,遵医嘱采用阿托品皮下注射,密切监测血糖和血钾水平。对发生危象的患儿,均需密切观察生命体征变化,保持气道畅通。

【健康教育】

1. 指导患儿家长正确实施居家照护,嘱咐患者及其家属密切关注病情的变化。当患者出现肌无力症状加重、呼吸困难,尤其是在感染或者受刺激之后出现,应考虑到重症肌无力危象。当药物起效减慢及控制症状不佳时,应到医院就诊,在医师监测下调整药量或者次数,切不可私自停药或者加量加次。

2. 指导患儿保持乐观的情绪和规律的生活,保证充足的睡眠,避免疲劳和外伤。同时注意根据季节、气候变化适当增减衣服,预防受凉感冒等。

3. 指导患儿及家长正确使用辅助装置,当患儿出现步行困难时,指导其辅助支具、轮椅或电动车等正确使用,避免皮肤损伤等并发症。

(蒋小平)

参考文献

1. 江载芳,申昆玲,沈颖.诸福棠实用儿科学.第 8 版.北京:人民卫生出版社,2015.

2. 王卫平.儿科学.第 8 版.北京:人民卫生出版社,2013.

3. 蔡威,孙宁,魏光辉.小儿外科学.第 5 版.北京:人民卫生出版社,2014.

4. 孙锟,沈颖.小儿内科学.第 5 版.北京:人民卫生出版社,2014.

5. 崔焱.儿科护理学.第 5 版.北京:人民卫生出版社,2013.

6. 郑显兰.儿科危重症护理学.北京:人民卫生出版社,2015.

7. 卡内尔,贝蒂,主编.坎贝尔骨科手术学.第 12 版.王岩,黄鹏,许瑞江,主译.北京:人民军医出版社,2013.

8. 赵章帅,唐盛平.先天性肌性斜颈的治疗进展.临床小儿外科杂志,2013,12(3):237-239.

9. pek Alemdaroğlu, Ayşe Karaduman, Öznur Tunca Yilmaz, et al. Different types of upper extremity exercise training in Duchenne muscular dystrophy: effects on functional performance, strength, endurance, and ambulation. Muscle & Nerve,2015,51(5):697-705.

10. Bendixen RM, Lott DJ, Senesac C, et al. Participation in daily life activities and its relationship to strength and functional measures in boys with Duchenne muscular dystrophy. Disabil Rehabil,2014,36(22):1918-1923.

31

第三十二章　耳鼻咽喉科疾病

第一节　耳鼻咽喉疾病护理

【概述】

耳鼻咽喉科疾病是指主要包括耳、鼻、咽喉其相关头颈区域(图32-1-1)的这几个部位常发生的一些疾病。常见的耳鼻咽喉科疾病主要有：

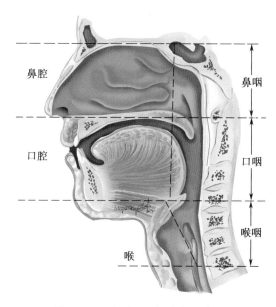

图 32-1-1　鼻腔、口腔、喉部示意图

1. 耳部疾病　耳部先天性畸形、耳部外伤、中耳炎、外耳道炎、耳聋、鼓膜穿孔、鼓膜修补、听力障碍。

2. 鼻部疾病　鼻部先天性畸形、鼻外伤、鼻炎、鼻窦炎、鼻出血、鼻息肉、鼻部囊肿。

3. 咽喉部疾病　喉炎、咽炎、扁桃体炎、声带息肉、咽部及颌面部脓肿、咽部及颌面部肿瘤。

【临床特点】

1. 多个器官同时受到病变的侵袭，或主要一个器官病变累积其他器官或组织而有多种主诉或不适。

2. 耳鼻咽喉各个器官病变，都可严重影响患儿的生活、学习、人际交往以及自我概念。

3. 耳鼻咽喉各个器官与整个机体有着广泛而紧密的联系，全身性疾病亦可表现为耳鼻咽喉科症状。

4. 耳鼻咽喉科急症多而急，有时甚至威胁患儿的生命。

【护理评估】

1. 健康史　评估患儿既往疾病、过敏史、遗传史等；评估疾病的临床表现及其特征。

2. 身体状况及手术耐受状况　评估患儿主要的症状、体征，发病时间、诱因、发病缓急。评估患儿有无耳漏、耳鸣、眩晕、鼻塞、鼻漏、鼻出血、嗅觉障碍、咽痛、吞咽困难、打鼾、声嘶、呼吸困难等耳鼻咽喉科疾病的常见症状。

3. 辅助检查　常见有：听力检查、前庭功能检查、鼻内镜检查、内窥镜检查、CT检查等。

4. 心理社会状况　了解患儿及家长的心理状况，有无焦虑、紧张、恐惧等心理反应。

【主要护理问题】

1. 疼痛　鼻源性头痛、咽喉痛、耳痛等与外伤、手术、感染、异物、神经反射和肿瘤等有关。

2. 舒适改变　鼻塞、喷嚏、咽部不适、耳鸣、眩晕等与炎症、组织肿胀、分泌物潴留、鼻腔填塞等有关。

3. 感染的危险　与先天性耳前瘘管、咽鼓管功能不良，鼻腔及鼻窦通气引流障碍，慢性病灶存在，耳鼻咽喉科异物或外伤等危险因素有关。

4. 体温过高　与耳鼻咽喉科各种急性炎症有关。

5. 体液不足或有体液不足的危险　由于体液丢失过多，如鼻出血或手术出血以及各种原因引起的呕吐；摄入量不足，如因咽痛不愿或不敢吞咽；水分蒸发过多如发热、气管切开等因素引起。

6. 清理呼吸道无效　由鼻腔、鼻窦、咽、喉、气管炎症或异物引起分泌物增多,咳嗽咳痰困难等因素引起。

7. 窒息的危险 与喉部机械性阻塞及神经肌肉损伤或呼吸道炎症有关。

8. 语言沟通障碍 鼻塞引起闭塞性鼻音或鼻咽腔不能关闭形成开放性鼻音,喉部病变造成声音嘶哑或失声,气管切开或全喉切除术后及各种原因引起的耳聋等可导致语言沟通障碍。

9. 吞咽障碍 由炎症导致疼痛或机械梗阻如双侧扁桃体Ⅲ度肥大、肿瘤、异物及鼻饲或气管插管等因素引起。

10. 自我形象紊乱 主要与耳、鼻、咽、喉各个器官先天畸形,如驼鼻、歪鼻、鞍鼻、甲状舌管囊肿、耳廓畸形;炎症引起的分泌物过多,如慢性化脓性鼻窦炎、变应性鼻炎、慢性化脓性中耳炎;破坏性手术如上颌骨截除术、全喉切除术等有关。

11. 感知改变 主要是由于鼻部疾病如炎症、外伤、肿瘤等引起的嗅觉改变及各种因素如全身的或局部的、先天或后天性因素引起的听觉改变及前庭功能障碍。

12. 知识缺乏 缺乏有关耳鼻咽喉科疾病预防、保健、治疗、护理等方面的知识和技能。

【护理措施】

1. 术前护理

(1) 预防感染:根据气温变化随时增减衣物,防止交叉感染影响手术。

(2) 观察病情变化:观察手术区域皮肤及全身一般情况。

(3) 协助患儿完成各种术前检查,正确留取标本。

(4) 做好术前准备:术前一天按要求备皮、剪鼻毛、理发、洗头、沐浴及更换清洁衣裤,备皮范围为耳后三横指,特殊需要时备全头。

(5) 禁食:手术前需要禁食水 4～6 小时,避免胃内容物反流至气管引起窒息。

(6) 手术日晨遵医嘱给患儿进行静脉输液,以补充身体需要及为麻醉给药做准备。

(7) 术前给患儿摘下身上佩戴的所有饰物,检查患儿的腕带并进行三查七对。

(8) 做好心理护理,针对患儿及家长的焦虑紧张情绪,做好病情的解释工作。

(9) 健康教育:嘱患儿注意休息,合理营养,预防感冒。

2. 术后护理

(1) 预防感染:根据气温变化随时增减衣物,保持伤口清洁,防止交叉感染。

(2) 观察病情变化:按遵医嘱给予抗生素或外用药,保持伤口清洁。

(3) 协助患儿完成各种术后治疗。

(4) 全麻术后护理:禁食禁饮、去枕平卧 4～6 小时,头偏向一侧,清除口鼻腔分泌物,保持呼吸道通畅,遵医嘱给予氧气吸入。

(5) 约束:手术后患儿处于麻醉恢复期,出现烦躁、哭闹的现象,对患儿进行适当的保护性约束,防止患儿在不清醒的状态下抓伤口、误伤或坠床。

(6) 做好心理护理。

【健康教育】

1. 指导患儿合理进食,进食应含足够热量、蛋白质和丰富的维生素。

2. 注意劳逸结合,适量活动。

3. 注意保暖,防止上呼吸道感染。

4. 严格遵医嘱按时、按量服药。

5. 勿用手指挖鼻孔、耳道。

6. 定期门诊复查、随访。

【护理评价】

疼痛是否减轻、缓解;不适、感知异常、语言沟通障碍、营养状况是否改善;是否出现感染、清理呼吸道无效、窒息等症状,是否能被及时发现并得到有效处理;体温是否下降、恢复正常;吞咽障碍、自我形象紊乱是否减轻、缓解;患儿及家长是否掌握有关耳鼻咽喉科疾病预防、保健、治疗等方面的知识和技能。

(陈欣 花芸)

第二节 中耳乳突炎

【概述】

乳突气房黏骨膜及乳突骨质发生炎症即是中耳乳突炎(otomastoiditis),病变由中耳腔发展到乳突腔,多为急性化脓性中耳炎发展扩散而来,是急性化脓性中耳炎的并发症,常发生于小儿特别是婴幼儿。耳部图片见图32-2-1。

【临床特点】

1. 病因 中耳乳突炎是由于机体抵抗力弱,致病病原体的毒力强或治疗处理不当等,使中耳炎症继续发展,鼓窦入口被肿胀的黏膜堵塞,乳突内的脓液引流不畅,蓄积在乳突气房内,气房黏膜坏死脱落,骨壁因受脓液压迫及自身炎性病变的影响,发生

32

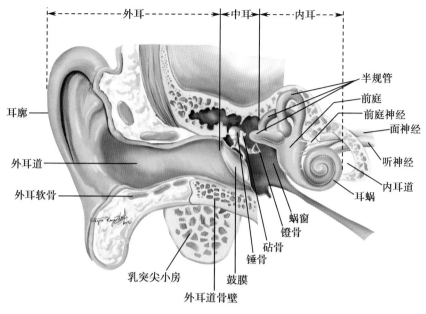

图 32-2-1　耳部图片

脱钙、坏死,房隔破溃,气房融合,形成一大的脓腔,因此将其称融合性乳突炎或乳突蓄脓。中耳乳突炎因症状表现不同有出血性乳突炎、隐性乳突炎等多种分类。

2. 临床表现

（1）全身症状:发热,10 岁以下儿童多表现为间歇热,体温波动与局部引流是否通畅有关。另有精神萎靡、烦躁不安、失眠和食欲欠佳等。

（2）乳突部症状:乳突部皮肤肿胀、潮红,有明显压痛。有自发性跳痛,常与脉搏一致,或有触痛,程度不一,痛点多在耳后。

（3）耳部症状:听力下降,耳流脓激增,耳内流脓等在鼓膜穿孔、中耳内的脓性分泌物流出后应很快消失,但如果在穿孔 1~2 天后,原来已经消退的症状再次出现或更加严重,儿童并出现严重的胃肠道症状如呕吐、腹泻,应考虑急性乳突炎的可能。

（4）脑部症状:偏头痛剧烈,时伴恶心、呕吐、眩晕。

（5）外耳道骨部后上壁红肿、塌陷;鼓膜穿孔较小,穿孔处有脓液搏动,脓量较多;有时脓液穿破乳突外壁,在骨膜下形成脓肿。

（6）乳突 X 线拍片显示早期可见鼓窦及乳突气房阴影混浊,呈云雾状。

（7）白细胞增多,多形核细胞增加。

【治疗原则】

1. 药物治疗　中耳乳突炎的药物治疗疗效比较明显,但副作用较大,会导致患儿出现肾脏、肝脏以及心脏部位的损伤,严重时可能诱发其他疾病。

2. 手术治疗　是治疗中耳乳突炎的最好方法,鼓室成形术治疗中耳乳突炎是手术治疗中效果最好、疗效最明显的方法。

【护理评估】

1. 评估患儿乳突部皮肤情况,有无肿胀、红肿、压痛。评估患儿有无耳痛、听力下降、耳流脓、全身症状等表现。是否有迷路炎、耳后骨膜下脓肿、耳后瘘管、脑膜炎、脑脓肿等并发症出现。

2. 了解乳突 X 线拍片、实验室检查如血常规等各项检查的结果。乳突 X 线拍片显示早期可见鼓窦及乳突气房阴影混浊,呈云雾状;血常规显示白细胞增多,多形核细胞增加。

3. 评估患儿及家长对本病各项护理知识的了解程度及需求。

【护理措施】

1. 一般护理　保持伤口周围皮肤清洁干燥。

2. 心理护理　做好病情解释,缓解患儿及家长的焦虑紧张情绪。

3. 治疗配合　根据情况指导患儿家长配合应用抗生素及止痛药。

4. 术前护理

（1）术前一天洗澡、洗头。

（2）术前备皮:备皮范围从耳轮周围向外 6cm,女性患儿将头发梳向健侧、编辫。

（3）术前一天行手术宣教,讲解乳突根治术的目的是去除乳突及鼓室的病理组织,使乳突腔、鼓室及外耳道形成一个相同的大腔,腔内覆盖上皮而愈合。手术当日术前禁食水 4~6 小时。遵医嘱给予术

32

前静脉输液。

5. 术后护理

（1）术后按全麻护理。患儿取侧卧，患侧向上，麻醉未清醒前给予保护性约束四肢。

（2）术后严密监测生命体征，伤口有渗出及时更换敷料，伤口疼痛按医嘱给药。

（3）加强观察有无面部神经麻痹、头晕、头痛、呕吐、意识障碍、昏迷等症状，有异常及时报告医师。有颅内合并症者，绝对卧床休息。

（4）术后第一天给予半流食，病情平稳后改普通饮食。

（5）年幼患儿要防止碰撞伤口，以免伤口裂开或愈合不良。

【健康教育】

1. 活动与习惯 加强锻炼，增强机体抵抗力，预防感冒。

2. 饮食 保证充足的营养摄入，合理饮食，进食高热量、高蛋白、富含维生素的饮食，保持排便通畅。

3. 用药指导 掌握正确滴鼻及滴耳的方法，准确用药，并告知患儿家属遵医嘱使用药物的重要性。

4. 伤口的指导 保持伤口清洁，注意不要碰撞伤口处。

5. 出院指导

（1）避免上呼吸道感染，嘱其保暖，勿用力擤鼻、打喷嚏，必要时张口呼吸，避免挤压、碰撞耳部，改掉挖耳的不良习惯。

（2）6个月内禁止游泳，洗头沐浴时要避免污水入耳。

（3）如出现耳痛、耳流脓等情况应及时就诊。

（陈欣 花芸）

第三节 感音神经性耳聋

【概述】

感音神经性耳聋（sensorineural deafness）是指由于内耳听毛细胞、血管纹、螺旋神经节、听神经或听觉中枢器质性病变阻碍声音的感受与分析或影响声音信息的传递，导致听力减退或听力丧失。儿童期较长，环境因素复杂多变，目前国内外尚缺乏确切的儿童不同阶段感音神经性耳聋发病率的报道，流行病学研究主要集中在对新生儿先天性耳聋发病率的研究上。

【临床特点】

儿童期感音神经性耳聋致病因素分为两大类：遗传因素和环境因素。

1. 遗传因素 由遗传因素导致的感音神经性耳聋多为重度或极重度耳聋，称为遗传性耳聋。

2. 环境因素 贯穿于整个儿童期，对婴幼儿尤为敏感，包括母亲孕期、儿童出生时或出生后受到的各种病毒或细菌感染、耳毒性药物、头部外伤和放射线等致耳聋因素。导致耳聋的环境因素纷繁复杂，这些因素既可以单独导致耳聋发生，也可以与遗传因素相互作用，共同致病。

3. 典型症状是发作性眩晕、波动性耳聋、耳鸣。

（1）眩晕：特点是突然发作，剧烈眩晕，呈旋转性，即感到自身或周围物体旋转，头稍动即觉眩晕加重。同时伴有恶心、呕吐、面色苍白等自主神经功能紊乱症状。数小时或数天后眩晕减轻而渐消失。间歇期可数周、数月或数年，一般在间歇期内症状完全消失。

（2）耳鸣：绝大多数病例在眩晕前已有耳鸣，但往往未被注意。耳鸣多为低频音，轻重不一。一般在眩晕发作时耳鸣加剧。

（3）耳聋：早期常不自觉，一般在发作期可感听力减退，多为一侧性。患儿虽有耳聋但对高频音又觉刺耳，甚至听到巨大声音即感十分刺耳，此现象称重振。在间歇期内听力常恢复，但当再次发作听力又下降，即出现一种特有的听力波动现象。晚期，听力可呈感音神经性聋。

【治疗原则】

对于感音神经性耳聋，重点在于预防和早发现、早治疗。例如目前在我国开展的耳聋基因诊断和新生儿听力筛查工作，极大地改善了感音神经性耳聋的发病状况。

1. 积极防治因急性传染病所引起的耳聋，做好传染病的预防、隔离和治疗工作，增强机体（尤其是儿童）的抵抗力。

2. 对耳毒性药物的使用，要严格掌握适应证，如有中毒现象应立即停药，并用维生素和扩张血管的药物。

3. 根据不同的原因和病理变化的不同阶段可采取不同药物综合治疗，如增进神经营养和改善耳蜗微循环的药物、各种血管扩张剂、促进代谢的生物制品等。

4. 人工耳蜗植入适用于重度～极重度感音神经性耳聋患儿；人工耳蜗是目前唯一能使全聋患儿恢复听力的医学装置。振动声桥和骨锚式助听器适用于中重度感音神经性耳聋、传导性耳聋以及混合性耳聋的患儿。

【护理评估】

1. 健康史　全面系统地评估患儿的出生史、疾病史、用药史、家族史。

2. 身体状况　由于各种不同病因导致内耳器质性病变,致听力下降、耳鸣(耳鸣多为高频)。

3. 辅助检查　听力检查示气传导、骨传导均下降,以高频损失较重。另外,进行详尽的耳鼻咽喉部检查,必要时进行影像学检查可诊断该病。

4. 心理-社会状况　患儿因听力严重下降影响社交与日常生活,因而易发生痛苦或自卑、绝望。应评估患儿对本病的认知程度、心理状况,评估患儿家庭情况及社会支持系统,帮助患儿及家属树立正确对待疾病和康复听力的信心。

【护理措施】

感音神经性聋的治疗原则是恢复或部分恢复已丧失的听力,尽量保存并利用残余的听力。

1. 遵医嘱给予药物治疗,及时观察药物的疗效及副作用。

2. 为患儿推荐、选配合适的助听器。

3. 需行人工耳蜗植入者,应告知手术目的和注意事项,以取得患儿及家属的配合。同时协助患儿做好全面而系统的检查,主要包括医学常规检查、听力学检查以及精神因素检查等。

4. 人工耳蜗植入后,一般在术后 4 周进行语言处理器的调试编程。患儿需在专业人员的指导下进行听觉语言训练,以增进患儿的听觉语言能力。

5. 对经治疗无效的双侧中重度、重度或极度重度聋学龄前儿童,应及早运用言语仪、音频指示器等适当仪器,进行听觉语言训练,使患儿能听懂(或唇语)他人口头语言,以达到交流信息的目的。

【健康教育】

1. 加强孕、期的妇幼保健,减少新生儿耳聋的发生率,广泛开展胎儿、婴幼儿听力筛查,对听力障碍者做到早期发现与防治。

2. 重视婴幼儿听力保健,预防耳聋的发生或延缓其发生。

3. 积极防治营养缺乏疾病,增加机体对致聋因素的抵抗能力。

4. 降低环境噪声,加强防护措施。

5. 尽量避免使用可能损害听力的药物,同时加强用药期间的听力监测,一旦出现听力受损征兆立即停药并积极治疗。

（陈欣　花芸）

第四节　人 工 耳 蜗

32

【概述】

人工耳蜗(cochlear implant)是一种特殊的声-电转换电子装置,可将环境中的机械声信号转换为电信号,并将该电信号传入患者耳蜗,刺激患者残存的听神经而使患者产生某种程度的听觉(图 32-4-1)。

【临床特点】

1. 人工耳蜗的基本结构

(1) 外装置:方向性麦克风、言语信号处理器和传送器。

(2) 内装置:接收器、解码器和刺激电极。

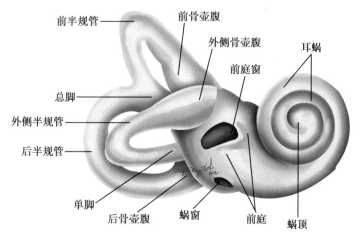

图 32-4-1　耳蜗结构

2. 人工耳蜗植入适应证和禁忌证

（1）适应证：

1）双耳极重度感音神经性听力下降。

2）1岁以上，语前聋患者最好小于5岁，语后聋年龄不限。

3）无法通过助听器或其他助听装置改善听力和言语能力者。

4）患儿有强烈的改善听力的愿望，对术后效果有正确的期待。

5）术后有条件进行言语康复者。

6）植入对象无其他智力障碍，无严重全身疾病。

（2）禁忌证：

1）绝对禁忌证：耳内严重畸形者，听神经缺如者，无法配合言语康复者，严重精神疾病，以及急、慢性中耳炎症未能清除者。

2）相对禁忌证：全身情况较差，不能控制的癫痫以及没有可靠的康复训练条件者。

【护理评估】

1. 评估患儿及家长的心理状况及患儿的性格特点。

2. 了解患儿的耳蜗发育情况和全身状况。

3. 了解患儿各项听力测试的结果。

4. 评估患儿及家长对本病各项护理知识的了解程度及需求。

【护理措施】

1. 心理护理及健康教育

（1）热情接待患儿及其家属，多数患儿的性格比较孤僻、偏执。故护士要深入病房，态度亲切，让患儿熟悉、适应医院的气氛及环境，抚摸其头表示关爱，建立亲切的认知感。

（2）语后聋（会写字）的患儿，可为其准备纸笔，方便与外界沟通交流；并教会其简单的手势表达简单的意思。

（3）了解患儿听力情况，有无使用助听器，是否进行过听觉言语训练等，为术后言语训练提供参考。

（4）介绍人工耳蜗植入术的相关知识，充分与家属沟通，提高患儿认识，避免因对术后语言康复训练认识不足导致半途而废。

2. 耳部准备　术区备皮可剃光头，方便术后包扎，或剃除术耳周围7～10cm的头发，并将剩余头发扎成马尾偏向对侧，充分暴露出手术部位。

3. 术后护理措施

（1）全麻术后护理常规：

1）了解麻醉及手术方式、术中情况。

2）必要时遵医嘱给予持续低流量吸氧。

3）持续心电监护，严密监测生命体征变化并及时记录。

4）麻醉清醒前予去枕平卧位休息，头偏向健侧，避免压迫人工耳蜗植入处；麻醉清醒后予自动卧位休息。

5）麻醉清醒前禁食禁饮，麻醉清醒后4～6小时先饮温开水20ml，如无恶心、呕吐等可予进食营养丰富易消化的流质、半流质食物，减少咀嚼运动。

（2）病情观察及护理：

1）耳部护理：观察耳部伤口敷料包扎是否完整，有无松脱及渗血、渗液，如敷料有松脱、污染、浸湿应及时更换；更换耳部敷料时，注意观察伤口有无红肿、淤血、渗血渗液，注意患儿有无耳鸣、眩晕等术后并发症，如患儿出现眩晕等应卧床休息，加床栏杆，防止坠床。

2）生命体征的观察及护理：密切观察患儿生命体征尤其是体温的变化；观察有无恶心、呕吐等异常症状；观察患儿的意识、瞳孔、肢体活动等，注意有无异常。

（3）并发症的处理及护理：

1）伤口感染：耳后伤口如出现红肿、流脓、体温升高时，则加强局部换药，及时清除炎性分泌物，保持伤口清洁、干燥，遵医嘱给予抗生素治疗。观察患儿耳部有无清亮的液体流出，及时送检确定是否为脑脊液耳漏。

2）颅内感染：如发生意识改变，出现恶心、喷射性呕吐、剧烈头疼等颅内压增高症状，则应密切观察病情变化，心电监护卧床休息，积极对症处理，大剂量使用敏感抗生素。

3）皮瓣坏死：如伤口周围皮肤颜色变黑、坏死，则应及时清理坏死组织，使用扩血管药物，局部理疗，促进血液循环。

4）皮下血肿：如耳后皮瓣隆起，触之有波动感则应加压包扎，必要时抽吸血肿，观察血肿有无扩大、加重，及时使用止血药物，遵医嘱使用抗生素。

【健康教育】

1. 术后随访　指导患儿家长按时随访、调机。术后4周来院开机，由听力师配备外部装置，开启言语处理器，调试言语处理程序。开机后第1个月来院，调机并反馈语言训练进展，每周1次；第2个月，每个月2次；第3个月，每个月1次以后每6个月调试1次，最终每年调试1次。语前聋患儿，开机时第一次感受到明确的声刺激，此时易表现惊恐状态，应对患儿进行安抚，以便调机顺利进行。

2. 人工耳蜗内植部件保护　指导患儿保护手术

区域。嘱家长保护患儿术区皮肤,勿剧烈撞击或挤压术区,避免剧烈头部活动,防止内植部件移位。

3. 人工耳蜗外植部件保养 告知患儿使用外植部件的注意事项。对于外植部件,注意保持清洁,防止静电;避免潮湿、雨淋、粗暴操作导致损坏,人工耳蜗需电池供电,注意及时更换。外院就医时携带信息卡,远离高电压、强磁场,在医师的指导下做 MRI 和 CT 检查。

4. 预防感染 保持术区清洁,出现异常及时就诊。患儿应勤剪指甲,勤洗手,勿用力抓挠手术区域,防止感染;如伤口红肿、流脓,及时就诊,以免耽误病情。

5. 言语训练 开机后需按时到专业语言训练中心进行言语训练,家长或监护人要学会简单语言训练方法,尽可能为患儿提供可以听到声音的环境,如播放音乐等;随时进行有意识的训练,多与患儿进行语言交流。与患儿对话时发音要清晰,语速慢,声音尽可能大,出院后应随身携带电子耳蜗证明(尤其进出超市、乘坐飞机等需安检的地方)。

6. 相关知识介绍 告知语前聋患儿的家属,患儿对声音的适应是一个循序渐进的过程,开机可能造成患儿对声音的不适应或抵抗,切记不可操之过急。进行 MRI 检查前需告知医师相关情况。

(陈欣 花芸)

第五节 鼻 窦 炎

【概述】

鼻窦炎(nasosinusitis)是儿童临床常见多发疾病。因婴幼儿对局部感染常表现为明显的全身反应或呼吸道及消化道症状,故临床常见在儿内科就诊,以致容易被忽略。另一方面,儿童的支气管扩张及下呼吸道慢性炎症与鼻窦炎有密切关系,所以早期发现和治疗非常有必要。

【临床特点】

1. 病因 儿童鼻窦炎与其鼻窦科学、生理学有关,其鼻窦口较大,感染易侵袭;鼻腔狭小、鼻窦发育程度不一,黏膜血管、淋巴管丰富,感染后易阻塞鼻窦口及鼻腔。儿童抵抗力差,易发上呼吸道感染,继发鼻窦炎。扁桃体、腺样体及其他先天性疾病可影响正常鼻呼吸,易发生鼻腔异物、鼻外伤等(图 32-5-1)。而常见的致病菌有:肺炎球菌、链球菌、葡萄球菌。

2. 临床表现 患儿年龄愈大,症状与成人鼻窦炎越发相近;年龄愈小,则全身症状愈益明显,且变化较多,个体差异也大。

(1)急性鼻窦炎:早期与急性鼻炎或感冒相似,

3~4 天后鼻涕变黏或鼻塞加重,脓涕增多。常伴有咽痛、咳嗽、急性中耳炎,鼻出血或关节疼痛。较大儿童可能诉头痛或一侧面颊疼痛。

(2)慢性鼻窦炎:经常性或间歇性的鼻塞,流黏液性鼻涕及鼻出血等。头痛及嗅觉障碍较少见。若并发邻近器官的感染,可出现声嘶、耳痛、听力下降、咳嗽、咽痛等。全身偶会伴有精神不振、食欲缺乏、体重下降、记忆力差等。

【治疗原则】

急性鼻窦炎全身足量使用抗生素及抗变态反应药物。鼻窦使用喷鼻激素、血管收缩剂加强引流,同时注意加强休息及营养供给等。慢性鼻窦炎首选全身使用足量口服抗生素,局部使用血管收缩剂及喷鼻激素。许多研究报道认为,对 10 岁以下反复发作的儿童慢性鼻窦炎患儿实行腺样体切除术,可避免 50% ~89% 的鼻内镜鼻窦手术。

【护理评估】

1. 评估患儿有无儿童鼻窦炎相关的全身性或局部症状,有无明确的诱发因素,疼痛的性质、特征、治

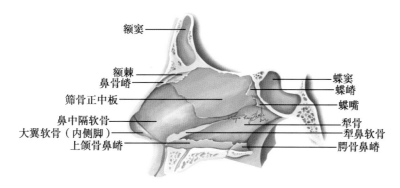

图 32-5-1 鼻部组成

疗的经过等。

2. 了解前鼻镜检查、鼻内镜检查、鼻窦 CT、上颌窦穿刺冲洗一系列辅助检查的结果。

3. 评估患儿心理-社会状况。

【护理措施】

1. 心理护理

（1）了解患儿家庭成员、经济状况，鼓励家属多给予患儿情感支持。

（2）向患儿及家属解释该疾病的治疗方法、治疗配合及康复情况，减轻其焦虑情绪。

（3）鼓励家属向患儿学校和老师讲解其所患疾病，以获得更多情感关注和治疗帮助。

（4）儿童慢性鼻窦炎需手术治疗的要给家属讲解手术目的、手术方式及手术后治疗的配合情况。

2. 用药护理

（1）鼓励患儿及家属按医嘱用药，教会其正确使用鼻内糖皮质激素，按医嘱给予抗生素、稀释分泌物药物和抗变态反应药物。

（2）向患儿家属介绍各种鼻滴剂的作用，并教会其正确的滴鼻和喷雾方法。

（3）指导家属正确的鼻面部热敷或鼻蒸气吸入法。

3. 手术治疗的护理

（1）了解患儿的手术方式，积极做好术前准备。

（2）行扁桃体切除和腺样体切除术的患儿，按常规术后护理，见本章第一节术后护理部分。

（3）行鼻内镜鼻窦手术后，大多数患儿会出现头痛、头晕、鼻额部胀痛、伤口疼痛及口干等不适。术后 1～2 天头部或鼻部置冰袋或冷毛巾湿敷，以减轻鼻部充血及肿胀，利于血液回流。避免打喷嚏及咳嗽，预防伤口疼痛加重。

（4）保持鼻腔填塞物固定，指导家属看护患儿，不要因鼻部不适而自行拔出填塞物，不要用其他物品填塞鼻腔，不要搓揉鼻部或挖鼻。

【健康教育】

1. 饮食指导 养成良好的饮食习惯，勿偏食勿挑食，勿暴饮暴食，注意加强营养，多食富含维生素的食物，避免辛辣刺激性食物，以满足机体生长发育所需，保持大便通畅。

2. 休息与活动 养成良好的生活习惯，加强体能锻炼，增强机体免疫力，避免上呼吸道感染。

3. 用药指导 教会患儿及家长正确使用滴鼻剂、体位引流等。

4. 保持居室空气流通，防止感冒。

5. 积极治疗和纠正可能引起该病的各种致病因素。

（花芸　陈欣）

第六节　急性颌骨骨髓炎

【概述】

急性颌骨骨髓炎（osteomyelitis of the jaw）成人少见，主要发生于新生儿及婴幼儿，婴幼儿患急性上颌骨骨髓炎时，不仅病情严重，且其病因、发展及治疗方法也与成人不同，故特称为婴幼儿急性上颌骨骨髓炎。在抗生素问世之前，婴幼儿急性上颌骨骨髓炎的死亡率在 25% 以上。后因对之认识提高，加之抗生素的不断问世，预后已大为改观。

【临床特点】

1. 病因

（1）婴幼儿急性上颌骨骨髓炎大多为血行性感染，感染可来自母体的产道、乳头或助产人员的感染灶等，也可来自婴幼儿的脐部感染或其他部位感染的血行传播。婴幼儿的上颌骨中髓质多而疏松，血管丰富，感染易于扩散。

（2）婴幼儿牙槽黏膜损伤发生继发感染，或鼻腔急性炎症经血管发展到上颌骨，也可导致急性上颌骨骨髓炎，但较少见。

（3）致病菌多为葡萄球菌，其中又以金黄色葡萄球菌最为多见。

2. 临床表现 起病极快，24 小时内即可出现眼睑肿胀（下睑更显著），结膜水肿，或有眼球突出、移位、眼肌麻痹等，但眼底正常。继而在一侧面颊部、硬腭或牙槽处发生红肿，以后穿破形成脓瘘。患侧鼻腔常阻塞，病后数天开始流脓涕，间或伴有血液。如继续发展，则上颌骨将有死骨形成，牙胚也可随之坏死脱落，最终形成持续性瘘管或口、腭变形。

发病之初，尚有全身急性炎症症状，如高热、腹泻、抽搐、拒食、体重下降及衰竭等。如有并发症，则可出现昏迷、嗜睡、呕吐及呼吸困难等症状。

【治疗原则】

1. 及时、适当、足量地使用抗生素因本病多属金黄色葡萄球菌感染，对多种抗生素，尤其是青霉素常具有抗药性，故在获得细菌培养及抗生素敏感试验的结果以前，应先予广谱抗生素静脉滴注。

2. 有脓肿时，须予切开排脓。对牙槽与硬腭处的脓肿经口腔切开,颧骨或内眦等处的脓肿则从外部切开。死骨须予取出,术中应尽量保存牙胚,故不宜使用尖锐刮匙。

3. 局部热敷、理疗注意口腔清洁,吸出口腔及鼻内分泌物。

4. 支持疗法,注意营养和液体、补充及电解质的平衡。必要时反复少量输血或注射丙种球蛋白。

5. 注意并发症及迁徙性化脓病灶的发生。

6. 必要时请口腔矫形医师作预防性治疗。

【护理评估】

1. 评估患儿是否有留牙排列不齐或颌面部畸形。评估患儿有无眼睑肿胀,结膜水肿,或有眼球突出、移位、眼肌麻痹等症状。是否有全身急性炎症症状,如高热、腹泻、抽搐、拒食、体重下降及衰竭等症状。评估患儿有无昏迷、嗜睡、呕吐及呼吸困难等并发症。

2. 了解实验室检查如血常规等各项检查结果。

3. 评估患儿及家长对本病各项护理知识的了解程度及需求。

【护理措施】

1. 保持呼吸道通畅,在给患儿滴鼻药之前先用棉签清洗鼻腔分泌物,然后给予鼻黏膜收缩喷雾剂。

2. 注意口腔卫生,避免受凉,适量运动,提高机体免疫力。

3. 眼睛分泌物多时,用生理盐水冲洗或用盐水棉签轻轻擦拭,晚间涂眼药膏,防止眼睑粘连。

4. 密切观察病情变化,如发热、呕吐、腹泻、嗜睡、尖叫、拒奶等情况,若呼吸困难,口周发绀及时通知医师。高热给予物理及药物降温,体温不升者注意保暖。

【健康教育】

1. 急性上颌骨骨髓炎大多起病急、病情重、发展快及合并症多,所以要及时治疗,最大限度地避免合并症,并及时清除致病因素,预防感染。

2. 早期诊断和早期治疗极为重要。

3. 留牙排列不齐或颌面部畸形者应待日后整形矫治。

(陈欣 花芸)

第七节 鼻 出 血

【概述】

鼻出血(epistaxis)即鼻腔单侧或双侧间歇性反复出血,亦可持续出血,出血量多少不一,出血部位多在鼻中隔前下方利特尔出血区。少数严重出血发生在鼻腔顶部、后部,鼻中隔后动脉及蝶腭动脉出血亦较多见。鼻出血是鼻腔、鼻窦常见症状之一,或全身疾病症状之一。

【临床特点】

儿童鼻出血几乎全部发生在鼻中隔前下部的易出血区,其原因如下:①鼻中隔前下部有鼻腭动脉、筛前动脉、上唇动脉鼻中隔支及腭大动脉分支相互吻合,形成网状血管丛,血供丰富;②鼻中隔前下部黏膜甚薄,血管极易损伤,且由于这些血管与软骨关系紧密,破裂后不易收缩;③鼻中隔前下部极易因挖鼻而损伤,而且容易遭受空气刺激,使黏膜干燥、结痂,干痂脱落时易发生出血。若鼻中隔有偏曲或距状突,这种情况更为常见。

鼻出血多从出血侧的前鼻孔流出。当出血量大或出血部位邻近鼻腔后部时,可向后流至后鼻孔,或再经对侧鼻腔流出,或经咽部流至口腔吐出或咽下。少数情况下也可经鼻泪管由泪小点处流出,多发生在鼻填塞不完全时。鼻出血可表现为涕中带血、滴血、流血、血流如注。鼻出血多为单侧,亦可为

双侧;可间歇反复出血,亦可持续出血。

由于鼻出血可因不同的病因引起,除表现为鼻出血外,还伴有病因本身(引起出血的疾病)的临床表现。如头鼻部创伤、医源性损伤、鼻-鼻窦肿瘤或鼻咽和鼻颅底肿瘤以及其他全身性疾病等。

【治疗原则】

对鼻出血的处理应采取综合治疗。首先止血,在达到止血目的后,再进行对病因的检查和治疗。下面介绍处理鼻出血的原则和止血的方法。

1. 一般处理 安慰患儿,患儿安静并嘱咐患儿勿将血液咽下,以免刺激胃部引起呕吐,同时亦有助于掌握出血量,必要时给予镇静剂。一般出血或小量出血者取坐位或半卧位,大量出血疑有休克者,应取平卧低头位。

2. 常用止血方法

(1) 指压法:此法作为临时急救措施,用手指压紧出血侧和鼻翼10~15分钟,同时可用冷水袋或湿毛巾敷前额和后颈,以促使血管收缩减少出血,然后再进一步处理。

(2) 收敛法:用浸以1%麻黄碱生理盐水或0.1%肾上腺素的棉片植入鼻腔止血。

(3) 烧灼法:适用于反复小量出血且能找到固定出血点者。

（4）冷冻止血法：对鼻腔前部出血较为适宜。

（5）填塞法：用于出血较剧、弥漫性出血或出血部位不明者。根据不同病因、出血量和出血部位选择适宜的填塞材料。

（6）鼻内镜下止血方法：是目前临床最常用和最有效的止血方法。

（7）血管结扎法：对以上方法未能奏效的严重出血者采用此法。

（8）血管栓塞法：是治疗经前后鼻孔填塞仍不能止血的严重鼻出血的有效方法。

3. 全身治疗和特殊治疗

（1）全身治疗：

1）镇静剂：有助于减少出血，对反复出血者尤为重要。

2）止血剂：常用巴曲酶、卡巴克洛、抗血纤溶芳酸、酚磺乙胺、6-氨基己酸、凝血酶等。

3）维生素：维生素 C 和维生素 K_4。

4）鼻出血严重者需住院观察，注意失血量和可能出现的贫血或休克。另外，鼻腔填塞可致血氧分压降低和二氧化碳分压升高，故还应注意心、肺、脑功能。

5）有贫血或休克者应纠正贫血或抗休克治疗。

（2）特殊治疗鼻中隔前下部反复出血者，可局部注射硬化剂或行鼻中隔黏膜划痕术，也可施行鼻中隔黏骨膜下剥离术。遗传性出血性毛细血管扩张症则可应用面部转移全层皮瓣行鼻中隔植皮成形术。

（3）治疗全身性疾病。

【护理评估】

1. 评估患儿发病前的健康状况，有无与鼻出血有关的局部因素或全身性疾病，有无家族史等。评估患儿鼻出血的部位、出血量及出血次数。

2. 了解实验室检查如血常规、凝血功能等检查结果。

3. 评估患儿及家长的情绪和心理状态，有无恐惧、紧张等情绪。

4. 评估患儿及家长对本病鼻腔填塞后的自我护理知识以及预防鼻腔再次出血的知识了解程度。

【护理措施】

1. 心理护理 评估患儿的恐惧程度，加强与患儿的沟通，理解和认可患儿的情绪，使患儿得到安慰。开导家属保持冷静，多看望患儿，给予情感支持。

2. 止血的护理 鼻出血，尤其是大出血属急诊。应立即给予安慰，患儿取坐位或半卧位，仔细检查鼻腔，并根据出血部位、出血量以及患儿的年龄选择适宜的止血方法达到止血目的。

（1）对于出血量较少、需进行简易止血法的患儿，教会其或家属正确的止血方法。

（2）对于需要进行烧灼止血者，应告知患儿及家长，操作中可能会带来的不适，以取得患儿的配合。

（3）对疑有休克者，应取头低平卧位，密切监测脉搏、血压等生命体征变化。建立静脉通道，遵医嘱给予镇静剂、止血药、补液、交叉配血、吸氧等，并协助医师做好鼻腔填塞术。

3. 前后鼻孔填塞患儿的护理

（1）填塞前向患儿简单说明填塞的必要性，操作过程中可能出现的疼痛和不适，取得患儿配合。

（2）填塞过程中密切与医师配合，如牵拉后鼻孔纱球丝线，安慰鼓励患儿等。

（3）填塞后嘱患儿应尽量卧床休息，取半卧位，减少活动，此期帮助患儿做好生活护理，定时向鼻腔内滴入液状石蜡润滑纱条。

（4）监测患儿的生命体征，有无休克表现，及时通知医师。嘱患儿勿将后鼻孔的出血咽下，防治刺激胃黏膜引起恶心呕吐，且不利估计出血量。

（5）注意观察患儿的血氧饱和度，尤其是对婴幼儿，观察患儿有无嗜睡、反应迟钝等缺氧症状，必要时给予低流量吸氧。

（6）鼓励并协助患儿进温凉的流质或半流质饮食，可少量多餐，增加液体摄入。

（7）帮助患儿做好口腔护理，防止嘴唇干裂和口腔感染，每次进食后应漱口。按医嘱使用抗生素、止血药，补充血容量。

（8）避免打喷嚏、咳嗽、用力擤鼻、弯腰低头，防止纱布松动；避免外力碰撞鼻部；保持大便通畅，避免用力屏气，防止再次出血。

（9）继续观察鼻腔有无活动性出血，并在床旁备好吸引器、鼻止血包，以备患儿再次出血时紧急处理。

（10）注意观察后鼻孔纱球丝线的固定是否牢固，有无断裂、松动，发现上述情况及时护理，防止后鼻孔纱球脱落而引起的窒息。

（11）告知患儿前后鼻孔填塞时间，使患儿有心理准备，增加耐受不适的能力。

4. 若需要行血管栓塞或结扎术，应向患儿解释手术的必要性，作好术前准备。

5. 对行鼻内镜下止血的患儿，应特别注意观察术后有无再次出血。

【健康教育】

1. 饮食指导 饮食中注意维生素的摄入，不偏食，忌辛辣刺激食物，进食清淡、营养丰富、易消化的

32

食物,保持大便通畅。

2. 习惯与活动　告知患儿鼻出血要以预防为主,平时不要挖鼻,有相关的全身性疾病或鼻部疾病应积极治疗。出院后避免用力擤鼻、剧烈运动,打喷嚏时张嘴以减少鼻腔压力。

3. 预防保健　保持良好的心态,避免激动易怒的情绪,预防再次发生鼻出血。

4. 出院指导

(1) 鼻腔黏膜干燥时应注意增加液体摄入,增加居住空间湿度,或涂以红霉素软膏润滑。

(2) 保持鼻腔湿润,滴用鼻腔润滑剂防止鼻腔干燥,冬季外出时可戴口罩保护,避免冷空气的刺激。

(3) 少量出血可自行处理:用手紧捏两侧鼻翼约15～30分钟,头轻后仰,勿低头用力,用湿毛巾冷敷后颈部及鼻额部,及时吐出口腔分泌物。如一次出血量较多,应立即到医院就诊处理。

(花芸　陈欣)

第八节　鼻腔异物

【概述】

鼻腔异物(foreign body in nose)有内源性和外源性两大类,内源性异物如死骨、凝血块、鼻石、痂皮等。外源性异物有植物性、动物性和非生物性。植物性异物多见,如壳、豆粒类。动物性异物较为罕见,如虫、毛滴虫等。非生物性异物,如小玩具、塑料珠、橡皮头、金属弹片、碎石丸、小饰物及纽扣、纽扣式电池等。非生物性异物破坏性较大,病情亦较复杂。

【临床特点】

外源性异物可通过前、后鼻孔或外伤而进入鼻腔、鼻窦;内源性异物可为先天性异常或外伤所致。

1. 自塞入鼻　以儿童为多见。常因好奇玩耍或闻嗅,误将细小物品塞入鼻内。因怕家长斥责不说或表达不清日久遗忘,待症状出现后方被察觉。

2. 爬行入鼻　尤其是在热带地区,昆虫和水蛭较多,可爬入鼻内。饮吸入鼻,如在不洁净的水域捧饮生水或捧水洗脸时吸水洗鼻,致使水中生物进入鼻内。

3. 呕逆入鼻　呕吐、喷嚏、呛咳时,可迫使食物、蠕虫等逆行入鼻。

4. 误遗于鼻　行鼻部手术时不慎将棉片、纱条、小器械或其断端遗留于鼻腔、鼻窦内,造成医源性异物。

5. 内生入鼻　如鼻石等内生性异物。

异物的性质、大小、形状、存留部位及时间等不同而症状各异。若异物光滑,刺激性小,早期可无症状。儿童鼻腔异物多有单侧鼻塞、流涕或涕中带血含脓,或伴有鼻前孔下潮红等。鼻腔异物并发鼻窦炎或鼻窦异物并发感染者,可有流脓涕、头昏、头痛等症状。病程较长者可有贫血症状。

【治疗原则】

取出鼻腔及鼻窦内的异物是其主要治疗方法。应根据异物的种类、性质、大小、形状、所在部位及停留时间,初步判断其取出的难易程度,采取不同的取出方法。

【护理评估】

1. 评估患儿有无鼻塞、流涕或涕中带血含脓,或伴有鼻前孔下潮红等症状。

2. 评估患儿及家长对本病各项护理知识的了解程度及需求。

3. 评估患儿及家长对本病相关预防保健知识的了解程度及需求。

【护理措施】

1. 协助医师取出患儿的鼻腔异物,局部使用赛洛唑啉,以减少充血肿胀,清除分泌物,将异物暴露清楚,体位均采用坐位,固定妥当,头颈部、躯干和四肢约束制动,易取出异物。

2. 如患儿不配合需全麻手术者,则术前完善相关检查。

3. 全麻术后去枕平卧6小时,头偏向一侧,以防呕吐、误吸。6小时后可给予半卧位,以减轻头部充血,消除局部水肿,有利于鼻腔分泌物流出,也便于清除分泌物。严密观察局部有无渗血、渗液、出血等情况。

【健康教育】

加强安全防范意识,养成良好的生活习惯,提高患儿家长的监护力度,注意患儿自我防护,平时注意看护,防止将异物塞入鼻腔。特别需注意随着日常生活中小家电和玩具使用纽扣式电池作为电能来源的增多,致使儿童将电池塞入鼻腔的病例亦相应增多。幼儿且因语言表达能力不完善,加之其家长未注意,忽视了异物史和孩子的异常表现,鼻腔异物的第一时间未被发现,以致延误了治疗的最佳时机。而纽扣电池含有汞、镉、铅等重金属有毒物质,在湿润导电良好的鼻腔内发生"短路"放电产热,使鼻中隔黏膜、软骨严重烫伤,又由于电池内容物泄漏,致使大量强碱性有毒物质侵蚀鼻腔黏膜及软骨,加之长时间的机械压迫作用,引起鼻中隔黏膜溃烂、软骨坏死,直至全层穿孔。所以治疗上应强调紧急处理,尽快取出异物、冲洗鼻腔、促进黏膜恢复。

(陈欣 花芸)

第九节 鼻部先天畸形

【概述】

鼻部先天性畸形(congenital abnormalities of the nose)较少见,分为以下两种。

1. 外鼻畸形 唇侧裂合并鼻翼及鼻底畸形较常见。鼻背中线皮样囊肿及瘘管、鼻根部脑膨出、鼻翼萎陷和鞍鼻偶见。鼻前孔闭锁或狭窄、鼻裂、双鼻畸形、单鼻畸形和管形鼻少见,均需手术矫治。

2. 后鼻孔闭锁 偶见鼻后孔单侧或双侧闭锁,大多数是膜性闭锁,少数为骨性闭锁。此病常并发其他先天畸形。

【临床特点】

1. 病因

(1)外鼻畸形与缺损可由先天性因素或后天性因素所致,是鼻部多部位畸形与缺损的结果。

(2)先天性后鼻孔闭锁多数学者认为是在胚胎6周时,颊鼻腔内的间质组织较厚,不能吸收穿透和与口腔相通,构成原始后鼻孔而成为闭锁的间隔,此间隔可能为膜性、骨性或混合性,闭锁部间隔可以菲薄如纸,也可厚达12mm,但多在2mm左右。其间亦可形成小孔,但通气不足,称为不完全性闭锁。闭锁间隔的位置分为前缘闭锁和后缘闭锁两种,常位于后鼻孔边缘软腭与硬腭交界处,向上后倾斜,附着于蝶骨体,外接蝶骨翼内板,内接犁骨,下连腭骨。闭锁间隔上下两面皆覆有鼻腔黏膜。

2. 外鼻先天性畸形的临床表现

(1)外鼻缺损、无鼻或半鼻。

(2)鼻裂:裂沟常沿鼻中线纵行鼻背增宽,两眼间距较常人宽。严重时可伴有唇裂。

(3)先天性鼻赘:外鼻出现赘生畸形,表面覆盖皮肤及细毛。

(4)鼻侧喙:多在一侧鼻根部形成管状物。

(5)先天性鼻正中瘘管及皮样囊肿:两者可沿鼻梁中线生长,瘘管小者仅有一小凹点,或有毛发出,较大瘘管可分泌皮脂,常伴有继发感染。可位于鼻正中线任何部位,但以鼻骨部多见,也有位于鼻额突、眉间或鼻尖部者。

3. 先天性后鼻孔闭锁临床表现 凡新生儿有周围性呼吸难、发绀和哺乳困难时,就考虑本病。双侧后鼻孔闭锁患儿出生后即出现周期性呼吸困难和发绀,直到4周以后逐渐习惯于用口呼吸。但在哺乳时仍有呼吸困难,须再过一段时间才能学会交替呼吸和吸奶的动作。因此出生后有窒息危险和营养不良严重后果。儿童及成人期患者主要症状为鼻塞,睡眠时有鼾症和呼吸暂停综合征,经常困倦嗜睡,因为用口呼吸,说话发生关闭性鼻音,并有咽部干燥、胸廓发育不良等。单侧后鼻孔闭锁患者不影响生命,长大以后只有一侧鼻腔不能通气,并有分泌物潴留于患侧。

【治疗原则】

1. 外鼻先天性畸形的治疗 根据外鼻畸形程度加以修复或重建外鼻。

2. 先天性后鼻孔闭锁的治疗

(1)急救治疗:新生儿双侧后鼻孔闭锁应迅速建立经口呼吸通道,保证呼吸通畅,再择期手术。

(2)手术治疗:可经鼻腔、经腭部、经鼻中隔以及经上颌窦4种途径手术。

【护理评估】

1. 评估患儿鼻部畸形情况、全身症状、既往史等。有无呼吸困难、发绀和哺乳困难等表现。有无窒息危险和营养不良严重后果。是否有鼻塞、睡眠打鼾、张口呼吸、困倦嗜睡等症状。

2. 评估患儿及家长对本病相关知识掌握程度。

【护理措施】

1. 心理护理 疾病已对患儿及家长身心带来了不良影响,加之现需手术治疗,患儿家长心理负担明显加重,均出现紧张、焦虑、抑郁等不良情绪反应。故在患儿入院时,应热情接待,为建立良好的护患关系打下基础;观察和了解患儿家长的心理需求,耐心回答患儿家长提出的问题、目的。及时做好患儿家长的工作,帮助其患儿树立战胜疾病的信心。

2. 局部护理 对于先天性后鼻孔闭锁的术后患儿,要保持扩张管的通畅,定时向支撑管内滴入生理盐水,以达到湿润鼻腔的目的。同时清理支撑管内分泌物和伪膜,及时发现和处理黏膜及肉芽组织。

3. 加强口腔护理 由于先天性后鼻孔闭锁的患儿长期张口呼吸,常有口干、咽干、口臭等症状,而术后的早期虽鼻腔已通气,但由于创面局部水肿,分泌物增多,痂皮的存在,仍可造成通气不佳,有时仍需

32

张口呼吸。故在术后创面的愈合恢复期,要注意加强口腔护理。年长儿每天进食前后及睡觉前,均用生理盐水漱口,以保持口腔清洁。婴幼儿进食后饮少量白开水。口腔有溃疡者,可对症应用药物治疗。

【健康教育】

1. 避免通气管脱出、移位,防止鼻面部受外力、重力碰撞。

2. 饮食要营养全面均衡,易消化食物,并保持排便通畅。

3. 预防感冒,防止呼吸道感染。

4. 教会患儿家长正确的擤鼻及滴鼻方法。

5. 术后于1个月、3个月、6个月门诊复查。

(陈欣 花芸)

第十节 咽后脓肿

【概述】

咽后脓肿(retropharyngeal abscess)为咽后隙的化脓性炎症,因其发病机制不同,分为急性与慢性两型。急性型较为常见,多发生于3个月~3岁的婴幼儿,半数以上病例发生于1岁以内,冬、春两季多见;慢性型较少见,多因颈椎结核引起。

【临床特点】

1. 病因

(1) 咽后隙化脓性淋巴结炎:婴幼儿每侧咽后隙中有3~8个淋巴结,这些淋巴结接受鼻腔后部、鼻咽、口咽、咽鼓管及中耳、腮腺等区域的淋巴引流,故上呼吸道感染,如急性咽炎、扁桃体炎、鼻及鼻窦炎等以及化脓性中耳炎、咽鼓管炎等,均可引起咽后隙化脓性淋巴结炎,最后形成脓肿。致病菌以链球菌与葡萄球菌为多见,卡他球菌、肺炎链球菌次之。另外,本病可并发于猩红热、麻疹、流感等急性传染病。

(2) 咽部异物及外伤:咽后壁异物刺入,或者外伤、手术等侵入性损害,消毒不严格时,可引起咽后隙的感染,多位于咽喉部。

(3) 耳部感染:中耳炎所并发的颞骨岩部炎或硬脑膜外脓肿,可经颅底破裂孔侵入咽后隙形成咽后脓肿。

(4) 咽后隙淋巴结结核或颈椎结核形成寒性脓肿:颈椎结核形成的脓肿,早期在椎前间隙,晚期由椎前间隙破入咽后间隙。而咽后隙淋巴结结核形成的脓肿发生时即位于咽后隙。

另外,咽旁脓肿可直接穿入咽后隙。全身脓毒血症时可在咽后隙出现转移性咽后脓肿,但极少见。

2. 临床表现 急性型起病较急,有畏寒、高热、咳嗽、吞咽困难等症状,小儿拒食,吸奶时吐奶或奶汁反流入鼻腔或呛咳不止,说话及哭声含糊不清,如口内含物状,常有呼吸困难,其程度视脓肿大小而定,入睡时有鼾声与喘鸣。患者头常偏向病侧以减少患侧咽壁张力,缓解疼痛,并扩大气道腔隙。如脓肿增大,压迫喉入口,或炎症累及喉部,则呼吸困难加重。严重病例可出现脱水、衰竭等现象。

慢性型者,有结核病的全身表现,起病缓慢、隐匿、病程较长,无咽痛;随着脓肿的增大,可逐渐出现咽、喉部阻塞感或吞咽不畅。

【治疗原则】

1. 急性型咽后脓肿 一经确诊,应及早切开排脓,取仰卧头低位,以免切开后脓液沿咽后壁流入下呼吸道。用直接喉镜将舌根压向口底,暴露咽后壁,看清脓肿部位,在脓肿最隆起处穿刺抽脓,如有脓液,应尽量抽吸。然后于脓肿最隆起处和最低部位(接近咽喉一端)作一纵形切口,并用血管钳扩大切口,排出脓液并充分抽吸,切开后不置引流条。若切开时脓液大量涌出吸引不及时,应将患儿立即转身俯卧,便于吐出脓液,不致误吸。必要时行气管切开术,尤其对于切开排脓后仍有呼吸困难的患儿,更属必要。术后需使用足量广谱抗生素控制感染。如脓液引流不畅,每天应扩张创口,排净脓液,直至痊愈。

不能切开排脓,可考虑抽脓治疗。有些病例经反复抽脓亦可痊愈。对于位置过低、体积过大的脓肿,或有咽旁隙、颈动脉鞘、纵隔等处并发症者,有时需行颈外径路切开排脓术。一般多采用胸锁乳突肌后缘切口,可避免损伤颈部大血管及神经。

2. 结核性咽后脓肿 除全身抗结核治疗外,可在口内穿刺抽脓,脓腔内注入0.25g链霉素注射液,如脓肿再次形成,可同法处理。切忌在咽部切开排脓。

并发颈椎结核者,应该由骨科医师在治疗颈椎结核的同时,取颈侧切口行排脓术,由胸锁乳突肌后缘进入,切开后可置引流条。

【护理评估】

1. 评估患儿的呼吸情况,有无憋气、三凹征的症状。是否有畏寒、高热、咳嗽、咽痛、吞咽困难,吮乳时啼哭,呛咳或拒食,讲话或哭声含糊不清,睡时打鼾,呼吸不畅,有无午后低热、盗汗、咳嗽、虚弱等结核病症状。

32

2. 评估患儿及家长对本病各项护理知识的了解程度及需求。

【护理措施】

1. 病情观察及护理

（1）脓肿切开前保持患儿安静，半卧位，限制转动头部，避免哭吵，防止脓肿破溃。严密观察呼吸情况，备好脓肿切开用物，必要时吸氧，随时吸出口内分泌物，保持呼吸道通畅。

（2）脓肿切开后患儿取头低位或去枕平卧位，防止脓肿破溃而引起窒息及有利于引流。多饮水，常漱口，保持口腔清洁。

（3）监测体温的变化，高热者给予物理降温或药物降温。

（4）观察患儿进食时有无呛咳、憋气、拒食，及时判断营养状况，注意有无脱水、衰竭等现象。

2. 心理护理

（1）加强入院宣教，介绍医院环境及相关制度，介绍主管医师及护士，使患儿及家长尽快熟悉环境，减轻焦躁情绪。

（2）了解患儿及家属对疾病的认知程度，讲解疾病的治疗及愈后，有针对性地进行心理疏导，保持情绪稳定。

（3）营造安静、无刺激、温馨的休息环境，增加其舒适感。

（4）据患儿的年龄及病情落实好陪护人员，增强其安全感。

【健康教育】

1. 预防保健　向患儿及家长解释本病的护理要点及预防知识，提高患儿的自护意识。避免患儿哭闹，以免加重呼吸困难或致脓肿破裂引起窒息。

2. 饮食与营养　讲解加强营养的重要性，鼓励患儿尽量经口进食。饮食以高蛋白、高热量、富含维生素的清淡、温凉物质或半流质为宜，少食多餐，忌食粗糙、硬性、刺激性食物，多喝水，保持排便通畅。

3. 保持口腔清洁　养成良好的卫生习惯，早晚刷牙，餐后漱口，必要时使用漱口液，去除分泌物及异味。鼓励多喝水，保持口腔湿润。

4. 休息与活动　患儿在急性期卧床安静休息，避免躁动、哭闹。病情好转后酌情床上、床旁或室内活动，忌奔跑、跳跃等大幅度活动。根据天气变化适时增减衣物，预防感冒。

5. 出院指导　嘱患儿家长应密切观察患儿的呼吸况，发现患儿声音嘶哑、头向后仰等症状要及时治疗，必要时定时随访。

（陈欣　花芸）

第十一节　扁桃体炎

【概述】

急性扁桃体炎（acute tonsillitis）是急性非特异性炎症，常继发于上呼吸道感染，并伴有一定程度的咽黏膜及咽淋巴组织的急性炎症。主要临床表现为咽部剧烈疼痛，吞咽动作时加剧。常有高热、头痛，下颌角淋巴结肿大，触痛明显。正常咽部见图32-11-1。

慢性扁桃体炎，为腭扁桃体的非特异性炎症，多因急性扁桃体炎反复发作或因隐窝引流不畅引起。常表现为反复急性发作的特点，发作间歇期存在不同程度的咽部不适。如咽干、痒、异物感、刺激性咳嗽，口臭，低热，乏力等，下颌角淋巴结肿大，触痛明显。

【临床特点】

1. 病因　急性扁桃体炎主要致病菌为乙型溶血性链球菌、葡萄球菌、肺炎双球菌。腺病毒也可引起本病。细菌和病毒混合感染也不少见。细菌可能是外界侵入的，也可能是隐藏于扁桃体隐窝内的细菌，当机体抵抗力因寒冷、潮湿、过度劳累、体质虚弱、有害气体刺激等因素骤然降低时，细菌繁殖加强所致。

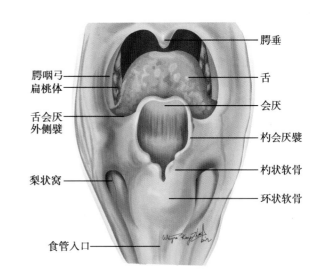

图32-11-1　咽部示意图

慢性扁桃体炎时，隐窝内上皮坏死脱落，细菌及炎性渗出物聚集其中，隐窝可产生小溃疡及瘢痕形成，而致引流不畅，适于细菌生长繁殖，故感染不易消除。

2. 临床表现

（1）急性扁桃体炎：

1）全身症状：多见于急性化脓性扁桃体炎。起病急，可有畏寒、高热、头痛、食欲下降、疲乏无力、周身不适、便秘等。患儿可因高热而引起抽搐、呕吐及昏睡，婴幼儿可因肠隙膜淋巴结受累而出现腹痛、腹泻。

2）局部症状：剧烈咽痛为其主要症状，常放射至耳部，多伴有吞咽困难，婴幼儿表现为流口水、拒食，部分患儿出现下颌角淋巴结肿大，可出现转头受限。炎症波及咽鼓管时则出现耳闷、耳鸣、耳痛甚至听力下降。葡萄球菌感染者，扁桃体肿大较显著，在幼儿还可引起呼吸困难。

3）辅助检查：血液检查显示白细胞增高，中性粒细胞可占80%～90%。尿液检查可出现暂时性蛋白尿。扁桃体分泌物培养多为A组乙型溶血性链球菌。

（2）慢性扁桃体炎症多不典型，常有易患感冒及急性扁桃体炎反复发作病史，年龄较大患儿发作时常诉有咽痛，发作间歇期自觉症状少，可有咽内发干、发痒、异物感、刺激性咳嗽等轻微症状。患儿如扁桃体过度肥大，可能出现呼吸不畅、睡眠打鼾、吞咽或言语共鸣障碍。检查时尚需注意扁桃体表面是否光滑，挤压腭舌弓时，隐窝口有无黄白色干酪样点状物溢出。触诊常可摸到肿大的下颌角淋巴结。

【治疗原则】

1. 急性扁桃体炎

（1）一般疗法：卧床休息，流质饮食及多饮水，加强营养及疏通大便，咽痛剧烈或高热时，可口服退热药及镇痛药。

（2）抗生素应用：为主要治疗方法。青霉素应属首选抗生素，如青霉素过敏，也可用红霉素或头孢菌素代替，根据病情轻重，决定给药途径。若治疗2～3天后病情无好转，需分析其原因，改用其他种类抗生素，或酌情使用糖皮质激素。

2. 慢性扁桃体炎

（1）非手术治疗：①抗生素应用同急性扁桃体炎；②免疫疗法或抗变应性治疗，包括使用有脱敏作用的细菌制品（如用链球菌变应原和疫苗进行脱敏）以及各种增强免疫力的药物；③加强体育锻炼，注意营养。常作户外运动，注意营养及维生素摄入，以增强体质和抗病能力。

（2）手术治疗：目前仍以手术摘除扁桃体为主要治疗方法。但要合理掌握其适应证，只有对那些不可逆性炎症性病变及过度肥大导致的睡眠呼吸障碍才考虑施行扁桃体切除术。

【护理评估】

1. 评估患儿扁桃体炎反复发作的时间，评估全身及局部症状。是否有咽痛、咽内发干、发痒、异物感、刺激性咳嗽、畏寒、高热、头痛、食欲下降等症状。睡眠打鼾患儿评估打鼾憋气程度。评估患儿有无扁桃体周围脓肿、败血症、风湿热、急性肾炎、出血等并发症。

2. 了解实验室检查如血常规、尿液检查、血沉、抗链球菌溶血素"O"、心电图等检查结果及其他辅助检查结果。

3. 评估患儿及家长对本病的认知程度及情绪状况。

【护理措施】

1. 一般护理

（1）发热期间应注意卧床休息，遵医嘱给予抗生素静滴，给予解热镇痛药物。

（2）给予半流食，鼓励患儿多饮水。餐后用生理盐水漱口，清洁口腔及咽部分泌物，减少刺激，解除或减轻口臭。

（3）注意观察急性扁桃体炎的体征和症状有无加重，发现异常及时报告医师。

2. 心理护理　向患儿家长解释疾病的有关知识和转归过程，解除其焦虑心理，做好手术前准备。

3. 手术治疗的护理

（1）术前护理：

1）手术前一天做手术宣教。手术当日禁食、禁水4～6小时。

2）大龄女孩月经期不安排手术。

3）保持病房空气清新，开窗通风，预防感冒。

4）做好患儿及家长的解释工作，取得患儿的配合。

（2）术后护理：

1）按全麻术后护理常规护理。

2）伤口观察及护理：观察伤口有无活动性出血，有无频繁吞咽动作。嘱患者将口中分泌物轻轻吐出，观察其颜色、性质及量。

3）疼痛护理：评估患儿疼痛情况，分散其注意力，可给予下颌及颈部冰袋冷敷；必要时遵医嘱使用镇痛药。扁桃体切除术后疼痛主要表现为进食、讲话时疼痛，术后24小时内最为明显。提供安静舒适的环境，避免不良刺激。

4）心理护理：加强饮食宣教，强调尽早合理饮食的重要性，鼓励患儿进食，给予患儿心理支持。患儿术后因进食、讲话时疼痛，推迟进食时间，进食量减少，睡眠时易醒，精神紧张焦虑，影响康复。

32

5）口腔护理：术后当天，不漱口，将口中分泌物轻轻吐出，口腔残留的血性分泌物，可用棉签或棉球清除。酌情多饮凉开水或冰水，保持口腔清洁、湿润。次日开始给予含漱剂漱口，以保持口腔清洁，预防切口感染。

6）饮食护理：术后当天，全麻术后6小时进无渣、冷或冰的流质饮食。酌情吃适量冰激凌，使局部血管收缩，防止切口出血。尽量多喝水，尤其进食后。术后第2天进半流质饮食。食物以温冷为宜，少量多餐。2周后逐步过渡到软食，普通饮食。1个月内禁辛辣、粗糙、硬性、刺激性食物，1个月后可酌情进普食。

（3）宣教和指导要点：

1）咽部活动：告知患儿及家长合理进行咽部活动。患儿术日因咽部疼痛会减少进食、讲话，护士应给予正确指导。术后尽量少说话、少吞咽，手术后第1天始，鼓励患儿适当进食、漱口、讲话，以促进局部血液循环，防止伤口粘连瘢痕挛缩。术后1个月内禁止剧烈活动，避免出血。

2）饮食指导：严格、准确进行饮食宣教。向患儿及家长讲解按要求进食的重要性，强调术后饮食

与术后恢复有关，并向患儿及家长强调遵医行为，切不可自作主张。并加强巡视，观察患儿是否按要求进食。

3）口腔清洁：保持口腔清洁，预防伤口感染。告知患儿及家长术后第1天开始，三餐后及每天睡前用漱口液含漱，加强口腔护理，强调保持口腔清洁的重要性。

4）用药宣教：遵医嘱给予抗炎、止血、止痛药物进行治疗。告知患儿及家长各种药物的名称、用法、用药时间及作用、副作用，并观察用药后的反应。

【健康教育】

1. 预防保健锻炼身体，增强抵抗力，注意冷暖，随时增减衣物。预防感冒，注意个人卫生，养成良好的生活习惯。

2. 对频繁反复发作的急性扁桃体炎或有并发症者应及早进行手术切除术。

3. 保持口腔清洁，餐后漱口且方法正确。多喝水，保持口腔湿润。

4. 术后告知患儿勿大声喊叫及剧烈运动，以免引起伤口出血。

（花芸　陈欣）

第十二节　喉软骨软化症

【概述】

喉软骨的形态正常或接近正常，但极为软弱、松弛，吸气时喉内负压使喉组织塌陷，两侧杓会厌襞互相接近，喉腔变窄成活瓣状震颤引起喉鸣和呼吸困难，称喉软骨软化症（laryngomalacia），又称喉软骨发育不良。本病是一种婴幼儿常见的疾病，偶可见于较大的儿童或迟发性喉软骨软化症，约占喉先天性畸形的50%～75%，多为妊娠期营养不良、胎儿缺钙及其他电解质缺少或不平衡所致。

【临床特点】

1. 病因　其发病可能是由于喉软骨发育不成熟、软化，导致吸气时声门上部软组织向喉内塌陷引起的气道阻塞。

2. 临床表现　婴幼儿喉喘鸣是喉软骨软化症的最常见的表现。

（1）症状：表现为间断性、低音调、吸气性喉喘鸣，用力吸气时喘鸣声加重，继发于声门上杓会厌襞周围组织的振动。男女发病率为2∶1，出生或到几周后发病，最常见在出生后2周发病。出生6个月时症状最为严重，之后稳定并逐渐缓解，18～24月龄时症状消失。喉喘鸣在哭闹、进食及仰卧时加重，中～重度

患儿可伴有喂食困难、胃食管反流、生长停滞、发绀、间歇性完全阻塞或心力衰竭，极重度者可窒息死亡。

（2）体征：临床检查可见典型的三凹征，可闻及吸气期喉喘鸣。双肺呼吸音清晰。对可疑病例，使用电子喉镜气管内镜有助于确诊，清醒状态软质喉内镜检查可见典型的病理表现。

【治疗原则】

一般不需特殊治疗，多数患儿随着喉腔渐大，喉腔变硬，至2～3岁时喉鸣自行消失。平时注意营养，预防受凉、受惊，以免发生呼吸道感染和喉痉挛，加剧喉阻塞。有呼吸困难时，可取侧卧位减轻症状。必要时可考虑行气管切开术或声门上成形术，以免引起慢性缺氧、心脏扩大、漏斗胸等。在显微镜下精细切除（或用激光切除）杓状软骨、杓状会厌襞处过多的松弛水肿黏膜，勿伤喉联合黏膜，将会厌与舌根做缝合。用CO_2激光切除病变，可减少术后喉梗阻、伤口出血、感染等并发症发生。

【护理评估】

1. 评估患儿的呼吸情况。评估患儿有无三凹征、喂食困难。了解喉喘鸣是否在哭闹、进食及仰卧时加重，有无胃食管反流、生长停滞、发绀、间歇性完

32

全阻塞或心力衰竭等并发症的表现。

2. 了解实验室检查,如血常规及辅助检查电子喉镜气管内镜检查结果。

3. 评估患儿及家长对本病各项护理知识的了解程度及需求。

【护理措施】

1. 改善呼吸功能　保持呼吸道通畅,维持正确的体位,取侧卧位,禁止平卧。

2. 病室环境适宜　每天定时通风2～3次,减少探陪人员,保持室内空气清洁,环境安静。

3. 严密观察病情变化　观察并记录心电监护、血氧饱和度等指标。发热患儿给予物理降温,注意保暖。同时做好并发症的护理,各种治疗护理集中进行,减少患儿的哭闹和不良刺激。

4. 合理喂养　提倡母乳喂养。喂奶时注意控制奶量、奶速,少量多餐。呛咳严重患儿给予鼻饲牛奶。

【健康教育】

1. 讲解喉软骨软化症的发病原因、病理生理以及临床表现。指导家长观察患儿的呼吸频率、节律、

神志、精神反应的方法。

2. 指导家长保持患儿正确的体位及防止呛奶的措施(奶嘴切勿太大、体位合适等)。科学喂养,改善患儿的营养状况,增加对疾病的抵抗力。

3. 指导家长认识喉软骨软化症是一个自限性疾病,随着年龄的增大,症状减轻,至2～3岁时喉鸣可自行消失。

4. 指导家长根据天气变化及时增减衣物,防止受凉。

5. 出院指导

(1) 平日增强对疾病的抵抗力,每天补充维生素D和钙剂,多晒太阳。同时注意环境卫生,保持室内温湿度适宜,空气新鲜,经常开窗通风,避免到人多拥挤的公共场所。

(2) 保持正确的体位,床头抬高10°～30°,使患儿侧卧,颈下垫一软枕,使头部后仰成30°～60°。

(3) 遇呛奶或痰多时,及时口对口吸引,并立即送往附近医院抢救。

(4) 定期复查,必要时随诊。

(陈欣　花芸)

第十三节　急性感染性喉炎

【概述】

急性感染性喉炎(acute infectious laryngitis)是喉黏膜的急性卡他性炎症,常累及声门下区黏膜和黏膜下组织,是一种常见的急性呼吸道感染性疾病。好发于6个月～3岁,多在冬春季发病。儿童发病率虽较成人低,但是有其特殊性,尤其是易于发生呼吸困难。

【临床特点】

1. 病因　小儿急性感染性喉炎常继发于上呼吸道感染,如普通感冒等,大多由病毒引起,但病毒的入侵为继发细菌感染提供条件。也可继发于某些急性传染病,如流行性感冒、麻疹、百日咳等。小儿营养不良、抵抗力低下,变应性体质,以及伴有某些上呼吸道慢性病,如慢性扁桃体炎、腺样体肥大、慢性鼻炎、鼻窦炎等也是喉炎的诱因。

2. 临床表现　起病较急,主要症状为声嘶、犬吠样咳嗽、吸气性喉喘鸣和吸气性呼吸困难;除此而外,因常继发于上呼吸道感染或某些急性传染病,故还伴有上述疾病的症状及一些全身症状,如发热、烦躁不安、无力等。有时起病时声嘶不明显,随着病情发展,则声嘶逐渐加重。如炎症向声门下发展,可出现"空空"样咳嗽。声门下黏膜水肿加重,可出现吸

气性喉喘鸣。炎症时可出现吸气性呼吸困难、三凹征,如治疗不及时,则患儿面色苍白、发绀、神志不清,最终因呼吸循环衰竭而死亡。喉部检查,可见喉黏膜急性充血、肿胀,声带由白色变为粉红色或红色,有时可见黏脓性分泌物附着,声门下黏膜因肿胀向中间隆起。

【治疗原则】

本病可危及患儿生命,故一旦确诊,应立即采取措施解除患儿呼吸困难。

1. 及早使用足量抗生素控制感染,用糖皮质激素减轻症状以及超声雾化吸入以消除喉黏膜的水肿。

2. 如果有重度喉梗阻,药物治疗无好转,则应及时行气管切开术。

3. 支持疗法包括补充液体,维持水电解质平衡,适当应用镇静剂,使患儿安静,从而避免哭闹,减少体力消耗,以减轻呼吸困难。

【护理评估】

1. 评估患儿声嘶及呼吸困难发生的时间和程度,有无诱因等。有无发热、烦躁不安、无力等全身症状。有无吸气性呼吸困难、三凹征等症状。是否有面色苍白、发绀、神志不清等呼吸循环衰竭并发症

的发生。

2. 了解实验室检查如血常规、血气分析结果。

3. 评估患儿及家长对本病护理及预防知识的了解程度及需求。

【护理措施】

1. 一般护理

（1）饮食：进食温冷的流食或半流质，吞咽疼痛不明显者可进食软食，如有呛咳应暂禁食。

（2）保持口腔清洁，鼓励患儿多饮水，必要时用漱口液漱口。

（3）尽量卧床休息，少说话，避免哭闹或大量活动。

2. 药物的使用及护理

（1）全身用药：按医嘱及时、正确使用药物。急性喉炎的患儿，糖皮质激素的使用时机非常重要，必要时可执行口头医嘱，保证从正确的途径给药，以争分夺秒抢救患儿。用药前充分了解药物的性能，避免使用呼吸抑制剂及呼吸道黏膜干燥剂（如阿托品）等。

（2）雾化吸入：起到气道加温、加湿的作用。指导患儿掌握正确雾化方法，以保证药物足量吸入。

3. 严密观察病情 观察生命体征的变化，高热患儿及时给予物理降温，注意保暖。观察患儿的呼吸情况，呼吸困难的患儿先给予氧气吸入，床旁备气管切开包。

【健康教育】

1. 加强身体锻炼，增强体质。

2. 注意保暖、多饮水、避免着凉，预防上呼吸道感染。

3. 流感期间，减少外出，以防传染。

4. 保持口腔清洁，养成饭后漱口，早晚刷牙的好习惯。

5. 禁食辛辣有刺激的食品。

6. 适当多吃梨、生萝卜等水果，以增强喉部的保养作用。

7. 如有上呼吸道感染，及时就医避免引发并发症。

（陈欣 花芸）

第十四节 气管、支气管异物

【概述】

正常情况下，气管、支气管只允许空气通过，而空气中粉尘、细菌连同黏附分泌的黏液，则以痰的形式咳出，如果在气管内停留了不应有的物质，即是气管、支气管异物（foreign body in bronchus）。气管、支气管异物是小儿耳鼻咽喉科常见的急症之一，常因异物窒息及心肺并发症危及生命。多发于儿童，尤以 1~5 岁最为多见，3 岁以下者较多。支气管的开口示意图见图 32-14-1。

【临床特点】

气管、支气管异物有内源性、外源性两类：内源性异物是指气管、支气管内产生之物，如假膜、血块、脓痂、结石、干酪样坏死组织和肉芽等；外源性异物是指外界物质误入气管、支气管内，如瓜子、花生仁、豆类、铁钉、塑料笔帽等。其主要原因有 3 岁以下小儿磨牙未萌出，咀嚼功能不完善，喉的保护功能不健全，小儿进食或口含食物或物品时，哭笑、打闹或跌倒，突然吸气，由于声门开放，食物或玩物就会被吸入气管、支气管内，形成气管、支气管异物。也有由于外伤、昏迷或咽、口腔、喉手术时所引起。

异物大可以完全嵌顿于声门区，导致窒息，如果冻等；勉强通过声门区的可嵌顿于总气管与隆突处，同样可窒息死亡。

1. 咳嗽 98% 的呼吸道异物患儿就诊的首要症状是反复咳嗽。咳嗽的性质、剧烈程度与吸入异物停留部位、是否活动有关。患儿发生误吸时，即刻引起剧烈呛咳，持续数秒至数分钟不等。随病程发展，异物如停留于一侧支气管，大部分患儿表现为咳嗽反复、呈阵发性、连声咳，较剧烈，大多数为干咳无痰。

2. 喉鸣 喉鸣是呼吸道异物患儿就诊的第二大症状。多为反复咳嗽伴反复喉鸣，且活动时明显。

3. 呼吸困难 异物吸入气道，使气道管腔变窄或阻塞，呼吸道阻力增加，患儿用力呼吸以克制阻力、增加气体交换，表现出吸气性呼吸困难，轻者为活动时呼吸费劲、呼吸不畅、呼吸急促，出现吸气性三凹征，重者为窒息。

4. 发热 异物进入呼吸道，大部分会合并肺部感染，出现发热。

【治疗原则】

气管、支气管异物的治疗原则是尽早取出。

1. 气道异物一旦发生，能自行咳出的机会很少，故通过手术取出是唯一根治方法。异物在气管支气管内随时可以发生窒息威胁生命的危险。但患儿并发高热、脱水，酸中毒，或已处于衰竭状态下时，如施行支气管异物取出术，很可能造成死亡，因此，正确掌握手术时机至关重要。对并发肺炎、心力衰竭者

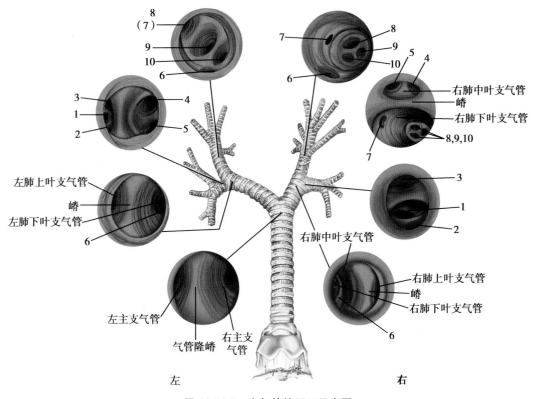

图 32-14-1 支气管的开口示意图

术前应加以控制,有呼吸困难的活动性异物,应立即进行手术。

2. 气道异物的手术具有相当风险,也有一定难度,需评估后谨慎选择。应在病情允许的前提下进行充分术前准备,包括掌握病情,检查有无气道阻塞所致之呼吸困难以及困难的程度,询问短期内是否曾在其他医院做过内镜检查,对异物停留而经历的变化应根据年龄、性别、身体实际发育情况选择合适的直接喉镜和支气管镜。

3. 气道异物取出术的手术方式有:

(1)经口直接喉镜下气道异物取出术。

(2)经口支气管镜下异物取出术。

(3)纤维支气管内镜下取异物。

(4)需要开胸进行异物取出手术的,一般不到1%。

【护理评估】

1. 评估患儿的异物进入期的临床表现,异物的性质、大小、形状等。评估患儿呼吸困难程度,有无持续性或阵发性呛咳、憋气、咯血、呼吸困难、发热、烦躁不安、三凹征等症状。有无肺炎、肺不张、肺气肿、气胸、心力衰竭等并发症。

2. 了解实验室检查如血常规、血气分析结果及其他辅助检查如心电图、X线、CT检查结果。

3. 评估患儿及家长对本病防护知识的了解程度及需求。

【护理措施】

1. 术前护理

(1)减少患儿哭闹以免引起异物变位到气管发生急性喉梗阻,出现窒息危及生命。

(2)做好手术宣教,帮助家长了解气管异物的治疗方法。

(3)准备氧气、吸引器及气管切开包等抢救设备。

(4)密切观察患儿的呼吸情况,如有烦躁不安、呼吸困难加重、三凹征明显、口唇发绀、出大汗的情况及时通知医师。

(5)对病程久,并伴高热、呼吸衰竭等全身情况不能耐受手术刺激及有纵隔气肿、气胸者,在病情允许、手术准备充分和密切观察情况下,可先予纠正全身情况再手术。首次手术不成功或有残余者,第二次手术应在间隔数天后进行。所有经声门取异物者应常规术中或术后给予肾上腺皮质激素,减轻喉水肿。绝大多数可避免气管切开。对合并肺部感染需应用抗生素。

(6)行纤维支气管镜检查前需禁食4~6小时。

(7)注意观察有无异物变位表现。

2. 术后护理

(1)保持呼吸道通畅:全麻术后,麻醉未清醒前,专人守护,平卧头偏向一侧,防止误吸分泌物。

（2）了解手术情况：了解异物是否完全取出,有无损伤、有无并发症,麻醉是否顺利等。

（3）严密观察呼吸：术后可能发生喉水肿,引起呼吸困难及声嘶,因此,术后应密切观察呼吸形态,遵医嘱及时给予吸氧,使用抗生素及激素治疗,预防感染及窒息的发生。如患者有呼吸困难,应行心电监测及血氧饱和度监测,经药物治疗及吸氧等处理后无缓解,应及时告知医师,必要时行气管插管或气管切开。

（4）异物未完全取出或仍有异物症状,应积极抗炎,选择适当时机,行气管镜检术。

【健康教育】

1. 指导家长喂食小儿,特别是 5 岁以下小儿进食时,尤其是在进食花生、瓜子、豆类等食品时,要专心,保持安静,禁止逗笑、打骂或使其受惊吓。

2. 指导家属积极改正小儿口中含物的不良习惯,发现小儿口中含异物时,应耐心劝其吐出,绝不能强行挖取,以免哭闹而吸入呼吸道。

3. 嘱患儿及家属提高危险防范意识。宣讲气管或支气管异物的危险性以及预防措施。

（花芸　陈欣）

参 考 文 献

1. 张亚梅,张天宇.实用小儿耳鼻咽喉科学.北京:人民卫生出版社,2011.
2. 郭玉德,徐忠强,王智楠,等.新编现代小儿耳鼻咽喉头颈外科学.广州:世界图书出版广东有限公司,2013.
3. 陈晓巍.耳鼻咽喉头颈外科临床实践指南.北京:人民卫生出版社,2011.
4. 韩杰,杜晓霞.耳鼻咽喉头颈外科护理工作指南.北京:人民卫生出版社,2014.
5. 余蓉,鲜均明.耳鼻咽喉-头颈外科护理手册.北京:科学出版社,2011.
6. 孔维佳.耳鼻咽喉头颈外科学.北京:人民卫生出版社,2008.
7. 黄选兆,汪吉宝,孔维佳.实用耳鼻咽喉头颈外科学.北京:人民卫生出版社,2010.
8. 韩德民.耳鼻咽喉头颈外科学.北京:中华医学电子音像出版社,2008.
9. 邢慧珠,陈欣.小儿耳鼻咽喉科护理学.武汉:湖北科学技术出版社,2012.
10. 彭湘粤,赵斯君,李国强,等.五官科常见疾病护理.北京:世界图书出版公司,2012.

32

第三十三章　眼科疾病

第一节　眼科疾病的护理

【概述】

眼睛为视觉器官,由眼球、视路和附属器三部分组成,眼球和视路完成视觉功能,眼附属器则起到保护、运动等辅助作用。眼科疾病均属于临床常见儿科病症,由于眼球外侧部分暴露在眼眶之外,故容易受外伤。眼科疾病包含:①眼睑病:如睑腺炎,外睑腺炎和睑板腺囊肿,睑内翻,睑外翻和上睑下垂;②泪器病:如泪道阻塞或狭窄,慢性泪囊炎,慢性泪腺炎;③眼表疾病:如眼干燥症;④结膜病;⑤角膜病;⑥巩膜病;⑦晶状体病;⑧青光眼;⑨葡萄膜病;⑩玻璃体疾病;⑪视网膜病;⑫屈光不正;⑬斜视与弱视;⑭眼眶疾病;⑮眼外伤及全身疾病的眼部表现。

【临床特点】

眼科疾病属于临床常见儿科病症,可以涉及全身很多器官,有些疾病起病急,病情进展迅速,若未及时处理将可能导致视力受损,甚至发生失明,严重影响患儿生活质量。

【护理评估】

1. 健康史　评估患儿年龄、生长发育状况、既往健康情况、药物过敏史,了解患儿生活习惯等。

2. 现病史　评估患儿的主要症状、体征、发病时间、诱因。评估患儿有无视力受损、流泪、疼痛、分泌物多少等伴随症状。

3. 治疗经过　评估患儿所接受的检查及结果,如验光情况、眼压情况、眼底情况、泪液分泌等,治疗方法、疗效及不良反应等情况。

4. 心理社会状态　了解患儿及家长的心理状况,有无恐惧、焦虑、自卑等不良心理反应;了解患儿家庭成员对疾病相关知识的认识程度、对疾病的态度、关心程度,评估社会支持系统是否健全等。

【主要护理问题】

1. 恐惧、紧张　与接触陌生环境、害怕手术有关。

2. 疼痛　由疾病本身及手术所致的组织损伤有关。

3. 有受伤的危险　与患儿眼睛视力差及术后包扎术眼致视物改变有关。

4. 有感染的危险　与术后伤口出血有关。

5. 缺乏儿童眼科疾病防治、护理知识。

【护理措施】

1. 恐惧的护理　根据患儿的年龄特点创造温馨舒适的病房环境,病房应以暖色调为主,尽量让病房充满童趣,如放置形象可爱的卡通人物,将病房装饰成儿童乐园,改变其以往对病房的负面印象有利于其尽快融入医院环境,转移由于疾病所致生理及心理伤害。患儿初入院时应带领其尽快熟悉病房内环境,为家属讲解入院治疗相关规章制度。使患儿及家属尽快熟悉医院环境消除由于陌生环境所致紧张和恐惧心理。告知患儿及其家属实际病情及将要实施的治疗与护理内容,消除其紧张恐惧心理,可适当举临床治疗成功的病例而增强患儿及家属自信心,提高其积极性和取得家长的配合。

2. 疼痛的护理　尊重并接受患儿对疼痛的反应,建立良好护患关系,保持室内环境安静舒适等,利用冰敷刺激皮肤,使其止痛或减轻疼痛,冰敷时注意控制时间以防止对患儿造成冻伤。分散患儿注意力,例如与患儿交谈,听音乐,唱歌或其他有兴趣的活动。愉快的心情可以使患儿对疼痛的敏感度降低。

3. 有受伤的危险的护理　在麻醉苏醒期内,药物的抑制作用逐渐解除,大脑皮质兴奋性逐渐增加,容易出现躁动。因此责任护士给予护理干预,避免患儿拔除输液管、抓除眼部敷料造成伤口出血、裂开、坠床跌伤等意外伤害。全麻已清醒的患儿由于术眼要包扎24小时,暂不能视物,造成生活上许多不方便,要特别注意满足患儿生活上的需求,防止跌倒、坠床、烫伤等意外。

4. 饮食护理 给予必要的饮食指导,饮食原则应清淡易消化忌食辛辣刺激性食物,适当进食膳食纤维预防便秘。

5. 预防感染 遵医嘱给予抗生素止血药及眼部用药,严密监测患儿的各项生命体征,观察手术区是否发生渗液、渗血等,有异常情况主动询问患儿,如是否出现头痛、眼痛等症状,若出现异常及时告知医师处理,给予必要的生活指导,重视眼部卫生及清洁工作,避免患儿用手揉眼,养成良好的生活习惯。

6. 并发症的护理 严密观察病情变化,密切观察眼压、眼底等情况,对于有病情变化及时通知医师,持续监测患儿血压、脉搏、呼吸、体温、瞳孔、意识等生命体征并详细记录。

【健康教育】

消除患儿的顾虑,进行心理疏导。保持心情舒畅,避免剧烈运动,少看书及电视,教会患儿家长出院后的持续护理,如戴眼罩、滴眼药水、涂眼药膏等。要嘱咐患儿及家属做好眼部保护措施;在术后 3 个月内户外活动时降低患儿眼部受到风沙、阳光刺激或其他有害物质进入眼内的损害。并佩戴合适的保护眼镜来避免异物进入眼内。注意眼部卫生,不用手揉眼,避免污水进入眼内。出院后要遵医嘱定期到院复查。若出现术眼红、肿、痛、畏光、异物感、分泌物增多及视力下降等症状随时复诊。

【护理评价】

患儿恐惧与紧张心理是否消失;疼痛是否能够耐受或疼痛感减轻或消失;是否发生意外伤害及伤口是否愈合良好;患儿是否发生感染等。是否出现其他并发症,患儿及家长是否掌握眼科疾病的防治、护理知识及技能。

(全晓杰)

第二节　细菌性结膜炎

【概述】

结膜炎(conjunctivitis)是结膜组织在外界和机体自身因素的作用而发生的炎性反应的统称。患儿按发病快慢可分为超急性(24 小时内)、急性或亚急性(几小时至几天)、慢性(数天至数周)。按病情的严重情况可分为轻、中、重度。急性结膜炎患儿均有不同程度的结膜充血和结膜囊脓性、黏液性或黏脓性分泌物。急性结膜炎通常有自限性,病程在 2 周左右,局部有效治疗可以减少发病率和疾病持续时间,给予敏感抗生素治疗后,在几天内痊愈。但对于重症患儿,如果治疗不及时,可以导致角膜炎、角膜溃疡及穿孔和结膜瘢痕形成。慢性结膜炎无自限性,治疗较棘手。

【临床特点】

1. 急性卡他性结膜炎

(1)病因:本病是由细菌感染引起,是一种常见的传染性眼病,俗称"红眼"或"火眼"。常见的细菌有嗜血杆菌、肺炎双球菌、金黄色葡萄球菌等。一般多在春夏暖和季节流行,但由肺炎双球菌引起者多见于冬季。

(2)临床表现:

1)潜伏期 1 ~ 3 天,急性发病,两眼同时或先后相隔 1 ~ 2 天发病。患儿自觉刺痒及异物感,进而烧灼、畏光,眼睑因肿胀睁开困难。有时因分泌过多感到视力模糊,出现虹视,除去分泌物后,视力立即恢复。

2)分泌物为黏液或黏液脓性,可黏着睑缘及睫毛,晨起封闭睑裂。重者分泌物中的纤维蛋白凝成乳白色假膜,附着在睑膜结膜的表面,很易用镊子剥离,留下有轻微的出血面,但无组织缺损。检查时,应与真膜区别,后者呈灰黄色,由白喉杆菌引起,为大量的纤维蛋白与坏死的结膜凝结而成,不易剥离,如强行除去,其下露出溃疡面,引起出血及组织损伤,临床上称为膜性结膜炎。

3)睑球结膜充血,以睑结膜及穹隆结膜最明显,有时尚可合并球结膜水肿,眼睑红肿。由科-韦氏杆菌、肺炎球菌及流感杆菌引起者,结膜下常有出血点,球结膜水肿。

4)发病 3 ~ 4 天病情达到高潮,以后逐渐减轻,约 2 周痊愈,可并发边缘性角膜浸润或溃疡。

2. 慢性卡他性结膜炎

(1)病因:

1)感染因素:急性卡他性结膜炎未完全治愈而转为慢性,开始时感染的细菌数量不大,病菌毒力不强,或患儿抵抗力强,在发病之初症状轻微,患儿不予注意,迁延为慢性。莫-阿双杆菌、变形杆菌、大肠埃希菌、金黄色普通球菌等均可引起此病。

2)非感染因素:不良环境的刺激,如异物、风沙、烟尘、强光等;其他眼病的影响,如倒睫、泪道堵塞、睑板腺分泌旺盛、睑缘炎、屈光不正、隐斜视等;另外,不良的生活习惯如睡眠不足、长期应用某些刺激性眼药或护肤品,均可成为慢性结膜炎的病因。

（2）临床表现：

1）症状：患眼刺痒、灼热感、刺痛、异物感。晚间或阅读时较显著,且有眼疲劳感。分泌物不多,常为黏液性,晨起时易将眼睑黏着。也有感觉眼部干燥者。患儿自觉症状往往较客观检查所见严重,但也有无任何不适者。

2）体征:轻者仅有结膜稍充血,但持续日久者,泪阜部及睑结膜略显肥厚,睑缘轻度充血,白天眦部有白色泡沫状分泌物。

【治疗原则】

1. 局部治疗

（1）冲洗结膜囊:结膜囊内有分泌物时,应进行冲洗,其作用主要是清洁,所用清洗剂应为无刺激性,常用者为生理盐水、2%～3%硼酸溶液或用洗眼壶冲洗。冲洗液须有适宜的温度。冲洗时,翻转眼睑,冲洗结膜面,同时用手指推动上下睑,使穹隆的分泌物也被冲出,同时头转向同侧,避免冲洗液流入侧眼。

（2）局部用药:

1）抗菌药物或抗病毒滴眼剂:根据病原学诊断,选择相应的治疗药物。

2）眼膏:眼膏的药物浓度高,作用时间长,适用于睡前涂。

2. 全身治疗　对于严重的结膜炎,如淋病奈瑟菌性结膜炎、沙眼等,需结合全身用药治疗。

【护理评估】

1. 健康史　评估患儿的卫生习惯、生活条件,患儿看护者有无结膜炎病史。有无异物感、烧灼感、痒、流泪。如春季结膜炎可表现为奇痒。当结膜炎侵犯角膜时,则出现疼痛及畏光。

2. 了解实验室检查如血常规检查。

3. 评估患儿及家长对本病各项护理知识的了解程度及需求。

【护理措施】

1. 饮食护理　指导家长给予患儿合理饮食,勿吃刺激辛辣食物,保证睡眠休息充足。

2. 隔离治疗　急性期患儿需隔离,药物、医护用物及生活用品要单独使用,患儿用过的生活用具、医护用品要严格消毒;医护人员接触患儿后要立即洗手消毒以防交叉感染;护理人员操作时应戴保护眼镜及乳胶手套。

3. 眼部护理　淋菌性结膜炎要注意保护健眼,可置透明眼罩,睡眠时采用患侧卧位,防止分泌物流入健眼。禁忌包盖患眼,以免分泌物排出不畅或增高结膜囊温度,而有利于细菌繁殖生长。可配戴太阳镜以减少光线刺激,也可冷敷缓解症状。

【健康教育】

向患儿及家属、社区居民介绍细菌性结膜炎的发病特点、传播途径及防治常识。培养良好的卫生习惯,提倡一人一盆一巾;嘱急性期患儿不要去公共场所,避免感染的传播;与患儿接触后应立即洗手。应注意在夏季此病流行时,尽可能少带患儿到公共场所,平日教育患儿要养成良好的卫生习惯,做到饭前、便后洗手;对玩具、餐具要定期消毒。做到早发现、早治疗、早隔离。若此病在托儿所或幼儿园内流行时,首先应将患儿与健康儿童隔离,将玩具用消毒液消毒;不要用脏手碰眼睛,也不要随便用别人的手巾。

（全晓杰）

33

第三节　角　膜　炎

【概述】

角膜防御能力的减弱,外源或内源性致病因素均可能引起角膜组织的炎症发生,统称为角膜炎（keratitis）,在角膜病中占有重要的位置。角膜炎主要包括:细菌性角膜炎、病毒性角膜炎（包括单纯疱疹病毒性角膜炎和带状疱疹病毒性角膜炎）、真菌性角膜炎、暴露性角膜炎等。感染性角膜病多单眼发病,造成单眼视力损害,角膜溃疡,严重者可以造成角膜穿孔甚至发生化脓性眼内炎。

【临床特点】

角膜炎最常见症状为眼痛、畏光、流泪、眼睑痉挛等,可持续存在直到炎症消退。角膜炎常常伴有不同程度的视力下降,若病变位于中央光学区,则视力下降更明显。化脓性角膜炎除出现角膜化脓性坏死病灶外,其浸润灶表面还伴有不同性状脓性分泌物。

1. 细菌性角膜炎　发病常在24～48小时内,视力下降、畏光、眼红、痛、球结膜及眼睑水肿。体征:角膜浸润、水肿、混浊、脓性分泌物,常在清晨可大量分泌物粘连眼睑,可伴有前房反应。随着病情加重,出现前房积脓,感染达到角膜深基质层时,可见后弹力层褶皱。炎症时间超过1周,角膜病灶可以出现新生血管。

2. 病毒性角膜炎

（1）单纯疱疹病毒性角膜炎:

1）原发感染单纯疱疹病毒性角膜炎原发感染

常见于幼儿,可同时存在唇部和头面部的皮肤感染,有全身发热和耳部淋巴结肿痛,眼部表现为急性滤泡性结膜炎或假膜性结膜炎,眼睑皮肤水疱和脓疱等,大约 2/3 患儿出现轻、中度上皮型角膜炎。

2)复发感染:原发感染后形成潜伏感染可以终生不复发,有部分患儿可以形成口唇黏膜或角膜的复发感染,复发有诸多诱发因素,但复发的频率和复发的损害程度不同,反复发作可以致盲。

(2)带状疱疹病毒性角膜炎:为水痘-带状疱疹病毒侵犯三叉神经眼支所致浅层树枝状或基质性角膜炎,伴有剧烈神经痛,分布区域皮肤上有串珠状疱疹。此种角膜炎可表现为点状、线状、树枝状及基质层角膜炎、盘状角膜炎等。该病常并发于眼睑带状疱疹,同时伴有较重的葡萄膜炎,引起前房积血或积脓,基质层浑浊区内常有类固醇沉积物,虹膜可有萎缩。

3. 真菌性角膜炎 是一种由致病真菌引起的致盲率极高的感染性角膜病变,病变发展相对细菌性角膜炎缓慢,呈亚急性经过,感染早期眼部刺激症状一般较轻,伴有视力障碍。眼睛可有异物感或刺痛、视物模糊等症状,伴有少量分泌物。

4. 暴露性角膜炎 是角膜失去眼睑保护而暴露在空气中,引起角膜干燥、上皮脱落进而激发感染的角膜炎症,常见的原因为眼睑缺损、睑外翻、手术源性上睑闭合不全如儿童上睑下垂等都可导致此病。初期角膜、结膜干燥、粗糙、暴露部位的结膜充血,角膜上皮逐渐由点状糜烂逐渐融合成大片上皮缺损。

5. 流行性角结膜炎 临床早期表现为急性结膜炎,常双眼先后发病,约 5～7 天出现角膜炎症,表现为在角膜上皮下和浅基质层的钱币状浸润(钱币状角膜炎),呈散在分布,荧光素钠染色常为阴性。角膜出现炎症后,患儿自觉症状加重,视力下降,如治疗及时,一般不形成角膜溃疡;有些患儿一开始则表现为角膜上皮糜烂,出现丝状角膜炎或角膜上皮出现鱼鳞状褶皱,异物感明显加重,但一般不累及角膜基质层及前房。愈后角膜上皮下留有多个钱币状瘢痕,可以持续数月或数年,在裂隙灯检查时仍可发现瘢痕,视力很少受累,有时会有畏光。

【治疗原则】

角膜炎治疗的原则为积极控制感染,减轻炎症反应,促进溃疡愈合,减少瘢痕形成。

1. 病因治疗 首先根据临床经验作出初步病因诊断,选取抗病原微生物的常用药物进行局部滴眼治疗,必要时配合全身药物治疗。

2. 根据病原学检查结果及药敏实验,选取有效的治疗药物。

眼睛局部使用抗生素是治疗角膜炎最有效的途径。细菌性角膜炎最常用的为妥布霉素、左氧氟沙星,剂型包括滴眼液、眼膏、凝胶剂。急性期用强化局部给药模式即抗生素滴眼液频繁滴眼(每 15～30 分钟滴眼一次),严重病例可以在开始 30 分钟内每 5 分钟滴眼一次。病毒性角膜炎最常用的为阿昔洛韦眼药水,急性期 2 小时一次,更昔洛韦眼用凝胶,一天 4 次。

3. 当药物治疗效果欠佳时,应及时采取手术治疗措施,包括病灶清创术、羊膜或结膜瓣遮盖术、角膜移植术等。

4. 重视糖皮质激素的合理应用和全身支持药物的适度应用。皮质类固醇的应用要严格掌握适应证,若使用不当,可导致病情恶化甚至角膜穿孔致盲。细菌性角膜炎急性期一般不宜使用糖皮质激素,慢性期病灶愈合后可酌情使用。真菌性角膜炎禁用皮质激素。单疱病毒性角膜炎原则上只能用于非溃疡型的角膜基质炎。

【护理评估】

1. 了解患儿有无角膜外伤史、角膜异物剔除史、慢性泪囊炎、倒睫、糖尿病、维生素缺乏、营养不良等病史;了解患儿有无长期戴角膜接触镜、长期使用糖皮质激素或免疫抑制剂等。

2. 了解实验室检查如血常规检查结果,了解患儿有无角膜炎接触史。了解患儿用眼卫生情况。

3. 了解患儿对角膜炎的认知程度,有无紧张、焦虑、悲哀的心理表现;了解疾病对患儿的学习和生活影响。

【护理措施】

1. 隔离 在护理时,要将床边隔离,严禁与眼内手术患儿同住一室,房间家居定期消毒,个人用物及眼药水专用,护理操作前后消毒双手,避免交叉感染。

2. 环境护理 为患儿提供清洁、安静、舒适的病室环境,保证患儿充足的睡眠,光线宜暗,以减轻畏光、流泪症状。

3. 眼部护理 患儿角膜炎早期,可使用热湿毛巾进行局部热敷,促进局部血液循环,减轻刺激症状,促进炎症吸收。一旦出现前房积脓,禁用热敷,避免感染扩散。

4. 饮食护理 嘱患儿饮食上宜多进食含有丰富蛋白质、维生素类和易消化食物。

5. 用药护理 按医嘱滴用人工泪液或抗生素或抗病毒类眼药水,睡前涂眼膏。滴药时注意避免眼液污染和防止交叉感染。建立人工湿房,保持角膜湿润。

6. 疼痛护理 了解患儿疼痛程度和视力情况,

若患儿诉眼痛、头痛等或较小患儿哭闹严重,护理人员应主动、亲切与患儿及家长解释疼痛的原因,消除紧张心理,或放音乐或者讲故事等方法转移患儿注意力。疼痛严重者告知医师,遵医嘱给予相应处理。

7. 并发症护理

(1) 继发性青光眼观察护理:严密观察患儿有否眼球持续性胀痛,伴恶心呕吐,经服用止痛剂不缓解,立即报告医师给予降压处理。

(2) 角膜穿孔观察护理:注意患眼疼痛性质,有否突然疼痛加剧,虹膜膨出。局部治疗操作时动作应轻柔,勿压迫眼球,同时嘱患儿忌用力挤眼、揉眼,注意保护患眼,防止碰撞眼球致意外损伤。

(3) 眼内炎的观察护理:定期监测生命体征变化。观察患眼有否球结膜及眼睑高度水肿及疼痛等异常情况,局部治疗时严格无菌操作规程,注意洗手。保持眼部敷料清洁干燥。

8. 心理护理 护理人员应给患儿进行心理疏导,首先要取得患儿的信任,态度和蔼、亲切,对患儿及其家长进行讲解疾病相关知识的宣传、教育,消除患儿紧张、焦虑心理,使患儿能够积极配合治疗,以利于患儿早日康复。

【健康教育】

1. 给患儿进行心理疏导,建立战胜疾病的信心。

2. 滴多种眼药水时,两种药水间隔 3 ~ 5 分钟,避免药水外流影响药物疗效。

3. 注意局部卫生,不与他人共用毛巾和脸盆,禁用不洁的毛巾擦拭眼部分泌物,以免加重感染。

4. 避免碰撞眼球、揉眼、俯身用力等动作,保持排便通畅,以免增加眼压,增加溃疡穿孔的危险。避免过度用眼。长时间使用眼睛而造成用眼过度,是眼睛疲劳的一大主因。眼睛疲劳的一般症状是视物稍久则模糊,有的甚至无法写作或阅读,眼睛干涩、头昏痛,严重时可出现恶心、呕吐等。保护眼睛、防止视力伤害、减缓眼疲劳、保证光线适宜、保持正确的操作姿势、保证休息和做眼保健操。

5. 注意全面均衡饮食,眼睛需要眼泪的滋润,而眼泪中含有多种营养物质,其中最重要的是维生素 B_2;视物的过程需要维生素 A 的参与;视神经的传导又需要维生素 B 族的帮助;预防眼睛的老化需要健康的血管,维生素 C 和维生素 E 对此很有帮助。缺乏维生素 A 时,眼睛往往感到发干、发涩,容易疲劳,严重时眼白表面干燥、皱缩,甚至导致角膜溃疡。补充维生素 A 应多吃肝脏、牛奶、蛋黄、绿叶蔬菜、胡萝卜、红薯等。

(全晓杰)

第四节 角膜变性和营养不良

【概述】

角膜变性(corneal degeneration)指继发于炎症、外伤、代谢或老年性退化等一系列复杂变化,而病因又不十分清楚的角膜病变。其多为后天获得性疾病,无家族遗传性。因此其是继发性角膜组织退化变质并使其功能减退的角膜病变。角膜营养不良(corneal dystrophy)指角膜受某种异常基因的决定,结构或功能进行性损害,发生具有病理组织学特征的组织改变。

【临床特点】

角膜变性的分类有:角膜边缘变性、带状角膜变性、气候性滴状角膜变性、角膜脂质样变性、结节状角膜变性、透明角膜边缘变性、角膜老年环、圆锥角膜及翼状肉。角膜营养不良的分类型:角膜上皮基底营养不良、角膜基质层营养不良和角膜内皮细胞营养不良(图33-4-1)。

角膜变性及营养不良类疾病种类繁多且复杂,在临床中许多类型的疾病在成年人中较为常见,而儿童罕见出现的类型有:上皮基底营养不良,斑块

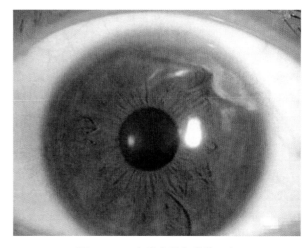

图 33-4-1 角膜变性与营养不良

状、格子状角膜营养不良,先天性角膜内皮细胞营养不良,角膜边缘变性,带状角膜变性。圆锥角膜在儿童中较为常见。

1. 角膜边缘变性 是一种双眼慢性,角膜边缘变薄,角膜基质层萎缩,同时伴有角膜新生血管翳,

33

晚期可形成局限性角膜葡萄肿,最终导致角膜穿孔的慢性疾病。

2. 带状角膜病变 带状角膜病变继发于各种眼部或系统性疾病,为主要累及角膜前弹力层的表浅角膜钙化变性。患儿常有异物感,视力下降;病变多起于睑裂区角膜缘部,前弹力层出现细点状灰白色钙质沉着;病变外侧与角膜缘有透明角膜分隔,内侧呈火焰状向中央发展,汇合为横过角膜睑裂区的带状浑浊;沉着的钙盐最终变为高出上皮表面的白斑片,有时伴有新生血管。

3. 上皮基底膜营养不良 是最常见的前部角膜营养不良,表现为双侧性,可能为显性遗传,也称地图-点状指纹状营养不良,表现为角膜中央上皮层及基底膜内三种改变,即灰白色小点,或微小囊肿、地图样线和指纹状细小线条。

4. 斑块状角膜营养不良 是一种常染色体隐性遗传性疾病,一般患儿在 10 岁以前双眼对称发病,视力下降,约在 20 岁时病情明显,有畏光、流泪及视力下降的症状。随着角膜浑浊的加重,角膜表面高低不平或有上皮的反复糜烂,视力进一步下降,通常在成年就丧失了大部分的视力。

5. 格子状角膜营养不良 是一种常染色体遗传性眼病,临床上分为四型。其中 I 型常发生在 10 岁以前,角膜病通常双眼对称发生,临床症状相对较轻,视力下降通常在 20～30 岁,经常有角膜上皮的剥脱,自觉症状较明显。

6. 圆锥角膜 是一种以角膜扩张为特征,致角膜中央部向前凸、变薄呈圆锥形并产生高度不规则散光的角膜病变。圆锥角膜造成的角膜散光、角膜后弹力层破裂后角膜水肿、角膜瘢痕等问题,严重威胁患儿的视力。本病多发于青少年,常双眼先后进行性发病,一般发病年龄越小,病程进展越快。目前圆锥角膜的确切病因及发病机制仍不清楚。

【治疗原则】

1. 角膜边缘变性 由于病因不明,目前没有有效的药物。目前最有效的手术是部分板层或全板层角膜移植术。

2. 带状角膜病变 早期无症状可以不治疗,轻者局部使用依地酸二钠眼药水滴眼,重者在无菌条件下表面麻醉后刮去角膜上皮,用 0.37% 依地酸二钠溶液浸洗角膜,重复发病者可用准分子激光治疗性角膜切削术治疗,而角膜浑浊严重者可施行板层角膜移植术治疗。

3. 上皮基底膜营养不良 用不含防腐剂的人工泪液,适当应用抗生素滴眼液和眼膏预防继发感染,病变部位行角膜上皮刮除,同时行羊膜覆盖术,上皮

剥脱时佩戴高透氧的软性角膜接触镜,PTK 也是一种有效的治疗手段。

4. 斑块状角膜营养不良 早期如反复角膜上皮糜烂造成畏光可佩戴角膜接触镜或试行羊膜覆盖术,角膜已明显浑浊影响视力者可行部分板层或部分深层角膜移植术。病变若已累及角膜后弹力层或内皮者,应行部分板层或部分穿透角膜移植术。

5. 格子状角膜营养不良 早期出现角膜上皮反复糜烂时,可行准分子激光治疗性角膜切削术治疗,如出现角膜中央基质层混浊,影响视力时可进行部分板层角膜移植术,还可视基质层混浊的程度行深板层角膜移植术或部分穿透角膜移植术。

6. 圆锥角膜 对圆锥角膜进行早期筛查、治疗和教育十分重要。可佩戴框架眼镜或硬性透氧性角膜接触镜(RGP),进行深板层角膜移植术、准分子激光矫正角膜散光等,如发生急性圆锥,角膜后弹力层破裂,应尽早行穿透角膜移植手术。

【护理评估】

1. 评估患儿有无角膜外伤史、角膜异物剔除史、慢性泪囊炎、倒睫、糖尿病、维生素缺乏、营养不良等病史。评估患儿角膜变性或营养不良的性质、类型。评估患儿眼部疼痛的程度。

2. 了解实验室检查如角膜地形图检查、裂隙灯检查、视力检查、角膜曲率及角膜厚度检查。

3. 评估患儿对角膜变性和营养不良的认知程度,有无紧张、焦虑、悲哀的心理表现;了解疾病对患儿的学习和生活影响。评估患儿及家长对本病知识的了解程度及需求。

【护理措施】

1. 环境护理 提供整洁、安静、定时开窗通风,每天紫外线消毒 1 小时,减少家属探视时间及人数,为患儿提供光线柔和偏暗的病室,病室温度保持舒适为宜。

2. 安全护理 严禁与内眼手术患儿同住一室。患儿视力下降,应注意患儿安全,护士应勤巡视病房,教会家长拉床栏,防止发生坠床,屋内无可摆放杂物,物品应摆放有序,防止患儿不慎跌倒,不给患儿玩尖锐的玩具。

3. 饮食护理 患儿可多食高维生素食品,保证患儿的蛋白质摄入,易消化食物,避免辛辣刺激性、油腻类食物,保持患儿大便通畅。

4. 疼痛护理 见本章第一节眼科疾病的护理。

5. 眼部护理 观察患儿眼部情况,角膜变性或营养不良的类型和性质,有无水肿、溃疡、充血、疼痛、混浊情况。有无分泌物,结膜有无充血。若角膜出现混浊或溃疡,应观察并了解角膜溃疡面的形态

33

变化、位置、大小,每班严格记录并观察。

6. 用药护理　使用 0.37% 依地酸二钠点眼时,每天 4~6 次。点药前最好用面棒轻轻将钙质沉着物擦掉。

7. 角膜移植护理

(1) 术前护理:紧急手术患儿,术前应遵医嘱滴抗生素眼药水,清洁结膜囊预防术后感染。穿透性角膜移植患儿手术前晚、手术晨点缩瞳药进行缩瞳,术中保护晶体不被损伤。板层角膜移植术前点散瞳药。术前应用降眼压药物,使眼压保持在适宜手术的范围内。术前嘱患儿排空大小便、更换衣服。

(2) 术后护理:注意观察创面以及有无排斥反应。临床上表现为术眼疼痛加重,分泌物增多,视力突然明显下降,眼部流泪,结膜充血,移植片上出现排斥线,逐渐呈毛玻璃样混浊,若发现有排斥反应,应及时报告医师采取相应的处理。

8. 心理护理　家长的心理护理至关重要,护士应采取主动的针对性的护理措施,对患儿及家长详细讲解此类疾病的知识,多鼓励患儿及家长保持乐观稳定的情绪,积极配合治疗,多与患儿互动,让患儿增加对医务人员的信任感,使其配合完成各项治疗。

【健康教育】

患儿出院后应继续遵医嘱继续用药。滴眼时,动作要轻柔,切勿用手挤压眼球,避免因人为因素造成眼压增高,导致角膜穿孔和眼内容物脱出。注意眼部卫生,不用不洁的手及手巾揩擦眼部,以免眼部感染加重病情。加强营养,多食富有维生素的食品,增强机体抵抗力。勿剧烈运动,防止角膜穿孔。出院后若出现头痛、眼胀痛、视力急剧下降,请及时就诊。嘱患儿及家长注意用眼卫生,患儿应勤洗手,不可留指甲,勿用不洁手巾及纸张或手揉、擦眼部,若患儿不配合在征得家长的理解同意后给予适当的保护性约束。患儿不可长时间看书、看电视、手机等,保证眼睛充分休息,外出时患眼遮盖或者佩戴有色眼镜。

(全晓杰)

第五节　先天性白内障

【概述】

先天性白内障(congenital cataract)是儿童常见的致盲眼病。是胎儿发育过程中由于各种因素引起晶状体发育障碍形成形态各异程度不同的晶状体浑浊。可以是单眼或者双眼,可以伴发其他眼部异常。我国的先天性白内障的患病率为 0.5%,它可导致患先天性白内障患儿视功能受损,视力障碍,严重者甚至致盲。

【临床特点】

先天性白内障是患儿出生后第一年发生的晶状体部分或全部混浊。视功能检查,患儿有不同程度的视力下降,但应具备光照反应。由于晶状体混浊的部位、形态和程度不同,有全白内障、核性白内障、绕核性白内障、前极后极白内障、花冠状白内障、缝性白内障、点状白内障等等。可继发斜视,眼球震颤。可并发眼部其他先天异常,如小眼球小角膜、无虹膜、永存增生原始玻璃体(PHPV)、视网膜脉络膜病变等。见图 33-5-1。

【治疗原则】

先天性白内障发生于儿童视力发育阶段,可能发生弱视,因此应及时治疗。早期手术治疗可以防止由于晶状体混浊而发生剥夺性弱视。出生后 4 个月前治疗剥夺性弱视是可逆的,6 个月后治疗效果很差。

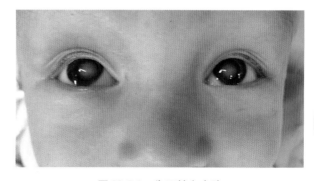

图 33-5-1　先天性白内障

1. 保守治疗　双侧不完全性白内障如果视力在 0.3 以上,则不必手术。对于无法检查视力的婴幼儿,不散大瞳孔时如果可通过部分清亮晶状体窥见眼底,可暂不考虑手术,必要时长期用散瞳剂,直到能检查视力时,再决定是否手术。

2. 手术治疗　当白内障明显影响视力应尽早考虑手术。手术时机:完全性白内障应在出生后 1~2 周内手术,最迟不可超过 6 个月。不完全性白内障若双眼视力≤0.1 或不能窥见眼底者应早日手术。单眼白内障也应尽早手术。

3. 术后处理　先天性白内障术后应佩戴眼镜,一般为+12~+16D 球镜,以矫正无晶体眼并治疗弱视。可以戴角膜接触镜矫正,患儿视觉效果好。术后的弱视训练非常重要。由于屈光度可随年龄而递减,应定期进行屈光检查并更换镜片。先天性白内障术后可有囊膜混浊形成后发障,影响视力,可行激光后囊膜切开术。

【护理评估】

1. 评估患儿的年龄、性别、疾病史、家族史。了解患儿的生活习惯、饮食习惯、饮食禁忌等。评估患儿是否有感冒、发热、咳嗽等不适宜手术症状。

2. 了解实验室检查如血常规、凝血、肝功、生化结果及其他辅助检查结果。

3. 评估患儿及家长的心理与社会支持系统。了解家长对疾病的认知程度。根据情况向家长介绍该疾病的发展病因、手术方法、目的、术后注意事项。

【护理措施】

1. 术前护理

(1) 手术前应该给患儿做必要的常规检查,包括血液生化检查、心电图、B超检查、胸部X线检查等,协助医师固定患儿为患儿行眼部检查,包括眼部B超、磁共振(MRI)、CT、眼压测量、房角检查、眼底检查、角膜曲率、眼轴长度、角膜厚度、视觉诱发电位(VEP)。如果有需要植入人工晶体的患儿,还要测量人工晶体度数、术眼的角膜曲率等。

(2) 遵照医嘱,术前三天点抗生素滴眼液,预防感染。

(3) 患儿的病房应勤开窗通风,防止上呼吸道感染,如果出现上呼吸道感染等,应另择期手术。

(4) 手术的前30分钟要剪除眼睫毛、冲洗泪道和结膜囊。对于不配合的患儿可在麻醉后手术前进行。

2. 术后护理

(1) 术后全麻护理:患儿返室,吸痰清理呼吸道分泌物,保持呼吸道通畅,防止呕吐物误吸。给予患儿去枕平卧位以及心电监护4小时。每小时测量患儿体温、脉搏、呼吸、血压的变化,观察颜面、口唇颜色、观察意识情况。给予患儿鼻导管持续低流量吸氧。患儿全麻术后易出现烦躁、哭闹,协助家长安抚患儿,以免因为患儿反复哭闹引起眼压升高。加强巡视及关心患儿,告知家长不要让患儿用手揉眼睛,必要时可用约束带适当约束,以免抓伤眼睛。患儿术后6小时少量多次喂奶,每次不可过饱。

(2) 眼部护理:手术当天包扎术眼,注意观察术眼伤口敷料渗血的情况,如有大量渗出需及时告知医师,给予处理。术后第二天开始点药。给患儿眼局部点左氧氟沙星滴眼液、典必殊眼膏、小牛血去蛋白提取物眼用凝胶,消炎抗感染保护角膜治疗,术后初期点药注意避免过度按压眼球,保持眼药到眼睛

的距离,注意无菌操作,防止眼部交叉感染。

(3) 并发症的观察与护理:术后协助医师在治疗室固定患儿,用手持眼压计测量眼压,用手持双目裂隙灯观察眼内情况,观察角膜情况,有无水肿情况。每小时巡视病房,观察患儿有无烦躁、异常哭闹的情况,患儿出现异常的哭闹、烦躁可能提示眼压升高及炎症反应,应及时反映给医师。检查视力情况,因患儿年龄比较小,不能主观地配合检查视力情况,因此在观察视力情况时,我们将患儿单眼遮盖后,将彩球或患儿喜欢的玩具用来吸引患儿,在其术眼前晃动,观察患儿注视情况来粗略判断其视力情况。如患儿不能配合可在患儿睡眠下,协助医师测量患儿眼压值。

3. 饮食 以清淡饮食为主,禁油腻不消化食物,以保持大便通畅。减少便秘引起的眼内出血、伤口裂开、眼内容物脱出等不良后果。

4. 心理护理 先天性白内障的患儿年龄很小,配合性差。针对这种情况,应该多和患儿接触,通过抚摸、微笑、做游戏,获得患儿的喜爱和信任。在护理过程中,要密切观察患儿的情绪变化,要对患儿多表扬、鼓励,尤其是进行点眼药、静脉穿刺等操作时,一定要注意动作的轻柔,并安慰鼓励患儿,转移患儿的注意力,尽可能减少患儿的疼痛。同时要及时和患儿家属进行沟通,向患儿家属详细介绍先天性白内障的有关知识,告知具体的治疗方法、手术的重要性和必要性、可能出现的预后以及手术前后的护理方法和要点,使家属可以理性对待疾病,消除顾虑,减轻心理压力,积极配合医护人员的治疗和护理。

【健康教育】

1. 健康宣教 由于先天性白内障多伴有剥夺性弱视,术后的弱视训练对患儿的视力恢复意义重大,手术只是治疗的第一步,要提前告知患儿家属。从医学上讲,良好的视力是产生融合和立体视觉的必备条件,但是弱视只有在戴眼镜对屈光不正进行矫正的基础上,同时配合弱视训练等,使清晰的物像反复刺激视网膜注视中枢,使视觉敏感度得到提高,进而达到提高视力的目的。没有植入人工晶状体的患儿出院后一定要坚持配戴眼镜,要注意的是,单眼患儿在配戴眼镜的时候一定要遮盖健康的眼睛。

2. 出院指导 叮嘱患儿家属重视和加强术眼的保护,避免剧烈运动,以免伤及术眼。出院后,要遵照医嘱用滴眼液,激素类眼药1~2个月,抗生素类眼药2~4周,散瞳类眼药术后1个月。让患儿家属掌握点眼药水的方法并且告知使用时的注意事项,1周后到门诊复查,如果中间患儿出现眼痛、眼红、憋胀

等症状要及时到医院复诊。配戴眼镜的患儿需要全天配戴。对于单眼先天性白内障患儿要严格遵守医嘱实行遮盖治疗,对健眼的遮盖一定要严密、完全,避免患儿偷窥。要对患儿家属详细讲解弱视训练的方法。由于弱视治疗的过程是漫长的,加之患儿的年龄小、自制力差等原因,在治疗时需要家长积极、耐心的配合,指导孩子进行治疗,监督、干预患儿的

弱视治疗保证治疗质量,按时复查,如果发现问题要及时反映,保证治疗成功。随着年龄和治疗时间的变化,患儿眼轴和屈光状态会发生改变,眼镜每隔6个月或者1年就要更换1次。Ⅰ期没有植入人工晶状体的患儿要定期复查,遵照医嘱择期进行Ⅱ期人工晶状体植入手术。

(全晓杰)

第六节　原发性婴幼儿型青光眼

【概述】

原发性婴幼儿型青光眼(infantile glaucoma)是儿童主要致盲疾患之一,我国患病率为 0.002% ~ 0.0038%,占先天性致盲眼病的 1.3%。主要是由于眼房水引流系统先天发育异常使眼压升高或相对升高,最终导致视神经损害和视野缺损。

【临床特点】

溢泪、畏光和眼睑痉挛:因眼压升高产生角膜水肿并刺激角膜感觉神经所致,是婴幼儿型青光眼的典型三联症。

1. 角膜上皮层呈现云雾状水肿,角膜扩张使后弹力层破裂,呈现角膜后面线状裂纹,实质层不规则混浊水肿。

2. 眼球增大、前房加深和轴性近视。眼球进行性增大还可使晶状体悬韧带拉长,可致虹膜震颤和晶状体不完全脱位,对外伤的承受能力极差。

3. 眼压升高。

4. 视盘生理凹陷扩大和视神经萎缩如 C/D 值大于 0.3 或双眼 C/D 值相差 0.2 以上应高度怀疑青光眼的可能。

5. 前房角改变　可有虹膜附着靠前,极似周边前粘连。小梁略呈半透明外观。

6. 眼轴长度明显大于同年龄组正常值,采用超声波测量眼球轴长可协助早期诊断(图 33-6-1)。

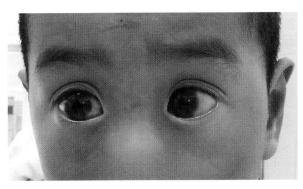

图 33-6-1　原发性婴幼儿型青光眼

【治疗原则】

1. 药物治疗

(1) 短期治疗:用药物降低术前眼压,是角膜水肿减轻后可在手术中更清楚地看清眼部组织结构,并减少术中、术后并发症。Becker 建议术前点缩瞳剂保持瞳孔缩小,便于房角切开。

(2) 长期药物治疗:用于手术未能完全控制眼压者,或有其他病残,麻醉有危险而不适合于手术的患儿。

2. 手术治疗　原发性婴幼儿型青光眼的早期诊断及早期手术治疗是争取较好预后的关键。一经发现应尽早手术。目前小梁切开术已成为治疗的常规术式,对复杂病历可行小梁切除术,必要时术中应用丝裂霉素 C,但对婴幼儿慎用。

【护理评估】

1. 评估患儿的年龄、性别、疾病史、家族史。了解患儿的生活习惯、饮食习惯、饮食禁忌等。是否伴有畏光、流泪、眼睑痉挛、角膜混浊、角膜直径扩大、视盘凹陷扩大,对于可以配合的患儿询问有无术眼突然疼痛。视力严重下降,是否伴有头痛等症状,观察患儿有无眼睑水肿、结膜充血等体征。

2. 了解相关检查如眼部 B 超、MRI、CT 检查,眼压测量结果、角膜厚度检查结果等。

3. 评估患儿及家长的心理与社会支持系统了解家长对疾病的认知程度。根据情况向家长介绍该疾病的发展病因、手术方法、目的、术后注意事项。

【护理措施】

1. 术前护理

(1) 环境:尽可能安排病室患儿固定一位家长陪护,减少探视次数。每天开窗通风,紫外线消毒。

(2) 基础护理:保持床单位清洁整齐,皮肤、会阴部及眼部清洁卫生,每天及时清除眼部分泌物。

(3) 饮食:给予清淡易消化的饮食,加强饮食及餐具的卫生管理。

33

（4）休息：尽量保持患儿卧床休息，防止情绪较大波动。避免剧烈活动，防止眼压升高。

（5）术前做好眼部及全身检查：协助医师固定患儿为患儿行眼部及全身检查，包括眼部 B 超、MRI、CT、眼压测量、房角检查、眼底检查、角膜曲率、眼轴长度、角膜厚度、视觉诱发电位（VEP），进一步完善心电图、胸部 X 线摄片、血尿常规等检查。

（6）眼部术前准备：给予患儿降眼压类眼药控制眼压，每天监测眼压。眼部局部遵医嘱点抗生素眼药抗炎抗感染治疗。术眼修剪睫毛，冲洗泪道避免术中感染，术前 1 小时点散瞳眼药散瞳。

2. 术后护理

（1）环境：尽可能安排病室患儿固定一位家长陪护，减少探视次数。每天开窗通风，空气清新。病室每天紫外线消毒。

（2）基础护理：保持床单位清洁整齐，皮肤、会阴部及眼部清洁卫生，每天及时清除眼部分泌物。

（3）饮食：术后给予易消化饮食，无不适症状，再给予高蛋白、高纤维素饮食，增加机体抵抗力，少量多次饮水，禁忌辛辣刺激性食物，多食蔬菜水果，保持大便通畅。

（4）休息：术后避免剧烈活动，防止前房出血，协助家长安抚患儿，避免患儿过度烦躁哭闹，造成眼压升高。适当约束患儿，避免抓伤术眼，密切观察体温、呼吸、脉搏、血压、意识情况。

（5）眼部护理：术后协助医师密切观察术眼眼压情况、前房情况、角膜水肿情况，观察术眼敷料有无脱落、有无渗血，保持术眼清洁。

3. 心理护理 原发性婴幼儿青光眼病情复杂，眼压很难控制，容易反复，治疗效果不确定，患儿及家长思想负担比较重。护士根据患儿及家长的接受能力进行疾病的发病原因、手术方法、目的、术后注意事项等方面的宣教，满足家长及患儿的需求，促使他们积极主动地配合医疗工作。对年长儿通过安慰、解释和鼓励，对年幼儿通过亲切、和蔼的态度和关心去建立感情，取得信任。

【健康教育】

原发性婴幼儿型青光眼是儿童主要致盲疾患之一，青光眼患儿经过治疗后眼压正常，但视功能还会有恶化的可能，术后需要长期随诊监测眼压及视力情况，所以离院后的健康宣教护理尤为重要：

1. 做好出院宣教，教会患儿家长正确的点眼药的方法及注意事项，告知家长发现眼药出现变色沉淀等现象应丢弃。

2. 教会家长清洁患儿眼部分泌物，保持患儿眼部卫生，防止眼部感染。

3. 观察患儿眼部是否出现红肿、畏光、疼痛等不适，出现不适应及时门诊就诊。

4. 告知家长患儿哭闹会引起眼压升高，应尽量避免患儿哭闹，嘱家长给患儿多饮水，多吃蔬菜水果预防呼吸道感染。

5. 门诊就诊、检查时戴口罩，避免感染。

6. 青光眼是慢性病，长期用药会使患儿感到不便，治疗的依从性降低。只有通过定期复查来提高他们的依从性，接受和配合治疗。

（全晓杰）

第七节　视神经炎

【概述】

视神经炎（optic neuritis）并非单指视神经的炎症，实际上系指能够阻碍视神经传导功能，引起视功能一系列改变的视神经病变，如炎症、退变及脱髓鞘疾病等，主要引起视力不同程度骤降，是眼科临床常见的急症，多发生于儿童和 40 岁以下青壮年。根据病变部位的不同临床上常分为视神经乳头炎和球后视神经炎两类。儿童视神经炎多属视盘类型，双眼发病率高，起病急，鉴于儿童感知差，主诉能力不强，延误治疗时机有可能对儿童的心理和生理发育产生巨大影响，应引起临床护理的高度重视（图 33-7-1）。

【临床特点】

患儿突然视力急剧减退，伴有眼触痛感，眼球运动时疼痛。由于视神经纤维发炎肿胀，若时间过长或炎性反应过于剧烈，可使视神经纤维发生变性和坏死。临床检查上，视力显著减退，甚至失明。瞳孔略大，直接对光反应迟缓或消失。如视力允许可做视野检查，可见中心或旁中心暗点，或哑铃形暗点，有时可有向心性缩小。

【治疗原则】

1. 首先积极寻找病因并针对病因治疗 患儿须做全身及局部病灶检查，头颅 X 线或 CT 或 MRI 检查，尤其要做神经系统检查。

2. 血管扩张剂 球后注射妥拉唑啉或口服妥拉唑啉、烟酸等。

3. 支持疗法 维生素 B_1 和维生素 B_{12} 肌内注射，每天一次，还可用三磷酸腺苷肌注每天一次。

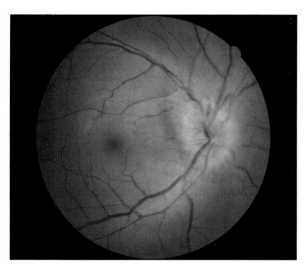

图 33-7-1　视神经炎

4. 抗感染治疗　如有感染情况,可使用抗生素(青霉素,先锋霉素)。

【护理评估】

1. 评估患儿视力下降情况。评估患儿眼球运动情况。评估患儿瞳孔对光反射情况,是否迟钝或消失。评估患儿眼底情况,有无视神经萎缩。评估患儿视野改变情况。

2. 了解实验室检查,视力、视觉诱发电位、眼底照相、验光等眼部情况。

3. 评估患儿及家长对本病各项护理知识的了解程度及需求。

【护理措施】

1. 环境护理　宽敞明亮,空气清新,活动空间无障碍,无强光刺激,厕所、阳台有扶手。

2. 基础护理　保持床单位清洁整齐,帮助患儿尽快熟悉环境,视力差和年幼的儿童应有专人陪护。

3. 饮食护理　多食富含维生素饮食,增强体质。

4. 疼痛护理　分散患儿注意力,减轻疼痛。

5. 用药护理　对于应用药物治疗的患儿:视神经炎患儿早期口服糖皮质激素类药物,给药时严格遵照医嘱按时按量服用,注意观察患儿用药后副作用,如发生药物反应立即通知医师给予相应处理。

6. 并发症的护理

(1) 监测患儿视力、眼压、视野、眼底变化变化情况,询问患儿有无头疼、眼痛,有无恶心呕吐等情况,如发生异常及时通知医师给予相应处理。

(2) 如发生多发性硬化:应用糖皮质激素冲击治疗,或酌情选择免疫抑制剂、丙球蛋白等,恢复期可用维生素 B 族药及血管扩张剂。

(3) 晚期如发生视神经萎缩:针对病因治疗。

(4) 如发生失明:早期控制炎症反应,避免视神经纤维累及要害。对症治疗。

7. 心理护理　视力急剧下降对人是一个很大的负面应激,可以带来很大的焦虑情绪,特别对于儿童,对未来的恐惧是其患病以来的主导情绪,常表现为不合作或拒绝治疗。在这种情况下,合理及时的心理疏导非常重要。对于年幼的患儿,要主动与其接触,用温暖关心的语言与患儿交流,陪同其玩耍,通过听故事、做游戏等分散其注意力,消除其刚入院时的恐惧情绪。多采用鼓励和夸奖的语言,帮助患儿树立信心,增加治疗的依从性。主动耐心与患儿家长交流沟通,获得信任。合理疏导家长困扰的情绪,同时向家属讲解疾病的转归过程,并鼓励其与同期住院的患儿家属交流心得体会,尤其是治疗效果良好的。正确处理与患儿家属的关系,对促进患儿早日康复有重要的现实意义。

【健康教育】

1. 饮食指导　多食含钾丰富的食物,如香蕉、橘子等,避免进食辛辣、过硬食物,不吃或少吃高糖食物及过咸食物,可适当增加动物肝、牛奶、蛋黄,勿暴饮暴食。

2. 休息与活动　治疗期间可适当活动以增强抵抗力,保证充足的睡眠,同时注意保暖,防止感冒。

3. 用药指导　每天用药前喝一杯热牛奶,保护胃黏膜。由于患儿疗程较长,出院后需继续服药以巩固疗效。所以应对带药出院的患儿及家长详细介绍药物的用法及可能出现的药物副作用,说明坚持按时按量服药的重要意义,不可擅自停药。

4. 定期复查　要求患儿出院后 1 个月内每周到医院复查一次,以后视病情 1~2 个月复查一次,坚持随访 6 个月以上。如出现视力下降或其他不适应立即到医院就诊。

5. 疾病相关知识

(1) 教会家长相应的知识与用药技巧,如药物不良反应的观察,饮食护理方面的知识。

(2) 指导家长为患儿提供一个安全、清洁的家庭环境,预防及避免感染及并发症的发生,加强个人卫生。

(3) 如患儿发生视力突然下降或其他不适等异常情况应及时就诊、复查。

(全晓杰)

33

第八节 视神经萎缩

【概述】

视神经萎缩(optic atrophy)不是一个疾病的名称,而是指任何疾病引起视网膜神经节细胞及其轴突发生病变,致使视神经全部变细的一种形态学改变,一般发生于视网膜至外侧膝状体之间的神经节细胞轴突变性。视神经萎缩是视神经病损的最终结果,表现为视神经纤维的变性和消失,传导功能障碍,出现视野变化,视力减退并丧失。根据眼底改变可分为原发性、继发性以及上行性萎缩三种。眼底检查可见视盘颜色为淡黄或苍白色,境界模糊,生理凹陷消失,血管变细等(图33-8-1)。

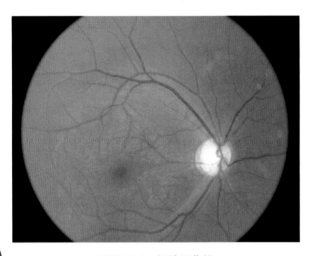

图33-8-1 视神经萎缩

【病因】

1. 原发性视神经萎缩 常因球后视神经炎、遗传性视神经病变、眶内肿瘤压迫、外伤、神经毒素等原因所致。这些病变发生在球后。

2. 继发性视神经萎缩 常见的有视盘炎、视盘水肿、视网膜脉络炎、视网膜色素变性、视网膜中央动脉阻塞、奎宁中毒、缺血性视盘病变、青光眼等。

3. 上行性视神经萎缩 源于严重而广泛的视网膜脉络病变。

4. 颅内病变所致 颅内炎症,如结核性脑膜炎或视交叉蛛网膜炎可引起下行性视神经萎缩,如炎症蔓延至视盘则可表现为继发性视神经萎缩。颅内肿瘤所产生的颅内压升高,可以引起视盘水肿,然后形成继发性视神经萎缩。

【临床特点】

主要表现视力减退和视盘呈灰白色或苍白。视盘周围神经纤维层病损时可出现裂隙状或楔形缺损,前者变成较黑色,为视网膜色素层暴露;后者呈较红色,为脉络膜暴露。如果损害发生于视盘上下缘区,则更易识别,因该区神经纤维层特别增厚,如果病损远离视盘区,由于这些区域神经纤维层变薄,则不易发现。视盘周围伴有局灶性萎缩常提示神经纤维层有病变,乃神经纤维层在该区变薄所致。

虽然常用眼底镜检查即可发现,但用无赤光检眼镜和眼底照相机较易检查。视盘小血管通常为9~10根,如果视神经萎缩,这些小血管数目将减少。同时尚可见视网膜动脉变细和狭窄、闭塞。

【治疗原则】

1. 病因治疗 针对病因治疗为首要的。一般如视神经已经明显萎缩,要使之痊愈则不易或不可能,但如何使其残余的神经纤维保持其功能不进一步恶化是非常重要的。经过详尽的视力、视野、眼底等检查后对视神经萎缩处于早、中、晚期评估也是极为有意义的。因此应使患儿充满信心及坚持治疗。

2. 针刺治疗 此方法治疗视神经萎缩已肯定对该病有疗效,但必须坚持较长期的治疗,在各种治疗的同时增强体质,防止感冒等都有不可忽视的作用。

3. 手术治疗 主要针对病因,垂体腺瘤所致者近年来有用放射治疗的,外伤性视神经损伤,特别是视神经管有骨折者要去除骨折,因视神经管中部最狭窄。视神经减压术应开放视神经管和硬膜鞘中部和前端为宜。

4. 其他辅助治疗 如大量维生素、血管扩张药、中药、高压氧等。

【护理评估】

1. 评估患儿视力下降情况。评估患儿眼球运动情况。评估患儿眼底情况。评估患儿视野改变情况。

2. 了解实验室检查如视力、视觉诱发电位、眼底照相、验光等眼部检查。

3. 评估患儿及家长对本病各项护理知识的了解程度及需求。

【护理措施】

1. 眼部护理 视神经萎缩,避免过度用眼;患儿首先应保护眼睛,患儿禁止长时间注视荧光屏幕:如手机、电脑、iPad等电子产品。可多做眨眼动作,不可直视太阳,外出做好防护措施。注意合理安排休息时间。

2. 用药护理

（1）若在早期，视神经尚有不同程度的炎症和水肿，应及时给予适当的糖皮质激素。

（2）如病变已进入中、晚期，给予糖皮质激素意义不大，而应该给予神经营养类或活血化瘀、扩张血管药物。

（3）严格观察用药后的疗效，如发生药物反应及时通知医师进行相关处理，做好护理记录。

3. 心理护理　眼睛是对外界刺激非常敏感的器官之一，大多数患儿对于眼科的一些检查及治疗感

到恐惧或有各种顾虑，针对产生的不良情绪，作为护士就要从排解患儿心理障碍出发，在临床实际护理工作中，充分利用多种交流形式与患儿在思想上、情感上进行沟通，采取不同的方法进行必要的解释与宣教，使患儿对自身所患疾病的治疗与护理有所了解和掌握，从而缓解心理上的障碍。

4. 饮食护理　要注意饮食的习惯要健康，定时定量，不要暴饮暴食，更不能偏食挑食。

【健康教育】

见本章节第一节眼科疾病的护理。

（全晓杰）

第九节　眼眶肿瘤

【概述】

眼眶肿瘤是指位于眼眶部的有机体变异细胞过度增殖所形成的肿块，包括眼眶原发性和继发性肿瘤，原发性肿瘤中以血管瘤最为常见，根据肿瘤的成分可分为单一细胞和多细胞血管瘤。前者是真正的新生物，包括血管内皮瘤、血管外皮瘤和血管平滑肌瘤，后者有毛细血管瘤、海绵状血管瘤和静脉性血管瘤。继发瘤中以黏液囊肿发生率最高，多原发于鼻窦，额窦最多见，其次是筛窦，偶见于上额窦和蝶窦。眼眶肿瘤并不是一种常见病，在肿瘤发生的早期可以没有任何症状。当肿瘤生长到一定体积，压迫神经出现视力下降或发生眼球突出等症状时才被发现（图33-9-1）。

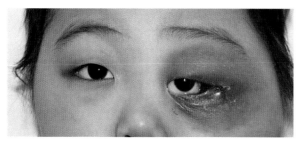

图 33-9-1　眼眶肿瘤

【临床特点】

1. 血管内皮瘤分为良性和恶性。良性发病后眼睑局部隆起，呈紫红或紫蓝色，边界不清；恶性血管内皮瘤，罕见，呈浸润性增长，有高度局部复发和转移倾向。

2. 血管外皮瘤也分为良性和恶性。良性主要表现为渐进性眼球突出，偶伴有眼睑肿胀；恶性血管外皮瘤发展迅速，眼球运动障碍和视力减退，往往伴有

眼球突出，眼睑水肿明显。

3. 血管平滑肌瘤临床表现为肿瘤增长缓慢，视力渐进性丧失。

4. 毛细血管瘤多发生于生后3个月内，随后3个月增长较快，一岁以后稳定且有自行消退的倾向。

5. 海绵状血管瘤多发生于女性，视力减退约占全部病例的65%。

6. 静脉性血管瘤很少自行消退，是一种渐进性肿物，肿物内常有出血或血栓形成，引起症状和体征突然加剧。

7. 黏液囊肿发展缓慢，当局限于鼻窦时仅有轻微头痛。

【治疗原则】

1. 血管内皮瘤　良性血管内皮瘤使用皮质类固醇及放射治疗；恶性者早期眶内容摘除有可能挽救生命。

2. 血管外皮瘤　良性血管外皮瘤目前公认有效疗法是扩大的局部切除，整块的或分次切除均可；恶性血管外皮瘤放射性治疗可缓解眼球突出，但不能防止复发和转移，眶内容切除是合乎逻辑的疗法。

3. 血管平滑肌瘤　需手术切除。

4. 毛细血管瘤　对毛细血管瘤治疗采用药物、硬化剂、冷冻、放射治疗和手术切除均有效。

5. 海绵状血管瘤　根据情况而定，对于视力好，眼球突出不明显可观察。

6. 静脉性血管瘤　手术切除是最佳选择。

7. 黏液囊肿　一般采用经鼻内镜筛窦开窗术或眶缘切额窦刮除。

【护理评估】

1. 评估患儿全身状况，测量生命体征；了解患儿肿瘤性质及变化；了解患儿有无眼球突出、头痛、眼

痛等情况;了解患儿视力下降情况。

2. 了解实验室检查如眼眶磁共振、眼眶 CT、眼眶 B 超、视力情况。

3. 了解患儿及家属对疾病的认知情况;了解患儿及家属有无紧张、焦虑、悲哀的心理表现;了解疾病对患儿的学习和生活影响。

【护理措施】

1. 术前护理

(1)心理护理:一般眼眶肿瘤患儿对眼眶肿瘤知识缺乏,对手术治疗存在恐惧心理,而在眼眶肿瘤被确诊后,就会产生沉重的心理负担,一旦肿瘤是恶性,手术预后不理想,表现为焦虑不安,情绪低落。而且眼眶肿瘤引起眼球突出,影响美观,会使患儿产生自卑心理,缺乏自信。针对这些心理问题,护士要耐心向患儿讲解有关眼眶肿瘤疾病知识,详细了解肿瘤的部位、范围、性质和手术方式,告知患儿手术目的、方法、手术效果、术后可能出现的并发症,向患儿介绍手术成功病例,耐心解答患儿疑问,消除顾虑,给予患儿同情、理解和支持,有针对性地进行解释和安慰,使患儿有充分的心理准备,对手术效果有正确的认识,消除恐惧和紧张情绪,振作精神,树立信心,积极配合治疗和护理。

(2)眼球突出护理:由于眶内容积有限,当眶内肿瘤生长使眶内容物体积增加时,可使眼球位置前移,导致眼球突出。观察眼球突出方向,测量眼球突出度。对于眼球突出严重所导致的眼睑不能完全闭合的患儿,应注意保护角膜和结膜,防止暴露性角膜炎发生。可遵医嘱适当使用人工泪液滴眼液或贝复舒滴眼液点眼,晚上涂妥布霉素眼膏,以保持角膜湿润状态,促进角膜上皮再生修复。恶性肿瘤生长迅速期导致眶压高、眼痛、流泪、眼睑、结膜水肿,嘱患儿尽量取仰卧位或头高位,可改善静脉回流,减轻眶周和眼睑水肿,必要时遵医嘱给予甘露醇输注或止痛药服用。用温开水清洁眼睑及面部皮肤,用棉签轻轻擦拭眼部分泌物,用柔软、清洁、干燥毛巾擦拭,勿用手揉眼,保持眼部清洁预防感染。

(3)术前常规准备:术前 1 天进行局部备皮,眶上部切口应剃除眉毛,外侧开眶术应将患侧头发的鬓角毛发剃除,操作时要动作轻柔,防止划伤皮肤,引起感染。面部有疖肿的,要提前处置,可涂抹碘酒或莫匹罗星软膏。根据病情需要备血、准备急救物品。

2. 术后护理

(1)体位:全麻苏醒后安返病房,观察生命体征,嘱患儿去枕平卧,休息。待完全清醒后,可采取半卧位,有利于眼部静脉回流,降低头部血压,减轻眶组织水肿,降低眶内压。避免用力咳嗽,保持大便通畅,防止活动过度,引起继发性出血。

(2)疼痛的护理:眼眶肿瘤切除术患儿由于手术导致组织创伤,不可避免地带来术后疼痛。因此,疼痛是患儿术后失眠的主要原因。术后 1~2 天是疼痛护理的重点时间段,因为患儿在此时间段内的疼痛最为剧烈,在该时间段内要加强巡视和护理,尽量将疼痛带给患儿睡眠的影响降到最低。在术前,护士要向患儿解释术后疼痛是正常现象,告知患儿术后 1~2 天会出现不同程度的疼痛,随着机体的恢复,疼痛会慢慢减轻,使患儿有所心理准备。术后要严密观察病情变化,对疼痛进行正确的评估,认真听取患儿主诉,同情患儿,采用语言安慰患儿,鼓励患儿正视疼痛,教会患儿放松疗法,用心理疏导法转移患儿注意力,解决患儿因躯体疾病引起的心理或行为问题。在护理疼痛患儿时,避免对患儿病情程度的谈论,不说不利于病情的话,避免对患儿的恶性刺激。采取预防性对原因清楚的术后刀口疼痛进行镇痛,定时给药,不要等到患儿疼痛难忍时再给药。

(3)视力监测:眼眶肿瘤术后需加压包扎,而术后 24~48 小时是组织反应性水肿期,此时换药不利于伤口愈合,也给患儿带来不必要的痛苦。故术后绷带加压包扎时,应放置视力监护灯泡,以防止由于包扎过紧或眶内出血致血肿压迫视神经致视力丧失。因此,患儿清醒后应立即检测术眼有无光感,此后需每 2 小时监测 1 次,随时了解视力情况,如光感不确切需加强背景暗度,发现问题及时报告医师并紧急处理。2 天后改为每 4 小时观察 1 次,术后第 4 天停止。

(4)伤口护理:术后伤口应用绷带加压包扎,以减少眶内渗血。根据手术情况及肿物深度术后 48~72 小时换药,观察皮肤伤口是否渗血,对合是否整齐,是否裂开,如有异常及时报告医师。保持敷料干燥,加压包扎 1 周,10 天左右拆线,具体视伤口愈合情况而定。

【健康教育】

1. 饮食指导给予高维生素及钙质丰富适合患儿口味的饮食,如禽蛋、奶类、鱼虾、瘦肉、豆浆等,多吃蔬菜和水果,忌食过辣、过热及生冷刺激性食物。

2. 休息与活动保持良好的生活方式,生活规律。尽量少去人多、空间闭塞的地方,避免感染。

3. 避免碰撞眼球、揉眼、俯身用力等动作,保持排便通畅,以免增加眼压,增加溃疡穿孔的危险。

4. 注意眼部卫生不用不洁的手及手巾擦拭眼部,以免眼部感染加重病情。

(全晓杰)

33

第十节　屈　光　不　正

眼睛在调节静止的状态下,平行光线通过眼的屈光系统后,聚焦成一个焦点并准确落在黄斑中心凹,这种屈光状态称为正视。若不能在视网膜黄斑中心凹聚焦,将不能产生清晰像,这种屈光状态称为屈光不正(ametropia)。屈光不正包括近视、远视和散光。

一、近视

【概述】

眼睛在调节放松状态下,平行光线经过眼的屈光系统曲折后,聚焦在视网膜之前,称为近视。近视根据功能可分为单纯性近视和病理性近视;根据屈光成分可分为轴性近视和屈光性近视;根据屈光度数可分为轻度近视(屈光度−3.00D 以下)、中度近视(屈光度−3.00D ~ −6.00D)和高度近视(屈光度−6.00D 以上)。

【临床特点】

患儿视远距离视物模糊,近距视物清晰。轻中度近视患儿眼部无特殊变化,高度近视眼球突出、玻璃体改变、视网膜裂空、脱离。近视形成的主要因素有遗传因素和环境因素。环境因素多与灯光照明不足、读书写字姿势不当、持续用眼造成视疲劳等有密切关系。

【治疗原则】

1. 光学矫正　框架眼镜、角膜接触镜为目前矫正近视的较为成熟方法。用睫状肌麻痹剂散瞳验光,配镜矫正。

2. 药物疗法　尽管目前眼球近视性变化原因还不是特别清楚,但目前有证据证明一些药物可以延缓近视的进展,包括 M 受体拮抗剂如阿托品、哌伦西平等。

3. 目前准分子激光术已经较为成熟,但不适用于儿童进展性近视。后巩膜加固术是目前针对病因治疗高度近视的手术方法之一。

【护理评估】

1. 评估患儿是否有视物不清。评估患儿是否有眼部干涩、酸胀等感觉。评估患儿有无在眼球运动时出现闪光,视力突减至光感或完全丧失。

2. 了解实验室检查如散瞳验光检查、眼底检查、光学相干断层实验检查、视功能检查、角膜地形图检查等。

3. 评估患儿及家长对本病各项护理知识的了解程度及需求。

【护理措施】

1. 环境护理　患儿读书或写字时应保持室内明亮,不在强光和弱光的光线下阅读。

2. 基础护理　注意用眼卫生,指导患儿养成良好的用眼卫生习惯,延缓近视发展。

3. 饮食护理　鼓励患儿多食用含多种维生素及叶黄素较高的食物,少食甜食。

4. 休息　不要长时间近距离视物,用眼一小时后休息十分钟,并向远处眺望,使睫状肌调节得以松弛。

5. 框架眼镜的护理　坚持双手摘戴眼镜,眼镜摘下后镜面朝上摆放,并及时放入眼镜盒内。清洁镜片可用眼镜适用的清洁剂,再用清水冲洗,最后用拭镜布顺着一个方向擦干。参加剧烈运动时应摘下眼镜。

6. 角膜塑形镜的护理　角膜塑形镜是一种硬性透氧夜间配戴的隐形眼镜,初期配戴时会有异物感,随着配戴时间增加,不适感会消失,戴镜和摘镜前要将双手洗干净,指甲剪短,动作轻柔,每天在戴镜前和取镜后进行清洁,每周进行一次酶清洁,3 个月更换一副镜盒。

7. 用药护理

(1) 阿托品:点药后患儿可能会出现眼红,面部潮红,畏光,多属正常现象。点药期间体温升高应遵医嘱进行相关处理。散瞳后 3 ~ 4 周恢复正常。

(2) 复方托吡卡胺滴眼液:点药后会视物不清,畏光,散瞳后 4 ~ 6 小时恢复正常。

8. 并发症的护理

(1) 视网膜、眼底病变:高度近视眼睛容易导致眼底并发症,高度近视致盲的两大原因就是视网膜脱离和黄斑萎缩,所以高度近视眼睛要定期检查眼底。

(2) 弱视:如果视力低于正常应及时进行弱视治疗。

9. 心理护理　初次治疗的患儿及家长由于对近视知识的缺乏,会出现焦虑,责备心理,应多与患儿及家长沟通,减轻心理负担,正确对待病情,积极治疗。

【健康教育】

1. 培养正确的看书、写字姿势。桌椅高度适宜,

33

对桌端坐,不要伏在桌子上。眼与书本要保持一尺距离。身体与桌子保持一拳的距离,握笔应在笔的一寸。不在晃动的车内看书,躺卧走路时不看书。

2. 学习时的室内光线不能太暗,不在强光弱光下读书写字,指导家长为孩子创造良好的视觉空间,可以使用护眼灯。不要在暗环境下看电视、电脑等电子设备,并要限制其次数。看书时间过长中间也应适当休息。

3. 保证充足的睡眠,避免熬夜。

4. 饮食患儿可以食用鱼肝油、新鲜水果、含维生素较高的食物,如维生素 A、维生素 B_1、维生素 C 等。少食甜食。

5. 加强户外活动,多看绿地与远处,缓解视疲劳。加强锻炼,增强体质,可以使眼和全身都能正常发育。

6. 每天坚持两次眼保健操,每次眼保健操前应洗手,按照正确的手法,准确做。

7. 定期检查视力。配戴角膜塑形镜的患儿应在戴镜后一天、一周、3 个月内每月复查一次,之后每 3 个月复查一次。注意角膜、结膜情况,镜片是否有划痕。

二、远视

【概述】

眼睛在调节放松状态下,平行光线经过眼的屈光系统曲折后,聚焦在视网膜之后,称为远视。远视根据发生原因可分为轴性远视和屈光性远视;根据屈光度数可分为:低度远视 < + 3.00D,中度远视 +3.00D ~ +5.00D,高度远视 >+5.00D。

【临床表现】

1. 视力 根据远视程度不同,通过调节代偿,远近视力可正常,或远视力正常,近视力下降或远近视力均下降。远视程度越高,视力下降越明显。在幼儿可引起弱视。

2. 视力疲劳 由于过度使用调节,持续近距离用眼如看书久后有视物模糊、眼痛、头痛症状。或看近一段时间后看远处不清,为调节痉挛,呈假性近视表现。

3. 眼位 调节过度,集合作用增强,易发生内斜视。

4. 过度用眼疲劳可有结膜炎、睑缘炎等症状。

【治疗原则】

儿童和青少年应用睫状肌麻痹剂散瞳验光,配镜矫正。常用散瞳药有 1% 阿托品眼药膏,每天早晚各上一次涂眼,连续 3 天;12 岁以上可用复方托吡卡

胺滴眼液。应在能获得最好矫正视力的远视镜中选择最低度数的镜片。如有视疲劳、弱视、内斜视等情况,应尽早按照医师处方戴镜,并治疗相应问题。

【护理评估】

1. 评估患儿是否有视物不清。评估患儿是否有眼部干涩、酸胀等感觉。观察患儿是否有眯眼视物、视疲劳的症状。

2. 了解实验室检查如散瞳验光检查、眼底检查、光学相干断层实验检查、视功能检查、角膜地形图检查等。

3. 评估患儿及家长对本病各项护理知识的了解程度及需求。

【护理措施】

1. 环境护理 患儿读书或写字时应保持室内明亮,不在强光和弱光的光线下阅读。

2. 基础护理 注意用眼卫生,指导患儿养成良好的用眼卫生习惯,预防眼部炎症发生,影响远视的治疗效果。

3. 饮食护理 鼓励患儿多食用含多种维生素及叶黄素较高的食物,补充眼部所需营养。

4. 用药护理

(1) 阿托品:点药后患儿可能会出现眼红、面部潮红、畏光,多属正常现象。点药期间体温升高应遵医嘱进行相关处理。散瞳后 3 ~ 4 周恢复正常。

(2) 复方托吡卡胺滴眼液:点药后会视物不清,畏光,散瞳后 4 ~ 6 小时恢复正常。

5. 框架眼镜的护理 坚持双手摘戴眼镜,眼镜摘下后镜面朝上摆放,并及时放入眼镜盒内。清洁镜片可用眼镜适用的清洁剂,再用清水冲洗,最后用拭镜布顺着一个方向擦干。参加剧烈运动时应摘下眼镜。

6. 并发症 过度调节引起内斜,眼睛酸胀不适。应散瞳验光后配镜矫正。

7. 心理护理 初次治疗的患儿及家长由于对远视知识的缺乏,会出现焦虑,应多与患儿及家长沟通,减轻心理负担。正确对待病情,主动配合远视治疗,如果有弱视及时进行弱视治疗。

【健康教育】

同近视中健康教育内容。

三、散光

【概述】

眼球屈光系统各子午线的屈光力不同,从而平行光线进入眼内不能在视网膜上形成清晰物像的一种屈光状态。散光可以分为规则散光和不规则散

光。规则散光可以分为单纯近视散光、单纯远视散光、复合近视散光、复合远视散光、混合散光。

【临床表现】

轻度可通过调节及融合维持使双眼单视,但有视力疲劳。重度无双眼单视。用一眼看近,一眼看远,形成交替视力。如一眼高度屈光不正,视力很差,长久不用产生弱视,可有知觉性斜视的发生。

【治疗原则】

患儿应检查视力、眼位、眼底,排除器质性病变,医师询问家族史。屈光参差应试戴完全矫正镜片,如不能适应则视力好的一眼完全矫正,视力差的眼镜度数减低到患儿能适应配镜;或佩戴角膜接触镜,尽量保留一定的双眼单视。如果合并弱视需要进行治疗。

【护理评估】

1. 评估患儿是否视物不清,眼部是否干涩、酸胀。

2. 了解实验室检查如散瞳验光检查、眼底检查、光学相干断层实验检查、视功能检查、角膜地形图检查等。

3. 评估患儿及家长对本病各项护理知识的了解程度及需求。

【护理措施】

1. **环境护理**　患儿读书或写字时应保持室内明亮,不在强光和弱光的光线下阅读。

2. **基础护理**　注意用眼卫生,指导患儿养成良好的用眼卫生习惯,预防眼部炎症发生,影响治疗效果。

3. **饮食护理**　鼓励患儿多食用含多种维生素及叶黄素较高的食物,补充眼部所需营养。

4. **用药护理**

(1) 阿托品:点药后患儿可能会出现眼红、面部潮红、畏光,多属正常现象。点药期间体温升高应遵医嘱进行相关处理。散瞳后 3~4 周恢复正常。

(2) 复方托吡卡胺滴眼液:点药后会视物不清,畏光,散瞳后 4~6 小时恢复正常。

5. **框架眼镜的护理**　坚持双手摘戴眼镜,眼镜摘下后镜面朝上摆放,并及时放入眼镜盒内。清洁镜片可用眼镜适用的清洁剂,再用清水冲洗,最后用拭镜布顺着一个方向擦干。参加剧烈运动时应摘下眼镜。

6. **RGP 的护理**　RGP 是一种硬性透氧隐形眼镜,患儿在配戴早期会出现视力不稳定,有异物感、流泪、干涩不适等。经逐步增加配戴时间,不适感会消失。个别患儿会出现眼红、痒、流泪等不适,可考虑过敏。通过滴用抗过敏药,症状持续不缓解只能停戴。配戴过程中应正确遵循戴镜操作,避免划伤角膜上皮。

7. **并发症**

(1) 视疲劳:散光的患儿长时间用眼易造成视疲劳,嘱家长患儿学习看电视等需要用眼的活动,30 分钟需要督促患儿休息 15~20 分钟,使眼睛充分放松休息。

(2) 弱视:散光的患儿如未尽早治疗易造成弱视,影响视功能,所以需要尽早治疗佩戴眼镜,预防弱视的发生。

8. **心理护理**

(1) 初次治疗的患儿及家长由于对散光知识的缺乏,会出现焦虑,应多与患儿及家长沟通,减轻心理负担。

(2) 正确对待病情,主动配合散光的治疗。

【健康教育】

同近视中健康教育内容。

(全晓杰)

第十一节　斜　视

【概述】

斜视(strabismus)是指双眼眼位有偏斜的倾向,而融合力不能控制,表现为偏斜状态。斜视可分为共同性斜视和非共同性斜视两类。

【临床特点】

1. **共同性斜视**　共同内斜视表现为一眼或双眼交替向内偏斜(图 33-11-1);共同性外斜视表现为双眼视轴分离,一眼或双眼外斜(图 33-11-2)。

2. **非共同性斜视**　表现为眼位偏斜,眼球向一个或几个方向运动障碍,向各方向注视时斜视角不相等。

3. **斜视综合征**

(1) Duane 眼球后退综合征:眼球内转时睑裂变小,眼球后退,眼球外转明显受限,伴有睑裂开大。

(2) 先天性眼外肌纤维化综合征:双眼眼外肌广泛纤维化单侧或双侧上睑下垂,眼球固定于内下发,向各方向运动均受限。

(3) Mobius 综合征:双眼内斜视,外转受限,垂直运动正常。嘴闭不上,吸吮不好,睑裂闭合不全。

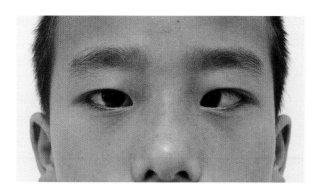

图 33-11-1　共同性内斜视

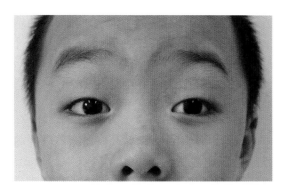

图 33-11-2　共同性外斜视

【治疗原则】

1. 共同性斜视

（1）保守治疗：

1）内斜视：先天性内斜视能交替注视应尽早手术；单眼注视者进行遮盖治疗至双眼视力平衡后手术治疗；调节性内斜视应佩戴眼镜矫正，戴镜后仍残留的明显斜视应行手术矫正。

2）外斜视：首先矫正屈光不正，治疗弱视，提高视力；同时进行融合功能训练；外斜持续时间长，频率高，有双眼视功能缺陷证据的患儿需行手术治疗。

（2）手术治疗：手术通过影响眼外肌的运动而改变眼球位置。对于儿童患儿，可使用调整缝线术得到较好的治疗效果。

2. 非共同性斜视　先天性麻痹性斜视一般以手术治疗，后天性者根据病因治疗。

3. 斜视综合征　对幼儿伴有患眼弱视者要积极进行弱视治疗。眼位正位者，不考虑手术。有明显代偿头位者可手术矫正。

【护理评估】

1. 术前患儿评估有无咳嗽、咳痰、流鼻涕等上呼吸道感染。是否有眼部分泌物，观察分泌物颜色、性状。术后患儿评估术眼球结膜充血水肿情况、分泌物性状，颜色及量的变化、术眼疼痛是否加剧、有无复视发生等。

2. 术前了解实验室检查如心电图、胸片、血常规、血生化、凝血功能及其他辅助检查结果。术后了解三棱镜等其他辅助检查结果。

3. 评估患儿及家长对本病各项护理知识的了解程度及需求。

【护理措施】

1. 基础护理　保持床单位清洁整齐，皮肤、会阴部清洁卫生，保持眼部皮肤清洁。

2. 眼部护理　每天用 0.9% 生理盐水棉签清理眼部分泌物，观察患儿眼部皮肤是否红肿破溃，是否存在分泌物，并观察分泌物颜色、性状。每天测量斜视度数，观察眼位情况，如出现眼位再次偏斜，及时通知医师，给予处理。观察调整缝线情况，如发现缝线脱落及时通知医师。

3. 安全护理　防止坠床跌倒发生。

4. 并发症的护理

（1）发热：手术当日及术后第一天需密切观察体温变化，出现发热及时通知医师，遵医嘱给予药物降温。

（2）感染：术后观察术眼球结膜充血水肿情况，分泌物性状、颜色及量的变化。发生变化，及时通知医师，遵医嘱给予消炎类眼药水消炎抗感染，观察眼部情况。

（3）呕吐：手术过程中可因牵拉组织、分离、缝合眼外肌、压迫眼球等机械刺激而引起迷走神经兴奋性增强，口腔、消化系统腺体分泌物增多，胃肠运动亢进，括约肌舒展导致恶心、呕吐或腹痛等胃肠功能紊乱，引起呕吐反射。可给予患儿清淡食物流食。

5. 心理护理　斜视患儿症状持续时间长，影响外观。患儿及家长思想负担重，对手术效果期望值高。由于患儿年龄太小，术前往往会产生一些不良的心理情绪，同时又不能很好地沟通，会对手术造成一定的影响。护士需根据患儿及家长的接受能力进行疾病、用药知识、护理技能、预后转归等方面的宣教，满足家长及患儿的需求，促使他们积极主动地配合医疗工作。对年长儿通过安慰、解释和鼓励，对年幼儿通过亲切、和蔼的态度和关心去建立感情，取得信任。

【健康教育】

1. 饮食护理　给予患儿清淡易消化饮食，多吃水果蔬菜，保持大便通畅，忌食生冷、辛辣刺激性食物。注意饮食卫生。食具可每天应用消毒柜或热水煮沸的方式进行消毒。新鲜水果应洗净、去皮后再食用。

2. 休息与活动　手术日需卧床休息,自术后第一天起正常活动。但由于术后术眼疼痛,有可能影响正常视物,活动时要注意防止磕碰,避免摔伤。同时尽量少去人多、空间闭塞的地方,避免感染。

3. 用药指导　向患儿及家长解释各类眼药的用途、使用方法及使用时间。教会家长正确点眼药的手法及注意事项。

4. 疾病相关知识

（1）教会家长相应的知识及技能,如正确点眼

药的方法,特殊眼药储存方法,各类眼药使用时间及家庭饮食护理等。

（2）嘱家长为患儿提供一个安全、清洁的家庭环境,预防上呼吸道感染及眼部感染。勤通风,多换气,根据天气变化及时增减衣物。

（3）嘱患儿家属或患儿保持眼部清洁,防止感染,以免引起全身感染。如患儿眼部出现分泌物明显增多、球结膜充血水肿情况加重等异常情况应及时就诊、复查。

（4）出院后需遵医嘱定时门诊复诊。复查斜视度、同视机、立体视、视力、散瞳验光等项目。

（全晓杰）

第十二节　弱　　视

【概述】

弱视(amblyopia)是指眼部检查无器质性病变,矫正视力低于0.9者。弱视是儿童期发生的眼病。患病率为2%～3%。患儿由于视力低下,不能有完善的双眼视觉。如能早期治疗是可逆的。

【临床特点】

临床表现包括:

1. 视力减退　矫正屈光不正后远视力0.8～0.6为轻度弱视,视力0.5～0.2为中度弱视,视力≤0.1为重度弱视。

2. 拥挤现象　分辨排列成行的视标的能力较分辨单个视标的能力差。

3. 弱视患儿可有中心注视和旁中心注视两种不同的注视性质。注视点离中心凹越远,视力越差。

【治疗原则】

弱视的疗效与治疗年龄和注视性质有关,年龄越小,中心注视者疗效越好,年龄越大,疗效越差。6岁前疗效最好,12岁后治疗无显著效果。

1. 散瞳验光矫正屈光不正,早期治疗角膜白斑、先天性白内障和完全性上睑下垂。

2. 治疗弱视遮盖法是对中心和旁中心注视性弱视最有效的方法。可每天遮盖健眼4～6小时,用弱视眼注视。同时做精细作业对提高视力有帮助,如描图、穿珠子、穿针等。其他疗法,如:后像疗法、CAM疗法、红色滤光片疗法等也可采用。近年来感知觉学习治疗弱视的效果显著,该方法借助网络平台和3D显示技术,通过视觉信号对大脑中枢视皮层的刺激,激活大脑中枢不同的神经区域来治疗弱视。

【护理评估】

1. 评估患儿视力下降情况。评估患儿眼球运动情况。

2. 评估患儿立体视的情况,评估患儿眼镜的配戴情况及做弱视训练的主动性。

3. 评估患儿及家长对本病各项护理知识的了解程度及需求。

【护理措施】

1. 佩戴眼镜护理眼镜验配好后督促患儿坚持戴镜,并遵医嘱定期进行散瞳验光。

2. 加强训练戴镜、遮盖治疗的同时,一定要加强精细作业的训练。纠正用眼过多使视力下降的错误观点。

【健康宣教】

弱视为一种对儿童危害极大的视力发育障碍性疾病,治疗主要依靠家长及患儿与医护人员的配合,以及患儿长期坚持训练。督促并定期对患儿进行随访,使患儿更有效地进行弱视训练。嘱患儿定期门诊复诊,复诊时要同时携带有关检查、治疗的病历记录,供医师判定疗效和随时调整治疗方案。一般每月复诊1次。视力恢复正常后的6个月仍要求每月复查,防止弱视复发,以后逐步改为3个月、6个月复诊1次,直到视力保持3年正常,弱视才算完全治愈。

（全晓杰）

33

第十三节　眼部外伤

【概述】

眼外伤是由于机械性、物理性、化学性等因素直接作用于眼部,引起眼的结构和功能损害。眼外伤根据外伤的致伤因素,可分为机械性和非机械性。机械性眼外伤通常包括挫伤、穿通伤、异物伤等;非机械性眼外伤包括热烧伤、化学伤、辐射伤和毒气伤等。根据全身伤情可分四类:第一类为全身伤情很重,危及生命;第二类全身及眼伤均严重;第三类全身伤情很轻,眼部伤情较重;第四类全身及眼部均轻。按照轻重可分为三类:一级急症,如角膜化学烧伤、眼球穿透伤合并内容物脱出;二类急症,眼球穿透伤内容物未脱出、眼部爆炸伤、眼部挤压伤、角膜异物、眼部挫伤、眼内炎等等;三类急症属一般急症,如结膜下出血、眶内血肿、眼内异物伤、眶内骨折、原因不明之视力急剧下降等。眼球位置暴露且组织结构精细脆弱,眼外伤引起眼部组织结构的损害,常引起视力障碍、失明、眼球丧失等并发症,是视力损害的主要原因之一。

【临床特点】

临床上通常按致伤原因或轻重程度进行分类。按致伤原因可分为机械性眼外伤和非机械性眼外伤两大类,前者包括眼钝挫伤、穿通伤和异物伤等;后者有眼热烧伤、化学伤、辐射伤和毒气伤等。按损伤程度分为轻、中、重三级,轻度外伤指眼睑、结膜、角膜等表浅部位的擦伤及Ⅰ度碱烧伤(图33-13-1);中度外伤指眼睑、泪器、结膜的撕裂伤、角膜浅层的异物伤及Ⅱ度碱烧伤;重度外伤包括眼球穿通伤、眼内异物、眼挫伤及Ⅲ度碱烧伤。

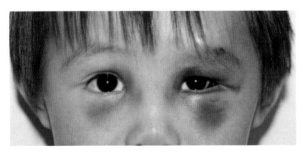

图33-13-1　眼部外伤

【治疗原则】

1. 根据全身伤情处理

(1) 全身伤情很重,危及生命。先治疗全身,待生命体征稳定后,再治疗眼伤,但对必须进行减压的颅脑及脊柱伤,原则上应先检查瞳孔大小和对光反射,并在小瞳孔下检查眼底。

(2) 全身及眼伤均严重。如全身爆炸伤及烧伤面积约为20%的患儿,在全身抢救的同时或稍后,进行眼外伤处理。

(3) 全身伤情很轻,眼部伤情较重。先做急诊处理,如为眼球裂伤,则应手术治疗。

(4) 全身及眼部伤情均轻。如眼睑擦伤等,门诊处理即可。

2. 根据眼外伤轻重处理

(1) 一级急症:患儿到达急诊室后,必须争分夺秒,立即进行抢救。

(2) 二级急症:询问病史,进行必要的检查,制订治疗方案,应当在诊断明确之后立即给予手术和药物治疗,但在情况不明之前,切忌草率手术。

(3) 三级急症:可在作出诊断后适当处理或择期手术。

【护理评估】

1. 患儿到达医院后,首先了解生命体征情况,其次全身各部位,特别是一些重要的器官如颅脑、胸腹、四肢,如为多发伤,注意有无呼吸道阻塞等。生命稳定后,应注意患儿视力、面部眼睑、结膜、角膜、眼压、眼球运动情况等。

2. 了解检查室检查结果,如眼眶X线、CT、磁共振、超声、视觉电生理、眼底荧光造影、眼底照相、光学相干断层实验、角膜地形图等。

3. 评估患儿及家长对眼外伤的了解、精神及心理状态。

【护理措施】

1. 心理护理

(1) 患儿心理护理:儿童多不能对受伤情况和自觉症状进行详细描述,由于心理紧张、害怕和眼部疼痛,检查处理时也多不能配合,这样就给检查、诊断和治疗带来了一定的困难,因此做好患儿的心理护理,使其安静配合治疗非常重要。可嘱家长陪同患儿,使患儿增加安全感,对患儿使用安慰性语言,抚摸陪伴患儿,对恐惧感强烈的患儿,可通过唱儿歌、讲故事等,减轻其对诊疗的焦虑与恐惧。尽可能使患儿情绪稳定下来,对年龄稍大的患儿可讲解紧张、情绪不稳会使眼压升高,疼痛增强。

(2) 家长心理护理:儿童受伤后均紧张不安、家长情绪较为激动。故护士应沉着、冷静,向患儿及家长提供诊断治疗安排的信息,对需要手术者说明手术的必要性,耐心解释其关心的问题,认真、细致地交代注意事项,使家长和伤者积极配合治疗和护理。

2. 疼痛护理 安抚患儿情绪,避免情绪激动导致眼部疼痛加剧。减少剧烈活动,术后给予患儿进行冰敷减轻疼痛。

3. 基础护理 术前安排患儿上好卫生间,穿舒适的衣物,衣领不宜过紧。不宜大量饮水,以免哭闹造成呛咳窒息。

4. 预防交感性眼炎 密切观察患儿受伤眼及健眼的视力变化,及时按医嘱给患儿使用抗生素,控制眼炎发生,对伤眼进行污染物的清洁,去除一切异物。告知患儿一旦出现非受伤眼不明原因的疼痛,视力下降要及时向医务人员反映,尽早发现交感性眼炎的早期症状,及时给予处理。护士应掌握正确的滴眼方法,以防交叉感染。

5. 饮食护理 营养是加强组织修复、促进组织愈合的重要因素。由于伤眼疼痛不适,患儿食欲缺乏,不愿进食,应根据病情及口味选择营养丰富,又易于消化之软食或半流质食物,如肉、牛奶、面条、蔬菜等,避免刺激性食物,忌食硬豆、甘蔗等,因咀嚼牵拉会影响伤口愈合。

6. 围术期护理 了解患儿受伤的时间、部位、原因以及最后的进食时间,做好术前的必要检查;告知其手术情况,对于儿童眼外伤术后护理首先要提供安静、无刺激的环境,注意进行监测伤眼的视力、眼痛、眼压等变化,注意伤口有无分泌物、出血、感染及愈合情况,发现异常,及时通知医师处理,以防止外伤性虹膜睫状体炎、感染性眼内炎等并发症的出现。

【健康宣教】

指导患儿及家属注意眼部卫生,以避免引起感染,避免升高眼压的原因:如减少活动,避免长时间低头、弯腰、衣领不宜过紧,勿一次性大量饮水,勿用力排便等。3个月内避免剧烈运动,少看或者不看电视,防止再出血等并发症的出现,以保证患眼进一步康复。出院后,继续遵医嘱按正确的点眼方法滴用眼药水,注意患眼视力变化,如眼部出现不适、视力下降或者疼痛等情况立即来院就诊,不可拖延。建议患儿术后1个月内每周复查1次;2～3个月内每2周复查1次。各种玩具往往是造成儿童眼外伤的主要原因,要减少眼外伤,关键是以预防为主,积极宣传卫生安全知识,管理好危险物品,特别是玩具枪、剪刀、锥子、针等,避免意外伤害,从而在根本上降低儿童眼外伤的发生率。

(全晓杰)

参 考 文 献

1. 李凤鸣. 中华眼科学上册. 第7版. 北京:人民卫生出版社,2014.
2. 金波. 心理护理学在小儿眼科临床护理中重要性. 实用防盲技术,2011,11(6):4.
3. 练秀芬,何智君. 眼科患儿护理干预应用效果分析. 中国现代医师,2014,10(52):30.
4. 江载芳,申昆玲,沈颖. 诸福棠实用儿科学. 第8版. 北京:人民卫生出版社,2015.
5. 沈晓明,王卫平. 儿科学. 第7版. 北京:人民卫生出版社,2010.
6. 李美玉. 青光眼学. 北京:人民卫生出版社,2014.
7. 刘家琦,李凤鸣. 实用眼科学. 第3版. 北京:人民卫生出版社,2010.
8. 张伦占. 临床治疗细菌性结膜炎. 124例的经验总结. 国际眼科杂志,2014,14(10):1980-1982.
9. 史伟云. 角膜手术学. 北京:人民卫生出版社,2012.
10. 姜亚萍,陈轶卉. 真菌性角膜炎的治疗进展. 国际眼科杂志,2015,15(9):1542-1545.
11. 谢立信. 临床角膜病学. 北京:人民卫生出版社,2014.
12. Higaki S,Fukuda M,Matsumoto C,et al. Results of penetrating keratoplasty triple procedure with 25-gauge core vitrectomy. Cornea,2012,31(7):730-733.
13. Chen min,Xie L. Features of recurrence after excimer laser phototherapeutic keratectomy for anterior corneal pathologies in North China. Ophthalmology,2013,120(6):1179-1185.
14. 陆洁珍. 角膜溃疡分析与护理对策. 中国药物经济学,2013:1673-5846.
15. 王欣. 穿透性角膜移植术围术期的护理. 国际眼科杂志,2014,8(24):150.
16. 薛朝华,罗汉萍,罗婧. 异种角膜移植患者围术期心理体验的质性研究. 护理学杂志,2014.29(6):73-75.
17. 李凤鸣,谢立信. 中华眼科学[M]. 北京:人民卫生出版社,2014.
18. 孟乐. 儿童眼外伤的急救与护理[J]. 中国实用医药,2014(29):210-211.
19. 郭宇玲. 小儿眼外伤的护理[J]. 中外医疗,2008,27(10):54-55.
20. 吴端华. 眼外伤的治疗及护理[J]. 护士进修杂志,2013,28(19):1801-1802.
21. 郭峥,项道满. 先天性白内障手术的相关研究进展. 国际眼科杂志,2012,12(2):253-256.
22. 姜凌燕. 先天性白内障患儿护理体会[J]. 基层医学论坛,2011,15(4):379-380.
23. 易萍,周继梅. 先天性白内障患儿的围术期护理. 全科护理,2014,12(12):1100-1101.
24. 葛坚,赵家良,黎晓新,等. 眼科学. 北京:人民卫生出版

33

社,2013.

25. 马瑾,钟勇.儿童视神经炎的临床特点及诊治.协和医学杂志,2013,4(2):178.

26. 杜慧平.儿童视神经炎的临床特征和护理体会.中国实用神经疾病杂志,2012,15(13):86-87.

27. 刘家琦,李凤鸣.实用眼科学.第3版.北京:人民卫生出版社,2010.

28. 葛坚.眼科学.第2版.北京:人民卫生出版社,2013.

29. 刘家琦,李凤鸣.实用眼科学.第3版.北京:人民卫生出版社,2010.

30. 宋国祥.眼眶病学.北京:人民卫生出版社,2010,7:229-231.

31. 张承芳.眼底病学.北京:人民卫生出版社,2013,30:641-644.

32. 姬娜.青少年近视患儿配戴角膜塑形镜的护理.护理研究,2014,28(10):3682-3684.

33. 陈玮瑞,虞玲.系统护理在斜视矫正术中的应用效果.护理实践与研究,2013,10(13):74-75.

34. 赵堪兴.斜视弱视学.北京:人民卫生出版社,2011.

35. 范恩越,吕佳,穆珊珊.屈光不正性儿童弱视的阶段性治疗效果分析.中国斜视与小儿眼科杂志,2014,22(2):19-21.

33

第三十四章　口腔科疾病

第一节　口腔科疾病的护理

【概述】

口腔是由牙齿、颌骨、牙龈、唇、颊、舌、腭、口底及唾液腺等组织器官所组成。它们具有咀嚼、吞咽、发音和感觉等生理功能。口腔疾病主要是指口腔内的器官组织由于功能和结构的异常改变及破坏而产生的疾病。儿童口腔疾病主要分为:①儿童牙齿疾病:如龋齿、牙髓病、根尖周围炎、牙体硬组织的非龋性疾病等;②口腔黏膜病:疱疹性口炎、细菌感染性口炎、急性伪膜性念珠菌病(又称"雪口病""鹅口疮")、复发性口腔溃疡等;③唇的疾病:如口角炎、慢性唇炎、血管神经性水肿等;④舌的疾病:舌系带短、地图舌、裂纹舌、巨舌症等;⑤口腔颌面部炎症及肿瘤;⑥口腔发育畸形:唇裂、腭裂等。儿童口腔科疾病的护理就是根据儿童的生长、发育和口腔的生理解剖方面的特点,结合儿童心理、就诊行为变化,制定一套适合儿童口腔疾病治疗的护理方法、原则及临床护理操作规范。

【临床特点】

口腔疾病不仅反映在口腔系统,也可涉及全身许多器官组织,症状主要表现在口腔局部,常以疼痛、局部感染、肿大、不能吞咽、发热为主要特征。口腔疾病与全身疾病关系密切,某些口腔疾病可能成为病灶,累及远隔器官,引发心脏疾病、肾脏疾病、关节疾病等。

【护理评估】

1. 健康史　评估患儿的年龄、生长发育状况、既往健康状况、口腔内器官有无畸形,有无外伤史、药物过敏史;了解患儿的饮食、卫生等生活习惯。

2. 现病史　通过口腔检查,评估患儿主要的症状、体征,发病时间、发病原因、发病缓急。牙齿疼痛的部位、特点,牙齿的颜色等;牙龈出血,局部疾病还是全身疾病所致;口腔黏膜是否完整,有无红肿、溃疡、疱疹等症状。

3. 治疗经过　评估患儿所接受的检查及结果,如口腔检查、治疗方法、疗效及治疗后的不良反应。

4. 心理社会状况　了解患儿及家长的心理状态,对口腔疾病的认知程度,有无恐惧、焦虑等不良心理反应,了解患儿家庭生活环境、经济状况、家长对口腔卫生知识掌握的程度以及口腔卫生行为落实的情况。

【主要护理问题】

1. 焦虑与恐惧　对医院及医护人员陌生,对疾病知识、口腔检查、治疗过程的不了解以及担心预后效果差等因素所致。

2. 疼痛　牙齿龋病、外伤、口腔溃疡等因素均可引起。

3. 不合作　儿童的反抗心理、环境改变、口腔治疗产生的身体不适等因素所致。

4. 误吞、误吸异物　牙科治疗所用的器械微小,很容易脱落经口腔进入消化道或吸入气管支气管内。儿童不同于成人,自控能力差,在治疗的过程中由于患儿哭闹不合作、医师操作意外等原因所致。

5. 潜在并发症　与伤口裂开、感染有关。

6. 语言沟通障碍　与口腔疾病导致患儿张口受限有关。

7. 卫生行为缺失或不良　儿童及家长缺乏口腔卫生知识、预防知识等因素所致。

【护理措施】

1. 焦虑与恐惧的护理

口腔治疗过程复杂且用时较长,需要患儿长时间的张口,牙钻工作时的声音、局部治疗的不适容易使患儿出现情绪波动,产生紧张和恐惧等心理问题,不能积极主动地配合治疗,从而降低疗效。这主要是由于儿童年龄小、心理自控力差、疼痛耐受力低等特点导致的。家长配合医生的工作,可给予儿童稳定的情绪、愉快的心境和良好的信心,相反家长因为

34

对疾病知识、口腔检查、治疗过程的不了解以及担心预后等因素表现出过分的焦虑和恐惧,对儿童的心理行为会产生不良影响,加重儿童的恐惧心理。因此,护士应采取家庭式整体护理方式,消除患儿和家长焦虑、恐惧引起的紧张情绪。首先要以和蔼的态度,合适的语言与患儿及家长的进行交流沟通,实施心理干预。针对患儿及家长的提出的问题疑虑,耐心细致、准确、通俗易懂的语言给予解答,对于家长提出可行的合理要求尽量满足,以获得患儿和家长的信任和配合。其次,在治疗操作前,让患儿熟悉一下治疗环境,参观一下综合治疗台上的牙科手机、三用枪、口镜等工具,使其减少对医疗器械的恐惧,并引导患儿把这些工具想象成自己喜欢的各种玩具,同时还可以让患儿在手背上体验一下综合治疗台上的三用枪作业时的感觉,消除其紧张感,饶有兴趣地接受治疗。治疗时,可以让父母陪伴在身边,通过聊天、讲故事等方法,分散患儿注意力,心理上给予安慰,鼓励其对治疗的信心。同时家长也能够直接看到或参与患儿的治疗过程,减轻焦虑和恐惧。

2. 疼痛的护理 为患儿提供安静舒适的休息环境,避免不良刺激,根据患儿口腔疼痛的部位、性质、程度给予相应的护理。例如,对于牙疼的患儿,对症治疗是减轻牙齿疼痛的首要方法。操作前给家长及患儿讲述治疗操作的目的和过程,使其认识到通过治疗可以控制疼痛。治疗中尽可能让父母陪伴患儿、抚摸孩子,与其说话,转移注意力的方式来减轻治疗过程中的不适感。儿童在出牙、换牙期可伴有轻度的疼痛,这是一种正常的生理性牙痛,要注意口腔清洁卫生。拔牙、舌系带延长术后、外伤术后等患儿可以采用局部冷敷、吃冰激凌等物理方法减轻疼痛。冷敷时应注意观察患儿的面色、心率、血压。饮食采用流食或半流食避免刺激伤口减轻疼痛。术后向家长进行宣教,疼痛剧烈时遵医嘱口服止痛剂并注意观察用药后的反应。

3. 患儿不合作的护理

(1) 诊室环境应根据患儿的生理和心理发育特点布置。诊室内可挂贴一些彩色图画或小玩具,医护人员的工作服颜色及图案也可以多种多样,转移患儿的注意力,使患儿不会因为陌生的环境产生恐惧拒绝治疗。

(2) 避免使用不恰当的语言恐吓患儿。在患儿就诊过程中,对于有不配合行为的患儿不要用恐吓的话语,要和颜悦色地予以耐心引导,使其自愿地接受治疗。

(3) 对于行为塑造无效的幼儿可以采用保护性固定的方法,使用束缚板及开口器。使用时应先取

得患儿家长的同意并在使用束缚板及开口器知情同意书上签字,经家长同意后选择与患儿身高大小适宜的束缚板进行保护性约束。束缚过程中动作轻柔,切勿用力按压患儿的肢体,以免造成肌肉、关节的人为损伤或骨折。患儿治疗前应少吃或空腹,防止呕吐。治疗过程中护士应随时用吸引器吸净口中的唾液、水及碎屑等废物,严密观察患儿精神状态、呼吸,面部有无出血点、有无青紫等,如有异常症状应立即停止治疗。

(4) 实施无痛治疗新技术,为患儿提供无痛、舒适化的口腔治疗。如:口腔局部持续麻醉注射技术、全身麻醉下牙体牙髓治疗术等。

4. 误吞、误吸异物的护理 口腔治牙器械多为微小器械,治疗过程中,由于患儿哭闹不配合、医师操作意外等原因很容易发生脱落,可能会导致患儿的误吞、误吸的发生。

(1) 护士可在微小器械上如扩大针柄端拴上保险链,减少脱落的危险。

(2) 在异物落入口腔后,护士根据情况立即让患儿坐起将其吐出或由医师用镊子夹出,防止吞咽下去。

(3) 发生异物误吞误吸后,应立即通知医师停止治疗,严密观察患儿的生命体征,安抚患儿和家长,稳定情绪,根据吞入异物的部位告之家长需要采取的措施,做好心理安慰和疏导工作。误吞消化道后,对无临床症状的,可采取保守治疗。饮食上鼓励患儿多吃些韭菜、芹菜等粗纤维的食物,促进异物的自然排出,大多数可随粪便排出。误入气管支气管内立即通知相关科室的医师给予抢救治疗。

(4) 使用橡皮障隔离技术,减少异物误吞、误吸的发生。

5. 潜在并发症的护理 患儿口腔术后向家长做好宣教工作,注意观察口腔内伤口,防止碰撞,防止咬断缝合线,减少说话和张口过大,以免伤口裂开。遵照医嘱使用药物,饮食软而清淡,饭后漱口,保持口腔清洁,防止伤口感染的发生。

6. 语言沟通障碍的护理 由于口腔疾病导致患儿张口受限,因此可以采用非语言性的沟通,用纸笔或者动作手势,跟患儿进行沟通,并且鼓励患儿用姿势或者动作表达自己的想法。与患儿进行交流的时候要用简洁、形象生动的话语进行,可以提问一些简单的句子,让患儿用点头或者摇头来回答。尽量让患儿的父母陪伴,了解患儿的想法,更好地配合医师的治疗。

7. 卫生行为缺失或不良的护理 向家长或患儿讲解疾病的原因、危害以及预防。纠正患儿的不良

卫生习惯,培养儿童从小要有良好的口腔卫生行为。

【健康教育】

1. 嘱咐家长及患儿治疗后按照医嘱定期复查,出现不适随时就诊。

2. 向家长进行口腔疾病相关知识的预防宣教,告之家长婴儿从出牙后就要刷牙,掌握正确的刷牙方法、时间、次数,定期为患儿进行口腔检查,3 个月或 6 个月左右进行一次,及早发现问题及早治疗。

3. 培养良好的口腔卫生习惯和饮食习惯,预防口腔疾病的发生。同时保护好患儿的人身安全,防止口腔意外伤害的发生。

【护理评价】

患儿及家长焦虑与恐惧的情绪消除;患儿疼痛感减轻;患儿可以配合医师的治疗;患儿未发生误吞误吸异物;患儿未发生口腔内伤口裂开或感染;患儿未发生语言沟通障碍;患儿及家长掌握了口腔疾病的防治、预防,基本建立了良好的卫生习惯及行为。

（战玲　曲斌）

第二节　龋　齿

【概述】

龋齿(dentalcaries)是在以细菌为主的多种因素的影响下,牙体硬组织发生的一种局限性、慢性、进行性破坏的疾病,是儿童最常见的一种口腔疾病,俗称"虫牙"。2005 年第三次全国口腔健康流行病学调查结果:5 岁儿童乳牙患龋率为 66%,12 岁儿童恒牙患龋率为 29%。龋齿是细菌性疾病,它可以继发牙髓炎和根尖周炎,甚至引起颌面部感染。龋齿的继发感染可以形成病灶,导致或加重关节炎、心内膜炎、慢性肾炎等全身疾病。儿童龋齿可分为乳牙龋齿和年轻恒牙龋齿。

【临床特点】

龋齿是多因素疾病,主要包括细菌、食物、宿主和时间等,相互关联,缺一不可。乳牙与恒牙相比,患龋率高,发病早。在同一个口腔内多个牙齿,多个牙面可以同时出现,具有广泛性。这与乳牙的解剖形态、组织结构、矿化程度及环境等因素有关。临床表现为牙体颜色的改变,釉质面出现褐色或黑褐色斑点,龋洞形成,刺激敏感,疼痛等;龋病的发生以上颌切牙、下颌乳磨牙多见;患儿自觉症状不明显,龋齿发展成牙髓炎或根尖炎有疼痛或肿胀时才来就诊。乳牙龋病的分类除了临床上常用的按龋蚀波及的深度分为浅、中、深外,还有一些特殊类型如低龄儿童龋、猛性龋(猖獗龋)等。

1. 低龄儿童龋(early childhood caries)　指小于 6 岁的儿童乳牙出现龋齿。具有典型的临床特征。龋病首先涉及上前牙,以后逐渐波及上下第一、第二乳磨牙及尖牙,而下切牙一般不受影响(图 34-2-1,图 34-2-2)。喂养龋(奶瓶龋)是低龄儿童龋的一种,主要是由于不良的喂养习惯所致。包括含奶瓶入睡、牙齿萌出后夜间喂奶且喂奶后不漱口、延长母乳或奶瓶喂养时间、过多饮用含糖饮料等。

2. 猛性龋(猖獗龋)　突然发生、涉及牙位广泛,

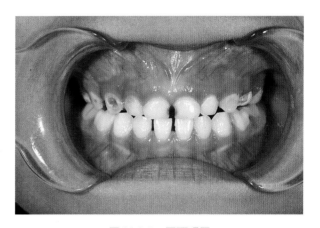

图 34-2-1　唇面观图
低龄儿童龋,波及乳上切牙

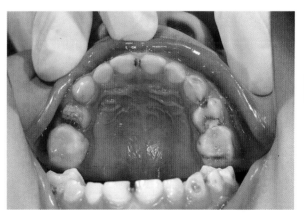

图 34-2-2　颌面观图
低龄儿童龋,波及第一、第二乳磨牙及尖牙

迅速地形成龋洞,早期波及牙髓,常常发生在不易患龋的牙位和牙面上,多发生在喜好食用含糖量高的饮食又不注意口腔卫生的幼儿。严重的乳牙釉质发育不全也是导致猖獗龋的重要病因。

【治疗原则】

龋齿治疗可分为药物治疗和修复性治疗。目前

34

临床上主要采用修复性方法治疗。由于患儿乳牙的特点和年龄的要求,所以一般治疗方法上应简单有效,操作时间短,能终止龋损的发展,恢复咬合和咀嚼功能,使乳牙维持到替换期即可。药物治疗是通过使用化学药物预防、处理并终止早期龋损的一种方法,不能恢复牙体的外形,现在常用于预防龋齿治疗。

【护理评估】

1. 评估患儿生长发育状况、有无其他疾病、遗传病史及家族史。口腔卫生习惯,喂养方式、饮食习惯等等。评估患儿口腔内牙齿患龋病的情况以及牙齿的数目、排列情况。

2. 辅助检查 牙齿 X 线摄片检查,可以了解龋洞深度与牙髓腔的关系、牙根的情况等。

3. 评估患儿和家长对龋齿治疗的恐惧程度、治疗费用的经济承受能力以及治疗效果的期望值。

【护理措施】

1. 修复术前 护士可以和患儿谈一些与治疗无关但患儿又感兴趣的问题,然后把患儿领到椅位上,可以让其摸一摸牙科手机,熟悉一下治疗时发出的声音,让患儿放松紧张的情绪。根据治疗要求调整椅位,使患儿感到舒适。

2. 修复术中 护士应严密观察患儿的精神状态、面部颜色以及有无呛咳,在医师使用高速手机治疗时应固定住患儿的头部,以免发生备洞穿髓或黏膜损伤等意外伤害。另外,护士应及时吸净患儿口腔内的唾液、水雾、碎屑,保持操作视野清晰,缩短治疗时间。

3. 修复术后 根据患儿治疗所充填的材料,告知患儿及家长术后的注意事项。某些药物充填后可能会有轻微的疼痛,1～2 天后疼痛逐渐消失,属于正常的术后反应,如果疼痛不减轻反而进一步加重,应随时就诊。嘱咐患儿及家长 3～6 个月定期复查。

4. 心理护理 患儿对牙齿治疗有严重的恐惧心理,因此医护人员要热情接待患儿与家长,以良好的态度、和蔼的表情与患儿及家长进行交流,耐心向患儿及家长解释病情,介绍治疗方法及其注意事项,与患者及家长建立良好的信任关系,消除或减轻患儿对治疗的焦虑恐惧心理,提高患儿治疗的依从性,能够配合医师完成治疗。

【健康教育】

1. 宣传预防龋病的知识,提高防龋意识 在候诊区进行丰富多彩的健康宣教活动:如利用多媒体播放相关知识的动画片、护士利用牙齿模型进行正确刷牙模拟指导、小讲课及分发口腔健康知识宣传册等。使儿童从小养成口腔卫生习惯、良好的生活方式。

2. 合理饮食 控制含蔗糖多的饮食和饮料,教育孩子少吃零食、不偏食,鼓励多吃蔬菜等富含纤维的食物。培养儿童良好的饮食习惯,纠正婴幼儿含着奶瓶、喝着牛奶或果汁入睡的不良习惯。

3. 保持口腔卫生 龋齿修复后病情虽然得以控制,但是如果仍不注意口腔卫生,龋齿仍然可以发生。保持口腔卫生,减少或消除牙菌斑,是预防龋齿的关键。漱口和刷牙是最简单,也是最有效的方法。小婴儿从第一颗乳牙萌出开始可由家长用湿润的纱布或指套牙刷轻轻清洁牙齿和按摩牙龈。幼儿从 3 岁起就应该开始学习刷牙,饭后漱口。至少早晚各刷 1 次,保证有效刷牙,时间不少于 3 分钟。不可在睡前食用甜食或饮料,睡眠时,口腔静止,唾液分泌减少,更适于细菌繁殖而发生龋齿,因此睡前刷牙尤为重要。刷牙要使用正确的方法:"下牙由下往上刷,上牙由上往下刷,里里外外都刷到,咬合面上来回刷。"另外,应该特别注意牙刷的选择,不同年龄的儿童应选用与年龄相符合的儿童保健牙刷,不宜选用成人牙刷。

4. 采取措施预防龋齿 对于龋病易感患儿可以使用含适量氟的牙膏刷牙。还可以在医师的指导下进行氟化物涂牙、窝沟封闭等预防性治疗。

5. 定期口腔检查 增强患儿及家长口腔卫生保健意识,专家建议学龄前儿童每 3 个月、学龄儿童每 6 个月到正规医院的口腔科进行一次口腔检查。做到有病早治,无病早防,从而降低龋齿的发病率,以确保儿童牙齿及身体的健康。

(战玲 曲斌)

第三节 牙 髓 炎

【概述】

牙髓炎(pulpitis)是指发生于牙髓组织的炎性病变。牙髓是主要包含神经血管的疏松结缔组织,位于牙齿内部的牙髓腔内。深龋、楔状缺损等牙体硬组织疾病如不能得到及时有效地控制和治疗,均可引发牙髓炎,是口腔中常见的疾病之一。牙髓炎分为两类:一类为急性牙髓炎,可由牙髓充血发展而来,也可由慢性牙髓炎急性发作而来。第二类为慢性牙髓炎,临床上最常见,症状不典型,有些病例可没有自发性痛。若急性炎症的渗出物得到引流,但炎症未能彻底消除时,也可转化为慢性炎症。反之,若机体抵抗力减低,或局部引流不畅,慢性牙髓炎又会转化为急性牙髓炎,即慢性牙髓炎急性发作。儿童牙髓病学包括乳牙牙髓病和年轻恒牙牙髓病。

【临床特点】

1. 乳牙牙髓炎(pulpitis of primary teeth)早期症状不明显,这是由于儿童乳牙的组织结构和生理解剖特点决定,乳牙牙髓的神经系统发育不完善,反应不敏感,加上儿童语言表达鉴别能力差所决定。临床上没有自发痛病史不能说明牙髓没有炎症,出现自发痛说明牙髓有广泛炎症,甚至牙髓已经坏死。

2. 由于乳牙硬组织薄,牙本质小管粗大,渗透性强,龋洞中的细菌及其毒素可通过牙本质小管侵犯牙髓,临床上以慢性闭锁性牙髓炎多见。慢性闭锁性牙髓炎是指无明显的自发痛或有偶发的钝痛。

3. 牙髓感染时牙龈处可出现脓肿或瘘管。

4. 年轻恒牙牙髓炎(young permanent teeth with pulpitis)刚萌出的年轻恒牙釉质和牙本质矿化度低,髓腔大,髓角高,龋病进展迅速而波及牙髓。年轻恒牙牙髓细胞成分多,血运丰富,修复能力强,是保存活髓治疗的有利因素。

5. 临床上乳牙牙髓炎和年轻恒牙牙髓炎多为慢性过程,出现急性症状时,常为慢性炎症急性发作。

【治疗原则】

消除炎症,尽可能地保存生活牙髓或保存患牙。根据患儿的病情采取不同的治疗方法包括直接盖髓术、活髓切断术及根管治疗术等。

【护理评估】

1. 评估患儿口腔牙齿发育状况,有无龋病,患牙有无受到创伤、物理及化学刺激。牙髓炎发病的诱因、主要症状及病情发展,有无剧烈疼痛或牙龈根尖脓肿。患儿的饮食习惯及口腔健康状况。

2. 评估术前拍摄 X 线牙片结果,了解根尖的发育和吸收情况,确定根管治疗的方法。

3. 评估患儿和家长对牙髓炎发生的原因、治疗方法、护理及预防的认知程度。

【护理措施】

1. 术前护理　护士可以和患儿谈一些与治疗无关但患儿又感兴趣的问题,然后把患儿领到椅位上,采用 TELL-SHOW-DO(讲-示-作)措施,进行演示。把牙科专业用语形象化、儿童化,将口镜说成是照射牙齿的小镜子;探针是抓虫子的小钩子;水枪比作淋浴器是给牙洗澡等等,让患儿放松紧张恐惧的情绪。根据治疗调整椅位,使儿感到舒适。

2. 术中护理

(1) 疼痛的护理:护士应用亲切的话语告诉患儿,在牙髓炎治疗时,扩大根管是根管治疗的必要步骤,这时牙髓已经坏死,扩大根管时偶尔碰到一些残髓也只是轻微的疼痛,可以忍受。鼓励孩子勇敢些,并进行适当安抚。同时应配合医师及时吸净口腔内唾液、水雾、碎屑,保持操作视野清晰,缩短治疗时间,减轻患儿疼痛。

(2) 不合作患儿的护理:对于某些不合作的患儿,让其观看合作儿童的治疗情况,再由合作的患儿讲述自己的感受和体会,这样可以激发其自尊心,树立信心,达到配合治疗的目的。由于患儿年龄的差异,很多年龄小的患儿无法配合治疗,需要束缚治疗,并且口中要放置开口器。对于束缚治疗的患儿,束缚前应摘掉项链等饰品,防止在治疗过程中由于患儿头部晃动,饰品勒住患儿的颈部引起窒息。束缚过程中,护士动作轻柔,不可用力过猛按压患儿的四肢,防止骨折的发生。应严密观察患儿的精神、呼吸及面色有无改变,固定住患儿的头部,防止头部突然的摆动造成牙科钻针划伤。与医师配合默契,把器械、材料和药品迅速、平稳、熟练、准确地传递到医师手中,加快操作步骤,缩短治疗时间。使用吸引器管操作时,应注意吸引器管在口内放置的部位且头部不可紧贴黏膜,防止黏膜被吸引器管头部吸住,造成黏膜组织损伤。

(3) 术后护理:对治疗中表现好的患儿进行卡通贴画等小物质奖励。告知患儿及家长牙体进行药物充填后 30 分钟内不要进食,以减少局部疼痛。药物充填后可能会有轻微的疼痛,1～2 天后消失。如果疼痛不减轻进一步加重,应随时就诊。当患儿自觉口内有暂封药的味道时,可适当漱口减轻。根据龋齿修复使用材料不同,修补后要求不同。使用复合树脂修补后,患儿的饮食无特殊要求。使用玻璃离子材料修补后,因材料完全硬固需要一定的时间,24 小时内患侧牙齿不要咬硬的食物。

3. 心理护理　患儿对牙齿治疗有严重的恐惧心理,因此医护人员要热情接待患儿与家长,以良好的态度、和蔼的表情与患儿及家长进行交流,耐心向患儿及家长解释病情,介绍治疗方法及其注意事项,与患者及家长建立良好的信任关系,消除或减轻患儿对治疗的焦虑恐惧心理,说服患儿接受治疗并且能够配合医师完成治疗。

【健康教育】

1. 健康宣传　向患儿及家长讲解牙髓炎的发病原因、治疗方法和目的,提高人们的口腔卫生保健意识。在候诊区进行丰富多彩的健康宣教活动,如利

34

用多媒体播放相关知识的动画片、牙齿模型上的刷牙方法模拟指导、分发小册子、口头宣教等。使儿童从小养成良好的口腔卫生习惯和良好的生活方式。

2. 合理饮食 控制含蔗糖多的饮食和饮料,教育孩子少吃零食、不偏食,鼓励多吃蔬菜等富含纤维的食物。培养儿童良好的饮食习惯,纠正婴幼儿含着奶瓶、喝着牛奶或果汁入睡的不良习惯。

3. 保持口腔卫生 保持口腔清洁,饭后漱口,每天至少刷牙2次,早晚各一次。必要时用牙线清洁,注意口腔卫生。定期口腔检查,按时门诊复诊,发生龋齿及时治疗,防止牙髓炎的发生。

(战玲　曲斌)

第四节　细菌感染性口炎

【概述】

细菌感染性口炎(coccigenic stomatitis)是儿科常见病。主要是由链球菌、金黄色葡萄球菌、肺炎球菌等感染引起的口腔黏膜炎症,以婴幼儿多见。在急性感染、长期腹泻等机体抵抗力降低时易发生。临床表现主要有假膜,故又称膜性口炎。

【临床特点】

小儿细菌性口炎可发生在口腔黏膜的各个部位,以舌、唇内、颊黏膜多见,也可蔓延到唇及咽喉部。初起时口腔黏膜充血水肿,继之出现大小不等的糜烂或溃疡,在溃疡或糜烂的表面覆盖着一层灰白色或黄褐色假膜,假膜特点是较厚而微突出黏膜表面,致密而光滑,擦去假膜可见溢血的糜烂面,周围黏膜充血水肿。患儿临床表现为唾液增多、局部疼痛、拒食、烦躁不安、发热、下颌下淋巴结肿大等。轻症患儿约一周左右体温恢复正常,溃疡逐渐痊愈,严重者可出现脱水和酸中毒。实验室检查涂片染色可见大量细菌,血液检查显示白细胞总数和中性粒细胞增多。

【治疗原则】

1. 控制感染 可给予抗生素和磺胺类药物,必要时做药物敏感实验,针对性选用抗生素。

2. 一般治疗 患儿要多休息,多饮水,适当补充维生素C及B族维生素。

3. 中药治疗 可选用清热解毒的药物,如银翘散、导赤丹、清胃散和清瘟败毒饮等药物。

4. 局部用药

(1)消炎防腐:1%聚维酮碘溶液或0.05%氯己定溶液含漱。

(2)表皮愈合:2.5%金霉素鱼肝油涂抹。

【护理评估】

1. 评估患儿整体精神状况、营养状态及生命体征,评估局部口腔黏膜受损情况,包括溃烂程度、受损面积、有无疼痛等。

2. 评估患儿用药后局部黏膜的治疗疗效及不良反应。

3. 评估患儿家长对本病的认识程度及对口腔卫生保健知识的掌握程度。

【护理措施】

1. 出血护理 观察患儿口腔黏膜水肿、充血及出血程度。一旦出血,应密切观察并记录出血的部位、出血量及发生时间。对于凝血功能异常的患儿应注意操作时动作轻柔,避免刺激口腔黏膜损伤造成出血加重。

2. 用药护理 正确合理用药,涂药前30分钟不能进食,防止呕吐;涂药时动作均匀、轻柔,避免造成口腔黏膜的刺激和损伤;涂药后5分钟内不能漱口、饮水或进食,以便局部用药达到治疗效果。

3. 发热护理 患儿体温升高、拒食与啼哭不安等症状较为多见。密切监测患儿生命体征。降温方法分为物理降温和药物降温。物理降温包括:冰袋降温、温水擦浴。药物降温包括口服布洛芬、对乙酰氨基酚、注射赖氨酸阿司匹林等。降温过程中密切观察患儿,避免体温骤降引起虚脱。对心功能正常的患儿嘱其多饮水。出汗后,及时为患儿擦洗,必要时更换衣裤。

4. 预防感染 密切监测体温、血象变化,及时发现感染的早期表现,及时报告医师处理。保持口腔卫生清洁,按时为患儿做口腔护理,遵医嘱给予治疗预防感染。

5. 心理护理 做好患儿家长的心理护理工作至关重要。应根据患儿家长的文化知识水平及接受能力进行宣教,包括疾病护理及用药知识的护理等,满足家长的需求,促使家长积极配合治疗及护理工作。

【健康教育】

1. 饮食指导 进食清淡、高维生素、易消化吸收的温凉流质或半流质食物为宜。给予足够水分。禁食刺激性食物。饮食营养丰富,以提高机体的免疫力。

2. 休息与活动 避免剧烈哭闹。保持良好的生活习惯,饮食、睡眠有规律。尽量少到人多、闭塞的地方,避免感染。

3. 用药指导 向患儿家属解释用药治疗的方法、目的及意义。注意口腔卫生,遵医嘱按时用药。

4. 消毒隔离指导 居室定时开窗通风。婴幼儿进食的餐具清洗干净后再蒸10~15分钟。

（战玲 曲斌）

第五节 鹅 口 疮

【概述】

鹅口疮(thrush)是由白色念珠菌感染引起的口腔真菌病,又称雪口病,是一种常见的口腔黏膜病。长期使用广谱抗生素、糖皮质激素及免疫抑制剂等药物的HIV感染者、免疫缺陷者等容易发病。但以新生儿和6个月以内的婴儿最多见。

【临床特点】

婴幼儿多表现为假膜型,好发于唇、舌、颊、软腭与硬腭等黏膜,若不及时治疗,任其扩展,假膜可蔓延至咽喉部。最初,受损黏膜充血、水肿,随后表面出现散在的凝乳状斑点,并逐渐扩大而相互融合,形成色白微凸的片状假膜。假膜由纤维蛋白、脱落的上皮细胞、炎症细胞等构成,内含菌丛,假膜与黏膜粘连,若强行剥离假膜,则露出黏膜的出血创面。患儿全身反应多不明显,部分婴儿可有低热、流涎等症状(图34-5-1、图34-5-2)。

【治疗原则】

1. 局部消炎防腐制剂 2%~4%碳酸氢钠溶液或0.02%氯己定溶液含漱。婴幼儿可用溶液轻擦患儿口腔。

2. 抗真菌剂 5万~10万U/ml制霉菌素局部涂抹。

【护理评估】

1. 评估患儿主要的症状、体征,患儿是否有发热。发病时间、诱因、发病缓急。评估患儿口腔黏膜

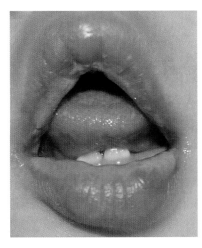

图 34-5-1 鹅口疮

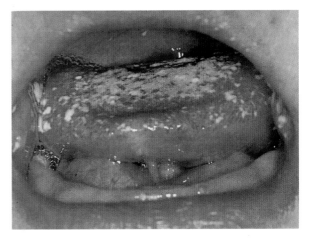

图 34-5-2 鹅口疮

受损情况,包括溃烂程度、受损面积、有无疼痛。

2. 评估患儿及家长对口腔卫生知识的了解程度,对鹅口疮疾病知识的了解。

【护理措施】

1. 出血护理 密切观察患儿口腔黏膜充血、水肿程度,有无出血创面,是否出现散在的凝乳状斑点并逐渐扩大而相互融合的情况。患儿口腔黏膜出现出血时,应密切观察并记录出血的部位、出血量及发生时间。对于凝血异常的患儿应注意,操作时要动作轻柔,避免过度刺激损伤造成出血加重。

2. 预防感染 保持口腔卫生清洁,按时为患儿做口腔护理。奶瓶、奶嘴彻底消毒。母乳喂养时,妈妈的奶头要清洗干净。注意手卫生,避免交叉感染。制止婴幼儿咬手指,咬玩具,以免把细菌、霉菌带入口腔,引起感染。密切监测体温、血象变化,及时发现感染的早期表现。患儿全身反应多不明显,部分婴儿体温有升高、拒食或啼哭不安等症状。发现异常时,报告医师及时处理。遵医嘱给予物理降温或药物降温。

3. 用药护理 为了局部用药达到治疗效果,涂药前后不能进食,以免影响药物的吸收效果。涂药时动作均匀、轻柔,避免对口腔黏膜的刺激和损伤。

4. 饮食护理 宜食清淡、高维生素、易消化的温凉流质或半流质食物,给予足够水分,禁刺激性食物。

34

5. 心理护理 由于鹅口疮多发生于新生儿和6个月以内的患儿,因此做好患儿家长的心理护理工作至关重要。应根据患儿家长的文化知识水平及接受能力进行宣教。包括:疾病护理及用药知识的护理。满足家长的需求,促使家长积极配合治疗及护理工作。

【健康教育】

1. 饮食指导 见本章第四节细菌感染性口炎。

2. 休息与活动 见本章第四节细菌感染性口炎。

3. 皮肤护理 患儿口水易刺激皮肤,可用软纸巾轻轻擦拭后涂上护肤霜。保持皮肤清洁、干燥,避免引起湿疹或糜烂。

4. 用药指导 向患儿家属解释用药治疗的方法、目的及意义。注意口腔卫生,遵医嘱按时用药。

5. 消毒隔离指导 定时开窗通风,接触患儿前后要做好手卫生,哺乳期的母亲在喂奶前应用温水清洗乳晕和乳头,应经常洗澡、换内衣、剪指甲。奶具及餐具每次使用后彻底消毒,做到专人专用。

(战玲　曲斌)

第六节　舌系带过短

【概述】

舌系带为舌下区黏膜在中线形成的连接舌下与齿槽的一条系带。正常情况下,在舌的发育过程中,系带逐渐向舌根部退缩,远离舌尖。在少数发育不正常时,舌系带系膜没有退缩附着在近舌尖部位限制舌的运动,称为舌系带过短(tongue tie or anky-loglossia)。舌系带过短,是一种先天性发育异常,俗称"大舌头"(图34-6-1)。

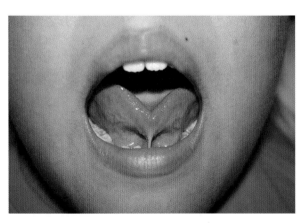

图 34-6-1　舌系带过短

【临床特点】

舌系带过短的患儿,舌的前伸或上抬运动受限,舌不能伸至下唇外侧,舌尖部则呈"V"型"W"型,常造成吸吮困难或者在哺乳时由于舌前伸时系带与下前牙切端摩擦发生创伤性溃疡。由于舌尖不能抵达前腭部,导致患儿某些字、词吐字不清。

【治疗原则】

舌系带过短可通过手术治疗。临床上有2种手术方法:单纯剪开成形术和激光手术治疗。目前临床上主要采用的是激光手术疗法,激光手术安全、简单、快速,术中可以有效止血,创伤小,一般情况下无须缝合。

【护理评估】

1. 评估患儿舌系带过短的临床表现,有无吸吮和语言障碍、有无造成溃疡。

2. 评估患儿检查及结果,血常规及凝血三项的情况。

3. 评估患儿和家长对舌系带过短发生的原因、治疗方法、护理的认知程度。

【护理措施】

1. 术前护理 患儿及家长对医院环境感到陌生,会有些紧张焦虑的情绪。护士应及时与患儿和家长进行沟通交流,倾听他们的诉求,做好宣教,讲解激光手术的过程及优越性,增加家长对手术的了解和对医务人员的信任,减少紧张焦虑情绪。与患儿进行沟通时语言及语调尽量儿童化,态度温和可亲,多聊一些患儿感兴趣的话题,减轻患儿的心理畏惧,提高患儿手术的依从性。术前保持口腔清洁。

2. 术中护理

(1) 进行激光治疗时医务人员和患儿应佩戴护目镜防止损伤眼睛。

(2) 束缚板护理:舌系带过短手术的患儿由于年龄小,大多数不能配合治疗,需要束缚治疗。根据患儿的年龄、身高,选择适合患儿大小的束缚板,束缚过程中护士动作轻柔,切勿用力按压患儿的肢体,以免造成肌肉、关节的人为损伤或骨折。手术过程中要安抚患儿情绪,防止意外伤害。

(3) 术中配合:医师牵拉口角,固定好开口器,及时吸净唾液,协助充分暴露术区。密切配合医师操作,缩短手术治疗时间。

(4) 心理护理:术中应严密观察患儿的生命体征,多与患儿沟通交流,话语轻柔,安抚患儿情绪,减少患儿的哭闹,使手术顺利完成。

3. 术后一般护理

（1）出血的护理：门诊手术后留观 30 分钟，尽量使患儿保持安静避免哭闹，观察有无出血情况，有出血时应立即通知医师进行处理。应向患儿及家长交代，术后当天可以给予少量的冷饮或其他温凉的流食，以减轻局部可能出现的疼痛、肿胀和少量的出血。

（2）疼痛护理：嘱患儿及家长对于术后出现的轻微疼痛不必惊慌，多安慰陪伴患儿，可以通过交流、玩耍等方法转移患儿的注意力来减轻疼痛，但是如果出现明显的疼痛、肿胀、出血时需及时就诊。

（3）预防感染：注意观察患儿口腔内伤口情况，保持口腔清洁。由于舌下有伤口，患儿每次进食后要多饮水，以便及时将悬挂在伤口的食物残渣冲洗干净。也可使用漱口水含漱，每天饭后及睡前使用，连用 3~5 天。对于伤口创面较大患儿，遵医嘱使用重组人表皮生长因子等药物喷于伤口，促进愈合，预防感染的发生。

（4）并发症的护理：患儿术后应尽早做伸舌运动，以免伤口粘连。个别词发音不清楚的，及早给予语音训练，改善患儿的发音情况。

【健康教育】

指导患儿及家长了解舌系带过短疾病的相关知识，积极配合手术治疗；指导家长做好患儿的口腔卫生，保持口腔清洁，避免伤口感染的发生；告知家长给患儿用药前洗净双手；按时门诊复诊，如术后出现异常及时就诊；指导患儿术后多做伸、卷舌动作，以免伤口再次粘连；语言障碍者术后尽早进行语音训练。

（战玲　曲斌）

第七节　语 音 训 练

【概述】

语音训练（speech training）是指用标准音（普通话）的发音方式纠正不良发音习惯，用普通话的语音系统进行语音训练，使患儿掌握普通话的发音，也叫正音治疗。人的发音系统是由呼吸装置（肺和气管）、发声装置（声门和喉）、控声及共鸣装置（胸腔、咽、鼻腔、鼻窦、口腔、腭、齿、舌、唇）三个部分共同构成。语音是由人的发音器官的活动而发出来的声音。语音障碍分为器质性语音障碍和功能性语音障碍两大类。腭裂语音属器质性语音障碍，腭裂的发病率高达 1.82‰，占先天性畸形的第二位，且呈上升趋势。功能性语音障碍（functional articulation disorder，FAD）指不存在任何运动障碍、听力障碍和形态异常的情况下，患者的语音清晰度却低于正常（96%），发音器官及附属结构正常，患者说话不清。国内调查表明，功能性语音障碍的发病率为 1%~4%，其主要发生于儿童。不同原因造成的患儿语音障碍导致患儿社会情绪及心理问题，直接影响到患儿交往，给患儿身心和家庭带来不良影响。规范的个性化语音训练对于患者纠正异常发音、提高语音清晰度、缩短治疗时间具有非常重要的临床意义。

【临床特点】

语音训练是一项综合性很强的语言治疗方法，其成功与否涉及众多因素，如患儿术后腭咽闭合程度、年龄、听力、智力以及心理状况、家长配合度、周围语音环境等都对语音训练有重要影响。功能性语音障碍指不存在任何运动障碍、听力障碍和形态异常的情况下，患者的语音清晰度却低于正常（96%），发音器官及附属结构正常，患者说话不清，令人费解。临床表现为：发音困难、表达不清、语言不流利或口吃等。如把"哥哥"说成"呃呃"等。器质性语音障碍即腭裂语音，其临床表现为：声音共振异常，如过高（低）鼻音、鼻漏气、辅音清晰度降低及代偿性发音等，如把"bàbà"叫成"màmà"等。不同类型的语音障碍严重影响着患儿的生活及社会交往。患儿的性格变得急躁，或者自卑、抑郁等。语音训练是患儿恢复正确语音的唯一有效途径。

【语音训练原则】

由于患儿的语音障碍是由不同的原因造成，所以每位患儿采用的语音训练方法也是不同的。根据患儿年龄、语龄及儿童语音发育的规律制订相应个性化的训练计划和方案，加以实施、授课。在语音训练过程中，采取反馈法（视觉反馈、听觉反馈、触觉反馈等）及灵活多样的训练方式（常规训练、强化训练及间断训练等），能够取得较好的语音临床效果。适时和有效的专业性语音训练，是治疗语音障碍的重要措施。

【护理评估】

1. 评估患儿　评估患儿口腔运动功能、口腔结构功能，评估患儿的理解认知及配合能力。

2. 评估语音治疗训练条件　腭咽闭合是否良好，是否牙列缺失、腭瘘。

3. 评估语音训练时机的选择

（1）评估年龄：功能性语音障碍的患儿一般认

34

为4~6岁是语音训练的最佳年龄。主要看患儿与语音师配合程度、训练年龄指征可以调整。

（2）评估时机：腭裂手术后前2个月进行功能方面训练,第3个月开始进行语音训练,因为此时腭部功能开始恢复。

4. 评估腭裂语音

（1）主管评估：

1）耳测法：语音师与患儿进行对话交流或聆听患者阅读等来进行判听。

2）冷镜实验：用一面镜子放在患者鼻与上唇之间,嘱咐患儿发爆破音、摩擦音和塞擦音,观察有无气流从鼻孔漏出。

3）鼻孔-听管评价：塑料管一端放置于患儿一侧鼻孔,另一端开口正对评价者耳朵,当患者发音有漏气时,评价者能够感觉或听到。

（2）客观评价：X线影像检查、鼻咽纤维镜、鼻音计仪、频谱分析仪、计算机语音工作站等进行评估。

5. 评估患儿语音的清晰度　可以根据语音清晰度检测表进行检测。

6. 评估家长的文化水平、配合能力。

【语音训练措施】

1. 目标了解家长需求,恢复语音障碍患儿的正常语音。

2. 实施语音训练治疗方案

（1）环境：布置教室,生动活泼,寓教于乐。

（2）根据每位患儿的年龄及其临床表现,使用"汉语语音清晰度测试字表"录音,对录音结果进行分析,制订出个性化的语音训练治疗方案。指导患儿掌握语音声母学特点,知晓其发音部位、发音方法及特点(图34-7-1)。

3. 腭咽闭合的功能训练

（1）训练软腭功能：

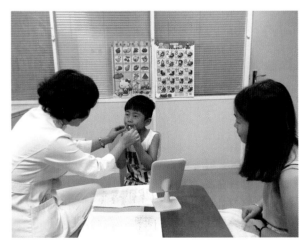

图34-7-1　语音训练

1）软腭按摩,使瘢痕软化;同时作干呕、打呵欠和高声发/a/音和/i/音,以训练软腭的抬升运动。

2）呼气节制练习,包括吸气、呼气动作,吹气球、口琴及屏气鼓腮,以提高患儿腭咽闭合功能,锻炼唇舌肌肉和下颌在发音过程中的协调性,为获得正常清晰的语音创造有利条件。

3）增加软腭运动,如做含漱、吞咽动作,并反复练习。

（2）增加空气压力：

1）将空气缓慢吸入口腔后闭紧双唇,使口腔的压力增至最大,用双手快速挤压脸颊将气流喷出,如口腔内气流部分从鼻腔逸出,表示腭咽闭合功能尚未完全建立,练习时需堵塞双侧鼻孔直到腭咽闭合完全,每天练习3次,每次5~10分钟。

2）做吹气球、吹水泡、吹蜡烛的动作练习。

4. 加强唇舌运动功能训练　嘱患儿对镜练习舌尖交替抵上下龈缘、舌体左右外伸、嘬嘴和咧嘴交替练习等,以增加唇舌的灵活度。

5. 正确构音练习　对于相同发音部位的语音,如舌尖音(d,t,z)、舌尖后音(sh,ch,zh,r)、舌面音(j,q,x)、舌根音(g,k,h)等,可以先学会其中一个发音,然后再解决其他的发音。训练时仔细观察患儿发音的表情,认真辨听,纠正错误。训练后根据语音清晰度表对患儿再次进行录音评估。

6. 训练原则　语音训练应遵循从易到难、从简单到复杂、循序渐进的原则。先训练腭咽闭合、呼气控制、唇肌、舌肌运动等功能,再进行发音训练。发音训练的顺序是从音素→音节→词组→句子→融入生活交流。

7. 训练方法　常用诱导法、拼音法、归类法等。

8. 训练方式多样性　常规训练、强化训练、间断训练等。

9. 评价　循序渐进,方法灵活,对患儿所训练的内容进行定期评价,适时调整训练,落实目标,实现语音治疗效果。

10. 心理护理　与家长及患儿进行沟通,告诉家长对患儿应有一个合理要求的期待,避免操之过急,患儿在短时间内不花力气训练就有明显改善是不现实的,一定要有耐心。勿将过多的压力带给孩子,使其产生不良情绪。多鼓励患儿,认真练习,对患儿的进步要及时给予表扬,共同努力,持之以恒。

【健康教育】

1. 向家长讲解语音训练对语音障碍的患儿干预的重要性。

2. 取得患儿及家长的配合,教会家长掌握科学语音治疗一些方法和技巧,回家后反复教患儿正常发音,纠正不良的发音习惯。

3. 指导家长在家里为患儿提供一个安静、温馨的学习环境,备好教具,如棉棍、小镜子等,进行课下辅导。

4. 语音治疗期间,每周复诊一次,学习新知识,巩固旧知识,以提高语音治疗效果。

5. 复诊时检查课下作业完成情况,如有偏差,及时予以纠正。

6. 指导家长及时发现患儿生长发育过程中语音表达方面出现的问题,尽早到医院进行检查和治疗。

(战玲 曲斌)

参考文献

1. 江载芳,申昆玲,沈颖. 诸福棠实用儿科学. 第 8 版. 北京:人民卫生出版社,2015.
2. 葛立宏. 儿童口腔医学. 第 4 版. 北京:人民卫生出版社,2012.
3. 赵佛容,李秀娥,邓立楠. 口腔科护理手册. 北京:科学出版社,2011.
4. 董艳丽. 实用临床口腔诊疗及护理. 上海:上海交通大学出版社,2014.
5. 王松灵,程斌. 口腔医学. 北京:北京大学医学出版社,2013.
6. 李秀娥,王春丽. 实用口腔护理技术. 北京:人民卫生出版社,2016.
7. 刘淑贤,李秀娥. 眼耳鼻喉口腔科护理学. 北京:北京大学医学出版社,2016.
8. 徐锦程. 口腔科疾病防治康复指导. 北京:人民军医出版社,2013.
9. 葛立宏. 儿童口腔医学. 第 2 版. 北京:北京大学医学出版社,2013.12.
10. 陈谦明,刘宏伟,孙正,等. 口腔黏膜病学. 第 3 版. 北京:人民卫生出版社,2010.
11. 周红梅,周刚,周威,等. 口腔黏膜病药物治疗精解. 北京:人民卫生出版社,2010.
12. 何梦雪,沈南平,吴娜. 儿童化疗相关口炎防治和护理的 Meta 分析. 护理学杂志,2015,30(17):94-97.
13. 李喜红,牛志英,成爱武. 中西医结合治疗球菌性口炎 72 例. 中医研究,2007,20(7):34-36.
14. 陈谦明,刘宏伟,孙正,等. 口腔黏膜病学. 第 3 版. 北京:人民卫生出版社,2010.
15. 叶宁,张晓玲,黄群. 新生儿鹅口疮的相关影响因素研究. 口腔医学研究,2011,27(6):492-494.
16. 赵强. 口腔激光疗法. 北京:人民卫生出版社,2016.
17. 冯岩,陈新,冉岸,等. Er:YAG 激光治疗儿童舌系带过短的口腔护理. 武警医学,2015,10:1075-1076.
18. 邱蔚六. 口腔颌面外科. 北京:人民卫生出版社,2008:345-392.
19. 吴博亚,孙滨滨. 1499 名学龄前儿童言语障碍调查报告. 中华耳鼻喉科杂志,1984,3:183-184.
20. 周同春. 汉语语音学. 北京:北京师范大学出版社,1990:42-45.
21. 李峰,吕自愿,李新明. 健康教育联合心理护理在腭裂患儿术后语音恢复中的作用. 郑州大学学报(医学版),2012,12(6):854-856.
22. 金平亮,李小林,巫国辉,等. 影响腭裂术后语音功能的多因素研究进展. 中国美容医学,2013,22(4):507-510.
23. 田思维,郭三兰,唐秀萍. 唇腭裂术后语音治疗的认知行为干预. 护理学杂志,2012,24(27):53-54.
24. 陈秀珍,林慧芬,黄巧惠. 语音个性化治疗在儿童腭裂合并语音障碍中的应用. 中国听力语言康复科学杂志,2016,14(4):281-283.
25. 张国萍,王治平. 语音习得在唇腭裂患儿语音治疗中的作用. 国外医学护理学分册,2002,21(11):495-496.
26. 徐秀清,孙彩红,刘婕. 整体护理在腭裂整复术后语音治疗中的作用. 护士进修杂志,2010,25(11):1011-1013.

34

第三十五章 中毒与意外伤害

第一节 中毒与意外伤害的护理

【概述】

小儿时期可能发生的中毒(poisoning)与意外伤害(accidental injury)是多方面的。

小儿中毒多发生在乳幼儿至学龄前期。乳幼儿时期发生的中毒主要为药物中毒,学龄前期主要为有毒物质中毒。小儿的中毒不同于成人。小儿的中毒与周围环境密切相关,常为急性中毒。而成人的中毒多与职业有关,慢性中毒较多。小儿接触的各方面,如含毒食物、环境中的有毒动、植物,工、农业的化学药品,医疗药物,生活中使用的消毒剂、防腐剂、杀虫剂和去污剂等,都可能发生中毒。较为多见的中毒有食物中毒、农药中毒、药物中毒、金属中毒等。

意外伤害是一种突发事件,是小儿急诊最常见的疾病之一,具有严重性、广泛性和复杂性。随着经济的不断发展,人民生活水平和公共卫生条件大幅改善,因营养不良和感染性疾病造成的儿童死亡已得到有效控制,意外伤害成为0~14岁儿童死亡的首要原因。常见的意外伤害包括道路交通伤害、溺水、跌伤、烧伤、烫伤、触电与雷击、动物咬刺伤等。

【临床特点】

中毒与意外伤害属突发事件,起病急,进展快,涉及全身许多器官、组织,表现多种多样,不仅损害儿童的健康、致残甚至危及生命,此外,还可能引发社会问题。

【护理评估】

1. 健康史 评估患儿年龄、生长发育史、饮食习惯、既往健康情况、传染病史、手术外伤史、用药史、食物或药物过敏史、免疫接种史、年长女患儿月经情况;了解其母孕产期状况,是否为早产、多胎,有无胎儿失血;了解家庭居住环境、家庭经济状况、家族史等,根据不同年龄及不同的病情各有侧重。

2. 现病史 评估患儿主要的症状、体征,发病时间、诱因、发病缓急。评估患儿有无疼痛、喘憋、呼吸困难、心悸、乏力、尿频、尿急、尿痛、皮肤异常等症状,有无恶心、呕吐、腹泻等消化系统症状及体征,有无头昏、头痛、共济失调、惊厥、昏迷等神经系统症状及体征。

3. 治疗经过 评估患儿所接受的检查及结果,如血常规、血液生化、凝血五项、B超、呕吐物或初次抽取的胃内容物、呼吸道分泌物、尿的有机磷分解产物等,治疗方法、疗效及不良反应等情况。

4. 心理社会状况 了解患儿及家长的心理状况及性格特征,有无恐惧、焦虑、自卑等不良心理反应;了解患儿家庭成员对疾病相关知识的认识程度,对疾病的态度、关心程度,评估社会支持系统是否健全;了解患儿及其家长对住院的反应,是否了解住院的原因,对治疗护理能否配合、对医务人员是否信任等。

【主要护理问题】

1. 体液不足由腹泻、呕吐丢失过多和摄入不足所致。

2. 体温过高由炎症反应、细胞因子风暴所致。

3. 腹泻由毒物刺激、肠道功能紊乱等因素所致。

4. 疼痛由肌肉痉挛、炎症浸润、组织损伤、心理反应异常等因素所致。

5. 皮肤完整性受损由接触有毒物质、动物咬刺伤、烧烫伤等所致。

6. 感染的危险由原发疾病或治疗因素导致机体免疫功能下降、皮肤屏障功能丧失所致。

7. 潜在的并发症心力衰竭、呼吸衰竭、肾功能衰竭、休克、患儿等。

8. 缺乏儿童中毒与意外伤害防治、护理知识。

【护理措施】

1. 体液不足的护理

(1) 尽快清除未被吸收的毒物,遵医嘱应用特效解毒剂防止毒物吸收,采取利尿、透析、换血、血液灌流、血浆置换等疗法(图35-1-1),促使已经吸收的毒物解毒和排泄,以减轻中毒的症状,减少体液的进一步丢失。

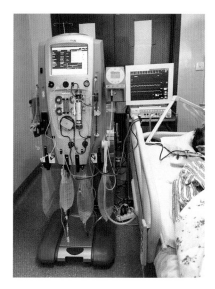

图35-1-1　血液净化疗法图

(2)按医嘱进行补液治疗,补液过程中要注意合理安排24小时的液体总量,遵循"补液原则"分期分批输入,严格掌握输液速度,密切观察病情变化,警惕心力衰竭和肺水肿的发生,记录24小时出入量。

2. 体温过高的护理　监测患儿体温变化,发热时及时采取降温措施,常用的降温方法为温湿敷、温水浴、冰帽(图35-1-2)、冰袋降温及药物降温,避免使用酒精擦浴,血小板减少患儿避免使用含阿司匹林、布洛芬等药物。对心功能正常的高热患儿嘱其多饮水,对发汗较多的患儿应与医师沟通酌情补液。

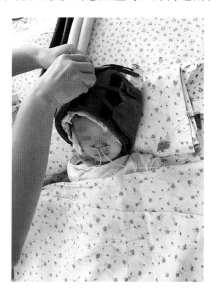

图35-1-2　冰帽降温图

体温超过38.5℃时,遵医嘱抽取双份血培养,遵医嘱给予药物降温,并于服药后30分钟复测体温直至降至正常。口服或静脉给予退热药1~2小时内应停止冰袋及冷敷等物理降温,降温过程中要注意观察患儿的表现,避免体温骤降引起虚脱。出汗后及时更换衣服,注意保暖。衣服和盖被要适中,避免影响机体散热。

3. 腹泻的护理　调整饮食,母乳喂养者可继续哺乳,减少哺乳次数,缩短每次哺乳时间;人工喂养者可喂米汤,待腹泻次数减少后给予流质或半流质饮食如粥、面条,少量多餐,逐步过渡到正常饮食;呕吐严重者,可暂禁食4~6小时,待好转后继续喂食,由少到多,由稀到稠。腹泻期间要做好臀部皮肤的护理,每次便后要用温水洗净臀部,可涂抹护臀膏,以防止大便的刺激引起臀部皮肤的损伤。

4. 疼痛的护理　创造舒适、安静的环境,系统评估患儿疼痛部位、性质、程度、评分、持续时间、伴随症状以及疼痛加重、缓解因素,了解患儿及家长评价疼痛及应对疼痛的方式。一旦发生突然、剧烈的疼痛及时报告医师,协助患儿取舒适卧位,遵医嘱给予镇痛药。密切监测生命体征及用药后的效果及不良反应,如恶心、呕吐、瘙痒、便秘等。尽可能地让父母陪伴、抚摸患儿,降低疼痛感觉,给予鼓励和心理支持。指导患儿采用放松、转移注意力的方式来减轻疼痛、焦虑紧张情绪,例如有规律的呼吸、唱歌、听音乐、看电视、做游戏等。在急性损伤24小时内采用冷敷,损伤后期应用热敷缓解疼痛,注意冷热敷的温度、使用时间及禁忌证。鼓励患儿及家长表达内心感受,给予情感支持及心理疏导。

5. 皮肤完整性受损的护理　皮肤接触有毒物质或被动物咬刺伤或烧烫伤,皮肤接触处多出现红斑样改变,渐成水疱,局部红肿、灼痛。接触毒物引起的皮肤损伤,用肥皂和清水清洗被污染的皮肤,对不溶于水的毒物可用适当的溶剂清洗,也可用适当的拮抗剂或解毒剂冲洗,但强酸、强碱等腐蚀性毒物忌用中和剂;如为动物咬刺伤,毒蛇咬伤处伤口可用火罐拔出毒液,再用3%氨水、2.3%碳酸氢钠溶液、肥皂水等中和毒素,局部应用冷湿敷蛇咬伤;如为烧烫伤,应用0.1%苯扎溴铵冲洗创面。

6. 预防感染　病室阳光充足,定时通风,保持空气新鲜,室内设置温度18~22℃,婴幼儿应在此基础上适当提高室温。环境整洁,消毒隔离符合感染管理要求,保持床单位清洁整齐。医护人员接触患儿之前要认真做好手卫生,进行有创操作必须严格消毒,各种管道或伤口敷料应定时更换,以免造成医源性感染。注意监测患儿的体温、血象变化,观察皮

35

肤、黏膜、咽喉部等有无红肿、破溃、吞咽疼痛等,发现异常,及时处理。加强口腔、肛周、会阴部护理,有皮肤损伤的患儿要加强皮肤护理。教育患儿及家长注意个人卫生,加强饮食及餐具的卫生管理。

7. 常用药物护理 根据中毒毒物的不同采用不同的拮抗剂中和毒物,对症应用药物治疗同时补液纠正脱水、酸中毒,利尿促进毒物排出。

8. 并发症的观察与护理 严密观察病情变化,随时备好抢救药品及物品,配合医师进行抢救。持续监测患儿血压、脉搏、呼吸、体温、瞳孔、肌张力、意识等生命体征并详细记录,维持有效的静脉通路,合理安排和调整药物顺序及速度,详细记录患儿出入量。及时发现患儿有无其他器官、系统的异常表现。有病情变化时应及时通知医师,发生心力衰竭、呼吸衰竭、肾衰竭、休克、弥散性血管内凝血(患儿)等并发症参照相关疾病章节。

【健康教育】

指导家长管好药品,药品应妥善存放,不让患儿随便取到;指导家长切勿擅自给患儿用药,更不可把成人药随便给患儿吃;指导家长家庭常用的灭虫、灭蚊、灭鼠剧毒药品,更要妥善处理,避免小儿接触;教育患儿不要随便采食野生植物,不随便食用陌生人的食物;指导家长应安放好火炉、电器、煤气、开水等,不让患儿玩火;指导家长电源开关应安放在高处或装上安全设备,以防患儿触电;禁止患儿爬高或玩锐器,禁止患儿将玩具零件等小物件放进口中玩耍;不让患儿独自在道路上、河道、池塘、井边等处玩耍;经常给患儿讲解预防中毒和意外伤害的知识。

【护理评价】

体液状况是否改善;体温是否下降、恢复正常;腹泻是否消失;患儿疼痛是否减轻、缓解;皮肤损伤是否愈合;是否发生感染;是否出现心力衰竭、呼吸衰竭、肾衰竭、休克等并发症,是否能被及时发现并得到有效处理;患儿及家长是否掌握中毒与意外伤害的防治、护理知识及技能。

(范玲 于新颖)

第二节 食物中毒

【概述】

食物中毒(food poisoning)是指误食含毒食物引起的中毒,依照毒物性质通常可分为三大类,即感染性(细菌和真菌)食物中毒、化学性食物中毒及有毒动、植物食物中毒。其中细菌性食物中毒(bacterial food poisoning)是最常见的一种中毒,多发生在夏秋炎热季节,主要是因为食物在制作、储存、出售过程中处理不当,被细菌污染,食后引起胃肠炎及中毒症状。最常见的细菌有沙门菌属、葡萄球菌、致腹泻性大肠埃希菌、嗜盐菌及肉毒杆菌等。这些细菌在肠内大量繁殖,产生肠毒素,或由细菌裂解产生内毒素,此外,尚有肉毒杆菌产生外毒素所致的食物中毒神经性病变。

【临床特点】

食物中毒的特征是:短时间内食同种食物的人同时或相继发病,症状相似,主要是胃肠道症状,以恶心、呕吐、腹痛、腹泻为主,往往伴有发热,呕吐、腹泻严重者可发生脱水、酸中毒,甚至休克、昏迷等症状。不同的细菌引起的食物中毒常常有不同的特征,沙门菌食物中毒多因食用家畜或家禽的肉、内脏、蛋、鱼及牛羊乳引起,葡萄球菌食物中毒多因食用剩饭、剩菜引起,副溶血性弧菌食物中毒多因食用海鱼、海蟹、海蛤或用盐渍的食物引起,肉毒杆菌食物中毒多因食用罐头、腊肠、咸肉或其他密封缺氧储存的食品引起。真菌性食物中毒主要谷物、油料或植物储存过程中生霉,未适当处理即做食料,或是已经做好的食物放久发霉变质误食引起,也有的是在制作发酵食品时被有毒真菌污染或误用有毒真菌。植物性食物中毒由于可引起中毒的植物种类较多,宣传教育不够,或患儿年幼无知,以致误食中毒。动物性食物中毒包括河豚中毒、鱼胆中毒、鱼肝中毒、贝类中毒、蟾酥中毒等。食物中毒集体发病者根据临床表现即可诊断,散发病例往往很难与肠炎鉴别,需要从病史中询得线索,再结合临床经过进行判断。

【治疗原则】

食物中毒治疗原则为清除毒物,控制感染,尽快补液,对症治疗。轻型患儿经过催吐、导泻、禁食、补液等处理即可恢复。重型患儿的治疗重点是尽快补液,纠正脱水、酸中毒,静脉应用敏感抗生素抗感染治疗,休克患儿可输血浆或全血,同时加用肾上腺皮质激素,积极进行对症治疗。危重患儿与抢救中毒型痢疾相同。

【护理评估】

1. 评估患儿发病的时间,是否发热及热型、热度,有无寒战、高热惊厥。评估患儿呕吐的次数、性状、颜色、量。评估患儿排便次数、性状、颜色、量、气味及是否伴有腹痛、血便、里急后重等。有无气促、呼吸困难等呼吸系统的表现。有无头痛、头晕、抽搐、昏迷、瞳孔散大等中枢神经系统症状。是否有出血点、瘀斑、消化道等脏器出血的表现。

2. 了解实验室检查如血常规、血生化、凝血功能、血培养、大便常规、大便培养、大便镜检等及其他辅助检查结果。

3. 评估患儿及家长对食物中毒各项护理知识的了解程度及需求。

【护理措施】

1. 疼痛的护理　见本章第一节中毒与意外伤害的护理。

2. 体液不足的护理　见本章第一节中毒与意外伤害的护理。

3. 体温过高的护理　见本章第一节中毒与意外伤害的护理。

4. 皮肤护理　食物中毒患儿多伴有腹泻,因此臀部皮肤的保护非常重要。选用吸水性强、柔软布质或纸质尿布,勤更换,避免使用不透气塑料布或橡皮布;每次便后要用温水清洗臀部并擦干,保持臀部皮肤清洁、干燥;腹泻次数特别多的患儿,建议使用粪便收集袋将排泄物收集起来,避免对局部皮肤的刺激;局部皮肤发红可以涂5%鞣酸软膏或氧化锌油加以保护,也可以按摩片刻,促进局部血液循环;局部皮肤糜烂或破溃,可采用暴露法将臀部暴露于空气或阳光下,但要注意保暖和保护隐私;也可以用灯光照射,使局部皮肤干燥,照射时要加强巡视,避免烫伤;女婴尿道口接近肛门,应注意会阴部的清洁,预防上行性尿路感染。

5. 饮食护理　呕吐严重者,可暂时禁食,待好转后继续喂食,由少到多,由稀到稠,少量多餐。腹泻停止后逐渐恢复营养丰富易消化的饮食。对少数严重患儿口服营养物质不能耐受者,应加强营养支持疗法,必要时全静脉营养。

6. 控制感染　按医嘱选用对病原菌敏感的抗生素以控制感染。严格执行消毒隔离制度,感染性腹泻患儿与非感染性腹泻患儿分室居住,先护理非感染性腹泻患儿,再护理感染性腹泻患儿,护理患儿前后应认真洗手(图35-2-1),腹泻患儿用后的物品要分类进行消毒,以防交叉感染。

7. 并发症的观察与护理

(1) 密切监测生命体征,如神志、体温、脉搏、呼吸、血压等。严格记录24小时出入量。注意观察有无脱水、电解质紊乱、酸中毒等原因导致的早期休克表现。观察有无精神萎靡、嗜睡、烦躁等全身中毒症状。

(2) 遵医嘱除给予敏感抗生素外,要尽快补液,纠正脱水、酸中毒,维持水、电解质及酸碱平衡,休克患儿可输血浆或全血,同时加用肾上腺皮质激素,积极进行对症治疗。

(3) 多器官功能衰竭:参见第三十六章第十节多器官功能障碍综合征。

8. 心理护理　食物中毒起病急、进展快、病情重,患儿及家长比较担心、焦急。护士根据患儿及家长的接受能力进行疾病、用药知识、护理技能、预后转归等方面的宣教,满足患儿及家长的需求,促使他们积极主动地配合医疗工作。对年长儿通过安慰、

35

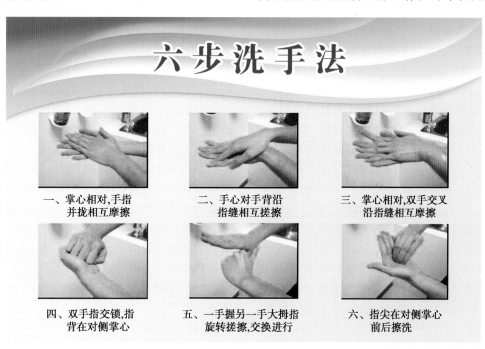

图35-2-1　洗手图

解释和鼓励,对年幼儿通过亲切、和蔼的态度和关心去建立感情,取得信任。

【健康教育】

1. 指导护理 向家长解释食物中毒的病因、潜在并发症及相关的治疗措施;指导家长正确洗手并做好污染尿布及衣物的处理、出入量的监测以及脱水表现的观察;说明调整饮食的重要性;指导家长配制和使用口服补液盐溶液,强调应少量多次饮用,呕吐不是禁忌证。

2. 做好预防

(1) 注意饮食卫生,食物要新鲜,食具要定期消毒;剩菜剩饭要放在凉爽通风地方,时间不能过久,食用前必须经过重新蒸煮,不能食用过期及变质的食物;海产食物或盐渍食品,应充分加热熟透才可食用;教育患儿饭前便后要洗手,勤剪指甲,培养良好的卫生习惯。

(2) 加强体格锻炼,适当户外活动,注意气候变化,防止受凉或过热。

(3) 合理喂养,提倡母乳喂养,按时逐步添加辅食,防止过食、偏食及饮食结构突然变动。

(4) 避免长期滥用广谱抗生素。

(范玲 于新颖)

第三节 农药中毒

【概述】

据世界卫生组织(WHO)近年统计资料,全世界每年发生的农药中毒病例在300万例以上。我国在20世纪80年代每年的急性农药中毒人数约在30万以上,近年仍超过10万,总体病死率约为12%,主要包括有机磷农药、氨基甲酸酯类农药、有机氮农药及百草枯等中毒,其中有机磷农药中毒在急性农药中毒中占首位,所以本节主要介绍有机磷农药中毒。有机磷农药(organophosphorus pesticide)大多数属磷酸酯类或硫代磷酸酯类化合物,是目前应用最广泛的杀虫药。对乙酰胆碱酯酶的抑制,使乙酰胆碱不能分解而在神经末梢蓄积,作用于胆碱能受体,使胆碱能神经发生过度兴奋,导致先兴奋后抑制最终衰竭的一系列的毒蕈碱样、烟碱样和中枢神经系统等症状,严重患者可因昏迷和呼吸衰竭而死亡。

【临床特点】

有机磷农药可因食入、吸入或经皮肤吸收而中毒。有机磷农药中毒症状出现的时间和严重程度,与进入途径、农药性质、进入量和吸收量、人体的健康情况等均有密切关系。轻度中毒可出现头晕、头痛、恶心、呕吐、流涎、多汗、视物模糊、乏力、四肢麻木等早期症状,血清胆碱酯酶活力下降到正常的50%~70%。中度中毒除以上症状外,会出现轻度意识障碍、步态蹒跚、言语不清,并伴有瞳孔缩小、肌肉震颤、轻度呼吸困难、支气管分泌物增多、肺部有干湿啰音、心动过缓、腹痛、腹泻、发热、寒战、血压轻度升高等,血清胆碱酯酶活力下降到正常的30%~50%。重度中毒除上述症状体征外,患儿多呈昏迷,常有心动过速、房室传导阻滞、心房颤动等心律失常,血压升高或者下降、呼吸困难、发绀、肺水肿、惊厥、大小便失禁或尿潴留、瞳孔极度缩小、对光反应

消失、四肢瘫痪等,可因呼吸麻痹或循环衰竭而死亡,血清胆碱酯酶活力下降到正常的30%以下。小儿有机磷中毒的临床表现有时很不典型,有时容易误诊,因此,对可疑病例,必须详细询问与有机农药的接触史。

【治疗原则】

清除毒物,防止继续吸收:首先使患儿脱离中毒现场,尽快除去被毒物污染的衣、被、鞋、袜,用清水彻底清洗皮肤眼睛,对口服中毒者若神志尚清,立即引吐、洗胃,食入时间较久者,可作高位洗肠,应用活性炭血液灌流可以清除血中有机磷毒物,对抢救小儿重度有机磷中毒有良好效果;积极采取对症治疗;应用解毒药物胆碱能神经抑制剂及胆碱酯酶复能剂,如阿托品及碘解磷定。

【护理评估】

1. 评估患儿与有机磷农药的接触方式、接触时间等;细致检查患儿有无有机磷农药中毒的特异体征,如瞳孔缩小、肌束震颤、分泌物增加,如多汗、流涎、流泪、肺部啰音,皮肤出现红斑或水疱等;评估患儿是否具有特殊的蒜臭味或芳香味。

2. 了解实验室检查如血常规、血生化等,根据实验室条件酌情检验:①患儿的呕吐物或洗胃时初次抽取的胃内容物,以及呼吸道分泌物,可以证明有机磷化合物的存在;②测定尿中的有机磷分解产物,可以作为接触毒物的指标,有些可协助早期诊断;③血液胆碱酯酶活力测定。

3. 评估患儿及家长对本病各项护理知识的了解程度及需求。

【护理措施】

1. 疼痛的护理 见本章第一节中毒与意外伤害的护理。

2. 体液不足的护理　见本章第一节中毒与意外伤害的护理。

3. 密切观察，防止"反跳"与猝死　有机磷农药中毒病情变化快，因此，应密切观察病情，定时测量生命体征，注意观察意识、瞳孔和尿量的变化，了解全血胆碱酯酶活力测定的结果，便于掌握治疗和护理的效果；"反跳"和猝死一般发生在中毒后 2~7 天，注意观察有无"反跳"的先兆，如胸闷、流涎、出汗、言语不清、吞咽困难等，发现变化立即通知医师，立即补充阿托品，迅速达到阿托品化，以防猝死。

4. 清除毒物的护理　洗胃时应注意观察洗胃液及腹部情况，洗胃后若保留胃管，遵医嘱定时洗胃，观察洗胃液有无蒜臭味，向医师报告，以决定胃管保留时间。

5. 保持呼吸道通畅　昏迷者肩部要垫高，以保持颈部伸展，防止舌后坠，定时吸痰，松解紧身衣物，一旦出现呼吸肌麻痹，应及时报告医师并准备人工呼吸机。呼吸困难者应持续吸氧。

6. 用药护理　遵医嘱给予阿托品及胆碱酯酶复活剂，用药期间要注意其作用与副作用。要观察阿托品化的表现，注意与阿托品中毒的鉴别。阿托品化表现为瞳孔较前扩大、不再缩小、颜面潮红、皮肤干燥、口干、心率加快、肺部湿啰音显著减少或消失、轻度躁动不安、中毒症状好转等，阿托品中毒表现为谵妄、躁动、幻觉、抽搐、面部肌肉抽动、四肢肌肉痉挛、僵硬、强直性惊厥、皮肤潮红、干燥、瞳孔极度扩大、体温高达40℃以上。

7. 留置导尿护理　使用阿托品会导致膀胱括约肌松弛、排尿困难，可给予患儿留置导尿（图35-3-1），加强会阴护理，每天膀胱冲洗两次，定期夹闭尿管，以锻炼膀胱功能。

8. 做好生活护理并预防感染　对昏迷患儿要作好口腔、皮肤护理，预防感染。定时翻身拍背、吸痰，预防肺炎的发生。

9. 并发症的观察与护理　有潜在并发肺水肿、

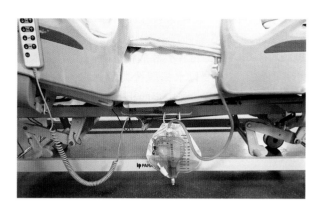

图 35-3-1　留置尿管图

脑水肿、呼吸衰竭的危险，因此，要密切观察病情变化，及时通知医师并遵医嘱给予对症护理。

10. 加强心理护理　有机磷中毒多为家长农药管理或使用不当而意外使患儿中毒，加之患儿病情危重，家长多自责、愧疚、担心、焦虑，护士应尽量安慰家长，根据患儿及家长的接受能力进行中毒相关知识、用药、护理技能、预后转归等方面的宣教，满足患儿及家长的需求，促使他们信任并积极主动地配合医疗工作。

【健康教育】

1. 妥善管理有机磷农药　向家长讲解妥善管理有机磷农药的重要性；告知家长农药应放在小儿取不到的地方；农药应密封保存，不得外漏，一旦外漏，被药物污染的用具和包装品最好废弃不用。

2. 禁止小儿接触农药　教育儿童不要在正在喷洒或喷洒过农药不久的田间玩耍；禁食有机磷农药毒死的禽、畜、水产品；用敌敌畏消灭室内蚊、蝇时，必须将小儿及其食具移开；喷洒过有机磷农药的瓜果须经过规定时间后方可采食，食用前必须彻底浸泡清洗干净；教育家长绝不能将有机磷农药涂洒于小儿头皮、衣服、被褥以消灭虱、蚤；要向家长说明有机磷农药的早期中毒症状，以便及时发现患者，免致延误治疗。

（范玲　于新颖）

第四节　药物中毒

【概述】

意外伤害已成为儿童死亡的首要原因，并被国际学术界确认为21世纪重要的健康问题。儿童好奇、好动，喜欢用口和手去探索环境，对危险没有警觉性，容易误食药物，及至学龄前期，活动范围更广，接触药物机会更多。加以小儿机体尚未发育完善，

易受损伤，因此中毒病例远比成人为多，且较严重。因此由药物引发的中毒已成为家中的主要儿童伤害之一。据临床统计，药物中毒可分为腐蚀性药物（包括强酸、强碱、硼酸或硼砂、高锰酸钾、酚类及甲醛等）中毒和常用药物（镇静剂和麻醉剂、兴奋剂、解热镇痛药、抗精神病类药物、驱虫剂、奎宁、苯海拉明、

碘及溴等）中毒。中毒病史对提供毒物性质及诊断极为重要，但对毒物一时不能明确者，临床表现也有助于鉴别中毒的毒物种类和病情程度。由于临床上小儿药物中毒主要以水杨酸盐类最为常见，因此本节主要介绍水杨酸盐类中毒的相关内容。

【临床特点】

家庭中多常备解热镇痛药，其中最常见的是水杨酸盐类药物，如阿司匹林等。小儿摄入阿司匹林或水杨酸钠等治疗量的 2～4 倍即可出现中毒症状。表现为恶心、呕吐、腹痛、头痛、头晕、嗜睡、深长呼吸、耳鸣、耳聋及视觉障碍，开始面色潮红，以后皮肤苍白，口唇发绀，体温低于正常。重症中毒患儿并可出现谵妄、幻觉、精神错乱、肌肉震颤，直至发生惊厥、昏迷、休克、肺水肿及呼吸衰竭。对水杨酸盐过敏的小儿可因用小量阿司匹林引起哮喘、咯血、呕血、皮疹、表皮坏死、紫癜、水肿，或发生声门水肿和喉头痉挛。

【治疗原则】

治疗原则是：①用导吐、催吐、洗胃等方法，迅速排除毒物；②维持酸碱平衡和碳水化合物的正常代谢；③对严重中毒患儿采用换血、血液透析等方法以排出体内水杨酸盐并对症支持治疗。

【护理评估】

1. 评估患儿误服的药物种类，有无恶心、呕吐、腹痛、头痛、头晕、嗜睡、深长呼吸、耳鸣、耳聋、视觉障碍、面色潮红、皮肤苍白、口唇发绀，有无谵妄、幻觉、精神错乱、肌肉震颤等。

2. 了解实验室检查，如血常规、血生化、肝肾功能、血 pH、电解质水平、凝血功能、三氯化铁定性试验、血水杨酸盐水平及其他辅助检查结果等。

3. 评估患儿及家长对药物中毒护理知识的了解程度及需求。

【护理措施】

1. 清除毒物的护理　遵医嘱对早期和疑似病例立即探咽导吐或催吐，并用清水或 1:5000 高锰酸钾溶液进行洗胃、服泻剂、高位洗肠，多次给予活性炭，同时进行静脉补液，促进毒物的排除，维持电解质、酸碱平衡紊乱。

2. 病情观察　密切监测患儿的神志、生命体征、呼吸情况等，监测血液水杨酸盐浓度、钠、钾、氯、pH 等数值。水杨酸几乎均由尿液排出，碱性尿时排泄速度增快 3 倍，故在治疗过程中，应监测尿 pH，保持尿为碱性。

3. 维持体温的护理　水杨酸盐类中毒的患儿体温常会低于正常，有的患儿体温持续过高，因此，要密切监测患儿的体温（图 35-4-1），并采取保暖或物

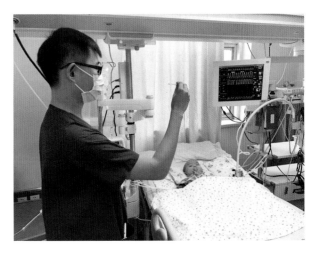

图 35-4-1　监测体温

理降温的方法，维持体温在正常范围内。

4. 预防感染　病室阳光充足，定时通风，保持空气新鲜，婴幼儿病室内设置温度 20～22℃，年长儿病室内设置温度 18～20℃。环境整洁，消毒隔离符合感染管理要求，保持床单位清洁整齐（图 35-4-2）。医护人员接触患儿之前要认真做好手卫生，进行有创操作前后必须严格消毒。注意监测患儿的体温、血象变化，发现异常，及时处理。加强口腔、肛周、会阴及皮肤护理。遵医嘱适当应用抗生素防止继发感染。

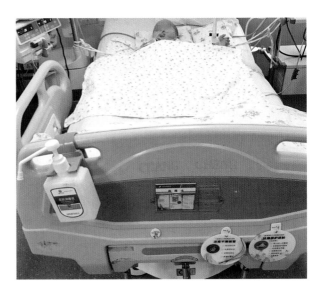

图 35-4-2　保持床单位整齐

5. 心理护理　患儿药物中毒，主要是家长的责任，家长内疚、自责、担心预后，因此，护士应尽量安慰家长，满足家长的需求，促使他们信任并积极主动地配合医疗工作。

【健康教育】

1. 指导家长保管好药物，将成人药品与孩子药

35

品、外用药与内服药分开存放,药物应放在儿童取不到的地方,包括存放在冰箱的药物。注意在家里不要存放毒性比较大的药品。

2. 指导家长不要将药物说成是糖果来诱哄孩子服药,也尽量避免自己在孩子面前服用药物,以防家长不在时,孩子将药物拿来当糖果吃。

3. 家长及保育人员应教育儿童,未经允许,不可随便吃药片、化学品、野果子等,以免发生危险。

4. 指导家长定期清理自家的药柜,丢弃过期的药物,在丢弃时,应保证被丢弃的药物不被孩子拿到。

5. 指导家长家中存放的药品的标签一定要原封不动地保留,药物尽量放在原包装容器中,并标记好剩余量,万一孩子误服药物时,可以知道误服的药物的种类、性质和量,以便有针对性地采取措施,同时为治疗提供更准确的病史。

6. 很多不同的药物含有相同的成分,如果同时服用会导致过量。用药时要检查标签,确保没有让儿童重复服用含同样成分的药物。

(范玲　于新颖)

第五节　金属中毒

【概述】

金属中毒,是指人体因某种金属的含量过多而引起的慢性或急性中毒。金属过量摄入的途径有由呼吸道被吸入,由口腔进入消化道被吸收等。值得一提的是,并非只是过量摄入有害金属才会导致金属中毒,即使是人体所需的金属,如果摄入量过大也会导致中毒。常见的金属中毒有铅中毒、汞中毒、砷中毒、铋中毒、锑中毒、钡中毒、铁中毒、锌中毒等。其中,铅是日常生活中威胁儿童生长发育和健康的常见危险因素,其损害是终生、不可逆的。本节将重点介绍铅中毒相关内容。

【临床特点】

铅中毒多呈现非特异性表现,常见:头痛、腹痛、情绪急躁、攻击行为(如咬人)、认知能力下降、注意力分散、记忆力下降、持续哭闹、贫血、体重不增、身高发育迟滞、偏食、异食、免疫能力低下、反复呼吸道感染、乏力、食欲缺乏、易累、体能下降、耐力素质差、腹泻与便秘交替等。急性中毒患儿口内有金属味,流涎,恶心,呕吐,呕吐物常呈白色奶块状(铅在胃内生成白色氯化铅),腹痛,出汗,烦躁,拒食等。重症铅中毒常有阵发性腹绞痛,并可发生肝大、黄疸、少尿或无尿、循环衰竭等。少数有消化道出血和麻痹性肠梗阻。慢性铅中毒主要表现为严重的中枢神经系统病变如癫痫样发作、运动过度、攻击性行为、语言功能发育迟滞以至丧失等。

【治疗原则】

对轻症中毒患儿,脱离铅环境,即能阻止加剧铅中毒;对误服大量含铅物品而中毒的病儿,给予导吐、洗胃;对于大多数没有急性中毒的儿童首选非药物驱铅,使用金属硫蛋白的生物饮品可以有助于排出体内的铅;药物排铅,慎用于儿童,需住院,在有经验的医师指导下进行治疗;对症治疗急性腹痛、急性

脑症状。

【护理评估】

1. 评估患儿有无接触铅的病史;有无胃肠道症状,如恶心、呕吐、腹泻、腹胀、便血、腹绞痛、食欲缺乏;有无神经系统症状,如失眠、嗜睡、剧烈头痛、头晕、昏迷、脑水肿、多发性神经炎、抽搐;有无循环系统症状,如脉细弱、贫血、面色苍白、血压升高等。

2. 了解实验室检查,如血常规、血生化、肝肾功能、血 pH、电解质水平、凝血功能、铅检测、脑脊液检查及其他辅助检查结果等。

3. 评估患儿及家长对铅中毒护理知识的了解程度及需求。

【护理措施】

1. 清除毒物的护理　对误服大量含铅物品而中毒的患儿,首先需导吐,洗胃,继之向胃内注入硫酸钠或硫酸镁 15～20g,使之形成不溶性硫化铅,然后再次洗胃,以清除硫化铅,然后再次洗胃,以清除沉淀出的硫化铅。以后服用较大量牛乳或生蛋白,可使剩存铅质成为不易溶解的盐类,并可保护胃黏膜;再用盐类泻药 1～2 次以导泻;大多数没有急性中毒的儿童可选用非药物驱铅,使用金属硫蛋白的生物饮品等方法清除体内的铅。

2. 病情观察　密切观察患儿的生命体征,治疗的效果,恶心、呕吐、腹泻、腹胀、便血、腹绞痛、食欲缺乏、嗜睡、头痛、头晕等症状是否有缓解。

3. 特殊用药的护理　药物排铅慎用于儿童,目前常用的驱铅疗法是将依地酸二钠钙 15～25mg/kg 加于 5% 葡萄糖溶液内配为 0.3%～0.5% 溶液,静脉滴注或缓慢静脉注射。静脉用药可能引起肾损害,故在应用过程中要监测尿量,经常检查尿常规及肾功能,发现肾功能异常或无尿,应立即停药。

4. 腹痛的护理　观察患儿腹痛的程度、持续时

间、伴随症状以及疼痛加重、缓解因素。尽可能地让父母陪伴、抚摸患儿，降低疼痛感觉，给予鼓励和心理支持。指导患儿采用放松、转移注意力的方式来减轻疼痛、焦虑紧张情绪，例如有规律的呼吸、唱歌、听音乐、看电视、做游戏等。遵医嘱给予阿托品、葡萄糖酸钙等药物，以减轻腹绞痛。

5. 心理护理 护士应尽量安慰患儿及家长，根据患儿及家长的接受能力进行中毒相关知识、用药、护理技能、预后转归等方面的宣教，满足患儿及家长的需求，促使他们信任并积极主动地配合医疗工作。

【健康教育】

1. 饮食指导 给予患儿高热量、高蛋白、高维生素、多纤维素，易于消化，适合小儿口味的饮食，增强营养，促进康复，忌食过辣、过热及生冷刺激性食物。

2. 有效预防

（1）经常洗手，一次洗手可以消除 90%～95% 附着在手上的铅，避免消化道摄入。特别要养成饭前洗手的习惯，勤剪指甲。

（2）清洗用具，凡是小儿可以放入口中的玩具、文具或易舔触的家具均应定期擦洗去除铅尘。尽量不去街边玩耍，避免吸入汽车尾气、铅尘。

（3）家庭定期扫除，用水和湿抹布清洗室内，去除铅尘。食物和餐具加罩，遮挡铅尘，日常多开窗通风。

（4）家长（特别是职业接触铅或长期在街边工作的家长）按规定下班前洗手、洗澡，进屋前更衣。

（5）儿童少吃含铅食品（如松花蛋、爆米花），多吃含钙食品（如牛奶、乳制品、豆制品），含铁食品（如蛋、肉、血、肝）和含锌食品（如肉、海产品）。定时进餐，空腹时铅的肠道吸收率倍增。

3. 定期筛查 应开展血铅筛查，并作为儿童保健的常规。美国 CDC 以及儿科学会推荐条件允许时应对所有患儿进行铅中毒常规筛查，筛查应在儿童 1 岁、2 岁或 3～6 岁进行，对 1 岁时血铅水平正常患儿，应在 2 岁时复查，应根据地区血铅水平决定筛查次数，以实现早检出早治疗。除了定期筛查外，临床上凡是遇到下列情况之一者，都必须进行血铅检查：近期儿童出现情绪难控制、活动过度、发育迟缓、学习困难、行为异常、孤独症、惊厥、缺铁性贫血、肠道寄生虫感染、语言和听力障碍、反复呕吐、反复腹痛、脑水肿等。

（范玲　于新颖）

第六节　烧烫伤

【概述】

烧烫伤是热力作用于人体而引起的皮肤急性损伤性疾病。其特点是：轻者导致皮肤表皮烧烫伤，重者导致真皮、皮下脂肪组织烧烫伤，再重者导致肌肉、骨骼甚至内脏烧烫伤；大面积烧烫伤者可引起休克等全身症状，并可以引起人体死亡。小儿烧烫伤多为热力烧烫伤，即高温物质对皮肤造成的损伤，包括热液、火焰、热金属物等。少数为特殊原因烧烫伤，如：酸、碱性化学物质；电接触伤；放射性损伤。

【临床特点】

由于小儿生长发育过程中各年龄组活动的范围、生活能力、生活习惯或习俗不同，烧烫伤原因也各异：婴幼儿期常因热水袋、洗澡盆内的热水或碰翻盛热液的容器而烧烫伤；学龄前及学龄期儿童活动范围加大，好奇心强，但又缺乏自我保护能力和有关知识，常因误触电源或在家中乱用煤气而导致烧烫伤等事故，造成大面积深度烧烫伤；我国北方农村有锅台与炕相连的习惯，小儿不小心可从炕上跌到热水锅里而发生大面积烧烫伤；年节时，小儿常因燃放烟花爆竹被炸伤和严重烧烫伤。烧烫伤的临床表现、诊断、治疗及预后主要受组织受损伤的程度（深度）和烧烫伤范围（面积）的影响。烧烫伤患儿对休克的代偿能力和感染的抗病能力均较低下，同等面积烧烫伤在小儿休克、菌血症的发病率均较高，多脏器衰竭等严重并发症发生率也较高。

【治疗原则】

现场及早期处理原则为：迅速脱离热源；在伤情允许的情况下，立即用冷水冲洗受伤部位 30 分钟，然后冰敷降温；保持创面清洁，用食物保鲜膜或清洁纱布包裹创面，减少污染机会；若出现呼吸循环障碍，应立即进行心肺功能支持；保持呼吸道通畅，头偏一侧以防呕吐时误吸；及时转送就近的医院进行救治。轻度烫烧伤患儿在门诊治疗即可，予以口服抗生素、预防破伤风、口服补液盐、创面处理。若发生重度烧烫伤，患儿出现呼吸困难、缺氧等表现，明确诊断后应果断采取气管内插管或气管切开，吸氧，同时予患儿及早进行补液治疗、镇静止痛、保暖等综合治疗，以防治休克。实施液体复苏治疗后，待患儿病情稳定，可进行创面处理；预防性用药用以防治感染；加强营养支持；对症治疗。烧烫伤早期适当给予镇静止痛药物，以减轻疼痛，稳定情绪，对减轻伤后的应激反应有良好作用。

【护理评估】

1. 评估患儿烧烫伤原因、热源、热度、烧烫伤面积及深度、创面情况,以及患儿面色、体温、意识等,有无感染、休克及菌血症等并发症的发生。

2. 了解实验室检查如血常规、血生化、免疫功能、凝血功能、血培养及药敏试验等及其他辅助检查结果。

3. 评估患儿及家长对烧烫伤护理知识的了解程度及需求。

【护理措施】

1. 疼痛的护理　见本章第一节中毒与意外伤害的护理。

2. 体液不足的护理　见本章第一节中毒与意外伤害的护理。

3. 病情观察　密切观察患儿血压、脉搏、呼吸、体温、神志、面色、瞳孔、尿量等,如发现患儿烦躁不安、面色苍白、皮肤湿冷、心率加快、血压下降、尿量减少等应及时报告医师并配合抢救。

4. 保持呼吸道通畅　患儿取平卧位,及时给予吸氧,以缓解组织缺氧状态及提高静脉血氧浓度,当患儿有吸入性损伤,应及时进行气管切开,清除气道分泌物,以保持呼吸道通畅,为进一步治疗争取时间。

5. 创面护理　先剃净创周毛发、剪短指(趾)甲,用肥皂水和清水擦洗干净创周健康皮肤。然后用碘伏棉球消毒创面后,盐水棉球二次消毒创面,水疱用无菌针头挑破,保留完整的水疱皮,清除黏附的异物和已脱下的疱皮,吸干创面水分,开口部位选择利于引流的方向,伤口表面覆盖银离子抗菌功能性敷料,烫伤纱外层覆盖后行绷带固定。直至创面上形成一层痂皮为止,保持创面干燥、通风、结痂后防止小儿抓伤,可适当约束。创面不要受压,环形烧烫伤创面要定时翻身,以防溶痂。同时,根据烫伤部位,抬高患肢避免患肢水肿,并观察患肢血运情况。当渗出较多或有臭味时及时换药,若渗出不多应维持包扎10~14天左右。在手、关节周围等特殊部位,为减少后遗症发生,可酌情行削痂植皮,提高愈合质量;躯干、四肢环形深度创面由于焦痂紧缩,影响呼吸运动和肢端供血,应及时行环形焦痂切开减张术,改善呼吸和肢体血运,减少组织坏死;大面积深度烧烫伤(图35-6-1)。创面早期切痂植皮是缩短疗程提高治愈率的根本措施。

6. 保护性隔离,预防感染　烧烫伤患儿由于皮肤丧失了防卫细菌入侵的屏障作用,加之补体和巨噬细胞活力明显降低,随体液渗出,一部分免疫球蛋白丢失,患儿免疫功能会迅速下降,极易发生感染,

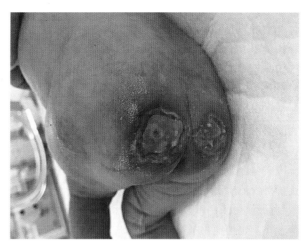

图35-6-1　烧烫伤创面

因此,对患儿要实施保护性隔离,减少探视,以减少感染的机会。仔细观察创面变化,定期监测创面的细菌培养及药敏试验,选择针对性强的抗生素控制感染,处理好创面,防止并发全身性感染。

7. 并发症的观察与护理　烧烫伤患儿并发菌血症是小儿烧烫伤的最常见并发症,也是小儿烧烫伤主要死亡原因,其次较常见的并发症是大面积烧烫伤后的应激性溃疡,并常引起消化道出血、穿孔等严重后果。因此,护理上要注意观察有无并发症的发生,并遵医嘱给予相应的治疗护理措施。

8. 心理护理　大面积烧烫伤患儿病情危重,患儿疼痛剧烈,治疗疗程长,创面愈合后多遗留不同程度的功能障碍、毁容,甚至残疾,因此,患儿及家长心理负担很大,甚至会焦虑、抑郁、绝望,对生活失去信心。护士根据患儿及家长的接受能力进行疾病、治疗的讲解,满足患儿及家长的需求,促使他们积极面对疾病,主动地配合医疗工作。对年长儿通过安慰、解释和鼓励,对年幼儿通过亲切、和蔼的态度和关心去建立感情,取得信任。

【健康教育】

1. 饮食指导　对严重烧烫伤患儿由于代谢增强,消耗加剧,处于超高代谢状态,因此进行营养支持非常必要。营养支持方法包括胃肠内营养支持,部分静脉营养支持,完全静脉营养支持,其中,静脉营养支持初始时重要。对于烫烧伤患儿要给予高热量、高蛋白、高维生素、多纤维素,易于消化,适合小儿口味的饮食。忌食过辣、过热及生冷刺激性食物。小儿大面积烫烧伤后第3天开始可以喂奶、粥等半流食,以后逐渐过渡到正常饮食。

2. 康复指导

(1) 创面愈合前,为预防创面愈合过程中瘢痕挛缩影响各个关节活动,治疗时身体各个部位应保

35

持以下体位:颈部后伸、肩关节、髋关节外展90°,肘膝关节伸直位、踝关节背屈90°,手腕关节背屈20°,掌指关节屈曲15~20°,指间关节伸直位,拇指外展微屈与示指间隙要够大,可辅以石膏托或夹板固定,配合功能活动,克服早期挛缩。

（2）创面愈合后,可应用局部压力包扎、外用药物或整形外科手术等方法预防和改善瘢痕增生和瘢痕挛缩。同时要告知患儿进行日常生活的训练,如翻身、洗漱、饮食、如厕、行走等。早期即开始进行运动锻炼,逐步扩大范围和增加活动频率。关节部位形成瘢痕,限制活动,可采用牵拉运动结合主动、被动活动改善关节挛缩。也可应用水疗,在38~39℃的温水中主动活动,改善关节挛缩。目前,除传统手术方法外,广泛利用皮肤扩张技术,取得满意的效果。医护人员和家长要长期耐心帮助患儿进行功能练习和心理调整,使患儿早期融入社会,过上高质量的生活。

3. 出院指导

（1）愈合的创面禁止搔抓、碰撞,防止破损、感染;浅Ⅱ度烧伤愈合后,皮肤色素加深,要避免风吹日晒,强紫外线照射。

（2）在创面愈合后要尽早进行局部压力包扎,常用的中弹性绷带,弹力衣、裤。压力法在创面愈合后就开始实施,要坚持,以不影响局部血运为准。压迫时间需6个月~1年。

4. 做好预防　儿童烧烫伤具有可预防性,儿童的好奇心强,对危险缺乏意识是导致意外伤害的主要原因。因此,对儿童进行早期良好的宣教是主要的有效预防措施。同时,应指导家长管控好家庭中的一些危险因素,如火、热液、酸碱、电等。

（范玲　于新颖）

第七节　溺　水

【概述】

溺水是夏秋季小儿常见的意外伤害。小儿被水淹没后可将大量水分和水中的杂草、污物吸入呼吸道和吞入胃内,迅即填塞呼吸道发生窒息。也可因水的刺激,喉头、气管发生反射性痉挛而窒息。溺水患儿经抢救脱险后存活24小时以上称溺水(near drowning),水淹后当即死亡者称溺死(drowning),溺水后机体组织严重缺氧可导致呼吸、循环、神经系统的功能障碍直至衰竭死亡。

【临床特点】

0~4岁儿童主要溺死在室内脸盆水缸及浴池,5~9岁儿童多在水渠、池塘水库中溺水落水致死,而游泳死者多10~14岁儿童。水被吸入气道,导致患儿出现低氧血症并迅速出现意识丧失和呼吸暂停,心律变化多先出现心动过速,随后是心动过缓和无脉性电活动,最后为心电静止。从淹没或浸入到心跳停止的整个溺水过程一般为数秒或数分钟,但是在低温或冰水里,该过程可持续近1小时。水进入肺泡会引起肺表面活性物质功能障碍和肺损伤,引起肺不张、肺出血、肺水肿。溺水者热量散失迅速,因此易引起低体温,低温导致肌肉乏力,房颤室颤及凝血功能障碍。

【治疗原则】

对溺水患儿的抢救应做到分秒必争。患儿被救出水时如呼吸障碍或呼吸心跳停止,应立即现场抢救,将溺水者仰卧,如果神志不清但有自主呼吸,将患儿置于侧卧位,如果无法自主呼吸,开放气道后,应立即给予人工呼吸,为保证通气有效性,欧洲心肺复苏指南推荐首选连续进行5次人工呼吸。如人工呼吸后检查未触及脉搏,需配合胸外按压直至心跳和自主呼吸恢复为止,同时注意患儿的保暖并急送医疗单位进一步抢救。具体包括:昏迷患儿应立即行气管内插管,吸出肺内存留的水分,采用呼吸机控制呼吸,改善通气和氧合状态;应用药物维持循环功能;保护和减轻脑组织损伤;采取有效措施迅速恢复核心体温,同时应不间断地行向心性按摩,促进血液循环,帮助复温;其他支持对症治疗及护理。

【护理评估】

1. 评估患儿溺水的原因、溺水时间、救治经过等病史,以及患儿神志、体温、脉搏、呼吸、血压、面色等,有无多器官功能障碍的表现,用儿童Glasgow昏迷评分量表动态评估神经系统功能。

2. 了解实验室检查如血常规、血生化、免疫功能、凝血功能等及其他辅助检查结果。

3. 评估患儿及家长对溺水护理知识的了解程度及需求。

【护理措施】

1. 保持呼吸道通畅　及时清除呼吸道分泌物,及时吸氧,充分吸氧是抢救的主要措施。无自主呼吸者可行气管插管(图35-7-1)。保持呼吸道通畅及有效的氧疗是促进气体交换、解除缺氧和二氧化碳潴留的前提。

2. 体温的监测与护理　溺水患儿大多体温偏低,应迅速脱去患儿湿冷的衣物,擦干皮肤,换上清

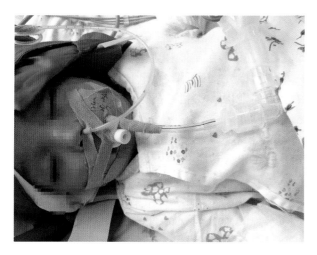

图 35-7-1　气管插管

洁干燥、柔软宽松的衣服,年龄小的患儿可置远红外辐射抢救台或暖箱中进行复温,专人监护,避免烫伤或体温过高;发热患儿应采取头部冷敷、温水擦浴等措施降温;发热伴有昏迷、脑水肿者,头部应戴冰帽或置于冰槽。复温或降温不宜过快过猛,肢端温暖为宜。

3. 病情观察　溺水引起的缺氧可导致脑水肿、肺水肿等,应严密监测生命体征的变化,如患儿出现呼吸急促、咳嗽、咳粉红色泡沫痰等,提示有肺水肿存在,此时应控制输液速度,予 20% ~ 30% 酒精湿化的氧气吸入,快速强心利尿;如患儿头痛、恶心、呕吐、烦躁不安、意识改变、血压升高等症状为脑水肿的表现,应立即遵医嘱予脱水降低颅内压;密切观察并记录尿量、尿色的变化,以指导合理补液。

4. 用药护理　溺水时肺部进入异物易引发肺部感染,需常规应用抗生素,注意观察药物的疗效和不良反应;糖皮质激素的应用能防治脑水肿、肺水肿,但易诱发应激性溃疡;甘露醇脱水降压宜在 15 ~ 30 分钟内输完,注意严防外渗引起的皮肤组织坏死;镇静剂吗啡和哌替啶可减轻患儿烦躁不安和呼吸困难,但易致呼吸抑制,应注意观察呼吸情况;应用血管扩张药需监测血压变化。

5. 防止交叉感染　溺水患儿由于机体防御能力降低及激素应用等原因,易并发各种感染。保持环境清洁、安静,限制探视,减少污染机会,严格无菌操作,做好患儿的基础护理工作,防止交叉感染。

6. 多器官功能衰竭　参见第三十六章第十节多器官功能障碍综合征。

7. 心理护理　溺水患儿病情危急,家长心理压力大,应及时安慰,给予心理支持,及时将患儿病情、预后及需要家长配合事项等信息告知家长,关爱患儿,取得家长信任,使其积极配合治疗和护理,促进患儿早日康复。

【健康教育】

1. 休息与活动　患儿病情好转后逐渐增加活动量。保持良好的生活方式,生活规律,促进机体功能恢复。

2. 饮食指导　患儿经医院救治虽然脱离生命危险,但机体相对比较虚弱,出院后指导家长给予患儿高热量、高蛋白、高维生素及富含纤维素并易于消化的饮食,促使受损组织修复。

3. 安全指导　指导患儿及家长增强安全防范意识,告知患儿应在浅水区游玩,戴醒目的游泳帽,配备救生圈或救生衣,并由熟悉水性的家长看护,保证孩子在家长的视线范围内。并指导家长紧急呼救及现场救护的方法。

（范玲　于新颖）

第八节　触电与雷击

【概述】

小儿在日常生活中与电接触的机会随社会的发展而增多,触电（electric shock）多因为小儿好奇心强、好动,用手触摸电器、电源插孔或手抓电线的断端而导致,偶有雨天在树下避雨时遭到雷击,重者可造成局部和全身严重伤害,甚至使患儿致残、致死。据我国部分统计资料显示小儿电击伤约占住院烧伤患儿的 1%,部分轻伤患儿触电后自动恢复,部分患儿已经当场死亡,故实际发生率尚难统计。

【临床特点】

小儿触电与雷击的临床表现主要是局部组织电烧伤和电休克的全身反应。局部组织损伤:触电后局部皮肤表现为严重烧伤,电流通过人体流出体外形成一个电流入口和一个以上的电流出口,这是电击伤的特殊表现。一般入口皮肤烧伤范围不大,但是烧伤严重,出口烧伤范围较大而烧伤程度较轻,皮肤烧伤多呈椭圆形黑炭状、焦糊状,表皮爆开的干裂口损伤可达皮肤下层各组织,包括骨骼、颅脑、内脏、脊髓等主要脏器。全身反应:轻型触电后表现面色苍白、无力、触电手指麻木,轻度肌肉痉挛,但易于松手脱离电源,短时间头晕、心悸、恶心、呼吸急促、触电部位皮肤疼痛,一般神志清楚。重型触电后当即昏迷,呼吸浅快或暂停,迅速发生呼吸麻痹,血压下降,心律不齐,心动过速或心室性纤颤,复苏不利,终致呼吸心跳停止,治疗及时大部分患儿可以获救。

【治疗原则】

先尽快使患儿脱离电源,关闭电源离开电闸,用干木棍或竹竿儿拨去搭在患儿身上的电线,把患儿推离电源现场,施救者不能用手直接推或拉触电患儿。脱离电源后,对已停止呼吸的患儿,立刻口对口人工呼吸或复苏气囊(图35-8-1)人工通气,对已处昏迷、心跳停止、瞳孔扩大的患儿,也应积极抢救。因触电后电流的强刺激作用,常出现"假死"现象,因此给予胸外心脏按压,不可间断,同时急送医院进行复苏治疗。

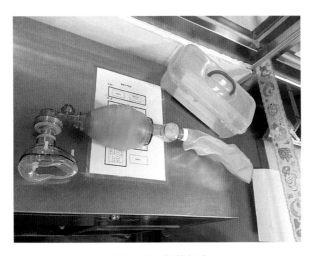

图35-8-1 复苏气囊

入院后应行气管内插管,人工呼吸,正压吸氧,在心电监护下,胸外心脏按压无效时,立即开胸,行心脏直接按摩,直到患儿恢复心跳呼吸。给予洛贝林、尼可刹米等中枢兴奋剂,心内注射肾上腺素刺激心脏起搏,纠正水电解质酸碱失衡,碱化尿液,应用高渗性利尿剂,维持血压正常,大量广谱抗生素预防感染。经心肺复苏治疗,病情稳定后,处理局部创面,反复多次清除坏死组织及并发感染的病灶,待坏死组织彻底清除干净,再采用各种方法覆盖创面促进愈合。并发肢体筋膜腔综合征时,应立即行筋膜切开减张术以恢复患肢血运。应用负压封闭引流术,可减轻创面渐进性坏死。负压封闭引流技术是一种处理体表创面及用于深部引流的全新方法,能够较彻底清除腔隙或创面产生的分泌物和坏死组织,及时引流出创面产生的细胞有害物质,改善局部微循环和促进局部组织水肿消退,刺激肉芽组织生长。患肢因组织坏死或严重感染无法保留时应考虑尽早截肢。

【护理评估】

1. 评估患儿触电后神志是否清楚,有无面色苍白、无力、触电手指麻木、肌肉痉挛、头晕、心悸、恶心、呼吸急促、血压下降、心律不齐等,触电部位皮肤有无疼痛,创面局部情况及有无并发其他损伤,如骨折、脱位等。

2. 了解实验室检查,如血、尿、便常规检查,血电解质、pH、肝肾功能检查等及心电图、颅脑CT等其他辅助检查结果。

3. 评估患儿及家长对触电与雷击各项护理知识的了解程度及需求。

【护理措施】

1. 疼痛的护理 见本章第一节中毒与意外伤害的护理。

2. 保持呼吸道通畅 见本章第六节烧烫伤。

3. 保护性隔离,预防感染 见本章第六节烧烫伤。

4. 病情观察 密切观察患儿血压、脉搏、呼吸、体温、甚至、面色、瞳孔、尿量等,询问患儿疼痛程度,尤其要密切观察触电后肢体的血运、创面情况及有无并发深部组织坏死、感染、出血,并发肢体筋膜腔综合征时,应及时通知医师行筋膜切开减张术,以免发生肢体坏死或大出血而致命。

5. 创面护理 触电后局部皮肤严重烧伤,且这种损伤在伤后1~2周内多为进行性组织坏死性改变,故应反复多次清创,清创换药时要特别仔细,避免大血管损伤出血,可适当给患儿镇静剂,争取合作。

6. 并发症的观察与护理 触电后易并发感染、组织坏死、大出血等并发症,需密切观察并及时通知医师给予处理。

7. 心理护理 触电属于意外伤害,患儿往往表现恐惧,家长内疚、思想负担比较重。护士要多关心、安慰,根据患儿及家长的接受能力进行治疗、护理技能、预后转归等方面的讲解,满足患儿及家长的需求,缓解其焦虑的心理。

【健康教育】

1. 饮食指导 给予患儿高热量、高蛋白、高维生素、多纤维素、易于消化、适合患儿口味的饮食,增强营养,促进康复,忌食过辣、过热及生冷刺激性食物。

2. 康复指导 小儿触电以手部触电多见,经积极治疗病情稳定后,要指导患儿进行功能锻炼,促进功能的康复,防止失用性萎缩的发生。对部分截肢患儿,指导义肢的使用方法。

3. 做好预防

（1）应向家长及患儿深入宣传安全用电的知识，使他们懂得电的性能，掌握日常电器安全使用的方法，了解触电的危险。

（2）教育儿童不要玩弄电插座、开关、电线、电器以及各种电器设备，电源安置应远离儿童能触摸到的地方，避免接触，或者使用插座保护壳（图35-8-2）。教育儿童不能用湿手和湿抹布擦电器。

（3）应经常检查各种电器安装是否合乎标准，电线、电器是否漏电；对易发生触电的隐患应及时检修，以防万一；雨季湿度大，更易发生漏电，若发现电线断落，不可走近，更不能用手去摸，应在四周作好标记提醒他人注意，然后立即报告有关部门修理。

（4）教育儿童雷雨时不要在大树下、电线杆旁或高墙屋檐下避雨，以免遭雷击。

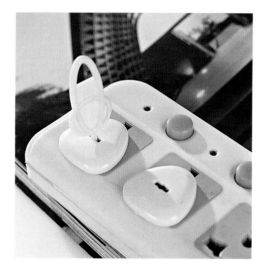

图 35-8-2　插座保护壳

（范玲　于新颖）

第九节　毒蛇咬伤

【概述】

随着生活水平的提高，郊游及野外活动增加，一些动物如毒蛇咬伤、蜜蜂刺伤、蝎蛰伤、蜈蚣咬伤等所致中毒有所增多。毒蛇咬伤（snake bite）非常危险。毒蛇有很多种，其中毒性强，危害大的有眼镜蛇、眼镜王蛇、银环蛇（图35-9-1）、金环蛇、海蛇、龟壳花蛇、竹叶青、烙铁头、蝮蛇等。毒蛇具有毒腺，位于头侧眼后下方皮肤下面，经由导管与毒牙相连，毒蛇咬后则将毒液注入人体，然后毒液随血液或淋巴循环进入身体其他部位。蛇毒具有明显的细胞毒、神经毒、血液毒、心脏毒和其他毒性作用。各种毒蛇的毒物成分不同，因此，毒蛇咬伤后发生的症状和轻重也不完全一样。

【临床特点】

毒蛇咬伤后，蛇毒中的细胞、血液、心脏毒素使咬伤局部肿胀剧痛，迅速向近心端发展，局部可发生水疱、血疱、组织坏死、伤口流血不止、全身出血或发生溶血、贫血、黄疸、血红蛋白尿及少尿、无尿，心音低钝、心律不齐、血压下降、呼吸急促、发绀、休克，以致死亡。此类中毒潜伏期短，局部症状重，易被重视而早期治疗。而神经毒素局部症状轻微，有时仅有局部麻木感，不易引起注意，以后发生头晕、嗜睡、无力、吞咽困难、声音嘶哑、语言不清、肌肉麻痹、四肢瘫痪、呼吸困难、瞳孔散大、大小便失禁、发热、抽搐、昏迷以至呼吸麻痹死亡。

【治疗原则】

一般局部处理：通过适度结扎肢体、冲洗伤口、扩创排毒、在肿胀近心端针刺引流、局部封闭等方式清除毒素，减慢减少毒素吸收，也可用新鲜半边莲捣烂敷伤口周围，或加雄黄外敷，或用各地蛇药外敷，受伤肢体用夹板固定，伤肢制动，减少患儿活动。

全身处理：尽快应用蛇药口服或注射抗蛇毒血清，注射前应先作皮肤试验，阴性时作静脉注射，阳性者可作脱敏疗法。如无蛇药，可选用以下中草药如七叶一枝花、半边莲、鬼针草、一见喜、万年青等解毒。一般蛇草药可口服或外敷，外敷时常用新鲜的、本地可得的中草药捣烂外敷伤口。此外，应补液利尿，预防破伤风。应用抗生素防止感染，酌情应用地

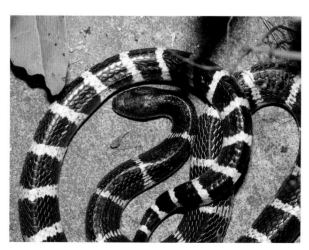

图 35-9-1　银环蛇

塞米松等其他对症治疗。

对症治疗：当患儿由于呼吸麻痹而出现呼吸衰竭时，在抗蛇毒血清治疗基础上，尽早进行机械通气和血液灌流，短时内清除体内毒物，减轻蛇毒中毒症状。必要时行负压封闭引流术（图35-9-2），还可以减少蛇咬伤毒素吸收，改善患儿局部临床症状，防治因肢体肿胀而发生骨筋膜室综合征。同时负压封闭引流装置材料连接负压吸引后也可增加伤口处负压，有利于降低局部组织静脉压，减少淋巴液回流及毒素吸收和扩散，促进毒素排出。

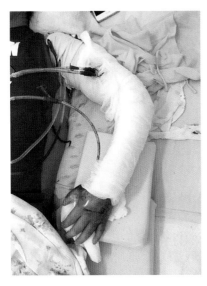

图35-9-2　负压封闭引流

【护理评估】

1. 鉴别咬伤患儿的毒蛇的种类，评估患儿被咬伤后局部情况，有无水疱、血疱、组织坏死、伤口流血不止，有无全身出血或发生溶血、贫血、黄疸、血红蛋白尿及少尿、无尿，有无心音低钝、心律不齐、血压下降、呼吸急促、发绀、休克，神志是否清醒等。

2. 了解实验室检查，如血、尿常规、心功酶、尿素氮、肝肾功能、肌酐、电解质、凝血功能等及心电图等其他辅助检查结果。

3. 评估患儿及家长对毒蛇咬伤知识的了解程度及需求。

【护理措施】

1. 院前急救护理　在伤口近心端结扎肢体，每隔20～30分钟放松2～3分钟，以防止结扎远端肢体发生缺血性坏死；立即反复冲洗伤口直至流出的血水鲜红色为止；固定咬伤的肢体，不宜运动，尤其是咬伤下肢，不能奔跑，以免促进毒素吸收。

2. 鉴别毒蛇种类　根据临床特征来鉴别毒蛇的种类。如果伤口肿胀、流血不止，考虑为血液毒五步蛇咬伤；如果伤口变黑、坏死，则考虑眼镜蛇咬伤；局部肿胀，但较局限，流血不多容易止住，伴有复视，考虑蝮蛇所致；伤口有较窄的毒蛇牙印，除了轻微发麻外无肿不疼，瞳孔扩大，考虑为银环蛇咬伤。如不能准确鉴别毒蛇种类，可选用两种可能的抗蛇毒血清治疗。

3. 病情观察　严密观察患儿生命体征及尿量、意识、面色、肢温的变化；注意观察呼吸，是否有头晕、复视、眼睑下垂、吞咽困难、胸闷气急等呼吸麻痹症状；观察出血情况，监测凝血功能，早期识别出患儿等致命性并发症的发生。

4. 特殊用药护理　应用抗蛇毒血清前应作皮肤试敏，阴性者，病情轻者予肌肉注射，病情重者则静脉注射。危重患儿来不及进行皮试时，静脉缓慢滴入抗蛇毒血清。密切观察患儿有无畏寒、发热、胸闷、气急、腹部不适、皮疹等过敏症状。

5. 患肢及伤口的护理　患肢因充血、肿胀，疼痛难忍，可用枕头将患肢抬高，促进静脉回流，减轻疼痛；保持伤口创面清洁、干燥，局部可外敷蛇草药。

6. 并发症的观察与护理　毒蛇咬伤后严重者肢体瘫痪、休克、呼吸麻痹、心力衰竭，护士要注意观察并及时报告医师给予处理。

7. 心理护理　毒蛇咬伤起病急，患儿及家长多因伤口肿痛、皮肤黏膜出血等，表现紧张、恐惧，因此，护士对患儿及家长要进行解释和安慰，使其消除顾虑，积极配合治疗。

【健康教育】

1. 饮食指导　指导家长宜给患儿提供富含营养，易消化的饮食，多喝水或牛奶，促进代谢和受损组织修复。

2. 作息指导　危险期应绝对卧床休息，患肢制动，使血液循环减慢，以减慢毒素在体内扩散，恢复期可逐渐轻微活动，逐渐增加活动量，以不感疲劳为宜。

3. 做好预防　毒蛇分布区，指导患儿及家长夜间外出要穿厚长裤、长袜、鞋子，戴帽子，利用木棒和电筒，"打草惊蛇"，以避免咬伤。

（范玲　于新颖）

参 考 文 献

1. 江载芳，申昆玲，沈颖. 诸福棠实用儿科学. 第8版. 北京：人民卫生出版社，2015.
2. 沈晓明，王卫平. 儿科学. 第7版. 北京：人民卫生出版社，2010.
3. 崔炎. 儿科护理学. 第5版. 北京：人民卫生出版社，2012.

35

4. 刘佩璇,苏湘芬,江顺见,等.机械通气联合血液灌流救治银环蛇咬伤的护理.广东医学,2013,34(11):1793-1794.

5. 曾杰,陈宁波,胡卫健.负压封闭引流技术应用于下肢蛇咬伤切开减压术后的临床疗效分析.重庆医学,2014,43(33):4519-4521.

6. 罗奕,翁昌荣,杨春,等.负压封闭引流治疗创伤后四肢大面积组织缺损感染创面.中国骨与关节损伤杂志,2013,25(8):97-98.

7. 张陈威,柳大烈,梁智,等.封闭式负压引流与人工真皮联合应用治疗下肢慢性溃疡.中华修复重建外科杂志,2013,27(8):1023-1024.

8. 方洪松,王虎,甘经岳,等.人工真皮复合自体薄皮移植治疗皮肤软组织缺损.中国组织工程研究与临床康复,2011,15(24):4503-4506.

9. 封志纯,祝益民,肖昕.实用儿童重症医学.北京:人民卫生出版社,2012.

10. 尤黎明,吴瑛.内科护理学.第5版.北京:人民卫生出版社,2012.

11. 王卫平.儿科学.第8版.北京:人民卫生出版社,2013.

12. 赵祥文.儿科急诊医学.第4版.北京:人民卫生出版社,2015.

13. 刘晓丹.儿科保健工作手册.北京:人民卫生出版社,2010.

14. 杨继章.社区医师用药手册.北京:人民卫生出版社,2012.

15. 张佩斌,朱宗涵,Joan Ozanne-Smith.儿童伤害预防与急救.北京:人民卫生出版社,2010.

35

第三十六章　急危重症

第一节　急危重症的护理

【概述】

急危重症是一类十分常见且凶险的病症,常危及患儿的身体健康和生命,如心搏呼吸骤停、急性呼吸衰竭、脑水肿与颅内高压综合征、多器官功能衰竭等都属于此范畴。

【临床特点】

急危重症涉及全身一个或多个器官功能紊乱和衰竭,临床表现多种多样,常以发病急、病情变化快、并发症多、需要紧急抢救为主要特征。

【护理评估】

急危重症患儿首次评估患儿气道、呼吸功能、循环功能、神志状态、有无潜在的损伤症状,患儿的初步情况稳定,没有生命危险,再进行二次评估。

1. 健康史　评估患儿年龄、入院方式、生长发育状况、饮食习惯、既往健康情况;有无营养、压力性损伤、跌倒风险等;有无传染病史、手术外伤史、用药史、药物过敏史、疫苗接种史;有无遗传病史或亲属中有无类似疾病;年长女孩月经情况。了解其母孕产期状况,有无宫内窘迫史;了解家庭居住环境、家庭经济状况,患儿或家长接受健康教育的能力,有无特殊需求。

2. 现病史　评估患儿的主要的症状、体征,发病时间、诱因、发病缓急及有无发热、疼痛、出血、昏迷、抽搐等伴随症状;评估患儿有无原发病的症状、体征。

3. 治疗经过　评估患儿所接受的检查及结果,如血常规、血液生化、凝血功能、B超、X线、CT、磁共振、脑电图、动脉血气分析等,治疗方法和药物、疗效及不良反应等情况。

4. 心理社会状况　了解不同年龄阶段患儿对疾病和住院的心理反应,评估患儿是否有分离性焦虑、对疼痛和侵入性操作的恐惧、自卑等不良心理反应;评估社会支持系统是否健全等。

【主要护理问题】

1. 心输出量减少与循环衰竭有关。

2. 体液减少与呕吐、脱水、失血有关。

3. 气体交换受损与肺部感染或中枢性呼吸衰竭有关。

4. 呼吸型态的改变与呼吸衰竭有关。

5. 清理呼吸道无效与年龄小无力排痰、痰液黏稠有关。

6. 体温过高与感染有关。

7. 活动无耐力与原发疾病造成组织器官缺氧有关。

8. 进食方式的改变与患儿吞咽反射减弱或食欲减退有关。

9. 营养失调低于机体需要量与营养物质摄入不足、吸收不良、需要量增加或丢失过多有关。

10. 疼痛与颅内压增高、组织缺血缺氧、肌肉痉挛、炎症浸润、组织损伤出血、心理反应异常等因素有关。

11. 感染的危险与原发疾病或治疗因素导致机体免疫功能下降有关。

12. 潜在的并发症脑疝、心律失常、肾衰竭等。

13. 焦虑与环境改变、病情危重不能陪护有关。

14. 知识缺乏缺乏相关原发病的防治、护理知识。

【护理措施】

1. 心输出量减少的护理　24小时动态心电监测,密切注意心率、心律和心电图变化,尤其注意严重心律失常和心搏骤停先兆并及时处理,如发现有心率增快、血氧饱和度及血压下降等情况,应立即通知医师。注意尿量、颜色、比重、酸碱度和血中尿素氮、肌酐的变化,警惕非少尿性肾衰竭。

2. 体液减少的护理　观察患儿的面色、神志、瞳孔、血压、脉搏、囟门、肢体末端血液循环,有无脱水,呕吐、出血等症状。迅速建立2条以上静脉通路,遵循补液原则,合理安排补液种类及速度;保证输液通畅,根据病情和年龄合理调节输液速度,开始速度宜快,及时补充血容量,注意防止急性肺水肿。准确记录尿量,肾功能正常,尿量可作为观察补液量是否恰当的参考,尿量维持在每小时婴儿2~2.5ml/kg,幼儿1.5~2ml/kg,儿童1~1.5ml/kg左右为宜;观察并记录尿液颜色、量的变化,必要时记24小时出入水量。观察呕吐物和引流液的量、性质、颜色并做好记录。遵医嘱抽血查血型、血常规、电解质等检查,必要时静脉补液和成分输血。

3. 气体交换受损的护理　观察患儿呼吸的频率、节律、型态、深度及有无呼吸困难;保持病室环境舒适,诊疗护理操作集中进行,患儿烦躁不安遵医嘱适当镇静,保证患儿休息,以减少氧气的需要;患儿取有利于呼吸的体位,床头抬高30°~45°,肩下垫小枕拉直气道,见图36-1-1,雾化吸痰,必要时建立人工气道;根据血气分析结果合理用氧,备好抢救药物及器械。

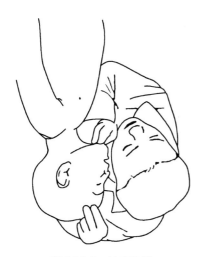

图36-1-1　拉直气道

4. 呼吸型态的改变的护理　监测呼吸机运行状态,观察呼吸机送气与患儿呼吸是否同步;监测血气,根据血气结果调整呼吸机参数并及时记录。每班记录气管插管的深度,妥善固定气管导管及呼吸机管道,每班测量气管导管外露长度,固定导管的胶布松动时及时更换,避免非计划性拔管、堵管的发生;做好气道温湿化,气管内吸痰时注意无菌操作,按需吸痰,详细记录痰液的色、量、质,必要时正确收集痰液标本,及时送检。遵医嘱给适当的镇静剂、肌肉松弛剂、止痛剂,以减少患儿呼吸肌做功。每天评估是否可以撤机,减少机械通气本身引起的相关性肺损伤和肺炎。

5. 清理呼吸道无效的护理　观察患儿咳嗽、咳痰情况,详细记录痰液的色、量、质。帮助患儿采取有利于呼吸和排痰的体位,咳嗽及呼吸困难的患儿取半卧位,呼吸道分泌物多者取头高侧卧位;如无禁忌,每2小时变换体位,以减少肺部淤血,防止肺不张。保持呼吸道通畅,及时清除口鼻分泌物,痰液黏稠时给予雾化吸入,振动排痰机拍背,见图36-1-2,必要时吸痰;指导并鼓励年长儿有效咳嗽、咳痰。遵医嘱给予抗生素、止咳祛痰药,观察药物疗效及不良反应。

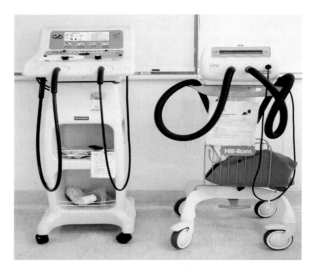

图36-1-2　振动排痰机

6. 体温过高的护理　监测患儿体温变化,体温超过38.5℃时及时遵医嘱予物理降温或药物降温,30分钟复测体温并记录,多饮水,做好口腔、皮肤等基础护理。

(1) 物理降温:①宽衣松被解包;②降低环境温度;③头部冰湿敷;④头部冰枕;⑤冰敷体表大血管行经处;⑥温水浴;⑦0.9%的冷盐水灌肠:新生儿一般不用,腹胀患儿禁用;⑧电脑控温毯:适用于中枢性高热,注意有无血压下降、寒战等症状。

(2) 药物降温:①布洛芬:对于高热的退热效果和持续时间比对乙酰氨基酚更具优势;②清热解毒中草药;③复方冬眠疗法:氯丙嗪、异丙嗪肌肉或静脉注射,使用于持续高热伴烦躁、惊厥者。

7. 活动无耐力的护理　评估患儿活动的耐受性,限制活动,卧床休息,诊疗护理操作集中进行,尽量保证患儿安静,以减少氧气的需要量,并注意保暖,防止着凉;必要时遵医嘱给予输注血液制品,观察疗效及不良反应,保证能量及营养素的摄入。

8. 进食方式的改变的护理　急危重患儿在留置胃管期间,妥善固定胃管,做好标识,每周更换胃管。

每次进食前确保胃管在胃内,鼻饲液的温度在38～40℃之间,床头抬高30°～45°,鼻饲前观察患儿有无腹胀、胃潴留、出血等并发症,并做好口腔护理。根据患儿的病情,可选择重力滴注、间断推注及持续或间断泵入。研究显示,鼻饲溶液持续滴注相比较于间断推注,鼻饲相关并发症较少。

9. 营养失调的护理 评估患儿营养状况,每周测体重1次,早产儿每天测体重1次,特殊患儿遵医嘱执行,必要时请营养师会诊。进食困难或重度营养不良者给予鼻饲或静脉营养,明显低蛋白水肿遵医嘱输入白蛋白,贫血者遵医嘱给予成分输血。神志清醒者给予易消化、高营养的流质、半流质的饮食。意识障碍者应给予静脉高营养或鼻饲,每次注入牛奶或匀浆前观察患儿有无胃潴留和应激性溃疡,抽出咖啡色或血性液体时,遵医嘱给予洗胃、奥美拉唑胃内保留、禁食,详细记录并动态观察;胃潴量大于医嘱所开量的1/3并腹胀明显通知医师给予禁食一次,并动态观察和记录。患儿需要长期禁食或有重度营养不良时通过外周静脉或中心静脉进行静脉高营养治疗,静脉用全营养液现配现用,保持全营养液匀速进入体内。禁食期间遵医嘱静脉补充水分和电解质。

10. 疼痛的护理 评估患儿疼痛情况,根据患儿的年龄选择适合的疼痛评分工具,8岁以上的患儿选择视觉模拟评分法(VAS),见图36-1-3,3～8岁的患儿选择脸谱评分法,见图36-1-4,婴幼儿或交流有困难的患儿选择FLACC(face,legs,activity,crying,consolability)评分法(表36-1-1)。了解患儿疼痛的程度、性质、部位、规律、开始时间、持续时间、缓解和加重的因素、伴随症状、目前疼痛管理的方案和有效性、用药史。保持环境安静,协助患儿取舒适体位,患肢抬高并制动,避免创面受压,定时翻身,必要时

使用翻身床。保持情绪稳定,减轻患儿心理负担,提高痛阈;多与年长儿进行交流,疼痛时做好安抚工作,转移患儿注意力,减轻疼痛。注意保护好伤口,避免各种原因导致的伤口疼痛;遵医嘱予脱水、止痛、镇静剂,注意脱水及水电解质紊乱的表现;观察用药后疼痛缓解情况及镇痛效果并记录。诊疗、护理操作尽量集中进行,换药和伤口护理时,注意动作轻柔而敏捷,严格执行无菌操作,以减少患儿的不适。

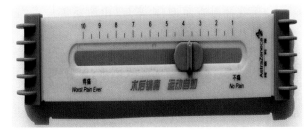

图36-1-3 视觉模拟评分法

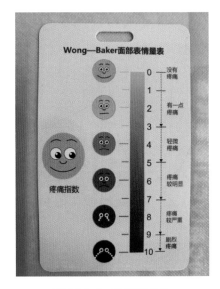

图36-1-4 脸谱评分法

表36-1-1 FLACC评分法

评分	0分	1分	2分
face(脸)	微笑或无特殊表情	偶尔出现痛苦表情,皱眉,不愿交流	经常或持续出现下颚颤抖或紧咬下颚
leg(腿)	放松或保持平常的姿势	不安,紧张,维持于不舒服的姿势	踢腿或腿部拖动
activity(活动度)	安静躺着,正常体位,或轻松活动	扭动,翻来覆去,紧张	身体痉挛,成弓形,僵硬
cry(哭闹)	不哭(清醒或睡眠中)	呻吟,啜泣,偶尔诉痛	一直哭泣,尖叫,经常诉痛
consolability(可安慰性)	满足,放松	偶尔抚摸拥抱和言语可以被安慰	难于被安慰

36

11. 感染的危险　保持病室温、湿度适宜,病房内空气新鲜,每天定时空气消毒和开窗通风。严格执行病房的消毒隔离制度,正确执行仪器的每班消毒及终末消毒,规范卫生用具专用,床单位及被服脏、湿时及时更换。严格洗手,接触患儿血液、体液、排泄物、分泌物前后注意洗手和戴手套。有感染者,遵医嘱准确及时使用抗生素,并注意观察用药后反应,必要时应用白蛋白、静注人免疫球蛋白等,提高患儿免疫力。严格执行各项无菌技术操作,集中治疗护理操作,限制不必要的诊断及侵入性操作,保护皮肤黏膜,做好基础护理。

12. 药物反应　使用强心药物时有否恶心、呕吐等胃肠道反应,心电变化等。应用利尿剂是否发生电解质失衡,尤其血钾、镁的改变。应用血管扩张剂,首先应判断血容量是否补足。应用抗生素时观察是否发生皮疹、器官功能损害等。输注药物时要严防液体外渗造成局部组织坏死。

13. 并发症的观察与护理　严密观察病情变化,心电监护仪持续监测患儿血压、脉搏、呼吸、体温、瞳孔、肌张力、意识等生命体征并详细记录,维持有效的静脉通路,合理安排和调整药物顺序及速度,随时备好抢救药品及物品,配合医师进行抢救。患儿发生呼吸衰竭、休克、脑疝等并发症参照相关疾病章节。

14. 心理护理　医护人员应尽可能对患儿尊重及保护隐私,减少患儿全身裸露的次数和时间。加强语言及非语言交流,例如打手势、看图片或者通过患儿的面部表情、手势、口型等肢体语言的观察判断,分析并尽可能理解因气管插管、气管切开等原因丧失语言表达能力的患儿所要表达的意愿。

【健康教育】

1. 入院时向家长和年长儿介绍科室的制度和环境,增加家长的信任度和依从性,减少患儿对住院的恐惧和不安。

2. 住院期间教育家长和年长儿积极配合治疗和护理,用通俗易懂的语言讲解疾病和治疗的相关知识,帮助家长和年长儿树立起战胜疾病的信心。

3. 出院时指导患儿及家长养成良好的生活习惯,加强营养,鼓励患儿加强体格锻炼、增强抗病能力;教育家长营造舒适的家庭环境,指导患儿进行自我保护,避免诱发因素,避免感染和损伤的发生,指导家长及患儿进行自我评估,学会识别异常,记录症状发生的时间、持续时间及伴随症状,一旦发现危及生命的症状立即就诊。

4. 专科门诊随诊。

【护理评价】

患儿心输出量是否满足机体代谢需要;患儿体液不足是否得到及时发现和纠正;患儿是否呼吸平稳,低氧血症改善,无人机对抗,肺部听诊无痰鸣音;患儿体温是否恢复正常;患儿活动耐力是否增强;营养状况是否改善,体重增加;疼痛是否减轻、缓解;是否出现心力衰竭、呼吸衰竭、肾衰竭、休克等并发症,是否能被及时发现并得到有效处理;患儿及家长是否掌握相关原发病的防治、护理知识及技能。

(刘美华)

第二节　心搏呼吸骤停与心肺复苏

【概述】

心搏骤停在临床上是最严重、最危急的疾病状态,是致使儿童死亡的一个重要原因,表现为心脏机械活动突然停止,患儿对刺激无反应,无脉搏,无自主呼吸或濒死叹息样呼吸,如果不能得到及时有效救治,常致患儿即刻死亡。心肺复苏(cardiopulmonary resuscitation,CPR)是指采用急救医学手段,恢复已中断的呼吸及循环功能,为急救技术中最重要而关键的抢救措施。在 2015 年 10 月 15 日,美国心脏协会颁布了《2015 美国心脏协会心肺复苏及心血管急救指南》,在《2010 美国心脏协会心肺复苏及心血管急救指南》的基础上继续强调高质量的心肺复苏。随着对保护脑功能和脑复苏重要性认识的深化,更宜将复苏全过程称为心肺脑复苏(car-diopulmonary cerebral resuscitation,CPPR)。小儿心肺脑复苏成功的标准为:心肺功能恢复至病前水平,无惊厥、喂养困难及肢体运动障碍,语言表达正常,智力无障碍。国内尚缺乏儿童心搏呼吸骤停的多中心大样本流行病学研究。

【临床特点】

儿童心搏骤停很少突然发生,多为休克、呼吸衰竭的继发事件,是呼吸或心血管功能逐渐恶化的结果。心搏与呼吸骤停互为因果,在极短时间内相继出现,故抢救时必须两者兼顾,同时进行,否则复苏难于成功。多种病理生理学过程均可导致心搏骤停,已确定最常见的三种发病机制为:缺氧、心肌缺血和心律失常。临床表现为:①突然昏迷或全身短暂性抽搐;②瞳孔散大、固定;③大动脉(颈、股动脉)

36

729

搏动消失、心音消失或心动过缓（心率<60 次/分）、血压测不出；④呼吸断续，呈叹息样或短促痉挛性呼吸，随后呼吸停止；⑤面色苍白发绀；⑥心电图表现为等电位线、室颤、无脉性室速和无脉性电活动。尽早明确诊断是取得最佳疗效的前提。凡患儿突然昏迷，伴大动脉搏动或心音消失即可确诊。

【治疗原则】

立即现场实施 CPR 最重要。现在复苏观点将复苏全过程视为 3 个阶段：儿童基本生命支持（pediatric basic life support，PBLS）、儿童高级生命支持（pediatric advanced life support，PALS）和复苏后稳定阶段。

（一）儿童基本生命支持

《2015 美国心脏协会心肺复苏及心血管急救指南》中不同年龄胸外心脏按压要点总结，详见表 36-2-1。

表 36-2-1　不同年龄胸外心脏按压要点总结

年龄	青春期	儿童(1 岁至青春期)	婴儿(除新生儿)
现场安全		确保现场对施救者和患儿都是安全的	
识别心脏骤停		检查患儿有无反应 无呼吸或仅是喘息 不能在 10 秒内明确感觉到脉搏或脉搏<60 次/分	
启动紧急反应系统	独自一人且没有手机,则离开患儿启动紧急反应系统并获得自动体外除颤仪(automatic external defibrillator,AED),然后开始心肺复苏或请他人去,自己则立即开始心肺复苏,在 AED 可用后尽快使用	有人目击的猝倒,对于青少年,遵照左侧步骤 无目击的猝倒, 给予 2 分钟心肺复苏, 离开患儿去启动紧急反应系统并获得 AED, 回到该儿童身边并继续心肺复苏, 在 AED 可用后尽快使用	
没有高级气道的按压-通气比	1 名或 2 名施救者 30:2	1 名施救者 30:2 2 名以上施救者 15:2	
有高级气道的按压-通气比		以 100～120 次/分钟的速率持续按压,每 6～8 秒给予 1 次呼吸(每分钟 8～10 次)	
按压频率		100～120 次/分钟	
按压幅度	胸部前后径的 1/3(大约 5～6cm)	胸部前后径的 1/3(大约 5cm)	胸部前后径的 1/3(大约 4cm)
按压部位	乳头连线正下方	双乳头连线水平	双乳头连线水平
按压手法	双手掌按压法(图 36-2-1)	单掌按压法(图 36-2-2)	双指按压法或双手环抱法(图 36-2-3)
胸廓回弹	每次按压后使胸廓充分回弹,不可在每次按压后倚靠在患儿胸上		
中断	时间限制在 10 秒以内,双人在场时,按压 2 分钟换人,转换在 5 秒内完成		
人工呼吸	平静呼吸后张大嘴完全封闭患儿口腔或口鼻给予通气,每次送气时间 1 秒,胸廓有起伏		

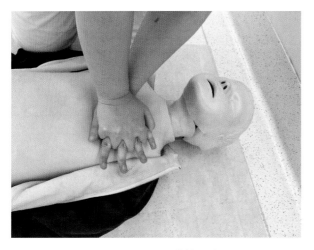

图 36-2-1　双手掌按压法

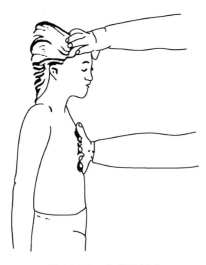

图 36-2-2　单掌按压法

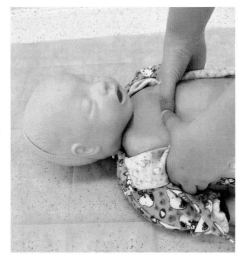

图 36-2-3　双手环抱法

（二）儿童高级生命支持

1. 尽快做好监护　24 小时心电监护,有条件的医院可做呼气末 CO_2、中心静脉压、有创动脉压监测。

2. 建立高级气道　尽快行气管插管,根据患儿的情况选择气管导管的型号、是否带气囊。

3. 建立血管通路　应尽快建立血管通路,若建立困难,可予以骨髓通路。

4. 药物治疗　为促使自主呼吸与心搏恢复,在建立人工循环、人工呼吸的同时,或 1~2 分钟后,即可应用复苏药物。必须强调不能以药物治疗取代呼吸与心脏按压,目的在于提高心、脑灌注压,增加心、脑血流量;减轻酸血症,以利血管活性药物发挥作用,维护脏器功能;提高室颤阈值,为除颤创造条件。

5. 除颤　电除颤后应立即恢复心脏按压,约 2 分钟后再进行评估,见图 36-2-4。

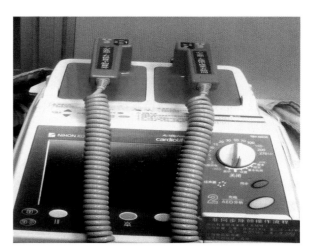

图 36-2-4　电除颤仪

（1）电极板大小:婴儿 4.5cm,儿童 8cm。

（2）电极板位置:一个电极板放在胸骨右缘锁骨下（或第 2 肋间处）,另一个电极板放在左乳头外侧腋前线处。

（3）能量选择:首次为 2J（瓦秒）/kg,无效时第二次以后 4J/kg,但最高不超过 10J/kg 或成人剂量。

（三）心肺复苏后稳定阶段

心复跳只是心肺复苏成功的第一步,之后可能相继出现因心、脑、肺、肾等重要器官严重缺氧或代谢紊乱等所带来的严重影响。

1. 维持呼吸功能　继续保持有效通气和维持氧供、保持呼吸通畅。

2. 维持有效循环　纠正低血压和引起心律失常的原因。

3. 积极脑复苏　脑功能是否恢复,为衡量复苏成功的关键。减轻或消除继发的脑低灌注状态,提

731

供充分的氧和能量供应;减轻脑水肿,降低脑细胞代谢。

4. 维持肾功能 针对原因处理,如补充血容量,改善心功能,避免加重肾功能负担。

5. 维护水电解质平衡并积极治疗原发病。

【护理评估】

1. 评估患儿心搏呼吸骤停发生时间,口腔有无异物、呕吐物、分泌物、血块、舌后坠;评估患儿是否有自主呼吸、呼吸频率及节律、胸廓有无起伏;评估患儿有无脉搏、心率及节律、血压;患儿神志是否清楚,有无意识改变,观察瞳孔的大小及对光反射。

2. 了解实验室检查如血常规、血生化、免疫功能、凝血功能、动脉血气及其他辅助检查结果。

3. 评估患儿及家长对心搏呼吸骤停知识的了解程度及有无特殊需求。

【护理措施】

1. 紧急抢救护理 一旦发生心跳呼吸骤停,医护人员必须争分夺秒地进行抢救。施救者通过轻拍和大声说话判断患儿的反应水平,对于婴儿,轻拍足底,检查患儿有无反应,10 秒内同时评估患儿呼吸和脉搏(婴儿触摸肱动脉,儿童触摸股动脉或颈动脉)。

(1) 立即呼叫值班医师及辅助护士。

(2) 畅通气道(注意保护颈椎):采用平卧位,头偏向一侧,肩下稍垫高,用吸引器清除呼吸道分泌物,保持气道通畅,复苏囊加压给氧。同时辅助护士连接心电监护仪,动态血压监测。医师垫硬板于后背,予胸外心脏按压,按压幅度至少为胸部前后径的 1/3。

(3) 辅助护士建立两条静脉通道,遵医嘱给予抢救药物。

(4) 准备气管插管用物,配合医师进行气管插管,静脉通路难以建立者,先气管内使用复苏药物,必要时连接呼吸机机械通气。

2. 复苏后护理

(1) 维持有效呼吸:保持呼吸道通畅,根据患儿情况及血气结果调整给氧方式,保证充分的组织供氧。机械通气者按机械通气护理常规。

(2) 亚低温疗法:成功复苏后,在 2 ~ 4 小时内进行诱导性降温,速度为每小时 1 ~ 2℃,体温达到 32 ~ 34℃之间,维持 24 小时,以降低基础代谢和脑组织氧消耗。

(3) 遵医嘱及时准确地给予降颅压药。

(4) 严格记录 24 小时出入水量,维持水、电解质平衡。

(5) 注意监测心、肺、肝、肾、凝血及消化器官的功能,一旦发现异常,应积极地采取针对性的治疗。

(6) 昏迷、抽搐患儿按相应护理常规,注意防止并发症发生。

(7) 尽早进行高压氧治疗,做好高压氧治疗的护理。

(8) 预防医院感染,积极治疗原发病。

(9) 备好各种急救物品、药品、器械。

3. 药物护理

(1) 肾上腺素:是目前复苏的首选药物。给药剂量为 0.01mg/kg(1∶10 000),单次最大剂量不超过 1mg。可每 3 ~ 5 分钟给药一次,3 次用药无效或心跳后心率又逐渐变慢,可用肾上腺素 0.1 ~ 1μg/(kg·min)持续静脉给药。

(2) 碳酸氢钠:一般呼吸心跳停止时立即出现酸中毒,因而纠酸特别重要。碳酸氢钠被认为是 CPR 的必用药之一,按 5% 碳酸氢钠 5ml/kg,稀释成等张液体快速滴入。

(3) 阿托品:用于治疗迷走神经张力增高所致心动过缓、二度房室传导阻滞。0.02mg/kg,单次最小剂量 0.1mg;单次最大剂量儿童 0.5mg,青少年 1mg。无效可重复一次。总剂量最大儿童 1mg,青少年 2mg。

4. 并发症的观察与护理 评估患儿有无肋骨骨折、损伤性血气胸、心脏创伤等并发症。肋骨骨折时以止痛、固定和预防肺部感染为主;血气胸必要时行胸腔闭式引流;心脏损伤时保证患儿绝对卧床休息,给予相应的抗心律失常药物治疗。

5. 心肺复功成功的指征 ①瞳孔:散大的瞳孔开始回缩;②面色:由发绀变红润;③大动脉:颈动脉可以摸到搏动;④血压:上肢收缩压大于 60mmHg;⑤神志:眼球活动,对光反射出现,手脚活动;⑥呼吸:自主呼吸出现。

【健康教育】

1. 做好家长的安抚和解释工作,以配合抢救。告知年长儿及家长发生心跳呼吸骤停的病因、症状,使其充分了解病情,缓解焦虑情绪。

2. 告知家长一旦发生心跳呼吸骤停,现场立即实施心肺复苏术最重要。

3. 出院指导

(1) 教会家长心肺复苏相应的知识及技能,积极治疗原发病。

(2) 指导家长为患儿提供一个安全、清洁的家庭环境,预防及避免感染及各种安全意外。

(刘美华)

第三节 惊厥持续状态

【概述】

惊厥(convulsion)是神经元功能紊乱引起的脑细胞突然异常放电所导致的不自主全身或局部肌肉抽搐。是儿童常见病症,也是最常见的小儿神经系统症状之一,尤以婴幼儿多见,6岁以下儿童发生率约为4%~6%,具有病情急、反复发作等特点,如没有得到及时有效的治疗可导致不可逆性脑损伤,并遗留严重的神经系统后遗症,严重时可导致患儿死亡。惊厥持续状态(convulsion status)指惊厥持续30分钟以上或反复发作超过30分钟,发作间期伴意识不清,其表现多为强直性-阵挛性抽搐。新近的研究表明如果惊厥发作持续超过5分钟,没有适当的止惊措施很难自行缓解。因此主张惊厥持续状态的持续时间概念为5分钟,一旦发作,应尽快控制。

【临床特点】

引起惊厥的病因可分为感染性和非感染性两大类,根据病变部位又可分为颅内和颅外两类。感染性惊厥(高热惊厥)中颅内疾病包括病毒、细菌、真菌、寄生虫等感染引起的脑炎或脑膜炎;颅外疾病包括为高热、重症肺炎等为原发病的中毒性脑病、破伤风等。非感染性惊厥(无热惊厥)中颅内疾病包括颅脑损伤、脑发育异常、颅内占位性病变,如产伤、脑外伤、先天性脑积水、脑肿瘤等;颅外疾病包括中毒、代谢性疾病、遗传性疾病、全身性疾病引起,如低血糖、低血钙、糖原累积病、苯丙酮尿症、尿毒症、癔症等等。目前认为惊厥发作可能是脑内兴奋与抑制过程失衡,大脑运动神经元的异常放电所致。婴幼儿由于大脑发育尚未成熟,大脑皮层神经细胞分化不全,多种病因使脑神经功能紊乱而导致这种病理性放电。凡能造成神经元异常过度放电的因素,均可导致惊厥。临床典型的表现为突然意识丧失、面色青紫、面部或四肢肌肉呈阵挛性或强直性抽搐,多伴有双眼上翻、凝视或斜视,部分患儿有大小便失禁,发作停止后多清醒或因疲倦而入睡。

【治疗原则】

惊厥是急症,必须立即紧急处理,其治疗原则为:①选择作用快、强有力的抗惊厥药物,及时控制发作,防治脑损伤,减少后遗症,必要时气管插管,保持呼吸道通畅;②维持生命功能;③积极寻找病因,针对病因治疗;④防止复发。一旦患儿发生惊厥,首选地西泮或咪达唑仑注射液缓慢静脉注射,对于地西泮无效的惊厥持续状态可选用苯妥英钠或苯巴比妥,仍无效的机械通气的患儿可考虑使用全身麻醉剂,如丙泊芬。对于明确病因的患儿积极地治疗原发病。

【护理评估】

1. 评估患儿惊厥的发作时间、持续时间、缓解时间、抽搐部位、形式及伴随症状和用药情况。评估患儿口腔有无异物、呕吐物、分泌物、血块、舌后坠;评估患儿呼吸频率及节律、胸廓有无起伏,有无呼吸暂停;评估患儿心率及节律、血压;患儿神志是否清楚,有无意识改变,观察瞳孔的大小、对光反射及四肢肌张力。评估患儿有无大小便失禁。评估患儿面色、体温、血氧饱和度、有无肢体受伤。

2. 了解实验室检查如血常规、血生化、脑脊液常规生化结果,必要时可做眼底检查、脑电图、脑CT、磁共振等辅助检查。

3. 评估患儿及家长对疾病的知识需求和对医护人员的态度和要求。

【护理措施】

1. 发作时

(1) 立即通知医师,遵医嘱给予止惊药物,记录抽搐时间、部位、形式及持续时间以及缓解时间。

(2) 防止意外伤害:拉起床栏,约束患儿,防止坠床、撞伤、舌及口唇咬伤等意外伤的发生,但发作时不可强行按压患儿肢体,防止发生骨折和脱臼,使用约束带的患儿(图36-3-1),建立约束管理记录单(图36-3-2),每2小时记录约束部位、肢体活动、肢端血运。置软枕于患儿两侧保护,放置口咽通气管或

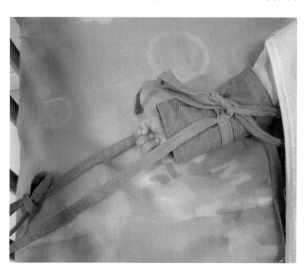

图36-3-1 约束带

<table>
<tr><td colspan="4">病人保护性身体约束管理记录</td><td colspan="2">科室/床位：
住院号：</td></tr>
</table>

病人保护性身体约束管理记录　科室/床位：　住院号：

一、已经使用的身体约束替代方法：
□ 反复对周围环境进行介绍　　　　　　□ 拉起床挡,防止患者坠床
□ 改变环境布置,减少环境刺激　　　　□ 改变静脉轮流部位
□ 语言交流,分散患者注意力　　　　　□ 改变体位
□ 加强各类导管、引流管固定等维护　　□ 其他_____

二、如使用以上身体约束替代方法无效时,请评估并选择以下适用身体约束的指征：
急性精神紊乱：□神志不清　□谵妄　□认知障碍　□记忆紊乱　□定向紊乱
　　　　　　　　□明显躁动表现　□急性攻击行为　□不配合医护人员
安全问题：□自我伤害行为　□行动减弱或障碍
　　　　　□意图拔除各类置管/人工所道　□各类置管/人工气道脱落风险
其他_____

三、使用身体约束期间评估记录：
注：约束部位编号：①左手腕 ②左脚踝 ③左肩部 ④右手腕 ⑤右脚踝 ⑥右肩部

日期／时间	约束部位	约束部位皮肤（颜色、完整性）		松懈		护理记录	签名
		正常	异常（描述）	时间（5分钟）	活动		

图 36-3-2　约束管理记录单

压舌板;牙关紧闭时不可强行撬开牙齿,可采取开口器等方式打开口腔或用压舌板缠绕纱布垫于上下磨牙之间,防止咬伤舌头,避免经口测体温。鼻导管给氧时避免高流量给氧,以免刺激患儿。

（3）保持呼吸道通畅：患儿取平卧位、头偏向一侧,及时清理分泌物和呕吐物,以防止窒息的发生。惊厥的患儿床旁备齐吸引器和气管切开包,在用药前应保持呼吸道通畅。若呼吸困难不能缓解,可行气管插管,行机械通气辅助呼吸。

2. 发作后

（1）严密观察病情：在监测生命体征的同时,应密切观察并记录患儿的神志、瞳孔、面色、肌张力、尿量及肢体反应情况和活动度。若患儿出现头痛、呕吐、瞳孔忽大忽小或双侧不等大、对光反射迟钝及呼吸节律不规则,应考虑可能发生脑水肿、脑疝,应立即通知医师,遵医嘱予利尿脱水剂,以降低颅内压。如呼吸表浅、不规则或抽泣样呼吸,常提示有中枢性呼吸衰竭,采取人工或呼吸机辅助呼吸,备好各种急救物品、药品、器械。

（2）高热的护理：热性惊厥是最常见的原因,及时控制体温,在物理降温的同时给予药物降温,30分钟复测体温,效果不佳时可采用电脑控温毯控制体温,避免皮肤冻伤和注意有无寒战、血压下降等现象。

（3）根据原发病采取相应的护理措施：低血糖和低血钙是新生儿和婴幼儿无热惊厥的常见原因,应及时行血钙和血糖的监测,及时维持电解质平衡,输注电解质液体时选择大血管,以免发生局部皮肤渗漏。颅内感染的患儿遵医嘱给予能通过血脑屏障的抗生素。突然停用抗癫痫药物而发生者需重新开

始抗癫痫治疗。

（4）发作后患儿应继续采取防护性措施，及时清除口鼻分泌物，保持床单位清洁、平整。

（5）避免诱发因素：保持环境安静，操作尽量集中，避免强声、强光、震动等刺激，必要时操作前遵医嘱予止惊药物。

3. 特殊用药 遵医嘱及时准确地给予止惊、降颅压、护脑药物，静脉推注止惊药物过程中注意观察患儿的呼吸节律和频率改变，有无呼吸抑制、血压下降等不良反应的发生，观察穿刺或肌注部位有无渗血、血肿、渗漏等发生，抽搐在推注过程中缓解，应停止使用。

（1）地西泮：是小儿惊厥的首选药物。给药剂量为 0.3 ~ 0.5mg/kg，最大剂量不超过 10mg。用盐水或糖水稀释时产生浑浊但不影响效果。

（2）咪达唑仑：作用速度快，副作用小，对组织刺激轻微，咪达唑仑持续静脉推注治疗小儿惊厥持续状态具有良好的临床疗效。先静脉注射 0.05 ~ 0.2mg/kg，继之用药剂量为 0.1mg/（kg·h）速度维持，渐调至 0.4mg/（kg·h）最大速度或惊厥停止。

（3）苯巴比妥：一般开始先按 10 ~ 15mg/kg 给予，必要时 15 分钟后再用 5 ~ 10mg/kg，可肌注或静脉注射（静脉注射时要慢，不少于 10 ~ 30 分钟），因半衰期长，故在地西泮等药物控制发作后作为长效药物协同使用。

（4）苯妥英钠：负荷量 15 ~ 20mg/kg（极量<1g/d），首次 10mg/kg，隔 15 分钟后重复 2 次，5mg/kg 静注，速度宜慢<1mg/（kg·min），用生理盐水稀释，24 小时后按 5mg/（kg·d）维持，此药不影响意识，不抑制呼吸，对外伤性癫痫持续状态尤为适用。

4. 保持皮肤、口腔清洁，不能自动变换体位者，定时翻身拍背，防止压力性损伤、肺炎、肺不张的发生。

5. 遵医嘱给氧，根据病情选择合适的给氧方式和浓度。

6. 心理护理

（1）患儿发生持续惊厥时，在抢救过程中保持稳重、镇定、熟练、轻柔和敏捷，会给家长带来极大的安慰。对年长儿通过安慰、解释和鼓励，对年幼儿通过亲切、和蔼的态度和关心去建立感情，取得信任。

（2）医护人员用温和、婉转的言辞缓和家长急躁的心情，减少医患矛盾。

（3）鼓励患儿及家长积极面对疾病和治疗。

【健康教育】

1. 告知年长儿及家长发生惊厥的病因、症状、使其充分了解病情，缓解焦虑情绪。

2. 休息与活动 保持良好的生活方式，生活规律，加强营养，增强体质。随气温的变化适当添加衣物，防止感冒。

3. 告知家长观察患儿惊厥发生的征兆，以便及早发现和预防惊厥的发生，告知家长尽可能避免惊厥的各种诱发因素。

4. 出院指导

（1）告知家长一旦发生持续惊厥，立即松解患儿的衣领口、按压人中穴（位于鼻唇沟上 1/3 与下 2/3 交界处）、保持安静、去枕平卧、头偏向一侧，及时清理口鼻腔分泌物和呕吐物，以防止窒息的发生。必要时用筷子或小儿牙刷柄缠上布垫放在上下牙齿之间，以防舌咬伤。若患儿高热，可使用退热药后立即送医院就诊，告知家长切忌不做任何处理而直接用衣服包裹严实送往医院，这样热不易散出而导致高热惊厥。惊厥发作时，就近求治，切忌自行长距离跑去大医院，可电话求助 120 或当地附近医院。发作时不能喂水、喂食，以免发生窒息和吸入性肺炎。

（2）告知家长日常照护和活动的要点，预防感染，及时进行预防接种。

（刘美华）

第四节 感染性休克

【概述】

休克（shock）是指机体受各种有害因子作用，引起组织有效血流量急剧降低，从而导致全身各重要器官功能、代谢紊乱与结构损害的复杂病理过程，是临床常见的危重症之一。感染性休克（septic shock），又称脓毒性休克，是在严重感染的基础上发生的休克，是由致病微生物及其产物所引起的急性微循环障碍、有效循环血容量减少，组织血液灌注不足而致的复杂综合症，病死率极高。

【临床特点】

感染性休克的病因由细菌、病毒、真菌、立克次体等致病微生物感染及其有害产物引起的急性循环功能紊乱，导致血液灌注不足而致休克，革兰阴性菌及其内毒素所致者最多见，如大肠埃希菌、痢疾杆菌、铜绿假单胞菌、脑膜炎双球菌等，常见的感染如流行性脑脊髓膜炎、败血症、中毒型痢疾、化脓性胆管炎、坏死性小肠炎、严重肺炎、泌尿道感染等。革兰阳性菌包括金黄色葡萄球菌、表皮葡萄球菌及肺炎链球菌等。感染性休克的发生发展受多种因素影响,当机体遭受致病微生物及其内毒素的侵袭后,引起组织细胞代谢、功能和结构的损害,并引起机体免疫、应激和炎症反应,同时机体代偿性的变化,使生物活性物质增多。各种因素相互作用、影响,形成错综复杂的病理生理过程。既有微循环的功能障碍,也有炎症介质对细胞功能的损害,甚至导致各系统器官功能衰竭。感染性休克患儿临床表现不一,主要取决于原发病、病原微生物入侵量与途径,以及患儿免疫反应能力。对已出现昏迷、发绀、肢端凉、脉细弱、血压降低、无尿等表现的患儿,诊断并不困难,但属休克失代偿期,预后往往欠佳。因此认识休克的早期表现,及时诊断,争取时间尽早积极治疗极为重要。

1. 精神意识改变 早期多神志清楚,但表情淡漠,反应迟钝,对周围环境不感兴趣。有时兴奋、多语、烦躁不安。晚期因脑缺氧致脑水肿,可出现意识蒙眬、嗜睡、昏迷、谵妄和惊厥等。

2. 心率加快,脉搏减弱 休克时回心血量减少,心率代偿性加快,但脉搏往往减弱。此改变多出现在血压变化之前。重症患儿心音低钝、脉搏细弱,甚至消失。若患儿循环灌注差而无心动过速,是更为严重的征兆,常提示很快就会出现心跳呼吸骤停。高热、哭闹、脱水、药物影响均可使心率加快,应仔细鉴别。

3. 皮肤循环不良 早期休克患儿因血管收缩、血流灌注不良,致使皮肤苍白发花,出冷汗,肢端凉,唇及指趾轻度发绀。少数"暖休克"患儿因毛细血管扩张,面色暗红,四肢温暖,毛细血管再充盈时间正常。晚期患儿皮肤黏膜苍白、四肢厥冷、发绀明显,有大理石样花纹,皮肤毛细血管再充盈时间延长。如有瘀斑,应考虑存在出血。需除外寒冷、高热、脱水的影响。

4. 尿量减少或无尿 休克时由于血液重新分布,肾小动脉收缩,肾血流明显减少,因而少尿或无尿。

5. 呼吸频率和节律改变 感染性休克早期,因代谢率增高、缺氧及代谢性酸中毒,患儿呼吸多深而快,甚至引起呼吸性碱中毒。此时呼吸肌做功增加,极易发生疲劳而引起呼吸衰竭。感染性休克时易发生肺水肿、急性肺损伤甚至急性呼吸窘迫综合征(acute respiratory distress syndrome, ARDS)。重症休克伴发脑水肿,可直接影响呼吸中枢,导致中枢性呼吸衰竭,表现呼吸节律及幅度的改变,如呼吸深浅、快慢不一,双吸气、抽泣样呼吸、呼吸暂停,甚至呼吸骤停。

6. 血压改变 早期血压常可正常,但脉压(正常值3.99kPa)差减小。如血压下降(1岁以上儿童收缩压低于年龄×2+70mmHg)或测不出提示休克失代偿。

【治疗原则】

感染性休克病情复杂,变化迅速,在不同阶段有不同的特点,因此治疗应争分夺秒,在综合治疗的基础上,针对主要矛盾予以救治。休克早期的矛盾是有效循环血量不足和组织血液灌注不良,因此应首先通过输液纠正低血容量,其次用升压药物维护灌注压,如仍存在灌注不足,则需应用强心药物,增加组织血液灌注。至休克晚期,则以防治细胞损害、代谢紊乱和器官功能衰竭为主。治疗感染性休克的基本目的包括:①通过吸氧、保持有效通气来提高氧供;②减少氧耗;③恢复血管内容量;④用血管活性药物进行循环支持;⑤控制感染:是抢救感染性休克的根本措施,如不能有效控制感染,即使休克状态一度改善,仍会再次出现休克,甚至使病情加重;⑥纠正代谢异常。治疗应有预见性、针对性、综合性和整体性。重点在于恢复全身组织的血流灌注,而不应单纯追求血压,特别是收缩压的提高。

【护理评估】

1. 评估患儿的病史,是否存在感染。

2. 评估患儿的器官功能状态

(1) 中枢神经系统功能状态:包括意识状态、瞳孔及神经反射。

(2) 呼吸功能:包括呼吸频率、节律、潮气量、肺泡通气量、血氧饱和度、血气等指标。

(3) 循环功能:包括心电图、血压、毛细血管充盈时间(图36-4-1)、中心静脉压、心脏指数等指标,有条件者可实施无创辅助心排监测(图36-4-2)。

(4) 肾功能:包括尿量、尿比重等肾功能指标。

(5) 消化功能:评估患儿有无恶心、呕吐、腹胀等胃肠功能紊乱。

(6) 血液系统功能:评估患儿伤口有无渗血、穿刺点有无渗血,皮肤黏膜有无瘀斑。

3. 立即建立两条以上静脉通路,保证输液通畅,遵医嘱使用输液泵准确快速给予扩容、升压药和血管活性药物,条件允许时应放置中心静脉导管。

4. 高流量给氧或无创辅助通气(图36-4-3),保持呼吸道通畅,必要时建立人工气道辅助通气,并做好相应护理。

**5. 体温低或末梢循环差者应予保暖,但不宜在体表加温(不宜用热水袋)。高热时应进行物理降

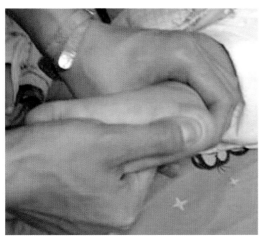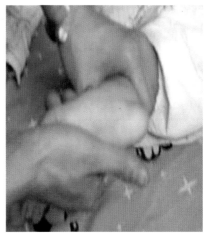

图 36-4-1　毛细血管充盈时间

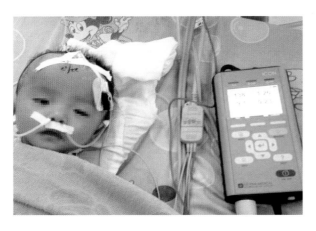

图 36-4-2　无创辅助心排监测

温,避免体温骤降,以免虚脱加重休克。

6. 遵医嘱采集血气和电解质标本送检,维持水电解质酸碱平衡,目前对酸碱失衡的处理多主张"宁酸勿碱"。当代谢性酸中毒严重及经容量复苏等治疗未能纠正时应给碱性液体,常用 5% 碳酸氢钠,稀

释成 1.4% 等渗液滴入。在使用抗生素之前正确采集血培养标本,为诊断和治疗提供信息支持。

7. **药物护理**　正确执行医嘱,观察药物的不良反应。

(1) 合理安排输液顺序,首先可每次于 10~20 分钟内,推注 20ml/kg 等渗晶体液(或相当量的白蛋白),根据患儿情况决定下一步输液种类,若有必要,可重复给予 20ml/kg 等张晶体液。然后再根据情况输入一定量的胶体液如白蛋白、血浆或全血。液体严重缺失者,一般可给予 40~60ml/kg 或更多的液体量,扩容时既要迅速升压,又需兼顾心脑肾功能,出现肝大及肺部啰音是液体过度的有用指标。在液体复苏过程中,应严密监测患儿的神志、呼吸、血压、脉率、肌肤温度、皮肤灌注状态及尿量等,以判断容量复苏是否有效。对复苏有效的反应包括血压逐渐升高、肢体变暖、脉搏有力、毛细血管再充盈时间缩短、面色好转、尿量增加、意识好转等。若患儿对容量复苏无反应,应重新评价患儿并分析原因,如是否存在

36

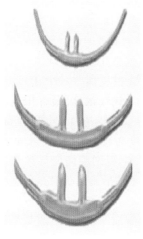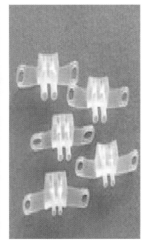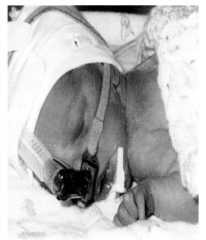

图 36-4-3　无创辅助通气

肠道出血、心功能障碍、低血糖、肾上腺皮质功能不全、气胸及心包填塞等。

（2）根据病情、血压及 CVP 监测结果设定输液量和速度，CVP<5cmH$_2$O，提示右心充盈不佳或血容量不足，若为血容量不足应遵医嘱及时补充血容量；若 CVP>15cmH$_2$O，表示心功能不全、液体过量，应控制输液量及输液速度，预防急性肺水肿。

（3）输入血管活性药时，密切监测心率、血压，血管活性药物剂量存在个体差异，因此需根据每个患儿对药物的反应逐渐调整输注速度，以达到最佳治疗效果及尽量减少副作用。输注时加强巡视并防止药液外渗。

（4）抗生素：感染性休克一旦诊断，应在 1 小时内静脉输入有效抗生素。

8. 不能进食者鼻饲配方奶、匀浆、要素饮食等，并配合静脉营养。

9. 积极治疗原发病，尽快消除休克病因。

10. 心理护理 休克的患儿及家长常有恐惧不安、紧张等，告知年长儿及家长感染性休克的相关知识，消除其紧张及恐惧的心理。

【健康教育】

1. 积极治疗原发病，加强家长和患儿的沟通，消除家长和患儿的焦虑、恐惧等不良情绪，做好家长的安抚和解释工作，以配合抢救。

2. 改善患儿营养状况，提高机体抵抗力。

3. 保持室内温湿度适宜，空气清新。

4. 避免诱发感染的因素，告知患儿家长儿童常见感染性疾病的临床表现，一旦发现感染病灶时及时就医，防止感染进一步扩散。

5. 按时预防接种，增强机体抵抗力。

（刘美华）

第五节　急性呼吸衰竭

【概述】

急性呼吸衰竭（acute respiratory failure，ARF）是指由于直接或间接原因导致呼吸功能异常，使肺脏不能满足机体代谢的气体交换需要，造成显著的动脉血氧下降和（或）二氧化碳潴留，并由此引起一系列病理生理改变以及代谢紊乱的临床综合征，其特点是呼吸衰竭发展迅速，引起多脏器功能障碍。由于小儿尤其婴幼儿在呼吸系统解剖、肺动力学方面的发育不成熟，易发生呼吸衰竭，是儿科危重抢救的主要问题，病死率很高。

【临床特点】

小儿急性呼吸衰竭的病因很多，新生儿呼吸窘迫综合征、上呼吸道梗阻、颅内出血和感染比较常见。临床上呼吸衰竭分为：①低氧血症性呼吸衰竭：主要由肺实质病变引起的以低氧血症为主的呼吸衰竭，又称 Ⅰ 型呼吸衰竭；②通气功能障碍性呼吸衰竭：由于通气功能障碍导致的肺泡通气量不足，引起低氧血症和二氧化碳潴留，又称 Ⅱ 型呼吸衰竭。动脉血气改变特点以 PaCO$_2$ 增高为主伴有不同程度的 PaO$_2$ 下降。呼吸衰竭的症状和体征主要由低氧血症和高碳酸血症所引起。原发病的临床表现根据原发病不同而异。周围性呼吸衰竭表现为呼吸困难、鼻扇、三凹征、点头状呼吸、呻吟等。中枢性呼吸衰竭表现为呼吸节律不齐，可出现潮式呼吸，晚期出现抽泣样呼吸、叹息样呼吸、呼吸暂停及下颌呼吸等。低氧血症的临床表现为患儿面色发绀或发青；烦躁、嗜睡、反应低下、肌张力低下，意识模糊甚至昏迷、惊厥；心率增快，严重缺氧可致心律失常；出现应激性溃疡，严重者可有肠麻痹；肾功能损害时尿中出现蛋白、白细胞及管型，少尿或无尿。高碳酸血症的临床表现为患儿有皮肤潮红、多汗、嘴唇暗红、眼结膜充血等症状。引起呼吸衰竭的病因各异，治疗上除针对不同给予相应的处理、预防和控制感染外，重点在于纠正缺氧和二氧化碳潴留，减少呼吸衰竭并发症的发生。

1. 病因治疗 治疗原发病是治疗呼吸衰竭的基础，应尽快去除导致呼吸衰竭的病因和潜在疾病。

2. 保持气道通畅，改善通气功能 婴幼儿由于自身特点，很容易发生通气功能障碍，因此保证气道通畅很重要。加强呼吸道温湿化效果、超声雾化、静脉或口服化痰药物，必要时应气管插管或切开。

3. 氧疗 根据患儿状态及缺氧程度可选用鼻导管、面罩、经鼻持续正压通气（NPAP）。在实行氧疗时应严格掌握吸入氧气浓度，最好用测氧仪测得吸入氧浓度，原则上以能维持血氧分压在 60～80mmHg 的最低吸入氧浓度为宜，以防氧中毒发生，对早产儿更应注意，容易发生视网膜病变导致失明及支气管肺发育不良。若上述措施后仍有低氧血症则应考虑机械通气。

4. 维持水电解质平衡，纠正酸碱平衡紊乱 主要为呼吸性酸中毒，可通过改善通气予以纠正。混合性酸中毒或代谢性酸中毒时，可适当应用碱性

36

药物。

5. 气管插管和机械通气 呼吸机的使用大大降低了呼衰患儿的病死率,正成为重症抢救室最常用抢救技术手段之一。有下列情况之一可考虑行机械通气:①呼吸频率下降仅及正常的1/2以下时;②呼吸极微弱,双肺呼吸音弱;③频繁呼吸暂停或呼吸骤停;④虽使用高浓度氧亦不能使发绀缓解;⑤病情急剧恶化,经上述治疗无效;⑥血气指标:$PaCO_2 > 60mmHg$,吸入$FiO_2 0.6$,$PaO_2 < 60mmHg$。掌握最佳时机并遵循个体化原则,要注意机械通气的目的是要保证机体代谢的最低需求,因此目前机械通气允许一定程度的低氧血症(SaO_2为85%~90%)和一定程度的高碳酸血症($PaCO_2$为60~80mmHg),其目的是减少机械通气高氧性和高容量或高压力导致的肺损伤。常规机械通气不能改善低氧状态时可采取高频通气及体外膜肺为补救性措施。

【护理评估】

1. 评估患儿呼吸频率、节律、幅度、呼吸肌运动、胸廓运动、双肺呼吸音;评估患儿有无呼吸困难、鼻扇、三凹征,评估患儿的精神状态、面色、心率、血压、血氧饱和度、毛细血管充盈时间、尿量;评估患儿的意识、瞳孔变化、有无肌震颤;评估患儿有无应激性溃疡、便血等。

2. 了解实验室检查如胸部X线片、血常规、血生化、血气分析结果等。

(1) 呼吸功能不全:$PaO_2 < 7.98kPa$(60mmHg),$SaO_2 < 91\%$,$PaCO_2 > 5.99kPa$(45mmHg)。

(2) 呼吸衰竭:①Ⅰ型呼吸衰竭:$PaO_2 < 6.65kPa$(50mmHg),$SaO_2 < 85\%$;②Ⅱ呼吸衰竭:$PaO_2 \leqslant 6.65kPa$(50mmHg),$PaCO_2 \geqslant 6.65kPa$(50mmHg)。以上血气指标是在海平面、安静、不吸氧状态下所测结果。若正吸氧时判断有无低氧血症则可计算氧合指数(PaO_2/FiO_2氧分压/吸入氧浓度)比值,正常>300,若<250则提示有呼吸衰竭。

3. 评估患儿及家长对本病各项护理知识的了解程度及需求。

【护理措施】

1. 休息 绝对卧床休息,保持环境安静、整洁、通风良好。

2. 病情观察 密切观察患儿生命体征、血氧饱和度、神志变化,注意呼吸的频率、节律、深浅度,有无喘鸣、发绀、三凹征等表现,机械通气的患儿注意有无人机对抗、气管导管位置,避免发生非计划性拔管。

3. 体位 取半卧位,臀部垫以支撑物,肩颈部垫一小枕,使头颈部处于轻度仰伸位。勤翻身,盖被宜轻薄,衣物宜宽松,不可过紧过多,以免影响呼吸及病情观察。

4. 呼吸道管理

(1) 保持呼吸道通畅:鼓励年长患儿咳嗽,痰液黏稠时给予雾化吸入,必要时拍背吸痰。有条件者可使用支气管纤维镜吸痰或进行气道灌洗(图36-5-1),吸痰前后比较见图36-5-2。

(2) 有效给氧:根据血气结果选择给氧方式,并注意氧气的加温、加湿。观察患儿有无CO_2潴留、肺不张、氧中毒、呼吸抑制等不良反应。

(3) 减少呼吸肌做功:遵医嘱给予镇静剂以减少呼吸肌做功。留置胃管,防止吃奶费力及呕吐窒息引起吸入性肺炎。

(4) 影响呼吸因素:及时处理影响因素,如腹胀时给予肛管排气或胃肠减压。患儿烦躁时适当遵医嘱使用镇静剂,一般用水合氯醛灌肠,地西泮等因可

36

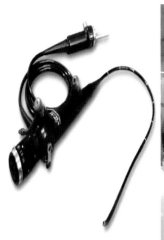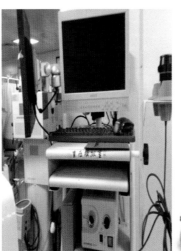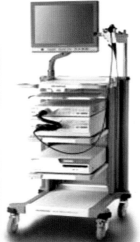

图36-5-1 支气管纤维镜

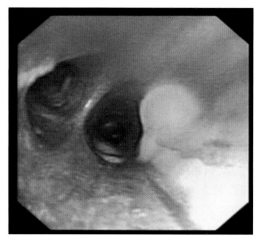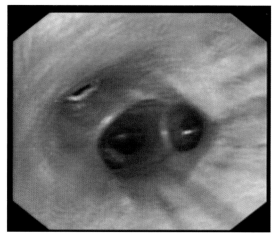

图 36-5-2　吸痰前后比较

抑制呼吸应慎用。

（5）机械通气的患儿的护理详见本章第一节急危重症的护理。

5. 药物护理

（1）使用输液泵严格控制输液速度。

（2）输注血管活性药物和纠酸时,剂量要准确,注意监测血压和动脉血气,随时观察穿刺部位的皮肤,防止渗漏。

（3）其他药物:使用脱水利尿剂时,观察有无电解质紊乱;使用洋地黄制剂时注意观察有心律失常、恶心、呕吐等不良反应。

6. 饮食护理　给予高热量、高蛋白、易消化的清淡饮食,鼓励多饮水,呼吸困难不能进食者鼻饲,配合静脉营养。

7. 基础护理　做好口腔、眼部、皮肤等基础护理,保持床单位清洁、平整。

8. 并发症的观察和护理　急性呼吸衰竭尤其是Ⅱ型呼吸衰竭容易引起各种并发症,及时发现并正确处理这些并发症可改善预后。

（1）应激性溃疡:从胃内抽出咖啡色液体时,遵医嘱给予 1.4% 碳酸氢钠洗胃,西咪替丁、奥美拉唑胃内保留。

（2）感染:肺部感染和败血症为常见并发症,原因为继发性免疫功能低下、肺清除功能受损、吸入治疗、机械通气、导管的放置及其器械污染所致。加强消毒隔离和无菌操作是关键。

（3）心律失常:遵医嘱及时纠正低氧血症、低钾血症和心力衰竭,并防止 pH 大幅度波动,可减少心律失常的发生。

（4）患儿:ARDS 及重症腺病毒肺炎患儿较易发生,应注意及时发现有无凝血功能异常。

（5）静脉血栓及肺栓塞:长期卧床的患儿及血液浓缩的患儿容易发生,遵医嘱给予小量肝素,但应注意有无出血倾向。

9. 心理护理　鼓励家长或年长儿说出关心和需询问的问题,并耐心解答。尽可能保持安静和轻松的环境,拥抱或抚摸患儿,使其得到安慰。

【健康教育】

1. 对神志清楚使用呼吸机的年长儿,告知不能随意移动头部及用手抓拔气管导管。护士多与患儿沟通,鼓励患儿说出自身的需求和身体的不适。

2. 指导年长儿做有效的咳嗽训练及呼吸功能训练。

3. 告知预防上呼吸道感染的知识,针对原发病进行健康教育。

4. 出院指导

（1）避免去人口流动性大、聚集密度高的公共场合。

（2）加强营养,增强体质,出汗后及时更换衣物,避免感冒受凉。

（刘美华）

第六节　脑水肿与颅内高压综合征

【概述】

脑水肿（encephaledema）和颅内高压综合征（in-tracranial hypertension）是各科危重疾病常见的并发症,小儿尤其多见,致死致残率极高。脑水肿是指脑实质液体增加,引起脑容积局部或广泛的增加而使颅内压增高,是因为中枢神经系统受到内源性或外源性有害刺激后产生的一种非特异性反应。当颅腔内任何一部分内容物增加时,都可致颅内压急剧升高而出现颅内高压综合征并引起一系列临床表现。脑水肿是引起颅内高压最常见的因素。

【临床特点】

引起小儿脑水肿和颅内高压的病因为:

1. 感染　如各种脑炎、脑膜炎、重症肺炎、败血症等。

2. 缺血缺氧　如颅内损伤、窒息、心搏骤停、休克、癫痫持续状态、严重呼吸衰竭、溺水等。

3. 中毒　如一氧化碳中毒、农药中毒、食物中毒、药物中毒等。

4. 颅内出血　晚发性维生素 K 依赖因子缺乏症(婴儿颅内出血的主要原因)、蛛网膜下腔出血、血友病、血小板减少性紫癜、颅内畸形血管破裂等。

5. 水电解质紊乱　如严重的低钠血症、酸中毒、水中毒等。

6. 颅内占位性病变　迅速增大的脑肿瘤、颅内血肿、颅内寄生虫病等。

7. 其他　如高血压脑病、瑞氏综合征、各种代谢性疾病等。

颅高压的形成主要由生理调节功能丧失、脑脊液循环障碍、脑血流循环障碍三方面共同的结果。其临床表现与引起脑水肿的原发病、颅内压增高的发展速度以及病变在颅内所占的部位密切有关,患儿出现:①剧烈头痛,头痛症状可以不甚明显,也可表现为烦躁不安,尖声哭喊,有时拍头部等。②喷射性呕吐,呕吐与进食无关,不伴恶心。③眼部症状可有眼球突出,球结膜充血,水肿,复视,眼底检查有视盘水肿,双侧瞳孔大小不等,忽大忽小,形态不规则。④头部症状表现为前囟隆起张力增高,骨缝裂开,头围增大,头面部浅表静脉怒张。⑤意识障碍,可迅速进展并继续加重甚至昏迷。⑥肌张力改变及惊厥,主要表现为去大脑强直和去皮层强直。⑦生命体征的变化,生命体征的改变在临床上至关重要,呼吸节律不齐,出现呼吸暂停,最后呼吸突然停止。颅内压增高早期血压升高,脉搏增快;当脑缺氧加重时,血压升高脉搏慢而有力,最后血压下降,脉搏变弱。体温主要表现为高热或过高热。⑧脑疝,是颅内压增高的最终后果,如患儿出现意识障碍,瞳孔散大及血压升高伴缓脉,称为 Cushing 三联症,为颅内高压的危象,常为脑疝的前兆。临床上一般有小脑幕切迹疝、枕骨大孔疝、大脑镰疝几种类型。当发生脑疝时患儿可突然死亡。⑨脑死亡,脑血流停止,如短时间

内得不到纠正,脑细胞则发生不可逆损伤,继而出现临床脑死亡。

【治疗原则】

小儿脑水肿病情进展迅速,常危及生命或留有后遗症,必须及早治疗。治疗目的:降低颅内压、预防脑疝发生、保持充分的脑灌注以避免进一步缺血缺氧。治疗原则:去除病因、降低颅内压预防脑疝、对症处理(惊厥、高热、水电解质及酸碱平衡紊乱)、保持脑功能(吸氧、镇静、纳洛酮、脑细胞活化剂等)。

【护理评估】

1. 评估患儿病史、伴随症状和用药情况。评估患儿口腔有无呕吐物、分泌物、舌后坠;评估患儿的生命体征,神志是否清楚,有无意识改变,观察瞳孔的大小及对光反射,有无头痛、烦躁不安、尖声哭喊、呕吐;评估患儿前囟张力、肌张力,有无抽搐、肢体功能受损和脑疝先兆症状。

2. 了解实验室检查如血常规、血生化、脑脊液压力及常规生化结果,必要时可做眼底检查、床旁脑功能监测(图 36-6-1)、B 超、CT、MRI、经颅多普勒超声等辅助检查。

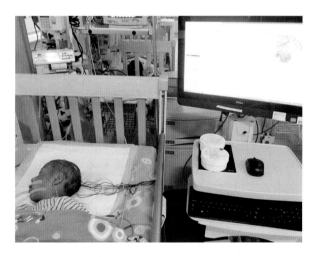

图 36-6-1　床旁脑功能监测

3. 评估患儿及家长对疾病的知识需求和对医护人员的态度和要求。

【护理措施】

1. 病情观察　严密观察患儿的生命体征及前囟张力、意识、瞳孔、肢体的运动情况的变化,观察患儿有无烦躁不安(阵发性哭闹)或萎靡不振、精神差、嗜睡、头痛、呕吐、肢体抖动、肌无力或软瘫、病理征等与神经系统病变有关的症状和体征。

2. 体位　在病情的允许下,抬高床头 15°~30°,以利于脑静脉回流,降低颅内压,预防发生脑疝;当

患儿瞳孔有不等大或有对光反应消失等脑疝前驱症状时,宜头部制动;且保持患儿处于侧卧位并及时吸出口腔及鼻腔内分泌物,以免痰液、呕吐物等吸入气管造成窒息。

3. 抽搐的护理 详见本章第三节惊厥持续状态。

4. 降低体温疗法 高热伴严重惊厥的患儿尤为适用。降低头部温度,减轻脑细胞损伤,每 3 小时更换冰袋或冰帽或使用冰敷器、降温仪来保持头部低温。体温每降低 1℃ 可使脑代谢率下降 6.7%、颅内压降低 5.5%,故对高热患儿,应积极给予降温措施,甚至可予人工冬眠疗法,目前也可应用亚低温治疗仪,氯丙嗪和异丙嗪各每次 1mg/kg 缓慢静脉注射,以避免机体在物理降温时出现寒战,待患儿进入昏睡状态后开始用物理降温措施,应用冬眠合剂时应观察患儿的呼吸与血压,目前亚低温疗法通常设置在 32~35℃ 左右,维持 12~24 小时,以后保持正常体温 7~10 天。副作用:温度过低或持续时间过久易发生心律不齐、肺炎、血压下降、高凝状态等。

5. 合理用氧,保持呼吸道通畅 保持血氧饱和度维持在 90% 以上,有脑疝危险的和肺出血不能耐受者不宜拍背。吸痰时应按需吸痰,避免频繁地刺激呼吸道黏膜导致咳嗽而使颅内压增高。机械通气的患儿维持 PaO_2 90~150mmHg、$PaCO_2$ 25~30mmHg 是公认的降颅内压的有效方法,过度通气持续时间一般不超过 1 小时为宜。注意 $PaCO_2$ 不宜小于 20mmHg,低于此值易引起缺血缺氧。在颅内高压综合征的晚期,血管反应性完全消失时,此治疗方法无效。高压氧可改善患儿的预后。

6. 避免颅内压骤然增高因素 使患儿保持安静,必要时遵医嘱使用镇静剂。避免患儿用力咳嗽、避免用力压迫患儿腹部等。当患儿有尿潴留时给予导尿,有便秘时可用开塞露或低压小量灌肠。口服给药通过鼻饲,防止哭闹致颅内压增高、反射性呕吐。

7. 脑室引流的护理 引流瓶挂在高于患儿头部 8~12cm 部位,见图 36-6-2 脑室引流,引流管要保持通畅,不能扭曲或打折。观察滴出脑脊液的颜色及量。注意保持伤口敷料及各管道衔接处敷料干燥。脑室引流不宜放过长时间,1 周内应给予处理。病情稳定考虑拔管前先将引流瓶抬高至 20~25cm 处,观察 2 天,注意有无颅压增高症状出现,若无不适可夹管 2 天,2 天后无不适可考虑拔管。

8. 用药的护理 建立 2 条以上的静脉通道,采用外周静脉或深静脉置管。应限制液体入量,使患儿保持在轻度脱水状态,但应维持血压在正常范围

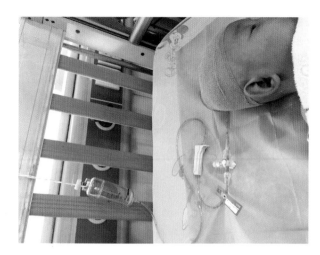

图 36-6-2 脑室引流

内。使用脱水药物如甘露醇、呋塞米、地塞米松、白蛋白等药物时,观察有无电解质紊乱、出血等不良反应。正确遵医嘱给予葡萄糖、能量合剂、胞磷胆碱、肌酐等保护脑细胞功能,促进脑功能恢复,减少后遗症,提高患儿生活质量。

9. 肢体的功能锻炼 昏迷的患儿保持肢体处于功能位,膝关节伸展 150°、踝关节背屈 90°、腕关节背屈,预防垂腕、垂足、关节变形等并发症;对肌无力的患儿定期按摩肢体、用沙袋抵住患儿的脚、床旁理疗,以免发生失用性萎缩或足下垂。

10. 管道护理 留置各种管道者,做好标识,保持管道通畅,有引流管道者详细记录引流液的量、色、质,并定期更换引流袋。

11. 加强基础护理 ≥2 岁的昏迷患儿做好口腔护理,并且观察口腔黏膜是否完整;昏迷患儿 2 小时翻身,必要时用水床避免压疮的发生;昏迷患儿尤其是睁眼昏迷的患儿应常规给予眼药水与眼膏交替用保护角膜;大小便失禁者保持臀部及会阴部清洁干燥。

12. 心理护理 鼓励患儿及家长积极面对疾病和治疗,鼓励家长参与意识不清患儿的唤醒。神志逐渐恢复或神志清醒后的患儿,对其每一细小的进步和变化,给予肯定和鼓励,激发患儿康复的欲望和信心。为昏迷患儿做护理、治疗、检查时,应像对待清醒患儿一样,态度和蔼,与之亲切交流,以唤醒患儿和促进患儿的康复。

【健康教育】

1. 告知年长儿及家长发生脑水肿和颅内高压的病因、症状,使其充分了解病情,缓解焦虑情绪。告知患儿哭闹,不好好休息会加重病情。

2. 保持良好的生活方式,生活规律,加强营养,增强体质。随气温的变化适当增减衣物,防止感冒,

避免感染及各种安全意外。

3. 出院指导

（1）告知家长一旦发生抽搐,立即松解患儿的衣领口、按压人中、及时清理口鼻腔分泌物和呕吐物。必要时用筷子缠上布垫放在上下牙齿之间,以防舌咬伤。

（2）预防及指导家长在日常生活中注意观察患儿有无肢体活动障碍、智力低下等神经系统后遗症,定时到医院复查。

（3）指导家长肢体功能锻炼的方法,经常给患儿按摩肢体,做好家庭康复训练。

（刘美华）

第七节　消化道大出血

【概述】

消化道大出血(massive hemorrhage of gastrointestinal tract)指短期内呕出和(或)排出大量鲜红或暗红色血,伴面色苍白、脉搏细弱、血压下降、尿少等循环障碍。小儿消化道大出血并不罕见,任何年龄都可以发生。大量出血常导致休克和急性贫血,由于儿童血容量较小,因此应尽早进行治疗。

【临床特点】

小儿消化道大出血出血原因大致分为五类:

1. 出血性疾病　如新生儿自然出血、血友病、过敏性紫癜、白血病等。

2. 感染性疾病　如出血性肠炎、新生儿败血症、胆道感染出血等。

3. 胃肠道局部病变出血　如溃疡病出血、食管静脉曲张、肠息肉脱落、胃肠道血管瘤,此类出血以梅克尔憩室出血最为多见,但有不少患儿一次大出血后不再出血,始终诊断不清。

4. 少数"无痛性"急腹症出血　如新生儿肠扭转、休克性肠绞窄以及少见的无痛性肠套叠(症状以出血及休克为主)等。

5. 血管畸形　如肝外门静脉畸形-Abernethy 形、动静脉瘘畸形等。临床表现为呕血或便血,且多呕血及便血同时或先后发生。按出血部位分为上消化道出血和下消化道出血两种。前者指食管、胃、十二指肠、胰腺、胆道及 Treitz 韧带以上的消化道出血,多为呕血和(或)排柏油样黑便。后者指十二指肠、空肠连接处以下 Treitz 韧带远端的小肠和大肠出血,大便色泽较鲜红或暗红或为果酱样便,出血量多时血液反流入胃,也可引起呕血。

【治疗原则】

消化道大出血的治疗原则在积极抢救休克的同时进一步查明出血原因,随时按可能存在的病因做必要的检查。一般尽可能以非手术方法控制出血、纠正休克,争取明确病因及出血部位,进行必要的术前检查做好手术准备。

1. 一般治疗　绝对卧床休息并合理给氧,烦躁不安者可适量予镇静剂。

2. 病因治疗　如溃疡病出血使用抑制胃酸分泌的药物,体液及血小板诱导的止血作用只有在 pH>6.0 时才发挥作用。故抑制胃酸分泌提高胃液 pH 对控制上消化道出血具有重要意义。梅克尔憩室、家族性肠息肉病行外科切除术。全身感染,出血性疾病应针对病因采取综合治疗。

3. 对症治疗

（1）输液输血:等量快速输液、输血为抢救大出血的重要措施,一般早期无休克的出血,可以输注浓缩红细胞和新鲜血浆,合并休克时,一般首剂给予等张晶体液 20ml/kg,10～20 分钟内快速注入,之后尽快输注浓缩红细胞和新鲜血浆。

（2）应用止血剂:如氨甲苯酸、酚磺乙胺、维生素 K、6-氨基己酸、垂体后叶素或垂体加压素、蛇毒血凝酶等。生长抑素及其类似物对上消化道出血尤其是食管静脉曲张破裂出血是一种有效、安全的药物,止血率可达 80%～90%,无明显副作用。

4. 胃管止血　主要用于上消化道出血,达到充分减压和灌注止血药物的作用。

5. 胃-食管三腔二囊管止血　用于门静脉高压引起的食管静脉曲张、胃底静脉曲张破裂出血,经用去甲肾上腺素、垂体加压素及其他止血剂疗效不满意者。三腔二囊管填塞有引起小儿呼吸道梗阻的危险,食管被压迫坏死、穿孔也较成人多,故应慎重使用,最好不超过 2 天以减少并发症,见图 36-7-1。

6. 内镜治疗

（1）内镜下止血:镜检发现出血灶可用高频电灼止血,对暴露的出血血管用小金属类钳夹止血,对出血的曲张静脉注射硬化剂、血管收缩剂,出血面喷洒止血药,有效率可达 90%,近几年开展较多的还有微波、激光止血等。

（2）对结肠、直肠息肉可在内镜下行电凝切除。

7. 介入性治疗　介入放射学(interventional radiology)是在各种影像学方法引导下经皮穿刺(或)插入导管对疾病进行治疗,有栓塞疗法、灌注疗法、穿

36

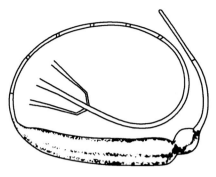

图 36-7-1 三腔二囊管

刺疗法等。近年来临床应用范围日益扩大,有效率达 80% ~ 90% 。

8. 外科手术 一般消化道大出血,绝大多数可经非手术治疗而止血。外科手术需要一定的条件,首要条件是出血部位的大致确定,从而才能决定手术途径及选择切口。只有出血不止,威胁生命或屡次出血,严重影响健康(贫血不能控制)时,才考虑诊断性探查手术。

【护理评估】

1. 评估患儿的意识、面色、皮肤温度、色泽、肢端循环;评估患儿有无腹胀、肠鸣音减弱、消失或亢进;评估患儿呕血的次数、量、色、性状或便血情况;评估患儿有无头晕、出汗等伴随症状;评估患儿的中心静脉压(CVP)和毛细血管充盈时间。

2. 了解实验室检查如血常规、便常规、血生化、凝血功能等实验室检查结果及其钡餐 X 线检查、腹部 B 超、胃镜、纤维结肠镜、血管造影等辅助检查结果。

3. 评估患儿及家长对本病各项护理知识的了解程度及需求。

【护理措施】

1. 休息和体位 绝对卧床休息,床头抬高 30°,有呕吐者头偏向一侧,避免误吸,保持呼吸道通畅,病情好转后逐渐增加活动量。

2. 补充血容量,纠正休克 急性大出血伴休克者应立即严密监护生命体征,紧急输血补充血容量,纠正酸碱失衡,保证各重要脏器的生理功能。迅速建立两条以上静脉通路,必要时建立中心静脉通路,见图 36-7-2,立即遵医嘱查血型、配血和补液,补足血容量,改善休克。补液与输血量应视患儿周围循环动力学、尿量及贫血改善情况而定,并根据病情正确掌握输液速度。

3. 病情观察 严密观察患儿的生命体征、神志、尿量的变化。记录呕血、便血的次数、量、色和性状及伴随症状的变化,及时留取标本。结合全身情况判断是否出现周围循环衰竭和出血是否停止。活动性出血或再次出血的判断:①反复呕血甚至呕吐物由咖啡色转为鲜红色;②黑便次数增多,性状变稀,颜色变成鲜红色或暗红色,伴肠鸣音亢进;③经过快速的输血,周围循环衰竭仍未见明显改善,或好转后又恶化,血压波动,中心静脉压不稳定;④红细胞计数减少,血红高蛋白浓度下降,网织红细胞计数升高;⑤补液足够、尿量正常的情况下血尿素氮(BUN)持续上升或再次升高。当呕血、便血停止,排出正常黄色大便,或留置胃管吸出物中已无血时,应立即检查大便及胃液有无隐血。

4. 留置胃管 出血量大时,应放置胃管,既可抽取胃液判断出血停止与否,又可直接灌注药物。必要时进行胃肠减压,有效的胃肠减压可减少胃区的含血量,抽出胃液和积血有利于血凝固,除去胃黏膜表面的游离氢离子,可防止胃黏膜糜烂或溃疡持续加重,有利病变修复和了解出血。

5. 物品准备 备好抢救用品及药物,低氧血症时给予吸氧。

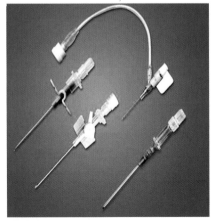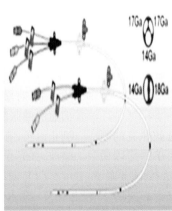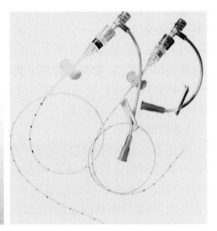

图 36-7-2 中心静脉通路

6. 用药护理　正确执行医嘱,并观察药物的不良反应。

(1)蛇毒血凝酶:是从巴西蝮蛇毒液中提取的凝血素,在血管破损处局部发挥作用而不发生血管内凝血。静脉注射0.25~0.5U。

(2)去甲肾上腺素:去甲肾上腺素2~3mg加生理盐水20ml注入胃管,30分钟观察止血效果,必要时4~6小时可重复使用,亦可应用中药(云南白药、三七粉等)。

(3)抑酸药物:临床常用H_2受体拮抗剂如:西咪替丁、雷尼替丁、法莫替丁;质子泵抑制剂(奥美拉唑、兰索拉唑)及黏膜保护剂。

(4)生长抑素:大量出血时先以3.5μg/kg冲击量一次静脉推,继按3.5μg/(kg·h)静脉滴注维持。

7. 饮食护理　对于有大出血休克、呕血、便血的患儿应禁食。对上腹饱满、恶心、呕吐者应禁食,呕血停止后12小时可进冷或温的流汁,早期进食可中和胃酸,保持营养,维持水、电解质平衡,促进肠蠕动,有利于积血排出。如为食管胃底静脉曲张破裂出血需在出血停止2~3天后进食流质。病情稳定后根据患儿病情按序给予半流质、易消化的软食,少量多餐,忌食生、冷、硬、刺激性食物。

8. 心理护理　消化道大出血的患儿及家长常有恐惧不安、紧张等,导致出血加重及再出血。因此,应及时清理血迹,对年长儿及家长传授消化道出血的相关知识,随时陪伴患儿身边,增加安全感,消除其紧张及恐惧的心理。

【健康教育】

1. 大出血时告知年长儿及家长不要惊慌,立即平卧,头偏向一侧,同时呼叫医务人员。

2. 告之患儿不能随意进食,病情允许的情况下方可进食。

3. 出院健康教育

(1)教会家长在患儿每次大便之后,观察其颜色和性状,有异常及时就诊。

(2)向家长讲解饮食的重要性,需严格遵循少吃多餐、由流质到半流再到普食的原则。饮食中避免进食辛辣、冷热等刺激性食物。

(刘美华)

第八节　床旁血液滤过

【概述】

床旁血液滤过(hemofiltration,HF)是模拟正常人肾小球的滤过及肾小管重吸收原理,以对流的方式清除体内过多的水分、尿毒症毒素、有毒物质和炎性介质等一种血液净化技术(图36-8-1)。血液滤过具有中分子物质清除率高、对血流动力学影响小等优点。血液滤过的适应证:①急、慢性肾衰竭;②顽固性高血压;③常规透析不能控制的低血压和严重水、钠潴留;④心力衰竭与肺水肿;⑤严重继发性甲状旁腺功能亢进;⑥心血管功能不稳定、多器官功能衰竭及病情危重者。禁忌证:①药物难以纠正的严重休克或低血压;②严重心肌病变所致的心力衰竭;③严重心律失常;④精神障碍不能配合血液滤过治疗。

【护理评估】

1. 评估患儿病情、意识、生命体征、体重,有无血液滤过禁忌证。

2. 评估患儿血管通路状况,有中心静脉置管的患儿评估穿刺部位局部情况及导管情况,查看贴膜更换时间、置管时间及导管标识;无中心静脉置管的患儿评估选用血管状况及穿刺部位皮肤有无红肿、

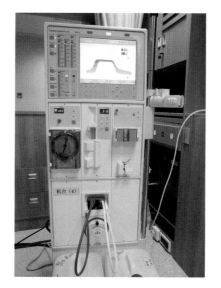

图36-8-1　床旁血液滤过

硬结及瘢痕。

【操作前准备】

1. 用物准备　血液滤过器、置换药品的准备,包括置换用药(生理盐水、葡萄糖、肝素、氯化钾、氯化钠、氯化钙或葡萄糖酸钙、碳酸氢钠、硫酸镁)和急救

36

用药、中心静脉导管包、一次性手术衣、无菌手套、敷贴、注射器、生理盐水或肝素盐水、皮肤消毒剂、棉签、胶布、笔等。

2. 环境准备 安全、安静、清洁。必要时屏风遮挡,请无关人员回避等。

3. 解释说明 向神志清楚的年长儿及家属解释血液滤过的目的及注意事项,可能发生的并发症,取得配合。

【操作步骤与要点】

操 作 步 骤	操 作 要 点
1. 核对患儿腕带信息、血液滤过器、血液滤过管路的型号及有效期、置换液配方。根据病情选择舒适体位	— 核对患儿姓名、住院号,确认患儿 — 根据患儿体重选择血液滤过管路的型号 — 检查血液滤过器及管路有无破损、外包装是否完好 — 无血管通路的患儿行中心静脉置管
2. 开机机器自检	— 检查机器电源线连接是否正常
3. 血液滤过器和管路的安装	— 按照无菌操作原则进行操作 — 安装管路顺序按照体外循环的血流方向依次安装
4. 密闭式管路预冲	— 静脉端向上安装血液滤过器 — 预冲液种类、量严格按照血液滤过器说明书中的要求 — 预冲液流向为动脉端→滤过器→静脉端 — 预冲液直接流入废液收集袋,不建议流入开放式废液桶中
5. 设置治疗参数	— 根据患儿的体重、病情遵医嘱设置治疗参数
6. 建立体外循环	— 再次核对患儿信息 — 静脉导管连接遵守无菌操作原则,回抽导管内封管肝素,如果导管回抽血流不畅时,认真查找原因,严禁使用注射器用力推注导管管腔 — 根据医嘱推注首剂肝素 — 血液滤过管路连接至患儿,建立体外循环
7. 血液滤过中的监测	— 神志清楚的年长儿询问患儿的自我感觉并记录 — 核对各项治疗参数、管路走向顺序和连接处是否紧密。未使用的管路开口应处于加帽密封和夹闭管夹的双保险状态 — 先自我查对,再双人查对 — 持续心电监测,动态血压监测,每小时记录1次生命体征、管路和滤过器压力监测。穿刺部位有无渗血;并准确记录置换液袋、废液袋更换情况 — 及时正确处理机器各项报警 — 定时监测患儿的血常规、凝血功能、患儿、肝肾功能、电解质及动脉血气等项目的检查 — 观察患儿有无血液滤过的并发症
8. 回血下机	— 夹闭滤过管路与中心静脉导管的动脉端夹子,再分离,连接生理盐水冲管,将滤过器及管路血液完全回输到患儿体内,并夹闭中心静脉导管的静脉端。 — 用肝素盐水对中心静脉导管进行正压封管,连接肝素帽 — 观察导管留置部位及全身有无出血
9. 整理用物,洗手,记录生命体征	— 污物按规定处理,避免交叉感染 — 协助患儿取舒适体位

【操作后观察】

1. 治疗结束后继续观察患儿病情变化、治疗效果和相关并发症的预防。

2. 观察穿刺部位有无红肿、疼痛、渗液,做好血管通路管理,避免感染,保持通畅。

3. 血液滤过在清除有害物质的同时也会清除一些药物,对药物浓度产生影响。部分药物在血液滤过后需增加用量,或在血液滤过结束后再使用。

【常见并发症及防范措施】

(一) 低血压

由于体外循环致有效血容量相对不足或超滤液过多所致。

1. 选择合适患儿体重的滤器和管路,对低体重患儿,采用全血或部分血制品,如血浆、白蛋白等。

2. 必要时用升压药辅助。

3. 控制血流和脱水的速度。

4. 对于多器官功能衰竭的患儿,采用同时连接动、静脉血管通道,进入治疗程序。

（二）感染

患儿体质差或无菌操作不严格极易造成感染。

1. 在治疗过程中,严格无菌操作,尤其在配制治疗液,连接管路的过程中。

2. 中心静脉导管穿刺时严格无菌操作,最大无菌屏障化(图36-8-2),置管后做好静脉导管的护理。每天评估拔管指征,防止导管相关性血流感染的发生。

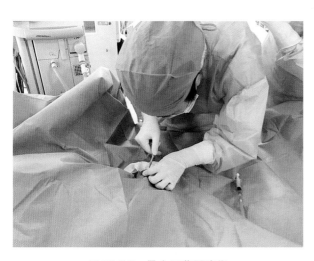

图 36-8-2　最大无菌屏障化

3. 应减少探视,保证休息,加强营养,提高抵抗力,观察体温变化。

4. 及时采取血培养,使用抗生素。

（三）出血

抗凝剂过量所致。

1. 注意观察引流液、伤口、消化道等出血情况,及时发现,调整抗凝剂的用量。

2. 使用局部肝素化。

3. 肝素化过量可致出血倾向,应适时调整肝素用量。

（四）凝血

患儿抗凝剂使用量少,治疗时间延长或机器频繁报警暂停血泵等,易造成管路内或滤器内凝血。

1. 合理使用肝素　治疗前正确评估患儿凝血功能,使用 ACT 监测仪(图36-8-3)治疗过程中动态监测激活全血凝时间(ACT),调整抗凝剂量。

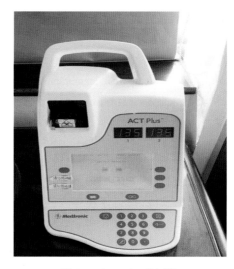

图 36-8-3　ACT 监测仪

2. 合理预冲　管路预冲时,用肝素液充分进行循环,并彻底排净管路中的空气。

3. 正确设置动、静脉管道压力报警上下限,早期发现凝血征兆,及早干预,必要时定时做凝血功能检查。

4. 及时消除动、静脉壶中泡沫　发现血液液面有泡沫,应用止血钳轻轻敲打,消除泡沫。

5. 凝血严重时更换滤器和管路。

【知识拓展】

床旁血液滤过是血液净化(blood purification)技术中的一种,血液净化是把患儿的血液引出体外并通过一种净化装置,除去其中某些致病物质,从而净化血液达到治疗疾病的目的。目前血液净化技术主要包括血液透析、血液滤过、血液透析滤过、血液灌流、血浆置换、血(浆)吸附等。血液净化可分为两类,一类是间断性血液净化,包括血液透析(HD)、血液滤过(HF)、血液透析滤过(HDF)、血液灌流(HP)、血浆置换(PE)、免疫吸附(IA);另一类是连续性血液净化,包括连续性静脉血液滤过(CVVH)、连续性静脉血液透析(CVVHD)、连续性静脉血液透析滤过(CVVH)。在儿科血液净化的实施中,由于儿童的生理特点导致在很多方面不同于成人,对血液净化设备的要求更高,技术难点处更多。儿童血液净化的选择应综合考虑患儿的原发疾病、临床状态以及医院设备条件和肾脏专业人员的熟练程度。

（刘美华）

36

第九节 体外膜肺

【概述】

体外膜肺（extracorporeal membrane oxygenation，ECMO）源于外科的体外循环，是一种体外生命支持技术（extracorporeal life support，ECLS），属于密闭式体外循环，是将静脉血从体内引流到体外，经膜式氧合器（膜肺）氧合后再用驱动泵将血液灌入体内，进行长时间心肺支持（图36-9-1）。ECMO可以代替肺承担气体交换的功能，使机体在脱离或部分脱离自身肺的情况下进行气体交换，在心脏功能严重受损时，血泵可以代替心脏的泵血功能，为心肺功能的恢复争取到时间。ECMO常应用于新生儿及儿童心肺衰竭的替代治疗，为临床诊断、治疗心肺衰竭提供技术，为原发病的恢复提供充足时间。

ECMO基本结构包括：驱动泵、氧合器、动静脉导管和管路、变温水箱、空氧混合调节器、监测系统。

其原理是：右心房静脉血液通过大型导管排出，通过一个人工肺再泵回到患儿体内或者是泵到主动脉或者直接到右心房（图36-9-2），ECMO包括静脉-动脉ECMO（VA-ECMO）和静脉-静脉ECMO（VV-ECMO）两种模式，VA-ECMO是把人工肺用作自身的肺，并且同时替代了心肺功能。VV-ECMO是把人工肺与自身的肺相连在一起，仅支持肺脏功能，用于严重呼吸衰竭的患儿，该类型虽没有直接支持心脏功能，但也可改善心肌功能。ECMO的适应证包括：①急性严重呼吸功能衰竭；②急性严重心功能衰竭；③各种原因引起的心跳呼吸骤停；④其他一些重症感染如感染性休克及重症肠道病毒71型感染。禁忌证包括不可控制的出血或禁用抗凝剂的活动性出血，慢性病终末期，中枢神经系统严重损伤。

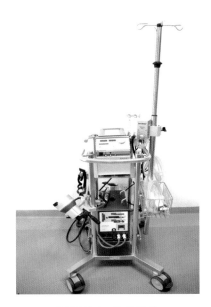

图36-9-1　体外膜肺

【护理评估】

1. 评估患儿病情、意识、生命体征、体重，活化凝

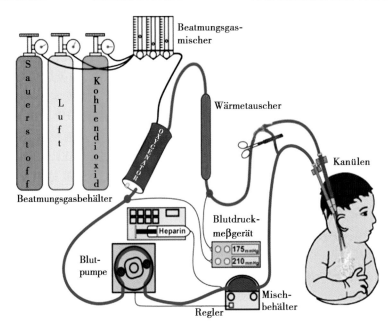

图36-9-2　体外膜肺系统示意图

血时间(ACT)、皮肤黏膜有无出血或渗血、有无血红蛋白尿、肢体有无肿胀、有无 ECMO 禁忌证。

2. 评估患儿血管通路状况,有中心静脉置管的患儿评估穿刺部位局部情况及导管情况,查看贴膜更换时间、置管时间及导管标识;无中心静脉置管的患儿根据体重评估选用血管状况及穿刺部位皮肤有无红肿、硬结及瘢痕。

【操作前准备】

1. 用物准备 膜氧合器、静动脉导管及管道、空气氧气混合器、热交换器、恒温水浴、血泵、囊容器及泵控仪、压力监测仪、血氧饱和度监测仪、ACT 测定仪、急救用药、一次性手术衣、无菌手套、敷贴、注射器、生理盐水或肝素盐水、皮肤消毒剂、棉签、胶布、笔等。

2. 环境准备 安全、安静、清洁。必要时屏风遮挡,请无关人员回避等。

3. 向家属解释 ECMO 的目的及注意事项,可能发生的并发症,取得配合。

【操作步骤与要点】

操 作 步 骤	操 作 要 点
1. 核对患儿腕带信息、ECMO 系统的型号及有效期。根据病情选择舒适体位	— 核对患儿姓名、住院号,确认患儿 — 根据患儿体重选择 ECMO 系统的型号 — 检查 ECMO 系统及管路有无破损、外包装是否完好 — 无血管通路的患儿行颈内静脉、颈总动脉置管、股动脉置管、中心静脉置管。置管前首次给予肝素 100IU/kg
2. 设备连接	— 按照无菌操作原则进行操作 — 安装管路顺序按照静脉导管(置于右心房)→引血管道(联氧饱和度仪)→储血囊(置于囊容器内) →血泵(联泵控仪)→膜氧合器(联测压仪)→热交换器(联恒温温水浴)→动脉导管或静脉导管(回体内) — 在引血导管与回输导管的近身体侧,需保留一条通道
3. 管路预冲	— 预充液包括晶体液(生理盐水)、胶体液、血浆、白蛋白和红细胞悬液等 — 小儿一般采用血液预充,尤其是体重小于 10kg 的婴幼儿需准备 2~4U 红细胞悬液、200~400ml 新鲜冰冻血浆、10~20g 白蛋白 — 预冲用的生理盐水加入肝素(2IU/ml)以防血栓形成,加入氯化钙以防急性稀释性低钙血症 — 首先用肝素生理盐水按顺序将管道、离心泵、膜肺等预充排净空气→将红细胞悬液、新鲜冰冻血浆或白蛋白冲入管道 — 将预充好的管道安装到动力泵上试运行,观察泵运转是否正常,检查管道各接口和膜肺有无渗漏,管道内有无空气
4. ECMO 启动	— 再次核对患儿腕带信息 — 确保管道连接无误后,先自我查对,再双人查对,启动动力泵,ECMO 开始运转 — 观察血流方向和流量读数,再打开气体流量计,观察动脉血颜色,检查动静脉氧饱和度是否正常 — 观察患儿生命体征、中心静脉压、经皮血氧饱和度 — 根据患儿的体重、病情遵医嘱设置治疗参数
5. 设置治疗参数	— 流量:维持正常的平均动脉压、中心静脉压 5~12cmH$_2$O 和静脉血氧饱和度大于75%。此后根据心率、血压、中心静脉压等调节到适当的流量 — 气体:观察 ECMO 动静脉氧饱和度,动脉氧饱和度应达 98% 以上,静脉氧饱和度应达65% 以上,以 FiO$_2$ 调节 PaO$_2$,以通气量控制 PaCO$_2$
6. ECMO 治疗中的监测	— ECMO 系统管理:注意压力监测,氧合器是否渗漏,肢体的血运 — 抗凝管理:维护活化凝血时间(ACT)180~220 秒,视临床情况调节 — 呼吸机管理:呼吸机参数(FiO$_2$30%、RR5~15 次/分、PEEP10~15cmH$_2$O,PIP 25~30cmH$_2$O — 温度管理:维持体温 36~37℃ — 镇静管理:避免镇静过深对心血管和呼吸系统产生严重抑制,维护合适的镇静深度 — 出现血红蛋白尿、氧合器出现严重渗漏或气体交换功能变差、ECMO 系统可见血栓形成及时更换氧合器 — 及时正确处理机器各项报警 — 定时监测患儿的血常规、凝血功能、肝肾功能、电解质、动脉血气等项目的检查 — 观察患儿有无 ECMO 的并发症

36

续表

操 作 步 骤	操 作 要 点
7. ECMO 治疗的撤离	— 患儿心肺功能好转,血流动力学平稳,肺顺应性增加,胸片示肺部病变好转。当流量小于正常血流量的 10%~25% 后,仍能维持血流动力学稳定,血气指标满意,可考虑脱离 ECMO。停止 ECMO 治疗后,应适当调节呼吸机参数,稳定 35~45 分钟后,可以拔除血管导管 — 观察导管留置部位及全身有无出血
8. 整理用物,洗手,记录生命体征	— 污物按规定处理,避免交叉感染 — 协助患儿取舒适体位

【操作后观察】

1. 治疗结束后继续观察患儿病情变化、治疗效果和相关并发症的预防。

2. 观察穿刺部位有无红肿、疼痛、渗液,做好血管通路管理,避免感染,保持通畅。

【常见并发症与防范措施】

（一）出血

最为常见,常由于全身肝素化、凝血因子缺乏和血小板减少所致,有时也因为置管或手术部位止血不彻底。表现为置管部位、手术切口、消化道出血、颅内出血等。

1. 在应用 ECMO 治疗过程中要尽量避免或者减少一些非紧急的侵入性操作,以免发生难以控制的大出血。

2. 血小板低于 50×10^9/L 时,输注血小板。

3. 应用肝素涂层的 ECMO 管道可减少肝素用量,降低出血发生率。

（二）感染

主要与手术创伤过大或置管时间过长、无菌操作不严格造成有关。

1. 在治疗过程中,严格无菌操作,连接管路和穿刺过程中。

2. 做好静脉导管的护理。

3. 应减少探视,保证休息,加强营养,提高抵抗力,观察体温变化。

4. 及时采取血培养,合理使用有效抗生素。

（三）栓塞

主要与 ECMO 所致凝血功能紊乱、激活凝血系统、活化血小板以及抗凝不充分等因素可引起血栓形成,导致不同部位的栓塞。

1. 合理使用肝素 治疗前正确评估患儿凝血功能,调整抗凝剂量。

2. 适当地增加血流量。

3. 运用肝素涂层管道。

4. 血栓严重时更换 ECMO 系统。

（四）溶血

可能与静脉引流不良,负压过大,造成红细胞的机械性破坏相关。

1. 常规检测血浆游离血红蛋白,当出现血红蛋白尿时应适当碱化尿液,保护肾功能。

2. 如出现严重血红蛋白尿,需行血浆置换。

【知识拓展】

1. VA-ECMO 导管的选择 建立并维持良好的血流进出通路是 ECMO 的关键,这需要选择合理的置管方式并具备良好的置管技术。体重小于 10kg 的患儿,颈动脉、颈静脉置管最常用。体重大于 20kg 的患儿,股动脉、股静脉置管最常用。体重在 10~20kg 的患儿视情况而定。ECMO 血流量大小主要取决于静脉导管的粗细,应选择内径尽量大、长度尽量短的导管(表 36-9-1)。

表 36-9-1　VA-ECMO 导管选择

体重		<2kg	2~5kg	5~10kg	10~20kg	20~35kg	35~70kg
导管(Fr)	V	8~10	8~14	16~20	17~21	17~21	19~21
	A	8~10	10~16	12~17	17~19	21~23	23

2. 当患儿在做 ECMO 治疗时,出现下列情况应终止 ECMO:①不可逆严重脑损伤;②其他重要器官严重衰竭;③顽固性出血;④肺部出现不可逆损伤。一般在 ECMO 7~10 天后有上述情况应终止。

（刘美华）

第十节　多器官功能障碍综合征

【概述】

多器官功能障碍综合征(multiple organ dysfunction syndrome,MODS)是指严重创伤(包括严重感染、休克、重型胰腺炎、大面积烧伤、外科大手术等原发病)发生24小时后,同时或序贯发生2个或2个以上脏器功能障碍以至衰竭的临床综合征。MODS是同时或相继发生的两个或两个以上器官或系统功能障碍甚至衰竭,此时强调了它的动态性和可逆性,在其发病过程中还表现出失控的全身炎症、高动力循环状态和持续高代谢等全身炎症反应综合征(systemic inflammatory response syndrome,SIRS)。MODS是当今ICU的首位死因,也是目前最受关注的研究课题。

【临床特点】

导致MODS病因很多,可归纳为两大类:

1. 感染因素　各种细菌、病毒、立克次体等感染均可引起全身炎症反应而致脏器功能的损伤,如败血症、腹腔感染、呼吸道感染、肠道菌群紊乱致细菌、毒素移位等引起机体内源性感染等。

2. 非感染因素　严重创伤(创伤严重评分≥25分)、大面积烧伤、大手术、病理产科、滥用抗生素、药物中毒、大量输血、心肺复苏术后等。

MODS的发病机制非常复杂,不能用单一理论来加以解释,而是循环、代谢、免疫障碍和各种促炎症介质等综合作用的结果。MODS的临床症状主要是原发病和各系统器官功能损伤的表现。典型的MODS在临床发展中可见到3个不同时期的病程特点:第一时期以各脏器相继剧烈发生衰竭症状为特征,也称为MODS急进期。患儿如能度过MODS急进期,将进入以感染为突出表现的感染期。患儿免疫衰竭、抗感染能力低下是这时期脏器功能障碍的主要表现。如患儿能度过感染期,则临床表现免疫功能改善,在同样的条件下机体各脏器功能达到低水平的新平衡,病情相对稳定,抗感染能力相对较感染期强,但营养不良和代谢衰竭的症状十分突出,机体进入营养衰竭期。此期患儿表现无力、淡漠,可能合并难治的高尿钠症和低血钠症。

【治疗原则】

MODS的治疗应采取综合性治疗措施。应以祛除病因,控制感染,有效地抗休克,改善微循环,维护脏器功能及体内环境平衡,重视营养支持,增强免疫力,防止并发症为核心。

1. 病因治疗　治疗原发病是MODS抢救的关键。

2. 脏器功能支持治疗　器官支持治疗最重要的是维持循环和呼吸功能的稳定,防止或纠正机体缺氧。

(1) 改善心脏功能和循环功能:MODS患儿常发生心功能不全,严重影响重要脏器的血液供应。故应在保持不过分增加心脏负荷情况下进行扩容治疗。

(2) 呼吸支持:进行有效的氧气吸入。当普通方法给氧仍不能解决患儿低氧状态时,应及时采用呼吸机供氧,多采用的通气方式为呼气末正压通气(PIEEP)和高频通气(HPV)。给氧浓度不宜超过60%,以防止肺损害和氧中毒。

(3) 肾功能:维持有效循环灌注及适宜的血压,积极治疗休克及患儿,避免使用肾毒性药物等是防治肾功能不全的重要措施。急性肾功能不全早期积极纠正休克,以保障肾脏血液供应,应用血管扩张剂、呋塞米以维持足够尿量,避免进入少尿期;少尿期应限制液体入量;多尿期维持水、电解质和酸碱平衡。如果治疗无效可予床旁持续血液净化。血液净化是近年来在治疗MODS领域中逐渐发展起来的具有理论和实践双重价值的新技术。

(4) 肝功能:保证足够的热量摄入,热量供给以糖为主,蛋白质供给需根据患儿具体情况而定,以减少血氨来源。对于肝功能衰竭患儿还可使用人工肝治疗,或血浆置换结合持续血液净化治疗。

(5) 胃肠功能:保护胃肠黏膜,防止应激性溃疡发生,可应用H_2受体拮抗剂静脉滴注或口服,质子泵抑制剂奥美拉唑静脉推注或口服。维持和恢复胃肠运动功能,应用促动力药物如多潘立酮。

(6) 脑功能:根据病情使用甘露醇、甘油果糖、呋塞米、白蛋白等减轻脑水肿、降颅压,积极防治脑疝的发生。止惊镇静,降低脑代谢,减轻继发性缺氧对脑的进一步损害。

(7) 血液系统:动态监测凝血功能,患儿处于凝血亢进期和消耗性低凝期(纤溶亢进期)时均可应用小剂量或超小剂量肝素或低分子肝素均匀静脉滴入。

3. 营养支持　机体在MODS时表现为高代谢、负氧平衡,有条件者可根据能量代谢车的监测给予患儿个体化的营养支持,供给适量营养物质维持细胞代谢,尽快进行肠内营养,保护肠黏膜屏障功能。

36

在临床实践中,肠外与肠内营养两条途径相辅相成,不可偏废。如病情允许,尽早开始肠内营养,有助于胃肠功能恢复。病危不能进食时,应行胃肠外营养。

4. 特异性免疫抗感染治疗 根据细胞因子诱生的环节,对这些阶段可进行相应的干预。

5. 中药治疗 对 MODS 的中药治疗离不开中医理论的指导,针对 MODS 的病证特点,治法主要有清热解毒、通腑泻下、活血化瘀、扶正固本,这些治法可根据辨证情况单用或配伍使用。

【护理评估】

1. 评估患儿的心率、呼吸、血压、血氧饱和度、精神状态、意识、面色、毛细血管充盈时间、尿量、中心静脉压;评估患儿有无腹胀、消化道呕血、便血等;评估患儿皮肤颜色、湿度、弹性、有无皮疹、出血点、瘀斑、皮肤黏膜出血等。

2. 了解实验室检查如血常规、血生化、C 反应蛋白、血糖、血气分析等结果及 X 线胸片、心电图、B 超等辅助检查结果。

3. 评估患儿及家长对本病各项护理知识的了解程度及需求。

【护理措施】

1. 休息和体位 绝对卧床休息,保持环境安静,病情允许下,取半卧位。

2. 病情观察 密切观察患儿生命体征、意识、前囟张力、四肢肌张力、尿量、皮肤黏膜有无出血、皮肤弹性及肢端温度的变化。注意观察有无呼吸、循环、消化、泌尿等系统功能衰竭的表现。

3. 维护心肺功能的护理

(1) 改善通气,保持呼吸道通畅:及时清除患儿口鼻腔分泌物,痰液黏稠者遵医嘱给予雾化、拍背、机械排痰、吸痰,机械通气的患儿可采用密闭式吸痰方式。

(2) 有效给氧:根据血气结果选择给氧方式和浓度,必要时行气管插管机械通气,必要时行封闭式吸痰管;患儿烦躁不安时遵医嘱适当给予镇静剂。呼衰患儿及早选择气管插管,详见本章第五节急性呼吸衰竭。

(3) 心功能不全患儿给予强心、镇静和利尿剂处理,患儿强心在使用洋地黄制剂时,应严密观察患儿心率改变。

4. 维护脑功能的护理 早期发现脑功能损害,进行护理干预提高患儿的生存质量,详见本章第六节脑水肿与颅内高压综合征。

5. 维护其他系统功能的护理

(1) 胃肠道:观察患儿有无应激性溃疡,一旦发生遵医嘱给予 1.4% 碳酸氢钠洗胃、西咪替丁或奥美拉唑胃内保留。腹胀时给予肛管排气或胃肠减压。

(2) 肾功能:记录 24 小时出入水量,必要时详细记录每小时尿量。血液净化的患儿做好监护和预防并发症的护理。

(3) 肝功能:避免使用肝损药物,尽量减少肝脏代谢的药物的使用,积极采取保肝治疗。

(4) 血液系统:观察患儿有无出血倾向或凝血功能异常,在注射局部拔针后久压止血。

6. 抢救药物及设备处于备用状态,发生心跳呼吸骤停时立即予以抢救,详见本章第二节心搏呼吸骤停与心肺复苏。

7. 积极治疗原发病,实施必要的对症处理。

8. 药物护理 遵医嘱正确使用药物并观察有无药物不良反应。使用输液泵严格控制输液量与速度。

9. 营养支持 详见本章第一节急危重症的护理。

10. 心理护理 关心、安慰患儿及家属,取得理解与配合。

【健康教育】

1. 根据患儿的年龄、原发病的特点有针对性进行知识宣教,指导患儿及家长积极配合治疗和护理,鼓励他们树立信心,减少一切不良刺激。

2. 出院指导

(1) 避免去人口流动性大、聚集密度高的公共场合。

(2) 加强营养,增强体质,出汗后及时更换衣物,避免感冒受凉。

(3) 定时进行专科门诊随诊。

(刘美华)

参考文献

1. 赵祥文. 儿科急诊医学. 第 4 版. 北京:人民卫生出版社,2015.

2. 江载芳,申昆玲,沈颖. 诸福棠实用儿科学. 第 8 版. 北京:人民卫生出版社,2015.

3. 郑显兰. 儿科危重症护理学. 北京:人民卫生出版社,2015.

4. 张波,桂莉. 急危重症护理学. 北京:人民卫生出版社,2012.

5. 黄金,李乐之. 常用临床护理技术操作并发症的预防及处理. 北京:人民卫生出版社,2013.

6. 王小玲,蒋雪梅,戴垚. 鼻饲护理研究进展. 护士进修杂志,2014,29(21):1945-1947.

7. 崔焱. 儿科护理学. 北京:人民卫生出版社,2015.

8. 刘春峰,宋国维. 关注国际心肺复苏指南的变化进一步提高复苏成功率. 中国小儿急救医学,2012,19(2):109.

9. 张成晔,钱素云,曾健生.急诊室小儿心搏呼吸骤停流行病学调查及初步复苏效果评估.中华急诊医学杂志,2012,21(11):1237-1241.

10. 凌华,林楚鹏.咪达唑仑持续静脉推注治疗小儿惊厥持续状态的疗效分析.中国实用医药,2015,10(14):171-172.

11. 席娟.失血性休克的护理干预.中国实用医药,2014,9(35):192-193.

12. 刘华,易著文.中国儿童血液净化的现状.临床儿科杂志,2013,31(3):291-294.

13. 应力阳,熊启星,叶莉芬,等.小儿右侧颈动、静脉体外膜肺氧合致颅脑损伤多因素分析.中华小儿外科杂志,2016,37(6):406-410.

14. 闫宪刚,陆铸今,郑继翠,等.右侧颈部置管建立体外膜肺氧合治疗危重症患儿.中华儿科杂志,2013,54(7):515-518.

36

第三十七章　手术室管理及手术配合

制度是工作的法则，是处理各项工作的准则，是评价工作质量的依据。各个医院制定的规章制度可能有差异，但是建章立制、确保安全、控制感染的总要求和总体目标是一致的。

一、手术室管理

（一）手术室工作人员进出管理

1. 凡进入手术室工作人员应按规定领取、更换手术室洗手衣、裤、口罩、帽、鞋等，按要求到指定地点更换。严格遵守无菌原则，保持室内肃静和整洁；外出时应更换外出鞋，着外出衣。离开手术室时应将洗手衣、裤、口罩、帽、鞋放至指定地点。

2. 非手术有关人员未经科主任、护士长同意不得进入手术室，手术室内不留宿、不会客。

3. 严格控制进入手术室人员，除参加手术及有相关人员外，其他人员一概不准入内。

4. 手术人员须剪短指甲，戴好口罩、帽子，头发和鼻孔不得露出，衣着符合要求。患有上呼吸道感染、手部感染等具有造成手术感染的人员不可进入手术室。

（二）手术室参观管理

1. 凡参观者必须经医务处、护理部批准，经手术室科主任、护士长同意后方可进入手术室参观。

2. 参观者进入手术室前，应按手术室要求更换洗手衣、裤、口罩、帽、鞋。离室时将洗手衣、裤、口罩、帽、鞋按规定放回指定地点。

3. 参观者应服从手术室工作人员的管理，严格遵守各项规章制度。参观时应遵守无菌原则，必须距离手术区域30cm以上，以免影响无菌操作及手术进行。

4. 参观者不得在手术间内来回走动，或任意由一手术间至其他手术间走动。

5. 严格控制参观人数，每间手术室最多为3~4人。巡回护士负责管理。参观结束应将参观用物归还。

6. 患者亲友、与手术无关人员、特殊感染手术一律谢绝参观。

（三）术前访视

1. 新开展手术、大手术及特殊手术应进行术前访视。术前1天由手术室护士到患者所住病房实施术前访视。

2. 访视过程中使用文明礼貌用语，说明访视目的，注意保护患儿隐私。

3. 查阅病例，了解患儿的基础疾病、现病史、过敏史，掌握实施的手术计划、辅助检查结果、感染筛查阳性指标等。了解患儿和家长对疾病和手术的认知程度、焦虑程度和要求。

4. 简要介绍手术室位置与环境、手术注意事项，接受患儿和家长的咨询，增强患儿和家长对手术的理解。

5. 核对患者身份和手术部位。了解手术特殊要求，评估病人皮肤和血管。访视人员可以在手术访视单上注明左、右侧。

6. 开展术前宣教。详细介绍术前须知，尤其术前禁食重要性，保持皮肤清洁，避免受凉。

7. 访视后，访视护士将访视情况填写于"手术患者访视评估表"，并签名。

（四）患者接送管理

1. 根据手术排成表，有相关人员按时到相应科室接送手术患儿，一辆推车只准接送一位患儿。

2. 由手术室人员到病房接患儿后，由病区护士和手术室人员共同核对患者的姓名、住院号和手术部位、手术标识，并清点带入手术室物品并签字交接。

3. 接送车床单位必须清洁、整齐，一人一换。

4. 手术结束后，根据：①患儿意识状态，由麻醉科医师或护士送患儿送进麻醉苏醒或回病房；②如直接送监护室的患儿，由手术医师、麻醉医师和巡回护士送至床旁，与病房医师和护士进行程序交接登记签字。

5. 急诊患者由手术医师、手术室值班人员、麻醉师协同工勤人员送患儿回病房，由手术室值班护士填写《转运交接单》。负责转运人员记录、签字。

（五）手术室护理人员调配

1. 护士长根据护理部配备的护理人力对手术室护士进行统一管理，同时根据手术情况动态弹性调配手术室工作人员。

2. 科室如发生重大抢救等特殊事件需临时人员调配，全体护士必须服从护士长紧急调配。

3. 根据手术室工作性质和日常排班，护士长需要安排备班人员，备班人员电话要保持开通，做到随叫随到。

4. 如有特殊情况值班需要调班或临时请假人员，需与年资相当的人员进行调班，并及时与护士长联系，根据手术情况予以安排批准。

5. 急诊病假单由本人及时电话通知护士长，病假单可于次日交至病房或由家属代交。

6. 遇产假、长期病假者，须假满前一周通知护士长，休满假期后必须至护理部报到，由护理部统一安排、调配，确保工作不受影响。

7. 护士长建立手术室护理人员联络册，便于联系紧急调配。

二、手术室安全管理

手术室护理安全是指患儿在接受手术全过程护理中，不发生法律和法定的规章制度允许范围以外的心理、机体结构或功能上的损害、障碍、缺陷或死亡。

（一）手术室工作安全管理

1. 严格控制进入手术室人员，与手术无关人员一律不允许入内。

2. 高值及贵重物品应有专柜储藏、专人保管，实施严格交接班制度。

3. 易燃易爆物品应放在阴凉通风处上锁，要求远离火源及电源。并有清点使用记录登记。

4. 夜班及节假日值班人员应注意巡视室内安全，管理好手术室人员、物品。值班人员严守工作岗位，非值班人员一律不可在手术室内留宿。

5. 如遇意外情况，立即电话通知行政值班或护士长。

（二）护理不良事件管理

任何与护理直接或间接相关，威胁患者安全，引起患者伤害或潜在伤害的事件，包括原来的差错、事故等。

1. 发生手术不良事件时，当事人或值班人员要立即口头报告护士长。

2. 发生与患儿有关的不良事件，当事人要坚守岗位，积极协助手术医师、麻醉医师查找原因，迅速评估伤情，积极配合医师救治，认真做好各项记录和处置，最大限度降低危害或损失。若发生重大抢救时，立即启动抢救预案，尽快救治患者、控制事态，提高救治成功率。

3. 当事人填写《手术不良事件呈报表》，将事件的详细经过、发生原因、主要问题、严重程度、处理结果按照制式表格的要求如实填写，然后提交护士长审核。护士长审修签名后，于24小时内通过电子政务如实上报护理部或主管部门。如发生锐器伤，同时填报感染控制科的相关表格。

4. 重大事故处理应严格按照《医疗事故处理条例》有关规定办理，不得隐瞒和拖延。

5. 护士长每周在早会上向全体人员报告不良事件上报情况。对发生的不良事件进行认真分析，提出批评、总结教训。

6. 近期无不良事件发生，亦需每季度讨论一次，对潜在的危险因素、差错事故进行分析，以避免同类事件发生。

7. 科室护理质量小组和护理部要对整改措施进行动态质量跟踪、检查和监测，查看落实情况和效果，实现质量持续改进的目的。

（三）手术安全核查（卫办医政发〔2010〕41号）

1. 手术安全核查是由具有执业资质的手术医师、麻醉医师和手术室护士三方（以下简称三方），分别在麻醉实施前、手术开始前和患者离开手术室前，共同对患者身份和手术部位等内容进行核查的工作。手术医师是指术者，特殊情况下可由第一助手代替。

2. 本要求适用于各级各类手术，其他有创操作可参照执行。

3. 各级各类手术患者均应佩戴标示有患者身份识别信息的标识以便核查。

4. 手术安全核查由手术医师或麻醉医师主持，三方共同执行并逐项填写《手术安全核查表》。如无麻醉医师参加的手术，则由术者主持并填写表格。

5. 实施手术安全核查的内容及流程

（1）麻醉实施前：三方按《手术安全核查表》中内容依次核对患者身份。

37

（2）手术开始前：三方共同核查患者身份（姓名、性别、年龄）、手术方式、手术部位与标识，并确认风险预警等内容。手术物品准备情况的核查由手术室护士执行并向手术医师和麻醉医师报告。

（3）患者离开手术室前：三方共同核查患者身份及相关内容。

（4）三方确认后分别在《手术安全核查表》上签名。

6. 手术安全核查必须按照上述步骤依次进行，每一步核查无误后方可进行下一步操作，不得提前填写表格。

7. 术中用药、输血的核查由麻醉医师或手术医师根据情况需要下达医嘱并做好相应记录，由手术室护士与麻醉医师共同核查。

8. 住院患者《手术安全核查表》应归入病历中保管，非住院患者《手术安全核查表》由手术室负责保存一年。

9. 手术科室、麻醉科与手术室的负责人是本科室实施手术安全核查制度的第一责任人。

10. 医疗机构相关职能部门应加强对本机构手术安全核查制度实施情况的监督与管理，提出持续改进的措施并加以落实。

11. 凡有上下、左右等手术部位区别的手术，手术医师应于术前在病房做好患者手术部位标识。

（四）**手术室器械物品清点**

1. 为手术医务人员提供手术物品清点的操作规范，放置物品遗留。保障手术患者安全。手术清点物品包括手术敷料、手术器械、手术特殊物品。

2. 清点物品的时机第一次清点，即手术开始前；第二次清点，即关闭体腔前；第三次清点，即完全关闭体腔后；第四次清点，即缝合皮肤后。如术中需要交接班，手术切口涉及两个及以上部位或腔隙，关闭每个部位或腔隙时清点，如关闭膈肌、后腹膜等。

3. 手术物品清点原则物品清点由洗手护士、巡回护士遵循一定规律，共同按顺序逐项清点完成。没有洗手护士时由巡回护士与手术医师负责清点，清点时遵循同步唱点原则，清点时应同时清晰说出清点物品的名称、数目、完整性，遵循逐项即刻记录原则，记录在手术护理记录单上遵循原位清点原则。清点过程中遇外界因素的干扰而中断必须重新清点。

4. 术中添加或更换物品，必须由该手术的巡回护士实施添加，并及时登记。

5. 清点器械依照护理记录单，要注意特殊器械的螺丝等附属结构是否齐全。

6. 清点手术辅料、手术器械、手术特殊用物前

后，注意检查物品及配件完整性。如发现问题及时查找上报。

7. 巡回护士逐项检查手术护理记录单的填写，正确无误，签名加入病例。

（五）**手术室标本管理**

1. 手术医师和手术室护士必须严格执行标本查对制度及登记制度，严防标本丢失。

2. 手术取下的标本，未经医师允许，任何人不得私自处理标本。洗手护士负责手术台上标本管理，处理多个标本经医师确认。做好标记，注意防止干燥或丢失。

3. 手术结束后将标本交与医师。或经医师许可由巡回护士将术中采集的病理标本放入标本容器内保存，严防丢失。

4. 特殊部位的标本因体积较小，留置在标本瓶中并注明相关信息，并妥善放置。

5. 手术医师认真填写病历申请单，将标本用10%甲醛液固定，固定液的量不少于组织体积的3～5倍，并密闭标本袋封口，避免固定液外溢，贴上标签，注明科别、患者姓名、住院号、标本名称、采取部位，标本放标本柜保存。并进行登记，由巡回护士督察。

6. 每天按时由手术室专人查对标本，对标本盛器上的标签与病理申请单上所填各项再次核对，进行登记与签名。将两者一起交予送检人员送检。

7. 若术中须作冷冻切片病理检查时，手术医师于术前填好病理申请单，由巡回护士核对将标签贴在容器盒上，写明患儿姓名、住院号、病区、填写《术中冰冻登记本》，与病理单核对后，交与送检人员。

8. 送检人员将病理标本放置在专用病理送检箱内，携带标本、《术中冰冻登记本》、病理单至病理科，交于病理科负责人员核对并签名。送检人员将《术中冰冻登记本》带回交予该手术房间的巡回护士。

9. 如遇大肢体标本必须用尸单把标本包裹好，上面写上姓名、住院号及标本名称送太平间，不能随意扔掉。

10. 标本做病理分析后由病理科统一处理。

（六）**手术室植入物管理**

人体内植入物，是指放置于外科操作造成的或者生理存在的体腔中，留存时间为30天或者以上的可植入型物品。手术室外科手术中植入性材料的规范化管理有利于保障病人的医疗安全。

1. 术前手术医师根据手术所需体内植入物向患儿和家属作好解释，让其了解使用的必要性、价格、

风险及注意事项并让患儿家属(监护人)签字。

2. 所有手术用内植入物品必须由器械科审核认证后,由总务护士从器械科领取,内植入物必须送供应中心消毒灭菌,不可用小型消毒锅进行灭菌。供应室护士对没有无菌包装的植入物验证后进行高压灭菌,包内应放入第五类化学指示卡,包外应明确标明包内有内植入物,以便供应中心进行生物监测。并对物品做好生物监测。

3. 每批内植入物灭菌后,应等生物监测合格后发放使用,不合格者应重新灭菌,直至生物监测合格方可使用。

4. 如遇手术急用,应遵循消毒规范,第五类化学指示卡可作为提前放行标准,指示卡合格可提前放行使用。并做好跟踪记录。

5. 巡回护士应在内植入清单上准确填写病人信息及植入物信息。

6. 建立内植入物使用登记本。巡回护士在内植入物登记本上准确填写病人信息及植入物信息并粘贴相应条形码,病人病历上应粘贴与内植入物相对应的条形码。

7. 手术结束后巡回护士与手术医师、器械护士再次共同核对病人信息、体内植入物信息等,离室前核对体内植入物是否准确记账。

8. 由专职人员核对当天使用的体内植入物是否做到账簿相符。

9. 废弃植入物的管理

(1) 取出的植入物由器械护士妥善保管,检查其是否完整。

(2) 术后将废弃植入物放入自封袋,贴好标签,由器械护士注明患者姓名、住院号、手术日期、手术名称、植入物的名称数量。放入废弃植入物保管箱,存放2个月。

(3) 存放到期后交予后管科处理。

(4) 器械护士在废弃植入物登记本登记签名。

(七) 输血安全管理

1. 输血治疗前,经主管医师必须与家属谈话并签订输血治疗同意书。术前做好交叉配血、输血申请单。

2. 手术中需要输血时,由巡回护士根据医嘱到血库领取血液制品时,应拿取血单及储血桶到血库取血,取血者与血库人员共同进行查对。认真做好逐项核对。如姓名、科别、血型、病案号等。

3. 血库取血时不可同时领取两个患儿的用血,实习护士不得取血。取血者在血型单上核对后签名。

4. 输血前,需经两人(巡回护士和麻醉医师)再次持病历、发血记录单、血袋共同核对患儿姓名、性别、病案号等核对无误后,输血者和核对者在取血单上双签名方可输注。

5. 血液领取后30分钟内应给患者输入,输注开始后15分钟以及输血过程中应定期对患者进行观察。注意有无输血反应。输血中要严密观察患者的生命体征,注意有无输血反应。如发现不良反应应立即停止输血,并做好抢救准备,同时查明发生输血反应的原因,将原袋余血封存妥善保管。

6. 输血结束后应保留血袋,待手术结束后由工人登记数量后统一交给血库处理,血袋保存24小时。

三、手术室感染预防与控制管理要求

为加强手术室感染管理,有效预防和控制医院感染,保障患者安全,提高医疗和护理质量,根据《医院感染管理办法》、《医院手术部(室)管理规范(试行)》等相关法规、规章制定。

1. 医院手术部的管理人员、工作人员和实施手术的医师,应当具备手术部医院感染预防与控制及环境卫生学管理方面的知识,接受相关医院感染管理知识的培训,严格执行有关技术规范、规章制度。

2. 医院手术部的建筑布局,应当符合功能流程合理和洁污区域分开的原则。做到布局合理、分区明确、标识清楚等,区域间避免交叉感染。洁净手术部的建筑布局、基本配备、净化标准和用房分级等应当符合《医院洁净手术部建筑技术规范(GB50333—2002)》的标准。

3. 洁净手术部的工作人员数量宜符合GB50333的要求。严格限制非手术人员的进入,进入手术室的人员应当严格按照规定更换手术室专用的刷手衣、裤、鞋帽、口罩。

4. 在手术部的工作人员和实施手术的医务人员应当严格遵守无菌技术操作规程,实施标准预防,做好职业安全防护。有感染症状的医务人员不应进入手术区。

5. 手术人员要严格按照《医务人员手卫生规范》进行外科手消毒,工作中手或用物怀疑被污染时,应重新进行消毒,再按要求更换手术衣、戴无菌手套。

6. 手术患者使用的医疗器械、器具以及各种敷料必须达到灭菌要求;一次性使用的医疗器械、器具不得重复使用;接触病人的物品应当一人一用一消毒。

37

7. 进入手术部的新设备或者因手术需要外带的仪器、设备，应当对其进行检查、清洁处理后方可进入和使用。进入手术部洁净区域的物品、药品应当拆除其外包装后进行存放，无菌物品应当存放于无菌物品区域中。

8. 根据手术类别合理安排相应固定的手术间，接台手术应符合先洁后污的原则。为传染病患者或者其他需要隔离的患者实施手术时，应当按照《传染病防治法》有关规定，严格按照标准预防原则并根据致病微生物的传播途径采取相应的隔离措施。加强医务人员的个人防护和手术后物品、环境的终末消毒以及医疗废物的规范处置。

9. 洁净手术部的净化系统应在术前 30 分钟开启压力、温度、适度等应符合 GB50333 中关于手术级别的要求，术前记录相关数据。

10. 手术过程中手术间处在洁净状态，并保持门窗关闭，尽量减少人员出入；每天开始手术前、连台手术之间和当天手术全部结束后进行湿式擦拭方法的清洁、消毒，不同区域及不同手术用房的清洁、消毒物品应当分开使用。用于清洁、消毒的拖布、抹布应当是不易掉纤维的织物材料。

11. 手术结束后，应按照 GB15982 进行清洁消毒，医务人员脱下的手术衣、手套、口罩等物品应当放入指定位置后，方可离开手术室。遇有经空气传播疾病的手术结束后应进行终末消毒。手术后的废弃物应当严格按照《医疗废物管理条例》及有关规定进行分类收集、及时密封转运。

12. 手术部应当与临床科室等有关部门共同实施患者手术部位感染的预防措施。

（张玉侠　徐培红）

第二节　常用小儿手术体位

一、总论

【概述】

手术体位是指患儿的位式，由患儿的卧姿、体位垫的使用、手术床的操控 3 部分组成。标准手术体位是由手术医师、麻醉医师、手术室护士共同确认和执行，标准的手术体位需选择正确的体位垫，可获得良好的手术野，也能防止神经、肢体等意外损伤的发生，缩短手术时间。小儿手术常见的体位有仰卧位、侧卧位、俯卧位及截石位。

【体位垫】

儿科手术患儿体位和成人有一点很大的区别：体重差异大，儿科患儿体重小到几百克，大至几十千克，导致了小儿手术体位垫不可能千篇一律，需根据患儿实际情况订制不同大小的体位垫。

1. 5kg 以下的患儿　短棍规格为直径 5cm，长度 12cm；长棍规格为直径 4cm，长度 16cm。

2. 5 ~ 10kg 的患儿　短棍规格为直径 6cm，长度 17cm；长棍规格为直径 5.5cm，长度 22cm。

3. 头圈规格　将擦手巾卷成直径 3.5cm 的条索状，再围成内径 6.5 ~ 7.5cm，外径 13.5 ~ 14.5cm 的圆圈，用胶带固定形状。

4. 10kg 以上的患儿　采用统一规格的体位垫，短棍规格为：直径 7.5cm，长度 17.5cm；长棍规格为：直径 12cm，长度 28cm；头圈规格为：内径 7.5cm，外径 18cm，高度 5cm。如患儿体重较大或医师有特殊要求可根据实际需要再用包布加层。

二、仰卧位

【用物准备】

肩垫、腰垫、软垫、四肢约束带、沙袋。

【水平仰卧位】

1. 适用范围　各种胸腹部、四肢手术。

2. 摆放方法　患儿仰卧于手术床上，头和颈椎处于水平中立位置，双上肢自然放置于身体两侧，双下肢伸直，双膝关节下放一软垫，约束带固定膝部以能容纳一指为宜。

3. 注意事项　胸部手术在肩下垫一肩垫，腹部手术在肋下垫一腰垫，使术野显露更充分。

【头颈后仰卧位】

1. 适用范围　颈部、腭裂修补、扁桃体摘除、气道异物等手术。

2. 摆放方法　于患儿肩下垫一肩垫使肩部抬高 20°，保持头颈部正中过伸位，头两侧置沙袋以固定头部避免晃动，颈下垫一短棍防止颈部悬空。

3. 注意事项

（1）上肢外展 <90°，防止臂丛神经损伤；下肢约束带勿过紧，防止腓神经麻痹。

（2）根据需要在骨突处垫软垫，保证大血管、神经无挤压。

（3）防止颈部过度后仰达到手术野充分显露即可，以免牵拉臂丛神经引起损伤。

三、侧卧位

【用物准备】

头圈、胸垫、腰垫、软垫、沙袋。

【胸部手术侧卧位】

1. 适用范围　肺、食管、主动脉缩窄、动脉导管未闭手术。

2. 摆放方法　患儿健侧卧90°，头下置头圈，高度平下侧肩高使颈椎处于水平位置，第4、5肋间垫胸垫，胸背部两侧各放置一个沙袋。双手臂向前伸展，双臂之间放置厚软垫，术侧手臂以擦手巾包裹、屈肘呈功能位用手约束带固定于麻醉头架上。下方的下肢自然伸直，上方的下肢适当屈曲，两腿之间夹一软垫。

【腰部手术侧卧位】

1. 适用范围　肾脏、肾盂、上段输尿管手术。

2. 摆放方法　其他同胸部手术侧卧位，手术部位对准手术床背板与腿板交界处，肾区（11、12肋间）垫腰垫。调整手术床先使整体头高脚低，然后降低床头，使患儿凹陷的腰区平直舒展为宜，肾区充分显露。下方的下肢适当屈曲，上方的下肢自然伸直，两腿之间夹一软垫。

3. 注意事项

（1）注意保护骨突处（肩部、髋部、膝外侧及踝部），如手术时间长可先预防性使用防压疮敷料盖住骨突部位。

（2）固定术侧手臂时，手指需外露以便术中观察血运情况。

（3）手约束带主要是起到保持功能位的作用，可将术侧手臂部分置于厚软垫上承担一部分手臂的重量。

（4）保持术侧手臂稍微抬高，避免肘关节过度屈曲或上举，防止损伤尺、桡神经。

（5）如术前留置导尿，摆放体位时需避免导尿管与皮肤直接接触，可固定在床单上以免引起压疮。

（6）术中调节手术床时应密切观察，防止体位移位导致重要器官受压。

四、俯卧位

【用物准备】

头圈、胸垫、腰垫、软垫。

【适用范围】

颈部、背部、脊柱后路、骶尾部手术。

【摆放方法】

1. 麻醉成功后由医护人员共同配合，采用轴线翻身法将患儿安置于俯卧位体位垫上，将头偏向一侧。

2. 胸部放置一胸垫，腹部两侧分别放置腰垫，使胸腹部悬空保证呼吸运动不受影响，避免因压迫下腔静脉导致回流不畅而引起低血压。

3. 双上肢自然弯曲置于头部两侧，外展<90°防止臂丛神经过度牵拉。双下肢垫软垫避免膝部悬空，足踝部垫软枕使踝关节自然弯曲，防止足背过伸引起足背神经损伤。

【注意事项】

1. 眼部保护应确保双眼眼睑处于闭合状态，避免角膜损伤，受压部位避开眼球、眼眶，并在术中定时检查受压情况。

2. 妥善固定各类管道，粘贴心电图电极板的位置应避开俯卧位时受压的部位。

3. 男性患儿应注意会阴部，防止阴茎、阴囊受压。

4. 肛门手术时，在下腹部再垫一较厚的软枕，便于手术野显露。如双下肢需分开，将双腿分别置于左右腿板上，腿下垫软垫，足踝部垫软枕，以中间能站一人为宜，角度小于90°。

五、截石位

【用物准备】

搁脚架、关节垫、软垫、手约束带。

【适用范围】

会阴部及腹会阴联合手术。

【摆放方法】

1. 首先取下手术床尾（腿板），在床尾靠近髋关节平面安装搁脚架。

2. 患儿仰卧，骶尾部垫软垫，将双腿屈髋、小腿近膝关节处放于搁脚架上，双下肢外展<90°，并在腿与搁脚架之间垫关节垫，妥善固定关节垫及搁脚架。

3. 双上肢置于身旁，用小单包裹固定于身下。

4. 如患儿体重较小（<5kg），可取消搁脚架，将患儿双腿以擦手巾包裹，放于短棍上，用手约束带及胶布固定在手术床的两侧。

【注意事项】

1. 如术中需头低脚高位时，可在头部两侧紧贴肩部放置沙袋，以防止患儿向头端滑动。

2. 术中定时观察患儿下肢的血供、皮温，不要将双手或身体压在患儿的下肢，防止体位松动。

3. 固定关节垫不宜过紧，避免引起压疮。

37

4. 根据患儿大小及体位变化调节搁脚架,两腿高度为仰卧时曲髋的高度,腘窝自然弯曲下垂。

5. 手术结束后,装上腿板,双下肢应单独、慢慢地归位,并通知麻醉师,防止因回心血量减少而引起低血压。

六、手术体位放置原则及建议

1. 保持人体正常的生理弯曲及生理轴线,维持各肢体、关节的生理功能位,防止由于摆放体位引起过度牵拉、扭曲及血管神经损伤。

2. 保持患儿呼吸道通畅、循环稳定。

3. 身下铺单要平整、干燥、柔软。医师消毒皮肤时可以在手术部位两侧垫两块擦手巾,吸收多余的消毒液,保证患儿身下铺单干燥降低压疮风险。

4. 如术中需要 X 线透视,需在体位放置后于患儿的颈部及下腹部覆盖围脖和铅方巾保护。

5. 对于自制的体位垫使用前需检查是否有皱褶及异物,防止对患儿皮肤造成损伤。

6. 注意分散体位造成的局部压力,保护患儿皮肤完整性。

7. 术前评估手术床是否适合当天的手术,例如有造影和特殊体位的需事先选择合适的手术床。

8. 对于长时间或新生儿等有一定压疮风险的手术,应准备充气温毯防止皮肤受损,并在术中定时观察受压部位(在不影响手术进行的情况下)。

9. 安置体位时,避免患儿身体任何部位直接接触金属,以防电灼伤。

10. 如术中需要变换体位,应对患儿身体姿势、皮肤完整性及体位垫约束带的放置情况进行重新评估,并观察原受压部位的情况。

(张玉侠　徐培红)

第三节　常见小儿手术配合的护理

一、普通外科

(一)阑尾切除术

1. 适应证　急、慢性阑尾炎。

2. 麻醉方式　气管插管全身麻醉。

3. 手术体位　仰卧位。

4. 手术切口　右下腹斜形切口(麦氏切口)。

5. 手术步骤与手术配合

手 术 步 骤	手 术 配 合
1. 消毒皮肤,手术野贴手术薄膜	递海绵钳夹含碘皮肤黏膜消毒液消毒皮肤 3 遍,递手术薄膜,干纱布协助贴膜
2. 至脐与右髂前上棘中外 1/3 处切开皮肤	递 15 号刀切开,递中弯钳分离,电刀切开皮下组织
3. 手术刀切开腹外斜肌腱膜、钝性分离腹内斜肌及腹横肌	更换刀片,递扁桃剪剪开扩大,递大弯钳撑开,甲状腺拉钩将腹外斜肌拉开后换阑尾拉钩
4. 切开腹横筋膜与腹膜,进入腹腔	中弯钳两把提起腹膜,刀片切开,扁桃体剪刀扩大,更换湿纱布
5. 探查腹腔,寻找阑尾	阑尾拉钩将小肠推开,递长、短镊子,沿结肠带—盲肠—阑尾顺序寻找阑尾
6. 提起盲肠找到阑尾	两把鼠齿钳夹住阑尾的系膜
7. 分离阑尾系膜	递中弯钳,3-0 丝线结扎或缝扎
8. 阑尾根部 0.5cm 处的盲肠壁上行荷包缝合	6×14 的圆针穿 3-0 丝线做荷包
9. 钳夹、结扎阑尾根部	递直钳在阑尾根部做一标记,2-0 丝线结扎,递直蚊夹住阑尾结扎线近端,递刀片切下阑尾,弯盘接标本
10. 阑尾根部包埋进盲肠	电刀烧灼阑尾残段黏膜后,收荷包线
11. 清理腹腔	递聚维酮碘纱布擦拭腹腔,吸引器吸尽腹腔内渗液
12. 关腹	递中弯钳夹腹膜,3-0 带针吸收线关腹,有需要的可以间断加强,清点器械、敷料等数目

37

6. 注意事项

（1）阑尾手术是污染手术，术中要注意保护伤口，接触过阑尾的器械均视为污染，应与无菌器械分开放置，且不得再用。

（2）阑尾患儿年龄差别较大，遇较大患儿要准备深腹腔拉钩等深部器械。

（二）肥厚性幽门切开术

1. 适应证 先天性幽门肥厚。

2. 麻醉方式 气管插管全身麻醉。

3. 手术体位 仰卧位，腹部稍垫高。

4. 特殊用物 幽门钳。

5. 手术步骤与手术配合

手 术 步 骤	手 术 配 合
1. 右上腹横切口或脐旁右侧作半环形切口	— 递15号刀切开皮肤，电刀分离皮下组织、肌层，暴露腹膜
2. 切开腹膜进入腹腔，将幽门提出切口外	— 递长、短镊子
3. 左手拇、示指沿幽门纵轴方向固定，切开幽门浆膜和浅层肌纤维	— 更换刀片，递刀片切开在幽门前上方血管区沿肿块纵轴切开浆膜和浅层肌纤维
4. 分离幽门肥厚的肌纤维	— 递幽门钳，轻轻分开肥厚的肌纤维，直至幽门管黏膜完全膨出至浆膜面
5. 将胃内气体挤入十二指肠，检查幽门通过情况及十二指肠黏膜是否完整。如有气泡或肠液溢出，表示黏膜已穿孔	— 递3-0丝线或无损伤线修补穿孔处，再以小片幽门肌瓣或大网膜覆盖缝合
6. 缝合腹膜，皮下组织	— 递蚊弯钳夹腹膜，3-0吸收线缝合，清点器械、敷料等数目
7. 皮内缝合切口皮肤	— 递5-0吸收线缝合

（三）剖腹探查术

1. 适应证 肠套叠松解、肠扭转、肠切除等。

2. 麻醉方式 气管插管全身麻醉。

3. 手术体位 仰卧位。

4. 特殊用物 肠钳、热盐水。

5. 手术步骤与手术配合

手 术 步 骤	手 术 配 合
1. 留置气囊导尿管	— 递6号气囊导尿管，递注射器抽吸生理盐水充盈气囊，连接引流袋
2. 消毒皮肤，手术野贴手术薄膜	— 递海绵钳夹含碘皮肤黏膜消毒液消毒皮肤3遍，递手术薄膜，干纱布协助贴膜
3. 上腹部横切口	— 递15号刀切开，递中弯钳分离，电刀切开皮下组织，干纱布拭血、电凝止血、更换刀片
4. 切开肌层及腹膜	— 递电刀逐层切开肌层，递静脉拉钩或甲状腺拉钩拉开皮下组织，尽量游离肌层，递蚊弯钳2把提起腹膜，递15号刀切一小口，组织剪或电刀扩大打开腹膜
5. 探查腹腔	— 递生理盐水纱布，深部拉钩牵开显露术野
6. 松解扭转或套叠的肠管，有血液循环障碍	— 递温盐水纱布热敷
7. 切阑尾	— 配合阑尾切除术(6~9)
8. 如有肠管绞窄坏死应立即切除坏死肠管分离肠系膜	— 递蚊弯分离肠系膜，递4-0丝线结扎或缝扎，肠子游离后覆盖
9. 切除坏死肠管	— 递肠钳夹闭两端肠子，用聚维酮碘纱布保护周围组织，递15号刀切断肠段，将钳、刀、标本放入弯盘，递聚维酮碘纱布擦拭切面
10. 肠吻合，肠管两端断端浆肌层做标记线	— 牵引线两根(5×2圆针、5-0慕丝线)用蚊式钳夹住牵引
11. 缝肠管全层	— 递5×12圆针穿4-0或3-0慕丝线或5-0可吸收缝线缝合

手 术 步 骤	手 术 配 合
12. 缝浆肌层	— 递 5×12 圆针穿 5-0 慕丝线或 5-0 可吸收缝线缝合
13. 缝合肠系膜裂孔	— 递 5×12 圆针穿 5-0 慕丝线或 5-0 可吸收缝线缝合
14. 肠管回纳腹腔,关闭腹腔,缝合腹膜,皮下组织	— 聚维酮碘温盐水冲洗腹腔,递中弯钳夹腹膜 3-0 或 2-0 可吸收缝线关腹,清点器械、敷料等数目有需要的可以间断加强
15. 皮内缝合切口皮肤	— 递 5-0 吸收线缝合

6. 注意事项

(1) 肠切除手术是污染手术,术中要注意保护伤口,接触过肠腔的器械均视为污染,应与无菌器械分开放置,且不得再用。

(2) 术中注意保暖,伤口冲洗使用温盐水。

(四) 食管裂孔疝修补术

1. 适应证 食管裂孔疝。

2. 麻醉方式 气管插管全身麻醉。

3. 手术体位 仰卧位,上腹部垫高。

4. 特殊用物 精细直角钳、探子/24 号橡胶管、气囊导尿管。

5. 手术步骤及手术配合

手 术 步 骤	手 术 配 合
1. 留置气囊导尿管	— 递 6 号气囊导尿管,递注射器抽吸生理盐水充盈气囊,连接引流袋
2. 消毒皮肤,手术野贴手术薄膜	— 递海绵钳夹含碘皮肤黏膜消毒液消毒皮肤 3 遍,递手术薄膜,干纱布协助贴膜
3. 上腹部肋缘下弧形切口	— 递 15 号刀切开,递中弯钳分离,电刀切开皮下组织,干纱布拭血、电凝止血、更换刀片
4. 切开肌层及腹膜	— 递电刀逐层切开肌层,递静脉拉钩或甲状腺拉钩拉开皮下组织,尽量游离肌层,递蚊弯钳 2 把提起腹膜,递 15 号刀切一小口,组织剪或电刀扩大打开腹膜
5. 分离左半肝,将其右侧内翻	— 部位较深,递上 16cm 弯钳
6. 探查食管裂孔,并将胃或肠管复位,分离胃动、静脉	— 递 3-0 丝线结扎或缝扎
7. 暴露两侧膈肌脚,沿贲门向上游离食管,注意保护迷走神经	— 递纱带牵拉出食管约 2cm
8. 游离两侧膈肌脚、食管后方	— 递 2-0 慕丝线"U"型间断缝合两针,缩小食管裂孔,缝合后递探子,了解食管裂孔大小
9. 将胃大弯折叠,恢复左半肝位置	— 递 4-0 带针慕丝线或 5×12 圆针穿 5-0 丝线间断缝合于近端食管的前壁及两侧
10. 关闭腹腔,缝合腹膜、肌层、皮下组织	— 递中弯钳夹腹膜 3-0 或 2-0 可吸收缝线关腹,清点器械、敷料等数目有需要的可以间断加强
11. 皮内缝合切口皮肤	— 递 5-0 吸收线缝合

(五) 巨结肠根治术(soave)

1. 适应证 巨结肠。

2. 麻醉方式 气管插管全身麻醉。

3. 手术体位 截石位。

4. 特殊用物 针式电凝笔、气囊导尿管、10ml 注射器、肛门环拉。

5. 手术步骤与手术配合

手术步骤	手术配合
1. 消毒会阴	— 递海绵钳夹含碘皮肤黏膜消毒液消毒会阴皮肤 3 遍
2. 留置气囊导尿管	— 递 6 号气囊导尿管,递注射器抽吸生理盐水充盈气囊,连接引流袋
3. 消毒直肠	— 递小纱布(浸润在 1:20 的聚维酮碘温生理盐水)
4. 暴露肛周皮肤、肛管	— 递肛门环拉固定于肛周皮肤处,4-0 带针慕丝线呈放射状缝合齿状线以及周围皮肤 6~8 针,结扎后直肠呈外翻状
5. 塞入肛塞,将肛塞与直肠缝合	— 递小肛塞,根据直肠粗细用小纱布卷成长 3cm 左右并涂液状石蜡后塞入肛门内,递 4-0 带针慕丝线将肛塞与直肠缝合,便于剥离直肠黏膜
6. 齿状线下注射稀释的肾上腺素生理盐水于黏膜下一周,达到黏膜易于剥离和止血的目的	— 递稀释肾上腺素生理盐水(1:200 000)
7. 分离直肠黏膜	— 递针式电凝笔和短镊分离组织,4-0 慕丝线结扎或缝扎血管
8. 黏膜管分离 5~6cm 时,可见直肠肌鞘呈折叠袖套状环形包绕于黏膜管周围,此时已进入腹腔的腹膜反折处,再稍加分离,使肌鞘拖出肛门	— 递直角钳、蚊弯血管钳分离腹膜反折处
9. 切开前壁肌鞘及腹膜	— 递血管钳夹住前壁肌鞘,针式电凝器切开
10. 牵拉直肠,分离结扎直肠上动静脉,继续向上分离肠系膜直至正常肠段可以无张力的拖出至肛门	— 血管近端 4-0 慕丝线结扎或缝扎
11. 狭窄段、延长段、扩张段及正常段取全层肠壁做冷冻切片检查	— 递 4-0 带针慕丝线牵引肠管,递虹膜剪刀取肠壁组织
12. 根据术中快速病理报告,正常段与齿状线下缝合	— 递 4-0 带针吸收线缝合肠管,清点器械、敷料

6. 注意事项

（1）摆放截石位时,切勿过度外展、牵拉、压迫以免肌肉和血管神经的损伤,臀部尽量向外突出以充分暴露手术野,术中经常检查患儿双下肢是否受压。

（2）根据患儿大小,选择合适的电刀强度。

（六）Kasai 术

1. 适应证 先天性胆道闭锁。

2. 麻醉方式 气管插管全身麻醉。

3. 手术体位 仰卧位,在背部垫软垫提高右肋部,高度适宜。

4. 特殊用物 气囊导尿管、8 号橡胶导尿管、20ml 注射器、头皮针、胆道探子、移动式 X 线摄片机、胆道特殊器械、环拉、造影剂等。

5. 手术步骤和手术配合

手术步骤	手术配合
1. 右侧肋缘下切口(同剖腹探查术 1~4)	— 配合剖腹探查术(1~4)
2. 进入腹腔,先行探查	— 递大纱布垫保护右侧结肠,递腹腔拉钩将肠管向下牵拉暴露胆囊
3. 抽吸胆囊内胆汁,胆囊可未发育萎陷或内含"白胆汁"	— 用头皮针接 20ml 空针抽吸胆汁
4. C 臂机透视下行胆道造影	— 递造影剂注入胆囊内

37

手 术 步 骤	手 术 配 合
5. 胆囊床上切下胆囊,结扎胆囊动脉	— 递电刀切胆囊。递两把14cm血管钳,3-0 丝线结扎胆囊动脉
6. 解剖肝门,横切此处纤维块	— 递5-0丝线(4×10圆针)牵引,递胆道特殊剪刀剪开纤维块
7. 距十二指肠悬韧带15cm处切断肠系膜至根部	— 递4-0丝线结扎和缝扎
8. 切断空肠,缝合关闭远端空肠	— 递2把肠钳阻断,小圆刀切断空肠,断面用聚维酮碘擦拭,用5-0PDS缝线连续缝合肠管
9. 将远段空肠上提60cm处与空肠近端行侧端吻合。空肠胆管臂以30~40cm为宜(过短,空肠内容物有逆入胆道可能,过长则肠袢发生屈曲而增加胆道内压)	— 吻合口全层用4-0丝线间断缝合,外层浆肌层用5-0丝线间断缝合或全层用可吸收线缝合
10. 端侧吻合后,将空肠近端与空肠远端上段作浆肌层缝合3~4针,使之同步,肠内容物由空肠近端顺利进入空肠远段。缝闭空肠系膜孔	— 递5-0丝线(4×10圆针)缝合
11. 在横结肠系膜的右侧无血管区剪一孔,将远段空肠通过该孔送入肝门	— 递电刀及双极止血
12. 距缝闭端3~4cm的肠系膜对侧缘切开空肠。切口较肝总管口径略大些,以免吻合后狭窄	— 递虹膜剪刀剪开空肠,递双极止血,递聚维酮碘消毒液消毒切开的空肠
13. 缝合后壁及前壁,完成空肠胆管吻合	— 递5-0吸收线,排线缝合后壁,前壁间断缝合
14. 关闭横结肠系膜裂孔	— 递5-0可吸收缝线缝合
15. 肝活检	— 递蚊式钳、双极电凝做肝活检
16. 在肝下间隙放置负压引流管,自右上腹壁另做切口引出	— 递3-0丝线(6×14角针)固定
17. 关腹	— 配合剖腹探查术(14~15)

6. 注意事项

(1) 手术患儿较小,术中注意保暖。

(2) 注意无菌操作,肠管切开时周围垫纱布防肠内污物污染,并用聚维酮碘擦拭断面。肠吻合完后处理过肠管的器械一律弃之不用。

(七) 胆总管扩张症根治术

1. 适应证 胆总管扩张症。

2. 麻醉方式 气管插管全身麻醉。

3. 手术体位 仰卧位,在背部垫软垫提高右肋部,高度适宜。

4. 特殊用物 气囊导尿管、8号橡胶导尿管、20ml注射器、头皮针、胆道探子。

5. 手术步骤和手术配合

手 术 步 骤	手 术 配 合
1. 右侧肋缘下切口(同剖腹探查术1~4)	— 配合剖腹探查术(1~4)
2. 进入腹腔,先行探查	— 递大纱布垫保护右侧结肠,递腹腔拉钩将肠管向下牵拉暴露胆总管囊肿
3. 将囊内胆汁抽吸一部分后再行探查。抽取的胆汁分别测胰淀粉酶、做细菌培养	— 递头皮针接20ml空针可抽吸囊内胆汁,抽取的胆汁注入培养管
4. C臂机透视下行胆道造影	— 递造影剂通过头皮针注入囊肿内

37

续表

手 术 步 骤	手 术 配 合
5. 从胆囊床上切下胆囊,结扎胆囊动脉	— 递电刀切除胆囊,递两把14cm血管钳,3-0丝线结扎胆囊动脉
6. 继续向肝门解剖,直达左、右肝管汇合部	— 递电刀分离组织,双极电凝止血,血管结扎递3-0丝线
7. 横行切开囊壁前侧部分,横断囊肿后壁显露出囊肿下端漏斗部,分离与周围的粘连,于漏斗部结扎后切断胆总管下端	— 递5-0丝线(4×10圆针)将切开的囊肿壁做牵引,递蚊式钳横断囊肿后壁,递双极电凝止血
8. 如胆总管直径小于1.5cm,8字形贯穿缝扎关闭。如胆总管直径大,胆总管壁厚,其远端可用丝线作间断或连续缝闭	— 递4-0丝线(5×12圆针)作间断或连续缝闭
9. 探查左、右肝管开口,修剪近端囊肿备吻合	— 递胆道探子探查,递组织剪修剪近端囊肿
10. 肠管Y臂吻合	— 配合kasai术(7~12)
11. 空肠胆管吻合	— 递5-0吸收线连续缝合后壁,前壁间断缝合
12. 关闭横结肠系膜裂孔	— 递5-0丝线(4×10圆针)关闭横结肠系膜裂孔
13. 肝活检	— 递蚊式钳、双极电凝止血
14. 在肝下间隙放置负压引流管,自右上腹壁另做切口引出	— 递3-0丝线(6×14角针)
15. 关腹	— 固定配合剖腹探查术(14~15)

（八）腹腔镜技术

1. 适应证　腹腔镜手术。

2. 麻醉方式　气管插管全身麻醉。

3. 手术体位

（1）平卧位:适用于腹腔探查、胆总管囊肿、巨结肠、输尿管移植等手术。输尿管移植时,平卧,双脚分开固定在搁脚板上。

（2）侧卧位:适用于肾盂成形。

4. 特殊用物　腹腔镜保护套、trocar、腹腔镜拉钩、腹腔镜机组。

5. 手术步骤及手术配合

手 术 步 骤	手 术 配 合
1. 术前准备	— 连接好各种电线及导管,腹腔镜镜头、光源、二氧化碳充气管、电刀线、(做肾切除或结肠等手术时,还需备好超声刀、Ligasure用于止血)
2. 建立气腹	— 递15号刀脐部切口,递6把蚊弯钳、剪刀、2个腹腔镜拉钩
	— 进腹后递3-0吸收线作荷包,然后插入第一个trocar,充入二氧化碳建立气腹,放入腹腔镜镜头,在腹腔镜直视下依次打入第二、第三个trocar
	— 输尿管移植时,先放入膀胱镜,建立气膀胱后在膀胱镜直视下用2-0(30mm)丝线悬吊6针(需要把针拗得直一点),打入trocar
3. 在腹腔镜直视下进行手术操作	— 根据手术需要递腹腔镜操作钳
4. 术毕,检查无内出血及脏器损伤,排出腹腔内气体后拔除套管,关闭切口	— 清点缝针、器械和敷料,递3-0吸收线缝腹膜,5-0吸收线缝合皮肤

6. 注意事项

（1）约束带妥善固定,因为术中会经常调整手术床的位置。

（2）腹腔镜操作时,会将室内灯光关闭,递器械时注意分清手术器械。

（3）术中需缝合时,根据医师需要将带针线剪

37

成合适的长度。

2. **麻醉方式** 气管插管全身麻醉。

3. **手术体位** 左侧卧位。

4. **特殊用物** 食管闭锁特殊器械、8 号橡胶导尿管、胸腔引流管、胸腔引流瓶。

5. **手术步骤及手术配合**

二、新生儿外科

（一）先天性食管闭锁及气管食管瘘根治术

1. **适应证** 先天性食管闭锁。

手 术 步 骤	手 术 配 合
1. 留置气囊导尿管	—— 递 6 号气囊导尿管,递注射器抽吸生理盐水充盈气囊,连接引流袋
2. 消毒皮肤,手术野贴手术薄膜	—— 递海绵钳夹含碘皮肤黏膜消毒液消毒皮肤 3 遍,递手术薄膜,干纱布协助贴膜
3. 皮肤切口后方始于第 5 肋骨水平,经肩胛骨下至腋后线。经第 4 肋间经胸	—— 递 15 号刀切开,电刀切开皮下组织,干纱布拭血、电凝止血、更换刀片
4. 经胸膜外径路,推开胸膜,撑开胸腔,充分暴露后纵隔	—— 递花生米,钝性向前推开胸膜,递胸腔撑开器撑开胸腔,递可塑性拉钩将肺组织拉向前下方
5. 显露奇静脉	—— 递密斯钳、递 4-0 慕丝线双重结扎后切断
6. 游离食管近端盲端	—— 递电刀游离食管近端,此处肌层厚,血运丰富,可充分游离,以缩小两端距离。盲端位置高,显示不清时,经咽部置入胃管,将盲端向下顶出
7. 游离远端食管	—— 远端食管游离应轻柔,尽可能保持食管主动脉侧的血液供应,不要做环状分离,以利于吻合口愈合。远端食管显示不清时,可沿迷走神经走向寻找
8. 游离食管气管瘘	—— 递 8 号橡胶导尿管牵引,气管断端用 5-0 丝线(4×10 圆针)牵引,以 5-0 吸收线全层间断缝合,残端以附近筋膜包埋,注水涨肺检查有无漏水
9. 吻合食管	—— 递 5-0 吸收线单层全层、端端吻合食管。为避免吻合口狭窄,下段食管宜剪成斜性,先缝合后壁。吻合前壁时,经口腔置胃管至下段食管,以避免缝线误穿对侧壁(胃管下至吻合口处,递无痛碘棉签擦拭胃管)
10. 后纵隔或胸腔置胸管引流	—— 递 3-0 丝线固定引流管,连接引流瓶
11. 关闭肋缘切口、肌层、皮肤	—— 清点缝针、器械和敷料,递 2-0 丝线缝合肋骨,递 4-0 吸收线缝合肌层,5-0 吸收线缝合皮肤

（二）膈肌折叠术

1. **适应证** 先天性膈疝。

2. **麻醉方式** 气管插管全身麻醉。

3. **手术体位** 仰卧位,腰背部垫高。

4. **特殊用物** 8 号橡胶导尿管、20ml 注射器。

5. **手术步骤及手术配合**

手 术 步 骤	手 术 配 合
1. 留置气囊导尿管	—— 递 6 号气囊导尿管,递注射器抽吸生理盐水充盈气囊,连接引流袋
2. 消毒皮肤,手术野贴手术薄膜	—— 递海绵钳夹含碘皮肤黏膜消毒液消毒皮肤 3 遍,递手术薄膜,干纱布协助贴膜
3. 左上腹横切口或左肋缘下斜切口	—— 递 15 号刀切开,电刀切开皮下组织,干纱布拭血、电凝止血、更换刀片
4. 切开肌层及腹膜	—— 递电刀逐层切开肌层,递静脉拉钩或甲状腺拉钩拉开皮下组织,尽量游离肌层,递蚊弯钳 2 把提起腹膜,递 15 号刀切一小口,组织剪或电刀扩大打开腹膜
5. 拉开横膈缺损前缘,观察疝入内容物,并将肠、胃或脾等轻柔缓慢向下复位,修补横膈缺损	—— 递腹腔拉钩,充分暴露手术视野,递鼠齿钳,提起缺损前后缘,递 2-0 丝线间断排线,排好线后由内向外依次打结

37

手 术 步 骤	手 术 配 合
6. 结扎最后一针前,一边嘱麻醉师加压扩张肺,一边抽吸胸腔内气体,并同时拔出橡胶管	— 递 8 号橡胶导尿管及 20ml 空针,橡胶管置入胸腔内抽吸气体
7. 结扎完毕后,顺序还纳腹内脏器	— 递长镊,还纳腹腔脏器
8. 逐层缝合腹膜、肌层及皮下	— 清点缝针、器械和敷料,递 3-0 吸收线缝合腹腔,递 4-0 吸收线缝合肌层,5-0 吸收线缝合皮肤

（三）肛门成形术（pena 术）

1. 适应证　无肛。

2. 麻醉方式　气管插管全身麻醉。

3. 手术体位　俯卧位。

4. 特殊用物　针式电凝笔、气囊导尿管、神经刺激仪。

5. 手术步骤及手术配合

手 术 步 骤	手 术 配 合
1. 留置气囊导尿管	— 递 6 号气囊导尿管,递注射器抽吸生理盐水充盈气囊,连接引流袋
2. 放置俯卧位	— 摆放俯卧位时,切勿过度外展、牵拉、压迫以免肌肉和血管神经的损伤,臀部抬高以充分暴露手术野
3. 切口位于后矢状线,用电刺激识别肌群位置	— 递电刺激仪,调节频率、功率
4. 电刀切开部分尾骨直达肛门皮肤凹陷处,术中始终保持在中线,以免损伤肌肉组织	— 递 15 号刀切开,电刀切开皮下组织,干纱布拭血、电凝止血
5. 解剖、分离直肠盲端,处理瘘管	— 递直角钳、蚊弯钳处理瘘管,5-0 吸收线缝合瘘管
6. 游离结肠,使之无张力	— 递蚊弯钳分离结肠系膜,4-0 丝线结扎
7. 下移直肠盲端、直肠背侧缩窄成型、重建盆底肌群	— 递 2-0 丝线缝合盆底肌群
8. 肛门位于外括约肌	— 递 4-0 吸收线缝合直肠重建肛门外阴

三、整形外科

（一）上睑下垂矫正术

1. 适应证　先天性上睑下垂。

2. 麻醉方式　全身麻醉+局部麻醉。

3. 手术体位　仰卧位。

4. 特殊用物　亚甲蓝。

5. 手术步骤与手术配合

手 术 步 骤	手 术 配 合
1. 皮肤切口亚甲蓝定样	— 递无菌牙签蘸少许亚甲蓝,画出术眼的上睑皱襞
2. 于睑缘中外 1/3 和中内 1/3 交界处做牵引线	— 递眼科有齿镊,角针 5-0 丝线缝牵引线 2 针
3. 切开皮肤和皮下组织	— 递 11 号刀片,深达睑板
4. 分离眼轮匝肌,提上睑肌腱膜	— 递结膜剪,生理盐水棉棒拭血
5. 于睑板上缘上方外眦部剪开腱膜	— 递眼睑钩牵开切口,递结膜剪纵行剪开腱膜
6. 剪除提上睑肌	— 递结膜有齿镊提夹上睑肌腱膜,结膜剪分离、剪断肌肉
7. 固定提上睑肌	— 递圆针 5-0 丝线将提上睑肌残端缝于睑板上
8. 处理皮肤切口	— 递结膜有齿镊提起切缘,眼科剪剪除
9. 缝合切口	— 递眼科有齿镊,角针 5-0 可吸收线连续缝合
10. 覆盖切口	— 涂金霉素眼膏,纱布覆盖,胶布固定,头套包扎

37

（二）唇裂修补术

1. 适应证　先天性唇裂。

2. 麻醉方式　全身麻醉。

3. 手术体位　仰卧位,肩部垫高,头部后仰,头

两侧放置沙袋,固定头部。

4. 特殊用物　牙签、亚甲蓝、11 号刀片。

5. 手术步骤与手术配合

手术步骤	手术配合
1. 消毒面部皮肤及口腔	—— 递海绵钳夹持聚维酮碘棉球消毒
2. 皮肤亚甲蓝定样	—— 递圆规、钢尺定点度量设计,用牙签蘸亚甲蓝刺入皮肤内做标记线,术区注射利多卡因与肾上腺素的局麻药
3. 按定样划线切开皮肤。	—— 递一纱条填塞患侧鼻腔,防止血液流入咽腔。用 11 号刀片按标记线做全层或者 2/3 层切开
4. 做潜行减张剥离	—— 递玻璃器沿骨膜上一直有力道鼻翼基部周围,以减少缝合后上唇的张力,并有助于改正鼻塌陷的畸形。游离后创面暂时填入生理盐水纱布止血
5. 缝合黏膜	—— 递整形镊,口腔侧黏膜用 5-0 可吸收线间断缝合,皮肤侧用 6-0 可吸收线间断缝合
6. 修复红唇	—— 递 11 号刀片切开黏膜和部分肌层,5-0 可吸收线做间断交叉换位缝合,以利修整后获得较丰满的外形
7. 鼻部填塞膨胀海绵,覆盖伤口	—— 递膨胀海绵填塞鼻部,纱布覆盖伤口

（三）腭裂修补术

1. 适应证　软腭裂、硬软腭裂或硬软腭裂部穿孔。

2. 麻醉方式　全身麻醉+局部麻醉。

3. 手术体位　仰卧位,头向后仰,肩部垫高,手

术床头低脚高位。

4. 特殊用物　螺纹针筒、电刀、双极、止血纱布、3×10 圆针缝针、2-0 带针慕丝线,局麻药(利多卡因+肾上腺素混合液)。

5. 手术步骤与手术配合

手术步骤	手术配合
1. 消毒皮肤及口腔	—— 递海绵钳夹持聚维酮碘消毒
2. 设计切口,于两侧腭侧、离齿槽嵴 1~2mm 处,前起尖牙的腭侧,后及上颌结节,并弯向后外方达舌腭弓外侧,做一侧纵行切口,深达骨面	—— 上开口器切开组织前,递 1 块纱条赛于口内,防止血液流入咽腔 —— 递 15 号刀片切开,出血时用小纱布压迫止血
3. 剥离腭后孔周围的软组织,黏骨膜分离	—— 递剥离子剥离,在翼板附近扣及突起的翼钩,从而减少两侧软腭相对缝合后的张力
4. 沿硬腭裂隙边缘剖开,剪断腭腱膜	—— 递 11 号刀片剖开,并向后剖开软腭,直达悬雍垂顶端
5. 缝合硬软腭交界处的腭腱膜部的鼻黏膜、软腭及口腔黏膜	—— 递 5-0 可吸收线缝合肌肉,5-0 丝线缝合口腔黏膜,2-0 慕丝线舌部置牵引线,两侧填塞止血纱布,取出咽腔纱布,吸净口腔分泌物

（四）小下颌矫治术

小颌畸形综合征是指以新生儿婴儿时期的先天性小颌畸形、舌下垂、腭裂及吸气性呼吸道阻塞为特征的综合征,又称腭裂-小颌畸形-舌下垂综合征、小下颌-舌下垂综合征、小颌大舌畸形综合征、吸气性气道阻塞综合征、Robin 综合征、Pierre-Robin 综合征等。

1. 适应证　小颌畸形。

2. 麻醉方式　全身静脉麻醉。

3. 手术体位　仰卧位,头部垫高。

4. 特殊用物　亚甲蓝、记号笔、咬骨钳、截骨摆锯、骨蜡、下颌骨延长器、固定螺钉、固定工具。

5. 手术操作与手术配合

37

手 术 步 骤	手 术 配 合
1. 留置导尿,常规消毒铺巾	— 递大小合适的气囊导尿管,递注射器抽吸生理盐水充盈气囊,连接引流袋 — 递海绵钳夹含碘皮肤黏膜消毒液消毒皮肤3遍,递手术薄膜,干纱布协助贴膜
2. 取右侧下颌缘下方1.5cm处横切口,长约2.5cm,一次切开皮肤、皮下、颈阔肌、深筋膜浅层	— 递15号刀片和电刀,切开皮肤,并止血
3. 顿性游离达下颌骨骨膜,切开骨膜,暴露下颌角及下颌骨体部	— 递11号刀片切开骨膜 — 递骨膜剥离子,剥离骨膜
4. 设计截骨线	— 递亚甲蓝棉签,设计截骨线,在下颌骨体部近角处设计斜形截骨线
5. 截骨	— 安装好截骨摆锯,按截骨线截断前后骨皮质 — 递骨蜡进行止血
6. 置入延长器,并固定	— 延长柄自耳垂下方引出,在截骨线两侧用螺钉固定延长器
7. 取左侧对称切口,同法置入延长器	
8. 依次缝合两侧切口	— 递4-0、5-0可吸收线依次缝合切口

6. 注意事项

（1）术前备好下颌骨延长器,保证物品完整,工具以及螺钉处于完整备用状态。

（2）仔细核对术中用物,以免遗漏纱条在口腔咽部。

（3）注意保护气管插管处的皮肤,避免压疮。

（五）颅缝早闭症

颅缝早闭又称狭颅症,为头颅一条或多条颅缝过早闭合而引起的头颅外形异常,多伴有慢性颅内压增高。临床常见的狭颅症有斜头畸形、短头畸形、舟状头畸形、三角头畸形、小头畸形以及颅面成骨不良、尖头并指综合征等。

1. 适应证　颅缝早闭。

2. 麻醉方式　全身静脉麻醉。

3. 手术体位　仰卧位,头部抬高。

4. 特殊用物　局麻药（利多卡因+肾上腺素混合液）、记号笔、滴水双极电凝、脑气钻、骨蜡、明胶海绵、脑棉、3M手术薄膜、头皮夹、球式灌注器、咬骨钳、颅骨固定板、颅骨固定螺钉、颅骨固定工具、负压球。

5. 手术操作与手术配合

手 术 步 骤	手 术 配 合
1. 留置导尿,常规消毒铺巾	— 递大小合适的气囊导尿管,递注射器抽吸生理盐水充盈气囊,连接引流袋 — 递海绵钳夹含碘皮肤黏膜消毒液消毒皮肤3遍 — 递手术薄膜,干纱布协助贴膜
2. 取头顶部冠状锯齿切口,依次切开皮肤、帽状腱膜	— 递15号刀片,按照术前的标记线划开头皮,并用头皮夹止血
3. 在骨膜表面向前游离额部皮瓣,至眶上缘;在中线处切开骨膜,向两侧游离骨膜带颞肌	— 递骨膜剥离子,剥离骨膜
4. 设计截骨线	— 递亚甲蓝棉签,设计截骨线,形成两块额骨瓣和两块顶骨瓣
5. 截骨	— 连接好脑气钻,首先安装好磨钻头,定位打孔 — 更换洗刀刀头,进行截骨。并用球式灌注器在截骨线的位置滴水
6. 裁剪骨瓣,设计成扇形,并原位对位复位	— 递亚甲蓝棉签,设计骨瓣的扇形距离 — 递洗刀,进行骨瓣裁剪 — 递可吸收瓣及2号PDS线固定骨瓣 — 检查创面有无活动性出血,用脑棉、明胶海绵及止血纱布进行止血
7. 关闭切口,切口下留置负压球一根。并包扎伤口	— 生理盐水冲洗伤口,并依次用4-0可吸收线,5-0可吸收线关闭切口 — 用3-0慕斯线固定负压球 — 用纱布及胶布包扎伤口。头套固定

37

四、矫形骨科

（一）多指、趾整形术

1. 适应证 多指、趾。

2. 麻醉方式 气管插管全身麻醉或+骶管麻醉。

3. 手术体位 仰卧位。

4. 特殊用物 驱血带，小骨刀，小咬骨钳，小咬骨剪，克氏针，电钻。

5. 手术步骤与手术配合

手术步骤	手术配合
1. 皮肤切口一般在多指基底部作弧形切口，上驱血带后，切开皮肤、皮下组织	— 递聚维酮碘消毒液消毒，递驱血带，肘上用纱布保护下驱血，记录时间递15号刀切开，递电刀分离组织并止血
2. 分离显露伸指肌腱，靠近端切断，并结扎切断血管	— 结扎血管递5-0丝线
3. 于根部下侧作舌状瓣切开，其蒂连在掌指关节桡侧	— 更换刀片，递11号刀分离掌指关节
4. 在掌侧切口并与背侧贯通游离皮肤，暴露屈肌腱、神经、血管分别切断、结扎。截除多指、趾	— 递咬骨钳或咬骨剪修整残端，递电钻装0.8克氏针固定指间关节
5. 缝合关节囊、肌腱及皮肤	— 递5-0吸收缝线，清点缝针、器械及敷料，准确记录驱血时间

（二）扳机指整形术

1. 适应证 手指屈肌腱鞘炎。

2. 麻醉方式 气管插管全身麻醉。

3. 手术体位 仰卧位。

4. 手术切口 拇指掌指关节硬结为中心，沿皮纹横行切口切开皮肤。

5. 手术步骤与手术配合

手术步骤	手术配合
1. 拇指掌指关节硬结为中心，沿皮纹横行切口切开皮肤	— 递聚维酮碘消毒液消毒，递15号刀切开
2. 显露屈拇长肌腱鞘	— 递蚊式钳分离
3. 包块明显处侧方切开可见腱鞘，松解增生肥厚的腱鞘	— 更换刀片，递15号刀切开。递蚊式钳松解腱鞘
4. 缝合切	— 递6-0吸收线缝合，清点缝针、器械及敷料

（三）跟腱延长术

1. 适应证 脑瘫患儿有足下垂畸形者。

2. 麻醉方式 气管插管全身麻醉+骶管麻醉。

3. 手术体位 仰卧位。

4. 手术切口 跟腱内侧缘做长约6~8cm的皮肤切口。

5. 手术步骤及手术配合

手术步骤	手术配合
1. 在跟腱内侧缘做长约6~8cm的皮肤切口	— 递聚维酮碘纱布消毒，递15号刀切开，电刀分离组织
2. 沿跟腱鞘外剥离周围软组织，切断跟腱内侧副腱，将跟腱矢状面切开分成两等分，即将跟腱上部纤维向外切断一半，下向内切断一半，切断后将足背屈使跟腱成"Z"字形延长，使内翻基本纠正，跟腱切断有2~3cm的重叠	— 递蚊弯钳分离软组织，更换刀片，递11号刀切开跟腱
3. 缝合跟腱断端，缝合皮肤	— 递2-0吸收线间断或连续缝合断端，清点缝针、器械及敷料，递5-0吸收线缝合伤口
4. 长腿管型固定，下肢于轻度屈膝和踝关节中立位	— 准备石膏、绵纸、绷带

37

（四）先天性肌性斜颈整形术

1. 适应证 先天性肌性斜颈。

2. 麻醉方式 气管插管全身麻醉。

3. 手术体位 仰卧位,颈后垫高,头偏向健侧,固定。

4. 手术切口 锁骨上一横指做4cm的横切口。

5. 手术步骤与手术配合

手术步骤	手术配合
1. 在患侧胸锁乳突肌的最下方,距离锁骨上一横指做4cm的横切口	— 递聚维酮碘纱布消毒,递15号刀切开递电刀逐层切开皮下组织,干纱布拭血,拉钩暴露手术部位
2. 切断颈阔肌,显露胸锁乳突肌的胸骨头和锁骨头,在胸骨和锁骨处横行切断,并向上游离1.5cm,切除1.0~1.5cm肌肉,断端止血	— 递直角钳暴露胸锁乳突肌,递蚊弯钳分别夹住两端肌肉,递电刀离断,3-0丝线结扎肌肉,递电刀电凝止血
3. 台下助手协助转头90°,检查有无紧张肌束和挛缩索条	— 递电刀切断肌束和挛缩索条
4. 止血,伤口放入引流皮片,缝合伤口,不缝筋膜,以免出现新的紧张肌束	— 递引流皮片,递5-0吸收线缝合固定,清点缝针、器械及敷料,递5-0吸收线缝合伤口

6. 注意事项

（1）手术松解程度以术中旋转头颈部,尤其是下颌向患侧旋转不再受限,而不用强力即可维持矫正姿势为准。

（2）手术虽然简单,但是手术区域有重要的神经血管分布,必须予以重视,以免很少见的并发症发生。

（五）臀肌挛缩松解术

1. 适应证 先天性臀肌挛缩。

2. 麻醉方式 气管插管全身麻醉。

3. 手术体位 90°侧卧位。

4. 特殊物品 深腹腔拉钩,负压球、双侧臀肌挛缩要准备两套敷料。

5. 手术步骤及手术配合

手术步骤	手术配合
1. 在股骨大转子前上方两横指处做前上至后下的斜性切口,长2~4cm。切开皮肤及皮下组织,分离挛缩带	— 递聚维酮碘纱布消毒,递15号刀切开,递电刀逐层切开皮下组织,干纱布拭血
2. 将髋关节被动屈曲内收,使挛缩带绷紧	— 递电刀向前斜形切断挛缩增厚的髂胫束。向后斜性切断臀大肌挛缩部分
3. 浅层的挛缩组织已充分松解,髋关节屈曲,内收活动仍受限,则多为深层组织挛缩所致,可在直视下靠近大转子斜性切断挛缩的臀中肌、臀小肌	— 递电刀松解各层挛缩组织,若部位较深,递深腹腔拉钩
4. 止血后缝合各肌肉层,皮肤切口,放置负压球引流	— 递2-0丝线固定引流管,连接负压球,递2-0、3-0吸收线缝合各肌肉层,清点缝针、器械及敷料,递5-0吸收线缝合伤口

（六）克式针内固定术

1. 适应证

（1）骨折复位后,用外固定或牵引难以保持骨折端复位者,应行内固定:

1）骨折一端有肌肉强烈收缩者。

2）关节内骨折,特别是下肢的负重关节,需要解剖复位者。

3）一骨多处骨折或全身多发性骨折。

（2）内固定可以促进骨折愈合者。

（3）骨折治疗不当或其他原因所致的不愈合。

（4）按计划切骨矫正畸形后,需行内固定,以保持矫正后的良好位置。

（5）8~12小时以内、污染轻的开放性骨折,彻底清创和复位后,可行内固定术。

2. 麻醉方式 气管插管全身麻醉。

37

771

3. 手术体位 仰卧位。

4. 特殊物品 克氏针、电钻、持骨钳、大小奔驰钩、骨刀、榔头、消毒棉纸、绷带、移动式 X 线透视机套、骨蜡、20ml 空针、石膏（高分子石膏）、C 臂机、铅衣、水桶、棉纸、石膏架、衬垫等。

5. 手术步骤及手术配合

手术步骤	手术配合
1. 切开皮肤、皮下组织,分离肌层	— 递聚维酮碘纱布消毒,递 15 号刀切开,递电刀逐层切开皮下组织,干纱布拭血。递蚊弯钳分离组织,递拉钩,可由浅入深:皮肤拉钩,膈神经拉钩,甲状腺拉钩,万能拉钩
2. 暴露骨折部位,剥开骨膜,对合骨折伤口	— 递骨膜剥离子剥开骨膜,对合骨折部位,递大小奔驰钩充分暴露伤口(一般手臂用小奔,腿部用大奔),用持骨钳固定。手术过程中,需要 20ml 空针抽取生理盐水冲洗伤口
3. 骨折对合完毕后,克氏针固定,用移动式 X 线透视机检查骨折复位固定情况	— 递上装有克氏针的电钻 — 安装移动式 X 线透视机套,联系放射科,拍片
4. X 线片显示骨折部位对合成功,缝合切口	— 递 20ml 空针生理盐水冲洗伤口,递 3-0 吸收线缝合肌层,清点缝针,器械及敷料,递 4-0 吸收线缝合皮下,递 5-0 吸收线缝合皮肤,用克氏剪断针
5. 石膏固定	— 准备石膏、绵纸、绷带

6. 注意事项

（1）使用电钻时,电池要及时充电,手术结束后电池要及时拿出。

（2）石膏随用随取,不可提前浸泡,否则变硬不可用。

（3）石膏分类:可分为长/短臂托;长/短臂管型;长/短腿托;长/短腿管型;髋人字石膏。

（七）钢板螺丝钉内固定手术

1. 适应证 同克氏针固定术。

2. 麻醉方式 气管插管全身麻醉。

3. 手术体位 仰卧位。

4. 特殊物品 钢板、螺钉、电钻、持骨钳、大小奔驰钩、骨刀、榔头、消毒棉纸、绷带、移动式 X 线透视机套、骨蜡、20ml 空针、石膏（高分子石膏）、C 臂机、铅衣、水桶、棉纸、石膏架、衬垫等。

5. 手术步骤及手术配合

手术步骤	手术配合
1. 切开皮肤、皮下组织,分离肌层	— 递聚维酮碘纱布消毒,递 15 号刀切开,递电刀逐层切开皮下组织,干纱布拭血。递蚊弯钳分离组织,递拉钩,可由浅入深:皮肤拉钩,膈神经拉钩,甲状腺拉钩,万能拉钩
2. 显露骨折移位情况,将移位的骨折复位	— 递持骨钳将移位的骨折复位
选择合适的钢板	— 递钢板和钢板折弯器
钻螺丝孔	— 递电钻装好合适的钻头
测螺丝孔长度	— 递测钉器记住读数,递螺丝刀,递装上适当长度螺丝的旋凿,拧入螺丝
3. X 线透视机检查骨折复位固定情况	— 安装移动式 X 线透视机套,联系放射科,拍片
4. X 线片显示骨折部位对合成功,缝合切口	— 递 20ml 空针生理盐水冲洗伤口,递 3-0 吸收线缝合肌层,清点缝针,器械及敷料 — 递 4-0 吸收线缝合皮下,递 5-0 吸收线缝合皮肤
5. 石膏固定	— 准备石膏、绵纸、绷带

37

6. 注意事项

（1）使用螺丝时，要分清螺丝型号（粗细、长短、松质骨/皮质骨）。

（2）使用电钻时，电池要及时充电，手术结束后电池要及时拿出。

（3）石膏随用随取，不可提前浸泡，否则变硬不可用。

（八）股骨骨折弹性髓内钉固定手术

1. 适应证　股骨干中 1/3 骨折及股骨干中上 1/3 骨折。

2. 麻醉方式　气管插管全身麻醉。

3. 手术体位　仰卧位。

4. 特殊物品　髓内钉器械、消毒棉纸、绷带、移动式 X 线透视机套、骨蜡、20ml 空针、石膏（高分子石膏）、C 臂机、铅衣、水桶、棉纸、石膏架、衬垫等。

5. 手术步骤及手术配合

手术步骤	手术配合
1. 直径选择及预弯	— 测量股骨干最狭窄直径，取其30%～40%作为髓内钉直径，股骨干中 1/3 骨折及股骨干中上 1/3 骨折两根髓内钉预弯成 C 型，股骨下段骨折时，两根髓内钉预弯成 C 型及 S 型
2. 大腿内外侧髌骨上缘一横指处分别作两个 2cm 切口	— 递聚维酮碘纱布消毒，递 15 号刀切开，递电刀逐层切开皮下组织，干纱布拭血
3. 分离达骨皮质，用持骨器将弹性钉垂直骨皮质方向推入内外侧骨性隧道，旋转弹性钉，沿髓腔打入至骨折端	— 递开孔器，股骨干纵轴成45°角钻一骨性隧道，递弹性钉打入骨折端
4. 在移动式 X 线透视机引导下闭合复位，将弹性髓内钉向前推进过骨折线，外侧钉打至大转子处，内侧钉打至股骨距	— 安装移动式 X 线透视机套
5. 检查骨折端对位对线理想，折弯针尾，保留 1cm，剪掉多余部分，针尾埋于皮下。缝合切口	— 递大力钳折弯弹性针，联系放射科，拍片。递20ml 空针生理盐水冲洗伤口，递 3-0 吸收线缝合肌层，清点缝针、器械及敷料，递 4-0 吸收线缝合皮下，递 5-0 吸收线缝合皮肤
6. 采用髋"人"字石膏固定	— 准备石膏、绵纸、绷带

（九）髋关节成形术（Pemberton 术）

1. 适应证　先天性髋关节脱位。

2. 麻醉方式　气管插管全身麻醉。

3. 手术体位　仰卧位，手术侧用透光软枕垫高髋关节45°。

4. 特殊物品　电锯、电钻、克氏针、移动式 X 线透视机、移动式 X 线透视机套、3M 薄膜、3M 免缝胶带、阑尾敷贴、骨蜡、负压球、导尿包、线锯、定位导针、球形灌注器、铅衣、棉纸、绷带、纱布石膏架、水桶、衬垫、髋人字石膏用具。

5. 手术步骤及手术配合

手术步骤	手术配合
1. 留置导尿	— 递气囊导尿管，连接引流袋，妥善固定
2. 从髂骨翼前 1/3 始做皮肤切口止于大腿前方近端4～5cm	— 递聚维酮碘纱布消毒，递 15 号刀切开，递电刀逐层切开皮下组织，干纱布拭血，递骨膜剥离子钝性分离骨膜
3. 分开阔筋膜张肌、缝匠肌间隙	— 递血管钳，电刀分离组织间隙，用大纱布保护股外侧皮神经
4. 骨膜下剥离髂骨外板，尖刀片切断股直肌肌腱，将其翻下	— 递 2-0 带针慕丝线牵引，注意勿伤股神经支配该肌的肌支
5. 分离，牵开髂腰肌，向下方剥离，牵拉开旋股外侧血管的升支及水平支	— 递两把骨膜剥离子从关节囊表面剥离
6. 找到髂腰肌肌腱并切断	— 递直角钳紧靠股骨小粗隆处寻找肌腱

37

773

手 术 步 骤	手 术 配 合
7. 沿髋臼缘前方切开关节囊	— 递9×20mm 三角针0 号慕丝线牵引各关节囊,髋臼侧关节囊要留有足够长度,以利于关节复位后,关节囊的修复缝合。更换刀片,递15 号刀切除韧带,递咬骨钳清理髋臼内组织,在操作中要注意保护髋臼、股骨头的关节软骨
8. 清除髋臼内的纤维脂肪组织,切除被拉长而肥厚的股骨头圆韧带,髋臼横韧带及内翻的关节盂唇,股骨头复位	— 递0 号 PDS Ⅱ线重叠缝合关节囊,使股骨头完全复入髋臼内
9. 髋关节复位后,为了保持关节的稳定。应置髋关节于30°外展位,15°~20°内旋位	— 递电刀止血,递20ml 空针生理盐水冲洗伤口,递2-0 吸收线缝合肌层,清点缝针、器械及敷料,递4-0 吸收线缝合皮下
10. 肌肉止血,逐层缝合切口	— 递5-0 吸收线缝合皮肤

(十) 关节镜手术

1. 适应证 诊断性的关节镜检查;半月板疾病;滑膜清除。

2. 麻醉方式 气管插管全身麻醉。

3. 手术体位 仰卧位。

4. 手术切口 前外侧进路位于外侧膝眼,膝关节屈曲70°~80°时外侧关节线上1cm 与髌腱外缘1cm 左右的交接处。前内侧进路位于内侧关节线上1cm 与髌腱内侧1cm 的交接处,与前外侧进路对称。

5. 特殊物品 3M 手术薄膜、无菌绷带、11 号刀片、3000ml 生理盐水、气压止血带、腔镜套、驱血带(宽)、关节镜特殊器械(鞘管、关节镜、刨削器、电凝止血器、操作钳、操作手柄)。

6. 手术步骤及手术配合

手 术 步 骤	手 术 配 合
1. 上驱血带前,先将腿抬高45° 2分钟,然后用驱血带从远心端向近心端缠绕,直到大腿根部	— 连接气囊止血带,气囊止血带缓慢充气,压力以足背动脉、胫后动脉搏动消失为准
2. 手术切口前外侧进路位于外侧膝眼,膝关节屈曲70°~80°时外侧关节线上1cm 与髌腱外缘1cm 左右的交接处。前内侧进路位于内侧关节线上1cm 与髌腱内侧1cm 的交接处,与前外侧进路对称	— 递聚维酮碘纱布消毒,递11 号刀切开,递电刀逐层切开皮下组织,干纱布拭血
3. 从切口处置入关节镜及操作器械,探查清除关节内增生滑膜组织	— 递操作钳清除撕裂的半月板部分,半月板成形,手术过程中及时补充生理盐水灌注液,保持灌洗持续进行
4. 清除内侧滑膜皱襞,冲洗关节腔,取出关节镜缝合创口	— 清点缝针、器械及敷料,递4-0 吸收线缝合皮下,递5-0 吸收线缝合皮肤

7. 注意事项

(1) 保持肢体无菌、干燥。全肢体消毒,以免包脚部位的敷料被冲洗液浸湿而污染手术野。术中保证进水管、出水管正确的连接。

(2) 手术结束后松止血带前,要使用纱布、无菌绷带加压包扎,松紧适宜,过松容易引起关节腔积血积液,过紧影响末梢血液循环。

(3) 光导纤维盘绕直径不能≤10cm,更不能成角打折。各种镜面包括摄像镜头,禁用有任何摩擦的东西清洗,以免破坏镜面。关节镜镜头使用中间不能用力过猛,以防镜杆扭曲错位。

五、泌尿外科

(一) 高位隐睾固定术

1. 适应证 隐睾。

2. 麻醉方式 气管插管全身麻醉+骶管麻醉。

3. 手术体位 仰卧位。

4. 特殊用物 组织胶水。

5. 手术步骤与手术配合

37

手 术 步 骤	手 术 配 合
1. 腹股沟横纹切口(左或右)	— 递聚维酮碘消毒液消毒,递 15 号刀切开,递电刀分离组织并止血
2. 分离腹股沟深浅筋膜,切开腹外斜肌腱膜,分离提睾肌肉	— 更换刀片,递 15 号刀切开腱膜,递蚊式钳分离肌肉
3. 游离精索血管	— 递花生米钳,用纱带牵引
4. 离断引带	— 递电刀分离后用 3-0 丝线结扎远端
5. 分离鞘状突	— 递蚊弯钳分离,3-0 丝线结扎缝扎
6. 做阴囊切口,分离肉膜,将睾丸拉入阴囊,固定睾丸	— 递聚维酮碘消毒液消毒阴囊,递 15 号刀切开,(4×10)圆针穿 5-0 丝线悬吊,递长弯钳经皮下隧道进入腹股沟切口,将睾丸拉入阴囊,(4×10)圆针穿 5-0 丝线固定肉膜,6-0 可吸收线关闭阴囊切口
7. 缝合腹外斜肌腱膜,重建腹股沟管,关闭皮肤切口	— 递 3-0 可吸收缝线缝合腱膜,5-0 可吸收线缝合皮下组织,清点缝针、器械和敷料,递组织胶水粘合皮肤

（二）尿道下裂根治术

1. 适应证　尿道下裂。

2. 麻醉方式　气管插管全身麻醉+骶管麻醉。

3. 手术体位　仰卧位或仰卧位后手术床腿架分开,患儿双腿用约束带固定。

4. 特殊用物　6 号和 8 号塑料导尿管、6 号和 8 号气囊导尿管、集尿袋、20ml 针筒、记号笔、优拓敷料、泌尿科精密器械、银离子敷料、弹力绷带。

5. 手术步骤及手术配合

手 术 步 骤	手 术 配 合
1. 龟头牵引	— 递聚维酮碘消毒液消毒,递 5-0 单股不吸收缝线、优拓敷料,缝在龟头上,递蚊式钳夹住牵引
2. 设计皮肤切口,切开包皮,剪刀分离	— 递记号笔设计皮肤,递刀片切开包皮,虹膜剪刀锐性分离,递 5-0 单股不吸收缝线牵引。递 20ml 针筒抽取生理盐水在缝合过程中冲洗尿道
3. 缝合尿道	— 递泌尿科精密器械夹持 7-0 可吸收缝线缝合
4. 缝合海绵体和包皮	— 递 6-0 可吸收缝线缝合,清点缝针、器械和敷料
5. 擦拭伤口并包裹	— 用含银离子敷料加小纱布包裹阴茎,外面用弹力绷带包裹

6. 注意事项

（1）泌尿科专用器械比较精密,使用前、后都要检查完整性。

（2）准备好拱型架,术后放于伤口处,防止被褥碰擦伤口引起疼痛。

（三）输尿管再植术

1. 适应证　肾积水。

2. 麻醉方式　气管插管全身麻醉。

3. 手术体位　仰卧位、臀部垫高。

4. 特殊用物　肾盂精密器械、环拉、输尿管裁剪钳、输尿管导管、6 号和 8 号塑料导尿管、6 号和 8 号气囊导尿管、双 J 管、20ml 注射器、组织胶水。

5. 手术步骤及手术配合

手 术 步 骤	手 术 配 合
1. 充盈膀胱	— 插 6 号或 8 号塑料导尿管,灌注生理盐水使膀胱至充盈状态
2. 下腹部皮纹切口	— 递聚维酮碘消毒液消毒,递 15 号刀切开,递电刀分离组织并止血
3. 切开浅、深筋膜,游离上下皮瓣	— 更换刀片、递 15 号刀切开、递鼠齿钳夹筋膜,递甲状腺拉钩暴露切口,递电刀游离皮瓣

手术步骤	手术配合
4. 纵行切开腹外斜肌腱膜,分离肌肉,暴露膀胱	— 递 15 号刀纵行切开腱膜,递 14 或 16cm 钳分离组织,递阑尾拉钩暴露膀胱
5. 横行切开膀胱	— 递(4×10 圆针)5-0 丝线牵引膀胱,递盐水纱布包裹拉钩,置入环拉
6. 查找两侧输尿管开口并牵引	— 递长镊和短镊放入输尿管导管递 6-0 可吸收缝线沿输尿管口牵引
7. 游离输尿管,直至输尿管扩张段	— 递 15 号刀环形切开输尿管口,递剪刀或电刀游离输尿管
8. 将扩张的输尿管切掉(若扩张段明显则做裁剪)	— 递精密器械修剪输尿管,如需裁剪递输尿管裁剪钳,5-0 吸收缝线缝合
9. 从原开口打隧道打到对侧输尿管口上方 1cm 左右,将输尿管拖至打好的隧道内,放置双 J 管	— 递蚊式打隧道,递密式钳将输尿管拖至打好的隧道内,6-0 吸收缝线吻合。递双 J 管逆行置管至肾盂
10. 将原输尿管开口缝合,留置导尿管	— 递 5-0 吸收线缝合,递 6 号或 8 号气囊导尿管留置尿管,连接引流袋
11. 关闭膀胱	— 递鼠齿钳夹膀胱黏膜,3-0 吸收线连续缝合关闭膀胱,清点缝针、器械和敷料
12. 缝合筋膜、皮下组织	— 递 4-0 吸收线缝合筋膜,5-0 吸收线缝合皮下,递组织胶水粘合皮肤

（四）肾盂成形术

1. 适应证 肾积水。

2. 麻醉方式 气管插管全身麻醉。

3. 手术体位 患侧 90°卧位,头低脚低,腰部抬高。

4. 特殊用物 肾盂精密器械、6 号和 8 号塑料导尿管、6 号和 8 号气囊导尿管、双 J 管、20ml 注射器、组织胶水、负压球、培养管。

5. 手术步骤及手术配合

手术步骤	手术配合
1. 留置导尿	— 递气囊导尿管,连接引流袋,妥善固定
2. 12 肋下斜切口,切开背阔肌、腹外斜肌、腹内斜肌及腹横肌	— 递聚维酮碘消毒液消毒,递 15 号刀切开,递电刀分离组织,依次递膈神经拉钩、甲状腺拉钩
3. 暴露肾周,游离肾盂输尿管连接处	— 递深腹腔拉钩暴露肾周,递塑料导尿管牵引输尿管
4. 牵引肾盂,裁剪肾盂	— 递 6-0 吸收缝线牵引肾盂。递精细剪离断交界处,裁剪肾盂,保留肾盂最低处 0.8cm 准备与输尿管做吻合,递 5-0 吸收线缝合吻合口外的肾盂切口
5. 游离输尿管,裁剪输尿管呈鱼唇样 0.8~1cm	— 递 6-0 吸收线牵引输尿管,递精细剪裁剪输尿管
6. 放置双 J 管,缝合输尿管	— 放置大小合适的双 J 管,一头放至肾盂,一头经输尿管放入膀胱内,6-0 吸收线吻合输尿管
7. 放置引流管	— 递 3-0 丝线固定引流管,连接负压球
8. 依次缝合肌层	— 递 4-0 吸收线缝合,清点缝针和器械敷料
9. 缝合皮下组织	— 5-0 吸收线缝合皮下,递组织胶水粘合皮肤

6. 注意事项

（1）手术结束后,需要 CP 机透视,了解双 J 管位置。

（2）患儿摆放体位时,注意四肢、血管神经不要受压迫。

（3）双 J 管尺寸要备齐。

37

（五）经皮输尿管镜碎石术

1. 适应证 肾结石。

2. 麻醉方式 气管插管全身麻醉。

3. 手术体位 仰卧位,两脚分开、膀胱镜检查后,翻身俯卧位。

4. 特殊用物 腹腔镜机组、气压弹道碎石机、激光碎石机、B超、膀胱镜、输尿管镜、输尿管导管(备齐尺寸)、导尿管(塑料、气囊)、双J管、脑外科薄膜、腹腔镜套、20ml和5ml注射器若干、斑马导丝、肾造瘘套装、3000ml氯化钠。

5. 手术步骤及手术配合

手 术 步 骤	手 术 配 合
1. 连接各个仪器	— 连接摄像头、纤维导光束、灌注管
2. 逆行肾盂置管	— 膀胱镜直视下逆行放入输尿管导管至肾盂
3. 留置导尿	— 递气囊导尿管,连接引流袋,保持开放状态放于空桶中,将输尿管导管与尿管一起妥善固定后,摆放俯卧位
4. 常规消毒铺巾,贴手术薄膜	— 递聚维酮碘消毒液消毒3遍,协助贴有收集袋的手术薄膜,便于收集术中冲洗液,防止浸湿无菌单,保护手术区不被污染,集水管开放,收集带开口放入空桶中
5. 定位穿刺,建立经皮肾通道,根据B超定位,切开皮肤1～1.5cm的切口	— 递15号刀切开皮肤
6. 在B超引导下,穿刺肾造瘘系统	— 穿刺成功后,递斑马导丝置入,依次递扩张器逐渐扩张至Fr14～Fr16,留Peel-away鞘作为工作通道
7. 输尿管镜沿导丝经Peel-away鞘达到肾集合系统,转动和摆动输尿管镜寻找结石。找到结石,稍固定结石,激光导丝从结石一角或边缘开始,击碎结石	— 递气压弹道针或激光探头,根据需要调节碎石机功率和频率,稍大的结石用取石钳取出,细小的碎石,利用灌注泵的加压冲洗将其冲出
8. 结石清除后,输尿管镜从肾盂进入输尿管,拔出逆行导管,直视下将斑马导丝插入输尿管到达膀胱,沿斑马导丝顺行放置双J管,肾盂放置肾造瘘	— 递双J管及肾造瘘管,4-0丝线缝合固定,清点缝针和器械敷料
9. 输尿管镜再次观察、检查肾盂和各个肾盏,冲洗血凝块及残留小结石,确认结石消除干净及双J管位置,缝合切口	— 5-0吸收线缝合皮下组织,递组织胶水粘合皮肤

6. 注意事项

（1）手术中协助术者根据需要调节摄像系统的明亮度。

（2）随时关注灌注袋的液体容量,避免灌注管走空,防止空气栓塞。

（3）术中注重观察,发现灌注液渗漏要及时处理。

（4）天气寒冷或冬季时,灌注液要适当加温并注意保暖。

（六）神经源性膀胱根治术

1. 适应证 神经源性膀胱。

2. 麻醉方式 气管插管全身麻醉。

3. 手术体位 仰卧位。

4. 特殊用物 腹腔镜仪器及腔镜器械、超声刀、腹腔镜套、鞘管(10mm×1,5mm×4)、6号塑料导尿管、双J管、负压球、肠钳。

5. 手术步骤及手术配合

手 术 步 骤	手 术 配 合
1. 建立气腹	
1.1 脐正中切口	— 递聚维酮碘消毒纱布,递15号刀切开,递电刀分离组织,递10mm鞘管,建立气腹,目镜观察下两侧腹部穿刺4个5mm鞘管气腹压力根据患儿大小(8～12mmHg)

37

续表

手 术 步 骤	手 术 配 合
1.2　分离膀胱与腹膜,暴露膀胱底部	— 递超声刀离断脐尿管,递血管钳提起膀胱,分离膀胱与腹膜 — 递电钩分离输尿管组织,递 4-0 可吸收线间断缝合,输尿管内放置双 J 管一根
2. 输尿管再植	
2.1　找到左输尿管,游离末端输尿管至膀胱入口,在膀胱外结扎输尿管后切断,输尿管末端黏膜外翻成长约 2cm 乳头。在近膀胱底后外侧做一小切口,将输尿管乳头埋入膀胱内,同法处理右侧输尿管	— 递超声刀分离膀胱,及时清理刀头内的组织,使超声刀处于最佳状态 — 递蚊弯钳离断系膜,递 4-0 丝线结扎系膜血管,游离出回肠襻的系膜
3. 膀胱扩大术	
3.1　中线纵行切开整个膀胱,前壁至膀胱颈上,后壁至膀胱三角	— 递肠钳钳夹后切断回肠,递 4-0 吸收线全层+浆肌层缝合肠管。递 5-0 吸收线在回肠襻前方缝合系膜
3.2　提起末端回肠,观察肠系膜血管弓,距回盲部约 20cm,取约 25cm 回肠襻用作膀胱扩大,经脐部切口提出相应肠管,体外操作	— 递电刀电切+电凝打开肠管。递 3-0 可吸收线连续缝合肠管
3.3　切断回肠,近远端回肠端端吻合	— 脐部放入鞘管,递 3-0 吸收线固定缝合,充气后重新建立气腹。递 3-0 吸收线连续缝合
3.4　将肠襻系膜对侧缘打开去管化。U 形折叠缝合成补片。将肠襻和肠管回纳入腹腔	— 递电刀电凝处理阑尾根部。将带系膜阑尾转至膀胱右侧
3.5　重新建立气腹,进行腹腔镜操作	— 递聚维酮碘纱布消毒,递聚维酮碘溶液冲合,充气后重新建立气腹
3.6　回肠补片与膀胱顶部缝合扩大膀胱。	— 递 3-0 吸收线连续缝合
4. 阑尾代输出道	
4.1　游离阑尾系膜,保留阑尾血供。于根部结扎阑尾后切断	— 递电刀电凝处理阑尾根部。将带系膜阑尾转至膀胱右侧
4.2　切开阑尾盲端,使阑尾成一管道,吸去管腔内容物	— 递聚维酮碘纱布消毒,递聚维酮碘溶液冲洗阑尾管道
4.3　切开膀胱侧壁浆肌层约 3cm,最低点切开黏膜 0.5cm	— 递 4-0 吸收线间断缝合阑尾末端开口与膀胱黏膜,浆肌层包裹阑尾
4.4　右侧腹直肌外侧皮肤位置做三角形皮瓣,切开腱膜层和肌层,体外插入血管钳将阑尾拖出	— 递 4-0 吸收线缝合膀胱与腹壁,阑尾与皮瓣间断吻合,内置气囊导尿管支撑
5. 膀胱外置负压球	— 递 3-0 丝线固定
6. 逐层缝合腹膜、肌层、皮下	— 递 3-0 吸收线缝合,清点缝针和器械敷料,5-0 吸收线缝合皮下组织,递组织胶水粘合皮肤

37

6. 注意事项

（1）保暖:使用温毯（防止烫伤）,房间温度 24～26℃。

（2）手术时间长,注意保护皮肤,防止压疮:床单位保持干燥整洁,骨突处垫软垫,条件允许下适当变换体位。

（3）注意无菌操作,肠管切开时周围垫纱布防

肠内污物污染,用聚维酮碘纱布消毒擦拭断面。肠吻合完后处理过肠管的器械一律弃之不用。

（4）腹腔镜操作时,会将室内灯光调暗,递器械时注意分清手术器械。

（5）术中需缝合时,根据医师需要将带针线剪成合适的长度。

（6）妥善固定各导管:避免压于患儿身下,防止

打折,滑出。

六、神经外科

（一）侧脑室-腹腔分流术

1. 适应证　脑积水。

2. 麻醉方式　气管插管全身麻醉。

3. 手术体位　仰卧位,肩下垫软枕。

4. 特殊用物　脑外科双极电凝,脑气钻,骨蜡,明胶海绵,脑外科薄膜,大直腹单脑室腹腔分流管。

5. 手术步骤及手术配合

手 术 步 骤	手 术 配 合
1. 从头部、颈、胸到腹部铺巾	— 递治疗巾,递纱布垫擦干切口消毒液,递 3M 抗菌薄膜协助铺巾,覆盖大直腹单,腹单开口要大,使腹部及头部切口全部暴露,头部再贴脑外科薄膜,头部冲洗时可使冲洗液流入引流袋,保持敷料干燥
2. 腹部切口位于剑突下 2～3cm,逐层分离组织,到达腹腔	— 递 15 号刀切开,电刀分离皮下、肌肉组织,递蚊弯钳提起腹壁,打开腹腔,递 3-0 吸收线缝合荷包一圈,递生理盐水纱布遮盖伤口
3. 三角区切口,外耳道后 3cm,耳上 4cm 经此切口用金属通条经耳后、颈部、胸、腹皮下打通一隧道至剑突下端切口	— 递 15 号刀切开,递金属通条,递腹腔段分流管通过通条到达腹腔
4. 额部切口,冠状缝上 2cm,中线旁 2cm 切口,颅骨钻孔,脑室穿刺	— 递 15 号刀切开,双极电凝止血,递乳突拉钩,递长弯钳扩张皮下,将腹腔分流管脑室段引出湿纱布包裹,颅骨钻孔,递骨蜡止血,双极电凝烧灼硬脑膜,递 11 号刀切开硬脑膜,双极电凝止血,递脑室段分流管,穿刺完成后,递培养管取脑脊液
5. 连接脑室端、阀门、腹腔端,按压阀门排出空气,证明脑脊液在全程分流管中通畅,将腹腔段分流管置于腹腔内,长度约为 30cm 左右	— 递 3-0 丝线固定,递长弯钳将阀门送置三角区切口,递长镊将腹腔段分流管送入腹腔
6. 缝合所有切口	— 3-0 吸收线缝合腹腔,4-0 吸收线缝合三角区切口和额部切口

（二）硬脑膜外血肿清除术

1. 适应证　急性硬脑膜外血肿。

2. 麻醉方式　气管插管全身麻醉。

3. 手术体位　额、颞、顶部硬膜外血肿的患儿取仰卧位,头位正中或偏向健侧枕部和后颅凹硬膜外血肿的患儿取侧卧位。

4. 特殊用物　脑外科双极电凝、脑气钻、骨蜡、球式灌注器、明胶海绵、脑棉、脑外科薄膜、止血纱布、头皮夹、负压球、颅骨锁。

5. 手术步骤及手术配合

手 术 步 骤	手 术 配 合
1. 切口　根据临床判断血肿位置,探明血肿范围,决定以何种方式开颅,切开头皮后,游离帽状腱膜	— 递 15 号刀切开,双极电凝止血,递头皮夹止血,递生理盐水纱布将皮瓣包裹,保持皮瓣湿润
2. 切开骨膜,将骨膜推开,气钻钻孔探查	— 更换刀片,递 15 号刀切开骨膜,递剥离子将骨膜推开,递脑气钻钻孔
3. 钻孔证实血肿后勿急于清除,应充分暴露病灶区,以免引起急剧出血和止血困难	— 更换气钻头,骨瓣取下后妥善保存
4. 清除血肿时,边吸边剔出。明显的出血点立即电凝烧灼,或用小脑棉暂时贴附	— 递吸引器和脑压板,脑棉放入生理盐水中,备齐大小规格
5. 硬脑膜外血肿清除后宜做硬脑膜小切口,探查硬脑膜下的情况,在硬脑膜外安放负压球引流,骨瓣复位固定	— 更换刀片,递 11 号刀切开探查,递引流管放置于硬脑膜外,递 4-0 丝线固定,递颅骨锁固定骨瓣
6. 皮瓣复位,分层缝合	— 递 3-0 丝线缝合

37

（三）脊髓脊膜膨出修补术

1. 适应证 脊膜膨出。

2. 麻醉方式 气管插管全身麻醉。

3. 手术体位 俯卧位。

4. 特殊用物 脑外科双极电凝,骨蜡,明胶海绵,脑棉。

5. 手术步骤与手术配合

手术步骤	手术配合
1. 切口 一般采用膨出部位的横梭形切口,切口的长短根据膨出包块的大小、形状而定。膨出较大者,手术切开之前,穿刺抽出脑脊液,使膨出囊塌陷,缩小以利切开与切除修补	— 递15号刀切开皮肤后,用电刀由一侧的囊壁外进游离,逐步剥离皮下组织,直达椎板缺损处的膨出囊颈部(基底),然后向前向后绕膨出囊及基底一周,使囊颈完全显露
2. 分离切除囊壁表面的附着组织	— 囊膜最薄而无神经组织处递11号刀切开一小口,直视下逐渐扩大。注意防止血液进入蛛网膜下隙
3. 将囊内的神经组织与囊壁分离,推入椎管,切除多余囊壁	— 递神经显微器械,分离神经和囊壁
4. 脊髓重建	— 递6-0吸收线重建神经管
5. 硬脊膜缝合	— 递4-0丝线间断缝合硬脊膜
6. 筋膜与肌层缝合	— 游离腰背筋膜和肌层,递3-0吸收线无张力缝合
7. 皮肤缝合	— 递5-0吸收线缝合

（四）枕下正中直切口

1. 适应证 常见的小脑肿瘤。

2. 麻醉方式 气管插管全身麻醉。

3. 手术体位 俯卧位。

4. 特殊用物 滴水双极电凝、脑气钻、骨蜡、明胶海绵、脑棉、脑外科薄膜,止血纱布、头皮夹、负压球、颅骨锁、脑头架、蛇形固定器、球式灌注器、神经外科显微器械、神经外科吸引器、显微镜套、输液管、硬膜补片。

5. 手术步骤及手术配合

手术步骤	手术配合
体位放置	— 一个圆枕置于锁骨水平,两个圆枕垫于两侧锁骨至肋下,呈倒U型,保持胸腹部呼吸顺畅及下腔静脉回流正常,保持导尿管通畅;男性患者注意勿使生殖器受压
	— 注意面部皮肤的保护,双眼贴好薄膜,下颌处贴美皮康
	— 双手置于身体两侧,用厚纱布垫保护,约束带固定
	— 膝关节下垫软垫、足背下垫大圆枕,防止长时间足背过伸致足背神经损伤
1. 切口 常用枕下正中直切口。沿枕下正中切开皮肤,并沿正中无血管平面电刀切开颈枕软组织直达枕骨和上段颈椎棘突	— 递15号刀切开,双极电凝止血,递头皮夹止血
2. 剥离切口两旁肌肉	— 递骨膜剥离子剥离切口两旁肌肉,递乳突拉钩牵开肌肉
3. 打开颅骨,咬骨钳咬除寰椎后弓,使暴露和减压更充分	— 递气钻在枕骨钻孔,铣刀锯开颅骨,递咬骨钳扩大骨窗,骨蜡止血
4. Y形剪开硬脑膜,硬脑膜瓣向上分开	— 递脑膜剪剪开硬脑膜,4-0丝线固定硬脑膜,湿脑棉保护小脑组织,套显微镜
5. 肿瘤定位,切除	— 选择合适脑压板,放置在蛇形拉钩上,牵开脑组织,根据手术需要调节滴水双极的滴速
6. 肿瘤切除后,妥善止血,清洗手术野,缝合硬脑膜切口,分层缝合肌层、皮下组织和皮肤	— 递4-0丝线缝线,人工脑膜缝合硬脑膜切口,颅骨锁固定颅骨,3-0吸收线分层缝合肌层、皮下组织,5-0吸收线缝合皮肤

37

七、耳鼻喉头颈外科

（一）扁桃体摘除术

慢性扁桃体炎是临床上最常见的疾病之一。在儿童多表现为腭扁桃体的增生肥大。

适应证:慢性扁桃体炎反复急性发作或经保守治疗无效;扁桃体过度肥大,影响呼吸、吞咽、睡眠或语言等生理功能。

全麻下扁桃体摘除腭咽成形术及腺样体刮除术

1. 适应证 慢性扁桃体炎反复急性发作或经保守治疗无效;扁桃体过度肥大,影响呼吸、吞咽、睡眠或语言等生理功能。

2. 麻醉方式 全身麻醉。

3. 手术体位 仰卧位,肩部垫高,头向后仰。

4. 特殊用物 内镜系统,美敦力动力系统吸切器,美敦力刀头(40 度),12 号镰刀片,麻醉用针,4-0 快速可吸收缝线,1ml/1mg 肾上腺素,12 号橡胶导尿管。

5. 手术步骤与手术配合

手 术 步 骤	手 术 配 合
1. 消毒口周皮肤,铺无菌巾	— 递海绵钳夹持聚维酮碘纱布消毒皮肤,铺一次性无菌大单
2. 放置开口器	— 根据患儿体重大小选择张口器型号,连接吸引器皮管
3. 沿前后柱黏膜切开咽腭部	— 递扁桃体爪钳夹持扁桃体,12 号刀片切开,吸引器吸引
4. 摘除扁桃体	— 递扁桃体圈套器经扁桃体爪钳套入,圈套向下套住扁桃体蒂部、收紧钢丝圈、摘除扁桃体 — 递扁桃体钳夹持纱球压迫和双极电凝止血 — 检查扁桃体有无缺损及出血点。
5. 摘除对侧扁桃体	— 配合同上
6. 咽腭成形术	— 递4-0 快速可吸收线将其缝在腭舌肌上,肌肉之间做间接缝合,将腭弓拉拢,封闭扁桃体窝,缝合后咽峡腔显著通畅
7. 动力系统多功能气钻腺样体削除术	— 用2 根橡胶导尿管悬吊软腭 — 递鼻内镜系统,安装美敦力刀头,边切边吸,准确切除病变组织及周围病变显示双侧咽鼓管口及后鼻孔通畅
8. 创面止血	— 递纱条或则纱球止血
9. 检查切口出血情况	— 内镜直视下检查出血点,递电双极止血,最后递肾上腺素纱球(半块小纱布制成)压迫止血
10. 拔出气管插管	— 吸净口腔分泌物,检查切口有无出血,拔出气管插管

（二）鼓膜置管术

1. 适应证 鼓室积液、中耳炎。

2. 麻醉方式 全身麻醉。

3. 手术体位 仰卧位,患侧耳在上。

4. 特殊用物 耳"T"管(通风管)、显微镜。

5. 手术步骤与手术配合

手 术 步 骤	手 术 配 合
1. 消毒皮肤	— 递海绵钳夹持聚维酮碘纱球消毒皮肤
2. 切开鼓膜	— 患儿取头部左侧卧位,将右侧外耳道清理干净,用小圆刀于鼓膜后下方作切口切开鼓膜2mm
3. 吸引鼓膜内分泌液	— 用吸引器吸引清耳道内渗出以及中耳内黏液样积液
4. 置通风管	— 用镊钳将通气管置于切口,固定
5. 清除积血,检查切口	— 用棉球局部压迫止血 — 观察置管位置,确保周边完全置入中耳腔

37

（三）甲状舌骨囊肿切除术

1. 适应证 甲状舌骨囊肿。

2. 麻醉方式 气管插管全身麻醉。

3. 手术体位 垂头仰卧位。

4. 特殊用物 精细直角钳。

5. 手术步骤及手术配合

手术步骤	手术配合
1. 切口在囊肿最隆起处,顺皮纹做横切口,如有瘘管则围绕瘘口做横梭形切口	— 递15号刀切开,递电刀分离上、下皮瓣
2. 暴露囊肿及分离瘘管纵行分离胸舌骨肌,暴露出囊肿包膜	— 递蚊弯钳抓住囊肿或瘘管的皮肤开口向舌骨方向分离,术中应注意不要伤及喉上神经及血管
3. 切除舌骨中部,分离至舌骨体	— 递线剪在舌骨中线两侧各0.7~1cm处剪去舌骨。沿中线剪开舌骨舌肌,递蚊弯钳沿瘘管向舌体深部分离至舌根。以3-0丝线缝合或结扎瘘管将瘘管剪除
4. 检查切口内有无出血,止血,放置引流片,缝合切口	— 递4-0吸收缝合肌肉,递5-0吸收线缝合切口,固定引流片

（四）梨状窝瘘切除术

1. 适应证 甲状舌骨囊肿。

2. 麻醉方式 气管插管全身麻醉。

3. 手术体位 垂头仰卧位。

4. 手术切口 梭形切除原切开引流瘢痕或手术切口瘢痕。

5. 特殊用物 精细直角钳、电子胃镜、导管、亚甲蓝。

6. 手术步骤及手术配合

手术步骤	手术配合
1. 切口梭形切除原切开引流瘢痕或手术切口瘢痕,充分游离颈阔肌皮瓣	— 递15号刀切开,递电刀分离上、下皮瓣
2. 沿瘘口周围肉芽、纤维组织行径分离肌肉组织,找到甲状腺左叶上极,经环甲肌表面达甲状软骨下角附近	— 递蚊弯钳、电刀分离肌肉组织
3. 经口腔插入胃镜,寻及患侧梨状窝,试插导管,如导管插入瘘管,轻轻活动导管,术者在手术区域导管活动处解剖分离瘘管	— 胃镜操作时,移开手术灯,便于术者识别胃镜灯光,识别瘘管
4. 如导管不能进入远处瘘管,则将导管顶着梨状窝内口处注入亚甲蓝,亚甲蓝进入瘘管即可作为引导	— 亚甲蓝5~10倍稀释
5. 术者在导管或亚甲蓝显示引导下谨慎分离瘘管至最高位,通常在甲状软骨下角深部10mm以上	— 递精密直角钳、蚊弯钳分离瘘管,递4-0丝线双重结扎后切除瘘管
6. 检查切口内有无出血,止血,放置引流片,缝合切口	— 递4-0吸收缝合肌肉,递5-0吸收线缝合切口,固定引流片

37

7. 注意事项

（1）梨状窝瘘瘘管位置深、细小、行径易变异。

（2）反复感染、引流病例,瘘管及周围组织糜烂、坏死或致密粘连,术中瘘管更难以辨认,并易造成喉返神经等重要组织的损伤。

（3）术中胃镜辅助技术能成功找到并切除瘘管胃镜辅助技术方法简便,手术者或助手易于掌握。

（4）试插导管时动作应轻柔,以免形成假道。

（5）注射后立即吸尽视野处的亚甲蓝液以免误吸入气管或流进食管。

八、眼科

（一）倒睫矫正术

1. 适应证 单纯睫毛倒长,无合并睑内翻。

2. 麻醉方式 全身麻醉。

3. 手术体位　仰卧位。

4. 特殊用物　1 号板线/线团,6mm×14mm 三角缝针。

5. 手术步骤与手术配合

手 术 步 骤	手 术 配 合
1. 消毒铺巾	—— 递聚维酮碘棉球消毒
2. 睑缘外翻	—— 将 1 号线穿双针,于下睑穹隆部结膜内 2/3 等距做 2 对褥式缝线,分别自睑板和肌层穿过 在睫毛下 2mm 处皮面穿出,拉紧缝线,结扎于棉花条上,使睑缘轻度外翻
3. 覆盖伤口	—— 在缝针处涂左氧氟沙星药膏,纱布覆盖双眼,胶布固定

（二）眼睑肿物切除术

1. 适应证　睑板腺囊肿。

2. 麻醉方式　全身麻醉。

3. 手术体位　仰卧位。

4. 特殊用物　眼科夹子。

5. 手术步骤与手术配合

手 术 步 骤	手 术 配 合
1. 常规消毒铺巾	—— 递聚维酮碘棉球消毒
2. 睑板腺囊肿夹固定	—— 递眼科夹子,将睑板腺囊肿的位置固定
3. 将结膜面切开	—— 递 11 号刀片,上睑结膜面切口,垂直睑缘,切口长度约 4mm
4. 刮除内容物	—— 递刮勺,将肉芽组织等内容物刮除 —— 递眼科剪刀,仔细剪除囊壁组织
5. 压迫止血	—— 递小纱布彻底压迫止血
6. 缝合皮肤	—— 递 6-0 可吸收线,对位缝合上睑各 2 针,行眼睑前层再造
7. 覆盖上口	—— 在缝针处涂左氧氟沙星药膏,纱布覆盖双眼,胶布固定

（三）斜视矫正术

1. 适应证　先天性斜视、非调适性斜视。

2. 麻醉方式　全身麻醉。

3. 手术体位　仰卧位。

4. 特殊用物　11 号刀片、肾上腺素 1ml/1mg、2ml/20ml 空针、记号笔、6-0 可吸收双头针、7-0 PDS 线、透明敷贴。

5. 手术步骤与手术配合

手 术 步 骤	手 术 配 合
1. 常规消毒铺巾	—— 递聚维酮碘棉球消毒
2. 开睑	—— 递开睑器开睑
3. 6、12 点进行内外直肌牵拉试验	—— 递有齿镊
4. 做鼻下穹隆部结膜切口	—— 递有齿镊,11 号刀片起开结膜缘,棉棒止血
5. 分离肌肉与前囊之前的联系,将直肌全部钩在斜视钩上,做肌肉截除术	—— 递斜视钩,勾住内直肌,分离肌止端节制韧带;6-0 可吸收线缝合肌肉,近端离断内直肌,将内-直肌悬吊并缝合固定于原肌止端
6. 缝合球结膜	—— 递 7-0PDS 线对位缝合球结膜 1~2 针
7. 覆盖切口	—— 涂左氧氟沙星眼膏,小纱布覆盖,胶布固定

九、心外科

（一）体外循环建立及关胸

1. 适应证　各种心内直视手术、大血管手术。

2. 麻醉方式　气管插管全身麻醉。

3. 手术体位　仰卧位。

4. 手术切口　胸骨正中切口。

5. 手术步骤与手术配合

37

手术步骤	手术配合
1. 消毒皮肤,铺巾,手术野贴手术薄膜	— 递海绵钳夹含碘皮肤黏膜消毒液纱布消毒皮肤3遍,递干纱布、手术薄膜协助贴膜
2. 自胸骨切迹起沿胸中线向下达剑突下方腹壁白线上段切开皮肤、皮下组织	— 递镶柄长镊、15号刀片切开皮肤,电刀止血,干纱布拭血
3. 游离胸骨上窝及剑突下方疏松结缔组织,纵向开胸骨	— 递电刀、中直角钳游离组织,10kg以下患儿递线剪、10kg以上患儿递胸骨锯开胸骨,并递骨蜡涂抹在骨髓腔止血
4. 摘除胸腺,显露心包	— 递长镊及电刀剥离胸腺,递扁桃体剪剪开心包,电刀切开心包,递3-0带针丝线悬吊心包
5. 显露心脏,游离主动脉、肺动脉及上腔静脉周围结缔组织	— 递电刀、中直角钳游离主动脉、肺动脉,递小直角钳游离动脉导管
6. 在选定的主动脉插管处做荷包线	— 递5-0单头聚丙烯线2根缝主动脉荷包,第一针正夹、第二针反夹,递小号套线管,蚊式钳悬吊荷包线
7. 在上腔静脉插管处做荷包线(有时需加做右心耳荷包)	— 递5-0单头聚丙烯线1根缝上腔静脉荷包,递中号套线管,蚊式钳悬吊荷包线
8. 主动脉插管	— 递精细剪剪开主动脉外膜,递11号刀片在主动脉上切一小口,递主动脉插管插入,待收紧荷包线后递7号丝线将套线管和主动脉插管一起绑扎
9. 连接体外循环管道	— 递组织剪剪开管道,递弯盘、纱布便于排气及连接管道,递鼠齿钳固定主动脉供血管,腔静脉回流管接Y型连接管,一端接下腔静脉插管并用导管钳夹闭
10. 上腔静脉插管,于上腔静脉、肺静脉隐窝处剪开心包膜反折,游离上腔静脉并套带	— 递长镊及11号刀片在上腔静脉上切一小口,递蚊式钳撑开插入上腔静脉插管,收紧套线管后递7号丝线结扎,递小直角钳套取上腔静脉,递10号丝线及大号套线管
11. 沿下腔静脉下缘心包反折区,绕过下腔静脉后壁游离下腔静脉,做荷包、插管及套带	— 递扁桃体剪游离下腔静脉,递5-0单头聚丙烯线1根缝下腔静脉荷包,递中号套线管,蚊式钳悬吊,递11号刀片切开一小口,随即用14cm血管钳撑开插入下腔静脉插管,递7号线结扎,递大直角钳套取下腔静脉,递10号丝线及大号套管
12. 于主动脉根部置一荷包线,插入停搏液针头	— 递5-0单头聚丙烯线1根缝主动脉根部荷包,递小号套线管、蚊式钳悬吊,递自制停搏液针头插入荷包线中央,连接停搏液灌注管
13. 收紧上下腔静脉套带,阻断主动脉,输注停搏液	— 递主动脉阻断钳,铺好洞巾,在输注停搏液的时候向心脏表面放入冰屑
14. 心脏手术完成后,依次拔出动静脉插管	— 递11号刀片切断结扎线,拔出插管后递温生理盐水空针检查有无出血,如有明显出血递5-0单头聚丙烯线缝扎
15. 于心包腔或胸腔内置引流管	— 递15号刀片于切口下缘2cm处滑一小口,递2-0带针丝线固定、直血管钳做导引放入引流管
16. 止血关胸,缝合胸骨	— 清点器械、敷料数目,递钢丝钳、剪,根据患儿体重选择合适钢丝缝合胸骨
17. 缝合肌肉、皮下组织及皮肤	— 递3-0可吸收线缝合肌肉及皮下组织,再次清点器械、敷料数目,递有齿镊及5-0可吸收线缝皮
18. 对合皮肤,覆盖切口	— 递含碘纱布消毒切口皮肤,递干纱布擦拭,以敷贴覆盖切口

37

6. 注意事项

（1）取下的心包放在1:2的2%戊二醛中浸泡15分钟后，用无菌生理盐水冲洗3遍，再浸泡在无菌生理盐水中备用。

（2）术中使用的电刀为防止电刀头过长而灼烧周围组织，术前需套上一小段硅胶管在电刀头上，使前段露出3mm左右即可。

（二）室间隔缺损

先天性心脏室间隔缺损是由于胚胎期原始间隔发育不全，而导致左、右心室存在的异常交通。根据缺损所处的部位，临床上将其分为以下四种类型：室上嵴上缺损（肺动脉瓣下或双动脉瓣下）、室上嵴下缺损（高位膜部）、隔瓣后缺损、肌部室间隔缺损。

1. 适应证　室间隔缺损。

2. 麻醉方式　气管插管全身麻醉。

3. 手术体位　仰卧位。

4. 手术切口　胸骨正中切口。

5. 手术步骤与手术配合

手 术 步 骤	手 术 配 合
1. 开胸，建立体外循环（同体外循环建立及关胸）	— 配合同体外循环建立及关胸1~13
2. 经右心房切口修补室间隔缺损	— 递11号刀片切开，精细剪扩大
（1）于房室沟平行于右心房斜行切开右心房	— 递眼皮拉钩、双头小拉钩显露室间隔缺损
（2）修补中、大型室间隔缺损	— 递备好的自体心包及精细剪，待剪裁完毕后递直蚊将心包固定在洞巾上，递带垫片双头5-0或6-0聚丙烯线连续或间断褥式缝合室间隔缺损，在缝合完毕前递生理盐水空针于左心室注水，并请麻醉师加压鼓肺排出左心内残余气体
（3）缝合右心房切口	— 递双头5-0或6-0聚丙烯线连续缝合
3. 经肺动脉切口修补室间隔缺损	— 递单头5-0聚丙烯线在切口两侧各缝一牵引线并以蚊式钳悬吊
（1）横行或纵行切开肺动脉总干	— 递11号刀片，精细剪扩大
（2）显露嵴上型室间隔缺损	— 递小直角拉钩经肺动脉瓣向下牵拉
（3）修补室间隔缺损	— 递备好的自体心包及精细剪，递带垫片双头5-0或6-0聚丙烯线连续或间断褥式缝合室间隔缺损
（4）缝闭肺动脉切口	— 递双头5-0或6-0聚丙烯线连续缝合
4. 停循环，关胸（同体外循环建立及关胸）	— 配合同体外循环建立及关胸14~18

6. 注意事项

（1）一般<5mm的室间隔缺损可直接用带自体心包片做的垫片缝合，递带垫片。5-0双头聚丙烯线间断缝合，每一针间断缝合后都要加一小垫片加固，表格中都是以修补大型室间隔缺损为例。

（2）如修补室间隔缺损显露困难时需加做右心室切口，递单头5-0双头聚丙烯线做牵引，纵行切开右心室流出道心肌全层，递小直角拉钩显露术野，递神经拉钩将聚丙烯缝线勾至右心室切口继续缝合。

（三）法洛四联症

是发绀型先天性心脏病手术中最常见的一种，占发绀型先天性心脏病手术的80%，在所有先天性心脏病手术中占12%左右。其基本病理解剖改变为：右心室流出道狭窄、室间隔缺损、主动脉骑跨和右心室肥厚。

1. 适应证　轻中度法洛四联症。

2. 麻醉方式　气管插管全身麻醉。

3. 手术体位　仰卧位。

4. 手术切口　胸骨正中切口。

5. 特殊用物　心探条，涤纶补片。

6. 手术步骤与手术配合

手 术 步 骤	手 术 配 合
1. 开胸，建立体外循环（同体外循环建立及关胸）	— 配合同体外循环建立及关胸1~13
2. 单纯经右心室流出道纵行切开	— 递单头5-0聚丙烯线在右心室上做牵引以蚊式钳悬吊，递11号刀片切开、精细剪扩大

37

手 术 步 骤	手 术 配 合
（1）疏通右心室流出道	— 递11号刀片切除大部分室上嵴
（2）肺动脉瓣成形	— 递小直角拉钩牵引右心室切口，递11号刀片在瓣膜交界处切开直至瓣环（或用长弯撑开），递心探条探查肺动脉大小及肺动脉瓣成形情况
（3）修补室间隔缺损	— 递11号刀片切开右心房，精细剪扩大，递适当大小的涤纶补片、带垫片双头5-0聚丙烯线连续缝合室间隔缺损（中途需转至右心室切口修补）
（4）缝合右心室切口	— 递备好的自体心包及精细剪裁剪，递双头5-0或6-0聚丙烯线将心包缝合至右心室切口边缘
3. 需跨瓣环的右心室流出道补片	— 递11号刀片延长切口至肺动脉干，递精细剪将自体心包剪裁成椭圆形，递双头5-0聚丙烯线连续缝合整个切口
4. 缝合右心房切口	— 递双头5-0聚丙烯线连续缝合
5. 停循环，关胸（同体外循环建立及关胸）	— 配合同体外循环建立及关胸14～18

（四）完全型肺静脉异位引流（TAPVD）

是指左、右肺静脉直接或间接与右心房相连接，根据肺静脉引流位置分为4型：心上型、心内型、心下型和混合型。心上型占40%～50%，肺静脉异位连接到心上静脉系统；心内型占20%～30%，肺静脉在心内水平连接到右心房或冠状窦；心下型，占10%～30%，肺静脉在心下水平连接到门静脉或门静脉分支。

1. **适应证** 各种部分、完全型肺静脉异位引流。
2. **麻醉方式** 气管插管全身麻醉。
3. **手术体位** 仰卧位。
4. **手术切口** 胸骨正中切口。
5. **特殊用物** 小可塑性拉钩、C型钳、精细长镊。
6. **手术步骤与手术配合**

手 术 步 骤	手 术 配 合
1. 开胸，建立体外循环（同体外循环建立及关胸）	— 配合同体外循环建立及关胸1～13
2. 心内型矫治法	
（1）切开右心房，探查	— 递11号刀片切开右心房，精细剪扩大
（2）冠状窦去顶，使之与房间隔相连	— 递心房拉钩，递单头5-0聚丙烯线牵引
（3）修补扩大的房间隔缺损	— 递精细剪，剪除左心房与冠状窦的间隔，扩大房间隔 — 递备好的自体心包及精细剪，递双头5-0聚丙烯线连续缝合房间隔缺损
（4）缝合右心房切口	— 递双头5-0或6-0聚丙烯线连续缝合切口
3. 心上型矫治法	
（1）切开右心房，心内探查	— 递11号刀片切开右心房，精细剪扩大
（2）暴露左心房及肺静脉共汇	— 递心房拉钩、心内吸引器，充分暴露右心房 — 递小可塑性拉钩将心脏向右下方拨开
（3）切开左心耳及肺静脉共汇	— 递11号刀片切开左心耳及肺动脉共汇，精细剪扩大
（4）吻合左心耳及肺静脉共汇，修补房间隔缺损	— 递精细长镊、双头6-0或7-0聚丙烯线缝合左心耳及肺静脉共汇，递自体心包及双头5-0聚丙烯线连续缝合修补房间隔缺损

37

手 术 步 骤	手 术 配 合
（5）缝合右心房切口	— 递双头 5-0 或 6-0 聚丙烯线连续缝合切口
4. 心下型矫治法	
（1）暴露左心耳及肺动脉共汇	— 递 11 号刀片切开右心房，精细剪扩大
	— 递冰的小纱布及小可塑性拉钩提起心尖，递小直角钳游离肺静脉共汇，递 3-0 丝线结扎垂直静脉
（2）切开肺静脉共汇，与左心耳做吻合	— 递精细剪剪开左心耳、贴着结扎线剪开远端并扩大切口，递 C 型钳提拉左心耳，递精细长镊、双头 6-0 或 7-0 聚丙烯线连续缝合左心耳及肺静脉共汇
（3）修补房间隔缺损	— 递自体心包及双头 5-0 聚丙烯线连续缝合修补房间隔缺损
（4）缝合右心房切口	— 递双头 5-0 或 6-0 聚丙烯线连续缝合切口
5. 停循环，关胸（同体外循环建立及关胸）	— 配合同体外循环建立及关胸 14～18

（五）上腔静脉与肺动脉双向分流术（双向 Glenn 术）

是将上腔静脉断开，一端缝闭，另一端与右肺动脉做端侧吻合。

1. 适应证　右心室发育不全的三尖瓣闭锁、不伴有室间隔缺损的肺动脉闭锁及各种单心室先天性心脏病。

2. 麻醉方式　气管插管全身麻醉。

3. 手术体位　仰卧位。

4. 手术切口　胸骨正中切口。

5. 特殊用物　C 型钳，斜头剪。

6. 手术步骤与手术配合

手 术 步 骤	手 术 配 合
1. 开胸，建立体外循环（同体外循环建立及关胸）	— 配合同体外循环建立及关胸 1～11
2. 游离主动脉、上腔静脉、奇静脉、左右肺动脉和主肺动脉并结扎奇静脉	— 递小直角钳套过奇静脉，递 0 或 1 号丝线结扎奇静脉
3. 横断上腔静脉并缝闭	— 递直角阻断钳贴着右心房夹闭上腔静脉，观察心率有无变化，递精细剪剪断、双头 5-0 聚丙烯线连续缝合缝闭上腔静脉近端
4. 上腔静脉远端与右肺动脉做端侧吻合	— 递 C 型钳阻断右肺动脉，11 号刀片切开，递精细剪或斜头剪扩大，递单头 5-0 聚丙烯线牵引一侧切口，递双头 5-0 或 6-0 聚丙烯线连续吻合上腔静脉远端与右肺动脉
5. 如有永存左上腔静脉，需再将左上腔静脉与左肺动脉做端侧吻合	— 步骤同上一条
6. 停循环，关胸（同体外循环建立及关胸）	— 配合同体外循环建立及关胸 14～18

（六）体-肺动脉分流术（B-T 分流术）

是将锁骨下动脉及右肺动脉分别与人造血管做端侧吻合。

1. 适应证　重度法洛四联症、三尖瓣闭锁、肺动脉闭锁及其他合并肺动脉狭窄的先天性心脏病。

2. 麻醉方式　气管插管全身麻醉。

3. 手术体位　仰卧位。

4. 手术切口　胸骨正中切口。

5. 特殊用物　精细长镊，C 型钳，人造血管。

6. 手术步骤与手术配合

37

手 术 步 骤	手 术 配 合
1. 开胸,建立体外循环(同体外循环建立及关胸)	— 配合同体外循环建立及关胸 1~5
2. 游离主动脉及其发出的分支、主肺动脉、左右肺动脉及毗邻的神经	— 递电刀、小直角钳、精细剪游离,递 2-0 带针丝线在主动脉上做牵引线,递洞巾
3. 阻断锁骨下动脉,与人造血管端侧吻合	— 递小 C 型钳夹住锁骨下动脉、11 号刀片切开,精细剪扩大,递精细长镊、双头 6-0 或 7-0 聚丙烯线做锁骨下动脉与人造血管端侧吻合,缝合完毕后松开小 C 型钳、人造血管排气,随即递直角阻断钳夹闭人造血管
4. 人造血管与右肺动脉做端侧吻合	— 递小 C 型钳夹住右肺动脉、11 号刀片切开,精细剪扩大,递精细长镊、双头 6-0 或 7-0 聚丙烯线做右肺动脉与人造血管端侧吻合
5. 关胸(同体外循环建立及关胸)	— 配合同体外循环建立及关胸 15~18

(七) 大动脉调转手术(switch 术)

是将主动脉与肺动脉互换及冠状动脉重新移植,达到解剖关系上的完全纠正。

1. 适应证 完全型大动脉转位和右心室双出口合并肺动脉瓣下型室间隔缺损(Tausing-Bing 畸形)。

2. 麻醉方式 气管插管全身麻醉。

3. 手术体位 仰卧位。

4. 手术切口 胸骨正中切口。

5. 特殊用物 小号主动脉阻断钳、冠状动脉探条、打洞器、精细长镊、精细剪、冰袋、精细执笔式持针器。

6. 手术步骤与手术配合

手 术 步 骤	手 术 配 合
1. 开胸,建立体外循环(同体外循环建立及关胸)	— 配合同体外循环建立及关胸 1~13
2. 切开右心房	— 递 11 号刀片切开右心房,精细剪扩大
3. 于冠状动脉窦上方横断主动脉	— 递 11 号刀片、精细剪横断主动脉
4. 剪取冠状动脉开口及其邻近的主动脉壁	— 递精细剪及电刀,交替使用游离冠状动脉,递冠状动脉探条探明其走向
5. 于靠近肺动脉分叉处横断肺总动脉	— 递精细剪横断肺总动脉,递电刀和精细剪充分游离肺总动脉
6. 将切下的冠状动脉于肺总动脉根部吻合	— 递 11 号刀片切一小口,递打洞器插入小孔打洞、精细剪修剪吻合口,递精细长镊、双头 7-0 或 8-0 聚丙烯线连续缝合,完毕后递冠状动脉探条检查是否通畅
7. 将远端主动脉与近端肺总动脉吻合,重建主动脉	— 递双头 6-0 或 7-0 聚丙烯线连续缝合,做远端主动脉与近端肺总动脉端端吻合
8. 重建近端主动脉根部,并与远端肺总动脉分叉处吻合	— 递备好的自体心包、精细剪修剪、双头 6-0 或 7-0 聚丙烯线修补近端主动脉根部,递双头 6-0 或 7-0 聚丙烯线做近端主动脉根部与远端肺总动脉端端吻合
9. 如有室间隔缺损,于右心房切口显露并修补,缝合右心房切口	— 配合同室间隔缺损手术配合 2
10. 停体外循环,止血	— 配合同体外循环建立及关胸 14~15
11. 固定撑开的胸骨,延迟关胸	— 递支撑管、2-0 带针丝线固定在胸骨两侧,清点手术器械、敷料数目,递集尿袋及组织剪裁剪缝闭胸腔的薄膜,递双头 4-0 聚丙烯线连续缝合薄膜于切口皮肤

37

7. 注意事项

（1）如术中需要深低温停循环，巡回护士需将室温调至18℃左右，并在患儿头部两侧放置冰袋帮助降温，待开始复温后及时撤走冰袋。

（2）在医师缝合精细部位，比如冠状动脉时，需经常在缝线及助手提线的手指上滴注生理盐水，保持缝线湿润减少对血管壁的切割。

（八）漏斗胸矫治术（Nuss术）

是在胸腔镜导引下植入已塑形的支撑钢板，矫正胸骨及肋骨凹陷。

1. 适应证　先天性漏斗胸。

2. 麻醉方式　气管插管全身麻醉。

3. 手术体位　仰卧位。

4. 手术切口　左、右侧胸部腋前线至腋中线第5、6肋间隙。

5. 特殊用物　漏斗胸矫形系统、腹腔镜系统、胸腔镜镜头、一次性穿刺器。

6. 手术步骤与手术配合

手术步骤	手术配合
1. 消毒皮肤，铺巾，做标记定位，手术野贴手术薄膜，以金属模板制成胸廓外形并将矫形钢板折成模板的形状备用	— 递海绵钳夹含碘皮肤黏膜消毒液纱布消毒皮肤3遍，递干纱布拭干，递无菌记号笔做标记、手术薄膜协助贴膜，递折弯器矫正钢板的形状
2. 于左、右侧腋中线平第5、6肋做2cm切口，游离皮下至胸廓最高点	— 递15号刀片切开皮肤，递电刀、静脉拉钩及14cm血管钳游离皮下
3. 在右侧切口下一肋间做一切口，贯穿胸壁，置入一次性穿刺器	— 递15号刀片切开皮肤，递14cm血管钳贯穿胸壁全层至胸腔、一次性穿刺器置入，注入二氧化碳维持压力在6mmHg左右
4. 插入胸腔镜，直视下将导引钢板从腋中线切口穿入，贴着心包前方、胸骨下方到达对侧皮下	— 连接胸腔镜镜头与腹腔镜系统，连接二氧化碳输入管，递电刀切开对侧皮下及肌层，使导引钢板穿出
5. 连接矫形钢板与导引钢板，将导引钢板从右侧切口抽出，翻转矫形钢板	— 递蘸湿的棉线连接导引钢板和矫型钢板，待导引钢板退出后递翻转器将矫形钢板弓形面向上顶起凹陷的胸骨，递组织剪剪去棉线
6. 检查有无出血，置入固定片	— 胸腔镜下检查有无出血后拔出，关闭腹腔镜和二氧化碳，递固定片，将矫形钢板右侧端置入固定片卡槽，递聚酯线缝合固定卡槽孔
7. 逐层缝合切口	— 清点器械、敷料数目，递3-0及5-0可吸收线缝合皮下组织及皮肤
8. 对合皮肤，覆盖切口	— 递含碘纱布消毒切口皮肤，递干纱布擦拭，以敷贴覆盖切口

（徐培红　夏军）

参 考 文 献

1. 魏革，刘苏君，王方，等. 手术室护理学. 第3版. 北京：人民军医出版社，2014.

2. 高兴莲，田莳. 手术室专科护士培训与考核. 北京：人民军医出版社，2015.

3. 卫生部. 手术室安全核查制度. 卫办医政发［2010］41号.

4. 卫生部. 外科手术部位感染预防与控制技术指南（试行）. 卫办医政发［2010］187号.

5. 中华医学会外科学分会. 围手术期预防应用抗菌药物指南. 中华外科杂志，2006，44（23）：1594-1596.

6. 陈金明，毛泽军. 外科手术部位感染的危险因素及干预措施. 中华医院感染学杂志，2012，22（11）：2302-2304.

7. 叶菊花，鲁燕飞，时红云，等. 普通外科患者手术部位感染的危险因素分析. 中华医院感染学杂志，2016，4：844-845.

8. 中华护理学会手术室专业委员会. 手术室护理实践指南. 北京：人民卫生出版社，2015.

9. 胡宇坤. 小儿常见手术体位的护理. 解放军护理杂志，2007，24（4）：76-76.

10. 林苏文，郭尚耘，吴俐丽. Switch手术治疗新生儿大动

37

脉错位的手术配合. 护士进修杂志, 2008, 23(24): 2257-2258.

11. 刘美霞, 周红. 12 例婴幼儿先天性心脏病双主动脉弓矫治术的护理配合. 中华护理杂志, 2010, 45(10): 915-916.

12. 赵竟伊, 靳小雷. 下颌骨牵引成骨技术在婴幼儿 Pierre Robin 序列征治疗中的应用进展. 中华整形外科杂志, 2014, 30(2): 157-160.

13. AORN. Guideline at a Glance: Retained Surgical Items. Aorn Journal, 2016, 104(5): 474-477.

14. AORN. Guideline Summary: Prevention of Retained Surgical Items. Aorn Journal, 2016, 104(1): 49-53.

第三十八章 儿科基础护理技术

第一节 整理床单位技术

一、备用床（closed bed）

保持病室整洁,准备接收新患儿(图38-1-1)。

【护理评估】

1. 评估环境是否适合铺床。

2. 评估用物准备是否齐全。

【操作前准备】

1. 用物准备 床、床垫、床褥、棉胎或毛毯、枕芯、大单(床垫套)、被套、枕套。必要时备橡胶单和中单。

2. 环境准备 病室内无患儿进行治疗或进餐,清洁、通风等。

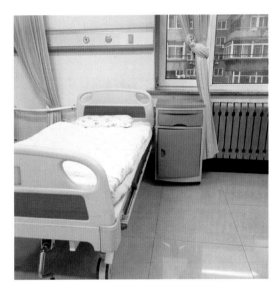

图38-1-1 备用床

【操作步骤与要点】

操作步骤	操作要点
1. 携用物至患儿床旁,按使用顺序放置于治疗车上层,推至床尾	— 棉胎或毛毯竖折三折(对侧一折在上),再S形横折三折(床头一侧在上)叠好。自下而上的摆放顺序:枕芯,棉胎,床褥
2. 检查床垫或根据需要翻转床垫	
3. 将床褥齐床头平放在床垫上,将对折处下拉至床尾,铺平床褥	
4. 铺底单 大单法 (1) 将大单横、纵中线对齐床面横、纵中线放于床褥上,同时向床头、床尾一次展开 (2) 将近侧大单向近侧下拉散开,将远侧大单向远侧散开 (3) 铺大单床头,铺近侧床头角并做角 (4) 护士移至床尾,同步骤(3)铺床尾角 (5) 护士移至床中间处,两手下拉大单中部边缘,塞于床垫下 (6) 护士移至床对侧,同步骤(3)~(5)铺对侧大单	— 正确运用人体力学原理两脚左右分开,站在床右侧中间,减少来回走动,节时省力 — 铺大单顺序:先床头,后床尾,先近侧,后对侧 — 右手将大单边缘提起,使大单侧看呈等边三角形平铺于床面,将位于床头侧的大单塞于床垫下,再将床面上的大单下拉于床缘 — 使大单平紧,不易产生褶皱,美观

38

续表

操 作 步 骤	操 作 要 点
床褥罩法	
（1）将床褥罩横、纵中线对齐床横、纵中线放于床褥上，依次将床褥罩打开	— 床褥罩平紧
（2）分别按对侧床头、近侧床头、对侧床尾、近侧床尾的顺序将床褥罩套在床褥及床垫上	— 床褥罩角与床褥、床垫角吻合
5. 铺棉被或毛毯	
（1）将被套横、纵中线对齐床面横、纵中线放于大单上，向床头侧打开被套，被套上端距床头 15cm，再向床尾侧打开被套，并拉平	
（2）分别将近侧、远侧被套分别向近侧、远侧床缘拉开	
（3）将被套尾部开口端的上层打开至 1/3 处，将棉胎放于被套尾端开口处，棉胎底边与被套开口边缘平齐	— 有利于棉胎放入被套
（4）充实各个棉胎角	— 棉胎上缘与被套被头上缘吻合。平整、充实
（5）展平棉胎，拉平盖被，系好被套尾端开口处系带	— 避免棉胎下滑出被套
（6）折成被筒与床沿齐，内外整齐，无皱褶，床尾塞于床垫下	
6. 更换枕套	
（1）枕套套于枕芯上，四角充实	— 枕芯与枕套角、线吻合，平整，充实
（2）拍松枕芯，平放于床头	— 枕套开口背门，使病室整齐美观
7. 整理用物	
8. 洗手	

【操作后观察】

1. 铺床后要检查床的各部有无损坏，以保证安全（为年幼患儿提供的病床需要检视床栏功能是否完好）。

2. 铺床完毕应同时整理周围环境，保持床单位、病室整齐。

二、暂空床（temporary empty bed）

供新住院患儿或暂时离床患儿使用（图 38-1-2）。

【护理评估】

评估住院患儿是否可以暂时离床活动或外出检查。

【操作前准备】

1. 用物准备按备用床准备用物，必要时备橡胶单和中单。

2. 环境准备病室内无患者进行治疗或进餐，清洁、通风等。

3. 向患儿及家长解释铺暂空床的目的及过程，取得配合。

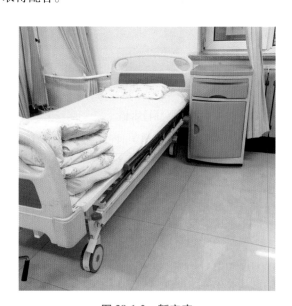

图 38-1-2 暂空床

【操作步骤与要点】

操 作 步 骤	操 作 要 点
改备用床为暂空床	
1. 移开床旁椅放于床尾处,将枕头放于椅面上	—— 方便患儿上下床活动
2. 将备用床的盖被上端向内折1/4,然后扇形三折于床尾,并使之平齐	
3. 将枕头放回床头	—— 枕套开口背门,使病室整齐美观
4. 移回床旁椅	
5. 洗手	
铺暂空床	
1. 同备用床步骤 1 ~ 5	—— 方便患儿上下床活动
2. 护士于右侧床头,将备用床的盖被上端向内折 1/4,然后扇形三折于床尾,并使之平齐	
3. 同备用床步骤 6 ~ 8	

【操作后观察】

1. 同备用床。
2. 用物准备符合患儿病情需要。

三、麻醉床(postoperative bed)

便于接收和护理麻醉手术后的患儿,使患儿安全、舒适,预防并发症的发生,避免床上用物被污染,便于更换(图 38-1-3)。

【护理评估】

评估患儿诊断、病情、手术和麻醉方式、术后需要的抢救和治疗物品等。

【操作前准备】

1. 用物准备　床、床垫、床褥、棉胎或毛毯、枕芯、大单(床垫套)、被套、枕套、橡胶单和中单。根据病情准备各类仪器及设备、麻醉护理盘等。

2. 环境准备　病室内无患者进行治疗或进餐,清洁、通风等。

3. 向患儿及家长解释铺麻醉床的目的及过程,取得配合。

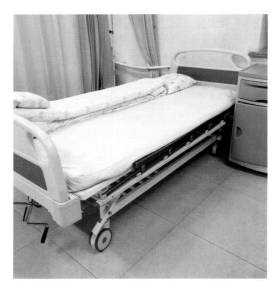

图 38-1-3　麻醉床

【操作步骤与要点】

操 作 步 骤	操 作 要 点
1. 同备用床步骤 1 ~ 4(4)铺好近侧大单	
2. 铺橡胶单和中单	—— 根据患儿麻醉方式和手术部位铺橡胶单和中单。避免橡胶单外露,接触患儿皮肤
3. 同备用床步骤 5 套被套	—— 盖被尾端向上反折 25cm
4. 护士于床尾向上反折盖被底端,齐床尾,系带部分内折整齐	
5. 将盖被三折叠于背门一侧	—— 盖被三折上下对齐,外侧齐床缘,便于患儿术后被移至床上
6. 同备用床步骤 6 套枕套,横立于床头	
7. 将麻醉护理盘放置于床旁桌上,其他物品按需放置	
8. 洗手	

38

793

【操作后观察】

1. 同备用床。

2. 护理术后患儿的用物齐全,患儿能及时得到抢救和护理。

四、卧床患儿更换床单法(change an occupied bed)

保持患儿床单位的清洁,使患儿感觉舒适,预防压疮等并发症的发生。

【护理评估】

评估患儿的病情、意识状态、活动能力、配合程度等。

【操作前准备】

1. 用物准备底单,中单,被套,枕套。床刷及床刷套,需要时备清洁衣裤。

2. 环境准备病室内无患者进行治疗或进餐等,酌情关闭门窗,按季节调节室内温度,必要时屏风遮挡患儿。

3. 向患儿及家长解释更换床单的目的及过程,取得配合。

【操作步骤与要点】

操作步骤	操作要点
1. 携用物至患儿床旁	
2. 放平床头及膝下支架	
3. 松开床尾盖被,将患儿枕头移向对侧,并协助患儿移向对侧,患儿侧卧,背向护士	— 患儿卧位安全,防止坠床,必要时加床栏。避免患儿受凉。保持恰当姿势,注意节力
4. 从床头至床尾将各层污单从床垫下拉出	
5. 将污单上卷至中线处,塞于患儿身下	— 避免患儿受凉
6. 将底单对齐床中线,平塞于患儿身下,同备用床铺近侧底单	
7. 协助患儿平卧,将患儿枕头移向近侧,并协助患儿移向近侧,侧卧、面向护士,躺卧于已铺好床单的一侧	
8. 护士转至对侧,将各层污单从床垫下拉出,上卷至中线处,取下,放于护理车污衣袋中	
9. 将清洁底单拉出同备用床步骤铺好	
10. 协助患儿平卧,将患儿枕头移至中间	
11. 套被套 (1) 将被套开口向床头平铺于盖被上 (2) 自污被套内将棉胎或毛毯取出,一边套新被套一边撤污被套,将棉胎展平,上下翻转棉被,系好被套尾端开口处系带 (3) 折被桶,床尾余下部分塞于床垫下	— 避免棉胎或毛毯接触患儿皮肤。注意遮挡患儿,保护隐私,避免受凉
12. 更换枕套	
13. 予患儿调整舒适体位,根据天气情况,打开门窗通风	
14. 整理用物	
15. 洗手	

【操作后观察】

1. 同备用床。

2. 患儿是否感觉舒适、安全。

(范玲 于新颖)

第二节 晨晚间护理技术

一、晨间护理(morning care)

晨间护理使患儿身心舒适,且可促进睡眠过程

中身体受压部位的血液循环,预防压疮和肺炎等并发症的发生,并可保持病房和病室整洁。护士可通过晨间护理观察和了解患儿病情,为诊断治疗和调整护理计划提供依据,同时可以及时发现患者存在

的问题,做好心理护理和卫生指导。晨间护理一般于晨间诊疗工作开始前完成。

【护理评估】

观察患儿病情变化,了解患儿睡眠情况,检查皮肤受压情况及患儿的配合程度。

【操作前准备】

1. 用物准备护理车一辆:刷床小毛巾,备用枕

套、大单、被套、中单、尿布、衣、裤、免洗消毒洗手液;护理盘一个:备滑石粉、乙醇、梳子、棉签、液状石蜡,治疗巾,弯盘;污衣车、污衣袋。

2. 环境准备视患儿病情放平支架,必要时屏风遮挡患儿。

3. 向患儿及家长解释晨间护理的目的及过程,取得配合。

【操作步骤与要点】

操 作 步 骤	操 作 要 点
1. 患儿的护理 (1) 协助患儿刷牙、漱口,严重者给予口腔护理。洗脸、洗手、梳头 (2) 协助患儿排便 (3) 协助翻身:头侧向一侧,双手交叉胸前,双膝轻屈起,臀部转向侧面,移动肩部,膝间以软枕垫好(图38-2-1) (4) 按需更换床单,衣、裤等 (5) 与患儿及家长交谈,了解睡眠情况及病情变化,给予必要的心理护理	— 对于能离床活动且能自理的患儿,鼓励其自行洗漱,不仅使其肌肉、关节得到运动,同时使其增强疾病康复的信心 — 检查皮肤有无受压变红及破损,用湿毛巾擦洗背部并进行背部及受压的骨隆突处皮肤的按摩 — 脱衣:先近侧,后远侧,先健侧,后患侧。穿衣:先患侧,后健侧
2. 整理床单位 (1) 湿毛巾套于手上由近至远,由上至下清扫各层床单 (2) 按需更换床单:可活动患儿,请其下床;不可活动者,同卧床患儿更换床单法 (3) 整理盖被,拍松枕芯	
3. 视患儿病情摇高床头、支起双膝支架	— 保障患儿安全,防跌倒坠床
4. 根据室温适当开窗通风,保持并室内空气新鲜	
5. 清理用物	
6. 洗手	

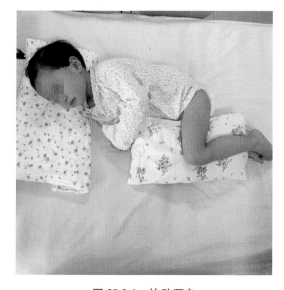

图38-2-1 协助翻身

【操作后观察】

1. 评估患儿皮肤完整性。

2. 评估患儿是否舒适。

二、晚间护理(evening care)

可为患儿提供良好的夜间睡眠条件,确保病室内安静、清洁。同时,还能了解患儿的病情变化,鼓励其增加战胜疾病的信心。

【护理评估】

观察患儿病情变化,了解患儿睡眠情况,检查皮肤受压情况及患儿的配合程度。

【操作前准备】

1. 用物准备护理车一辆:刷床小毛巾,免洗消毒洗手液。

2. 环境准备视患儿病情放平支架,必要时屏风遮挡患儿。

3. 向患儿及家长解释晚间护理的目的及过程,取得配合。

38

【操作步骤与要点】

操 作 步 骤	操 作 要 点
1. 患儿的护理 （1）协助患儿刷牙、漱口，严重者给予口腔护理。洗脸、洗手，擦洗背部、臀部，热水泡脚 （2）女性患儿给予会阴冲洗 （3）协助翻身，检查患儿全身皮肤受压情况，观察有无早期压疮迹象 （4）按需更换床单、衣、裤等，整理好床单位 （5）协助患儿排便	— 操作轻柔、迅速，避免患儿着凉或受到伤害 — 检查患儿皮肤完整性，若皮肤出现压红可进行背部及受压的骨隆突处皮肤的按摩
2. 保持病室安静	— 护士在执行护理操作时，动作应轻柔。巡视病房时，开关门要轻。保持空气流通，减少噪音，调节光亮及室温。根据情况增减盖被
3. 加强巡视	— 了解患儿睡眠情况，对于睡眠不佳的患儿应按失眠给予相应的护理
4. 清理用物	
5. 洗手	

【操作后观察】
1. 评估患儿是否有睡意。

2. 评估患儿是否舒适。

（范玲　于新颖）

第三节　更换尿布技术

保持小儿臀部皮肤的清洁、干燥和舒适，预防皮肤破损和尿布性皮炎的发生。

【护理评估】
评估患儿臀部皮肤状况及排便情况。

【操作前准备】
1. 物品准备尿布（以透气性好、柔软、吸水性强的浅色棉布或一次性尿布为宜）、尿布桶，必要时备小盆及温水、小毛巾，按臀部皮肤情况准备治疗药物（如油类、软膏、抗生素）及烤灯等。

2. 环境准备病室环境温度、湿度适宜（24～26℃），避免对流风。

3. 向患儿及家长解释更换尿布的目的及过程，取得配合。

【操作步骤与要点】

操 作 步 骤	操 作 要 点
1. 携带用物至患儿床旁，放下床栏，揭开盖被，解开尿布带，露出臀部，以原尿布上端两角洁净处轻拭会阴部及臀部，并以此盖上污湿部分垫臀部下面	— 操作前查对，并向家长或患儿说明操作的目的以取得配合
2. 如有大便，用温水洗净，并用小毛巾轻轻吸干	— 吸干皮肤表面水分，避免揉搓皮肤
3. 用一手轻轻提起双足，使臀部略抬高，另一手取下脏尿布，再将清洁尿布垫于腰下，放下双足，尿布的底边两角折到腹部，两腿中的一角上拉，系好尿布带，结带松紧适宜，拉平衣服，盖好被子，整理床单位（图38-3-1）	— 动作应轻快，避免过度或长时间暴露 — 尿布包扎应松紧适宜，防止因过紧而影响患儿活动或过松造成大便外溢
4. 打开脏尿布，观察大便性质（必要时留取标本送检）后放入尿布桶内	
5. 操作结束后洗手，做好记录	

38

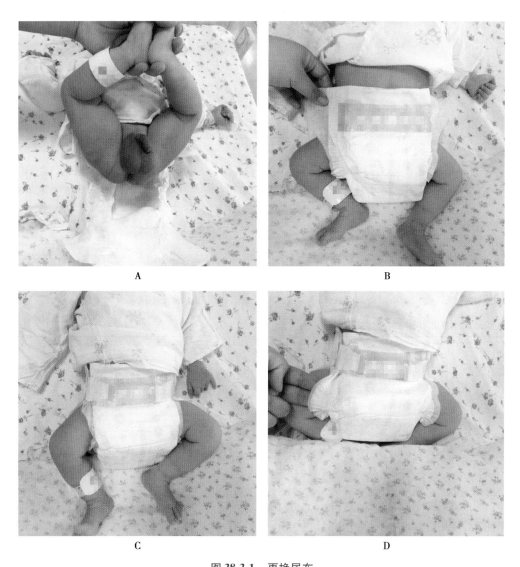

图 38-3-1　更换尿布
A. 轻轻提起双足；B. 底边两角折到腹部；C. 系好尿布带；D. 松紧适宜

【操作后观察】

1. 勤观察患儿情况，及时更换尿布。

2. 注意观察下肢活动及血运情况，避免因尿布包扎过紧而影响下肢血液循环。

3. 如有需要，及时观察记录大便量、颜色及性状等。

【常见并发症及防范措施】

1. **常见并发症**　皮肤受损。

2. **防范措施**

（1）尿布裹得松紧要适宜，防止过紧摩擦致使皮肤受损。

（2）选择质地柔软的尿布。

（范玲　于新颖）

第四节　臀部护理技术

儿童臀部皮肤娇嫩，若护理不当局部皮肤易出现尿布性皮炎（臀红），严重者可导致局部皮肤破溃甚至感染。

【护理评估】

评估患儿臀部皮肤情况（包括外生殖器），有无皮肤潮红、皮损等情况。

【操作前准备】

1. **物品准备**　尿布、尿布桶，温水（38～40℃）、水盆，小毛巾1～2块，湿纸巾、婴儿沐浴液，必要时备护臀膏、棉棒等。

2. 环境准备 关闭门窗,病室环境温度、湿度适宜,避免对流风,必要时屏风遮挡患儿。

3. 向患儿及家长解释臀部护理的目的及过程,取得配合。

【操作步骤与要点】

操 作 步 骤	操 作 要 点
1. 清洗臀部	— 操作前查对,向家长或患儿说明操作的目的以取得配合
(1) 用湿纸巾清洁臀部皮肤(图38-4-1)	
(2) 大便后为患儿轻柔清洗臀部,注意会阴、腹股沟和皮肤褶皱处	— 用温和无刺激的婴儿沐浴液清洗尿布区皮肤,也可使用温和无刺激的婴儿湿巾轻柔擦拭清洁。女婴应由前向后清洁臀部,动作应轻稳,注意保暖,防止患儿受凉或发生皮损
(3) 用小毛巾吸干皮肤(图38-4-2)	— 吸干皮肤表面水分,避免揉搓皮肤
(4) 必要时涂抹护臀霜	
(5) 包裹尿布,注意松紧适宜	— 尿布包扎应松紧适宜,防止因过紧而影响患儿活动或过松造成大便外溢
2. 应根据患儿自身情况,按需更换尿布	— 最好用吸水性强的一次性纸尿布代替布尿布
3. 操作结束后洗手,做好记录	

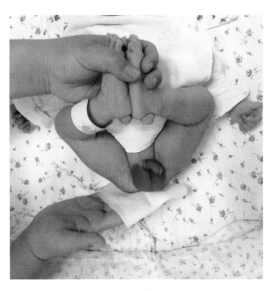

图38-4-1 用湿纸巾清洁臀部皮肤

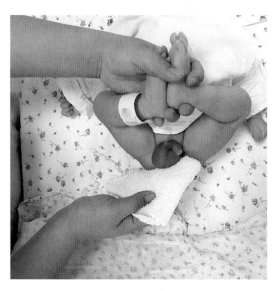

图38-4-2 用小毛巾吸干皮肤

【操作后观察】

1. 观察患儿臀部皮肤情况是否有改善。

2. 观察患儿是否舒适。

【常见并发症及防范措施】

1. 常见并发症 尿布皮炎。

2. 防范措施

(1) 若为腹泻患儿,更需勤换尿布,注意及时清洁臀部,并涂臀油保护皮肤。

(2) 若有尿布皮炎,可采用暴露法、灯光照射法或吹氧法,使局部皮肤干燥,再涂以紫草油、硼酸软膏、鱼肝油软膏或氧化锌软膏等。

(3) 严重者可给予抗菌药物,以防感染。

【知识拓展】

尿布皮炎又称臀红,是臀部长期受尿液、粪便或尿布冲洗不净残留皂液的刺激所引起的,常见于腹泻患儿,经常用不透气、橡胶布包裹臀部、会阴部也可发生。分为轻度和重度,轻度仅表现为表皮潮红,重度又分3度:Ⅰ度表现为局部皮肤潮红,伴有皮疹;Ⅱ度除以上表现外,伴有皮肤破溃、脱皮;Ⅲ度表现为局部大片糜烂或表皮剥脱,有时可继发细菌或真菌感染。

(范玲 于新颖)

第五节　烤灯使用技术

烤灯使用能使局部血管扩张、解除痉挛,减轻深部组织充血,改善血液循环,促进炎症的消散或局限,降低痛觉神经的兴奋性,同时促进创面干燥结痂,促进肉芽组织生长。

【护理评估】

评估患儿:年龄、体重、病情、意识、治疗情况,局部皮肤状况,活动能力及合作程度。

【操作前准备】

1. 物品准备红外线灯或鹅颈灯(图 38-5-1)。必要时备有色眼镜、屏风。

2. 环境准备酌情关闭门窗,调节室温,必要时屏风遮挡患儿。

3. 向患儿及家长解释烤灯使用的目的及过程,取得配合。

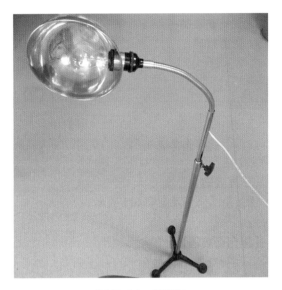

图 38-5-1　鹅颈灯

【操作步骤与要点】

操作步骤	操作要点
1. 携用物至患儿床旁,核对患儿床号、姓名	— 确认患儿
2. 暴露患处,调节舒适体位	— 必要时屏风遮挡,以维护患儿隐私
3. 调节灯距、温度,一般灯距为 30~50cm 温热为宜(用手试温)(图 38-5-2)	— 防止烫伤
4. 照射 20~30 分钟,注意保护(图 38-5-3)	— 前胸、面颈照射时应有效遮挡眼睛,以保护眼睛,以防产生继发效应
5. 观察效果与反应	— 观察有无过热、心慌、头昏感觉及局部皮肤反应
6. 整理用物	
7. 操作结束后洗手,做好记录	

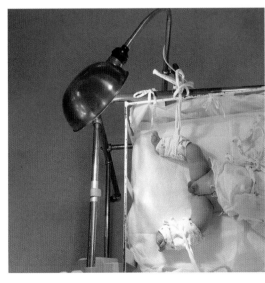

图 38-5-2　调节灯距

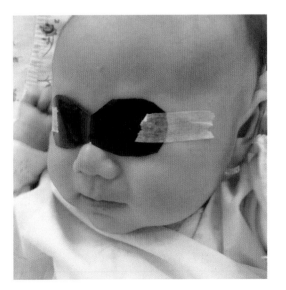

图 38-5-3　有效遮挡双眼

38

【操作后观察】

1. 观察患儿皮肤创面好转情况,大小便的次数、性质、量及患儿有无不适。

2. 密切观察局部皮肤情况,防止出现局部烫伤。

【常见并发症及防范措施】

1. 常见并发症 烫伤。

2. 防范措施

(1) 随时观察局部皮肤反应,以皮肤出现桃红色的均匀红斑为合适剂量,如为紫红色,应立即停止照射,涂凡士林,保护皮肤。

(2) 烤灯不可距离治疗部位太近,不可长时间照射。一般烤灯距离治疗部位 30~50cm,每次照射 20~30 分钟为宜。

(范玲 于新颖)

第六节 会阴护理技术

会阴护理技术是采取有效的护理手段,以保持会阴部清洁、舒适并且能预防感染的方法。

【护理评估】

评估患儿病情及会阴部卫生状况,有无伤口、失禁等情况及患儿配合程度。

【操作前准备】

1. 用物准备温水及洗澡盆(41~43℃)、水温计、免洗消毒洗手液;一次性中单、大毛巾、小毛巾;弯盘,手套,屏风。

2. 环境准备酌情关闭门窗,调节室温,屏风遮挡患儿。

3. 向患儿及家长解释会阴护理的目的及过程,取得配合。

【操作步骤与要点】

操 作 步 骤	操 作 要 点
1. 携用物至患儿床旁,核对患儿床号、姓名	— 确认患儿
2. 屏风遮挡患儿,铺一次性中单于患儿臀下,使其取屈膝仰卧位,双腿分开,暴露会阴部	— 保护患儿隐私 — 注意会阴部以外身体部位的保暖
3. 擦洗会阴部 男性患儿: (1) 将包皮往上轻推,用棉签蘸清水,轻轻将污物擦净,再将包皮推回(图38-6-1) (2) 用湿润的棉签由上向下轻擦阴茎体部 (3) 小心托起阴囊,擦洗阴囊下面的皮肤褶皱处(图38-6-2) 女性患儿: (1) 左手轻合阴唇部分,右手擦洗阴唇外的黏膜及皮肤 (2) 将阴唇分开,用棉签蘸清水轻轻自上而下擦拭阴唇、阴蒂和阴道口周围的部分(图38-6-3)	— 力量柔和、适度,避免过度刺激。擦洗的方向为从尿道口至阴茎方向,防止细菌向尿道口传播 — 皮肤褶皱处容易存留会阴分泌物,造成致病菌的繁殖 — 每擦一处,更换毛巾的不同部位 — 减少粪便中致病菌向尿道口传播的机会
4. 擦洗肛门	
5. 用干毛巾擦净会阴部及臀部	
6. 穿好衣裤	
7. 协助患儿取舒适卧位,整理床单位	
8. 整理用物	
9. 操作结束后洗手,做好记录	

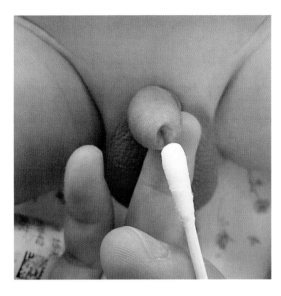

图 38-6-1　将包皮往上轻推,用棉签蘸清水轻轻将污物擦净

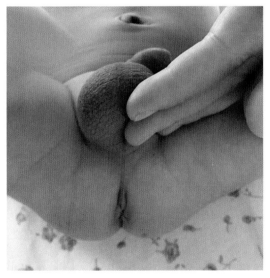

图 38-6-2　小心托起阴囊,擦洗阴囊下面的皮肤褶皱处

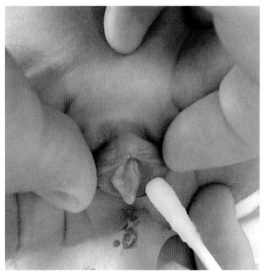

图 38-6-3　将阴唇分开,用棉签蘸清水轻轻擦拭

【操作后观察】

1. 观察患儿生命体征及病情,有无不适。

2. 观察局部皮肤、黏膜卫生情况是否有改善。

【常见并发症及防范措施】

（一）黏膜损伤

1. 护理时动作一定要轻柔。

2. 对已存在的损伤,给予消炎,必要时遵医嘱应用抗生素,防止感染。

（二）尿路感染

1. 护理时由尿道口至阴茎或阴唇方向擦洗,防止细菌向尿道口传播。

2. 指导患儿多喝水,必要时应用抗感染药物。

（范玲　于新颖）

第七节　床上使用便器技术

38

为卧床或排尿、排便困难的患儿提供便器,协助其在床上进行排尿、排便,注意观察患儿的反应,在女性患儿使用便盆时,将手纸折成4层盖于会阴部,协助或嘱患儿压住手纸,防止尿液溅出。

【护理评估】

评估患儿的病情,年龄,体重,意识及活动能力及合作能力,有无引流管、伤口,有无大小便失禁。

【操作前准备】

1. 用物准备橡胶单、中单、便盆,手纸,手套,温水、毛巾。

2. 环境准备酌情关闭门窗,屏风遮挡患儿。

3. 向患儿及家长解释床上使用便器目的及过程,取得配合。

【操作步骤与要点】

操作步骤	操作要点
1. 携用物至患儿床旁,向患儿及家长解释,以取得配合	
2. 屏风遮挡患儿,铺中单、橡胶单于患儿臀下。戴手套	— 保护患儿隐私
3. 放置便盆	
(1) 协助患儿脱裤、屈膝	— 操作中注意观察管路情况
(2) 嘱患儿双脚蹬床面抬高臀部,一手托起患儿腰骶部,另一手将便盆放于臀下,便盆阔边向患儿头部	— 切不可硬塞或硬拉便盆,以免损伤患儿皮肤。女性患儿将手纸折成四叠盖于会阴部防止尿液喷溅
(3) 如不能自主抬高臀部的患儿,可先助其侧卧位,放妥便盆后一手扶住便盆,另一手助患儿恢复平卧位。或两人分别站于床的两侧,协力抬起患儿臀部,放置便盆。检查臀部是否位于便盆中央	
4. 询问患儿或家长是否需要护士留在床旁协助排便,如不需要,将手纸及呼叫器放在患儿手边,暂离病室。患儿排便完毕,协助其擦净会阴与肛周	
5. 撤出便盆,盖上便盆巾	
6. 协助患儿穿好衣裤。撤出橡胶单、中单。摘手套	
7. 协助患儿洗手,取舒适卧位,整理床单位	
8. 撤去屏风,开窗通风	
9. 操作结束后洗手,做好记录	

【操作后观察】

1. 观察排泄物颜色、性状、量。

2. 观察使用便盆处皮肤有无异常。

【常见并发症及防范措施】

1. 常见并发症 皮肤损伤。

2. 防范措施

(1) 不可硬塞或硬拉便盆,以免损伤患儿皮肤。

(2) 不可长时间放置便盆,每次用完要及时撤掉。

(3) 已发生皮肤损伤要给予保护和处理以防加重损伤。

(范玲 于新颖)

第八节 婴儿盆浴技术

保持患儿皮肤清洁、舒适,协助皮肤排泄和散热,促进血液循环。

【护理评估】

评估患儿病情、意识状态、皮肤状况、合作程度及置管情况等。

【操作前准备】

1. 用物准备 浴盆(内备温热水约2/3满)、水温计,婴儿沐浴产品、浴巾、毛巾、被服、沐浴露、体重秤。

2. 环境准备 关闭浴室门窗,调节室温:26~28℃。

3. 向患儿及家长解释婴儿盆浴的目的及过程,取得配合。

38

【操作步骤与要点】

操作步骤	操作要点
1. 关闭门窗,调节水温	— 水温冬季 38～39℃,夏季 37～38℃,备水时水温稍高 2～3℃
2. 核对腕带上姓名与住院号,抱患儿至沐浴处	
3. 打开包被,脱去衣物,用大毛巾包裹患儿全身,测体重并记录	
4. 俯式以右手从患儿前方握住患儿左肩及腋窝处,使其头颈部俯于操作者右前臂,左手清洗患儿眼睛、耳朵及面部(图38-8-1)	— 眼睛从内眦洗向外眦,禁用沐浴露
5. 冲湿全身,涂抹沐浴露并轻轻按摩	— 沐浴露从头发、颈部、腋下、上肢、后背、胸腹、下肢、会阴及臀部均匀涂抹。头皮有皮脂结垢时可涂液状石蜡,待次日轻轻梳出结痂后再清洗,切不可用力剥除以防出血
6. 冲洗沐浴露	— 依次冲净婴儿全身,从头、左侧(捂耳)、右侧(捂耳)、颈部、左腋、左上肢、右腋、右上肢、后背。冲洗头部时耳廓向前折叠避免水进入耳内,并注意防止水溅入口鼻、眼内
7. 翻转患儿,冲洗干净胸腹、会阴、臀部及双下肢的沐浴露(图38-8-2)	
8. 洗毕,迅速将婴儿从水中抱出,用浴巾包裹全身并将水分吸干	— 必要时用棉签蘸水擦净女婴大阴唇及男婴包皮处污垢。女婴应将阴唇分开,从上至下轻轻擦洗,男婴将包皮往上推沿环形沟轻轻清洗
9. 为患儿穿衣垫尿布,必要时修剪指甲	
10. 将患儿抱回原位,核对腕带	
11. 整理用物并作好洗澡记录	

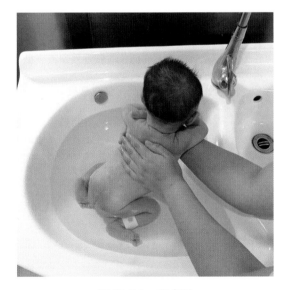

图 38-8-1　俯式图

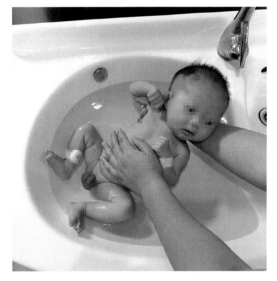

图 38-8-2　翻转患儿

【操作后观察】

1. 观察患儿全身的皮肤情况。

2. 脐残端未愈合的患儿,观察脐部情况,做好护理,保持脐部清洁干燥。

3. 观察患儿有无吐奶、着凉。

【常见并发症及防范措施】

(一) 溢奶

1. 在吃奶前或吃奶后 1 小时给予盆浴,防止患儿吐奶。

2. 动作要轻柔。

3. 如发生吐奶,让患儿侧躺并及时清理口鼻呕吐物,防止误吸。

(二) 受凉

1. 调节室温至 26～28℃,水温 38～40℃。

2. 沐浴时间不可过长,动作轻快,注意保暖。

（三）烫伤

1. 水温不可过高，一般在 38 ~ 40℃即可。

2. 沐浴中途如要添水，不可直接添加过热的水，应添加温水。

（范玲　于新颖）

第九节　床上擦浴技术

床上擦浴法可保持卧床患儿的皮肤清洁，促进其舒适及皮肤局部血液循环，适用于制动、活动受限以及身体过于衰弱的患儿。

【护理评估】

评估患儿的一般情况、生活自理能力、皮肤完整性及配合能力。

【操作前准备】

1. 用物准备晨间护理车：污衣袋，小毛巾，洗手液，被单，衣裤，大毛巾，中毛巾 2 条；护理盘内盛：液状石蜡、棉签、剪刀、梳子、弯盘；面盆 2 只，内放肥皂或沐浴露，润肤露，水温计；水容器（内盛 50 ~ 52℃温水），屏风。

2. 环境准备关闭门窗，调节室温至 24℃以上，屏风遮挡患儿。

3. 向患儿及家长解释床上擦浴的目的及过程，取得配合。

【操作步骤与要点】

操作步骤	操作要点
1. 携用物至患儿床旁，核对患儿床号、姓名	— 确认患儿
2. 关闭门窗，屏风遮挡患儿，调节室温	— 保护患儿隐私。按需给予便器
3. 协助患儿移近护士侧并取舒适卧位，保持身体平衡	
4. 备水至容器 2/3，置于床旁桌上	
5. 擦浴	
（1）擦洗脸部及颈部：将一条浴巾铺于患儿枕上，将另一条浴巾盖于患儿胸部。毛巾叠成手套状，包于护士手上，放入水中，彻底浸湿。顺序：内眦、外眦、额部、鼻翼、面部、耳后直到颌下、颈部。再用拧干的毛巾依次擦洗一遍（图 38-9-1）	— 力量柔和、适度，避免皮肤损伤。每擦一处，更换毛巾的不同部位。碱性残留液会破坏皮肤正常菌群的生长 — 若皮肤潮湿度过高可使皮肤变软，容易引起皮肤破损
（2）擦洗上肢和手：脱去上衣，将浴巾纵向铺于患儿上肢下面。将毛巾涂好浴皂，从远心端向近心端擦洗患儿上肢，至腋窝，并用清水擦净，浴巾擦干。根据情况修剪指甲。操作后移至对侧，同法擦洗对侧上肢（图 38-9-2）	— 保持躯体温暖，减少不必要的暴露。从远端洗向近端可促进静脉回流。腋窝及腹股沟等皮肤皱褶处易有细菌滋生，仔细擦洗干净
（3）擦洗胸、腹部：根据需要换水，检查水温。将浴巾盖于患儿胸、腹部，护士一手掀起浴巾的一边，另一包有毛巾的手擦洗患儿胸、腹部，擦洗过程中保证浴巾的遮盖。彻底擦干胸、腹部皮肤	
（4）擦洗背部：协助患儿取侧卧位，背向护士，将浴巾纵向铺于患儿身下。从颈部至臀部擦洗患儿	
（5）协助患儿穿好清洁上衣，换水	
（6）擦洗下肢、足部：将浴巾纵向铺于近侧腿部下面，擦洗腿部。从踝部洗至膝关节处，再洗至大腿部，洗净后彻底擦干。擦洗足部，确保洗净脚趾间的部分，根据情况修剪脚趾甲。彻底擦干足部。同法擦洗另一侧下肢及足部	—如果足部过于干燥，可使用润肤产品
（7）擦洗会阴部（同会阴护理技术）	
6. 根据需要使用护肤用品，协助患儿穿好衣裤，先穿健侧或活动自如侧肢体，再穿患侧或制动侧肢体，梳头	
7. 协助患儿取舒适卧位，整理床单位	
8. 整理用物	
9. 操作结束后洗手，做好记录	

38

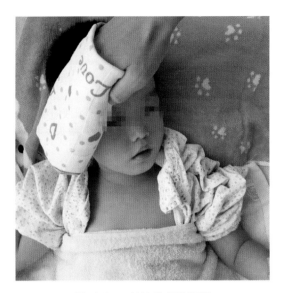

图 38-9-1 擦洗脸部及颈部

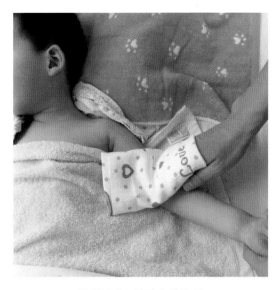

图 38-9-2 擦洗上肢和手

【操作后观察】

1. 观察患儿状态反应、生命体征及全身的皮肤情况。

2. 观察患儿是否感觉舒适、身心愉悦。

【常见并发症及防范措施】

1. 常见并发症 受凉。

2. 防范措施

（1）擦浴中，应随时注意患儿的保暖，一般擦浴应在 15～30 分钟内完成。

（2）擦浴过程中观察患儿病情变化，如出现寒战、打喷嚏等征象时，立即停止擦浴，给予适当处理。

（范玲 于新颖）

第十节 床上洗头技术

洗头可除去污秽和脱落的头发、头屑，使患儿清洁、舒适和美观，减少感染的机会，同时可维护患儿的自尊和自信，建立良好的护患关系。此外，按摩头皮可以刺激头部血液循环，促进头发的生长和代谢。

【护理评估】

患儿的病情，头发的生长状态，清洁度和皮脂分泌情况，有无头皮损伤及患儿配合度。

【操作前准备】

1. 用物准备橡胶马蹄形卷、水壶（内盛 43～45℃温水）、脸盆或污水桶，大、小橡胶单、浴巾、毛巾、别针、纱布、棉球、量杯、洗发液、梳子、需要时可备电吹风。

2. 环境准备关闭门窗，调节室温至 22～26℃，移开床头桌、椅。

3. 向患儿及家长解释床上洗头的目的及过程，取得配合。

【操作步骤与要点】

操 作 步 骤	操 作 要 点
1. 携用物至患儿床旁，核对患儿床号、姓名	— 确认患儿
2. 协助患儿仰卧位，上半身斜向床边	
3. 将患儿衣领松开向内折，将毛巾围于颈下，别针固定。将小橡胶单和浴巾铺于枕上，将枕垫于患儿肩下。将大橡胶单围于马蹄形卷上形成水槽，置于患儿后颈下（图 38-10-1）	— 保护床单、枕头、衣服不被蘸湿
4. 用棉球及纱布保护眼耳	— 防止操作中水流入眼和耳

续表

操作步骤	操作要点
5. 洗发 （1）松开头发,水壶内水倒入量杯,用量杯内温水慢慢浸润头发,直至全部润湿 （2）均匀涂抹洗发液由发际至脑后部反复揉搓,同时用指腹轻轻按摩头皮 （3）用温水冲洗头发,直至冲净	— 确保水温合适 — 按摩可促进头部血液循环 — 残留洗发液会刺激头发和头皮,使头发变得干燥
6. 解下颈下毛巾,擦去头发上的水分,取下眼部纱布和耳内棉球。用毛巾包好头发,擦干面部	— 及时擦干头发,避免患儿着凉感冒
7. 一手托住患儿头部,一手撤去马蹄形卷和大橡胶单。将枕头从患儿肩下取出移向床头,协助患儿仰卧位于床正中,枕于枕上。解下包头的毛巾再用浴巾擦干头发,梳理整齐	
8. 协助患儿取舒适卧位,整理床单位	— 确保患儿舒适、整洁
9. 整理用物	
10. 操作结束后洗手,做好记录	

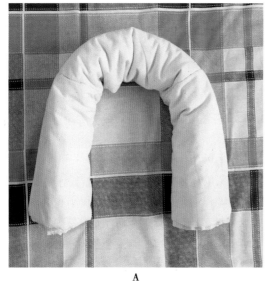 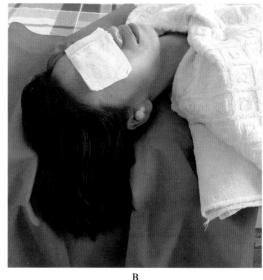

图 38-10-1 床上洗头技术
A. 马蹄形卷;B. 大橡胶单围于马蹄形卷上形成水槽,置于患儿后颈下

【操作后观察】

1. 观察患儿生命体征、病情有无变化。

2. 观察患儿头发的清洁度是否有改善,患儿是否舒适。

【常见并发症及防范措施】

（一）受凉

1. 注意患儿的保暖。

2. 调节室温至 22～26℃,水温 38～40℃。

3. 洗发时,要保护床单、枕头、衣物不被蘸湿,及时擦干头发。

（二）虚脱

1. 洗发中要随时观察病情变化,如面色、脉搏、呼吸有异常时,应停止操作。

2. 身体衰弱、病情危重的患儿,不宜洗发。

（三）头皮损伤

1. 操作前护士要修剪指甲。

2. 揉搓头发时用力适中,避免手指抓洗,造成疼痛或头皮损伤。

（范玲　于新颖）

第十一节　协助患儿翻身技术

长期卧床的患儿,局部组织持续受压,容易发生压疮、坠积性肺炎、消化不良、便秘、肌肉萎缩等,因此护士应定时为患儿变换卧位,预防并发症的发生,满足治疗与护理需要。

【护理评估】

1. 患儿的年龄、体重、目前的健康状况、需要变换卧位的原因。

2. 患儿的生命体征、意识与心理状况、配合程度。

3. 评估患儿导管情况,检查导管是否通畅。

4. 床单位周围的环境。

【操作前准备】

1. 用物准备床单位 1 套,软枕头 3 个,屏风或隔帘 1 个。

2. 环境准备床单位周围保持宽敞、无障碍物。

3. 向患儿及家长解释翻身的目的及过程,取得配合。

【操作步骤与要点】

操作步骤	操作要点
1. 准备好物品,携用物至患儿床前,核对床号、姓名	— 向患儿及家长解释操作目的及相关注意事项,检查患儿导管情况
2. 准备	— 固定床轮,用隔帘或屏风提供遮挡,保护患儿隐私,使患儿仰卧,双手放于腹部,必要时将盖被折叠于床尾或一侧
3. 根据患儿体重不同采取不同的协助翻身方法 (1) 一人协助法:适用于体重较轻的患儿(图 38-11-1) ①将患者的肩部、臀部、移向护士侧床沿。 ②将患儿双下肢移近护士侧床沿并屈膝。 ③护士一手扶起患儿肩部另一手托起患儿膝部,将患儿转向对侧,背向护士 (2) 二人协助法: ①两人站立在患儿的同侧,一人拖住患儿的颈肩部和腰部,另一人托住臀部和腘窝,两人同时用力将患儿抬起移向近侧。 ②分别托患儿的肩、腰、臀、膝部,轻轻将患儿翻向对侧	— 不可拖拉患儿,以免擦伤皮肤
4. 在患儿背部、胸前及双膝间放置软枕	— 确保卧位稳定、安全,扩大支撑面,增进舒适
5. 整理床单位,处理用物	
6. 洗手,记录	记录翻身时间和皮肤情况

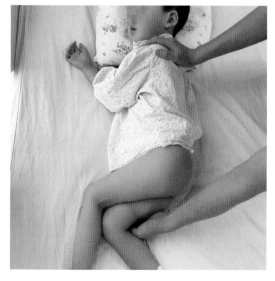

图 38-11-1　一人协助法

【操作后观察】

1. 观察患儿的生命体征、状态反应及是否舒适。

2. 观察患儿受压皮肤情况是否得到改善。

【常见并发症及防范措施】

(一) 皮肤损伤

1. 动作轻柔,不可拖拉患儿。

2. 出现皮肤破损及时处理,加强保护,增加翻身次数。

3. 放置软枕。

(二) 导管脱落

1. 翻身前将导管安置妥当。

2. 翻身时避免牵拉导管。

3. 翻身后及时检查导管位置。

(范玲　于新颖)

38

第十二节　协助患儿上下床技术

对于上下床有困难的患儿，为了增加患儿的活动，促进血液循环，当患儿要上下床时，护士对患儿进行的协助方法称为协助患儿上下床技术。适用于行动不便者、体弱患儿。禁用于昏迷、休克者。

【护理评估】

1. 评估患儿的年龄、体重、病情、肢体活动能力及配合能力。

2. 评估患儿有无约束、伤口、引流管、骨折和牵引等。

【操作前准备】

1. 用物准备床旁椅，用于遮挡的屏风或围帘。

2. 环境准备卧床或坐椅和舒适台面，采光良好，温湿度适宜。

3. 向患儿及家长告知患儿上下床的注意事项及配合事项。

【操作步骤与要点】

操 作 步 骤	操 作 要 点
1. 准备用物，核对患儿	
2. 协助患儿下床，根据评估结果决定下床方法	— 妥善处理各种导管
（1）一般体弱患儿：	
①固定床及床旁椅，避免跌倒	
②护理人员站在患儿下床的一侧靠床头处，置一椅与床平行紧靠	
③将患儿移至床中间，并转向侧卧，两腿移至床沿外	
④护理人员紧靠床沿站立，将一手伸入患儿颈肩对侧，另一手托住患儿肩背部，协助患儿坐起于床沿；协助患儿穿鞋（图38-12-1）	
⑤护理人员面对患儿站立，并让患儿两手置于护理人员肩上，护理人员双手放在患儿背部，膝弯曲，臀部保持平直，协助患儿站起	
⑥护理人员一腿置于患儿两腿之间，并扶持患儿转位至床旁椅上	
（2）一侧瘫痪患儿：	
①上半身向健侧床边移动	
②健侧下肢屈膝尽量靠近臀部，用力撑起移向床边	
③健侧脚置于患脚之下，移动患脚至床沿下	
④健侧手带动患侧手，上身旋转，将身体翻向健侧	
⑤健侧手臂用力撑床，使身体坐起于床沿	— 注意患儿反应是否头晕不适
⑥以健侧手支持平衡至坐稳	
⑦协助患儿将双脚置于床旁椅上支托	
⑧患儿足部踩于地板上；先将患儿健侧手撑住，患侧手可置于护理人员颈背部	
⑨护理人员一手环绕患儿腰部，一手扶髋部。护理人员膝及足部抵住患儿患侧腿的膝部及足部以得到支撑	
⑩协助患儿站立时，健侧尽可能承受重量。患儿健侧下肢渐移向椅子的方向。协助患儿移位至椅子上坐下	— 患儿如坐不稳，给予必要的固定。观察患儿呼吸情况及面色是否苍白
3. 评估患儿，确保安全、舒适	
4. 整理患儿床单位及处理用物	
5. 洗手，记录	— 必要时记录下床时间，患儿的反应

38

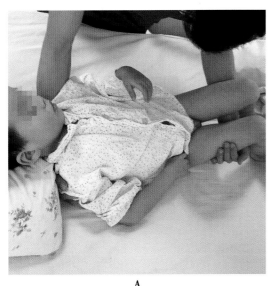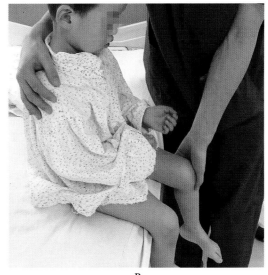

图 38-12-1　协助一般体弱患儿下床
A. 将一手伸入患儿颈肩对侧,另一手托住患儿肩背部;B. 协助患儿坐起于床沿

【操作后观察】

1. 观察患儿状态反应、生命体征、面色等。

2. 观察患儿是否能坐稳。

【常见并发症及防范措施】

1. 常见并发症　头晕。

2. 防范措施

(1) 协助患儿下床时动作要缓慢,每次改变体位后予患儿休息片刻以适应体位的变化。

(2) 患儿下床过程中,护理人员一定要扶住患儿,给予适当帮助和保护。

(3) 患儿坐在椅子上,要给予必要的固定或保护。

（范玲　于新颖）

第十三节　协助患儿坐轮椅技术

适用于活动无耐力或不能行走但能坐起的患儿,禁用于不能坐起的患儿。

【护理评估】

1. 评估患儿的年龄、体重、病情、肢体活动能力及配合程度。

2. 评估患儿有无约束、伤口、引流管、骨折和牵引等。

【操作前准备】

1. 用物准备轮椅、按季节备保暖用物。

2. 环境准备环境宽敞,无障碍物,地面防滑。

3. 向患儿及家长告知坐轮椅的目的、注意事项及可能出现的并发症,取得配合。

【操作步骤与要点】

操 作 步 骤	操 作 要 点
1. 准备轮椅,核对患儿	— 仔细检查轮椅车轮、椅座、椅背、脚踏板及刹车等各部件是否完好
2. 置轮椅椅背与床尾平齐,面向床头(图 38-13-1)	— 制动轮椅,防止轮椅滑动
3. 协助患儿上轮椅 (1) 翻起脚踏板,放下车闸 (2) 护士站在轮椅背后,固定轮椅防前倾 (3) 协助患儿坐在轮椅上(图 38-13-2)	— 嘱患儿坐轮椅时,手扶轮椅扶手,尽量靠后坐,勿前倾或自行下轮椅;妥善固定各种管道

38

操 作 步 骤	操 作 要 点
4. 随时观察患儿面色,有无头晕疲劳不适	
5. 协助患儿下轮椅时,操作同上轮椅	— 保持轮椅清洁,备用
6. 推轮椅回原处放置	
7. 洗手,记录	

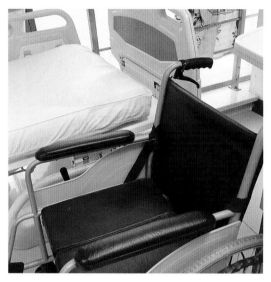

图 38-13-1　置轮椅椅背与床尾平齐,面向床头

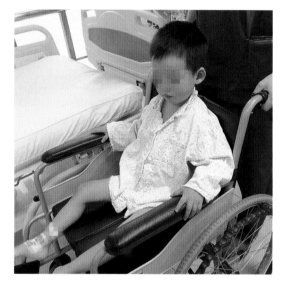

图 38-13-2　协助患儿坐在轮椅上

【操作后观察】

1. 观察患儿面色,有无头晕、疲劳、不适。

2. 观察患儿是否能坐稳。

【常见并发症及防范措施】

1. 常见并发症　头晕。

2. 防范措施

（1）协助患儿坐轮椅动作要缓慢。

（2）患儿坐轮椅后,要观察患儿面色,有无头晕、疲劳、不适及是否能坐稳。

（3）推轮椅要慢,确保患儿安全无不适。

（范玲　于新颖）

第十四节　患儿搬运技术

对于不能自行移动的患儿在入院、出院、接受检查或治疗时,需要护士的协助和使用搬运工具,常用的有轮椅、平车、担架等。在搬运患儿的过程中,护士应应用人体力学的原理,熟练掌握搬送和护送患儿的技巧,在保证患儿安全、舒适的同时,最大限度的省时节力,提高工作效率。本节以平车重点阐述平车运送法。

【护理评估】

1. 评估患儿的一般情况、年龄、体重、病情、认知反应、病变部位、肢体活动受限状况及患儿合作程度。

2. 评估平车性能是否良好,检查平车的车轮、车面、制动闸等部件性能良好。

【操作前准备】

1. 用物准备毛毯或棉被,需要时备中单或大单（搬运时用）,平车上置布单和橡胶单包好的垫子和枕头,如为骨折患者,应有木板垫于车上。

2. 环境准备环境宽敞,无障碍物,地面防滑。

3. 向患儿及家长解释平车运送法的目的、注意事项及配合要点。

【操作步骤与要点】

操 作 步 骤	操 作 要 点
1. 检查与核对	— 检查平车性能,推平车至患儿床旁,核对床号、姓名
2. 安置导管	— 固定患儿身上的导管、输液管等
3. 搬运患儿	
（1）挪动法:	
①推平车至患儿床旁,将平车推至床旁与床平行,大轮靠近床头,制动车闸	
②移开床旁桌椅,松开盖被	
③协助患儿将上身、臀部、下肢依次向平车移动,头部枕于大轮端	
④协助患儿躺好,用被单及盖被包裹患儿	
（2）单人搬运法(图38-14-1):	
①移床旁椅至对侧床尾,推平车置床尾,使平车大头端与床尾成钝角,将闸制动	
②松开盖被,协助患儿穿好衣服	
③搬运者一臂自患儿腋下伸至对侧外侧,一臂在同侧伸入患儿股下至对侧	
④嘱患儿双臂交叉依附于搬运者颈后并双手握住	
⑤搬运者抱起患儿移步转身,轻轻放在平车上	
（3）二人搬运法(图38-14-2):	
①移床旁椅至对侧床尾,推平车置床尾,使平车大头端与床尾成钝角,将闸制动	
②松开盖被,协助患儿穿好衣服	
③搬运者甲、乙站在床边,将患儿双手交叉于胸腹前,协助其移至床旁	
④搬运者甲一手臂托住患儿头、颈、肩部,一手臂托住腰部;乙一手臂托住患儿臀部,一手臂托住膝部	
⑤二人同时抬起,使患儿身体向搬运者倾斜,同时移步将患儿放于平车上	
（4）三人搬运法:	
①移床旁椅至对侧床尾,推平车置床尾,使平车大头端与床尾成钝角,将闸制动	
②松开盖被,协助患儿穿好衣服	
③搬运者三人站在床同侧,协助患儿双手交叉于胸前	
④一人托患儿头、颈、肩和背部,一人托腰部和臀部,一人托腘窝和小腿	
⑤同时抬起患儿至近侧床沿	
⑥同时抬起患儿转身稳步向平车移动,放患儿于平车中央,盖好盖被	
（5）四人搬运法:	
①移床旁椅至对侧床尾,推平车置床尾,使平车大头端与床尾平行,将闸制动	
②松开盖被,协助患儿穿好衣服	
③搬运者分别站在床头、床尾、床一侧和平车一侧	
④在患儿腰、臀部下铺中单或大单,一人站床头,托头及颈肩部;一人站床尾,托小腿;一人站床旁一边或跪立于床上,握中单另两角;一人站平车侧,握中单两角	
⑤四人同时抬起患儿向平车移动,将患儿放于平车中央,盖好盖被	
4. 整理	— 整理床单位,铺暂空床
5. 运送	— 打开车闸,推患儿至指定地点

38

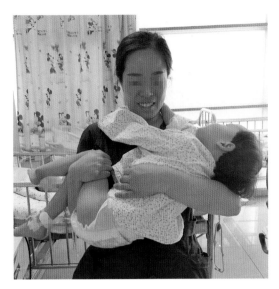

图 38-14-1　单人搬运法

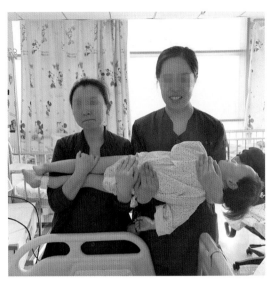

图 38-14-2　双人搬运法

【操作后观察】

1. 观察患儿意识状态、病情变化、面色等及是否存在安全隐患。

2. 观察各管路是否妥善固定,是否通畅。

【常见并发症及防范措施】

（一）管路堵塞或滑脱

1. 妥善固定各管路,防止运送过程刮碰、受压或打折,引起管路堵塞或滑脱,随时观察保持通畅。

2. 上下平车时,注意保护管路。

（二）损伤

1. 平车运送过程中患儿头部应卧于大轮端,

车速要适宜,确保患儿安全,舒适。

2. 搬运骨折患儿,车上需垫木板,并固定好骨折部位,防止进一步损伤。

3. 推车进出门时,应先将门打开,不可以用车撞门,以免震动引起患儿损伤或不适。

（三）坠床

1. 确保平车性能良好。

2. 上下坡时注意保护患儿,防止滑脱引起坠床。

3. 对躁动不安的患儿要适当约束。

（范玲　于新颖）

第十五节　物理降温技术

物理降温是用低于人体温度的物质,作用于机体的局部或全身,通过物理吸热或散热的方法,达到降温的目的。

【护理评估】

1. 评估患儿的年龄、病情、意识、体温、治疗情况、皮肤状况、活动能力、合作程度等。

2. 向患儿及家长解释物理降温的目的、方法、注意事项及配合要点。

【操作前准备】

1. 用物准备局部物理降温:干毛巾、盆内盛冷

水、冰、木槌、勺、冰袋(冰囊)及套;全身物理降温:脸盆内盛温水 2/3 满,温度是 32 ~ 34℃,小毛巾 2 块、大浴巾、热水袋及套、冰袋及套,必要时备衣裤、屏风、便器。

2. 环境准备病室安静、整洁,关闭门窗避免空气对流。

3. 向患儿及家长解释物理降温的目的及过程,取得配合。

【操作步骤与要点】

操作步骤	操作要点
1. 遵医嘱做好物理降温前的物品准备	
2. 携用物至患儿床边	
3. 核对患儿,根据降温面积及方式分为局部物理降温和全身物理降温	
(1) 局部物理降温:以冰袋(冰囊)降温为例	
①准备冰袋	— 用木槌将冰敲成核桃大小的冰块,放入盛有冷水的盆中去棱角;用勺将冰块装入冰袋至1/2满,排气后扎紧袋口,倒提冰袋检查无漏水后擦干放入布套内
②将冰袋放至所需部位	— 冰袋可置于枕部;冰囊一般用于身体皮肤薄及有大血管分布处,如颈部、腋下、腹股沟等
③用冷30分钟后,撤掉冰袋	
(2) 全身物理降温:以温水擦浴为例	— 置冰袋于患儿头部,放热水袋于足下
①协助患儿脱去上衣,松开裤带	— 暴露擦拭部位,将大浴巾垫于擦拭部位下,以浸湿的纱布垫包裹手掌、挤干,边擦边按摩,最后以浴巾擦干
②按顺序擦浴	擦拭顺序:
③撤掉热水袋,协助患儿穿裤子	双上肢:颈部→肩→上臂外侧→前臂外侧→手背;再侧胸→腋窝→上臂内侧→肘窝→前臂内侧→掌心;同法擦拭对侧上肢
	背部:帮助患儿侧卧,擦拭颈下肩部→背部→臀部。穿好上衣,脱去裤子
	双下肢:髋部→下肢外侧→足背;腹股沟→下肢内侧→内踝;臀下沟→下肢后侧→腘窝→足跟。同法擦拭对侧下肢。擦浴全过程不宜超过20分钟
4. 协助患儿躺卧舒适	
5. 整理床单位,处理用物	— 倒净热水袋及冰袋内的水,倒挂、晾干,保存于通风阴凉处
6. 洗手,记录	— 记录物理降温方法、部位、时间、效果、反应

【操作后观察】

1. 观察患儿的生命体征、状态反应、有无其他伴随症状及应用物理降温的效果。

2. 观察应用物理降温局部皮肤情况。

【常见并发症及防范措施】

1. 常见并发症　冻伤。

2. 防范措施

(1) 物理降温过程中要观察局部皮肤情况,10分钟一次,有无皮肤苍白、青紫、麻木、冻伤的发生。

(2) 治疗时间不超过30分钟,休息60分钟后可再用。

(3) 枕后、耳廓、腹部、足底、阴囊处禁止用冷,以免引起冻伤。

(4) 冰袋外面套一层布套,防止冰袋直接接触皮肤。

(5) 接受冷刺激后皮肤出现潮红、水肿等荨麻疹过敏现象,或患儿出现寒战、心动过速、血压下降、呼吸困难、面色改变时应停止物理降温。

(范玲　于新颖)

第十六节　热水袋使用技术

将热水袋放置到患儿局部,达到保暖、解痉、镇痛,使患儿舒适的目的。

【护理评估】

1. 评估患儿的年龄、病情、意识、体温、治疗情况、皮肤状况、活动能力及配合程度等。

2. 向患儿及家长解释使用热水袋的目的、方法、注意事项及配合要点。

【操作前准备】

1. 用物准备热水袋及套、热水、水温计。

2. 环境准备病室安静、整洁,关闭门窗以避免空气对流。

3. 向患儿及家长解释操作目的及过程,取得配合。

38

【操作步骤与要点】

操 作 步 骤	操 作 要 点
1. 遵医嘱做好操作前的物品准备	
2. 携用物至患儿床边	
3. 核对患儿	— 向患儿及家长解释,取得配合
4. 测量水温	— 用水温计测量水温,调节水温不超过50℃
5. 灌水袋	— 放平热水袋,去塞,左手持热水袋边缘,右手灌水,边灌边提高热水袋,使水不致溢出,一般灌至热水袋容积的1/2或2/3即可
6. 驱除气体、加套保护	— 将热水袋放平,排出袋内空气,拧紧塞子,检查无漏水后,擦干热水袋装入布套中,将热水袋放置所需部位
7. 协助患儿恢复舒适体位	
8. 操作后整理床单位,处理用物	— 用毕将水倒净,倒挂晾干后充入空气,拧紧塞子,放于阴凉处保存
9. 洗手,记录	— 记录热疗部位、时间、效果、患儿用药后反应及局部皮肤有无异常等

【操作后观察】

1. 观察患儿的生命体征、状态反应及应用热水袋的效果。

2. 观察应用热水袋局部皮肤情况。

【常见并发症及防范措施】

1. 常见并发症 烫伤。

2. 防范措施

(1) 意识、感觉、循环障碍的患儿应密切巡视,观察局部皮肤的变化。

(2) 热水袋水温不能超过50℃,热水袋外层应套布套包裹。

(3) 放置热水袋的局部不能有金属品。

(4) 一般局部应用热水袋30分钟应停止使用,如需持续应用,每次应间隔1小时。

(范玲 于新颖)

第十七节 口腔护理技术

口腔护理是通过评估和判断患儿的口腔状况,给予必要的卫生指导和相应的护理措施来促进口腔健康,使患儿舒适。常用于昏迷、高热、危重、禁食、鼻饲、口腔疾患、术后、生活不能自理的患儿。

【护理评估】

1. 评估患儿年龄、病情、意识和配合程度。

2. 根据五级法对口腔黏膜、牙龈及舌苔进行评估。

【操作前准备】

1. 用物准备 治疗盘、治疗碗、漱口溶液(0.9%等渗氯化钠注射液或酌情选用其他漱口水)、吸水管、液状石蜡、棉签、各类外用药、口腔护理包(内含换药碗、干棉球若干、镊子、弯头血管钳、弯盘、治疗巾、压舌板),需要时备张口器、手电筒。

2. 环境准备 保持环境清洁安静;若在病床上操作,应用围帘或屏风遮挡。

3. 向患儿及家长解释口腔护理的目的及过程,取得配合。

【操作步骤与要点】

操 作 步 骤	操 作 要 点
1. 遵医嘱做好口腔护理前的物品准备	— 准备好等渗盐水注射液或根据需要选择合适的漱口溶液
2. 携用物至患儿床边	
3. 核对患儿并清点棉球数量	— 棉球数量根据具体情况准备
4. 协助患儿平卧,头偏向操作者,铺治疗巾于颈下,置弯盘于口角旁(图38-17-1)	

续表

操 作 步 骤	操 作 要 点
5. 湿润口唇、漱口	— 昏迷患儿禁止漱口,需用张口器时,应从磨牙处放入,对牙关紧闭者不可使用暴力使其张口;有活动性义齿者应先取下义齿妥善保管,可浸泡于清水中,不可放于乙醇或热水中
6. 评估口腔情况	— 疼痛严重者,可先给予局部止痛剂,待起效后再擦口腔
7. 擦洗口腔	— 擦洗顺序:①年长儿:口唇→左外侧面→右外侧面→左上内侧→左上咬合→左下内侧→左下咬合→弧形擦洗左颊黏膜→右上内侧→右上咬合→右下内侧→右下咬合→弧形擦洗右颊黏膜→擦洗硬腭→舌面→漱口→口唇;②年幼儿:口唇→左外侧面→右外侧面→上内侧面口唇→下内侧面→上咬合面→下咬合面→左颊黏膜→右颊黏膜→硬腭→舌面→口唇;③新生儿:戴手套,示指包纱布或用湿棉签擦洗,擦净为止。注意:动作要轻柔;擦洗舌面、软腭勿过深,防恶心;棉球切勿过湿;棉球要夹紧以防遗留在口腔内
8. 擦拭面部	
9. 根据细菌培养结果及口腔黏膜情况涂药	— 溃疡可涂冰硼散或其他混合粉剂;真菌感染局部应用制霉菌素或 1% ~4% 碳酸氢钠溶液;口唇干裂可用液状石蜡或润唇膏;厌氧菌感染可用氯己定或甲硝唑;铜绿假单胞菌感染可用 0.1% 醋酸
10. 清点棉球	
11. 协助患儿恢复舒适体位	
12. 整理床单位,处理用物	
13. 洗手,记录	

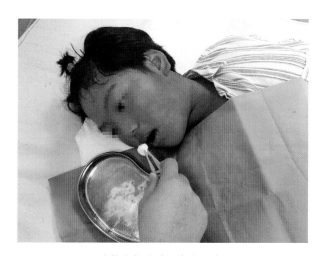

图 38-17-1　头偏向操作者,铺治疗巾于颈下,置弯盘于口角旁

【操作后观察】

1. 观察患儿的生命体征、状态反应。

2. 观察口腔黏膜及牙龈等有无破损、出血、疼痛、口腔问题的改善情况。

【常见并发症及防范措施】

(一) 口腔黏膜损伤及牙龈出血

1. 为患儿进行口腔护理时,动作要轻柔,以免损伤黏膜及牙龈,对凝血功能差的患儿要特别注意。

2. 正确使用开口器,并套以保护套,使用时从白

齿处放入,牙关紧闭者不可使用暴力使其张口。

3. 选择温度适宜的漱口液,使用过程中加强对口腔黏膜的观察。

4. 发生口腔黏膜损伤者应用漱口液含漱,指导患者正确的漱口方法。若出现口腔及牙龈出血者可采用局部止血法,必要时进行全身止血治疗。

(二) 窒息

1. 操作前后认真清点棉球的数量,每次擦洗时只用一个棉球,操作结束后检查口腔内有无遗留。

2. 对于清醒的患儿,操作前询问有无义齿,昏迷患儿操作前检查牙齿有无松动,如有活动性假牙操作前将其取下。

3. 昏迷或意识模糊的患儿棉球不能过湿,操作中要夹紧棉球,防止遗留在口腔内,禁止漱口。

4. 如出现窒息,应迅速清除异物,如患儿出现呛咳或呼吸困难,必要时行气管切开解除呼吸困难。

(三) 吸入性肺炎

1. 在口腔护理过程中,如唾液分泌较多要及时清理,以免吸入引起呛咳。

2. 为昏迷患儿进行口腔护理时,取仰卧位头偏向一侧,防止漱口液流入呼吸道。

3. 棉球要拧干,不应过湿,昏迷患儿不可漱口,以免引起误吸。

4. 患儿气促、呼吸困难时,可给予氧气吸入。

38

5. 已出现肺炎者,根据病情选择合适的抗生素　进行治疗。

【知识拓展】

口腔黏膜分级评估

级别	依据
0 度	口腔黏膜呈粉红色且湿润,无破损、痂皮、牙垢。牙龈呈粉红色且质地平滑
1 度	口腔黏膜红且发亮,并可能有白色的斑点存在。牙龈红肿。此期有无痛性的溃疡存在。舌红肿、干燥,并有舌苔
2 度	口腔黏膜及牙龈的表现同 1 度的描述,但此期有痛性溃疡存在。患儿在此期能够进食,但已受疼痛的影响
3 度	严重的红斑及溃疡或有严重的白色斑点存在。患儿主诉有严重的疼痛且不能进食
4 度	患儿需要肠胃道外的营养或肠道营养支持

(范玲　于新颖)

第十八节　肛周护理技术

肛周护理技术是采取有效的护理手段,以预防及减少肛周并发症。适用于免疫力低下患儿,腹泻患儿,肛周脓肿、肛裂患儿,肛肠及骶尾部手术患儿等。

【护理评估】

1. 年龄、病情、意识、营养状态、自理能力和配合程度。

2. 评估肛门黏膜或肛周皮肤有无发红、破损、脓肿等,有无排便痛感或排便异常等情况。

【操作前准备】

1. 用物准备面盆、温水、测温仪;坐浴液、干毛巾或软纸巾、清洁手套;必要时备抗生素软膏、无菌棉签。

2. 环境准备提供屏风遮挡,提供一个隐蔽的环境。

3. 向患儿及家长解释肛周护理的目的及过程,取得配合。

【操作步骤与要点】

操作步骤	操作要点
1. 遵医嘱做好肛周护理前的物品准备	
2. 携用物至患儿床边	— 向家长或患儿说明肛周护理的目的,取得配合
3. 核对患儿并提供隐蔽环境	— 用隔帘或屏风提供遮挡,保护患儿隐私
4. 协助暴露患儿臀部及肛门	— 注意保暖
5. 戴手套,评估患儿肛周皮肤及肛门黏膜情况(图 38-18-1)	
6. 清洁肛周皮肤及肛门黏膜	
7. 配制坐浴液体,协助患儿坐浴 15～20 分钟	— 坐浴时注意保暖和安全;水温控制在 38～42℃
8. 坐浴后用清洁的干毛巾或软纸巾擦干臀部皮肤	— 必要时可用棉签在肛门处由内向外涂抹抗生素软膏以抗感染,又能防止肛裂
9. 一旦肛周黏膜或肛周皮肤红肿或形成脓肿,按外科常规换药处理	— 避免使用栓剂及肛表
10. 协助患儿恢复舒适体位	
11. 整理床单位,处理用物	
12. 洗手,记录	— 记录肛门黏膜及肛周皮肤完整性、有无破损、脓肿及大小、疼痛、干预措施、转归等情况

38

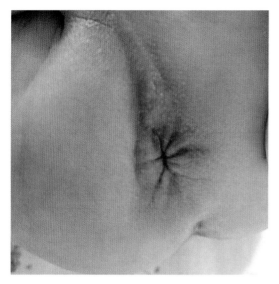

图 38-18-1　评估患儿肛周皮肤及肛门黏膜情况

【操作后观察】

1. 坐浴过程中要密切观察患儿的生命体征、状态反应、臀部皮肤情况及坐浴是否安全。

2. 肛周护理后要观察肛门黏膜及肛周皮肤完整性、有无破损、脓肿及大小、疼痛、干预措施、转归等情况。

【常见并发症及防范措施】

1. 常见并发症　烫伤。

2. 防范措施

（1）水温控制在 38～42℃。

（2）避免坐浴时间过长，一般在 15～20 分钟。

（3）坐浴过程要注意观察局部皮肤情况，如发现皮肤发红，适当下调水温，防止发生烫伤。

【知识拓展】

肛门黏膜及肛周皮肤评估分级

级别	依　据
0 度	肛门黏膜及肛周皮肤完整，排便时无痛感
Ⅰ度	肛门黏膜或肛周皮肤略红，排便时无痛感
Ⅱ度	肛门黏膜或肛周皮肤红肿，排便时有痛感，且能忍受
Ⅲ度	肛门黏膜或肛周皮肤破损（肛裂），排便时疼痛剧烈，不能忍受
Ⅳ度	肛门黏膜或肛周皮肤有脓肿，主诉翻身、坐起等行为困难或受限

（范玲　于新颖）

第十九节　保护性约束技术

保护性约束是指使用专用的器具限制患儿部分或全部肢体的行动或躯体的移动。适用于需要制动，或是限制局部肢体活动的患儿，手术中、术后麻醉未清醒的患儿，躁动不配合治疗、护理的患儿。应用保护性约束有利于保护患儿，便于诊疗。禁用于局部皮肤完整性受损、肢体活动异常的患儿。

【护理评估】

1. 年龄、病情、意识、自理能力和配合程度。

2. 约束部位皮肤有无红肿、硬结、破损及瘢痕。

【操作前准备】

1. 用物准备床单或大毛巾、约束带、棉垫、小夹板、布质并指手套、2.5kg 重沙袋（用便于消毒的橡皮布缝制）、布套。

2. 环境准备安全、安静、清洁。必要时屏风遮挡，请无关人员回避等。

3. 向患儿及家长解释约束的目的及过程，取得配合。

【操作步骤与要点】

操 作 步 骤	操 作 要 点
1. 遵医嘱做好约束前的物品准备	
2. 携用物至患儿床边	— 向家长或患儿说明约束的目的，取得配合。操作前查对，确认患儿

38

操 作 步 骤	操 作 要 点
3. 根据约束范围的不同采取不同的约束方法 （1）全身约束法： 方法一：将床单（或大毛巾）折叠成能盖住患儿由肩至脚跟部的宽度；放患儿于床单中间，将床单一边紧裹患儿一侧上肢、躯干和下肢，经胸腹部至对侧腋窝处，再将床单平整地压于患儿身下；床单另一边紧裹患儿另侧手臂，经胸压于背下，如患儿活动剧烈，可用布带围绕双臂打活结系好（图38-19-1）。 方法二：折叠床单（或大毛巾），使宽度能覆盖住患儿由肩至脚跟部；将患儿放在床单中央，将床单一边紧紧包裹患儿手臂并从腋下经后背到达对侧腋下拉出，再包裹对侧手臂，多余部分压在身下；床单另一边包裹患儿，经胸压于背下（图38-19-2） （2）手或足约束法（图38-19-3）：将患儿手或足垫上棉垫置于约束带短边中间，将短边两端绕手腕或踝部对折后系好，松紧度以手或足不易脱出且不影响血液循环为宜；将约束带长边系于床缘上 （3）腕、肘部约束法（图38-19-4）： ①折叠床单，宽度超过肩部到指尖的距离 ②将患儿放在床单中央，将床单一边穿过腋下紧紧包裹患儿手臂后压于后背 ③床单另一边穿过腋下紧紧包裹患儿手臂后将多余部分压于背下 （4）手部约束法：五指并拢，套上手套，在腕部系好带子，必要时约束系带固定在床缘上 （5）肩部约束法： ①暴露患儿双肩 ②在双侧腋下垫棉垫 ③将约束带置于患儿双肩下，两侧分别穿过患儿腋下，在背部交叉后固定于床头 （6）沙袋约束法：沙袋摆放的位置决定约束固定的部位。将两个沙袋摆放在头部两侧可以固定头部，防止其转动；将沙袋放于患儿背后可以使其侧卧，避免翻身；将两个沙袋分别放于患儿两肩旁，压在棉被上可以防止患儿踢开被子，有助于保暖	
4. 向患儿及家长交代有关注意事项	— 不能随意松开约束
5. 洗手，记录约束时间，签名	

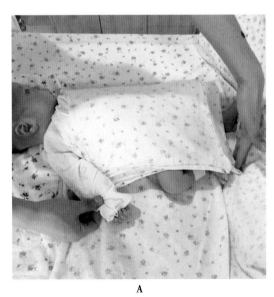 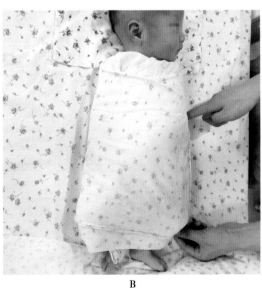

A   B

图38-19-1　全身约束法方法图一

A. 将床单一边紧裹患儿一侧上肢、躯干和下肢，经胸腹部至对侧腋窝处；B. 床单另一边紧裹患儿另侧手臂，经胸压于背下

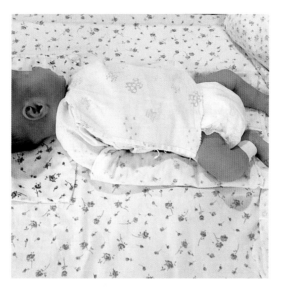

图 38-19-2　全身约束法方法图二

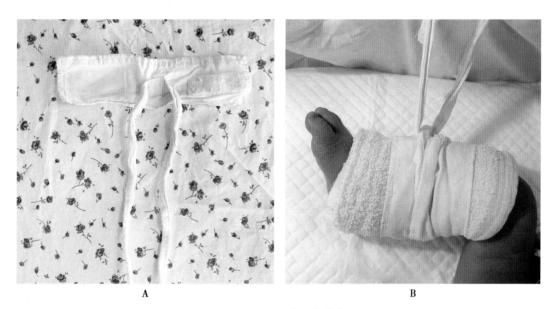

A

B

图 38-19-3　手或足约束法

A. 约束带;B. 将约束带短边两端绕手腕或踝部对折后系好,长边系于床缘上

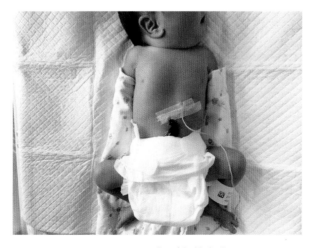

38

图 38-19-4　腕、肘部约束法

【操作后观察】

1. 约束中加强巡视,注意约束带松紧度要适宜,以能伸入一指为宜。

2. 约束期间,随时注意观察约束部位皮肤颜色、温度,掌握血液循环情况。

3. 保持患儿姿势舒适,定时给予短时的姿势改变,减少疲劳。

【常见并发症及防范措施】

（一）皮肤损伤

1. 保持患儿安静,避免患儿剧烈躁动。

2. 在约束带内层与皮肤之间可垫上柔软的棉垫加以保护。

3. 定时放松约束带,适当缓解局部皮肤。

（二）局部血液循环障碍

1. 约束带不要系得过紧,以免影响血液循环。

2. 定时放松约束带,按摩约束肢体,促进局部血液循环。

（三）约束带松脱

1. 保持患儿安静,避免患儿剧烈躁动而引起约束带松脱。

2. 定时巡视,发现约束带变松,及时系上,松紧度适宜。

（范玲　于新颖）

参 考 文 献

1. 沈南平. 儿科护理技术. 北京:人民卫生出版社,2011.
2. 江载芳,申昆玲,沈颖. 诸福棠实用儿科学. 第 8 版. 北京:人民卫生出版社,2015.
3. 崔炎. 儿科护理学. 第 5 版. 北京:人民卫生出版社,2012.
4. 李云峰. 实用儿科护理. 济南:山东科学技术出版社,2015.
5. 王琅,田杰. 儿科护理. 北京:人民卫生出版社,2015.
6. 王冬梅,张义辉. 基础护理操作技术实训. 成都:西南交通大学出版社,2013.
7. 赵晓军. 实用临床护理操作常规. 西安:西安交通大学出版社,2014.
8. 郑慧,黄华. 儿科学. 北京:人民卫生出版社,2014.
9. 楼建华. 儿科护理操作指南. 上海:上海科学技术出版社,2012.
10. 邵肖梅,叶鸿瑁,邱小汕. 实用新生儿学. 第 4 版. 北京:人民卫生出版社,2011.
11. 王莉,杨娟,潘亚兰. 临床常用护理操作规程. 武汉:华中科技大学出版社,2014.
12. 罗健. 基础护理操作规程及评分标准. 武汉:湖北科学技术出版社,2015.
13. 高玉琴. 口腔护理操作流程. 沈阳:辽宁科学技术出版社,2012.
14. 李小寒,尚少梅. 基础护理学. 第 5 版. 北京:人民卫生出版社,2012.
15. 中华人民共和国卫生部. 临床护理实践指南. 北京:人民军医出版社,2011.
16. 熊莉娟,吴丽芬,李力. 儿科护理操作规程及评分标准. 武汉:湖北科学技术出版社,2015.
17. 赵青. 护理操作考核细则及标准. 北京:军事医学科学出版社,2013.

38

第三十九章　常用检验标本的采集技术

第一节　外周静脉采血技术

外周静脉采血(peripheral blood sampling)技术是自外周静脉抽取血液并注入规定试管待检验,为判断患儿病情进展及治疗疾病、健康评估提供参考依据的方法。

【护理评估】

1. 检查项目、采血量、所需采血管类型。

2. 患儿病情、意识状态,治疗情况,肢体活动能力、配合程度,饮水、进食、运动情况。

3. 静脉充盈及管壁弹性,采血部位皮肤有无水肿、结节、瘢痕、硬结、炎症、伤口,肢体输液。

4. 是否需要排便。

【操作前准备】

1. **用物准备**　治疗车,止血带、皮肤消毒液、手垫、手消毒液、弯盘,无菌棉签、无菌手套、5~10ml 一次性注射器、头皮针或一次性采血针、真空采血管、试管架子上放标本容器(抗凝管、干燥管、血培养瓶)、静脉采血医嘱单及检验条形码,根据需要备酒精灯、打火机,锐器桶、垃圾分类桶。

2. **环境准备**　清洁、安全、光线充足明亮,符合无菌操作要求,拉床帘,保护患儿隐私。

3. **操作者准备**　洗手,戴口罩。

4. 向患儿及家属解释采血目的、方法、临床意义、注意事项,取得配合。

【操作步骤与要点】

操作步骤	操作要点
1. 根据检验目的选择适当容器,在容器瓶上贴检验条形码	— 根据不同的检验目的,计算采血量
2. 携用物至患儿床旁	
3. 核对	— 操作前查对,核对患儿床头卡、腕带信息、住院号、检验单、检验项目、标本条形码及标本容器
	— 嘱患儿握拳,使静脉充盈,一般选肘部浅静脉为采血点
4. 协助患儿取合适体位,选择合适静脉	— 在穿刺部位上方6cm处扎止血带,使用止血带后不做松紧拳头动作。止血带时间不超过1分钟,再次使用止血针,至少间隔2分钟
5. 戴手套、垫手垫、扎止血带,常规消毒皮肤	— 穿刺前须询问患儿有无碘过敏史,有碘过敏史需用75%乙醇消毒
	— 严禁在输液、输血的针头或导管处抽血标本,在静脉输液、输血的对侧肢采血
6. 再次核对	— 操作中查对
7. 穿刺采血	— 根据不同类型检验标本采集血量
	— 采血时间:上午较适宜,生化血标本清晨空腹,门诊患儿避免使用任何药物
8. 抽血完毕,松开止血带,嘱患儿松拳,迅速拔针,以干棉签按压穿刺点上方	— 防止出血及皮下血肿

39

操 作 步 骤	操 作 要 点
9. 将血液直接注入标本容器	— 采集血培养标本进行常规瓶塞消毒,更换针头将血液注入瓶内,勿混入消毒剂。全血标本将抗凝试管轻轻摇匀8~10次,勿将泡沫注入,防止血液凝固。血清标本注入干燥试管,避免震荡,以防溶血 — 不同类型的标本先将血液注入血培养瓶,再注入抗凝管,最后注入干燥试管 — 标本在使用抗生素前采集,如已使用应注明使用时间
10. 再次核对	— 操作后核对
11. 协助患儿取舒适卧位	— 撤除床上一次性垫巾、止血带,整理床单位,告之家属患儿进食及活动注意事项
12. 标本送检	— 将血标本及检验申请单用密封袋包装,送至相应化验室,并记录送检时间 — 避免运输过程中发生血标本倾倒及试管碎裂

【操作后观察】

1. 观察患儿有无头晕、眼花、面色苍白、呼吸、心率加快等晕血、晕针现象。

2. 观察采血部位有无疼痛、肿胀、压痛、皮下瘀斑情况,有无皮疹等皮肤过敏现象。

【常见并发症及防范措施】

(一) 晕针或晕血

1. 采血前评估儿患身体状况、心理情绪,是否进食、有无晕针晕血史等。

2. 给患儿做好解释工作,给予心理安慰,取舒适体位,放松身体,采血中与患儿交流分散注意力。

3. 发生晕针晕血,立即停止操作,取平卧位,监控血压和脉搏,补充液体饮料。

(二) 皮下出血或局部血肿

1. 选择粗、直、充盈饱满、弹性好的静脉,尽量一针见血,避免反复穿刺。

2. 上肢静脉采血,脱去衣袖采血,避免衣袖较紧影响静脉回流导致皮下出血。

3. 针头型号不宜过大,不在有分岔的静脉处进针。

4. 穿刺中一旦出现血肿,立即拔出针头,按压局部,另选血管重新穿刺。

5. 抽血完毕,手持棉签按压穿刺点上方5~10分钟,凝血功能差的患儿应按压至不出血为宜。采血针头经皮下直接穿刺进入血管时,按压时,棉签与血管走行垂直,采血针在皮下行走一段距离进入血管时,棉签与血管走行平行,不以弯曲手臂方式按压止血。

6. 有局部出血或血肿,48小时内冷敷,48小时后热敷,加速血肿消散吸收(血液病患儿除外)。

(三) 误穿刺入动脉

1. 掌握准确的采血部位,股静脉位于股三角区内股动脉内侧约0.5cm处。

2. 股静脉采血时,先以消毒的示指和中指在股三角区内触摸股动脉搏动点并固定穿刺点,注射器针头和皮肤成45°或90°在股动脉内侧0.5cm处进针。

3. 抽到暗红色血液,表示进入股静脉。当刺入股动脉时,血液自动上升到注射器内。

4. 刺入股动脉,应立即拔出针头,紧压穿刺点5~10分钟无出血后,凝血功能差的患儿应按压至不出血,再更换部位进行采血。

(四) 穿刺失败

1. 采血前评估血管条件,选择易暴露、粗直、弹性好的血管。

2. 末梢循环不良者,可用局部热敷等方式促进血管扩张。

3. 穿刺者熟悉解剖部位,提高穿刺水平。

4. 确定针头不在血管内时,可调整进针角度,但不要反复在血管内做进、退针动作,避免损伤血管,应重新选择血管进行穿刺,并做好患儿及家属解释工作。

(五) 溶血

1. 皮肤上涂擦的消毒剂充分挥发、干燥后再采血。

2. 使用容量大小合适的真空采血管,避免负压过大。将注射器内血液匀速注入采血试管,降低对红细胞的剪切力,避免细胞破坏。

3. 采血液量符合检验项目及试剂要求,使抗凝血剂和血液比例大于1:9。

4. 轻轻摇匀采血试管,不用力甩动。

5. 标本及时送检。

【知识拓展】

使用推荐的实验室采集管:

1. 血清标本生化免疫项目采用黄色采血管,应空腹6~8小时,采血2ml。

39

2. 全血标本血常规、血沉、血氨、微量元素、T 细胞亚群采用紫色抗凝管,采血 2ml,血氨采血后及时送检,2 小时内检测,血沉、血常规 6 小时内检测。

3. 凝血四项、血型、巨细胞荧光定量监测采用蓝色抗凝管,采血 2ml,采血后及时送检,2 小时内完成检测。

4. 血液黏稠度测定如血药浓度、血铅、真菌 D 葡聚糖应采用绿色抗凝管,取血 2ml,采血后 4 小时内完成检测。

5. 血培养标本见血培养标本采集技术。

6. 其他项目需采血 3 ~ 4ml。

(谢鑑辉)

第二节 颈外静脉采血技术

颈外静脉采血(external jugular vein venepuncture for blood sampling)是指自颈外静脉抽取血液并注入规定试管待检验,为判断患儿病情进展及治疗疾病、健康评估提供参考依据的方法。适用于检查项目多、采血量大、肥胖、血液循环不良等采血难度较大的婴幼儿。

【护理评估】

1. 检查项目、采血量、所需采血管类型。

2. 患儿病情、意识状态,治疗情况,肢体活动能力、配合程度、运动情况。

3. 患儿饮水、进食情况母乳喂养后 1 小时方可进行;在进食患儿,待吞咽后或取出食物后再进行穿刺,以防患儿呕吐、窒息。

4. 评估患儿局部皮肤及血管情况,有无颈部皮肤破溃、糜烂、颈部有无畸形,衣领大小有无对颈部造成约束。

5. 是否需要排便。

【操作前准备】

1. 用物准备 软枕,毛巾毯,治疗车,皮肤消毒液、手消毒液、弯盘、无菌棉签、无菌手套、5 ~ 10ml 一次性注射器、头皮针或一次性采血针、真空采血管、试管架上放标本容器(抗凝管、干燥管、血培养瓶)、静脉采血医嘱单及检验条形码,锐器桶、垃圾分类桶。

2. 环境准备 清洁、安全、光线充足明亮,符合无菌操作要求,拉床帘,保护患儿隐私。

3. 操作者准备 流动水下七步洗手法洗手或快速取消毒液洗手,戴口罩。

4. 向患儿及家属解释采血目的、方法、临床意义及采血过程、注意事项、配合要求。

【操作步骤与要点】

操 作 步 骤	操 作 要 点
1. 根据检验目的选择适当容器,在容器瓶上贴检验条形码	— 根据不同的检验目的,计算采血量
2. 携用物至患儿床旁	
3. 核对	— 操作前查对,核对患儿床头卡、腕带信息、住院号、检验单、检验项目、标本条形码及标本容器
4. 患儿取去枕平卧位,头偏向一侧	— 解开患儿衣领,用毛巾毯包裹患儿肩部,肩下垫软枕,保持患儿头部尽量后仰略低于身体水平,使颈部伸展平直,充分显露颈外静脉,便于穿刺
5. 戴手套、消毒皮肤	— 注意颈部皮肤皱褶处消毒
6. 再次核对	— 操作中查对
7. 穿刺采血	— 助手面向患儿,双手固定患儿面部及枕部,双臂按压患儿上肢及躯干,操作者立于患儿头部顶端,穿刺点选择在下颌角与锁骨上缘中点连线上 1/3,颈静脉显露明显处,左手示指压迫穿刺点处颈外静脉远端,拇指绷紧穿刺点下方皮肤,在示指与拇指间距离静脉隆起处 1 ~ 2cm 处颈外静脉外侧缘与皮肤,见图 39-2-1 呈平行进针,见回血,拇指固定针柄,右手抽血
8. 抽血完毕,迅速拔针,以干棉签按压穿刺点上方	— 立即将患儿置头高位抱起。用棉签适度力量按压 5 ~ 10 分钟,防止出血及皮下血肿

39

操 作 步 骤	操 作 要 点
9. 将血液直接注入标本容器	— 操作要点同外周静脉采血技术
10. 再次核对	— 操作后核对
11. 协助患儿取舒适卧位	— 撤除床上软枕、毛巾毯，整理床单位，告知患儿家属患儿进食及活动注意事项
12. 标本送检	— 将血标本及检验申请单用密封袋包装，送至相应化验室，并记录送检时间 — 避免运输过程中发生血标本倾倒及试管碎裂

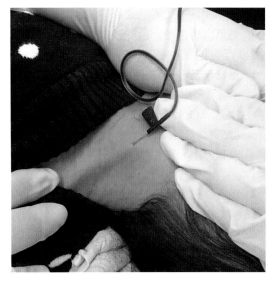

图 39-2-1　颈外静脉采血

【操作后观察】

1. 观察采血部位有无疼痛、肿胀、压痛、皮下瘀斑情况，有无皮疹等皮肤过敏现象。

2. 观察患儿有无面色发绀、呼吸困难等窒息情况，有无心率突然减慢、暂时意识丧失的现象。

【常见并发症及防范措施】

（一）皮下出血或局部血肿

1. 穿刺时动作轻柔，观察有无回血，见回血立即停止进针，避免穿破血管造成血管破裂和皮下出血。

2. 采用头皮针或负压采血针头接注射器，不用注射器针头直接采血，避免穿刺后，患儿头部扭动针头固定不稳穿破血管。

3. 抽血完毕，将患儿抱起或取半坐卧位，手持棉签按压穿刺点上方 5~10 分钟。

4. 有局部出血或血肿，48 小时内冷敷，48 小后热敷，加速血肿消散吸收（血液病患儿除外）。

（二）气栓

颈外静脉穿过颈深筋膜处，静脉管壁与筋膜损伤后不易自行闭合，可形成气栓，见回血后迅速固定针头，选择中上方为穿刺点，防止并发症的形成。

（三）窒息

婴幼儿颈部向后过度牵拉仰伸，或皮下出血、局部血肿压迫颈外静脉，导致窒息发生，护士在操作过程中应密切观察患儿神态、呼吸、面色等情况，发现异常，立即停止操作。

（谢鑑辉）

第三节　股静脉采血技术

股静脉采血（femoral venepuncture for blood sampling）是指自股静脉抽取血液并注入规定试管待检验，为判断患儿病情进展及治疗疾病、健康评估提供参考依据的方法。股静脉因其位置比较固定，是一岁以内患儿及外周浅静脉穿刺困难患儿采取的一项常用采血技术。

【护理评估】

1. 检查项目、采血量、所需采血管类型。

2. 患儿病情、意识状态，有无出血倾向，治疗情况，双下肢活动能力、配合程度。

3. 患儿饮水、进食情况，在患儿排大小便后采血，尿布包裹会阴部，防止采血中粪便污染。

4. 评估患儿腹股沟局部皮肤情况，有无破溃、糜烂、有无大小便污染。

【操作前准备】

1. 用物准备　软枕，治疗车，皮肤消毒液、手消毒液、弯盘，无菌棉签、无菌手套、5~10ml 一次性注射器、头皮针或一次性采血针、真空采血管、试管架子上放标本容器（抗凝管、干燥管、血培养瓶）、静脉采血医嘱单及检验条形码，锐器桶、垃圾分类桶。

2. 环境准备　清洁、安全、光线充足明亮，符合无菌操作要求，拉床帘，保护患儿隐私。

3. 操作者准备　流动水下七步洗手法洗手或快速取消毒液洗手,戴口罩。

4. 向患儿及家属解释采血目的、方法、临床意义及采血过程、注意事项、配合要求。

【操作步骤与要点】

操 作 步 骤	操 作 要 点
1. 根据检验目的选择适当容器,在容器瓶上贴检验条形码	— 根据不同的检验目的,计算采血量
2. 携用物至患儿床旁	
3. 核对	— 操作前查对,核对患儿床头卡、腕带信息、住院号、检验单、检验项目、标本条形码及标本容器
4. 协助患儿取平卧位,穿刺侧下肢外展外旋,垫高臀部	— 助手站在患儿头端,双肘及前臂约束患儿躯干及上肢,双手固定换患儿双腿,操作者站在患儿足端
5. 股动脉定位	— 髋部外展45°并屈膝90°
	— 以尿布包裹好会阴部,防止排尿时污染穿刺点
	— 在股三角区扪及股动脉搏动,或在髂前上棘和耻骨结节连线中点的方法作股动脉定位,股静脉在股动脉搏动最明显点内侧0.5cm处
6. 戴手套、消毒皮肤	— 以穿刺点为中心,螺旋式方向由内向外用络合碘棉签消毒两遍,乙醇消毒一次,消毒范围大于5cm×5cm
	— 消毒左手示指、中指
7. 再次核对	— 操作中查对
8. 连接注射器	— 检查注射器,将注射器乳头与针栓旋紧,根据采血量选用5～10ml注射器
9. 股静脉定位	— 左手示指扪及股动脉搏动最明显处内侧0.5cm处并固定好
10. 穿刺采血	— 右手持注射器,使针尖与皮肤呈直角或45°,在股动脉搏动明显已定位点处刺入,然后逐渐提针,边提针边抽吸,见抽出暗红色血,则提示已进入股静脉,立即停止提针并加以固定。根据需要采取血标本量。如未见回血,继续刺入或缓慢边退边回抽直至见血为止(图39-3-1)
	— 抽出鲜红色血液,误入股动脉,立即拔针,局部加压按压
	— 皮下脂肪薄者,进针长度为针长的1/2～2/3。皮下脂肪厚者,进针3/4
11. 抽血完毕,迅速拔针,按压穿刺点	— 无菌棉球或棉签按压穿刺点局部5～10分钟,防止出血及皮下血肿
	— 注意按压力度,观察下肢皮肤颜色
12. 将血液直接注入标本容器	— 操作要点同外周静脉采血技术
	— 不同类型的标本先将血液注入血培养瓶,再注入抗凝管,最后注入干燥试管
	— 标本在使用抗生素前采集,如已使用应注明使用时间
13. 再次核对	— 操作后核对
14. 协助患儿取舒适卧位	— 撤除床上软枕、整理床单位,告知患儿家属患儿进食及观察肢体活动情况,防止大小便污染穿刺点
15. 标本送检	— 将血标本及检验申请单用密封袋包装,送至相应化验室,并记录送检时间
	— 避免运输过程中发生血标本倾倒及试管碎裂

39

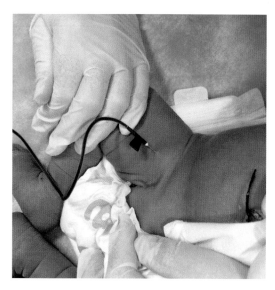

图 39-3-1　股静脉采血

【操作后观察】

1. 观察采血部位有无疼痛、肿胀、压痛、皮下瘀斑、出血情况。

2. 观察患儿下肢活动情况，有无按压导致肢体受损或穿刺到股神经导致肢体运动障碍。

【常见并发症及防范措施】

（一）出血和血肿

合理选择血管，宜选择粗、直、充盈饱满、弹性较好的静脉，避免反复穿刺对血管壁的损伤。采血后做好有效按压，及时观察局部情况，发现异常及时处理，发生出血和血肿，早期可冷敷，48 小时后改为热敷。

避免反复多次穿刺，以免形成血肿，如抽出鲜红色血液，表示穿入股动脉，应立即拔出针头，用消毒干棉签按压 5 分钟以上，以免引起局部出血或血肿，抽血完毕按压穿刺处数分钟，至无出血为止。

（二）感染

严格执行无菌操作，注意采血部位及采血者中、示指消毒，选择无感染部位作穿刺。

（三）气体栓塞

注射器与乳头脱开致空气栓塞，操作前应旋紧连接部位，如有脱开，应尽量缩短开放时间，给患儿取左侧头低位。

（四）下肢青紫

按压时用力过大，可造成穿刺侧肢体血液循环不良，应每按压 1 分钟放松 3 秒的方法，可改善肢体血液循环。

（五）假性静脉瘤

假性动脉瘤是由于穿刺不当后形成血肿，血肿被机化后其表面被内皮覆盖的血肿。避免在同一部位重复穿刺，如有误穿动脉，可局部热敷等物理治疗，防止假性动脉瘤的形成。

（六）采血失败

股静脉采血时无回血，操作者熟悉股静脉的解剖位置，提高穿刺技术。

（七）误穿刺入动脉

正确掌握股静脉的解剖位置及穿刺方法，如抽出为鲜红色血液，提示刺入股动脉，应立即拔出针头，紧压穿刺点 5～10 分钟，直至无出血，再重新对侧股静脉采血。

【知识拓展】

（一）穿刺点定位

1. 触摸法　是股静脉穿刺点定位的首选方法，也是临床最常用、最可靠、穿刺成功率最高的方法，较胖或病情危重患儿因股动脉触摸不清不易使用。

2. 垂线法　以脐窝为中心向耻骨联合上缘与髂前上棘的连线作垂线，与腹股沟交叉点即为穿刺点。肥胖儿、哭闹较剧及各种原因所致循环不良，使股动脉难以触清者，可采用此方法。

3. 目测法　患儿仰卧，大腿外展，小腿屈曲，在大腿内侧肉眼即可看到一个三角区，此三角区由缝匠肌与长收肌所形成，在此三角区下角顶点向内 2/3 处即为进针处。或将新生儿的下肢呈屈髋、屈膝、外展、外旋位，在腹股沟处见一示指腹大小的凹处，即为股静脉的穿刺点，目测法适用于新生儿，此法为临床经验，不作为首选方法。

4. 连线法　在髂前上棘与耻骨结节之间划一连线，股动脉走向与该线的中点相交，股静脉在其内侧。

（二）进针角度

1. 垂直进针法　右手持注射器垂直刺入穿刺点，然后逐渐向上提针，并同时抽吸，见有回血时停止提针。

优点：定位准确、命中率高、损伤面小。

缺点：针头进入血管部分短，仅针头的斜面在血管内，活动范围小，不易固定，抽吸时易滑出血管，导致穿刺失败。此法适用于触摸法、垂线法、目测法及快速法。

2. 斜角进针法　右手持注射器沿股静脉的体表投影方向斜行进针，由浅入深，见回血时抽取所需血量。

优点：针沿着股静脉走向由浅入深进针，进入皮下及血管内针的长度较多，活动范围大，易于固定，抽吸时不易滑出。

缺点：损伤面较垂直进针法大。此法适用于连线法。

（谢鑑辉）

第四节 桡动脉采血技术

桡动脉采血（radial artery blood sampling）技术是指从桡动脉采集血液,通过动脉血气分析监测血含氧量,判断患儿的呼吸功能、血氧代谢及血液酸碱度的一门技术。桡动脉是唯一一条经过二次氧合的动脉血管通路,易固定,便于操作,是动脉采血首选部位。

【护理评估】

1. 评估患儿病情、意识状态、生命体征、血常规、凝血全套、吸氧方法、氧浓度、氧流量、机械呼吸的各种参数等。

2. 观察患儿穿刺部位皮肤及动脉搏动情况。

3. Allen 实验,评估血管情况。

4. 评估患儿体温,有无发热。

【操作前准备】

1. **用物准备** 治疗车、无菌手套,预先肝素化的 1ml 注射器或血气专用注射器、头皮针（根据进针部位选择适当规格）、无菌棉签、棉球,皮肤消毒液、手消毒液、弯盘、标记笔、橡皮塞、检验单、小毛巾卷,提前 30 分钟与检验科沟通。

2. **环境准备** 清洁、安全、光线充足明亮,符合无菌操作要求,拉床帘,保护患儿隐私。

3. **与患儿及家长沟通** 告知桡动脉采血的目的、意义及进行健康教育。

4. **患儿准备** 为患儿更换尿布,哭吵患儿可给予安慰奶嘴,减轻疼痛。

【操作步骤与要点】

操 作 步 骤	操 作 要 点
1. 核对医嘱、准备标本容器	— 用 1ml 注射器抽取稀释肝素抗凝剂 1ml,转动注射器使整个注射器内壁均匀附着肝素液,针尖向上排尽肝素液和注射器内残留气泡,放在无菌注射盘内备用
2. 携用物至床旁	
3. 核对	— 操作前查对,核对患儿床头卡、腕带信息、住院号、检验单、检验项目、标本条形码及标本容器
4. 协助患儿取合适体位	— 患儿仰卧平卧,手掌伸直,手心向上自然放松,手腕和手下方毛巾卷保持手部不悬空,协助患儿紧握拳头,保持均匀呼吸,避免屏气呼吸或避免哭吵以免影响测试结果
5. 定位桡动脉,确定穿刺点	— 穿刺点位于拇指侧掌横纹上方 1~2cm 的动脉搏动处,操作者左手(或右手)的示指沿血管走向,触摸动脉搏动最显著点,定位桡动脉,做好标记。触摸不清时,可换触另一侧桡动脉
6. 洗手、戴手套,皮肤消毒	常规方法消毒采血部位
7. 连接针头和装有肝素的注射器	— 将注射器针栓推至注射器刻度末端位置
8. 再次定位桡动脉、穿刺	— 用络合碘棉签消毒操作者左手示指或中指 2 次,固定动脉搏动最明显处 — 右手持注射器,呈 40°角刺入动脉(图 39-4-1) — 穿刺成功后血液自动流入针管内充满注射器,取血约 0.5~1ml,不抽拉注射器针栓 — 将针头斜面刺入橡皮塞内,若注射器内有气泡,应尽快排出。将注射器轻轻转动,可用手搓动 1 分钟,使血液肝素充分混合,防止凝血
9. 拔针、按压穿刺部位	— 用无菌棉球穿刺部位 5~10 分钟,力度以穿刺处不渗血,指腹能感觉到动脉搏动为宜。有凝血机制障碍,或服用抗凝剂,溶栓治疗的患儿应延长压迫时间,直至确认无出血,方可松开按压
10. 再次核对	— 操作后核对,粘贴标签,血气分析申请单上注明采血时间、体温、患者吸氧方法、氧浓度、氧流量、机械呼吸的各种参数等
11. 整理用物,脱手套,洗手	
12. 标本送检	作血气分析时,针头排出后立即刺入软塞以隔绝空气,然后用手搓动注射器以使血液与抗凝剂混匀,避免凝血(图 39-4-2)

39

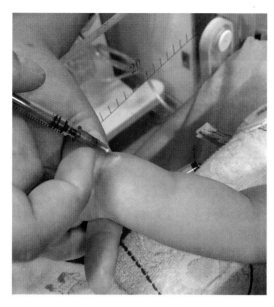

图 39-4-1 桡动脉采血穿刺

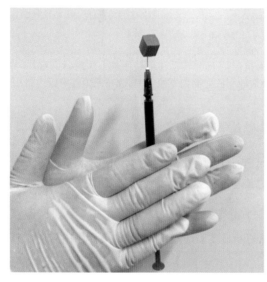

图 39-4-2 桡动脉采血后手搓动注射器混匀

【操作后观察】

1. 观察采血部位有无疼痛、肿胀、压痛、皮下瘀斑、出血情况,有无皮疹等皮肤过敏现象。

2. 观察有无血液暴露,医源性感染情况。

【常见并发症及防范措施】

(一) 动脉痉挛

向患儿解释操作程序,安抚患儿,协助放松,操作前热敷采血局部血管,若操作中出现血管痉挛,但针尖在血管内,可保持针尖位置,待血管痉挛缓解血流量增加再行采血,若穿刺未成功,则拔针待血管痉挛缓解再行穿刺。

(二) 血肿或出血

1. 严重凝血机制障碍者应避免动脉穿刺采血。

2. 掌握进针深度与角度,防止穿破血管后壁,避免在同一部位反复穿刺,增加对血管的损伤。

3. 把握按压时间与力度,穿刺成功后局部加压止血 5～10 分钟或用小沙袋压迫止血 15 分钟,直到不出血为止,凝血机制障碍者适当延长按压时间,若压迫止血无效,可用加压包扎。

4. 血肿发生后 48 小时内局部冷敷,48 小时后局部热敷,利于血肿吸收。凝血障碍患儿禁用此法,局部用 50% 的硫酸镁湿热敷,促进血肿吸收。

5. 不过早活动穿刺侧肢体,防止出血。

6. 观察血肿或范围有无进展,若血肿较轻且局限,可观察暂时不做处理。若肿胀加剧应立即按压穿刺点并用硫酸镁湿热敷。

7. 如穿刺点大出血,让患儿立即平卧,戴无菌手套,用无菌敷料或明胶海绵按压穿刺点,直至不出血为止,必要时遵医嘱予以输血。

(三) 血栓形成

1. 避免在同一部位反复穿刺。

2. 采血局部按压力度适中,既不阻断血流,又能触摸到动脉搏动。

3. 若血栓形成,遵医嘱进行溶栓治疗。

(四) 穿刺失败

1. 加强技能训练,熟悉血管的解剖位置,掌握血管的走行及深度。

2. 对于凝血功能障碍、心律不齐、循环差、血压低者不宜选桡动脉作为首选采血部位。

3. 血液呈高凝状态时,确认穿刺成功后迅速采血,以防血液凝固阻塞针头致穿刺失败。

4. 若穿刺失败,需重新更换针头进行穿刺,避免在血管内来回进退针头。

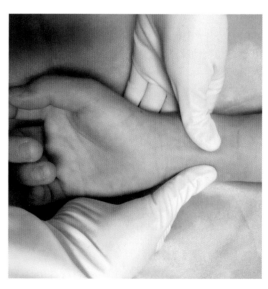

图 39-4-3 Allen 试验

39

【知识拓展】

（一）Allen 试验方法步骤

1. 操作者用双手同时按压患儿采血侧的桡动脉和尺动脉。

2. 嘱患儿反复用力握拳和张开手指 5~7 次至手掌变白。

3. 松开对尺动脉的压迫，继续压迫桡动脉，观察手掌颜色变化。若手掌颜色 10 秒之内迅速变红或恢复正常，表明尺动脉和桡动脉间存在良好的侧支循环，即 Allen 试验阴性，可以经桡动脉进行穿刺。相反，若 10 秒手掌颜色仍为苍白，即 Allen 试验阳性，这表明手掌侧支循环不良，不宜做桡动脉穿刺或禁做介入、动静脉内瘘等手术（图 39-4-3）。

（二）导致血气结果不准确的因素

1. 患儿采血时应在安静时进行，沐浴、哭吵、屏气、挣扎等均直接影响血气结果。

2. 采血后未适当混合或标本中存在空气。

3. 采集了静脉血而非动脉血。

4. 注射器中的肝素量不当，肝素过多导致血 pH 和 $PaCO_2$ 偏低。

5. 标本采集后未及时送检。

（谢鑑辉）

第五节　痰液标本采集术

痰液标本（sputum culture）采集术是指通过采集呼吸道分泌物，查找痰液中细胞、虫卵、癌细胞、致病菌并观察痰液的量、性状，为临床选择抗生素或协助诊断、治疗某些呼吸系统疾病提供依据，包括常规痰标本、痰培养标本、24 小时痰标本采集。

【护理评估】

1. 患儿年龄、病情、生命体征、意识状态、治疗情况、心理状态。

2. 患儿咳嗽、排痰情况，口腔黏膜有无异常。

3. 患儿配合沟通、理解能力，是否掌握有效咳嗽方法。

4. 饮食情况，有无进食，排空大小便。

【操作前准备】

1. 用物准备　检验单、手消毒液、标本固定液（10% 甲醛、95% 乙醇、苯酚等）、生活及医疗垃圾桶。

（1）自然咳痰采集痰液法：常规痰标本备集痰容器，痰培养标本备无菌容器，24 小时痰标本备无色广口容器、漱口液、弯盘。

（2）导管吸痰法采集痰液法：无菌手套、痰培养管、吸痰用物（吸引器、6~10 号等不同型号吸痰管、注射器、等渗盐水）。

2. 环境准备　温度适宜、光线充足、环境安静，符合操作要求，必要时屏风遮挡。

3. 禁食 2 小时，给患儿更换尿片，向患儿及家属解释采集痰液标本的目的及方法，注意事项取得配合。

【操作步骤与要点】

操作步骤	操作要点
1. 根据检验目的，选择适当容器，在容器瓶上贴条形码	
2. 携用物至床旁，核对	— 操作前核对患儿床头卡、腕带信息、检验单、检验项目、标本条形码及标本容器
3. 洗手，戴口罩，指导有效咳嗽，准备集痰容器	— 常规痰标本/痰培养标本： （1）能自行留痰者：晨起漱口后，深呼吸数次后用力咳出气管深部痰液，置于普通或无菌集液容器中 （2）无力咳痰、不合作者或从口腔吸痰困难者：协助患儿取合适体位，叩击胸背部，戴手套，连接吸痰管，可从鼻腔内吸出痰液，插管长度儿童约 8~12cm，婴幼儿约 4~8cm。注意无菌操作及自身防护（图 39-5-1） （3）气管切开或气管插管患儿：同上法按吸痰法将痰液吸出
4. 擦净患儿口鼻，脱手套，洗手	— 24 小时痰标本，晨起漱口后未进食前第一口痰开始留取至次日晨漱口后未进食前第一口痰作为结束，将 24 小时痰吐入容器内，加盖，注明起止时间。做 24 小时痰量和分层检查时，需要时可在痰液中加少许苯酚防腐 — 痰培养找癌细胞，应用 10% 甲醛溶液或 95% 乙醇溶液固定痰液

39

操 作 步 骤	操 作 要 点
5. 再次核对	— 操作后核对 观察痰液颜色、性质、量,记录痰液外观、形状,24 小时痰液记录总量
6. 观察记录	指导正确拍背的方法,嘱患儿多喝温开水,指导饮食护理
7. 整理用物,健康教育	— 痰培养标本采集后需在 2 小时内送检。不能立即送检的标本应放置于 4℃冰箱内保存,24 小时内处理
8. 送检标本	— 可疑烈性呼吸道传染病患儿标本,在采集后专人送检,注意生物安全保护

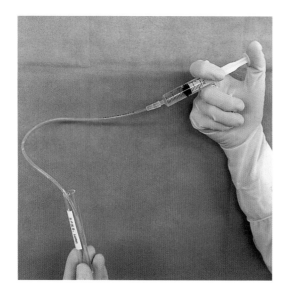

图 39-5-1　痰液标本采集

【操作后观察】

1. 观察患儿有无面色发绀、胸闷、呼吸困难,心率、血氧饱和度有无改变,有无窒息。

2. 观察患儿咳嗽、咳痰情况。

3. 采用吸痰法者,观察患儿口腔黏膜有无充血、肿胀、疼痛。

【常见并发症及防范措施】

（一）呼吸道黏膜损伤

1. 口腔黏膜损伤或破溃,甚至出血,选用优质、前端钝圆并有多个侧孔、后端有负压调节孔的吸痰管,吸引前使用生理盐水或蒸馏水充分润滑。

2. 气道黏膜受损可吸出血性痰,每次吸痰应选择合适的吸痰压力,儿童应少于 40.0kPa,婴幼儿为13.3～26.6kPa,新生儿<13.3kPa。

3. 吸痰管插入的长度为患儿有咳嗽或恶心反应即可,有气管插管者,则超过气管插管长度 1～2cm,避免插入过深损伤黏膜。

4. 吸痰时动作应轻柔,从鼻腔插入时,不可用力过猛、蛮插,禁止带负压插管,吸痰过程中需边吸边旋转向外拉,严禁提插。

5. 对于不合作的小儿,应做好家属解释工作,取得配合,并固定好患儿,必要时给予吸痰前镇静。

（二）窒息

1. 操作前评估患儿进食情况,以免操作时刺激咽喉部引起反射性呕吐,引起窒息。

2. 不合作患儿或婴幼儿采集痰培养标本时,取平卧位,头偏向一侧。

3. 如有呕吐,头偏向一侧,立即拍背,清理口鼻腔呕吐物。

（谢鑑辉）

第六节　尿液标本采集术

尿液标本(urine sampling)采集术是指根据患儿病情需要采集患儿尿液标本做物理、化学、细菌学等检查,以了解病情、协助诊断或观察疗效。尿标本分为三种:常规标本、培养标本及 12 小时或 24 小时尿标本。

【护理评估】

1. 评估患儿病情、临床诊断、意识状态、配合程度、自理能力、排尿情况。

2. 评估患儿及家长知识掌握情况,能否理解正确收集尿液标本。

3. 患儿的饮食饮水、运动情况,大龄女性儿童是否月经期。

【操作前准备】

1. 用物准备　检验单、手消毒液、0.1% 苯扎溴铵消毒液、生活垃圾桶、医疗垃圾桶。

（1）尿常规标本:一次性清洁干燥带盖尿常规标本容器,屏风,必要时备便盆或尿壶。

（2）尿培养标本:无菌标本试管、无菌手套、无菌棉球、长柄试管夹、打火机、酒精灯、屏风、便盆,必要时备导尿包。

（3）12 小时或 24 小时尿标本：集尿瓶（容量3000～5000ml）、尿壶或便盆、防腐剂（40% 甲醛、浓盐酸、0.5%～1% 甲苯等）。

2. 环境准备 清洁、宽敞、明亮、隐蔽、屏风遮挡保护隐私。

3. 向患儿及家属解释留取不同尿液标本的目的、方法及注意事项，取得配合。

【操作步骤与要点】

操作步骤	操作要点
1. 根据检验目的，选择适当容器，在容器瓶上贴条形码	
2. 携用物至床旁，核对	— 操作前核对，核对患儿床头卡、腕带信息、检验单、检验项目、标本条形码及标本容器
3. 洗手，戴口罩，核对，采集尿标本（图 39-6-1）	— 尿常规标本：①能自理者，指导家长协助患儿将清晨第一次中段尿 30～50ml 装入一次性清洁干燥带盖容器内；②行动不便年长儿，协助在床上使用便盆或尿壶收集尿液；③新生儿及婴幼儿用小儿尿袋收集袋紧贴尿道口收集尿液；④昏迷或尿潴留患儿可通过导尿法留取尿标本
	— 尿培养标本：①中段尿留取法：屏风遮挡，协助患儿取适宜的卧位，放好便器；按导尿术清洁、消毒外阴，嘱患儿排尿，弃去前段尿，用试管夹夹住试管于酒精灯上消毒试管口后，接取中段尿 5～10ml，再次消毒试管口和盖子，快速盖紧试管。②按照导尿术插入导尿管将尿液引出，留取尿标本
	— 12 小时或 24 小时尿标本：12 小时尿留晚 7 时至次晨 7 时止。留 24 小时尿于清晨 7 时排空膀胱后开始留尿，至次晨 7 时排空最后一次尿液（特殊标本固定液：艾迪计数，每 30ml 尿液中加 40% 甲醛 1 滴；17-羟类固醇、17-酮类固醇、24 小时尿液中加浓盐酸 5～10ml；尿蛋白定量、尿糖定量，每 100ml 尿液中加 0.5%～1% 甲苯 2ml，甲苯应在第一次尿液倒入后再加入；钾、钠、氯、肌酐、肌酸的定量检查需加甲苯 10ml）
4. 脱手套，洗手	
5. 再次核对	— 操作后核对
6. 观察记录	— 观察尿液颜色、性质、量，记录尿液总量、颜色、气味等
7. 整理用物，健康教育	— 留取 12 小时或 24 小时尿标本，集尿瓶放阴凉处，防腐剂应在患儿留尿后加入，不能混入便纸
8. 及时送检	— 尿常规标本留后 2 小时内送检。不能立即送检的标本应放室温条件下或 4～8℃ 条件下保存，不超过 4 小时
	— 确保运送过程中安全，防止溢出，溢出后应用立即对环境进行消毒处理
	— 对有传染性的尿液标本运送以确保不污染环境和保护人员的安全为原则

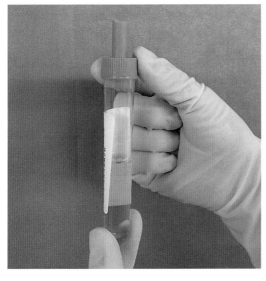

图 39-6-1 尿液标本采集

【操作后观察】

1. 观察患儿排尿情况，尿液颜色、性状，有无肉眼血尿，12 小时或者 24 小时留取尿液标本方法的正确性。

2. 观察患儿尿道口是否清洁。

【常见并发症及防范措施】

以导尿术留取尿标本的患儿，应警惕尿道黏膜损伤发生，选择大小合适的导尿管，插导尿管前应常规润滑导尿管，尤其是带气囊的导尿管，气囊处应充分润滑，减少插管时的摩擦用力，操作时手法轻柔，插入速度要慢。

（谢鑑辉）

39

第七节　粪便标本采集术

粪便标本(stoolsampling)采集术是根据患儿病情需要采集粪便标本,通过检验结果评估患儿消化系统功能,协助诊断、治疗疾病。粪便标本分为四种:常规标本、细菌培养标本、隐血标本、寄生虫或虫卵标本。

【护理评估】

1. 评估患儿病情、临床诊断、意识状态、配合程度、自理能力、排便情况。

2. 评估患儿及家长知识掌握情况,能否理解正确收集粪便标本。

3. 患儿进食情况,标本采集的分类、时限。

【操作前准备】

1. **用物准备**　检验盒(内附棉签或检便匙)、清洁便盆、无菌培养瓶、无菌棉签、透明胶带或载玻片、检验单、冲洗用物、无菌手套。

2. **环境准备**　清洁、宽敞、明亮,符合操作要求,屏风遮挡保护隐私。

3. 向患儿及家属沟通粪便留取的目的、方法及配合要点。

【操作步骤与要点】

操 作 步 骤	操 作 要 点
1. 根据检验目的,选择适当容器,在容器瓶上贴条形码	
2. 携用物至床旁,核对	— 操作前核对,核对患儿床头卡、腕带信息、检验单、检验项目、标本条形码及标本容器
3. 洗手,戴口罩,核对,采集粪便标本	— 常规标本:自然排便于清洁便盆内,用取便匙取中央部分或黏液脓血部分粪便3～5g置于标本盒。如无脓血黏液,取同部位及两端的粪便,无粪便而又必须检查时可经肛门指检获取粪便(图39-7-1) — 培养标本:排便于无菌便盆内,用无菌棉签取中央部分粪便或黏液脓血便3～5g于培养试管内,粪便难取者或婴幼儿用无菌棉签蘸取等渗盐水,由肛门插入6～7cm,轻轻转动棉签取出粪便少许,插入培养试管中。在病程早期、急性期或症状典型时、应用抗生素或其他抗菌药物之前采集 — 隐血标本:采集前3天,禁食动物性食物和维生素C及铁剂的标本,选取外表和内层粪便 — 寄生虫及虫卵标本:检查蛲虫卵用透明胶带于睡觉前或清晨未起床前粘于肛门周围处,将透明胶带贴在载玻片或与透明胶带对合。检查血吸虫卵时应取全量新鲜便5～10g;如服用过驱虫药应留取全部粪便,腹泻时水样便应盛于容器中,阿米巴原虫标本将便器加温接近人体体温 — 防止交叉感染 — 操作后核对
4. 脱手套,洗手	
5. 再次核对	
6. 观察记录	— 观察记录粪便颜色、形状、气味
7. 整理用物,健康教育	
8. 及时送检	— 寄生虫标本采集检查寄生虫和虫卵计数,应收集24小时粪便送检;检查阿米巴滋养体,应便后立即送检,冬季需采取保温措施送检;忌标本混入尿液,可使柔软的原虫致死 — 确保运送过程中安全,防止溢出,溢出后应用立即对环境进行消毒处理

39

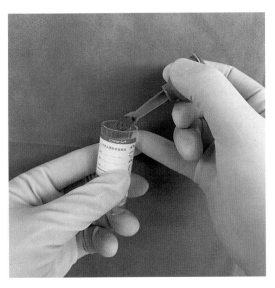

图 39-7-1 粪便标本采集

【操作后观察】

1. 观察患儿排便情况、大便性状,腹泻患儿有无脱水、腹泻情况。

2. 观察排泄物的处理情况,有无导致交叉感染发生。

3. 观察肛周皮肤情况,直肠拭子采集法有无皮肤黏膜破损情况。

【常见并发症及防范措施】

采集粪便标本时应做好自身防护,洗手、戴手套,标本不倾倒溢出,防止病原微生物传播。

（谢鑑辉）

第八节 血培养采血技术

血培养(blood culture)采血技术是将新鲜离体的血液标本接种于营养培养基上,在一定温度、湿度等条件下,使对营养要求较高的细菌生长繁殖并对其进行鉴别,从而确定病原菌的一种人工培养法,用以对菌血症、败血症及脓毒败血症的病因学诊断。

【护理评估】

1. 化验单,检查项目,采血量及采血管,检查项目注意事项,培养基种类及质量。

2. 患儿病情、意识状态,体温、治疗用药情况,肢体活动能力、配合程度,饮水、进食、运动情况。

3. 静脉充盈及管壁弹性,采血部位皮肤有无水肿、结节、瘢痕、硬结、炎症、伤口、肢体输液。

4. 是否需要排便。

【操作前准备】

1. 用物准备　治疗车,止血带、皮肤消毒液、手垫、手消毒液、弯盘,无菌棉签、无菌手套、5～10ml 一次性注射器、头皮针或一次性采血针、负压采血瓶、根据采血目的备不同类型血培养瓶、静脉采血医嘱单及检验条形码,根据需要备酒精灯、打火机,锐器桶、垃圾分类桶。

2. 环境准备　清洁、安全、光线充足明亮,符合无菌操作要求,拉床帘,保护患儿隐私。

3. 操作者准备　洗手,戴口罩。

4. 向患儿及家属解释采血目的、方法、临床意义、注意事项,取得配合。

【操作步骤与要点】

操作步骤	操作要点
1. 根据检验目的选择适当容器,在容器瓶上贴检验条形码	— 检查培养基是否符合要求,瓶塞是否干燥,培养液不宜太少
2. 携用物至患儿床旁	
3. 核对	— 操作前查对,核对患儿床头卡、腕带信息、住院号、检验单、检验项目、标本条形码及标本容器
4. 协助患儿取合适体位,选择合适静脉	
5. 戴手套、垫手垫、扎止血带,常规消毒皮肤	— 操作要点同外周静脉采血技术
6. 再次核对	— 操作中查对

39

833

续表

操 作 步 骤	操 作 要 点
7. 穿刺采血。如为采血针采血,进针后见到回血,将橡胶针头插入负压血液容器内	— 应在使用抗生素前采集,如已使用应在检验单上注明 — 一般血培养采血 5ml,对亚急性细菌性心内膜炎患儿,为提高培训阳性率,采血量增至 10～15ml — 严格无菌技术操作,防止标本污染 — 防止出血及皮下血肿
8. 抽血完毕,松开止血带,嘱患儿松拳,迅速拔针,以干棉签按压穿刺点上方	
9. 将血液直接注入标本容器	— 除去培养瓶盖,常规消毒瓶塞,更换针头后将血液注入瓶内,轻轻摇匀(图 39-8-1)
10. 再次核对	— 操作后核对
11. 协助患儿取舒适卧位	— 撤除床上一次性垫巾、止血带,整理床单位,告之患儿家属患儿进食及活动注意事项
12. 标本送检	— 血培养采集结束后专人送至微生物实验室核收,一般不超过 2 小时。如不能及时送检,将采集好的血液培养瓶放在室温,切勿放入冰箱内冷藏或冷冻

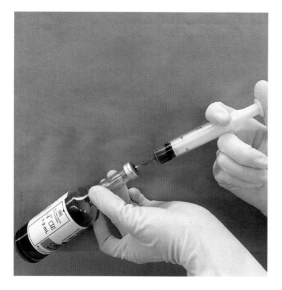

图 39-8-1 血培养标本采集图

【操作后观察】

1. 观察患儿有无头晕、眼花、面色苍白、呼吸、心率加快等晕血、晕针现象。

2. 观察采血部位有无疼痛、肿胀、压痛、皮下瘀斑情况,有无皮疹等皮肤过敏现象。

3. 观察有无血液暴露,做好防范措施。

【常见并发症及防范措施】

1. 常见并发症 标本污染。

2. 防范措施

(1) 采血前检查培养基质量是否符合要求。瓶塞不干燥,培养液太少的容器不能使用。

(2) 严格遵循无菌操作原则,防止人为污染影响化验结果。

(3) 采集标本尽量在使用抗生素之前,最好在发热时采集,以提高阳性率。

(4) 采集标本后及时送检,最长不超过 2 小时,标本运送及保存符合要求。

(5) 如因标本污染出现假阳性,在家长同意的情况下,重新采集标本。

(谢鑑辉)

第九节 导管培养标本采集技术

导管培养标本(catheter tip culture)采集技术是指通过无菌技术采集导管尖端部位做细菌培养,作为导管相关性感染的参考指标,以中心静脉导管和导尿管培养最为常见,根据是否拔出导管分为拔除导管和不拔除导管两种情况。本节介绍中心静脉导管标本采集技术。

【护理评估】

1. 年龄、病情、使用抗生素情况、合作程度,有无晕针晕血史。

2. 有无疑似导管感染迹象,患儿体温是否正常。

39

3. 导管留置部位有无红肿热痛,固定是否完好。

4. 是否需要排大小便。

【操作前准备】

1. 用物准备　治疗车、执行卡、皮肤消毒剂、无菌棉签、注射器、头皮针、无菌手套、无菌剪刀、无菌巾、生理盐水、止血带、垫巾、无菌纱布、橡皮筋、酒精灯、打火机、血培养瓶、无菌试管。

2. 环境准备　安全、清洁,拉床帘保护患儿隐私。

3. 操作者准备　洗手,戴口罩

4. 向患儿及家属解释操作的目的、过程及注意事项,取得配合。

【操作步骤与要点】

（一）中心静脉导管培养标本采集法（不拔除导管）

操作步骤	操作要点
1. 根据检验目的,选择适当容器,在容器瓶上贴条形码。核对医嘱、采血治疗单、培养瓶条码信息	— 核对
2. 核对	— 操作前核对床号、姓名、住院号、条码号、标本名称、腕带
3. 协助患儿取平卧位	— 妥善固定患儿,必要时约束
4. 核对、消毒培养瓶	— 去除导管血培养瓶盖子,用75%乙醇擦拭消毒,待干
5. 戴无菌手套、铺无菌巾	
6. 消毒导管头	— 暴露导管,75%乙醇擦拭消毒导管接头不少于15秒,待干
7. 采导管血	— 注射器连接导管接头抽血5ml,丢弃 — 另一注射器,连接导管接头采血按顺序分别注入需氧瓶、厌氧瓶,轻轻摇匀,并标记"导管血" — 消毒导管头
8. 冲管	— 取10ml生理盐水,脉冲式封管后,纱布包裹导管接头备用
9. 核对将血液注入标本容器	— 操作要点同血培养标本采集技术
10. 采导管对侧外周静脉血	— 在对侧肢体上采血,按顺序分别注入需氧瓶、厌氧瓶,轻轻摇匀,并标记"导管对侧外周静脉血" — 采血量与导管血一致 — 两套血标本采集间隔时间<5分钟 — 其余操作要点同血培养标本采集技术
11. 操作后查对	— 核对床号、姓名、住院号、条码号、标本名称
12. 整理床单位及用物	
13. 脱手套,洗手,取口罩,记录	
14. 与患儿交流	— 询问患儿感受
15. 标本及时送检	

（二）中心静脉导管培养标本采集法（拔除静脉导管）

操作步骤	操作要点
1. 同上表格1~3	
2. 戴无菌手套,铺无菌巾	— 固定导管或连接器
3. 撤出敷料	— 从四周向导管进口处剥离,从穿刺点下方至上方撕下敷贴

39

操 作 步 骤	操 作 要 点
4. 核对、消毒	— 核对条码信息
	— 络合碘消毒2遍,待干,直径大于20cm
	— 留置导管侧肢体外展45°~90°,如为CVC置管协助患儿平卧头偏向对侧、暴露导管穿刺部位
5. 拔管	— 轻柔、缓慢、逐渐拔出导管(图39-9-1)
6. 按压	— 拔管后检查导管是否完整
	— 按压时间在5分钟以上,至不出血为宜,穿刺口消毒并覆盖无菌纱布
7. 剪管	— 护士将干燥灭菌的试管瓶口用酒精灯消毒
	— 拔管护士迅速剪下导管头端5cm放于无菌试管(图39-9-2)
	— 迅速盖好无菌试管
8. 操作后查对	— 核对床号、姓名、住院号、条码号、标本名称
9. 整理床单位及用物	
10. 脱手套,洗手,取口罩,记录	— 询问患儿感受。嘱患儿在拔管后24小时内尽量减少肢体活动,以防止出血
11. 与患儿交流,标本及时送检	

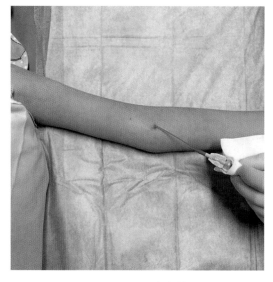

图39-9-1　拔出导管

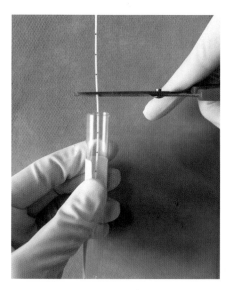

图39-9-2　导管培养标本采集

【操作后观察】

1. 患儿生命体征、意识、面色,询问有无不适感。

2. 局部有无红肿热痛,有无出血表现。

3. 未拔管者敷料是否干燥、固定,导管位置有无移位。

【常见并发症及防范措施】

(一)拔管困难

1. 嘱患儿将留置导管侧肢体外展45°~90°,CVC置管患儿协助平卧位头偏向对侧、暴露导管穿刺部位,轻柔、缓慢、逐渐拔出。

2. 如拔管有阻力,勿粗鲁强行拔管,遇到阻力时

可暂停撤管,让患儿放松,给予热敷20~30分钟使血管扩张,避免沿血管走行加压,如仍有阻力,进行X线检查并通知医师。

3. 必要时手术取管。

(二)导管断裂

1. 加强导管日常护理取正确体位,脉冲式封管。冲封管禁止使用小于10ml的注射器,切忌用力推注封管液导致导管破裂。输注药物之间按要求冲管。

2. 拔管时掌握正确的方法,力度大小适宜,避免暴力拔管。

3. 拔管如遇阻力,应先热敷再缓缓拔除。不能解决的情况下,报告医师。

4. 怀疑或出现导管断裂,应汇报医师,必要时遵医嘱行相关检查。

（三）皮下出血或局部血肿

1. 合理选择血管,尽量做到一针见血,避免反复穿刺对血管及皮肤组织的损伤。

2. 采血后有效按压 5 分钟以上,至不出血为宜。

3. 若有皮下出血或血肿,48 小时内给予冷敷,以减轻局部充血。48 小时后改热敷,以改善局部血液循环,减轻炎症水肿,加速吸收和消肿。

（四）局部感染

1. 治疗操作遵循无菌原则,消毒液及消毒范围符合要求。

2. 敷料干洁、固定,被污染时及时更换,局部按压到位,无血肿等情况出现。

3. 监测体温,必要时查血常规。

4. 出现感染征象,及时向医师汇报,遵医嘱采取治疗措施。

（谢鑑辉）

第十节　咽拭子培养标本采集技术

咽拭子培养标本（throat swab culture）采集技术是指取患儿咽部及扁桃体分泌物做细菌培养或病毒分离,以协助疾病的诊断、治疗和护理。适用于口腔黏膜、咽部及扁桃体感染的患儿。

【护理评估】

1. 年龄、病情、意识状态、配合程度、用药情况。

2. 进食情况、口腔清洁状况及患儿口腔黏膜和咽部局部情况。

3. 是否需要排便。

【操作前准备】

1. 用物准备　治疗车、执行卡、无菌咽拭子培养管、打火机、酒精灯、压舌板、手电、手消毒液、生活及医用垃圾桶。

2. 环境准备　清洁、宽敞、舒适,光线适宜,无异味。

3. 操作者准备　洗手,戴口罩。

4. 向患儿及家属解释采集标本目的、方法、临床意义、注意事项,取得配合。

【操作步骤与要点】

操作步骤	操作要点
1. 核对医嘱,准备无菌咽拭子培养管,在容器上贴条形码	
2. 携用物至患儿床旁	
3. 核对	— 操作前核对,核对床号、姓名、住院号、条码号、标本条形码及标本名称
4. 年长儿用清水漱口	— 漱口水量适宜,防止呛咳
5. 采集标本	— 嘱患儿张口发"啊"音,必要时使用压舌板压舌,压舌板位置不太深,以防刺激患儿呕吐,进食后 2 小时勿采取标本,防止呕吐 — 用培养管内的无菌棉签擦拭两侧腭弓、咽和扁桃体上分泌物,将棉签插入到试管中,棉签不触及其他部位,用酒精灯消毒瓶口,塞紧瓶盖(图 39-10-1) — 做真菌培养时,须在口腔溃疡面上采集分泌物,棉签在溃疡面上至少停留 2 秒,以提高培养的阳性率和准确率
6. 核对	— 操作后核对
7. 洗手,整理用物,取舒适体位	— 防止标本污染
8. 记录、签名	
9. 标本送检	— 标本采集时间 — 标本不宜放置过久,以免标本污染或变质 — 若做病毒分离,应将标本保存于冰箱冷藏

39

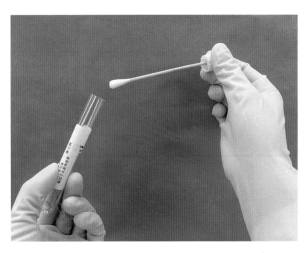

图 39-10-1　咽拭子培养标本采集

【操作后观察】

1. 观察有无咽喉部疼痛及恶心、呕吐感。

2. 观察咽部有无充血、水肿、出血。

【常见并发症及防范措施】

（一）黏膜损伤、出血

1. 操作前评估患儿咽部黏膜完整性，向患儿及家长进行告知做好心理护理，消除紧张心理，取得配合。

2. 提高护士采集标本水平，操作时动作轻柔，力度适宜，患儿不配合时先暂停，避免把棉签强行用力插入口中。

3. 使用优质、大小型号合适的棉签，患儿咽部黏膜干燥时，可将棉签用生理盐水湿润，对于凝血机制差、有出血倾向的患儿，防止擦拭时擦破黏膜。

4. 如有黏膜损伤，可遵医嘱应用复方硼砂溶液、呋喃西林液或 0.1%～0.2% 过氧化氢液含漱。少量、轻度出血予冷盐水漱口，出血不止应迅速取去枕平卧位，头偏向一侧。配合医师采取止血措施，吸除血液，避免进入呼吸道。

（二）恶心、呕吐、窒息

1. 尽量选择坐位在安静状态下进行操作，昏迷、吞咽功能障碍者，应取侧卧位。

2. 操作前检查棉签是否松脱，操作时动作轻柔、迅速，压舌板不宜放置太深。

3. 避免在进食后 2 小时内取标本，出现呕吐立即停止操作，嘱患儿放松，取侧卧位，利于呕吐物排出，避免窒息。

4. 如出现呼吸困难，可给予氧气吸入。

（三）吸入性肺炎

1. 昏迷患儿取标本时，不可漱口，棉签不宜过湿，以免引起误吸。

2. 昏迷及病情危重患儿取标本时，取去枕平卧位，将头偏向一侧，避免液体流入呼吸道。

3. 出现吸入性肺炎，遵医嘱选择合适的抗菌药物积极抗感染治疗。

4. 针对临床表现采取对症处理，如高热患儿采取物理或药物降温；呼吸困难、发绀者给予氧气吸入，咳嗽、咳痰严重者给予镇咳祛痰药物。

（谢鑑辉）

第十一节　骨髓标本采集护理配合技术

骨髓标本（bone marrow aspiration and biopsy）采集即骨髓穿刺术常用于细胞学、原虫和细菌学等方面的检查，以协助血液病、传染病和寄生虫病的诊断及了解骨髓造血情况，作为化疗和应用免疫抑制剂的参考。常用的穿刺类型有髂嵴穿刺术、脊椎棘突穿刺术、胸骨穿刺术。

【护理评估】

1. 病情、意识状态、治疗情况、自理能力、合作程度、出血及凝血状态、血小板监测。

2. 药物过敏史，有无骨髓穿刺史。

3. 局部皮肤有无感染、硬节。

4. 是否需要排大小便。

【操作前准备】

1. 用物准备　治疗车、治疗盘、无菌骨髓穿刺包、75% 乙醇、碘伏消毒液、2% 利多卡因、无菌手套、无菌棉签、5ml 及 20ml 注射器各 2 支、7 号针头、无菌纱布、胶布、镇静药、载玻片、打火机、酒精灯、培养基等，必要时备氧气。

2. 环境准备　有专用治疗室，环境清洁、宽敞、明亮，能保护患儿隐私，符合操作要求。

3. 操作者准备　洗手、戴口罩。

4. 向患儿及家属解释采集标本目的、方法、临床意义、注意事项，取得配合。

【操作步骤与要点】

操 作 步 骤	操 作 要 点
1. 核对医嘱、准备培养管或载玻片,在容器上贴条形码	
2. 携用物至治疗室	— 带患儿至专用治疗室,关门窗,保护患儿隐私
3. 核对	— 操作前核对,核对执行卡、床头卡、腕带、标本条形码
4. 协助安置正确体位	— 于胸骨、胫骨、髂前上棘做穿刺者取仰卧位。于髂后上棘做穿刺者取侧卧位或俯卧位。腰椎棘突穿刺取坐位或侧卧位。胸骨穿刺用枕头垫于背后,使胸骨突出,小儿及不合作者不宜做胸骨穿刺。棘突穿刺者尽量弯腰,头俯屈于胸前使棘突暴露(图39-11-1)
5. 固定	— 妥善固定患儿,必要时镇静
6. 协助消毒、局部麻醉	— 协助医师进行皮肤常规消毒,戴无菌手套,铺消毒洞巾,协助医师用2%的利多卡因做局部浸润麻醉
	— 观察患儿面色、呼吸,有无不适感,如有异常,报告医师
7. 协助骨髓穿刺	— 配合医师行骨髓穿刺,核对并协助医师留取细胞学或细菌学标本,做好标记
8. 局部按压止血	— 穿刺完毕,再次消毒穿刺部位,穿刺点按压至不出血为止,用无菌纱布覆盖,胶布粘贴妥善固定
	— 有出血倾向及凝血时间明显延长者不宜做骨髓穿刺,如必须做穿刺,局部按压5~10分钟
9. 核对	— 操作后核对,床号、姓名、住院号、条码号、标本名称
10. 脱手套,洗手,记录	— 记录标本采集时间
11. 护送患儿回病房,健康教育	— 48~72小时内保持穿刺处敷料干燥,卧床休息1天,减少肢体活动
12. 标本送检	— 标本采集后2小时内送检,以防性质发生改变

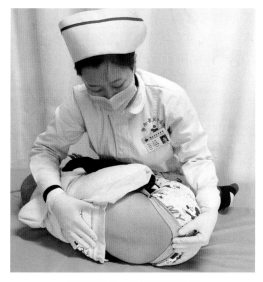

图39-11-1　骨髓标本采集

【操作后观察】

1. 观察穿刺部位有无疼痛、渗血及出血,伤口敷料清洁、干洁固定情况。

2. 观察患儿有无发热及穿刺部位有无红、肿、热、痛等感染症状。

【常见并发症及防范措施】

（一）疼痛

1. 操作前告知患儿及家属配合注意事项,做好心理护理,减少紧张情绪,取得患儿的配合。

2. 穿刺过程中,注意观察患儿疼痛反应,如有肌肉收缩、呼吸加快、出汗、血压下降、晕针、虚脱等情况,需协助医师对症处理。

3. 更换敷料前,应评估敷料是否与穿刺点粘连,轻柔松解粘连敷料。

4. 术后应对患儿进行疼痛评估,发现疼痛应告知医师,及时处理。

5. 必要时使用自控镇痛泵或遵医嘱使用止痛药。

（二）骨髓干抽

1. 操作者掌握解剖位置,找准穿刺部位,进入骨髓腔位置正确。

2. 协助体位固定牢固,防止操作中位置偏移,医师进针角度适宜,防止针孔被皮下组织及骨块阻塞。

3. 协助更换穿刺部位或作骨髓活检。

（三）出血

1. 操作前检查出血及凝血时间、血小板计数，若异常尽量避免骨髓穿刺。

2. 术中妥善固定，防止体位移动针尖异位导致出血。

3. 术后穿刺点按压至不出血为宜，卧床休息 1 天，减少活动。

4. 出血量少，无临床症状者，予以更换敷料；出血严重，可遵医嘱给予止血药物，安抚患儿及家长情绪。

5. 出现血肿者，48 小时内予以冷敷，以减少出血。48 小时后可予以热敷，以加速血肿的吸收。若血肿过大难以吸收者，可常规消毒后，用注射器抽吸

不凝血液或切开清除血块，防止感染。

（四）感染

1. 严格执行无菌操作原则，消毒符合规范，操作前皮肤准备符合要求。

2. 治疗室空气菌落数符合要求，参与操作的医护人员洗手、戴口罩，减少交叉感染。

3. 做好健康教育，保持伤口敷料干洁、固定，避免潮湿、搔抓。

4. 观察穿刺点局部有无红、肿、热、痛等感染症状，局部无脓性分泌物。有无发热、血象改变及头痛、精神不振、乏力、纳差等全身症状。

5. 出现感染时，局部加强消毒处理，如感染严重时，遵医嘱予以全身抗感染治疗。

（谢鑑辉）

第十二节　脑脊液标本采集护理配合技术

脑脊液标本（cerebrospinal fluid from lumbar puncture）采集技术是指采集脑脊液进行检验，用于神经系统疾病的诊断、鉴别诊断、疗效观察和预后判断。脑脊液采集一般通过腰椎穿刺术获得，还可采用小脑延髓池穿刺术或侧脑室穿刺术。

【护理评估】

1. 病情、意识状态、有无颅内压增高症状，治疗情况、自理能力、合作程度、出血及凝血状态、血小板监测。

2. 药物过敏史，有无骨髓穿刺史。

3. 局部皮肤有无感染、硬节。

4. 患儿禁食情况，是否需要排大小便。

【操作前准备】

1. **用物准备**　治疗车、治疗盘、无菌腰椎穿刺包、腰椎穿刺针、测压表或玻璃测压管、75% 乙醇、碘伏消毒液、2% 利多卡因、无菌手套、无菌棉签、5ml 及 20ml 注射器各 2 支、无菌试管数根、打火机、酒精灯、棉签、无菌纱布、胶布、局麻药、镇静药物，必要时备氧气。

2. **环境准备**　专用治疗室，环境清洁、宽敞、明亮，能保护患儿隐私，符合操作要求。

3. **操作者准备**　洗手，戴口罩。

4. 向患儿及家属解释采集标本目的、方法、临床意义、注意事项，取得配合。

【操作步骤与要点】

操 作 步 骤	操 作 要 点
1. 核对医嘱、准备无菌咽拭子培养管，在容器上贴条形码	
2. 携用物至治疗室	— 带患儿至专用治疗室，关门窗，保护患儿隐私
3. 核对	— 操作前核对，核对执行卡、床头卡、腕带、标本条形码，禁食时间
4. 协助安置正确体位	— 协助患儿去枕侧卧，背齐床沿，屈颈抱膝，使脊柱尽量前屈，以增加椎间隙宽度
5. 固定	— 妥善固定患儿，必要时镇静
6. 协助消毒、局部麻醉	— 协助医师皮肤常规消毒，戴无菌手套，铺消毒洞巾，协助医师用 2% 的利多卡因做局部浸润麻醉（图 39-12-1） — 观察患儿面色、呼吸，有无不适感，如有异常，报告医师
7. 协助腰椎穿刺	— 配合医师行腰椎穿刺，协助医师脑脊液测压、核对并协助医师留取细胞学或细菌学标本，做好标记 — 标本量：细菌培养 ≥1ml，真菌培养 ≥2ml，抗酸杆菌 ≥2ml

39

续表

操 作 步 骤	操 作 要 点
8. 局部按压止血	— 穿刺完毕,再次消毒穿刺部位,穿刺点按压至不出血为止,用无菌纱布覆盖胶布粘贴妥善固定 — 有出血倾向及凝血时间明显延长者不宜做骨髓穿刺,如必须做穿刺,局部按压5~10分钟
9. 查对	— 核对床号、姓名、住院号、条码号、标本名称
10. 脱手套,洗手,记录	— 记录标本采集时间
11. 护送患儿回病房,健康教育	— 患儿去枕平卧4~6小时,保持穿刺点干洁避免感染
12. 标本送检	— 标本采集后尽快送检,决不可冷藏,以防性质发生改变

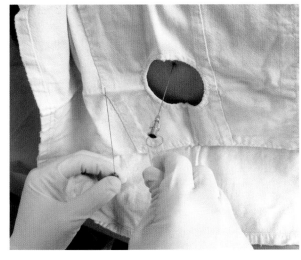

图39-12-1　脑脊液标本采集

【操作后观察】

1. 观察患儿有无头痛、腰背痛、脑疝等穿刺后并发症。

2. 观察穿刺部位有无疼痛、渗血及出血,伤口敷料清洁、干洁固定情况。

3. 观察患儿有无发热及穿刺部位有无红、肿、热、痛等感染症状。

4. 观察患儿术后4~6小时后是否能去枕取平卧位。

【常见并发症及防范措施】

（一）头痛

1. 穿刺针选择合适的型号,尽量选用小号穿刺针。

2. 操作提高穿刺水平,减少脑脊液损失,标本量合适,避免浪费。

3. 协助患儿术后去枕平卧4~6小时,防止起床过早导致头痛。

4. 术后1~7天内做好疼痛评估,若发生头痛,应根据医嘱做相应处理。

（二）腰背痛

1. 选用小号穿刺针,提高术者穿刺水平,防止穿刺不当使穿刺针斜面与韧带垂直,切断韧带纤维,使韧带失去正常张力而产生腰背部疼痛。

2. 卧床休息1天。

3. 出现疼痛时遵医嘱进行处理。

（三）脊神经损伤

1. 操作前取得患儿合作,协助患儿摆好体位,妥善固定,防止摇摆。

2. 操作者了解局部解剖,掌握正确的穿刺方法,避免误伤神经。

3. 穿刺中询问患儿感受,有无下肢疼痛、麻木等脊神经损伤的表现,如出现此类症状要终止操作,遵医嘱采取措施。

（四）脑疝

1. 严格掌握禁忌证,患儿有明显颅高压或先兆脑疝时,严禁行腰椎穿刺。

2. 腰穿放液不可过多过快。

3. 若患儿颅内压稍高但必须做腰穿检查时,可先快速滴注20%的甘露醇后,以细针穿刺,缓缓滴出数滴脑脊液进行化验。

4. 观察有无头痛、颈痛、精神萎靡、瞳孔不等大、意识障碍、呼吸频率和节律的改变等脑疝的表现。

5. 一旦发生脑疝,应立即停止放液,静脉快速输注强力脱水剂,必要时可行脑室穿刺放液处理。

（五）出血

1. 操作前检查出血及凝血时间、血小板计数,若异常尽量避免腰椎穿刺。

2. 术中妥善固定,防止体位移动针尖异位导致出血。

3. 术后穿刺点按压至不出血为宜,卧床休息1天,减少活动。

39

4. 脑脊液有去血中纤维素的作用,通常不自凝,避免刺破大血管,如马尾的血管。

5. 出血量少,无临床症状者,予以更换敷料;出血严重,可遵医嘱给予止血药物,安抚好患儿及家长情绪。

（六）感染

1. 严格执行无菌操作原则,消毒符合规范,操作前皮肤准备符合要求。

2. 治疗室空气菌落数符合要求,参与操作的医护人员洗手、戴口罩,减少交叉感染。

3. 做好健康教育,保持伤口敷料干洁、固定,避免潮湿、搔抓。

4. 观察穿刺点局部有无红、肿、热、痛等感染症状,局部无脓性分泌物。有无高热、血象改变及头痛、抽搐等颅内感染。

5. 出现感染时,局部加强消毒处理,如感染严重时,遵医嘱予以全身抗感染治疗。

（谢鑑辉）

参 考 文 献

1. 黄金,李乐之.常用临床护理技术操作并发症的预防及处理.北京:人民卫生出版社,2012.

2. 谢鑑辉,高红梅,成美娟,等.儿科护理工作标准流程图表.长沙:湖南科学技术出版社,2015.

3. 谌永毅,汤新辉.临床护理工作标准流程图表.长沙:湖南科学技术出版社,2012.

4. 李乐之,路潜.外科护理学.第5版.北京:人民卫生出版社,2012.

5. 崔焱.儿科护理学.第5版.北京:人民卫生出版社,2014.

6. 李简薇,邓淑芝,林丽,等.粪便标本的临床采集与检验.世界最新医学信息文摘,2013,13(5):424-425.

7. 世界卫生组织采血指南:静脉采血的最佳操作,2010.

8. 尤黎明,吴瑛.内科护理学.第5版.北京:人民卫生出版社,2012.

9. 李乐之,路潜.外科护理学.第5版.北京:人民卫生出版社,2012.

10. 冯富兰,朱一堂,李福坤.简明临床检验与诊断指南.中国科学技术出版社,2008.

11. 姜安丽.新编护理学基础.第2版.北京:人民卫生出版社,2012.

第四十章　测量技术

第一节　身长（高）、坐高测量技术

身长（高）指头、躯干（脊柱）与下肢长度的总和。3 岁以下儿童立位测量不易准确，应仰卧位测量，称身长；3 岁以上立位测量，称身高。卧位与立位测量值相差 0.7～1cm。坐高指由头顶至坐骨结节的长度，3 岁以下取仰卧位测量，称顶臀长。

【护理评估】

儿童的年龄（月龄）、意识、呼吸状况、合作程度及平时喂养情况。

【操作步骤与要点】

1. 3 岁以下婴幼儿身长及顶臀长测量技术

【操作前准备】

1. 用物准备　身高计或量床、软尺、笔、白纸、体格发育评价表。

2. 环境准备　安全、安静、清洁、光线充足，保持适宜的温湿度。必要时屏风遮挡，请无关人员回避等。

3. 向儿童及家长解释身长（高）及坐高（顶臀长）测量的目的及过程，取得配合。

操作步骤	操作要点
1. 携用物至测量室	
2. 核对儿童	
3. 取卧位，脱除鞋帽和袜子	— 将儿童仰卧于铺有清洁布的测量床底板中线上
4. 助手帮忙固定头部使其头顶紧密接触顶板，面部朝向正上方，双臂自然放置于身体两侧	— 两耳在同一水平上，两侧耳廓上缘和眼眶下缘的连线构成与底板垂直的想象平面
5. 轻轻按压下肢	— 测量者站立于小儿右侧，左手置于双膝盖，使其双腿并拢并以适当力量下压，使膝部及足跟尽量贴于量床底板，枕、背、臀、足跟在一条直线上
6. 右手滑动量床的滑测板（足板），使其紧密接触小儿足底，脚尖朝向正上方，与底板垂直，量床两侧读数一致	— 若用无围板的量床或携带式量板，应注意足板底边与量尺紧密接触，使足板面与后者垂直（图 40-1-1）
7. 读取身长，精确读数至 0.1cm	— 测量者眼睛要与滑测板在一个水平面上
8. 在完成身长测量后，测量者左手夹持小儿膝盖，使大腿与身体垂直，小腿与大腿垂直。右手滑动量床的足板，紧密接触小儿臀部，足板与测量床垂直	— 此处开始顶臀长测量步骤（图 40-1-2） — 注意三者垂直
9. 读取顶臀长，精确至 0.1cm	
10. 安置儿童于舒适体位	
11. 正确处理用物	
12. 洗手，记录，签名	

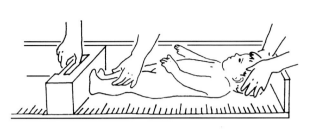

图 40-1-1 3 岁以下婴幼儿身长测量法

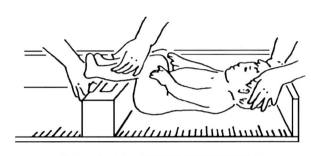

图 40-1-2 3 岁以下婴幼儿顶臀长测量法

2. 3 岁以上小儿身高及坐高测量技术

操 作 步 骤	操 作 要 点
1. 携用物至测量室	
2. 核对儿童	
3. 脱除鞋帽和袜子	
4. 取合适的姿势	— 儿童取立正姿势,站立于身高计上,背靠身高计的测量杆或墙壁 — 要求儿童两眼正视前方,挺胸抬头,腹微收。两臂自然下垂,手指并拢,脚跟并拢,脚尖分开约 60°,足跟、臀部、两肩胛、枕骨粗隆均同时紧贴测量杆或墙壁(图 40-1-3)
5. 轻轻移动顶板与患儿头顶接触,使推板与测量板呈 90°	
6. 读取身高数值,精确至 0.1cm	
7. 在完成身长测量后,将儿童坐于坐高计的坐盘或有一定高度的矮凳上,先使身体前倾,骶部紧靠测量杆或墙壁,然后坐直,两大腿伸面与身躯成直角而与地面平行,大腿与凳面完全接触,并互相靠拢,膝关节屈曲成直角,足尖向前,两脚平放在地面上,头及肩部位置同测身高的要求	— 此处开始顶臀长测量步骤(图 40-1-4) — 可用木板放在脚下调整凳子的高低 — 坐凳高度要合适,过高过低均会影响读数
8. 轻轻移动顶板与儿童头顶接触,使推板与测量板呈 90°	
9. 读取坐高数值,精确至 0.1cm	
10. 安置儿童于舒适体位	
11. 正确处理用物	
12. 洗手,记录,签名	

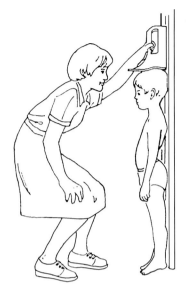

图 40-1-3　3 岁以上小儿身高测量法

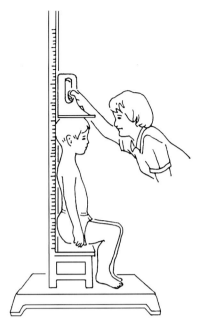

图 40-1-4　3 岁以上小儿坐高测量法

身高（长）（cm）= 年龄×7+77（cm）

3. 身高（长）的增加与遗传、种族、内分泌、营养、运动和疾病等因素有关。某些疾病如：甲状腺功能减低、生长激素缺乏、营养不良及佝偻病等可引起明显身高（长）异常；短期的疾病与营养波动不会明显影响身高（长）。

（李　梅）

【知识拓展】

身高（长）的发育特点

1. 患儿出生时身长约 50cm。在生后前 6 个月增长最快，前 3 个月每月平均增长 3.5cm，3～6 个月每月平均增长 2.0cm，6～12 个月每月平均增长 1.5～1.0cm，第一年共增长约 25～26cm。

2. 2 岁以后身高（长）稳步增长，平均每年增长 5～8cm。2～12 岁小儿身高（长）可按下列公式粗略计算：

第二节　体重测量技术

体重是身体器官、系统、体液的重量总和。因体脂与体液变化较大，体重在体格生长指标中最易波动。体重在一定程度上能够反映儿童的骨骼、肌肉、皮下脂肪和内脏重量增长的综合情况，是最易获得的反映儿童生长与营养状况的指标，也是儿科临床中计算药量、静脉输液量的依据。

【护理评估】

小儿的年龄（月龄）、意识、合作程度及平时喂养情况。

【操作前准备】

1. 用物准备　体重计（根据小儿的年龄，准备不同精确度的婴儿秤、杠杆秤、电子秤等）、笔、白纸、体格发育评价表。

2. 环境准备　安全、安静、清洁、光线充足，保持适宜的温湿度。3 岁以下婴幼儿先进行环境准备，保持室温在 22～24℃。必要时屏风遮挡，请无关人员回避等。

3. 向小儿及家长解释体重测量的目的及过程，取得配合。

【操作步骤与要点】

操 作 步 骤	操 作 要 点
1. 核对小儿	— 注意除掉尿不湿
2. 选择合适的体重计;校正体重计零点	— 测量时应将体重计平稳地放在地上,查看底踏板下的挂钩是否联接好,再检查零点,当体重计没有任何移动时,其"0"点应不会改变
	— 在每天上、下午测量前及测量中检查"0"点一次
(1) 小婴儿用盘式杠杆秤测量 将小儿放置于体重秤盘的中央,不得接触其他物体或摇动,两手注意保护婴儿不至掉落(图40-2-1)	— 调整游锤至杠杆正中水平,将砝码及游锤所示读数相加,以 kg 为单位,计算体重数值
(2) 较大婴儿用坐式杠杆秤测量 将其放置于体重座椅的中央,不得接触其他物体或摇动,两手注意保护婴儿不至掉落(图40-2-2)	— 调整游锤,直至杠杆水平,将砝码及游锤所示读数相加,以 kg 为单位,计算体重数值
(3) 能够配合独自站立的小儿用站式杠杆秤测量,将其站立于站式杠杆秤的站板中央,两手自然下垂,不得接触其他物体或摇动(图40-2-3)	— 准确读取体重数值
3. 安置小儿于舒适体位	
4. 正确处理用物	
5. 洗手,记录,签名	

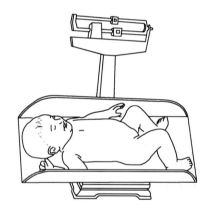

图 40-2-1　盘式杠杆秤体重测量法

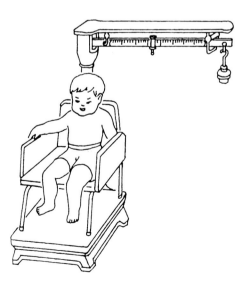

图 40-2-2　坐式杠杆秤体重测量法

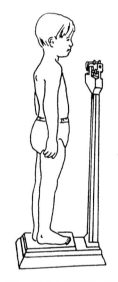

图 40-2-3　站式杠杆秤体重测量法

【知识拓展】

1. 体重测量工具的选择　儿童体重宜采用杠杆秤(砝码、游锤、杠杆)或中式木杆式钩秤(秤杆、秤砣)。

(1) 婴儿体重测量采用盘式杠杆秤(砝码、游锤、杠杆)或中式木杆式钩秤,最大称重范围为 10 ~ 15kg,精确到 0.01kg。

(2) 幼儿采用坐式的杠杆秤或中式木杆式钩秤,最大称重范围为 20 ~ 30kg,精确到 0.05kg。

(3) 学龄前儿童采用立式的杠杆秤,最大称重范围为 50kg,精确到 0.1kg。

(4) 学龄儿童可用立式的杠杆秤,最大称重范围为 100kg,精确到 0.1kg。

体重测量工具的选择

年龄(岁)	测量工具	最大称量范围(kg)	精确度(kg)
<1	盘式杠杆秤	10~15	0.01
1~3	坐式杠杆秤	20~30	0.05
3~7	立式杠杆秤	50	0.1
>7	立式杠杆秤	100	0.1

2. 测量体重应于晨起空腹或进食后2小时、排空大小便、仅穿单衣的状况下进行。如果衣物不能脱去时,应减去衣服重量,以求准确。体温低或病重的患儿可先将衣服、纸尿裤和小毛毯称重,再给患儿穿上后再测量。

3. 所测数值与前次差异较大时,应重新测量核对,如体重降低较多应报告医师。

4. 如为电子秤,直接读取数值。

5. 不合作者或病重不能站立者,由护理人员或家长抱着患儿一起称重,然后减去患儿衣服、毛毯重量及成人体重,即得患儿体重。

（李 梅）

第三节 胸围的测量技术

胸围是指自乳头下缘经肩胛骨角下缘绕胸一周的长度。胸围大小与肺和胸廓的发育相关。正常新生儿胸围比头围小1~2cm,平均为32cm;12~15个月胸围与头围大致相等,其后胸围较大,在曲线图上形成了头、胸围交叉。交叉时间与儿童的营养状态有密切关系。

【护理评估】

小儿的年龄(月龄)、意识、合作程度及平时喂养情况。

【操作前准备】

1. 用物准备 软尺、笔、白纸、体格发育评价表。

2. 环境准备 安全、安静、清洁。必要时屏风遮挡,请无关人员回避等。

3. 向小儿及家长解释胸围测量的目的及过程,取得配合。

【操作步骤与要点】

操作步骤	操作要点
1. 小儿取平卧位,两手自然平放于躯干两侧;或立位,两手自然下垂	— 3岁以下小儿取卧位或立位,3岁以上取立位 — 被测者应处于平静状态,两眼平视
2. 测量者立于其前或右侧,左手拇指将软尺0点固定于一侧乳头下缘(乳腺已发育的女孩,固定于胸骨中线第4肋间)	
3. 右手将软尺紧贴皮肤,经两侧肩胛骨下缘回到0点,取平静呼、吸气时中间读数	— 注意前后左右对称 — 1岁以下皮下脂肪松厚的小儿宜稍紧
4. 读数精确至0.1cm	
5. 安置小儿于舒适体位	
6. 正确处理用物	
7. 洗手,记录,签名	

（李 梅）

第四节　头围的测量技术

头围即自眉弓上缘最突出处经枕后结节绕头一周的长度,是反映脑发育和颅骨生长的一个重要指标。

【护理评估】

小儿的年龄(月龄)、意识、合作程度。

【操作前准备】

1. 用物准备　软尺、笔、白纸、体格发育评价表。

2. 环境准备　安全、安静、清洁。必要时屏风遮挡,请无关人员回避等。

3. 向小儿及家长解释头围测量的目的及过程,取得配合。

【操作步骤与要点】

操 作 步 骤	操 作 要 点
1. 小儿取立位、坐位或仰卧位,测量者立或坐于儿童右侧或前方	
2. 测量者左手拇指固定软尺零点于儿童头部右侧眉弓上缘处	
3. 软尺紧贴头部皮肤(头发),经右侧耳上、枕骨粗隆及左侧眉弓上缘回至零点	— 测量时软尺应紧贴皮肤,左右对称,长发者应先将头发在软尺经过处向上下分开(图40-4-1)
4. 读与零点交叉的刻度,获得最大头径。读数精确至0.1cm	
5. 安置小儿于舒适体位	
6. 正确处理用物	
7. 洗手,记录,签名	

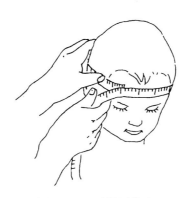

图40-4-1　头围测量法

（李　梅）

第五节　生命体征测量技术

生命体征(vital signs)是体温、脉搏、呼吸及血压的总称。生命体征受大脑皮质控制,是机体内在活动的一种客观反映,是衡量机体身心状况的可靠指标。体温,也称体核温度,是指身体内部胸腔、腹腔和中枢神经的温度,其特点是相对稳定且较皮肤温度高。皮肤温度也称体表温度,可受环

40

境温度和衣着情况的影响且低于体核温度。脉搏,即动脉脉搏,指在每个心动周期中,由于心脏的收缩和舒张,动脉内的压力和容积也发生周期性的变化,导致动脉管壁产生有节律的搏动。呼吸指机体在新陈代谢过程中,需要不断地从外界环境中摄取氧气,并把自身产生的二氧化碳排出体外,机体与环境之间所进行的气体交换过程。血压是血管内流动着的血液对单位面积血管壁的侧压力(压强)。

【护理评估】

1. 小儿年龄、病情、意识、体位及合作程度。

2. 测量部位和皮肤状况。

3. 体温计有无破损,刻度是否在35℃以下。

4. 血压计的精确性。

【操作前准备】

1. 用物准备　合适类型的体温计、纱布、弯盘、秒表、听诊器、血压计、笔、记录纸、液状石蜡棉球(直肠测温时使用)。

2. 环境准备　安全、安静、清洁。必要时屏风遮挡,请无关人员回避等。

3. 向患儿及家属解释生命体征测量的目的及过程,取得配合。

【操作步骤与要点】

操作步骤	操作要点
1. 核对小儿,取舒适体位	
2. 测体温根据病情及小儿年龄选择测量体温的方法	—体温表放置位置要正确,固定良好
(1) 口腔测量:口表水银端斜放于舌下热窝处;嘱小儿闭口,勿用牙咬体温表	—3分钟取出
(2) 腋下测量:解开衣袖,用纱布或小毛巾擦干一侧腋下;将体温表水银端放于腋窝深处,紧贴皮肤,曲臂过胸,夹紧体温表	—10分钟取出
(3) 直肠测量:暴露肛门;润滑肛表;将体温表水银端轻轻插入肛门3~4cm固定(婴儿约1.25cm,幼儿约2.5cm)	—3分钟取出,擦净肛门
3. 擦净体温表	
4. 读取温度数值,体温表甩至35℃以下。记录	
5. 测脉搏、呼吸用示指、中指、无名指的指腹按于小儿桡动脉处,计数脉搏频次,时间30秒;保持测量脉搏姿势不动,观察小儿胸部、腹部起伏,计数呼吸频次,时间30秒。记录	—婴儿还可通过颈动脉或颞动脉测量脉搏
6. 测量血压协助小儿露出手臂并伸直,掌心向上;排尽袖带内空气,袖带缠于上臂下缘距肘窝2cm,松紧以放进一指为宜;使用台式血压计测量时,使水银柱"0"点与肱动脉、心脏处于同一水平;将听诊器胸件放在肱动脉搏动最强处固定,充气至动脉搏动音消失,再加压使压力升高2.66~3.99kPa(20~30mmHg),缓慢放气,测得血压数值并记录	—上卷衣袖松紧适宜,注意小儿保暖 —也可用心电监护仪测定(详见第四十八章床边多功能监护仪操作技术)
7. 整理血压计	—驱尽袖带内空气卷平后放入血压计盒内,右倾45°关闭水银槽开关,关闭血压计盒盖
8. 终末处理	
9. 洗手,记录	

【知识拓展】

目前,除经典的玻璃体温计外,常见的还有电子数字显示体温计、贴纸体温计、奶嘴体温计、耳温枪、一次性体温计等。耳温枪携带方便,测温准确,能够反映人体真实的体温变化,而且比水银体温计安全。所以在儿科的使用越来越广泛。儿童时期,不同年龄段其红外耳温的正常值也不同,具体如下:0~2岁:36.4~38.0℃;3~10岁:36.1~37.8℃;≥11岁:35.9~37.6℃。

用耳温枪测量体温时,注意以下几点:

1. 尽量在同一侧耳朵测量,以减小误差。

2. 测量前,查看或询问小儿有无耳部疾患,耳道内有无分泌物阻塞。如有分泌物阻塞,应先去除后再测量,否则影响测量结果。

40

3. 耳温计使用时一定要尽量深入到耳道,让测温器能够探测到耳膜,减小误差的发生。1 岁以下小儿测量时,应将耳廓后拉,再插入测温器,使测量头能够探测到耳膜;较大小儿则将耳廓向后上方拉。

4. 侧卧位时,可因一侧耳廓受压,而使耳温偏高,应解除受压片刻再测量。

(李 梅)

第六节 幼儿意识评估技术

幼儿意识评估是指评估小儿意识程度及精神状态,早期发现潜在病变,早期治疗。

【护理评估】

小儿的年龄(月龄)、意识、合作程度。

【操作前准备】

1. 用物准备 小儿意识评估表、记录纸、笔。

2. 环境准备 安全、安静、清洁。必要时屏风遮挡,请无关人员回避等。

3. 向小儿及家属解释意识评估的目的及过程,取得配合。

【操作步骤与要点】

操 作 步 骤	操 作 要 点
1. 睁眼反应	— 满分为 4 分,最差为 1 分
(1) 护理人员在旁观察,不需给任何刺激,小儿眼睛能自然睁开、闭合	— 4 分
(2) 护理人员呼叫或给予声音的刺激,小儿才会将眼睛睁开或闭合	— 3 分,通常小儿双眼闭合
(3) 用笔压小儿近端的手指甲床,或捏其眉弓、乳头,才会睁眼	— 2 分,通常小儿双眼闭合
(4) 给予任何痛的刺激,小儿完全无反应	— 1 分,若是小儿因眼睛肿胀无法睁开,则在此处记录为"C"
2. 最佳动作反应(通常指手臂最佳运动反应)	— 满分为 6 分,最差为 1 分
(1) 呼叫小儿"举起双手"或"伸出舌头",小儿作出相应反应	— 6 分,能依口令正确做动作
(2) 翻动小儿的眼睑,小儿会用手去除刺激的来源	— 5 分
(3) 给予痛的刺激时,受刺激的一手会产生弯曲回收现象,但无法除去刺激来源	— 4 分
(4) 给予痛刺激时,手臂内收,手握拳,腕关节及前臂弯曲,下肢伸直且内收	— 3 分
(5) 在弯曲的手上给予痛刺激,手臂和脚均呈僵直和内转的姿势	— 2 分,关节呈现伸展反应,如去大脑皮质反应
(6) 给予任何疼痛刺激源,小儿四肢完全没有动作反应	— 1 分
3. 最佳语言反应	— 满分为 5 分,最差为 1 分
5 岁以上使用:	
(1) 与之交谈,对人、时、地很清楚	— 5 分
(2) 交谈时某项不太清楚	— 4 分,若长期住院对时间不清楚,是可原谅的
(3) 与之无法交谈	— 3 分,答非所问

续表

操作步骤	操作要点
（4）给予刺激时只能发出呻吟声	—2分,无法解释其意
（5）对任何刺激都无反应	—1分
适用于2~5岁:	
（1）与之交谈,能适当地用简单的字母或片语对话	—5岁小儿给5分,2~5岁给4分
（2）不能用正确的单词或片语交谈	—4分
（3）试着与他交谈,只会哭闹或尖叫	—3分,无意义哭闹
（4）给予刺激,只会发出呻吟声,不会哭闹或尖叫	—2分
（5）对外界各种刺激皆无反应	—1分
适用于2岁以下:	
（1）面对小儿时,能表现为喜、怒、哀、乐,如饥饿、疼痛、生气时会哭,逗他时会笑	—5分,6~24个月幼儿给予最高5分
（2）给予任何刺激,只以哭来表示	—4分,6个月以内婴儿最差反应是哭
（3）给予任何刺激,只会发出无意义的哭或不适当的尖叫声	—3分,无法了解其意义
（4）给予任何刺激,只发出呻吟声	—2分,无法解释其意义
（5）对外界任何刺激都无法反应	—1分,如有气管切开或插管者,应在此做"T"记号

（李　梅）

参 考 文 献

1. 中华人民共和国卫生部.临床护理实践指南.北京:人民军医出版社,2011.
2. 李小寒,尚少梅.基础护理学.北京:人民卫生出版社,2008.
3. 黄力毅,张玉兰.儿科护理学.北京:人民卫生出版社,2014.
4. 崔焱.儿科护理学.北京:人民卫生出版社,2012.
5. 张玉侠,龚梅,顾莺.儿科护理规范和实践指南.上海:复旦大学出版社,2011.
6. 江载芳,申昆玲,沈颖.诸福棠实用儿科学.第8版.北京:人民卫生出版社,2015.
7. 张玉侠.实用新生儿护理学.北京:人民卫生出版社,2015.
8. 中国血压测量工作组.中国血压测量指南.中华高血压杂志,2011,19(12):1101-1115.
9. 胡雁,周英凤,朱政,等.通过循证护理实践促进护理知识转化.护士进修杂志,2015,30(11):961-963.

40

第四十一章 喂养技术

第一节 配乳技术

配乳技术是当母乳不足或不能进行母乳喂养，用婴儿配方奶粉配制乳液补充母乳不足的方法。

【护理评估】

1. 母亲是否存在母乳喂养的禁忌证，母乳量是否充足。

2. 患儿意识状态及吸吮能力。

【操作前准备】

1. 工作人员管理 非工作人员禁止入内；进入配乳间须洗手、戴口罩。

2. 环境准备 地面干燥、无污迹；配乳台表面定时清洁消毒；室内空气定期紫外线消毒。

3. 用物准备 配方奶粉、温水、水温计、已消毒奶嘴、奶瓶、量杯(图41-1-1)。

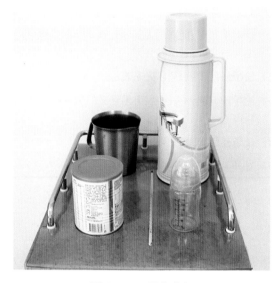

图41-1-1 用物准备

【操作步骤与要点】

操作步骤	操作要点
1. 进入配乳间洗手、戴口罩	— 严格执行无菌操作原则，奶液现配现用
2. 配乳前须再次洗手	
3. 遵医嘱核对配乳单	— 严格执行查对制度
	— 遵医嘱或参考奶粉包装上的冲调方法调配奶粉
4. 加适量温水	— 按无菌技术要求取出奶瓶、奶嘴，在量杯内加入适量的温开水
	— 用水温计测量水温，水温根据配方奶说明上的建议温度
	— 用量杯量出所需水量倒入奶瓶(图41-1-2)
5. 加适量奶粉	— 用奶粉专用量勺量取正确数量奶粉倒入奶瓶。每勺要用刮杆刮平，不可紧压(图41-1-3)
6. 摇匀和调试	— 套上奶嘴，轻轻摇动奶瓶，不可用力，以免产生气泡或泡沫，直至奶粉充分溶解
	— 将奶瓶倒置时，刚开始1~2秒乳汁是细细的直线流下，而后一滴接着一滴流下
7. 测试乳液温度	— 将乳汁滴到手臂内侧，感觉温热，即可给患儿食用

操作步骤	操作要点
8. 清洁和消毒	— 食用后,将用过的奶具完全拆分,用专用奶瓶清洗液刷洗清洁奶瓶内外壁及奶嘴,流动水彻底冲净,烘干,送供应室消毒灭菌
	— 对患有传染性疾病的患儿,每次喂奶后,奶具须经含氯消毒液浸泡消毒,再清洗干净后送供应室消毒灭菌
	— 对于特殊隔离的患儿奶瓶、奶嘴一次性使用
	— 配奶间专人负责,保持清洁,定期进行空气培养及微生物细菌学监测
	— 分装乳液时严格遵守无菌操作原则,洗手后戴无菌手套、口罩、帽子
	— 奶具应储存在干净有盖的容器内,保持阴凉干燥

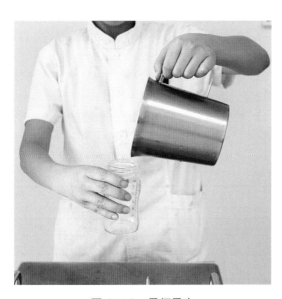

图 41-1-2　量杯量水

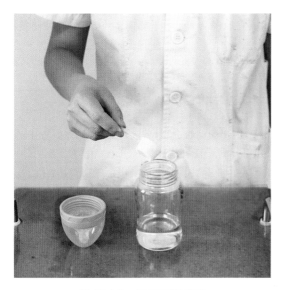

图 41-1-3　量出所需奶粉

【操作后观察】

1. 乳液现配现用,未吃完的乳液应及时全部倒掉。

2. 观察患儿吃奶后有无溢奶、呕吐的情况。

3. 观察患儿吃奶后大小便的情况。

【常见并发症及防范措施】

（一）过敏

1. 生后早期配方乳喂养,婴儿出现过敏的风险会明显增加。纯母乳喂养即使仅仅一个月,婴儿过敏的风险都会明显降低。

2. 只有生后婴儿体重下降超过出生体重7%时,才应添加配方乳,而且应是部分水解配方。

3. 应全力以赴进行纯母乳喂养,母乳喂养过程有助于婴儿肠道菌群的建立,而配方乳则不能,若接受部分水解配方也出现过敏,应更换为深度水解或氨基酸配方。

（二）便秘

配方乳过稠。在配制时未按正确的比例配制,加入过多的配方乳粉,使配方乳相对过稠。增稠的乳液容易导致婴儿肥胖,也增加身体代谢负担,出现便秘。

【知识拓展】

如何给孩子选择配方乳粉?

1. 按年龄

（1）婴儿配方粉:满足出生后 4~6 个月婴儿的营养需要。

（2）较大婴儿奶粉:专为 4 个月以上的婴幼儿,在膳食多样化过程中,使用的主要液体要素成分。

2. 按成分　分为根据蛋白质结构、脂肪、碳水化合物分类。

（1）根据蛋白质结构分为:①完整蛋白的普通配方:适于母乳不足的正常婴幼儿;②部分水解配方:适于有过敏风险婴幼儿预防过敏;③深度水解配方:适于治疗牛奶蛋白过敏引起的肠病症;④氨基酸配方:适于诊断和治疗牛奶蛋白过敏的婴幼儿。

（2）根据脂肪分为:①长链脂肪配方:即普通配方粉,适用于正常婴幼儿;②中/长链配方:适用于肠道功能不良,如:慢性腹泻、肠道发育异常、肠道大手术后、早产儿等情况。

（3）根据碳水化合物分为:①全含乳糖的普通配方:适用于正常婴儿。②部分乳糖配方:适用于胃肠功能不良时,比如早产儿、胃肠受损者;③无乳糖配方:适用于急性腹泻,特别是轮状病毒性胃肠炎,以及先天性乳糖不耐受者。

（王巧玲　花芸）

第二节　母乳喂养技术

母乳喂养技术是指帮助和指导母亲用乳汁喂养婴儿的技术。母乳能为婴儿提供丰富的营养及大量的免疫物质,可促进母亲子宫收缩,减少产后出血,抑制排卵,延长哺乳期的闭经,还能促进母子间的感情,因此,对于能够进行母乳喂养的母亲进行正确的喂养指导具有重要的意义。

【护理评估】

1. 婴儿分娩方式、出生时 Apgar 评分、体重、各器官发育情况。

2. 婴儿吸吮-吞咽-呼吸功能是否协调。

3. 母亲乳头发育及乳房充盈情况乳房的类型,乳汁的质和量,乳房有无红肿、硬块、胀痛、乳头有无皲裂等。

4. 母亲对母乳喂养的知识和技能的认知程度及心理反应。

【操作前准备】

1. **用物准备**　清洁毛巾,温开水,椅子,脚凳,软枕。

2. **环境准备**　安静、温暖、整洁、舒适。必要时屏风遮挡,请无关人员回避等。

3. **护士准备**　仪表端庄,着装整洁,洗手,戴口罩。

4. 向患儿家属解释母乳喂养的目的及过程,取得配合。

【操作步骤与要点】

操 作 步 骤	操 作 要 点
1. 携用物至患儿床边,做好准备工作	— 母亲洗净双手 — 给婴儿换尿布
2. 执行医嘱,清洁乳房,检查乳汁的分泌情况	— 用温湿毛巾清洁乳房
3. 帮助母亲选择舒适的体位,一般宜取坐位	— 椅子高度合适,不宜太软,椅背不宜后倾,哺乳时母亲紧靠椅背,双肩处于放松姿势 — 可借助腿上软枕或在足下垫脚凳以帮助支持婴儿体重,将婴儿抱到母亲胸部的高度
4. 指导母亲正确的哺乳姿势	— 母亲放松舒适 — 婴儿的身体贴近母亲,脸朝向乳房,鼻头对着乳头 — 抱紧婴儿,使婴儿的头、颈和臀得到支撑 — 下颌紧贴乳房。母亲和婴儿面对面侧卧,腹贴腹,脸对着乳房,头和身体保持在同一条直线上
5. 指导母亲手托乳房的方法	— 将大拇指与其他四指分开,并紧贴在乳房下的胸壁上,用示指支撑乳房基底部,大拇指轻压乳房的上部,以免堵住婴儿鼻孔而影响呼吸 — 托乳房的手不要离乳头太近
6. 帮助婴儿正确含接乳头的方法	— 用乳头碰触婴儿的嘴唇,诱发觅食反射,使其张大嘴,将乳头和大部分乳晕送入婴儿口腔 — 婴儿双面颊饱满呈圆形,舌头呈勺状环绕乳晕,慢而深的吸吮动作和吞咽声音
7. 结束哺乳	— 婴儿吸吮时尽量先让他吸一侧乳房至松软,如仍需要换吸另一侧乳房 — 吸吮时间可根据妈妈乳腺、乳量及婴儿吸吮效率而定
8. 哺乳后母婴护理	— 挤出少许乳汁,均匀地涂在乳头和乳晕上,可预防乳头皲裂和感染 — 协助母婴取得舒适的卧位
9. 洗手,做好记录,签全名	

【操作后观察】

1. 对婴儿的观察

（1）加强巡视，防止吐奶、呛奶。哺乳结束后，将婴儿竖着抱起，头部靠在母亲肩上，轻轻拍背1~2分钟，排出胃内空气，然后保持右侧卧位，以防吐奶。

（2）观察婴儿体重、睡眠及大小便情况。

2. 对母亲的观察

（1）注意母亲膳食安排和液体摄入量。

（2）注意乳房的清洁卫生，切忌用肥皂、酒精刺激性物品清洗乳房，以免引起局部皮肤干燥、皲裂。

（3）睡觉时注意不要使乳房受压，要坚持夜间哺乳。

（4）哺乳期间母亲应佩戴合适的棉质胸罩，以起支托乳房和改善乳房血液循环的作用。

【常见并发症及防范措施】

（一）乳头疼痛

1. 查看婴儿衔乳的方式是否正确，改进婴儿吃奶的方式，可以将吸吮的压力转加在乳晕上，而不是敏感的乳头上。

2. 确保婴儿衔乳时包住尽可能多的乳晕部分，确保双唇是外翻的。

3. 喂奶时，检查婴儿的舌头，可看到舌头前端伸出到下牙龈上方，罩在下唇和乳房中间。

4. 喂奶后，在乳头上涂少许母乳，自然晾干，无需涂油剂或乳霜。

（二）乳房肿胀

1. 在最初的几周里，日夜都要频繁的喂奶，喂奶的间隔时间过长，会导致母亲的乳房肿胀。

2. 乳房太过肿胀，在喂奶间隔可以冷敷乳房以缓解疼痛、减轻肿胀。

3. 不要停止母乳喂养，乳房必须清空，如果婴儿不吃奶，使用吸奶器或手动挤奶，防止乳房持续肿胀导致乳腺炎。

（三）乳腺炎

1. 注意休息，休息可以缓解压力，恢复免疫系统的正常运作。

2. 对乳房进行交替冷热敷，冷敷缓解疼痛；热敷促进血液循环，调动发炎部位的抗感染物质发挥作用。

3. 应频繁在发炎的那侧乳房喂奶，滞留的液体容易引起感染。

4. 有效地清空乳房，如果婴儿不能很好地吃奶，就需要挤出乳汁。

5. 如果有乳腺炎反复发作史，体温持续升高，病情不断恶化，乳头发生皲裂，则需要抗生素治疗。

（四）乳头扁平或凹陷

1. 尽早开奶，分娩后即刻让母亲与新生儿进行皮肤接触。

2. 帮助母亲建立母乳喂养的信心，新生儿的吸吮有助于乳头向外牵拉，正确的含接部位不仅是乳头，还包括乳晕。

3. 在哺乳前可以用手牵拉刺激乳头，也可用乳头吸引器将乳头吸出。

4. 指导母亲用手从下面托起乳房，并用拇指轻压乳房上部，使婴儿易于含接。

【知识拓展】

为了使母亲们能够实行和坚持在最初6个月的纯母乳喂养，世界卫生组织和联合国儿童基金会建议：

1. 在婴儿出生的头一个小时里就开始母乳喂养。

2. 纯母乳喂养，即婴儿除了母乳外不会有任何其他的食物或饮料，甚至是水。

3. 在需要时进行母乳喂养，也就是当婴儿需要时，不管是白天或是晚上。

4. 不使用瓶子、橡皮奶头或安慰奶嘴。

（朱馥荔　花芸）

第三节　人工喂养技术

人工喂养技术是当母亲因各种原因不能喂哺婴儿时，而采取配方乳或其他兽乳喂养的技术。

【护理评估】

1. 患儿的吸吮、吞咽、消化、排泄情况。

2. 患儿的生命体征，病情变化，意识情况。

3. 患儿家属对喂养的知识水平和心理反应。

【操作前准备】

1. 用物准备　温度适宜的配方乳、小毛巾。

2. 环境准备　安全、安静、清洁、温暖。必要时屏风遮挡，请无关人员回避等。

3. 向患儿家属解释人工喂养的目的及过程，取得配合。

【操作步骤与要点】

操作步骤	操作要点
1. 遵医嘱准备合适的配方乳及喂养工具	— 配制配方乳的水温应低于45℃ — 选择合适流速的奶嘴,控制乳汁的流量,促进吸吮、吞咽、呼吸的协调
2. 洗手,戴口罩,携用物至患儿床边	— 操作前查对,确认患儿 — 主动核对患儿身份
3. 协助患儿取舒适体位,将小毛巾围于患儿的颌下	— 取侧卧位,头偏向一侧
4. 检查奶嘴孔的大小	— 奶嘴孔过小,乳汁流速过慢,吸吮时费力 — 奶嘴孔过大,乳汁流速过快,来不及吞咽,容易呛咳
5. 测试乳汁的温度	— 将乳汁滴在手臂内侧,不烫为宜(图41-3-1)
6. 进行喂养	— 先用空奶嘴碰触患儿嘴唇诱发觅食/吮吸反射,待患儿张口时将奶嘴放至舌上,倾斜奶瓶,让奶汁充盈奶嘴
7. 喂养过程中注意观察喂养情况	— 观察患儿吸吮、吞咽及呼吸情况 — 观察患儿的面色,SpO$_2$,有发绀应暂停喂奶,缓解后再继续
8. 人工喂养结束后,取下毛巾擦净口唇	— 将患儿竖着抱起,头部靠在肩上,自下而上轻轻拍背1~2分钟,排出胃内空气(图41-3-2)
9. 协助患儿取舒适卧位	— 头高脚低位,头偏向一侧,防止吐奶后引起窒息(图41-3-3)
10. 整理床单位,洗手,做好记录	
11. 正确处理用物	— 做好物品的清洗和消毒,避免交叉感染

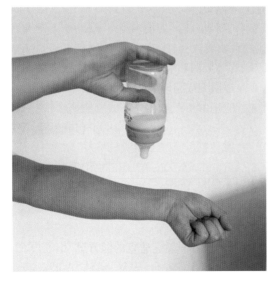

图41-3-1 测量乳汁温度

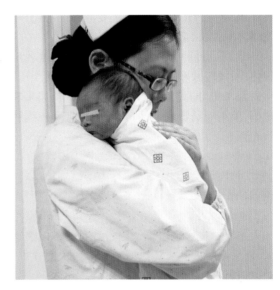

图41-3-2 患儿竖着轻拍背部

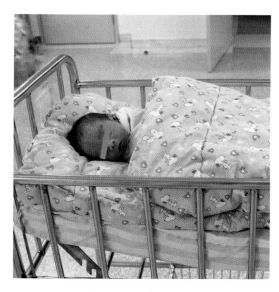

图 41-3-3　舒适卧位

【操作后观察】

1. 喂养过程中注意观察患儿吸吮、吞咽及呼吸情况。观察患儿的面色，SpO_2，有发绀应暂停喂奶，缓解后再继续。

2. 人工喂养结束后协助患儿取舒适卧位，头高脚低位，头偏向一侧，防止吐奶后引起窒息。

【常见并发症及防范措施】

（一）喂养不耐受

1. 体位　喂奶后采取右侧卧位，俯卧位都可以减少胃内潴留量，并防止反流物吸入，是一种理想的卧位。鸟巢式卧位使早产儿有安全感，有利于头手互动，维持生命体征的稳定，促进早产儿胃内容物的消化吸收，减少胃潴留和反流，减少喂养不耐受的发生。

2. 刺激排便　有研究显示早产儿出生后每天给予开塞露灌肠，通过机械性刺激，反射性地增加胃肠蠕动，促使胎便早期排出，避免了胃肠功能的丧失，有利于胃排空，增加早产儿对乳汁的摄入量和喂养的耐受性。

3. 腹部按摩　对于胃肠蠕动是一种正向作用，可促进食物吸收，减轻腹胀。在喂奶前、后30分钟，在早产儿腹部顺时针方向环形按摩，每次3～4次，5～10分钟，可刺激早产儿体表的触觉感受器和压力感受器，反射性引起副交感神经兴奋，使胃泌素、胰岛素水平明显提高，促进营养物质的消化吸收和利用，减少喂养不耐受的发生。

4. 观察处理　胃潴留、腹胀、呕吐是早产儿喂养不耐受最常见的临床表现。

（二）呕吐

1. 喂时、喂后均取头高脚低侧卧位，防止反流。

2. 每次喂前评估腹胀情况，必要时评估腹围。

（三）腹泻

1. 每次换尿布时注意观察大便的色、质、量及气味。发现有腹泻现象及时通知医师，留取大便标本送检排除感染。

2. 因奶粉的渗透压较高引起的腹泻，应及时调整合适奶粉，避免腹泻的发生。

3. 必要时根据医嘱选用调节肠道菌群或收敛的药物对症治疗，并观察药物的不良反应，防止便秘。

【知识拓展】

1. 常用的乳品及代乳品有：①牛乳蛋白质含量较母乳高，但多为酪蛋白，在胃中形成的凝块较大，不易消化；②羊乳蛋白质与脂肪较牛乳多，凝块较牛乳细而软，脂肪球大小接近人乳，较牛乳易于消化，但含叶酸和维生素 B_{12} 较少，长期单纯喂食羊乳可致营养性巨幼细胞性贫血；③代乳品常用大豆类代乳品如豆粉、豆浆等，其营养价值比一般谷类高，适用于婴儿不能进食乳类，如乳糖不耐受、乳清蛋白过敏等情况。

2. 人工喂养时，乳液配制的量和浓度要适宜，以免引起营养不良或消化功能紊乱，配乳及喂乳时均须洗净双手，要特别重视消毒奶瓶、奶嘴等奶具，每次用后必须消毒。

3. 人工喂养时要注意奶水温度，方法是将奶滴在手臂内侧，不觉得烫为宜。喂养时流速应一滴接一滴，不能流成直线。吃奶时奶液要充盈奶嘴。喂奶后竖直抱起婴儿并轻拍其背部，使其打嗝排出空气，防止溢乳。夏季两顿之间可加喂白开水。注意观察大便是否正常。

4. 随着婴儿的成长，不论是母乳喂养、还是人工喂养，均应按顺序逐步添加各种辅食品，以保证婴儿生长发育的需要。①添加辅助食品的目的是补充乳类营养素的不足，为断乳作准备；②添加辅助食品的原则是从少到多，从稀到稠，由细到粗，从一种到多种循序渐进的原则，并根据婴儿的消化情况而定。

（王巧玲　花芸）

41

第四节 协助患儿进食技术

协助患儿进食技术是指无法经口喂养的新生儿通过喂养前口腔刺激、非营养性吸吮、喂养中口腔支持等协助患儿进食的方法。

【护理评估】

1. 患儿胎龄、成熟度、口腔运动功能。
2. 患儿每次吃奶的量、速度、完成时间。
3. 患儿家属对协助患儿进食技术相关知识的认识程度。

【操作前准备】

1. **用物准备** 小毛巾、安慰奶嘴、温配方乳。
2. **环境准备** 安全、安静、清洁。必要时屏风遮挡，请无关人员回避等。
3. 向患儿家属解释协助患儿进食的目的及过程，取得配合。

【操作步骤与要点】

操作步骤	操作要点
1. 洗手、戴口罩、携用物至患儿床边	
2. 口腔刺激通过对嘴唇、脸颊、下巴、舌头、软腭、咽部、喉部以及呼吸道肌肉进行轻柔的按压和刺激(图 41-4-1、图 41-4-2)	— 脸颊:每一侧面颊 4 次,持续 2 分钟 — 上下唇:各 6 次,持续 3 分钟 — 上下牙龈:左右两侧各 2 次,持续 2 分钟 — 脸颊口腔内侧:每侧内颊 2 次,持续 2 分钟 — 舌头的边缘:每侧脸颊 2 次,持续 1 分钟 — 中间舌头:4 次,持续 1 分钟 — 引发吸吮动作:持续 1 分钟
3. 将安慰奶嘴放入患儿口内吸吮	— 持续 3 分钟
4. 喂养时的体位支持喂养时应模拟母乳喂养的姿势(图 41-4-3)	— 喂养者面向患儿,先用空奶嘴碰触患儿嘴唇诱发觅食反射 — 待患儿张口时将奶嘴放到患儿的舌面上,让奶汁充盈奶嘴,给予 2~4 次吸吮
5. 喂养时观察患儿的吸吮、吞咽情况	— 必要时拔出奶嘴休息一下再进食
6. 下颌支持(图 41-4-4)	— 喂奶时一只手托住患儿头部,另外一只手以小指托住下颌,示指托住一侧脸颊
7. 喂完后帮助患儿取合适的卧位	
8. 整理用物,记录	

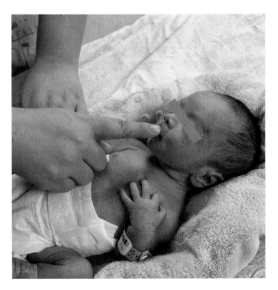

图 41-4-1　脸颊口腔内侧刺激

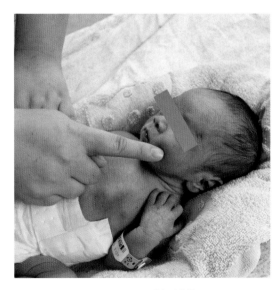

图 41-4-2　舌部刺激

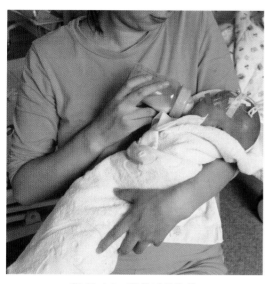

图 41-4-3 喂养时的体位

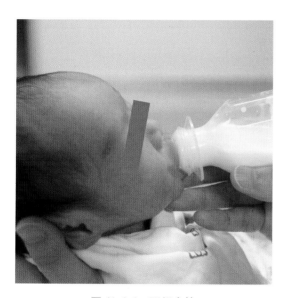

图 41-4-4 下颌支持

【操作后观察】

1. 喂养过程中注意观察患儿吸吮、吞咽及呼吸情况。观察患儿的面色,SpO_2,有发绀应暂停喂奶,缓解后再继续。

2. 人工喂养结束后协助患儿取舒适卧位,头高脚低位,头偏向一侧,防止吐奶后引起窒息。

【常见并发症及防范措施】

(一) 喂养不耐受

胃潴留、腹胀、呕吐是早产儿喂养不耐受最常见的临床表现。

1. 体位 喂奶后采取右侧卧位,防止反流物吸入,减少胃潴留量。

2. 刺激排便 有研究显示早产儿出生后每天给予开塞露灌肠,通过机械性刺激,反射性地增加胃肠蠕动,促使胎便早期排出,避免了胃肠功能的丧失,有利于胃排空,增加早产儿对乳汁的摄入量和喂养的耐受性。

3. 腹部按摩 在喂奶前、后 30 分钟,在腹部顺时针环形按摩 5~10 分钟,可刺激体表的触觉感受器和压力感受器,反射性引起副交感神经兴奋,使胃泌素、胰岛素水平明显提高,促进营养物质的消化吸收和利用,减少喂养不耐受的发生。

(二) 呕吐

1. 喂时、喂后均取侧卧斜坡卧位,防止反流。

2. 每次喂前评估腹胀情况,必要时评估腹围。

【知识拓展】

经口喂养表现的评估:经口喂养表现(oralfeeding performance)指奶瓶喂养的有效性,主要通过三个指标进行评估:喂养速率(rate of transfer):指平均每分钟摄入奶量,反映口腔运动功能和疲劳程度;喂养成效(proficiency):定义为进食初 5 分钟摄入奶量占医嘱奶量的比例,反映疲劳出现之前的进食情况;摄入奶量比(overall transfer):指单次经口摄入占医嘱的比例,反映了口腔运动功能和耐力情况。

口腔运动干预方案

部位	刺激步骤	频率	目的	持续时间
脸颊	1. 将示指放在早产儿鼻翼根部 2. 边轻压边将手指向耳朵方向移动,并弧形向下向嘴角形成 C 字形按压 3. 在另一侧脸颊重复上述动作	每一侧面颊 4 次	提高面颊部肌肉的运动范围和张力,改善唇部的闭合功能	2 分钟
上嘴唇	1. 将示指放在上唇角 2. 用轻柔的力量轻压唇角 3. 以圆周运动的方式将示指从一侧唇角移向上唇中央再移动至对侧唇角 4. 反过来从对侧上唇角同样方式移动至该侧唇角	上嘴唇 4 次	提高上唇部的运动范围和唇部闭合功能	1 分钟

部位	刺激步骤	频率	目的	持续时间
下嘴唇	1. 将示指放在下唇角 2. 用轻柔的力量轻压唇角 3. 以圆周运动的方式将示指从一侧唇角移向上唇中央再移动至对侧唇角 4. 反过来从对侧上唇角同样方式移动至该侧唇角	下嘴唇4次	改善嘴唇的活动范围和密闭功能	1分钟
上下唇	1. 将示指放于唇中央 2. 用持续的轻柔的力量将上唇缓慢向下嘴唇方向按压 3. 重复该动作,使用持续的轻柔的力量将下唇缓慢向上嘴唇方向按压	上下嘴唇各2次	提高唇部的运动范围和唇部的闭合功能	1分钟
上牙龈	1. 将手指放在上牙龈中央,用恒定持续的力量缓慢轻柔地移向牙龈后方 2. 再从上牙龈后方缓慢轻柔地移回到上牙龈中央 3. 对侧上牙龈重复该动作	上牙龈左右两侧每侧2次	提高舌头的运动范围,刺激婴儿的吞咽和吸吮功能	1分钟
下牙龈	1. 将手指放在下牙龈中央,用恒定持续的力量缓慢轻柔地移向牙龈后方 2. 再从下牙龈后方缓慢轻柔地移回到下牙龈中央 3. 对侧下牙龈重复该动作	下牙龈左右两侧每侧2次	提高舌头的运动范围,刺激婴儿的吞咽和吸吮功能	1分钟
脸颊口腔内侧	1. 将手指放在唇角内侧 2. 在脸颊内部以轻柔的压力向磨牙牙龈水平位置形成C字形按压,再移回唇内侧 3. 将手指放在右侧内嘴角 4. 对侧脸颊内部重复该动作	每侧内颊2次	提高脸颊肌肉的活动范围和口腔闭合功能	2分钟
舌头的边缘	1. 将手指放在磨牙牙龈水平处的舌边缘和下牙龈之间 2. 用轻柔的力量缓慢地将舌头推向对侧 3. 立即移回手指并将手指轻轻压向婴儿的脸颊部	每侧脸颊2次	提高舌头的活动范围和力量	1分钟
中间舌头	1. 将示指放在口腔中央 2. 用轻柔的持续的力量按压硬腭3秒手指向下至舌中央 3. 用轻柔的持续的力量缓慢地向下按压舌部 4. 然后立即将手指移回口腔硬腭处	4次	提高舌头的活动范围和力量,刺激吞咽,提高吸吮功能	1分钟
引发吸吮动作	把手指放在硬腭的中心,轻轻刺激上腭,引出吸吮动作		提高吸吮能力和软腭的活动度	1分钟
安慰奶嘴	把奶嘴放进嘴里		提高吸吮能力和软腭的活动度	3分钟

(朱馥荔　花芸)

第五节　鼻(口)饲技术

鼻(口)饲技术是将胃管经鼻腔或口腔插入胃内,从胃管内灌注奶液进行喂养的技术。主要针对吸吮、吞咽能力低下的早产儿及因各种疾病不能进食的新生儿,为保证供给足够的能量,增强抗病能力,常需留置胃管,然后采取鼻饲喂养。

【护理评估】

1. 患儿的病情、合作程度。

2. 口腔、鼻腔的情况黏膜有无肿胀、炎症,鼻中隔有无偏曲。

3. 患儿家属对鼻饲的心理反应。

【操作前准备】

1. 用物准备　一次性压舌板、一次性胃管、注射器、一次性治疗巾、无菌手套、棉签、胶布、手电筒、听诊器、弯盘、奶液(38~40℃)、温开水适量、水温计、按需准备口腔护理用物。

2. 环境准备　安全、安静、清洁。必要时屏风遮挡,请无关人员回避等。

3. 向患儿家属解释鼻(口)饲技术的目的及过程,取得配合。

【操作步骤与要点】

操 作 步 骤	操 作 要 点
插管:	
1. 洗手,戴口罩,遵医嘱配制奶液	— 配奶时注意查对床号、姓名、奶量、种类、途径
2. 携用物至患儿床边,核对患儿	— 操作前查对,确认患儿 — 主动核对患儿身份
3. 协助患儿取仰卧位,头偏向一侧	
4. 将治疗巾围于患儿的颌下,弯盘放便于取用处	
5. 检查并清洁鼻腔、口腔	— 用手电筒或压舌板协助观察鼻腔有无畸形、破损(图41-5-1) — 选择通畅一侧,用棉签蘸清水清洁鼻腔或口腔
6. 戴无菌手套,取出胃管,测量胃管插入的长度,并标记	— 胃管插入长度一般为前额发际至胸骨剑突处或由鼻尖经耳垂至胸骨剑突处的距离。经口插入测量方法:耳垂到鼻尖到剑突(图41-5-2) — 经鼻插入测量方法:发际到鼻尖到剑突+1cm
7. 少许温开水润滑胃管前端	— 可减少插入时的摩擦阻力
8. 沿一侧鼻腔轻轻插入胃管	— 插管过程中,持续观察婴儿面色、呼吸,有无发绀 — 如插管过程中发生呛咳、呼吸困难、发绀等情况,表示误入气管应立即拔出,休息后重插
9. 检查胃管是否在胃内	— 在胃管末端连接注射器抽吸,有胃液抽出,证实胃管在胃内(图41-5-3) — 置听诊器于患儿胃部,快速经胃管向胃内注入少量空气,听到气过水声 — 将胃管末端置于盛水的治疗碗中,无气泡逸出
10. 妥善固定胃管于脸颊	— 采用"高举平台法"将胃管贴于脸颊适当处(图41-5-4)
11. 将备好奶液缓慢注入(滴入)胃管	— 每次鼻饲前应证实胃管在胃内并通畅,抽吸胃液 — 观察胃潴留情况。潴留量小于医嘱量的25%忽略不计,潴留量小于50%补足奶量,潴留量大于50%停奶一次 — 测试奶液温度 — 重力鼻饲要点:注射器拔出针栓,空针筒接胃管接口,将奶液倒入,以重力自然缓慢流入胃管(图41-5-5)
12. 注入少许温开水冲净胃管,封闭胃管末端	

续表

操 作 步 骤	操 作 要 点
13. 协助患儿清洁鼻腔、口腔,整理床单位	— 撤去治疗巾,嘱家长维持患儿原卧位20~30分钟
14. 正确处理用物	— 污物按规定处理,避免交叉感染
15. 洗手,记录	— 在胃管末端贴上标示贴,注明插管日期、时间,并签名
拔管:	
1. 置弯盘于患儿颌下,戴手套,夹紧胃管末端,轻轻揭去固定的胶布	
2. 用纱布包裹近鼻孔处的胃管,轻轻拔出	— 边拔边用纱布擦胃管,到咽喉处快速拔出
3. 将胃管放入弯盘	— 清洁患儿的口鼻、面部,擦去胶布痕迹,取舒适体位
4. 整理床单位,正确处理用物	— 污物按规定处理,避免交叉感染
5. 洗手,记录	

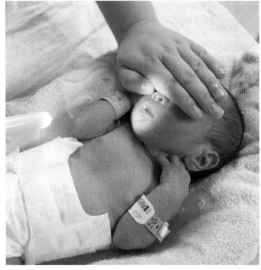

图 41-5-1 检查鼻腔

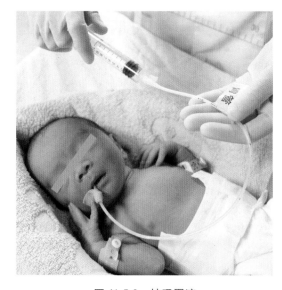

图 41-5-3 抽吸胃液

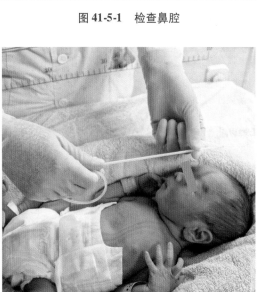

图 41-5-2 测量置入长度

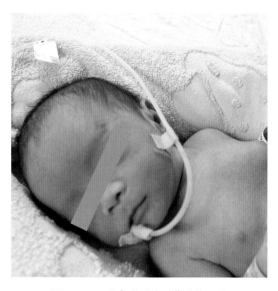

图 41-5-4 "高举平台法"妥善固定

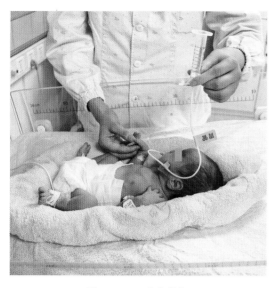

图 41-5-5　重力鼻饲

【操作后观察】

1. 每次鼻饲前必须证实胃管在胃内,方可进行鼻饲。

2. 新生儿胃容量较小,喂入量必须严格遵医嘱。

3. 奶液的温度 38~40℃(手臂内测试奶温)。

4. 鼻饲前观察患儿有无腹胀及潴留物,如为咖啡渣样物应立即通知医师,停止喂奶。

5. 如须经胃管给药时,则药物必须研细用温开水调匀后方可注入。喂完奶及药后,注入少量温开水,以免胃管堵塞。下次使用前,应先将胃内所有液体抽出评估后,再行鼻饲。

6. 鼻饲速度宜缓,重力作用、自然滴入,切勿加压(注射器容量越大压强越小)。

7. 鼻饲后取侧卧位,以防呕吐,引起呛咳,憋气窒息。

8. 鼻饲期间,注意保持口腔清洁,遵医嘱口腔护理,胃管按时更换。

9. 鼻饲过程中如有呕吐,立即停止注入,并及时检查原因或更改奶量。

10. 胃管取放过程要随时夹闭管外端,防止空气进入胃内或管内液体外流。

【常见并发症及防范措施】

(一)胃食管反流、误吸

1. 喂养后采取抬高床头 30°、侧卧位可防止胃食管反流。

2. 注意鼻饲时尽量采用重力喂养。

3. 注意胃管插入长度不能偏浅,每次喂奶前回抽胃潴留,监测胃潴留量。

4. 如需吸痰应在喂奶前进行,吸痰时动作轻柔,减少刺激。

5. 注意观察鼻饲喂养过程中如出现面色发绀、呛咳或呼吸困难、心率和 SpO_2 下降等,应怀疑发生误吸,应立即停止鼻饲,取右侧卧位,抽吸胃内容物,并及时给予吸氧等措施,防止反流造成严重后果。

(二)胃潴留

1. 针对胃肠蠕动缓慢的患儿可遵医嘱喂服多潘立酮增加胃动力。

2. 进行非营养性吸吮,促进胃肠功能成熟,加快胃肠排空。

3. 延长喂奶间隔时间。

(三)鼻饲管脱落、堵塞

1. 每次鼻饲前应回抽是否有胃液或余奶,证实胃管是否在胃内。

2. 检查胃管插入深度,观察是否脱落或堵塞。

3. 及时清理口鼻腔分泌物,保持皮肤干燥,发现胶布松脱及时更换,妥善固定。

(四)消化道穿孔

1. 根据胎龄、体重选择合适胃管。

2. 插胃管时动作轻柔,遇到阻力不可盲目用力插,可以退出重新留置。

3. 避免胃管插入过深,必要时可拍 X 线摄片确定胃管的位置。

4. 每 2~4 小时更换体位,防止胃管固定在胃部同一位置引起反复刺激,造成黏膜损伤。

【知识拓展】

管饲输注方式:管饲肠内营养可通过间歇管饲法或持续管饲法给予。临床上多采用前者,后者用于严重的胃食管反流和喂养不耐受的患儿。

1. 间歇胃管注入法　用注射器向胃管内定时定量注入奶液,利用重力作用使注射器内奶液自然缓慢流入胃中。通过间断胃管喂养能诱发胃肠激素的周期性释放,更为接近生理变化,较快地促进胃肠道成熟,但是由于一次注入的奶量在相对短的时间内进入胃内,可引起胃过度扩张、脑血流波动、短暂的低氧血症等。

2. 持续胃管注入法　适用于极低出生体重儿和对间歇喂养不耐受及胃中潴留量较多的早产儿。将奶液抽取到注射器内,连接胃管,固定于微量注射泵上,以持续缓慢的速度在 24 小时内将全天的奶量持续注入胃内。此法虽克服传统鼻饲法的缺点,减少胃潴留、胃食管反流和呼吸暂停的发生率,但影响胃肠激素的规律性分泌,导致经口喂养的时间延长和影响生长速度。在持续微泵喂养时要注意每 2 小时更换新鲜奶液及注射器,防止奶液变质,并尽量将微量注射泵置于暖箱中保持奶温。每 4 小时常规抽取胃内潴留量,检查胃内奶液的排空情况,防止由于胃

41

内潴留量过多未及时发现引起的腹胀、呕吐等并发症。

（朱馥荔 花芸）

参 考 文 献

1. 花芸. 儿科护理操作规程及要点解析. 武汉:武汉大学出版社,2013.

2. 张玉侠. 实用新生儿护理学. 北京:人民卫生出版社,2015.

3. 邵肖梅,叶鸿瑁,丘小汕. 实用新生儿学. 第4版. 北京:人民卫生出版社,2011.

4. 中华儿科杂志编辑委员会,中华医学会儿科学分会新生儿学组,中华医学会儿科分会儿童保健学组. 早产/低出生体重儿喂养建议. 中华儿科杂志,2009,47(7):508-510.

5. 全国卫生专业技术资格考试用书编写专家委员会. 护理学(中级). 北京:人民卫生出版社,2015.

6. 崔玉涛. 图解家庭育儿2:母乳与配方粉喂养. 北京:东方出版社,2012.

7. Zhang Y,Lyu T,Hu X,et al. Effect of nonnutritive sucking and oral stimulation on feeding performance in preterm infants:arandomizdecontrollde trial. PediatrCrit Care Med,2014,15(7):608-614.

第四十二章　给药技术

第一节　口服给药技术

口服给药法是指药物通过口服经胃肠道吸收、利用,达到预防、治疗和诊断疾病的目的。是最常见、方便且较为安全有效的给药方法。

【护理评估】

1. 评估患儿用药史和过敏史,肝肾功能情况。

2. 评估患儿意识状态、吞咽能力以及有无口腔、胃肠道疾患。

3. 评估患儿年龄、药物相关知识、对服药的心理反应和配合程度。

4. 了解患儿有无因检查需要的禁食。

【操作前准备】

1. 用物准备　口服药单、发药车/发药盘、药杯、药匙、量杯、滴管、研钵(图42-1-1)、搅拌棒、水壶及温开水、水杯、吸管、干毛巾/擦手纸、快速手消液。

2. 环境准备　病室安静、整洁,光线充足。

3. 核实患儿身份,向患儿及家属解释口服给药的目的及方法,取得同意和配合。

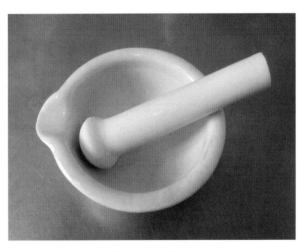

图 42-1-1　研钵

【操作步骤与要点】

操作步骤	操作要点
1. 核对医嘱、口服药单、名牌卡,放好药杯,备好用物	— 严格执行查对制度,核对无误后按医嘱备药
2. 先摆固体药,口含药另放,然后摆水剂	— 根据不同药物剂型,采取不同的取药方法 (1) 固体药(片、丸、胶囊):用药匙取药,同一患儿的多种药片放入同一药杯内。必要时,用研钵对片剂进行研磨 (2) 水剂:将药水摇均,左手持量杯,拇指置于所需刻度,举量杯使所需刻度和视线平(图42-1-2),右手将药瓶有标签的一面放于掌心,避免污染标签,倒药液置所需刻度。倒毕,标注开瓶时间,放回原处。更换药液品种时,应洗净量杯。药液不足1ml需用滴管/注射器(图42-1-3)吸取剂量。油剂溶液或按滴计算的药液,可先在药杯中加少量冷开水,以免药液附着杯壁,影响服下的剂量。同时用几种药液,应分别放置
3. 配药完毕,须经二人核对	— 重新核对后,整理用物、清洁药柜。按规定时间发药

续表

操 作 步 骤	操 作 要 点
4. 携发药车/发药盘,备温开水至患儿床旁	
5. 确认患儿	— 看床头牌-主动核对-核对腕带
6. 再次核对药名、剂量、用法、途径	— 刺激食物的健胃药宜在饭前服用 — 助消化药及对胃有刺激性的药物宜在饭后服用 — 缓释片、肠溶片、胶囊吞服时,不可嚼碎 — 舌下含服应放在舌下或两颊黏膜与牙齿之间待其溶化 — 强心苷类药物服用前须测脉率、心率,脉率低于 100 次/分(遵医嘱)或节律不齐,不可服用,并通知医生 — 对牙齿有腐蚀作用的药物(酸类或铁剂)应用吸管,服后漱口 — 驱虫药宜在空腹或半空腹服用 — 同时服用多种药物时,止咳糖浆最后服用,服后不宜饮水 — 服磺胺类药物、解热药物服后多饮水
7. 向患儿/家长解释用药目的	
8. 协助患儿取舒适体位,并根据年龄、病情提供合适的给药方法	— 同一患儿的所有药物应一次取出,以免发生漏服 — 鼻饲患儿须将药片研碎,用水溶解后从胃管内注入 — 小婴儿可用滴管或注射器给药,给药速度宜慢避免呛咳;哭闹时不可喂药,以免呛入气管及呕吐 — 幼儿可用药杯或汤匙,从患儿嘴角顺口颊方向慢慢倒入,切勿捏住双侧鼻孔强行喂药,以免药液进入气道,发生呛咳甚至窒息 — 能配合的年长儿,协助服药,需确认其服下后方可离开,避免患儿不服、贮藏或抛弃 — 患儿因故不能服药时,应将药收回,并做好交班
9. 观察服药反应	— 若有呛咳,轻拍背部
10. 再次核对患儿,协助患儿取舒适体位,整理床单位	
11. 整理用物	— 服药后,药杯浸泡消毒后,用清水洗净擦干备用
12. 洗手/手消	— 按六步洗手法
13. 记录时间,签全名	— 准确记录服药时间,签全名

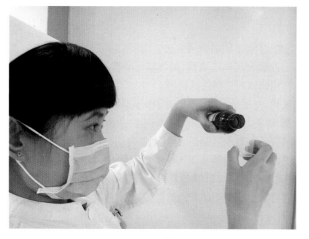

图 42-1-2 倒水剂药,视线平量杯刻度

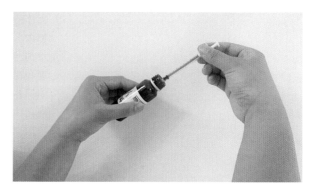

图 42-1-3 用 1ml 注射器抽取药液

【操作后观察】

1. 有无呛咳现象,若患儿有呛咳,应轻拍背部。

2. 观察患儿用药后的反应,根据药品不良反应的状况及时与医师联系,并调整剂量或给药次数。协助医师合理用药,减少不良反应的发生,对肝、肾功能不全者,应随时调整,防止蓄积中毒。

3. 在某些情况下,药品不良反应和疾病症状重合、叠加应区分患儿疾病症状和不良反应症状。

4. 药物疗效观察。

【常见并发症及防范措施】

(一) 恶心、呕吐

1. 利用研钵与杵磨碎药物,将药研粉溶入糖水内。

2. 服药前先湿润口咽。

3. 若用小药匙喂药,则从婴儿的口角处顺口颊方向慢慢倒入药液,待药液咽下后,才将药匙拿开。

4. 在不影响药物作用的前提下,可将药物混合于果汁/糖水服下,或将药物放于舌根处,此处味蕾数少可减少异味的感觉。

5. 婴幼儿喂药应在喂奶前或两次喂奶之间进行。

(二) 呛咳

1. 意识不清患儿应采取胃管给药。

2. 对于兴奋、躁动等不能配合的患儿,尽量在其较安静的情况下进行口服给药。

3. 不要让婴儿完全平卧或在其哽噎时给药,喂药时最好抱起或抬高其头部,以防呛咳。

(三) 过敏反应

1. 用药前询问了解患儿用药史、过敏史。

2. 立即停止给药并保存药物。

3. 立即通知医师并给予抗组胺药物。

4. 若有严重过敏反应,并有全身症状应立即平卧,给予吸氧,观察生命体征。

5. 准备急救用品并做好记录。

（赵海玲　王晓军）

第二节　皮内注射给药技术

皮内注射法是将小量药液注入表皮与真皮之间的方法。主要用于药物过敏试验、疼痛治疗、预防注射及局部麻醉的先驱步骤。

【护理评估】

1. 评估患儿的病情、意识状态,治疗情况及用药史、过敏史、家族史。

2. 评估患儿的对注射的认知及合作程度。

3. 评估注射部位的皮肤情况。

【操作前准备】

1. 用物准备　注射盘、1ml 注射器、75% 乙醇、消毒棉签、砂轮、按医嘱备药、注射单,如做药物过敏试验需备 0.1% 盐酸肾上腺素及 2ml 注射器。

2. 环境准备　清洁、安静、光线充足。

3. 向患儿及家长解释皮内注射的目的及过程,取得配合。

【操作步骤与要点】

操作步骤	操作要点
1. 核对医嘱,检查药液质量并吸取药液	— 严格执行查对制度及无菌操作原则,除注意有效期外,还需检查药物有无变色、浑浊、沉淀,瓶身有无破损
2. 携用物至患儿床边	
3. 核对(腕带)床号、姓名、性别/年龄,查对无误后,解释操作目的和过程	— 操作前采取主动核对,确认患儿并取得合作。做药物过敏试验者再次核对有无药物过敏史
4. 协助患儿采取合适体位,选择并暴露注射部位	— 穿衣过多或袖口过紧,应将一侧上肢衣袖脱出,使注射部位充分暴露
5. 常规消毒注射部位皮肤,待干	— 药物过敏试验只用75%乙醇消毒皮肤,避免反复用力涂擦局部皮肤,忌用含碘消毒剂,以免影响对局部反应的观察
6. 再次进行核对,排尽注射器内的空气	— 保证用药的正确与患儿安全。排气时注意防止浪费药液和针头污染
7. 左手绷紧皮肤,右手持注射器,针头斜面向上与皮肤呈5°~10°角度刺入皮内	— 进针角度不可过大,避免将药液注入皮下组织,影响对试验结果的判断

操 作 步 骤	操 作 要 点
8. 左手拇指固定针栓,右手推注药液0.1ml,使局部形成一皮丘	— 待针头斜面完全进入皮内后,随即放平注射器,注入的药量要准确(图42-2-1),隆起呈半球状的皮丘(图42-2-2),皮肤发白并显露毛孔
9. 注药毕,快速拔针,再次核对	— 拔针时勿用棉签按压,确保剂量准确;操作后查对,确保患儿安全
10. 告知患儿注意事项,皮试20min后观察判断结果	— 嘱患儿不可用手按揉局部,以免影响结果的观察;药物过敏试验者,暂时不要离开病室(或注射室),如有不适立即告知医护人员。对做皮试的患儿,按规定时间由2名护士观察结果
11. 清理用物,协助患儿取舒适卧位	— 用物分类处理,注射器按要求损毁后集中处理
12. 密切观察患儿用药后反应,洗手,记录	— 皮试结果阳性,需及时在病历、医嘱单、床头卡和注射单上用红色笔标注,并告知医师、患儿/家长。如果对皮试结果不能确认,或怀疑假阳性,应在对侧前臂皮内注射生理盐水0.1ml做对照试验,确认结果为阴性方可用药

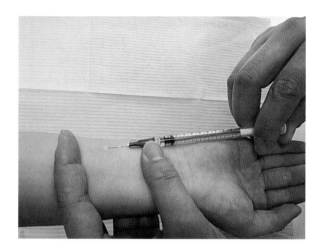

图 42-2-1 固定针栓注入药液

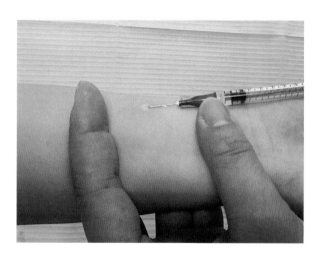

图 42-2-2 形成皮丘

【操作后观察】

1. 注意患儿有无面色苍白、出汗、乏力、呼吸急促等虚脱现象。

2. 观察注射部位有无红肿、疼痛、瘙痒、水疱等。

3. 观察意识状态、过敏性休克等表现。

4. 有无荨麻疹、恶心、呕吐、腹痛及腹泻等其他过敏反应。

【常见并发症及防范措施】

(一)疼痛

1. 注射前主动告知患儿注射目的并给予适当的鼓励,取得患儿的配合。

2. 准确配制药液,避免药液浓度过高对机体的刺激。

3. 待消毒剂干燥后再进行注射。

4. 注入药量准确,不得超过0.1ml。

5. 采用横刺进针法进行注射,针刺方向与前臂垂直,既降低进针阻力,也能减轻疼痛。

6. 嘱较大患儿或家长用一手环形握住注射的前臂,离针刺的上方约3cm处用拇指稍用力按压,待药液注入,拔出针头后,再将按压之手松开,能减轻注射时疼痛的发生。

(二)注射失败

1. 操作前做好患儿的安抚工作,解除紧张情绪,取得患儿的配合。

2. 对于不合作的患儿,操作前做好肢体的充分固定。

3. 穿衣过多或袖口过紧,应将一侧上肢衣袖脱出,使注射部位充分暴露。

4. 确保针头与注射器乳头连接紧密,待针头斜面完全进入皮内再推药,防止注射时药液外漏。

5. 掌握注射进针的角度(5°~10°)。切忌用力过猛造成针头贯穿皮肤。

6. 注射剂量为0.1ml,无皮丘或皮丘过小,可重新选择部位进行注射。

（三）局部组织反应

1. 详细询问药物过敏史,避免使用引发机体过敏反应的药物。

2. 规范配制药液,准确注射剂量,剂量过大可增加局部组织的反应。

3. 告知患儿注射后的注意事项,注射后切不可随意搔抓或按揉皮丘,有不适随时联系护士解决。

4. 对发生局部组织反应者,及时对症处理,预防局部感染。

（1）局部皮肤瘙痒:嘱咐患儿勿抓挠,必要时用碘伏外涂。

（2）局部皮肤有水疱:先用碘伏消毒,再用无菌注射器将水疱内的液体抽出。

（3）注射部位出现溃烂、破溃:外科换药处理。

（四）虚脱

1. 操作前耐心做好解释工作,消除紧张心理,同时避免在饥饿状态下进行治疗。

2. 对既往有晕针史及体质虚弱和情绪高度紧张的患儿,注射时最好采用卧位。

3. 注射时做到二快一慢。

4. 一旦发生虚脱,立即取平卧位,吸氧。待患儿清醒后给予口服糖水等,症状可逐渐缓解。

（五）过敏性休克

1. 注射前必须仔细询问,如有药物过敏史者应停止该项试验。有其他药物过敏史或变态反应疾病史者应慎用。

2. 皮试观察期间的患儿应安排在护士视线范围内,注意观察患儿有无不适,正确判断皮试结果。

3. 注射盘内备有0.1%盐酸肾上腺素,注射区域有完好的抢救设备。

4. 一旦发生过敏性休克,立即通知医师进行抢救。

（赵海玲　王晓军）

第三节　皮下注射给药技术

皮下注射是将少量药液或生物制剂注入皮下组织的方法。

【护理评估】

1. 评估患儿病情、意识状态、自理能力、对药物治疗的认知及合作程度。

2. 了解用药史、过敏史。

3. 评估注射部位皮肤及皮下组织状况。根据注射目的选择部位:常选用上臂三角肌下缘（图42-3-1）,也可选用两侧腹壁、后背、大腿前侧和外侧。

【操作前准备】

1. 用物准备　注射盘、2ml 注射器、75% 乙醇、5% 碘酊/安尔碘、消毒棉签、砂轮、医嘱用药、注射单。

2. 环境准备　清洁、安静,温度适宜,光线充足。必要时屏风遮挡,请无关人员回避。

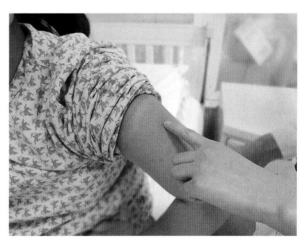

图 42-3-1　选择注射部位

3. 向患儿及家长解释皮下注射的目的及过程,取得配合。

【操作步骤与要点】

操作步骤	操作要点
1. 双人核对药品与医嘱一致,检查药液质量并吸取药液	— 严格执行查对制度及无菌操作原则
2. 携用物至患儿床边	
3. 核对（腕带）床号、姓名、性别/年龄,查对无误后,解释操作目的和过程	— 操作前需采取主动核对的方式,确认患儿并取得合作

操 作 步 骤	操 作 要 点
4. 协助患儿采取合适体位,选择并暴露注射部位。常选用上臂三角肌下缘,也可选用两侧腹壁、后背、大腿前侧和外侧	— 嘱患儿肌肉放松,勿紧张。预防接种在上臂三角肌下缘
5. 常规消毒注射部位皮肤,待干	— 消毒面积大于5cm
6. 再次进行核对,排尽注射器内的空气	— 操作中查对,保证用药的正确与患儿安全
7. 左手拇指向下绷紧皮肤(图42-3-2),夹一干棉签于环指与小指之间,右手持注射器,示指固定针栓,针头斜面向上,与皮肤呈30°~40°角快速将针梗的1/2~2/3刺入皮下	— 对于过度消瘦者,捏起局部组织,适当减小进针角度;进针角度不宜超过45°,以免刺入肌层
8. 抽吸无回血,推注药液(图42-3-3)	— 固定针头的手指不可触及针梗;注意观察患儿情况,询问患儿感觉
9. 注药毕,快速拔针,再次核对床号、姓名、年龄	— 用棉签轻压穿刺点,快速拔针(图42-3-4),穿刺点按压3~5分钟。操作后查对,确保患儿安全
10. 清理用物,协助患儿取舒适体位	— 用物分类处理,注射器按要求损毁后集中处理

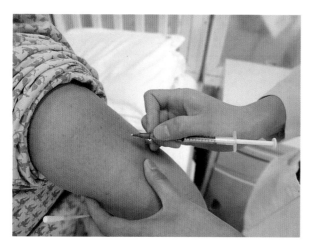

图 42-3-2　绷紧皮肤,准备进针

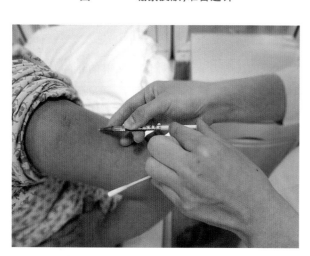

图 42-3-3　固定针栓,推注药物

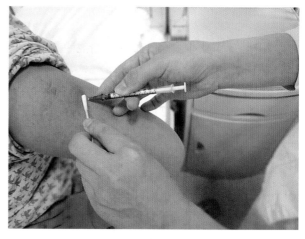

图 42-3-4　按压,准备拔针

【操作后观察】

1. 观察注射部位有无肿胀、疼痛、局部皮肤淤血。

2. 对于凝血功能障碍的患儿,若拔针后针眼有少量出血,应予以重新按压注射部位,避免形成血肿。

3. 胰岛素注射期间,注意观察患儿有无出现突然饥饿感、头晕、心悸、出冷汗、无力、心率加快等虚脱表现。

【常见并发症及防范措施】

(一) 出血

1. 正确选择注射部位,避免刺伤血管。

2. 如针头刺破血管,立即拔针,按压注射部位,

42

更换注射部位重新注射。

3. 注射完毕后,重视做好局部按压工作。按压部位要准确、时间要充分,尤其对凝血机制障碍者,适当延长按压时间。

（二）硬结形成

1. 严格执行无菌技术操作原则,防止玻璃、橡皮碎屑等微粒随药液进入注射部位组织,造成无法吸收,形成硬结。

2. 需长期注射者,要有计划地更换注射部位,选择注射点要尽量分散,轮流使用,避免多次反复在同一处进行注射。

3. 注射时应避开瘢痕、结节、压痛等部位,以免药物吸收不良。

4. 重视皮肤消毒,防止注射部位感染。局部皮肤较脏的患儿,注射前先用清水洗干净后再消毒。若患儿皮脂污垢较厚,可用75%酒精擦干净后再行消毒注射。

5. 注射药量不宜过多,少于2ml为宜。

6. 为减少药液对局部组织的刺激,推药时速度应缓慢,用力要均匀。

7. 凡对组织刺激性强的药物,不可用作皮下注射。

（三）低血糖反应

1. 胰岛素注射期间应严格遵守给药剂量、时间、方法。

2. 根据患儿营养状况,把握进针角度、深度。

3. 推药前必须先抽回血,无回血才可注射,避免将药液注入皮下血管内。

4. 叮嘱胰岛素注射期间的患儿,注射后不要剧烈活动,注射部位勿热敷、按摩,以免加速药物吸收,药效提早产生。

（赵海玲　王晓军）

第四节　肌内注射给药技术

肌内注射法是将一定量的药液注入肌肉组织方法。由于药物或病情因素不宜口服给药,要求药物在短时间内发生疗效而又不适于或不必要采用静脉注射,药物刺激性较强或药量较大,不适于皮下注射者。肌内注射的药物通过毛细血管壁到达血液内吸收较完全而迅速。最常用的部位为臀大肌,其次为臀中肌、臀小肌、股外侧肌、上臂三角肌。

【护理评估】

1. 评估患儿病情,意识状态、肢体活动能力,对药物治疗的认知及合作程度。

2. 了解患儿的治疗情况、用药史、过敏史和家族史。

3. 评估患儿注射部位皮肤及肌肉组织状况。

【操作前准备】

1. 用物准备　治疗盘、2ml或5ml无菌注射器、安尔碘、棉签、按医嘱备药、注射卡、砂轮,如果注射用药为油剂或混悬液,需备较粗针头。

2. 环境准备　清洁、安静、温度适宜,光线充足,符合无菌操作的基本要求。有屏风或围帘用于隐私保护。

3. 向患儿及家长解释肌内注射的目的及过程,取得配合。

【操作步骤与要点】

操作步骤	操作要点
1. 核对医嘱,检查药液质量并吸取药液	— 严格执行查对制度及无菌操作原则,除注意有效期外,还需检查药物有无变色、浑浊、沉淀,瓶身有无破损。如遇两种以上药物同时注射时,应注意配伍禁忌 — 粉剂药物稀释后及有正常沉淀的药物,抽药前需充分摇匀
2. 携用物至患儿床边,核对(腕带)床号、姓名、年龄,解释操作目的和过程	— 操作前查对(主动核对、腕带),确认患儿取得合作
3. 协助患儿采取合适体位,选择并暴露注射部位。告知患儿注射时配合事项	— 肌内注射可取侧卧位、俯卧位、仰卧位和坐位,体位摆放应使注射部位肌肉放松,减轻疼痛。注意保护患儿隐私
4. 常规消毒皮肤,待干	— 由内向外螺旋式消毒,直径5cm以上,不可重复
5. 再次进行核对,排尽空气	— 保证用药的正确与患儿安全,排气时注意防止浪费药液和针头污染

42

操作步骤	操作要点
6. 左手绷紧皮肤,右手持注射器针,以中指和无名指固定针栓,针头与皮肤呈90°角快速刺入2.5~3cm(相当于针梗的2/3)	— 绷紧皮肤(图42-4-1),垂直快速刺入肌肉同时转移患儿注意力,切勿将针梗全部刺入
7. 固定针栓,回抽无回血(图42-4-2),注药(图42-4-3)	— 有回血,须重新更换部位进针,切不可将药液注入血管内。如无回血,缓慢、均匀推注药液
8. 注药毕,用干棉签轻压穿刺点,拔针(图42-4-4)	— 用无菌棉签轻压穿刺点后快速拔针,并继续按压片刻
9. 协助患儿穿好衣裤,取舒适体位	
10. 再次核对,清理用物	— 污物分类放置处理,使用过的注射器,不要复帽,也不要用手分离针头,应针尖向下深入利器盒将针头与注射器分离
11. 洗手	— 六步洗手法
12. 记录注射时间并签名	

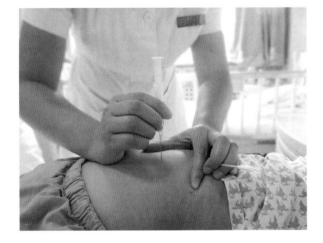

图42-4-1 绷紧皮肤,准备进针

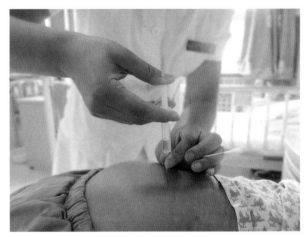

图42-4-3 注射药液

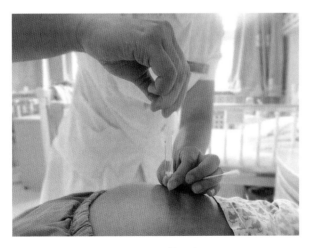

图42-4-2 抽回血

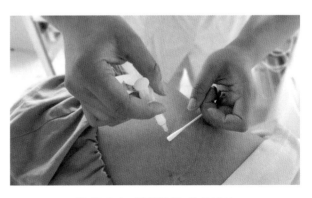

图42-4-4 局部按压,准备拔针

【操作后观察】

1. 密切观察患儿用药后反应。

2. 观察注射部位有无异常反应。

3. 皮肤有红肿或疹块及生命体征改变等异常反应,应立即通知医师。

【常见并发症及防范措施】

(一)疼痛

1. 解除患儿的思想顾虑,分散其注意力。

2. 正确选择注射部位,避开瘢痕、硬结或压痛处。

3. 采取合适的体位,使肌肉放松,易于进针。

4. 配制药液浓度不宜过大(过大可分次注射),每次推注的药液不宜过快过多。

5. 注射时做到“两快一慢加均匀”,即进针快、拔针快、推药速度缓慢而且均匀。

6. 同时注射几种药物时,应先注射无刺激性或刺激性弱的,再注射刺激性强的药物。

7. 长期注射应轮换注射部位。

(二)神经性损伤

1. 注射药物应尽量选用刺激性小、等渗、pH 接近中性的药物。

2. 注意注射处的解剖关系,准确选择臀部、上臂部的肌内注射位置,避开神经及血管。为儿童注射时,除要求进针点准确外,还应注意进针的深度和方向。

3. 在注射药物过程中若发现神经支配区麻木或放射痛,应考虑注入神经内的可能性,须立即改变进针方向或停止注射。

(三)针眼渗液

1. 选择合适注射部位,选择神经少、肌肉较丰富之处。

2. 掌握注射剂量。每次注射量以 2~3ml 为限,不宜超过 5ml。

3. 每次轮换部位,避免同一注射部位反复注射。

(四)针头堵塞

1. 根据药液性质选择粗细合适的针头。

2. 充分将药液摇匀,检查针头通畅后方可进针。

3. 注射时保持一定的速度,避免停顿导致药液沉淀在针头内。

4. 注射油性药剂时,应选择粗长针头。

(五)针头弯曲或针体折断

1. 避免在硬结或瘢痕处进针。

2. 对婴幼儿,注射前请助手或指导家长将患儿置于恰当体位,并牢固固定,以免注射时患儿躁动发生意外。

3. 注射时勿将针梗全部插入皮肤内,以防发生断针时增加处理难度。

(赵海玲　王晓军)

第五节　静脉注射给药技术

静脉注射法是用无菌注射器将一定量的无菌溶液或药液直接注入静脉的治疗方法。因药物可直接进入血液而到达全身,所以是作用最快的给药方法。

【护理评估】

1. 评估患儿病情、意识状态、肢体活动能力,对药物治疗的认知及合作程度。

2. 评估患儿的治疗情况、用药史、过敏史、药物性质。

3. 评估患儿注射部位皮肤情况、使用止血带进行血管的视诊,确认血管的粗细、弹性以及走行。

4. 评估注射过程中局部组织有无肿胀。

【操作前准备】

1. 用物准备　注射盘、注射器、砂轮、棉签、安尔碘、止血带、小垫枕/一次性垫巾、医嘱用药、注射卡。

2. 环境准备　清洁、安静、温度适宜,光线充足。

3. 向患儿及家属解释静脉注射的目的及过程,取得配合。

【操作步骤与要点】

操 作 步 骤	操 作 要 点
1. 核对医嘱,按医嘱准备药物,检查药液质量并吸取药液	— 严格执行查对制度,按无菌操作原则配制药液 — 两种以上药物,注意配伍禁忌
2. 携用物至患儿床边	
3. 核对患儿床号、姓名、性别/年龄(腕带)。解释操作目的和过程	— 操作前采用主动核对查对,确认患儿并取得配合

42

操作步骤	操作要点
4. 协助患儿取舒适体位,选择合适的静脉	— 充分暴露穿刺部位,以示指探明静脉方向及深浅。选择粗直、弹性好、不易滑动的静脉;如需长期注射给药者,应合理使用静脉,由远心端到近心端选择静脉
5. 在穿刺点上方 6cm 处扎止血带,常规消毒,待干	— 将小垫枕/治疗巾置于穿刺部位下,止血带末端朝上避免污染穿刺消毒部位 — 螺旋式由内向外消毒,直径大于 5cm
6. 再次核对,进行二次排气	— 保证用药的正确与患儿安全。排气时注意防止浪费药液和针头污染
7. 左手绷紧静脉下端皮肤,右手持注射器,针尖斜面向上与皮肤呈 15°~30°角刺入静脉	— 穿刺时应沉着,如果穿刺失败,应立即拔针,按压穿刺点
8. 见回血后再进针少许,松开止血带,固定针栓,缓慢推注药液	— 对于不合作的患儿可使用固定夹板;固定针头的手指不可触及针梗;注意观察患儿情况,询问患儿感觉,推注过程中要反复试抽回血,防止药液外渗
9. 注射完毕,用棉签轻压穿刺点,快速拔针	— 穿刺点按压 3~5 分钟。血液病、有出血倾向的患儿按压时间适当延长
10. 再次核对	— 操作后查对
11. 协助患儿取舒适卧位	— 撤除用物,整理床单位
12. 正确处理用物	— 污物按规定处理,避免交叉感染
13. 洗手,记录时间,签全名	

【操作后观察】

1. 注意倾听患儿主诉。

2. 观察患儿有无寒战、皮肤瘙痒、面色苍白、胸闷、心悸、口唇发绀等症状。

3. 评估穿刺部位有无红肿、疼痛、渗液。

【常见并发症及防范措施】

（一）药液外渗性损伤

1. 在光线充足的环境下选择弹性好的血管进行穿刺。

2. 针头刺入血管后继续往前推进 0.5cm,确保针头在血管内并妥善固定针头。

3. 注射时加强观察,加强巡视,尽早发现外渗以采取措施,及时处理,杜绝外渗性损伤。推药中若发生药物外渗,应终止注射,拔针后局部按压,另选血管穿刺。

4. 推注药液不宜过快。一旦发现推药阻力增加,应检查穿刺局部有无疼痛、肿胀,试抽无回血,提示针头滑出静脉,应拔出针头,更换部位,另选血管重新穿刺。

5. 静脉注射持续刺激药物、发疱剂药物、肠外营养液、pH 低于 5 或高于 9 的液体或药物,以及渗透压大于 600mOsm/L 的液体等药物时,避免使用头皮钢

针,以防止发生渗出引起的组织坏疽。

（二）静脉穿刺失败

1. 护士要保持健康、稳定的情绪。熟悉静脉的解剖位置,提高穿刺技术。

2. 选择易暴露、较直、弹性好、清晰的浅静脉。

3. 避免盲目进针,止血带扎紧,使血管充盈后再进针,减少血管滑动,提高穿刺成功率。

4. 有计划保护血管,轮换部位穿刺静脉,延长血管使用寿命。

5. 躁动患儿应避免在关节活动处进针。

6. 对于四肢末梢循环不良的患儿,可通过局部热敷、饮热饮料等保暖措施促进血管扩张来降低静脉穿刺的难度。

（三）血肿

1. 进行操作时动作要轻、稳。

2. 熟悉血管解剖位置,注意保护血管,避免盲目进针造成误伤动脉。

3. 重视拔针后对血管的按压。用拇指按压 3~5 分钟,对新生儿、凝血功能不良的患儿按压时间延长,以不出现青紫为宜。

4. 早期予以冷敷,减少出血。

（四）静脉炎

1. 严格执行无菌技术操作,避免感染。

2. 对血管有刺激性的药物,要充分稀释后应用,防止药液溢出血管外。

3. 有计划地更换注射部位,保护静脉,延长使用时间。

4. 常规评估穿刺部位,若沿静脉走向出现条索状红线,局部组织出现红、肿、热、痛等静脉炎表现时,应立即停止在此处静脉注射,制动并抬高患肢,局部用25%硫酸镁湿热敷或用超短波理疗。

（五）过敏反应

1. 治疗前详细了解患儿的药物过敏史。

2. 严格按照操作规程进行药物的配制。

3. 对于首次使用本药且过敏体质的患儿,在提前备好急救药品的基础上,缓慢注射。注射过程中让患儿及时把感受告知护士,若发现患儿有寒战、皮肤瘙痒、面色苍白、胸闷、心悸、口唇发绀等过敏症状时,立即停止注射,保留静脉通道,通知医师并备好急救药品和吸氧装置。

（赵海玲　王晓军）

第六节　密闭式静脉输液技术

密闭式静脉输液技术是利用大气压和液体静压形成的输液系统内压高于人体静脉压的原理,将一定量的无菌溶液或药液直接滴入静脉的治疗方法。

【护理评估】

1. 年龄、病情、心肺功能、药物性质、过敏史、不良反应史、自理能力和配合程度。

2. 选用血管状况及穿刺部位皮肤有无红肿、硬结及瘢痕。

3. 是否需要排尿。

【操作前准备】

1. 用物准备　治疗车、输液卡、输液所需液体和药物、砂轮、一次性注射器、输液器、胶布、无菌棉签、皮肤消毒剂、手消毒液、护理治疗单、污物碗、无菌弯盘、一次性垫巾、手表;穿刺用物、止血带、透明敷料,必要时备固定板、弹力绷带、输液架。

2. 环境准备　安全、安静、清洁。必要时屏风遮挡,请无关人员回避等。

3. 向患儿及家属解释静脉输液的目的及过程,取得配合。

【操作步骤与要点】

操作步骤	操作要点
1. 遵医嘱按无菌操作原则配制药液	— 根据病情及药物性质,安排输液顺序 — 配药时注意三查七对,注意配伍禁忌
2. 携用物至患儿床边	
3. 核对患儿,将药液挂在输液架上	— 操作前查对,确认患儿 — 主动核对,腕带
4. 协助患儿取舒适体位,垫一次性垫巾,将无菌弯盘放置在垫巾上	— 根据患儿情况请其他护士或家长协助固定患儿,视需要约束患儿
5. 选择穿刺部位,消毒,待干	— 选择粗直、弹性好、不易滑动的静脉 — 如需长期静脉给药,应合理使用静脉 — 螺旋式由内向外消毒,直径大于透明敷料面积
6. 再次核对,进行二次排气	— 操作中查对
7. 静脉穿刺	— 见头皮静脉穿刺及外周静脉短导管穿刺要点
8. 固定	— 婴幼儿及不合作的患儿可使用固定夹板
9. 如患儿已留置外周静脉短导管,消毒接头,使用0.9%氯化钠注射液进行通管,连接输液器	
10. 调节滴速	— 遵医嘱或根据患儿年龄、病情、药液性质等调节输液速度

42

操 作 步 骤	操 作 要 点
11. 再次核对	—— 操作后查对
12. 协助患儿取舒适卧位	—— 撤除一次性垫巾和止血带,整理床单位
13. 向患儿及家属交代有关注意事项	—— 不能随意调节滴速
	—— 输液过程中不可过度活动输液肢体,避免针头脱出
14. 正确处理用物	—— 污物按规定处理,避免交叉感染
15. 洗手,记录输液时间,签全名	

【操作后观察】

1. 输液中加强巡视,倾听患儿主诉。

2. 观察穿刺部位有无红肿、疼痛、渗液,输液管路是否通畅、滴速有无改变,有无输液反应或输液故障。

3. 连续输液患儿,及时更换液体。

【常见并发症及防范措施】

（一）发热反应

1. 减少各操作环节输液微粒的产生,注意药物配伍禁忌。

2. 严格执行无菌操作,液体现用现配。

3. 反应轻者,减慢输液速度或更换溶液及输液器,继续观察;反应重者立即停止输液,遵医嘱对症处理。

（二）急性肺水肿

1. 婴幼儿、心肺疾病患儿速度不宜过快,最好使用输液泵控制输液速度。

2. 巡视患儿,避免因体位改变而加快滴速。

3. 发生肺水肿时立即减慢或停止输液,在病情允许情况下使患儿取端坐位,两腿下垂。必要时四肢轮流结扎止血带,减少静脉回心血量。

4. 给予氧气吸入。

5. 遵医嘱给予镇静、平喘、强心、利尿等处理。

6. 安抚患儿及家长,解除紧张情绪。

（三）静脉炎

1. 合理选择血管和导管型号,原则上选择上肢静脉,避免下肢静脉因血流缓慢产生血栓和炎症,避免在病变肢体置管和输液。

2. 需长时间输液者,有计划地更换注射部位,保护静脉。

3. 根据所用溶液或药物的 pH、渗透压等选择适当的输液部位和途径。输注刺激性强的液体和药物应进行外周或中心静脉置管。

4. 护士应掌握静脉炎的临床表现,每天对穿刺部位和肢体进行常规评估,及时正确识别静脉炎的分级。

5. 一旦发生静脉炎,局部可用 25% 硫酸镁湿热敷或涂喜疗妥软膏。

6. 外周浅静脉留置针部位一旦出现静脉炎应立即拔除,抬高患肢并制动;外周深静脉置管（PICC）或中心静脉置管（CVC）发生静脉炎一般不轻易拔管,若经积极处理后 3~5 天症状不减轻,可考虑拔管。

（四）静脉输液外渗

1. 提高一次穿刺成功率,减少对血管内膜的损伤。

2. 评估患儿输液外渗的风险因素。

3. 渗出处理

（1）立即停止药物输注,可保留针头接注射器,回抽漏于皮下的药物,然后拔出针头。嘱患儿抬高患肢并制动,避免患处局部受压。

（2）如果是非刺激性药液发生外渗,更换输液部位,给予高渗盐水或 25% 硫酸镁湿敷;如果是发疱剂及强刺激性药物发生外渗,按相应处理方案处置。

【知识拓展】

按美国静脉输液协会的标准,静脉炎分为 5 级,见下表

级别	INS 标准
0	没有症状
1	输液部位发红,伴有或不伴有疼痛
2	输液部位疼痛,伴有发红和（或）水肿
3	输液部位疼痛,伴有发红和（或）水肿,有条索状物形成,可触及条索状静脉
4	输液部位疼痛,伴有发红和（或）水肿,有条索状物形成,可触及条索状静脉,长度大于 2.5cm,有脓液流出

（赵海玲　王晓军）

42

第七节 密闭式静脉输血技术

密闭式静脉输血技术是一种把健康人的血液经静脉注入患儿体内的治疗方法。输血分两种形式，即输全血和成分输血。

【护理评估】

1. 患儿体温、年龄、病情、意识状态、输血目的及配合程度。

2. 评估选用的血管通道器材及局部皮肤、血管情况。

3. 血型、交叉配血试验结果、输血史及是否发生过输血反应。

【操作前准备】

1. 交叉配血 ①不可以同时为两名患儿取交叉配血。②根据医嘱核对患儿姓名、年龄、血型。核对医嘱采血条码，正确选取标本试管（图 42-7-1），粘贴条码并扫码。③抽取血标本，与已填写的输血申请单一起送往血库。

2. 取血 凭取血单与血库人员共同核对患儿姓名、性别、病案号、储血号、血型、血制品类型、血量、血液有效期，检查血制品的外观有无破损及渗漏，血袋内血液有无溶血及凝块。核对完毕后签字。

3. 用物准备 交叉配血结果、治疗车、治疗盘、一次性输血器一套、50ml 0.9% 氯化钠注射液 1 袋、一次性注射器、胶布、无菌棉签、皮肤消毒剂、手消毒液、护理治疗单、一次性垫巾、止血带。

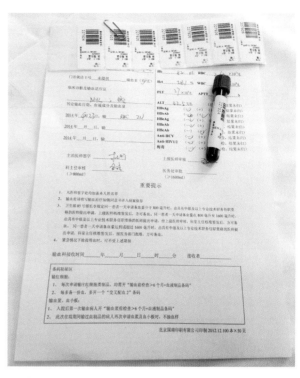

图 42-7-1 留取血样

4. 环境准备 整洁、安静。

5. 辨识患儿，询问患儿是否需要排尿，向患儿及家属解释输血的目的、操作方法、注意事项，取得配合。

【操作步骤与要点】

操作步骤	操作要点
1. 核对输血医嘱	— 两名护理人员持患儿病历、发血记录单及血袋共同核对患儿姓名、性别、病案号、储血号、输血条码、血型、血液有效期、交叉配血结果、血制品种类和剂量，并检查血袋有无破损及渗漏、血袋内血液有无溶血及凝块。核对者、执行者签全名（图 42-7-2）
2. 安输血器于血袋上	— 在治疗室，将输血器按密闭式静脉输液法使用生理盐水排气，再接到血袋上
3. 携用物至患儿床边	
4. 操作前查对，确认患儿	— 双人采用腕带和主动核对方式确认患儿床号、姓名、性别/年龄、腕带、血型
5. 协助患儿取安全舒适体位，同静脉输液法进行穿刺或连接至已有的血管通路器材，为患儿进行输血	— 根据医嘱或患儿年龄、病情、所输血液种类等调节滴速。向患儿及家属交代有关注意事项

续表

操 作 步 骤	操 作 要 点
6. 血液输注完毕,继续滴入少量生理盐水	— 力求将输血管内的血液全部输完(特殊要求输血器除外) — 输血结束,如不再输其他液体,则可拔出针头,用无菌棉签按压局部针孔;使用留置针或 PICC 者,须再进行冲、封管
7. 正确处理用物	— 空血袋低温保存 24 小时,之后送输血科集中处理 — 交叉配血报告单贴在病例中
8. 洗手,记录	— 在护士记录单上记录开始输血的时间、患儿的生命体征,签全名

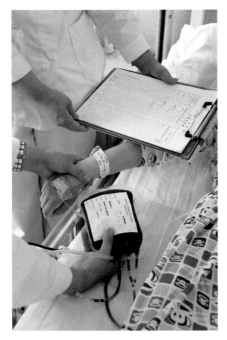

图 42-7-2 床旁双人核对信息

【操作后观察】

1. 输血开始后 10～15 分钟内护士应在患儿身边耐心听取患儿/家长的主诉,密切观察监测体温、血压等生命体征,并详细记录。

2. 输血过程中应密切观察患儿有无发冷、寒战、发热、头痛、腰背疼痛、腹痛、胸前压迫感、呼吸困难、紫癜、血红蛋白尿、黄疸等急性溶血性反应。应立即停止输血,通知医师,遵医嘱治疗、抢救,并保留余血以备检查分析原因。

3. 对心肺疾患、幼儿、慢性严重贫血患儿,在输血过程中或输血后注意观察有无头部剧烈胀痛、胸闷、呼吸困难、发绀、咳嗽、大量血性泡沫痰等急性左心衰症状。

【常见并发症及防范措施】

（一）发热反应

1. 严格管理输血用具,输血器以及制备血液成分过程中,应做到无致热原污染。

2. 输血时严格执行无菌操作技术原则。

3. 输血遵循先慢后快的原则,前 15 分钟慢,建议输注速度每分钟 20 滴,如无输血反应,可适当加快输血速度。一般情况下输血速度为每分钟 40～60 滴。

4. 对反复输血并有发热反应者,最好用白细胞滤器输血。

5. 全血及成分血在室温下放置时间最长不得超过 30 分钟,一个单位的全血或成分血应在 4 小时内输完。

（二）过敏反应

1. 输血前测量患儿体温,体温在 38.0℃ 以下时方可输注。

2. 有过敏史必须输血者,可在输血前 30～60 分钟内口服苯海拉明、盐酸异丙嗪等,也可用糖皮质激素药物,但药物切不可加入血液内。

3. 选用无过敏反应史、未服用或注射任何药物的供血者。

4. 对有抗 IgA 或限定特异性抗体 IgA 抗体的患儿,应选用洗涤红细胞、冰冻红细胞。

5. 轻度反应的患儿,可在严密观察下减慢输血速度。

6. 重度反应者,应立即停止输血,并保持静脉输液通路通畅。遵医嘱积极进行抗休克治疗。

（三）溶血反应

1. 遵守输血规章制度,杜绝在书写、登记、标签和核对等环节发生错误。

2. 严格执行查对制度,防止同名同姓、相邻床位患儿之间混淆,造成血标本抽取错误。

3. 取血时双人核对患儿血型与供血者血型以及交叉配血结果,如有疑问,应查清再取。

4. 输血前,应由 2 名医务人员在患儿床边核对,确保受血者与供血者血型相符,交叉配血实验报告准确无误。

5. 血液从冰箱取出回复至室温时即可输注,一般不需加温,特殊情况需加温处理时,温度不宜超过 37℃。

6. 血制品内不应加入任何药物,以防产生药物配伍禁忌引起溶血。

7. 连续输注不同供血者的血液时,中间应输入生理盐水将输血管路冲洗干净。

（四）循环负荷过重/急性左心衰

1. 严格控制输血速度。

2. 输血过程中勤巡视,避免因体位改变而加快滴速。

（五）低体温

1. 密切观察并记录患儿体温变化。

2. 将大量备用的库血放在温度适宜的环境中自然升至室温再输入,也可以用热水袋加温输血的肢体。

3. 大量、快速输血时将病室温度控制在 24 ~ 25℃。

4. 低体温患儿给予热水袋保温,避免不必要的躯体暴露。

（赵海玲　王晓军）

参 考 文 献

1. 吴欣娟. 临床护理技术操作并发症与应急处理. 第 2 版. 北京:人民卫生出版社,2016.

2. 中华人民共和国卫生部. 临床护理实践指南(2011 版). 北京:人民军医出版社,2011.

3. 北京儿童医院. 儿科临床操作手册. 第 2 版. 北京:人民卫生出版社,2016.

4. 郑显兰,符川. 新编儿科护理常规. 北京:人民卫生出版社,2010.

5. 中华护理学会编译. 2011 版输液治疗护理实践标准. 输液治疗护理杂志,2011(34):57.

6. 楼建华. 儿科护理操作指南. 上海:上海科学技术出版社,2006.

7. 周春美,邢爱红. 基础护理技术. 第 2 版. 北京:科学出版社,2013.

42

第四十三章　血管通路建立与维护技术

安全且通畅的血管通路不仅能保证治疗顺利完成,也能最大限度地降低患儿的痛苦,避免静脉输液相关的并发症。然而,作为一项侵入性治疗措施,儿童的静脉输注不可避免地伴有各种并发症的发生,包括渗漏/外渗、静脉炎、感染、血栓、导管破裂或移位等。因此,血管通路建立与维护技术成为儿科护理中的一个重要问题。

第一节　头皮静脉穿刺技术

小儿头皮静脉丰富,浅表易见,不滑动易固定,便于保暖,体位舒适,不影响小儿活动,不影响其他诊疗和护理工作,适于新生儿和婴幼儿输液。禁止使用头皮静脉输注发疱剂及强刺激性药物。临床常选择额上静脉、颞浅静脉、耳后静脉等,但需注意鉴别头皮静脉与动脉。

【护理评估】

1. 年龄、病情、心肺功能、药物性质、过敏史、不良反应史、自理能力和配合程度。

2. 选用血管状况及穿刺部位皮肤有无红肿、硬结及瘢痕。

【操作前准备】

1. **用物准备**　安尔碘棉签、酒精棉球、无菌棉签、4～5.5号头皮针、5ml注射器、0.9%氯化钠注射液(生理盐水)1支、输液器。备皮用具、砂轮、胶布、固定板、约束带、弯盘、输液吊钩、静脉输液记录单、静脉注射溶液、药物。

2. **环境准备**　安全、安静、清洁。必要时屏风遮挡,请无关人员回避等。

3. 向患儿及家属解释头皮静脉穿刺的目的及过程,取得配合。

【操作步骤与要点】

操 作 步 骤	操 作 要 点
1. 核对	— 患儿信息和治疗信息 — 严格遵循查对制度,如有疑问应核对无误后方可给药
2. 洗手,戴口罩。准备用物	— 核对患儿药物信息(药名、浓度、剂量、方法和时间),并查对药物有效期、包装完整度、药物性质等 — 检查药液 — 连接药液和输液器 — 注射器抽取生理盐水接上头皮针,排尽空气 — 输液器插入输液袋/瓶至根部 — 静脉用药最好由医院配制中心配制,以确保药物质量和相关人员职业防护 — 若有沉淀、混浊、霉菌、破损及超过有效期等,则应弃之不用 — 输注2种以上药液时,注意药物间的配伍禁忌
3. 准备用物	— 将备齐的用物置于注射盘内,携至患儿床边
4. 核对患儿信息,协助采取舒适体位	— 穿刺前安抚患儿,消除恐惧感,分散其注意力以减少哭闹 — 患儿仰卧或侧卧,头垫小枕,助手站于患儿足端,固定其肢体、头部。必要时采用全身约束法 — 使用两种途径确认患儿身份:开放式提问、手腕带 — 患儿身份信息应至少包括住院期间的两个唯一信息,如姓名、住院号

43

操 作 步 骤	操 作 要 点
5. 穿刺	
（1）排气	— 排尽注射器及头皮针内空气
（2）选择静脉	— 操作者立于患儿头端,必要时剃去局部头发,选择合适头皮静脉。额浅静脉及颞浅静脉具有不滑动、易固定、暴露明显、不易外渗等优点,但此静脉较细小,技术难度稍大;耳后静脉较粗,略弯曲,易滑动,不易掌握深浅度,要剃去头发
（3）消毒	— 用安尔碘棉签消毒皮肤 — 螺旋式由内至外,直径5cm
（4）进针	— 以左手拇指、示指分别固定静脉两端皮肤,右手持针,在距静脉最清晰点向后0.3cm处将针头近似平行刺入头皮,然后沿静脉向心方向穿刺 — 当针头刺入静脉时阻力减小,有落空感同时有回血,再进针少许。血管细小或充盈不全时常无回血,可用注射器轻轻抽吸,也可推入少量液体,若无局部隆起,推之畅通无阻,即证实穿刺成功,缓慢推注液体
6. 固定	— 对于不配合治疗的幼儿,应用夹板和绷带固定穿刺部位;对于哭闹或者出汗多的患儿,可采用环绕头皮固定法,将头皮针管固定于外耳廓上,可起到缓冲外力的作用(图43-1-1、图43-1-2)
7. 核对、连接及观察	— 再次核对患儿信息和药物信息,连接输液器和头皮针。观察患儿情况 — 小儿哭闹易使成功穿刺的头皮静脉外渗,应指导家长妥善看护,以防不必要的血管损伤和破坏
8. 调节滴速,记录	— 根据病情、年龄、药物性质调节速度
9. 告知患儿及家长注意事项。	— 告知患儿/家长注意事项:强调不要自行调节输液速度;穿刺部位肢体避免用力过度或剧烈活动
10. 协助患儿躺卧舒适,整理床单位	— 按废弃物分类处理原则
11. 清理用物,归还原处	
12. 洗手	

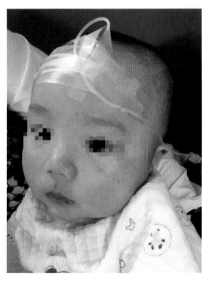

图 43-1-1　头皮静脉固定方法

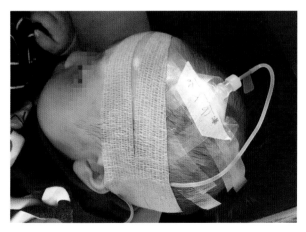

图 43-1-2　头皮静脉固定方法

【操作后观察】

1. 输液中加强巡视,倾听患儿主诉。

2. 观察穿刺部位有无红肿、疼痛、渗液,输液管路是否通畅、滴速有无改变,有无输液反应或输液故障。

【常见并发症及防范措施】

静脉渗漏与静脉外渗

静脉渗漏指由于各种原因使非腐蚀性药物渗漏到静脉周围组织。静脉外渗指腐蚀性药物渗漏到静脉周围组织。静脉渗漏和静脉外渗会发生在所有类型的外周和中心静脉导管,应以预防为主。患儿在接受输液治疗期间,护理人员应持续观察是否有以下症状:①药液聚集到皮下组织,输液速度变慢;②皮温降低、水肿、疼痛、穿刺点感觉不适、液体外流或无回血。静脉外渗分级标准见表43-1-1。

表43-1-1 静脉外渗分级标准

级别	临 床 标 准
0	无任何临床症状
1	皮肤苍白,水肿小于2.5cm,皮肤触冷,伴或不伴疼痛
2	含第一阶段,水肿在2.5~15cm
3	含第二阶段,水肿大于15cm,轻度~中度疼痛,可能伴麻木感觉;任何刺激性药物或血制品的外渗
4	含第三阶段,皮肤紧绷,渗漏,变色,瘀斑,或肿胀,较深的凹陷性水肿,循环受损,中度~重度疼痛;任何腐蚀性药物的外渗

1. 预防 早期发现渗漏/外渗是关键,可以限制药物进入周围组织的量,并降低潜在的周围组织伤害。因此,注射时应提高一次穿刺成功率,减少对血管内膜的损伤;评估患儿输液外渗的风险因素;牢固固定头皮针和输液管,以免针头移动脱出。注射过程中护理人员严密监测患儿输液情况,并鼓励患儿和家长说出任何穿刺处或周围部位或整个静脉导管通路的疼痛感、烧灼感或针刺感。

2. 处理 总的处理原则为停止输液,尽量回抽药物后拔针,评估并通知医师,使用冷/热敷、局部封闭或解毒剂,并跟踪、评估及记录。护理人员应监测与渗漏/外渗相关的临床转归,评估患处是否有其他并发症,包括神经损伤,并记录。

(陆红 何梦雪)

第二节 外周静脉短导管留置技术

外周静脉留置针通过穿刺使导管进入静脉,可用于临床静脉输液、输血等治疗。既可以保护血管,减轻患儿反复穿刺的痛苦,又可随时保持静脉通道的通畅,方便用药及抢救。它可适用于血管完整性好、无刺激性药物输注输液时间长(≥3天)、输液量较多(≥4小时)者。若一次性静脉输注腐蚀性或非腐蚀性药物,给药结束后应即刻拔管。若时间过长,会发生静脉硬化。不适于持续输注腐蚀性的、pH<5或>9或渗透压>900mOsm/L的药物。

【护理评估】

1. 年龄、病情、心肺功能、过敏史、不良反应史、认知能力和合作程度。

2. 评估血管状况及穿刺部位情况,选择型号合适的静脉留置针。

3. 根据用药目的、药物性质和周期、选择合适的静脉输注途径。

【操作前准备】

1. 用物准备 安尔碘棉签、75%酒精棉球、无菌棉签、静脉留置针(18~26G)、输液接头或肝素帽、透明薄膜敷贴、2ml或者5ml注射器、0.9%生理盐水1支、止血带、胶布、弯盘、利器收纳盒、弯盘、洗手液,需要时备固定装置。

2. 环境准备 安全、安静、清洁。必要时屏风遮挡,请无关人员回避等。

3. 向患儿及家属解释外周静脉短导管留置的目的及过程,取得配合。

【操作步骤与要点】

操作步骤	操作要点
1. 核对	— 核对患儿信息及治疗信息
2. 洗手,戴口罩,准备用物	— 留置针选择: 26G:通常用于新生儿或早产儿 24G:通常是用于小婴儿及静脉特别细者 20～22G:用于一般患儿(当须注射有刺激性强如钾或较黏稠的液体时,应选用较大号的留置针及大的静脉) 18～22G:用于外科手术及输血的患儿
3. 备齐用物携至患儿床边	— 准备好生理盐水注射器
4. 穿刺	
(1) 核对患儿信息	
(2) 协助患儿取适当体位	
(3) 选择静脉	— 基于输注液体类型、速度和持续时间 — 尽可能选择血管末端的位置,避开关节或韧带处,以及坏死、萎缩、血栓或瘢痕组织处的血管 — 婴幼儿的穿刺部位可选择头皮和脚,儿童能在手部或上肢进行穿刺 — 输注腐蚀性药物时,由于可能发生静脉外渗引起瘢痕组织或肌肉挛缩,应避开头皮静脉或关节韧带处
(4) 扎止血带	— 止血带常规在穿刺点上方6cm,年长儿嘱握拳 — 必要时遵医嘱给予局部表面麻醉
(5) 消毒2次	— 用安尔碘棉签以穿刺点为中心由内至外螺旋式消毒,消毒范围应大于敷贴范围,常规直径大于5cm,婴幼儿直径大于3cm — 消毒液要充分待干
(6) 进针	— 取出留置针,松动外套管并调整针头斜面朝上 — 绷紧局部皮肤,以15°～30°进针,直刺血管 — 常规见回血后,压低角度(约5°～10°)再进针少许,后撤针芯0.2～0.3cm,将导管与针芯全部送入血管 — 切勿将针芯拔出后重新插入外套管,否则可能导致外套管损伤 — 注意进针速度不能过快 — 不同类型的留置针送外套管方法详见产品操作说明书 — 确认连接紧密
(7) 松止血带,打开调速器,调节滴速	
(8) 抽出针芯,将针芯放入利器收纳盒内	
(9) 无菌透明敷贴覆盖	— 以穿刺点为中心固定平整。标示穿刺日期、时间等 — 延长管U型固定,肝素帽要高于导管尖端,且与血管平行 — 应使用"无张力性粘贴"方法 — 可用胶布或固定装置固定,然后用密闭的敷料覆盖穿刺点。对于不配合治疗的幼儿,应用夹板和绷带固定穿刺部位(图43-2-1) — 不要直接将胶布贴于穿刺点上 — 应每隔72小时更换一次敷料,或随导管一起更换。如贴膜卷边或输液接头、延长管有污染,则立即更换 — 注意暴露穿刺点 — 敷贴要将白色隔离塞完全覆盖 — 如有Y型接口,则Y型接口朝外

43

续表

操作步骤	操作要点
5. 必要时适当固定关节部位	
6. 生理盐水冲管	— 使用不含防腐剂的生理盐水注射器确认导管留置有效性 — 有回血,推注通畅,局部无异常反应,患儿无不适主诉或反应等。如推注时有阻力,需进一步观察导管功能,切勿用力推注
7. 根据需要静脉给药,或直接封管	— 每次静脉给药前后应当检查导管留置有效性,发现异常及时拔除导管,给予处理 — 使用 3～5ml 生理盐水脉冲式推注法封管
8. 告知患儿及家长保护留置针注意事项	— 穿刺处勿蘸水,敷贴潮湿应及时告知,留置针一侧肢体避免剧烈活动或长时间下垂等
9. 协助患儿取舒适体位,整理床单位	
10. 清理用物	— 按废弃物分类处理原则进行
11. 洗手	
12. 记录	— 记录穿刺部位、导管留置有效性等情况 — 至少每天评估一次导管及局部情况:导管有无滑脱、断裂,局部有无红、肿、热、痛、条索状硬结等静脉炎表现,及时处理置管相关并发症

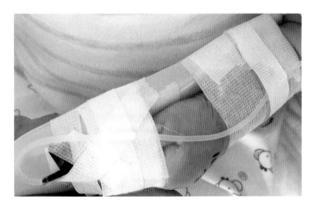

图 43-2-1　外周留置针固定方法

使用胶布或固定装置固定,然后用密闭的敷料覆盖穿刺点。对于不配合治疗的幼儿,应用夹板和绷带固定穿刺部位

【操作后观察】

1. 输液中加强巡视,倾听患儿主诉。

2. 观察留置针是否有滑脱、弯折、扭曲、破裂等,敷贴是否有潮湿、卷边、脱落、破损等异常情况。

3. 观察穿刺部位有无红肿、疼痛、渗液,输液管路是否通畅、滴速有无改变,有无输液反应或输液故障。

【常见并发症及防范措施】

（一）静脉炎

由于静脉输入刺激性、高浓度药物、导管对静脉内皮细胞的机械性刺激或消毒液未待干置管的

化学刺激,引起静脉壁的炎症反应,是静脉导管最常见的并发症。其症状体征包括:疼痛、压痛、红斑、发热、肿胀、硬结、化脓或沿静脉走向可触及的索状硬条或串珠状硬结。一般情况下全身反应不明显。现有的静脉炎评价标准很多,但均缺乏临床信效度评价。目前我国常用的静脉炎分级标准见表 43-2-1。

表 43-2-1　静脉炎分级标准

级别	临床标准
0	无症状
1	穿刺部位出现红斑,伴随或不伴随疼痛
2	穿刺部位出现红斑及疼痛,和(或)水肿
3	穿刺部位出现红斑及疼痛,形成条状痕/纹,可触及静脉索
4	穿刺部位出现红斑及疼痛,形成条状痕/纹,可触及的静脉索长度大于 2.54cm,出现化脓性引流

1. 预防　需长时间输液者,有计划地更换注射部位,保护静脉。根据所用溶液或药物的 pH、渗透压等选择适当的输液部位和途径。输注刺激性强的液体和药物应进行外周或中心静脉置管。对于外周留置针,建议穿刺时选择足够粗的静脉及合适的导管,

尽量减少创伤,并输注无刺激性的溶液。

2. 处理　建议护理人员根据分级标准评估静脉炎的严重程度。若是外周留置针,可直接拔除。

（二）静脉渗漏与静脉外渗

1. 预防　早期发现渗漏/外渗是关键,因此,注射过程中护理人员严密监测静脉导管,并鼓励患儿和家长说出任何穿刺处或周围部位、导管头或整个静脉导管通路的疼痛感、烧灼感或针刺感。护理人员应合理安排输液顺序(如先输注腐蚀性药物)。输注腐蚀性药物时应选用新留置的外周静脉,不可使用局麻药,不可使用电子输液泵的"泵入"(pump)模式。不能依赖电子输液泵的报警装置来发现渗漏/外渗。腐蚀性药物或刺激性药物前后均需常规冲洗导管。

2. 处理　总的处理原则为停止输液,尽量回抽药物后拔针,抬高患肢,评估并通知医师,使用冷/热敷、局部封闭或解毒剂,并跟踪、评估及记录。

若发生药物外渗,立即停止给药,但不能拔除针头或导管;尽量抽出 3 ~ 5ml 的血/药液,以减少外渗药物;用25/26 号针头连接 1ml 注射器抽吸外渗周围组织中的残余药物;在未拔管之前,评估是否需要缓慢灌注相应解毒剂(如长春新碱解毒剂为玻璃酸酶)。初步处理完成后,护理人员应监测

与渗漏/外渗相关的临床转归,评估患处是否有其他并发症,包括神经损伤和筋膜间隙综合征,并记录。

余同"头皮静脉穿刺技术-静脉外渗"。

【知识拓展】

为提高穿刺成功率,可考虑以下措施:

1. 置管前干热敷被证明比湿热敷更有助于静脉穿刺成功。

2. 局部麻醉(如乳膏制剂、片剂、凝胶和喷雾)、注射和非药物技术可减少静脉穿刺的疼痛。

3. 静脉穿刺提示装置(VEID)、超声引导已成功用于因血管细小而穿刺困难的婴幼儿和儿童的外周静脉穿刺。

4. 若穿刺区域有大量毛发,应剪掉而非剃刮毛发,以免增加刺激和感染的风险。

5. 置入导管且固定后,首先冲洗导管内血液。若产生水肿、疼痛或不适提示外渗或血管破裂,应立即拔除导管,在其他部位再行穿刺。

6. 给予腐蚀性药物时,穿刺失败后尽量选择另一侧肢体进行穿刺。

7. 建议一位护士为一位患儿尝试穿刺的次数不宜超过 2 次。

（陆红　何梦雪）

第三节　外周静脉短导管维护技术

【护理评估】

患儿的穿刺敷料日期,查看穿刺部位皮肤和血管情况、病情、患儿配合度。

【操作前准备】

1. 用物准备　治疗盘、安尔碘棉签、棉签、透明敷料、0.9%氯化钠一支、注射器、弯盘、免洗手消毒液。

2. 环境准备　安全、安静、清洁。必要时屏风遮挡,请无关人员回避等。

3. 向患儿及家属解释静脉输液的目的及过程,取得配合。

【操作步骤与要点】

操 作 步 骤	操 作 要 点
1. 核对	— 患儿信息 — 敷料常规 72 小时之内更换,如穿刺处有渗血及污物及时更换
2. 洗手,戴口罩	
3. 备齐用物携至患儿床旁	
4. 确认患儿身份	
5. 洗手	
6. 去除旧敷料	— 一手按住穿刺处的皮肤,一手以穿刺针方向撕去旧敷料。如不易撕去敷料,可用棉签蘸少许等渗氯化钠注射液(生理盐水)湿润皮肤及敷料,然后撕去敷料 — 更换时注意穿刺针不要滑出

43

操 作 步 骤	操 作 要 点
7. 消毒 2 次	— 用安尔碘棉签以穿刺点为中心向外螺旋消毒直径 5cm — 消毒 2 次,注意待干 — 消毒范围应大于敷料面积
8. 敷料覆盖	— 把新敷料自然粘贴在穿刺部位,保持平整,以防张力性皮肤损伤 — 应使用"无张力性粘贴"方法 — 蝶形小纸贴在敷料外。注意暴露穿刺点皮肤,以便观察
9. 在敷贴上标识更换敷料的日期及时间	
10. 冲管	— 确认导管留置有效性,使用 0.9% 氯化钠注射器确认回血和推注通畅,同时观察穿刺部位局部及静脉走向有无红肿热痛等,患儿有无不适主诉或反应
11. 指导患儿及家长敷料的注意事项	
12. 整理床单位及用物处理	— 按废弃物分类处理
13. 洗手	

【操作后观察】

观察穿刺部位有无红肿、疼痛、渗液,输液管路是否通畅、滴速有无改变,有无输液反应或输液故障。

【常见并发症及防范措施】

同"外周静脉短导管留置技术"。

【知识拓展】

对于有静脉炎或外渗征象的留置针,应尽早拔除导管。我国静脉输液护理技术操作规范规定每3～4 天更换一次外周静脉留置针,但已有证据显示与 3～4 天更换留置针相比,出现临床指征时更换留置针的静脉炎、导管相关性血流感染发生率无显著差异,且降低了穿刺次数,节省了费用。出现临床指征是指穿刺部位发生以下情况的任何一种:①滴速减慢或不滴;②局部有渗出;③穿刺点周围发红、有压痛;④患儿主诉穿刺部位明显不适。

（陆红　何梦雪）

第四节　经外周中心静脉置管（PICC）技术

经外周置入中心静脉导管(peripherally inserted central catheter,PICC)是经外周静脉(贵要静脉、肘正中静脉和头静脉)穿刺置入的中心静脉导管,其导管最佳的尖端位置应在上腔静脉中下 1/3。PICC 具有穿刺成功率高、节省人力及时间、操作简单安全、留置时间长、避免反复穿刺等特点。它可适用于缺乏外周静脉通道的患儿、锁骨下或颈内静脉插管禁忌的患儿,需要输注 pH>9 或 pH<5、渗透压>900mOsm/L 的药物、TPN、反复采血或输注血制品,需要长期静脉治疗的患儿以及家庭病床的患儿。禁用于预插管处有感染、瘢痕、血管外科手术史、静脉血栓形成史、放疗史、动静脉瘘、肢体肿胀者,严重出血性疾病、严重凝血功能障碍者(血小板<2×10^{10}/L),穿刺侧有其他导管者。

【护理评估】

1. 评估患儿的基本情况和静脉治疗方案,以判断是否适用 PICC。

2. 评估患儿血管情况贵要静脉、头静脉、肘正中静脉。

3. 评估患儿置管处皮肤情况是否有红肿、硬结、瘢痕。

4. 选择最佳尺寸的 PICC 导管。使用最小直径且可满足治疗需要的导管,以降低血栓和静脉炎的发生率。

5. 核对确认置管医嘱,查看相关化验报告(如血常规、患儿)。

6. 确认家属已签署置管知情同意书。

【操作前准备】

1. 用物准备　PICC 穿刺包(内含纸尺 1 根、无菌隔离衣 1 件、无菌无粉手套 2 副、静脉注射盘、无菌敷料 6 块、无菌棉垫 1 张、无菌止血带 1 根、无菌药碗 1 只、无菌纱布若干、无菌剪刀 1 把、无菌有齿镊子

1 把、无菌无齿镊子 1 把、无菌棉球若干、免缝胶带 3 根、10cm×12cm 透明敷料贴膜 1 张);20ml、10ml 注射器各 1 支;明胶海绵 1 包;0.9% 生理盐水 100ml 1 袋;1% 有效碘 1 瓶,75% 酒精 1 瓶;PICC 导管 1 套(穿刺前通过超声检查静脉内径,考虑选择占静脉直径≤45%

的导管);止血带。

2. 环境准备　宜选择安全、安静、清洁的中央静脉操作室,请无关人员回避。

3. 向患儿及家属解释 PICC 置管的目的及过程,取得配合。

【操作步骤与要点】

操 作 步 骤	操 作 要 点
1. 核对、评估、解释	— 确认适应证及禁忌证 — 注射部位用中性皂液清洗 — 根据医嘱给予镇静,年幼者防止穿刺时呕吐 — 穿刺前确定呼吸道通畅
2. 洗手,戴口罩、圆帽	— 洗手液及清水。范围穿刺点上下 15cm
3. 备齐用物,摆放体位	— 儿童常用的导管型号为 1.9F/3F/4F — 患儿安置在治疗床上,仰卧位,手臂外展与身体呈 90°。注意保暖
4. 选择合适的静脉	— 首选贵要静脉;次选肘正中静脉;最后选头静脉
5. 测量定位	— 测量臂围以备参考,儿童应测量双臂围 — 测量时患儿平卧手臂外展与身体呈 90° — 测量方法:从预穿刺点下 2cm 沿静脉走向到右胸锁关节 — 应当注意外部的测量不能准确地显示体内静脉的解剖 — 可以在此测量基础上根据衣物阻挡、患儿胖瘦等情况增减 1～2cm — 需要准确记录测量数值 — 导管尖端进入右心房可以引起心律失常、心肌损伤、心脏压塞 — 测量方法:臂围测量处为穿刺点上四横指(以患儿手指为准),若穿刺部位在肘上需测量肩峰下 10cm 或 15cm 处,以后每次测量应于同一位置 — 见图 43-4-1
6. 洗手,打开 PICC 穿刺包外包装	— 免洗液洗手 — 戴无菌手套,准备消毒液消毒皮肤
7. 皮肤消毒	— 助手握住患儿手部并抬高 — 操作者铺第一块无菌棉垫 — 操作者按无菌原则消毒穿刺点 — 先用 75% 乙醇棉球×3 次消毒,脱脂待干 — 再用 1% 优碘棉球×3 次消毒,范围全臂(腋部-手腕) — 消毒后穿刺前要留足够长的时间(>2 分钟)使皮肤上的细菌被杀灭
8. 建立无菌区	— 应用无菌技术,将其余 5 块敷料铺满患儿身体 — 无菌范围越大越好,患儿只需暴露头和穿刺部位最佳(图 43-4-2)
9. 预冲导管	— 操作者脱手套,洗手 — 穿隔离衣戴无菌无粉手套。打开 PICC 导管包 — 应用无菌技术,抽吸生理盐水,用生理盐水冲洗 PICC 导管、连接器和肝素帽 — 生理盐水浸润导管、导丝
10. 施行静脉穿刺	— 用无菌纱布蘸生理盐水轻轻擦拭穿刺点及周围皮肤 — 在穿刺点上方扎止血带 — 针与皮肤之间角度呈 15°～20°,穿刺点下 2cm 进针 — 一旦有回血,立即降低穿刺角度,推进 1～2mm,保持针芯的位置,单独向前推进插管鞘 — 取出穿刺针芯,松开止血带,左手拇指和示指固定住插管鞘,中指和无名指压住插管鞘末端的位置,减少出血 — 注意:如果穿刺未成功,不可将针芯再穿入插管鞘,否则将导致管鞘断裂

操 作 步 骤	操 作 要 点
11. 送管固定插管鞘,将导管自插管鞘内缓慢、匀速地推进	— 用无齿镊子夹住导管尖端,开始将导管逐渐送入静脉。注意:不要用镊子过紧夹持导管,钳子和镊子可以损害聚硅酮导管 — 因为导管内有导丝,取出导管时注意防止导管弹出 — 送管每次 1～2cm,遇到阻力,先回撤导丝,再边推生理盐水边送管,切忌强力 — 导管送至 10～15cm 时,助手协助患儿将头转向穿刺侧,下颌靠近肩部,继续送管,以防导管误入颈静脉 — 导管送到位后协助患儿转回头,保持患儿舒适 — 接生理盐水注射器抽回血,见血推注生理盐水 5ml
12. 撤回插管鞘,撤除导丝	— 当导管置入预测长度时,在鞘的前端静脉上加压止血并固定导管,然后撤出插管鞘 — 轻压穿刺点以固定导管,缓慢撤除导丝 — 注意:禁止暴力撤去导丝,阻力能损害导管及导丝的完整。如遇阻力或发生隆起,应立即停止撤取导丝,并使导管恢复原状,然后连同导管、导丝一起退出约2cm 后,再试着撤出导丝。重复这样的过程直到导丝能顺利地撤出 — 取导丝前最后调整导管的置入长度,注意保护,勿污染无菌区 — 将插管鞘自导管近端退出
13. 修剪导管长度,安装连接器	— 保留体外导管 4～5cm 以便于安装连接器,用无菌剪刀垂直修剪导管,注意不要剪出斜面或毛边 — 先将减压套管套在导管上,再将导管连接到连接器翼型部分的金属柄上,注意一定要将导管推进到底,导管不能起褶,将翼型部分的倒钩和减压套筒上的沟槽对齐,锁定两部分
14. 抽回血,冲管	— 连接 20ml 注满生理盐水的注射器,抽吸有回血然后脉冲式冲管,正压封管,接肝素帽 — 儿童 6～10ml 生理盐水即可
15. 清理穿刺点,压迫止血,固定	— 用无菌生理盐水纱布将穿刺点及周围皮肤的血迹轻轻擦拭干净 — 导管的体外部分必须有效地固定,任何的移动都意味着导管尖端位置的改变 — 若肘上置管,导管呈"U"状放置;若肘下置管,导管呈大"C"状或"L"状放置,在连接器贴第一条无菌免缝胶带(图 43-4-3) — 穿刺点处垫明胶海绵吸收渗血,再加压一小块纱布压迫止血。置管 24 小时后去除 — 第二条无菌免缝胶带固定连接器的翼型部分 — 透明薄膜覆盖在导管及连接器的翼型部分的 1/2 — 第三条无菌免缝胶带蝶形交叉固定连接器(图 43-4-4) — 固定外露的延长管使患儿感觉舒适 — 在透明敷料上注明时间、日期、操作者 — 注意:禁止在导管上贴胶带,此举将危及导管强度和导管完整
16. 脱手套、隔离衣,洗手	
17. 定位 X 线检查	— X 线拍片确定导管尖端位置(图 43-4-5)
18. 记录	— 记录导管的名称、编号 — 导管的型号、长度 — 穿刺的静脉名称、置入长度、臂围、外露长度 — 穿刺时是否顺利、固定情况

43

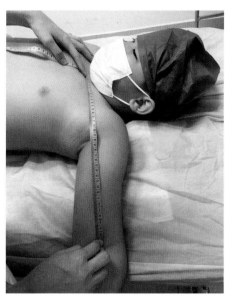

图 43-4-1　PICC 置管长度测量方法
从预穿刺点下 2cm 沿静脉走向到右胸锁关节

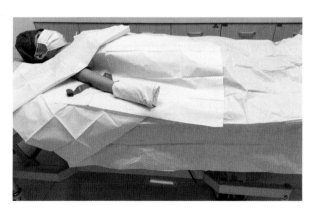

图 43-4-2　PICC 置管最大无菌区
患儿只需暴露头和穿刺部位

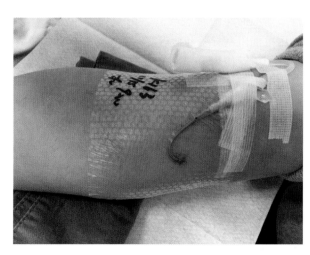

图 43-4-3　PICC 外露管道 C 形放置
患儿只需暴露头和穿刺部位

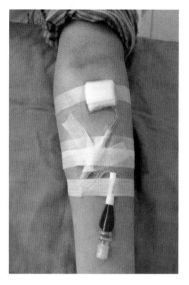

图 43-4-4　PICC 敷料及固定
透明敷料及无菌免缝胶带固定方法

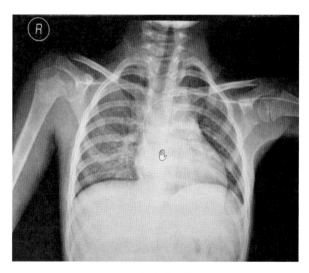

图 43-4-5　X 线确定导管末端位置
末端位于上腔静脉中下 1/3 处

【操作后观察】

1. 查看 X 线结果,确认导管尖端处于上腔静脉中下 1/3 处。

2. 注意观察穿刺部位有无渗血、炎症等现象,穿刺点上方静脉有无条索状静脉炎现象。

3. 每天测量上臂中段臂围。

【常见并发症及防范措施】

(一)静脉炎

1. 预防　对于中心静脉导管,建议以下做法:选择合适型号的导管;选择肘上血管穿刺;提高穿刺技巧;减缓送管速度;保持最大无菌屏障并使用无粉无菌手套以减少微粒。

2. 处理 建议护理人员根据分级标准评估静脉炎的严重程度。若是经外周置入的中心静脉导管（PICC），经评估引起静脉炎的可能病因（化学、机械、细菌因素或输液后感染）后，采取相应措施：休息并抬高患肢、湿热敷或频谱仪照射、局部适当使用药物、鼓励患儿轻微活动（握拳松拳、抬高手臂动作），直至症状消失。严重的静脉炎需拔除导管。

余同"外周静脉短导管留置技术-静脉炎"。

（二）静脉渗漏与静脉外渗

预防 早期发现渗漏/外渗是关键，进行静脉输液前后应使用抽回血方式确认导管在静脉内，并常规冲洗导管。

余同"外周静脉短导管留置技术-静脉渗漏与静脉外渗"。

（三）感染

静脉导管性相关感染包括出口部位感染、隧道感染、皮下囊感染和中心导管相关血流感染。其中中心导管相关血流感染指患者在留置中心导管期间或拔出中心导管48小时内发生的原发性、与其他部位存在的感染无关的血流感染。美国疾病预防控制中心调查结果显示中心导管相关血流感染是最常见的院内感染。近年来因加强培训、普及中央静脉导管的集束化干预措施，儿童中心导管相关血流感染率已明显降低。

1. 预防 美国医疗改进中心提出的中央静脉导管集束化干预策略主要包括5项措施，即手卫生、置管时最大无菌屏障、氯己定消毒皮肤、选择最理想的置管位置及每天检查患者是否需要保留导管。

标准化和规范化的操作、严格管理和预防措施体系的建立对于降低导管性相关感染率很重要，因此护理管理者应重视导管性相关感染的教育和培训，定期检测感染率。护理人员应每天评估静脉导管并记录，包括局部和触诊导管出口处、隧道、输液港处皮肤，并应用相关知识指导患儿和家长。出院患儿的低白细胞血症、隧道式中心静脉导管是导管相关性血流感染的危险因素，护理人员应对这部分人群加强指导和监测。

2. 处理 若怀疑局部感染，从导管出口处取渗液做培养；若怀疑中心导管相关血流感染，建议同时从导管和经外周静脉穿刺抽血进行血培养。对于可能是中心导管相关血流感染源的中心导管，应在移除后对导管尖端进行细菌培养。

护理人员应确保所有血培养标本是在抗生素使用之前采集的，以免抗生素的使用影响了血培养结果的准确性。根据血培养结果，医师将选择后续治疗的抗生素。如果确认全身感染，可给予静脉注射抗生素，确保抗生素注入导管所有管腔。

另外，如果存在血栓相关性感染，则在抗生素治疗的同时，考虑进行溶栓或抗凝治疗，以预防血栓进一步凝集。残留的凝块可能保护微生物，导致复发。

以下情况必须拔除导管：①抗生素治疗3~4周后，持续或反复隧道感染；②抗生素治疗后持续感染症状和体征；③确诊为导管相关败血症。

（四）导管阻塞

导管阻塞可能原因包括：①管腔内血液/纤维蛋白凝集；②不相容药物作用造成沉淀或脂质沉积或冲管不够充分造成药物结晶；③导管尖端和外壁形成纤维蛋白尾和纤维蛋白鞘；④导管表面纤维蛋白与血管损伤处的纤维蛋白结合形成附壁血栓。导管部分阻塞可表现为无法抽回血但可注药，或者抽回血和注药都困难。完全阻塞表现为不能抽回血或注药。出现静脉血栓时可表现颈部或上肢疼痛、水肿。PICC和上腔静脉综合征患儿可能出现穿刺点以下水肿。

1. 预防 合理地置入和固定导管对于预防导管阻塞很重要。有效的冲封管也能确保导管的通畅，如根据导管要求，在导管使用后和定期冲管时使用生理盐水和肝素液给予脉冲式冲管及正压封管；输注TPN、血制品或其他黏滞性液体及抽取血标本后用至少20ml生理盐水脉冲式冲管；24小时持续输液时每班冲洗导管。由于导管所在肢体的受压可能阻塞导管和血管，护理人员应避免在装有导管的手臂使用血压袖带或止血带。另外，要注意药物配伍禁忌，以免沉积的药物引起导管阻塞。预防导管相关性感染也可以在一定程度上预防导管阻塞。研究显示PICC产生深静脉血栓的风险比CVC高，尤其是对于肿瘤患者，因此更要加强临床观察。

2. 处理 护理人员可以根据患儿治疗方案评估可能引起阻塞的原因，再遵医嘱选用相应的解除栓塞措施（表43-4-1）。解除栓塞的非药理学方法包括：缓慢抽推生理盐水以冲洗导管、改变患儿体位、嘱患儿咳嗽和深呼吸。但切记不可用导丝或强力冲洗的方法清除阻塞物。

表 43-4-1 导管阻塞的处理

阻塞物	处 理
血液/纤维蛋白	输注组织纤维酶原激活物(tPA)2mg/ml 无菌注射用水,30～120 分钟后抽出。若不成功,可反复使用。若仍不能解除栓塞,则拔除导管
矿物质沉淀	输注 0.1mol/L 的相当于导管内容积的盐酸,20 分钟后取出。若不成功,可反复使用。若仍不能解除栓塞,则拔除导管
药物沉淀	输注 1mEq/ml 的相当于导管内容积的碳酸氢钠溶液,20 分钟后取出。若不成功,可反复使用。若仍不能解除栓塞,则拔除导管
油脂	①输注 70% 的相当于导管内容积的乙醇,等待 1～2 小时。若不成功,可反复使用。若仍不能解除栓塞,则拔除导管 ②按 1ml/h 的速度注入 0.1mol/L 的氢氧化钠溶液 10ml,然后用 20ml 生理盐水快速冲洗。若不成功,可反复使用。若仍不能解除栓塞,则拔除导管
静脉血栓	肝素、低分子肝素抗凝治疗,或者输注纤维蛋白溶解剂

(五) 导管移位

由于咳嗽、打喷嚏等原因导致胸腔内压力过大、暴力冲管、剧烈上肢运动、患儿或照护者不慎牵拉导管,致使导管自发移出上腔静脉。症状主要包括注药和抽回血受阻、导管外露长度增加、患儿主诉刺痛或颈部有气过水声、上臂或肩部疼痛等。研究表明导管尖端移位是 PICC 相关并发症的独立危险因素。

1. 预防 妥善固定导管对预防导管移位非常重要。另外,护理人员应评估患儿相关症状和体征,并定期测量导管外露长度并与原始记录的长度作比较。

2. 处理 如果怀疑导管移位,护理人员应遵医嘱行 X 线或导管造影进行诊断检查。一旦发现导管移位,可利用患儿体位来调整导管位置,或者在透视引导下调整导管位置。

【知识拓展】

1. 静脉的选择 3 月龄以下的婴儿可选择颞浅静脉、耳后静脉、大隐静脉或肘正中静脉;4 月龄至能走的儿童可选择大隐静脉、头静脉、贵要静脉或肘正中静脉;能走的年龄或以上的儿童可选择贵要静脉、头静脉、肱静脉或肘正中静脉。

2. 导管的选择 儿童常用的导管型号为 1.9F/3F/4F。建议使用最小直径且可满足治疗需要的导管,以降低血栓性静脉炎的发生率。

3. 置管技术 ①放置导管前应先测量所需置入导管的长度,根据导管生产商的建议修剪导管。三向阀式导管应于导管末段而非尖端作修剪。②使用局部麻醉剂(外涂膏剂或皮内注射)可减轻置管相关疼痛。③改良式的赛丁格技术(modified seldinger technique,MST)可消除损伤导管的风险。④超声导引下 PICC 置管(图 43-4-6、43-4-7)可减少徒手盲插的相关风险,并提高穿刺成功率。

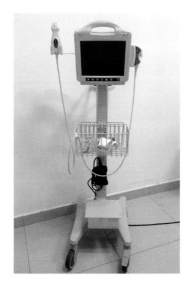

图 43-4-6 血管超声仪
超声导引下 PICC 置管可降低徒手盲插的相关风险

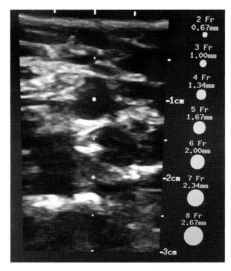

图 43-4-7 血管超声显示
超声导引下 PICC 置管可降低徒手盲插的相关风险

(陆红 何梦雪)

第五节　PICC 维护技术

常见的 PICC 维护技术包括:PICC 导管敷料更换及 PICC 抽血。

一、PICC 导管敷料更换

【护理评估】

1. 年龄、病情、心肺功能、过敏史、不良反应史、自理能力和配合程度。

2. 最近一次的敷料更换日期,敷料局部是否有潮湿、卷边、脱落、破损等异常情况。

3. PICC 外露导管长度,臂围。

【操作前准备】

1% 有效碘 1 瓶;75% 酒精 1 瓶;一次性无菌药碗 ×1;淡肝素液(浓度 10U/ml);治疗巾×1;无菌透明薄膜(新生儿选用 6cm×7cm)×1;无菌免缝胶带×3;无菌无粉手套 1 付;弯盘×1;肝素帽或输液接头×1;10ml 注射器×1;清洁手套 1 付。

1. **环境准备**　宜选择安全、安静、清洁的中央静脉操作室,请无关人员回避。

2. 向患儿及家属解释 PICC 导管敷料更换的目的及过程,取得配合。

【操作步骤与要点】

操　作　步　骤	操　作　要　点
1. 核对	— 核对床头卡和身份识别带
2. 评估患儿	— 患儿的穿刺敷料及日期,穿刺部位皮肤,外露导管长度,臂围,患儿配合程度
	— 年长儿测量单侧臂围,自身对照;新生儿需要测量两侧臂围,双侧对照
	— 年长儿臂围测量处为穿刺点上四横指(以患儿手指为准),如穿刺部位在肘上需测量肩峰下 10cm 处。新生儿为上臂的 1/2 处
3. 向患儿/家长解释操作过程	
4. 洗手,戴口罩	— 按照洗手程序标准,洗手后彻底干手
5. 备齐用物	
6. 铺治疗巾,戴清洁手套	
7. 去除旧敷料	— 先用生理盐水棉球边轻擦拭边去除周边敷料,再清洁敷料周围及手肘后的皮肤;避免局部皮肤受损
	— 撕薄膜时,注意由下向上向心性撕开,切勿由上向下,以免使导管移位
8. 脱去清洁手套,观察	— 穿刺点导管刻度和局部皮肤情况
	— 查看导管外露长度,如有外滑,不可回送,导管外滑超过 5cm(新生儿 3cm)咨询静脉资深护士
	— 观察局部皮肤是否有红、肿、热、痛、皮疹及有无分泌物等感染、过敏症状,如果出现感染症状,需做细菌及霉菌培养,通知医师,并做记录
9. 洗手	— 按照洗手程序标准,洗手后彻底干手
10. 消毒	— 以穿刺点为中心由里向外用 1% 有效碘螺旋状消毒皮肤 3 次,再以 75% 酒精脱碘 3 次,包括连接器
	— 第三次 1% 有效碘消毒后,需皮肤完全干燥,通常为 20～30 秒以上
	— 从近端(穿刺处)擦至远端
	— 消毒范围需大于敷料大小
11. 打开敷贴及胶布	— 用无菌方法撕开敷贴及免缝胶布,避免污染
12. 洗手,戴无菌手套	

操 作 步 骤	操 作 要 点
13. 贴无菌敷贴及免缝胶布	— 第一张免缝胶布贴在连接器,再贴无菌透明薄膜固定,第二张免缝胶布折成机翼型交叉固定,贴第三张免缝胶布于交叉翼上— 免缝胶布不能贴于导管上 — 贴无菌薄膜时不要过于绷紧,由中心导管体向两侧覆盖,保持局部无菌封闭状态,胶布和薄膜不要包住肝素帽 — 第三条要压住第一条和第二条
14. 洗手	— 按照洗手程序标准,洗手后彻底干手
15. 更换肝素帽	— 用生理盐水预冲新肝素帽 — 移去旧肝素帽 — 酒精棉片包裹擦拭肝素帽接口 15 秒以上 — 快速接上新的肝素帽 — 常规 5 ~ 7 天更换肝素帽,输血或抽血后立即更换;每班均需评估肝素帽,如肝素帽有积血、断裂或渗液,及时更换 — 更换肝素帽时避免空气进入 — 如果患儿配合,指导患儿在快速换肝素帽时,做屏气或不要讲话 — 出院患儿必须用纱布包好肝素帽固定
16. 洗手	— 按照洗手程序标准,洗手后彻底干手
17. 标记	— 注明敷料更换的日期、时间及更换者的名字 — 透明敷料常规 5 ~ 7 天更换一次,纱布敷料每 48 小时更换一次;每班均需评估敷料,如敷料有潮湿、污染或敷料一旦被揭开,及时更换
18. 按废弃物分类处理废弃物	
19. 洗手	
20. 记录	— 记录导管长度、敷料更换、局部皮肤等情况

【操作后观察】

1. 敷料是否干燥、清洁、完整,边缘有无卷边、气泡,穿刺点有无红肿热痛。

2. 患儿有无不适主诉。

二、PICC 抽血

【护理评估】

1. 年龄、病情、心肺功能、过敏史、不良反应史、自理能力和配合程度。

2. 敷料情况及最近一次更换日期,穿刺部位皮肤,外露导管长度。

【操作前准备】

1. 用物准备 0.9% 等渗氯化钠注射液(生理盐水 10ml×2)、10ml 一次性注射器(空一次性注射器×4)、75% 乙醇棉片、肝素帽、头皮针。

2. 环境准备 安全、安静、清洁。必要时屏风遮挡,请无关人员回避等。

3. 向患儿及家属解释 PICC 抽血的目的及过程,取得配合。

【操作步骤与要点】

操 作 步 骤	操 作 要 点
1. 核对	— 核对床头卡、身份识别带和化验单
2. 告知患儿和家长	— 向患儿/家长解释操作过程 — 根据不同的年龄和发育程度
3. 洗手,戴口罩	— 按照洗手程序标准,洗手后彻底干手
4. 备齐用物	
5. 戴清洁手套	

操 作 步 骤	操 作 要 点
（若无静脉输液）	
6. 去除肝素帽并消毒	— 弃去肝素帽、用酒精棉片包裹接口用力擦拭消毒 15 秒
7. 抽回血	— 用 10ml 一次性空注射器先检查回血 — 必须使用 10ml 或更大的一次性注射器，避免压力过大，损坏导管 — 检查有无回血时，询问患儿有无胸闷、胸痛等不适主述
8. 回抽 2~3ml 血废弃	— 年龄<1 岁，丢弃 1ml，年龄>1 岁，丢弃 2~3ml
9. 抽血	— 接 10ml 一次性空注射器抽取所需血量，将血标本放置入检验管中
10. 消毒	— 用酒精棉片擦拭接口 15 秒
11. 冲洗导管	— 换接含 0.9% 等渗氯化钠注射液（生理盐水）一次性注射器脉冲法缓慢冲洗 10ml — 脉冲式冲洗法，确保冲洗干净导管内残留的血液。冲洗的整个过程中，密切观察患儿有无胸闷、胸痛、药物外渗的现象
12. 再次消毒并接肝素帽	— 肝素帽要预冲 — 移去一次性注射器，酒精棉球擦拭接口 15 秒，接上肝素帽
13. 再次冲洗肝素帽和导管	— 用酒精棉片擦拭肝素帽 15 秒，接含 0.9% 等渗氯化钠注射液一次性注射器及头皮针再次脉冲法缓慢冲洗 10ml
14. 正压封管	— 当注射到最后 0.5~1ml 的生理盐水时，边推注边分离注射器，保证注射器乳头或头皮针为出水状态 — 确保正压封管，避免重力输注生理盐水冲洗导管 — 封管液：末端单向瓣膜的 PICC 使用生理盐水封管；末端开口的 PICC 使用肝素液封管（24 小时内静脉用药 1 次，用浓度为 100U/ml 肝素封管；24 小时内静脉用药 1 次以上，用浓度为 10U/ml 肝素封管） — 封管液量：封管液量应为导管及其附加装置容量的 2 倍（附加装置包括延长管、输液接头）
（若有静脉输液）	
6. 停止静脉输液	— 移去静脉输液管道
7. 弃去肝素帽	
8. 消毒	— 用酒精棉片擦拭抽血接口 15 秒
9. 冲管	— 接 0.9% 等渗氯化钠注射液（生理盐水）一次性注射器脉冲缓慢冲洗 10ml
10. 弃血	— 回抽 3ml 血废弃
11. 抽血	— 换 10ml 一次性空注射器，抽取所需血量，把血标本放置入检验管
12. 再次消毒	— 用酒精棉片擦拭接口 15 秒
13. 冲管	— 换接 0.9% 等渗氯化钠注射液（生理盐水）一次性注射器脉冲缓慢冲洗 10ml
14. 消毒，换肝素帽，接静脉输液	— 清除残留在接口处的血液 — 肝素帽要预冲 — 移去一次性注射器，酒精棉片擦拭接口 15 秒后，换接肝素帽，接上静脉输液，调节速度
15. 处理用物	— 依废弃物分类处理用物
16. 脱手套，洗手	
17. 记录	
18. 血标本及时送检	

【操作后观察】

1. 肝素帽处是否清洁、干燥,有无残余血迹。

2. 若是输液中抽血,抽血后输液管路是否通畅、滴速有无改变。

【常见并发症及防范措施】

同"经外周中心静脉置管(PICC)技术"。

（陆红　何梦雪）

第六节　中心静脉导管使用及维护技术

中心静脉导管(非隧道式)(non-tunnel venous catheter,CVC)是通过皮肤穿刺进入上下腔静脉并保留的静脉导管,一般可使用数天至数周。它可适用于TPN、高渗、刺激性液体的输注及中心静脉压监测,禁用于局部皮肤破损或感染及出血倾向的患儿。

CVC的穿刺常由麻醉师、医师进行操作,护士仅进行置管的配合、使用及维护。由于血管解剖位置及结构处于生长发育过程中,儿童进行中心静脉导管穿刺更易产生并发症。

一、中央静脉导管敷料更换

【护理评估】

1. 年龄、病情、心肺功能、过敏史、不良反应史、

自理能力和配合程度。

2. 敷料情况及最近一次更换日期,穿刺部位皮肤。

【操作前准备】

1. 用物准备　1%有效碘、75%酒精棉球、无菌生理盐水、无菌敷贴、清洁手套,无菌手套,胶带,弯盘。

2. 环境准备　宜选择安全、安静、清洁的中央静脉操作室,请无关人员回避。

3. 向患儿及家属解释中央静脉导管敷料更换的目的及过程,取得配合。

【操作步骤与要点】

操 作 步 骤	操 作 要 点
1. 核对	— 核对患儿信息及治疗信息
2. 洗手,戴口罩	
3. 备齐用物	— 至床边
4. 戴清洁手套,去除旧敷料	— 必要时用生理盐水湿润敷料,再轻轻揭去
5. 评估导管	— 中央静脉导管穿刺处及固定导管的缝线处是否有红、肿、热、痛,以及是否有分泌物,或导管缝线脱落现象
	— 如果出现感染症状,需做细菌及霉菌培养,通知医师,并做记录。如果导管缝线脱落,通知医师处理
6. 脱手套,洗手	
7. 视情况更换T型延长管	— 当T型延长管和静脉导管接口处出现断裂或渗液时需要更换
	— 如果需要更换T型延长管,则需戴无菌手套
	— 停止静脉点滴,移去旧延长管
	— 75%酒精棉球擦拭静脉导管接口15秒
	— 接上新延长管
	— 如果患儿配合,指导患儿在快速换延长管时做深呼吸并屏住
8. 消毒穿刺部位	— 1%有效碘消毒局部穿刺部位
	— 消毒3遍,充分待干,消毒直径大于敷贴范围
9. 脱碘	— 无菌等渗氯化钠注射液或75%乙醇脱碘,待干

续表

操作步骤	操作要点
10. 消毒导管	— 75%酒精棉球擦拭 CVC 静脉导管 — 从近端(穿刺处)擦至远端(静脉导管接口处)
11. 固定	— U 形法粘贴无菌敷贴以固定 CVC 导管,必要时用胶带加固。测压管也可用胶布固定于床上,以免牵拉 CVC — 敷贴暴露穿刺点
12. 消毒肝素帽	— 用 75%酒精棉球消毒 T 型延长管远端肝素帽 15 秒
13. 标记	— 在导管上标示穿刺、更换胶布日期、时间、姓名
14. 用物处理	— 根据废弃物分类处理原则
15. 记录	

【操作后观察】

1. 敷料是否干燥、清洁、完整,边缘有无卷边、气泡,穿刺点有无红肿热痛。

2. 患儿有无不适主诉。

二、中央静脉导管给药

【护理评估】

1. 年龄、病情、心肺功能、药物性质、过敏史、不良反应史、自理能力和配合程度。

2. 穿刺敷料及日期,穿刺部位皮肤。

3. 治疗方案和周期,药物性质。

【操作前准备】

1. **用物准备** 75%酒精棉球、10ml 一次性注射器、无菌敷贴、静脉输注药物、0.9%氯化钠注射液(生理盐水)、1~10U/ml 淡肝素溶液、胶布。

2. **环境准备** 安全、安静、清洁。必要时屏风遮挡,请无关人员回避等。

3. 向患儿及家属解释中央静脉导管给药的目的及过程,取得配合。

【操作步骤与要点】

操作步骤	操作要点
1. 核对	— 患儿信息及治疗信息
2. 评估患儿	— 患儿年龄、病情、合作情况等
3. 告知患儿和家长	— 告知患儿及家长,取得配合
4. 洗手,戴口罩	
5. 床边核对	— 备齐用物至床边,确认患儿身份和治疗信息
6. 摆放体位	— 让患儿在床上躺平,暴露 CVC 导管
7. 检查导管	— 静脉敷帖是否清洁、干燥,置管时间和更换日期
8. 消毒肝素帽	— 用 75%酒精棉球消毒肝素帽 15 秒
9. 抽回血,并冲管	— 用无菌生理盐水注射器抽取回血,再使用脉冲式冲管 — 若封管时发现双腔导管其中一根堵塞,则应将导管反折,夹管。在该堵塞导管上贴上标签,注明"堵塞" — 严禁使用<10ml 的注射器 — 若双腔全部堵塞及时拔管
10. 消毒接口	— 移去接口处一次性注射器,酒精棉球接口消毒 15 秒
11. 静脉给药	— 给两种不同药物之间应用 10ml 生理盐水冲洗,避免药物相互作用产生沉淀 — 24 小时连续使用静脉导管用 1~10U/ml 淡肝素 5ml 封管 1 次,连续输注血制品或营养液超过 4 小时,应用 1~10U/ml 淡肝素或生理盐水冲管一次

操 作 步 骤	操 作 要 点
12. 冲管并封管	— 给药结束后用无菌生理盐水冲管,再用 1～10U/ml 淡肝素 5ml 封管 — 静脉置管时间一般为 7～28 天,如有渗血、渗液或疑似导管引起的感染时,要及时拔针 — 脉冲式正压封管
13. 用物处理	— 按废弃物分类处理
14. 洗手	
15. 记录	

【操作后观察】

1. 输液中加强巡视,倾听患儿主诉。

2. 观察穿刺部位有无红肿、疼痛、渗液,输液管路是否通畅、滴速有无改变,有无输液反应或输液故障。

【常见并发症及防范措施】

同"经外周中心静脉置管(PICC)技术"。

【知识拓展】

在撤除 CVC 时,应戴手套,拆除缝线后拔管。嘱可以配合的患儿做 Valsalva 动作(用力呼气后屏气),可减少导管拔除时空气栓塞的风险。待导管完全拔出后,按压止血并贴上密闭式敷料。24 小时后更换敷料并观察局部情况。

(陆红　何梦雪)

第七节　皮下植入式静脉输液港使用技术

植入式静脉输液港(Port-A)是一种完全置入皮下供长期留置在体内的静脉输液装置,由供穿刺的注射港体及静脉导管两部分组成,导管末端位于上腔静脉。一般置入时间为 5 年左右。它可适用于需要长期或反复静脉输注药物进行治疗的患儿,反复进行输血、抽血、TPN、化疗药物输注的患儿。禁用于确诊或疑似感染、菌血症或败血症者,体形与输液港尺寸不匹配者,及对输液港材质过敏者。

儿童植入式静脉输液港可选择在局麻加镇静或全身麻醉下进行,主要由外科医师或麻醉医师在手术室或导管室按外科手术要求放置,注册护士仅进行置管的配合及无损伤针的连接、使用及维护。

一、静脉输液港维护

【护理评估】

1. 年龄、病情、过敏史、不良反应史、自理能力和配合程度。

2. 静脉输液港处及穿刺部位皮肤有无红肿、硬结、压痛、皮疹、渗出。

3. 触摸静脉输液港港体位置,若发生异常可能发生港体翻转,及时通知医师处理。

4. 治疗方案和周期、药物性质。

【操作前准备】

1. 用物准备　无损伤针头(型号根据患儿选择

20G 0.75in 或 20G 1in)、10cm×12cm 无菌透明薄膜、肝素帽、无菌手套×2、一次性无菌药碗、0.9% NS 若干支、淡肝素液(浓度 10～100U/ml)、1% 有效碘、75% 酒精、胶布、10ml 一次性注射器若干。无菌敷料包:无菌大棉签×6、无菌纱布(4cm×4cm)×1、洞巾、弯盘。

2. 环境准备　宜选择安全、安静、清洁的中央静脉操作室,请无关人员回避。

3. 向患儿及家属解释静脉输液港插针的目的及过程,取得配合。

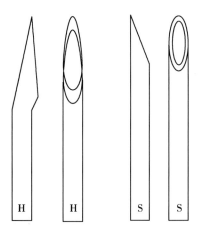

图 43-7-1　无损伤针头与常规针头的对比

静脉输液港专用的无损伤针头可减轻硅胶隔膜的破损

897

【操作步骤与要点】

操 作 步 骤	操 作 要 点
操作前准备	
1. 核对	— 核对床头卡、身份识别带和化验单
2. 洗手,戴口罩	— 使用无菌洗液,洗手后彻底干手
3. 备齐用物	
4. 暴露穿刺部位,评估局部皮肤	— 评估局部皮肤有无红肿、皮疹、疼痛、渗液等现象
操作中	
1. 洗手	— 有污染敷料先去除后再洗手
2. 打开无菌敷料包	— 以无菌方式打开无损伤针头、一次性注射器、肝素帽等包装,掷放于敷料包内
	— 把1%有效碘倒置于一次性无菌药碗中
3. 戴第一副无菌手套	
4. 准备冲管液及纱布	— 取10ml一次性注射器抽吸生理盐水5~7ml,并接无损伤针头延长管,排去空气
	— 再取10ml一次性注射器抽吸生理盐水10ml— 必要时可另用10ml一次性注射器抽吸淡肝素
	— 必须使用10ml或以上一次性注射器,避免压力过大,损坏导管
	— 延长管内必须先排除空气,预防空气栓塞
	— 放置2块4cm×4cm纱布于弯盘中
5. 消毒	— 以静脉输液港为中心用1%有效碘由里及外螺旋状消毒皮肤3次,然后以75%酒精脱碘1次
	— 第三次1%有效碘消毒后,皮肤充分待干,通常为20秒钟
	— 消毒范围需大于敷料的大小
6. 脱手套、洗手	— 脱去第一副无菌手套,洗手
7. 准备纱布	— 将75%酒精倒置于弯盘内浸润纱布
8. 戴第二副无菌手套	
9. 插针	— 针刺方法:触诊后,次手拇指、示指、中指以三个方向呈环状固定静脉输液港(勿过度绷紧皮肤),主手持无损伤针头,穿过静脉输液港的中心部位,直到针头触及隔膜腔
	— 必须使用无损伤针头(直角针头,T型延长管),见图43-7-1,忌用一般针头作穿刺
	— 插针前再次检查是否已排尽空气
	— 右手插针头时,避免暴力插入
	— 穿刺后不要移动针头,以免损伤泵体
10. 回抽并弃血	— 见有鲜血时,丢弃陈旧血1~3ml,夹管
	— 年龄<1岁,丢弃1ml,年龄>1岁,丢弃2~3ml
11. 消毒接口	— 酒精纱布擦拭接口15秒
12. 冲管并夹管	— 换接生理盐水一次性注射器用脉冲法缓慢冲洗10ml生理盐水,夹管
	— 脉冲式冲洗法,确保冲洗干净导管内残留的血液
	— 确保正压夹管
	— 冲洗的整个过程中,密切观察患儿有无胸闷、胸痛、药物外渗的现象
13. 固定	— 先用无菌胶带固定蝶翼,再用无菌透明薄膜覆盖
	— 使用无菌薄膜覆盖住针头及部分延长管,保持局部封闭状态(图43-7-2)

操作步骤	操作要点
14. 消毒接口	— 移去接口处一次性注射器,酒精纱布擦拭接口 15 秒
15. 接管或冲洗	— 如需静脉用药则换接静脉输液器;如无需静脉用药,则:①>2 岁,换接浓度为 10~100U/ml 的肝素液一次性注射器冲洗 5ml,夹管并换接肝素帽;②<2 岁,换接浓度为 10~100U/ml 的肝素液一次性注射器冲洗 3ml,夹管并换接肝素帽
	— 确保正压封管
	— 静脉给两种不同药物之间应用 10ml 生理盐水冲洗,避免药物相互作用产生沉淀
	— 24 小时内肝素封管 1 次,肝素浓度为 100U/ml;24 小时内肝素封管超过 1 次,肝素浓度为 10U/ml
16. 固定延长管	— 妥善固定延长管,患儿感到舒适
17. 标记	— 注明敷料更换的日期、时间,签名
	— 常规每周一次换敷料和每周两次换肝素帽,7 天更换无损伤针头
	— 每班均需评估敷料是否干燥及牢固
18. 按废弃物分类处理相关用物	
19. 洗手	
20. 记录	— 插针经过、静脉通路回血、周围皮肤及敷料有无渗血渗液

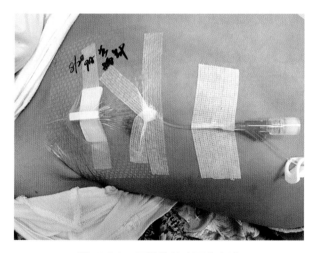

图 43-7-2　无损伤针头固定方法
使用无菌胶带和无菌薄膜固定针头及部分延长管

【操作后观察】

1. 插针部位有无红肿、疼痛、渗液,敷料有无渗液、卷边、破损,输液管路是否通畅、滴速有无改变,有无输液反应或输液故障。

2. 患儿有无不适主诉。

二、静脉输液港敷料更换

【护理评估】

1. 年龄、病情、心肺功能、药物性质、过敏史、不良反应史、自理能力和配合程度。

2. 静脉输液港穿刺周围皮肤有无红肿热痛,针头是否固定妥当,有无滑出或移位。

【操作前准备】

1. 用物准备　1% 有效碘溶液;75% 乙醇溶液;一次性无菌药碗;等渗氯化钠注射液(生理盐水);无菌棉签;无菌纱布(4cm×4cm)×2;无菌透明薄膜(10cm×12cm);无菌肝素帽;清洁手套;无菌手套;胶布;弯盘。

2. 环境准备　宜选择安全、安静、清洁的中央静脉操作室,请无关人员回避。

3. 向患儿及家属解释静脉输液港敷料更换的目的及过程,取得配合。

【操作步骤与要点】

操 作 步 骤	操 作 要 点
1. 核对	— 核对床头卡和身份识别带
2. 解释	— 向患儿/家长解释操作过程 — 根据不同的年龄和发育程度
3. 洗手,戴口罩	— 按照洗手程序标准,洗手后彻底干手
4. 备齐用物	
5. 戴清洁手套	
6. 去除旧敷料,评估	— 用生理盐水边轻擦拭边去除敷料,避免局部皮肤受损 — 评估局部皮肤是否有红、肿、热、痛、皮疹及有无分泌物等感染、过敏症状,如果出现感染症状,需做细菌及霉菌培养,通知医师,并做记录
7. 脱去清洁手套	
8. 洗手	
9. 消毒皮肤	— 以静脉输液港为中心由里及外用1%有效碘螺旋状消毒皮肤3次,再以75%酒精脱碘1次 — 第三次1%有效碘消毒后,皮肤完全干燥后,通常为20秒 — 消毒范围需大于敷料大小
10. 消毒针头及延长管	— 消毒75%酒精擦拭凸出于皮肤的针头、延长管 — 从近端(穿刺处)擦至远端(延长管接口处)
11. 洗手,戴无菌手套	
12. 固定针头	— 先用无菌胶带固定蝶翼,再用无菌透明薄膜覆盖 — 避免针头脱出泵体 — 无菌薄膜要覆盖住针头及部分延长管,保持局部无菌封闭状态
13. 固定延长管及静脉管道	— 胶布妥善固定延长管及静脉输液管道
14. 更换肝素帽	— 移去旧肝素帽 — 酒精棉球包裹擦拭肝素帽接口15秒 — 如果患儿配合,指导患儿在快速换肝素帽时,做深呼吸并屏住
15. 标记	— 注明敷料更换的日期、时间、签名 — 常规每周一次更换敷料和每周两次更换肝素帽,7天更换无损伤针头 — 给药前、每班交接时均需评估敷料及肝素帽,如敷料有潮湿、污染或敷料一旦被揭开,及时更换;如肝素帽有积血、断裂或渗液,及时更换
16. 按废弃物分类处理相关用物	
17. 洗手	
18. 记录	— 静脉通路回血、周围皮肤及敷料有无渗血渗液

【操作后观察】

1. 敷料是否干燥、清洁、完整,边缘有无卷边、气泡,穿刺点有无红肿热痛。

2. 患儿有无不适主诉。

三、静脉输液港抽血

【护理评估】

1. 年龄、病情、心肺功能、过敏史、不良反应史、自理能力和配合程度。

2. 静脉输液港穿刺周围皮肤有无红肿热痛,针头是否固定妥当,有无滑出或移位。

【操作前准备】

1. 用物准备 等渗氯化钠注射液(生理盐水)、淡肝素溶液(浓度10~100U/ml)、10ml一次性注射器(空一次性注射器×2、等渗氯化钠注射液(生理盐水)一次性注射器×2、肝素液一次性注射器×1)、75%乙醇棉球。

2. 环境准备　宜选择安全、安静、清洁的中央静脉操作室,请无关人员回避。

3. 向患儿及家属解释静脉输液港抽血的目的及过程,取得配合。

【操作步骤与要点】

操作步骤	操作要点
1. 核对	— 核对床头卡、身份识别带和化验单
2. 解释	— 向患儿/家长解释操作过程 — 根据不同的年龄和发育程度
3. 洗手,戴口罩	— 按照洗手程序标准,洗手后彻底干手
4. 备齐用物	
5. 戴清洁手套	
6. 消毒接口	— 弃去肝素帽、用酒精棉球包裹接口用力擦拭消毒 15 秒
7. 检查回血	— 用等渗氯化钠注射液(生理盐水)一次性注射器先检查回血 — 必须使用 10ml 或更大的一次性注射器,避免压力过大,损坏导管 — 检查有无回血时,询问患儿有无胸闷、胸痛等不适主诉
8. 弃血	— 回抽 3ml 血废弃 — 年龄<1 岁,丢弃 1ml,年龄>1 岁,丢弃 2～3ml
9. 抽血	— 抽取所需血量,将血标本放置入检验管中
10. 消毒接口	— 用酒精棉球擦拭接口 15 秒
11. 冲管并夹管	— 换接含等渗氯化钠注射液(生理盐水)一次性注射器脉冲法缓慢冲洗 10ml,夹管 — 脉冲式冲洗法,确保冲洗干净导管内残留的血液 — 确保正压封管 — 冲洗的整个过程中,密切观察患儿有无胸闷、胸痛、药物外渗的现象
12. 再次消毒接口	— 移去一次性注射器,酒精棉球擦拭接口 15 秒
13. 冲管并夹管	— 换接浓度为 10～100U/ml 的肝素液一次性注射器冲洗 5ml,夹管 — 24 小时内肝素封管 1 次,肝素浓度为 100U/ml;24 小时内肝素封管超过 1 次,肝素浓度为 10U/ml
14. 接肝素帽	— 移去一次性注射器,接上肝素帽
15. 按废弃物分类处理相关用物	
16. 脱手套,洗手	
17. 记录	
18. 血标本及时送验	

【操作后观察】

1. 敷料是否干燥、清洁、完整,边缘有无卷边、气泡,穿刺点有无红肿热痛。

2. 患儿有无不适主诉。

【常见并发症及防范措施】

(一) 静脉炎、静脉渗漏或外渗、感染

同"经外周中心静脉置管(PICC)技术"。

(二) 导管阻塞

静脉输液港阻塞的原因可能是插入输液港的静脉输液港针位置不准确,应调整插针位置或重新插

针。余同"经外周中心静脉置管(PICC)技术"。

(三) 导管移位

静脉输液港导管移位的危险因素多见于导管尖端位于上腔静脉的上部且存在肺癌的患者。余同"经外周中心静脉置管(PICC)技术"。

(四) 导管夹闭综合征

导管夹闭综合征只发生在颈锁骨下静脉穿刺的患儿,指导管经锁骨下静脉穿刺置管时进入第一肋骨和锁骨之间狭小间隙,受挤压而产生狭窄或夹闭而影响输液,严重时可致导管破损或短路。

43

1. 预防 经 X 线确认导管位置,若摄片显示导管位于第一肋骨和锁骨之间,则每隔 1～3 个月复查胸片,同时检测有无压迫、狭窄甚至导管堵塞的表现。使用过程中确认导管通畅,关注患儿不适主诉。必要时使用造影剂判断导管有无破损或外渗。

2. 处理 若导管有阻塞、破损或断裂,应立即拔管。

【知识拓展】

1. 输液港针的选择 必须使用无损伤针(即 Huber 针)来接通输液港。静脉输液港针的针尖经特殊设计,能刺穿输液港的硅胶隔膜,但不造成"取芯"现象,以减轻硅胶隔膜的破损。直针可用于冲管,之后马上拔除,90°弯针可用于间歇或持续输液。

2. 敷料更换 Port-A 不使用且未连接无损伤针时,可无敷料覆盖。无损伤针留用时,应使用胶布、无菌胶带和固定装置将无损伤针固定在输液港隔膜上,再以密闭敷料覆盖。

3. 静脉输液港的拔除 输液港的拔除可在手术室由医师操作,常使用切开术将输液港从"皮下袋"中取出,再用缝线或无菌胶布重新闭合"皮下袋"的切口。

(陆红 何梦雪)

参 考 文 献

1. Costello JM, Clapper TC, Wypij D. Minimizing complications associated with percutaneous central venous catheter placement in children: recent advances. Pediatric Critical Care medicine, 2013, 14(3): 273-283.

2. IHI. How-to Guide: Prevent Central Line-Associated Bloodstream Infections (CLABSI). IHI, 2012.

3. 中华医学会重症医学分会. 血管内导管相关感染的预防与治理指南(2007). 中国实用外科杂志, 2008, 28(6): 413-421.

4. Kelly MS, Conway M, Wirth KE, et al. Microbiology and risk factors for central line-associated bloodstream infections among pediatric oncology outpatients: a single institution experience of 41 cases. J Pediatr Hematol Oncol, 2013, 35(2): e71-e76.

5. Baskin JL, Pui C, Reiss U, et al. Management of occlusion and thrombosis associated with long-term indwelling central venous catheters. Lancet, 2012, 374(9684): 159-169.

6. Chopra V, Anand S, Hickner A, et al. Risk of venous thromboembolism associated with peripherally inserted central catheters: a systematic review and meta-analysis. Lancet, 2013, 382(9889): 311-325.

7. Jumani K, Advani S, Reich NG, et al. Risk factors for peripherally inserted central venous catheter complications in children. JAMA Pediatr, 2013, 167(5): 429-435.

8. 楼建华. 儿科护理操作指南. 上海: 上海科学技术出版社, 2012: 160-174.

9. 李海洋, 黄金, 高竹林. 完全植入式静脉输液港应用及护理进展. 中华护理杂志, 2012, 47(10): 953-956.

10. 《中国护理管理》杂志社(编译). Infusion Therapy Standards of Practice. 输液治疗护理杂志, 2016, 39(1S).

11. 崔焱. 儿科护理学. 北京: 人民卫生出版社, 2015: 134-135.

12. Camp-Sorrell Dawn. 肿瘤治疗通路工具指南: 护理实践与教育. 北京: 北京大学医学出版社, 2013.

13. 张玉侠. 儿科护理学. 北京: 高等教育出版社, 2011.

14. 楼建华. 儿科护理. 北京: 人民卫生出版社, 2012.

15. 中华人民共和国卫生部. 静脉输液护理技术操作规范. 2013.

16. Camp-Sorrell Dawn. 肿瘤治疗通路工具指南: 护理实践与教育. 北京: 北京大学医学出版社, 2013: 5-53.

17. G R. Infusion phlebitis assessment measures: a systematic review. Journal of Evaluation in Clinical Practice, 2014, 20(2): 191-202.

18. Cincinnati Children's Hospital Medical Center. Best evidence statement (BESt). Use of ultrasound guidance for peripheral intravenous access in the pediatric population. Cincinnati (OH): Cincinnati Children's Hospital Medical Center, 2012.

19. 殷大奎. 肿瘤治疗血管通道安全指南. 北京: 中国协和医科大学出版社, 2015: 31-37.

20. Editorial. Health-care associated infection: USA on the right track. The Lancet Infectious Diseases, 2013, 13: 377.

21. Baskin JL, Pui C, Reiss U, et al. Management of occlusion and thrombosis associated with long-term indwelling central venous catheters. Lancet, 2012, 374(9684): 159-169.

22. Webster J, Gillies D, O'Riordan E, et al. Gauze and tape and transparent polyurethane dressing for central venous catheters. Cochrane Database Syst Rev, 2011, Nov 9(11): CD003827. doi: 10.1002/14651858. CD003827. pub2.

23. Richard CM, Webster J, Wallis MC, et al. Routine versus clinically indicated replacement of peripheral intravenous catheters: a randomised controlled equivalence trial. Lancet, 2012, 380(9847): 1066-1074.

24. 楼建华. 儿科护理操作指南. 上海: 上海科学技术出版社, 2012: 129-130.

第四十四章 新生儿相关护理技术

第一节 密闭式暖箱使用技术

密闭式暖箱使用技术是为新生儿创造一个温度和湿度均适宜的环境,以保持其体温的恒定,并促进新生儿的发育。

【护理评估】

1. 患儿的胎龄、体重、日龄,测量生命体征。
2. 患儿家长的心理状况,是否存在紧张、焦虑等情绪。

【操作前准备】

1. **用物准备** 暖箱、温度表、湿度表、灭菌蒸馏水。
2. **环境准备** 安全、安静、清洁。
3. 向患儿家长告知暖箱使用的必要性,取得其理解和配合。

【操作步骤及要点】

操 作 步 骤	操 作 要 点
1. 检查暖箱电线接头有无漏电、松脱;各项显示均正常	
2. 将蒸馏水加入暖箱水槽中至水位指示线	
3. 接通电源,打开电源开关	
4. 暖箱预热至 33 ~ 35℃,湿度 55% ~ 65%。调节室温到 24 ~ 26℃,湿度 55% ~ 65%	
5. 根据患儿的孕周、日龄、体重调节暖箱温度	
6. 暖箱的放置位置应合理	— 注意安全,暖箱位置不应放在取暖器、排风口、风口及阳光直射处
7. 铺好包被,待暖箱温度升高到所需温度	— 严禁骤然提高箱温,以免因早产儿体温上升而造成不良后果
8. 核对患儿腕带、身份识别卡	— 严格执行查对制度
9. 将患儿放入暖箱,并根据病情选择合适的体位,可置侧卧、仰卧和俯卧位	— 为新生儿提供"鸟巢"式体位等体位支持,提供边界感,促进新生儿发育
10. 对符合标准的患儿予出暖箱	
11. 核对新生儿的腕带、身份识别卡	
12. 为新生儿穿好单衣,包好包被	
13. 放入小床,并加被保暖	— 注意给患儿适当的保暖
14. 切断电源,整理用物	
15. 暖箱终末消毒	— 消毒水、清水擦拭暖箱;清洁消毒水槽、换水;垫子、床单及包被等采用臭氧消毒 30 分钟
16. 检查暖箱功能,如有异常及时报修,使暖箱处于备用状态	

【操作后观察】

1. 定时观察暖箱温度和湿度,有任何报警信号,应及时查找原因,妥善处理。

2. 测量患儿的体温,根据患儿体温调节暖箱温湿度。

【常见并发症及防范措施】

(一) 体温过高或过低

1. 定期测量患儿体温。

2. 使用皮肤探头来测量体温时,则应注意探头是否位置正确、是否有松脱。

(二) 有坠床的风险

操作前后中注意安全,每次操作前后关好暖箱门。

(三) 感染

医务人员操作前后要严格洗手,防止交叉感染。

【知识拓展】

1. 入暖箱条件 体重<2000g 者;体温偏低或不升者,如:硬肿症等;需要保护性隔离者,如剥脱性皮炎等。

2. 出暖箱条件 体重增加到 2000g 以上,室温 22~24℃时能维持正常体温,一般情况良好,吸吮力良好有力者,可出暖箱;在暖箱中生活 1 个月以上,体重不到2000g,一般情况良好者,遵医嘱灵活掌握。

（张玉侠）

第二节　开放式远红外辐射台使用技术

重症及手术前后的患儿,需要密切观察病情变化者置开放式远红外辐射台。

【护理评估】

1. 患儿的胎龄、体重、日龄。

2. 患儿家长的心理状况,是否存在紧张、焦虑等情绪。

【操作前准备】

1. 用物准备 开放式远红外辐射台、胶布、薄膜。

2. 环境准备 安全、安静、清洁。

3. 向患儿家长告知开放式远红外辐射台使用的必要性,取得其理解和配合。

【操作步骤与要点】

操作步骤	操作要点
1. 接通电源,选择自动控制,远红外床预热至36℃	— 检查抢救台各项显示是否正常
2. 核对新生儿的腕带及身份识别卡	
3. 将患儿置远红外辐射台	
4. 将探头用胶布固定于患儿腹部肝区	— 测温探头固定要牢固,不可脱落,以防床温无限制加热
5. 设定肤温 36.5℃ 左右	
6. 根据病情,将塑料薄膜覆于远红外挡板上	— 避免对流散热
7. 牢固放置暖床挡板	— 每次操作完毕后及时复位
	— 保持抢救台清洁,及时清除奶渍、葡萄糖渍等污物
8. 定时监测体温	— 每4 小时测体温一次,并记录
9. 根据治疗和病情需要出远红外辐射台	
10. 患儿用包被包裹	— 注意保暖
11. 床单位终末消毒	

【操作后观察】

1. 定时观察远红外辐射台温度,有任何报警信号,应及时查找原因,妥善处理。

2. 定时测量患儿的体温。

3. 放置在远红外辐射台上的新生儿一般都是重症或手术前后的患儿,因此应该注意观察疾病情况。

【常见并发症及防范措施】

(一) 体温过高或过低

1. 定期测量患儿体温。

2. 正确放置皮肤探头的位置。

(二) 脱水

暴露在远红外辐射下,不显性失水增加,因此应该监测患儿的出入液量,及时补充。

（张玉侠）

第三节　光　照　疗　法

光照疗法(phototherapy)是一种降低血清未结合胆红素的简单易行的方法,通过转变胆红素产生异构体,使胆红素从脂溶性变成水溶性,不经过肝脏的结合,经胆汁或尿排出体外。主要用于高胆红素血症患儿的治疗。

【护理评估】

1. 患儿的胎龄、日龄、疾病史等。

【操作步骤与要点】

2. 患儿的经皮胆红素、血清胆红素的水平等。

【操作前准备】

1. 用物准备　光疗箱、黑色眼罩、箱温表。

2. 环境准备　安全、安静、清洁。

3. 向患儿家属解释光疗的作用及过程,缓解其紧张焦虑情绪。

操作步骤	操作要点
1. 严格按照七步洗手法进行手卫生消毒	
2. 核对患儿腕带及身份识别卡	— 操作前查对,确认患儿
3. 检查光疗箱有无损坏、漏电、松脱,蓝光灯有无破损、灯管有无不亮	
4. 光疗箱水槽内加入蒸馏水	
5. 接电源,箱温预热至30～32℃(早产儿32～35℃),相对湿度55%～65%	
6. 给患儿剪短指甲,清洁皮肤,不使用粉剂或油剂	— 光疗时患儿易哭吵而抓伤皮肤 — 粉剂和油剂可以阻碍光线的穿透,影响治疗效果
7. 双足外踝处用透明薄膜保护性粘贴	— 用敷贴保护,防止损伤
8. 患儿双眼戴黑色眼罩,固定良好	— 光线进入眼睛易引起损伤,可用胶布进行固定
9. 脱去患儿衣裤,使其裸体	— 增加光疗的范围
10. 更换尿布,以最小面积遮盖会阴部	— 预防对生殖器的损伤
11. 将患儿置于光疗箱的床中央	— 患儿光疗时较烦躁,容易移动体位,因此在光疗过程中,注意观察患儿在光疗箱中的位置,及时纠正不良体位
12. 记录光疗开始时间	
13. 每4小时测体温、脉搏、呼吸一次,每2～3个小时喂乳一次	— 测量体温时可暂时停止光疗,待测量完毕后再开始光疗
14. 光疗时需经常更换体位	— 仰卧、俯卧交替
15. 按时巡视,保持光疗箱的清洁	— 一旦被汗水、呕吐物、大小便污染应立即擦拭干净,保持其通透度,以免妨碍光线透过,影响治疗效果
16. 观察患儿病情变化,有无呼吸暂停、腹泻等情况发生	— 常巡视,防窒息
17. 有补液者需每小时记录入液量	— 光疗时不显性失水增加,需适当补充液体
18. 光疗结束后测量体温	
19. 去除眼罩,更换尿布,清洁全身皮肤	— 光疗可能会产生一过性的皮疹或红斑,因此必须检查患儿皮肤情况,观察有无皮疹、有无皮肤破损及黄疸情况
20. 给患儿穿衣、包裹	
21. 整理用物,清洁光疗箱,备用	
22. 洗手	

【操作后观察】

1. 光疗过程中注意观察眼罩以及尿布包裹是否完好,及时调整位置。

2. 观察患儿全身有无皮疹、发热等不良反应的发生。

3. 光疗后观察患儿黄疸消退情况。

【常见并发症及处理】

（一）发热

光疗灯管开启后会产生热能,患儿的体温会随着环境温度的上升而出现发热,因此,患儿应置于带有温度伺服器的暖箱或辐射台下光疗,每4小时测量体温,观察体温的变化,同时测量体温时应关闭光疗灯管,以防止灯管的照射引起的误差。

（二）腹泻

大便稀薄呈绿色,每天4~5次,主要原因是光疗分解产物经肠道排出时,刺激肠壁引起肠蠕动增加。注意观察患儿进出量的平衡,做好大便次数、形状、量的记录,观察有无脱水貌。大便后,及时更换尿布,涂抹鞣酸软膏,防止红臀的发生。

（三）青铜症

患儿在皮肤、血清、尿液会出现深灰棕色的变色。可能是因为光疗后产生的胆红素分解产物在皮肤上沉积,仅发生在伴有胆汁淤积的新生儿中,当光疗停止或胆汁淤积解除后,着色消失。

（四）皮疹

光疗时,由于组胺的释放,患儿的皮肤出现皮疹,暂停光疗后皮疹逐渐消退。

（五）不显性水分丢失和体温控制

暴露在光疗下,特别是低出生体重新生儿和辐射床上新生儿,不显性失水明显增加,严重者可出现脱水。因此应注意监测新生儿的体温、体重、摄入和排泄。

（六）眼部损害

动物研究证明灯光存在潜在的视网膜毒性反应。新生儿在接受光疗时需佩戴合适的眼罩,完全覆盖但防止过多的压力在眼睛上,并避免遮住鼻孔,每4小时去除眼罩并评估新生儿的眼睛,每次喂奶及家属探望时摘下眼罩,可以和患儿产生互动。

（张玉侠）

第四节　新生儿足跟采血

当患儿需要少量血标本(<1ml)供化验用,如血常规、微量血电解质、肾功能、胆红素、血糖和血气分析,以及先天性甲状腺功能减退、苯丙酮尿症、G-6-PD缺乏症等疾病的筛查等,可采用足跟采血。

【护理评估】

1. 评估患儿的胎龄、体重、日龄。

2. 评估足底皮肤状况。

【操作前准备】

治疗盘,75%乙醇、棉签、弯盘、一次性专用采血针、专用采血滤纸或适当的血样收集容器、安慰奶嘴等。

【操作步骤与要点】

顺　　序	原理及注意事项
1. 确认患儿身份,核对	—— 严格执行消毒隔离制度
2. 洗手、戴口罩	
3. 选择足后跟采血部位	—— 新生儿外侧足踝前缘向足底外侧缘做垂直线,此线与足底外侧缘交界处为采血点
4. 用手指反复摩擦采血部位1~2分钟,或局部热敷	—— 促进循环、增加血流
5. 用皮肤消毒液常规消毒穿刺部位皮肤	—— 局部消毒不严,而且针刺较深,可引起感染
6. 握住新生儿足跟	—— 左手大拇指与其他四指呈C形
7. 用安全型自动采血针快速进针	—— 深度约2~3mm
8. 采血针自动弹回,可见血液自然流出,用适当容器收集血样	—— 挤压采血部位或刮取血液,可发生溶血造成高血钾的假象,在做血电解质测定时应予以注意
9. 收集适量血样完毕后,用无菌棉球压迫采血部位止血	—— 一般按压5分钟,若是有出血倾向的患儿或出血不止,可加压包扎
10. 整理患儿衣物,予舒适体位	
11. 整理用物、洗手、记录	
12. 标本送检	

【操作后观察】

1. 观察患儿采血部位有无继续出血。

2. 观察患儿是否有疼痛。

【常见并发症及防范措施】

（一）感染、蜂窝织炎

1. 严格执行无菌操作。

2. 如发生感染可采集感染部位的组织做培养并使用敏感抗生素。

（二）跟骨骨髓炎

1. 如在跟部中央穿刺过深则可能引起跟骨骨髓炎。

2. 如果发生,应该做组织培养并在培养结果出来前给予广谱抗生素治疗。

（三）足部瘢痕形成

避免在同一部位多次穿刺,必要时可考虑其他采血方法。

（四）疼痛

操作时应注意观察患儿对疼痛的反应,可采用新生儿疼痛评分量表进行疼痛评分,根据评分结果选择合适的镇痛措施,包括安慰奶嘴、口服蔗糖水、母乳喂养或采用药物止痛。

（张玉侠）

44

第五节　新生儿脐动静脉穿刺

脐动脉置管的主要目的是持续动态监测动脉血压的变化;用于换血,便于采血化验。脐静脉置管主要用于快速、大量或高浓度输液,而外周静脉导管放置失败或无法承受时;也可用于换血。

【护理评估】

1. 评估患儿的出生体重、胎龄、日龄以及病情状况。

2. 评估患儿脐部的血管及皮肤情况,有无感染的发生。

【操作步骤与要点】

【操作前准备】

1. 脐动脉置管包备脐动、静脉导管,洞巾,治疗巾,小弯曲镊子,弯曲止血钳,10ml 注射器,刀片,持针器及针、3-0 丝线,三通接头,纱布,1U/ml 肝素溶液、无菌手术衣、无菌手套、碘消毒液。

2. **环境准备**　操作前消毒,以免引起感染。必要时屏风遮挡,请无关人员回避等。

3. 向患儿家属解释该操作的目的和过程,取得配合。

操 作 步 骤	操 作 要 点
1. 服装、鞋帽整洁,操作前严格按照七步洗手法进行手卫生消毒	
2. 将用物放置于治疗车内,推至床旁,核对患儿腕带及身份识别卡	— 严格执行核对制度
3. 患儿仰卧在操作台上,固定四肢并予心电监护	— 便于操作过程中监测 T、P、R、SpO₂的变化
4. 测量导管长度	— 脐-肩(锁骨外端上缘)距离,固定插管深度后再加上 1.5 ~2cm(为腹壁及脐带残端测量长度)
5. 按外科手术要求洗手后穿无菌衣,戴无菌手套	— 衣服、手套尺寸合适,穿戴过程符合无菌操作原则
6. 常规消毒脐及周围皮肤	— 消毒范围:上界平剑突,下界平耻骨联合,左右平腋中线
7. 铺洞巾	
8. 选择合适的导管	— 脐动脉导管:出生体重 1200g 以上适用 5Fr;出生体重 1200g 以下适用 3.5Fr — 脐静脉导管:原则用 5Fr 为宜,新生儿体重极低可考虑用 3.5Fr
9. 肝素溶液冲管	— 将肝素生理盐水溶液充满整根导管,确保无空气

44

操作步骤	操作要点
10. 在脐根部皮肤上缘系一无菌小绳(防止出血用)。用剪刀或刀片在距脐根部约1cm处整齐地切断脐带	
11. 识别脐静脉及脐动脉	— 在脐切面的"11点钟"至"1点钟"处见一条腔大、壁薄、扁形、蓝色的是脐静脉 — 在切面的"4点钟"和"8点钟"处,腔小、壁厚、圆形、白色的是脐动脉
12. 插管 (1)脐动脉:助手用有齿钳分别夹住脐带切面的上缘和下缘,术者用弯头细镊轻柔的插入脐动脉约0.5cm,微用力扩张管腔后,取出镊子。将脐血管插管插入脐动脉,进腹壁后与水平成45°向尾侧旋转推进。助手将脐带向头侧牵拉以牵直脐动脉(脐动脉进腹壁后折向下行),有助于导管插入 (2)脐静脉:血管钳将脐带拉直,导管前端与脐静脉对齐,边旋转边缓缓插入,插至脐轮时把脐带拉并向下腹壁倾斜成60°左右,导管向患儿头方向插入	— 若同时放置两根导管时,必须先插脐动脉。若先插脐静脉会引起脐动脉痉挛,而导致插管困难 — 插管过程中观察心率、呼吸、血压、面色、意识等;操作时应注意观察患儿对疼痛的反应,可采用新生儿疼痛评分量表进行疼痛评分,根据评分结果选择合适的镇痛措施,包括安慰奶嘴、口服蔗糖水、母乳喂养或采用药物止痛
13. 导管达到预定深度时(一般2~4cm),回抽注射器,有血液流出,证明导管已插入脐静脉	— 如遇有阻力,不能强行插入,应调整患儿的体位,稍作停顿或退出1~2cm后,调整方向后再插入,以免穿透血管壁
14. 固定脐动静脉插管	— 先用缝线将插管固定于脐带组织,再以胶布做搭桥固定,外敷无菌敷料,固定在腹壁。缝线固定时不要缝及皮肤
15. 床旁摄片定位	— 脐动脉:高位应插到膈肌上第8~10胸椎之间,低位应插到第4~5腰椎水平 — 脐静脉:导管达下腔静脉(约膈上1cm处)
16. 连接静脉输液	— 确定在下腔静脉前,不能输入高渗液体,否则容易出现渗液、导管脱出、导管异位等并发症
17. 整理用物	
18. 给予患儿舒适的体位,监测生命体征	
19. 按垃圾分类处理废弃物	
20. 洗手。在护理记录单上记录置管的时间并签名	

【操作后观察】

1. 观察脐部有无红肿、渗液,输液管路是否通畅。

2. 观察脐动静脉的置入长度,观察是否有脱管。

【常见并发症及防范措施】

(一)导管穿破脐动、静脉

多因操作粗暴或导管太硬所致。

1. 选用末端开口的柔软硅胶管。

2. 插管动作轻柔,遇到阻力不可强行插入。可通过调整患儿体位、助手按压肝区、调整送管方向或者稍作停顿再送管等方法应对后再插入。

(二)脐出血

插管与拔管时脐带结扎不紧、脱管未及时发现均能导致脐出血。拔管后出血多因拔管时用力及用物准备不足引起的。

1. 插管成功后,正确把握缝扎的部位,打结的力度要适宜,力量要均匀、适度。缝扎脐带时在不影响脐导管通畅的情况下尽量打结扎紧,因过松易发生脐出血、脱管,过紧易发生输液不畅、阻塞。

2. 在缝扎的过程中可采用5ml注射器进行抽吸来确定有无阻力和畅通,从而把握线扎的力度。

3. 插管成功后固定导管时保留脐带结扎绳,发现脐带有出血时可以通过收紧结扎绳来止血。

4. 拔管时应备好结扎脐部的无菌物品,用血管钳固定脐部残端,缓慢拔出导管,必要时缝扎止血侧。

5. 脐血管导管拔除后患儿禁忌采用俯卧位,因为俯卧位时脐部出血不容易发现。

（三）空气栓塞

由于输液管内空气未排净或输液装置不严密,脐静脉导管三通接头与大气相通,致使空气输入静脉。

1. 严格遵守输液操作规程,保持脐静脉输液管路密闭状态。尤其是更换液体或者输液接头时,必须将三通开关处于关闭状态。

2. 输液过程中密切观察患儿有无呼吸困难、面色发绀,一旦出现症状立即给予氧气吸入。

（四）动、静脉血栓

脐血管插管时损伤了脐静脉血管内膜使血小板黏附,置管时间过长。患儿哭闹时腹压增高,造成血液反流至硅胶管内,血流滞缓,致静脉血栓形成,堵塞导管。

1. 脐带横切面若可见脐血管内均是血凝块时,置管前必须将血凝块清理干净。提高脐血管插管技术,插管时动作轻柔,避免反复穿刺。

2. 坚持不间断输液,输液速度不低于2ml/h。

3. 脐动脉插管后需要每班评估双侧下肢循环灌注状态,如足背动脉搏动、足底毛细血管再充盈时间、趾端皮肤颜色和皮温变化,及早发现下肢血栓的早期症状。

（五）血行障碍

主要是下肢的血行障碍,与插管型号过粗、插管异位和血管痉挛有关。

动脉插管后需要密切观察下肢的血行状况。当出现皮肤发花、发白、双侧下肢皮肤颜色不一致,一侧肢体皮肤温度变冷、足背动脉搏动变弱或者消失等,高度怀疑发生血行障碍,马上X线摄片定位插管末端位置确认有无发生导管异位。可以使用热水温敷对侧肢体,或者将高位插管外撤至低位位置,若处理无效需要立即拔除插管。

（六）感染

脐血管插管是侵入性操作,导管与外界相通,且早产儿免疫功能低下,各种治疗操作较多,极易发生感染。

1. 插管前患儿处于仰卧位,适当约束四肢,必要时应用镇静镇痛剂,充分暴露脐部,彻底的脐带消毒和皮肤准备,最大化无菌屏障。

2. 每天消毒脐部3次,保持脐部清洁干燥,脐部勿涂抹抗生素软膏,以避免诱发真菌感染和细菌耐药。

3. 对于男婴儿可以使用接尿袋收集尿液,保证尿线朝下,防止尿液及大便浸湿或污染脐部。每天评估导管是否有继续留置的必要性,一旦不再需要保留即刻拔管。

4. 输液装置每24小时更换1次。

5. 严密观察脐周有无红肿、渗液、异味等现象,并监测患儿生命体征,观察患儿面色、肢体循环,检查血常规、C反应蛋白等,一旦发现异常,及时拔管,拔管后剪取导管尖端部分送培养。

（张玉侠）

第六节　新生儿袋鼠式护理

新生儿袋鼠式护理是针对新生儿的照护模式,让父亲或母亲将孩子拥抱在胸前,藉由皮肤与皮肤的接触,让孩子感受到母亲的心跳以及呼吸声,仿照类似子宫内的环境,让新生儿可以在父母亲的拥抱及关爱中成长。

【护理评估】

1. 评估患儿的胎龄、体重、日龄以及疾病严重程度。执行操作的最佳时机为两顿进食中间;观察患儿2~5分钟,若新生儿处于生命征象稳定期,方可执行。

2. 评估照护者做袋鼠式护理的意愿。

【操作前准备】

1. **物品准备**　毛毯、屏风（必要时）。有靠背及扶手的躺椅和脚凳。

2. **父母亲准备**　父母选择宽松前开襟的长袍或罩衫;衣物透气、吸汗。父母自觉健康、精神良好、无感冒或腹泻、身上（前胸）无皮疹或破损。父母保持最佳状态。

3. **新生儿准备**　尿布、帽子（必要时）;母乳喂养的母亲还要准备护垫或毛巾,以防乳汁外溢。

【操作步骤及要点】

操作步骤	操作要点
1. 护士服装、鞋帽整洁,帮助家长进行袋鼠式护理,并教育家长进行手卫生消毒	— 严格按照七步洗手法
2. 室温保持 24~26℃	— 避开有通风口的地方和太阳直射处,避免新生儿体温散失过快
3. 提供隐秘且独立的空间	— 父母亲须有身体上的暴露,若无法做到,至少需要使用屏风或围帘
4. 可以放一些轻柔的音乐,帮助父母亲和新生儿更放松	— 父母亲轻松的情绪能够促进亲子交流,同时新生儿也会感受到父母的情绪
5. 更换尿布	— 尽可能减少尿布包裹的区域,露出较多的皮肤与父母亲接触
6. 做好新生儿的保温工作穿上小袜子、戴上小帽子	— 减少体温的散失
7. 让父/母亲斜靠于躺椅上	— 体位舒适,必要时用靠垫支托肢体
8. 解开父/母亲衣服的前襟,露出胸口皮肤	— 母乳喂养的母亲使用护垫或毛巾,以防乳汁大量流出而弄湿婴儿
9. 脱去新生儿的衣服	
10. 新生儿呈 60°或 90°,直立式趴着紧贴在父母亲的胸口	— 较虚弱的患儿,父/母亲可采取倾斜的姿势来抱婴儿,护士可以帮患儿弯曲身体,让他的头枕在母亲胸口的任一侧
11. 父/母亲以毛毯或衣服环抱新生儿的背部	— 若患儿任何时候有不舒服的状况,都要马上中止;如果患儿入睡,头部下滑,需重新调整姿势;实施时可与新生儿说话,给予轻柔的抚触,增加彼此的互动
12. 监测新生儿的情况,并提供父/母亲所需要的协助	— 如存在肤色改变、气促、呼吸暂停、心动过缓等症状时,不可进行袋鼠式护理
13. 结束后,将新生儿抱入暖箱,予舒适的体位	
14. 整理环境和用物	

【操作后观察】

1. 观察患儿的生命体征等是否平稳。

2. 观察照护者的反应,聆听照护者对袋鼠式护理的感受。

【常见并发症及防范措施】

（一）体温过低

由于袋鼠式护理时,患儿需要离开暖箱,如果保暖措施不得当的话,很容易会出现体温的降低。因此在做袋鼠式护理时应该注意保暖,减少体温的散失。

（二）患儿病情不稳定

对于病情相对比较重的患儿,体位上的任何不适都有可能会导致气促、呼吸暂停等病情不稳定的表现,因此护士应该协助照护者进行袋鼠式护理,使照护者和患儿都处于舒适的体位。

（三）照护者紧张焦虑

袋鼠式护理主要针对的人群是早产儿,照护者会因为担心自己不能够很好地照顾自己的孩子而产生紧张和焦虑情绪,尤其当需要自己做袋鼠式护理时这种情绪可能更加明显,因此护士应该向照护者解释袋鼠式护理的好处以及注意事项,协助照护者做好袋鼠式护理。

（张玉侠）

第七节　新生儿抚触

新生儿抚触是指通过触摸新生儿的皮肤和机体,刺激新生儿感觉器官的发育,增进新生儿的生理成长和神经系统反应,增加新生儿对外在环境的认知。

【护理评估】

1. 评估患儿的胎龄、体重、日龄以及疾病严重程度。选择两餐进食之间,患儿不宜太饱或太饿。抚触最好在患儿沐浴后、清醒时进行。

2. 评估婴儿全身皮肤完整性,脐部情况和行为反应。

【操作前准备】

1. **用物准备**　尿片、替换的衣物、无刺激的抚触油。

2. **环境准备**　选择安静、清洁的房间,保持适宜的房间温度(26~28℃),光线柔和,放一些轻柔有节奏的音乐作背景。

3. 向患儿家属介绍抚触的目的及过程。

【操作步骤与要点】

顺　　序	原理及注意事项
1. 可由护士或者护士指导家长进行新生儿抚触,操作前进行手卫生的消毒	— 严格按照七步洗手法进行
2. 核对	— 核对患儿姓名、住院号、性别等
3. 抱患儿至抚触台	
4. 开始抚触。抚触过程中需观察婴儿体温、心率、呼吸、肤色;婴儿哭闹时,应暂停抚触,查找原因	— 抚触的步骤:头面部→胸部→腹部→上肢→下肢→背部
5. 脸部(舒缓脸部紧绷)取适量抚触油,从前额中心处用双手拇指往外推压,划出一个微笑状。眉头、眼窝、人中、下巴,同样用双手拇指往外推压,划出一个微笑状	— 双手捧起头部时,要注意脊柱和颈部的安全。不要把润肤油滴到宝宝眼睛里
6. 胸部(顺畅呼吸循环)双手放在两侧肋缘,右手向上滑向婴儿右肩,复原;左手以同样方法进行	
7. 腹部(有助于肠胃活动)按顺时针方向按摩腹部,用手指尖在婴儿腹部从操作者的左方向右按摩,操作者可能会感觉气泡在指下移动	— 按照顺时针的方向按摩,利于胃肠消化。脐带还未脱落时,尽量不要碰到脐部
8. 手部(增加灵活反应) ①两手交替,从上臂至腕部轻轻地挤捏新生儿的手臂 ②双手挟着手臂,上下轻轻搓滚肌肉群至手腕 ③从近端至远端抚触手掌,逐指抚触、捏拿婴儿手指 ④同样方法抚触另一上肢	— 自如地转动婴儿的手腕、肘部和肩部的关节。不要在关节部位施加压力
9. 腿部(增加运动协调功能) ①双手交替握住新生儿一侧下肢,从近端到远端轻轻挤捏 ②双手挟着下肢,上下轻轻搓滚肌肉群至脚踝 ③从近端到远端抚触脚掌,逐指抚触、捏拿婴儿脚趾 ④同样方法抚触另一下肢	
10. 背部(舒缓背部肌肉) ①双手与脊椎成直角,往相反方向移动双手,从背部上端开始移向臀部 ②用示指和中指从尾骨部位沿脊椎向上抚触到颈椎部位 ③双手在两侧臀部做环形抚触	
11. 抚触结束后穿衣,安置患儿予舒适体位并保持整齐、清洁	
12. 用物分类处理,洗手	

44

【操作后观察】

1. 观察患儿对抚触的反应,包括体温、心率、呼吸等基本生命体征及行为反应。

2. 观察抚触是否能够促进患儿肠道蠕动,促进睡眠,刺激患儿视觉和听觉的发展。

【常见并发症及防范措施】

(一) 体温过低

如抚触时保暖不当,可能会导致体温的降低。因此在进行抚触时应该注意保暖,房间温度适宜。

(二) 患儿哭闹或不配合

如果抚触选择的时机不恰当或者手法不正确时,患儿可能会出现哭闹或者不配合的表现,因此应该尽量选择在两餐之间进行抚触,同时抚触的力度要根据患儿的感受做相应的调整,不要强迫患儿保持在固定姿势,如果患儿哭闹厉害,应该立即停止抚触。

(张玉侠)

参 考 文 献

1. 张玉侠. 实用新生儿护理学. 北京:人民卫生出版社,2015.

2. 邵肖梅,叶鸿瑁,丘小汕. 实用新生儿学. 第 4 版. 北京:人民卫生出版社,2013.

3. Carole K,Judy WL. Comprehensive Neonatal Nursing Care. New York:Springer Publishing Company,2014.

4. 祝益民. 儿科危重症监护与护理. 北京:人民卫生出版社,2014:289.

第四十五章　呼吸系统疾病相关护理技术

第一节　鼻导管吸氧技术(中心供氧)

鼻导管吸氧是通过鼻导管给患儿吸入高于空气中氧浓度的氧气,提高动脉血氧分压、氧饱和度及氧含量以纠正低氧血症,确保对组织的氧供应,缓解组织缺氧,促进组织的新陈代谢,维持机体生命活动,达到缓解组织缺氧的目的。

【护理评估】

1. 患儿的病情、意识、呼吸状况、合作程度及缺氧程度。

2. 患儿鼻腔状况有无鼻黏膜损伤、鼻息肉、鼻中隔偏曲或分泌物阻塞等。

【操作前准备】

1. **用物准备**　氧气装置一套(氧气流量表及装有湿化液的湿化瓶)、盛有温开水容器、弯盘、棉签、一次性鼻导管一根、胶布、吸氧管标识、用氧记录卡、笔、手电筒。

2. **环境准备**　安全、安静、清洁,无明火。

3. **护士准备**　洗手、戴口罩。

4. 向患儿及家属解释鼻导管吸氧的目的、过程、注意事项及可能的并发症。

【操作步骤与要点】

操作步骤	操作要点
1. 核对患儿,备齐用物至患儿床旁,将流量表插入设备带上氧气出口处并确保其正常工作	— 将流量表接头插入设备带上氧气出口,并对齐各固定孔,用力插入 — 向外轻拉接头,证实已接紧 — 打开流量表,检查接头及管道是否漏气,氧气流出是否通畅
2. 清洁鼻腔,备胶布	
3. 连接鼻导管,打开流量表开关,调节氧流量	
4. 湿润鼻导管前端	
5. 将鼻导管轻轻插入鼻前庭,长度约鼻尖至耳垂的1/3	— 此深度多会引起不适,一般临床上轻度缺氧时插入鼻腔1~2cm即可
6. 胶布固定于鼻翼侧及面颊	— 如为双侧鼻导管,经患儿两侧面颊部绕至耳廓后,调整导管合适的长度,直到患儿感觉舒适和安全 — 新生儿或小婴儿可经两侧面颊部绕至头后侧
7. 安置患儿于舒适体位	— 整理床单元
8. 贴吸氧管标识,注明日期	
9. 正确处理用物	— 污物按规定处理,避免交叉感染
10. 洗手,记录	— 记录用氧情况
11. 停止用氧	— 评估患儿情况 — 取下鼻导管 — 关闭流量表 — 取下流量表
12. 安置好患儿,整理床单元	
13. 终末处理,洗手,记录	— 记录停止用氧的时间及效果

【操作后观察】

1. 观察缺氧症状是否改善,氧气装置有无漏气,是否通畅,患儿的面色、心率、呼吸频率及血氧饱和度的变化。

2. 观察有无氧疗的不良反应。

【常见并发症及防范措施】

(一) 氧中毒

1. 长时间吸入高浓度氧可造成中毒致肺损害,临床上可出现呼吸困难、胸闷、咳嗽、咯血、呼吸窘迫。

2. **预防** 避免或缩短高浓度氧吸入时间。

(二) 肺不张

1. 吸入高浓度氧气后,肺泡内氮气被大量置换,一旦支气管有阻塞时,其所属肺泡内的氧气被肺循环血液迅速吸收,引起吸入性肺不张。表现为烦躁、呼吸、心率增快、血压上升,继而出现呼吸困难、发绀、昏迷。

2. 预防鼓励患儿做深呼吸,多咳嗽;经常改变患儿卧位、姿势,防止分泌物阻塞。

(三) 呼吸抑制

1. 主要见于Ⅱ型呼吸衰竭的患儿。

2. **预防** 应给予低流量(1~2L/min)持续给氧,维持氧分压在8kPa即可。

(四) 呼吸道黏膜干燥

氧气吸入前要先湿化再吸入,以减轻刺激作用。

(五) 二氧化碳潴留

可改用氧气面罩,流量应≥6L/min。

【知识拓展】

(一) 鼻导管氧气流量调节

氧流量可根据患儿年龄和缺氧程度调节氧流量。一般情况下,新生儿:0.5~1.5L/min;婴幼儿:1~2L/min;儿童最大不超过6L/min。

(二) 鼻导管给氧的缺点

不能用于鼻腔完全梗阻的患儿。

(三) 在用氧过程中应注意

1. 使用氧气时,应先调节流量后应用。停用氧气时,应先拔出导管,再关闭氧气开关。改变流量时,应先分离鼻导管,调节好流量再接上。以免一旦开关出错,大量氧气进入呼吸道而损伤肺部组织。

2. 流量过大时,易致不舒适,也可引起患儿鼻黏膜干燥和出血。

3. 先天性心脏病患儿吸氧时会导致肺泡氧张力的增加,可能会危及肺循环和体循环之间血流量的平衡,在不确定的情况下,遵医嘱执行。

4. 患有慢性呼吸道阻塞或呼吸功能不全的患儿可能出现二氧化碳潴留,在这些患儿中,呼吸中枢依靠低氧血症刺激来保持足够的通气。如果此时给予高流量吸氧可能减少其呼吸做功,从而造成呼吸抑制,使得二氧化碳浓度上升导致昏迷。

5. 长期用氧的患儿,应双侧鼻腔交替插入,每12小时更换一次。

(四) 目前临床使用较多的吸氧方法是鼻塞法或鼻氧管法(即将鼻导管插入鼻腔内约1cm左右,患者易于接受,分单侧或双侧),可根据需要选择。

(谢爱玲)

第二节 氧气雾化泵使用技术

氧气雾化泵吸入是借助氧气高速气流通过毛细管并在管口产生负压,将药液由邻近的小管吸出,所吸出的药液又被毛细管口高速的气流撞击成细小的雾滴,呈气雾喷出,吸入至呼吸道,从而达到治疗疾病的目的。

【护理评估】

1. 患儿的过敏史、用药史。

2. 用药目的、呼吸道状况及配合程度等。

3. 合适的面罩(或口含嘴)雾化器,且性能完好。

4. 中心供氧性能完好并处于备用状态。

【操作前准备】

1. **用物准备** 面罩雾化器或口含嘴雾化器1套、墙式氧气流量表1个、治疗盘、弯盘、药液、药物治疗单、无菌注射器(必要时)。

2. **环境准备** 安全、安静、清洁、光线适宜,必要时用屏风遮挡。

3. **护士准备** 洗手、戴口罩。

4. 向患儿及家属解释氧气雾化泵的使用目的及过程,取得配合。

45

【操作步骤与要点】

操作步骤	操作要点
1. 核对患儿信息、药物信息	— 核对患儿姓名、床号、药物名称、药物剂量、时间、用法 — 核对腕带
2. 洗手、戴口罩，携用物至患儿床边	
3. 将药液装入储药杯中	— 打开雾化器储药杯，按医嘱剂量注入药物至雾化器的储药杯
4. 旋紧储药杯	
5. 安装面罩或口含嘴	— 可根据年龄或患儿的配合程度选择
6. 握持雾化器储药杯	— 注意不可倒置储液池，防止药物洒泼
7. 连接氧气	— 将流量表接头插入设备带上氧气出口，并对齐各固定孔，用力插入 — 向外轻拉接头，证实已接紧，连接空气导管 — 打开流量表，检查接头及管道是否漏气，氧气流出是否通畅
8. 协助患儿取合适的体位	— 根据病情，可取坐位、半坐卧位或侧卧位
9. 调节氧流量，待药液呈雾状喷出	— 氧气流量一般为 6~8L/min
10. 予患儿戴上面罩或含住口含嘴（使用面罩时罩住口鼻）	— 若为大年龄患儿能配合，可嘱患儿慢慢深吸气后，屏息片刻，再轻轻呼气
11. 当喷雾器无烟雾喷出，即治疗结束	
12. 取下面罩或口含嘴，关闭氧气流量表	
13. 安置患儿于舒适体位，并协助患儿清洁面部，清洗口腔或漱口	
14. 终末处理，洗手、记录	— 污物按规定处理，避免交叉感染

【操作后观察】

1. 观察患儿喘息有无改善，哭闹的患儿注意观察其面色。

2. 病情严重、心率快的患儿，要注意其心率的变化。

3. 喘息严重患儿，可遵医嘱给予多次吸入治疗。

【常见并发症及防范措施】

（一）口咽部念珠菌感染

1. 应在每次吸入后注意漱口或清洗口腔，以减少发生的机会。

2. 用2%~4%碳酸氢钠溶液漱口，使口腔呈碱性，抑制真菌生长。

（二）呼吸困难

1. 选择合适的体位，可予半卧位，保持呼吸道通畅。

2. 选择合适的雾化器，雾量不宜过大，雾化时间不宜过长，一般5~10分钟为宜。

3. 及时清理呼吸道分泌物，以防阻塞。

（三）脂质性皮炎

在雾化吸入前避免涂抹油性面膏。

（四）面部瘙痒、皮疹、声音嘶哑、口腔念珠菌感染

雾化吸入结束后予清水清洗面部，漱口咽部，减少药物对皮肤的刺激。

（五）交叉感染

雾化吸入装置尽量做到专人专用，用后清水冲洗，定期消毒。

【知识拓展】

1. 注意用氧安全，室内避免火源。

2. 氧气湿化瓶内勿盛水或选择不带湿化瓶的氧气流量表，以免液体进入雾化器内使药液稀释影响疗效。

（谢爱玲）

第三节　雾化吸入技术

雾化吸入是应用雾化装置将药液分散成细小的雾滴悬浮于气体中,药物以气雾状形式喷出,经口或鼻随呼吸气流进入体内。临床常见的有超声雾化吸入、射流雾化吸入等类型,其中射流雾化吸入包括以电动压缩泵驱动及氧气驱动的雾化吸入(详见第二节)。

一、电动压缩泵雾化吸入

【护理评估】

1. 患儿的过敏史、用药史。

2. 用药目的、呼吸道状况及配合能力等。

3. 电动喷射雾化器性能完好并处于备用状态。

4. 合适的面罩或口含嘴,且性能完好。

【操作前准备】

1. 用物准备　电动喷射雾化器 1 台(面罩或口含嘴雾化器及空气导管 1 套)、弯盘、药液、药物治疗单、无菌注射器(必要时)、电源和接线板(必要时)。

2. 环境准备　安全、安静、清洁。

3. 护士准备　洗手、戴口罩。

4. 向患儿及家属解释雾化吸入目的及过程,取得配合。

【操作步骤与要点】

操 作 步 骤	操 作 要 点
1. 核对患儿信息、药物信息	— 操作前查对,确认患儿 — 主动核对腕带
2. 洗手、戴口罩。携用物至患儿床边	
3. 将药液装入雾化器的储液池中	— 打开雾化器储药杯,按医嘱剂量注入药物至雾化器的储液池中
4. 安装面罩或口含嘴	
5. 垂直握住储液池,连接空气导管	— 注意不可倒置储液池,防止药物洒泼
6. 协助患儿取合适的体位	— 根据病情,可取坐位、半坐卧位或侧卧位
7. 接通电源,打开雾化器开关	
8. 待药液呈雾状喷出后调节适宜的雾量	— 部分雾化器不可调节雾量
9. 给患儿戴上面罩或口含口含嘴,嘱其吸入药物(使用面罩时罩住口鼻)	— 若为大年龄患儿能配合,嘱患儿慢慢深吸气后,屏气片刻,轻轻呼气
10. 当喷雾器无烟雾喷出,即结束治疗	
11. 取下面罩或口含嘴,关闭雾化器开关	
12. 安置患儿于舒适体位,并协助患儿清洁面部、漱口或清洁口腔	
13. 终末处理用物、洗手、记录	— 污物按规定处理,避免交叉感染

【操作后观察】

1. 观察患儿喘息有无改善,哭闹的患儿注意观察其面色。

2. 病情严重、心率快的患儿,要注意其心率的变化。

3. 喘息严重患儿,可遵医嘱给予多次吸入治疗。

【并发症及防范措施】

同"氧气雾化泵使用技术"。

【知识拓展】

1. 使用前检查电源电压是否与电动喷射雾化器

吻合。

2. 电动喷射雾化器应放置在平稳处,勿放于地毯或毛织物上,以防负压将毛絮物或灰尘吸入机器内。

3. 治疗过程中密切观察患儿的病情变化,出现不适可暂停吸入或遵医嘱执行;如有痰液嘱患儿咳出,必要时吸痰。

4. 定期检查电动喷射雾化器的性能完好性。

二、超声雾化吸入

【护理评估】

1. 患儿的过敏史、用药史。

2. 用药目的、呼吸道状况及配合能力等。

3. 面罩或口含嘴,大小合适。

4. 超声雾化吸入器性能完好并处于备用状态。

【操作前准备】

1. 用物准备　超声雾化吸入器 1 台(含螺纹管、雾化面罩或口含嘴等)、弯盘、药液、药物治疗单、灭菌用水 1 瓶(或冷开水)、水温计、治疗巾、一次性注射器。

2. 环境准备　安全、安静、清洁,电源和接线板(必要时)。

3. 护士准备　洗手、戴口罩。

4. 向患儿及家属解释雾化吸入目的及过程,取得配合。

【操作步骤与要点】

操 作 步 骤	操 作 要 点
1. 核对患儿信息、药物信息	— 操作前查对,确认患儿 — 主动核对腕带
2. 检查雾化器各个部件,将超声雾化吸入器主机与各附件连接	
3. 在水槽内加入灭菌用水至所需刻度线	— 或冷开水
4. 遵医嘱配好药液置于雾化罐内,加盖	
5. 携准备好的雾化器至患儿床旁	
6. 核对患儿,向患儿及家属解释操作过程	
7. 协助患儿取合适的体位,治疗巾围于颌下	— 根据病情,可取坐位、半坐卧位或侧卧位
8. 接通电源,打开电源开关	
9. 打开雾化器定时开关,一般每次 15~20min	
10. 调节雾量开关,调节雾量,药液呈雾状喷出	
11. 将面罩罩住患儿口鼻或将口含嘴放入患儿口中	— 指导年龄较大的患儿以口吸气、鼻呼气的方法进行深呼吸,必要时可协助患儿翻身、拍背,协助排痰
12. 治疗结束后,取下面罩(或口含嘴),关闭开关	— 先关闭雾量调节开关,再关闭电源开关
13. 擦洗患儿面部	
14. 安置患儿于舒适体位	
15. 终末处理、洗手、记录	

【操作后观察】

1. 观察患儿雾化吸入的效果,哭闹的患儿注意观察其面色、呼吸等情况。

2. 观察患儿的排痰情况,可叩击背部,促进痰液

排出。必要时,予吸痰。

3. 痰液黏稠的患儿,可遵医嘱给予化痰剂多次雾化吸入治疗。

45

【并发症及防范措施】

1. 并发症 呼吸困难。

2. 防范措施

（1）选择合适的体位,可予半卧位,保持呼吸道通畅。

（2）选择合适的雾化器,雾量不宜过大,雾化时间不宜过长。

（3）及时清理呼吸道分泌物,以防阻塞。

【知识拓展】

1. 使用前检查电源电压是否与雾化器吻合。

2. 治疗过程中密切观察患儿的病情变化,出现不适时可暂停吸入或遵医嘱。

3. 定期检查超声雾化器的性能完好性。操作中注意不要损坏水槽底部的晶体换能器和雾化罐底部的透声膜。

4. 对常规雾化吸入治疗的患儿,最好在饭前30分钟或饭后2小时进行,避免因雾化后吸痰时刺激患儿,造成呕吐,给患儿带来不适。

5. 对呼吸道感染较重、咳嗽无力、痰液不易排出的患儿,雾化前应清理鼻腔分泌物,清除鼻痂,保证药液的顺利吸入。

6. 水槽内切忌加入热水,水槽内水温超过60℃或水量不足时,应关闭雾化器,调换或增加冷开水或灭菌用水。连续使用时,中间需间隔30分钟。

（谢爱玲）

第四节 吸入给药技术

吸入给药是指将药物制成气雾颗粒或干粉颗粒的形式,以吸入气道和肺内的方式治疗支气管哮喘等呼吸道疾病的一种治疗方法。

【护理评估】

1. 年龄、病情、不良反应史、配合程度。

2. 吸入药物的种类、既往使用情况等。

【操作前准备】

1. 用物准备 治疗车、药物、弯盘、记录纸、笔。

2. 环境准备 安全、安静、清洁。

3. 护士准备 洗手、戴口罩。

4. 向患儿及家属解释用药的目的及过程,取得配合。

【操作步骤与要点】

1. 压力定量型气雾吸入器(pMDI)

操 作 步 骤	操 作 要 点
1. 取出药物,上下充分摇动药物5~6次,使之混匀,移去咬嘴保护盖。将吸入器朝上以拇指持底部(咬嘴下方),以拇指和示指握住吸入器	
2. 缓慢呼气,尽可能呼出肺内空气	
3. 头略前倾,将吸入器咬嘴紧紧含在口中,屏住呼吸,以示指或拇指按压吸入器,使药物喷出,并同时做与喷药同步的缓慢深吸气,尽可能长时间深吸气	— 如装置带有笛声,若听到笛声则表示药物已吸入;若没有听到笛声则表示未将药物有效吸入
4. 将气雾剂喷口移开,尽量屏气10秒钟或在没有不适的感觉下屏息久些,然后缓慢用鼻呼气,使药物充分分布到下气道	
5. 若需多次吸入,应将吸入器朝上等待至少30秒再重做步骤1~4	
6. 结束后,将盖子套回喷口上	
7. 用清水漱口咽部,去除口咽部残留的药物	
8. 终末处理,洗手、记录	

2. 压力定量型气雾吸入器（pMDI）+储雾罐（spacer）

操作步骤	操作要点
1. 取出药物,上下充分摇动药物 5~6 次,使之混匀,打开咬嘴保护盖,将 pMDI 插入储雾罐插药口	
2. 将储雾罐的面罩叩住患儿的口和鼻,嘱患儿尽力呼气。将 pMDI 朝上,按压 pMDI,使喷出的药物储存于罐内	—如为 4 岁以上的患儿,可用口含嘴
3. 随后,嘱患儿保持慢而深的呼吸,将药物吸入气管和肺部。呼吸约 15 次(或 20~30 秒)	—吸气后,屏气数秒,有利于药物弥散 —呼气时,面罩仍需罩住口鼻,不要离开,继续下一次慢而深的呼吸
4. 用清水洗脸和漱口咽部,去除口咽部残留的药物	—不能配合者,可饮少量温开水
5. 清洗储雾罐	—清洗时可用洗洁精洗涤,但一定要用清水冲洗干净,自然晾干,切勿擦拭内壁,以免产生静电而影响疗效。如果储雾罐瓣膜无损坏,不需更换
6. 终末处理,洗手、记录	

3. 干粉吸入器（准纳器）

操作步骤	操作要点
1. 打开一手握住准纳器外壳,另一手大拇指放在拇指柄上,向外推动拇指柄直至完全打开	—准纳器含乳糖,对乳糖及牛奶过敏的患儿禁用本品
2. 备药握住准纳器使得吸嘴对着自己,向外推动滑杆,直至发出"咔哒"声,表明准纳器已做好吸药的准备	
3. 吸入握住准纳器并远离吸嘴,先尽量呼气,然后用双唇包住吸嘴,深吸气,将药物吸入	—要求吸气流速大于 30L/min
4. 将准纳器从口中拿出,移向一边,同时屏气约 10 秒钟后再用鼻缓慢呼气	
5. 关闭将拇指放在拇指柄上,尽量快速地向回拉,当关上准纳器时,即可发出"咔哒"声,表明关闭,滑动杆自动返回原有位置并复位	
6. 如果需要吸入两吸药物,关上准纳器后,重复步骤 1~4 步	
7. 用清水漱口咽部,去除口咽部残留的药物	
8. 终末处理,洗手、记录	

4. 干粉吸入器(都保)

操作步骤	操作要点
在首次使用时,需进行初始化,步骤如下:	
1. 开盖 旋松并拔出瓶盖,确保红色旋柄在下方	
2. 拿直都保,一手握住红色旋柄部分,一手握住都保中间部分,向某一方向旋转到底,再向其反方向旋转到底,在此过程中会听到"咔哒"一声	
3. 重复步骤2一次。初始化即完成	
再次使用时,按以下步骤:	
1. 开盖 旋松并拔出瓶盖,确保红色旋柄在下方	
2. 检查 检查剂量指示窗,看是否还有足够剂量的药物	
3. 备药 一手握住红色旋柄部分,一手握住都保中间部分,向某一方向旋转到底,在此过程中,会听到"咔哒"一声。即完成一次装药	
4. 呼气 吸入之前,先轻轻地呼出一口气(勿对着吸嘴吹气)	
5. 吸入 轻轻地将吸嘴放在上下牙齿之间,双唇包住吸嘴,用力且深长地吸气,即完成一次吸入动作,吸药后屏气约5秒(不要咀嚼或用力咬吸嘴)	— 要求吸气流速大于60L/min
6. 呼气 将吸嘴移开,缓慢经鼻呼出气体(勿对着吸嘴吹气)	
7. 若需要吸入两吸药物,再重复2~6步	
8. 用完后将瓶盖盖紧	
9. 漱口 用清水漱口咽部,去除口咽部残留的药物	
10. 终末处理,洗手、记录	

【操作后观察】

1. 观察药物疗效,喘息症状有无缓解。

2. 观察有无药物副作用。

【常见并发症及防范措施】

1. 口咽部念珠菌感染或声音嘶哑,由于吸入激素在局部的刺激导致。

(1)应在每次吸入后注意漱口或清洗口腔,以减少其发生的机会。

(2)长期吸入者,每天查看口腔情况。必要时,可遵医嘱用2%~4%碳酸氢钠溶液漱口使口腔呈碱性,抑制真菌生长。

2. 速发或迟发的过敏反应,包括皮疹、接触性皮炎、荨麻疹等。

若使用面罩吸入,用药后应及时清洗面部,减少药物的局部反应。

【知识拓展】

1. 压力定量气雾吸入器(pMDI)含有抛射剂等,极少数患儿可能会有应激性反应出现支气管痉挛。吸入药物和按压必须同步,技巧不易掌握,适用年龄受到一定的限制。而压力定量气雾吸入器+储雾罐(pMDI+Spacer)无需吸气-喷雾协同技巧,适用年龄范围广。

2. 干粉吸入器对吸气流速有一定的要求,所以必要时,可在正式使用前用模型进行适当的训练。

3. 准纳器含乳糖,对乳糖及牛奶过敏的患儿禁用本品。

4. 每次用后用干纸巾擦拭吸嘴部分,严禁用水或液体擦洗吸嘴外部。

5. 储雾罐每周清洗一次,保存在阴凉干燥处,避免阳光直射。

6. 吸入型药物装置的选择吸入药物的治疗效应与吸入器的选择和患儿正确使用的能力有关。因此,吸入器具的选择应该因患儿的年龄和能力而异,应预先进行评估,并训练指导患儿正确掌握吸入技术,以确保药效。

(1)<2岁:用氧气或压缩空气作动力,通过雾化器吸入雾化溶液。

(2)2~5岁:除应用雾化吸入外亦可采用带有活瓣的面罩储雾罐,或气雾吸入器辅助吸入压力定量气雾剂(pMDI)。

(3)6~7岁:亦可用旋蝶式吸入器、涡流式吸入器或旋转吸入器吸入干粉。

（4）>7 岁:已能使用 pMDI,但常有技术错误,使用时指导吸入方法十分重要。也可用干粉吸入剂或有活瓣的储雾罐吸入 pMDI。

（谢爱玲）

第五节　胸部叩拍技术

胸部叩拍技术是通过叩击胸背部,借助外力振动促使附着在气管、支气管、肺内的分泌物松动,以利于其排出的方法。

【护理评估】

1. 患儿年龄、病情、意识、咳痰能力、影响咳痰的因素、合作能力。

2. 患儿肺部呼吸音情况。

3. 操作时机是否合适　餐前 30 分钟或餐后 2小时。

【操作前准备】

1. 用物准备　听诊器、纱布、叩击器。

2. 环境准备　安全、安静、清洁。必要时屏风遮挡,请无关人员回避等。

3. 护士准备　洗手、戴口罩。

4. 向患儿及家属解释胸部叩拍目的及过程,取得配合。

【操作步骤与要点】

操 作 步 骤	操 作 要 点
1. 核对患儿信息	
2. 根据患儿病变部位采取相应体位	— 根据病情取合适的体位,如侧卧位或坐位
3. 操作者手指并拢,掌心弯曲成碗状,放松手腕,依靠腕部的力量有节奏地在胸部叩拍,叩击时按支气管走向由外周向中央(双手轮流或单手叩击);或操作者手持叩拍器在患儿的胸部叩拍	— 每侧肺叶反复叩击 1~3 分钟,感染部位适当延长(2~5 分钟);频率约 100~120 次/分,但对于重症婴幼儿或易引起支气管痉挛患儿频率应减慢;手抬高,距胸壁约 2~5cm。操作时需观察患儿的呼吸情况,如有异常需立即停止;叩击同时鼓励患儿做深呼吸、咳嗽、咳痰
4. 协助患儿清除呼吸道分泌物	
5. 再次胸部听诊	
6. 安置患儿于舒适卧位	
7. 终末处理用物,洗手、记录	

【操作后观察】

1. 观察叩拍的效果,痰液能否排出。

2. 观察患儿有无异常情况,如有无面色改变、有无胸痛、有无呼吸异常等生命体征变化。

【知识拓展】

1. 叩拍时不宜直接与患儿的皮肤接触,需用单层薄布保护皮肤,勿用较厚衣物,会降低叩击时所产生的振动,影响叩击效果。叩击时要避开纽扣、拉链等。

2. 叩拍应在肺野进行,避开骨隆突处,如胸骨、肩胛骨及脊柱等。叩拍部位取决于患儿的病情,如整个肺野都要叩拍,应从病变大的肺叶开始,通常从两肺下叶开始。

3. 叩拍力量要适中,以不让患儿感到疼痛或不适为宜。若叩拍时发出一种空而深的拍击音时则表示手法正确。

4. 不要在接近伤口处或胸腔引流管处进行叩拍。

5. 叩拍时要注意观察患儿的反应,观察咳嗽、排痰情况,听诊肺部呼吸音及啰音的变化。

6. 以下情况严禁胸部叩拍

（1）严重心血管功能状况不稳定者,如低血压、肺出血、肺水肿、咯血的患儿。

（2）未经引流的气胸、肋骨骨折等患儿。

（谢爱玲）

第六节 体位引流技术

体位引流(postural drainage)是指置患儿于特殊体位,将肺与支气管所存积的分泌物,借助重力作用使其流入大气管并咳出体外。适用于痰量较多、呼吸功能尚好的支气管扩张、肺脓肿等患儿。配合使用一些胸部治疗,如拍背、震颤等,多能获得明显的临床效果。

【护理评估】

1. 查看胸片,确定引流部位。

2. 评估患儿年龄、病情、意识、咳痰能力、影响咳痰的因素、合作能力。

3. 评估患儿肺部呼吸音情况。

4. 评估体位引流的时机是否合适 宜选择空腹时。

【操作前准备】

1. 用物准备 枕头或软垫、听诊器、纱布。

2. 环境准备 安全、安静、清洁。

3. 护士准备 洗手、戴口罩。

4. 向患儿及家属解释体位引流的目的及过程,取得配合。

【操作步骤与要点】

操作步骤	操作要点
1. 核对患儿信息	— 操作前查对、确认患儿
2. 根据患儿病灶部位和患儿的耐受程度选择合适的体位进行引流	— 评估患儿病灶的部位 — 评估患儿身体的耐受度
(1) 病变部位:左肺中叶和下叶引流体位:右侧卧位	
(2) 病变部位:双上叶前段、左下叶前段、右中叶引流体位:仰卧位	
(3) 病变部位:右肺中叶和下叶引流体位:左侧卧位	
(4) 病变部位:左、右肺下叶引流体位:类似膝胸卧位或俯卧位,臀部抬高	
3. 协助患儿清除呼吸道分泌物	
4. 再次胸部听诊	
5. 安置患儿于舒适卧位	
6. 终末处理、洗手、记录	

【操作后观察】

1. 观察分泌物清除效果。

2. 观察有无心率失常、血压异常等表现。

3. 观察患儿的反应,有无头晕、面色苍白、出冷汗、疲劳等情况。

【知识拓展】

1. 引流顺序为先上叶,后下叶;若有 2 个以上炎性部位,应先引流痰液较多的部位。

2. 引流过程中密切观察病情变化,出现心律失常、血压异常等并发症时,立即停止引流,及时处理。

3. 每天 1 ~ 3 次,每次 15 ~ 30 分钟,每个体位可维持 5 ~ 10 分钟;身体倾斜度为 10° ~ 45°。具体依病情而定,或遵医嘱。

(谢爱玲)

第七节 振动排痰仪使用技术

体外振动排痰是根据临床胸部物理治疗原理设计而成的,其治疗头通过机械振动的方式,可对人体产生特定方向周期变化的综合治疗力(由垂直力及水平力合成)。其中一种为垂直于体表的治疗力,它对人体产生的叩击、震颤作用可使呼吸道黏膜表面黏液和代谢物松弛和液化,使其变小变松。另一种为平行于体表的水平治疗力,它对人体产生的定向挤推、震颤作用可使支气管中已被液化的黏液按定向挤推方向逐步排出体外。

【护理评估】

1. 病情、年龄、体型、配合程度。

【操作步骤与要点】

2. 仪器种类、性能。

【操作前准备】

1. 用物准备　快速手消液、振动排痰仪一套。

2. 环境准备　电源,环境安全、安静、清洁。

3. 护士准备　洗手、戴口罩。

4. 向患儿及家属解释用药的目的及过程,取得配合。

操作步骤	操作要点
1. 携用物至床旁	— 根据年龄选择大小合适的治疗头,套上一次性治疗头罩
2. 核对患儿信息	— 操作前查对,确认患儿 — 核对腕带
3. 协助患儿取舒适体位,可坐位或侧卧位	
4. 旋转控制开关按钮,调节振动频率、强度、时间等参数	— 根据年龄和病情选择振动频率、强度、时间等,通常应设置为不引起患儿不适的最高水平 — 治疗时间为 5～10 分钟/次,或按医嘱执行 — 治疗频度为 2～4 次/天,或按医嘱执行
5. 右手持手柄,稍用力按压治疗头,按照从外向内、从下向上的轨迹运行	— 在使用过程中,应注意叩击转向器上的标识,使呼吸系统痰液排除的方向与标识方向一致 — 在治疗过程中观察患儿的心率、血压、呼吸、血氧饱和度的变化,如出现病情变化及时处理 — 治疗过程中若要暂停,将调节旋钮调至 PAUSE 区域即可
6. 治疗结束,移开治疗头,将调节旋钮调至 OFF 区域,断开电源	
7. 更换一次性治疗头罩,置于固定架	
8. 观察使用效果;必要时,及时清除呼吸道分泌物	
9. 终末处理	
10. 洗手、记录	

【操作后观察】

1. 评估治疗效果,痰液是否能够排出。

2. 观察患儿有无不适,如有无面色改变、有无胸痛、有无呼吸困难等生命体征变化等。

【知识拓展】

1. 操作者须经专业培训和阅读仪器说明书后方可操作。

2. 使用前做好病情评估,掌握适应证。

3. 治疗头更换安装时要认真检查是否安装到位,否则会产生额外的振动和噪声。

4. 治疗头不宜直接与患儿的皮肤接触,宜穿单层薄衣或用薄层治疗巾保护皮肤,勿穿较厚衣物,会降低叩击时所产生的振动,影响叩击效果。叩击时要避开纽扣、拉链等。

5. 使用过程中,需调整频率时要手持治疗头并离开患儿身体后再调节;也不要在治疗头搁置在机架上时启动仪器,以免损坏。

6. 治疗时可用一次性治疗头罩包住治疗头,以免交叉感染。

7. 每天治疗 2～4 次,每次治疗 5～10 分钟,在餐前 1～2 小时或餐后 2 小时进行,治疗前可根据医嘱或病情进行20分钟雾化治疗,治疗后注意呼吸道分泌物排出情况。必要时,吸痰。

8. 以下部位或者病症禁用出血部位;气胸、胸壁疾病;肺部血栓;肺出血及咯血;房颤、室颤;急性心梗及不能耐受震动的患儿。

（谢爱玲）

第八节　经口鼻腔吸痰技术

经口鼻腔吸痰是利用负压作用,经口或鼻腔将呼吸道分泌物、血液、呕吐物或其他异物吸出,以保持呼吸道通畅的一种方法。

【护理评估】

1. 患儿的病情、治疗、呼吸情况,听诊有无痰鸣音。

2. 口、鼻腔是否正常,有无鼻中隔偏曲,是否有义齿。

3. 患儿的配合程度。

4. 负压吸引装置的性能完好并处于备用状态。

【操作前准备】

1. 用物准备　液体收集瓶和连接管、中心负压或电动吸引装置、一次性清洁手套、一次性吸痰管、灭菌水(或生理盐水)、水杯、听诊器。必要时,备可调节的氧供装置、连接氧气设备的简易呼吸器、氧饱和度监测仪。

2. 环境准备　安全、安静、清洁。

3. 护士准备　洗手、戴口罩。

4. 向患儿及家属解释吸痰的目的及过程,取得配合。

【操作步骤与要点】

操 作 步 骤	操 作 要 点
1. 核对患儿信息	— 操作前查对,确认患儿 — 主动核对腕带
2. 洗手、戴口罩	
3. 打开负压吸引装置开关,检查性能是否良好,各处连接是否紧密,有无漏气	
4. 调节负压	— 压力的调节以能吸出痰液为宜,不宜过大。或遵医嘱。 　建议: 儿童不超过 39.9kPa 婴幼儿不超过 26.6kPa 足月儿不超过 26.6kPa 早产儿不超过 13.3kPa
5. 打开一次性吸痰管,将其与负压装置系统相连接	— 遵循无菌操作原则,避免污染吸痰管
6. 润滑吸痰管前端,并试吸少量灭菌水	
7. 一手反折吸痰管末端,另一手用无菌血管钳(镊)或者戴手套持吸痰管前端,插入口咽部,然后放松导管末端	— 注意插入时不能带负压 — 先吸口咽部分泌物,再吸气管内分泌物
8. 打开负压,连续左右旋转提升,同法吸鼻咽部	— 边旋转边配合提升,痰液黏稠量多处可稍停留 — 每次吸痰时间不超过 15 秒。特殊情况时,可根据病情缩短吸引时间
9. 吸引结束,断开连接管和吸引管,使用灭菌水冲洗负压连接管道	— 必要时,同法再次吸引 — 吸引器贮液瓶不要过满,达 2/3 满时应及时倾倒
10. 终末处理,洗手、记录	

【操作后观察】

1. 病情及生命体征不稳定的患儿,吸引时应给予心电监护。

2. 吸引结束后观察患儿的面色、脉搏、呼吸频率及模式、呼吸音、血氧饱和度、吸出物的性质及有无疼痛等。

3. 观察口、鼻腔黏膜有无受损。

【常见并发症及防范措施】

当不良反应发生时,应立即停止吸引。

(一) 血氧饱和度下降

1. 予面罩给氧,氧流量可以调到 5 ~ 10L/min。

2. 评估呼吸道情况。

3. 立即通知医师。

4. 密切观察患儿病情变化,包括面色、呼吸、血氧饱和度等。

(二) 心动过缓

1. 发生心动过缓时,立即给予刺激(捏耳垂等),

观察患儿的心率是否上升。

2. 必要时给予100%的纯氧复苏囊加压给氧,氧气流量达到 5 ~ 10L/min。

3. 立即通知医师。

(三) 呕吐发生

1. 协助患儿取呕吐物易排出的体位。

2. 如有必要,轻轻吸出呕吐物。

3. 立即通知医师。

【知识拓展】

吸引有效的标准:

1. 吸出物减少。

2. 患儿的气道干净及呼吸得到改善。

3. 患儿没有明显的疼痛和不适。

4. 听诊双肺呼吸音,痰鸣音及湿啰音等减轻或消失。

(谢爱玲)

第九节　气管插管内吸痰技术

气管插管内吸痰是气道内吸引的一种,利用负压作用,经气管插管导管将呼吸道分泌物、血液、呕吐物或其他异物吸出,以保持呼吸道通畅。吸引技术包含开放式吸引和密闭式吸引两种,开放式吸引需断开呼吸机与人工气道的连接;密闭式吸引技术包含一个无菌辅助装置,内置式吸引管进行气道吸引,无需断开呼吸机连接。

一、密闭式吸引

【护理评估】

1. 患儿病情、意识、生命体征、合作程度、双肺呼吸音、口腔及鼻腔有无损伤。

2. 分泌物的性状及量。

3. 呼吸机参数设置、负压吸引装置、操作环境及用物准备情况。

4. 听诊双肺呼吸音是否较前好转。

【操作前准备】

1. 用物准备　液体收集瓶和连接管、中心负压吸引装置、一次性清洁手套、灭菌水(或生理盐水)和水杯、可调节的氧供装置、连接氧气设备的简易呼吸器、血氧饱和度监测仪、听诊器。

2. 环境准备　安全、安静、清洁。

3. 护士准备　洗手、戴口罩。

4. 向患儿及家属解释吸痰的目的及过程,取得配合。

【操作步骤与要点】

操 作 步 骤	操 作 要 点
1. 核对患儿信息	— 操作前查对,确认患儿 — 主动核对腕带
2. 洗手、戴口罩	
3. 打开吸引器开关,检查性能是否良好,各处连接是否紧密,有无漏气	

操 作 步 骤	操 作 要 点
4. 调节负压	— 压力的调节以能吸出痰液为宜,不宜过大。或遵医嘱。 　建议: 儿童不超过 39.9kPa 婴幼儿不超过 26.6kPa 足月儿不超过 26.6kPa 早产儿不超过 13.3kPa
5. 吸痰前 30~60 秒,向儿童提供 100% 的氧,向婴儿和新生儿提供基础氧浓度+10% 的氧	
6. 将吸痰管连接管处与中心负压吸引接头连接	
7. 打开气道开关控制阀	
8. 操作者手握吸痰管迅速沿气管插管插入至适宜深度,向下按压控制阀开关,边旋转边向上提拉	— 每次吸痰时间不超过 15 秒 — 注意观察患儿生命体征和血氧饱和度变化
9. 吸痰结束,关闭开关控制阀	
10. 将吸痰管尖端退至冲洗注液口处,按住阀门,注入冲洗液,冲洗吸痰管	
11. 终末处理,洗手、记录	

二、开放式吸引

【护理评估】

同上述"密闭式吸引"。

【操作前准备】

1. 用物准备　液体收集瓶和连接管、中心负压吸引装置、一次性吸痰包数个、一次性无菌手套、灭菌水(或生理盐水)和水杯、可调节的氧供装置、连接氧气设备的简易呼吸器、血样饱和度监测仪、听诊器。

2. 环境准备　安全、安静、清洁。

3. 护士准备　洗手、戴口罩。

4. 向患儿及家属解释吸痰的目的及过程,取得配合。

【操作步骤与要点】

操 作 步 骤	操 作 要 点
1~5.	— 同上述"密闭式吸引操作流程 1~5
6. 连接一次性吸痰管并试吸是否通畅	
7. 助手固定患儿的气管插管,操作者断开气道,手握吸痰管迅速沿气管插管插入至适宜深度,边旋转边向上提拉	— 每次吸痰时间不超过 15 秒 — 注意观察患儿生命体征和血氧饱和度变化
8. 抽吸无菌水,冲洗吸引管	
9. 同法吸痰数次	
10. 吸痰结束,连接气道	
11. 终末处理,洗手、记录	

【操作后观察】

1. 机械通气波形和呼吸音改善。

2. 最高吸气平台压缩小且气道峰压降低;降低气道阻力或增加动态顺应性;压力控制模式时增加送气潮气量。

3. 血气分析指标或氧合状况(脉搏血氧饱和度)改善。

4. 肺内分泌物清除。

45

【常见并发症及防范措施】

（一）低氧血症

1. 增加吸痰前预充氧的时间和浓度在吸痰前后分别给予患儿吸入氧浓度为 100% 的气体 1～2 分钟。或在吸痰前后吸入气体氧浓度高于原吸氧浓度 20% 以上,均能有效预防吸痰导致的低氧血症。

2. 选择适当的增氧调节方式。

3. 合理调节呼气末正压(PEEP)。

4. 吸痰过程中应维持气道正压通气。

5. 吸痰后不应常规给予过度通气。

6. 根据病情适时应用肺复张手法。

7. 严格掌握吸痰的指征。

8. 选择适宜型号的吸痰管。儿童吸痰管不超过气管插管内径的 50%,婴儿不超过 70%。

9. 控制吸痰时间、负压水平及密切监测吸痰全过程。

（二）气道黏膜损伤

1. 延长吸痰时间间隔,降低吸痰频率正确评估痰液情况,适时吸痰;吸痰前充分胸部物理治疗。

2. 选择合适的吸引负压。

3. 选择合适的吸痰管。

4. 掌握正确的吸痰方法　掌握吸痰顺序;吸痰时插管深度适宜;正确的吸痰手法;严格控制吸痰时间。

5. 加强呼吸道湿化,防止黏膜干燥。

【知识拓展】

（一）吸痰时机

1. 原则　按需吸痰、适时吸痰。

2. 适时吸痰主要指的是以下 3 种表现

（1）定容时气道压力升高或定压时潮气量减少。

（2）出现人机对抗,肺部听诊有湿啰音。

（3）血氧饱和度逐渐下降 2%～3% 及以上。

（二）吸痰深浅度

1. 浅层吸痰　吸痰管插入预先设定的深度,一般为人工气道长度加上连接管的长度。(指南推荐)

2. 深层吸痰　吸痰管插入有阻力,往回抽 1cm,再使用负压吸引。

（三）吸痰管型号的选择

指南推荐尽可能使用更小的吸引管,吸引管型号和吸引压力的选择需要联合考虑,大直径的吸引管型号,通过气道内的吸引压力小。儿童吸痰管不超过气管导管内径 50%,婴儿吸痰管不超过气管导管内径的 70%。

（四）密闭式吸痰管更换时间

1. 常规每 3 天更换 1 次。

2. 多重耐药菌感染和传染性疾病患儿应每天更换。

3. 出现污染或可疑污染时应及时更换。

（五）痰液部位及性质的判断

1. 听诊器置于胸骨上窝或站在患儿床旁,若听到呼噜声表明痰液积聚在上呼吸道。

2. 听诊器置第 3～4 胸椎旁,听到支气管肺泡呼吸音"夫哈"声并夹杂低调较远的"咝咝"声,表明分泌物黏稠,支气管内形成薄膜,痰位于下呼吸道。这样可避免盲目操作,可辅以肺部物理疗法使痰液移至中心气道。

（六）痰液黏稠度观察与分度

1. Ⅰ度(稀痰)　痰如米汤或泡沫样,吸痰后,吸痰管玻璃接头内壁上无痰液滞留。

2. Ⅱ度(中度黏痰)　痰液外观较Ⅰ度黏稠,吸痰后少量痰液在吸痰管玻璃接头内壁滞留,但易被水冲洗干净。

3. Ⅲ度(重度黏稠痰)　痰液外观明显黏稠。常呈黄色,吸痰管常因负压过大塌陷。吸痰管玻璃接头内壁滞留大量痰液,不易被水冲净。

(谢爱玲)

第十节　气道清除系统操作技术

气道清除系统主要采用"高频胸壁振荡"技术,通过主机发出脉冲信号,使自动排痰背心产生每分钟高频振荡,形成定向自主引流力,促使呼吸道及肺叶深部分泌物松弛、液化、脱落,并轻松排出体外。用于治疗呼吸系统疾病,有效清除呼吸道的分泌物,减少细菌感染,改善肺部血液循环,保证呼吸道通畅,预防呼吸道感染等并发症,有利于患儿的康复。

【护理评估】

1. 患儿的病情、年龄、体型、配合程度及进食时间。

2. 仪器种类、性能。

【操作前准备】

1. 用物准备　治疗车、弯盘、快速手消液、气道清除系统全套、大小合适的束胸背心。

2. 环境准备　安全、安静、清洁;电源电压符合仪器操作要求。

3. 护士准备　洗手、戴口罩。

4. 向患儿及家属解释用药的目的及过程,取得配合。

【操作步骤与要点】

操作步骤	操作要点
1. 携用物至床旁	
2. 核对患儿信息,向患儿及家属解释操作的目的及过程,取得配合	— 操作前查对,确认患儿 — 主动核对腕带
3. 接通电源	— 根据体型选择大小合适的束胸背心
4. 协助患儿取舒适体位,穿束胸背心	— 调整肩部褡裢,使束胸背心舒适地贴合于身体躯干,以患儿呼吸不受限制为宜
5. 连接管路和充气机	
6. 打开电源开关,根据病情调节频率、压力、时间等参数	— 频率设定一般为 1 ~ 10Hz — 压力范围一般为 1 ~ 4,通常应设置为不引起患儿不适的最高水平
7. 按下开关,启动仪器	— 治疗时间为每次 10 ~ 30 分钟
8. 治疗过程中观察患儿的心率、血压、呼吸、血氧饱和度的变化,如出现病情变化及时处理	— 如为神志清醒患儿,交代注意事项
9. 治疗结束,断开电源,分离连接管,撤去束胸背心	
10. 观察使用效果。必要时,及时吸痰	
11. 终末处理,洗手、记录	

【操作后观察】

观察使用效果,患儿痰液是否能够咳出,呼吸是否改善。

【知识拓展】

（一）仪器的清洁、消毒和维护

1. 注意保持系统清洁,不同患儿使用前后用75%的酒精擦拭设备表面和背心,有污染时随时消毒,感染患儿专人专用。

2. 应将仪器存放在较干燥的环境中,保持干燥,远离腐蚀性气体。

3. 防止液体流入机器,导致电路板受损。

（二）适应证

主要适用于外科手术后的患儿、支气管扩张症、哮喘、慢性阻塞性肺部疾病、气管切开术后、新生儿肺炎、儿童重症肺炎等等。

（三）禁忌证

主要有皮肤及皮下感染部位、胸部肿瘤、肺结核、肺部脓肿、肺部血栓、凝血机制异常、咯血、房颤、室颤、急性心梗及不能耐受震动的患儿。

（四）常见故障及其处理措施

故障	常见原因	处理方法
连接管脱落	连接不紧	重新连接管路
束胸背心松解开	束胸背心尺寸偏小,黏合不牢固	选择大小合适的束胸背心,黏合牢固
设备功能异常	设备不能正常运转	更换仪器,联系厂家维修

（五）安全使用注意事项

1. 经专业培训和阅读仪器说明书后方可操作。

2. 使用前做好病情评估,掌握适应证。

3. 根据病情合理调节频率、压力、时间。

4. 治疗过程中,严密观察患儿的心率、血压、呼吸、血氧饱和度的变化,出现病情变化及时处理。

（谢爱玲）

第十一节　更换胸腔闭式引流瓶技术

胸腔闭式引流是将引流管置于胸膜腔内,连接一个密闭式的引流装置,其目的是引流胸膜腔内的积气、积液,重建胸膜腔内负压,使肺复张,以及平衡胸膜腔内压力,避免纵隔移位。

【护理评估】

1. 胸腔引流瓶使用 48 小时后应予以更换。
2. 评估患儿的病情及生命体征。
3. 引流液颜色、性状及量。
4. 伤口有无渗液、渗血,有无皮下气肿。

【操作前准备】

1. **用物准备**　一次性胸腔闭式引流瓶、血管钳×2、手套、胶布、消毒液。
2. **环境准备**　安全、安静、清洁。必要时屏风遮挡,请无关人员回避等。
3. **护士准备**　洗手、戴口罩。
4. 向患儿及家属解释吸痰的目的及过程,取得配合。

【操作步骤与要点】

操作步骤	操作要点
1. 洗手,戴口罩,携用物至床旁	
2. 核对患儿姓名、床号,解释并取得配合	— 操作前查对,确认患儿 — 主动核对腕带
3. 检查一次性胸腔闭式引流包装是否完好、有无漏气,是否在有效期内	
4. 打开一次性胸腔闭式引流包,倒入灭菌注射用水,正确连接各管道	— 由加液口倒入灭菌注射用水 300ml 至瓶身 $0cmH_2O$ 刻度处(水封管在液面下 6cm)
5. 再次核对患儿姓名、床号,解释并取得配合	— 操作中查对
6. 戴手套	
7. 用两把血管钳交叉夹紧患儿引流管近心端	
8. 分离引流管和接口	
9. 消毒液消毒胸导管与连接管连接处,两遍	
10. 接口与已准备好的引流瓶上的引流管连接	
11. 松开血管钳,观察水柱波动情况	
12. 用胶布做好刻度标记,记录胸腔引流瓶更换时间	
13. 将引流瓶悬挂在床架上	
14. 妥善固定胸腔闭式引流管	
15. 安置患儿,整理床单元	
16. 终末处理,洗手、记录	

【操作后观察】

1. 观察引流装置是否漏气,引流是否通畅。
2. 观察患儿面色、呼吸、心率等情况,观察引流液的性质、颜色、量等。

【常见并发症及防范措施】

(一) 脱管

应立即用手捏闭伤口处皮肤,消毒处理后用敷贴封闭伤口,并立即通知医师,必要时重新置管。

(二) 接口处滑脱、引流管断裂或引流瓶损坏

应立即双钳夹闭近胸腔处导管,并通知医师后重新连接。

(三) 气体进入胸腔

1. 更换胸腔引流瓶或移动患儿离床时,用两把止血钳双向夹闭引流管。
2. 更换引流瓶时,确定引流玻璃管在液面下 2～3cm 方可松开止血钳。

45

（四）逆行感染

1. 勿将引流瓶抬高过胸，严禁引流液逆流胸腔，禁止从引流管内向胸腔注入药液。

2. 严格无菌技术，保持无菌引流，每 48 小时更换无菌引流瓶 1 次，并记录小时引流量。

【知识拓展】

（一）胸腔闭式引流装置的更换时间

1. 常规每 48 小时必须给予更换。

2. 在胸腔闭式引流装置出现污染、漏气等情况时，需及时更换。

3. 具体参照所使用的一次性胸腔闭式引流装置说明书。

（二）需要立即通知医师的情况

1. 引流量突然增多。

2. 引流液的性状的改变（比如变得浑浊）。

3. 引流突然明显减少并且患儿生命体征发生改变。

4. 对于有出血患儿在应用止血剂后，引流突然停止。

5. 气胸的体征。

（三）引流常见问题的分析与处理

1. 常见异常水柱的波动分析

（1）水柱波动消失，水柱与水平面静止不动：提示水柱上的管腔有漏气，使之与大气相通或管道打折、受压。

（2）水柱在水平面上静止不动：多提示肺已复张，胸腔内负压已建立。

（3）水柱在水平面下静止不动：提示胸腔内仍处于正压状态，有气胸等的存在。

（4）水柱波动过大：超过 6 ~ 10cmH₂O，提示肺不张或残腔大。

（5）深呼吸或咳嗽时水封瓶内出现气泡：提示有气胸或残腔内积气多。

2. 排气、排液受阻

（1）气胸患儿突然停止气体排出或者引流液迅速减少可能意味着引流管堵塞或气体液体已经全部排出。

（2）检查引流管是否扭曲或阻塞。

（3）通知医师检查引流管位置并重新定位。

（4）观察患儿有无呼吸困难或窒息，注意任何呼吸急促和（或）呼吸障碍。

（5）必要时考虑更换引流管。

（四）引流管的观察要点

1. 引流管长短适宜，过长影响引流通畅，过短易

造成引流瓶内液体反流胸腔及影响患儿床上活动，引流瓶水平应低于胸部平面 60cm。

2. 引流管勿受压、扭曲，多个连接处接触应紧密，避免漏气或脱落。

3. 正确有效地挤压引流管

（1）每 1 ~ 2 小时向引流瓶方向挤压引流管一次，挤压时观察水封瓶内液面是否随呼吸运动而波动。

（2）挤压方法：徒手挤压法。护士用一只手于近皮肤处捏紧引流管，另一只手顺引流管向下挤压而产生负压，然后交替松开双手，反复进行，可借管腔内产生的负压吸出积血。

4. 注意观察胸腔引流液量、颜色及性状：

（1）一般术后 24 小时内为鲜红色血性液体，引流量小于 4ml/（kg·h），以后逐渐变成淡红色，量也逐渐减少。

（2）心胸外科术后早期或在短时间内引流出大量鲜血>4ml/（kg·h），应密切观察有无心脏压塞症状，如发现患儿气急、心动过速、中心静脉压上升、动态血压下降、脉压减小、面色苍灰、尿量减少、末梢花纹发绀等情况，应立即与医师联系，必要时床旁剖胸止血。

（3）水封管位置：水封腔内液面下 6cm。

（五）对于气胸放置胸腔闭式引流的注意点

1. 鼓励患儿深呼吸，利于胸内气体排出，防止肺不张。

2. 严密观察胸腔闭式引流是否通畅及伤口情况，有无皮下气肿。

3. 复查 X 线胸片确定肺复张时，需夹闭引流管 24 小时。

4. 夹管期间注意观察患儿有无呼吸困难、双肺呼吸音是否对称。

（六）拔管指征（视疾病而异）

1. 引流量逐渐减少，一般心胸外科后 48 小时，引流量<4ml/h 可以考虑拔管。

2. 水柱波动在 0.2 ~ 0.5cmH₂O 以内或不波动，胸片示肺扩张良好者。

（七）拔管的配合及注意点

1. 拔除引流管必须由医师执行，护士可从旁协助，操作流程如下：

（1）碘伏消毒伤口周围皮肤。

（2）嘱患儿深吸气后屏气，医师于呼气时拔除引流管，防止空气进入，助手快速将缝线打结；或对于接受机械通气的患儿，应在吸气开始时拔除胸腔引流管，来确保肺的完全扩张，助手快速将缝线

打结。

（3）无菌敷料紧贴于引流口端,避免空气进入胸腔引起气胸。

2. 拔管后注意观察要点

（1）患儿是否存在呼吸急促或呼吸困难。

（2）血氧饱和度是否下降。

（3）患儿是否有痛苦及不适的表现。

（4）听诊呼吸音的变化。

（5）是否存在不平等的胸壁运动。

（谢爱玲）

第十二节　纤维支气管镜操作技术

纤维支气管镜检查是将细长的支气管镜经口或鼻置入患儿的下呼吸道,即经过声门进入气管和支气管以及更远端,直接观察气管和支气管的病变,并根据病变进行相应的检查和治疗的一种手段。

【护理评估】

1. 年龄、病情、意识、生命体征、双肺呼吸音、心肺功能、过敏史、不良反应史、自理能力和配合程度,口鼻腔黏膜是否正常,有无鼻中隔偏曲。

2. 评估纤维支气管镜性能是否完好、负压吸引装置、操作环境及用物准备情况。

【操作前准备】

1. 用物准备　纤维支气管镜设备全套、痰液收集瓶和连接管、中心负压装置、无菌碗、无菌等渗盐水、纱布、2%利多卡因,必要时备化痰药、止血药及各种急救药品等。

2. 护士准备　洗手,戴口罩、手套,查对、确认患儿。

3. 患儿准备　排尿。

4. 环境准备　安全、安静、清洁。

5. 向患儿及家属解释目的及过程,取得配合。

【操作步骤与要点】

操作步骤	操作要点
1. 备齐用物,打开纤维支气管镜及电脑电源	
2. 连接纤维支气管镜,检查性能是否正确	— 根据患儿年龄及体重大小选择粗细合适的纤维支气管镜
3. 核对患儿信息。去枕平卧于硬板床上,协助患儿取仰卧位,肩下垫软枕,头略向后仰,拉直气道,以利于纤支镜顺利插入。暴露患儿胸部,连接心电监护	— 操作前查对,确认患儿 — 主动核对腕带
4. 协助麻醉师给予患儿麻醉	— 能够配合者,可予局部麻醉 — 不能配合者,需予以全身麻醉
5. 医师经鼻腔或喉罩插入纤维支气管镜时,采用"边进边麻"的方法,在纤维支气管镜进入声门和隆突时,护士遵医嘱从活检口注入2%利多卡因1~2ml/次,局部停留1~2s	
6. 配合医师注入37℃的温生理盐水进行肺泡灌洗,并留取标本	— 每次灌洗量根据年龄、部位、病情决定,一般每次约0.5ml/kg,可重复冲洗,实际操作时按照医嘱执行
7. 必要时,予协助刷检、活检或其他局部治疗给药	— 在检查过程中,严密观察患儿呼吸、心率、血氧饱和度、血压、神志等情况
8. 操作完毕,关闭所有电源,关闭负压吸引器	
9. 擦净面部及口、鼻分泌物,观察黏膜有无损伤	
10. 安置患儿	
11. 标本送检	
12. 终末处理	
13. 洗手、记录	
14. 如为全麻,置患儿于复苏室,待麻醉清醒后送至普通病房	

【操作后观察】

1. 术后观察患儿体温、脉搏、呼吸及面色的变化,及时对症处理。

2. 注意观察是否有皮肤出血点发热、咯血、气胸、喉痉挛等并发症的发生。

【常见并发症及防范措施】

1. 喉头水肿强行插入可能引起喉头水肿,重者出现呼吸困难,必要时需即行气管切开急救。

2. 低氧血症在行气管镜检查前,应予吸氧并持续到检查结束。在纤维支气管镜检查中,如出现血氧饱和度下降至80%以下,应立即拔出,加大氧流量至5L/min,2～3分钟后,待血氧饱和度恢复到90%以上,继续完成操作。

3. 喘息及气道痉挛支气管镜的刺激可能发生广泛的支气管痉挛,故对有支气管哮喘者,无论有无症状,均宜氨茶碱预防治疗。

4. 窒息应及时吸出口腔分泌物,保持呼吸道通畅。

（谢爱玲）

参考文献

1. 中华人民共和国卫生部.临床护理实践指南.北京:人民卫生出版社,2011.

2. 郑显兰,符州.新编儿科护理常规.北京:人民卫生出版社,2010.

3. 张玉侠,龚梅,顾莺.儿科护理规范和实践指南.上海:复旦大学出版社,2011.

4. 伍淑文.外科置管护理操作流程.北京:人民军医出版社,2012.

5. 王曙霞,等.专科护理技术操作规范及护理管理工作流程.北京:人民军医出版社,2011.

6. 江载芳,申昆玲,沈颖.诸福棠实用儿科学.第8版.北京:人民卫生出版社,2015.

7. 崔焱.儿科护理学.北京:人民卫生出版社,2012.

8. Briggs D. Nursing care and management of intrapleural drains[J]. Nursing Standard,2010,24(21):47-55.

9. Coughlin AM,Parchinsky C. Go with the flow of chest tube therapy. Nursing,2006,36(3):37-41.

10. CurleyMA, SmithJ, Moloney-HarmonPA. Critical Care Nursing of Infants and Children. 2nd ed. Philadelphia:WB Saunders Company,2001.

11. DayT, FarnellS, Wilson-BarnettJ. Suctioning:a review of current research recommendations. Intensive and Critical care Nursing,2002,18:79-89.

12. 李杨,彭文涛,张欣.实用早产儿护理学.北京:人民卫生出版社,2014.

13. 喻文亮,钱素云,陶建平.小儿机械通气.上海:上海科学技术出版社,2012.

14. 中华医学会呼吸病学分会呼吸治疗学组.成人气道分泌物吸引专家共识(草案).中华结核与呼吸杂志,2014,37(11):809-811.

15. AARC Clinical Practice Guidelines. Endotracheal Suctioning of Mechanically Ventilated Patients With Artificial Airways 2010. Respir Care,2010,55(6):758-764.

16. 李小寒.尚少梅.基础护理学.北京:人民卫生出版社,2008.

17. 校爱芳,冯国琴.氧气疗法的护理研究进展.中华现代护理杂志,2011,17(28):3461-3463.

18. 龙玉娟,王梓得,刘帆.临床氧流量的使用新进展.护士进修杂志,2014,29(23):2144-2145.

19. Children's Hospital at Westmead—Humidified Oxygen via Nasal Cannula:Administration on Wards and ED:Practice Guideline. Accessed online 21.9.2011.

20. 中华医学会呼吸病学分会呼吸治疗学组.雾化治疗专家共识(草案).中华结核与呼吸杂志,2014,37(11):805-808.

21. 洪建国,陈强,陈志敏,等.儿童常见呼吸道疾病雾化吸入治疗专家共识.中国实用儿科杂志,2012,27(4):265-269.

22. 徐友岚,钟雪琼.合理选择雾化器在儿科吸入疗法中的应用.齐齐哈尔医学院学报,2007,28(12):1530-1531.

23. 尤黎明,李瑛.内科护理学.北京:人民卫生出版社,2012.

24. 刘霞.实用儿科护理及技术.济南:山东科技出版社,2008.

25. 莫绪明,刘迎龙.小儿心脏外科术后监护手册.北京:科学出版社,2009.

26. Allibone L. Nursing management of chest drains. Nursing standard,2003,17(22):45-54.

27. 周小玲.震动排痰仪在COPD患者肺部体疗中的临床应用.当代护士(下旬刊),2015,9:43-44.

28. 庄春霞,张桂.VEST气道清除系统在临床中的应用.中国医疗器械信息.2010,16(8):57-59.

29. 刘美华,熊平平,彭剑雄.VEST气道清除系统在小儿重症肺炎机械通气中的应用.继续医学教育,2015,29(10):125-126.

30. 张玉侠.实用新生儿护理学.北京:人民卫生出版社,2015.

31. 李小寒,尚少梅.基础护理学.北京:人民卫生出版社,2012.

45

第四十六章　消化系统疾病相关护理技术

第一节　直肠给药技术

直肠给药是指通过肛门将药物送入肠管,通过直肠黏膜的迅速吸收进入血液循环,发挥药效以治疗全身或局部疾病的给药方法。其主要方法有三:①保留灌肠法;②栓剂塞入法;③直肠点滴法,此方法临床上较少使用。保留灌肠法详见保留灌肠章节。本章节重点介绍栓剂塞入法。

【护理评估】

1. 评估患儿的年龄、意识、病情(包括腹痛、腹胀、排便情况等)、治疗情况及肛门给药的目的。

2. 评估患儿有无直肠肛管疾病(如痔疮、肛裂、肛周脓肿等),肛周皮肤黏膜情况,肛门括约肌控制能力。

3. 评估患儿的心理状态、合作程度、自理能力及对直肠给药的了解程度和接受程度。

【操作前准备】

1. 用物准备　治疗盘、药物、纸巾、一次性中单、尿布、手套。

2. 环境准备　安全、安静、清洁,关好门窗,调节室温,注意保暖,防止受凉。拉好床帘,保护患儿隐私。

3. 向患儿及家属解释直肠给药的目的及过程,取得配合,缓解患儿紧张情绪;排空大小便或者更换尿布,以利药物吸收。

【操作步骤与要点】

操作步骤	操作要点
1. 遵医嘱准备用物	— 核对医嘱、药物有效性
2. 携用物至患儿床边	
3. 核对、解释	— 床边核对身份正确 — 给药前,嘱患儿排空大小便或者更换尿布
4. 体位　根据病情、年龄选择适宜体位,垫上一次性中单或者尿布	— 患儿取侧卧(图46-1-1)或者家长怀抱(46-1-2)
5. 塞入栓剂	— 操作者戴好手套,将栓剂插入肛门,并用示指将栓剂沿直肠壁朝脐部方向送入6～7cm — 指导年长儿深呼吸,尽量放松
6. 再次核对	— 撤除一次性中单,整理床单位
7. 协助患儿取舒适卧位	
8. 向患儿及家属交代有关注意事项	— 塞入栓剂后保持侧卧位15分钟以上
9. 正确处理用物	
10. 洗手,详细记录	— 记录药物名称、剂量,患儿配合情况,耐受情况,以及药物疗效

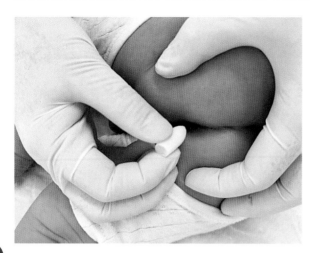

图 46-1-1　直肠给药技术-塞入栓剂

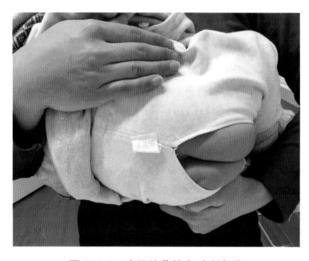

图 46-1-2　直肠给药技术-家长怀抱

46

【操作后观察】

1. 观察患儿有无大量出汗、神志淡漠、脉搏细速、肢端凉等虚脱表现及药物疗效。

2. 观察患儿排便的量、次数、颜色、性质等。

3. 观察患儿精神、面色及生命体征的变化,警惕有无过敏反应。

【常见并发症及防范措施】

（一）药物不良反应

1. 用药前应认真询问患儿有无药物过敏史及平时用药情况。

2. 严格按患儿的体重计算药量,核对医嘱,确保药物剂量准确。同时选择副作用小、安全系数大的药物,避免过敏反应的发生。

3. 退热栓避免在 4 小时内重复给药。给药后 30 分钟,密切观察患儿有无大量出汗、神志淡漠、脉搏细速、肢端凉等虚脱表现。一旦发生,立即对症处理。

（二）肛周皮肤损伤

1. 操作前与患儿或者家长进行有效沟通,取得配合。

2. 操作者动作轻柔,避免粗暴。

3. 保持肛周皮肤清洁干燥,如有损伤,及时使用抗生素软膏。

（陈朔晖　陈晓飞）

第二节　保留灌肠技术

保留灌肠技术是指自肛门灌入药物,保留在直肠或结肠内,通过肠黏膜吸收,达到治疗目的,常用于镇静、催眠及治疗肠道感染等。

【护理评估】

1. 评估患儿的意识、年龄、病情、治疗情况及保留灌肠的目的。

2. 评估患儿有无直肠肛管疾病(如痔疮、肛裂、肛周脓肿等),肛周皮肤黏膜以及排便情况,肛门括约肌控制能力等。

3. 评估患儿的心理状态、自理能力及对保留灌肠的了解程度和配合能力。

【操作前准备】

1. **用物准备**　治疗车、治疗盘内备一次性灌注器或一次性注射器、需灌注的药物、适合型号的肛管、弯盘、温生理盐水 5 ~ 10ml、血管钳、液状石蜡棉球、卫生纸、一次性中单、水温计、手套。

2. **环境准备**　安全、安静、清洁,关好门窗,注意保暖。拉好床帘,请无关人员回避等。

3. 向患儿及家属解释保留灌肠的目的及过程,取得配合,缓解患儿紧张情绪;嘱患儿排空大小便,以减轻腹压并保持肠道清洁,以利于药物吸收。

【操作步骤与要点】

操作步骤	操作要点
1. 遵医嘱按无菌操作原则配制药液	— 确认医嘱有效,注意配伍禁忌 — 常用灌肠液:10% 水合氯醛用于镇静、催眠;抗菌药溶液用于治疗肠道感染。液量尽量少(以能完全溶解药物即可),温度为 39~41℃。药物及剂量遵医嘱准备
2. 携用物至患儿床边	
3. 核对、解释,以取得合作	— 床边核对身份正确 — 保留灌肠前,嘱患儿排空大小便或更换尿布
4. 体位　根据病情、年龄选择适宜体位,垫上一次性中单或者尿布,臀部抬高 10cm,便于灌肠时溶液保留	— 卧位根据病变部位而定。如病变在乙状结肠和直肠,应取左侧卧位。如病变在回盲部,则采取右侧卧位
5. 戴手套,连接肛管,润滑肛管前端,排出管道气体	— 必要时根据患儿情况给予协助或约束
6. 操作者左手分开患儿两臀,露出肛门,将肛管插入(图46-2-1)	— 根据患儿年龄大小,轻轻插入直肠内,2 岁以下 8~12cm,2~8 岁 10~15cm,动作轻柔,避免损伤 — 年长儿指导其深呼吸
7. 插入后,一手固定肛管,另一手松开血管钳	— 缓慢注入药液(图46-2-2),灌注完后再用温生理盐水 5~10ml 冲洗,避免药液残留
8. 灌注完毕,拔出肛管。	— 操作过程中密切观察患儿反应,指导年长儿深呼吸
9. 再次核对	— 如有腹部不适、大便改变,及时处理
10. 协助患儿取舒适卧位	
11. 向患儿及家属交代有关注意事项	— 嘱灌肠液保留 1 小时以上
12. 正确处理用物	— 污物按规定处理,避免交叉感染
13. 洗手,详细记录	— 记录灌肠液的种类、量,患儿配合情况,耐受情况,以及药物疗效

46

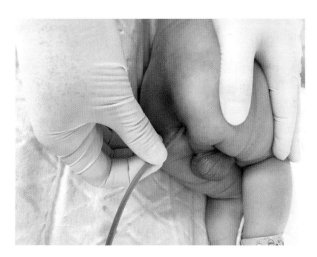

图 46-2-1　保留灌肠技术-置入肛管

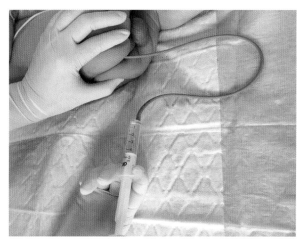

图 46-2-2　保留灌肠技术-推注药液

【操作后观察】

1. 观察患儿有无腹痛、腹胀等不适,观察灌肠后药物疗效。

2. 观察患儿精神、面色及生命体征的变化,警惕有无过敏反应。

3. 记录灌肠时间,灌肠液的种类和量,排便的量、次数、颜色、性质等。

【常见并发症及防范措施】

(一) 药物过早排泄

1. 向年长儿解释,告知治疗目的,取得配合。

2. 肛管尽量细,深度恰当,稀释液量少,灌注速度慢,使灌入药物尽量长时间保存。

3. 嘱年长儿配合深呼吸。臀部抬高,便于药物保留。

4. 婴幼儿家长多怀抱、安抚,保持患儿安静,并捏紧肛周皮肤约 10 分钟左右。

(二) 药物过敏

1. 灌注药物前,评估患儿有无过敏史。

2. 灌注后密切观察药物疗效,观察患儿有无皮肤瘙痒、斑丘疹等局部症状;观察有无面色苍白、心率增快、血压下降等休克表现。一旦出现,即刻采取急救处理。

3. 镇静剂灌肠后应观察 15～30 分钟,确保患儿无药物过敏反应发生方可外出检查。

(三) 坠床或跌倒

1. 避免短时间内多次应用镇静剂。

2. 镇静剂应用后,嘱患儿卧床休息,家属做好看护,并挂好警示标识。

3. 无陪病房拉好床栏,必要时适当约束。

(四) 肠道黏膜损伤或肠道出血

1. 全面评估患儿情况,有无禁忌证。

2. 向患儿及家属做好解释,使之配合操作。

3. 插管前,充分液状石蜡润滑肛管,动作轻柔,禁忌强行插入。

4. 选择粗细合适、质地柔软的肛管。

(五) 肠穿孔

1. 插管前,充分液状石蜡润滑肛管,动作轻柔,禁忌强行插入。

2. 选择粗细合适、质地柔软的肛管。

3. 插入深度适宜。

4. 灌肠过程中,密切观察患儿反应,发现患儿脉速、面色苍白、出冷汗、剧烈腹痛,应立即停止操作,做好相应处理。

(六) 腹泻

1. 保留灌肠药物现配现用,避免污染。

2. 灌肠液水温适宜,39～41℃。

3. 控制给药速度,缓慢注入。

4. 肛管、灌注器一次性使用,避免污染。

5. 操作过程注意保暖。

(七) 肛周皮肤损伤

1. 选用大小合适、质地优良的肛管。

2. 插管前,肛管前端充分液状石蜡润滑,动作要轻柔,如插入受阻,可退出少许旋转后缓缓插入。

3. 保持肛周皮肤清洁干燥,如有损伤,及时使用抗生素软膏。

(陈朔晖　陈晓飞)

第三节　大量不保留灌肠技术

大量不保留灌肠技术是将一定量的溶液由肛门经直肠灌入结肠,刺激肠蠕动,清除肠腔粪便和积气。

【护理评估】

1. 了解患儿年龄、病情,评估意识、自理能力、合作和耐受程度。

2. 了解患儿排便情况,评估肛门周围皮肤黏膜状况。

3. 评估患儿的面色、呼吸及腹部情况。

4. 掌握禁忌证,如急腹症、消化道出血、严重心肺疾患的患儿禁忌灌肠。

【操作前准备】

1. 用物准备　治疗盘、灌肠筒 1 套或灌注器 1 副、根据年龄选用 20～26 号肛管、灌肠液(39～41℃)、弯盘、血管钳、液状石蜡、卫生纸、一次性中单、污物桶、便盆、输液架、水温计、手套、一次性手术衣或隔离衣。

2. 环境准备　安全、安静、清洁。注意保护患儿隐私,关好门窗,拉好床帘,注意保暖,防止受凉。

3. 向患儿及家属解释大量不保留灌肠技术的目的及过程,取得配合。

【操作步骤与要点】

操 作 步 骤	操 作 要 点
1. 遵医嘱准备用物	— 核对医嘱、药物有效性 — 根据医嘱配制灌肠液,温度保持在 39～41℃。灌肠液的每次用量,按灌肠目的、年龄、病情而定,一般新生儿 10～50ml,婴儿 50～200ml,1～6 岁 200～500ml,6 岁以上 500～1000ml
2. 携用物至患儿床边	
3. 核对患儿身份,嘱排尿或者更换尿布	— 床边核对身份正确
4. 协助患儿取左侧卧位,双膝屈曲,露出臀部。垫一次性中单,将弯盘放置在中单上	— 如肛门括约肌松弛者,可取仰卧位
5. 用血管钳夹闭排液管,将灌肠筒挂在输液架上	— 筒内液面高于肛门约 40～60cm(图 46-3-1),或使用灌肠器反复灌洗
6. 连接肛管,用液状石蜡润滑肛管前端,排出管道气体	— 必要时根据患儿情况给予协助或约束 — 肛管内放出少量液体,随即夹闭肛管
7. 操作者左手分开患儿两臀,露出肛门,将肛管插入肛门(图 46-3-2)	— 指导年长儿深呼吸 — 将肛管缓缓插入肛门约 7～10cm。如灌入受阻,可将肛管稍退出,再行前进,同时检查有无粪块堵塞。如患儿感觉有腹胀或有便意时,应将灌肠筒适当放低并嘱张口呼吸,以减轻腹压 — 注意灌肠液的温度、浓度、流速、压力和溶液的量 — 灌肠过程中观察液体灌入情况和患儿的反应
8. 插入后,一手固定肛管,另一手松开血管钳	
9. 灌注完毕,拔出肛管	— 液体灌注完毕后,夹紧肛管,用卫生纸裹住肛管,轻轻拔出
10. 再次核对	
11. 协助患儿取舒适卧位	— 撤除一次性中单,整理床单位,开窗通风
12. 向患儿及家属交代有关注意事项	— 嘱灌肠液保留 5～10 分钟后排便 — 观察大便情况,必要时留取大便标本送检
13. 正确处理用物	— 污物按规定处理,避免交叉感染
14. 详细记录	— 大量清洁灌肠时,注意观察记录,灌入量和排出量应基本相符,防止水中毒

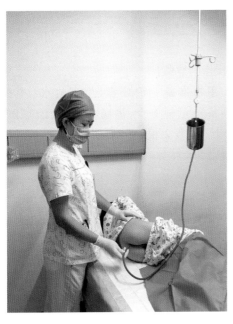

图 46-3-1　大量不保留灌肠技术-灌肠筒位置放置

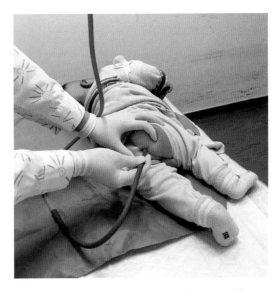

图 46-3-2　大量不保留灌肠技术-置入肛管

【操作后观察】

1. 灌肠中注意患儿的情况,发现脉速、面色苍白、出冷汗、剧烈腹痛、心慌气急,立即停止灌肠。

2. 观察患儿的排便排气次数和量及性质,腹胀有无减轻。

3. 观察患儿有无面色、呼吸改变,腹痛、便血等肠穿孔表现。

【常见并发症及防范措施】

（一）肠道黏膜损伤、肠道出血

1. 全面评估患儿身心情况,有无禁忌证。

2. 向家长及患儿做好解释,使之接受并配合操作。

3. 插管前,常规液状石蜡润滑肛管前端。操作时,顺应肠道解剖结构,禁忌强行插入,避免来回抽动及反复插管。

4. 对于年长的患儿,插管时嘱其深呼吸,可促使肛门外括约肌放松,便于插入。

5. 选择粗细合适、质地柔软的肛管。

（二）腹泻

1. 灌肠液现配现用,避免污染。

2. 灌肠液水温适宜,用量合适,灌肠时间不宜过长。

3. 灌肠时注意保暖,尤其是腹部。

4. 腹泻严重者按腹泻补液原则处理。

5. 灌肠用具做到专人专用。

6. 灌肠后做好饮食指导。

（三）肠穿孔

1. 插管前,用液状石蜡润滑肛管前端,操作应顺应肠道解剖结构,插管时,动作应轻缓,避免反复插管。

2. 液体灌入速度适中,一次性注入灌肠液不宜过多、过快;保持灌肠液出入平衡。

3. 选择粗细适宜,质地柔软的肛管。

4. 插入适宜深度。

5. 灌肠过程中,应密切观察患儿反应,发现异常及时做好相应处理。

（四）水中毒、电解质紊乱

1. 合理配制灌肠液,防止溶液浓度过高或过低。

2. 灌肠过程中,保持入量和出量相等,防止灌肠液过多潴留在肠道内。

3. 一次灌肠溶液不能超过规定容量。

4. 灌肠后,注意观察患儿的临床表现,必要时监测血气电解质,尽早发现水、电解质紊乱,及时纠正,以防引起严重后果。

（五）肛周皮肤擦伤

1. 选用合适型号的肛管。

2. 插管前,肛管前端充分使用液状石蜡润滑,插管动作轻柔。

3. 保持肛周皮肤清洁干燥,如有损伤,及时使用抗生素软膏。

（陈朔晖　徐建仙）

第四节　巨结肠洗肠技术

巨结肠灌肠法是将一定量的生理盐水由肛门经直肠灌入结肠通过其狭窄段,以达到清除粪便,缩小扩张段,增进食欲,改善患儿营养状况的治疗方法。

【护理评估】

1. 评估患儿的年龄、病情,意识状态及合作程度。

2. 评估患儿的腹胀程度,了解结肠病变的高低及痉挛段的长短,以掌握肛管插入的深浅度。

3. 评估患儿肛门周围皮肤黏膜状况以及排便情况。

【操作前准备】

1. **用物准备**　治疗盘、生理盐水（根据患儿年龄准备）、量杯1个、灌肠器1副、治疗碗2个、纱布2块、肛管2根（粗细根据患儿年龄选择）、液状石蜡油、水温计、一次性中单和隔离衣、便盆、手套。

2. **环境准备**　关好门窗,根据季节调节合适的环境温度,环境安全、安静、清洁。必要时屏风遮挡,请无关人员回避等。

3. 向患儿及家属解释巨结肠灌肠的目的及过程,取得配合。

【操作步骤与要点】

操 作 步 骤	操 作 要 点
1. 加热生理盐水	— 核对医嘱、药物有效性
2. 携带用物至床旁	— 以水温计测量,调节至39~41℃
3. 核对患儿床号、姓名、年龄	— 床边核对身份正确 — 灌肠前最好查看钡灌肠平片或腹部立位片
4. 向患儿及家长解释,取得配合	— 嘱排尿或者更换尿布
5. 取仰卧位,双膝屈曲,垫一次性中单于臀下,床尾置便盆	— 家属适当固定患儿(无陪护家属者可适当约束) — 1人负责按揉腹部并固定患儿体位 — 另1人负责灌洗 — 注意保暖
6. 戴手套,以液状石蜡润滑肛管前端及肛门处,分开臀部,显露肛门,将肛管缓缓插入肛门(图46-4-1)	— 操作者站在患儿右侧,协助者站在左侧 — 如遇阻力应暂停,当患儿腹压下降时继续推进肛管 — 肛管应通过痉挛段(以见到大量排气排便为准)
7. 用灌肠器抽吸灌肠液,每次30~50ml,缓缓注入肛管	— 溶液注入或排出受阻,可协助患儿更换体位或调整肛管插入的深度,多次移动肛管 — 反复灌洗,并准确测量灌入量和排出量,达到出入量基本相等或出量大于注入量(图46-4-2)
8. 灌肠完毕,用纱布包住肛管并返折拔出,擦净肛门	— 灌肠液注入受阻,或抽吸不畅时,应检查有无粪块阻塞或肛管折叠 — 有粪石者可在灌肠后行液状石蜡保留灌肠以使粪石软化 — 腹胀严重者,可在灌肠后留置肛管并固定,利于粪便和气体排出
9. 整理用物、洗手、记录	— 记录患儿配合和耐受情况,灌入量和排出量应基本相符,防止水中毒

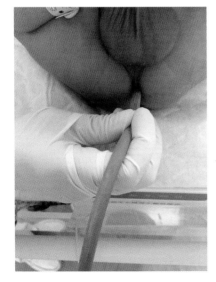

图46-4-1 巨结肠洗肠技术-执笔式插入肛管

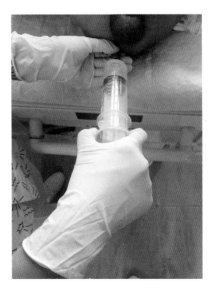

图46-4-2 巨结肠洗肠技术-灌注器反复灌洗

【操作后观察】

1. 患儿是否感觉舒适,由哭闹慢慢变安静,甚至入睡。

2. 灌肠后观察患儿腹胀减轻程度及排便情况。

3. 观察患儿胃纳有无较前改善。

4. 观察患儿有无面色、呼吸改变,腹痛、便血等肠穿孔表现。

【常见并发症及防范措施】

（一）肠道黏膜损伤、肠道出血

1. 插管前,常规用液状石蜡润滑肛管前端,操作时,顺应肠道解剖结构,忌强行插入,避免来回抽动及反复插管。

2. 对于年长患儿,插管时嘱其深呼吸,可促使肛门外括约肌放松,便于插入。

3. 肛门疼痛或已发生肠出血者,遵医嘱予止痛或止血药等对症处理。

4. 必要时给予吸氧,建立静脉通路。

（二）肠穿孔

1. 插管前,常规用液状石蜡润滑肛管前端,操作时,顺应肠道解剖结构,动作应轻缓,避免反复插管。

2. 液体灌入时速度适中,一次性注入灌肠液不宜过多、过快;保持灌肠液出入平衡。

3. 灌肠过程中,应密切观察患儿反应,一旦怀疑肠穿孔应立即停止灌肠。

4. 必要时给予吸氧,建立静脉通路,拍腹部平片以确诊。

5. 确定肠穿孔者,应急诊手术治疗。

（三）水中毒、电解质紊乱

1. 合理配制灌肠液,防止溶液浓度过高或过低。

2. 灌肠过程中,保持入量和出量相等,防止灌肠液过多潴留在肠道内。

3. 一次灌肠溶液不能超过规定容量。

4. 灌肠后,注意观察患儿的临床表现,必要时监测血气电解质,尽早发现水、电解质紊乱,及时纠正,以防引起严重后果。

（四）肛周皮肤擦伤

1. 选用合适型号的肛管。

2. 插管前,肛管前端充分使用液状石蜡润滑,插管动作轻柔。

3. 保持肛周皮肤清洁干燥,如有损伤,及时使用抗生素软膏。

（凌云　胡艳）

第五节　胃肠减压技术

胃肠减压技术是利用负压吸引和虹吸的原理,将胃管经口腔或鼻腔置入胃内（或肠道内）,通过胃管把积聚于胃肠道内的气体及液体吸出。

【护理评估】

1. 评估患儿的年龄、病情,意识状态及合作程度。

2. 评估患儿鼻腔或口腔状况、凝血功能,了解患儿有无食管梗阻及上消化道出血史。

3. 评估患儿的腹部体征、胃肠功能恢复情况。

【操作前准备】

1. **用物准备**　治疗车、治疗盘、胃管 2 根、液状石蜡棉球、20ml 注射器 1 副、棉签、治疗碗内盛生理盐水、纱布、引流袋、胶带、透明敷贴、听诊器、治疗巾、消毒手套 1 副、污物杯。

2. **环境准备**　安全、安静、清洁。必要时屏风遮挡,请无关人员回避等。

3. 向患儿或（及）家属解释胃肠减压的目的及过程,取得配合。

【操作步骤与要点】

操 作 步 骤	操 作 要 点
1. 护士备齐用物至患儿床旁,核对床头卡和腕带	— 核对医嘱有效性 — 床边身份核对正确
2. 垫治疗巾于颌下并予合适的体位。能配合者取半坐位或坐位（图 46-5-1）,无法坐起者取右侧卧位;昏迷患儿取去枕平卧位,头向后仰	— 坐位有利于减轻患儿咽反射,利于胃管插入 — 根据解剖原理,右侧卧位有利于胃管插入 — 头向后仰有利于昏迷患儿胃管插入
3. 观察鼻腔是否通畅,选择通畅一侧,用棉签清洁鼻腔	— 鼻腔通畅便于插管
4. 戴手套,准备引流袋	— 检查引流袋有效性、密封性。检查引流袋有无破损,拧紧尾端塞子

46

操 作 步 骤	操 作 要 点
5. 测量胃管插入的长度并标记	— 插入胃管长度一般为前额发际至胸骨剑突处或由鼻尖经耳垂至胸骨剑突处的距离（图46-5-1、图46-5-2）
6. 用液状石蜡棉球润滑胃管前端	— 润滑胃管可减少插入时的摩擦阻力（新生儿用温开水润滑）
7. 插胃管 （1）一手持纱布托住胃管，一手捏住胃管前端，沿选定侧鼻孔轻轻插入	— 插管时动作轻柔
（2）插入胃管至会厌部时，能配合的患儿嘱其做吞咽动作；将昏迷等不能配合患儿头托起，使下颌靠近胸骨柄，缓缓插入胃管至预定长度	— 吞咽动作可帮助胃管迅速进入食管，减轻患儿不适，护士应随患儿的吞咽动作插管 — 下颌靠近胸骨柄可增大咽喉通道的弧度，便于胃管顺利通过会咽部 — 若插管中出现恶心、呕吐，可暂停插管，并嘱患儿做深呼吸 — 如胃管误入气管，应立即拔出胃管，休息片刻后重新插管 — 插入不畅时应检查口腔，了解胃管是否盘在口咽部
8. 确认胃管是否在胃内	— 确认胃管插入胃内的方法有：①在胃管末端连接注射器抽吸，能抽出胃液（图46-5-3）；②置听诊器于患儿胃部，快速经胃管向胃内注入10ml空气，听到气过水声；③将胃管末端置于盛水的治疗碗中，无气泡逸出；④有条件的单位，用一次性二氧化碳比色计判断，可信度高
9. 将胃管用胶带在鼻翼、面颊部及肩部固定	— 防止胃管移动或滑出 — 面颊部可用透明敷贴固定，防止胶带撕脱伤
10. 连接引流袋，取下治疗巾，做好引流管标识，注明插管时间，外露长度	— 防止胃管滑出或者意外拔管
11. 再次核对患儿身份，将患儿安置于舒适的体位	
12. 整理用物、洗手、记录	— 记录患儿配合和耐受情况，记录引流液的颜色、性状和量

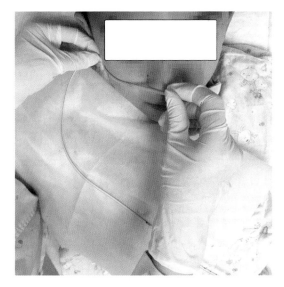

图46-5-1　胃肠减压技术-测量鼻尖经耳垂至胸骨剑突处的距离

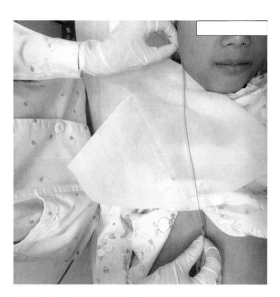

图46-5-2　胃肠减压技术-测量鼻尖经耳垂至胸骨剑突处的距离

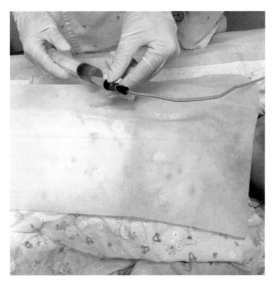

图 46-5-3　胃肠减压技术-确认胃管在胃内

【操作后观察】

1. 评估患儿的意识、精神状态、口腔黏膜、鼻翼受压情况。

2. 评估胃管的位置及固定情况,评估引流袋与胃管接口处的固定情况。

3. 观察患儿有无恶心、呕吐、腹痛、腹胀等不适,评估胃肠功能恢复情况。

4. 观察引流是否通畅及胃肠减压液的量、性质及颜色,了解血电解质情况。

【常见并发症及防范措施】

(一) 引流不畅

1. 胃液过少而不能引出时,可更换体位。

2. 放低引流袋的位置,以利引流。

3. 定期检查胃管,及时发现和处理滑出的胃管。

4. 每班抽吸胃液,防止管道扭曲、折叠,保持引流通畅。

5. 如发现胃管阻塞时,首先选择注射器抽吸胃液,其次调整胃管位置使之通畅,必要时重插胃管。

(二) 咽、食管黏膜损伤和出血

1. 选择质地优良的胃管,减轻对食管的刺激。

2. 操作者严格按照操作程序插管,动作轻柔。

3. 密切观察胃液颜色、量,及时发现异常。

4. 病情允许尽早拔除胃管。

(三) 呼吸困难

1. 查明引起呼吸困难的原因,采取相应的处理措施,同时予氧气吸入;呼吸暂停给予刺激足底,误吸给予吸痰。

2. 监测呼吸,直至呼吸逐渐平稳。

3. 怀疑胃管部分滑出重新插管。

(四) 插管困难

1. 向年长儿解释,缓解其焦虑的情绪,取得配合,指导患儿深呼吸。

2. 操作时动作轻柔,操作熟练。

3. 根据年龄、个体差异选择粗细、质地适宜的胃管。

4. 插管前检查患儿鼻孔有无解剖畸形。

5. 检查胃管有无在鼻腔或口腔内折叠。

6. 插管困难时,换另外一侧鼻孔再次缓缓插入。

(凌云　应燕)

第六节　洗胃技术

洗胃技术是指将一定成分的液体通过胃管灌入胃腔内,混合胃内容物后利用重力、虹吸或负压的原理排出胃内毒物或潴留食物的一种方法。

【护理评估】

1. 评估患儿的意识、面色、瞳孔、生命体征、治疗情况及洗胃的目的。

2. 评估患儿既往史、过敏史和毒物的种类、中毒途径、中毒时间,向患儿和家长做好解释工作。

3. 评估患儿的心理状态、合作程度、自理能力及对洗胃的了解程度,必要时做好保护性约束。

【操作前准备】

1. 用物准备　治疗盘、听诊器、手套、纱布2块、治疗巾、棉签、液状石蜡棉球、胶带、一次性灌注器(新生儿及小剂量液体洗胃时可选择10～50ml注射器)、无菌治疗碗、污物桶、张口器、试管、水温计、一次性胃管(根据年龄选择)、洗胃液、一次性二氧化碳比色计。

2. 环境准备　安全、安静、清洁,关好门窗,拉好床帘,注意保暖,防止受凉。

3. 向患儿及家属解释洗胃的目的及过程,取得配合,缓解患儿紧张情绪。

【操作步骤与要点】

操 作 步 骤	操 作 要 点
1. 遵医嘱配制洗胃液	— 核对医嘱、药物的有效性
	— 当毒物性质不明时，用温开水或生理盐水洗胃。服强酸、强碱及其他腐蚀性毒物者严禁洗胃
2. 携用物至患儿床边	
3. 核对、解释	— 床边核对身份正确
4. 体位患儿取侧卧位或平卧位，头偏向一侧，防止误吸	— 必要时可适当变换体位，以利毒物排出
5. 以棉签蘸生理盐水清洁鼻腔	
6. 检查胃管，测量胃管插入的长度并用胶带做好标记	— 患儿胸前铺治疗巾
	— 戴手套后，取出胃管，检查是否通畅
	— 测量胃管插入的长度（鼻尖-耳垂-剑突）（图46-6-1）
	— 如发生呛咳、发绀等情况，立即拔出，稍候片刻再行插入
7. 用液状石蜡棉球润滑胃管前端，轻柔地将胃管从鼻孔插入（图46-6-2），到达咽喉部时，嘱患儿深呼吸并做吞咽动作（不能配合的小儿，将小儿头部抬起，使下颌靠近胸骨柄），帮助胃管进入胃内	— 插管应与吞咽动作同步，注意观察有无迷走神经刺激症状
	— 如顺利抽出胃内容物，表明胃管的位置适中，相反则应适当调整胃管的深度，或重新置入胃管，直至满意为止
8. 确认胃管位置	— 临床上单独或联合应用多种床旁方法来评估鼻胃管的位置
	— 有条件的单位，用一次性二氧化碳比色计判断，可信度高
	— 如需抽样化验，在冲洗前留取标本
9. 证实胃管在胃内后固定胃管，先抽尽胃内容物，反复清洗，直至洗出液澄清无气味为止	— 洗胃过程中应注意变换体位，以利于毒物的排出，但无论何种体位，必须将头偏向一侧，防止误吸
	— 根据患儿年龄和体重，每次注入洗胃液同年龄胃容量的1/2，每次出入量基本相等
10. 洗胃完毕，拔除胃管	— 操作时密切观察病情变化，如患儿出现腹痛、虚脱或洗出液含血性液时应停止洗胃
11. 擦净面部，撤除治疗巾，整理床单位；协助患儿取舒适卧位	— 应保持管腔内有一定的负压，以防咽部分泌物吸入气道
12. 向患儿及家属交代注意事项	— 观察患儿面色、精神，有腹痛、腹胀等不适及时处理
13. 正确处理用物	— 污物按规范处理，避免交叉感染
14. 洗手，详细记录	— 记录患儿配合和耐受情况，洗出液的颜色、气味、性质和量；评估灌入量和排出量是否基本相符

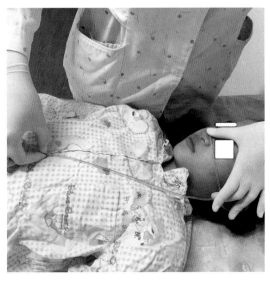

图 46-6-1　洗胃技术-测量胃管长度

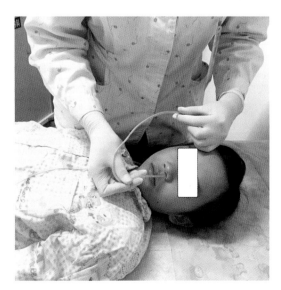

图 46-6-2　洗胃技术-置入胃管

【操作后观察】

1. 观察患儿面色、意识、瞳孔,注意腹部体征,监测生命体征并及时记录。

2. 观察并记录洗胃液名称和量,洗出液量、颜色、气味。

【常见并发症及防范措施】

（一）黏膜损伤、胃出血

1. 插管前向患儿做好解释工作,尽量取得其配合。

2. 选择质地优良的胃管,减轻对食管的刺激。

3. 操作者严格按照操作程序插管,动作轻柔;插管时遇到阻力,及时拔出。

4. 洗胃时掌握合适的压力,洗胃过程中密切观察洗出液的颜色和量。

5. 出现上消化道出血时,立即通知医师,停止洗胃,建立静脉通路,予心电监护,遵医嘱采取止血措施,观察病情变化。

（二）吸入性肺炎或窒息

1. 昏迷患儿洗胃时取左侧卧位,头稍低并偏向一侧,防止发生误吸。

2. 胃管插入后应确认在胃内,并妥善固定。

3. 洗胃过程中应保持灌入液量与抽出液量平衡,防止反射性呕吐引起误吸。

4. 一次灌入液量不宜过多,会导致溶液从鼻腔内涌出引起误吸。

5. 一旦发生误吸,立即停止洗胃,取侧卧位,吸出气道分泌物,保持气道通畅。若无自主呼吸,给予皮囊加压呼吸,并请专科医师喉镜明视下吸出分泌物。遵医嘱给予抗生素治疗,严密观察病情变化,并记录。

（三）急性胃扩张

1. 洗胃时严格记录灌入量和流出量,遇有流出不畅时应及时查找原因,防止洗胃液滞留引起胃扩张。

2. 抽出胃内容物,再灌注洗胃液,保持出入量平衡。

3. 洗胃时随时观察出入量是否平衡,有无出现腹痛、腹胀等不适,如有不适及时处理。

（四）胃穿孔

1. 严格掌握洗胃适应证、灌入液量,加强责任心,避免医源性伤害。

2. 熟练掌握胃管插入技术,要求动作规范、轻柔、娴熟。

3. 近期有活动性消化道溃疡、食管静脉曲张的患儿不宜洗胃。

4. 洗胃时严密观察患儿的反应,严格记录出入液量。

（五）水、电解质紊乱

1. 尽量用等渗洗胃液,防止过多液体一次性进入胃内。

2. 如引起低钠、低钾等,应酌情洗胃后口服或静脉补充相应电解质,若引起循环负荷过重,按循环负荷过重对症处理。

（陈朔晖　陈晓飞）

第七节　更换腹腔引流袋技术

更换腹腔引流袋是严格遵照无菌技术原则更换引流袋,以确保引流通畅,有效引流积液、积气、积脓,同时观察有无术后并发症的一项操作技术。

【护理评估】

1. 评估患儿病情、生命体征、腹部体征、精神状态及配合程度。

2. 观察伤口敷料有无渗血、渗液。

3. 观察引流液的颜色、性状及量,了解引流是否通畅。

【操作前准备】

1. 用物准备　治疗盘、引流袋、血管钳、复合碘棉、无菌手套1副、胶带、消毒弯盘2只(内放镊子1把、消毒纱布1块)、污物杯。

2. 环境准备　安全、安静、清洁。必要时屏风遮挡,请无关人员回避等。

3. 向患儿及家属解释更换腹腔引流袋的目的及过程,取得配合。

【操作步骤与要点】

操 作 步 骤	操 作 要 点
1. 遵医嘱准备用物	— 确认医嘱
2. 携用物至患儿床边	
3. 核对患儿床号及姓名	— 床边核对身份正确 — 关好门窗,拉好床帘
4. 戴手套,协助患儿取低半卧位或平卧位	— 妥善固定患儿,必要时适当约束
5. 检查伤口,暴露引流管,移除胶带	— 注意患儿保暖
6. 取出引流袋,拧紧引流袋尾端的塞子,将引流袋挂于床边	— 打开前认真检查引流袋有效期、密封性,检查引流袋有无破损
7. 将引流袋外包装内层外翻,垫于引流管接口下,挤压引流管,用血管钳夹闭引流管尾端4cm(图46-7-1)	
8. 用消毒棉签围绕接口环形消毒一圈,然后以接口为起点向上纵行消毒2.5cm,再围绕接口环形消毒一圈,同法以接口为起点向下纵行消毒2.5cm	— 消毒手法正确,有一定力度 — 取复合碘棉时始终保持碘棉头端向下
9. 取出无菌纱布,垫于引流管接口下方,脱开连接处(见图46-7-2)	
10. 用消毒棉签消毒引流管的管口横断面,连接新的引流袋	— 连接引流袋时避免引流管头端污染
11. 松开血管钳,挤压引流管,观察引流是否通畅,胶带妥善固定	— 胶带固定方法正确,防止意外拔管
12. 安置患儿,整理衣物及盖被,取合适卧位	
13. 向患儿及家属交代有关注意事项	— 告知更换体位或下床活动时保护引流管的措施,保持引流袋低于引流部位,防止逆流
14. 洗手、整理用物并处理	— 按医疗废弃物规定处理 — 记录患儿配合情况,引流液的颜色、性状和量

46

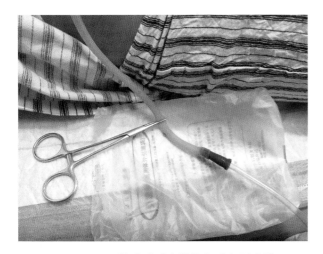

图46-7-1　更换腹腔引流袋技术-夹闭引流管

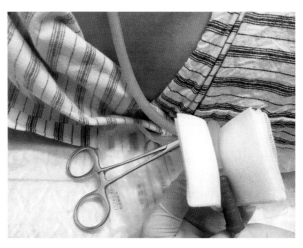

图46-7-2　更换腹腔引流袋技术-脱开连接处

【操作后观察】

1. 观察患儿病情、精神状态、腹部体征、伤口敷料情况。

2. 观察引流是否通畅,引流液的颜色、性状和量,确保引流通畅有效。

3. 评估有无操作并发症如:引流管堵塞、感染、导管滑脱等。

【常见并发症及防范措施】

(一)引流管堵塞

1. 更换引流管前,检查引流袋管道的通畅性,妥善固定导管。

2. 妥善放置引流袋,保持引流管通畅,定时挤压,避免引流管折叠、扭曲。

3. 发现堵塞立即检查引流管有无移位、扭曲及血凝块堵塞。

4. 疑有堵塞,可反复挤压引流管,挤压时避免牵拉。

5. 必要时通知医师,由医师执行冲洗。

(二)感染

1. 引流袋每周更换两次(引流液多或者有性状、颜色改变需每天更换),更换时严格执行无菌操作技术。

2. 保持引流管口皮肤清洁,敷料有渗血、渗液时及时告知医师换药。

3. 妥善固定引流管,保持引流袋位置低于引流部位;下床活动时夹闭引流管。

4. 发现引流液变色、浑浊,及时报告医师,留取标本进行培养及药敏试验,遵医嘱正确应用抗生素。

5. 定时测量体温,密切观察病情变化。

(三)管道滑脱

1. 引流管妥善固定,并有一定的活动范围。

2. 对患儿及家属做好引流管的宣教工作,避免剧烈活动和过度牵拉。

3. 加强巡视,观察引流管固定情况,必要时适当约束四肢。

4. 一旦发生腹腔引流管滑脱,立即予无菌纱布覆盖伤口,呼叫医师换药或重置引流管。

(凌云　应燕)

参 考 文 献

1. 李小寒,尚少梅.基础护理学.第5版.北京:人民卫生出版社,2012.

2. 中华人民共和国卫生部.临床护理实践指南(2011版).北京:人民军医出版社,2011.

3. 陈朔晖,徐红贞.儿科护理技术操作及风险防范.杭州:浙江大学出版社,2014.

4. 赵正言.实用儿科护理.杭州:人民卫生出版社,2009.

5. 葛致禹,徐素军,葛卜祥,等.蝎毒疗法通过直肠给药治疗小儿轮状病毒腹泻的观察.临床医药文献电子杂志,2015,2(4):638-639.

6. 孙永玉.简易小儿灌肠器的应用.中国误诊学杂志,2011,11(29):7085.

7. 刘晓丹.儿科护理规范化操作.北京:人民军医出版社,2011.

8. 杜艳英,高竞生.实用护理操作指南.北京:北京大学医学出版社,2010.

9. 王惠琴,金静芬.护理技术规范与风险防范流程.杭州:浙江大学出版社,2012.

10. 郑珊.实用新生儿外科学.北京:人民卫生出版社,2013.

11. 江载芳,申昆玲,沈颖.诸福棠实用儿科学.第8版.北京:人民卫生出版社,2015.

12. 陈丽.重力洗胃法用于小儿急诊洗胃的效果观察.全科护理,2013.

13. 陈木全,陈兰,等.小儿急诊洗胃19例分析.中国医药指南,2013,9(12):23-24.

14. 姜丽萍.临床护理专科实验教程.北京:高等教育出版社,2012.

15. 金鲜珍,乔莉娜,张琳,等.外科手术后引流袋更换时间的研究.中华现代护理杂志,2011,16(34):4195-4196.

16. 秦月兰,石泽亚,张红辉,等.胆道T管引流术后一次性引流袋更换时间研究.中华现代护理杂志,2014,20(32):4066-4068.

第四十七章 外科护理技术

第一节 备皮技术

备皮技术(skin preparation)是指在手术区域的相应部位剃除毛发并进行体表清洁的术前准备技术,用以降低或避免手术后切口感染发生。

【护理评估】

1. 患儿年龄、性别、手术方式及手术部位、备皮范围。

2. 患儿自理能力和配合程度、手术区域皮肤情况。

3. 评估患儿及家长对备皮的耐受力和接受程度,了解患儿及家长的心理状况。

【操作前准备】

1. **用物准备** 一次性治疗巾、一次性手套、棉签、液状石蜡、备皮刀、手电筒、弯盘、手消毒液。必要时备液状石蜡、75%酒精、0.5%活力碘、无菌滑石粉(图47-1-1)。

2. **环境准备** 保持室温22~24℃,酌情关闭门窗。遮挡患儿,保护其隐私。

3. **护士准备** 衣帽整洁,修剪指甲,洗手,戴口罩。

【操作步骤与要点】

4. 向患儿及家长解释操作目的及有关事项,安抚患儿取得患儿及家长的配合。

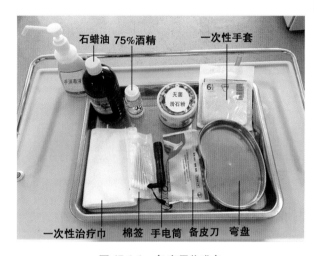

图 47-1-1 备皮用物准备

一次性治疗巾、棉签、手电筒、备皮刀、弯盘、液状石蜡、一次性手套、手消毒液、无菌滑石粉、75%酒精

操作步骤	操作要点
1. 携用物至患儿床旁,核对患儿信息	— 核对患儿手腕带及床头信息(开放式询问患儿家长并确认患儿信息)
2. 协助患儿取舒适体位	— 充分暴露手术部位,在备皮范围下方垫一次性治疗巾,置弯盘 — 请另一名护士或家长协助固定患儿肢体 — 检查备皮区域皮肤情况 — 注意保暖 — 保护患儿隐私
3. 戴手套,剔除手术部位毛发(图47-1-2)	— 备皮区域用无菌滑石粉润滑皮肤(急诊手术除外) — 备皮时,一手持纱布绷紧皮肤,另一手持备皮刀顺毛发方向剔除毛发 — 动作要轻柔,切勿损伤患儿 — 手术部位有伤口或者结痂要避开 — 备皮范围超过切口四周20cm以上 — 备皮刀与皮肤角度应<30°

续表

操 作 步 骤	操 作 要 点
4. 备皮完毕,撤除一次性治疗巾,脱手套	— 注意查看备皮区域皮肤是否清理干净,有无划伤 — 腹部手术者用棉签蘸取液状石蜡清除脐部污垢和油脂
5. 向患儿及家长宣教注意事项,协助患儿床上擦浴或嘱患儿沐浴	— 指导患儿及家长饮食、活动、衣着、沐浴等知识
6. 协助患儿取舒适卧位	— 整理床单位
7. 处理用物	— 污物分类处理
8. 洗手,记录并签名	— 手卫生符合规范 — 记录规范完整

47

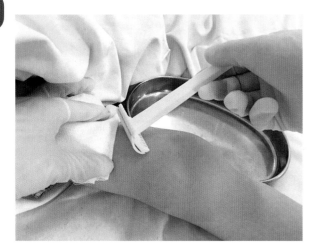

图 47-1-2 备皮示意图

操作者左手持纱布绷紧皮肤,右手持备皮刀顺毛发方向剔除毛发,备皮刀与皮肤角度应<30°

【操作后观察】

1. 备皮后观察备皮区皮肤有无破损、出血及感染,局部予以温水擦洗,沐浴更换衣物。

2. 注意观察患儿及家长的心理状况,及时解答疑惑,安抚患儿及家长。

【常见并发症及防范措施】

1. 常见并发症 皮肤损伤。

2. 防范措施

(1) 备皮时绷紧皮肤,动作应轻柔、娴熟,避免因备皮导致皮肤损伤而引发的切口感染。

(2) 发生皮肤损伤应立即给予无菌敷料压迫止血,再以 0.5% 活力碘局部消毒,必要时包扎伤口,防止感染。

【知识拓展】

近年来的研究表明,传统的术前 1 天剃毛备皮是外科领域的一个误区,因为剃毛后细菌会在表皮创面上定植,增加手术部位感染的机会。近年来研究认为毛发稀疏部位可采用先乙醇后碘伏再乙醇消毒的方法进行皮肤准备。在毛发稠密区可以先剪毛或用电动剃刀去毛。必须用剃刀剃毛时,应在手术室内术前即时剃毛。与传统剃毛相比,不剃毛或术前即时剃毛有利于减少细菌繁殖的机会,预防手术部位的感染。手术区域备皮的相应范围(图 47-1-3、图 47-1-4)。

1. 颅脑手术 剃除全部头发及颈部毛发、保留眉毛。

2. 颈部手术 上自唇下,下至乳头水平线,两侧至斜方肌前缘。

3. 胸部手术 上自锁骨上及肩上,下至脐水平,包括患侧上臂和腋下,胸背均超过中 5cm 以上。

4. 上腹部手术 上自乳头水平,下至耻骨联合,两侧至腋后线。

5. 下腹部手术 上自剑突,下至大腿上 1/3 前内侧及会阴部,两侧至腋后线,剃除阴毛。

6. 腹股沟手术 上自脐平线,下至大腿上 1/3 内侧,两侧至腋后线,包括会阴部,剃除阴毛。

7. 肾手术 上自乳头平线,下至耻骨联合,前后均过正中线。

8. 会阴部及肛门手术 上自髂前上棘,下至大腿上 1/3,包括会阴及臀部,剃除阴毛。

9. 四肢手术 以切口为中心包括上、下方各 20cm 以上,一般超过远、近端关节或为整个肢体。

47

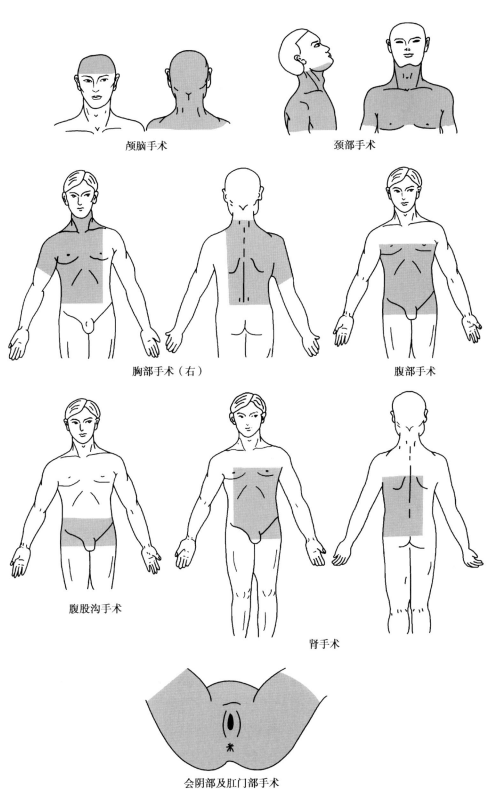

颅脑手术　　　　　　　　　颈部手术

胸部手术（右）　　　　　　　腹部手术

腹股沟手术

肾手术

会阴部及肛门部手术

图 47-1-3　头颈、胸腹、会阴手术备皮范围
阴影部分为手术相应备皮范围

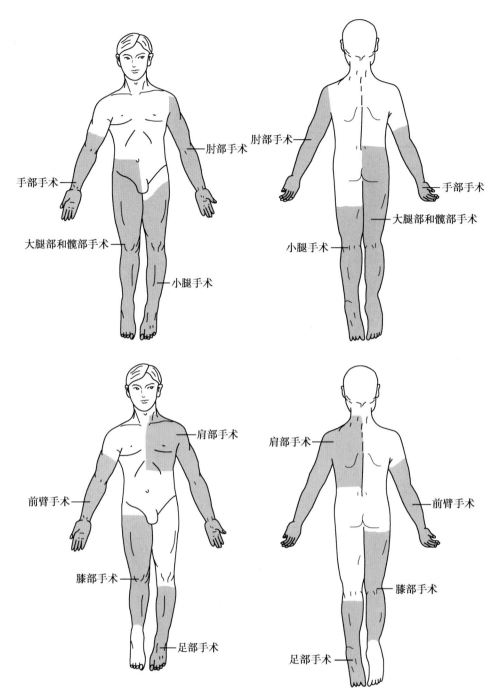

图 47-1-4 四肢手术备皮范围
阴影部分为手术相应备皮范围

（叶天惠　朱丹）

第二节　导　尿　术

导尿术（catheterization）是指在严格无菌操作下，将导尿管经尿道插入膀胱引流尿液的一种操作技术。临床上常用于为尿潴留患儿引流尿液，留取尿标本协助诊断，测量膀胱容量、压力及检查残余尿液，行尿道或膀胱造影等。

【护理评估】

1. 患儿年龄、性别、临床诊断、意识状态、生命体征、配合程度、膀胱充盈程度、会阴部皮肤黏膜情况及清洁度。

2. 评估患儿及家长对导尿术的耐受力和接受程度,了解患儿及家长的心理状况。

【操作前准备】

1. 用物准备 将用物置于上、下两层的治疗车上。

(1) 治疗车上层:一次性无菌导尿包(包括初步消毒、再次消毒和导尿用物。初步消毒用物有:小方盘、内盛数个消毒液棉球袋、镊子、手套、纱布;再次消毒及导尿用物有:弯盘、无菌导尿管、内盛4个消毒液棉球袋、镊子2把、自带无菌液体的10ml注射器、消毒液状石蜡棉球袋、标本瓶、纱布、集尿袋、方盘、孔巾、手套、外包治疗巾);手消毒液、弯盘、一次性治疗巾、浴巾。

导尿管的种类:一般分为单腔导尿管(用于一次

性导尿)、双腔导尿管(用于留置导尿)、三腔导尿管(用于膀胱冲洗或向膀胱内滴药)三种。其中双腔导尿管和三腔导尿管均有一个气囊,以达到将尿管头端固定在膀胱内防止脱落的目的,根据患儿情况选择合适型号大小的导尿管。

(2) 治疗车下层:便盆及便盆巾、生活垃圾桶、医疗垃圾桶。

2. 环境准备 保持室温22~24℃,酌情关闭门窗。适当遮挡患儿,保护其隐私。

3. 护士准备 衣帽整洁,修剪指甲,洗手,戴口罩。

4. 患儿准备 酌情为患儿清洗外阴,必要时协助患儿排便。

5. 向患儿及家长解释操作目的及有关事项,安抚患儿取得患儿及家长的配合。

【操作步骤与要点】

操作步骤	操作要点
1. 推用物治疗车至患儿床旁,核对患儿信息	— 核对患儿手腕带及床头信息(开放式询问患儿家长并确认患儿信息)
2. 协助患儿正确摆放体位,暴露外阴	— 移床旁椅至床尾,将便盆放至椅上,打开便盆巾;松开床尾盖被,帮助患儿脱去对侧裤腿盖在近侧腿部,并盖上浴巾,对侧腿用盖被遮盖。协助患儿取屈膝仰卧位,臀下垫一次性治疗巾,两腿略外展
3. 打开导尿包	— 必要时请其他护士或家长协助 — 检查一次性导尿包灭菌有效期,有无漏气、破损,在治疗车上打开一次性无菌导尿包的外层包装,将弯盘置患儿两腿间
4. 根据男/女性患儿尿道的解剖特点进行消毒、插管	
(1) 女性患儿: 1) 左手戴手套,将消毒棉球用无菌镊子夹入弯盘内。第一次消毒	— 右手持镊子夹取消毒棉球初步消毒阴阜、大阴唇,左手戴手套分开大阴唇后,再消毒小阴唇、尿道口至会阴部;消毒顺序是由外向内、自上而下 — 每个棉球只用1次
2) 处理用物,脱手套,手消毒	— 污棉球置弯盘内,脱手套,将弯盘及小方盘移至床尾处,用手消毒液消毒双手 — 按无菌技术操作原则打开治疗巾,戴无菌手套,铺孔巾,暴露会阴部
3) 将导尿包放在患儿两腿之间,形成无菌区	— 取出导尿管,用消毒液状石蜡棉球润滑导尿管前端,根据需要将导尿管和集尿袋的引流管连接,取消毒液棉球放于弯盘内
4) 整理好用物,润滑尿管	— 左手分开并固定小阴唇,暴露尿道口,右手持镊子夹取消毒液棉球,分别消毒尿道口、两侧小阴唇、尿道口 — 注意保持患儿体位,避免无菌区域污染。孔巾和治疗巾内层形成一连续无菌区,有效利用无菌区域,利于无菌操作,避免污染

续表

操 作 步 骤	操 作 要 点
5）第二次消毒。使用后的物品移至床尾	— 更换镊子夹持导尿管对准尿道口轻轻插入尿道,见尿液流出再插入 2～3cm 左右,固定导尿管,将尿液引入集尿袋或方盘内
6）将方盘置于孔巾口旁,插导尿管(图 47-2-1)	— 消毒顺序是内、外、内,自上而下,消毒尿道口时间≥15 秒 — 准确判定尿道口,忌入阴道,如误入阴道,应立即更换无菌导尿管重新插管 — 动作轻柔,不可强行插管,避免损伤尿道黏膜,指导患儿张口呼吸、放松,使患儿肌肉和尿道括约肌松弛,有助于插管 — 右手持镊子夹取消毒液棉球进行初步消毒,依次为阴阜、阴茎、阴囊。左手戴手套取无菌纱布包裹阴茎,将包皮向后推暴露尿道口,自尿道口向外向后旋转擦拭消毒尿道口、龟头及冠状沟
(2) 男性患儿:	
1）左手戴手套,将消毒棉球用无菌镊子夹入弯盘内。第一次消毒	— 包皮和冠状沟易藏污垢,应注意仔细擦拭 — 污棉球置弯盘内,脱手套,将弯盘及小方盘移至床尾处,用手消毒液消毒双手
2）处理用物,脱手套,手消毒	— 按无菌技术操作原则打开治疗巾,戴无菌手套,取出孔巾,铺在患儿的外阴处并暴露阴茎
3）将导尿包放在患儿两腿之间,形成无菌区	— 取出导尿管,用消毒液状石蜡棉球润滑导尿管前端,根据需要将导尿管和集尿袋的引流管连接,取消毒液棉球放于弯盘内
4）整理好用物,润滑尿管	— 弯盘移至近会阴部,左手用纱布包绕阴茎将包皮向后推,暴露尿道口。右手持镊子夹消毒液棉球再次消毒尿道口、龟头及冠状沟,消毒尿道口时间≥15 秒
5）第二次消毒。使用后的物品移至床尾	— 左手继续持无菌纱布固定阴茎并提起,使之与腹壁成 90° 角,将方盘置于孔巾口旁,右手用另一镊子夹持导尿管前端对准尿道口轻轻插入膀胱,见尿液流出再插入 2～3cm,将尿液引入集尿袋内或方盘内
6）将方盘置于孔巾口旁,插导尿管(图 47-2-2)	— 动作轻柔,不可强行插管,避免损伤尿道黏膜 　— 指导患儿张口呼吸、放松,使患儿肌肉和尿道括约肌松弛,有助于插管
5. 方盘内盛 2/3 满尿液,夹闭导尿管尾端,将尿液倒入便盆内,再打开导尿管继续放尿;或将尿液引流入集尿袋内至合适量	— 注意观察患儿的反应并询问其感觉。对于尿潴留患儿首次放出尿量不应超过正常儿童全天总尿量的 50%,以防患儿出现虚脱和血尿 — 若需做尿培养,用无菌标本瓶接取中段尿液 10ml,盖好瓶盖,放置合适处。避免碰洒或污染尿液
6. 导尿完毕,轻轻拔出导尿管,清理用物,脱手套	— 按规定处理用物,防止交叉感染
7. 消毒双手,协助患儿整理衣物并取舒适卧位	— 撤除一次性治疗巾,整理床单位
8. 询问患儿,观察患儿反应及排尿情况	— 了解患儿导尿后有无不适感
9. 洗手,记录导尿时间、尿量、颜色及性质等情况	— 手卫生符合规范 — 记录规范完整

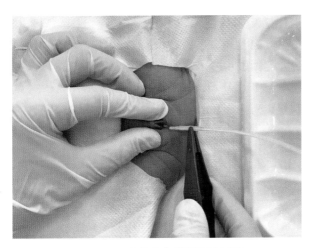

图47-2-1　女性患儿插导尿管示意
辨识尿道口与阴道口,尿道口位于阴道口上方,确认后插入尿管

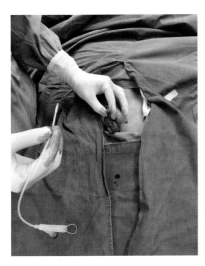

图47-2-2　男性患儿插导尿管示意
操作者左手固定阴茎并提起,使之与腹壁成90°角,右手持导尿管对准尿道

【操作后观察】

1. 观察尿液颜色、性质及量,并准确记录。

2. 拔管后观察患儿排尿时有无尿频、尿急、尿痛或尿潴留等情况发生。

3. 对膀胱高度膨胀且极度虚弱的患儿,放尿速度宜缓慢,首次放出尿量不应超过正常儿童全天总尿量的50%,或首次放尿量<500ml。放尿后应观察有无腹痛、血压下降等虚脱症状以及因膀胱内压力突然下降导致的膀胱黏膜急剧充血而发生血尿情况。

【常见并发症及防范措施】

（一）尿路感染

1. 操作前嘱患儿排便,防止操作中刺激直肠导致患儿排便而污染操作区。

2. 严格按照解剖生理特点,做好会阴部及尿道口的清洁消毒。

3. 严格无菌操作,消毒和插管时遵循无菌原则,防止医源性感染。

（二）尿道黏膜损伤

1. 根据患儿年龄选择型号大小合适的导尿管。

2. 操作过程中动作轻柔,插管时如遇到阻力,应嘱患儿张口呼吸同时缓慢插入尿管。尤其是男性患儿,在尿管经过尿道内口、膜部、尿道外口的狭窄部及耻骨联合下方和前下方处的弯曲部时,更宜缓慢轻柔。

（叶天惠　朱丹）

第三节　留置导尿技术

留置导尿技术（Indwelling catheterization）是在导尿术后,将导尿管保留在膀胱内引流尿液的一种操作技术。在临床工作中多用于抢救危重、休克患儿时正确记录尿量以观察病情变化;盆腔手术前排空膀胱,避免手术误伤;泌尿外科手术后持续导尿便于引流、冲洗、切口愈合;保持尿失禁或会阴部有伤口患儿会阴部的清洁干燥以及尿失禁患儿的膀胱功能训练。

【护理评估】

1. 患儿年龄、性别、意识状态、配合程度、膀胱充盈程度。

2. 评估患儿及家长对留置导尿的耐受力和接受程度,了解患儿及家长的心理状况。

【操作前准备】

1. 用物准备　将用物置于上下两层的治疗车上。

（1）治疗车上层:一次性无菌导尿包（包括初步消毒、再次消毒和导尿用物。初步消毒用物有:小方盘、内盛数个消毒液棉球袋、镊子、手套、纱布;再次消毒及导尿用物有:弯盘、无菌导尿管、内盛4个消毒液棉球袋、镊子2把、自带无菌液体的10ml注射器、消毒液状石蜡棉球袋、标本瓶、纱布、集尿袋、方盘、孔巾、手套、外包治疗巾);手消毒液、弯盘、一次性治疗巾、安全别针、浴巾、导管标签。

导尿管的种类:一般分为单腔导尿管(用于一次性导尿)、双腔导尿管(用于留置导尿)、三腔导尿管(用于膀胱冲洗或向膀胱内滴药)三种。其中双腔导尿管和三腔导尿管均有一个气囊,以达到将尿管头端固定在膀胱内防止脱落的目的,根据患儿情况选择合适型号大小的导尿管。

(2)治疗车下层:便盆及便盆巾,生活垃圾桶、医疗垃圾桶。

2. 环境准备 保持室温 22~24℃,酌情关闭门窗。遮挡患儿,保护其隐私。

3. 护士准备 衣帽整洁,修剪指甲,洗手,戴口罩。

4. 患儿准备 酌情为患儿清洗外阴,必要时协助患儿排便。

5. 向患儿及家长解释操作目的及有关事项,安抚患儿取得患儿及家长的配合。

【操作步骤与要点】

操作步骤	操作要点
1. 携用物至患儿床旁,核对患儿信息	— 核对患儿手腕带及床头信息(开放式询问患儿家长并确认患儿信息)
2. 同导尿术初步消毒、再次消毒会阴部及尿道口,插入导尿管	— 严格按无菌操作进行,防止泌尿系统感染 — 见尿液后再插入 4~6cm
3. 夹闭导尿管,气囊内注入无菌溶液(图 47-3-1)	— 夹住导尿管尾端或连接集尿袋,确认气囊导尿管的球囊部分已完全进入膀胱后,再根据导尿管上注明的气囊容积向气囊内注入等量的无菌溶液,轻拉导尿管有阻力感,即证实导尿管已固定于膀胱内,再将导尿管插入膀胱 1~2cm,以免球囊长时间压迫,刺激尿道内口使患儿产生尿意和造成后尿道的损伤,附各型号导尿管注入无菌溶液量: — 6 号:1ml — 8 号:3ml — 10 号:3ml — 12 号:5ml
4. 撤下孔巾,擦净外阴,用安全别针将集尿袋的引流管固定在床单上,集尿袋固定于床沿下,开放导尿管	— 集尿袋妥善地固定于低于膀胱水平的高度 — 别针固定要稳妥,既避免伤害患儿,又不能使集尿袋滑脱 — 集尿袋的引流管要留出足够的长度,防止因翻身牵拉,使尿管脱出 — 防止尿液反流造成泌尿系感染
5. 清理用物,脱手套	— 污物按规定处理,避免交叉感染
6. 在尿管末端贴上导管标签	— 标签上注明置管日期、时间及签名
7. 消毒双手,协助患儿穿好裤子并取舒适卧位	— 撤除一次性治疗巾,整理床单位
8. 向患儿及家长宣教注意事项	— 嘱患儿多饮水,防止尿液沉淀堵塞尿管及尿路感染发生 — 保持尿管通畅,勿扭曲受压 — 保持集尿袋随时处于膀胱水平以下
9. 洗手。记录留置尿管的时间、患儿的反应并根据评估情况在患儿床头悬挂预防管路滑脱标牌	— 手卫生符合规范 — 记录规范完整 — 床头标识规范

47

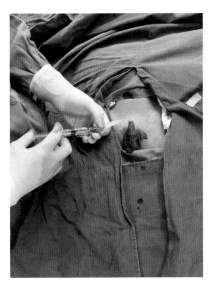

图 47-3-1　男性患儿导尿管气囊注液示意

操作者左手持导尿管尾端,右手持无菌溶液注射器,根据尿管型号要求准确向导尿管气囊内注入无菌溶液

【操作后观察】

1. 保持导尿管与集尿袋衔接部位紧密,观察尿液引流是否通畅,尿道口处有无溢尿情况,以及引流尿液的颜色、性质及量,并根据病情准确记录。

2. 尿液引流不畅时,应检查有无管道受压、扭曲、堵塞等情况发生并及时进行纠正。

3. 注意患儿的主诉并观察尿液情况,发现尿液浑浊、沉淀、有结晶时,应及时处理,每周检查尿常规1次。

4. 在离床活动时,应妥善固定好导尿管,防止脱出。

5. 集尿袋高度任何时候不得超过膀胱水平高度,并避免挤压,防止尿液反流导致逆行感染的发生。

6. 采用间歇性夹管方式训练膀胱反射功能,即夹闭导尿管,每 1~2 小时开放 1 次,使膀胱定时充盈和排空,促进膀胱功能的恢复。

【常见并发症及防范措施】

（一）逆行感染

1. 置管前严格掌握留置导尿管的适应证,严格遵循无菌操作原则,操作过程中,如导尿管被污染或疑被污染,应立即更换无菌导尿管。

2. 随时保持集尿袋高度在膀胱水平以下,活动或搬运患儿时夹闭引流管,防止尿液反流。

3. 每周更换集尿袋 1~2 次。及时排空集尿袋内尿液,准确记录尿量,注意观察引流尿液颜色、性质,若有尿色深或浑浊,应加强饮水或行膀胱冲洗,必要时送检尿标本。

4. 鼓励患儿多饮水达到自然冲洗尿路的目的,如患儿出现尿路感染时,应及时更换导尿管,必要时应用抗生素治疗。

5. 保持尿道口清洁　女性患儿用 0.5% 活力碘棉球擦拭外阴及尿道口,男性患儿用 0.5% 活力碘棉球擦拭尿道口、龟头及包皮,每天 1~2 次。排便后及时清洁肛门及会阴部皮肤。

6. 定期评估患儿留置尿管的必要性,在病情允许情况下尽可能缩短留置尿管的时间。

（二）气囊破裂致膀胱异物

1. 选择优质、大小型号合适硅胶尿管。插管前认真检查气囊质量,有无漏气漏水现象。导尿时应根据导尿管上注明的气囊容积向气囊注入等量的无菌溶液。

2. 每班检查尿管固定情况,若感觉阻力降低,在无菌条件下,抽出水囊内液体,重新注入适量液体。

3. 如发生气囊破裂,及时告知医师并处理。

（三）拔管困难

1. 拔管前应认真检查气囊内抽出的溶液量,在证明气囊内的液体完全抽吸干净后再轻柔拔管。

2. 必要时行 B 型超声检查,了解管道在体内的位置、深度等情况,酌情处理。

（四）导尿管阻塞

1. 鼓励患儿多饮水,保证足够的尿量,减少尿结晶或血块堵塞导尿管。

2. 检查导尿管位置,管路是否弯曲、受压,摆放是否合理,发现异常及时处理。

3. 定时由近端向远端挤压导尿管,观察引流通畅情况,发现引流不畅应及时检查原因,必要时按无菌原则行生理盐水尿道冲洗。

（五）虚脱和血尿

1. 对膀胱高度膨胀且极度虚弱的患儿,首次放出尿量不应超过正常儿童全天总尿量的 50%,或首次放尿量<500ml。

2. 放尿后应观察有无腹痛、血压下降等虚脱症状以及因膀胱内压力突然下降导致的膀胱黏膜急剧充血而发生血尿情况。

（叶天惠　朱丹）

第四节　膀胱冲洗技术

膀胱冲洗技术(bladder irrigation)是利用三通的导尿管,将无菌溶液灌入到膀胱内,再利用虹吸原理将灌入的液体引流出来的操作技术。临床上多用于留置导尿管期间保持尿液引流通畅,清除膀胱内的血凝块、黏液、细菌等异物,预防感染,以及治疗某些膀胱疾病。

【护理评估】

1. 患儿年龄、临床诊断、意识状态、生命体征、配合程度、耐受力,留置尿管患儿评估患儿尿液的颜色、性状、量及尿管通畅情况。

2. 评估患儿及家长对膀胱冲洗术的耐受力和接受程度,了解患儿及家长的心理状况。

【操作前准备】

1. 用物准备　将用物置于上下两层的治疗车上。

(1)治疗车上层:按导尿术准备的导尿用物,遵医嘱准备的温度为38～40℃的膀胱冲洗溶液(常用膀胱冲洗溶液有生理盐水、0.02%呋喃西林溶液、3%硼酸溶液及0.1%新霉素溶液)、无菌膀胱冲洗器1套、碘伏、无菌棉签、无菌纱布、一次性手套、一次性治疗巾1块、无菌治疗巾1块、手消毒液。酌情备输液架1个。

(2)治疗车下层:便盆及便盆巾、生活垃圾桶、医用垃圾桶。

2. 环境准备　保持室温22～24℃,酌情关闭门窗。遮挡患儿,保护其隐私。

3. 护士准备　衣帽整洁,修剪指甲,洗手,戴口罩。

4. 患儿准备　酌情为患儿清洗外阴,必要时协助患儿排便。

5. 向患儿及家长解释操作目的及有关事项,安抚患儿取得患儿及家长的配合。

【操作步骤及要点】

操作步骤	操作要点
1. 遵医嘱配制膀胱冲洗溶液	— 遵从无菌操作原则
2. 携用物治疗车至床旁,核对患儿信息	— 核对患儿手腕带及床头信息(开放式询问患儿家长并确认患儿信息)
3. 按留置导尿术插管并固定导尿管	— 遵从无菌原则,避免污染
4. 排空膀胱	
5. 协助患儿取舒适卧位	— 请另一名护士或家长协助固定患儿体位 — 垫一次性治疗巾于患儿臀下,垫无菌治疗巾于集尿袋引流管与尿管连接处
6. 将膀胱冲洗液挂于输液架上,连接膀胱冲洗器,排气后关闭活塞	— 遵从无菌操作原则 — 膀胱冲洗溶液液面距床面60cm
7. 戴手套,分离导尿管与集尿袋引流管接头,消毒后将导尿管和集尿袋引流管分别与"Y"形管的主管连接冲洗导管	— 环形消毒导尿管尾端开口和引流管接头 — 膀胱冲洗装置类似静脉输液导管,其末端与"Y"形管的主管连接,"Y"形管的一支分管连接引流管,另一支分管连接导尿管。应用三腔管导尿时,可免用"Y"形管
8. 分别交替打开、关闭引流管及冲洗管进行引流管冲洗	— 关闭引流管,开放冲洗管,调节滴数为40～60滴/分。待患儿有尿意或滴入溶液200ml后,关闭冲洗管,放开引流管,将冲洗液全部引流出来后,再关闭引流管 — 滴数根据年龄及患儿耐受力调节,不宜过快 — 指导患儿深呼吸,尽量放松,减少不适感
9. 按需要如此反复进行冲洗	— 在冲洗过程中,询问患儿感受,观察患儿的反应及引流液性状、颜色 — 若患儿出现腹痛、腹胀等不适应暂停冲洗并密切观察

续表

操 作 步 骤	操 作 要 点
10. 冲洗完毕,再次核对,取下冲洗管,消毒导尿管管口和引流管接头并连接	— 遵从无菌原则,避免污染
11. 固定导尿管,清洁外阴	— 保持外阴清洁干燥
12. 协助患儿取舒适卧位	— 撤除一次性治疗巾,整理床单位
13. 观察患儿反应,向家长宣教注意事项	— 了解患儿膀胱冲洗过程中有无膀胱憋胀等不适感
14. 洗手,记录冲洗液名称、冲洗量、引流量、引流液性质、冲洗过程中患儿反应	— 手卫生符合规范 — 记录规范完整

【操作后观察】

1. 观察冲洗过程中引流液的颜色、性质及量。如引流的液体少于灌入的液体量,应考虑是否有血块或脓液阻塞,可增加冲洗次数或更换导尿管。

2. 冲洗后如出现出血情况或血压下降,应立即报告医师给予处理,并注意准确记录引流液的量及性质。

【常见并发症及防范措施】

(一) 逆行感染

1. 严格遵守无菌操作技术原则。

2. 操作过程中引流管及集尿袋的位置应始终低于患儿膀胱水平 15～20cm,防止尿液反流。

(二) 血尿

1. 冲洗液入量不宜过大,每次 200ml,尽量保留 15～30 分钟,患儿主诉有憋胀感时及时放开活塞。

2. 长期留置尿管者,在行膀胱冲洗时滴入速度要慢,压力要低,防止因膀胱冲洗引起黏膜损伤导致血尿。

(三) 膀胱痉挛

1. 膀胱冲洗时,应注意保持冲洗液的温度在 38～40℃,尤其在寒冷气候,冲洗液可加温后再行冲洗,防止水温过低刺激膀胱,引起膀胱痉挛。

2. 冲洗的速度不宜过快,如患儿主诉腹痛不适应及时检查原因,并减慢冲洗速度。

(叶天惠　朱丹)

第五节　造口护理技术

造口护理技术(Colostomy care)是指通过为造口患儿更换造口袋增加患儿舒适度,提高生活质量,降低造口周围皮炎等造口相关并发症发生率的护理操作技术。

【护理评估】

1. 患儿年龄、病情、意识状态、造口类型、造口周围皮肤情况及造口异常情况(出血、是否平坦、隆起或内陷)。

2. 患儿自我照顾的能力。

3. 评估患儿及家长对造口护理的耐受力和接受程度,了解患儿及家长的心理状况、家庭支持程度、经济状况。

【操作前准备】

1. 用物准备　治疗盘内:盛温水盆、小湿巾、剪刀、造口测量尺及笔、一次性造口袋、一次性治疗巾、一次性手套、根据情况备造口护肤粉、皮肤保护膜、防漏膏或防漏条、手消毒液、医用垃圾桶、生活垃圾桶,必要时备屏风(图 47-5-1)。

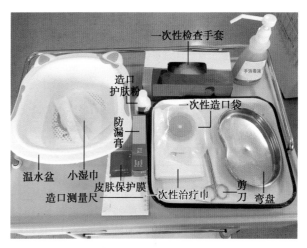

图 47-5-1　造口护理技术用物
盛温水盆、小湿巾、皮肤保护膜、防漏膏、造口护肤粉、造口测量尺、一次性造口袋、一次性治疗巾、剪刀、弯盘、一次性手套、手消毒液

2. 环境 保持室温 22~24℃, 酌情关闭门窗。遮挡患儿, 保护其隐私。

3. 护士准备 衣帽整洁, 修剪指甲, 洗手, 戴口罩。

4. 向患儿及家长解释操作目的及有关事项, 安抚患儿取得患儿及家长的配合。

【操作步骤与要点】

操 作 步 骤	操 作 要 点
1. 携用物至患儿床旁, 核对患儿信息	— 核对患儿手腕带及床头信息(开放式询问患儿家长并确认患儿信息)
2. 协助患儿取舒适卧位	— 请另一名护士或家长协助固定患儿肢体, 造口袋下方垫一次性治疗巾 — 注意保暖
3. 戴手套, 由上向下撕离已用的造口袋, 并仔细观察内容物情况	— 动作轻柔, 注意保护患儿皮肤, 防止皮肤损伤 — 更换造口袋时应注意防止袋内容物溢出污染伤口
4. 清洁造口及周围皮肤	— 用温水由外向内清洗造口及周围皮肤, 造口缝线处用0.5%活力碘消毒 — 观察造口周围肠黏膜的血运情况, 造口处肠管有无脱垂、回缩、出血坏死 — 对于造口周围皮炎患儿在清洁造口皮肤后可使用造口护肤粉, 酌情使用皮肤保护膜
5. 选择并裁剪合适的造口袋, 粘贴造口周围皮肤	— 根据造口大小和方向, 裁剪造口袋底盘 — 裁剪后抚平底盘边缘毛边, 避免损伤造口黏膜 — 揭去造口袋底盘粘贴面上的纸, 按照造口位置由下而上将造口袋粘贴固定, 夹好便袋夹 — 粘贴前确定患儿皮肤清洁、干燥, 必要时可涂防漏膏 — 粘贴后, 使造口袋底盘与造口黏膜之间留取适当的空隙(1~2mm) — 粘贴后均匀按压底盘10~15分钟 — 如为二件式造口袋, 则安装后轻拉造口袋以检查与底盘是否紧密接牢
6. 脱手套, 协助患儿取舒适卧位	— 撤除一次性治疗巾, 整理床单位
7. 向患儿及家长宣教注意事项	— 指导加强饮食卫生和手卫生 — 衣着以宽松舒适柔软为宜, 勿过紧 — 避免剧烈活动
8. 正确处理用物	— 污物按规定处理, 避免交叉感染
9. 洗手, 记录并签名	— 记录规范完整

【操作后观察】

1. 观察造口黏膜及周围皮肤情况, 若发现造口出血、肠黏膜为紫黑色或造口回缩等情况, 应通知医师处理。皮肤若有红、肿、糜烂或破损, 可使用造口护肤粉、皮肤保护膜及水胶体敷料保护。若造口周围皮肤不平整或凹陷, 可用防漏膏填补, 以增加密合度, 或使用凸面底盘的造口袋。

2. 观察造口引流是否通畅, 排泄物的颜色、性质、量及气味, 有异常及时通知医师。

3. 有腹泻、水电解质紊乱、营养不良患儿行饮食指导及规律排便控制。指导患儿多食新鲜蔬菜水果, 保持大便通畅。少食易产气的豆类、薯类、萝卜、碳酸饮料等食物及产生异味的洋葱、大蒜、香辛类调味品等食物。如果要尝试新的食物可先进食少量,如无不适后再加量。

4. 避免提重物和做举重运动增加腹压,防止造口脱出,如有特殊情况及时就诊。

5. 造口底盘和造口袋,每 3~5 天更换 1 次,如发现底盘有渗漏或污染应及时更换造口袋。

【常见并发症及防范措施】

（一）造口感染

1. 造口开放前,造口周围皮肤用凡士林或生理盐水纱布保护。

2. 造口开放后,及时清洗造口分泌物、渗液,注意保护造口周围皮肤,及时更换敷料,避免感染。

（二）造口皮炎

1. 正确使用造口保护性产品。

2. 正确粘贴造口袋,保证粘贴效果,若底盘有渗漏或污染应及时更换造口袋。

3. 更换造口袋时动作应轻柔,在剥离造口袋时,需用温水边湿润边剥离,并防止粪便污染周围皮肤。

4. 发生造口皮炎时,在造口周围皮肤撒上造口护肤粉,然后涂皮肤保护膜,再撒造口护肤粉并涂皮肤保护膜,以上两步重复应用可有效保护皮肤,帮助皮炎的恢复。

（三）肠造口狭窄

1. 观察患儿是否出现腹痛、腹胀、恶心、呕吐、停止排气、排便等肠梗阻的症状。

2. 行扩肛治疗可预防造口狭窄,用戴手套的示指涂液状石蜡缓慢插入造口 2~3cm 处,至造口内停留 5~10 分钟,开始每天 1 次,7~10 天后改为隔天 1 次。造口扩张时,动作轻柔,从小指开始,手指插入

造口不宜过深,以手指通过腹壁肌层至腹膜层为宜。

（四）造口肠管脱垂

1. 术后保持有效的胃肠减压,必要时可使用腹带防止腹胀发生导致肠管脱垂。

2. 造口肠管发生脱垂时,应及时行手法复位。如造口脱垂期间出现肠管发黑发紫的情况,需要通知医师立即处理。

（五）造口肠管回缩

造口肠管回缩时造口平齐或低于皮肤水平,容易引起排泄物渗漏,导致造口袋佩戴困难,造口周围皮肤损伤。护理时宜尽量保护皮肤不受排泄物的刺激,可选用灌洗的方法,也可以使用凸面造口袋,同时配合使用腹带以保证造口袋底盘与皮肤粘贴的紧密性。

（六）皮肤黏膜分离

1. 及时处理创面,先用无菌生理盐水纱布清洗,待干,撒造口护肤粉,然后以防漏膏填充,防漏膏能吸收少量渗液,促进创面局部微循环,促进肉芽生长,最后粘贴凸面底盘,用腰带固定,松紧适宜。

2. 指导家长避免患儿触碰和抓挠造口。

（七）肉芽肿

1. 检查造口周围是否有缝线仍未脱落,及时拆除,避免缝线刺激。

2. 正确度量造口大小,准确裁剪,避免底盘过小或过大导致底盘边缘经常摩擦造口。

3. 小的肉芽肿可用硝酸银电灼处理。

（叶天惠　朱丹）

第六节　轴线翻身技术

轴线翻身技术（axis turning over）是指患儿头、肩、背、腰、腿保持在同一轴线上翻身,同时同向翻身的护理操作技术。临床主要用于协助颅骨牵引,脊椎损伤、髋关节术后的患儿在床上翻身;预防脊椎再损伤及关节脱位;预防压疮,增加患儿舒适感。

【护理评估】

1. 患儿年龄、意识状态、生命体征。

2. 患儿临床诊断及病情、损伤部位、肌力、自理能力和配合程度。

3. 患儿体位是否舒适,身体各部位是否处于功能位置及约束情况。

4. 术后患儿应检查各种管道固定情况,敷料有无脱落、浸湿。

5. 评估患儿及家长对轴线翻身术的耐受力和接受程度,了解患儿及家长的心理状况。

【操作前准备】

1. 用物准备　治疗车、翻身软枕 2 个。

2. 环境准备　保持室温 22~24℃,酌情关闭门窗。遮挡患儿,保护其隐私。

3. 护士准备　人数 2~3 人,衣帽整洁,洗手。

4. 向患儿及家长解释操作目的及有关事项,安抚患儿取得患儿及家长的配合。

【操作步骤与要点】

操作步骤	操作要点
1. 携用物至患儿床旁,核对患儿信息	— 核对患儿手腕带及床头信息(开放式询问患儿家长并确认患儿信息)
2. 固定床脚轮,移开床边椅至适当处	
3. 妥善固定导管	— 将各种导管及输液装置安置妥当,必要时将盖被折叠至床尾或一侧
4. 协助患儿取仰卧位并防止坠床	— 患儿仰卧,两臂交叉于胸前。移去枕头,松开被尾,拉起对侧床栏 — 注意为患儿保暖
5. 三人协助患儿轴线翻身法(图47-6-1)	— 护士A固定患儿头部,纵轴向上略加牵引使头、颈部随躯干一起慢慢移动 — 护士B将双手伸至患儿对侧,分别托扶患儿肩、背部 — 护士C将双手伸至患儿对侧,分别托扶患儿腰、臀部,使患儿头、颈、腰、髋保持在同一水平线上,由护士A发出口令,三人同时用力将患儿平移至操作者同侧床旁,使患儿头、颈、肩、腰、髋保持同一水平线翻转至侧卧位 — 保持患儿脊椎平直 — 翻转角度不超过60°,避免由于脊柱负重增大而引起的关节突骨折 — 三人动作保持一致
6. 将软枕放于患儿背部支持身体,另一软枕放于两膝之间	— 使双膝呈自然弯曲状 — 保持双膝处于功能位置
7. 检查患儿肢体各关节保持功能位,各种管道保持通畅	— 操作中注意观察患儿病情,听取患儿主诉并安抚患儿 — 整理床单位

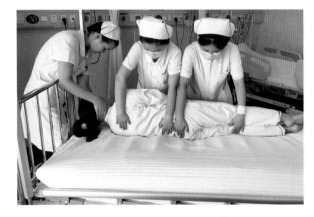

图 47-6-1 轴线翻身技术示意图
三人同时用力将患儿平移至操作者同侧床旁,使患儿头、颈、肩、腰、髋保持同一水平线翻转至侧卧位,翻转角度不超过60°

【操作后观察】

1. 依次观察患儿骨隆起部位(耳廓、肩部、腕部、指关节、髋、膝部、踝、足跟、趾关节)皮肤情况。

2. 根据患儿病情及皮肤受压情况,确定翻身间隔的时间。如发现皮肤发红或破损应及时处理,酌情增加翻身次数,同时记录于翻身卡上,并做好交接班。

3. 若患儿身上有各种管道或输液装置时,应先将导管安置妥当,翻身后仔细检查导管是否有脱落、移位、扭曲、受压,随时保持各管道通畅。

4. 石膏固定患儿,翻身后应将患肢放于适当位置,注意观察局部肢体的血运情况,防止受压。

5. 加强巡视,倾听患儿主诉。告知患儿及家长不要自行更换卧位。

【常见并发症及防范措施】

(一)继发性脊髓神经损伤

1. 患儿有颈椎损伤时,勿扭曲或旋转患儿头部。固定头部的操作者,沿纵轴向上略加牵引,将头、颈随躯干一起缓慢移动。

2. 颈椎或颅骨牵引患儿,翻身时不可放松牵引,并使头、颈、躯干保持在同一水平位翻动,翻身后注意牵引方向、位置以及牵引力是否正确。

3. 翻身过程中及翻身后注意询问患儿感受,如有不适立即停止转动,通知医师。

（二）管道脱落

1. 妥善固定各类管道,并保证管道有足够活动长度。

2. 翻身时动作宜缓慢,并妥善安置引流管,如有后路引流管可置于患儿背侧,前路引流管可置于患儿腹侧。

3. 引流管如发生脱落,护士应立即用无菌纱布压迫引流管进入体腔,通知医师,必要时做好重新置管的准备。

4. 检查引流管断端的完整性,记录导管脱落时间、原因及处理经过,做好交接班。

（叶天惠　朱丹）

第七节 牵引术

牵引术(traction)是利用适当的牵引力和反牵引力达到复位、固定及其他治疗目的的小儿骨科一种简单有效的治疗方法。牵引可分为皮牵引和骨牵引,皮牵引又叫间接牵引法,是指用胶布或海绵牵引带包裹在患肢皮肤,利用肌肉在骨骼上的附着点,通过牵拉胶布或海绵牵引带将牵引力量传递到皮下组织和骨骼从而进行牵引的方法;骨牵引是用不锈钢针穿入骨骼的坚硬部位,通过牵拉钢针直接牵拉骨骼从而进行牵引的方法。牵引术在临床上多用于骨折的复位固定、纠正关节畸形、减轻肿胀、缓解疼痛等。

【护理评估】

1. 患儿的年龄、病情、生命体征,患肢的皮肤颜色、温度、感觉,肢体血液循环、运动功能,患肢股动脉、腘动脉、足背动脉搏动情况。

2. 自理能力和配合程度。

3. 必要时运用疼痛评估量表评估患儿疼痛情况。

4. 评估患儿及家长对牵引操作的耐受力和接受程度,了解患儿及家长的心理状况。

【操作前准备】

1. 用物准备　长宽适合的胶布条、牵引床、牵引架、牵引弓、撑木、固定肢体的皮肤牵引套、骨针、牵引绳、不同重量的牵引砣、床尾调高或垫高器材、局部麻醉药、电钻、75%酒精、无菌手套、手消毒液。

2. 环境准备　保持室温22～24℃,酌情关闭门窗。遮挡患儿,保护其隐私。

3. 护士准备　衣帽整洁,洗手,戴口罩。

4. 患儿准备　牵引部位皮肤清洁,必要时剃毛发。

5. 向患儿及家长解释操作目的及有关事项,安抚患儿取得患儿及家长的配合。

【操作步骤与要点】

操作步骤	操作要点
1. 根据患儿病情需要确定牵引方式并备齐操作用物	— 如采用骨牵引需确定牵引针进针部位及进针方向并做标记
2. 携用物至患儿床旁,核对患儿信息	— 核对患儿手腕带及床头信息（开放式询问患儿家长并确认患儿信息）
3. 皮牵引（图47-7-1）	
（1）协助患儿正确安置患侧肢体	— 股骨颈骨折、粗隆间骨折时患肢需保持外展中立位 — 骨隆起部位给予衬垫保护
（2）协助医师为患儿行皮牵引操作	— 根据患儿情况使用胶布粘贴或安装不同大小规格的皮牵引套 — 越过肢体最远端安装撑木,防止牵引带压迫肢体 — 牵引绳与撑木连接,将肢体抬高或置于牵引架上 — 牵引绳一端穿过牵引床或架上的滑轮,调整肢体高度,使牵引绳与肢体力线一致 — 牵引绳另一端在距地面适当高度连接牵引砣
（3）检查绳扣是否牢固,确定牵引重量	— 上肢皮肤牵引重量通常为体重的1/10 — 下肢皮肤牵引重量通常为体重的1/10～1/7 — 使用医用橡皮膏胶布者1～2小时待粘贴牢固后加重量牵引,可维持3～4周

操作步骤	操作要点
（4）检查牵引部位的皮肤	— 防止包扎过紧使皮肤褶皱及骨隆起部位压迫
4. 骨牵引	
（1）协助患儿正确安置患侧肢体	— 股骨上段骨折行股骨髁上骨牵引时，患肢应尽量外展，并使患儿保持平卧位，以利于骨折准确对位
（2）皮肤消毒，铺无菌治疗巾	— 包括对侧出针部位
（3）协助医师为患儿注射局麻药	— 进针点局部麻醉药分层麻醉到骨膜
（4）医师行骨牵引穿针操作	— 医师经皮插入骨牵引针到骨膜，垂直骨干纵轴，与邻近关节面平行，用骨锤敲击或骨钻穿过骨质，对侧出针部位软组织及皮肤注射局麻药，牵引针直接穿出
	— 骨皮质部分严禁锤击进针，防止骨质劈裂
	— 严格执行无菌操作
（5）戴手套，协助医师为患儿行骨牵引操作	— 调整牵引针两侧长度对称
	— 连接牵引弓，牵引针两端用抗生素药瓶保护，以免刺伤患儿或划破床单
	— 调整进出针部位，保持皮肤平整，以75%酒精纱布覆盖，定期滴加75%酒精防止感染
	— 牵引绳一端与牵引弓连接，另一端通过牵引床或牵引架的滑轮，在距地面适当高度连接牵引砣
	— 调整肢体高度使牵引绳与肢体力线一致，适度抬高床尾，利用体重对抗牵引
（6）确定牵引重量及调整牵引弓角度	— 根据患儿不同年龄、部位、体重选择牵引重量，一般为体重的1/12～1/7
	— 胫腓骨中下段骨折行跟骨牵引时，应根据骨折的移位情况调整牵引弓角度
5. 脱手套，协助患儿取舒适卧位	— 整理床单位
6. 向患儿及家长宣教注意事项	— 指导勿擅自停止牵引、改变体位、增减牵引重量
	— 多饮水，多吃粗纤维食物防止便秘，枕颌牵引时进食不宜过快，宜少食多餐，预防误吸
	— 保持皮肤清洁，做好大小便护理
	— 坚持功能锻炼
7. 正确处理用物	— 污物按规定处理，避免交叉感染
8. 洗手，记录牵引的重量和时间	— 手卫生符合规范
	— 记录规范完整

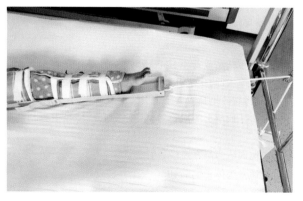

图 47-7-1　左下肢皮牵引重量及角度调整示意
患儿平卧，左下肢外展，根据患儿年龄、部位、体重选择牵引重量，调整角度

【操作后观察】

1. 皮牵引者应注意胶布及绷带有无松散或脱落，如发现要及时处理。

2. 患儿因医用橡皮膏胶布过敏而发生水疱者，应及时去除，较大水疱消毒后抽出疱液，用无菌敷料包扎，并及时通知医师改用其他方法，避免再次使用。

3. 认真倾听患儿主诉，了解足趾末端循环、感觉、运动功能情况，避免压迫腓总神经，发现异常及时报告医师并处理。

4. 骨牵引患儿要定期测量肢体长度，观察肢体肿胀、肢体活动及血液循环情况，并与健肢比较。

【常见并发症及防范措施】

（一）窒息

1. 枕颌带牵引期间，进食要缓慢，少食多餐，以防止食物呛入气管或呕吐误吸。

2. 枕颌带牵引时应防止牵引带下滑压迫气管引起患儿窒息，应加强巡视，保持正确牵引方法。

（二）坠积性肺炎

1. 指导患儿多饮水，深呼吸，用力咳嗽，定时翻身拍背。

2. 必要时行雾化吸入，遵医嘱使用抗生素。

（三）压疮

1. 长期卧床患儿可使用充气床垫或采取局部减压措施。

2. 协助生活护理，勤翻身、勤擦洗、勤更换、勤按摩。

3. 在骨隆起部位，如肩胛部、骶尾部、双侧髂嵴、膝踝关节、足后跟等处放置棉垫、气垫等，并定时按摩。

4. 加强患儿营养，增强机体抵抗力。

（四）便秘

1. 指导患儿多食粗纤维食物，多饮水，多食蔬菜水果。

2. 训练患儿适应床上排便，并养成定时排便的习惯。

3. 指导患儿及家长每天沿脐周顺时针按摩腹部：顺序为右下腹→右上腹→左上腹→左下腹达耻骨联合上方。

4. 必要时可口服缓泻剂、开塞露通便或灌肠等处理。

（五）足下垂

1. 下肢皮牵引时，要注意准确定位，以免误伤腓总神经。

2. 置踝关节处于功能位，鼓励患儿早期行功能锻炼，适当活动踝关节。

（六）肌肉萎缩、关节僵硬

1. 指导早期行功能锻炼，鼓励患儿做力所能及的活动，如肌肉的等长收缩、健康关节的活动等。

2. 不能主动活动的患儿，应协助按摩并进行关节的被动活动和抗阻力活动，以保持肌力和关节的正常活动度。

（七）牵引针眼感染

1. 保持患儿牵引针眼处清洁、干燥，每天用75%酒精消毒针道周围皮肤2次。

2. 发生感染者可静脉应用抗生素，针道周围给予消毒换药处理。

3. 感染严重则需要去除牵引针更换位置再牵引。

（叶天惠　朱丹）

第八节　负压封闭引流技术

负压封闭引流技术（vacuum sealing drainage，VSD）是指将创面形成封闭状态，通过持续负压吸引作用，将创面及内部渗出物经敷料微孔和引流管及时排除的技术。临床上常用于处理各种复杂的急慢性难愈合创面、开放性骨折、骨髓炎等。

【护理评估】

1. 患儿年龄、病情、意识状态、生命体征、合作程度、引流通畅情况，引流液的颜色、性质及量，引流管周围皮肤情况、伤口敷料有无塌陷。

2. 评估患儿及家长对伤口负压引流技术的耐受力和接受程度，了解患儿及家长的心理状况。

【操作前准备】

1. **用物准备**　治疗车上备止血钳、无菌手套、无菌纱布、无菌棉签、碘伏、治疗巾、弯盘、中心负压吸引器、一次性吸引器管2根、无菌负压引流瓶、手消毒液、生活垃圾桶、医疗垃圾桶。

2. **环境准备**　保持室温22～24℃，酌情关闭门窗。遮挡患儿，保护其隐私。

3. **护士准备**　衣帽整洁，洗手，戴口罩。

4. 向患儿及家长解释操作目的及有关事项，安抚患儿取得患儿及家长的配合。

【操作步骤与要点】

操 作 步 骤	操 作 要 点
1. 携用物至患儿床旁,核对患儿信息	— 核对患儿手腕带及床头信息(开放式询问患儿家长并确认患儿信息)
2. 协助患儿侧卧位或者平卧位,悬挂中心负压吸引器于床旁(首次)	— 注意保暖 — 暴露引流管连接处
3. 将治疗巾铺于伤口引流管连接处,止血钳于引流管接口处上端5cm处夹闭	— 引流管末端翘起,不接触治疗巾 — 防止引流液逆流而引起感染
4. 关闭负压吸引器	— 调节负压值至"0"
5. 戴手套,取无菌纱布分离伤口引流管与一次性吸引器管连接处(图47-8-1)	— 遵从无菌原则,避免污染
6. 分离负压吸引瓶和中心负压吸引器连接处	— 注意观察引流液的颜色、性质及量 — 取下负压吸引瓶置入医用垃圾袋内
7. 取碘伏棉签环形消毒伤口引流管接口处	— 严格按照无菌操作原则消毒两次
8. 将一次性吸引器管两端分别连接负压吸引瓶和中心负压装置	— 检查负压吸引瓶及一次性吸引器管的有效期及包装,打开包装 — 正确连接负压装置
9. 用无菌纱布包裹伤口引流管接口,与另一根一次性吸引器管的一端连接,另一端连接负压吸引瓶	— 遵从无菌原则,避免污染
10. 调节中心负压值(0.02~0.04mPa),松开止血钳	— 妥善固定负压吸引瓶,观察伤口引流管内液体柱有无波动
11. 贴标签	— 注明引流装置安置或更换时间、日期
12. 脱手套,协助患儿取舒适卧位	— 撤除一次性治疗巾,整理床单位
13. 向患儿及家长宣教注意事项	— 翻身活动时应注意防止引流管牵拉、折叠、受压等不良情况发生 — 合理摆放患肢,患肢应高于心脏水平位20°~30°,促进血液回流,减少肿胀 — 不可随意调节负压
14. 正确处理用物	— 污物按规定处理,避免交叉感染
15. 洗手,记录引流液的量、颜色、性状及患儿的反应	— 手卫生规范 — 记录规范完整

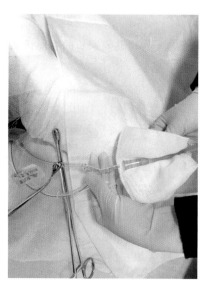

图47-8-1 更换负压引流管示意图
醒目标识引流管,将止血钳分别于引流管接口处上端5cm处夹闭,分离、连接引流管时注意无菌操作,避免污染

【操作后观察】

1. 观察引流液颜色、性质及量,并根据病情准确记录。

2. 观察中心负压是否维持在正常范围内,引流管是否通畅,有无牵拉、折叠、受压等情况发生。

3. 观察伤口敷料有无隆起,敷贴与皮肤之间有无缝隙。

【常见并发症及防范措施】

(一) 引流管堵塞

1. 若创面敷料隆起,有液体聚积,引流管内无液体流动,则提示引流管堵塞,可遵医嘱用生理盐水持续创面冲洗。

2. 出现堵管时应及时处理,可加大负压同时挤捏皮管以促进引流物的排出。

3. 及时更换引流瓶,避免引流瓶内过满或有过多的泡沫降低吸引效果。

(二) 疼痛

1. 根据患儿疼痛评分给予干预,必要时遵医嘱应用止痛药物或镇痛泵,保证充分的睡眠和休息。

2. 根据患儿病情维持一个恒定负压值,帮助调整舒适体位、指导调节呼吸及分散患儿的注意力来缓解疼痛。

（叶天惠　朱丹）

参 考 文 献

1. 李小寒,尚少梅.基础护理学.第5版.北京:人民卫生出版社,2013.

2. 李乐之,路潜.外科护理学.第5版.北京:人民卫生出版社,2012.

3. 王世平,辛文琼,向波,等.小儿外科护理手册.北京:科学出版社,2011.

4. 贾彦霞,刘丽荣.普外科患者不同备皮方法对术后感染的影响研究.中华医院感染学杂志,2015,25(16):3771.

5. 汤玉英,程岚.手术部位皮肤处理与预防手术切口感染的关系分析.现代诊断与治疗,2013,24(8):1916.

6. 陈红.中国医学生临床技能操作指南.第2版.北京:人民卫生出版社,2014.

7. 刘峰.临床护理实践指南.2011版.北京:军事医学科学出版社,2011.

8. 屠芳兰,冯杰雄,魏明发.小儿外科疾病诊疗指南.北京:科学出版社,2013.

9. 邹玲.留置导尿患儿常见并发症的预防及护理.全科护理,2013,11(6):1504.

10. 徐英春,蒋伟,胡云建,等.2016尿路感染临床微生物实验室诊断操作规范.中华人民共和国卫生行业标准.2016.

11. 蒋宝华.膀胱冲洗的护理差错原因及对策.中国误诊学杂志,2010,10(17):4016.

12. 崔晶晶,李明玉.膀胱冲洗的问题与对策.护理学杂志,2012,27(11):56.

13. 施婕,罗比可,刘琳.41例肠造口患者造口皮肤黏膜分离的护理.中华护理杂志,2011,46(3):243.

14. 吴玲,陆巍,范英华,等.伤口造口专科护理实践培训的做法与效果.护理管理杂志,2010,10(9):661-662.

15. 徐宏宇,万四红,刘琴,等.家庭为中心的护理模式在小儿肠造口护理中的应用.护理研究,2014,10(10A):3761-3763.

16. 陈玉梅,刘莉,康玉闻,等.失效模式与效应分析在改良双人轴线翻身方法中的应用.护理学报,2011,18(10):38.

17. 萧佩多.节力原则在髋部骨折患者翻身的应用效果.实用医学杂志,2012,2(22):3836.

18. 李莉.下肢皮牵引的护理体会.中国现代药物应用,2010,4(6):210.

19. 高玲.30例牵引治疗护理分析.中国继续医学教育,2015,7(10):11.

20. 张华.构建封闭式负压引流护理技术考核评价内容.中华护理杂志,2015,6(50):762-765.

21. 孙晓红.负压封闭引流技术临床应用现状及堵管的预防.护理研究,2014,29:3600-3601.

47

第四十八章　重症监护技术

第一节　床边多功能监护仪操作技术

床边多功能监护仪已成为医院危重患儿所必需的监护手段,通过持续、动态监护患儿的心电活动,医护人员可以早期发现患儿的病情变化,及时给予积极有效的抢救措施,提高临床抢救成功率。

【护理评估】

1. 评估患儿的病情、意识状态及皮肤状况

2. 对清醒的年长儿,告知监测目的,取得患儿合作。

3. 评估周围环境、光照情况及有无电磁波干扰。

【操作前准备】

1. 用物准备　心电监护仪(床旁 BSM-6701C)及附件、电极片、毛巾或纱布。

2. 操作者准备　穿戴整洁、洗手、戴口罩。

3. 向患儿及家属解释心电监护的目的及过程,取得配合。

【操作步骤与要点】

操 作 步 骤	操 作 要 点
1. 检查仪器	— 检查监护仪功能是否正常,导联线是否完整,根据患儿大小选择合适袖带,仪器连接是否正确 — 电源正常,如果使用电池为电源,检查电池的电压和状态
2. 携用物至患儿床边	
3. 核对患儿	— 操作前核对腕带,确认患儿
4. 清洁患儿皮肤	— 清洁患儿皮肤、甲床,保证电极、氧饱和度探头与皮肤表面接触良好
5. 连接电极片	— 将电极片连接至监测仪导联线上,按照监测仪标识要求贴于患儿胸部正确位置,避开伤口、瘢痕、乳头乳晕部位,必要时应当避开除颤部位
6. 连接血氧饱和度探头和血压袖带	— 将血氧饱和度探头的发光和受光元件夹持安放部位,并作相向对准,连接袖带,松紧适度
7. 设置主屏幕,选择导联	— 选择导联,保证监测波形清晰、无干扰,设置合理的报警界限、报警音量
8. 记录监测数值	— 观察监测结果,发现异常及时报告医师
9. 告知监护注意事项	— 告知患儿不要自行移动或者摘除电极片,告知患儿和家属避免在监测仪附近使用手机,以免干扰监测波形,指导患儿学会观察电极片周围皮肤情况,如有皮肤痒痛感及时告诉医护人员
10. 停机	— 查对医嘱,停机时,先向患儿说明,取得合作后关机,断开电源,取下导连线及电极片,并观察局部皮肤情况
11. 整理消毒	— 按要求终末处理消毒

【操作后观察】

1. 连接好心电监护仪后,监测过程中应注意观察屏幕上是否显示正确的心电波形,通常选择 Ⅱ 导联作为显示波形,正确的连接监护导联的方法(此处

以标准 3 导联为例)是正电极(黑)位于左锁骨下,负电极(白)位于右锁骨下,接地电极(红)可放在任何位置(常放于左胸大肌下)。监护仪常用阻抗式测量法测量呼吸,即根据 2 个电极的胸廓阻抗变化测定呼吸,在屏幕上产生呼吸波。当电极放置欠妥当或电极脱落时,呼吸波形就会异常或者不显示。注意观察 SpO₂ 报警上限设置是否正确,若报警上限到100% 相当于断开报警上限,高氧水平会使新生儿导致视网膜病,因此氧饱和度的报警上限必须根据公认的临床实践选择。

2. 停机后,根据患儿的病情,协助患儿取合适卧位,用纱布或面巾纸擦净粘贴电极片处的皮肤,并观察电极片及血氧饱和度探头部位的皮肤有无破损或压红情况。

【常见并发症及防范措施】

1. 皮肤破损、压红　选择合适的电极片、血氧饱和度探头和袖带;保持皮肤的清洁,如有电极片过敏者,可以先涂保护膜再贴电极片;粘贴及捆绑松紧度适宜;定时更换,电极片每天更换一次,氧饱和度探头 2 ~ 4 小时更换部位,若有皮肤发红及时更换,并做相应处理。

2. 常见报警原因及对策

(1) 常见原因:①测量值高于或低于报警限;②导联脱落或无导联,电极片脱落或不粘连;③SpO₂ 传感器故障;④袖带充气延时,仪器故障。

(2) 处理方法:

1) 培训护士心电监护仪的使用,并严格考核。

2) 适当调节报警音音量,及时消除报警音,以防因报警音音量过高,持续时间过长所产生的噪音,使患儿产生烦躁心理,从而保证使用中避免牵拉、脱落甚至有自行关机的现象,不合作的患儿应适当约束患儿,并充分镇静。

3) 根据患儿的年龄、病史及病情正确设置上下界报警极限,一般情况下,以正常值上下 10% ~ 20% 设置报警范围。

【知识拓展】

1. 各年龄段正常生命体征值,如表 48-1-1。

表 48-1-1　各年龄段的正常生命体征值

年龄	心率 (次/分)	呼吸 (次/分)	血压 (mmHg)
新生儿	120 ~ 140	40 ~ 45	64 ~ 76/30 ~ 35
婴儿	110 ~ 130	30 ~ 40	70 ~ 105/30 ~ 45
1 ~ 3 岁	100 ~ 120	25 ~ 30	85 ~ 105/40 ~ 50
4 ~ 7 岁	80 ~ 100	20 ~ 25	85 ~ 105/55 ~ 65
8 ~ 14 岁	70 ~ 90	18 ~ 20	90 ~ 110/60 ~ 75

参考:《儿科护理学》(第 5 版)及《儿科护理操作指南》

2. 呼吸末二氧化碳的监测　呼吸末二氧化碳是麻醉患儿和呼吸代谢系统疾病患儿的重要监测指标。CO₂ 的测量主要采用红外吸收法:即不同浓度的 CO₂ 对特定红外光的吸收程度不同。CO₂ 监护有主流式和旁流式两种,主流式直接将气体传感器放置在患儿呼吸气路导管中。直接对呼吸气体中的 CO₂ 进行浓度转换,然后将电信号送入监护仪进行分析处理,得到 PetCO₂ 参数。旁流式的光学传感器是置于监护仪内,由气体采样管实时抽取患儿呼吸末气体样品,送入监护仪中进行 CO₂ 浓度分析。在进行 CO₂ 监护时,要注意如下问题:由于 CO₂ 传感器是一种光学传感器,在使用过程中,要注意避免患儿分泌物等对传感器的严重污染;旁流式 CO₂ 监护仪一般都带有气水分离器,可将呼吸末气体中的水分去除。要经常检查气水分离器是否有效工作,否则气体中的水分会影响测量的准确度。

3. 心电监护仪的消毒处理　心电监护仪的屏幕只能选用清水擦拭,使用后的导联线可用清水擦拭晾干,若有患儿分泌物污染,可先用含氯消毒液擦拭,再用清水擦拭晾干。过长的导线可弯成较大的圆圈扎起,放置塑料袋或布袋内以保持清洁、整齐,以便使用。

(孟玉倩　左泽兰)

第二节　微量泵(推注泵)操作技术

【操作目的】

准确控制输液速度,使药物速度均匀、用量准确并安全地进入患儿体内发挥作用。

【护理评估】

1. 了解患儿身体状况,向患儿解释,取得患儿合作。

2. 评估患儿注射部位的皮肤及血管情况。

【操作前准备】

1. 操作者准备

(1) 衣帽整洁,洗手,戴口罩。

(2) 环境清洁,物品准备齐全、放置合理。

(3) 核对医嘱、患儿信息,解释使用微量泵的目的,取得患儿配合。

2. 用物准备　微量推注泵(AGILIA)、注射器

（10ml、20ml、50ml）、延长管、推注的药液。

3. 环境准备 安全、安静、清洁。必要时屏风遮挡，请无关人员回避等。

4. 向患儿及家属解释静脉输液的目的及过程，取得配合。

【操作步骤与要点】

操作步骤	操作要点
1. 核对医嘱、患儿信息	— 解释使用微量泵的目的，输液前嘱排便
2. 计算输液速度（ml/h）	
3. 选择合适的注射器配制好药液，接上延长管，排尽空气，在针筒上贴标签，并签名	— 标签上注明姓名、病案号、床号、药物、用药时间及用药途径
4. 携用物至患儿床旁，核对患儿信息	
5. 接上电源，打开电源开关	— 尽可能直接接入电源使用，避免电池使用寿命缩短
6. 将针筒正确放置于微量泵上，待微量泵确认针筒大小	— 微量泵自动确认或根据相应确认键确认
7. 设置输注速度	
8. 将延长管与患儿静脉注射部位连接	
9. 再次核对患儿信息和药物信息，按"START"键，推注泵开始工作	— 传送模式的绿色指示灯闪烁提示正常运作
10. 指导患儿	— 告知患儿使用微量泵的目的，输入药物名称及输注速度；告知患儿输液肢体不要进行剧烈活动；告知患儿或家属不要随意搬动或调节微量泵，保证用药安全；告知患儿有不适感觉或机械报警时通知医护人员
11. 观察	— 观察推注泵是否正常工作，推注速度是否与设置的速度吻合，观察输液部位有无肿胀、红肿等
12. 再次核对患儿信息，洗手，整理记录	
13. 输注结束，关闭电源开关，断开电源	
14. 用物处理	— 注射器及延长管按一次性用物处理，微量泵进行清洁消毒
15. 微量泵保养	— 备用状态时，参照说明书定期充电

【操作后观察】

1. 正确设定推注速度及其他必需参数，防止设定错误延误治疗。

2. 护士随时查看推注泵的工作状态，及时排除报警、故障，防止液体输入失控。

3. 注意观察穿刺部位皮肤情况，防止发生液体外渗，出现外渗及时给予相应处理。

4. 推注避光药物时应使用避光空针及延长管，紧急情况下更换血管活性药物时（如强心剂、升压药等），更换前应将延长管内原有药物排尽或更换延长管，保证药液及时输入，达到最佳疗效。

5. 针筒及延长管内空气应排尽，推注药液的针筒用毕需要重新更换，超过 24 小时药液未用完也应重新更换针筒配置药液，延长管及三通开关每天更换一次。留置针及三通开关应固定稳妥，以免造成患儿不适及发生留置针脱出现象。

6. 若延长管较长，使用时应将机器置于台面或者固定在输液架上，妥善放置延长管，避免脱垂地面造成污染。

7. 严格遵医嘱根据病情计算药液推注的速率及浓度，并将调好的速率进行口头与书面交班。

【常见并发症及防范措施】

（一）血液回流

可用生理盐水的注射器将回血回输，如回血已发生堵管，切勿用力推注；微量泵使用完毕后，使用肝素液正压封管。

（二）微量泵报警

1. 熟悉微量泵的性能及操作程序，掌握不同用药剂量及速度换算。

2. 规范操作程序,连接微量泵前常规推注少量肝素盐水,保证管路通畅,确保穿刺处无血凝固。

3. 使用过程中加强巡视,严格床边交班。

4. 确保电源连接紧密,注射器正确卡入微量泵卡槽内,观察延长管有无打折、脱落,保证管路通畅。

【知识拓展】

微量推注泵的保养:设置有自备电源的微量推注泵较长时间处于备用状态时应参照说明书定期充电,以防在无电源的情况下紧急使用而无法启动。机器应置于干燥处,同时保持机器表面清洁,避免使用腐蚀性强的消毒剂擦拭机器表面。严格实行"四定"制度,即使用本机器应做到固定保管人员、固定摆放位置、定时清点、定期保养维修并做好检查与使用记录。机器本身出现故障时护理人员不得自行打开机器的外壳,应请专业人员维修。

(孟玉倩 左泽兰)

48

第三节 输液泵操作技术

【操作目的】

准确控制输液速度,使液体量较大的药物速度均匀、用量准确并安全地进入患儿体内发挥作用。

【护理评估】

1. 了解患儿身体状况,向患儿解释,取得患儿合作。

2. 评估患儿注射部位的皮肤及血管情况。

【操作前准备】

1. 操作者准备

（1）衣帽整洁,洗手,戴口罩。

（2）环境清洁、物品准备齐全、放置合理。

（3）核对医嘱、患儿及输液卡,解释使用输液泵的目的,取得患儿配合。

2. 用物准备 输液泵（OPTMA）、输液器。

3. 环境准备 安全、安静、清洁。必要时屏风遮挡,请无关人员回避等。

4. 向患儿及家属解释静脉输液的目的及过程,取得配合。

【操作步骤与要点】

操作步骤	操作要点
1. 核对医嘱,做好准备	— 包括操作者准备、用物准备
2. 携用物至患儿床边,核对患儿信息,接通电源,打开电源开关（按"POWER ON"）,机器进行自检	— 尽可能直接连接电源使用,避免电池使用寿命缩短。若输液泵报警并显示"DO NOT USE INSTRUMENT",报修
3. 打开输液泵门,将输液器嵌入输液泵内,关闭输液泵门	
4. 打开输液器调节器,选择输液泵的工作模式	— 只有在"UNLOCKED"（未锁定）状态下可进行模式切换
5. 按照医嘱设定输液速度和输液量及其他需要设置的参数	
6. 将静脉输液器与患儿静脉输液部位连接	
7. 再次核对患儿信息和药物信息,按"START"键,输液泵开始工作	— 传送模式的绿色指示灯闪烁提示正常运作
8. 指导患儿	— 告知患儿使用输液泵的目的,输入药物名称及输液速度;告知患儿输液肢体不要进行剧烈活动;告知患儿或家属不要随意搬动或调节输液泵,保证用药安全;告知患儿有不适感觉或机械报警及时通知医护人员
9. 观察	— 观察输液泵是否正常工作,输液速度是否与设置速度一致,观察输液部位有无肿胀、红肿,输液是否顺利
10. 洗手,整理记录	
11. 输液结束,关闭电源开关,断开电源	
12. 用物处理	— 输液器按一次性用物处理,输液泵进行清洁消毒
13. 输液泵保养	— 备用状态时,按照说明书定期充电

【操作后观察】

1. 正确设定输液速度及其他必需参数,防止设定错误延误治疗。

2. 护士随时查看输液泵的工作状态,及时排除报警、故障,防止液体输入失控。

3. 注意观察穿刺部位皮肤情况,防止发生液体外渗,出现外渗及时给予相应处理。

4. 输血及输注特殊药物(如静脉丙种球蛋白)需使用半挤压式输液泵,不能使用全挤压式输液泵。

【常见并发症及防范措施】

(一)药物外渗

1. 加强巡视,严密观察用药的局部反应,有无回血/外渗,尤其从中心静脉输入时,严密观察局部皮肤颜色、有无回血、肿胀。

2. 重新选择静脉,根据输入药物性质做好局部处理。

(二)静脉炎和静脉硬化

1. 使用输液泵前,先选择好血管,一般选择血管较粗直,易固定并便于观察的部位进行静脉穿刺。

2. 合理使用静脉,及时更换静脉。

3. 确保无外渗的情况下,可在穿刺部位上方5~8cm处局部热敷以缓解疼痛。

【知识拓展】

1. 工作原理 输液泵通常是由微电脑控制机械部件以达到控制输液速度的目的。目前应用的输液泵的结构及样式很多,但对其总的要求和目的是一致的,即按要求以恒定的速度输注定量的液体。通常的输液速度在1~999ml/h。

2. 影响输液泵校准准确度的主要因素

(1)"漏液"及泵管不配套:正常情况下,输液泵有一蠕动块安全挤压泵管,在蠕动间歇时不会有液体滴下来。由于长时间使用后,蠕动块有一定的磨损或施力弹簧弹力变差,会使某一位置出现"漏液"现象:即在医用输液泵蠕动中的间歇停顿期,有液体往下滴,这种计划外的滴注会致输液速度精度不够。

(2)输液泵不清洁:医用输液泵的泵管挤压在传送带上,利用电机带动传送带运动,当传送带蠕动时,药液沿输液泵管往下滴注,当传送带蘸上药液未及时清理,使其蠕动时的阻力增加从而导致输液速度不精确。

(3)耗材不配套:如果出现输液泵流速控制不准可能与软件设计及使用的配套耗材(输液管路)种类、性能等因素有关。

(4)气泡传感器报警错误:医用输液泵上设有气泡传感器,当管道内有气泡通过时,则发出报警声,并停止运行。如果气泡传感器发生故障,管道内进入气泡时则不报警;医用输液泵软管未卡进气泡传感器中,又未设置"错误"报警,则进入管道的气泡就不会引发仪器报警;使用的泵管太粗或太细或未使用与医用输液泵专用配套的泵管时,管道内有气泡时也可能不报警。

3. 输液泵常见报警处理

(1)低电压:请检查电源是否连接好,供电电压是否正常。

(2)低流速:因管内压力不足引起,挤压墨菲式滴管,增加其液面高度。

(3)管内有气泡:排去空气,重新按"开始:START"键。

(4)堵管:药物输注完毕,及时更换需要输注的药物,检查输液器调节器是否已打开,导管是否被折叠,输液留置针是否通畅。

(孟玉倩 左泽兰)

第四节 简易人工复苏气囊使用技术

【定义及结构】

简易人工呼吸气囊又称人工呼吸器或加压给氧气囊,是进行人工通气的简易工具,操作简便。它分四部分:面罩、球体、储气袋、氧气连接管;六个阀:单向阀、压力安全阀、进气阀、呼气阀、储气阀和储气安全阀(图48-4-1)。

【护理评估】

1. 判断患儿面色及口唇 患儿面色青紫,口唇发绀。

2. 判断患儿呼吸 通过看、听、感觉(看:胸部

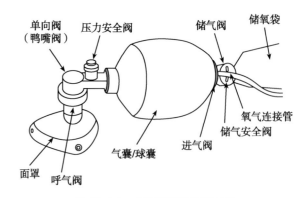

图48-4-1 人工复苏气囊的结构

有无起伏;听:有无呼吸音;感觉:有无气体逸出)三步骤完成。判断时间少于 10 秒钟,无反应表示呼吸停止,应立即呼救,看抢救时间,给予呼吸囊通气。

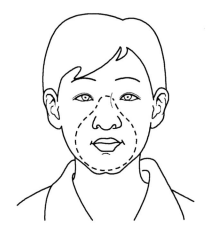

图 48-4-2　合适的面罩

【操作前准备】

1. 用物准备　根据患儿年龄选择简易呼吸囊一套,检查各配件性能并正确连接,面罩大小须包住口鼻且不覆盖眼睛,无漏气为宜(图 48-4-2),单向阀工作正常,气囊及储氧袋完好无漏气。

2. 环境准备　安全、安静、清洁。必要时屏风遮挡,请无关人员回避等。

3. 向患儿及家属解释目的及过程,取得配合。

【操作步骤与要点】

操 作 步 骤	操 作 要 点
1. 体位	— 将床放平,将患儿去枕仰卧、头后仰
2. 携用物至患儿床边	
3. 有义齿,取下活动义齿	— 如有明显呼吸道分泌物,应当将患儿头偏向一侧,清理患儿呼吸道
4. 采用仰头抬颏法,保持气道通畅	
5. 环视周围用氧环境安全	— 检查用氧装置性能完好
6. 将简易呼吸器接上氧气,调节氧流量为 8～10L/min,确定给氧管道通畅	
7. 通气手法	— 操作者站于患儿头部后方,一手以"EC"手法固定面罩(拇指和示指成 C 型扣住面罩,其余三指呈 E 型托起下颌骨骨性部分),另一手有规律地挤压简易呼吸囊(患儿有自主呼吸时,挤压频率与患儿自主呼吸同步)
8. 通气量	— 有氧源时,挤压球囊 1/2;无氧源时,去除氧气储气阀和氧气储气袋,挤压球囊 2/3。通气量均以患儿胸廓起伏良好为宜。避免过度通气
9. 通气频率	见第四十八章第五节心肺复苏术
10. 判断气囊通气是否成功	— 观察患儿胸廓是否随着呼吸囊的挤压而起伏,在呼气时观察面罩内部是否呈雾气状态。如果胸廓无起伏,应重新调整面罩位置和开放气道
11. 病情观察	— 操作中观察患儿病情变化,患儿面色转红、移开面罩,口唇红润,保持气道开放,胸廓有起伏;自主呼吸恢复,抢救成功。如果仍无自主呼吸,应尽早建立人工气道,行机械通气
12. 根据病情取合适体位	— 整理好床单位;与患儿做好沟通;整理用物
13. 洗手并完整正确记录	— 记录抢救全过程,抢救成功后仍需密切观察患儿的病情变化,如有异常,立即报告医师,及时处理

【操作后观察】

1. 复苏气囊辅助呼吸仅为急救过程中的一个步骤,应注意及时实施其他措施。

2. 观察胃区是否胀气,避免过多气体挤压到胃部,造成胃胀气,从而影响呼吸的改善。

3. 每次使用前,须对呼吸复苏(器)囊进行检查,确保其有效性。

4. 使用时应确保面罩与患儿脸部的紧密吻合,避免通气时漏气。

5. 禁止用锋利的硬器触碰气囊,避免漏气。

6. 挤压气囊时,压力适中,节律均匀,勿时快时慢,以免损伤肺组织,或造成呼吸中枢紊乱,影响呼吸功能恢复;发现患儿有自主呼吸时,应与自主呼吸同步。

【常见并发症及防范措施】

（一）胃扩张

胃扩张可以导致呕吐和误吸,并使横膈上抬影响肺通气,环状软骨按压法可以有效避免这个并发症。

（二）气压伤

1. 过高的送气压力可以引起气压伤,过度通气对循环的不利影响,使复苏成功率下降。

2. 根据患儿胸廓起伏是否良好来确定皮囊通气量的多少。

（三）唇损伤

避免过度用力或正确放置面罩的位置都可以避免唇损伤的发生。

（四）窒息

通过用拇指和示指轻轻向下压迫环状软骨,使位于气管下端的食管处于闭塞状态,从而防止气体在皮囊挤压过程中进入食管及胃内容物反流入口咽部而误吸,从而避免窒息出现。

【知识拓展】

1. "EC 手法"示意图（图 48-4-3）

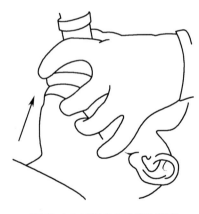

图 48-4-3　"EC 手法"示意图

2. 人工复苏气囊通气的特点

（1）复苏气囊通气时缺乏监测,操作者不能明确每次送气的潮气量、压力等通气参数,若过高的送气压力可以引起气压伤;若过度通气或通气不足,则对循环有不利影响,使复苏成功率下降。以胸廓起伏良好为宜。

（2）复苏气囊通气时的不确定因素较多,每个操作者之间的个体差异较大。

（3）人工复苏气囊通气作为一种正压通气,操作不当易带来危险。

3. 简易呼吸气囊的检测

（1）呼吸球的测试:

1）用一只手挤压呼吸球囊,另一只手关闭球囊颈部的开口端,停止挤压后皮囊快速膨胀,说明吸入阀有效。

2）关闭颈部开口端,试着挤压皮囊,如果用适当的力量不能压扁皮囊或挤压的力量迫使空气从皮囊颈部开口端的缝隙间溢出,说明吸入阀能有效地防止气体倒流。

（2）单向阀检测:在患儿端接头处接上储气袋,挤压皮囊,单向阀张开并将气体排出,按压球体几次如果储气袋很快充满,说明单向阀正常。

（3）安全压力阀检测:旋转安全阀,用手堵住患儿端接头处并按压球体可以看见或听见压力装置的跳动,说明安全阀正常。有条件可接压力表或呼吸机测试安全压力,成人安全压力为 60cmH$_2$O 或无压力阀。儿童、婴儿安全压力阀为 40cmH$_2$O。将患儿接头处接上 0～100cmH$_2$O 的压力表,以正常速度压下球体。压力表上应显示(60±10)cmH$_2$O,儿童、婴儿显示 40cmH$_2$O,如有异常请检测组装是否正确及有无漏气,如安全阀损坏,请更换新组件以免影响其功能。

（4）人工复苏气囊储气袋及储气阀检测:

1）将氧气储气阀及储气袋接在一起,连接氧气装置,气体由导入口导入,储气袋应鼓起,多余的气体自储气阀溢出(可以看到出气阀垫片向外突出),如未察觉溢出应检查出气阀组装是否正确。

2）压缩球体,鼓起的储气袋会将气体导入球体,鼓起的部分会凹陷,如外接的气体进入,储气袋会再度鼓起,若球体无法回复原状,请检查储气阀是否正常。

（孟玉倩　左泽兰）

第五节　儿童心肺复苏技术

心搏骤停（cardiac arrest,CA）是指各种原因引起的、在未能预计的情况和时间内心脏突然停止搏动,从而导致有效心泵功能和有效循环突然中止,引起全身组织细胞严重缺血、缺氧和代谢障碍,如不及时抢救即可立刻失去生命。心搏骤停后的心肺复苏术（cardiopulmonary resuscitation,CPR）即针对这一危及生命的情况所采取的抢救措施。心肺复苏（CPR）分为两个部分:基本生命支持和高级生命支持。基本生命支持(basic life support)简称 BLS,即进行徒手心肺复苏操作,也就是通常所说的 CAB:C(compression)即胸外心脏按压、A(airway)即开通气道、B(breathing)即人工呼吸。

【护理评估】

除了评估患儿年龄之外,仍需评估患儿是否处于危及生命的状态,可通过 C(consciousness,意识)、B(breathing,呼吸)、C(color,面色)三个方面进行初次印象评估。初次印象评估应在数秒内完成,一旦确认患儿无意识立即启动急救系统,寻求帮助。

【操作前准备】

1. 用物准备　治疗车或治疗盘、适合年龄的皮囊面罩或者纱布、电筒、压舌板,必要时准备复苏板。

2. 环境准备　保证环境安全。

【操作步骤与要点】

(一) 单人心肺复苏技术

单人心肺复苏操作技术及要点见表48-5-1。

(二) 双人心肺复苏技术

双人心肺复苏术的操作步骤及要点见表48-5-2。

表 48-5-1　单人心肺复苏技术操作步骤及要点

操 作 步 骤	操 作 要 点
1. 判断患儿意识	— 呼叫患儿,儿童轻拍其肩部,婴儿轻拍其足底。确认患儿意识丧失
2. 启动应急反应系统	— 呼叫帮助或指挥他人呼叫帮助,亦可通过手机启动应急反应系统
3. 同时判断患儿呼吸及脉搏	— 1 岁至青春期儿童判断其股动脉或者颈动脉搏动,1 岁以下婴儿判断其肱动脉搏动,同时观察患儿有无呼吸:操作者 2 根手指放置大腿内侧,髋骨和耻骨之间,正好在腹部和大腿交汇处的折痕下,以此来判断股动脉搏动;使用2 个或 3 个手指找到气管,将手指滑到气管和颈侧肌肉之间的沟内,此处可以触摸到颈动脉的搏动;亦可以使用示指和中指指尖触及患儿前臂内侧,以此来判断肱动脉搏动 — 不能确认有无动脉搏动,立即进行胸外心脏按压。 — 判断时间为至少 5 秒,但不大于 10 秒
4. 胸外心脏按压	— 确定按压部位:儿童为胸部中央,胸骨下半部。婴儿为两侧乳头连线正下方 — 按压手法:儿童可使用单掌或双掌手法按压。一手掌根部放于按压部位,另一手平行重叠于该手手背上,手指并拢,只以掌根部接触按压部位,双臂位于患儿胸骨的正上方,双肘关节伸直,利用上身重量垂直下压。婴儿使用双指按压 — 按压深度:胸骨前后径 1/3(儿童大约 5cm,婴儿大约 4cm) — 保证胸廓充分回弹:每次按压时间与放松时间大致相同 — 按压频率:至少 100 次/分,但少于 120 次/分 — 尽量减少中断:在 10 秒或更短时间内使用便携面罩给予 2 次呼吸
5. 开放气道	— 清理呼吸道,取下义齿 — 开放气道(无颈椎损伤患儿使用仰头抬颏法,怀疑颈椎损伤患儿使用双手托颌法)保持患儿处于鼻嗅物位,可置患儿平卧位,保持外耳道水平线位于肩关节前方
6. 人工通气	— 单人抢救时使用口对口或口对口鼻人工呼吸 — 口对面罩人工呼吸步骤如下 • 站立于患儿一侧 • 以鼻梁为参照,把面罩放于患儿口鼻部 • 使用面罩封住患儿口鼻:使用靠近患儿头顶的手,将示指和拇指放在面罩边缘。将另一只手的拇指放在面罩的下缘。 • 将另一只手的其余手指放在下颌骨边缘并提起下颌。进行仰头提颏,以开放气道 • 提起下颌时,用力完全按住面罩的外缘,使面罩边缘密封于面部 • 施以 1 秒钟的吹气,并同时观察患儿胸廓是否隆起,避免过度通气 — 口对口人工呼吸步骤如下 • 用仰头提颏法开放患儿气道 • 用拇指和示指捏住鼻子(使用放在前额的手) • 正常吸一口气(不必深吸),用嘴唇封住患儿口周,使完全不漏气 — 如果胸廓未隆起,重复开放气道并使用面罩密封口鼻通气,若尝试两次后仍无法对患儿通气,应迅速恢复胸外按压 — 通气与按压比例 30∶2

表 48-5-2 双人心肺复苏术的操作步骤及要点

操 作 步 骤	操 作 要 点
1. 判断患儿意识	同前
2. 启动应急反应系统	同前
3. 同时判断患儿呼吸及脉搏	同前
4. 胸外心脏按压	— 确定按压部位:同前 — 按压手法:儿童可使用单掌或双掌手法按压。一手掌根部放于按压部位,另一手平行重叠于该手手背上,手指并拢,只以掌根部接触按压部位,双臂位于患儿胸骨的正上方,双肘关节伸直,利用上身重量垂直下压。婴儿使用双手环抱法 — 按压深度:同前 — 保证胸廓充分回弹:同前 — 按压频率:同前 — 尽量减少中断:同前
5. 开放气道	同前
6. 人工通气	— 双人抢救时使用皮囊面罩人工呼吸 — 皮囊面罩人工呼吸步骤如下 • 到患儿头部正上方 • 以鼻梁为参照,把面罩放于患儿脸上 • 提起下颌保持气道开放同时,使用 E-C 手法将面罩固定患儿口鼻:将面罩放于患儿脸上,面罩狭窄处位于患儿鼻梁处;将一只手的拇指和示指放在面罩两边形成 C 形,并将面罩边缘压向患儿面部;使用剩下的手指提起下颌角(3 个手指形成 E 形),避免压迫下颌软组织,以免阻塞气道,开放气道,使面罩紧贴面部 • 挤压皮囊施以 1 秒钟的人工呼吸,并同时观察患儿胸廓是否隆起,同时避免过度通气 — 如果胸廓未隆起,重复开放气道并使用面罩密封口鼻通气,若尝试两次后仍无法对患儿通气,应迅速恢复胸外按压 — 通气与按压比例 15:2

【操作后观察】

心肺复苏每 2 分钟评估心肺复苏效果,同时,胸外按压操作者与人工呼吸操作者进行轮换。心肺复苏有效的指标有:大动脉搏动恢复,面色转红,意识逐渐恢复,出现自主呼吸,瞳孔由大变小。

【常见并发症及防范措施】

(一) 胃扩张

是由于人工呼吸过度通气或者通气流量过大造成。为了减少胃扩张,通气应维持 1 秒,通气量不宜过大,胸廓有起伏即可。

(二) 肋骨骨折

胸外心脏按压容易造成肋骨骨折,按压时应保证充分回弹,避免按压过快、过深。

【知识拓展】

美国心脏协会心肺复苏及心血管急救指南总结的心跳呼吸骤停的潜在病因"6H5T",见表 48-5-3。

表 48-5-3 6H5T

6H	
hypovolemia	低血容量
hypoxia	缺氧
hydrogen ion(acidosis)	酸中毒
hypo-/hyperkalemia	低钾血症/高钾血症
hypothermia	低体温
hypoglycemia	低血糖
5T	
tension pneumothorax	张力性气胸
tamponade, cardiac	心脏压塞
toxins	毒素
thrombosis, pulmonary	血栓(肺)
thrombosis, coronary	血栓(冠状动脉)

(刘鹏 左泽兰)

第六节　心脏电击术

心脏电击术包括心脏电复律(cardioversion)和电除颤(defibrillation),是指在严重快速心律失常时,将一定强度的电流直接或经胸壁作用于心脏使全部或大部分心肌在瞬间除极,使心脏自律性最高的起搏点(通常是窦房结)重新主导心脏节律的治疗过程,也就是说通过电击的方式将异常心脏节律转复为正常窦性节律,是药物和射频消融以外的治疗异位快速心律失常的另一种方法,具有作用快、疗效高、简便和比较安全的特点,已成为救治心室颤动和其他快速心律失常患儿的首选或重要的措施。

【护理评估】

心脏电击前应评估患儿胸前有无汗液、是否有植入式除颤器或起搏器、药物透明贴片。

【操作前准备】

1. 用物准备　除颤仪、纱布4块,弯盘,听诊器,电极片4片,导电糊或盐水纱布2块,记录单。

2. 环境准备　保证环境安全。

【操作步骤与要点】

操作步骤	操作要点
1. 评估	呼叫患儿,儿童轻拍其肩部,婴儿轻拍其足底。确认患儿意识丧失,记录抢救时间(具体到分钟)
2. 启动应急反应系统	呼叫帮助或指挥他人呼叫帮助,亦可通过手机启动应急反应系统
3. 判断患儿心律失常类型	(1) 除颤:适用于室颤或无脉性室性心动过速 (2) 同步电复律:适用于不稳定型室上性心动过速或有脉性室速
4. 电击	(1) 去枕平卧硬板床 (2) 松解衣扣、腰带,充分暴露除颤部位 (3) 开启除颤仪 (4) 将导联开关设为电极板(或者如果使用监护仪导联,则设为Ⅰ、Ⅱ或Ⅲ导联) (5) 用纱布擦干患儿除颤部位皮肤 (6) 选择合适的电极板:>1岁或10kg选择成人电极板 (7) 若需要同步电复律,设置同步模式 (8) 选择能量剂量: 1) 除颤首剂量:2~4J/kg,后续剂量:4J/kg或更大(不超过10J/kg或标准成人剂量) 2) 同步电复律首剂量:0.5~1J/kg,后续剂量:2J/kg或更大 (9) 往电击板涂抹导电凝胶 (10) 电极板分别放置于胸骨右缘2~3肋间和胸前部心尖区,彼此不接触,将电极板贴紧胸壁,压力适当 (11) 宣布"除颤仪充电",然后按下心尖部电极板或除颤仪控制板上的充电按钮 (12) 在除颤仪充满电后,大声做出宣布"所有人员避开" (13) 在确认所有人员均已离开患儿后,按下除颤仪上的电击按钮或同时按下两个电极板上的放电按钮 (14) 除颤时,除颤完毕立即进行胸外心脏按压;同步电复律时,按下放电按钮后需将电极板在患儿身上停留3秒钟,待除颤仪感应放电后,取开电极板,观察患儿心率
5. 电击后处理	(1) 擦净患儿身上的导电糊,协助患儿穿衣并观察局部皮肤有无灼伤;安慰清醒患儿,垫枕,取舒适体位 (2) 密切观察并记录患儿心电图、呼吸、心律、血压等生命体征变化及治疗情况 (3) 需实施心肺复苏者,放电后即刻给予CPR,2分钟后检查心律 (4) 整理用物,清洁、消毒除颤电极板备用 (5) 洗手,记录并做好交接班

48

【常见并发症及防范措施】

（一）心律失常

1. 常见房性或室性期前收缩,窦性心动过缓和房室交界区逸搏,多为暂时性,一般不需处理。

2. 窦性停搏、窦房阻滞或房室传导阻滞,多见于原有窦房结功能低下或房室传导系统有病变者,静脉滴注异丙肾上腺素或阿托品有助于提高心室律。

（二）心肌损伤

高能量电击后血清心肌酶(CK、LDH、AST)升高,大多可在5~7天恢复正常。少数患儿心电图可见ST-T改变,偶见异常Q波和高钾性T波改变。

（三）低血压

多发生于高能量电击后,可持续数小时,多可自行恢复;如血压下降明显可用多巴胺、间羟胺等血管活性药物。

（四）皮肤灼伤

几乎所有患儿在电复律后电极接触部位均有皮肤灼伤,可见局部红斑水疱,多由于电极板按压不紧导电糊过少或涂抹不均者,一般无须特殊处理。

（五）血栓栓塞

心脏电复律后血栓栓塞的发生率约为1.5%,多为心房栓子脱落导致外周动脉栓塞;于过去曾有反复栓塞史者,尤其是房颤患儿复律前应注意评估给予抗凝治疗的必要性。

（六）肺水肿及心力衰竭

由于电复律后左房机械性功能受到抑制,或受到肺栓塞的影响而出现肺水肿及心力衰竭,可使用扩血管药物及利尿剂治疗,必要时给予机械通气治疗。

【知识拓展】

2015年美国心脏协会指南指出对于儿童患者电击难以纠正的室颤或无脉性室性心动过速的治疗,可用胺碘酮或利多卡因。近期一项针对院内儿童心搏骤停的多机构回顾性研究显示,与胺碘酮相比,利多卡因的自主循环恢复率和24小时存活率更高。然而,利多卡因和胺碘酮都没有增加存活出院率。

（刘鹏　左泽兰）

第七节　螺旋式鼻肠管放置技术

鼻肠管是经鼻-空肠的喂养管道,通过肠道吸收营养物质,有助于促进肠道运动,维护肠道完整性,减少细菌的移位,降低能量的消耗与高代谢水平,为不耐受经胃营养或有反流和误吸高风险的重症患儿首选。螺旋式鼻肠管是一种不透X线的聚氨酯管,X线下可见,在盲插过程中,鼻肠管通过引导钢丝被伸直,置入胃内后取出导丝,在8~12小时以内,鼻肠管在胃肠动力正常的情况下自行通过幽门,也可在内镜或X线透视的帮助下通过幽门。本节主要介绍在床旁盲插螺旋式鼻肠管的过程。

【护理评估】

1. 年龄、病情、意识状态、配合程度和心理反应。

2. 鼻腔情况,胃动力情况和是否需要使用增强胃动力药物。

3. 是否需要排尿。

【操作前准备】

1. 用物准备　治疗车、医嘱本、螺旋式鼻肠管、一次性手套、20ml注射器、弯盘、治疗碗(内盛无菌生理盐水或灭菌注射用水)、无菌棉球、纱布、棉签、胶布、治疗巾或小毛巾、听诊器、记号笔、pH试纸。

2. 环境准备　安全、安静、清洁。必要时屏风遮挡,请无关人员回避等。

3. 向患儿及家属讲解放置鼻肠管的目的、方法、放置时的感觉及配合方法,取得配合。

【操作步骤与要点】

操作步骤	操作要点
1. 核对医嘱	
2. 携用物至患儿床边	
3. 核对患儿,用开放式方式询问患儿和家属	— 操作前查对,确认患儿身份,扫描腕带
4. 操作前准备	— 患儿取右侧卧位或半坐位 — 将引导钢丝完全插入管内,使钢丝末端连接柄与鼻肠管连接头固定 — 测定需要插入的管道长度:测定胸骨剑突至鼻尖再到耳垂的距离,然后在离管道末端的同样距离处作一记号(第一个记号),另外再在该记号外25cm(第二个记号)和50cm(第三个记号)处各作一记号 — 管道头部用无菌生理盐水或灭菌注射用水湿润,以利于插管

续表

操作步骤	操作要点
5. 再次核对	— 操作中查对
6. 置管至胃部	— 选择、清洁一侧鼻腔,将管道慢慢插入,当管道进入喉部时,将患儿的头轻轻向前弯曲,对能配合的患儿嘱其做吞咽动作 — 管道应轻轻推进,直至到第一个记号处,不应强行插入,注意避免插入气管 — 判断管道是否在胃内:听气过水声、抽取胃液测 pH、X 线透视定位 — 确定管道在胃后,向管道内注入至少 20ml 无菌生理盐水或灭菌注射用水 — 将引导钢丝撤出 25cm,继续插管至第二个标记处,然后将钢丝全部取出
7. 固定管道	— 不应将管道固定于鼻部,而应将管道悬空 25cm 后固定于近耳垂处(便于管道随胃肠蠕动继续下移)
8. 再次核对	— 操作后查对
9. 协助患儿取合适体位	— 抬高床头或半卧位
10. 向患儿及家属交代有关注意事项	— 防止管道脱出 — 观察患儿有无咽部不适、恶心呕吐等
11. 正确处理用物	— 污物按规定处理,避免交叉感染
12. 洗手,记录操作时间,签名	

【操作后观察】

1. 在胃动力正常情况下,管道会在 8 ~ 12 小时内通过幽门。抬高床头或取半卧位有助于鼻肠管下移,当管道到达第三个加号处时重新固定管道。

2. 判断管道是否到达肠腔内测回抽液 pH:>7 在肠腔内,<5 在胃内;回抽到胆汁提示在肠腔内;腹部拍 X 线片。

3. 观察患儿有无鼻咽部不适、疼痛、恶心、呕吐、腹胀、腹泻等症状。

【常见并发症及防范措施】

(一)堵管

1. 充分摇匀营养液后再输注,输注营养液后用 10 ~ 30ml 温开水冲洗管道,营养液和药物分别输注,中间必须冲洗管道。

2. 缩短冲洗间隔时间,每 1 ~ 2 小时冲洗一次。

3. 当管内有凝固的物质或纤维时,可用注射器回抽。当回抽有困难时,可先用注射器将 5% 碳酸氢钠溶液注满管腔,待管腔内蛋白和纤维凝块溶解后,再进行回抽。

(二)脱管

1. 妥善固定鼻肠管,防止牵拉、脱位。

2. 烦躁的患儿可适当给予小剂量镇静剂。

3. 对于意识清楚比较配合的患儿,做好宣教,告诉其管道的作用和重要性。

(三)误吸

1. 输注营养液前,要观察管道是否在肠道内,必要时拍 X 线片;观察腹部体征,是否有腹胀,是否有胃潴留,必要时暂停输注。

2. 输注时保持患儿半坐卧位或床头抬高 30° ~ 40°,输注完后保持患儿侧卧位或半坐卧位 30 分钟。

3. 用输液泵匀速地输入营养液。

(四)胃肠道方面并发症

1. 关注营养液渗透压,控制营养液输注速度。

2. 鼓励患儿早日下床活动,促进胃排空。

【知识拓展】

螺旋式鼻肠管较一般鼻肠管易于通过幽门,且尖端具有记忆功能的螺旋式管道可以将自身固定在空肠内,且只需要生理盐水或灭菌注射用水即可激活螺旋功能。如果胃动力差可以使用增强胃动力的药物,在床旁盲插不能通过幽门者,可以在 X 线引导下或使用内镜插入,必要时也可以由外科医师在手术中置入。

(王祎　左泽兰)

第八节 有创动脉血压监测技术

有创动脉血压(invasive blood pressure,IBP)监测技术是指将动脉导管置入动脉内直接监测动脉血压的方法,正常情况下其值略高于无创血压(non-invasive blood pressure,NBP)。与无创血压相比,有创血压可以获得连续、可靠、准确的数值,且不受袖带宽度、松紧度以及患儿脉搏强弱和快慢的影响。

【护理评估】

1. 年龄、病情、凝血功能、过敏史、不良反应史、自理能力和配合程度。

2. 动脉穿刺途径桡动脉为首选,此外股动脉、肱动脉、颞浅动脉、足背动脉、腋动脉和尺动脉均可。在选择桡动脉置管前应采用 Allen 试验或改良 Allen 试验评估尺、桡动脉循环情况。

3. 是否需要排尿。

【操作前准备】

1. 用物准备 治疗车、医嘱本、一次性动脉测压传导装置、24G 或 22G 留置套管针、透明敷料、50ml 一次性注射器(抽取含肝素 1~2U/ml 的生理盐水)、输液泵管、无菌手套、胶布、常规无菌消毒盘、皮肤消毒剂、手消毒液、一次性治疗巾、小板、弹力绷带、约束带、小枕、微量泵。

2. 环境准备 安全、安静、清洁。必要时屏风遮挡,请无关人员回避等。

3. 向患儿及家属讲解有创血压监测的目的及动脉穿刺操作过程,取得配合。

【操作步骤与要点】

操 作 步 骤	操 作 要 点
1. 核对医嘱	
2. 携用物至患儿床边	
3. 核对患儿,用开放式方式询问患儿和家属	— 操作前查对,确认患儿身份,扫描腕带
4. 检查各类一次性用品的有效期和无菌状态,打开备用	— 用含肝素 1~2U/ml 的生理盐水给动脉测压装置排气,凝血功能差的可选用生理盐水
5. 进行动脉选择	— 根据患儿情况请其他护士或家长协助固定患儿,视需要约束患儿 — 在选择桡动脉置管前应采用 Allen 试验或改良 Allen 试验评估尺动脉和桡动脉循环情况。Allen 试验阳性者禁止行桡动脉置管
6. 协助患儿取平卧位,手下垫一次性治疗巾,消毒穿刺部位,待干	— 顺时针和反时针螺旋式由内向外消毒,直径大于透明敷料面积 — 患儿前臂伸直,掌心向上并固定,腕部垫一小枕手背屈曲60°
7. 再次核对	— 操作中查对
8. 戴无菌手套,铺无菌巾,进行动脉穿刺	— 护士左手中指摸及桡动脉搏动,示指在其远端轻轻牵拉,穿刺点在搏动最明显处远端约 0.5cm — 套管针与皮肤呈 30°穿刺,成功后将套管针放低与皮肤呈 10°,再将其向前推进 2mm,用手固定针芯,将外套管送入桡动脉内,拔出针芯
9. 连接压力传导装置	— 将已排好气的压力传导装置与动脉导管相连,确保整个压力传导管路无气泡和血凝块 — 将监护仪上压力模块与压力传导装置相连
10. 固定	— 用无菌敷贴固定穿刺部位 — 用小夹板固定患儿手腕部背侧,必要时用约束带固定患儿穿刺侧上肢 — 固定压力传感器,平患儿右心房水平(即患儿腋中线水平)
11. 传感器校零	— 调节测压装置三通接头,关闭患儿端,使测压装置与大气相通,直至监护仪上动脉波形为直线,数值为零,即可

操作步骤	操作要点
12. 读取数值	—— 关闭与大气相通端三通,接通患儿端,监护仪显现动脉压力的波形和数值
13. 持续冲洗整个测压管路	—— 用微量泵将含肝素 2U/ml 的生理盐水以 1～2ml/h 进行冲洗
14. 再次核对	—— 操作后查对
15. 协助患儿取舒适卧位,撤除一次性治疗巾	—— 患儿变换体位时要注意变换传感器的位置,使其始终平患儿右心房水平
16. 向患儿及家属交代有关注意事项	—— 观察穿刺处局部情况,防止动脉导管脱出 —— 变换体位时避免牵拉传感器
17. 正确处理用物	—— 污物按规定处理,避免交叉感染
18. 洗手,记录操作时间,签全名	

【操作后观察】

1. 根据患儿实际情况调整有创血压的报警参数,观察有创血压的数值、波形,发现异常及时报告。

2. 观察穿刺部位有无红肿、疼痛、渗血、渗液,以及置管处远端血供情况。

3. 观察冲洗管道的肝素生理盐水或生理盐水是否通畅,使用完或超过 24 小时及时更换。

【常见并发症及防范措施】

（一）出血、血肿

1. 加强观察穿刺处有无渗血、肿胀。

2. 提高穿刺技术,穿刺套管针固定妥当。

3. 拔出动脉导管时压迫时间应在 5 分钟以上,用宽胶布加压覆盖,必要时用弹力绷带加压包扎。加压包扎时需观察患儿远侧肢端血液循环情况,如有异常应及时松开绷带,待血液循环恢复后再进行包扎。

（二）感染

1. 穿刺时严格无菌操作。留置过程中严密观察导管有无异常,发现异常立即拔出,如还需监测,须另外选择血管进行穿刺。不常规更换动脉导管。

2. 抽取动脉血时不能污染导管接头。

3. 加强观察,及时更换敷料,尽早拔管是预防感染的关键。血肿也可增加感染机会,因此,应防止发生血肿,如出现血肿应正确处理。

（三）血栓

导管越粗,留置时间越长,血栓发生几率越高。

1. 选择合适的留置套管针,避免过粗,尽早拔管。

2. 持续肝素生理盐水或生理盐水冲洗导管。

3. 操作过程中防止气体进入。

4. 管内有血块及时抽取,切勿推入。

【知识拓展】

1. Allen 试验　术者用双手同时按压桡动脉和尺动脉;嘱患儿反复用力握拳和张开手指 5～7 次至手掌变白;松开对尺动脉的压迫,继续保持压迫桡动脉,观察手掌颜色变化。若手掌颜色 10 秒之内迅速变红或恢复正常,表明尺动脉和桡动脉间存在良好的侧支循环,即 Allen 试验阴性;相反,若 10 秒手掌颜色仍为苍白,Allen 试验阳性,这表明手掌侧支循环不良。

2. 改良 Allen 试验　可用于昏迷患儿和不合作的婴幼儿,利用监护仪上脉搏血氧饱和度（SpO$_2$）数值和波形进行判断,高举患儿一侧上肢,同时压迫尺、桡动脉,待动脉血氧饱和度数值为零和波形变平,放低手,松开尺动脉,若屏幕上出现数值和波形则为正常,说明尺动脉供血良好,反之则为异常。

（王祎　左泽兰）

第九节　血浆置换技术

血浆置换（plasma exchange,PE）是一种用来清除血液中大分子物质的血液净化疗法。其基本过程是将患儿血液经血泵引出,经过血浆分离器,分离血浆和细胞成分,去除致病血浆或选择性地去除血浆中的某些致病因子,然后将细胞成分、净化后血浆及所需补充的置换液输回体内。

血浆置换包括单重血浆置换和双重血浆置换（double filtration plasmapheresis,DFPP）。单重血浆置换是利用离心或膜分离技术分离并丢弃体内含有高浓度致病因子的血浆,同时补充同等体积的新鲜冰冻血浆或新鲜冰冻血浆加少量白蛋白溶液。双重血浆置换是使血浆分离器分离出来的血浆再通过膜孔径更小的血浆成分分离器,将患儿血浆中相对分子质量远远大于白蛋白的致病因子,如免疫球蛋白、免疫复合物、脂蛋白等丢弃,将含有大量白蛋白的血浆成分回输至体内,它可以利用不同孔径的血浆成分分离器来控制血浆蛋白的除去范围。DFPP 能迅速清除患儿血浆中的免疫复合物、抗体、抗原等致病因子,调节免疫系统,清除封闭性抗体,恢复细胞免疫功能及网状内皮细胞吞噬功能,使病情得到缓解。

【护理评估】

1. 医院资质 建议双重血浆置换在三级甲等医院的血液净化中心进行。

2. 患儿评估 评估患儿及家属的合作能力。

【操作前准备】

1. 向家属及(或)患儿交代病情,签署知情同意书。

2. 建立血管通路 多为临时血管通路。

3. 常规检查 血常规、出凝血指标、血清白蛋白、血清球蛋白、电解质、肾功能及与原发病相关的指标等。

4. 用物准备 按医嘱准备血浆分离器、血浆成分吸附器、专用血液吸附管路并核对其型号;准备生理盐水、葡萄糖溶液、抗凝剂、配制含有抗凝剂的生理盐水;准备体外循环用的必须物品:如止血钳、注射器、手套等。

5. 常规准备 地塞米松、肾上腺素等急救药品和器材。

6. 准备并检查设备运转情况按照设备出厂说明书进行。

7. 按照医嘱配制置换液。

8. 查对患儿姓名,检查患儿的生命体征并记录。

9. 给予患儿抗凝剂。

10. 根据病情需要确定单重或双重血浆置换。

【操作步骤与要点】

单重血浆置换

操作步骤	操作要点
1. 开机,机器自检,按照机器要求进行管路连接,预冲管路及血浆分离器	
2. 根据病情设置血浆置换参数;设置各种报警参数	
3. 置换液的加温	— 血浆置换术中患儿因输入大量液体,如液体未经加温输入后易致畏寒、寒战,故所备的血浆等置换液需经加温后输入,应干式加温
4. 血浆置换治疗开始时,全血液速度宜慢,观察 2～5 分钟,无反应后再以正常速度运行	— 血泵速度通常为 3～5ml/min
5. 置换达到目标量后回血,观察患儿的生命体征,记录病情变化及血浆置换治疗参数和结果	

双重血浆置换

操作步骤	操作要点
1. 开机,机器自检、按照机器要求进行血浆分离器、血浆成分分离器、管路、监控装置安装连接、预冲	
2. 根据病情设置血浆置换参数、各种报警参数如血浆置换目标量、各个泵的流速或血浆分离流量与血流量比率、弃浆量和分离血浆比率等	
3. 血浆置换开始时,全血液速度宜慢,观察 2～5 分钟,无反应后再以正常速度运行	— 血泵速度通常为 3～5ml/min
4. 血浆置换达到目标量之后,进入回收程序,按照机器指令进行回收,观察并记录患儿的病情变化、治疗参数、治疗过程及结果	

48

【操作后观察】

1. 检查管路是否紧密、牢固连接,管路上各夹子松开,回路各开口关/开到位。

2. 机器是否处于正常状态绿灯亮,显示屏开始显示治疗量。

3. 核对患儿治疗参数设定是否正确。准确执行医嘱。

4. 专人床旁监测,观察患儿状态及管路凝血情况,心电监护,每小时记录一次治疗参数及治疗量,核实是否与医嘱一致。

5. 根据机器提示,及时补充肝素溶液、倒空废液袋。

6. 发生报警时,迅速根据机器提示进行操作,解除报警。如报警无法解除且血泵停止运转,则立即停止治疗,手动回血,并速请维修人员到场处理。

7. 加强监护,注意生命体征变化。

8. 观察有无出血、过敏、低血压或高血压等不良反应。

【常见并发症及防范措施】

（一）置换相关的并发症

1. 过敏和变态反应　系大量输入异体血浆所致,表现为皮疹、皮肤瘙痒、畏寒、高热,严重者出现过敏性休克。可在血浆输入前适量应用糖皮质激素预防,出现上述症状时减慢或停止血泵,停止输入可疑血浆或血浆成分,予以糖皮质激素、抗组胺类药物治疗,出现过敏性休克的按休克处理。

2. 低血压　与置换液补充量不足、血管活性药物清除或过敏反应有关,根据不同的原因进行相应处理,考虑置换液补充量不足者,应正确计算需要补充的血浆量,治疗开始时,减慢放血速度,阶梯式增加,逐渐至目标流量,对于治疗前已经有严重低蛋白血症患儿,根据患儿情况可酌情使用人血白蛋白、血浆,以提高血浆胶体渗透压,增加有效血容量,管路用生理盐水预充。考虑血管活性药物清除所致者,必要时适量使用血管活性药物。考虑过敏者按过敏处理。

3. 溶血　查明原因,予以纠正,特别注意所输注血浆的血型,停止输注可疑血浆;应严密监测血钾,避免发生高血钾等。

4. 重症感染　在大量使用白蛋白置换液进行血浆置换时,导致体内免疫球蛋白和补体成分缺乏。高危患儿可适量补充新鲜血浆或静脉注射大剂量免疫球蛋白。

5. 血行传播病毒感染　主要与输入血浆有关,患儿有感染肝炎病毒和人免疫缺陷病毒的潜在危险。

6. 出血倾向　血浆置换过程中血小板破坏、抗凝药物过量或大量使用白蛋白置换液置换血浆导致凝血因子缺乏。对于高危患儿及短期内多次、大量置换者,必须补充适量新鲜血浆。

（二）抗凝剂相关的并发症

出血,或血小板减少电解质紊乱,酸碱失衡。

需根据不同的抗凝剂检测治疗前、中、后的凝血状态,电解质等指标。

（三）血管通路相关的并发症

详见第四十三章第六节中心静脉导管使用及维护技术。

【知识拓展】

（一）适应证

1. 风湿免疫性疾病　系统性红斑狼疮（尤其是狼疮性脑病）、难治性类风湿性关节炎、系统性硬化症、抗磷脂抗体综合征等。

2. 免疫性神经系统疾病　重症肌无力、急性炎症性脱髓鞘性多发性神经根病（Guillain-Barrèsyndrome）、Lambert-Eaton 肌无力综合征、多发性硬化病、慢性炎症性脱髓鞘性多发性神经病等。

3. 消化系统疾病　重症肝炎、严重肝衰竭、肝性脑病、胆汁淤积性肝病、高胆红素血症等。程芝灵等发现血浆置换治疗可能是肝衰竭患儿有效的缓解治疗手段,但对晚期患儿效果不明显,并且存在以过敏反应为主的不良反应风险。

4. 血液系统疾病　多发性骨髓瘤、高 γ-球蛋白血症、冷球蛋白血症、高黏滞综合征（巨球蛋白血症）、血栓性微血管病[血栓性血小板减少性紫癜/溶血性尿毒性综合征（TTP/HUS）]、新生儿溶血性疾病、白血病、淋巴瘤、重度血型不合的妊娠、自身免疫性血友病甲等。

5. 肾脏疾病　抗肾小球基底膜病、急进性肾小球肾炎、难治性局灶节段性肾小球硬化症、系统性小血管炎、重症狼疮性肾炎等。

6. 器官移植　器官移植前去除抗体（ABO 血型不兼容移植、免疫高致敏受者移植等）、器官移植后排斥反应。

7. 自身免疫性皮肤疾病　大疱性皮肤病、天疱疮、类天疱疮、中毒性表皮坏死松解症、坏疽性脓皮病等。

8. 代谢性疾病　纯合子型家族性高胆固醇血症等。

9. 药物过量、毒液类中毒　以 6 岁以下儿童多见,对于与大分子蛋白紧密结合的毒物,通过血液透析和灌流不易清除,此时需要血浆置换清除毒物。血浆置换的清除效果取决于被清除物的特性,如果该毒物脂溶性大或血管外分布容积大,则清除效

48

差。毒物的蛋白结合率高，并且代谢缓慢是血浆置换清除的适应证。大量报道显示：血浆置换大大降低了儿童毒蕈中毒的病死率，血浆置换在中毒后 30 小时内进行，效果更佳。

10. 其他 浸润性突眼等自身免疫性甲状腺疾病、多脏器衰竭等。

（二）禁忌证

无绝对禁忌证，相对禁忌证包括：

1. 对血浆、人血白蛋白、肝素等有严重过敏史。

2. 药物难以纠正的全身循环衰竭。

3. 非稳定期的心、脑梗死。

4. 颅内出血或重度脑水肿伴有脑疝。

5. 患儿低体重和滤器及体外循环管路血容量严重不匹配者。

（三）血浆置换频度

取决于原发病、病情的严重程度、治疗效果及所清除致病因子的分子量和血浆中的浓度，应个体化制订治疗方案，一般血浆置换疗法的频度是间隔 1～2 天，一般 5～7 次为 1 个疗程。

（四）血浆量的计算（estimated plasma volume，EPV）

EPV（ml）= 65×体重（kg）×（1－HCT）或 40～50ml/kg，单次置换剂量以患儿血浆容量的 1～1.5 倍为宜，建议不超过 2 倍。

（五）抗凝

1. 治疗前患儿凝血状态评估和抗凝药物的选择。

2. 抗凝方案

（1）普通肝素：一般首剂量 0.5～1.0mg/kg，追加剂量 10～20mg/h，间歇性静脉注射或持续性静脉输注（常用）；预期结束前 30 分钟停止追加。实施前给予 40mg/L 的肝素生理盐水预冲，保留灌注 20 分钟，再以生理盐水 500ml 冲洗管路，有助于增强抗凝效果。肝

素剂量应依据患儿的凝血状态个体化调整。

（2）低分子肝素：一般选择 60～80IU/kg，推荐在治疗前 20～30 分钟静脉注射，无需追加剂量。同样肝素生理盐水预冲有助于增强抗凝效果（方法同上）。

（3）出血风险高的患儿，也可在监测 APTT 下，给予阿加曲班。

3. 抗凝治疗的监测和并发症处理 见第三十六章第八节持续床旁血滤。

（六）置换液的种类

1. 晶体液 生理盐水、葡萄糖生理盐水、林格液，用于补充血浆中各种电解质的丢失。晶体液的补充一般为丢失血浆的 1/3～1/2，大约为 500～1000ml。

2. 血浆制品 新鲜血浆、新鲜冰冻血浆、纯化的血浆蛋白，这些血浆制品含有大部分的凝血因子、白蛋白和免疫球蛋白，对于存在有凝血因子缺乏或其他因子缺乏的患儿，可考虑使用。

3. 人白蛋白溶液 常用浓度为 4%～5%。白蛋白中钾、钙、镁浓度均较低，应注意调整，以免引起低钾和（或）低钙血症；尤其是应用枸橼酸钠抗凝者，更应注意避免低钙血症的发生。

4. 其他 低分子右旋糖酐、凝胶和羟乙基淀粉等合成的胶体替代物，可减少治疗的费用；但在体内的半衰期只有数小时，故总量不能超过总置换量的 20%，并应在治疗起始阶段使用。适用于高黏滞血症。

5. 治疗前、治疗过程中给药 如患儿对置换液有过敏史，可在置换前给予适量激素和抗组胺药；或患儿在置换过程中出现过敏反应，也可使用上述药物。常规治疗药物应在治疗结束后给予，如降压药、免疫抑制剂。

（翁永林　左泽兰）

第十节　连续床旁静-静脉血液透析滤过技术

连续床旁静-静脉血液透析滤过技术（CRRT）是在床旁连续进行的采用静脉血管通路实施的血液透析滤过技术，不仅仅局限于替代功能受损的肾脏，近来更扩展到常见危重疾病的急救，成为各种危重病救治中最重要的支持措施之一，与机械通气和全胃肠外营养地位同样重要。

【护理评估】

1. 选择合适的治疗对象，以保证 CRRT 的有效性及安全性。患儿是否需要 CRRT 治疗应由有资质的肾脏专科或 ICU 医师决定。肾脏专科或 ICU 医师

负责患儿的筛选、治疗方案的确定等。

2. 评估患儿及家属的合作能力。

【操作前准备】

1. 用物准备 准备置换液、生理盐水、肝素溶液、注射器、消毒液、无菌纱布及棉签等物品。

2. 操作者准备 按卫生学要求着装，然后洗手、戴帽子、口罩、手套。

3. 向患儿及家属解释静脉输液的目的及过程，取得配合。

【操作步骤与要点】

操作步骤	操作要点
1. 检查并连接电源,打开机器电源开关	
2. 根据机器显示屏提示步骤,逐步安装 CRRT 血滤器及管路,安放置换液袋,连接置换液、生理盐水预冲液、抗凝用肝素溶液及废液袋,打开各管路夹	— 治疗液配制及管路连接时无菌操作
3. 进行管路预冲及机器自检。CRRT 机自检通过后,检查显示是否正常,发现问题及时对其进行调整,如未通过自检,应通知技术人员对 CRRT 机进行检修	
4. 按要求预冲管路	— 充分预充可减少凝血和过敏反应发生的几率
5. 设置治疗参数,报警参数,再次检查管路	— 遵医嘱操作
6. 连接患儿血管通路,体外循环后开始治疗	
7. 治疗结束前 30 分钟,停止肝素全身抗凝	— 婴幼儿及不合作的患儿可使用固定夹板
8. 治疗结束后调整参数,断开动脉端,连接生理盐水回收血液	— 回收血液的量和速度根据患儿体重和心功能设置
9. 肝素盐水封管,记录治疗数据,废物处理	— 保证管路通畅以备再次使用,耗材毁形后处理,废水处理

【操作后观察】

1. 检查管路是否紧密、牢固连接,管路上各夹子松开,回路各开口关/开到位。

2. 机器是否处于正常状态绿灯亮,显示屏开始显示治疗量。

3. 核对患儿治疗参数设定是否正确。准确执行医嘱。

4. 专人床旁监测,观察患儿状态及管路凝血情况,心电监护,每小时记录一次治疗参数及治疗量,核实是否与医嘱一致。

5. 根据机器提示,及时补充肝素溶液、倒空废液袋、更换管路及透析器。

6. 发生报警时,迅速根据机器提示进行操作,解除报警。如报警无法解除且血泵停止运转,则立即停止治疗,手动回血,并速请维修人员到场处理。

7. 加强监护,注意生命体征变化。

8. 观察有无出血、过敏、低血压或高血压等不良反应。

【常见并发症及防范措施】

CRRT 并发症种类同血液透析和血液滤过等技术,但由于 CRRT 治疗对象为危重患儿,血流动力学常不稳定,且治疗时间长,故一些并发症的发病率较高,且程度较重,处理更为困难。如低血压、低钾或高钾血症、低钙血症、酸碱失衡、感染以及机械因素相关并发症。另外,由于治疗时间长,肝素等抗凝剂应用总量较大,故容易出血;但如血流量较低、血细胞比容较高或抗凝剂剂量不足,则容易出现凝血。如治疗时间较长,则可导致维生素、微量元素和氨基酸等丢失,应适当补充。

【知识拓展】

(一) 适应证

1. 肾脏疾病

(1) 重症急性肾损伤(AKI)伴血流动力学不稳定和需要持续清除过多水或毒性物质,如 AKI 合并严重电解质紊乱、酸碱代谢失衡、心力衰竭、肺水肿、脑水肿、急性呼吸窘迫综合征(ARDS)、外科术后、严重感染等。

(2) 慢性肾衰竭(CRF)合并急性肺水肿、尿毒症脑病、心力衰竭、血流动力学不稳定等。

2. 非肾脏疾病　包括多器官功能障碍综合征(MODS)、脓毒血症或败血症性休克、急性呼吸窘迫综合征(ARDS)、挤压综合征、乳酸酸中毒、急性重症胰腺炎、心肺体外循环手术、慢性心力衰竭、肝性脑病、药物或毒物中毒、严重液体潴留、需要大量补液、电解质和酸碱代谢紊乱、肿瘤溶解综合征、过高热等。

(二) 禁忌证

CRRT 无绝对禁忌证,但存在以下情况时应慎用:

1. 无法建立合适的血管通路。

2. 严重的凝血功能障碍。

3. 严重的活动性出血,特别是颅内出血。

4. 无适用于儿童的滤器和管路。

(三)治疗时机

急性单纯性肾损伤患儿血清肌酐>354μmol/L,或尿量<0.3ml/(kg·h),持续24小时以上,或无尿达12小时;急性重症肾损伤患儿血清肌酐增至基线水平2~3倍,或尿量<0.5ml/(kg·h),时间达12小时,即可行CRRT。对于脓毒血症、急性重症胰腺炎、MODS、ARDS等危重病患儿应及早开始CRRT治疗。当有下列情况时,立即给予治疗:严重并发症经药物治疗等不能有效控制者,如容量过多包括急性心力衰竭、电解质紊乱、代谢性酸中毒等。

(四)儿科血液净化设备的特点

儿科血液净化的原理和设备本质上是和成人一致的,但由于儿童体重低、血容量小、血流动力学不稳定等生理特点,要求配备适合儿童的管路和滤器,且要求设备具有更高的精密度和安全性。应注意选择预冲容量较小的滤器和配套管路,以减少体外循环血量,减少有效循环血量的丢失。体外循环血量一般控制在总血容量的10%以下(即不应超过患儿体重的0.8%),即新生儿<30ml,婴儿<50ml,儿童<100ml。还应根据患儿年龄、体重选择滤器膜面积:体重<20kg时,考虑使用0.2~0.4m²膜面积的滤器;体重20~30kg时,考虑使用0.4~0.8m²膜面积的滤器;体重30~40kg时,考虑使用0.8~1.0m²膜面积的滤器;体重>40kg时,可使用成人滤器。

对于新生儿和婴儿宜采用单腔颈内静脉和股静脉置管,减少血流再循环,对较大儿童可选择双侧股静脉或双腔置管。新生儿和婴幼儿导管型号见表48-10-1。

表48-10-1 新生儿和婴幼儿可用导管型号

年龄	导管
<6个月	4~5F(18G~20G)单腔导管或6.5F双腔导管
6~12个月	6.5~7.5F 双腔导管,侧孔离尖端应<3cm
1~3岁	8.5~9F 双腔导管,侧孔离尖端应<3cm
>3岁	9~11F 双腔导管
>6岁	11~14F 双腔导管

(五)治疗处方

1. 儿童置换液的选择 置换液原则上应接近人体细胞外成分,但要根据患儿的血电解质实际情况进行个体化调整。目前使用最多的是碳酸氢盐配方(表48-10-2),常用的置换液为改良的Ports方案。治疗中应检测电解质和酸碱平衡,及时调整配方。

表48-10-2 碳酸氢盐置换液成分及浓度

溶质成分	浓度范围
钠	135~145mmol/L
钾	0~4mmol/L
氯	85~120mmol/L
碳酸氢盐	30~40mmol/L
钙	1.25~1.75mmol/L
镁	0.25~0.75mmol/L(可加MgSO₄)
糖	100~200mg/dl(5.5~11.1mmol/L)

2. 儿童血液净化的速度调节

(1) 血流量:3~5ml/(kg·min),即新生儿为10~20ml/min;婴幼儿为20~40ml/min;体重<20kg的患儿为50~75ml/min;体重>20kg的患儿为75~125ml/min。

(2) 置换液流量:前稀释时为血流量的1/2,后稀释为1/3;一般不低于35ml/(kg·h);严重脓毒症时为50~100ml/(kg·h)

(3) 透析液流量:15~20ml/(kg·h)[新生儿、婴幼儿为8~10ml/(kg·h);儿童为10~15ml/(kg·h)]。

(4) 液体清除(正超量):一般可按每天尿量计算1~2ml/(kg·h),无水潴留可"零超滤";水潴留明显时,可超滤2~5ml/(kg·h)。

3. 抗凝方案 治疗前患儿凝血状态评估和抗凝药物的选择。

(1) 普通肝素:治疗前30分钟给予首剂肝素0.3~0.5mg/kg 静脉推注,追加剂量0.1~0.3mg/kg,治疗结束前30~60分钟停止追加。抗凝药物的剂量依据患儿的凝血状态和选择的稀释方式个体化调整;治疗时间越长,给予的追加剂量应逐渐减少。

(2) 低分子肝素:首剂量60~80IU/kg,推荐在治疗前20~30分钟静脉注射;追加剂量30~40IU/kg,每4~6小时静脉注射,治疗时间越长,给予的追加剂量应逐渐减少。有条件的单位应监测血浆抗凝血因子Ⅹa活性,根据测定结果调整剂量。

(3) 局部枸橼酸抗凝:枸橼酸浓度为4% ~ 46.7%,临床常用的一般给予4%枸橼酸钠,滤器前持续注入,控制滤器后的游离钙离子浓度0.25 ~ 0.35mmol/L;在静脉端给予氯化钙溶液控制患儿体内游离钙离子浓度1.0 ~ 1.35mmol/L;直至血液净化治疗结束。也可采用枸橼酸置换液实施。临床应用局部枸橼酸抗凝时,需要考虑患儿实际血流量,并应依据游离钙离子的检测调整枸橼酸钠(或枸橼酸置换液)和氯化钙生理盐水的输入速度。

(4) 阿加曲班:一般1 ~ 2μg/(kg·min)持续滤器前给药,也可给予一定的首剂量(250μg/kg左右),应依据患儿凝血状态和血浆部分活化凝血酶原时间的监测,调整剂量。

(5) 无抗凝剂:治疗前给予4mg/dl的肝素生理盐水预冲、保留灌注20分钟后,再给予生理盐水500ml冲洗;血液净化治疗过程每30 ~ 60分钟,给予100 ~ 200ml生理盐水冲洗管路和滤器。此方法用于年龄、体重大的儿童,对体重小的患儿血容量和心功能影响大,不适用。

(翁永林　左泽兰)

第十一节　儿童血液透析技术

血液透析(hemodialysis,HD)简称血透,是最常用的血液净化方法之一。血液透析是将患儿血液与含一定化学成分的透析液分别引入透析器内半透膜的两侧,根据膜平衡原理,经弥散、对流等作用,达到清除代谢产物及毒性物质,纠正水、电解质及酸碱平衡紊乱的一种治疗方法。血透能部分替代肾脏功能,主要用于治疗急、慢性肾衰竭和急、慢性药物/毒物中毒,亦用于治疗顽固性水肿及电解质紊乱、酸碱失衡。

【护理评估】

1. 评估患儿一般情况,包括年龄、病情、生命体征、体重、有无水肿、有无出血倾向等。

2. 评估患儿的血管通路是否畅通,局部有无感染、渗血、渗液等;中心静脉留置导管患儿的导管是否固定妥善。

3. 评估家长对患儿疾病、血液透析相关知识的了解程度,患儿家庭经济状况等。

4. 了解患儿的透析方法、透析次数、透析时间及抗凝剂应用情况。

【操作前准备】

1. **用物准备**　透析装置(包括透析器、透析液、透析机、供水系统等),急救药品,皮肤消毒剂,手消毒液,护理记录单,必要时备约束带、弹力绷带、输液架等。

2. **环境准备**　安全、安静、清洁,注意保护患儿隐私。

3. 向患儿及家属解释血液透析的目的及过程,取得配合。

【操作步骤与要点】

操作步骤	操作要点
1. 核对	— 操作前查对,确认患儿 — 主动核对,腕带 — 确认已签署知情同意书
2. 评估	— 患儿评估 — 血管通路评估
3. 治疗前准备	— 管路、滤器准备 — 透析液的准备及连接 — 安装管路及透析器,密闭式管路预冲
4. 治疗	— 设置参数,连接动静脉端 — 再次核对患儿信息正确后 — 连接透析液旁路至滤器,启动血泵,开始治疗 — 调整治疗参数 — 密切监测生命体征及并发症,及时处理 — 记录血液透析记录单 — 根据患儿情况,结合医嘱 — 密切监测生命体征及并发症,及时处理
5. 结束治疗	— 停止血泵 — 分离动脉端,接生理盐水 — 密闭式回血 — 人机分离,卸载管路及滤器 — 用抗凝剂封管,紧密夹闭导管夹,妥善固定导管 — 医疗废弃物的分类处理 — 完善相关护理记录 — 封管容量为所用导管动脉管腔和静脉管腔的容量之和

【操作后观察】

1. 动脉穿刺处加压包扎按压 20～30 分钟。

2. 回病房后严密观察患儿生命体征及尿量。观察穿刺部位有无渗血、渗液，有无肿胀，穿刺测肢端循环情况，及时记录。

3. 血管通路的护理

（1）保持局部皮肤清洁干燥，沐浴时避开导管出口处。

（2）注意患儿有无感染征象，有无发热，置管处或留置针处有无红、肿、热、痛。

（3）避免剧烈活动、牵拉等致导管脱出或留置针脱落。

【常见并发症及防范措施】

儿童透析过程中常见急性并发症表现为失衡综合征、心血管并发症、发热、首次使用综合征等。

（一）失衡综合征

失衡综合征是透析过程中或透析结束后不久出现的以神经系统症状为主要表现的综合征。

1. 症状轻者仅有焦虑不安、头痛、恶心、呕吐、视力模糊、血压升高；重者出现肌肉阵挛、震颤、失定向、嗜睡，进一步可引起癫痫样大发作、昏迷甚至死亡。脑电图显示弥漫性慢波。

2. 处理原则

（1）轻者对症治疗，包括高渗盐水或高渗葡萄糖液静脉注射。

（2）重者停止透析，保持呼吸道通畅及支持疗法。

3. 预防措施

（1）在开始几次血液透析时采用诱导透析方法，逐步增加透析时间，避免过快清除溶质。

（2）对长期透析患儿则适当提高透析液钠浓度进行预防。

（3）超滤脱水不可过多过快。

（二）心血管并发症

1. 透析中低血压 多发生于超滤过速、血容量不足、应用降压药、醋酸盐透析等情况，部分与心功能不全、心律失常、心包积液等心源性因素有关，应针对病因进行处理。透析过程中出现低血压，伴恶心、呕吐、出汗、心律失常等，应立即降低血流量，取头低足高位；同时吸氧，快速输注 0.9% 生理盐水，或 50% 葡萄糖液，或 10% 氯化钠液；必要时，可以给予血浆蛋白或白蛋白。上述治疗后血压不上升，立即回血下机。

2. 透析中高血压 多由于水钠潴留、容量控制不当或肾素-血管紧张素升高等因素引起。血液透析过程中，高血压，或伴头痛、呕吐、视物模糊等，可增

加超滤量，立即遵医嘱予静脉降压措施，必要时可静滴硝普钠等，或更换血液净化方式。

3. 心律失常 发生原因主要有冠心病、心力衰竭、电解质紊乱、尿毒症心肌病、贫血和低氧血症，应针对病因治疗并予以相应抗心律失常药物。

4. 心搏骤停/呼吸衰竭 立即停止血液透析，建立静脉输液血管通路，保持气道通畅，按心肺复苏程序处理。

（三）发热

1. 多由于致热源反应或感染引起。

2. 发现后要检查原因。血液透析 1 小时内，出现寒战、发热，考虑透析器反应，给予地塞米松 5mg 静注或 10% 葡萄糖酸钙 10ml 静注；以后对症处理。血液透析 1 小时后，出现寒战、发热，考虑导管相关感染，查血象；必要时抽取血培养；对症处理或给予抗生素治疗。血液透析结束后应考虑其他因素，做相应处理。

3. 预防原则，严格执行无菌操作要求。

（四）首次使用综合征

首次使用综合征是一种过敏反应，由于消毒剂（如环氧乙烷）或膜材料本身、黏合剂、残留物等引起机体过敏反应。首次使用综合征包括两种类型：

1. 过敏反应型（A 型）

（1）过敏反应多发生于透析开始后数分钟～30 分钟，可有灼热、呼吸困难、窒息、濒死感、瘙痒、荨麻疹、咳嗽、流涕、腹痛等症状。

（2）处理原则：

1）出现此反应时应立即停止透析。

2）同时按抗过敏反应常规处理（使用肾上腺素、抗组胺药或激素）。

3）勿将管路及透析器内血液回输至体内。

（3）预防措施：

1）透析前将透析器充分冲洗，通常 500ml 生理盐水循环 10～15 分钟，不同的透析器有不同的冲洗要求，使用新品种透析器前应仔细阅读使用说明，按照厂商要求处理。

2）对于环氧乙烷消毒的透析器使用前可进行预处理，注意透析器环氧乙烷消毒日期。

3）部分透析器反应与合并应用 ACEI 类药物有关，应停用。

2. 非特异性型（B 型）

（1）常发生于透析开始数分钟～1 小时，表现为胸痛和（或）背痛，注意与心绞痛鉴别。

（2）处理原则：

1）加强观察，可继续血液透析。

2）予以吸氧及对症处理。

（五）其他常见并发症

1. 头痛　其原因不明，可能与轻度失衡有关。

2. 恶心、呕吐　稳定的血液透析患儿出现恶心、呕吐多由于低血压引起，也可以是失衡综合征的早期表现。

3. 肌肉痉挛　多由于低血压、超滤过度、患儿低于干体重或低钠透析引起，应针对病因进行处理。

4. 大出血　血液透析过程中，出现脑出血、咯血、呕血、便血等情况，应立即停用肝素，给予鱼精蛋白等量中和，停止透析，必要时输血。如果必须继续透析治疗，采用无肝素透析法。

（陈学兰）

第十二节　血液灌流技术

血液灌流技术是将患儿血液从体内引到体外循环系统内，通过灌流器中吸附剂吸附毒物、药物、代谢产物，达到清除这些物质的一种血液净化治疗方法或手段。与其他血液净化方式结合可形成不同的杂合式血液净化疗法。

【护理评估】

评估患儿凝血功能和患儿及家属的合作能力。

【操作前准备】

1. 向家属及或患儿交代病情，签署知情同意书。

2. 建立血管通路　多为临时血管通路。

3. 常规检查血常规、出凝血指标、电解质、肾功能及与原发病相关的指标等。

4. 用物准备　按医嘱准备一次性应用的灌流器；准备生理盐水、葡萄糖溶液、抗凝剂、配制含有抗凝剂的生理盐水；准备体外循环用的必需物品：如止血钳、注射器、手套等。

5. 常规准备地塞米松、肾上腺素等急救药品和器材。

6. 准备并检查设备运转情况按照设备出厂说明书进行。

7. 查对患儿姓名，检查患儿的生命体征并记录。

8. 给予患儿抗凝剂。

【操作步骤与要点】

操作步骤	操作要点
1. 开机，机器自检，按照机器要求进行管路连接，预冲管路及灌流器	— 根据治疗目的选择灌流器 — 按照灌流器要求预冲管路
2. 设置治疗参数	
3. 连接血管通路，治疗开始时，全血液速度宜慢，观察2~5分钟，无反应后再以正常速度运行	— 操作前查对，确认患儿 — 主动核对，腕带
4. 达到目标量后回血，观察患儿的生命体征，记录病情变化及治疗参数和结果	— 建议空气回血

【操作后观察】

1. 检查管路是否紧密、牢固连接，管路上各夹子松开，回路各开口关/开位。

2. 机器是否处于正常状态绿灯亮，显示屏开始显示治疗量。

3. 核对患儿治疗参数设定是否正确。准确执行医嘱。

4. 专人床旁监测，观察患儿状态及管路凝血情况，心电监护，每小时记录一次治疗参数及治疗量，核实是否与医嘱一致。

5. 根据机器提示，及时补充肝素溶液。

6. 发生报警时，迅速根据机器提示进行操作，解除报警。如报警无法解除且血泵停止运转，则立即停止治疗，手动回血，并速请维修人员到场处理。

7. 加强监护，注意生命体征变化。

8. 观察有无出血、过敏、低血压或高血压等不良反应。

【常见并发症及防范措施】

1. 生物不相容性及其处理　吸附剂生物不相容的主要临床表现为灌流治疗开始后0.5~1.0小时患儿出现寒战、发热、胸闷、呼吸困难、白细胞或血小板一过性下降（可降至治疗前的30%~40%）。一般不需要中止灌流治疗，可适量静脉推注地塞米松、吸氧等处理；如果经过上述处理症状不缓解并严重影响生命体征而确系生物不相容导致者应及时中止灌流治疗。

2. 吸附颗粒栓塞　治疗开始后患儿出现进行性呼吸困难、胸闷、血压下降等，应考虑是否存在吸附颗粒栓塞。在进行灌流治疗过程中一旦出现吸附颗粒栓塞现象,必须停止治疗,给予吸氧或高压氧治疗,同时配合相应的对症处理。

3. 出凝血功能紊乱 活性炭进行灌流吸附治疗时很可能会吸附较多的凝血因子如纤维蛋白原等,特别是在进行肝性脑病灌流治疗时易于导致血小板的聚集而发生严重的凝血现象;而血小板大量聚集并活化后可以释放出大量的活性物质,进而诱发血压下降,治疗中注意观察与处理。

4. 贫血 通常每次灌流治疗均会导致少量血液丢失。因此,长期进行血液灌流的患儿特别是尿毒症患儿,有可能诱发或加重贫血现象。

5. 低体温 体温下降与灌流过程中体外循环没有加温设备、设备工作不正常或灌流过程中注入了过多的冷盐水有关。

6. 空气栓塞 主要源于灌流治疗前体外循环体系中气体未完全排除干净、治疗过程中血路连接处不牢固或出现破损而导致气体进入到体内。患儿可表现为突发呼吸困难、胸闷气短、咳嗽,严重者表现为发绀、血压下降甚至昏迷。一旦空气栓塞诊断成立,必须立即停止灌流治疗,吸入高浓度氧气,必要时可静脉应用地塞米松,严重者及时进行高压氧治疗。

【知识拓展】

(一) **适应证**

急性药物或毒物中毒、尿毒症、顽固性瘙痒、难治性高血压、重症肝炎、肝性脑病、高胆红素血症、脓毒症或系统性炎症综合征、银屑病或其他自身免疫性疾病、其他疾病,如精神分裂症、甲状腺危象、肿瘤化疗等。禁忌证:对相关材料过敏。

(二) **抗凝**

1. 治疗前患儿凝血状态评估和抗凝药物的选择。

2. 抗凝方案 由于吸附剂表面粗糙、表面积比一般透析膜大,故灌流时抗凝剂用量比透析时大。

(1) 普通肝素:治疗前一般首剂量 $0.5 \sim 1.0$ mg/kg,追加剂量 $10 \sim 20$ mg/h,间歇性静脉注射或持续性静脉输注(常用);预期结束前 30 分钟停止追加。实施前给予的 20% 的肝素生理盐水预冲、保留灌注 30 分钟后,再给予生理盐水 500ml 冲洗,有助于增强抗凝效果。肝素剂量应依据患儿的凝血状态个体化调整。

(2) 低分子肝素:一般选择 $60 \sim 80$ IU/kg,推荐在治疗前 $20 \sim 30$ 分钟静脉注射,无需追加剂量。同样肝素生理盐水预冲有助于增强抗凝效果(方法同上)。

(3) 抗凝治疗的监测和并发症处理。

(三) **体外循环血流量的调整**

一般以 $50 \sim 130$ ml/min 或 $3 \sim 5$ ml/(kg·min)。应根据患儿凝血、年龄及体外循环情况调节血流速度。研究表明,体外循环中血液流速与治疗效果显著相关,速度过快所需治疗时间相对较长,而速度较慢则需要治疗的时间相对较短,但速度过慢易出现凝血,此时应增加肝素剂量。

(四) **治疗的时间与次数**

灌流器中吸附材料的吸附能力与饱和速度决定了每次灌流治疗的时间。常用活性炭吸附剂对大多数溶质的吸附在 $2 \sim 3$ 小时内达到饱和。因此,如果临床需要,可每间隔 2 小时更换一个灌流器,但一次灌流治疗的时间一般不超过 6 小时。对于高脂溶性药物与毒物,或者洗胃不彻底,灌流后一段时间药物或毒物的血药浓度又回升,导致再次昏迷者,可于一天后再次做灌流治疗。一般经过 $2 \sim 3$ 次治疗,大多数的药物和毒物可被全部清除。

(五) **结束治疗与回血**

治疗结束时将灌流器翻转,用生理盐水回血,不能敲打灌流器,以免被吸附物重新释放。急性药物中毒抢救结束后可采用空气回血。回血时警惕充血性心力衰竭,回血完毕,根据凝血功能酌情给予拮抗剂。

(六) **监测**

1. 系统监测 采用专用设备进行灌流治疗时,要密切观察动脉压、静脉压的变化。动脉压端出现低压报警时,常见于留置导管出现血栓或贴壁现象;动脉压端出现高压报警则常见于灌流器内血液阻力增加,多见于高凝现象,应追加肝素剂量;静脉压端出现低压报警,多见于灌流器内凝血;静脉压端出现高压报警时多见于除泡器内凝血、滤网堵塞。

2. 生命体征的监测 当患儿进行灌流过程中应密切观察生命体征的变化。如果患儿出现血压下降,则要相应地减慢血泵速度,适当扩充血容量,必要时可加用升压药物;如果血压下降是由于药物中毒所致而非血容量减少所致,则应当一边静脉滴注升压药物一边进行灌注治疗,以免失去抢救治疗的时机。

3. 反跳现象的监测

(1) 部分脂溶性较高的药物(如安眠药或有机磷类)中毒经过灌流后,可以很快降低外周循环内的药物或毒物水平,患儿临床症状与体征得到暂时性地缓解,治疗结束后数小时或次日外周组织中的药物或毒物再次释放入血,导致患儿二次症状或体征的加重。

48

（2）另一常见原因是没有进行彻底洗胃而在治疗结束后药物再次经胃肠道吸收入血。

（3）密切观察上述药物或毒物灌流治疗结束后

患儿状况,一旦出现反跳迹象可以再次进行灌流治疗。

（翁永林 左泽兰）

第十三节 医用物理控温仪操作技术

控温仪主机水箱中电子控制的加热元件将水加热或冷却,然后持续传递到水毯中,通过患儿和水毯的直接接触进行热传输,达到为患儿升温或降温的目的。主要适用于高热患儿的物理降温和低于正常体温患儿的物理升温以及亚低温治疗。

【护理评估】

评估压疮风险:意识、活动度、营养、体型,肢端循环。

【操作前准备】

1. 用物准备 医用物理控温仪、治疗车、灭菌注

射用水、单层床单、干薄毛巾、棉垫、胶布或敷贴、医嘱执行单。

2. 控温仪检查 水箱、水毯是否漏水、漏电,水箱内水量是否适宜。

3. 环境准备 室温控制在 25 ~ 26℃,湿度控制在 50% ~ 60%。

4. 向患儿及家属解释使用医用物理控温仪的目的及过程,取得配合。

48

【操作步骤与要点】

操作步骤	操作要点
1. 携用物至患儿床边	— 控温仪放置在床旁便于使用和操作的地方 — 控温仪后面应与其他物体保持20cm 以上的距离
2. 核对患儿,正确连接电源、导水管	— 操作前核对腕带,确认患儿
3. 单层吸水性强的床单平铺于水毯上	
4. 将水毯平铺于患儿体下	— 水毯铺平,不能打折 — 同时使用冰帽时,双耳及后颈部垫上干薄毛巾或棉垫,以免发生冻伤
5. 将体温传感器插头端插入主机传感器中	— 水毯与体温传感器应插接在主机同一侧
6. 将体温传感器的温度探头固定于患儿腋下中间位置或插入肛门	— 用敷贴或胶布固定体温传感器 — 肛温监测插入 2 ~ 3cm
7. 启动控温仪	— 操作中查对
8. 控温仪自检	
9. 选择运行模式	— 选择升温或降温模式
10. 确认运行模式	
11. 设置目标体温	— 按上调或下调键设置目标温度
12. 设定系统水温	— 按上调或下调键设置系统水温
13. 确认并运行控温仪	— 再次核实水箱内水量是否适宜
14. 向患儿及家属交代有关注意事项	— 不能随意调节控温仪的目标体温和系统水温 — 操作后查对

【操作后观察】

1. 使用时水毯铺于患儿肩部到臀部,不要触及颈部,以免因副交感神经兴奋而引起心跳过缓。

2. 毯面不铺任何隔热用物,以免影响效果,可用

单层吸水性强的床单,及时吸除因温差产生的水分,床单一旦浸湿,要及时更换,以免引起患儿的不适。

3. 及时擦干冰毯周围凝聚的水珠,以免影响机器的正常运转,防止漏电发生。

4. 患儿体温过高不易下降时,建议患儿平卧位,去除身下多余尿垫或中单,增大患儿与冰毯之间的接触面积。

5. 低温状态下可以引起血压变化和心率降低,尤其是小儿和老人,所以要随时监测心率、血压和血氧饱和度。

6. 根据病情设置降温毯的温度,控制降温速度,使患儿体温不至于急剧下降,密切观察患儿体温变化。

7. 患儿体温降至正常或达到预期的体温后应观察一段时间,使患儿体温保持在相对恒定水平,待病情稳定或好转后方可停机。

8. 降温毯置于患儿后背部,皮肤温度降低,血循环减慢,易造成压疮或冻伤,保持皮肤清洁干燥及床单元整洁,每小时翻身1次,防压疮的发生,床头悬挂防冻伤标识。

9. 注意观察肢体温度、颜色,观察末梢循环情况。

10. 使用期间控温仪正常运转,体温波动明显时,应检查体温探头位置是否正常。当降温效果不良时,应检查管道是否松脱,主机水量是否足够。

【常见并发症及防范措施】

(一) 压疮

1. 保持床面清洁平整,给予每1～2小时更换体位,避免拖拉拽。

2. 每次翻身观察骨突处皮肤,如有压红,增加翻身频率。

3. 避免硬物或导线压于身下。

4. 骨突处贴皮肤保护敷贴,减轻局部受压,足后跟予以垫高。

(二) 烫伤

1. 毯面温度设置不宜过高,不超过40℃为宜。

2. 妥善固定体温探头,定期检查,避免体温探头脱落,控温仪持续加热引起烫伤。

(三) 冻伤

1. 毯面温度设置不宜长时间过低,应根据患儿情况及时调整。

2. 易冻伤处如耳朵、手指、足趾予以棉布包裹,避免易冻伤处直接接触毯面。

【知识拓展】

控温仪日常维护与保养

1. 在环境温度较高、湿度较大时,用控温毯给患儿进行降温,毯面会出现结露现象,容易形成冷凝水而浸湿床单,应将毯面温度适当调高,以避免出现严重的结露现象,推荐毯面温度设置为10～16℃。

2. 使用前,检查水位计水面,若低于下限,及时打开注水口注水,若高于上限,有排水口排水至正常水位。

3. 在毯片与连接管连接时必须听到"咔嗒"声为连接合格,否则为连接不紧密,控温仪将不启动。

4. 使用时注意机器与冰毯之间的连接管不要弯曲打折。

5. 运行过程中毯面应平整铺放,请勿折叠或皱褶,不要强拉,注意勿放在坚硬、锋利物上,以避免损坏水毯。

6. 主机上面不宜放置重物。

7. 在插拔温度传感器时请勿拽拉体温传感器导线,正确操作为:握紧体温传感器插头进行插拔。体温传感器使用完毕后,用酒精或消毒液浸泡传感器温探头进行消毒,严禁高温熏蒸。

8. 为能够保证控温毯的长期正常工作,保证水系统内的清洁,不结水垢。要求注入机器水箱内的水必须使用纯净水和蒸馏水。

9. 机器使用后,应定期在90天左右更换一次水箱中的水。

10. 控温仪使用完毕应将毯片、连接管和机器分离。

11. 在水毯用完存放前,倒净毯片及连接管内积水,将毯片卷曲放置。

12. 监测体温探头卷曲放置,避免打折。

13. 水毯毯面虽然可以进行清洗、消毒,但应尽量减少清洗时间和次数,并严禁对水毯进行高温消毒。应在毯面上铺薄床单,用后对毯罩用消毒液进行消毒。

14. 使用后将机器擦拭干净,用塑料罩罩好,放置在干燥、清洁的地方。拔下电源线清理干净放入附件储物盒内保存,传感器清理干净用酒精消毒,勿用高压蒸汽。

15. 机器长期使用后侧进排风口会粘有灰尘,应经常进行清理,保持清洁、进排风通畅,否则会影响机器的正常使用效果。

(廖敏 左泽兰)

第十四节　腹膜透析护理技术

腹膜为天然的半透膜,具有分泌、吸收、扩散和渗透功能,利用腹膜的这些特性,向腹腔内输入透析液,通过腹膜的弥散作用和透析液的超滤作用,使体内过多的水分、电解质、内源性和外源性毒物经透析液排出体外,如此反复不断地更换透析液,使血液生化成分恢复正常的方法称为腹膜透析(peritoneal dialysis,简称PD)。PD效果受腹膜面积、细胞间隙、毛细血管阻力、血流量、毒物分子大小、透析液量及超滤作用等因素的影响。小儿腹膜毛细血管通透性高,溶质转运率高,PD时溶质清除及超滤作用均明显高于成人。适应证:①急、慢性肾衰竭;②急性中毒;③其他:如急性高尿酸血症(尿酸>20mg/dl)、顽固性充血性心力衰竭、肝性脑病、高胆红素血症等的辅助治疗。禁忌证:①局限性腹膜炎时禁用,弥漫性腹膜炎时慎用;②近期有腹腔大手术带腹腔引流,腹膜广泛粘连以及妊娠者。

【护理评估】

评估患儿生命体征、尿量、肝肾功及电解质、配合程度。

【操作前准备】

1. 用物准备　治疗车、碘酒、酒精、棉扦、配置好的透析液、三通、有刻度的输液器2副、血液加温装置、小纱2张、医嘱执行单。

2. 环境准备　安全、安静、清洁,使用空气消毒机消毒。

3. 向患儿及家属解释腹膜透析的目的及过程,取得配合。

【操作步骤与要点】

操作步骤	操作要点
1. 遵医嘱按无菌操作原则配制透析液	— 配液时注意三查七对
2. 携用物至患儿床边	
3. 核对患儿,消毒后透析液连接输液器	— 操作前查对,确认患儿 — 主动核对,核实腕带
4. 将透析液挂在输液架上,输液器管路缠绕于血液加温装置外面	— 选择有容量有准确刻度的输液器 — 血液加温装置将透析液加热至37~38℃
5. 输液器接三通接头后连接腹腔引流管	— 连接各接头时严格无菌技术操作 — 连接好后用无菌小纱包裹
6. 三通接头另一端再连接一个有准确刻度的输液器	— 操作中查对 — 输液器固定于床旁,悬挂于床下
7. 调节三通方向,依靠重力使透析液匀速流入体内	— 用流速开关调节透析液速度,流入时间遵医嘱
8. 透析液在腹腔保留一定时间	— 保留时间遵医嘱
9. 调节三通方向,依靠重力使腹腔引流液匀速流入床旁有准确刻度的输液器	— 通过流量开关和调节液面高度差来调节流速 — 流出速度不宜过快,以免大网膜堵塞腹腔引流管 — 流出速度过慢时可以通过更换患儿体位促进腹腔引流
10. 透析液流出时间遵医嘱	
11. 评估透析液流入流出差量	— 差量大时及时请示医师是否需要更改葡萄糖浓度
12. 遵医嘱不间隔或间隔时间后,进行下一次透析	— 操作后查对
13. 向患儿及家属交代有关注意事项	— 不能随意调节流速开关、三通接头 — 腹腔引流管及透析管路妥善固定,勿打折松脱
14. 记录	— 准确记录每次出入液量,放入时间,保留时间,放出时间,每天透析次数,病情变化及处理,严格记录24小时出入量

48

【操作后观察】

1. 观察患儿生命体征的变化及有无腹痛。

2. 观察体温,发热多为儿童腹膜炎的首发症状。

3. 观察腹透后流出液的颜色、量以及有无浑浊、出血等。

4. 观察穿刺处有无渗血,及时给予加压包扎等处理。

5. 观察腹腔引流管周围皮肤有无红肿、分泌物,如有炎症可用酒精湿敷或涂以抗生素油膏。

6. 观察穿刺处渗液及时更换敷料,渗漏过多应通知外科予以缝合、包扎或重新置管。

7. 观察全身有无出血倾向。

8. 观察引流是否通畅。

9. 观察接头有无滑脱,妥善固定导管,防止受压、折叠、牵拉、脱出。

10. 观察血液加温装置加热的透析液温度,37~38℃为宜,温度过高引起腹痛和无菌性腹膜炎,温度过低可因腹膜血管收缩,使患儿不适、畏寒冷,降低腹膜的有效血流量,减少了溶质的清除,影响透析效果。

11. 每天定时测透析液流出后腹围。

12. 观察透析效果观察小便量及颜色变化,患儿水肿消退情况,透析出入液量差,透析流出液颜色变化、肾功、电解质、pH 变化。

【常见并发症及防范措施】

(一) 透析液引流不畅或腹膜透析管堵塞

1. 透析液流出速度不宜过快,以免大网膜堵塞腹腔引流管。

2. 透析液流出速度过慢时可以通过更换患儿体位促进腹腔引流。

3. 纤维蛋白堵塞腹膜透析管时,可以注入肝素、尿激酶、生理盐水、透析液等使纤维块溶解。

4. 腹膜透析管在腹腔内移位、受压、扭曲时,可以排空膀胱或服用导泻剂或灌肠,促使患儿的肠蠕动。

5. 必要时可在 X 线透视下调整透析管的位置或重新手术置管。

(二) 腹膜炎

1. 预防感染 透析前做好房间空气消毒,并定期监测。做好保护性隔离,尽量住单间,严格探视制度,以防交叉感染。配制透析液时严格无菌技术操作。腹腔引流管伤口每天消毒换药并观察伤口情况。每天更换透析液、三通接头、透析液流入流出管道,更换时防止污染、严格消毒、无菌操作,用无菌纱布覆盖三通接头,遵医嘱使用抗生素。

2. 加强基础护理 加强生活护理,口腔护理。

尤其对于水肿明显的患儿,保持床单位的清洁整齐,给予每 1~2 小时更换体位,避免拖拉拽;瘙痒明显的患儿,适当给予约束,防止抓破皮肤和抓扯管道。

3. 腹膜炎处理

(1) 用透析液连续腹腔冲洗 3~5 次。

(2) 腹膜透析液内加入抗生素及肝素,也可全身应用抗生素。

(3) 若经过 2~4 周后感染仍无法控制,应考虑拔除透析管。

(三) 腹痛

1. 积极治疗腹膜炎。

2. 透析过程中出现腹痛时,应注意调节好透析液的温度、渗透压,控制透析液进出的速度。必要时在透析液中加入或腹腔内注入 1%~2% 的普鲁卡因或利多卡因,腹痛症状缓解后停用。无效时,减少透析次数或缩短留置时间。腹痛期间也可以持续泵入镇痛的药物。

(四) 透析液渗漏

1. 透析管的有孔段不宜过长,以免部分侧孔位于腹膜腔外。置管前应根据患儿年龄选用合适的腹膜透析管,将有孔段全部置入膜腔。

2. 透析液用量不宜过多,肝脾大患儿腹腔容积减少可致腹部过度膨胀和透析液外漏,应根据患儿体重计算透析液量,最大不超过 100ml/kg,年长儿单次剂量不超过 2000ml,减少每次用量而增加透析次数同样可增加透析效果。

3. 腹部创口过大、缝合不紧封闭不严也可致透析液渗漏。在关腹时应沿腹膜透析管双层荷包缝合腹膜,并将透析管在皮下潜行一段再戳创引出。

(五) 低血钾

1. 每天监测电解质,尤其注意血钾变化。

2. 低血钾时可以采用膳食补钾、口服补钾、静脉补钾、透析液中加钾的方式予以补充。

(六) 高血糖

1. 第一次透析后 1 小时监测血糖,血糖不稳定,每 4 小时监测一次,血糖稳定后,可减少监测次数。

2. 在腹膜透析过程中血糖可能有轻度升高,使用 1.5%~2.5% GS 透析液一般不会发生高血糖,为增强透析效果时,可考虑间断使用高糖透析液(如 4.25% GS),但需将血糖控制在 200mg/dl 以内,除糖尿病患儿外一般无需胰岛素。

(七) 营养不良

1. 透析丢失的蛋白质多,腹腔炎症情况下透析液中蛋白质含量更高,营养不良发生率高,应加强营养及营养监测,做好腹透期间的饮食护理和营养支持。

2. 有呼吸机辅助呼吸的患儿,予留置胃管,进行高蛋白流质饮食。

3. 根据生化指标静脉给予氨基酸、脂肪乳、维生素、电解质、血浆、白蛋白。

(廖敏　左泽兰)

第十五节　压力性损伤的预防

压力性损伤是指位于骨隆突处、医疗或其他器械下的皮肤和(或)软组织的局部损伤,可表现为完整的皮肤或开放性溃疡,可能会伴有疼痛感,是由于强烈的和(或)长期存在的压力或压力联合剪切力引起的,软组织对压力和剪切力的耐受性可能与局部微环境、营养、灌注、合并症以及软组织自身情况有关。躯体移动和活动受限的患儿存在发生压力性损伤的风险,机体营养状况差、组织灌注与氧合不足、皮肤潮湿度增加也是压力性损伤发生的危险因素。绝大多数压力性损伤可以通过正确的护理进行预防,但有的患儿发生压力性损伤的风险极大时,即使正确的护理也很难防止其发生。

【护理评估】

1. 易患人群的评估　评估患儿是否有昏迷、瘫痪、自主活动丧失、长期卧床或坐轮椅;评估患儿是否有肥胖、水肿、发热、大小便失禁、疼痛、强迫体位等;评估患儿是否身体衰弱、营养缺乏;评估患儿是否使用镇静剂、石膏或外固定器械等。

2. 危险因素的评估　引起压力性损伤的危险因素包括外在因素和患儿自身内在因素。

(1) 外在因素有:①压力是最重要的外在危险因素。当压力超过毛细血管压力(2.1～4.3kPa),即可阻断毛细血管对组织的灌注,会使皮肤血流停顿。由于淋巴滞留蓄积,厌氧代谢废物易促使组织变性导致组织缺血坏死。由于麻醉和手术的特殊体位、外固定器具的使用、术后疼痛等,患儿处于被动体位,局部持续受压,当皮肤局部组织持续承压9.33kPa以上,且时间超过2小时就可能发生不可逆损害。局部组织损伤与压力大小和受压时间有关,有研究表明长时间维持低压力比短时间内高压力更容易导致皮肤组织的损伤。②剪切力:是两层组织相邻表面间滑行时所产生的进行性相对移位而引起,与体位关系甚为密切。当患儿不能平卧而取半卧位时,由于床头抬高使身体下滑或坐轮椅者身体后倾时,均可产生与皮肤相平行的摩擦力及与皮肤垂直的重力,从而在骶尾部、坐骨结节和左右股骨大转子处产生较大的剪切力。③摩擦力:为表面相互交叉运动时两种相反方向作用的力。摩擦力主要来自皮肤与衣、裤或床单表面逆行的阻力摩擦。摩擦力可使局部皮肤升温,温度升高1℃,能加快组织代谢并增加10%的耗氧量,同时可以去除表面的保护性角质层,在组织受压缺血的情况下,增加了压力性损伤发生可能性。床铺表面皱褶不平、存有渣屑、搬动时拖曳患儿、皮肤或床单潮湿、使粉剂吸湿形成粗大的颗粒,均会导致摩擦系数加大,增加摩擦力。保持半卧位时摩擦力与剪切力结合更易导致骶尾部损伤。④潮湿的环境:潮湿会浸润局部皮肤,削弱皮肤角质层的屏障作用,使局部组织更易受到损伤。当患儿发热、出汗、呕吐、大小便失禁及引流物浸渍等,使皮肤长时间处于潮湿环境时,压力性损伤风险增加。⑤药物因素:血管活性药物、镇静剂等药物的使用也会增加压力性损伤发生风险。

(2) 内在因素有:①营养状况差:营养不良是造成压力性损伤高发的重要危险因素之一,也是直接影响愈合的因素。营养不良者常呈负氮平衡,表现为低蛋白血症、皮下脂肪减少和肌肉萎缩,皮肤胶原纤维或弹力纤维变性或退化,真皮变薄,更易发生皮肤微循环障碍,从而使皮肤易损性增加。②血液循环不良:各种原因引起的全身性水肿、心功能不全和休克等易致血流动力学改变,组织灌注不足,局部组织细胞循环及营养障碍,组织缺氧而发生压力性损伤。③疾病因素:当疾病引起感知觉缺失或运动功能障碍,如昏迷、瘫痪、机械通气患儿、神经损伤患儿,当局部组织受压时极易形成压力性损伤。④生理因素:新生儿皮肤薄嫩,皮下毛细血管丰富,角质层发育差,加上新生儿免疫功能尚不成熟,皮肤屏障功能弱,易发生压力性损伤;消瘦者压力性损伤发生率较肥胖者高,因消瘦者骨突明显,皮下脂肪薄,抗压力弱;年幼患儿缺乏自我护理和自我保护意识,也容易发生压力性损伤。

临床上通常采用风险评估工具,通过量表评分方式,对患儿发生压力性损伤的危险性高低进行打分,当评估值超过临界值时,提示压力性损伤发生风险极大,应积极采取相应措施进行防范。新生儿采用 NSRAS(neonatal skin risk assessment scale)量表,儿童压力性损伤评估量表中以 Braden Q 应用较为广泛,详见表48-15-1、表48-15-2。

表 48-15-1 新生儿皮肤风险评估量表（NSRAS）

评分项目	4 分	3 分	2 分	1 分
一般情况	胎龄<28 周	胎龄>28 周 胎龄<33 周	胎龄>33 周 胎龄<38 周	胎龄<38 周
意识状态	完全受限 对疼痛刺激反应迟钝	严重受限 仅对疼痛刺激有反应	轻度受限 昏睡	不受限 警觉而活跃
移动	完全受限 不能移动身体或肢体	严重受限 偶尔轻微移动	轻度受限 频繁轻微移动	不受限 频繁自主移动
活动	完全受限 辐射台上使用薄膜	严重受限 辐射台上不使用薄膜	轻度受限 在暖箱里	不受限 在婴儿床上
营养	完全受限 禁食需静脉营养	严重受限 少于所需奶量	轻度受限 管饲满足生长需要	不受限 奶瓶/母乳喂养
潮湿	完全受限 每次移动或翻身,皮肤都是潮湿的	严重受限 皮肤时常潮湿,每班至少更换一次床单	轻度受限 皮肤偶尔潮湿,每天需加换一次床单	不受限 皮肤常干燥,床单只需 24 小时更换一次

注:总分≥13 分为压力性损伤风险度高,需要采取防范措施

表 48-15-2 Braden Q 压力性损伤风险评估量表

项目 \ 得分	1 分	2 分	3 分	4 分
移动能力	完全不能移动	严重受限	轻度受限	不受限
活动能力	卧床不起	局限于椅	偶尔行走	经常行走
感觉	完全受限	严重受限	轻度受限	没有受损
潮湿	持久潮湿	非常潮湿	偶尔潮湿	很少潮湿
摩擦和剪切力	存在严重问题	存在问题	有潜在问题	无明显问题
营养	营养很差	营养不足	营养充足	营养良好
组织灌注氧合	严重受损	受损	充足	良好

注:总分越低发生压力性损伤的风险越大,16~23 分,轻度危险;13~15 分,中度危险;10~12 分,高度危险;≤9 分,极度危险

3. 易患部位的评估 压力性损伤的发生与体位有密切的关系,好发于受压和缺乏脂肪组织保护、无肌肉包裹或肌肉较薄的骨隆突处。①侧卧位患儿:受压侧耳廓、肩峰、肋骨、股骨粗隆、膝关节内、外侧及内、外踝部等为好发部位;②仰卧位患儿:以枕骨粗隆、肩胛骨、肘部、骶尾部及足跟等为好发部位;③俯卧位患儿:以面颊、耳廓、女性的乳房、男性的外生殖器、髂前上棘、膝部和足趾等为好发部位。

4. 皮肤评估 对患儿进行皮肤评估时,要注意以下要素:①评估时机:对存在压力性损伤风险者,应在入院后 8 小时内(或在社区诊所首诊时)进行首次评估,在住院过程中根据患儿风险程度和制度要求进行持续评估,出院前还应进行评估。对医疗器械下方和周围受压的皮肤应每天至少检查 2 次。当患儿压力性损伤风险增加时,应增加评估的频率。

②评估内容:局部皮肤颜色、温度、弹性、感觉,以及皮肤的完整性、清洁度、有无皮疹、水肿、硬结等。全面评估时,应当进行从头到脚的评估,特别关注骨隆凸处的皮肤。在每次给患儿更换体位时,可进行简要皮肤评估。③评估方法:当皮肤发红时,可使用指压法或透明板法来鉴别出红斑的原因与范围,前者为将一根手指压在红斑区域共 3 秒,移开手指后,评估皮肤变白情况;后者为使用一个透明板,向红斑区域施以均匀压力,受压时观察透明板下的皮肤是否有变白现象。当患儿皮肤色泽较深,无法评估是否有红斑时,局部皮温升高、肿胀、硬结是压力性损伤早期皮损的重要表现。每次皮肤评估时还应进行局部疼痛的评估。

【预防措施】

1. 体位变换与鼓励活动 对有压力性损伤风险

的、所有无体位变换禁忌证的患儿,都要进行体位变换,以缩短压力性损伤好发部位的受压时间,减轻受压程度。①体位变换频率:应该根据患儿的病情、组织耐受力、活动及移动能力、皮肤状况及治疗目标等决定体位变换的频率,并制定床头体位变换时间表,记录体位变换时间、体位及皮肤情况。通常至少每2小时需要变换一次体位,必要时缩短间隔时间。②体位变换方法:为患儿安置某个体位时,要确保原来受压部位的压力解除或使压力重新分布。体位变换时要采用抬举而不是拖动的方法移动患儿;在床上侧卧时,采用30°侧卧,避免90°侧卧位,可右侧、仰卧、左侧交替进行;抬高床头不超过30°,若病情需要半卧位,宜适当屈髋屈膝,腘窝下方及足底以软物进行衬垫,以避免身体下滑而对骶尾部形成压力和剪切力;俯卧位时,建议使用压力再分布垫衬垫面部及身体的各个受压点,每次翻身时检查面部、胸部、膝部、足趾、锁骨、髂棘、耻骨联合等部位有无压力性损伤迹象;当患儿坐在轮椅时,要确保双脚得到合适的支撑(可放于地上、脚蹬或踏板上)。③体位维持装置:勿使用充水手套、静脉输液袋、环形或圈性器物来维持体位,这些器物的边缘产生的高压区域会对局部组织造成损害。④鼓励活动:只要卧床患儿能耐受,就要尽可能地主动或被动进行肢体及关节的活动,鼓励从卧位到坐位,并逐渐走动,以降低长期卧床而导致的压力性损伤风险。

2. 预防性皮肤护理　保持患儿皮肤的清洁,使用 pH 平衡中性的皮肤清洗剂,可使用非刺激性的润肤剂来保护皮肤;不可按摩或用力擦洗有压力性损伤风险部位的皮肤;大小便失禁患儿在排便后及时清洗皮肤,并建议使用皮肤屏障性保护产品,避免皮肤暴露于过度潮湿环境中;保持患儿床单位的清洁和平整无杂物,各类导管或导线需妥善固定,勿压于患儿身下;使用石膏、夹板、牵引或外固定器械的患儿,要给予妥善的衬垫,尤其要注意骨突部位皮肤的保护;可使用预防性敷料来预防经常受到摩擦力和剪切力影响的骨隆突部位的皮肤,敷料要易于贴敷和去除,最好可以反复打开,以便观察局部皮肤情况,目前临床上采用的有泡沫敷料、水胶体敷料及液体敷料等。

3. 增进患儿营养　对有压力性损伤风险的患儿应当评估其营养状况并制订个体化的营养护理计划,满足其年龄相适宜的营养需求;为患儿补充足够的水分,经口摄入不足时,应给予肠内或肠外营养支持,改善全身营养状况,纠正低蛋白血症,降低压力性损伤风险。

4. 合适的支撑面　支撑面是指用于压力再分布的特殊装置,如特殊的床垫、坐垫、垫罩等。为存在压力性损伤高风险的患儿选择与年龄相符合的高性能支撑面,有利于压力的再分布,预防压力性损伤的发生。早产儿和婴儿选择支持面时,要特别考虑枕部压力性损伤的防范;为患儿选择气垫床或压力交替变化支撑面时,要确保其身长、体重和年龄与厂商建议相符合。

(蒋小平)

第十六节　压力性损伤的护理

当皮肤或皮下组织受到压力性损伤危险因素的持续作用而引起压力性损伤时,必须及时正确护理,以防损伤进一步加重,并促进其尽早愈合。

【护理评估】

1. 评估压力性损伤的分期　根据局部损伤的程度不同,压力性损伤可分为四期:①1 期:指压不变白的红斑,皮肤完整。局部皮肤完好,出现压之不变白的红斑,深色皮肤表现可能不同。感觉、皮温、硬度的改变可能比皮肤颜色改变更先出现。此期的颜色改变不包括紫色或栗色变化,因为这些颜色变化提示可能存在深部组织损伤。②2 期:部分皮层缺失伴真皮层暴露。伤口床有活性、呈粉色或红色、湿润,也可表现为完整的或破损的浆液性水疱。脂肪及深部组织未暴露,无肉芽组织、腐肉、焦痂。该分期不能用于描述潮湿相关性皮肤损伤,比如失禁性皮炎、皱褶处皮炎以及医疗黏胶相关性皮肤损伤或者创伤伤口(皮肤撕脱伤,烧伤,擦伤)。③3 期:全层皮肤缺失。常可见脂肪、肉芽组织、腐肉和(或)焦痂。不同解剖位置的组织损伤的深度存在差异,脂肪丰富的区域会发展成深部伤口。可能会出现潜行或窦道,无筋膜、肌肉、肌腱、韧带、软骨和(或)骨暴露。④4 期:全层皮肤和组织缺失。可见或可直接触及筋膜、肌肉、肌腱、韧带、软骨或骨,可见腐肉和(或)焦痂,常会出现边缘内卷、窦道和(或)潜行。除上述四期之外,还有不可分期压力性损伤和深部组织损伤。⑤不可分期压力性损伤:全层皮肤和组织缺失,损伤程度被掩盖,由于被腐肉和(或)焦痂掩盖,不能确认组织缺失的程度。只有去除足够的腐肉和(或)焦痂,才能判断损伤是 3 期或是 4 期;⑥深部组织损伤:持续的指压不变白,颜色为深红色、栗色或紫色。完

48

整或破损的局部皮肤出现持续的指压不变白的深红色、栗色或紫色,或表皮分离呈现黑色的伤口床或充血水疱。疼痛和温度变化通常先于颜色改变出现,深色皮肤的颜色表现可能不同。这种损伤是由于强烈和(或)长期的压力和剪切力作用于骨骼和肌肉交界面导致。该期伤口可迅速发展暴露组织缺失的实际程度,也可能溶解而不出现组织缺失。如果可见坏死组织、皮下组织、肉芽组织、筋膜、肌肉或其他深层结构,说明这是全皮层的压力性损伤(不可分期、3期或4期)。该分期不可用于描述血管、创伤、神经性伤口或皮肤病。

2. 评估压力性损伤局部情况　评估并记录压力性损伤特征,包括部位、分期、大小、组织类型、颜色、渗出、气味、伤口周围情况、创缘,皮肤温度、皮肤压痛、组织硬度改变,以及有无窦道、潜行及瘘管等。应采用统一的方法来测定伤口的长度、宽度和深度等,以便于比较不同时间伤口的转归情况。

3. 评估患儿年龄、病情、意识状态、营养状况、活动能力、自理能力、发生其他部位压力性损伤的风险、家长的照护能力及社会支持系统等。

4. 评估有无影响愈合的因素,如灌注不足、感觉缺失、全身感染、营养不良等。

5. 评估压力性损伤愈合情况　有多种压力性损伤愈合过程的评估工具,如压力性损伤愈合量表-PUSH量表(表48-16-1),由美国压力性损伤咨询委员会制定,是一种简单可靠的评估压力性损伤愈合的量表。PUSH量表由3个方面组成:①创面面积:用创面的长×宽(cm^2)表示,其面积从0~24cm^2及以上,以1~10分赋值,分值越高,创面面积越大。②渗出液量:分为无、少量、中量、大量4个等级,分别以0分、1分、2分、3分计分,分值越高,渗出液越多。

③组织形态:分为完整皮肤、上皮组织、肉芽组织、腐肉组织和坏死组织5个等级,分别以0分、1分、2分、3分、4分计分,分值越高,创面状况越差;临床上可以根据渗出量减少、伤口面积缩小、疼痛减轻、创面组织好转等评估愈合迹象。

表48-16-1　PUSH量表

分值	长×宽	渗出液量	组织形态
0	0	无	闭合
1	<0.3	少量	上皮组织
2	0.3~0.6	中量	肉芽组织
3	0.7~1.0	大量	腐肉组织
4	1.1~2.0		坏死组织
5	2.1~3.0		
6	3.1~4.0		
7	4.1~8.0		
8	8.1~12.0		
9	12.1~24.0		
10	>24.0		

【操作前准备】

1. 用物准备　治疗车、治疗卡、无菌手套、无菌换药包、3%过氧化氢溶液、无菌生理盐水、一次性注射器、换药所需敷料、皮肤消毒剂、手消毒液、护理治疗单、污物碗、无菌弯盘、照相及测量用物、绷带、胶布、无菌棉签、记录单等。

2. 环境准备　安全、安静、清洁。

3. 向患儿及家属解释压力性损伤护理的目的及过程,取得配合。

【操作步骤与要点】

操作步骤	操作要点
1. 根据压力性损伤分期及特点准备相应的伤口护理用物	— 根据压力性损伤分期及特点,结合资源的可及性备好用物 — 考虑患儿的社会支持状况选择伤口护理用物
2. 携用物至患儿床边,拉好床帘	— 保护患儿隐私
3. 按照所在机构的制度要求核对患儿身份	— 操作前查对,确认患儿 — 通常需要包含姓名、身份识别号等至少2个核对要素
4. 评估并记录患儿压力性损伤局部情况,并与前一次资料比较其愈合转归情况	— 根据患儿情况请其他护士或家长协助暴露压力性损伤部位,必要时约束患儿

续表

操作步骤	操作要点
5. 根据压力性损伤分期特点,采用不同的护理方法	— 针对压力性损伤分期给予相应护理
5.1　1 期压力性损伤 增加体位变换频率,避免红斑区域继续受压;选用皮肤保护膜、透明敷贴、水胶体或泡沫敷料贴在受损部位,避免进一步的损伤并促进愈合;切忌行局部按摩,以免加重损害	— 关键在于去除危险因素,减轻局部受压,避免进展
5.2　2 期压力性损伤 小水疱可外贴水胶体敷料,促进其自行吸收;大水疱在消毒后用无菌注射器抽出疱内液体,外贴水胶体敷料;溃疡创面,先用无菌生理盐水清洗创面及周围皮肤后,依据渗液多少分别选用藻酸盐敷料、泡沫敷料或水胶体敷料等	— 关键在于保护创面,预防感染,促进愈合
5.3　3 期和 4 期压力性损伤 ①清洗伤口:通常采用无菌生理盐水进行创面冲洗;当创面有残留物、感染或定植时,采用 3% 过氧化氢溶液或抗菌溶液冲洗后,再用无菌生理盐水冲洗	— 关键在于清除坏死组织、预防感染,促进愈合 — 每次更换敷料时需要进行清洗
②清创:采用最适合患儿的方法清创创面或创缘的失活组织。压力性损伤常用清创方法包括外科锐性清创、保守锐性清创、自溶清创、酶促清创、生物清创和机械清创等	— 必须充分评估患儿创面及全身情况,选用合适方法,掌握其适应证和禁忌证,需要时先进行镇痛
③包扎:根据创面特点选用相应的敷料。基底黑色或黄色者,必须选用能帮助溶解和清除坏死组织的水凝胶、藻酸盐敷料再加外层敷料;基底呈红色者,可选用水胶体敷料;有潜行或窦道者,可选用藻酸盐或水胶体敷料填塞;渗液多的创面也可以选用泡沫敷料等	— 根据创面有无感染、基底组织状况、渗出、创周情况以及患儿的经济承受力等选用合适的敷料
6. 妥善固定创面敷料,清理用物	— 若有特殊感染,其敷料必须单独处置
7. 妥善安置患儿体位	— 务必避免局部组织受到持续压力等风险因素损害
8. 向患儿及家属交代有关注意事项	— 取得其最大程度的配合,以减少风险因素暴露
9. 过程中采集图像并记录	

【操作后观察】

1. 倾听患儿主诉,有无疼痛或其他不适。

2. 观察局部伤口敷料固定是否牢固,局部引流、渗液及周围皮肤情况。

3. 当外层敷料被渗液浸湿时,应及时更换。

【常见并发症及防范措施】

(一) 伤口疼痛

1. 操作前评估患儿疼痛耐受情况,必要时采用镇痛措施。

2. 操作前告知患儿及家长操作流程及配合要求,必要时进行约束,避免患儿躁动引起不必要的损伤而导致疼痛。

3. 当敷料和组织有粘连时,必须充分润湿敷料后,再轻轻揭除敷料,避免暴力揭除敷料而引起疼痛。

4. 外科清创时,注意选择合适的器械,动作熟练轻柔。

5. 运用分散患儿注意力的技巧,有助于减轻疼痛感受。

(二) 交叉感染

1. 操作者严格遵守伤口处理的各项规章制度和无菌技术操作原则,操作前洗手戴无菌手套。

2. 严格执行伤口处理原则,先护理无菌、清洁伤口,后护理污染、感染伤口,先非特殊感染伤口,后特殊感染伤口。

3. 伤口冲洗液及更换下来的污染敷料,必须按医疗废弃物处理原则妥善处理。

4. 当病情需要进行接触隔离时,应按照隔离要求严格执行。

5. 做好家长及患儿的健康教育,以取得其配合。

(蒋小平)

第十七节　呼吸机的应用

呼吸机治疗亦可称为机械通气治疗,是指发生呼吸衰竭时以机械装置代替或辅助呼吸的治疗手段,呼吸机治疗只是一种支持治疗,不能消除呼吸衰竭的病因,只为采取针对呼吸衰竭病因的各种治疗争取时间和创造条件。

【护理评估】

评估患儿生命体征、体重、呼吸、血气,是否有使用呼吸机的指征、适应证、相对禁忌证;评估呼吸机性能是否良好。

1. 应用呼吸机的目的　主要目的是预防、减轻或纠正由各种原因引起的缺氧与 CO_2 潴留,有时也可应用呼吸机做肺内雾化吸入治疗。

2. 应用时机

（1）任何原因引起的呼吸停止或减弱（<10 分钟）。

（2）严重呼吸困难伴低氧血症（PaO_2 <60mmHg）或者极度呼吸窘迫。

（3）伴 CO_2 潴留的肺性脑病的患儿。应用呼吸兴奋药、抗感染、解痉、平喘、祛痰等保守治疗,意识状况未得改善,即使 $PaCO_2$ 水平升高不明显,也应尽早采用呼吸机治疗。

（4）严重肺部感染导致的呼吸道分泌物明显增多,和（或）各种原因导致患儿无足够的力量排出呼吸道分泌物,即使尚未发展至严重低氧血症,也应及早进行呼吸机治疗。

（5）胸部手术后有或可疑有肺不张致严重低氧血症患儿。

（6）心脏手术后尤其是接受体外循环治疗的患儿。

（7）严重的胸部外伤,除外连枷胸。

3. 禁忌证

（1）低血容量性休克,休克未纠正前。

（2）严重肺大疱和未经引流的气胸。

（3）肺组织无功能。

（4）大咯血时在气道未通畅前。

（5）支气管胸膜瘘。

（6）缺乏应用呼吸机治疗的基本知识或对呼吸机性能不了解。

【操作前准备】

1. 用物准备　呼吸机、供氧装置、一次性呼吸机回路,加温湿化装置、模拟肺、灭菌注射用水,简易呼吸器,合适大小的叶片,气管导管,喉镜,弯钳,听诊器,固定胶布,别针若干,必要时准备减压表。

2. 环境准备　保证环境安全。

【操作步骤与要点】

呼吸机应用技术

操 作 步 骤	操 作 要 点
1. 患儿安全与舒适	— 核对医嘱、姓名、ID 号,做好解释,保持呼吸道通畅,必要时清理呼吸道分泌物
2. 连接呼吸回路	— 湿化器加水:将灭菌注射用水加至低水位线和高水位线之间;连接呼吸机管道至相应接口;固定呼吸机管道;设置湿化器温度
3. 呼吸机开机	呼吸机连接压缩空气、氧气、电源,打开主机,呼吸机开始自检,进行安全性能及氧电池、窒息通气检测,自检完毕
4. 预调参数	根据医嘱设置参数:呼吸模式;潮气量(或每分通气量)及波形;氧浓度、呼吸比、呼吸频率、灵敏度等;调整各报警上下限值
5. 接模拟肺	— 检测呼吸机运行情况,双人核对
6. 人工通气	— 连接患儿,观察呼吸机运行情况
7. 再次调整参数	— 评估患儿情况,根据血气分析结果再次调整参数,洗手,记录
8. 终末处理	— 用后物品处置符合消毒技术规范

48

【呼吸机应用期间监护要点】

（一）体征及参数监测

1. 常规监护　观察患儿生命体征（T、P、R）；SPO_2，口唇、肢端颜色，判断有无缺氧现象；观察精神症状及神经状况。

2. 呼吸机功能监测　每班评估患儿双侧胸廓起伏是否一致，听诊双肺呼吸音对称；每班记录潮气量、呼吸频率、每分通气量、吸呼比值、气道峰压、气道平均压、PEEP。每班评估患儿双侧胸廓起伏是否一致，听诊双肺呼吸音是否对称。

（二）常见呼吸机报警监测及处理

1. 低压报警　常由于呼吸机管路漏气、呼吸机参数设置过高或报警值设置过低所致。此时应立即断开呼吸回路，改用皮囊通气，寻找原因，如管路连接不紧、管道破损、积水杯连接不紧、气管导管气囊充气不足，排出漏气原因后重新连接管路，通知医师调节参数。

2. 高压报警或低容量报警　常见于呼吸机管路折叠扭曲，气管导管堵塞，呼吸道分泌物过多，导管滑出，人机拮抗或不协调等。此时应立即断开呼吸回路，改用皮囊通气，检查管路是否扭曲折叠，排除管路故障后予清理呼吸道，人机拮抗时可遵医嘱使用镇静、肌松药物。

3. 高容量报警　多见于气道顺应性增强、呼吸机参数设置过高或报警设置过低等。此时可调节呼吸机参数或报警值后观察是否报警消除。

4. 气源、电源报警　常见原因包括氧气或空气源压力不足、压缩机故障、空氧混合器故障、氧气连接管漏气、外接电源故障或蓄电池电力不足等。此时立即检查气源、电源连接处是否松动，气源压力不足时立即改为皮囊通气，通知设备维修人员检查设备，压缩机、空氧混合机故障；蓄电池电力不足时，应同时更换呼吸机。

（三）预防气管导管阻塞

1. 充分湿化　美国呼吸危重症监护关于有创和无创机械通气患儿湿化指南（2012）中建议有创通气患儿进行主动湿化时，湿度水平在 33～44mgH_2O/L 之间，Y 型接头处气体温度在 34～41℃ 之间，相对湿度达 100%；有创通气患儿进行被动湿化时，建议热湿交换器提供的吸入气湿度至少达到 30mgH_2O/L。

2. 保持呼吸道通畅

（1）气道吸引：当喉部有痰鸣或听诊肺部有痰鸣；气管导管内可见分泌物；容量控制模式气道峰压报警；压力控制模式潮气量下降；呼气末 $PaCO_2$ 增高；SPO_2 降低时，予气道吸引。机械通气患儿避免断开呼吸机连接进行吸引操作；浅度吸引代替深度吸引，

尤其在给婴幼儿患儿做吸引操作时；吸引操作前不要进行气道内滴注生理盐水；吸引过程影响氧合状况时，需要预给氧。新生儿期到婴幼儿期吸引负压维持 80～100mmHg；年长儿及成人小于 150mmHg。儿童和成人患儿使用小于气管内导管内径 50% 的吸引管，而婴儿患儿应使用气管内导管内径 70% 的吸引管。气道内吸引时间小于 15 秒。

（2）胸部物理治疗：适用于伴有并发症的重症肺炎患儿，可帮助患儿排出支气管分泌物和改善肺部通气/血流灌注，维持正常的功能残气量。包括体位引流、叩背及胸壁振动。通常在体位引流的同时进行拍背和胸壁振动。物理治疗前最好先进行雾化吸入治疗，稀释痰液，并随时准备气道吸引。

（四）预防气管导管意外滑脱

呼吸机治疗患儿导管意外滑脱常由于吸痰操作不当，单手操作或固定气管导管不当，转运过程监护不当；导管固定不牢固，胶布浸湿未及时更换；更换胶布时患儿不合作，未给予镇静剂或用量不足，约束不当所致。气管导管可滑入一侧支气管或完全滑出，甚至滑入食管，从而引起患儿缺氧的发生。为预防气管导管滑出，应采取以下措施：

1. 充分镇静，约束到位，尤其是上肢，必要时适用约束腰带，呼吸机管路固定要留有余地，便于患儿活动时不至于牵拉导管。

2. 确保吸痰操作在镇静状态下操作，避免患儿咳嗽、烦躁时操作。带气管导管转入的患儿，注意检查气管导管位置固定是否妥当，固定不当时重新固定。每班交接导管插入深度，将长度标于胶布上。

3. 吸痰、护理操作时，妥善固定胶布，操作后再次评估插入深度是否改变。

4. 及时更换浸湿的胶布，更换胶布需两人进行，其中一人为年资较高的医师或护士。

【常见并发症及预防措施】

（一）气压伤

呼吸机所致气压伤的发生率因病情或病种而异，也受操作或采用的方法、模式等影响。气压伤的类型很多，其中以气胸对人体影响最大。气胸的诱发因素多，预防的环节也很多，限制通气压力是所有接受呼吸机治疗必须时刻注意的环节，慎用过高压力控制、PEEP 及 PSV 等，适当镇静、镇咳等，均是防止气道压力过高的具体措施，必要时还可以遵医嘱使用肌松药物。避免胸部创伤性检查和治疗，如心肺复苏时尽量避免用心内注射，胸外按压时动作轻柔，各种深静脉穿刺和胸膜穿刺或活检时更应谨慎。

（二）喉损伤

喉损伤是行呼吸机治疗患儿常见并发症。主要

48

表现为喉头水肿,多发生在拔管数小时～1天,主要与导管与喉部黏膜机械性摩擦和损伤有关。气管插管时选择合适直径的气管导管;气管插管时动作轻柔;人工气道留置时间不宜过长;长期带管者及时全身或局部应用小剂量激素,尤其是拔管前;呼吸机治疗期间注意适当镇痛镇静治疗均是预防呼吸机治疗期间喉损伤的主要措施。

(三)呼吸机相关性肺炎(VAP)

重症患儿存在多种与发生 VAP 相关的危险因素,包括与患儿的基础状态、诊疗相关操作及药物治疗相关因素等。目前已证实多种预防措施可降低 VAP 的发病率,故采用适当的措施以预防 VAP 对临床非常重要。

1. 呼吸机设备

(1)呼吸机清洁与消毒:呼吸机的消毒主要是指对呼吸机整个气路系统,如呼吸回路、传感器、内部回路及机器表面的消毒,若未按照呼吸机说明书的正规程序执行,或将规定一次性使用的物品重复使用,会影响其安全性和有效性。清洁、消毒呼吸机时,应遵照卫生行政管理部门对医疗机构的消毒管理规定和呼吸机的说明书规范进行,所有一次性部件使用后应按照卫生部门相关规定丢弃并保证环境安全。

(2)呼吸回路:呼吸回路污染是导致 VAP 的外源性因素之一。近年的研究发现,无论呼吸回路7天更换、2～3天更换,还是不定期更换,VAP 的发病率均无明显差别,不定期更换呼吸回路产生的费用更少,延长呼吸回路更换时间有降低 VAP 发病率的趋势。因此,机械通气患儿使用一次性呼吸机管道,一人一管,无需定期更换呼吸回路,当管路破损或污染时应及时更换。积水瓶应处于整个呼吸回路最低处,及时倾倒,避免倒流。倾倒时戴手套,使用装有含有效氯为 600mg/L 的 84 消毒液的有盖容器收集冷凝水,避免造成环境污染。

2. 吸痰装置的选择和操作 呼吸机治疗患儿应使用密闭式吸痰装置,对于密闭式吸痰装置除非破损或污染,无须每天更换。若未使用密闭式吸痰设备,可使用一次性吸痰管,吸痰操作严格无菌,操作者戴一次性手套,口鼻腔吸痰时使用一次性吸痰管,使用中的吸痰管道接头应放置于含有效氯 600mg/L 的 84 消毒液瓶内浸泡,每12小时更换消毒。

3. 声门下分泌物引流 上气道分泌物可聚集于气管导管球囊上方,造成局部细菌繁殖,分泌物可顺气道进入肺部,导致肺部感染。因此采用声门下分泌物引流可有效预防肺部感染。持续声门下吸引是采用负压吸引装置对气管导管球囊上方分泌物进行持续性引流,且引流充分,但可出现局部黏膜干燥、出血、影响局部血供等并发症。间断声门下吸引则间断进行分泌物的引流,如患儿分泌物较多时则不能保证充分引流,增加感染儿率。

4. 预防气管导管内壁细菌生物膜的形成 气管导管插管期间,每天进行 1～2 次气管导管内壁清理术,干扰细菌生物膜的形成,从而预防因细菌生物膜导致的 VAP 的发生。

5. 减少误吸 包括半坐卧位和重力鼻饲。半坐卧位在 VAP 的预防方面亦有重要作用。美国胸科学会、加拿大重症监护试验中心及疾病控制与预防中心均推荐抬高床头(30°～45°)可有效预防 VAP,尤其利于行肠内营养的患儿,可减少胃内容物反流导致的误吸。但有研究者指出,多数患儿无法持续耐受抬高床头至45°。因此,对机械通气的患儿,在保证患儿可以耐受,且不影响医疗效果、不增加护理难度的条件下,抬高床头使患儿保持半坐卧位可提高氧合,减少面部水肿,减少肠内营养患儿出现反流和误吸,同时胃肠内营养时,常规采取自然重力间断鼻饲,对胃肠排空差的患儿采取持续胃管滴注,必要时空肠管饲,减少误吸。

6. 俯卧位通气 俯卧位通气用于急性肺损伤和急性呼吸窘迫综合征患儿,可在一定程度上降低 VAP 的发病率、缩短机械通气时间及 ICU 留治时间。但由于俯卧位通气下无法观察气管插管位置,固定胶布易打湿,造成气管导管脱出。其可行性与安全性也限制了其应用。

7. 气管内导管套囊的压力 套囊是气管内导管的重要装置,可防止气道漏气、口咽部分泌物流入及胃内容物的反流误吸。置入气管内导管后应使套囊保持一定的压力,以确保其功效并减轻气管损伤,监测套囊压力,使之保持在 20cmH$_2$O(1cmH$_2$O = 0.098kPa)以上可降低 VAP 的发病率(23.5/1000 机械通气日降至 14.9/1000 机械通气日,$P<0.0001$)。机械通气患儿应持续监测气管内导管的套囊压力并加以控制。

8. 控制外源性感染 引起 VAP 的病原体常可通过医护人员及环境感染患儿。研究发现,21% 的医护人员手上定植有革兰阴性菌,如肺炎克雷伯杆菌、鲍曼不动杆菌及阴沟肠杆菌。多篇回顾性研究分析结果表明,进行严格的手卫生可降低 VAP 的发病率(干预前后 VAP 的发病率下降 53.62% ～ 69.23%)。医护人员的教育不容忽视,将引起 VAP 的危险因素对 ICU 的医护人员进行宣教,制作教育手册发放给医护人员,以小组的形式定期学习和考核,可显著降低 VAP 的发病率及缩短机械通气时间。

48

此外,环境卫生和保护性隔离均为切断外来感染的重要途径,是院内感染控制的重要措施,在预防 VAP 的发生中非常重要。因此,严格手卫生、对医护人员进行宣教、加强环境卫生及保护性隔离均可于一定程度上切断外源性感染途径,降低 VAP 的发病率。

9. 口腔卫生　建立人工气道在一定程度上破坏了机械通气患儿口鼻腔对细菌的天然屏障作用,因此对机械通气患儿进行严格有效的口腔卫生护理是对气道的重要保护。口腔卫生护理方法包括使用生理盐水、氯己定或聚维酮碘冲洗,用牙刷刷洗牙齿和舌面等。机械通气患儿使用氯己定进行口腔护理可降低 VAP 的发病率。

10. 早期康复治疗　康复治疗包括一般活动治疗和专业的呼吸功能康复治疗以及电刺激等物理治疗,此外心理治疗也包含在康复治疗之内。早期康复治疗一般指机械通气 24～48 小时内或度过急性期后开始的康复治疗。有文献报道,早期康复治疗有助于患儿功能状态的恢复,防止肌肉无力和肌肉萎缩,提高患儿出院时的总体功能状态及总体生存时间,但对患儿的机械通气时间、ICU 留治时间及病死率无明显影响,尚未见研究报道康复治疗与 VAP 发病率的关系。

（四）胃肠充气

胃肠充气即过多的气体在胃肠道积蓄,造成胃肠道过度膨胀和压力增高。诱发因素包括气管食管瘘和经面罩或口含管人工通气。留置胃管或胃肠减压能防止胃液反流引起的误吸、气道堵塞和感染,也是防止胃肠充气膨胀引起膈肌上移,妨碍胸廓活动,使肺膨胀受限的主要措施。此外,呼吸机治疗前充分评估,去除病因,选择合适的通气方式均可以避免胃肠充气的发生。

（五）呼吸机依赖

呼吸机依赖是指脱机困难,长期依靠呼吸机支持。造成呼吸机依赖的原因很多,慢性肺功能不全是最常见的原因;其次,有心理因素参与,即从心理上对呼吸机治疗产生依赖,认为一旦脱离呼吸机,自己就可能有生命危险;此外,呼吸机疲劳和衰弱也是很重要的原因,神经肌肉疾病最常见。对有慢性呼吸功能不全的患儿,正确掌握应用呼吸机的指征,并尽可能地缩短呼吸机应用时间,可能是防止发生呼吸机依赖的两个重要环节。此外,对呼吸机治疗的患儿要重视营养支持和功能锻炼,早起下床活动。

（六）肺不张

分泌物或痰栓阻塞、导管进入单侧支气管、氧中毒均可引起肺不张。一旦确认有肺不张,应立即采取必要措施,如体位引流(尤其是俯卧位通气)、胸部物理治疗、叩背或机械排痰,必要时行纤维支气管镜治疗。倘若是导管位置不妥,可及时调整,将导管向外适当拔出,直至两肺的呼吸音相等。

（七）氧中毒

氧中毒是指长期高浓度吸氧引起的肺部和其他系统的病变,呼吸机治疗过程中,$FiO_2 > 60\%$,能产生氧中毒。氧中毒是引起 ARDS 的病因之一,因此需提高警惕。

氧中毒的发生率和严重程度均与 FiO_2 高低和高浓度吸氧时间有关,预防氧中毒的主要措施是尽量避免 $FiO_2 > 60\%$。100% 的 FiO_2 最多使用 6 小时;80% 的 FiO_2 最多使用 48 小时;60% 的 FiO_2 最多使用 3 天;$\leq 50\%$ 的 FiO_2 可长期使用。即使由于病情需要,也要适当控制高浓度吸氧时间,尽量降低 FiO_2,从根本上预防氧中毒的发生。

（八）心律失常

呼吸机治疗本身是不会引起心律失常或加重心衰的,只有当呼吸机应用不合理,缺氧得不到很好纠正情况下,才可能直接导致心律失常。有心肌缺氧、缺血、心功能不全的患儿,接受有创呼吸机治疗时,耐受人工气道建立过程的能力明显低于心功能正常的患儿。因此,对有心脏疾病的患儿,积极使用无创通气,可能是综合救治中不可忽视的重要环节。

（九）血压下降

呼吸机正压通气造成的血压下降与正压导致回心血量减少有关。严重程度受患儿自身的有效循环血量、胸肺组织顺应性及呼吸机参数(吸气压力高或低和维持的时间长短)有关。预防和处理方法就是补足血容量或借助血管活性药物(多巴胺、多巴酚丁胺等)的帮助,一旦血容量水平恢复正常,由呼吸机引起的血压下降均能得到很好的纠正,不能纠正的低血压通常与其他因素有关。

（十）通气不足

通气不足是指 CO_2 排出不足,造成或引起 CO_2 潴留。使用呼吸机过程中,通气不足发生率低,多与气道不通畅有关,偶尔也与 V_T 和 I:E 设置不妥有关。调整呼吸机参数主要以调整 I:E、延长呼气时间为主,必要时借助病因和解痉治疗,保持呼吸道通畅。一般不主张盲目增加呼吸频率和 V_T/MV,以避免容量增加导致的呼吸机相关的肺损伤。

（十一）通气过度

通气过度多与患儿本身因素和呼吸机参数设置不当有关,远较通气不足发生率高。患儿本身因素包括缺氧、疼痛、精神紧张、代谢性酸中毒等刺激或代偿,引起呼吸频率增快和过度通气;呼吸机参数设置不当多与 V_T 或 MV 设置过高有关。

48

为了防止过度通气,应动态观察 V_T 及 $PaCO_2$ 水平,根据 V_T 及 $PaCO_2$ 水平分析或找出原因去除,及时调整参数。通常以缩短呼气时间、降低 V_T/MV 为主要调整方式,必要时适当降低呼吸频率。

(刘鹏　左泽兰)

参 考 文 献

1. 郑显兰,符州. 新编儿科护理常规. 北京:人民卫生出版社,2010.
2. 楼建华. 儿科护理操作指南. 第 2 版. 上海:上海科学技术出版社,2012.
3. 美国心脏协会. 2015 美国心脏协会心肺复苏及心血管急救指南. 2015.
4. 李仲智,申昆玲. 儿科临床操作手册. 北京:人民卫生出版社,2010.
5. 倪元红,叶向红,高勇,等. 短肠综合症患儿营养康复治疗的观察和护理. 医学研究生学报,2007,6(2):593-596.
6. 郑显兰. 儿科危重症护理学. 北京:人民卫生出版社,2015.
7. 中华人民共和国卫生部. 血液净化标准操作规程(2010版). 2010.
8. 沈颖. 儿童血液净化标准操作规程. 北京:人民卫生出版社,2013.
9. 孙仁华,黄东胜. 重症血液净化学. 杭州:浙江大学出版社,2015.
10. 尤黎明,吴瑛. 内科护理学. 第 5 版. 北京:人民卫生出版社,2012.
11. 李玉英. 最新医院血液净化中心临床护理精细化操作与优质护理服务规范化管理及考评指南. 北京:人民卫生出版社,2012.
12. 郑艳. 医用控温仪对 28 例高热烧伤患儿降温治疗的体会. 中华损伤与修复杂志,2012,7(3):68-69.
13. 李霞. 变温毯在心脏术后高热患儿降温中的应用及护理. 当代护士,2008,(11):79-80.
14. 丁文祥,苏肇伉. 小儿心脏外科重症监护手册. 上海:上海世界图书出版公司,2009.
15. 余学清. 腹膜透析治疗学. 北京:科学技术文献出版社,2007.
16. EPUAP,NPUAP. 快速参考指南:压疮的预防和治疗(中文翻译版). 2014.
17. 中华人民共和国卫生部. 临床护理实践指南(2011版). 北京:人民军医出版社,2011.
18. 黄金,李乐之. 常用临床护理技术操作并发症的预防及处理. 北京:人民卫生出版社,2013.
19. 姜安丽. 新编护理学基础. 第 2 版. 北京:人民卫生出版社,2012.
20. 张玉侠. 实用新生儿护理学. 北京:人民卫生出版社,2015.

48

第四十九章 其他专科护理技术

第一节 眼部给药技术

眼部给药是治疗眼病的主要手段之一。为了提高疗效、减少副作用和节约用药,应充分发挥眼药的作用,正确的实施给药可以有效治愈及控制病情发展。

【护理评估】

1. 患儿全身状况,有无药物过敏史及不良反应史。

2. 评估患儿年龄及配合程度。

3. 眼部有无特殊情况,如:有无伤口、出血、红肿,角膜有无问题等。

4. 是否需要排尿。

【操作前准备】

1. **用物准备** 治疗车、眼药水或药膏、无菌棉签、免洗手消毒液、护理治疗单、污物碗、无菌弯盘、生理盐水(图 49-1-1)。

2. **环境准备** 安全、安静、清洁、光线充足明亮。

3. 向患儿及家属解释眼部给药的目的及过程,取得配合。

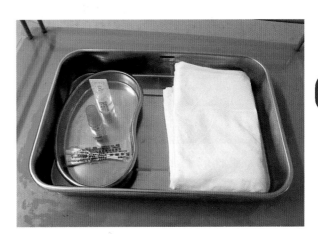

图 49-1-1　用物准备

【操作步骤与要点】

操作步骤	操作要点
1. 遵医嘱按无菌操作原则准备眼药	— 根据病情及药物性质,安排眼药顺序 — 点药时注意三查七对,注意配伍禁忌
2. 携用物至患儿床边	
3. 核对患儿,将治疗车推至患儿床旁	— 操作前查对,确认患儿 — 主动核对,腕带
4. 协助患儿取舒适体位,取仰卧位或坐位,头微向后倾	— 根据患儿情况请其他护士或家长协助固定患儿
5. 用生理盐水清理眼部周围分泌物	— 75% 酒精消毒生理盐水瓶口并打开用棉签蘸取生理盐水,由睫毛根部向外清理眼部周围分泌物(图 49-1-2)
6. 再次核对患儿信息及护理治疗单	— 操作中查对
7. 点药 如同时应用眼药液或眼药膏,应先滴水剂;数种药物同时应用,应先滴刺激性小的,并间隔 2~3 分钟;若双眼用药,应先滴健眼,后滴患眼,先轻后重	— 点眼者应右手拿眼药,左手轻轻分开上下眼睑,嘱患儿眼睛向上看,眼药距离眼睛 1~2cm,将药液滴入下眼穹隆结膜囊内 1~2 滴,勿将眼药直接滴到角膜上(黑眼珠),以免刺激患儿造成用力挤眼,将眼药挤出眼外。点完药后轻轻闭上双眼 5~10 分钟(图 49-1-3)

1003

操 作 步 骤	操 作 要 点
8. 再次核对	操作后查对
9. 协助患儿取舒适卧位	整理床单位
10. 向患儿及家长交代有关注意事项	— 观察眼部有无过敏性反应;瘙痒、红肿、发热等
11. 正确处理用物	— 污物按规定处理,避免交叉感染
12. 洗手,记录点眼药时间,签全名	

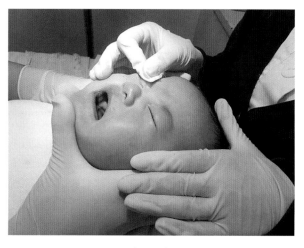

图 49-1-2　清理眼部周围分泌物

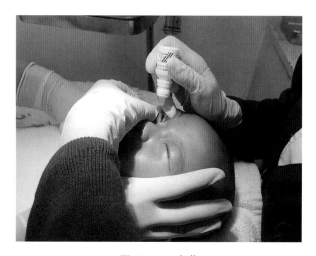

图 49-1-3　点药

【操作后观察】

1. 点药后加强巡视,倾听患儿主诉。

2. 观察眼部有无红肿、疼痛、瘙痒、发热等情况。

【常见并发症及防范措施】

（一）过敏反应

充血,瘙痒,眼睑水肿,刺痛感。

1. 给药前评估患儿有无过敏史。

2. 点药后观察眼部情况,勤巡视患儿,询问患儿

主诉,如有异常应及时告知医师并遵医嘱进行相应处理。

3. 了解所用眼药水或眼药膏的药理作用、适应证、不良反应等,给药前要询问患儿是否有过敏史或眼部特殊疾病史,如:青光眼患儿禁用阿托品,以免用药不当给患儿带来不良反应。

4. 用药前严格执行三查七对制度,检查药物有效期,药液有无浑浊,药瓶是否密封完好。特殊眼药如:重组牛碱性成纤维细胞生长因子用凝胶等需要放置冰箱保存的药品,应置于冰箱冷藏保存,以免影响用药效果。

（二）药物引起发热

散瞳类眼药如阿托品眼用凝胶点完后应压迫泪囊5~10分钟,以免药液顺鼻泪管到达鼻腔或通过鼻黏膜吸收造成血管扩张,引起患儿面部发红发热等现象。

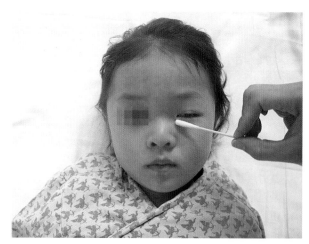

图 49-1-4　按压泪囊

（三）眼压高

长期使用激素类眼药水易引起眼压升高,引起继发性青光眼及其他一些并发症,应严格遵医嘱用药,期间测量眼压。

（全晓杰　王晓军）

第二节　泪道冲洗技术

泪道冲洗是泪道检查、治疗的一种方法。是检查泪道通畅及为手术前清洗泪道或验证手术后泪道通畅的一个有效途径。

【护理评估】

1. 姓名、性别、年龄、病情、药物性质、入院时间、入院原因、药物过敏史、近两天的生命体征。

2. 眼部有无特殊情况,如:有无伤口、出血、红肿、合作程度及角膜有无损伤等。

3. 评估患儿全身一般情况及眼部情况,自理能力及合作程度。

4. 是否需要排尿。

【操作前准备】

1. 护士准备　衣帽整洁,洗手,戴口罩。

2. 用物准备　治疗车,生理盐水、适量的棉球及棉签、换药盘、免洗手消毒液、镊子罐、冲洗液及冲洗针、眼药水。

3. 环境准备　环境清洁,光线适宜。

4. 告知患儿及家长泪道冲洗的目的及注意事项,使患儿及家长能积极配合操作。

【操作步骤与要点】

操 作 步 骤	操 作 要 点
1. 遵医嘱按无菌操作原则配制冲洗液	— 配药时注意三查七对
2. 携用物至患儿床边	
3. 核对患儿相关信息	— 操作前查对,确认患儿 — 采取主动核对,腕带
4. 患儿取舒适坐位或仰卧位,头部微后仰并固定,眼向上注视	— 根据患儿情况请其他护士协助固定
5. 再次核对,进行操作	— 操作中查对
6. 滴表面麻醉药	用蘸有盐酸奥布卡因表面麻醉剂的棉棒夹在上下泪点之间 1~2 分钟(图 49-2-1)
7. 冲洗泪道	— 将下睑近内眦部轻轻地向下牵拉,暴露下泪点。将大小合适的泪道冲洗针头垂直插入泪小点 1~2mm 后向鼻侧转动,使针头呈水平位,继而顺沿下泪小管走行方向将针头推进 4~6mm。注入生理盐水(图 49-2-2)操作动作轻柔,进针方法正确,切勿损伤泪小点
8. 操作后观察	— 准确观察有无冲洗液流入鼻腔或口腔,同时观察泪点处有无分泌物反流以及量、性质,推注冲洗液时有无阻力
9. 再次核对	— 操作后查对
10. 协助患儿取舒适体位	— 清洁患儿眼部及面部 — 整理床单位
11. 向患儿及家长交代有关注意事项	— 不能随意揉眼睛 — 出现任何不适立即通知护士或医生
12. 正确处理用物	— 污物按照规定处理,避免交叉感染
13. 洗手,记录冲洗情况,冲洗结果,签字	— 根据冲洗情况如实填写结果单,包括从何处进针,有无阻力,冲洗液的流通情况及是否有分泌物等

49

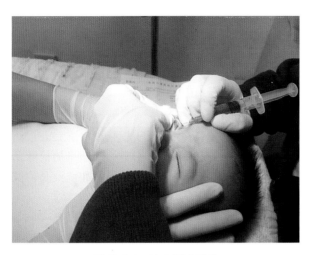

图 49-2-1　滴表面麻醉药

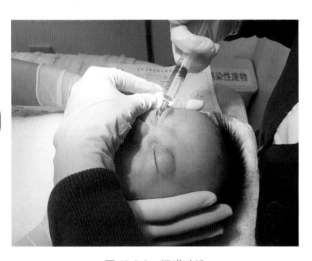

图 49-2-2　泪道冲洗

【操作后观察】

1. 操作谨慎,细心,动作轻柔,正确,以防误伤结膜及角膜。

2. 如果进针遇到阻力时,不要暴力,避免损伤泪道或冲洗液进入假道。

3. 操作时应固定好头部,防止因哭闹、头部晃动等造成意外伤害。

4. 操作后详细记录冲洗情况。

【常见并发症及防范措施】

(一) 出血

1. 操作温柔、避免动作粗鲁。

2. 进针稳准。

3. 稳妥固定患儿,防止患儿头部晃动引起泪小点撕裂及出血。

(二) 眼睑红肿

1. 操作者了解泪道解剖位置,避免误入假道。

2. 酌情局部给予抗感染治疗。

(三) 泪小点撕裂伤

1. 泪小点太小者,先用泪点扩张器扩大泪点,再行冲洗。

2. 动作轻柔,固定患儿,防止患儿晃动引起泪小点撕裂。

(四) 刺伤眼球

1. 取得患儿合作,操作时光线充足,操作者动作轻柔。

2. 针头垂直插入,不宜过深。

3. 操作熟练,动作轻柔,熟知泪道解剖结构。

4. 处理:①立即停止操作;②无菌敷料覆盖;③通知医生,配合处理。

(五) 窒息

1. 冲洗前后应禁哺乳及饮水 30~40 分钟。

2. 冲洗时液量不宜过多。

3. 冲洗完毕后应抱起患儿轻拍背部,以免引起呛咳或窒息,小于 3 个月的患儿更应谨慎。

(六) 皮下肿胀

1. 操作熟练,动作轻柔,熟知泪道解剖结构,如进针遇有阻力,不可强行推进。

2. 冲洗时压力不宜过大,液量不宜过多。

3. 部分患儿由于哭闹,引起泪道痉挛,难于进针,也碰不到骨壁,此时不可强行推进,可从上泪小点进针再行冲洗。

4. 皮下肿胀处理:应通知医生,安抚患儿家属的情绪,遵医嘱给予抗生素类眼药或局部给予湿热敷 2~3 小时,使其症状逐渐消退。

【知识拓展】

1. 水平进针时,操作者应用手指将眼睑向外侧牵拉,以拉直泪道,使冲洗针在泪小管内滑行推进。

2. 冲洗泪道应首先选择上泪小管,不通再选择下泪小管,因 60% 的泪液经下泪小管排出,40% 的泪液经上泪小管排出,先冲洗下泪小管,避免多次经下泪小管冲洗,易造成泪小管内壁损伤,而出现医源性泪小管狭窄或阻塞。

3. 在做泪道冲洗中,一定要掌握稳、准、轻、柔的原则,进针过程中如遇阻力,不可强行推进,以免造成医源性假道。

4. 在做泪道冲洗中,还应注意观察眼睑皮肤,如冲洗液进入皮下,可见眼睑皮纹浅或消失,眼睑肿胀,患儿有疼痛感;如有泪道瘘管,可在皮肤表面看到有液体流出。

(全晓杰　王晓军)

第三节　耳部给药技术

耳部给药是将滴耳剂滴入耳道,使之充分均匀分布于外耳道及中耳皮肤黏膜,以达到消毒杀菌,预防或控制感染病灶,局部消炎止痛的作用;同时可以稀释软化分泌物,使之易于排出;也可以起收敛作用,促进皮肤黏膜修复愈合;还可以镇痛、抗病毒、抗结核等等。

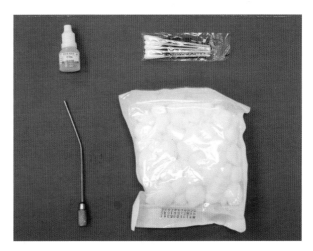

图 49-3-1　耳部给药用物准备

【护理评估】

1. 患者年龄、病情、用药史和过敏史、用药目的、药物性质、配合程度、自理能力、病情、意识状态、患儿和家长的心理状态。

2. 耳部疾患情况　有鼓膜穿孔者禁止进行耳内滴药。

【操作前准备】

1. 护士准备　着装整洁、洗手、戴口罩。

2. 用物准备　治疗车、滴耳药液、无菌棉签、小棉球,按需要备 3% 过氧化氢溶液(针对化脓性中耳炎耳内有脓的患者)、吸引器一套装置(图 49-3-1)。

3. 环境准备　安全、安静、清洁。保护个人隐私。

4. 核对患儿,向患儿及家属解释技术执行的目的及过程,取得配合。

【操作步骤及要点】

操 作 步 骤	操 作 要 点
1. 遵医嘱准备滴耳药液,洗手,戴口罩	— 需要配药时注意三查七对,注意配伍禁忌
2. 携用物至患儿床边	
3. 核对患儿信息	— 操作前查对,确认患儿 — 主动核对,腕带
4. 协助患儿取侧卧或者坐位,头侧向健侧,患侧耳朵向上	— 根据患儿情况请其他护士或家长协助固定患儿,视需要约束患儿
5. 清洁耳道(图 49-3-2),吸净耳道内分泌物	— 用棉签清洁外耳道 — 对化脓性中耳炎耳内有脓的患者,应先遵医嘱予 3% 过氧化氢溶液清洗外耳道脓液,以棉签拭干
6. 再次核对患儿	— 操作中查对
7. 一手牵拉患儿外耳,一手持滴耳药液瓶(图 49-3-3)	— 3 岁以上患儿,将外耳向上向外拉;3 岁以下患儿,将外耳向下向后拉,将外耳道拉直 — 避免牵拉力度过大 — 避免滴耳药液瓶口触及外耳道
8. 遵医嘱按需将药液顺耳道后壁滴入	— 药液温度以接近体温为宜,通常 2~3 滴
9. 用手指反复轻按耳屏(图 49-3-4),使药液流入耳道四壁及中耳腔内	— 药液充分进入中耳,以免药液流出
10. 再次核对	— 操作后查对
11. 滴药后保持原体位 5~10 分钟	— 以免药液流出 — 外耳道口可放置干棉球
12. 向患儿及家属交代有关注意事项	— 介绍所滴药物的作用、不良反应等相关知识 — 强调遵医嘱按时、安全、正确用药的重要性
13. 正确处理用物	— 污物按规定处理,避免交叉感染
14. 洗手,记录用药时间,签全名	

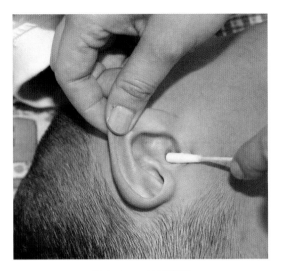

图 49-3-2　清洁耳道

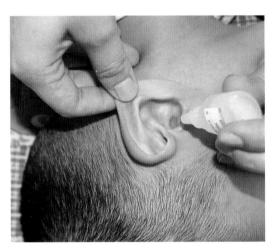

图 49-3-3　滴药图

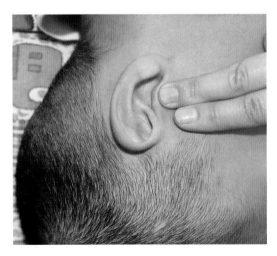

图 49-3-4　轻压耳屏图

【操作后观察】

1. 有无出现迷路反应,如眩晕、恶心、呕吐、眼球震颤等。

2. 耵聍软化患儿滴药后有无耳塞、闷胀感。

【常见并发症及预防措施】

(一) 眩晕、呕吐等迷路反应

1. 表现为局部疼痛,不能睁开眼睛视物,严重者甚至发生恶心呕吐等。

2. 预防　做好操作及药品相关知识的卫生宣教工作,操作过程中动作轻柔,根据患儿的适应能力调整滴入药液温度及速度,注意观察不适症状及时报告医师做相应处理。

(二) 出血

1. 滴药过程中患儿耳部突发出血或出现血性渗出。

2. 预防　牵拉耳廓过程中动作轻柔,滴入药液注意适当的速度并注意观察不适症状。

(三) 鼓膜穿孔

1. 突发耳痛、耳鸣及头痛。

2. 预防　严格掌握用药适应证,治疗前评估患儿鼓膜有无充血肿胀及向外膨出,有无分泌物从该处涌出,如发现嘱患儿卧床休息通知医师做相应处理。操作中棉签清洁耳道时不可探入过深。如操作过程中患儿哭闹剧烈应停止操作,避免造成意外损伤。

(四) 感染

1. 表现　治疗后发热、耳痛、局部分泌物性状改变、脓液流出等。

2. 预防　治疗时注意局部清洁卫生,防止污染药液,避免医源性感染,做好卫生宣教工作。操作前七步洗手法洗手,戴口罩,所有用物应专人专物,严禁患者间交叉使用物品,避免交叉感染。用药前检查药液,做好三次七对,用后药液注明开瓶日期、时间,按要求储存。操作前充分评估患者耳道情况,对耳道存在炎症的患者滴药前做好充分清洁,避免药液带入耳道内分泌物引起内耳感染,同时遵医嘱应用抗生素进行对症治疗。

(翟士芬　王晓军)

第四节　鼻部给药技术

鼻部给药是将喷鼻药喷入鼻腔,以达到局部清洁、消炎、收缩鼻腔黏膜的目的。常用药剂可分为气雾剂、喷剂及滴剂。

【护理评估】

1. 核对医嘱及患儿信息。

2. 评估患儿目前病情、意识状态、药物性质、用药史、过敏史、自理能力和配合程度。

3. 评估患儿鼻腔情况,如:鼻部有无外伤,鼻腔黏膜有无破损、出血,鼻中隔有无偏曲等。

4. 告知患儿及家长用药目的及方法,注意事项,使患儿及家长能积极配合操作。

【操作前准备】

1. **护士准备**　着装整洁、洗手、戴口罩,核对医嘱。

2. **用物准备**　治疗车、滴鼻药滴瓶或喷鼻药瓶、0.9% 氯化钠注射液,无菌棉签、小棉球、毛巾、吸引器装置一套(图 49-4-1)。

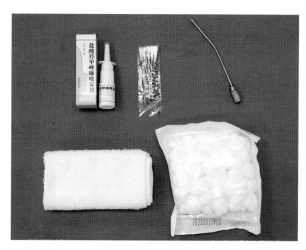

图 49-4-1　鼻部给药用物

3. **环境准备**　安全、安静、清洁,光线充足。

4. 向患儿及家属解释操作技术执行的目的及过程,取得配合。

49

【操作步骤与要点】

1. **鼻腔喷药**

操 作 步 骤	操 作 要 点
1. 遵医嘱准备喷鼻药液,洗手,戴口罩	— 需要配药时注意三查七对,注意配伍禁忌
2. 携用物至患儿床边	
3. 核对患儿	— 操作前查对,确认患儿 — 主动核对,腕带
4. 协助患儿取坐位,头稍前倾	— 根据患儿情况请其他护士或家长协助固定患儿,视需要约束患儿
5. 清洁鼻腔	— 胸前垫小毛巾 — 棉签蘸 0.9% 氯化钠注射液清理鼻腔 — 用吸引器吸出鼻腔分泌物
6. 再次核对	— 操作中查对
7. 一手轻固定患儿头部,另一手持喷鼻剂,将喷鼻嘴平行稍深入患儿前鼻孔,嘱患儿轻吸气,给予喷药(图 49-4-2)	— 混悬剂药物在使用前轻轻摇匀 — 药物应专人专用 — 喷药时告知患儿轻吸气 — 根据病情选择喷药次数
8. 再次核对	— 操作后查对
9. 清洁患儿面部,协助患儿取舒适体位	— 将鼻腔内流出药液擦净 — 整理床单位
10. 向患儿及家属交代有关注意事项	— 不要用力擤鼻涕
11. 正确处理用物	— 污物按规定处理,避免交叉感染
12. 洗手,记录用药时间,签全名	

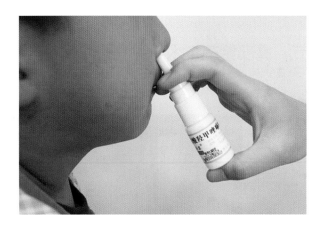

图 49-4-2　深入前鼻孔喷药

2. 鼻腔滴药

操 作 步 骤	操 作 要 点
1. 遵医嘱准备滴鼻药液	— 需要配药时注意三查七对,注意配伍禁忌
2. 携用物至患儿床边	
3. 核对患儿	— 操作前查对,确认患儿 — 主动核对,腕带
4. 协助患儿仰卧床上,肩下垫肩垫或头悬于床头,使头尽量后仰,头低肩高	— 根据患儿情况请其他护士或家长协助固定患儿,视需要约束患儿
5. 清洁鼻腔,充分暴露鼻腔	— 棉签蘸盐水清理鼻腔 — 用吸引器吸出鼻腔分泌物 — 胸前垫小毛巾
6. 再次核对	— 操作中查对
7. 一手扶着患儿额头,嘱患儿屏气,另一手持滴鼻药液向患儿鼻腔内轻滴适量药液(图49-4-3)	— 滴管勿接触鼻翼和鼻毛,以免污染药液 — 嘱患儿滴药时勿吞咽,以免药液进入咽部引起不适 — 如需滴入抗生素药物,一般先应用鼻腔黏膜收缩剂,5～10分钟后再应用含抗生素的药液
8. 滴完后用棉球轻轻按压轻捏鼻翼,使药液均匀分布在鼻黏膜上	— 轻捏鼻翼(图49-4-4),以减少药物流入咽部引起不适
9. 再次核对	— 操作后查对
10. 滴药后保持原体位2～3分钟后用小毛巾擦净面部	— 撤除小毛巾,整理床单位
11. 向患儿及家属交代有关注意事项	— 不要用力擤鼻涕
12. 正确处理用物	— 污物按规定处理,避免交叉感染
13. 洗手,记录用药时间,签全名	

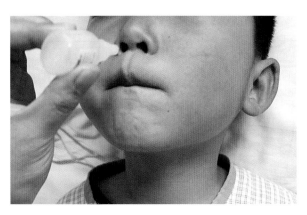

图 49-4-3　鼻部滴药

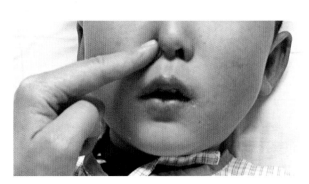

图 49-4-4　轻捏鼻翼

【操作后观察】

1. 有无用药后不良反应　观察患儿有无并发症出现,有无药物过敏等不适表现,如有不适症状及时停止操作,通知医师,遵医嘱给予相应处理。

2. 用药后症状缓解情况　及时评估患儿鼻塞等不适症状是否减轻或消失,鼻腔内分泌物有无减少。

【常见并发症及预防措施】

（一）恶心

1. 避免滴鼻液流入咽部引起不适。

2. 滴药时尽量避免吞咽,控制滴入的滴数。

（二）呛咳

1. 严格控制滴药滴数。

2. 避免大量药液进入鼻腔引起呛咳。

（三）出血

1. 做好用药前鼻腔黏膜的评估,观察有无陈旧性出血灶。

2. 根据患儿的情况遵医嘱选择适当的药物。

3. 一旦发生出血立即通知医师。

（翟士芬　王晓军）

第五节　皮肤黏膜给药技术

皮肤黏膜给药是指以贴、涂、擦、敷、熏、洗、浴等方法,直接用于治疗体表或某些黏膜部位疾患的方法,适用于局部皮肤抗炎、抗感染治疗,减少渗出,促进黏膜愈合。常见剂型可分为:粉剂、溶液剂、洗剂、酊剂和醑剂、油剂、乳剂、软膏、冷霜制剂、糊剂、硬膏、涂膜剂、凝胶剂、气雾剂。

【护理评估】

1. 患儿用药目的、药物性质、用药史和过敏史、年龄、自理能力、配合程度、病情、意识状态。

2. 患儿皮肤黏膜情况,观察患儿有无新发皮疹。

3. 了解患儿和家长对治疗过程的认知程度及心理状态。

【操作前准备】

1. 护士准备　着装整洁、洗手、戴口罩。

2. 用物准备　治疗车、手消液、一次性中单或垫巾、皮肤用药、消毒棉签、大方纱、止血钳、弯盘,必要时备清洁皮肤用物(图49-5-1)。

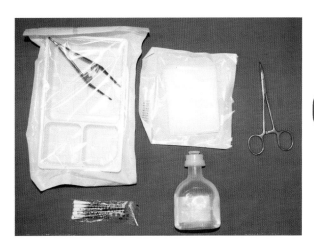

图 49-5-1　皮肤给药用物

3. 环境准备　病室安全、安静、清洁,温湿度适宜,屏风或帘布遮挡患儿,注意保护患儿隐私。

4. 向患儿及家属解释技术执行的目的及过程,取得配合。

【操作步骤及要点】

操作步骤	操作要点
1. 遵医嘱准备药物,洗手,戴口罩	— 需要配药时注意三查七对,注意配伍禁忌 — 根据不同的皮损选择不同的药物剂型
2. 携用物至患儿床边	
3. 核对患儿信息	— 操作前查对,确认患儿 — 主动核对,腕带
4. 根据患儿情况,取合适体位,垫好一次性中单或垫巾,充分暴露用药部位(图49-5-2)	— 根据患儿情况请其他护士或家长协助固定患儿,视需要约束患儿

49

1011

操 作 步 骤	操 作 要 点
5. 清洁局部皮损（图49-5-3），清除皮损处原有药物、血迹、体液、分泌物等	— 根据病情涂擦药物前先用温水或中性肥皂清洁皮肤，如皮炎则只用温水清洗即可 — 患处有毛发者应先剪去毛发 — 糊剂或其他脂肪性药物，可用植物油或液状石蜡轻轻清洁拭净；粉剂并已干燥硬结者，应用温水浸泡后再揩去
6. 手消，根据皮肤受损面积确定药量	
7. 再次核对患儿信息	— 操作中查对
8. 根据不同的药液剂型选择不同的给药方法： 溶液剂：用镊子持浸湿药液的棉球涂抹患部，待干，亦可用湿敷法给药 糊剂：用棉签将药糊直接涂于患处，药糊不宜涂得太厚，亦可先将糊剂涂在纱布上，然后贴在皮损处，外加包扎（图49-5-4） 软膏：用擦药棒或棉签将软膏涂于患处，不必过厚，如为角化过度的受损，应略加摩擦，除溃疡、大片糜烂皮损外，一般不需要包扎 乳膏剂：用棉签将乳膏剂涂于患处 酊剂和擦剂：用棉签蘸药涂于患处 粉剂：将药粉均匀地扑撒在皮损上	— 沿毛发方向揉擦 — 有刺激性的药物要先用低浓度，以后根据患者的接受程度及皮损情况逐步增加药物浓度 — 药物涂抹适量、均匀 — 全身抹药时注意保暖及隐私遮盖 — 外用气雾剂、洗剂等混悬剂使用前应充分振荡摇匀，使用喷雾性药剂时，将患儿头部转离喷雾器 — 对慢性过度角化皮损，适当用力涂药，以利于药物渗入，必要时可采用封包法 — 病变在脸部者，应遮盖患者的眼、口、鼻，嘱患者在喷药时做呼气运动，以免刺激或损伤呼吸道黏膜 — 湿敷药物时，将湿敷垫与皮肤紧密接触
9. 再次核对患儿信息	— 操作后查对
10. 安置患儿，整理床单位	
11. 向患儿及家属交代有关注意事项	
12. 正确处理用物	— 污物按规定处理，避免交叉感染
13. 洗手，记录患儿用药部位的皮损情况，签全名	— 如局部颜色，有无渗出等

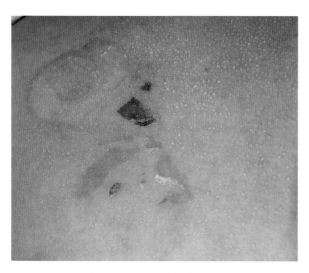

图 49-5-2　暴露用药部位

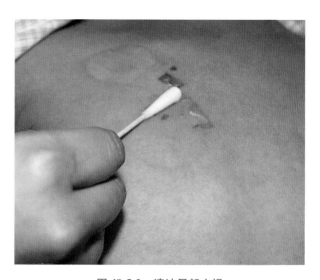

图 49-5-3　清洁局部皮损

49

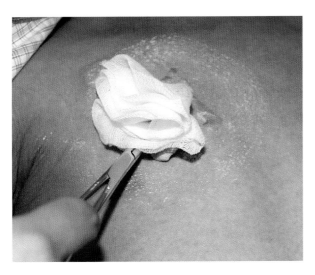

图 49-5-4 涂抹药物

【操作后观察】

1. 用药部位皮损变化情况,包括数量、颜色、渗出情况等。

2. 患儿有无用药不良反应,有无红、肿、热、痛等情况发生。如有刺激、过敏或者中毒现象,立即停用并通知医师进行处理。

【常见并发症及防范措施】

(一) 过敏/中毒

1. 表现 轻者用药部位出现瘙痒、发红等表现,重者出现全身皮疹,甚至休克。

2. 预防 详细评估患儿用药史、过敏史,掌握药物使用禁忌,避免大面积使用高浓度药物,用药过程中密切观察用药后皮损变化情况,出现不适表现及时通知医师,配合医师进行相应处理。

(二) 皮损以外的皮肤破损

1. 表现 皮肤出现原有皮损以外的表皮破损、出血等症状。

2. 预防 涂药过程中动作轻柔,避免因用力过大造成的皮肤损伤。

【知识扩展】

1. 整个操作过程中动作应轻柔。

2. 涂药糊时使用前应先用棉球或纱布蘸少量液状石蜡或植物油轻轻拭去创面上原有的糊剂,不可用水清洗,药糊不宜涂得太厚,如为角化过度的受损,应略加摩擦,除溃疡、大片糜烂皮损外,一般不需要包扎。

3. 乳膏剂禁用于渗出较多的急性皮炎,如出现不良反应应立即停药。

4. 酊剂和擦剂因药物有刺激性,不宜用于糜烂面的急性皮炎、黏膜以及眼、口的周围。

5. 粉剂一般不用于表皮糜烂伴有较多渗出或脓性分泌物创面,局部多次应用后常有粉块形成,可用温生理盐水湿润后除去。

6. 粉剂不宜用于毛发较长的部位,用于眼周时应防止撒入眼内。

7. 应用溶液剂进行湿敷时需定时加入药液,经常保持纱布的潮湿。

8. 大面积湿敷时药物浓度宜低,为了避免吸收中毒,可分区进行或使用一种药物时间不可过久。

9. 软膏剂禁用于急性、亚急性伴成片糜烂渗出的创面,涂药后如有局部痒痛或原有皮疹加重等情况应立即停用,并作相应处理。

10. 刺激性强的药物不宜用于婴幼儿、面部或皱褶处。

(翟士芬 王晓军)

第六节 快速血糖监测技术

快速血糖监测技术是用于体外测量人体新鲜毛细血管全血样本中的葡萄糖浓度的一项诊疗技术,用于判断血糖控制情况和病情。

【护理评估】

1. 穿刺部位皮肤情况。

2. 既往血糖监测情况。

3. 患儿自理及合作程度。

4. 患儿对快速血糖监测仪的认知程度。

5. 血糖监测仪功能、配置是否完好、血糖监测仪代码是否与试纸相符。

【操作前准备】

1. 护士准备 着装整齐、洗手、戴口罩。

2. 患儿准备 用洗手液洗净双手并擦干。

3. 环境准备 安全、清洁、舒适、光线明亮。

4. 用物准备 快速血糖监测仪(本操作以 One-Touch UltraVue 稳豪倍优型血糖仪为例)、治疗盘、棉签、75% 酒精、试纸、一次性扎针器、免洗手消毒液、利器盒。

5. 核对患儿,向患儿及家长解释血糖监测的目的及操作方法,取得配合。

49

【操作步骤与要点】

操作步骤	操作要点
1. 核对医嘱,明确监测血糖时间	
2. 携用物至患儿床边,核对患儿信息	— 操作前核对,确认患儿 — 主动核对,腕带
3. 协助患儿取安全舒适体位	— 根据患儿合作程度请其他护士或家长协助患儿取舒适体位,视情况约束患儿
4. 75% 酒精消毒皮肤,待干,准备穿刺	— 常选用患儿指腹靠近甲缘处的皮肤 — 长期监测血糖注意手指的轮换
5. 将试纸接触条插入血糖监测仪测量口	— 注意血糖试纸插在血糖仪上,核对显示的代码是否和试纸盒上的代码一致
6. 再次核对	— 操作中查对
7. 取棉签备用,用一次性扎针器穿刺已消毒的皮肤,然后棉签按压(图 49-6-1)	— 待消毒处皮肤酒精干透以后再进行穿刺
8. 血滴轻触试纸顶端,试纸自动吸收血滴,直至试纸窗口完全充满(图 49-6-2)	— 血滴的形成要等血样流出后呈饱满样
9. 等待 5 秒后血糖仪显示测量结果(图 49-6-3),并用棉签按压穿刺部位止血	— 测量结果需二人核对
10. 再次核对,将测量结果告诉患儿及家长,记录测试结果	— 操作后查对
11. 正确处理血糖试纸,弃去采血针,血糖仪自动关闭	注意清洁血糖仪试纸槽
12. 协助患儿取舒适卧位	— 整理床单位
13. 评估血糖结果,及时报告医师	
14. 正确处理用物	— 污物按规定处理,避免交叉感染
15. 洗手,记录检测时间,签名	

49

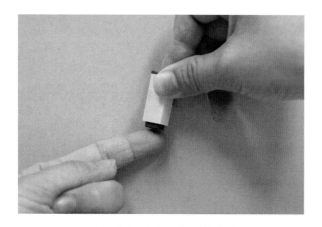

图 49-6-1 血糖监测穿刺皮肤

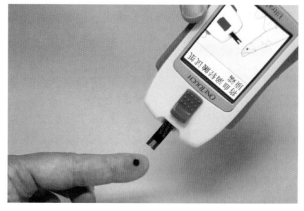

图 49-6-2 血滴轻触试纸顶端

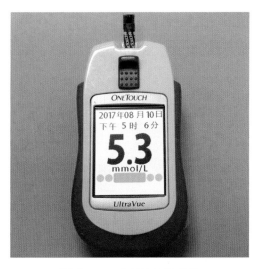

图 49-6-3　血糖仪结果显示

【操作后观察】

1. 血糖测量后加强巡视,注意患儿有无不适反应及时通知医师。

2. 观察穿刺部位有无出血、疼痛、感染。

【常见并发症及防范措施】

（一）感染

1. 临床表现　采血部位红肿热痛,局部压痛明显。

2. 预防措施

（1）采血测定人员必须接受专业培训。

（2）采血前有效洗手,有效皮肤消毒。

（3）采血针头一人一用一废弃。

（4）采血部位避免太靠近指甲,以免增加感染

的危险。

3. 处理措施

（1）针刺局部感染,可外涂 0.5% 聚维酮碘溶液。

（2）感染严重者,控制感染,必要时遵医嘱使用抗菌药物。

（二）出血

1. 临床表现　采血后少量血自针刺部位流出。

2. 预防措施

（1）评估手指皮肤情况,选择合适采血部位并合理轮换采血部位。

（2）采血完毕后,局部按压 1~2 分钟。凝血功能障碍者,适当延长按压时间。

（3）采血方法正确,避免用力挤血和按摩。

（三）疼痛

1. 临床表现　采血部位疼痛、针刺痛。

2. 预防措施

（1）采血前告知患儿并进行心理护理,消除紧张心理,取得患儿配合。

（2）采血在皮肤消毒剂干燥后进行。

（3）将采血针紧靠手指侧面采血,切勿在指尖或指腹采血。

（4）选择适宜的一次性扎针器,调节好采血针头刺入的深度。

3. 处理措施

（1）评估疼痛程度,合理运用缓解疼痛或解除疼痛的方法。

（2）适当应用心理护理的方法,如分散注意力。

【知识拓展】

糖代谢状态分类

糖代谢分类	静脉血浆葡萄糖（mmol/L）	
	空腹血糖（FPG）	糖负荷后 2 小时血糖（2hPG）
正常血糖	<5.6（100mg/dl）	<7.8（140mg/dl）
空腹血糖受损（IFG）	5.6~6.9（125mg/dl）	<7.8（140mg/dl）
糖耐量减低（IGT）	<6.9	7.8~11.0（199mg/dl）
糖尿病	≥7.0	≥11.1

血糖控制目标

血糖（mmol/L）	正常	理想	一般	高风险
空腹或餐前	3.9~5.6	5~8	>8	>9
餐后	4.5~7	5~10	10~14	>14
睡前	4.0~5.6	6.7~10	<6.7 或 10~11	<4.4 或>11
凌晨	3.9~5.6	4.5~9	<4.2 或>9	<4.0 或>11
治疗方案		维持	需要调整	必须调整

（王　锐）

第七节 胰岛素泵使用技术

胰岛素泵是模拟人体胰腺正常生理功能分泌胰岛素的特点,按照程序化设置后经皮下 24 小时持续输注胰岛素控制血糖。该技术是更接近人体胰腺分泌胰岛素的治疗模式,按照人体需要的剂量将胰岛素持续地推注使用者的皮下,保持全天血糖稳定,以达到控制糖尿病的目的。

【护理评估】

1. 患儿年龄、病情、既往血糖情况。

2. 患儿的自理能力和合作程度及目前患儿的心理状况。

3. 安装胰岛素泵部位的皮肤情况。

4. 胰岛素泵的运行情况。

【操作前准备】

1. **护士准备** 着装整齐、洗手、戴口罩。

2. **用物准备** 胰岛素泵、泵用电池、胰岛素(使用前 1 小时从冰箱中取出恢复至室温,以减少使用中气泡的产生)、储药器、输注管路、助针器、透明敷料、消毒物品、治疗车(图 49-7-1)。

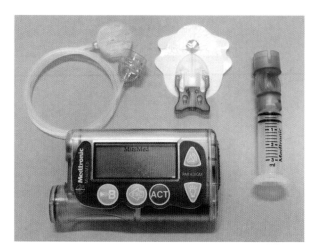

图 49-7-1 用物准备

3. **环境准备** 病室安静整洁,光线充足,温湿度适宜。

4. 向患儿及家属解释安装胰岛素泵的目的及操作方法,以取得配合。

【操作步骤与要点】

操作步骤	操作要点
1. 核对医嘱	— 双人核对
2. 携用物至患儿床旁	
3. 安装胰岛素泵电池,调节各项设置,遵医嘱调整泵基础量	— 双人核对
4. 将胰岛素药液抽吸到储药器中并连接输注管路和排气,完成手动充盈(图 49-7-2)	— 抽药时严格执行无菌操作 — 手动充盈用于在植入管路之前让管内充满胰岛素 — 充盈过程中直到针尖出现第一滴胰岛素药液再松开 — 确认管路无气泡
5. 核对患儿信息	— 操作前核对各项信息,确认患儿 — 主动核对,腕带
6. 协助患儿取安全舒适体位	— 根据患儿合作程度,请其他护士或家长协助患儿取得舒适体位,视情况约束患儿
7. 选择穿刺注射部位	— 常用部位为腹部 — 腹部位置为避开肚脐周围 5.0cm 区域,避开腰带、瘢痕、血管、感染等部位
8. 再次核对	— 操作中核对
9. 酒精消毒皮肤待干	— 75% 酒精进行消毒
10. 埋置针头,垂直植入皮肤,透明敷料固定,标注日期和时间(图 49-7-3)	— 针头植入皮肤时动作要迅速

操 作 步 骤	操 作 要 点
11. 将胰岛素泵放入专用口袋里,并向患儿及家长交代佩戴胰岛素泵的注意事项	— 不能佩戴胰岛素泵进入有辐射的场所
12. 再次核对	— 操作后查对
13. 正确处理用物	— 污物按规定处理,避免交叉感染
14. 洗手,记录安装胰岛素泵时间,签名	

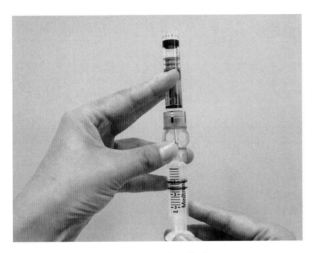

图 49-7-2 抽吸药液

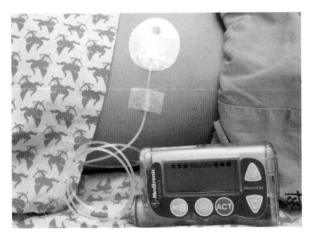

图 49-7-3 埋置针头

【操作后观察】

1. 观察注射部位有无红肿、出血、疼痛、硬结等现象,如有异常应及时更换穿刺部位。

2. 使用胰岛素泵开始 3 天内应严密监测血糖水平,尤其加强对患儿夜间血糖水平的监测,预防"黎明现象"的发生。

3. 观察胰岛素泵输注管路是否通畅,有无打折、堵塞。

【注意事项】

1. 长期佩戴胰岛素泵治疗的患儿要定期更换注射部位,做好轮换计划。通常针头及穿刺部位在 3 ~ 5 天后更换,而且新的穿刺部位应选择离原部位 2 ~ 3cm 以上。

2. 胰岛素泵要远离磁场,以免降低仪器的精准性。

【常见并发症及防范措施】

(一)高血糖

1. 定期更换胰岛素泵输注部位,防止输注管路的堵塞而引发的高血糖。

2. 每次注射大剂量时要二人核对,保证剂量准确的进入。

(二)低血糖

1. 做好患儿及家属胰岛素泵的安全宣教,避免患儿自己随意碰触胰岛素泵。

2. 遵医嘱二人核对基础率和大剂量,准确输注餐前大剂量。

(三)皮下出血和皮下硬结

1. 皮下出血的预防措施 带泵后避免运动幅度过大导致针刺局部小血管。

2. 皮下硬结的预防措施

(1)置针时严格消毒皮肤。

(2)定期更换胰岛素泵管的位置,做好拔除泵管位置皮肤的护理。

【知识拓展】

胰岛素泵(CSⅡ)治疗的具体方法是:将胰岛素全天总量的 40% ~ 60% 作为基础量,余量分 3 次于餐前大剂量注射;将 24 小时分为 2 个时段即:日间(6AM ~ 10PM);夜间(10PM ~ 0AM,0AM ~ 6AM);日夜间基础量可按 2∶1 比例分配。需根据血糖监测结果酌情调整基础时段及餐前剂量,例如三餐前血糖水平升高,应增加基础胰岛素剂量;餐后血糖高则应增加餐前大剂量。

(王 锐)

第八节　动态血糖监测系统使用技术

动态血糖监测系统使用技术是血糖记录器通过导线与探头连接，每 10 秒钟接收一次电信号，每 5 分钟储存一个平均值，每天自动记录 288 个血糖值，可以进行连续 3 天的血糖监测的一项新的微创血糖监测技术。

【护理评估】

1. 患儿年龄、病情、既往血糖情况。

2. 患儿的自理能力和合作程度及目前患儿的心理状况。

3. 安装动态血糖监测仪部位的皮肤情况。

【操作前准备】

1. 护士准备　着装整齐、洗手、戴口罩。

2. 用物准备　记录器、提取器、植入探头（需要将探头提前从冰箱中取出，恢复至室温使用）、电池、助针器、血糖仪、采血针、透明敷料、消毒物品、治疗车。

3. 环境准备　病室安静整洁，光线充足，温湿度适宜。

4. 向患儿及家长解释安装动态血糖监测仪的目的及操作方法，以取得配合。

【操作步骤与要点】

操作步骤	操作要点
1. 核对医嘱	— 双人核对
2. 携用物至患儿床旁	
3. 安装动态血糖监测仪电池，调节各项设置，输入患儿 ID 编码	— 胰岛素注射部位均可，常用部位为腹部，为脐周旁开 5cm 以外区域，避开腰带、瘢痕、血管、感染等部位
4. 核对患儿信息	— 操作前核对各项信息，确认患儿 — 主动核对，腕带
5. 协助患儿安全舒适体位	— 根据患儿合作程度，请其他护士或家长协助患儿取得舒适体位，视情况约束患儿
6. 选择穿刺注射部位	— 双人核对
7. 酒精消毒皮肤待干	— 75% 酒精常规消毒并自然待干
8. 再次核对	— 操作中核对
9. 将探头装入助针器，沿助针器角度植入皮肤，取下助针器，拔除引导钢针，将探头与记录器连接，透明敷料固定连接处，标明日期和时间	— 助针器刺入皮肤应动作迅速，深度适宜
10. 查看记录器上电流、电压信号，确定在正常范围内，开始初始化，120 分钟倒计时	
11. 初始化结束时，测定指血血糖值并在 5 分钟内输入记录器中	— 每天至少输入四次血糖值（同一台血糖仪测量）
12. 将动态血糖监测仪放入专用口袋里，用透明敷料固定好，防止探头脱出，并向患儿及家长交代佩戴动态血糖监测仪的注意事项	— 告知患儿及家长不能佩戴动态血糖监测仪进入有辐射的场所
13. 再次核对	— 操作后查对
14. 正确处理用物	— 污物按规定处理，避免交叉感染
15. 洗手，记录安装动态血糖监测系统时间，签名	

49

【操作后观察】

1. 动态血糖监测仪是否有"嘀"声、震动等异常报警,如有应及时解除报警。

2. 观察注射部位有无红肿、疼痛、硬结。

【注意事项】

1. 长期佩戴动态血糖监测系统治疗的患儿要定期更换注射部位,做好轮换计划。

2. 动态血糖监测系统要远离磁场,以免降低仪器的精准性。

【常见问题及防范措施】

(一) 报警

1. 常见报警原因有矫正错误,断开报警和高、低电压报警。

2. 及时解除报警,输入即刻血糖。

3. 如同一台机器频繁报警要及时联系厂家客服,查找原因,定期检测动态血糖监测系统。

(二) 注射部位红肿

1. 植入探头前评估植入部位皮肤。

2. 每天查看植入部位皮肤,发现植入部位皮肤异常,及时处理。

3. 长期佩戴动态血糖监测仪的患儿每次更换探头时更换位置,做好穿刺部位的轮换。

【知识拓展】

动态血糖监测(CGMS)是一种新的血糖监测手段,它通过提供全天血糖的动态变化,不仅能更好地评价糖尿病的代谢控制及临床治疗效果,尤其是可监测到无症状的低血糖和高血糖,并可以了解血糖异常波动的持续时间,弥补指尖血糖监测和 HbAlc 测定的局限性。同时 CGMS 结果对患儿及其家长具有教育意义,能够增加他们配合治疗的主动性。CGMS 与 CS II 联合应用被称为"双 C"治疗,可根据 CGMS 的监测结果,调整 CS II 的具体胰岛素用量方案,可使患儿获得更好的血糖控制。

(王　锐)

参 考 文 献

1. 姚忠,李赛,操锋,等.眼部给药系统的研究进展.中国现代应用药学 2010,27(10):886-893.

2. 刘丽华,卢志云.眼外伤儿童的心理特点及护理.中国美容医学,2011,5:855-856.

3. 唐文,付敏,张燕,等.自助式眼药水滴注器的研制及应用 1.护理研究,2015,29(3A):828.

4. 张利群.青光眼患儿滴眼药方法的护理干预及效果.中国实用医药,2016,11(4):228-229.

5. 吴威,林雪,周欣等.介绍一种特殊眼药点滴方法.护理研究,2013,27(5B):1406.

6. 昌明.泪道冲洗术中操作手法的改进.护理学杂志,2013,27(16):77.

7. 葛坚.眼科学.第2版.北京:人民卫生出版社,2013,3:91-92.

8. 鄂涛,姚芳.改良式加压泪道冲洗治疗新生儿泪囊炎疗效.实用临床医学,2015,16(3):72-73.

9. 沈晓明,王卫平.儿科学.第7版.北京:人民卫生出版社,2010.

10. 刘家琦,李凤鸣.实用眼科学.第3版.北京:人民卫生出版社,2010.

11. 北京协和医院.北京协和医院医疗诊疗常规.北京:人民卫生出版社,2013,2:6-8.

12. 楼建华.2006.儿科护理操作指南.上海:上海科学技术出版社.

13. 中华人民共和国卫生部.临床护理实践指南(2011版).北京:人民军医出版社,2011.

14. 胡敏,朱京慈,沈南平,等.2011.儿科护理技术.北京:人民卫生出版社.

15. 江载芳,申昆玲,沈颖.诸福棠实用儿科学.第8版.北京:人民卫生出版社,2015;2175-2180.

16. 陈锋.浅谈胰岛素泵临床应用新进展.实用糖尿病杂志,2015,2:60-61.

17. 余娟.胰岛素泵临床应用及护理进展.内科,2015,10(3):399-401.

18. 中华医学会糖尿病学分会.中国动态血糖监测临床应用指南(2012 年版).中华糖尿病杂志,2012,4(10):582-590.

49

附录

附录一 0～5岁儿童头围/年龄标准差数值表

0～5岁男童头围/年龄标准差数值表

年龄		头围(cm)						
岁	月	-3SD	-2SD	-1SD	中位数	+1SD	+2SD	+3SD
0	0	30.7	31.9	33.2	34.5	35.7	37.0	38.3
	1	33.8	34.9	36.1	37.3	38.4	39.6	40.8
	2	35.6	36.8	38.0	39.1	40.3	41.5	42.6
	3	37.0	38.1	39.3	40.5	41.7	42.9	44.1
	4	38.0	39.2	40.4	41.6	42.8	44.0	45.2
	5	38.9	40.1	41.4	42.6	43.8	45.0	46.2
0	6	39.7	40.9	42.1	43.3	44.6	45.8	47.0
	7	40.3	41.5	42.7	44.0	45.2	46.4	47.7
	8	40.8	42.0	43.3	44.5	45.8	47.0	48.3
	9	41.2	42.5	43.7	45.0	46.3	47.5	48.8
	10	41.6	42.9	44.1	45.4	46.7	47.9	49.2
	11	41.9	43.2	44.5	45.8	47.0	48.3	49.6
1	0	42.2	43.5	44.8	46.1	47.4	48.6	49.9
	1	42.5	43.8	45.0	46.3	47.6	48.9	50.2
	2	42.7	44.0	45.3	46.6	47.9	49.2	50.5
	3	42.9	44.2	45.5	46.8	48.1	49.4	50.7
	4	43.1	44.4	45.7	47.0	48.3	49.6	51.0
	5	43.2	44.6	45.9	47.2	48.5	49.8	51.2
1	6	43.4	44.7	46.0	47.4	48.7	50.0	51.4
	7	43.5	44.9	46.2	47.5	48.9	50.2	51.5
	8	43.7	45.0	46.4	47.7	49.0	50.4	51.7
	9	43.8	45.2	46.5	47.8	49.2	50.5	51.9
	10	43.9	45.3	46.6	48.0	49.3	50.7	52.0
	11	44.1	45.4	46.8	48.1	49.5	50.8	52.2
2	0	44.2	45.5	46.9	48.3	49.6	51.0	52.3
	1	44.3	45.6	47.0	48.4	49.7	51.1	52.5
	2	44.4	45.8	47.1	48.5	49.9	51.2	52.6
	3	44.5	45.9	47.2	48.6	50.0	51.4	52.7
	4	44.6	46.0	47.3	48.7	50.1	51.5	52.9
	5	44.7	46.1	47.4	48.8	50.2	51.6	53.0

年龄		头围（cm）						
岁	月	−3SD	−2SD	−1SD	中位数	+1SD	+2SD	+3SD
2	6	44.8	46.1	47.5	48.9	50.3	51.7	53.1
	7	44.8	46.2	47.6	49.0	50.4	51.8	53.2
	8	44.9	46.3	47.7	49.1	50.5	51.9	53.3
	9	45.0	46.4	47.8	49.2	50.6	52.0	53.4
	10	45.1	46.5	47.9	49.3	50.7	52.1	53.5
	11	45.1	46.6	48.0	49.4	50.8	52.2	53.6
3	0	45.2	46.6	48.0	49.5	50.9	52.3	53.7
	1	45.3	46.7	48.1	49.5	51.0	52.4	53.8
	2	45.3	46.8	48.2	49.6	51.0	52.5	53.9
	3	45.4	46.8	48.2	49.7	51.1	52.5	54.0
	4	45.4	46.9	48.3	49.7	51.2	52.6	54.1
	5	45.5	46.9	48.4	49.8	51.3	52.7	54.1
3	6	45.5	47.0	48.4	49.9	51.3	52.8	54.2
	7	45.6	47.0	48.5	49.9	51.4	52.8	54.3
	8	45.6	47.1	48.5	50.0	51.4	52.9	54.3
	9	45.7	47.1	48.6	50.1	51.5	53.0	54.4
	10	45.7	47.2	48.7	50.1	51.6	53.0	54.5
	11	45.8	47.2	48.7	50.2	51.6	53.1	54.5
4	0	45.8	47.3	48.7	50.2	51.7	53.1	54.6
	1	45.9	47.3	48.8	50.3	51.7	53.2	54.7
	2	45.9	47.4	48.8	50.3	51.8	53.2	54.7
	3	45.9	47.4	48.9	50.4	51.8	53.3	54.8
	4	46.0	47.5	48.9	50.4	51.9	53.4	54.8
	5	46.0	47.5	49.0	50.4	51.9	53.4	54.9
4	6	46.1	47.5	49.0	50.5	52.0	53.5	54.9
	7	46.1	47.6	49.1	50.5	52.0	53.5	55.0
	8	46.1	47.6	49.1	50.6	52.1	53.5	55.0
	9	46.2	47.6	49.1	50.6	52.1	53.6	55.1
	10	46.2	47.7	49.2	50.7	52.1	53.6	55.1
	11	46.2	47.7	49.2	50.7	52.2	53.7	55.2
5	0	46.3	47.7	49.2	50.7	52.2	53.7	55.2

0～7岁男童体质指数(BMI)/年龄标准差数值表

年龄		体质指数(BMI)						
岁	月	-3SD	-2SD	-1SD	中位数	+1SD	+2SD	+3SD
0	0	10.2	11.1	12.2	13.4	14.8	16.3	18.1
	1	11.3	12.4	13.6	14.9	16.3	17.8	19.4
	2	12.5	13.7	15.0	16.3	17.8	19.4	21.1
	3	13.1	14.3	15.5	16.9	18.4	20.0	21.8
	4	13.4	14.5	15.8	17.2	18.7	20.3	22.1
	5	13.5	14.7	15.9	17.3	18.8	20.5	22.3
0	6	13.6	14.7	16.0	17.3	18.8	20.5	22.3
	7	13.7	14.8	16.0	17.3	18.8	20.5	22.3
	8	13.6	14.7	15.9	17.3	18.7	20.4	22.2
	9	13.6	14.7	15.8	17.2	18.6	20.3	22.1
	10	13.5	14.6	15.7	17.0	18.5	20.1	22.0
	11	13.4	14.5	15.6	16.9	18.4	20.0	21.8
1	0	13.4	14.4	15.5	16.8	18.2	19.8	21.6
	1	13.3	14.3	15.4	16.7	18.1	19.7	21.5
	2	13.2	14.2	15.3	16.6	18.0	19.5	21.3
	3	13.1	14.1	15.2	16.4	17.8	19.4	21.2
	4	13.1	14.0	15.1	16.3	17.7	19.3	21.0
	5	13.0	13.9	15.0	16.2	17.6	19.1	20.9
1	6	12.9	13.9	14.9	16.1	17.5	19.0	20.8
	7	12.9	13.8	14.9	16.1	17.4	18.9	20.7
	8	12.8	13.7	14.8	16.0	17.3	18.8	20.6
	9	12.8	13.7	14.7	15.9	17.2	18.7	20.5
	10	12.7	13.6	14.7	15.8	17.2	18.7	20.4
	11	12.7	13.6	14.6	15.8	17.1	18.6	20.3
2[a]	0[a]	12.7	13.6	14.6	15.7	17.0	18.5	20.3
2[b]	0[b]	12.9	13.8	14.8	16.0	17.3	18.9	20.6
	1	12.8	13.8	14.8	16.0	17.3	18.8	20.5
	2	12.8	13.7	14.8	15.9	17.3	18.8	20.5
	3	12.7	13.7	14.7	15.9	17.2	18.7	20.4
	4	12.7	13.6	14.7	15.9	17.2	18.7	20.4
	5	12.7	13.6	14.7	15.8	17.1	18.6	20.3
2	6	12.6	13.6	14.6	15.8	17.1	18.6	20.2
	7	12.6	13.5	14.6	15.8	17.1	18.5	20.2
	8	12.5	13.5	14.6	15.7	17.0	18.5	20.1
	9	12.5	13.5	14.5	15.7	17.0	18.5	20.1
	10	12.5	13.4	14.5	15.7	17.0	18.4	20.0
	11	12.4	13.4	14.5	15.6	16.9	18.4	20.0
3	0	12.4	13.4	14.4	15.6	16.9	18.4	20.0
	1	12.4	13.3	14.4	15.6	16.9	18.3	19.9
	2	12.3	13.3	14.4	15.5	16.8	18.3	19.9
	3	12.3	13.3	14.3	15.5	16.8	18.3	19.9
	4	12.3	13.2	14.3	15.5	16.8	18.2	19.9
	5	12.2	13.2	14.3	15.5	16.8	18.2	19.9

年龄		体质指数(BMI)						
岁	月	-3SD	-2SD	-1SD	中位数	+1SD	+2SD	+3SD
3	6	12.2	13.2	14.3	15.4	16.8	18.2	19.8
	7	12.2	13.2	14.2	15.4	16.7	18.2	19.8
	8	12.2	13.1	14.2	15.4	16.7	18.2	19.8
	9	12.2	13.1	14.2	15.4	16.7	18.2	19.8
	10	12.1	13.1	14.2	15.4	16.7	18.2	19.8
	11	12.1	13.1	14.2	15.3	16.7	18.2	19.9
4	0	12.1	13.1	14.1	15.3	16.7	18.2	19.9
	1	12.1	13.0	14.1	15.3	16.7	18.2	19.9
	2	12.1	13.0	14.1	15.3	16.7	18.2	19.9
	3	12.1	13.0	14.1	15.3	16.6	18.2	19.9
	4	12.0	13.0	14.1	15.3	16.6	18.2	19.9
	5	12.0	13.0	14.1	15.3	16.6	18.2	20.0
4	6	12.0	13.0	14.0	15.3	16.6	18.2	20.0
	7	12.0	13.0	14.0	15.2	16.6	18.2	20.0
	8	12.0	12.9	14.0	15.2	16.6	18.2	20.1
	9	12.0	12.9	14.0	15.2	16.6	18.2	20.1
	10	12.0	12.9	14.0	15.2	16.6	18.3	20.2
	11	12.0	12.9	14.0	15.2	16.6	18.3	20.2
5	0	12.0	12.9	14.0	15.2	16.6	18.3	20.3
	1	12.1	13.0	14.1	15.3	16.6	18.3	20.2
	2	12.1	13.0	14.1	15.3	16.6	18.3	20.2
	3	12.1	13.0	14.1	15.3	16.7	18.3	20.2
	4	12.1	13.0	14.1	15.3	16.7	18.3	20.3
	5	12.1	13.0	14.1	15.3	16.7	18.3	20.3
5	6	12.1	13.0	14.1	15.3	16.7	18.4	20.4
	7	12.1	13.0	14.1	15.3	16.7	18.4	20.4
	8	12.1	13.0	14.1	15.3	16.7	18.4	20.5
	9	12.1	13.0	14.1	15.3	16.7	18.4	20.5
	10	12.1	13.0	14.1	15.3	16.7	18.5	20.6
	11	12.1	13.0	14.1	15.3	16.7	18.5	20.6
6	0	12.1	13.0	14.1	15.3	16.8	18.5	20.7
	1	12.1	13.0	14.1	15.3	16.8	18.6	20.8
	2	12.2	13.1	14.1	15.3	16.8	18.6	20.8
	3	12.2	13.1	14.1	15.3	16.8	18.6	20.9
	4	12.2	13.1	14.1	15.4	16.8	18.7	21.0
	5	12.2	13.1	14.1	15.4	16.9	18.7	21.0
6	6	12.2	13.1	14.1	15.4	16.9	18.7	21.1
	7	12.2	13.1	14.1	15.4	16.9	18.8	21.2
	8	12.2	13.1	14.2	15.4	16.9	18.8	21.3
	9	12.2	13.1	14.2	15.4	17.0	18.9	21.3
	10	12.2	13.1	14.2	15.4	17.0	18.9	21.4
	11	12.2	13.1	14.2	15.5	17.0	19.0	21.5
7	0	12.3	13.1	14.2	15.5	17.0	19.0	21.6

注:若24月龄的男童使用卧式身长计测量身长,则使用年龄为2行的数据,若其使用立式身高测量身高,则使用年龄为2行的数据。此表上0~2岁的BMI值是根据身长测算的,若0~2岁的男童测量的是立式身高,要在身高基础上增加0.7cm,转换成身长后再计算BMI指数。若2~5岁的男童测量的是卧式身长,则要在身长基础上减少0.7cm,转换成身高后再计算。

2006年 WHO 儿童生长标准

0～5岁女童头围/年龄标准差数值表

年龄		头围（cm）						
岁	月	−3SD	−2SD	−1SD	中位数	+1SD	+2SD	+3SD
0	0	30.3	31.5	32.7	33.9	35.1	36.2	37.4
	1	33.0	34.2	35.4	36.5	37.7	38.9	40.1
	2	34.6	35.8	37.0	38.3	39.5	40.7	41.9
	3	35.8	37.1	38.3	39.5	40.8	42.0	43.3
	4	36.8	38.1	39.3	40.6	41.8	43.1	44.4
	5	37.6	38.9	40.2	41.5	42.7	44.0	45.3
0	6	38.3	39.6	40.9	42.2	43.5	44.8	46.1
	7	38.9	40.2	41.5	42.8	44.1	45.5	46.8
	8	39.4	40.7	42.0	43.4	44.7	46.0	47.4
	9	39.8	41.2	42.5	43.8	45.2	46.5	47.8
	10	40.2	41.5	42.9	44.2	45.6	46.9	48.3
	11	40.5	41.9	43.2	44.6	45.9	47.3	48.6
1	0	40.8	42.2	43.5	44.9	46.3	47.6	49.0
	1	41.1	42.4	43.8	45.2	46.5	47.9	49.3
	2	41.3	42.7	44.1	45.4	46.8	48.2	49.5
	3	41.5	42.9	44.3	45.7	47.0	48.4	49.8
	4	41.7	43.1	44.5	45.9	47.2	48.6	50.0
	5	41.9	43.3	44.7	46.1	47.4	48.8	50.2
1	6	42.1	43.5	44.9	46.2	47.6	49.0	50.4
	7	42.3	43.6	45.0	46.4	47.8	49.2	50.6
	8	42.4	43.8	45.2	46.6	48.0	49.4	50.7
	9	42.6	44.0	45.3	46.7	48.1	49.5	50.9
	10	42.7	44.1	45.5	46.9	48.3	49.7	51.1
	11	42.9	44.3	45.6	47.0	48.4	49.8	51.2
2	0	43.0	44.4	45.8	47.2	48.6	50.0	51.4
	1	43.1	44.5	45.9	47.3	48.7	50.1	51.5
	2	43.3	44.7	46.1	47.5	48.9	50.3	51.7
	3	43.4	44.8	46.2	47.6	49.0	50.4	51.8
	4	43.5	44.9	46.3	47.7	49.1	50.5	51.9
	5	43.6	45.0	46.4	47.8	49.2	50.6	52.0

续表

年龄		头围(cm)						
岁	月	−3SD	−2SD	−1SD	中位数	+1SD	+2SD	+3SD
2	6	43.7	45.1	46.5	47.9	49.3	50.7	52.2
	7	43.8	45.2	46.6	48.0	49.4	50.9	52.3
	8	43.9	45.3	46.7	48.1	49.6	51.0	52.4
	9	44.0	45.4	46.8	48.2	49.7	51.1	52.5
	10	44.1	45.5	46.9	48.3	49.7	51.2	52.6
	11	44.2	45.6	47.0	48.4	49.8	51.2	52.7
3	0	44.3	45.7	47.1	48.5	49.9	51.3	52.7
	1	44.4	45.8	47.2	48.6	50.0	51.4	52.8
	2	44.4	45.8	47.3	48.7	50.1	51.5	52.9
	3	44.5	45.9	47.3	48.7	50.2	51.6	53.0
	4	44.6	46.0	47.4	48.8	50.2	51.7	53.1
	5	44.6	46.1	47.5	48.9	50.3	51.7	53.1
3	6	44.7	46.1	47.5	49.0	50.4	51.8	53.2
	7	44.8	46.2	47.6	49.0	50.4	51.9	53.3
	8	44.8	46.3	47.7	49.1	50.5	51.9	53.3
	9	44.9	46.3	47.7	49.2	50.6	52.0	53.4
	10	45.0	46.4	47.8	49.2	50.6	52.1	53.5
	11	45.0	46.4	47.9	49.3	50.7	52.1	53.5
4	0	45.1	46.5	47.9	49.3	50.8	52.2	53.6
	1	45.1	46.5	48.0	49.4	50.8	52.2	53.6
	2	45.2	46.6	48.0	49.4	50.9	52.3	53.7
	3	45.2	46.7	48.1	49.5	50.9	52.3	53.8
	4	45.3	46.7	48.1	49.5	51.0	52.4	53.8
	5	45.3	46.8	48.2	49.6	51.0	52.4	53.9
4	6	45.4	46.8	48.2	49.6	51.1	52.5	53.9
	7	45.4	46.9	48.3	49.7	51.1	52.5	54.0
	8	45.5	46.9	48.3	49.7	51.2	52.6	54.0
	9	45.5	46.9	48.4	49.8	51.2	52.6	54.1
	10	45.6	47.0	48.4	49.8	51.3	52.7	54.1
	11	45.6	47.0	48.5	49.9	51.3	52.7	54.1
5	0	45.7	47.1	48.5	49.9	51.3	52.8	54.2

2006 年 WHO 儿童生长标准

0～7 岁女童体质指数(BMI)／年龄标准差数值表

年龄		体质指数(BMI)						
岁	月	−3SD	−2SD	−1SD	中位数	+1SD	+2SD	+3SD
0	0	10.1	11.1	12.2	13.3	14.6	16.1	17.7
	1	10.8	12.0	13.2	14.6	16.0	17.5	19.1
	2	11.8	13.0	14.3	15.8	17.3	19.0	20.7
	3	12.4	13.6	14.9	16.4	17.9	19.7	21.5
	4	12.7	13.9	15.2	16.7	18.3	20.0	22.0
	5	12.9	14.1	15.4	16.8	18.4	20.2	22.2
0	6	13.0	14.1	15.5	16.9	18.5	20.3	22.3
	7	13.0	14.2	15.5	16.9	18.5	20.3	22.3
	8	13.0	14.1	15.4	16.8	18.4	20.2	22.2
	9	12.9	14.1	15.3	16.7	18.3	20.1	22.1
	10	12.9	14.0	15.2	16.6	18.2	19.9	21.9
	11	12.8	13.9	15.1	16.5	18.0	19.8	21.8
1	0	12.7	13.8	15.0	16.4	17.9	19.6	21.6
	1	12.6	13.7	14.9	16.2	17.7	19.5	21.4
	2	12.6	13.6	14.8	16.1	17.6	19.3	21.3
	3	12.5	13.5	14.7	16.0	17.5	19.2	21.1
	4	12.4	13.5	14.6	15.9	17.4	19.1	21.0
	5	12.4	13.4	14.5	15.8	17.3	18.9	20.9
1	6	12.3	13.3	14.4	15.7	17.2	18.8	20.8
	7	12.3	13.3	14.4	15.7	17.1	18.8	20.7
	8	12.2	13.2	14.3	15.6	17.0	18.7	20.6
	9	12.2	13.2	14.3	15.5	17.0	18.6	20.5
	10	12.2	13.1	14.2	15.5	16.9	18.5	20.4
	11	12.2	13.1	14.2	15.4	16.9	18.5	20.4
2[a]	0[a]	12.1	13.1	14.2	15.4	16.8	18.4	20.3
2[b]	0[b]	12.4	13.3	14.4	15.7	17.1	18.7	20.6
	1	12.4	13.3	14.4	15.7	17.1	18.7	20.6
	2	12.3	13.3	14.4	15.6	17.0	18.7	20.6
	3	12.3	13.3	14.4	15.6	17.0	18.6	20.5
	4	12.3	13.3	14.3	15.6	17.0	18.6	20.5
	5	12.3	13.2	14.3	15.6	17.0	18.6	20.4
2	6	12.3	13.2	14.3	15.5	16.9	18.5	20.4
	7	12.2	13.2	14.3	15.5	16.9	18.5	20.4
	8	12.2	13.2	14.3	15.5	16.9	18.5	20.4
	9	12.2	13.1	14.2	15.5	16.9	18.5	20.3
	10	12.2	13.1	14.2	15.4	16.8	18.5	20.3
	11	12.1	13.1	14.2	15.4	16.8	18.4	20.3
3	0	12.1	13.1	14.2	15.4	16.8	18.4	20.3
	1	12.1	13.1	14.1	15.4	16.8	18.4	20.3
	2	12.1	13.0	14.1	15.4	16.8	18.4	20.3
	3	12.0	13.0	14.1	15.3	16.8	18.4	20.3
	4	12.0	13.0	14.1	15.3	16.8	18.4	20.3
	5	12.0	13.0	14.1	15.3	16.8	18.4	20.4

续表

年龄		体质指数(BMI)						
岁	月	−3SD	−2SD	−1SD	中位数	+1SD	+2SD	+3SD
3	6	12.0	12.9	14.0	15.3	16.8	18.4	20.4
	7	11.9	12.9	14.0	15.3	16.8	18.4	20.4
	8	11.9	12.9	14.0	15.3	16.8	18.5	20.4
	9	11.9	12.9	14.0	15.3	16.8	18.5	20.5
	10	11.9	12.9	14.0	15.3	16.8	18.5	20.5
	11	11.8	12.8	14.0	15.3	16.8	18.5	20.5
4	0	11.8	12.8	14.0	15.3	16.8	18.5	20.6
	1	11.8	12.8	13.9	15.3	16.8	18.5	20.6
	2	11.8	12.8	13.9	15.3	16.8	18.6	20.7
	3	11.8	12.8	13.9	15.3	16.8	18.6	20.7
	4	11.7	12.8	13.9	15.2	16.8	18.6	20.7
	5	11.7	12.7	13.9	15.3	16.8	18.6	20.8
4	6	11.7	12.7	13.9	15.3	16.8	18.7	20.8
	7	11.7	12.7	13.9	15.3	16.8	18.7	20.9
	8	11.7	12.7	13.9	15.3	16.8	18.7	20.9
	9	11.7	12.7	13.9	15.3	16.9	18.7	21.0
	10	11.7	12.7	13.9	15.3	16.9	18.8	21.0
	11	11.6	12.7	13.9	15.3	16.9	18.8	21.0
5	0	11.6	12.7	13.9	15.3	16.9	18.8	21.1
	1	11.8	12.7	13.9	15.2	16.9	18.9	21.3
	2	11.8	12.7	13.9	15.2	16.9	18.9	21.4
	3	11.8	12.7	13.9	15.2	16.9	18.9	21.5
	4	11.8	12.7	13.9	15.2	16.9	18.9	21.5
	5	11.7	12.7	13.9	15.2	16.9	19.0	21.6
5	6	11.7	12.7	13.9	15.2	16.9	19.0	21.7
	7	11.7	12.7	13.9	15.2	16.9	19.0	21.7
	8	11.7	12.7	13.9	15.3	17.0	19.1	21.8
	9	11.7	12.7	13.9	15.3	17.0	19.1	21.9
	10	11.7	12.7	13.9	15.3	17.0	19.1	22.0
	11	11.7	12.7	13.9	15.3	17.0	19.2	22.1
6	0	11.7	12.7	13.9	15.3	17.0	19.2	22.1
	1	11.7	12.7	13.9	15.3	17.0	19.3	22.2
	2	11.7	12.7	13.9	15.3	17.0	19.3	22.3
	3	11.7	12.7	13.9	15.3	17.1	19.3	22.4
	4	11.7	12.7	13.9	15.3	17.1	19.4	22.5
	5	11.7	12.7	13.9	15.3	17.1	19.4	22.6
6	6	11.7	12.7	13.9	15.3	17.1	19.5	22.7
	7	11.7	12.7	13.9	15.3	17.2	19.5	22.8
	8	11.7	12.7	13.9	15.3	17.2	19.6	22.9
	9	11.7	12.7	13.9	15.4	17.2	19.6	23.0
	10	11.7	12.7	13.9	15.4	17.2	19.7	23.1
	11	11.7	12.7	13.9	15.4	17.3	19.7	23.2
7	0	11.8	12.7	13.9	15.4	17.3	19.8	23.3

注:若24月龄的女童使用卧式身长计量测量身长,则使用年龄为2行的数据,若其使用立式身高计量测量身高,则使用年龄为2行的数据。此表上0~2岁的BMI值是根据身长测算的,若0~2岁的女童测量的是立式身高,要在身高基础上增加0.7cm,转换成身长后再计算BMI指数。若2~5岁的女童测量的是卧式身长,则要在身长基础上减少0.7cm,转换成身高后再计算。

2006年WHO儿童生长标准

附录二 0～18岁儿童身高体重百分位表

0～18岁儿童青少年身高、体重百分位数值表(男)

年龄	3rd 身高(cm)	体重(kg)	10th 身高(cm)	体重(kg)	25th 身高(cm)	体重(kg)	50th 身高(cm)	体重(kg)	75th 身高(cm)	体重(kg)	90th 身高(cm)	体重(kg)	97th 身高(cm)	体重(kg)
出生	47.1	2.62	48.1	2.83	49.2	3.06	50.4	3.32	51.6	3.59	52.7	3.85	53.8	4.12
2月	54.6	4.53	55.9	4.88	57.2	5.25	58.7	5.68	60.3	6.15	61.7	6.59	63.0	7.05
4月	60.3	5.99	61.7	6.43	63.0	6.90	64.6	7.45	66.2	8.04	67.6	8.61	69.0	9.20
6月	64.0	6.80	65.4	7.28	66.8	7.80	68.4	8.41	70.0	9.07	71.5	9.70	73.0	10.37
9月	67.9	7.56	69.4	8.09	70.9	8.66	72.6	9.33	74.4	10.06	75.9	10.75	77.5	11.49
12月	71.5	8.16	73.1	8.72	74.7	9.33	76.5	10.05	78.4	10.83	80.1	11.58	81.8	12.37
15月	74.4	8.68	76.1	9.27	77.8	9.91	79.8	10.68	81.8	11.51	83.6	12.30	85.4	13.15
18月	76.9	9.19	78.7	9.81	80.6	10.48	82.7	11.29	84.8	12.16	86.7	13.01	88.7	13.90
21月	79.5	9.71	81.4	10.37	83.4	11.08	85.6	11.93	87.9	12.86	90.0	13.75	92.0	14.70
2岁	82.1	10.22	84.1	10.90	86.2	11.65	88.5	12.54	90.9	13.51	93.1	14.46	95.3	15.46
2.5岁	86.4	11.11	88.6	11.85	90.8	12.66	93.3	13.64	95.9	14.70	98.2	15.73	100.5	16.83
3岁	89.7	11.94	91.9	12.74	94.2	13.61	96.8	14.65	99.4	15.80	101.8	16.92	104.1	18.12
3.5岁	93.4	12.73	95.7	13.58	98.0	14.51	100.6	15.63	103.2	16.86	105.7	18.08	108.1	19.38
4岁	96.7	13.52	99.1	14.43	101.4	15.43	104.1	16.64	106.7	17.98	109.3	19.29	111.8	20.71
4.5岁	100.0	14.37	102.4	15.35	104.9	16.43	107.7	17.75	110.5	19.22	113.1	20.67	115.7	22.24
5岁	103.3	15.26	105.8	16.33	108.4	17.52	111.3	18.98	114.2	20.61	116.9	22.23	119.6	24.00
5.5岁	106.4	16.09	109.0	17.26	111.7	18.56	114.7	20.18	117.7	21.98	120.5	23.81	123.3	25.81
6岁	109.1	16.80	111.8	18.06	114.6	19.49	117.7	21.26	120.9	23.26	123.7	25.29	126.6	27.55
6.5岁	111.7	17.53	114.5	18.92	117.4	20.49	120.7	22.45	123.9	24.70	126.9	27.00	129.9	29.57
7岁	114.6	18.48	117.6	20.04	120.6	21.81	124.0	24.06	127.4	26.66	130.5	29.35	133.7	32.41
7.5岁	117.4	19.43	120.5	21.17	123.6	23.16	127.1	25.72	130.7	28.70	133.9	31.84	137.2	35.45
8岁	119.9	20.32	123.1	22.24	126.3	24.46	130.0	27.33	133.7	30.71	137.1	34.31	140.4	38.49
8.5岁	122.3	21.18	125.6	23.28	129.0	25.73	132.7	28.91	136.6	32.69	140.1	36.74	143.6	41.49
9岁	124.6	22.04	128.0	24.31	131.4	26.98	135.4	30.46	139.3	34.61	142.9	39.08	146.5	44.35
9.5岁	12.6.7	22.95	130.3	25.42	133.9	28.31	137.9	32.09	142.0	36.61	145.7	41.49	149.4	47.24
10岁	128.7	23.89	132.3	26.55	136.0	29.66	140.2	33.74	144.4	38.61	148.2	43.85	152.0	50.01
10.5岁	130.7	24.96	134.5	27.83	138.3	31.20	142.6	35.58	147.0	40.81	150.9	46.40	154.9	52.93
11岁	132.9	26.21	136.8	29.33	140.8	32.97	145.3	37.69	149.9	43.27	154.0	49.20	158.1	56.07
11.5岁	135.3	27.59	139.5	30.97	143.7	34.91	148.4	39.98	153.1	45.94	157.4	52.21	161.7	59.40
12岁	138.1	29.09	142.5	32.77	147.0	37.03	151.9	42.49	157.0	48.86	161.5	55.50	166.0	63.04
12.5岁	141.1	30.74	145.7	34.71	150.4	39.29	155.6	45.13	160.8	51.89	165.5	58.90	170.2	66.81
13岁	145.0	32.82	149.6	37.04	154.3	41.90	159.5	48.08	164.8	55.21	169.5	62.57	174.2	70.83
13.5岁	148.8	35.03	153.3	39.42	157.9	44.45	163.0	50.85	168.1	58.21	172.7	65.80	177.2	74.33
14岁	152.3	37.36	156.7	41.80	161.0	46.90	165.9	53.37	170.7	60.83	175.1	68.53	179.4	77.20
14.5岁	155.3	39.53	159.4	43.94	163.6	49.00	168.2	55.43	172.8	62.86	176.9	70.55	181.0	79.24
15岁	157.5	41.43	161.4	45.77	165.4	50.75	169.8	57.08	174.2	64.40	178.2	72.00	182.0	80.60
15.5岁	159.1	43.05	162.9	47.31	166.7	52.19	171.0	58.39	175.2	65.57	179.1	73.03	182.8	81.49
16岁	159.9	44.28	163.6	48.47	167.4	53.26	171.6	59.35	175.8	66.40	179.5	73.73	183.2	82.05
16.5岁	160.5	45.30	164.2	49.42	167.9	54.13	172.1	60.12	176.2	67.05	179.9	74.25	183.5	82.44
17岁	160.9	46.04	164.5	50.11	168.2	54.77	172.3	60.68	176.4	67.51	180.1	74.62	183.7	82.70
18岁	161.3	47.01	164.9	51.02	168.6	55.60	172.7	61.40	176.7	68.11	180.4	75.08	183.9	83.00

注：①根据2005年九省/市儿童体格发育调查数据研究制定　参考文献：中华儿科杂志,2009年7期
②3岁以前为身长

首都儿科研究所生长发育研究室　制作

0～18岁儿童青少年身高、体重百分位数值表(女)

年龄	3rd 身高(cm) 体重(kg)	10th 身高(cm) 体重(kg)	25th 身高(cm) 体重(kg)	50th 身高(cm) 体重(kg)	75th 身高(cm) 体重(kg)	90th 身高(cm) 体重(kg)	97th 身高(cm) 体重(kg)
出生	46.6 / 2.57	47.5 / 2.76	48.6 / 2.96	49.7 / 3.21	50.9 / 3.49	51.9 / 3.75	53.0 / 4.04
2月	53.4 / 4.21	54.7 / 4.50	56.0 / 4.82	57.4 / 5.21	58.9 / 5.64	60.2 / 6.06	61.6 / 6.51
4月	59.1 / 5.55	60.3 / 5.93	61.7 / 6.34	63.1 / 6.83	64.6 / 7.37	66.0 / 7.90	67.4 / 8.47
6月	62.5 / 6.34	63.9 / 6.76	65.2 / 7.21	66.8 / 7.77	68.4 / 8.37	69.8 / 8.96	71.2 / 9.59
9月	66.4 / 7.11	67.8 / 7.58	69.3 / 8.08	71.0 / 8.69	72.8 / 9.36	74.3 / 10.01	75.9 / 10.71
12月	70.0 / 7.70	71.6 / 8.20	73.2 / 8.74	75.0 / 9.40	76.8 / 10.12	78.5 / 10.82	80.2 / 11.57
15月	73.2 / 8.22	74.9 / 8.75	76.6 / 9.33	78.5 / 10.02	80.4 / 10.79	82.2 / 11.53	84.0 / 12.33
18月	76.0 / 8.73	77.7 / 9.29	79.5 / 9.91	81.5 / 10.65	83.6 / 11.46	85.5 / 12.25	87.4 / 13.11
21月	78.5 / 9.26	80.4 / 9.86	82.3 / 10.51	84.4 / 11.30	86.6 / 12.17	88.6 / 13.01	90.7 / 13.93
2岁	80.9 / 9.76	82.9 / 10.39	84.9 / 11.08	87.2 / 11.92	89.6 / 12.84	91.7 / 13.74	93.9 / 14.71
2.5岁	85.2 / 10.65	87.4 / 11.35	89.6 / 12.12	92.1 / 13.05	94.6 / 14.07	97.0 / 15.08	99.3 / 16.16
3岁	88.6 / 11.50	90.8 / 12.27	93.1 / 13.11	95.6 / 14.13	98.2 / 15.25	100.5 / 16.36	102.9 / 17.55
3.5岁	92.4 / 12.32	94.6 / 13.14	96.8 / 14.05	99.4 / 15.16	102.0 / 16.38	104.4 / 17.59	106.8 / 18.89
4岁	95.8 / 13.10	98.1 / 13.99	100.4 / 14.97	103.1 / 16.17	105.7 / 17.50	108.2 / 18.81	110.6 / 20.24
4.5岁	99.2 / 13.89	101.5 / 14.85	104.0 / 15.92	106.7 / 17.22	109.5 / 18.66	112.1 / 20.10	114.7 / 21.67
5岁	102.3 / 14.64	104.8 / 15.68	107.3 / 16.84	110.2 / 18.26	113.1 / 19.83	115.7 / 21.41	118.4 / 23.14
5.5岁	105.4 / 15.39	108.0 / 16.52	110.6 / 17.78	113.5 / 19.33	116.5 / 21.06	119.3 / 22.81	122.0 / 24.72
6岁	108.1 / 16.10	110.8 / 17.32	113.5 / 18.68	116.6 / 20.37	119.7 / 22.27	122.5 / 24.19	125.4 / 26.30
6.5岁	110.6 / 16.80	113.4 / 18.12	116.2 / 19.60	119.4 / 21.44	122.7 / 23.51	125.6 / 25.62	128.6 / 27.96
7岁	113.3 / 17.58	116.2 / 19.01	119.2 / 20.62	122.5 / 22.64	125.9 / 24.94	129.0 / 27.28	132.1 / 29.89
7.5岁	116.0 / 18.39	119.0 / 19.95	122.1 / 21.71	125.6 / 23.93	129.1 / 26.48	132.3 / 29.08	135.5 / 32.01
8岁	118.5 / 19.20	121.6 / 20.89	124.9 / 22.81	128.5 / 25.25	132.1 / 28.05	135.4 / 30.95	138.7 / 34.23
8.5岁	121.0 / 20.05	124.2 / 21.88	127.6 / 23.99	131.3 / 26.67	135.1 / 29.77	138.5 / 33.00	141.9 / 36.69
9岁	123.3 / 20.93	126.7 / 22.39	130.2 / 25.23	134.1 / 28.19	138.0 / 31.63	141.6 / 35.26	145.1 / 39.41
9.5岁	125.7 / 21.89	129.3 / 24.08	132.9 / 26.61	137.0 / 29.87	141.1 / 33.72	144.8 / 37.79	148.5 / 42.51
10岁	128.3 / 22.98	132.1 / 25.36	135.9 / 28.15	140.1 / 31.76	144.4 / 36.05	148.2 / 40.63	152.0 / 45.97
10.5岁	131.1 / 24.22	135.0 / 26.80	138.9 / 29.84	143.3 / 33.80	147.7 / 38.53	151.6 / 43.61	155.0 / 49.59
11岁	134.2 / 25.74	138.2 / 28.53	142.2 / 31.81	146.6 / 36.10	151.1 / 41.24	155.2 / 46.78	159.2 / 53.33
11.5岁	137.2 / 27.43	141.2 / 30.39	145.2 / 33.86	149.7 / 38.40	154.1 / 43.85	158.2 / 49.73	162.1 / 56.67
12岁	140.2 / 29.33	144.1 / 32.42	148.0 / 36.04	152.4 / 40.77	156.7 / 46.42	160.7 / 52.49	164.5 / 59.64
12.5岁	142.9 / 31.22	146.6 / 34.39	150.4 / 38.09	154.6 / 42.89	158.8 / 48.60	162.6 / 54.71	166.3 / 61.86
13岁	145.0 / 33.09	148.6 / 36.29	152.2 / 40.00	156.3 / 44.79	160.3 / 50.45	164.6 / 56.46	167.6 / 63.45
13.5岁	146.7 / 34.82	150.2 / 38.01	153.7 / 41.69	157.6 / 46.42	161.6 / 51.97	165.1 / 57.81	168.6 / 64.55
14岁	147.9 / 36.38	151.3 / 39.55	154.8 / 43.19	158.6 / 47.83	162.4 / 53.23	165.9 / 58.88	169.3 / 65.36
14.5岁	148.9 / 37.71	152.2 / 40.84	155.6 / 44.43	159.4 / 48.97	163.1 / 54.23	166.5 / 59.70	169.8 / 65.93
15岁	149.5 / 38.73	152.8 / 41.83	156.1 / 45.36	159.8 / 48.82	163.5 / 54.96	166.8 / 60.28	170.1 / 66.30
15.5岁	149.9 / 39.51	153.1 / 42.58	156.5 / 46.06	160.1 / 50.45	163.8 / 55.49	167.1 / 60.69	170.3 / 66.55
16岁	149.8 / 39.96	153.1 / 43.01	156.4 / 46.47	160.1 / 50.81	163.8 / 55.79	167.1 / 60.91	170.3 / 66.69
16.5岁	149.9 / 40.29	153.2 / 43.32	156.5 / 46.76	160.2 / 51.07	163.8 / 56.01	167.1 / 61.07	170.4 / 66.78
17岁	150.1 / 40.44	153.4 / 43.47	156.7 / 46.90	160.3 / 51.20	164.0 / 56.11	167.3 / 61.15	170.5 / 66.82
18岁	150.4 / 40.71	153.7 / 43.73	157.0 / 47.14	160.6 / 51.41	164.2 / 56.28	167.5 / 61.28	170.7 / 66.89

注:①根据2005年九省/市儿童体格发育调查数据研究制定　　参考文献:中华儿科杂志,2009年7期
　　②3岁以前为身长

首都儿科研究所生长发育研究室　制作

附录三 2006 年 WHO 儿童生长标准

附件 1

0 ~ 3 岁男童身长 (身高) / 年龄、体重 / 年龄百分位标准曲线图

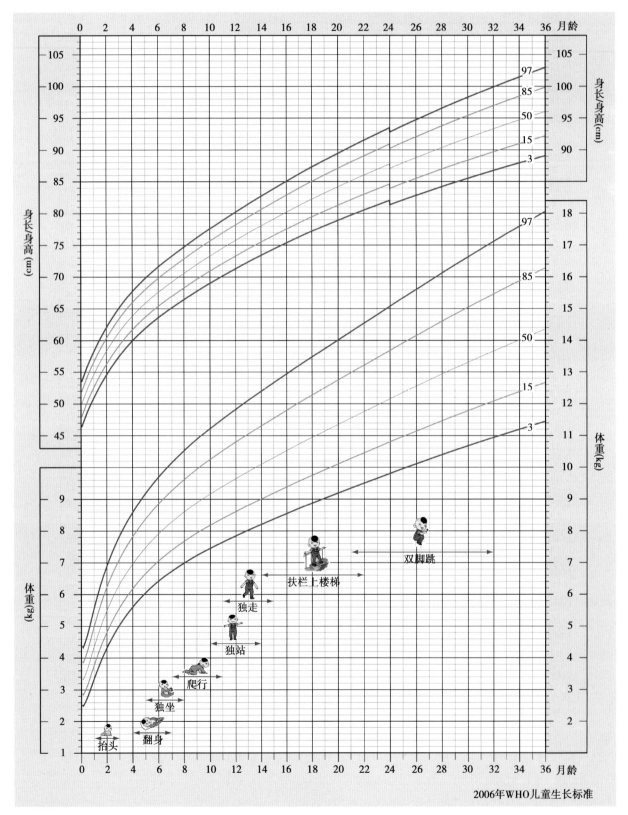

附件 **2**

0~3岁男童头围/年龄、体重/身长
百分位标准曲线图

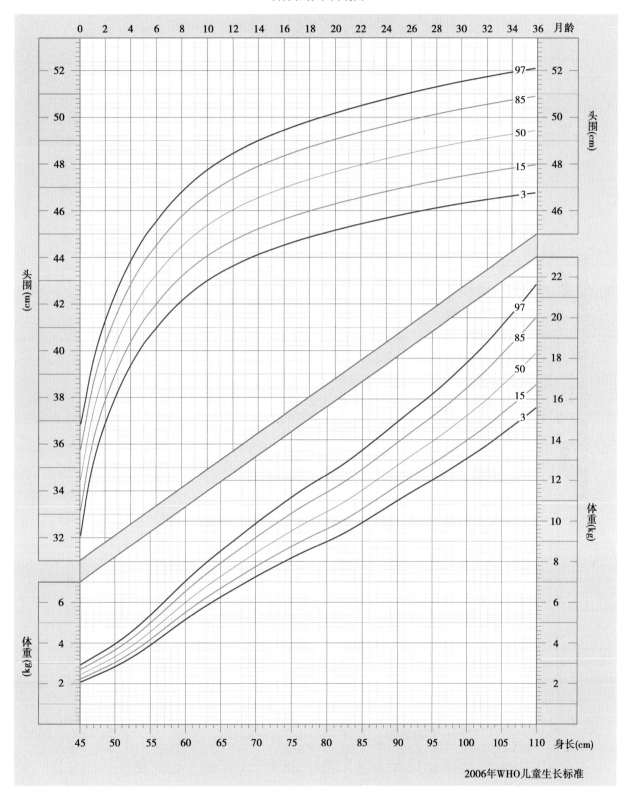

2006年WHO儿童生长标准

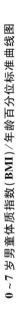

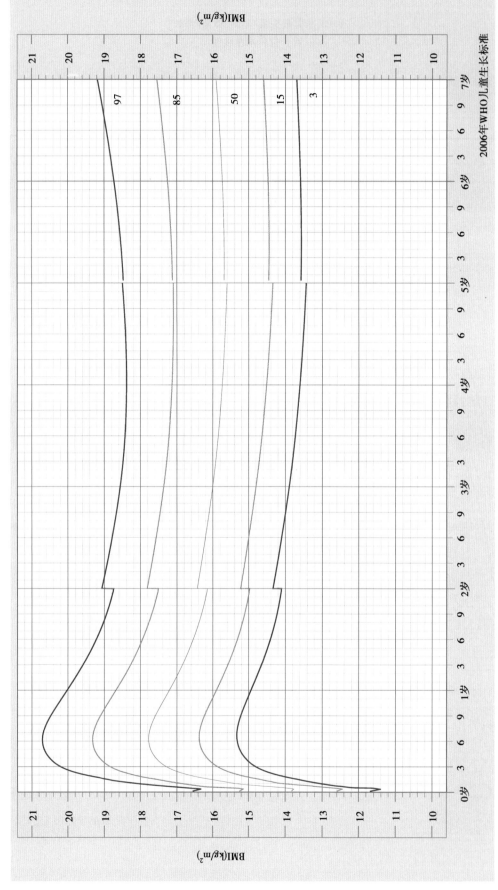

0～7岁男童体质指数（BMI）/年龄百分位标准曲线图

2006年WHO儿童生长标准

附件 3

附件 **4**

0～3岁女童身长(身高)/年龄、体重/年龄
百分位标准曲线图

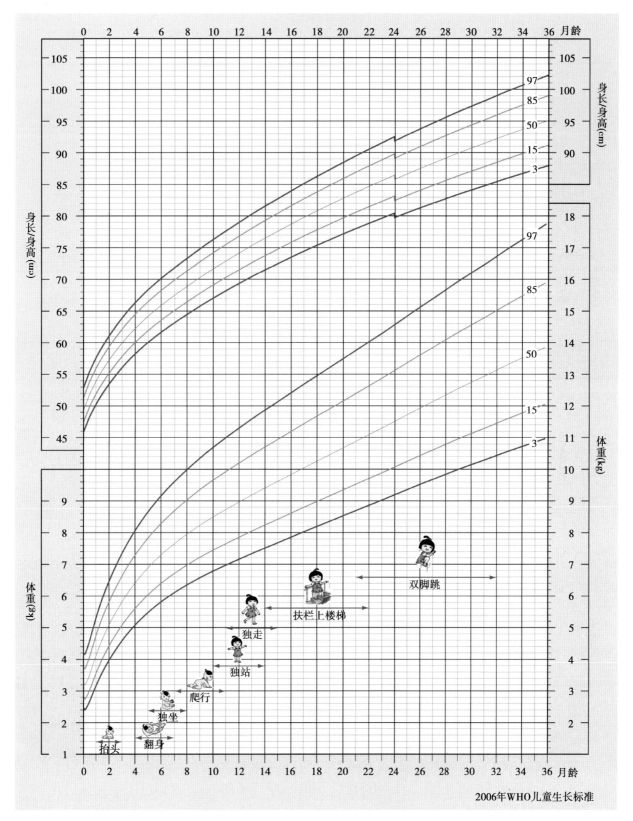

2006年WHO儿童生长标准

附件 5

0～3 岁女童头围/年龄、体重/身长
百分位标准曲线图

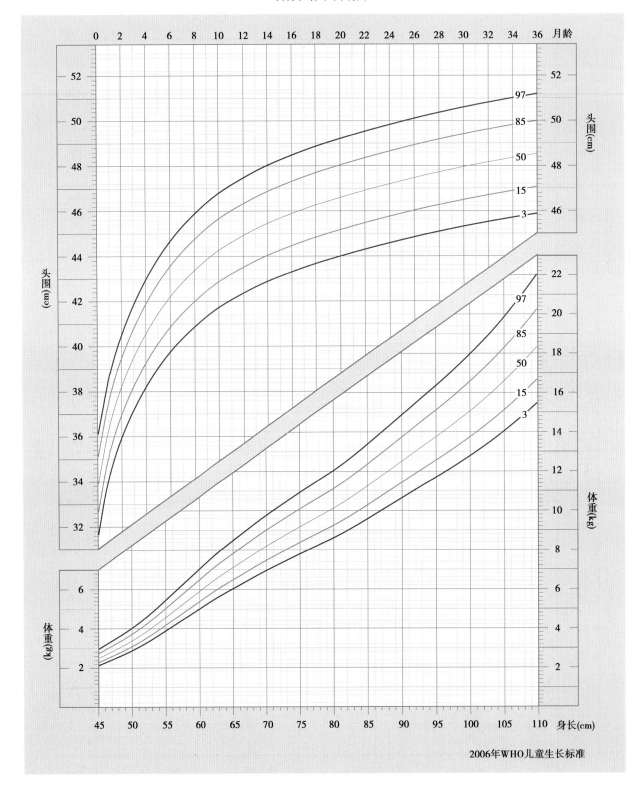

2006年WHO儿童生长标准

附件 6

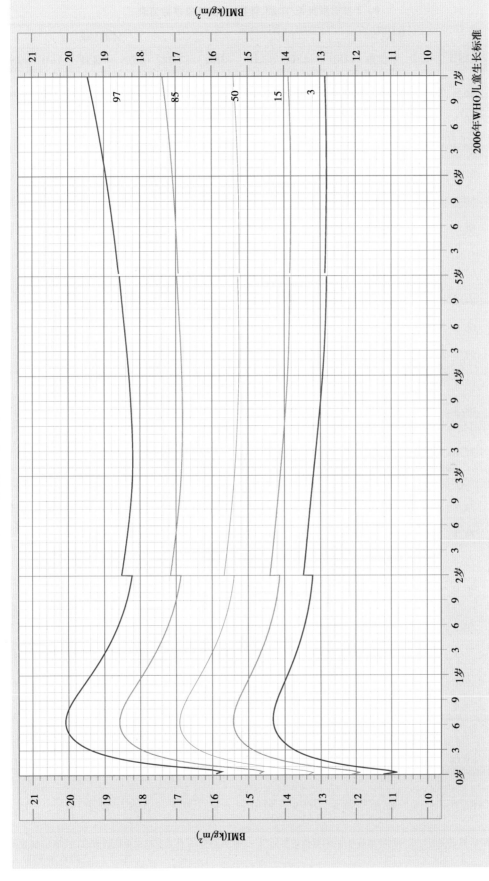

0～7岁女童体质指数（BMI）/年龄百分位标准曲线图

附件 7

0 ～ 2 岁男童身长/年龄、体重/年龄标准差数值表

年龄		身长(cm)							体重(kg)						
岁	月	−3SD	−2SD	−1SD	中位数	+1SD	+2SD	+3SD	−3SD	−2SD	−1SD	中位数	+1SD	+2SD	+3SD
0	0	44.2	46.1	48.0	49.9	51.8	53.7	55.6	2.1	2.5	2.9	3.3	3.9	4.4	5.0
	1	48.9	50.8	52.8	54.7	56.7	58.6	60.6	2.9	3.4	3.9	4.5	5.1	5.8	6.6
	2	52.4	54.4	56.4	58.4	60.4	62.4	64.4	3.8	4.3	4.9	5.6	6.3	7.1	8.0
	3	55.3	57.3	59.4	61.4	63.5	65.5	67.6	4.4	5.0	5.7	6.4	7.2	8.0	9.0
	4	57.6	59.7	61.8	63.9	66.0	68.0	70.1	4.9	5.6	6.2	7.0	7.8	8.7	9.7
	5	59.6	61.7	63.8	65.9	68.0	70.1	72.2	5.3	6.0	6.7	7.5	8.4	9.3	10.4
0	6	61.2	63.3	65.5	67.6	69.8	71.9	74.0	5.7	6.4	7.1	7.9	8.8	9.8	10.9
	7	62.7	64.8	67.0	69.2	71.3	73.5	75.7	5.9	6.7	7.4	8.3	9.2	10.3	11.4
	8	64.0	66.2	68.4	70.6	72.8	75.0	77.2	6.2	6.9	7.7	8.6	9.6	10.7	11.9
	9	65.2	67.5	69.7	72.0	74.2	76.5	78.7	6.4	7.1	8.0	8.9	9.9	11.0	12.3
	10	66.4	68.7	71.0	73.3	75.6	77.9	80.1	6.6	7.4	8.2	9.2	10.2	11.4	12.7
	11	67.6	69.9	72.2	74.5	76.9	79.2	81.5	6.8	7.6	8.4	9.4	10.5	11.7	13.0
1	0	68.6	71.0	73.4	75.7	78.1	80.5	82.9	6.9	7.7	8.6	9.6	10.8	12.0	13.3
	1	69.6	72.1	74.5	76.9	79.3	81.8	84.2	7.1	7.9	8.8	9.9	11.0	12.3	13.7
	2	70.6	73.1	75.6	78.0	80.5	83.0	85.5	7.2	8.1	9.0	10.1	11.3	12.6	14.0
	3	71.6	74.1	76.6	79.1	81.7	84.2	86.7	7.4	8.3	9.2	10.3	11.5	12.8	14.3
	4	72.5	75.0	77.6	80.2	82.8	85.4	88.0	7.5	8.4	9.4	10.5	11.7	13.1	14.6
	5	73.3	76.0	78.6	81.2	83.9	86.5	89.2	7.7	8.6	9.6	10.7	12.0	13.4	14.9
1	6	74.2	76.9	79.6	82.3	85.0	87.7	90.4	7.8	8.8	9.8	10.9	12.2	13.7	15.3
	7	75.0	77.7	80.5	83.2	86.0	88.8	91.5	8.0	8.9	10.0	11.1	12.5	13.9	15.6
	8	75.8	78.6	81.4	84.2	87.0	89.8	92.6	8.1	9.1	10.1	11.3	12.7	14.2	15.9
	9	76.5	79.4	82.3	85.1	88.0	90.9	93.8	8.2	9.2	10.3	11.5	12.9	14.5	16.2
	10	77.2	80.2	83.1	86.0	89.0	91.9	94.9	8.4	9.4	10.5	11.8	13.2	14.7	16.5
	11	78.0	81.0	83.9	86.9	89.9	92.9	95.9	8.5	9.5	10.7	12.0	13.4	15.0	16.8
2	0	78.7	81.7	84.8	87.8	90.9	93.9	97.0	8.6	9.7	10.8	12.2	13.6	15.3	17.1

注:若 24 月龄的男童使用立式身高计测量身高,则数值请参见"2～5 岁男童身高、体重标准差单位数值表"的 24 月龄数据

2006 年 WHO 儿童生长标准

附件 **8**

2～7 岁男童身高/年龄、体重/年龄标准差数值表

年龄		身长（cm）							体重（kg）						
岁	月	-3SD	-2SD	-1SD	中位数	+1SD	+2SD	+3SD	-3SD	-2SD	-1SD	中位数	+1SD	+2SD	+3SD
2	0	78.0	81.0	84.1	87.1	90.2	93.2	96.3	8.6	9.7	10.8	12.2	13.6	15.3	17.1
	1	78.6	81.7	84.9	88.0	91.1	94.2	97.3	8.8	9.8	11.0	12.4	13.9	15.5	17.5
	2	79.3	82.5	85.6	88.8	92.0	95.2	98.3	8.9	10.0	11.2	12.5	14.1	15.8	17.8
	3	79.9	83.1	86.4	89.6	92.9	96.1	99.3	9.0	10.1	11.3	12.7	14.3	16.1	18.1
	4	80.5	83.8	87.1	90.4	93.7	97.0	100.3	9.1	10.2	11.5	12.9	14.5	16.3	18.4
	5	81.1	84.5	87.8	91.2	94.5	97.9	101.2	9.2	10.4	11.7	13.1	14.8	16.6	18.7
2	6	81.7	85.1	88.5	91.9	95.3	98.7	102.1	9.4	10.5	11.8	13.3	15.0	16.9	19.0
	7	82.3	85.7	89.2	92.7	96.1	99.6	103.0	9.5	10.7	12.0	13.5	15.2	17.1	19.3
	8	82.8	86.4	89.9	93.4	96.9	100.4	103.9	9.6	10.8	12.1	13.7	15.4	17.4	19.6
	9	83.4	86.9	90.5	94.1	97.6	101.2	104.8	9.7	10.9	12.3	13.8	15.6	17.6	19.9
	10	83.9	87.5	91.1	94.8	98.4	102.0	105.6	9.8	11.0	12.4	14.0	15.8	17.8	20.2
	11	84.4	88.1	91.8	95.4	99.1	102.7	106.4	9.9	11.2	12.6	14.2	16.0	18.1	20.4
3	0	85.0	88.7	92.4	96.1	99.8	103.5	107.2	10.0	11.3	12.7	14.3	16.2	18.3	20.7
	1	85.5	89.2	93.0	96.7	100.5	104.2	108.0	10.1	11.4	12.9	14.5	16.4	18.6	21.0
	2	86.0	89.8	93.6	97.4	101.2	105.0	108.8	10.2	11.5	13.0	14.7	16.6	18.8	21.3
	3	86.5	90.3	94.2	98.0	101.8	105.7	109.5	10.3	11.6	13.1	14.8	16.8	19.0	21.6
	4	87.0	90.9	94.7	98.6	102.5	106.4	110.3	10.4	11.8	13.3	15.0	17.0	19.3	21.9
	5	87.5	91.4	95.3	99.2	103.2	107.1	111.0	10.5	11.9	13.4	15.2	17.2	19.5	22.1
3	6	88.0	91.9	95.9	99.9	103.8	107.8	111.7	10.6	12.0	13.6	15.3	17.4	19.7	22.4
	7	88.4	92.4	96.4	100.4	104.5	108.5	112.5	10.7	12.1	13.7	15.5	17.6	20.0	22.7
	8	88.9	93.0	97.0	101.0	105.1	109.1	113.2	10.8	12.2	13.8	15.7	17.8	20.2	23.0
	9	89.4	93.5	97.5	101.6	105.7	109.8	113.9	10.9	12.4	14.0	15.8	18.0	20.5	23.3
	10	89.8	94.0	98.1	102.2	106.3	110.4	114.6	11.0	12.5	14.1	16.0	18.2	20.7	23.6
	11	90.3	94.4	98.6	102.8	106.9	111.1	115.2	11.1	12.6	14.3	16.2	18.4	20.9	23.9
4	0	90.7	94.9	99.1	103.3	107.5	111.7	115.9	11.2	12.7	14.4	16.3	18.6	21.2	24.2
	1	91.2	95.4	99.7	103.9	108.1	112.4	116.6	11.3	12.8	14.5	16.5	18.8	21.4	24.5
	2	91.6	95.9	100.2	104.4	108.7	113.0	117.3	11.4	12.9	14.7	16.7	19.0	21.7	24.8
	3	92.1	96.4	100.7	105.0	109.3	113.6	117.9	11.5	13.1	14.8	16.8	19.2	21.9	25.1
	4	92.5	96.9	101.2	105.6	109.9	114.2	118.6	11.6	13.2	15.0	17.0	19.4	22.2	25.4
	5	93.0	97.4	101.7	106.1	110.5	114.9	119.2	11.7	13.3	15.1	17.2	19.6	22.4	25.7

续表

年龄		身长（cm）							体重（kg）						
岁	月	-3SD	-2SD	-1SD	中位数	+1SD	+2SD	+3SD	-3SD	-2SD	-1SD	中位数	+1SD	+2SD	+3SD
4	6	93.4	97.8	102.3	106.7	111.1	115.5	119.9	11.8	13.4	15.2	17.3	19.8	22.7	26.0
	7	93.9	98.3	102.8	107.2	111.7	116.1	120.6	11.9	13.5	15.4	17.5	20.0	22.9	26.3
	8	94.3	98.8	103.3	107.8	112.3	116.7	121.2	12.0	13.6	15.5	17.7	20.2	23.2	26.6
	9	94.7	99.3	103.8	108.3	112.8	117.4	121.9	12.1	13.7	15.6	17.8	20.4	23.4	26.9
	10	95.2	99.7	104.3	108.9	113.4	118.0	122.6	12.2	13.8	15.8	18.0	20.6	23.7	27.2
	11	95.6	100.2	104.8	109.4	114.0	118.6	123.2	12.3	14.0	15.9	18.2	20.8	23.9	27.6
5	0	96.1	100.7	105.3	110.0	114.6	119.2	123.9	12.4	14.1	16.0	18.3	21.0	24.2	27.9
	1	96.5	101.1	105.7	110.3	114.9	119.4	124.0	12.7	14.4	16.3	18.5	21.1	24.2	27.8
	2	96.9	101.6	106.2	110.8	115.4	120.0	124.7	12.8	14.5	16.4	18.7	21.3	24.4	28.1
	3	97.4	102.0	106.7	111.3	116.0	120.6	125.3	13.0	14.6	16.6	18.9	21.5	24.7	28.4
	4	97.8	102.5	107.2	111.9	116.5	121.2	125.9	13.1	14.8	16.7	19.0	21.7	24.9	28.8
	5	98.2	103.0	107.7	112.4	117.1	121.8	126.5	13.2	14.9	16.9	19.2	22.0	25.2	29.1
5	6	98.7	103.4	108.2	112.9	117.7	122.4	127.1	13.3	15.0	17.0	19.4	22.2	25.5	29.4
	7	99.1	103.9	108.7	113.4	118.2	123.0	127.8	13.4	15.2	17.2	19.6	22.4	25.7	29.8
	8	99.5	104.3	109.1	113.9	118.7	123.6	128.4	13.6	15.3	17.4	19.8	22.6	26.0	30.1
	9	99.9	104.8	109.6	114.5	119.3	124.1	129.0	13.7	15.4	17.5	19.9	22.8	26.3	30.4
	10	100.4	105.2	110.1	115.0	119.8	124.7	129.6	13.8	15.6	17.7	20.1	23.1	26.6	30.8
	11	100.8	105.7	110.6	115.5	120.4	125.2	130.1	13.9	15.7	17.8	20.3	23.3	26.8	31.2
6	0	101.2	106.1	111.0	116.0	120.9	125.8	130.7	14.1	15.9	18.0	20.5	23.5	27.1	31.5
	1	101.6	106.5	111.5	116.4	121.4	126.4	131.3	14.2	16.0	18.2	20.7	23.7	27.4	31.9
	2	102.0	107.0	111.9	116.9	121.9	126.9	131.9	14.3	16.2	18.3	20.9	24.0	27.7	32.2
	3	102.4	107.4	112.4	117.4	122.4	127.5	132.5	14.5	16.3	18.5	21.1	24.2	28.0	32.6
	4	102.8	107.8	112.9	117.9	123.0	128.0	133.0	14.6	16.5	18.7	21.3	24.4	28.3	33.0
	5	103.2	108.2	113.3	118.4	123.5	128.5	133.6	14.7	16.6	18.8	21.5	24.7	28.6	33.3
6	6	103.6	108.7	113.8	118.9	124.0	129.1	134.2	14.9	16.8	19.0	21.7	24.9	28.9	33.7
	7	103.9	109.1	114.2	119.4	124.5	129.6	134.8	15.0	16.9	19.2	21.9	25.2	29.2	34.1
	8	104.3	109.5	114.7	119.8	125.0	130.2	135.3	15.1	17.1	19.3	22.1	25.4	29.5	34.5
	9	104.7	109.9	115.1	120.3	125.5	130.7	135.9	15.3	17.2	19.5	22.3	25.6	29.8	34.9
	10	105.1	110.3	115.6	120.8	126.0	131.2	136.5	15.4	17.4	19.7	22.5	25.9	30.1	35.3
	11	105.5	110.8	116.0	121.3	126.5	131.8	137.0	15.5	17.5	19.9	22.7	26.1	30.4	35.7
7	0	105.9	111.2	116.4	121.7	127.0	132.3	137.6	15.7	17.7	20.0	22.9	26.4	30.7	36.1

2006 年 WHO 儿童生长标准

附件 9

0～5 岁男童头围/年龄标准差数值表

年龄		头围(cm)						
岁	月	−3SD	−2SD	−1SD	中位数	+1SD	+2SD	+3SD
0	0	30. 7	31. 9	33. 2	34. 5	35. 7	37. 0	38. 3
	1	33. 8	34. 9	36. 1	37. 3	38. 4	39. 6	40. 8
	2	35. 6	36. 8	38. 0	39. 1	40. 3	41. 5	42. 6
	3	37. 0	38. 1	39. 3	40. 5	41. 7	42. 9	44. 1
	4	38. 0	39. 2	40. 4	41. 6	42. 8	44. 0	45. 2
	5	38. 9	40. 1	41. 4	42. 6	43. 8	45. 0	46. 2
0	6	39. 7	40. 9	42. 1	43. 3	44. 6	45. 8	47. 0
	7	40. 3	41. 5	42. 7	44. 0	45. 2	46. 4	47. 7
	8	40. 8	42. 0	43. 3	44. 5	45. 8	47. 0	48. 3
	9	41. 2	42. 5	43. 7	45. 0	46. 3	47. 5	48. 8
	10	41. 6	42. 9	44. 1	45. 4	46. 7	47. 9	49. 2
	11	41. 9	43. 2	44. 5	45. 8	47. 0	48. 3	49. 6
1	0	42. 2	43. 5	44. 8	46. 1	47. 4	48. 6	49. 9
	1	42. 5	43. 8	45. 0	46. 3	47. 6	48. 9	50. 2
	2	42. 7	44. 0	45. 3	46. 6	47. 9	49. 2	50. 5
	3	42. 9	44. 2	45. 5	46. 8	48. 1	49. 4	50. 7
	4	43. 1	44. 4	45. 7	47. 0	48. 3	49. 6	51. 0
	5	43. 2	44. 6	45. 9	47. 2	48. 5	49. 8	51. 2
1	6	43. 4	44. 7	46. 0	47. 4	48. 7	50. 0	51. 4
	7	43. 5	44. 9	46. 2	47. 5	48. 9	50. 2	51. 5
	8	43. 7	45. 0	46. 4	47. 7	49. 0	50. 4	51. 7
	9	43. 8	45. 2	46. 5	47. 8	49. 2	50. 5	51. 9
	10	43. 9	45. 3	46. 6	48. 0	49. 3	50. 7	52. 0
	11	44. 1	45. 4	46. 8	48. 1	49. 5	50. 8	52. 2
2	0	44. 2	45. 5	46. 9	48. 3	49. 6	51. 0	52. 3
	1	44. 3	45. 6	47. 0	48. 4	49. 7	51. 1	52. 5
	2	44. 4	45. 8	47. 1	48. 5	49. 9	51. 2	52. 6
	3	44. 5	45. 9	47. 2	48. 6	50. 0	51. 4	52. 7
	4	44. 6	46. 0	47. 3	48. 7	50. 1	51. 5	52. 9
	5	44. 7	46. 1	47. 4	48. 8	50. 2	51. 6	53. 0

年龄		头围（cm）						
岁	月	-3SD	-2SD	-1SD	中位数	+1SD	+2SD	+3SD
2	6	44.8	46.1	47.5	48.9	50.3	51.7	53.1
	7	44.8	46.2	47.6	49.0	50.4	51.8	53.2
	8	44.9	46.3	47.7	49.1	50.5	51.9	53.3
	9	45.0	46.4	47.8	49.2	50.6	52.0	53.4
	10	45.1	46.5	47.9	49.3	50.7	52.1	53.5
	11	45.1	46.6	48.0	49.4	50.8	52.2	53.6
3	0	45.2	46.6	48.0	49.5	50.9	52.3	53.7
	1	45.3	46.7	48.1	49.5	51.0	52.4	53.8
	2	45.3	46.8	48.2	49.6	51.0	52.5	53.9
	3	45.4	46.8	48.2	49.7	51.1	52.5	54.0
	4	45.4	46.9	48.3	49.7	51.2	52.6	54.1
	5	45.5	46.9	48.4	49.8	51.3	52.7	54.1
3	6	45.5	47.0	48.4	49.9	51.3	52.8	54.2
	7	45.6	47.0	48.5	49.9	51.4	52.8	54.3
	8	45.6	47.1	48.5	50.0	51.4	52.9	54.3
	9	45.7	47.1	48.6	50.1	51.5	53.0	54.4
	10	45.7	47.2	48.7	50.1	51.6	53.0	54.5
	11	45.8	47.2	48.7	50.2	51.6	53.1	54.5
4	0	45.8	47.3	48.7	50.2	51.7	53.1	54.6
	1	45.9	47.3	48.8	50.3	51.7	53.2	54.7
	2	45.9	47.4	48.8	50.3	51.8	53.2	54.7
	3	45.9	47.4	48.9	50.4	51.8	53.3	54.8
	4	46.0	47.5	48.9	50.4	51.9	53.4	54.8
	5	46.0	47.5	49.0	50.4	51.9	53.4	54.9
4	6	46.1	47.5	49.0	50.5	52.0	53.5	54.9
	7	46.1	47.6	49.1	50.5	52.0	53.5	55.0
	8	46.1	47.6	49.1	50.6	52.1	53.5	55.0
	9	46.2	47.6	49.1	50.6	52.1	53.6	55.1
	10	46.2	47.7	49.2	50.7	52.1	53.6	55.1
	11	46.2	47.7	49.2	50.7	52.2	53.7	55.2
5	0	46.3	47.7	49.2	50.7	52.2	53.7	55.2

附件 **10**

男童体重/身长标准差数值表

身长(cm)	体重(kg)						
	−3SD	−2SD	−1SD	中位数	+1SD	+2SD	+3SD
45.0	1.9	2.0	2.2	2.4	2.7	3.0	3.3
45.5	1.9	2.1	2.3	2.5	2.8	3.1	3.4
46.0	2.0	2.2	2.4	2.6	2.9	3.1	3.5
46.5	2.1	2.3	2.5	2.7	3.0	3.2	3.6
47.0	2.1	2.3	2.5	2.8	3.0	3.3	3.7
47.5	2.2	2.4	2.6	2.9	3.1	3.4	3.8
48.0	2.3	2.5	2.7	2.9	3.2	3.6	3.9
48.5	2.3	2.6	2.8	3.0	3.3	3.7	4.0
49.0	2.4	2.6	2.9	3.1	3.4	3.8	4.2
49.5	2.5	2.7	3.0	3.2	3.5	3.9	4.3
50.0	2.6	2.8	3.0	3.3	3.6	4.0	4.4
50.5	2.7	2.9	3.1	3.4	3.8	4.1	4.5
51.0	2.7	3.0	3.2	3.5	3.9	4.2	4.7
51.5	2.8	3.1	3.3	3.6	4.0	4.4	4.8
52.0	2.9	3.2	3.5	3.8	4.1	4.5	5.0
52.5	3.0	3.3	3.6	3.9	4.2	4.6	5.1
53.0	3.1	3.4	3.7	4.0	4.4	4.8	5.3
53.5	3.2	3.5	3.8	4.1	4.5	4.9	5.4
54.0	3.3	3.6	3.9	4.3	4.7	5.1	5.6
54.5	3.4	3.7	4.0	4.4	4.8	5.3	5.8
55.0	3.6	3.8	4.2	4.5	5.0	5.4	6.0
55.5	3.7	4.0	4.3	4.7	5.1	5.6	6.1
56.0	3.8	4.1	4.4	4.8	5.3	5.8	6.3
56.5	3.9	4.2	4.6	5.0	5.4	5.9	6.5
57.0	4.0	4.3	4.7	5.1	5.6	6.1	6.7
57.5	4.1	4.5	4.9	5.3	5.7	6.3	6.9
58.0	4.3	4.6	5.0	5.4	5.9	6.4	7.1
58.5	4.4	4.7	5.1	5.6	6.1	6.6	7.2
59.0	4.5	4.8	5.3	5.7	6.2	6.8	7.4
59.5	4.6	5.0	5.4	5.9	6.4	7.0	7.6

续表

身长（cm）	体重（kg）						
	−3SD	−2SD	−1SD	中位数	+1SD	+2SD	+3SD
60.0	4.7	5.1	5.5	6.0	6.5	7.1	7.8
60.5	4.8	5.2	5.6	6.1	6.7	7.3	8.0
61.0	4.9	5.3	5.8	6.3	6.8	7.4	8.1
61.5	5.0	5.4	5.9	6.4	7.0	7.6	8.3
62.0	5.1	5.6	6.0	6.5	7.1	7.7	8.5
62.5	5.2	5.7	6.1	6.7	7.2	7.9	8.6
63.0	5.3	5.8	6.2	6.8	7.4	8.0	8.8
63.5	5.4	5.9	6.4	6.9	7.5	8.2	8.9
64.0	5.5	6.0	6.5	7.0	7.6	8.3	9.1
64.5	5.6	6.1	6.6	7.1	7.8	8.5	9.3
65.0	5.7	6.2	6.7	7.3	7.9	8.6	9.4
65.5	5.8	6.3	6.8	7.4	8.0	8.7	9.6
66.0	5.9	6.4	6.9	7.5	8.2	8.9	9.7
66.5	6.0	6.5	7.0	7.6	8.3	9.0	9.9
67.0	6.1	6.6	7.1	7.7	8.4	9.2	10.0
67.5	6.2	6.7	7.2	7.9	8.5	9.3	10.2
68.0	6.3	6.8	7.3	8.0	8.7	9.4	10.3
68.5	6.4	6.9	7.5	8.1	8.8	9.6	10.5
69.0	6.5	7.0	7.6	8.2	8.9	9.7	10.6
69.5	6.6	7.1	7.7	8.3	9.0	9.8	10.8
70.0	6.6	7.2	7.8	8.4	9.2	10.0	10.9
70.5	6.7	7.3	7.9	8.5	9.3	10.1	11.1
71.0	6.8	7.4	8.0	8.6	9.4	10.2	11.2
71.5	6.9	7.5	8.1	8.8	9.5	10.4	11.3
72.0	7.0	7.6	8.2	8.9	9.6	10.5	11.5
72.5	7.1	7.6	8.3	9.0	9.8	10.6	11.6
73.0	7.2	7.7	8.4	9.1	9.9	10.8	11.8
73.5	7.2	7.8	8.5	9.2	10.0	10.9	11.9
74.0	7.3	7.9	8.6	9.3	10.1	11.0	12.1
74.5	7.4	8.0	8.7	9.4	10.2	11.2	12.2
75.0	7.5	8.1	8.8	9.5	10.3	11.3	12.3
75.5	7.6	8.2	8.8	9.6	10.4	11.4	12.5
76.0	7.6	8.3	8.9	9.7	10.6	11.5	12.6
76.5	7.7	8.3	9.0	9.8	10.7	11.6	12.7
77.0	7.8	8.4	9.1	9.9	10.8	11.7	12.8

身长（cm）	体重（kg）						
	-3SD	-2SD	-1SD	中位数	+1SD	+2SD	+3SD
77.5	7.9	8.5	9.2	10.0	10.9	11.9	13.0
78.0	7.9	8.6	9.3	10.1	11.0	12.0	13.1
78.5	8.0	8.7	9.4	10.2	11.1	12.1	13.2
79.0	8.1	8.7	9.5	10.3	11.2	12.2	13.3
79.5	8.2	8.8	9.5	10.4	11.3	12.3	13.4
80.0	8.2	8.9	9.6	10.4	11.4	12.4	13.6
80.5	8.3	9.0	9.7	10.5	11.5	12.5	13.7
81.0	8.4	9.1	9.8	10.6	11.6	12.6	13.8
81.5	8.5	9.1	9.9	10.7	11.7	12.7	13.9
82.0	8.5	9.2	10.0	10.8	11.8	12.8	14.0
82.5	8.6	9.3	10.1	10.9	11.9	13.0	14.2
83.0	8.7	9.4	10.2	11.0	12.0	13.1	14.3
83.5	8.8	9.5	10.3	11.2	12.1	13.2	14.4
84.0	8.9	9.6	10.4	11.3	12.2	13.3	14.6
84.5	9.0	9.7	10.5	11.4	12.4	13.5	14.7
85.0	9.1	9.8	10.6	11.5	12.5	13.6	14.9
85.5	9.2	9.9	10.7	11.6	12.6	13.7	15.0
86.0	9.3	10.0	10.8	11.7	12.8	13.9	15.2
86.5	9.4	10.1	11.0	11.9	12.9	14.0	15.3
87.0	9.5	10.2	11.1	12.0	13.0	14.2	15.5
87.5	9.6	10.4	11.2	12.1	13.2	14.3	15.6
88.0	9.7	10.5	11.3	12.2	13.3	14.5	15.8
88.5	9.8	10.6	11.4	12.4	13.4	14.6	15.9
89.0	9.9	10.7	11.5	12.5	13.5	14.7	16.1
89.5	10.0	10.8	11.6	12.6	13.7	14.9	16.2
90.0	10.1	10.9	11.8	12.7	13.8	15.0	16.4
90.5	10.2	11.0	11.9	12.8	13.9	15.1	16.5
91.0	10.3	11.1	12.0	13.0	14.1	15.3	16.7
91.5	10.4	11.2	12.1	13.1	14.2	15.4	16.8
92.0	10.5	11.3	12.2	13.2	14.3	15.6	17.0
92.5	10.6	11.4	12.3	13.3	14.4	15.7	17.1
93.0	10.7	11.5	12.4	13.4	14.6	15.8	17.3
93.5	10.7	11.6	12.5	13.5	14.7	16.0	17.4
94.0	10.8	11.7	12.6	13.7	14.8	16.1	17.6
94.5	10.9	11.8	12.7	13.8	14.9	16.3	17.7

续表

身长(cm)	体重(kg)						
	−3SD	−2SD	−1SD	中位数	+1SD	+2SD	+3SD
95.0	11.0	11.9	12.8	13.9	15.1	16.4	17.9
95.5	11.1	12.0	12.9	14.0	15.2	16.5	18.0
96.0	11.2	12.1	13.1	14.1	15.3	16.7	18.2
96.5	11.3	12.2	13.2	14.3	15.5	16.8	18.4
97.0	11.4	12.3	13.3	14.4	15.6	17.0	18.5
97.5	11.5	12.4	13.4	14.5	15.7	17.1	18.7
98.0	11.6	12.5	13.5	14.6	15.9	17.3	18.9
98.5	11.7	12.6	13.6	14.8	16.0	17.5	19.1
99.0	11.8	12.7	13.7	14.9	16.2	17.6	19.2
99.5	11.9	12.8	13.9	15.0	16.3	17.8	19.4
100.0	12.0	12.9	14.0	15.2	16.5	18.0	19.6
100.5	12.1	13.0	14.1	15.3	16.6	18.1	19.8
101.0	12.2	13.2	14.2	15.4	16.8	18.3	20.0
101.5	12.3	13.3	14.4	15.6	16.9	18.5	20.2
102.0	12.4	13.4	14.5	15.7	17.1	18.7	20.4
102.5	12.5	13.5	14.6	15.9	17.3	18.8	20.6
103.0	12.6	13.6	14.8	16.0	17.4	19.0	20.8
103.5	12.7	13.7	14.9	16.2	17.6	19.2	21.0
104.0	12.8	13.9	15.0	16.3	17.8	19.4	21.2
104.5	12.9	14.0	15.2	16.5	17.9	19.6	21.5
105.0	13.0	14.1	15.3	16.6	18.1	19.8	21.7
105.5	13.2	14.2	15.4	16.8	18.3	20.0	21.9
106.0	13.3	14.4	15.6	16.9	18.5	20.2	22.1
106.5	13.4	14.5	15.7	17.1	18.6	20.4	22.4
107.0	13.5	14.6	15.9	17.3	18.8	20.6	22.6
107.5	13.6	14.7	16.0	17.4	19.0	20.8	22.8
108.0	13.7	14.9	16.2	17.6	19.2	21.0	23.1
108.5	13.8	15.0	16.3	17.8	19.4	21.2	23.3
109.0	14.0	15.1	16.5	17.9	19.6	21.4	23.6
109.5	14.1	15.3	16.6	18.1	19.8	21.7	23.8
110.0	14.2	15.4	16.8	18.3	20.0	21.9	24.1

2006 年 WHO 儿童生长标准

附件 11

男童体重/身高标准差数值表

身高（cm）	体重（kg）						
	−3SD	−2SD	−1SD	中位数	+1SD	+2SD	+3SD
65.0	5.9	6.3	6.9	7.4	8.1	8.8	9.6
65.5	6.0	6.4	7.0	7.6	8.2	8.9	9.8
66.0	6.1	6.5	7.1	7.7	8.3	9.1	9.9
66.5	6.1	6.6	7.2	7.8	8.5	9.2	10.1
67.0	6.2	6.7	7.3	7.9	8.6	9.4	10.2
67.5	6.3	6.8	7.4	8.0	8.7	9.5	10.4
68.0	6.4	6.9	7.5	8.1	8.8	9.6	10.5
68.5	6.5	7.0	7.6	8.2	9.0	9.8	10.7
69.0	6.6	7.1	7.7	8.4	9.1	9.9	10.8
69.5	6.7	7.2	7.8	8.5	9.2	10.0	11.0
70.0	6.8	7.3	7.9	8.6	9.3	10.2	11.1
70.5	6.9	7.4	8.0	8.7	9.5	10.3	11.3
71.0	6.9	7.5	8.1	8.8	9.6	10.4	11.4
71.5	7.0	7.6	8.2	8.9	9.7	10.6	11.6
72.0	7.1	7.7	8.3	9.0	9.8	10.7	11.7
72.5	7.2	7.8	8.4	9.1	9.9	10.8	11.8
73.0	7.3	7.9	8.5	9.2	10.0	11.0	12.0
73.5	7.4	7.9	8.6	9.3	10.2	11.1	12.1
74.0	7.4	8.0	8.7	9.4	10.3	11.2	12.2
74.5	7.5	8.1	8.8	9.5	10.4	11.3	12.4
75.0	7.6	8.2	8.9	9.6	10.5	11.4	12.5
75.5	7.7	8.3	9.0	9.7	10.6	11.6	12.6
76.0	7.7	8.4	9.1	9.8	10.7	11.7	12.8
76.5	7.8	8.5	9.2	9.9	10.8	11.8	12.9
77.0	7.9	8.5	9.2	10.0	10.9	11.9	13.0
77.5	8.0	8.6	9.3	10.1	11.0	12.0	13.1
78.0	8.0	8.7	9.4	10.2	11.1	12.1	13.3
78.5	8.1	8.8	9.5	10.3	11.2	12.2	13.4
79.0	8.2	8.8	9.6	10.4	11.3	12.3	13.5
79.5	8.3	8.9	9.7	10.5	11.4	12.4	13.6

续表

身高(cm)	体重(kg)						
	−3SD	−2SD	−1SD	中位数	+1SD	+2SD	+3SD
80.0	8.3	9.0	9.7	10.6	11.5	12.6	13.7
80.5	8.4	9.1	9.8	10.7	11.6	12.7	13.8
81.0	8.5	9.2	9.9	10.8	11.7	12.8	14.0
81.5	8.6	9.3	10.0	10.9	11.8	12.9	14.1
82.0	8.7	9.3	10.1	11.0	11.9	13.0	14.2
82.5	8.7	9.4	10.2	11.1	12.1	13.1	14.4
83.0	8.8	9.5	10.3	11.2	12.2	13.3	14.5
83.5	8.9	9.6	10.4	11.3	12.3	13.4	14.6
84.0	9.0	9.7	10.5	11.4	12.4	13.5	14.8
84.5	9.1	9.9	10.7	11.5	12.5	13.7	14.9
85.0	9.2	10.0	10.8	11.7	12.7	13.8	15.1
85.5	9.3	10.1	10.9	11.8	12.8	13.9	15.2
86.0	9.4	10.2	11.0	11.9	12.9	14.1	15.4
86.5	9.5	10.3	11.1	12.0	13.1	14.2	15.5
87.0	9.6	10.4	11.2	12.2	13.2	14.4	15.7
87.5	9.7	10.5	11.3	12.3	13.3	14.5	15.8
88.0	9.8	10.6	11.5	12.4	13.5	14.7	16.0
88.5	9.9	10.7	11.6	12.5	13.6	14.8	16.1
89.0	10.0	10.8	11.7	12.6	13.7	14.9	16.3
89.5	10.1	10.9	11.8	12.8	13.9	15.1	16.4
90.0	10.2	11.0	11.9	12.9	14.0	15.2	16.6
90.5	10.3	11.1	12.0	13.0	14.1	15.3	16.7
91.0	10.4	11.2	12.1	13.1	14.2	15.5	16.9
91.5	10.5	11.3	12.2	13.2	14.4	15.6	17.0
92.0	10.6	11.4	12.3	13.4	14.5	15.8	17.2
92.5	10.7	11.5	12.4	13.5	14.6	15.9	17.3
93.0	10.8	11.6	12.6	13.6	14.7	16.0	17.5
93.5	10.9	11.7	12.7	13.7	14.9	16.2	17.6
94.0	11.0	11.8	12.8	13.8	15.0	16.3	17.8
94.5	11.1	11.9	12.9	13.9	15.1	16.5	17.9

身高(cm)	体重(kg)						
	-3SD	-2SD	-1SD	中位数	+1SD	+2SD	+3SD
95.0	11.1	12.0	13.0	14.1	15.3	16.6	18.1
95.5	11.2	12.1	13.1	14.2	15.4	16.7	18.3
96.0	11.3	12.2	13.2	14.3	15.5	16.9	18.4
96.5	11.4	12.3	13.3	14.4	15.7	17.0	18.6
97.0	11.5	12.4	13.4	14.6	15.8	17.2	18.8
97.5	11.6	12.5	13.6	14.7	15.9	17.4	18.9
98.0	11.7	12.6	13.7	14.8	16.1	17.5	19.1
98.5	11.8	12.8	13.8	14.9	16.2	17.7	19.3
99.0	11.9	12.9	13.9	15.1	16.4	17.9	19.5
99.5	12.0	13.0	14.0	15.2	16.5	18.0	19.7
100.0	12.1	13.1	14.2	15.4	16.7	18.2	19.9
100.5	12.2	13.2	14.3	15.5	16.9	18.4	20.1
101.0	12.3	13.3	14.4	15.6	17.0	18.5	20.3
101.5	12.4	13.4	14.5	15.8	17.2	18.7	20.5
102.0	12.5	13.6	14.7	15.9	17.3	18.9	20.7
102.5	12.6	13.7	14.8	16.1	17.5	19.1	20.9
103.0	12.8	13.8	14.9	16.2	17.7	19.3	21.1
103.5	12.9	13.9	15.1	16.4	17.8	19.5	21.3
104.0	13.0	14.0	15.2	16.5	18.0	19.7	21.6
104.5	13.1	14.2	15.4	16.7	18.2	19.9	21.8
105.0	13.2	14.3	15.5	16.8	18.4	20.1	22.0
105.5	13.3	14.4	15.6	17.0	18.5	20.3	22.2
106.0	13.4	14.5	15.8	17.2	18.7	20.5	22.5
106.5	13.5	14.7	15.9	17.3	18.9	20.7	22.7
107.0	13.7	14.8	16.1	17.5	19.1	20.9	22.9
107.5	13.8	14.9	16.2	17.7	19.3	21.1	23.2
108.0	13.9	15.1	16.4	17.8	19.5	21.3	23.4
108.5	14.0	15.2	16.5	18.0	19.7	21.5	23.7
109.0	14.1	15.3	16.7	18.2	19.8	21.8	23.9
109.5	14.3	15.5	16.8	18.3	20.0	22.0	24.2

续表

身高(cm)	体重(kg)						
	−3SD	−2SD	−1SD	中位数	+1SD	+2SD	+3SD
110.0	14.4	15.6	17.0	18.5	20.2	22.2	24.4
110.5	14.5	15.8	17.1	18.7	20.4	22.4	24.7
111.0	14.6	15.9	17.3	18.9	20.7	22.7	25.0
111.5	14.8	16.0	17.5	19.1	20.9	22.9	25.2
112.0	14.9	16.2	17.6	19.2	21.1	23.1	25.5
112.5	15.0	16.3	17.8	19.4	21.3	23.4	25.8
113.0	15.2	16.5	18.0	19.6	21.5	23.6	26.0
113.5	15.3	16.6	18.1	19.8	21.7	23.9	26.3
114.0	15.4	16.8	18.3	20.0	21.9	24.1	26.6
114.5	15.6	16.9	18.5	20.2	22.1	24.4	26.9
115.0	15.7	17.1	18.6	20.4	22.4	24.6	27.2
115.5	15.8	17.2	18.8	20.6	22.6	24.9	27.5
116.0	16.0	17.4	19.0	20.8	22.8	25.1	27.8
116.5	16.1	17.5	19.2	21.0	23.0	25.4	28.0
117.0	16.2	17.7	19.3	21.2	23.3	25.6	28.3
117.5	16.4	17.9	19.5	21.4	23.5	25.9	28.6
118.0	16.5	18.0	19.7	21.6	23.7	26.1	28.9
118.5	16.7	18.2	19.9	21.8	23.9	26.4	29.2
119.0	16.8	18.3	20.0	22.0	24.1	26.6	29.5
119.5	16.9	18.5	20.2	22.2	24.4	26.9	29.8
120.0	17.1	18.6	20.4	22.4	24.6	27.2	30.1

2006 年 WHO 儿童生长标准

附件 **12**

0～7 岁男童体质指数（BMI）/年龄标准差数值表

年龄		体质指数（BMI）						
岁	月	−3SD	−2SD	−1SD	中位数	+1SD	+2SD	+3SD
0	0	10.2	11.1	12.2	13.4	14.8	16.3	18.1
	1	11.3	12.4	13.6	14.9	16.3	17.8	19.4
	2	12.5	13.7	15.0	16.3	17.8	19.4	21.1
	3	13.1	14.3	15.5	16.9	18.4	20.0	21.8
	4	13.4	14.5	15.8	17.2	18.7	20.3	22.1
	5	13.5	14.7	15.9	17.3	18.8	20.5	22.3
0	6	13.6	14.7	16.0	17.3	18.8	20.5	22.3
	7	13.7	14.8	16.0	17.3	18.8	20.5	22.3
	8	13.6	14.7	15.9	17.3	18.7	20.4	22.2
	9	13.6	14.7	15.8	17.2	18.6	20.3	22.1
	10	13.5	14.6	15.7	17.0	18.5	20.1	22.0
	11	13.4	14.5	15.6	16.9	18.4	20.0	21.8
1	0	13.4	14.4	15.5	16.8	18.2	19.8	21.6
	1	13.3	14.3	15.4	16.7	18.1	19.7	21.5
	2	13.2	14.2	15.3	16.6	18.0	19.5	21.3
	3	13.1	14.1	15.2	16.4	17.8	19.4	21.2
	4	13.1	14.0	15.1	16.3	17.7	19.3	21.0
	5	13.0	13.9	15.0	16.2	17.6	19.1	20.9
1	6	12.9	13.9	14.9	16.1	17.5	19.0	20.8
	7	12.9	13.8	14.9	16.1	17.4	18.9	20.7
	8	12.8	13.7	14.8	16.0	17.3	18.8	20.6
	9	12.8	13.7	14.7	15.9	17.2	18.7	20.5
	10	12.7	13.6	14.7	15.8	17.2	18.7	20.4
	11	12.7	13.6	14.6	15.8	17.1	18.6	20.3
2[a]	0[a]	12.7	13.6	14.6	15.7	17.0	18.5	20.3
2[b]	0[b]	12.9	13.8	14.8	16.0	17.3	18.9	20.6
	1	12.8	13.8	14.8	16.0	17.3	18.8	20.5
	2	12.8	13.7	14.8	15.9	17.3	18.8	20.5
	3	12.7	13.7	14.7	15.9	17.2	18.7	20.4
	4	12.7	13.6	14.7	15.9	17.2	18.7	20.4
	5	12.7	13.6	14.7	15.8	17.1	18.6	20.3

续表

年龄		体质指数（BMI）						
岁	月	-3SD	-2SD	-1SD	中位数	+1SD	+2SD	+3SD
2	6	12.6	13.6	14.6	15.8	17.1	18.6	20.2
	7	12.6	13.5	14.6	15.8	17.1	18.5	20.2
	8	12.5	13.5	14.6	15.7	17.0	18.5	20.1
	9	12.5	13.5	14.5	15.7	17.0	18.5	20.1
	10	12.5	13.4	14.5	15.7	17.0	18.4	20.0
	11	12.4	13.4	14.5	15.6	16.9	18.4	20.0
3	0	12.4	13.4	14.4	15.6	16.9	18.4	20.0
	1	12.4	13.3	14.4	15.6	16.9	18.3	19.9
	2	12.3	13.3	14.4	15.5	16.8	18.3	19.9
	3	12.3	13.3	14.3	15.5	16.8	18.3	19.9
	4	12.3	13.2	14.3	15.5	16.8	18.2	19.9
	5	12.2	13.2	14.3	15.5	16.8	18.2	19.9
3	6	12.2	13.2	14.3	15.4	16.8	18.2	19.8
	7	12.2	13.2	14.2	15.4	16.7	18.2	19.8
	8	12.2	13.1	14.2	15.4	16.7	18.2	19.8
	9	12.2	13.1	14.2	15.4	16.7	18.2	19.8
	10	12.1	13.1	14.2	15.4	16.7	18.2	19.8
	11	12.1	13.1	14.2	15.3	16.7	18.2	19.9
4	0	12.1	13.1	14.1	15.3	16.7	18.2	19.9
	1	12.1	13.0	14.1	15.3	16.7	18.2	19.9
	2	12.1	13.0	14.1	15.3	16.7	18.2	19.9
	3	12.1	13.0	14.1	15.3	16.6	18.2	19.9
	4	12.0	13.0	14.1	15.3	16.6	18.2	19.9
	5	12.0	13.0	14.1	15.3	16.6	18.2	20.0
4	6	12.0	13.0	14.0	15.3	16.6	18.2	20.0
	7	12.0	13.0	14.0	15.2	16.6	18.2	20.0
	8	12.0	12.9	14.0	15.2	16.6	18.2	20.1
	9	12.0	12.9	14.0	15.2	16.6	18.2	20.1
	10	12.0	12.9	14.0	15.2	16.6	18.3	20.2
	11	12.0	12.9	14.0	15.2	16.6	18.3	20.2

年龄		体质指数(BMI)						
岁	月	−3SD	−2SD	−1SD	中位数	+1SD	+2SD	+3SD
5	0	12.0	12.9	14.0	15.2	16.6	18.3	20.3
	1	12.1	13.0	14.1	15.3	16.6	18.3	20.2
	2	12.1	13.0	14.1	15.3	16.6	18.3	20.2
	3	12.1	13.0	14.1	15.3	16.7	18.3	20.2
	4	12.1	13.0	14.1	15.3	16.7	18.3	20.3
	5	12.1	13.0	14.1	15.3	16.7	18.3	20.3
5	6	12.1	13.0	14.1	15.3	16.7	18.4	20.4
	7	12.1	13.0	14.1	15.3	16.7	18.4	20.4
	8	12.1	13.0	14.1	15.3	16.7	18.4	20.5
	9	12.1	13.0	14.1	15.3	16.7	18.4	20.5
	10	12.1	13.0	14.1	15.3	16.7	18.5	20.6
	11	12.1	13.0	14.1	15.3	16.7	18.5	20.6
6	0	12.1	13.0	14.1	15.3	16.8	18.5	20.7
	1	12.1	13.0	14.1	15.3	16.8	18.6	20.8
	2	12.2	13.1	14.1	15.3	16.8	18.6	20.8
	3	12.2	13.1	14.1	15.3	16.8	18.6	20.9
	4	12.2	13.1	14.1	15.4	16.8	18.7	21.0
	5	12.2	13.1	14.1	15.4	16.9	18.7	21.0
6	6	12.2	13.1	14.1	15.4	16.9	18.7	21.1
	7	12.2	13.1	14.1	15.4	16.9	18.8	21.2
	8	12.2	13.1	14.2	15.4	16.9	18.8	21.3
	9	12.2	13.1	14.2	15.4	17.0	18.9	21.3
	10	12.2	13.1	14.2	15.4	17.0	18.9	21.4
	11	12.2	13.1	14.2	15.5	17.0	19.0	21.5
7	0	12.3	13.1	14.2	15.5	17.0	19.0	21.6

注:若24月龄的男童使用卧式身长计测量身长,则使用年龄为2[a] 行的数据,若其使用立式身高计测量身高,则使用年龄为2[b] 行的数据。此表上0~2岁的BMI值是根据身长测算的,若0~2岁的男童测量的是立式身高,要在身高基础上增加0.7cm,转换成身长后再计算BMI指数。若2~5岁的男童测量的是卧式身长,则要在身长基础上减少0.7cm,转换成身高后再计算。

2006 年 WHO 儿童生长标准

附件13

0～2岁女童身长/年龄、体重/年龄标准差数值表

年龄		身长（cm）							体重（kg）						
岁	月	-3SD	-2SD	-1SD	中位数	+1SD	+2SD	+3SD	-3SD	-2SD	-1SD	中位数	+1SD	+2SD	+3SD
0	0	43.6	45.4	47.3	49.1	51.0	52.9	54.7	2.0	2.4	2.8	3.2	3.7	4.2	4.8
	1	47.8	49.8	51.7	53.7	55.6	57.6	59.5	2.7	3.2	3.6	4.2	4.8	5.5	6.2
	2	51.0	53.0	55.0	57.1	59.1	61.1	63.2	3.4	3.9	4.5	5.1	5.8	6.6	7.5
	3	53.5	55.6	57.7	59.8	61.9	64.0	66.1	4.0	4.5	5.2	5.8	6.6	7.5	8.5
	4	55.6	57.8	59.9	62.1	64.3	66.4	68.6	4.4	5.0	5.7	6.4	7.3	8.2	9.3
	5	57.4	59.6	61.8	64.0	66.2	68.5	70.7	4.8	5.4	6.1	6.9	7.8	8.8	10.0
0	6	58.9	61.2	63.5	65.7	68.0	70.3	72.5	5.1	5.7	6.5	7.3	8.2	9.3	10.6
	7	60.3	62.7	65.0	67.3	69.6	71.9	74.2	5.3	6.0	6.8	7.6	8.6	9.8	11.1
	8	61.7	64.0	66.4	68.7	71.1	73.5	75.8	5.6	6.3	7.0	7.9	9.0	10.2	11.6
	9	62.9	65.3	67.7	70.1	72.6	75.0	77.4	5.8	6.5	7.3	8.2	9.3	10.5	12.0
	10	64.1	66.5	69.0	71.5	73.9	76.4	78.9	5.9	6.7	7.5	8.5	9.6	10.9	12.4
	11	65.2	67.7	70.3	72.8	75.3	77.8	80.3	6.1	6.9	7.7	8.7	9.9	11.2	12.8
1	0	66.3	68.9	71.4	74.0	76.6	79.2	81.7	6.3	7.0	7.9	8.9	10.1	11.5	13.1
	1	67.3	70.0	72.6	75.2	77.8	80.5	83.1	6.4	7.2	8.1	9.2	10.4	11.8	13.5
	2	68.3	71.0	73.7	76.4	79.1	81.7	84.4	6.6	7.4	8.3	9.4	10.6	12.1	13.8
	3	69.3	72.0	74.8	77.5	80.2	83.0	85.7	6.7	7.6	8.5	9.6	10.9	12.4	14.1
	4	70.2	73.0	75.8	78.6	81.4	84.2	87.0	6.9	7.7	8.7	9.8	11.1	12.6	14.5
	5	71.1	74.0	76.8	79.7	82.5	85.4	88.2	7.0	7.9	8.9	10.0	11.4	12.9	14.8
1	6	72.0	74.9	77.8	80.7	83.6	86.5	89.4	7.2	8.1	9.1	10.2	11.6	13.2	15.1
	7	72.8	75.8	78.8	81.7	84.7	87.6	90.6	7.3	8.2	9.2	10.4	11.8	13.5	15.4
	8	73.7	76.7	79.7	82.7	85.7	88.7	91.7	7.5	8.4	9.4	10.6	12.1	13.7	15.7
	9	74.5	77.5	80.6	83.7	86.7	89.8	92.9	7.6	8.6	9.6	10.9	12.3	14.0	16.0
	10	75.2	78.4	81.5	84.6	87.7	90.8	94.0	7.8	8.7	9.8	11.1	12.5	14.3	16.4
	11	76.0	79.2	82.3	85.5	88.7	91.9	95.0	7.9	8.9	10.0	11.3	12.8	14.6	16.7
2	0	76.7	80.0	83.2	86.4	89.6	92.9	96.1	8.1	9.0	10.2	11.5	13.0	14.8	17.0

注：若24月龄的女童使用立式身高计测量身高，则数值请参见"2～5岁女童身高、体重标准差单位数值表"的24月龄数据

2006年WHO儿童生长标准

附件 **14**

2~7 岁女童身高/年龄、体重/年龄标准差数值表

年龄		身高（cm）							体重（kg）						
岁	月	−3SD	−2SD	−1SD	中位数	+1SD	+2SD	+3SD	−3SD	−2SD	−1SD	中位数	+1SD	+2SD	+3SD
2	0	76.0	79.3	82.5	85.7	88.9	92.2	95.4	8.1	9.0	10.2	11.5	13.0	14.8	17.0
	1	76.8	80.0	83.3	86.6	89.9	93.1	96.4	8.2	9.2	10.3	11.7	13.3	15.1	17.3
	2	77.5	80.8	84.1	87.4	90.8	94.1	97.4	8.4	9.4	10.5	11.9	13.5	15.4	17.7
	3	78.1	81.5	84.9	88.3	91.7	95.0	98.4	8.5	9.5	10.7	12.1	13.7	15.7	18.0
	4	78.8	82.2	85.7	89.1	92.5	96.0	99.4	8.6	9.7	10.9	12.3	14.0	16.0	18.3
	5	79.5	82.9	86.4	89.9	93.4	96.9	100.3	8.8	9.8	11.1	12.5	14.2	16.2	18.7
2	6	80.1	83.6	87.1	90.7	94.2	97.7	101.3	8.9	10.0	11.2	12.7	14.4	16.5	19.0
	7	80.7	84.3	87.9	91.4	95.0	98.6	102.2	9.0	10.1	11.4	12.9	14.7	16.8	19.3
	8	81.3	84.9	88.6	92.2	95.8	99.4	103.1	9.1	10.3	11.6	13.1	14.9	17.1	19.6
	9	81.9	85.6	89.3	92.9	96.6	100.3	103.9	9.3	10.4	11.7	13.3	15.1	17.3	20.0
	10	82.5	86.2	89.9	93.6	97.4	101.1	104.8	9.4	10.5	11.9	13.5	15.4	17.6	20.3
	11	83.1	86.8	90.6	94.4	98.1	101.9	105.6	9.5	10.7	12.0	13.7	15.6	17.9	20.6
3	0	83.6	87.4	91.2	95.1	98.9	102.7	106.5	9.6	10.8	12.2	13.9	15.8	18.1	20.9
	1	84.2	88.0	91.9	95.7	99.6	103.4	107.3	9.7	10.9	12.4	14.0	16.0	18.4	21.3
	2	84.7	88.6	92.5	96.4	100.3	104.2	108.1	9.8	11.1	12.5	14.2	16.3	18.7	21.6
	3	85.3	89.2	93.1	97.1	101.0	105.0	108.9	9.9	11.2	12.7	14.4	16.5	19.0	22.0
	4	85.8	89.8	93.8	97.7	101.7	105.7	109.7	10.1	11.3	12.8	14.6	16.7	19.2	22.3
	5	86.3	90.4	94.4	98.4	102.4	106.4	110.5	10.2	11.5	13.0	14.8	16.9	19.5	22.7
3	6	86.8	90.9	95.0	99.0	103.1	107.2	111.2	10.3	11.6	13.1	15.0	17.2	19.8	23.0
	7	87.4	91.5	95.6	99.7	103.8	107.9	112.0	10.4	11.7	13.3	15.2	17.4	20.1	23.4
	8	87.9	92.0	96.2	100.3	104.5	108.6	112.7	10.5	11.8	13.4	15.3	17.6	20.4	23.7
	9	88.4	92.5	96.7	100.9	105.1	109.3	113.5	10.6	12.0	13.6	15.5	17.8	20.7	24.1
	10	88.9	93.1	97.3	101.5	105.8	110.0	114.2	10.7	12.1	13.7	15.7	18.1	20.9	24.5
	11	89.3	93.6	97.9	102.1	106.4	110.7	114.9	10.8	12.2	13.9	15.9	18.3	21.2	24.8
4	0	89.8	94.1	98.4	102.7	107.0	111.3	115.7	10.9	12.3	14.0	16.1	18.5	21.5	25.2
	1	90.3	94.6	99.0	103.3	107.7	112.0	116.4	11.0	12.4	14.2	16.3	18.8	21.8	25.5
	2	90.7	95.1	99.5	103.9	108.3	112.7	117.1	11.1	12.6	14.3	16.4	19.0	22.1	25.9
	3	91.2	95.6	100.1	104.5	108.9	113.3	117.7	11.2	12.7	14.5	16.6	19.2	22.4	26.3
	4	91.7	96.1	100.6	105.0	109.5	114.0	118.4	11.3	12.8	14.6	16.8	19.4	22.6	26.6
	5	92.1	96.6	101.1	105.6	110.1	114.6	119.1	11.4	12.9	14.8	17.0	19.7	22.9	27.0

年龄		身高（cm）							体重（kg）						
岁	月	-3SD	-2SD	-1SD	中位数	+1SD	+2SD	+3SD	-3SD	-2SD	-1SD	中位数	+1SD	+2SD	+3SD
4	6	92.6	97.1	101.6	106.2	110.7	115.2	119.8	11.5	13.0	14.9	17.2	19.9	23.2	27.4
	7	93.0	97.6	102.2	106.7	111.3	115.9	120.4	11.6	13.2	15.1	17.3	20.1	23.5	27.7
	8	93.4	98.1	102.7	107.3	111.9	116.5	121.1	11.7	13.3	15.2	17.5	20.3	23.8	28.1
	9	93.9	98.5	103.2	107.8	112.5	117.1	121.8	11.8	13.4	15.3	17.7	20.6	24.1	28.5
	10	94.3	99.0	103.7	108.4	113.0	117.7	122.4	11.9	13.5	15.5	17.9	20.8	24.4	28.8
	11	94.7	99.5	104.2	108.9	113.6	118.3	123.1	12.0	13.6	15.6	18.0	21.0	24.6	29.2
5	0	95.2	99.9	104.7	109.4	114.2	118.9	123.7	12.1	13.7	15.8	18.2	21.2	24.9	29.5
	1	95.3	100.1	104.8	109.6	114.4	119.1	123.9	12.4	14.0	15.9	18.3	21.2	24.8	29.5
	2	95.7	100.5	105.3	110.1	114.9	119.7	124.5	12.5	14.1	16.0	18.4	21.4	25.1	29.8
	3	96.1	101.0	105.8	110.6	115.5	120.3	125.2	12.6	14.2	16.2	18.6	21.6	25.4	30.2
	4	96.5	101.4	106.3	111.2	116.0	120.9	125.8	12.7	14.3	16.3	18.8	21.8	25.6	30.5
	5	97.0	101.9	106.8	111.7	116.6	121.5	126.4	12.8	14.4	16.5	19.0	22.0	25.9	30.9
5	6	97.4	102.3	107.2	112.2	117.1	122.0	127.0	12.9	14.6	16.6	19.1	22.2	26.2	31.3
	7	97.8	102.7	107.7	112.7	117.6	122.6	127.6	13.0	14.7	16.8	19.3	22.5	26.5	31.6
	8	98.2	103.2	108.2	113.2	118.2	123.2	128.2	13.1	14.8	16.9	19.5	22.7	26.7	32.0
	9	98.6	103.6	108.6	113.7	118.7	123.7	128.8	13.2	14.9	17.0	19.6	22.9	27.0	32.3
	10	99.0	104.0	109.1	114.2	119.2	124.3	129.3	13.3	15.0	17.2	19.8	23.1	27.3	32.7
	11	99.4	104.5	109.6	114.6	119.7	124.8	129.9	13.4	15.2	17.3	20.0	23.3	27.6	33.1
6	0	99.8	104.9	110.0	115.1	120.2	125.4	130.5	13.5	15.3	17.5	20.2	23.5	27.8	33.4
	1	100.2	105.3	110.5	115.6	120.8	125.9	131.1	13.6	15.4	17.6	20.3	23.8	28.1	33.8
	2	100.5	105.7	110.9	116.1	121.3	126.4	131.6	13.7	15.5	17.8	20.5	24.0	28.4	34.2
	3	100.9	106.1	111.3	116.6	121.8	127.0	132.2	13.8	15.6	17.9	20.7	24.2	28.7	34.6
	4	101.3	106.6	111.8	117.0	122.3	127.5	132.7	13.9	15.8	18.0	20.9	24.4	29.0	35.0
	5	101.7	107.0	112.2	117.5	122.8	128.0	133.3	14.0	15.9	18.2	21.0	24.6	29.3	35.4
6	6	102.1	107.4	112.7	118.0	123.3	128.6	133.9	14.1	16.0	18.3	21.2	24.9	29.6	35.8
	7	102.5	107.8	113.1	118.4	123.8	129.1	134.4	14.2	16.1	18.5	21.4	25.1	29.9	36.2
	8	102.9	108.2	113.6	118.9	124.3	129.6	135.0	14.3	16.3	18.6	21.6	25.3	30.2	36.6
	9	103.2	108.6	114.0	119.4	124.8	130.2	135.5	14.4	16.4	18.8	21.8	25.6	30.5	37.0
	10	103.6	109.0	114.5	119.9	125.3	130.7	136.1	14.5	16.5	18.9	22.0	25.8	30.8	37.4
	11	104.0	109.5	114.9	120.3	125.8	131.2	136.7	14.6	16.6	19.1	22.2	26.1	31.1	37.8
7	0	104.4	109.9	115.3	120.8	126.3	131.7	137.2	14.8	16.8	19.3	22.4	26.3	31.4	38.3

附件 15

0 ~ 5 岁女童头围/年龄标准差数值表

年龄		头围（cm）						
岁	月	−3SD	−2SD	−1SD	中位数	+1SD	+2SD	+3SD
0	0	30.3	31.5	32.7	33.9	35.1	36.2	37.4
	1	33.0	34.2	35.4	36.5	37.7	38.9	40.1
	2	34.6	35.8	37.0	38.3	39.5	40.7	41.9
	3	35.8	37.1	38.3	39.5	40.8	42.0	43.3
	4	36.8	38.1	39.3	40.6	41.8	43.1	44.4
	5	37.6	38.9	40.2	41.5	42.7	44.0	45.3
0	6	38.3	39.6	40.9	42.2	43.5	44.8	46.1
	7	38.9	40.2	41.5	42.8	44.1	45.5	46.8
	8	39.4	40.7	42.0	43.4	44.7	46.0	47.4
	9	39.8	41.2	42.5	43.8	45.2	46.5	47.8
	10	40.2	41.5	42.9	44.2	45.6	46.9	48.3
	11	40.5	41.9	43.2	44.6	45.9	47.3	48.6
1	0	40.8	42.2	43.5	44.9	46.3	47.6	49.0
	1	41.1	42.4	43.8	45.2	46.5	47.9	49.3
	2	41.3	42.7	44.1	45.4	46.8	48.2	49.5
	3	41.5	42.9	44.3	45.7	47.0	48.4	49.8
	4	41.7	43.1	44.5	45.9	47.2	48.6	50.0
	5	41.9	43.3	44.7	46.1	47.4	48.8	50.2
1	6	42.1	43.5	44.9	46.2	47.6	49.0	50.4
	7	42.3	43.6	45.0	46.4	47.8	49.2	50.6
	8	42.4	43.8	45.2	46.6	48.0	49.4	50.7
	9	42.6	44.0	45.3	46.7	48.1	49.5	50.9
	10	42.7	44.1	45.5	46.9	48.3	49.7	51.1
	11	42.9	44.3	45.6	47.0	48.4	49.8	51.2
2	0	43.0	44.4	45.8	47.2	48.6	50.0	51.4
	1	43.1	44.5	45.9	47.3	48.7	50.1	51.5
	2	43.3	44.7	46.1	47.5	48.9	50.3	51.7
	3	43.4	44.8	46.2	47.6	49.0	50.4	51.8
	4	43.5	44.9	46.3	47.7	49.1	50.5	51.9
	5	43.6	45.0	46.4	47.8	49.2	50.6	52.0

年龄		头围（cm）						
岁	月	−3SD	−2SD	−1SD	中位数	+1SD	+2SD	+3SD
2	6	43.7	45.1	46.5	47.9	49.3	50.7	52.2
	7	43.8	45.2	46.6	48.0	49.4	50.9	52.3
	8	43.9	45.3	46.7	48.1	49.6	51.0	52.4
	9	44.0	45.4	46.8	48.2	49.7	51.1	52.5
	10	44.1	45.5	46.9	48.3	49.7	51.2	52.6
	11	44.2	45.6	47.0	48.4	49.8	51.2	52.7
3	0	44.3	45.7	47.1	48.5	49.9	51.3	52.7
	1	44.4	45.8	47.2	48.6	50.0	51.4	52.8
	2	44.4	45.8	47.3	48.7	50.1	51.5	52.9
	3	44.5	45.9	47.3	48.7	50.2	51.6	53.0
	4	44.6	46.0	47.4	48.8	50.2	51.7	53.1
	5	44.6	46.1	47.5	48.9	50.3	51.7	53.1
3	6	44.7	46.1	47.5	49.0	50.4	51.8	53.2
	7	44.8	46.2	47.6	49.0	50.4	51.9	53.3
	8	44.8	46.3	47.7	49.1	50.5	51.9	53.3
	9	44.9	46.3	47.7	49.2	50.6	52.0	53.4
	10	45.0	46.4	47.8	49.2	50.6	52.1	53.5
	11	45.0	46.4	47.9	49.3	50.7	52.1	53.5
4	0	45.1	46.5	47.9	49.3	50.8	52.2	53.6
	1	45.1	46.5	48.0	49.4	50.8	52.2	53.6
	2	45.2	46.6	48.0	49.4	50.9	52.3	53.7
	3	45.2	46.7	48.1	49.5	50.9	52.3	53.8
	4	45.3	46.7	48.1	49.5	51.0	52.4	53.8
	5	45.3	46.8	48.2	49.6	51.0	52.4	53.9
4	6	45.4	46.8	48.2	49.6	51.1	52.5	53.9
	7	45.4	46.9	48.3	49.7	51.1	52.5	54.0
	8	45.5	46.9	48.3	49.7	51.2	52.6	54.0
	9	45.5	46.9	48.4	49.8	51.2	52.6	54.1
	10	45.6	47.0	48.4	49.8	51.3	52.7	54.1
	11	45.6	47.0	48.5	49.9	51.3	52.7	54.1
5	0	45.7	47.1	48.5	49.9	51.3	52.8	54.2

附件 16

女童体重/身长标准差数值表

身长（cm）	体重（kg）						
	−3SD	−2SD	−1SD	中位数	+1SD	+2SD	+3SD
45.0	1.9	2.1	2.3	2.5	2.7	3.0	3.3
45.5	2.0	2.1	2.3	2.5	2.8	3.1	3.4
46.0	2.0	2.2	2.4	2.6	2.9	3.2	3.5
46.5	2.1	2.3	2.5	2.7	3.0	3.3	3.6
47.0	2.2	2.4	2.6	2.8	3.1	3.4	3.7
47.5	2.2	2.4	2.6	2.9	3.2	3.5	3.8
48.0	2.3	2.5	2.7	3.0	3.3	3.6	4.0
48.5	2.4	2.6	2.8	3.1	3.4	3.7	4.1
49.0	2.4	2.6	2.9	3.2	3.5	3.8	4.2
49.5	2.5	2.7	3.0	3.3	3.6	3.9	4.3
50.0	2.6	2.8	3.1	3.4	3.7	4.0	4.5
50.5	2.7	2.9	3.2	3.5	3.8	4.2	4.6
51.0	2.8	3.0	3.3	3.6	3.9	4.3	4.8
51.5	2.8	3.1	3.4	3.7	4.0	4.4	4.9
52.0	2.9	3.2	3.5	3.8	4.2	4.6	5.1
52.5	3.0	3.3	3.6	3.9	4.3	4.7	5.2
53.0	3.1	3.4	3.7	4.0	4.4	4.9	5.4
53.5	3.2	3.5	3.8	4.2	4.6	5.0	5.5
54.0	3.3	3.6	3.9	4.3	4.7	5.2	5.7
54.5	3.4	3.7	4.0	4.4	4.8	5.3	5.9
55.0	3.5	3.8	4.2	4.5	5.0	5.5	6.1
55.5	3.6	3.9	4.3	4.7	5.1	5.7	6.3
56.0	3.7	4.0	4.4	4.8	5.3	5.8	6.4
56.5	3.8	4.1	4.5	5.0	5.4	6.0	6.6
57.0	3.9	4.3	4.6	5.1	5.6	6.1	6.8
57.5	4.0	4.4	4.8	5.2	5.7	6.3	7.0
58.0	4.1	4.5	4.9	5.4	5.9	6.5	7.1
58.5	4.2	4.6	5.0	5.5	6.0	6.6	7.3
59.0	4.3	4.7	5.1	5.6	6.2	6.8	7.5
59.5	4.4	4.8	5.3	5.7	6.3	6.9	7.7
60.0	4.5	4.9	5.4	5.9	6.4	7.1	7.8
60.5	4.6	5.0	5.5	6.0	6.6	7.3	8.0
61.0	4.7	5.1	5.6	6.1	6.7	7.4	8.2
61.5	4.8	5.2	5.7	6.3	6.9	7.6	8.4
62.0	4.9	5.3	5.8	6.4	7.0	7.7	8.5

身长（cm）	体重（kg）						
	−3SD	−2SD	−1SD	中位数	+1SD	+2SD	+3SD
62.5	5.0	5.4	5.9	6.5	7.1	7.8	8.7
63.0	5.1	5.5	6.0	6.6	7.3	8.0	8.8
63.5	5.2	5.6	6.2	6.7	7.4	8.1	9.0
64.0	5.3	5.7	6.3	6.9	7.5	8.3	9.1
64.5	5.4	5.8	6.4	7.0	7.6	8.4	9.3
65.0	5.5	5.9	6.5	7.1	7.8	8.6	9.5
65.5	5.5	6.0	6.6	7.2	7.9	8.7	9.6
66.0	5.6	6.1	6.7	7.3	8.0	8.8	9.8
66.5	5.7	6.2	6.8	7.4	8.1	9.0	9.9
67.0	5.8	6.3	6.9	7.5	8.3	9.1	10.0
67.5	5.9	6.4	7.0	7.6	8.4	9.2	10.2
68.0	6.0	6.5	7.1	7.7	8.5	9.4	10.3
68.5	6.1	6.6	7.2	7.9	8.6	9.5	10.5
69.0	6.1	6.7	7.3	8.0	8.7	9.6	10.6
69.5	6.2	6.8	7.4	8.1	8.8	9.7	10.7
70.0	6.3	6.9	7.5	8.2	9.0	9.9	10.9
70.5	6.4	6.9	7.6	8.3	9.1	10.0	11.0
71.0	6.5	7.0	7.7	8.4	9.2	10.1	11.1
71.5	6.5	7.1	7.7	8.5	9.3	10.2	11.3
72.0	6.6	7.2	7.8	8.6	9.4	10.3	11.4
72.5	6.7	7.3	7.9	8.7	9.5	10.5	11.5
73.0	6.8	7.4	8.0	8.8	9.6	10.6	11.7
73.5	6.9	7.4	8.1	8.9	9.7	10.7	11.8
74.0	6.9	7.5	8.2	9.0	9.8	10.8	11.9
74.5	7.0	7.6	8.3	9.1	9.9	10.9	12.0
75.0	7.1	7.7	8.4	9.1	10.0	11.0	12.2
75.5	7.1	7.8	8.5	9.2	10.1	11.1	12.3
76.0	7.2	7.8	8.5	9.3	10.2	11.2	12.4
76.5	7.3	7.9	8.6	9.4	10.3	11.4	12.5
77.0	7.4	8.0	8.7	9.5	10.4	11.5	12.6
77.5	7.4	8.1	8.8	9.6	10.5	11.6	12.8
78.0	7.5	8.2	8.9	9.7	10.6	11.7	12.9
78.5	7.6	8.2	9.0	9.8	10.7	11.8	13.0
79.0	7.7	8.3	9.1	9.9	10.8	11.9	13.1
79.5	7.7	8.4	9.1	10.0	10.9	12.0	13.3

身长（cm）	体重（kg）						
	−3SD	−2SD	−1SD	中位数	+1SD	+2SD	+3SD
80.0	7.8	8.5	9.2	10.1	11.0	12.1	13.4
80.5	7.9	8.6	9.3	10.2	11.2	12.3	13.5
81.0	8.0	8.7	9.4	10.3	11.3	12.4	13.7
81.5	8.1	8.8	9.5	10.4	11.4	12.5	13.8
82.0	8.1	8.8	9.6	10.5	11.5	12.6	13.9
82.5	8.2	8.9	9.7	10.6	11.6	12.8	14.1
83.0	8.3	9.0	9.8	10.7	11.8	12.9	14.2
83.5	8.4	9.1	9.9	10.9	11.9	13.1	14.4
84.0	8.5	9.2	10.1	11.0	12.0	13.2	14.5
84.5	8.6	9.3	10.2	11.1	12.1	13.3	14.7
85.0	8.7	9.4	10.3	11.2	12.3	13.5	14.9
85.5	8.8	9.5	10.4	11.3	12.4	13.6	15.0
86.0	8.9	9.7	10.5	11.5	12.6	13.8	15.2
86.5	9.0	9.8	10.6	11.6	12.7	13.9	15.4
87.0	9.1	9.9	10.7	11.7	12.8	14.1	15.5
87.5	9.2	10.0	10.9	11.8	13.0	14.2	15.7
88.0	9.3	10.1	11.0	12.0	13.1	14.4	15.9
88.5	9.4	10.2	11.1	12.1	13.2	14.5	16.0
89.0	9.5	10.3	11.2	12.2	13.4	14.7	16.2
89.5	9.6	10.4	11.3	12.3	13.5	14.8	16.4
90.0	9.7	10.5	11.4	12.5	13.7	15.0	16.5
90.5	9.8	10.6	11.5	12.6	13.8	15.1	16.7
91.0	9.9	10.7	11.7	12.7	13.9	15.3	16.9
91.5	10.0	10.8	11.8	12.8	14.1	15.5	17.0
92.0	10.1	10.9	11.9	13.0	14.2	15.6	17.2
92.5	10.1	11.0	12.0	13.1	14.3	15.8	17.4
93.0	10.2	11.1	12.1	13.2	14.5	15.9	17.5
93.5	10.3	11.2	12.2	13.3	14.6	16.1	17.7
94.0	10.4	11.3	12.3	13.5	14.7	16.2	17.9
94.5	10.5	11.4	12.4	13.6	14.9	16.4	18.0
95.0	10.6	11.5	12.6	13.7	15.0	16.5	18.2
95.5	10.7	11.6	12.7	13.8	15.2	16.7	18.4
96.0	10.8	11.7	12.8	14.0	15.3	16.8	18.6
96.5	10.9	11.8	12.9	14.1	15.4	17.0	18.7
97.0	11.0	12.0	13.0	14.2	15.6	17.1	18.9

续表

身长(cm)	体重(kg)						
	-3SD	-2SD	-1SD	中位数	+1SD	+2SD	+3SD
97.5	11.1	12.1	13.1	14.4	15.7	17.3	19.1
98.0	11.2	12.2	13.3	14.5	15.9	17.5	19.3
98.5	11.3	12.3	13.4	14.6	16.0	17.6	19.5
99.0	11.4	12.4	13.5	14.8	16.2	17.8	19.6
99.5	11.5	12.5	13.6	14.9	16.3	18.0	19.8
100.0	11.6	12.6	13.7	15.0	16.5	18.1	20.0
100.5	11.7	12.7	13.9	15.2	16.6	18.3	20.2
101.0	11.8	12.8	14.0	15.3	16.8	18.5	20.4
101.5	11.9	13.0	14.1	15.5	17.0	18.7	20.6
102.0	12.0	13.1	14.3	15.6	17.1	18.9	20.8
102.5	12.1	13.2	14.4	15.8	17.3	19.0	21.0
103.0	12.3	13.3	14.5	15.9	17.5	19.2	21.3
103.5	12.4	13.5	14.7	16.1	17.6	19.4	21.5
104.0	12.5	13.6	14.8	16.2	17.8	19.6	21.7
104.5	12.6	13.7	15.0	16.4	18.0	19.8	21.9
105.0	12.7	13.8	15.1	16.5	18.2	20.0	22.2
105.5	12.8	14.0	15.3	16.7	18.4	20.2	22.4
106.0	13.0	14.1	15.4	16.9	18.5	20.5	22.6
106.5	13.1	14.3	15.6	17.1	18.7	20.7	22.9
107.0	13.2	14.4	15.7	17.2	18.9	20.9	23.1
107.5	13.3	14.5	15.9	17.4	19.1	21.1	23.4
108.0	13.5	14.7	16.0	17.6	19.3	21.3	23.6
108.5	13.6	14.8	16.2	17.8	19.5	21.6	23.9
109.0	13.7	15.0	16.4	18.0	19.7	21.8	24.2
109.5	13.9	15.1	16.5	18.1	20.0	22.0	24.4
110.0	14.0	15.3	16.7	18.3	20.2	22.3	24.7

2006 年 WHO 儿童生长标准

附件 **17**

女童体重/身高标准差数值表

身高（cm）	体重（kg）						
	−3SD	−2SD	−1SD	中位数	+1SD	+2SD	+3SD
65.0	5.6	6.1	6.6	7.2	7.9	8.7	9.7
65.5	5.7	6.2	6.7	7.4	8.1	8.9	9.8
66.0	5.8	6.3	6.8	7.5	8.2	9.0	10.0
66.5	5.8	6.4	6.9	7.6	8.3	9.1	10.1
67.0	5.9	6.4	7.0	7.7	8.4	9.3	10.2
67.5	6.0	6.5	7.1	7.8	8.5	9.4	10.4
68.0	6.1	6.6	7.2	7.9	8.7	9.5	10.5
68.5	6.2	6.7	7.3	8.0	8.8	9.7	10.7
69.0	6.3	6.8	7.4	8.1	8.9	9.8	10.8
69.5	6.3	6.9	7.5	8.2	9.0	9.9	10.9
70.0	6.4	7.0	7.6	8.3	9.1	10.0	11.1
70.5	6.5	7.1	7.7	8.4	9.2	10.1	11.2
71.0	6.6	7.1	7.8	8.5	9.3	10.3	11.3
71.5	6.7	7.2	7.9	8.6	9.4	10.4	11.5
72.0	6.7	7.3	8.0	8.7	9.5	10.5	11.6
72.5	6.8	7.4	8.1	8.8	9.7	10.6	11.7
73.0	6.9	7.5	8.1	8.9	9.8	10.7	11.8
73.5	7.0	7.6	8.2	9.0	9.9	10.8	12.0
74.0	7.0	7.6	8.3	9.1	10.0	11.0	12.1
74.5	7.1	7.7	8.4	9.2	10.1	11.1	12.2
75.0	7.2	7.8	8.5	9.3	10.2	11.2	12.3
75.5	7.2	7.9	8.6	9.4	10.3	11.3	12.5
76.0	7.3	8.0	8.7	9.5	10.4	11.4	12.6
76.5	7.4	8.0	8.7	9.6	10.5	11.5	12.7
77.0	7.5	8.1	8.8	9.6	10.6	11.6	12.8
77.5	7.5	8.2	8.9	9.7	10.7	11.7	12.9
78.0	7.6	8.3	9.0	9.8	10.8	11.8	13.1
78.5	7.7	8.4	9.1	9.9	10.9	12.0	13.2
79.0	7.8	8.4	9.2	10.0	11.0	12.1	13.3
79.5	7.8	8.5	9.3	10.1	11.1	12.2	13.4
80.0	7.9	8.6	9.4	10.2	11.2	12.3	13.6
80.5	8.0	8.7	9.5	10.3	11.3	12.4	13.7
81.0	8.1	8.8	9.6	10.4	11.4	12.6	13.9
81.5	8.2	8.9	9.7	10.6	11.6	12.7	14.0
82.0	8.3	9.0	9.8	10.7	11.7	12.8	14.1

续表

身高(cm)	体重(kg)						
	−3SD	−2SD	−1SD	中位数	+1SD	+2SD	+3SD
82.5	8.4	9.1	9.9	10.8	11.8	13.0	14.3
83.0	8.5	9.2	10.0	10.9	11.9	13.1	14.5
83.5	8.5	9.3	10.1	11.0	12.1	13.3	14.6
84.0	8.6	9.4	10.2	11.1	12.2	13.4	14.8
84.5	8.7	9.5	10.3	11.3	12.3	13.5	14.9
85.0	8.8	9.6	10.4	11.4	12.5	13.7	15.1
85.5	8.9	9.7	10.6	11.5	12.6	13.8	15.3
86.0	9.0	9.8	10.7	11.6	12.7	14.0	15.4
86.5	9.1	9.9	10.8	11.8	12.9	14.2	15.6
87.0	9.2	10.0	10.9	11.9	13.0	14.3	15.8
87.5	9.3	10.1	11.0	12.0	13.2	14.5	15.9
88.0	9.4	10.2	11.1	12.1	13.3	14.6	16.1
88.5	9.5	10.3	11.2	12.3	13.4	14.8	16.3
89.0	9.6	10.4	11.4	12.4	13.6	14.9	16.4
89.5	9.7	10.5	11.5	12.5	13.7	15.1	16.6
90.0	9.8	10.6	11.6	12.6	13.8	15.2	16.8
90.5	9.9	10.7	11.7	12.8	14.0	15.4	16.9
91.0	10.0	10.9	11.8	12.9	14.1	15.5	17.1
91.5	10.1	11.0	11.9	13.0	14.3	15.7	17.3
92.0	10.2	11.1	12.0	13.1	14.4	15.8	17.4
92.5	10.3	11.2	12.1	13.3	14.5	16.0	17.6
93.0	10.4	11.3	12.3	13.4	14.7	16.1	17.8
93.5	10.5	11.4	12.4	13.5	14.8	16.3	17.9
94.0	10.6	11.5	12.5	13.6	14.9	16.4	18.1
94.5	10.7	11.6	12.6	13.8	15.1	16.6	18.3
95.0	10.8	11.7	12.7	13.9	15.2	16.7	18.5
95.5	10.8	11.8	12.8	14.0	15.4	16.9	18.6
96.0	10.9	11.9	12.9	14.1	15.5	17.0	18.8
96.5	11.0	12.0	13.1	14.3	15.6	17.2	19.0
97.0	11.1	12.1	13.2	14.4	15.8	17.4	19.2
97.5	11.2	12.2	13.3	14.5	15.9	17.5	19.3
98.0	11.3	12.3	13.4	14.7	16.1	17.7	19.5
98.5	11.4	12.4	13.5	14.8	16.2	17.9	19.7
99.0	11.5	12.5	13.7	14.9	16.4	18.0	19.9
99.5	11.6	12.7	13.8	15.1	16.5	18.2	20.1
100.0	11.7	12.8	13.9	15.2	16.7	18.4	20.3
100.5	11.9	12.9	14.1	15.4	16.9	18.6	20.5
101.0	12.0	13.0	14.2	15.5	17.0	18.7	20.7
101.5	12.1	13.1	14.3	15.7	17.2	18.9	20.9
102.0	12.2	13.3	14.5	15.8	17.4	19.1	21.1

身高(cm)	体重(kg)						
	-3SD	-2SD	-1SD	中位数	+1SD	+2SD	+3SD
102.5	12.3	13.4	14.6	16.0	17.5	19.3	21.4
103.0	12.4	13.5	14.7	16.1	17.7	19.5	21.6
103.5	12.5	13.6	14.9	16.3	17.9	19.7	21.8
104.0	12.6	13.8	15.0	16.4	18.1	19.9	22.0
104.5	12.8	13.9	15.2	16.6	18.2	20.1	22.3
105.0	12.9	14.0	15.3	16.8	18.4	20.3	22.5
105.5	13.0	14.2	15.5	16.9	18.6	20.5	22.7
106.0	13.1	14.3	15.6	17.1	18.8	20.8	23.0
106.5	13.3	14.5	15.8	17.3	19.0	21.0	23.2
107.0	13.4	14.6	15.9	17.5	19.2	21.2	23.5
107.5	13.5	14.7	16.1	17.7	19.4	21.4	23.7
108.0	13.7	14.9	16.3	17.8	19.6	21.7	24.0
108.5	13.8	15.0	16.4	18.0	19.8	21.9	24.3
109.0	13.9	15.2	16.6	18.2	20.0	22.1	24.5
109.5	14.1	15.4	16.8	18.4	20.3	22.4	24.8
110.0	14.2	15.5	17.0	18.6	20.5	22.6	25.1
110.5	14.4	15.7	17.1	18.8	20.7	22.9	25.4
111.0	14.5	15.8	17.3	19.0	20.9	23.1	25.7
111.5	14.7	16.0	17.5	19.2	21.2	23.4	26.0
112.0	14.8	16.2	17.7	19.4	21.4	23.6	26.2
112.5	15.0	16.3	17.9	19.6	21.6	23.9	26.5
113.0	15.1	16.5	18.0	19.8	21.8	24.2	26.8
113.5	15.3	16.7	18.2	20.0	22.1	24.4	27.1
114.0	15.4	16.8	18.4	20.2	22.3	24.7	27.4
114.5	15.6	17.0	18.6	20.5	22.6	25.0	27.8
115.0	15.7	17.2	18.8	20.7	22.8	25.2	28.1
115.5	15.9	17.3	19.0	20.9	23.0	25.5	28.4
116.0	16.0	17.5	19.2	21.1	23.3	25.8	28.7
116.5	16.2	17.7	19.4	21.3	23.5	26.1	29.0
117.0	16.3	17.8	19.6	21.5	23.8	26.3	29.3
117.5	16.5	18.0	19.8	21.7	24.0	26.6	29.6
118.0	16.6	18.2	19.9	22.0	24.2	26.9	29.9
118.5	16.8	18.4	20.1	22.2	24.5	27.2	30.3
119.0	16.9	18.5	20.3	22.4	24.7	27.4	30.6
119.5	17.1	18.7	20.5	22.6	25.0	27.7	30.9
120.0	17.3	18.9	20.7	22.8	25.2	28.0	31.2

附件18

0~7岁女童体质指数(BMI)/年龄标准差数值表

年龄		体质指数(BMI)						
岁	月	-3SD	-2SD	-1SD	中位数	+1SD	+2SD	+3SD
0	0	10.1	11.1	12.2	13.3	14.6	16.1	17.7
	1	10.8	12.0	13.2	14.6	16.0	17.5	19.1
	2	11.8	13.0	14.3	15.8	17.3	19.0	20.7
	3	12.4	13.6	14.9	16.4	17.9	19.7	21.5
	4	12.7	13.9	15.2	16.7	18.3	20.0	22.0
	5	12.9	14.1	15.4	16.8	18.4	20.2	22.2
0	6	13.0	14.1	15.5	16.9	18.5	20.3	22.3
	7	13.0	14.2	15.5	16.9	18.5	20.3	22.3
	8	13.0	14.1	15.4	16.8	18.4	20.2	22.2
	9	12.9	14.1	15.3	16.7	18.3	20.1	22.1
	10	12.9	14.0	15.2	16.6	18.2	19.9	21.9
	11	12.8	13.9	15.1	16.5	18.0	19.8	21.8
1	0	12.7	13.8	15.0	16.4	17.9	19.6	21.6
	1	12.6	13.7	14.9	16.2	17.7	19.5	21.4
	2	12.6	13.6	14.8	16.1	17.6	19.3	21.3
	3	12.5	13.5	14.7	16.0	17.5	19.2	21.1
	4	12.4	13.5	14.6	15.9	17.4	19.1	21.0
	5	12.4	13.4	14.5	15.8	17.3	18.9	20.9
1	6	12.3	13.3	14.4	15.7	17.2	18.8	20.8
	7	12.3	13.3	14.4	15.7	17.1	18.8	20.7
	8	12.2	13.2	14.3	15.6	17.0	18.7	20.6
	9	12.2	13.2	14.3	15.5	17.0	18.6	20.5
	10	12.2	13.1	14.2	15.5	16.9	18.5	20.4
	11	12.2	13.1	14.2	15.4	16.9	18.5	20.4
2[a]	0[a]	12.1	13.1	14.2	15.4	16.8	18.4	20.3
2[b]	0[b]	12.4	13.3	14.4	15.7	17.1	18.7	20.6
	1	12.4	13.3	14.4	15.7	17.1	18.7	20.6
	2	12.3	13.3	14.4	15.6	17.0	18.7	20.6
	3	12.3	13.3	14.4	15.6	17.0	18.6	20.5
	4	12.3	13.3	14.3	15.6	17.0	18.6	20.5
	5	12.3	13.2	14.3	15.6	17.0	18.6	20.4

年龄		体质指数（BMI）						
岁	月	−3SD	−2SD	−1SD	中位数	+1SD	+2SD	+3SD
2	6	12. 3	13. 2	14. 3	15. 5	16. 9	18. 5	20. 4
	7	12. 2	13. 2	14. 3	15. 5	16. 9	18. 5	20. 4
	8	12. 2	13. 2	14. 3	15. 5	16. 9	18. 5	20. 4
	9	12. 2	13. 1	14. 2	15. 5	16. 9	18. 5	20. 3
	10	12. 2	13. 1	14. 2	15. 4	16. 8	18. 5	20. 3
	11	12. 1	13. 1	14. 2	15. 4	16. 8	18. 4	20. 3
3	0	12. 1	13. 1	14. 2	15. 4	16. 8	18. 4	20. 3
	1	12. 1	13. 1	14. 1	15. 4	16. 8	18. 4	20. 3
	2	12. 1	13. 0	14. 1	15. 4	16. 8	18. 4	20. 3
	3	12. 0	13. 0	14. 1	15. 3	16. 8	18. 4	20. 3
	4	12. 0	13. 0	14. 1	15. 3	16. 8	18. 4	20. 3
	5	12. 0	13. 0	14. 1	15. 3	16. 8	18. 4	20. 4
3	6	12. 0	12. 9	14. 0	15. 3	16. 8	18. 4	20. 4
	7	11. 9	12. 9	14. 0	15. 3	16. 8	18. 4	20. 4
	8	11. 9	12. 9	14. 0	15. 3	16. 8	18. 5	20. 4
	9	11. 9	12. 9	14. 0	15. 3	16. 8	18. 5	20. 5
	10	11. 9	12. 9	14. 0	15. 3	16. 8	18. 5	20. 5
	11	11. 8	12. 8	14. 0	15. 3	16. 8	18. 5	20. 5
4	0	11. 8	12. 8	14. 0	15. 3	16. 8	18. 5	20. 6
	1	11. 8	12. 8	13. 9	15. 3	16. 8	18. 5	20. 6
	2	11. 8	12. 8	13. 9	15. 3	16. 8	18. 6	20. 7
	3	11. 8	12. 8	13. 9	15. 3	16. 8	18. 6	20. 7
	4	11. 7	12. 8	13. 9	15. 2	16. 8	18. 6	20. 7
	5	11. 7	12. 7	13. 9	15. 3	16. 8	18. 6	20. 8
4	6	11. 7	12. 7	13. 9	15. 3	16. 8	18. 7	20. 8
	7	11. 7	12. 7	13. 9	15. 3	16. 8	18. 7	20. 9
	8	11. 7	12. 7	13. 9	15. 3	16. 8	18. 7	20. 9
	9	11. 7	12. 7	13. 9	15. 3	16. 9	18. 7	21. 0
	10	11. 7	12. 7	13. 9	15. 3	16. 9	18. 8	21. 0
	11	11. 6	12. 7	13. 9	15. 3	16. 9	18. 8	21. 0

续表

年龄		体质指数（BMI）						
岁	月	-3SD	-2SD	-1SD	中位数	+1SD	+2SD	+3SD
5	0	11.6	12.7	13.9	15.3	16.9	18.8	21.1
	1	11.8	12.7	13.9	15.2	16.9	18.9	21.3
	2	11.8	12.7	13.9	15.2	16.9	18.9	21.4
	3	11.8	12.7	13.9	15.2	16.9	18.9	21.5
	4	11.8	12.7	13.9	15.2	16.9	18.9	21.5
	5	11.7	12.7	13.9	15.2	16.9	19.0	21.6
5	6	11.7	12.7	13.9	15.2	16.9	19.0	21.7
	7	11.7	12.7	13.9	15.2	16.9	19.0	21.7
	8	11.7	12.7	13.9	15.3	17.0	19.1	21.8
	9	11.7	12.7	13.9	15.3	17.0	19.1	21.9
	10	11.7	12.7	13.9	15.3	17.0	19.1	22.0
	11	11.7	12.7	13.9	15.3	17.0	19.2	22.1
6	0	11.7	12.7	13.9	15.3	17.0	19.2	22.1
	1	11.7	12.7	13.9	15.3	17.0	19.3	22.2
	2	11.7	12.7	13.9	15.3	17.0	19.3	22.3
	3	11.7	12.7	13.9	15.3	17.1	19.3	22.4
	4	11.7	12.7	13.9	15.3	17.1	19.4	22.5
	5	11.7	12.7	13.9	15.3	17.1	19.4	22.6
6	6	11.7	12.7	13.9	15.3	17.1	19.5	22.7
	7	11.7	12.7	13.9	15.3	17.2	19.5	22.8
	8	11.7	12.7	13.9	15.3	17.2	19.6	22.9
	9	11.7	12.7	13.9	15.4	17.2	19.6	23.0
	10	11.7	12.7	13.9	15.4	17.2	19.7	23.1
	11	11.7	12.7	13.9	15.4	17.3	19.7	23.2
7	0	11.8	12.7	13.9	15.4	17.3	19.8	23.3

注：若24月龄的女童使用卧式身长计量测量身长，则使用年龄为2[a]行的数据，若其使用立式身高计量测量身高，则使用年龄为2[b]行的数据。此表上0~2岁的BMI值是根据身长测算的，若0~2岁的女童测量的是立式身高，要在身高基础上增加0.7cm，转换成身长后再计算BMI指数。若2~5岁的女童测量的是卧式身长，则要在身长基础上减少0.7cm，转换成身高后再计算。

2006年 WHO 儿童生长标准

中英文名词对照索引

A

Apgar 评分	Apgar score	132
阿米巴病	amoebiasis	302
埃博拉出血热	Ebola hemorrhagic fever, EBHF	276

B

Batter 综合征	Batter syndrome, BS	585
白喉	diphtheria	279
白塞病	Betch's disease, BD	225
百日咳	whooping cough, pertussis	283
败血症	septicemia	247
包茎	phimosis	449,474
备皮技术	skin preparation	947
苯丙酮尿症	phenylketonuria, PKU	578
鼻部先天性畸形	congenital abnormalities of the nose	668
鼻出血	epistaxis	665
鼻窦炎	nasosinusitis	663
闭塞性细支气管炎	bronchilitis obliterans, BO	340
病毒性肺炎	viral pneumonia	323
病毒性肝炎	viral hepatitis	255
伯基特	Burkitt lymphoma, BL	593
布氏杆菌病	brucellosis	243

C

肠梗阻	intestinal obstruction	366
肠内营养	enteral nutrition, EN	100
肠炭疽	intestinal anthrax	285
肠套叠	intussusception	367
肠外营养	parenteral nutrition, PN	100
成骨发育不全	osteogenesis imperfecta	646
抽动障碍	tic disorders	551
触电	electric shock	721
川崎病	kawasaki disease	436
传染性非典型肺炎	infectious atypicalPneumonia	273
传染性疾病	infectious disease	254
床旁血液滤过	hemofiltration, HF	745

D

| 带状疱疹 | herpes zoster | 264 |

单纯疱疹病毒	herpes simplex virus, HSV	236
单纯性肥胖	obesity	182
单纯性甲状腺肿	simple goiter	562
胆道闭锁	biliary atresia, BA	149
蛋白尿	proteinuria	443
蛋白质-能量营养不良	protein-energy malnutrition, PEM	170
导管培养标本	catheter tip culture	834
导尿术	catheterization	950
登革热	dengue fever, DF	271
低钙血症	hypocalcemia	162
低血糖	hypoglycemia	571
癫痫	epilepsy	518
癫痫发作	seizure	518
顶臀长	crown-rump length	11
动脉导管未闭	patent ductus arteriosus	406
毒蛇咬伤	snake bite	723
多发性大动脉炎	takayasu arteritis, TA	222
多发性硬化	multiple sclerosis, MS	529
多器官功能障碍综合征	multiple organ dysfunction syndrome, MODS	751
多指(趾)畸形	polydactyly	647

E

鹅口疮	thrush	705
儿童非霍奇金淋巴瘤	childhood non-Hodgkin's lymphoma, NHL	593
儿童高级生命支持	pediatric advanced life support, PALS	730
儿童基本生命支持	pediatric basic life support, PBLS	730
儿童营养性疾病	nutritional disease	169

F

发育	development	9
发育性髋脱位	developmental dislocation of the hip, DDH	644
法洛四联症	tetralogy of Fallot, TOF	410
肥胖-换氧不良综合征	Pickwickian syndrome	183
肺不张	atelectasis	327
肺出血肾炎综合征	goodpasture syndrome, GPS	221
肺动脉狭窄	pulmonary stenosis, PS	417
肺脓肿	lung abscess	335
肺栓塞	pulmonary embolism, PE	333
肺炭疽	pulmonary anthrax	285
粪便标本	stoolsampling	832
风湿热	rheumatic fever, RF	209
风疹	rubella, german measles	232
负压封闭引流技术	vacuum sealing drainage, VSD	963
附睾炎	epididymitis	450
腹股沟斜疝	inguinal hernia	382
腹膜透析	peritoneal dialysis, PD	454
腹泻病	diarrheal diseases	357

G

| 干燥综合征 | Sjögren's syndrome, SS | 226 |
| 肝豆状核变性 | hepatolenticular degeneration, HLD | 522 |

肝母细胞瘤	hepatoblastoma, HB	612
肝性脑病	hepatic encephalopathy	388
肝硬化	cirrhosis of liver	385
感染性肺炎	infectious pneumonia	138
感染性腹泻	infectious diarrhea	144
感音神经性耳聋	sensorineural deafness	660
肛瘘	anal fistula	379
肛门周围脓肿	perianal abscess	378
高血糖	neonatal hyperglycemia	162
睾丸炎	orchitis	449
膈疝	diaphragmatic hernia	152
功能性消化不良	functional dyspepsia, FD	359
佝偻病串珠	rachitic rosary	178
股静脉采血	femoral venepuncture for blood sampling	824
骨髓标本	bone marrow aspiration and biopsy	838
骨髓生血低下性和再生障碍性贫血	hypoplastic and aplastic anemia, AA	486
骨髓炎	osteomyelitis	637
过敏性紫癜	anaphylactoid purpura	218

H

郝氏沟	Harrison groove	178
横纹肌肉瘤	rhabdomyosarcoma, RMS	596
红细胞增多症	polycythemia	491
坏死性小肠结肠炎	necrotizing enterocolitis, NEC	146
环磷酰胺	cyclophosphamide, CTX	590
环状胰腺	annular pancreas	391
患者自控镇痛	patient-controlled analgesia, PCA	81
蛔虫病	ascariasis	298
获得性免疫缺陷综合征	acquired immunodeficiency syndrome, AIDS	275
霍乱	cholera	287

J

吉兰-巴雷综合征	Guillain-Barre syndrome, GBS	531
急性扁桃体炎	acute tonsillitis	670
急性腹膜炎	acute peritonitis	380
急性颌骨骨髓炎	osteomyelitis of the jaw	664
急性呼吸衰竭	acute respiratory failure, ARF	738
急性坏死性肠炎	acute hemorrhagic necrotizing enteritis	371
急性阑尾炎	acute appendicitis	372
急性淋巴细胞白血病	acute lymphoblastic leukemia, ALL	589
急性上呼吸道感染	acute upper respiratory tract infection	312
急性肾衰竭	acute renal failure, ARF	452
急性髓性细胞白血病	acute myeloid leukemia, AML	589
急性小脑性共济失调	acute cerebellar ataxia	521
急性严重营养不良	severe acute malnutrition, SAM	170
急性胰腺炎	acute pancreatitis	391
脊髓灰质炎	poliomyelitis	258
脊髓损伤	spinal cord injury	534
脊柱侧弯	scoliosis	641
甲基丙二酸尿症	methylmalonic aciduria	580
甲基丙二酸血症	methylmalonic acidemia, MMA	580

甲型病毒性肝炎	viral hepatitis A	256
甲型流行性感冒	influenza A	260
甲状旁腺功能减退症	hypoparathyroidism	566
甲状旁腺功能亢进症	hyperparathyroidism	567
甲状腺功能减退	hypothyroidism	563
甲状腺功能亢进	hyperthyroidism	564
甲状腺舌管囊肿及瘘管	thyroglossal cyst and fistula	606
甲状腺炎	thyroiditis	565
角膜变性	corneal degeneration	681
角膜炎	keratitis	679
结核病	tuberculosis	288
结核性脑膜炎	tuberculous meningitis	290
结膜炎	conjunctivitis	678
进行性肌营养不良	progressive muscular dystrophy	651
惊厥	convulsion	515,733
精神发育迟滞	mental retardation,MR	35
颈外静脉采血	external jugular vein venepuncture for blood sampling	823
巨幼红细胞性贫血	megaloblastic anemia,MA	484

K

狂犬病	rabies	268

L

朗格汉斯细胞组织细胞增生症	Langerhans cell histiocytosis,LCH	503
李斯特菌病	Listeriosis	249
淋巴管瘤	lymphangioma	600
淋巴母细胞淋巴瘤	lymphoblastic lymphoma,LBL	593
留置导尿技术	Indwelling catheterization	953
流行性出血热	epidemic hemorrhagic fever,EHF	269
流行性腮腺炎	mumps	265
流行性乙型脑炎	epidemic encephalitis B or Japanese encephalitis,JE	266
漏斗胸	pectus excavatum	640
颅骨软化	craniotabes	178
颅内出血	intracranial hemorrhage,ICH	159
颅内高压综合征	intracranial hypertension	740

M

麻疹	measles	262
麻疹黏膜斑	Koplik spots	262
马蹄内翻足	talipes equinovarus	643
慢性肾衰竭	chronic renal failure,CRF	453
毛细支气管炎	bronchiolitis	317
梅毒	syphilis	292
梅克尔憩室	Meckel's diverticulum	364
门静脉高压症	portal hypertension,PHT	386
弥散性血管内凝血	disseminated intravascular coagulation,DIC	498
泌尿系感染	urinary tract infection,UTI	448
免疫缺陷病	immunodeficiency,ID	188
免疫性血小板减少症	immune thrombocytopenia,ITP	493

N

蛲虫病	enterobisis，pinworm infection	299
脑膜炭疽	anthrax bacillus meningitis	285
脑水肿	encephaledema	740
脑性瘫痪	cerebral palsy	526
溺水	near drowning	720
溺死	drowning	720
黏多糖储积症	mucopolysaccharidosis，MPS	581
尿崩症	diabetes insipidus，DI	560
尿道下裂	hypospadias	462
尿液标本	urine sampling	830
女阴炎及阴道炎	vulvitis and vaginitis	450
疟疾	malaria	300

O

呕吐	vomiting	355

P

膀胱冲洗技术	bladder irrigation	956
膀胱输尿管反流	vesicoureteral reflux，VUR	451
培门冬酰胺酶	pegaspargase，PEG	590
皮肤黏膜淋巴结综合征	mucocutaneous lymph node syndrome，MCLS	436
皮肤炭疽	cutaneous anthrax	284
破伤风	tetanus	281

Q

脐疝	umbilical hernia	383
脐息肉	umbilical polyp	384
气管、支气管异物	foreign body in bronchus	674
气胸	pneumothorax	344
牵引术	traction	961
嵌顿包茎	paraphimosis	449
鞘膜积液	hydrocele	467
屈光不正	ametropia	691
龋齿	dentalcaries	701
缺铁性贫血	iron deficiency anemia，IDA	482

R

桡动脉采血	radial artery blood sampling	827
人工耳蜗	cochlear implant	661
人巨细胞病毒	human cytomegalovirus，HCMV	237
人类细小病毒 B19	human parvovirus B19	234
溶血尿毒综合征	hemolytic uremic syndrome，HUS	447
溶血性贫血	hemolytic anemia	488
乳糜腹	chaloperitoneum	381
瑞特综合征	Reitersyndrome，RS	213
弱视	amblyopia	695

S

鳃裂囊肿及瘘管	branchial cleft cyst and fistula	611

膳食营养素参考摄入量	dietary reference intakes,DRIs	169
伤寒	typhoid	278
上臂围	upper arm circumference	11
舌系带过短	tongue tie or ankyloglossia	706
身材矮小	short stature	20
身材(长)高	tall stature	21
神经母细胞瘤	neuroblastoma,NB	616
神经源性膀胱	neurogenic bladder	475
肾病综合征	nephrotic syndrome,NS	446
肾静脉血栓	renal vein thrombosis,RVT	456
肾母细胞瘤	nephroblastoma	614
肾上腺皮质功能亢进症	hyperfunction of adrenal cortex	568
肾小管酸中毒	renal tubular acidosis,RTA	582
肾小球肾炎	glomerulonephritis	445
肾血管性高血压	renal vascular hypertension	457
肾盂输尿管连接部梗阻	ureteropelvic junction obstruction,UPJO	458
肾脏病的替代治疗	renal replacement therapy,RRT	454
渗出性多形性红斑	erythemamultiforme exudativum,EME	220
生长	growth	9
食管化学性烧伤	chemical burns of the esophagus	351
食管异物	foreign bodies of the esophagus	352
食物中毒	food poisoning	712
视神经萎缩	optic atrophy	688
视神经炎	optic neuritis	686
视网膜母细胞瘤	retinoblastoma	605
室间隔缺损	ventricular septal defect	404
噬血细胞性淋巴组织细胞增生症	hemophagocytic lymphohistiocytosis,HLH	501
手足口病	hand-foot-mouth disease,HFMD	272
鼠疫	plague	286
水痘	chickenpox,varicella	264
缩窄性心包炎	constrictive pericarditis	435

T

胎粪吸入综合征	meconium aspiration syndrome,MAS	137
痰液标本	sputum culture	829
炭疽	anthrax	284
糖尿病	diabetes mellitus,DM	569
糖原贮积症	glycogen storage disease,GSD	577
特发性肺含铁血黄素沉着症	idiopathic pulmonary hemosiderosis,IPH	337
体格生长偏离	growth deviation	20
体外膜肺	extracorporeal membrane oxygenation,ECMO	748
体重	weight	11
头围	head circumference	11,848

W

Wong-Baker 脸谱疼痛等级量表	Wong-Baker FACES pain scale	75
完全性大动脉转位	complete transposition of great arteries,TGA	413
完全性肺静脉异位引流	total anomalous pulmonary venous drainage,TAPVD	408
韦格纳肉芽肿	Wegener granulomatosis,WG	223
维生素 A 缺乏	vitamin A deficiency	175
维生素 D 缺乏性佝偻病	rickets of vitamin D deficiency	177

维生素 D 缺乏性手足搐搦症	tetany of vitamin D deficiency	181
胃食管反流	gastroesophageal reflux, GER	353
胃食管反流病	gastroesophageal reflux disease, GERD	353
胃炎	gastritis	358

X

X-连锁无丙种球蛋白血症	X-linked agammaglobulinemia, XLA	190
系统性红斑狼疮	systemic lupus erythematosus, SLE	214
细菌感染性口炎	coccigenic stomatitis	704
细菌性痢疾	bacillary dysentery, shigellosis	241
细菌性脑膜炎	bacterial meningitis, BM	245
先天性白内障	congenital cataract	683
先天性肠闭锁	congenital intestinal atresia	150
先天性肠旋转不良	congenital intestinal malrotation	362
先天性胆总管囊肿	congenital choledochocyst	389
先天性肥厚性幽门狭窄	hypertrophic pyloric stenosis, HPS	154
先天性高肩胛症	congenital high scapula	638
先天性巨结肠	congenital megacolon	374
先天性肾上腺皮质增生症	congenital adrenal hyperplasia, CAH	572
先天性食管闭锁	congenital esophageal atresia	147
先天性直肠肛门畸形	congenital malformations of the anus and rectum	377
线粒体脑肌病	mitochondrial encephalomyopathy	579
消化道大出血	massive hemorrhage of gastrointestinal tract	743
消化道重复畸形	duplication of the alimentary tract	363
消化性溃疡病	pediatric peptic ulcer disease	360
斜颈	torticollis	650
斜视	strabismus	693
心肺复苏	cardiopulmonary resuscitation, CPR	729
心肺脑复苏	cardiopulmonary cerebral resuscitation, CPPR	729
心肌炎	myocarditis	430
心力衰竭	heart failure, HF	424
心律失常	cardiac dysrhythmia	421
心内膜弹力纤维增生症	endocardial fibroelastosis, EFE	431
心源性休克	cardiogenic shock	426
锌缺乏症	zinc deficiency	185
新生儿败血症	neonatal septicemia	164
新生儿低血糖	neonatal hypoglycemia	160
新生儿肺出血	pulmonary haemorrhage	140
新生儿寒冷损伤综合征	neonatal cold injury syndrome	163
新生儿呼吸窘迫综合征	respiratory distress syndrome, RDS	136
新生儿黄疸	neonataljaundice	134
新生儿破伤风	neonatal tetanus	166
新生儿期	neonate period	124
新生儿缺氧缺血性脑病	hypoxic-ischemic encephalopathy, HIE	157
新生儿溶血病	hemolytic disease of the newborn, HDN	155
新生儿窒息	asphyxia of newborn	132
性早熟	precocious puberty	559
胸围	chest circumference	11
休克	shock	735

血尿	hematuria	442
血培养	blood culture	833
血液净化	blood purification	747
血液透析	hemodialysis，HD	454
血友病	hemophilia	496
循证护理	evidence-based nursing，EBN	117
荨麻疹	urticaria	202

Y

牙髓炎	pulpits	702
咽拭子培养标本	throat swab culture	837
严重急性呼吸综合征	severe acute respiratory syndrome，SARS	273
炎症性肠病	inflammatory bowel disease，IBD	369
眼脑肾综合征	oculo-cerebro-renal syndrome	584
厌食症	anorexia	354
药物性皮炎	drug dermatitis	203
乙型病毒性肝炎	viral hepatitis B	256
意外伤害	accidental injury	710
阴茎头包皮炎	balanoposthitis	449
隐睾	cryptorchidism；undescended testis	469
隐球菌病	cryptococcosis，torulosis	252
婴儿痉挛症	infantile spasms	525
婴儿暂时性低丙种球蛋白血症	transient hypogammaglobulinemia of infancy，THI	191
婴幼儿型青光眼	infantile glaucoma	685
婴幼儿血管瘤	infantilehemangioma	598
营养不良	malnutrition	169
营养缺乏病	nutritional deficiency	169
硬皮病	scleroderma	217
有机磷农药	organophosphorus pesticide	714
幼儿急疹	exanthem subitum，roseolainfantum	234
幼年强直性脊柱炎	juvenile ankylosing spondylitis，JAS	211
幼年特发性关节炎	juvenile idiopathic arthritis，JIA	210
幼年型皮肌炎	juvenile dermatomyositis，JDM	216
语音训练	speech training	707
原发型肺结核	primary pulmonary tuberculosis	290

Z

再喂养综合征	refeeding syndrome，RFS	174
造口护理技术	Colostomy care	957
造血干细胞移植	hematopoietic stem cell transplantation，HSCT	506
正常新生儿	normal term infant	128
支气管肺发育不良	bronchopulmonary dysplasia，BPD	143
支气管扩张	bronchiectasis	330
支气管炎	bronchitis	315
植入式静脉输液港	Port-A	897
中毒	poisoning	710
中耳乳突炎	otomastoiditis	658
中心静脉导管（非隧道式）	non-tunnel central venous catheter，CVC	895
重症肌无力	myasthenia gravis，MG	654

轴线翻身技术	axis turning over	959
主动脉缩窄	coarctation of the aorta,COA	415
注意力缺陷多动障碍	attention deficit hyperactivity disorder,ADHD	36
注意缺陷多动障碍	attention deficit/hyperactivity disorder,AD/HD,简称 ADHD	548
自身免疫性淋巴细胞增生综合征	autoimmune lympho proliferative syndrome,ALPS	192
自身免疫性脑炎	autoimmune encephalitis,AE	528
左旋门冬酰胺酶	L-asparaginase,L-Asp	590

图书在版编目(CIP)数据

实用儿科护理学/张琳琪,王天有主编.—北京：
人民卫生出版社,2018
ISBN 978-7-117-26384-9

Ⅰ.①实… Ⅱ.①张…②王… Ⅲ.①儿科学-护
理学 Ⅳ.①R473.72

中国版本图书馆 CIP 数据核字(2018)第 064060 号

| 人卫智网 | www.ipmph.com | 医学教育、学术、考试、健康，
购书智慧智能综合服务平台 |
| 人卫官网 | www.pmph.com | 人卫官方资讯发布平台 |

ISBN 978-7-117-26384-9

9 787117 263849 >

实用儿科护理学

主　　编：张琳琪　王天有
出版发行：人民卫生出版社(中继线 010-59780011)
地　　址：北京市朝阳区潘家园南里 19 号
邮　　编：100021
E – mail：pmph @ pmph.com
购书热线：010-59787592　010-59787584　010-65264830
印　　刷：人卫印务（北京）有限公司
经　　销：新华书店
开　　本：889×1194　1/16　印张：69
字　　数：2234 千字
版　　次：2018 年 5 月第 1 版　2020 年 12 月第 1 版第 3 次印刷
标准书号：ISBN 978-7-117-26384-9/R · 26385
定　　价：299.00 元

打击盗版举报电话：010-59787491　E -mail：WQ @ pmph.com
（凡属印装质量问题请与本社市场营销中心联系退换）